Maximilian Reiser, Fritz-Peter Kuhn, Jürgen Debus

Duale Reihe
Radiologie

Die überdurchschnittliche Ausstattung dieses Buches wurde
durch die großzügige Unterstützung von einem Unternehmen ermöglicht,
das sich seit langem als Partner der Mediziner versteht.

Wir danken der
MLP Marschollek, Lautenschläger & Partner AG

Nähere Informationen hierzu siehe am Ende des Buches.

Duale Reihe

Radiologie

Maximilian Reiser, Fritz-Peter Kuhn, Jürgen Debus

Reihenherausgeber Alexander und Konstantin Bob

unter Mitarbeit von:

Christine Born
Roland Brüning
Volkher Engelbrecht
Sylvaine Fritzsche
Gotthard Grützner
Thomas Helmberger
Ralph Hünerbein
Oliver Jäkel
Christian Karger
Dorothea Klütsch
Dorothea Kotsianos

Renate Kursawe
Jürgen Malms
Jörg Detlev Moritz
Ullrich Müller-Lisse
Marc Münter
Peter Reuter
Daniela Schulz-Ertner
Jürgen Scheidler
Detlev Uhlenbrock
Thomas J. Vogl
Claus-Peter Wallner

Fachbeiräte Kapitel Nuklearmedizin: Marcus Henze, Uwe Haberkorn

2. korrigierte Auflage

1530 Abbildungen, 104 Tabellen

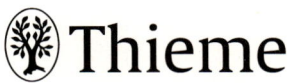

Bibliografische Information Der Deutschen Bibliothek

Die Deutsche Bibliothek verzeichnet diese Publikation in der Deutschen Nationalbibliografie;
detaillierte bibliografische Daten sind im Internet über http://dnb.ddb.de abrufbar.

Anschrift der Reihenherausgeber:

Dr. med. Alexander Bob
Weschnitzstraße 4
69469 Weinheim

Dr. med. Konstantin Bob
Weschnitzstraße 4
69469 Weinheim

Zeichnungen: Helmut Holtermann, Dannenberg
Layout: Arne Holzwarth, Stuttgart
Umschlaggestaltung: Thieme Verlagsgruppe

Wichtiger Hinweis:

Wie jede Wissenschaft ist die Medizin ständigen Entwicklungen unterworfen. Forschung und klinische
Erfahrung erweitern unsere Erkenntnisse, insbesondere was Behandlung und medikamentöse Therapie
anbelangt. Soweit in diesem Werk eine Dosierung oder eine Applikation erwähnt wird, darf der Leser
zwar darauf vertrauen, dass Autoren, Herausgeber und Verlag große Sorgfalt darauf verwandt haben,
dass diese Angabe *dem Wissensstand bei Fertigstellung des Werkes* entspricht.
Für Angaben über Dosierungsanweisungen und Applikationsformen kann vom Verlag jedoch keine
Gewähr übernommen werden. *Jeder Benutzer ist angehalten*, durch sorgfältige Prüfung der Beipackzettel
der verwendeten Präparate und gegebenenfalls nach Konsultation eines Spezialisten festzustellen, ob die
dort gegebene Empfehlung für Dosierungen oder die Beachtung von Kontraindikationen gegenüber der
Angabe in diesem Buch abweicht. Eine solche Prüfung ist besonders wichtig bei selten verwendeten
Präparaten oder solchen, die neu auf den Markt gebracht worden sind. *Jede Dosierung oder Applikation
erfolgt auf eigene Gefahr des Benutzers.* Autoren und Verlag appellieren an jeden Benutzer, ihm etwa
auffallende Ungenauigkeiten dem Verlag mitzuteilen.
Geschützte Warennamen (Warenzeichen) werden **nicht** besonders kenntlich gemacht. Aus dem Fehlen
eines solchen Hinweises kann also nicht geschlossen werden, dass es sich um einen freien Warennamen
handele.

© 2004, 2006 Georg Thieme Verlag KG
Rüdigerstraße 14, D-70469 Stuttgart
Unsere Homepage: www.thieme.de

Printed in Germany 2006

Satz: Hagedorn Kommunikation, Viernheim
Druck: Appl, Wemding

ISBN 3-13-125322-3   1   2   3   4   5
ISBN 978-3-13-125322-4

Inhalt

V

Inhalt

Vorwort der Herausgeber
zur 2. Auflage XXIII

Vorwort der Herausgeber
zur 1. Auflage XXIV

1 Physikalische Grundlagen 2

2 Strahlenbiologie 25

5 Gefäßsystem und interventionelle Radiologie

(P. Reuter) **386**

6 Ösophagus, Magen, Dünn- und Dickdarm (G. Grützner) 438

13 Bildgebende Diagnostik im Kindesalter (R. Kursawe) 679

Anschriften

Dr. med. Christine Born
Klinikum der Ludwig-Maximilians
Universität München
Institut für Klinische Radiologie
Ziemssenstr. 1
80336 München

PD Dr. med. Roland Brüning
Röntgen-Institut
Allgemeines Krankenhaus Barmbek
Rübenkamp 220
22291 Hamburg

Prof. Dr. med. Dr. rer. nat. Jürgen Debus
Universitätsklinikum Heidelberg
Radiologische Klinik
Abt. Radioonkologie und
Strahlentherapie
Im Neuenheimer Feld 400
69120 Heidelberg

Prof. Dr. med. Volkher Engelbrecht
Klinikum St. Marien Amberg
Institut für Diagnostische und
Interventionelle Radiologie
Mariahilfbergweg 5–7
92224 Amberg

Dr. med. Sylvaine Fritzsche
Klinik für Radiologie,
bildgebende Verfahren,
Interventionsradiologie und
Nuklearmedizin
Diakonissenkrankenhaus
Diakonissenstr. 28
76199 Karlsruhe

Dr. med. Gotthard Grützner
Bismarckstr. 99-101
40210 Düsseldorf

Prof. Dr. med. Uwe Haberkorn
Universitätsklinikum Heidelberg
Abt. Nuklearmedizin
Im Neuenheimer Feld 400
69120 Heidelberg

Prof. Dr. med. Thomas Helmberger
Universitätsklinikum
Schleswig-Holstein
Campus Lübeck
Klinik für Radiologie
und Nuklearmedizin
Ratzeburger Allee 160
23538 Lübeck

Dr. med. Marcus Henze
Universitätsklinikum Heidelberg
Abt. Nuklearmedizin
Im Neuenheimer Feld 400
69120 Heidelberg

Dr. med. Ralph Hünerbein
Klinikum Kassel
Institut für Diagnostische und
Interventionelle Radiologie
Mönchebergstr. 41/43
34125 Kassel

PD Dr. rer. nat. Oliver Jäkel
Deutsches Krebsforschungszentrum
Im Neuenheimer Feld 280
69120 Heidelberg

PD Dr. rer. nat. Christian Karger
Deutsches Krebsforschungszentrum
Im Neuenheimer Feld 280
69120 Heidelberg

Dr. med. Dorothea Klütsch
Radiologie Laimer Platz
Fürstenrieder Str. 62
80686 München

Dr. med. Dorothea Kotsianos
Klinikum der Ludwig-Maximilians
Universität München
Institut für Klinische Radiologie
Nussbaumstr. 20
80336 München

Prof. Dr. med. Fritz-Peter Kuhn
Klinikum Kassel
Institut für Diagnostische und
Interventionelle Radiologie
Mönchebergstr. 41-43
34125 Kassel

Prof. Dr. med. Renate Kursawe
Radiologische und Kinderradiologische
Gemeinschaftspraxis
Bahnhofstr. 41
12555 Berlin

Dr. med. Jürgen Malms
Allgemeines Krankenhaus Viersen GmbH
Institut für Diagnostische Radiologie
Hoserkirchweg 63
41747 Viersen

Dr. med. Jörg Detlev Moritz
Universitätsklinikum
Schleswig-Holstein
Campus Kiel
Abt. für pädiatrische Radiologie
und Sonographie
Schwanenweg 20
24105 Kiel

PD Dr. med. Ullrich Müller-Lisse
Klinikum der Ludwig-Maximilians
Universität München
Institut für Klinische Radiologie
Ziemssenstr. 1
80336 München

Dr. med. Marc Münter
Deutsches Krebsforschungszentrum
Im Neuenheimer Feld 280
69120 Heidelberg

Prof. Dr. med. Dr. h.c. Maximilian Reiser
Klinikum der Ludwig-Maximilians
Universität München
Institut für Klinische Radiologie
Marchioninistr. 15
81377 München

Dr. med. Peter Reuter
Kurfürstenstr. 10–12
34117 Kassel

PD Dr. med. Jürgen Scheidler
Radiologisches Zentrum
Pippingerstr. 25
81245 München

PD Dr. med. Daniela Schulz-Ertner
Universitätsklinikum Heidelberg
Klinik für Radioonkologie
und Strahlentherapie
Im Neuenheimer Feld 400
69120 Heidelberg

Prof. Dr. med. Detlev Uhlenbrock
Josefs-Hospital
Institut für Radiologie, Nuklearmedizin
und Strahlentherapie
Wilhelm-Schmidt-Str. 4
44263 Dortmund

Prof. Dr. med. Thomas J. Vogl
Universitätsklinikum
Institut für Diagnostische
und Interventionelle Radiologie
Theodor-Stern-Kai 7
60590 Frankfurt

Dr. med. Claus-Peter Wallner
Klinikum der Ludwig-Maximilians
Universität München
Institut für Klinische Radiologie
Marchioninistr. 15
81377 München

Vorwort der Herausgeber zur 2. Auflage

Im Jahr 2004 ist die „Duale Reihe: Radiologie" zum ersten Mal erschienen und bereits nach einem Jahr wurden die Herausgeber und Autoren gebeten eine neue Auflage vorzubereiten, da die erste Auflage weitgehend vergriffen ist. Das bedeutet für den Verlag, dass das für viele medizinische Fächer bewährte Konzept der „Dualen Reihe" auch im Bereich der Radiologie sehr gut akzeptiert wird. Auch die Herausgeber und Autoren haben sich gerne dieser Herausforderung gestellt. Kaum ein anderer Bereich der Medizin entwickelt sich so dynamisch wie die radiologischen Fächer – die diagnostische und interventionelle Radiologie, Strahlentherapie und Radioonkologie sowie die Nuklearmedizin. Die atemberaubende Geschwindigkeit der technischen Innovationen wird begleitet von einer enormen Zunahme des medizinischen Wissens und der Anwendungsmöglichkeiten. Als Stichwörter dieser Entwicklung seien die Mehrzeilencomputertomographie, Hybrid-Systeme (PET-CT) und die Schwerionen- und Protonenbestrahlung genannt.

Die radiologische Diagnostik und Therapie spielt für die Behandlung zahlreicher Erkrankungen eine zentrale Rolle. Gerade unter dem Aspekt einer wirtschaftlichen und effektiven Nutzung der begrenzten Ressourcen ist es für den Allgemeinmediziner und viele Fachdisziplinen unverzichtbar, die Vor- und Nachteile, Indikationen und Kontraindikationen der unterschiedlichen radiologischen Verfahren zu kennen. Es ist daher zu bedauern, dass die neue Approbationsordnung das Kontingent der radiologischen Fächer in der Ausbildung der Studierenden der Medizin deutlich eingeschränkt hat. Umso erfreulicher ist es aber, dass die Studierenden und die Kollegen vieler anderer Fächer die „Duale Reihe Radiologie" als eine gute und effektive Möglichkeit erkannt haben, um ihr medizinisches Wissen abzurunden.

Eine besonders positive Erfahrung war für die Herausgeber dieses Buches die Zusammenarbeit mit den Mitarbeitern des Thieme-Verlages (B. Horn-Zölch, J. Neuberger), mit denen Konzeption, Ausführung und Gestaltung des Buches intensiv diskutiert wurden. Durch die regelmäßige Rückkopplung mit Studierenden der Medizin soll sicher gestellt werden, dass wir deren Bedürfnisse und Wünsche auch tatsächlich erfüllen. Wir freuen uns, wenn Sie uns persönlich oder per E-Mail an den Verlag, Ihre Kritik und Ihre Vorschläge übermitteln. Herzlich danken möchten wir den Autoren dieses Buches. Schon kurz nach dem Erscheinen der 1. Auflage haben sie sich der Mühe unterzogen, ihre Kapitel zu überarbeiten, so dass sie dem aktuellen Stand des Wissens entsprechen. Die kompakte und didaktisch abgestimmte Form der Darstellung konte dabei erhalten und sogar verbessert werden, so dass wir zuversichtlich sind die Erwartungen unserer Leser zu erfüllen!

Januar, 2006

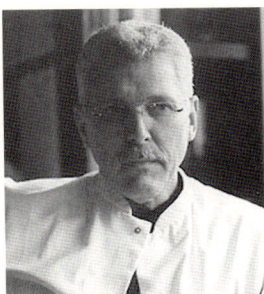
Prof. Dr. Dr. M. Reiser

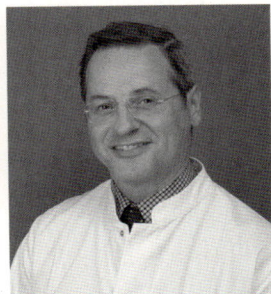
Prof. Dr. F.-P. Kuhn

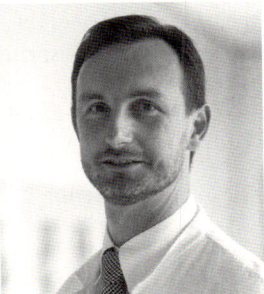
Prof. Dr. Dr. J. Debus

Vorwort der Herausgeber zur 1. Auflage

Während viele andere Fachgebiete längst in der Dualen Reihe vertreten sind und zum Teil schon mehrfache Neuauflagen haben, hat der Band „Radiologie" auf sich warten lassen. Die Entstehungsgeschichte dieses Buches hat mit den Wechselfällen des akademischen und klinischen Lebens, vor allem aber mit der Entwicklung der medizinischen Fächer mit zunehmender Subspezialisierung und ganz besonders mit dem berechtigten Anspruch auf eine an den wirklichen Bedürfnissen der Studierenden orientierte Didaktik zu tun.

Vielleicht noch mehr als andere Fächer hat die Radiologie einen tief greifenden Wandel erlebt. Dieser betrifft nicht nur die dramatische Verbesserung der radiologischen Diagnose- und Behandlungsmodalitäten. Auch die Struktur des Faches bzw. der Fächer hat sich geändert. Aus der medizinischen Strahlenkunde früherer Jahre haben sich die auch in der Weiterbildungsordnung für Ärzte definierten Gebiete Nuklearmedizin, Strahlentherapie und Radioonkologie und Diagnostische Radiologie mit Neuroradiologie und Kinderradiologie entwickelt. Strahlenphysik und Strahlenbiologie bleiben die unverzichtbare Basis aller radiologischen Fächer und haben gleichfalls enorme Fortschritte und eine bedeutende Ausweitung ihres Aufgabenspektrums erfahren.

Die Beurteilung der Nutzen-Risiko-Beziehung der Anwendung ionisierender Strahlen (Röntgen, Computertomographie, Nuklearmedizin) steht nach wie vor im Rampenlicht der öffentlichen Diskussion und wird nur zu oft irrational, ohne Fachkenntnis und kontraproduktiv diskutiert. Die Informationstechnologie (RIS, PACS, KIS) hat die radiologischen Fächer tief greifend verändert und spielt sowohl für die Bestrahlungsplanung und die diagnostischen Modalitäten eine ebenso zentrale Rolle wie für einen effektiven Workflow und eine ökonomische Organisation.

Bildgesteuerte, minimal invasive Eingriffe (interventionelle Radiologie), wie die perkutane transluminale Angioplastie, die Radiofrequenzablation von Tumoren und die Vertebroplastie, haben das Spektrum der therapeutischen Optionen erweitert.

Eine besonders positive Erfahrung für die Herausgeber dieses Buches war die Zusammenarbeit mit den Mitarbeitern des Georg Thieme Verlages (B. Hansen, J. Neuberger, C. Schöneborn, B. Horn-Zölch, A. Schickel), mit denen Konzeption, Ausführung und Gestaltung des Buches intensiv diskutiert wurden. Durch die regelmäßige Rückkopplung mit Studierenden der Medizin sollte sichergestellt werden, dass wir deren Bedürfnisse und Wünsche auch tatsächlich erfüllen. Wir freuen uns, wenn Sie uns persönlich oder per E-Mail an den Verlag Ihre Kritik und Ihre Vorschläge übermitteln.

Herzlich danken möchten wir den Autoren dieses Buches. Sie haben ihre Expertise, Erfahrung und Zeit zur Verfügung gestellt und sich einem teilweise mühevollen und zeitaufwendigen Abstimmungsprozess unterworfen. Wir alle hoffen, dass wir für unser Fach, das uns sehr am Herzen liegt, bei den Studierenden Interesse und Begeisterung wecken können.

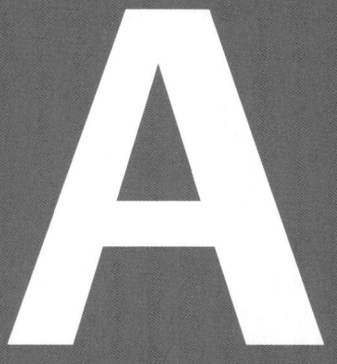

A

1   Physikalische Grundlagen

1.1   Strahlungsarten

1.1.1 Einführung

Strahlung ist die freie Ausbreitung von Energie im Raum. Teilchen- (Korpuskular-)strahlung transportiert Masse und evtl. Ladung, (elektromagnetische) Wellenstrahlung weder Masse noch Ladung.

Da elektromagnetische Wellenstrahlung Teilcheneigenschaften besitzt (Quantentheorie), heißt sie auch Photonen-(Quanten-)strahlung.

▶ **Merke**

Strahlungsenergie wird in Elektronenvolt (eV) oder in Joule (J) angegeben.

▶ **Merke**

1.1.2 Teilchenstrahlung (Korpuskularstrahlung)

Korpuskeln besitzen eine **Ruhemasse** und können eine **Ladung** tragen. Ihre Geschwindigkeit ist geringer als die Lichtgeschwindigkeit.

Ihre Ruheenergie ergibt sich aus der Ruhemasse.

Es gibt stabile und instabile Elementarteilchen (subatomare Korpuskeln). Zu jedem dieser Teilchen existiert ein Antiteilchen. Die wichtigsten Korpuskeln und ihre Eigenschaften zeigt Tab. **A-1.1**.

1   Physikalische Grundlagen

1.1   Strahlungsarten

1.1.1 Einführung

Als Strahlung kann jede freie Ausbreitung von Energie im Raum bezeichnet werden. Man unterscheidet Teilchenstrahlung (Korpuskularstrahlung) und Wellenstrahlung (elektromagnetische Strahlung). Teilchenstrahlung transportiert Masse, Wellenstrahlung nicht. Die Bestandteile der Teilchenstrahlung, die Korpuskeln, können elektrisch geladen oder ungeladen sein. Wellenstrahlung ist ungeladen.

In der Quantentheorie werden der Wellenstrahlung Teilcheneigenschaften zugesprochen. Daher wird elektromagnetische Wellenstrahlung auch als Photonen- oder Quantenstrahlung bezeichnet.

Ein wichtiges Charakteristikum jeder Strahlung ist ihre Energie, die in Joule (J) gemessen wird.

▶ **Merke:** 1 Joule ist die Energie, die man aufwenden muss, um eine Masse von ca. 100 g um 1 Meter anzuheben.

Die durch Strahlung transportierte Energie ist sehr viel kleiner als 1 Joule. Man verwendet daher eine spezielle Energieeinheit: das Elektronenvolt (eV).

Eine Ladung Q wird durch elektrische Felder beschleunigt. Beim Durchlaufen einer Spannungsdifferenz U gewinnt sie die kinetische Energie E_{kin}: $E_{kin} = Q \cdot U$.

▶ **Merke:** Ein Elektronenvolt ist die Energie, die ein Elektron beim Durchlaufen einer Spannungsdifferenz von 1 Volt aufnimmt.

Für die Umrechnung gilt: $1\ eV = 1{,}602 \cdot 10^{-19}\ J$. Häufig werden folgende Vielfache eines Elektronenvolts verwendet:

Millielektronenvolt: 1 meV = 0,001 eV   = 10^{-3} eV
Kiloelektronenvolt: 1 keV = 1 000 eV   = 10^{3} eV
Megaelektronenvolt: 1 MeV = 1 000 000 eV   = 10^{6} eV
Gigaelektronenvolt: 1 GeV = 1 000 000 000 eV = 10^{9} eV

1.1.2 Teilchenstrahlung (Korpuskularstrahlung)

Die Bestandteile der Teilchenstrahlung, Korpuskeln, besitzen eine **Ruhemasse** (m_0) und können eine **Ladung** tragen. Ihre Geschwindigkeit ist immer kleiner als die Lichtgeschwindigkeit und ergibt sich aus ihrer Energie. Die Energie setzt sich aus der sog. Ruheenergie E_0 und der Bewegungsenergie E_{kin} zusammen:

$E = E_0 + E_{kin}$

Die Ruheenergie ergibt sich aus der Ruhemasse und der Lichtgeschwindigkeit (c) (Äquivalenz von Masse und Energie):

$E_0 = m_0 \cdot c^2$

Häufig wird daher statt der Masse eines Korpuskels seine Ruheenergie angegeben.

Als Elementarteilchen bezeichnet man subatomare Korpuskeln. Es gibt stabile (Elektron [e], Proton [p]) und instabile Elementarteilchen (z.B. Pionen, freie Neutronen [n]). Zu jedem dieser Teilchen existiert ein Antiteilchen. Das Antiteilchen des negativ geladenen Elektrons ist das positiv geladene Positron. In Tab. **A-1.1** sind die wichtigsten Korpuskeln und ihre Eigenschaften aufgeführt. Die Bezeichnung „α-Teilchen" für den Heliumkern bzw. „β-Teilchen" für Elektron

≡ A-1.1 **Die wichtigsten Korpuskeln und ihre Eigenschaften**

Korpuskel	Ladung	Masse im Vergleich zum Elektron	Energie bei einer Reichweite von 10 cm
Elektron (β^-)	–1	1	20 MeV
Positron (β^+)	+1	1	20 MeV
Proton	+1	1836	100 MeV
Neutron	0	1839	–*
α-Teilchen (Heliumkern)	+2	7294	600 MeV

* Die Reichweite von Neutronen ist wie bei Photonen nicht begrenzt, es findet nur eine exponentielle Schwächung der Intensität statt.

und Positron stammt aus der Zeit ihrer Entdeckung, als sie nicht genauer charakterisiert werden konnten.

1.1.3 Wellenstrahlung (elektromagnetische Strahlung)

Elektromagnetische Wellen bestehen aus einem elektrischen und einem magnetischen Feld. Diese Felder sind periodisch veränderlich und schwingen senkrecht zueinander und senkrecht zur Ausbreitungsrichtung.
In der Quantentheorie werden elektromagnetischen Wellen Teilcheneigenschaften zugesprochen. Diese Teilchen, **Photonen**, tragen weder Masse noch Ladung, sondern nur die Energie der Strahlung.
Wellen werden durch ihre Wellenlänge λ, ihre Frequenz f und ihre Amplitude A beschrieben.
Als **Wellenlänge** bezeichnet man den Abstand zwischen zwei Wellenbergen einer Welle. Er wird in Metern gemessen.
Als **Frequenz** f bezeichnet man die Zahl der Schwingungen pro Sekunde. Die Einheit ist $\frac{1}{s}$ = 1 Hertz (Hz). Auch die Vielfachen kHz, MHz und GHz werden verwendet.
Als **Amplitude** A einer Welle bezeichnet man ihre Schwingungsweite (den maximal erreichten Abstand von der Mittellage). Die Amplitude bestimmt die Intensität einer Welle.
Wellenlänge und Frequenz sind über die **Ausbreitungsgeschwindigkeit** c der Welle verknüpft: $c = \lambda \cdot f$. Elektromagnetische Strahlung breitet sich stets mit Lichtgeschwindigkeit aus. Die Lichtgeschwindigkeit (c) beträgt im Vakuum ca. 300 000 km/s.
Die Energie E der elektromagnetischen Strahlung ist ihrer Frequenz f proportional: $E = h \cdot f$. Die Naturkonstante h ist das Planck'sche Wirkungsquantum: $h = 6.626 \cdot 10^{-34}$ Js.
Zu den elektromagnetischen Wellen gehören u.a. sichtbares Licht, Infrarotstrahlung, UV-Strahlung, Radiowellen, Röntgenstrahlung, γ-Strahlung und Mikrowellen. Diese Strahlungsarten unterscheiden sich nur durch die Frequenz der Strahlung und damit durch ihre Energie. Abb. **A-1.1** gibt einen Überblick über das gesamte elektromagnetische Spektrum.

1.1.3 Wellenstrahlung (elektromagnetische Strahlung)

Elektromagnetische Wellen bestehen aus einem elektrischen und einem magnetischen Feld, die periodisch veränderlich sind.

Nach der Quantentheorie können sie auch durch masse- und ladungsfreie **Photonen** beschrieben werden.

Wellen sind durch ihre Wellenlänge, Frequenz und Amplitude charakterisiert.

Die **Wellenlänge** ist der Abstand zwischen zwei Wellenbergen.

Die **Frequenz** ist die Zahl der Schwingungen pro Sekunde.

Als **Amplitude** einer Welle bezeichnet man ihre Schwingungsweite.

Die **Ausbreitungsgeschwindigkeit** einer elektromagnetischen Welle entspricht der Lichtgeschwindigkeit.

Die Energie elektromagnetischer Wellen wächst mit ihrer Frequenz.

Zu den elektromagnetischen Wellen gehören u.a. sichtbares Licht, Infrarot-, UV-Strahlung, Röntgen- und γ-Strahlung. Das gesamte Spektrum zeigt Abb. **A-1.1**.

A-1.1   **Das Spektrum der elektromagnetischen Strahlung**

Art der elektromagnetischen Strahlung					Frequenz (s^{-1})		Energie (eV)
				Niederfrequenz	Hz-Bereich	$3 \cdot 10^0$	$1{,}24 \cdot 10^{-14}$
						$3 \cdot 10^1$	$1{,}24 \cdot 10^{-13}$
						$3 \cdot 10^2$	$1{,}24 \cdot 10^{-12}$
				Hochfrequenz	kHz-Bereich	$3 \cdot 10^3$	$1{,}24 \cdot 10^{-11}$
			Lang- welle			$3 \cdot 10^4$	$1{,}24 \cdot 10^{-10}$
		Mittel- welle				$3 \cdot 10^5$	$1{,}24 \cdot 10^{-9}$
	Kurz- welle				MHz-Bereich	$3 \cdot 10^6$	$1{,}24 \cdot 10^{-8}$
UKW						$3 \cdot 10^7$	$1{,}24 \cdot 10^{-7}$
						$3 \cdot 10^8$	$1{,}24 \cdot 10^{-6}$
				Höchstfrequenz	GHz-Bereich	$3 \cdot 10^9$	$1{,}24 \cdot 10^{-5}$
			Radar			$3 \cdot 10^{10}$	$1{,}24 \cdot 10^{-4}$
						$3 \cdot 10^{11}$	$1{,}24 \cdot 10^{-3}$
					THz-Bereich	$3 \cdot 10^{12}$	$1{,}24 \cdot 10^{-2}$
		Infrarot- strahlen				$3 \cdot 10^{13}$	$1{,}24 \cdot 10^{-1}$
						$3 \cdot 10^{14}$	$1{,}24 \cdot 10^{-0}$
	sichtb. Licht					$3 \cdot 10^{15}$	$1{,}24 \cdot 10^1$
	ultraviolette Strahlen					$3 \cdot 10^{16}$	$1{,}24 \cdot 10^2$
						$3 \cdot 10^{17}$	$1{,}24 \cdot 10^3$
	Röntgenstrahlen					$3 \cdot 10^{18}$	$1{,}24 \cdot 10^4$
energiereiche Strahlung						$3 \cdot 10^{19}$	$1{,}24 \cdot 10^5$
	γ-Strahlen					$3 \cdot 10^{20}$	$1{,}24 \cdot 10^6$
						$3 \cdot 10^{21}$	$1{,}24 \cdot 10^7$
Quanten der Höhenstrahlung						$3 \cdot 10^{22}$	$1{,}24 \cdot 10^8$
						$3 \cdot 10^{23}$	$1{,}24 \cdot 10^9$
						$3 \cdot 10^{24}$	$1{,}24 \cdot 10^{10}$

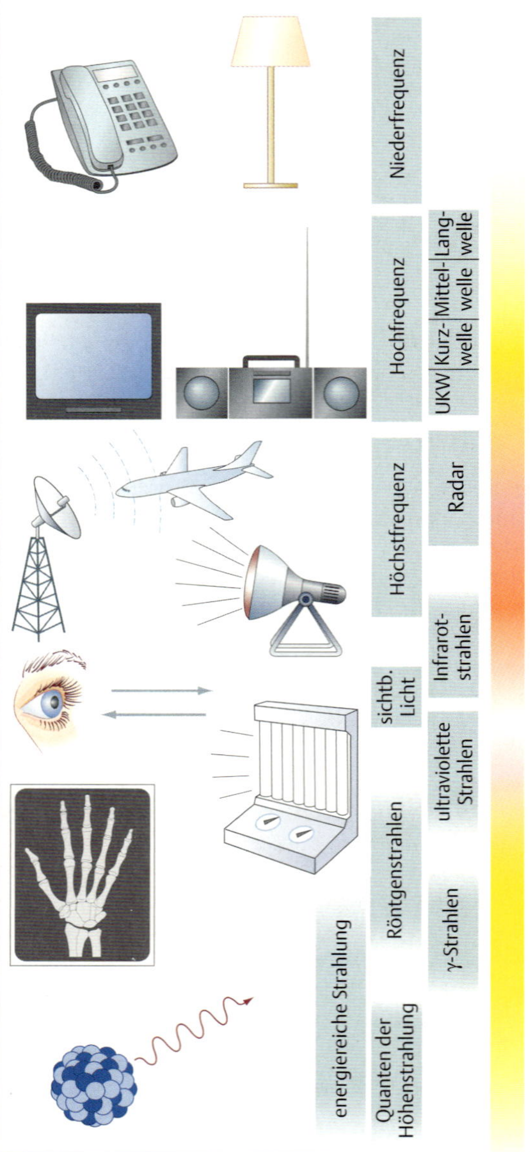

1.2   Die Struktur von Materie

1.2.1 Aufbau von Atomen

Der Atombegriff wurde zuerst von den Philosophen Leukipp und Demokrit verwendet. Erst zu Beginn des 19. Jahrhunderts schuf u.a. Dalton eine experimentelle Grundlage für diese Theorien.

1.2 Die Struktur von Materie

1.2.1 Aufbau von Atomen

Der Begriff des Atoms (griech.: das Unteilbare) wurde erstmals von den antiken Philosophen Leukipp (um 450 v. Chr.) und Demokrit (460–370 v. Chr.) verwendet, um den Aufbau der Materie zu erklären. Die Denker dieser Zeit hatten keine Möglichkeit, ihre Vorstellungen von den Atomen experimentell zu überprüfen. Dies änderte sich erst zu Beginn des 19. Jahrhunderts, als Dalton (1766–1844) mit der Atomhypothese die stöchiometrischen Verhältnisse bei chemischen Verbindungen erklärte. Wenig später stellte man fest, dass Atome keineswegs unteilbar, sondern aus positiven und negativen Ladungen zusammengesetzt sind.

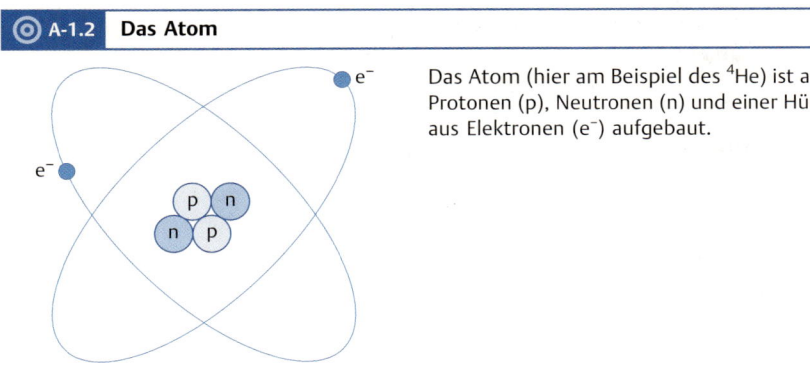

⊙ A-1.2 | Das Atom

⊙ A-1.2

Das Atom (hier am Beispiel des ⁴He) ist aus Protonen (p), Neutronen (n) und einer Hülle aus Elektronen (e⁻) aufgebaut.

1911 beobachtete Rutherford (1871–1937) die Streuung von α-Teilchen an einer dünnen Goldfolie und leitete daraus die Verteilung der Ladungen im Atom ab. Nach dem Atommodell von Rutherford bestehen die Atome aus einer **Hülle** aus negativ geladenen **Elektronen** und einem positiv geladenen **Kern**, der etwa 10 000-mal kleiner ist als das Atom. Die Bindung der Elektronen an den Kern erfolgt durch die **elektromagnetische Wechselwirkung**: Teilchen gleicher elektrischer Ladung stoßen sich ab, Teilchen entgegengesetzter Ladung ziehen sich an.

Der Atomkern ist ebenfalls nicht unteilbar, sondern aus **Nukleonen** aufgebaut: den positiv geladenen **Protonen** und den ungeladenen **Neutronen** (Abb. **A-1.2**). Die Nukleonen werden durch die sog. **starke Wechselwirkung** (die Kernkraft) aneinander gebunden. Diese anziehende Kraft ist im Bereich der kurzen Distanzen des Atomkerns sehr viel stärker als die abstoßende elektromagnetische Kraft, die zwischen den positiv geladenen Protonen wirkt.

Nach dem Atommodell von Rutherford bestehen Atome aus einer **Hülle** aus negativ geladenen **Elektronen** und einem positiv geladenen **Kern**. Die Elektronen werden durch die **elektromagnetische Wechselwirkung** an den Kern gebunden.

Der Atomkern besteht aus **Nukleonen** (**Protonen** und **Neutronen**, Abb. **A-1.2**), die durch die sog. **starke Wechselwirkung** zusammengehalten werden.

▶ **Merke:** Die Atome eines chemischen Elements werden durch die Zahl der Protonen, die als **Ordnungszahl** Z bezeichnet wird, charakterisiert. Atome mit gleicher Protonenzahl, aber verschiedener Neutronenzahl N werden als **Isotope** eines Elements bezeichnet. Eine durch eine bestimmte Protonen- und Neutronenzahl charakterisierte „Atomsorte" wird als **Nuklid** bezeichnet. Die Summe aus Protonen- und Neutronenzahl wird als **Massenzahl** A bezeichnet.

◀ Merke

Zur vollständigen Charakterisierung eines chemischen Elements verwendet man die in Abb. **A-1.3** dargestellte Symbolschreibweise. Da das Elementsymbol die Zahl der Protonen bereits eindeutig festlegt und die Neutronenzahl sich aus der Differenz von Massen- und Ordnungszahl ergibt, wird häufig nur seine Massenzahl angegeben, um das Isotop eines Elements zu charakterisieren (z.B. ⁶⁰Co oder Co-60).

Das Atom ist nach außen hin elektrisch neutral, da die Anzahl der Elektronen in der Hülle der Anzahl der Protonen im Kern entspricht. Ist die Zahl der Hüllenelektronen verschieden von der Protonenzahl, so ist das Atom elektrisch geladen. Dann spricht man nicht von einem Atom, sondern von einem **Ion**. Symbolisch wird dieser Zustand durch Angabe des Ladungszustandes dargestellt (z.B. Na⁺, Cl⁻, Fe²⁺).

Abb. **A-1.3** zeigt die Darstellung eines chemischen Elements. Zur Kennzeichnung eines Isotops dieses Elements genügt die Massenzahl.

Ein Atom ist elektrisch neutral, da es genauso viele Elektronen wie Protonen besitzt. Stimmt deren Anzahl nicht überein, ist das Atom elektrisch geladen und man spricht von einem **Ion**.

⊙ A-1.3 | Darstellung eines chemischen Elements

⊙ A-1.3

$^{A}_{Z}$ Element ^{N}

„Element" steht für das Symbol des chemischen Elements, „A" und „Z" stehen für die Massen- bzw. Ordnungszahl, „N" steht für die Neutronenzahl.

1.2.2 Das Schalenmodell

Aus der **Quantenmechanik** folgt, dass sich Elektronen nur auf Schalen bestimmter Energie **(Energieniveaus)** bewegen können. Die Zahl der Elektronen pro Schale ist begrenzt. Die Schalen werden – in der Reihenfolge zunehmender Energie angeordnet – als **K-, L-, M-, N-Schalen** etc. bezeichnet.

Statt das Atom zu verlassen **(Ionisation)**, kann ein Elektron auf eine Schale höherer Energie übergehen **(Anregung)**. Die Energiedifferenz muss dem Elektron z.B. durch Strahlung zugeführt werden (Abb. **A-1.4**).

Geht ein angeregtes Elektron wieder auf eine Schale geringerer Energie über, wird die Energiedifferenz in **charakteristische (Röntgen-) Strahlung** (Abb. **A-1.4**) oder – bei leichtatomigem Material – in die Emission eines **Auger-Elektrons** umgesetzt. Die Emission von Licht heißt **Lumineszenz**.

▶ **Merke**

Die Elektronenhülle bestimmt die chemischen Eigenschaften eines Atoms. Bei der Bildung von Molekülen entstehen immer volle Schalen.

⊙ A-1.4

1.2.2 Das Schalenmodell

Aus der zu Beginn des 20. Jahrhunderts entwickelten Theorie der **Quantenmechanik** ergibt sich, dass sich die Elektronen in der Atomhülle nur auf Schalen mit bestimmter Energie **(Energieniveaus)** bewegen können. Jede Schale kann nur eine bestimmte Anzahl von Elektronen aufnehmen. Die energieärmste Schale heißt **K-Schale**, die folgenden, zunehmend energiereichen Schalen werden als **L-, M-, N-Schalen** usw. bezeichnet. Ihr Energiewert entspricht der Energie, die notwendig ist, um das jeweilige Elektron vollständig vom Atom zu trennen, d.h. das Atom zu ionisieren. Die Energien liegen je nach Element zwischen 10 eV und 100 keV.

Statt das Atom zu verlassen, was zur **Ionisation** führt, kann das Elektron auch auf eine Schale höherer Energie übergehen **(Anregung)**, sofern diese noch nicht vollständig besetzt ist. Damit der Übergang möglich ist, muss dem Elektron die Energiedifferenz zwischen den Energieniveaus zugeführt werden (Abb. **A-1.4**). Dies kann durch Photonen- oder Korpuskularstrahlung geschehen, wobei sich wegen des Energieerhaltungsgesetzes die Energie des Photons oder Korpuskels genau um die übertragene Energie verringert.

Nach einer Anregung geht ein angeregtes Atom wieder in den Grundzustand über, indem das Elektron auf eine Schale geringerer Energie, d.h. eine weiter innen liegende Schale, zurückkehrt. Die Energiedifferenz gibt das Elektron in Form von Photonenstrahlung, der sog. **charakteristischen (Röntgen-) Strahlung** (Abb. **A-1.4**), oder – bei leichtatomigem Material – durch Emission eines Elektrons aus einer äußeren Schale (sog. **Auger-Elektron**) ab. Charakteristische Strahlung heißt so, weil die Lage der Energieniveaus für jedes Element anders und die Energie der Strahlung somit für das Element charakteristisch ist. Handelt es sich bei der Photonenstrahlung um Licht, spricht man von **Lumineszenz**.

▶ **Merke:** Durch Messung der Energie der charakteristischen Strahlung (Spektroskopie) kann das chemische Element identifiziert werden. Dies kann zur Elementanalyse unbekannter Substanzen verwendet werden.

Die Elektronenhülle legt die chemischen Eigenschaften eines Atoms fest. Die Bildung von Molekülen erfolgt immer so, dass durch Elektronenübergänge zwischen den beteiligten Atomen abgeschlossene (volle) Schalen erreicht werden. Daher sind Atome mit abgeschlossenen Schalen (z.B. die Edelgase Helium und Neon) chemisch besonders reaktionsträge.

⊙ A-1.4   **Das Schalenmodell**

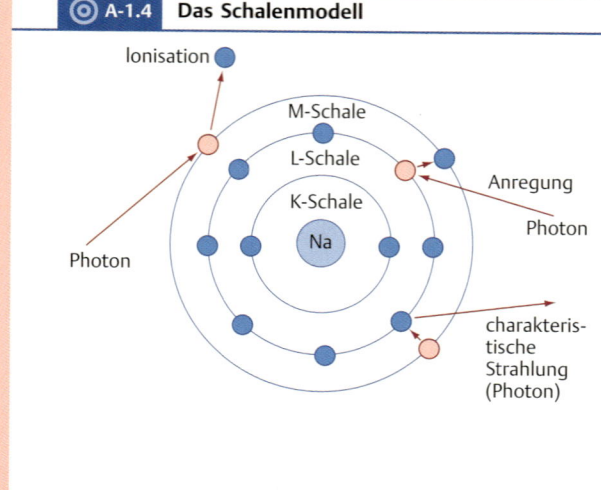

Das Schalenmodell am Beispiel des Natriums. Die Prozesse Anregung, Ionisation und Erzeugung der charakteristischen Strahlung sind schematisch dargestellt. Bei der Ionisation wird so viel Energie auf das Elektron übertragen, dass dieses das Atom verlassen kann. Bei der Anregung reicht die Energie dagegen nur für einen Übergang auf ein höheres Energieniveau. Beim umgekehrten Prozess geht ein Elektron unter Abgabe charakteristischer Strahlung auf ein niedrigeres Energieniveau über.

Wie die Elektronenhülle hat auch der Atomkern eine Schalenstruktur. Übergänge von Protonen oder Neutronen zwischen verschiedenen Energieniveaus können ebenfalls nur durch Energieaufnahme bzw. -abgabe **(Kernanregung bzw. Kernzerfall)** in Form von Strahlung erfolgen. Im Gegensatz zu Elektronenübergängen liegt die Energie dieser Strahlung im Bereich von einigen MeV. Kernzerfälle stellen einen wichtigen Ursprung der radioaktiven Strahlung dar.

Auch der Atomkern zeigt eine Schalenstruktur. Schalenübergänge von Nukleonen sind nur unter Energieaufnahme **(Kernanregung)** oder -abgabe **(Kernzerfall)** in Form von (hochenergetischer) Strahlung möglich.

1.2.3 Der radioaktive Zerfall

1896 stellte Becquerel (1852–1908) fest, dass eine photographische Platte durch Urankristalle geschwärzt wird. Dies führte zur Entdeckung des radioaktiven Zerfalls.

▶ **Definition:** Beim **radioaktiven Zerfall** wandelt sich der Atomkern eines chemischen Elements spontan und unter Aussendung von Strahlung in den Atomkern eines anderen chemischen Elements um. Diese Eigenschaft bezeichnet man als **Radioaktivität**, Nuklide mit dieser Eigenschaft als radioaktive Nuklide **(Radionuklide)**.

Bei den meisten Elementen lassen sich **stabile** und **instabile (radioaktive) Isotope** unterscheiden. Eine systematische Anordnung (nach Ordnungzahl und Massenzahl) aller bekannten stabilen und instabilen Isotope findet sich z.B. in der Karlsruher Nuklidkarte.
Der durch einen radioaktiven Zerfall neu entstehende Kern kann seinerseits instabil sein, so dass eine **Zerfallskette** entsteht (Abb. **A-1.5**).

Anhand der Art der emittierten Strahlung unterscheidet man mehrere Formen des radioaktiven Zerfalls. Wird beim radioaktiven Zerfall eines instabilen Kerns immer dieselbe Strahlungsart frei, spricht man von einem reinen Strahler. Bei manchen radioaktiven Nukliden treten verschiedene Zerfallsarten auf (z.B. bei ^{64}Cu).

Formen des radioaktiven Zerfalls
Im Folgenden sind die wichtigsten Zerfallsarten aufgeführt.

1.2.3 Der radioaktive Zerfall

◀ Definition

Bei den meisten Elementen existieren **stabile** und **instabile Isotope**.

Die Tochternuklide instabiler Isotope können wiederum instabil sein (**Zerfallskette**, Abb. **A-1.5**).

Der radioaktive Zerfall wird nach der dabei emittierten Strahlung eingeteilt. Reine Strahler emittieren immer dieselbe Strahlungsart.

Formen des radioaktiven Zerfalls
Die wichtigsten Zerfallsarten sind:

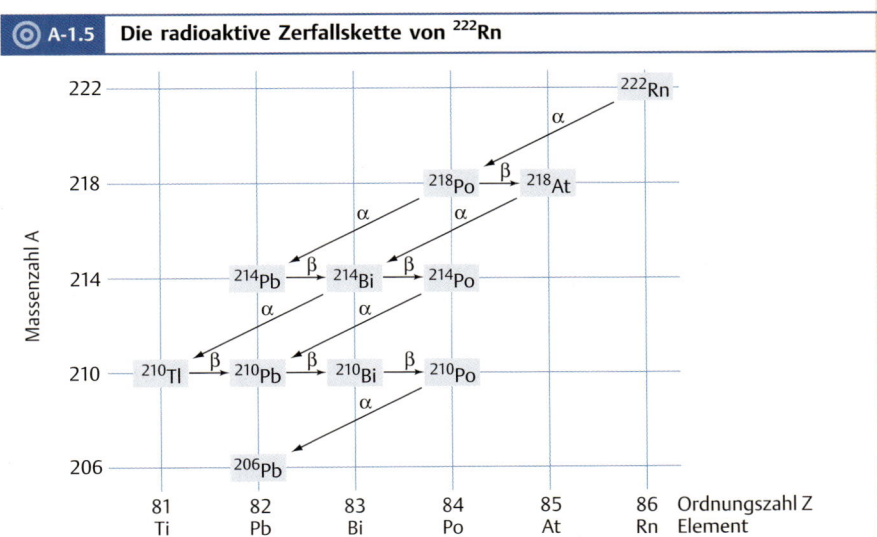

⊚ A-1.5   **Die radioaktive Zerfallskette von ^{222}Rn**

⊚ A-1.5

Gezeigt sind das Mutter- und die Tochternuklide mit Massen- und Ordnungszahl sowie die beim Zerfall eines Nuklids emittierte Strahlungsart.

α-Zerfall

Hierbei wird **α-Strahlung** in Form eines **Heliumkerns** (α-Teilchen) emittiert. Dadurch verringert sich die Massenzahl um 4, die Ordnungszahl um 2. Zusätzlich erhält der Heliumkern Bewegungsenergie.

Beim α-Zerfall wird **α-Strahlung** emittiert. Das Element X wandelt sich unter Aussendung eines **Heliumkerns** (α-Teilchen, bestehend aus zwei Protonen und zwei Neutronen) in das Element Y um. Dadurch verringert sich seine Massenzahl um 4, die Ordnungszahl um 2. Die frei werdende Energie (im MeV-Bereich) wird in Bewegungsenergie des Heliumkerns umgesetzt.

$$_Z^A X \rightarrow _{Z-2}^{A-4} Y + _2^4 He + Energie, \text{ z.B. } _{86}^{222} Rn \rightarrow _{84}^{218} Po + \alpha + Energie$$

β-Zerfall

Hierbei wird **β-Strahlung** in Form eines β⁻- oder β⁺-Teilchens emittiert.

Beim **β⁻-Zerfall** wandelt sich ein Neutron unter Aussendung eines **Elektrons** und eines Antineutrinos in ein Proton um. Die Ordnungszahl des Elements steigt um 1.

Beim β-Zerfall wird **β-Strahlung** in Form eines β-Teilchens (Elektron oder Positron) emittiert. Daher unterscheidet man zwischen β⁻- und β⁺-Zerfall.
Beim **β⁻-Zerfall** wandelt sich ein Neutron unter Aussendung eines **Elektrons** und eines Antineutrinos in ein Proton um. Dadurch erhöht sich die Ordnungszahl des Elements um 1. Das Antineutrino besitzt keine Ladung und nur eine verschwindend geringe Masse, teilt sich jedoch mit dem Elektron die frei werdende Bewegungsenergie.

$$_Z^A X \rightarrow _{Z+1}^A Y + e^- + \bar{v} + Energie, \text{ z.B. } _{38}^{90} Sr \rightarrow _{39}^{90} Y + e^- + \bar{v} + Energie$$

Beim **β⁺-Zerfall** wandelt sich ein Proton unter Aussendung eines **Positrons** und eines Neutrinos in ein Neutron um. Die Ordnungszahl des Elements sinkt um 1.

Beim **β⁺-Zerfall** wandelt sich ein Proton unter Aussendung eines **Positrons** und eines Neutrinos in ein Neutron um. Im Gegensatz zum β⁻-Zerfall verringert sich dadurch die Ordnungszahl des Elements um 1. Positron und Neutrino teilen sich die frei werdende in Bewegungsenergie umgesetzte Energie.

$$_Z^A X \rightarrow _{Z-1}^A Y + e^+ + v + Energie, \text{ z.B. } _6^{11} C \rightarrow _5^{11} B + e^+ + v + Energie$$

Das Positron vereinigt sich mit einem Hüllenelektron. Es entstehen zwei Photonen (**Vernichtungsstrahlung**) mit einer Energie von je 0,511 MeV.

Statt Aussendung eines Positrons und Neutrinos kann ein Elektron aus der K-Schale in den Atomkern integriert werden (**Elektroneneinfang, K-Einfang**). Dabei wird charakteristische Strahlung frei.

Kurz nach seiner Entstehung vereinigt sich das Positron mit einem Hüllenelektron. Dabei entstehen zwei Photonen (sog. **Vernichtungsstrahlung**), die sich in einem Winkel von 180° voneinander entfernen. Die Energie jedes Photons entspricht der Ruhemasse des Elektrons bzw. Positrons, nämlich 0,511 MeV.
Mit dem β⁺-Zerfall (der Aussendung eines Positrons und Neutrinos) konkurriert der **Elektroneneinfang** (**K-Einfang**): Bei der Umwandlung eines Protons in ein Neutron wird ein Elektron aus der K-Schale in den Atomkern integriert. Die Lücke in der K-Schale wird durch ein Elektron aus einer energiereicheren Schale aufgefüllt. Die dabei frei werdende Energie wird in charakteristische Strahlung (s.o.) umgesetzt.

Die Massenzahl bleibt in jedem Fall gleich. Ein reiner β-Strahler ist ³²P.

Beim β-Zerfall und beim Elektroneneinfang bleibt die Massenzahl gleich. Ein Beispiel eines reinen β-Strahlers ist ³²P.

γ-Zerfall

Beim γ-Zerfall ändert sich weder Ordnungs- noch Massenzahl. Es findet nur ein Übergang eines Nukleons von einem höheren auf ein geringeres Energieniveau statt. Dabei wird hochenergetische Photonenstrahlung (**γ-Strahlung**) emittiert.

Der γ-Zerfall ist keine echte Kernumwandlung, da sich weder die Massen- noch die Ordnungszahl verändert. Bei diesem Zerfall geht ein angeregter Kern X*, wie er z.B. nach einem α- oder β-Zerfall entsteht, unter Aussendung eines **Photons** (γ-Quant, daher **γ-Strahlung**) in einen Zustand geringerer Energie über. Im Kernschalenmodell wird dies durch den Übergang eines Nukleons von einer Schale höherer auf eine Schale geringerer Energie erklärt.

$$_Z^A X^* \rightarrow _Z^A X + \gamma, \text{ z.B. } _{43}^{99m} Tc \rightarrow _{43}^{99} Tc + \gamma$$

Nuklide, deren Kerne längere Zeit im angeregten Zustand verweilen, bezeichnet man als **metastabil** (z.B. ⁹⁹ᵐTc). Sie sind reine γ-Strahler.

Ein Kern kann zwischen Bruchteilen von Sekunden und Tagen im angeregten Zustand verweilen. Nuklide, deren Kerne längere Zeit im angeregten Zustand verweilen, bezeichnet man als **metastabil**. Sie werden durch ein „m" neben der Massenzahl gekennzeichnet (z.B. ⁹⁹ᵐTc). Sie sind reine γ-Strahler.

Induzierte Zerfälle

Induzierte Zerfälle finden nur bei künstlich hergestellten Isotopen statt. Es werden z.B. Protonen oder Neutronen emittiert.

Beim induzierten Zerfall eines Kerns werden z.B. Neutronen oder Protonen emittiert. Induzierte Zerfälle+ finden nur bei künstlich hergestellten Isotopen statt.

$$n + {}_{Z}^{A}X \rightarrow {}_{Z}^{A+1}X^{*} \rightarrow {}_{Z-1}^{A}Y + p + Energie,$$

z.B. $n + {}_{7}^{14}N \rightarrow {}_{7}^{15}N^{*} \rightarrow {}_{6}^{14}C + p + Energie$

$$p + {}_{Z}^{A}X \rightarrow {}_{Z+1}^{A+1}Y^{*} \rightarrow {}_{Z+1}^{A}Y + n + Energie,$$

z.B. $p + {}_{4}^{9}Be \rightarrow {}_{5}^{10}B^{*} \rightarrow {}_{5}^{9}B + n + Energie$

Das Zerfallsgesetz

Der radioaktive Zerfall ist ein stochastischer Prozess. Für einen einzelnen Atomkern kann nur die **Zerfallswahrscheinlichkeit** pro Zeitintervall (**Zerfallskonstante** λ, Einheit 1/s) oder die **mittlere Lebensdauer** $\tau = 1/\lambda$ angegeben werden. Daraus ergibt sich das **Zerfallsgesetz**

$$N(t) = N_0 e^{-\lambda t} = N_0 e^{-t/\tau}.$$

Es gibt an, wie viele von den anfänglich vorhandenen Kernen (N_0) nach Ablauf der Zeit t im Mittel noch vorhanden sind (Abb. **A-1.6**).
Die Anzahl der pro Sekunde zerfallenden Kerne wird als **Aktivität** eines radioaktiven Isotops bezeichnet; sie ist der Anzahl der noch nicht zerfallenen Kerne proportional und hat daher den gleichen zeitlichen Verlauf (Abb. **A-1.6**). Die Einheit der Aktivität ist das Becquerel: 1 Bq = 1 Zerfall/s (s. auch S. 17).
Aus der mittleren Lebensdauer eines radioaktiven Isotops lässt sich nach $T_{1/2}$ = $\tau \cdot \ln 2$ seine **Halbwertszeit** berechnen. Dies ist die Zeitspanne, nach der die Hälfte der ursprünglich vorhandenen Kerne zerfallen und damit nur noch die Hälfte der ursprünglichen Radioaktivität vorhanden ist. Nach 10 Halbwertszeiten ist nur noch $(\frac{1}{2})^{10}$, d.h. etwa 1/1000 der ursprünglichen Aktivität vorhanden.
Typische Radionuklide, die in der Medizin verwendet werden, und ihre Halbwertszeiten sind: ^{99m}Tc (6 Stunden), ^{60}Co (5,3 Jahre), ^{131}J (8 Tage) und ^{67}Ga (78 Stunden).
Werden nach dem Zerfallsgesetz in einem bestimmten Zeitintervall N Zerfälle erwartet, so führt die stochastische Natur des radioaktiven Zerfalls dazu, dass bei Messungen die tatsächliche Zählrate um diesen Wert schwankt. Der Mittelwert dieser Messungen wird durch das Zerfallsgesetz beschrieben. Als Maß für die Schwankungen der Zählrate kann die **Standardabweichung** angegeben werden. Diese beträgt für den Nachweis von N Zerfällen $\sqrt{N}$.

Das Zerfallsgesetz

Der radioaktive Zerfall ist ein stochastischer Prozess. Für einen Atomkern ist nur die **Zerfallswahrscheinlichkeit** pro Zeitintervall **(Zerfallskonstante)** oder die **mittlere Lebensdauer** zu ermitteln. Die Zahl der radioaktiven Kerne folgt einem exponentiellen **Zerfallsgesetz** (Abb. **A-1.6**).

Die Zerfälle pro Sekunde ergeben die **Aktivität** des radioaktiven Isotops (Einheit: Bq).

Die **Halbwertszeit** ist die Zeitspanne, nach der die Hälfte der ursprünglich vorhandenen Kerne und damit der ursprünglichen Radioaktivität vorliegt.

Die Halbwertszeit von ^{99m}Tc beträgt 6 Stunden, die von ^{60}Co 5,3 Jahre.

Die an einer radioaktiven Probe gemessene Zählrate schwankt um den vom Zerfallsgesetz angegebenen Mittelwert. Diese Schwankung wird durch die **Standardabweichung** beschrieben.

⊙ A-1.6	Das Zerfallsgesetz am Beispiel von ^{99m}Tc	⊙ A-1.6

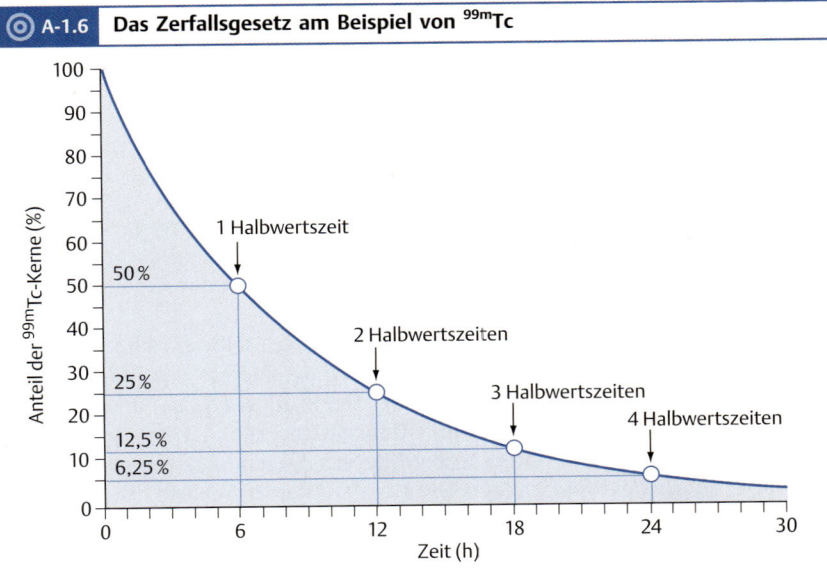

Nach jeweils einer Halbwertszeit ist die Hälfte der zuvor noch vorhandenen Kerne zerfallen. Dadurch halbiert sich auch die Aktivität.

1.3 Wechselwirkung von Strahlung mit Materie

1.3 Wechselwirkung von Strahlung mit Materie

Bei der Wechselwirkung von Strahlung mit Materie wird Energie auf Atome übertragen, was zu **Anregung** oder **Ionisation** führt. Die Wechselwirkungen, die hierzu führen, heißen auch **Primärprozesse**.

Je nachdem, ob die übertragene Energie zur Ionisation ausreicht, spricht man von ionisierender oder von nichtionisierender Strahlung.

Radiologie und Nuklearmedizin verwenden **ionisierende Strahlung**.

Direkt ionisierende Strahlung führt durch Zusammenstoß mit Elektronen zu Anregung und Ionisation.

Indirekt ionisierende Strahlung wird durch Atome absorbiert oder gestreut, wobei geladene Korpuskeln entstehen, die zu Anregung und Ionisation führen.

▶ **Merke**

Welche Atome ionisiert werden, hängt von der Energie der ionisierenden Strahlung ab. Die Wechselwirkungshäufigkeit hängt vor allem von der Dichte der Materie ab.

Bei der Wechselwirkung von Strahlung mit Materie wird Energie übertragen. Je nachdem, wie viel Energie auf Atome übertragen wird, kommt es zu einer **Anregung** (Übergang eines Elektrons auf eine Schale höherer Energie) oder zu einer **Ionisation**. Die Wechselwirkungen von Strahlung mit Materie, die zu Anregung oder Ionisation führen, bezeichnet man auch als **Primärprozesse**.

Reicht die übertragene Energie aus, um Atome zu ionisieren, spricht man von ionisierender Strahlung, reicht sie nicht dazu aus, spricht man von nichtionisierender Strahlung. Beispiele für ionisierende Strahlung sind praktisch alle Arten von Korpuskularstrahlung sowie Röntgen-, γ- und UV-Strahlung. Beispiele für nichtionisierende Strahlung sind sichtbares Licht und Wärmestrahlung.

In der Radiologie und der Nuklearmedizin wird **ionisierende Strahlung** eingesetzt. Sie lässt sich in direkt und indirekt ionisierende Strahlung unterteilen. **Direkt ionisierend** sind elektrisch geladene Korpuskeln. Aufgrund ihres elektrischen Feldes können sie unmittelbar zu Anregung und Ionisation führen.

Indirekt ionisierend sind ungeladene Korpuskeln (Neutronen) sowie Röntgen- und γ-Strahlung. Sie werden von Atomen in Materie absorbiert oder gestreut (s. S. 10). Dabei wird Energie übertragen. Es werden geladene Korpuskeln erzeugt, die durch Zusammenstöße mit Hüllenelektronen zu Anregung und Ionisation führen.

▶ **Merke:** Nur geladene Teilchen sind direkt ionisierend. Indirekt ionisierend sind z.B. Neutronen, Röntgen- und γ-Strahlung.

Welche Atome ionisiert werden, hängt von der Energie der ionisierenden Strahlung ab. So kann Röntgenstrahlung nahezu alle Atome, UV-Strahlung dagegen nur leichte Atome ionisieren. Die Häufigkeit der Wechselwirkung ionisierender Strahlung mit Materie hängt vor allem von der Art der Materie ab: Je größer die Dichte der Materie (d.h. die Ordnungszahl der Atome der Materie), desto häufiger finden Wechselwirkungen statt.

1.3.1 Wechselwirkung indirekt ionisierender Strahlung mit Materie

Indirekt ionisierende Strahlung wird in Materie durch **Absorption** oder **Streuung** geschwächt.

Wechselwirkung von Photonen mit Materie

Arten der Wechselwirkung

Auftreten können Photoeffekt, Compton-Effekt, Paarbildung, klassische Streuung oder Kernreaktionen.

Beim **Photoeffekt (Photoabsorption, Photoionisation)** wird ein Photon absorbiert und ein Elektron aus der Atomhülle (meist aus einer inneren Schale) gelöst (Abb. **A-1.7a**). Bei Auffüllen der Schale wird charakteristische Strahlung oder (seltener) ein Auger-Elektron emittiert.

Unterschreitet die Strahlungsenergie absorbierter Photonen die Energie einer

1.3.1 Wechselwirkung indirekt ionisierender Strahlung mit Materie

Trifft indirekt ionisierende Strahlung auf Atome, kann sie durch diese **absorbiert** (eingefangen) oder **gestreut** (aus ihrer ursprünglichen Richtung abgelenkt) werden, wodurch sie geschwächt wird.

Wechselwirkung von Photonen mit Materie

Arten der Wechselwirkung

Zwischen Photonen und Materie gibt es fünf Formen der Wechselwirkung: Photoeffekt, Compton-Effekt, Paarbildung, klassische Streuung und Kernreaktionen. Photoeffekt, Paarbildung und Kernreaktionen beruhen auf der Absorption eines Photons durch ein Atom.

Beim **Photoeffekt (Photoabsorption, Photoionisation)** trifft ein Photon auf ein Hüllenelektron und wird absorbiert. Die gesamte Energie des Photons wird auf das Hüllenelektron übertragen. Das Elektron, auch als Photoelektron bezeichnet, löst sich aus der Atomhülle (Ionisation) (Abb. **A-1.7a**). Beim Photoeffekt ist die Energie des Photons also größer als die Bindungsenergie des Elektrons. Der Photoeffekt findet vorwiegend an den inneren Schalen der Atomhülle statt. Die Schale wird durch ein Elektron aus einer äußeren Schale wieder aufgefüllt. Dabei wird charakteristische Strahlung oder (seltener) ein Auger-Elektron emittiert (s. S. 6).

Bei Zusammenstößen mit Hüllenelektronen werden Photonen absorbiert. Unterschreitet deren Energie die Bindungsenergie einer Schale, so nimmt die

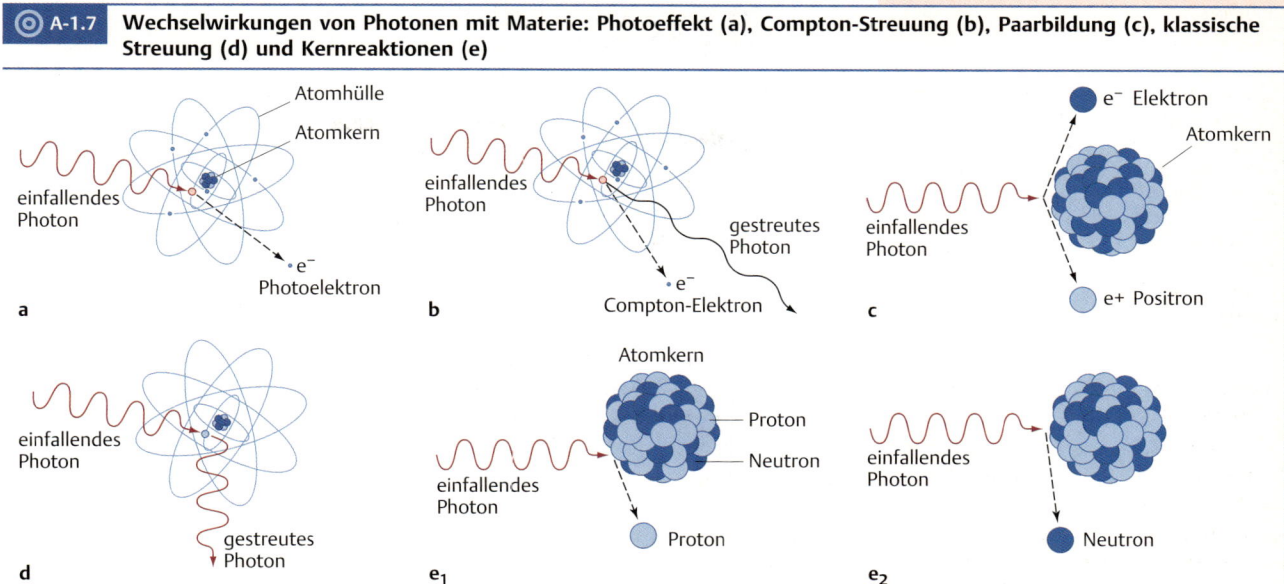

A-1.7 Wechselwirkungen von Photonen mit Materie: Photoeffekt (a), Compton-Streuung (b), Paarbildung (c), klassische Streuung (d) und Kernreaktionen (e)

Absorption sprunghaft ab, da die Energie für eine Ionisation nicht mehr ausreicht. Man spricht von einer **Absorptionskante** (s. Abb. **A-1.10**).
Beim **Compton-Effekt (Compton-Streuung)** trifft ein Photon auf ein Hüllenelektron und gibt einen Teil seiner Energie an dieses ab (vorwiegend an Elektronen äußerer Schalen). Das Elektron, auch als Compton-Elektron bezeichnet, verlässt das Atom (Ionisation). Durch den Zusammenstoß wird das Photon aus seiner ursprünglichen Richtung abgelenkt (gestreut) und fliegt mit geringerer Energie bzw. Frequenz weiter (Abb. **A-1.7b**).
Bei hohen Strahlungsenergien tritt die sog. **Paarbildung** auf: Ein Photon wird von einem Atom absorbiert und wandelt sich im Feld des Atomkerns in ein Elektron-Positron-Paar um (Abb. **A-1.7c**). Da jedes der Korpuskeln eine Ruhemasse von 0,511 MeV besitzt, findet dieser Prozess erst oberhalb einer Energieschwelle von 1,022 MeV statt. Das Positron vereinigt sich in unmittelbarer Nähe seines Entstehungsortes mit einem Hüllenelektron und es entsteht Vernichtungsstrahlung (s. S. 8).
Durch Photo-, Compton-Effekt und Paarbildung erzeugte energiereiche Elektronen geben ihre Energie durch viele Zusammenstöße mit weiteren Atomen ab und erzeugen dabei sog. **Sekundärelektronen**.
Bei der **klassischen Streuung (kohärente** oder **Rayleigh-Streuung)** trifft ein Photon auf ein Hüllenelektron und verändert dadurch seine Richtung, ohne Energie an das Elektron abzugeben (Abb. **A-1.7d**). Es findet also keine Ionisation statt, das Photon wird lediglich gestreut.
Absorbiert ein Atom ein Photon mit genügend hoher Strahlungsenergie (ca. 2 MeV), können verschiedene **Kernreaktionen** auftreten, von denen die Emission eines Protons oder eines Neutrons die größte Bedeutung hat (Abb. **A-1.7e**).

Folgen der Wechselwirkung

Folgen der Wechselwirkungen sind:
- Schwächung der Strahlung, an der die verschiedenen Wechselwirkungen je nach Strahlungsenergie und Material unterschiedlichen Anteil haben
- Streustrahlung.

Schwächung der Strahlung: Photonenstrahlung wird durch die beschriebenen Wechselwirkungen **exponentiell geschwächt**: Eine Materieschicht der Dicke x reduziert die Anfangsintensität I_0 der Strahlung auf den Wert $I(x)$:

$$I(x) = I_0 \cdot e^{-\mu \cdot x}$$

Schale, tritt eine **Absorptionskante** auf (s. Abb. **A-1.10**).

Beim **Compton-Effekt (Compton-Streuung)** gibt ein Photon einen Teil seiner Energie an ein Hüllenelektron ab, das sich aus der Atomhülle löst. Das Photon wird gestreut (Abb. **A-1.7b**).

Absorbiert ein Atom ein Photon mit einer Energie > 1,022 MeV, kann sich das Photon im Feld des Atomkerns in ein Elektron-Positron-Paar umwandeln (**Paarbildung**, Abb. **A-1.7c**).

Die bei diesen Wechselwirkungen gebildeten Elektronen erzeugen durch weitere Ionisationen **Sekundärelektronen**.

Bei der **klassischen (kohärenten** oder **Rayleigh-) Streuung** wird ein Photon an einem Hüllenelektron ohne Energieverlust gestreut (Abb. **A-1.7d**).

Absorbiert ein Atom ein Photon einer Energie > 2 MeV, sind **Kernreaktionen** wie die Emission eines Protons oder Neutrons möglich (Abb. **A-1.7e**).

Folgen der Wechselwirkung

Dies sind:
- Schwächung der Strahlung
- Streustrahlung.

Schwächung der Strahlung: Photonenstrahlung wird durch Wechselwirkungen **exponentiell geschwächt**.

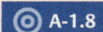

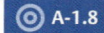
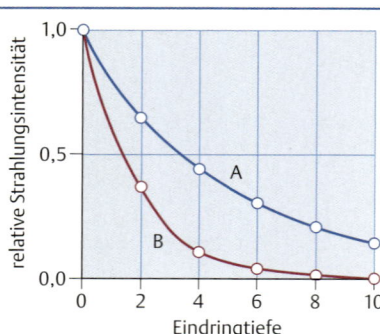

Bei Kurve A ist der lineare Schwächungskoeffizient kleiner als bei Kurve B.

Der **lineare Schwächungskoeffizient** μ hängt vom durchstrahlten Material und der Strahlungsenergie ab. Den Quotienten aus linearem Schwächungskoeffizient und Dichte bezeichnet man als **Massenschwächungskoeffizienten**.

Die Strahlungsintensität nimmt mit wachsender Schichtdicke exponentiell ab (Abb. **A-1.8**).

Die **Halbwertsschichtdicke** gibt an, welche Schichtdicke die Strahlungsintensität halbiert.

Der Beitrag der Wechselwirkungen zur Schwächung von Strahlung variiert mit der Strahlungsenergie und dem durchstrahlten Material.

Bei **Strahlungsenergien** bis 60 keV ist der Photoeffekt, von 60 keV bis ca. 20 MeV der Compton-Effekt und darüber die Paarbildung für die Schwächung der Strahlung ausschlaggebend (Abb. **A-1.9**). Klassische Streuung trägt bei Strahlungsenergien bis 10 keV, Kernreaktionen tragen erst im MeV-Bereich zur Schwächung von Strahlung bei.

Der Photoeffekt hängt vor allem von der Ordnungszahl der Atome des **Materials**, der Compton-Effekt vor allem von dessen Dichte ab. Paarbildung und klassische Streuung hängen nur von der Ordnungszahl ab.

Der Photoeffekt führt zu hohem **Bildkontrast**. Mittels Compton-Effekt lassen sich nur Dichteunterschiede darstellen.

▶ Merke

Der **lineare Schwächungskoeffizient** μ hängt von der Dichte und der atomaren Zusammensetzung der durchstrahlten Materie (Ordnungszahl der enthaltenen Atome) und der Strahlungsenergie ab. Je geringer die Dichte und die Ordnungszahl der Atome der durchstrahlten Materie und je größer die Strahlungsenergie, desto kleiner ist μ und desto geringer ist die Schwächung der Strahlung. Bildet man den Quotienten aus linearem Schwächungskoeffizient und der Dichte, erhält man den **Massenschwächungskoeffizienten** (Einheit: cm^2/g).
Das exponentielle Schwächungsgesetz führt zu einer starken Abnahme der Strahlungsintensität mit der Schichtdicke. Die Intensität erreicht aber nie Null. Dieser Zusammenhang ist in Abb. **A-1.8** dargestellt.
Häufig wird statt des linearen Schwächungskoeffizienten die **Halbwertsschichtdicke** angegeben. Sie gibt an, welche Schichtdicke des durchstrahlten Materials die Strahlungsintensität auf die Hälfte reduziert.
Die Wahrscheinlichkeit des Auftretens der auf S. 10 f. beschriebenen Wechselwirkungen hängt von der Energie der Strahlung und dem durchstrahlten Material ab. Daher tragen die Wechselwirkungen je nach Strahlungsenergie und Material in unterschiedlichem Ausmaß zur Schwächung der Strahlung bei.
Bei **Strahlungsenergien bis ca. 60 keV** ist in Wasser – also auch in Körpergewebe – vor allem der **Photoeffekt** für die Schwächung der Strahlung verantwortlich. Darüber nimmt sein Beitrag zur Schwächung schnell ab. Bei Strahlungsenergien **zwischen 60 keV und 20 MeV** ist vor allem der **Compton-Effekt**, im Energiebereich **über 20 MeV** die **Paarbildung für die Schwächung** der Strahlung **verantwortlich** (Abb. **A-1.9**). Die **klassische Streuung** trägt in Wasser bei Strahlungsenergien **bis 10 keV** zur Schwächung bei; der Beitrag ist im Vergleich zum Photoeffekt jedoch gering. **Kernreaktionen** schwächen Strahlung erst **ab einer Energie von ca. 2 MeV**. In der Röntgendiagnostik spielen daher vor allem Photo- und Compton-Effekt und in geringem Maße die klassische Streuung eine Rolle.
Materialeigenschaften wirken sich wie folgt auf die Wechselwirkungshäufigkeit und damit auf die Schwächung der Strahlung aus: Der Photoeffekt hängt in hohem Maße von der Ordnungszahl der Atome ab; er nimmt mit steigender Ordnungszahl stark zu. Der Compton-Effekt dagegen hängt kaum von der Ordnungszahl, aber stark von der Materialdichte ab; er nimmt mit steigender Dichte zu. Der Paarbildungseffekt zeigt eine quadratische Abhängigkeit von der Ordnungszahl. Klassische Streuung nimmt mit steigender Ordnungszahl zu. Dies hat Auswirkungen auf den **Bildkontrast** in der Röntgendiagnostik: Die Absorption von Photonen durch den Photoeffekt führt zu hohem Bildkontrast. Durch den Compton-Effekt dagegen lassen sich nur Dichteunterschiede darstellen.

▶ **Merke:** Zur Unterscheidung von Geweben mit ähnlicher Dichte (z.B. Muskel, Fett) wählt man daher eine geringe, für Gewebe mit stark unterschiedlicher Dichte (z.B. Ödeme oder pathologische Prozesse in der Lunge) eine hohe Strahlungsenergie.

A-1.9   **Relativer Beitrag der Wechselwirkungen zwischen Photonen und Materie zur Schwächung von Strahlung in Wasser bei unterschiedlichen Strahlungsenergien**

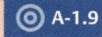 **A-1.9**

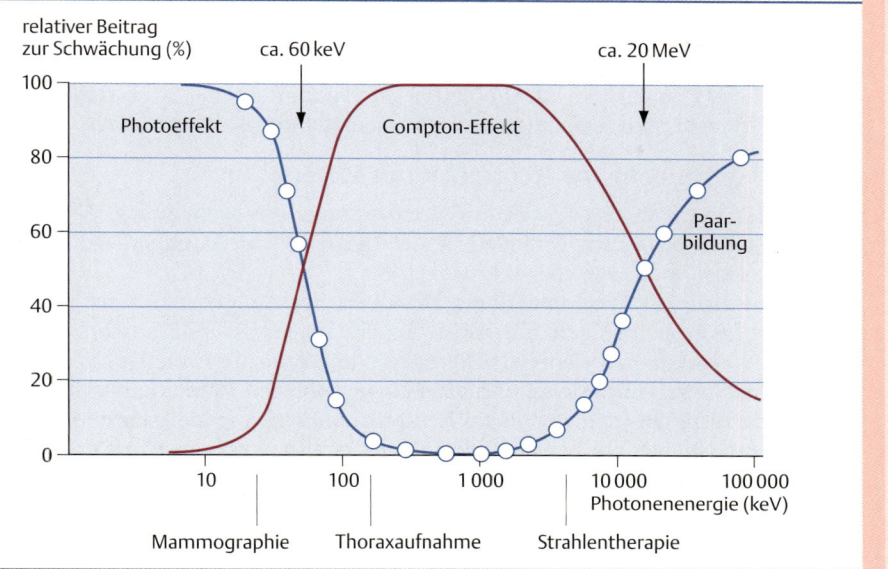

Bei Materialien mit großer Ordnungszahl leistet der Photoeffekt auch bei Strahlungsenergien > 60 keV den Hauptbeitrag zur Schwächung von Photonenstrahlung. Daher wird Strahlung aller Energien von Knochen und Kontrastmittel in hohem Maße geschwächt.

Streustrahlung: Die Ablenkung von Photonen aus ihrer ursprünglichen Richtung bei der Compton- und der klassischen Streuung mindert die Qualität von Röntgenaufnahmen.

Bei Energien um 100 keV wird Strahlung in Weichteilen fast ausschließlich durch den Compton-Effekt absorbiert (Abb. **A-1.9**). Um den negativen Effekt der Compton-Streustrahlung auf die Qualität der Röntgenaufnahme zu verringern, werden in diesem Energiebereich sog. **Streustrahlenraster** (s. S. 73) vor der Filmkassette platziert.

Niederenergetische Strahlung geht mit einem großen Massenschwächungskoeffizienten einher (Abb. **A-1.10**) und wird somit fast vollständig im Patienten absorbiert. Aufgrund der **hohen Dosisbelastung** ist sie – mit Ausnahme der Mammographie – für die Röntgendiagnostik nicht geeignet.

In Materialien mit großer Ordnungszahl wird Strahlung auch bei Energien > 60 keV vor allem durch den Photoeffekt geschwächt.

Streustrahlung: Gestreute Photonen mindern die Qualität von Röntgenaufnahmen.

Bei Energien um 100 keV benutzt man zur Reduktion der Compton-Streustrahlung **Streustrahlenraster** (s. S. 73).

Niederenergetische Strahlung führt wegen des großen Massenschwächungskoeffizienten (Abb. **A-1.10**) zu einer **hohen Dosisbelastung**.

▶ **Merke:** Niederenergetische Strahlung führt zu einer hohen Dosisbelastung.

◀ **Merke**

 A-1.10   **Abhängigkeit des Massenschwächungskoeffizienten von Wasser bzw. Blei von der Strahlungsenergie**

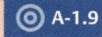 **A-1.10**

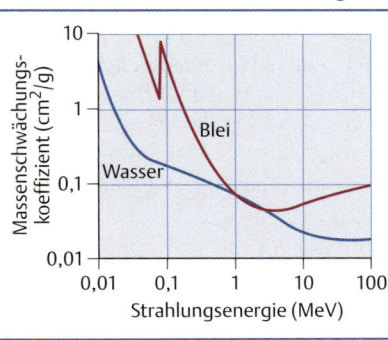

Die bei Blei unterhalb von 0,1 MeV sichtbare Absorptionskante ist durch den Photoeffekt bedingt.

Bei der **Mammographie** kommen Strahlungsenergien bis ca. 30 keV zum Einsatz. Dadurch erreicht man einen guten Weichteilkontrast. Nachteil ist die relativ hohe Dosisbelastung.

Die **Mammographie** ist die einzige radiologische Untersuchung, bei der geringe Strahlungsenergien – bis ca. 30 keV – zum Einsatz kommen. Bei diesen Strahlungsenergien ist der Anteil des Photoeffektes an der Schwächung der Strahlung hoch, so dass man einen guten Kontrast zwischen den unterschiedlichen Weichteilgeweben erhält. Dadurch können kleinste Verkalkungen sichtbar gemacht werden. Streustrahlung entsteht durch klassische Streuung, kaum durch den Compton-Effekt. Um den negativen Einfluss von Streustrahlung auf die Bildqualität zu reduzieren werden Streustrahlenraster verwendet.

Wechselwirkung von Neutronen mit Materie

Neutronen treten durch Stöße mit Atomkernen in Wechselwirkung.

Neutronen treten durch Stöße mit Atomkernen in Wechselwirkung. Wird dabei der Aufbau des Kerns verändert, spricht man von inelastischer Wechselwirkung, sonst von elastischer Wechselwirkung.

Bei **inelastischer Wechselwirkung** absorbiert der Atomkern das auf ihn treffende Neutron und emittiert die aufgenommene Energie als Strahlung.

Bei **inelastischer Wechselwirkung** absorbiert der Atomkern das auf ihn treffende Neutron und gibt die dabei aufgenommene Energie anschließend in Form von Strahlung wieder ab. Diese Strahlung kann aus Protonen, Neutronen, α-Teilen oder schwereren Kernbausteinen bestehen. Wird nur γ-Strahlung emittiert, spricht man von einem Neutroneneinfang. Die inelastische Streuung an Cadmium oder Bor ist besonders wahrscheinlich, wobei anschließend α-Teilchen emittiert werden. Einige schwere Kerne (z.B. ^{235}U) können infolge inelastischer Streuung in zwei nahezu gleich große Anteile gespalten werden.

Bei **elastischer Wechselwirkung** kommt es je nach Bau des Atomkerns zu Ablenkung des Neutrons und/oder Energietransfer auf den Kern. Bei Wechselwirkung mit Protonen können Neutronen ihre gesamte Energie verlieren und setzen **Rückstoßprotonen** frei.

Bei **elastischer Wechselwirkung** von Neutronen an schweren Kernen findet eine starke Ablenkung, aber kein nennenswerter Energietransfer auf den Kern statt. Bei Streuung an leichteren Kernen wird mehr Energie übertragen. Bei Streuung an Wasserstoffkernen kann die gesamte Energie des Neutrons auf ein Proton übertragen werden, weshalb zum Abbremsen von Neutronen leichte, wasserstoffhaltige Materialien geeignet sind (Paraffin, Wasser, Gewebe). Bei diesem vollständigen Energietransfer werden vorwiegend Protonen (sog. **Rückstoßprotonen**) emittiert.

1.3.2 Wechselwirkung direkt ionisierender Strahlung mit Materie

Direkt ionisierende Strahlung wird durch Wechselwirkung mit Atomen **abgebremst** und **gestreut**. Ihre **Reichweite** ist daher **begrenzt** (Abb. **A-1.11**).

Direkt ionisierende Strahlung tritt über ihre Ladung mit den Elektronen der Atomhülle und mit dem Atomkern in Wechselwirkung. Dabei werden die Korpuskeln **abgebremst** und **gestreut**. Das Abbremsen führt dazu, dass direkt ionisierende Strahlung im Gegensatz zu Photonenstrahlung eine **begrenzte Reichweite** hat (Abb. **A-1.11**).

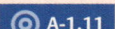 **Merke**

▶ **Merke:** Direkt ionisierende Strahlung hat eine endliche Reichweite; das exponentielle Schwächungsgesetz gilt für sie nicht.

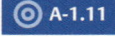 A-1.11

⦿ A-1.11   **Abhängigkeit der relativen Dosis unterschiedlicher Strahlungsarten von der Eindringtiefe in Gewebe**

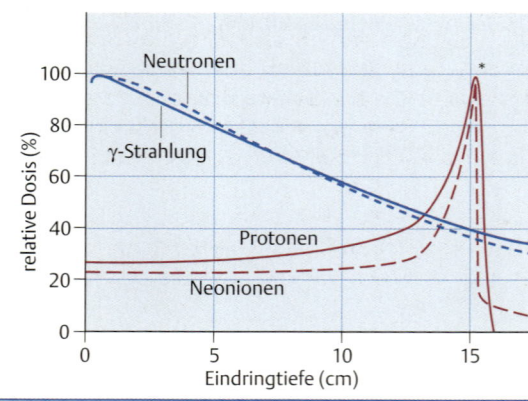

Die begrenzte Eindringtiefe von Protonen und Ionen, mit deutlichem Anstieg der Dosis kurz vor Ende der Reichweite (Bragg-Peak*), ist deutlich zu sehen.

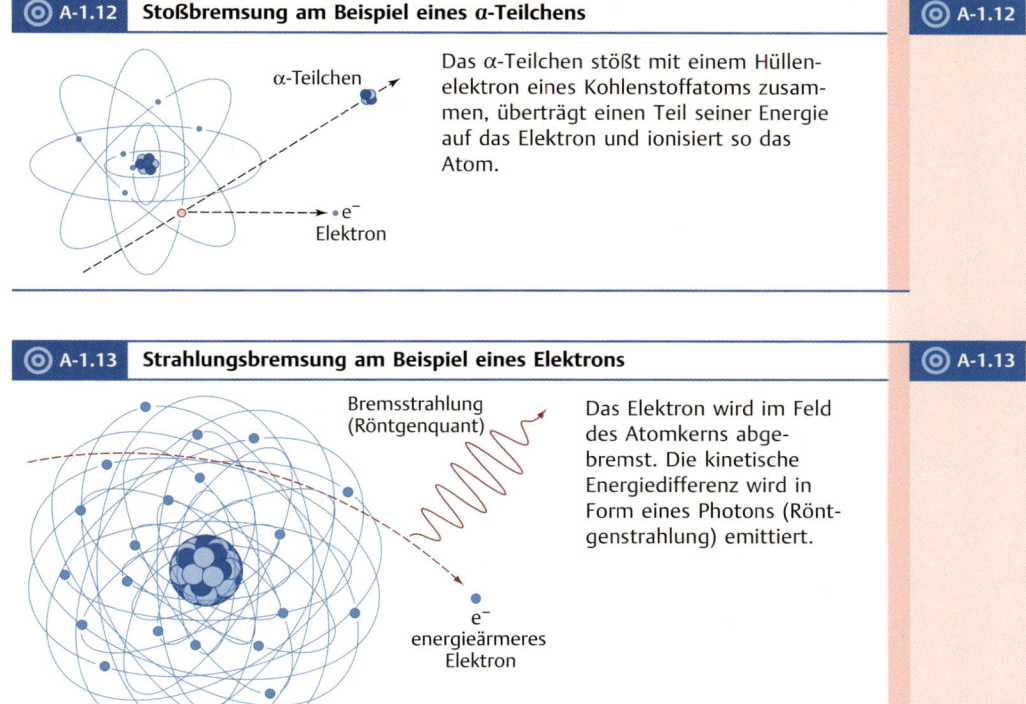

A-1.12

A-1.12   Stoßbremsung am Beispiel eines α-Teilchens

α-Teilchen

e⁻
Elektron

Das α-Teilchen stößt mit einem Hüllenelektron eines Kohlenstoffatoms zusammen, überträgt einen Teil seiner Energie auf das Elektron und ionisiert so das Atom.

A-1.13

A-1.13   Strahlungsbremsung am Beispiel eines Elektrons

Bremsstrahlung
(Röntgenquant)

e⁻
energieärmeres
Elektron

Das Elektron wird im Feld des Atomkerns abgebremst. Die kinetische Energiedifferenz wird in Form eines Photons (Röntgenstrahlung) emittiert.

Zur Charakterisierung der Wechselwirkung geladener Korpuskeln mit Materie verwendet man das sog. **Bremsvermögen**. Das Bremsvermögen setzt sich aus dem Stoß-Bremsvermögen (auch linearer Energietransfer oder LET) und dem Strahlungsbremsvermögen zusammen. Es gibt an, wie viel Energie das Korpuskel auf seiner Flugstrecke abgibt (s.a. S. 28).

Stoßbremsung (Abb. **A-1.12**) wird durch Zusammenstöße der Korpuskeln mit den Hüllenelektronen verursacht. Da hierbei die Atome ionisiert werden, spricht man auch von **Ionisationsbremsung**. Hierbei wird eine Vielzahl von Sekundärelektronen erzeugt.

Je geringer die Geschwindigkeit der geladenen Korpuskeln ist, desto größer ist die Wahrscheinlichkeit solcher Zusammenstöße. Daher steigt der LET – und mit ihm die Tiefendosis – gegen Ende der Reichweite stark an (sog. **Bragg-Peak**, s. Abb. **A-1.11**). Daher kann man in der Strahlentherapie mit schweren geladenen Teilchen die Dosis in der Tiefe auf einen Tumor konzentrieren.

Strahlungsbremsung (Abb. **A-1.13**) wird verursacht durch das Abbremsen der Ladungen im Feld des Atomkerns. Dabei wird die kinetische Energie des Korpuskels in **Röntgenbremsstrahlung** (kurz Bremsstrahlung) umgewandelt. Die Strahlungsbremsung spielt jedoch nur für leichte Korpuskeln (Elektronen und Positronen) eine Rolle. Für alle schwereren Korpuskeln ist sie unbedeutend.

Elektronen können darüber hinaus am Kern gestreut werden, ohne Energie zu verlieren. Dies führt zu einer starken Streuung von Elektronenstrahlung in Materie. Schwere Teilchen können ebenfalls am Atomkern gestreut werden und dessen Aufbau verändern.

Wegen ihrer größeren Ladung ist der LET schwerer Korpuskeln (z.B. α-Teilchen) ca. 100- bis 1000-mal größer als der von Elektronen. Entlang der Bahn schwerer Korpuskeln findet sich folglich eine erheblich größere Anzahl von Sekundärelektronen.

Die Wechselwirkungen geladener Korpuskeln mit Materie werden durch das **Bremsvermögen** charakterisiert. Es besteht aus zwei Komponenten: Stoßbremsung und Strahlenbremsung.

Zusammenstöße mit Hüllenelektronen führen zur **Stoß- oder Ionisationsbremsung** (Abb. **A-1.12**).

Gegen Ende der Reichweite der Korpuskeln nimmt das Stoßbremsvermögen stark zu (**Bragg-Peak,** s. Abb. **A-1.11**).

Bei der **Strahlungsbremsung** wird die Bewegungsenergie von Elektronen oder Positronen teilweise in **Röntgenbremsstrahlung** umgesetzt (Abb. **A-1.13**).

Der LET schwerer Korpuskeln (z.B. α-Teilchen) ist wesentlich größer als der von Elektronen.

Wegen des im Vergleich zu Elektronen größeren LETs gilt:

> ▶ **Merke:** Bei gleicher Energie ist die Reichweite schwerer Korpuskeln viel geringer als die von Elektronen.

α-Teilchen fliegen in Luft nur wenige Zentimeter weit.

Die Reichweite von α-Teilchen in Luft beträgt nur wenige Zentimeter, in Wasser sind es nur Bruchteile von Millimetern.

1.3.3 Folgen der Wechselwirkung ionisierender Strahlung mit Materie

Die Anregung oder Ionisation von Biomolekülen oder Wasser (vor allem durch Sekundärelektronen) leitet **Sekundärprozesse** chemischer und biochemischer Art ein, die zu zellulären Veränderungen bzw. Schäden führen (s. S. 25).

1.3.3 Folgen der Wechselwirkung ionisierender Strahlung mit Materie

Die Wirkung ionisierender Strahlung auf Zellen wird vor allem durch Sekundärelektronen hervorgerufen, die durch Wechselwirkungen (sog. Primärprozesse, s. S. 10) eine Vielzahl von Molekülen anregen oder ionisieren. Die Anregung oder Ionisation von Biomolekülen wie DNA oder von Wassermolekülen setzt chemische und biochemische Prozesse (sog. **Sekundärprozesse**) in Gang, die zu zellulären Veränderungen bzw. Schäden führen. Die Sekundärprozesse und ihre Auswirkungen auf Zellen sind auf S. 25 beschrieben.

1.4 Messung von Strahlung

1.4 Messung von Strahlung

1.4.1 Dosimetrische Messgrößen

1.4.1 Dosimetrische Messgrößen

Die **Energiedosis** ist ein Maß für die absorbierte Strahlungsmenge. Sie gibt Auskunft über die von der Strahlung im Gewebe deponierte Energie. Die Energiedosis bestimmt die biologische Wirkung (Tab. **A-1.2**).

Um die Wirkung von Strahlung auf ein biologisches System beschreiben zu können, benötigt man ein Maß für die absorbierte Strahlungsmenge. Die **Dosis** ist ein solches Maß. Sie gibt Auskunft über die bei Bestrahlung vom Gewebe absorbierte Energie. Strahlung, die den Körper ohne Energieübertrag wieder verlässt, trägt nicht zur Dosis bei. Die wichtigste Dosisgröße ist die **Energiedosis.** Sie bestimmt die biologische Wirkung. Früher wurde hierfür auch die Ionendosis verwendet. Im Strahlenschutz werden darüber hinaus für die Bewertung von Strahlenrisiken noch andere dosimetrische Messgrößen wie die Äquivalentdosis oder die effektive Äquivalentdosis verwendet (s. S. 55 und Tab. **A-1.2**).

Ionendosis

Ionendosis

> ▶ **Definition:** Die Ionendosis ist der Quotient aus der in einem Luftvolumen durch die Strahlung freigesetzten Ladungsmenge (Q) und der Masse des Luftvolumens (M) (Einheit s. Tab. **A-1.2**).

Die Ionendosis ist der Energiedosis proportional.

Ionendosis $I = \dfrac{Q}{M}$

Da zur Bildung eines Ions in Luft eine bestimmte Energie erforderlich ist, kann aus der Ionendosis mittels eines Umrechnungsfaktors die Energiedosis berechnet werden.

A-1.2

☰ A-1.2	Die wichtigsten dosimetrischen Größen		
dosimetrische Messgröße	*SI-Einheit*	*alte Einheit*	*Umrechnung*
Ionendosis (I)	Coulomb/Kilogramm (C/kg)	Röntgen (R)	1 R = 2,58 × 10^{-4} C/kg
Energiedosis (D)	Gray (Gy)	Rad (rd)	100 rd = 1 Gy (1 R in Luft ≈ 8,7 mGy)
Kerma (K)	Gray (Gy)	Rad (rd)	s. Energiedosis
Äquivalentdosis (H)	Sievert (Sv)	Rem (rem)	100 rem = 1 Sv
effektive Äquivalentdosis (H_{eff})	Sievert (Sv)	Rem (rem)	100 rem = 1 Sv

Energiedosis

▶ **Definition:** Die Energiedosis ist die zentrale Größe der Dosimetrie. Sie ist der Quotient aus der in einem Volumen absorbierten Energie (E) und der Masse dieses Volumens (M) (Einheit s. Tab. **A-1.2**).

Energiedosis $D = \dfrac{E}{M}$

Hierbei ist die Angabe des Bezugsmediums wichtig. So spricht man z.B. von der Energiedosis in Wasser oder in Luft. Die für die Dosismessung verwendeten Ionisationskammern sind meist luftgefüllt. Mittels eines Umrechnungsfaktors kann die Luft-Energiedosis in Wasser-Energiedosis umgerechnet werden. In Deutschland und zunehmend auch international wird die Wasser-Energiedosis verwendet.

Kerma

Kerma steht für **k**inetic **e**nergy **r**eleased in **ma**tter.

▶ **Definition:** Die Kerma ist der Quotient aus der kinetischen Energie der in einem Volumen erzeugten Sekundärelektronen (E_{kin}) und der Masse dieses Volumens (M). (Einheit s. Tab. **A-1.2**).

$K = \dfrac{E_{kin}}{M}$

Sie ist ein Maß für die kinetische Energie, die bei Primärprozessen (s. S. 10) indirekt ionisierender Strahlung auf Sekundärelektronen übertragen wird. Bezugsmedium für die Messung der Kerma ist Luft, die Messgröße heißt Luft-Kerma.

Dosisleistung

Die Dosisleistung beschreibt die pro Zeit absorbierte Dosis.

▶ **Definition:** Die Dosisleistung ist der Quotient aus der Dosis (Ionen-, Energie- oder Äquivalentdosis oder Kerma) und der Expositionsdauer. Sie beschreibt die pro Zeiteinheit eingestrahlte Dosis. Ihre Einheit ist je nach Dosisbegriff C/kg s (Ionendosisleistung), Gy/s (Energiedosisleistung oder Kermaleistung) oder Sv/s (Äquivalentdosisleistung).

1.4.2 Messgrößen in der Nuklearmedizin

In der Nuklearmedizin muss die Menge der radioaktiven Substanz bestimmt werden, die dem Patienten verabreicht wird. Hierfür gibt es die Messgrößen Aktivität und spezifische Aktivität. Die effektive Halbwertszeit wird für die Bestimmung der Dosisbelastung benötigt.

Aktivität

▶ **Definition:** Die Aktivität gibt die Zahl der Zerfälle pro Sekunde an. Ihre Einheit ist das Becquerel (1 Bq = 1 Zerfall/s).

Die Aktivität einer radioaktiven Substanz folgt dem exponentiellen Zerfallsgesetz. Die Dosierung radioaktiver Substanzen erfolgt nach dem Gewicht des Patienten (d.h. in Bq/kg), so dass für die Untersuchung eines Patienten eine festgelegte Menge Aktivität vorbereitet werden muss. Aus der Aktivität einer radioaktiven Substanz lässt sich nicht ohne weiteres auf die den Patienten belastende Strahlendosis schließen.

Energiedosis

◀ **Definition**

Als Bezugsmedium für die Energiedosis wird international Wasser verwendet.

Kerma

◀ **Definition**

Als Bezugsmedium für die Kerma wird Luft verwendet.

Dosisleistung

◀ **Definition**

1.4.2 Messgrößen in der Nuklearmedizin

Wesentliche Parameter einer radioaktiven Substanz sind ihre Aktivität und effektive Halbwertszeit.

Aktivität

◀ **Definition**

Die Aktivität einer radioaktiven Substanz folgt dem exponentiellen Zerfallsgesetz. Aus der Aktivität einer radioaktiven Substanz lässt sich nicht ohne weiteres auf die den Patienten belastende Strahlendosis schließen.

Spezifische Aktivität

Spezifische Aktivität

▶ Definition

▶ **Definition:** Die spezifische Aktivität ist die Zahl der Zerfälle pro Masse des applizierten Substrates. Ihre Einheit ist Bq/kg.

Aus der spezifischen Aktivität lässt sich die im Patienten gewünschte Aktivität errechnen.

Die gewünschte Aktivität kann durch Abmessen einer entsprechenden Menge Lösungsmittel erreicht werden. Die Zählvorrichtung zur Aktivitätsbestimmung einer Substanz umgibt die Probe vollständig, so dass alle Zerfälle gezählt werden.

Effektive Halbwertszeit

Effektive Halbwertszeit

Die physikalische Halbwertszeit des verwendeten Isotops, seine Applikationsart und Biokinetik sind ausschlaggebend für die Strahlenbelastung.

Im Gegensatz zur Röntgendiagnostik befinden sich in der Nuklearmedizin die Strahler im Körper des Patienten. Dies erschwert die Berechnung der Strahlenbelastung, da diese von der physikalischen Halbwertszeit des verwendeten Isotops, von dessen Verteilung im Körper des Patienten und der Geschwindigkeit seiner Ausscheidung abhängt. Um die Biokinetik des Isotops berücksichtigen zu können, bedient man sich der biologischen Halbwertszeit T_{biol}.

▶ Definition

▶ **Definition:** Die **biologische Halbwertszeit T_{biol}** ist die Zeitspanne, nach der die Hälfte der Aktivität des verabreichten Isotops ausgeschieden ist. Sie charakterisiert die Verweildauer des Isotops im Patienten. Aus der physikalischen und der biologischen Halbwertszeit lässt sich die **effektive Halbwertszeit T_{eff}** berechnen:

$$\frac{1}{T_{eff}} = \frac{1}{T_{phys}} + \frac{1}{T_{biol}}$$

▶ Merke

▶ **Merke:** Die effektive Halbwertszeit ist maßgeblich für die Strahlenbelastung des Patienten und gibt an, nach welcher Zeitspanne die Aktivität im Patienten auf die Hälfte abgeklungen ist.

1.4.3 Nachweis von Strahlung

1.4.3 Nachweis von Strahlung

Der Nachweis von Radioaktivität erfolgt indirekt über Detektoren (Tab. **A-1.3**).

Im Gegensatz zu Licht ist radioaktive Strahlung für die Sinne nicht unmittelbar wahrnehmbar. Der Nachweis erfolgt daher indirekt durch Detektoren (Tab. **A-1.3**), die reproduzierbar auf Bestrahlung reagieren.

≡ A-1.3   Übersicht über Strahlungsdetektoren und ihre Anwendungsbereiche

Detektor	Messprinzip	bevorzugter Anwendungsbereich
Ionisationskammer	Ionisation von Gasen oder Flüssigkeiten	Strahlentherapie (Dosismessung)
Stabdosimeter	Ionisation von Gas	Strahlenschutz
Geiger-Müller-Zählrohr	Nachweis durch Auslösung von Ladungslawinen	Nuklearmedizin (Aktivitätsmessung)
Röntgenfilm (Filmdosimeter)	Filmschwärzung	Strahlentherapie, Strahlenschutz (Dosismessung)
Thermolumineszenzdetektor (TLD)	Anregung und Speicherung von Elektronen in Kristallen	Strahlentherapie, Strahlenschutz (Dosismessung)
Szintillationsdetektor	Erzeugung von Photonen durch Stöße in Kristallen	Nuklearmedizin (Nachweis der Kernzerfälle im Patienten)
Eisensulfatdosimeter	Umwandlung von Fe^{2+} in Fe^{3+}	Strahlentherapie (Bestimmung der Absolutdosis)
Wasserkalorimeter	Erwärmung von Wasser	Strahlentherapie (Bestimmung der Absolutdosis)

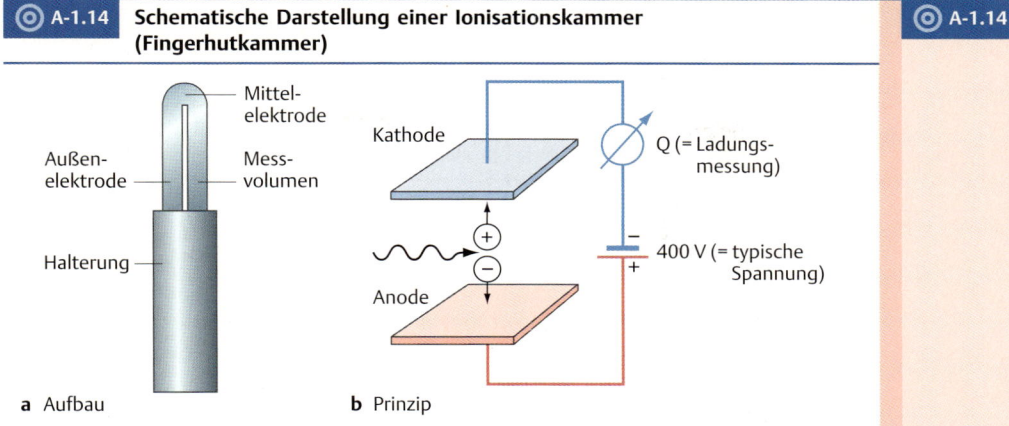

A-1.14

A-1.14 Schematische Darstellung einer Ionisationskammer (Fingerhutkammer)

Mittel-elektrode
Außen-elektrode
Mess-volumen
Halterung

Kathode
Q (= Ladungs-messung)
400 V (= typische Spannung)
Anode

a Aufbau

b Prinzip

Ionisationskammer

Eine Ionisationskammer besteht aus einem mit Gas (meist Luft) gefüllten Hohl-raum, in dem sich zwei Elektroden befinden, zwischen denen eine Spannung angelegt ist (Abb. **A-1.14**). Die einfallende Strahlung führt zur **Ionisation der Gasmoleküle**. Die entstehenden Ladungen bewegen sich zur jeweils entgegen-gesetzt geladenen Elektrode. Dadurch **fließt** zwischen den Elektroden eine messbare **Ladung**, die der Ionendosis proportional ist. Durch Multiplikation mit einem sog. Kalibrierfaktor (Einheit Gy/C) lässt sich aus der Ladung die Ener-giedosis berechnen. Die Dosismessung mit Ionisationskammern ist sehr genau und findet in allen Bereichen der Strahlungsmessung Anwendung.

▶ **Merke:** Mit der Ionisationskammer lässt sich die Energiedosis messen.

Stabdosimeter

Ein Stabdosimeter besteht aus zwei Elektroden, die einen gasgefüllten Hohl-raum umschließen. Vor dem Gebrauch werden die Elektroden mittels einer Spannungsquelle aufgeladen und danach wieder von der Spannungsquelle getrennt. Die einfallende Strahlung ionisiert die Gasmoleküle im Messvolumen und die dadurch erzeugten Ladungen führen zu einer Entladung der Elektroden. Das Maß der Entladung kann abgelesen werden und ist der Dosis proportional. Stabdosimeter werden im Strahlenschutz zur Überwachung von Personen ein-gesetzt.

Geiger-Müller-Zählrohr

Das Geiger-Müller-Zählrohr ist wie eine Ionisationskammer aufgebaut. Die angelegte Spannung ist allerdings höher. Dies führt dazu, dass die durch die Strahlung freigesetzten Elektronen auf ihrem Weg zur Elektrode weitere Luft-moleküle ionisieren. So bildet sich eine **Elektronenlawine**, die zu einer **Verstär-kung des Messimpulses** führt. Im Gegensatz zur Ionisationskammer ist der Messimpuls für alle nachgewiesenen Teilchen gleich groß, so dass sich aus der Anzahl der Impulse die Aktivität bestimmen lässt.

▶ **Merke:** Mit dem Geiger-Müller-Zählrohr lässt sich die Aktivität messen.

Durch Einbringen von Material zwischen die Strahlenquelle und das Zählrohr kann man die Reichweite der Strahlung abschätzen und so mit einfachen Mit-teln die **Strahlungsart ermitteln**. So werden α-Teilchen wegen ihrer geringen Reichweite (s. S. 16) durch ein Blatt Papier bereits vollständig absorbiert. Für β-Strahlung ist bereits wesentlich mehr Material erforderlich (z.B. 5 mm Alumi-nium). γ-Strahlung wird wegen des exponentiellen Schwächungsgesetzes durch die gleiche Menge Material nur unwesentlich geschwächt. Die hohe Durchdrin-

Ionisationskammer

Eine Ionisationskammer (Abb. **A-1.14**) ist mit **Gas** gefüllt, das durch Strahlung **ioni-siert** wird. Aus der freigesetzten Ladung lässt sich die Energiedosis berechnen.

◀ **Merke**

Stabdosimeter

Im Stabdosimeter wird die Dosis über die Entladung von Elektroden gemessen. Das Maß der Entladung ist der Dosis propor-tional. Stabdosimeter werden im Strahlen-schutz zur Überwachung von Personen eingesetzt.

Geiger-Müller-Zählrohr

Die im Vergleich zur Ionisationskammer höhere Spannung im Geiger-Müller-Zähl-rohr führt über eine **Elektronenlawine** zur **Verstärkung des Messimpulses**, so dass Teilchen gezählt werden.

◀ **Merke**

Durch Einbringen von Material zwischen die Strahlenquelle und das Zählrohr kann man die Reichweite der Strahlung abschätzen und so mit einfachen Mitteln die **Strahlungsart ermitteln**.

gungsfähigkeit von γ-Strahlung wird in der Nuklearmedizin ausgenutzt, um die im Patienten stattfindenden Kernzerfälle außerhalb des Patienten nachzuweisen.

▶ Merke

▶ **Merke:** Bei Bestimmung der Zählrate für einen Strahler muss die durch die Umgebungsstrahlung bedingte Zählrate (**Nulleffekt**) abgezogen werden.

Röntgenfilm (Filmdosimeter)

Röntgenfilm (Filmdosimeter)

Durch Bestimmung der **Filmschwärzung** lässt sich mittels einer Dosis-Schwärzungskurve die Dosis ablesen.

Photographische Emulsionen und somit auch Röntgenfilme werden durch Bestrahlung geschwärzt. Durch Bestimmung der **Filmschwärzung** kann die Dosis gemessen werden. In der Regel besteht ein nichtlinearer Zusammenhang zwischen Schwärzung und Dosis. Daher muss die Dosis mittels eines anderen Dosimeters (z.B. einer Ionisationskammer) ermittelt und durch Vergleich mit der Filmschwärzung eine Dosis-Schwärzungskurve erstellt werden. Dann kann für eine gemessene Schwärzung die Dosis abgelesen werden. Filme werden vor allem in Strahlenschutz-Dosimetern (Filmplaketten) zur Überwachung von Personen eingesetzt. In der Strahlentherapie werden sie verwendet, um Dosisverteilungen mit hoher Ortsauflösung zu messen.

Thermolumineszenzdetektor

Thermolumineszenzdetektor

Im Thermolumineszenzdetektor werden durch Strahlung Elektronen angeregt und dauerhaft an Haftstellen gebunden. Erst durch Ausheizen rekombinieren sie unter Emission von Lichtquanten mit dem Mutterion. Die emittierte Lichtmenge (Abb. **A-1.15**) ist der Dosis proportional.

Ein Thermolumineszenzdetektor (TLD) besteht aus Ionenkristallen, die mit Fremdatomen dotiert sind (z.B. LiF:Mg). Dadurch entstehen Defektstellen im Kristallgitter (Haftstellen). Bei Bestrahlung werden Elektronen angeregt und binden sich dauerhaft an die Haftstellen, können also nicht mehr mit dem Mutterion rekombinieren. Durch Ausheizen in einem speziellen Ofen werden die Elektronen von ihren Haftstellen gelöst und rekombinieren unter Abgabe von Photonen mit ihrem Mutterion. Die während des Ausheizens emittierte Lichtmenge (Abb. **A-1.15**) wird gemessen und ist der Energiedosis proportional. TLDs werden in allen Bereichen der Strahlungsmessung eingesetzt, z.B. in Form von Fingerringdosimetern.

◎ A-1.15

◎ A-1.15   **Beispiel für den Temperaturverlauf und die emittierte Lichtmenge beim Ausheizen eines Thermolumineszenzdetektors**

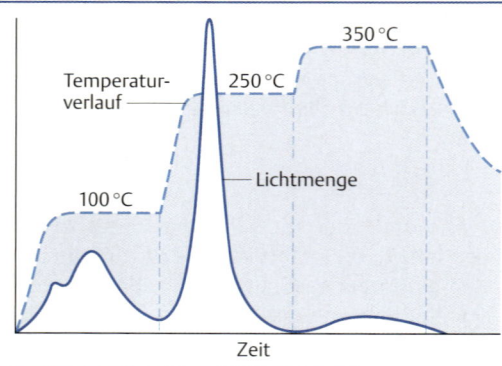

Szintillationsdetektor

Szintillationsdetektor

Absorption von Strahlung führt im Kristall des Szintillationsdetektors zur Emission von Photonen, die mittels eines Photomultipliers, der hinter dem Kristall angeordnet ist, nachgewiesen werden (Abb. **A-1.16**).

Ein Szintillationsdetektor besteht aus einem transparenten Kristall, der mit Metallatomen dotiert ist (z.B. NaJ:Ti). Die einfallende Strahlung führt zur Anregung der Metallionen, die unter Aussendung von Photonen (Lichtblitze) sofort wieder in den Grundzustand übergehen. Diese emittierten Photonen werden mittels eines Photomultipliers (Abb. **A-1.16**), der hinter dem Kristall angeordnet ist, nachgewiesen. Die Zahl der Photonen ist proportional zu der vom Kristall absorbierten Strahlungsenergie. Szintillationsdetektoren werden vor allem in der Nuklearmedizin zur ortsempfindlichen Messung der Aktivität eingesetzt.

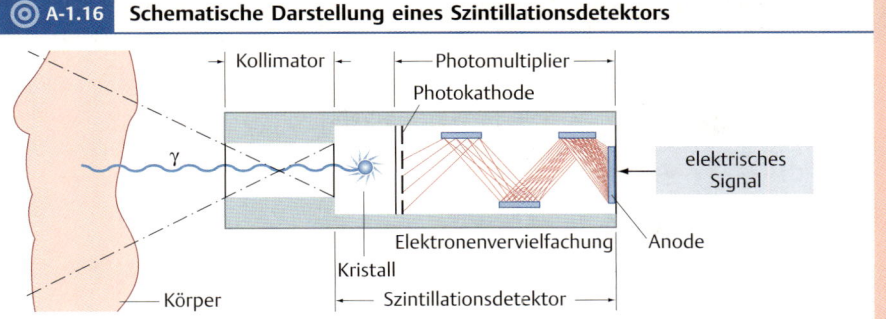

A-1.16

A-1.16   Schematische Darstellung eines Szintillationsdetektors

Absorption von Strahlung führt zur Emission von Photonen im Kristall (Lichtblitze). Die erzeugten Photonen lösen aus der Photokathode des Photomultipliers Elektronen aus, die auf dem Weg zur Anode aus weiteren Elektroden Elektronen herauslösen. So werden einzelne Photonen zu einem messbaren elektrischen Signal verstärkt.

Eisensulfatdosimeter

Ein Eisensulfatdosimeter besteht aus einer Eisensulfat-Lösung, in der durch Bestrahlung Fe^{2+}-Ionen zu Fe^{3+}-Ionen oxidiert werden. Da die bei dieser chemischen Reaktion umgesetzte Energie genau bekannt ist, kann durch Bestimmung der Fe^{3+}-Konzentration die absorbierte Energie und damit die Energiedosis bestimmt werden. Mit diesem Verfahren kann die Dosis absolut, d.h. ohne Verwendung eines Referenzdosimeters, bestimmt werden.

Wasserkalorimeter

Mit dem Wasserkalorimeter lässt sich wie beim Eisensulfatdosimeter die Dosis absolut bestimmen. Die vom Wasser absorbierte Strahlungsenergie bewirkt eine Temperaturerhöhung, die in einem speziellen Wassergefäß gemessen werden kann. Da sich Wasser bei einer Bestrahlung mit 1 Gy nur um $2{,}4 \times 10^{-4}$ C erwärmt, muss die Wasserprobe thermisch sehr gut isoliert sein. Diese Messungen sind daher sehr aufwendig.

1.5 Erzeugung von Strahlung

1.5.1 Erzeugung von Radionukliden s. S. 140

1.5.2 Erzeugung von Röntgenstrahlen

Strahlenerzeugung mittels Röntgenröhre

Abb. **A-1.17** zeigt den schematischen Aufbau einer Röntgenröhre. In einem hochevakuierten Glaszylinder befinden sich zwei Elektroden: die durch eine Heizspirale zum Glühen gebrachte Kathode, ein Wolframdraht, und die Anode. Durch Zufuhr von Wärmeenergie können Hüllenelektronen vom Atom getrennt werden. Durch Anlegen einer Spannung zwischen Anode (positiv) und Kathode (negativ) werden die Elektronen zur Anode hingezogen und durch die Spannung beschleunigt. Nach dem Austritt aus der Kathode werden die Elektronen im Wehnelt-Zylinder mittels eines elektrostatischen Feldes fokussiert, so dass sie im Brennfleck (B) auf die Anode auftreffen. Sie dringen in die oberflächennahe Schicht der Anode ein und geben dort ca. 1 % ihrer Energie in Form von Röntgenbremsstrahlung (s. S. 14) ab. Der Rest geht in Form von Wärme verloren, so dass das Anodenmaterial einer hohen thermischen Belastung standhalten muss (d.h. einen hoch liegenden Schmelzpunkt aufweisen). Es muss zudem eine hohe Strahlenausbeute aufweisen. Als Anodenmaterial kommt vorwiegend das thermisch sehr stabile Wolfram zum Einsatz, seltener Wolfram-Rhenium-Legierungen. Für niederenergetische Anwendungen, z.B. in der Mammographie, wird Molybdän verwendet, da es charakteristische Strahlung (s. S. 6)

Eisensulfatdosimeter

Strahlung oxidiert Fe^{2+}- zu Fe^{3+}-Ionen. Da die hierfür benötigte Energie bekannt ist, lässt sich aus der Fe^{3+}-Konzentration (ohne Referenzdosimeter) die Energiedosis ermitteln.

Wasserkalorimeter

In einem sehr gut isolierten Gefäß wird die durch Strahlenabsorption bedingte Temperaturerhöhung von Wasser gemessen. So lässt sich die Dosis ohne Referenzdosimeter bestimmen.

1.5   Erzeugung von Strahlung

1.5.1 Erzeugung von Radionukliden s. S. 140

1.5.2 Erzeugung von Röntgenstrahlen

Strahlenerzeugung mittels Röntgenröhre

In einer Röntgenröhre (Abb. **A-1.17**) werden im Vakuum Elektronen aus einer Glühkathode durch Anlegen einer Hochspannung in Richtung Anode beschleunigt. In der oberflächennahen Schicht der Anode wird ca. 1 % ihrer kinetischen Energie in Röntgenbremsstrahlung, der Rest in Wärmeenergie umgesetzt. Als Anodenmaterial dient daher meist das thermisch stabile Wolfram, in der Mammographie jedoch Molybdän. Durch die Verwendung von Drehanoden wird die thermische Belastung reduziert.

⊙ A-1.17

⊙ A-1.17   **Schematische Darstellung einer Röntgenröhre**

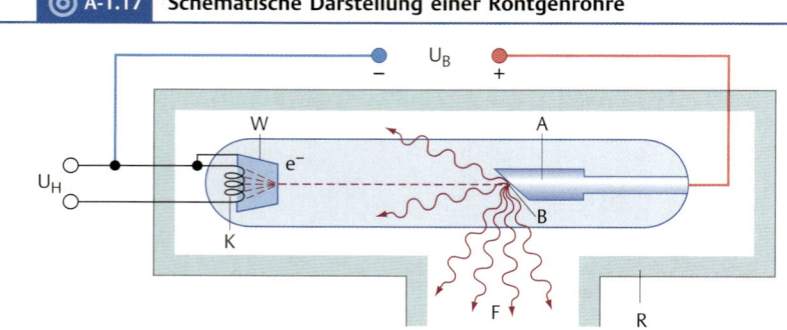

U_B: Beschleunigungsspannung, U_H: Heizspannung, K: Glühkathode, A: Anode, B: Brennfleck, R: Röhrenabschirmung, F: Strahlenaustrittsfenster

---

Röntgenstrahlung besteht aus Bremsstrahlung und charakteristischer Strahlung.

Bremsstrahlung zeigt ein **Energiespektrum** (Abb. **A-1.18**), dessen Maximalenergie von der Röhrenspannung abhängt.

Charakteristische Strahlung zeigt diskrete Energiewerte, die als **Linienspektrum** das kontinuierliche Energiespektrum überlagern (Abb. **A-1.18**).

▶ Merke

▶ Merke

Röhrenspannung und Anodenmaterial bestimmen die **Qualität** der Strahlung. Die Heizspannung bestimmt die Dosisleistung.

Durch **Filterung** wird der niederenergetische Anteil der Strahlung im Röhrenspektrum reduziert (**Aufhärtung der Strahlung**, Abb. **A-1.18**).

Strahlenerzeugung mittels Elektronenlinearbeschleuniger

---

geringer Energie emittiert. Um die thermische Belastbarkeit der Anode zu steigern, werden schnelldrehende Anodenteller (Drehanode, 9000 U/min) mit abgeschrägter Brennfleckbahn verwendet. Durch Verteilung des Brennflecks auf eine ringfömige Bahn wird die thermische Belastung reduziert.

Die Erzeugung der Röntgenstrahlung erfolgt durch zwei Prozesse: das Abbremsen der Elektronen im Feld der Atomkerne der Anode und die Anregung der Atome in der Anode.

Beim Abbremsen der Elektronen entsteht **Röntgenbremsstrahlung** (s. S. 14). Da die Elektronen in unterschiedlichem Maße Bewegungsenergie verlieren und somit Photonen unterschiedlicher Energie entstehen, ergibt sich ein Spektrum aller Energien bis hin zur maximalen Energie der Elektronen, die durch die angelegte Röhrenspannung vorgegeben ist. In Abb. **A-1.18** ist dieses **kontinuierliche Bremsstrahlungsspektrum** als Kurve zu sehen.

Die angeregten Atome der Anode gehen unter Aussendung **charakteristischer Strahlung** (s. S. 6) wieder in den Grundzustand über. Dem kontinuierlichen Bestrahlungsspektrum überlagern sich daher Spektrallinien (Abb. **A-1.18**), die in ihrer Gesamtheit als **Linienspektrum** bezeichnet werden.

▶ **Merke:** Lage und Form des kontinuierlichen Bremsstrahlungsspektrums sind abhängig von der Röhrenspannung, die des Linienspektrums abhängig vom Anodenmaterial.

▶ **Merke:** Anhand ihrer Energie wird Röntgenstrahlung eingeteilt in
- weiche Strahlung (< 100 keV)
- harte Strahlung (100 keV–1 MeV)
- ultraharte Strahlung (> 1 MeV).

Die **Qualität** der Strahlung (weich, hart, ultrahart) hängt also von der Röhrenspannung (ca. 30–200 kV) und dem Anodenmaterial ab. Da bei steigender Heizspannung die Zahl der aus der Kathode emittierten Elektronen zunimmt, bestimmt sie die Dosisleistung (s. S. 16).

Da der niederenergetische Anteil des Röntgenspektrums im Patienten stark absorbiert wird, muss dieser Anteil (s.o.) durch **Filter** am Strahlenaustrittsfenster reduziert werden. Diese bestehen aus Aluminium- oder Kupferplatten von wenigen Millimetern Dicke. Die Folge der Filterung ist eine **Aufhärtung der Strahlung** (Relative Zunahme des energiereichen Anteils der Strahlung, Abb. **A-1.18**).

Strahlenerzeugung mittels Elektronenlinearbeschleuniger

Für Beschleunigungsspannungen von mehr als 200 kV werden Elektronenlinearbeschleuniger eingesetzt. Es gibt zwei Typen von Elektronenlinearbeschleunigern (Linac): Stehwellen- und Wanderwellenbeschleuniger.

◎ A-1.18

◎ A-1.18 | Spektrum einer Röntgenröhre mit Wolframanode bei einer Beschleunigungsspannung von 100kV mit (B) und ohne Filterung (A)

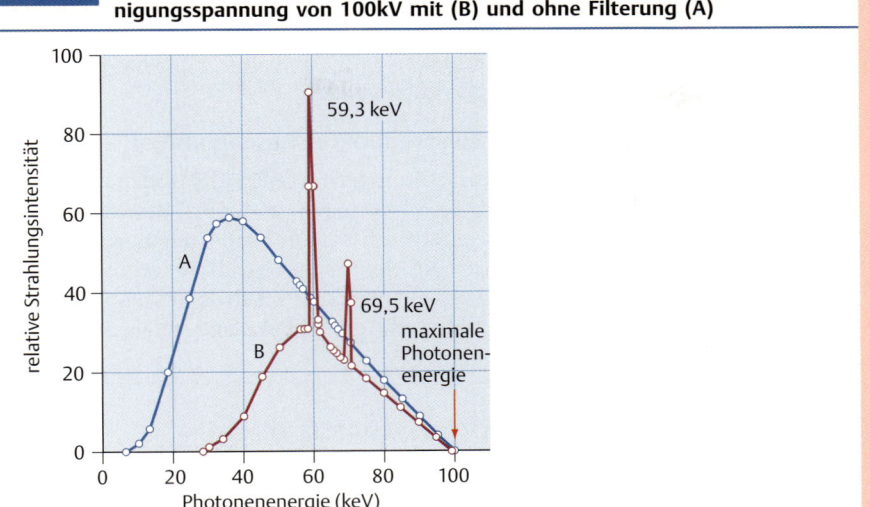

Abb. **A-1.19** zeigt schematisch den Aufbau eines **Stehwellenbeschleunigers**: Elektronen werden in einer Glühkathode erzeugt und gelangen auf die Beschleunigungsstrecke. Sie besteht aus mehreren hintereinander geschalteten zylindrischen Elektroden, an die ein elektrisches Hochfrequenzfeld angelegt wird. Dadurch werden die Elektronen jeweils zwischen den Elektroden beschleunigt. Beim Durchfliegen des feldfreien Raums in der Elektrode wird das Feld umgepolt, so dass die Elektronen zwischen den nächsten Elektroden erneut beschleunigt werden. Die Beschleunigungsspannung wird also mehrfach durchlaufen. Der Stehwellenbeschleuniger ist sehr kompakt.

Beim **Wanderwellenbeschleuniger** läuft auf der Beschleunigungsstrecke die Hochfrequenzwelle mit den Elektronen mit. Die Elektronen „surfen" dabei auf der Hochfrequenzwelle. Die Hochfrequenz wird in speziellen Generatoren (Magnetrons oder Klystrons) erzeugt.

In beiden Beschleunigertypen werden die Elektronen am Ende der Beschleunigungsstrecke durch einen Magneten senkrecht auf ein Bremsstrahlungstarget abgelenkt (Abb. **A-1.19**) und erzeugen darin Röntgenbremsstrahlung. Um ein

Im **Stehwellenbeschleuniger** (Abb. **A-1.19**) werden in einer Glühkathode erzeugte Elektronen durch ein Hochfrequenzfeld zwischen hintereinander geschalteten Elektroden beschleunigt.

Beim **Wanderwellenbeschleuniger** „surfen" die Elektronen auf der Hochfrequenzwelle.

Ein Magnet lenkt die Elektronen auf ein Bremsstrahlungstarget. Das Strahlenfeld wird durch Ausgleichsfilter homogenisiert und durch Blenden begrenzt.

◎ A-1.19

◎ A-1.19 | Schematische Darstellung eines Stehwellenbeschleunigers

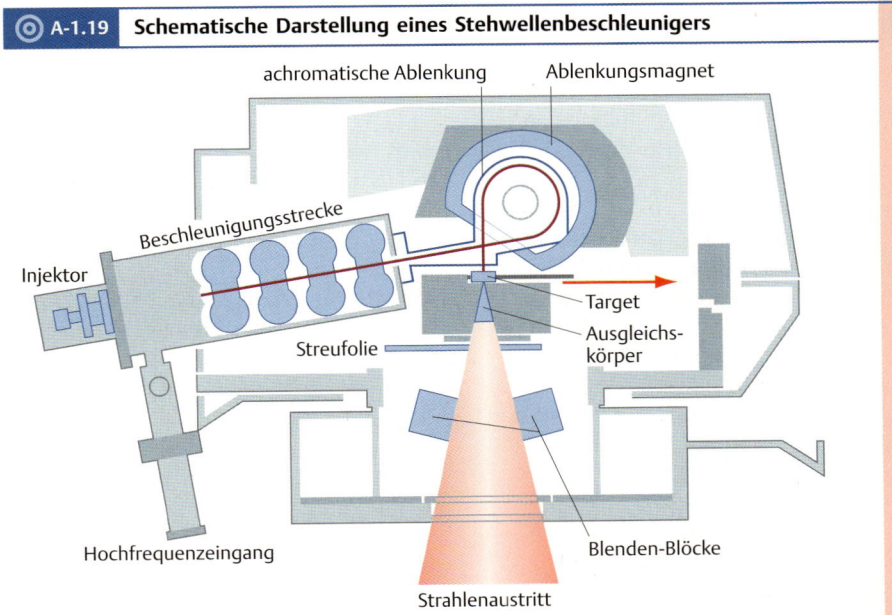
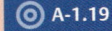

homogenes Strahlenfeld zu erzeugen werden Ausgleichsfilter eingesetzt. Das Strahlenfeld wird durch Blenden begrenzt.

Wird das Bremsstrahlungstarget entfernt, kann auch direkt ein Elektronenstrahl genutzt werden. Dann sind Streufolien nötig, um den schmalen Elektronenstrahl auf eine nutzbare Feldgröße aufzustreuen.

Ohne Bremsstrahlungstarget kann auch direkt die Elektronenstrahlung genutzt werden.

Strahlenerzeugung mittels Elektronenkreisbeschleuniger

Strahlenerzeugung mittels Elektronenkreisbeschleuniger

Elektronen werden durch ein Magnetfeld **(Betatron)** oder elektrisches Hochfrequenzfeld **(Mikrotron)** auf einer Kreisbahn beschleunigt.

An einem Target erzeugen sie Bremsstrahlung.

Vor der Entwicklung von Linearbeschleunigern wurden Elektronen mithilfe von Magnetfeldern auf eine Kreisbahn gezwungen und dort beschleunigt. Die Beschleunigung der Elektronen erfolgt im sog. **Betatron** durch veränderliche Magnetfelder, im **Mikrotron** durch ein elektrisches Hochfrequenzfeld.

Am Ende der Beschleunigungsstrecke werden die Elektronen wie beim Linearbeschleuniger auf ein Bremsstrahlungstarget gelenkt und erzeugen Röntgenbremsstrahlung.

1.5.3 Erzeugung von Korpuskularstrahlen

Geladene Korpuskeln werden durch Gasionisation erzeugt.

1.5.3 Erzeugung von Korpuskularstrahlen

Elektronenstrahlung kann mit Linearbeschleunigern erzeugt werden (s. S. 23). Zur Erzeugung von Protonen-, Deuteronen- (1 Proton + 1 Neutron) oder α-Strahlung wird Wasserstoff-, Deuterium- oder Heliumgas durch Elektronenstrahlung oder ein Hochfrequenzfeld ionisiert und die Ionen werden durch ein elektrisches Feld getrennt.

Im **Zyklotron** (Abb. **A-1.20**) werden geladene Korpuskeln durch ein starkes Magnetfeld auf eine Kreisbahn gezwungen und bei jedem Durchlauf zwischen zwei D-förmigen Halbschalen beschleunigt.

Im **Zyklotron** (Abb. **A-1.20**) werden die Korpuskeln durch ein starkes Magnetfeld auf eine Kreisbahn gezwungen. Sie laufen dabei in zwei D-förmigen Elektroden, zwischen denen ein räumlich konstantes Hochfrequenzfeld angelegt wird. Bei jedem Durchgang zwischen den D's erfahren sie eine Beschleunigung. Sie laufen auf einer Spiralbahn von der Quelle in der Mitte nach außen, wo sie extrahiert werden. Der Korpuskularstrahl kann magnetisch fokussiert und über viele Meter an seinen Anwendungsort geführt werden.

Zyklotrons finden in der **Strahlentherapie** mit Protonen oder zur **Herstellung von Isotopen** Verwendung.

Zyklotrons werden für die **Strahlentherapie** mit Protonen und die **Herstellung von Isotopen** benötigt. Außerdem werden Korpuskularstrahlen verwendet, um sog. sekundäre Strahlen zu erzeugen. Durch Beschuss von Berylliumtargets mit Protonen können z.B. gebündelte Strahlen schneller Neutronen erzeugt werden. Durch Verwendung höherer Strahlenenergien und geeigneter Targetmaterialien werden eine Reihe von Kernreaktionen ausgelöst, in deren Folge auch andere Korpuskeln, z.B. geladene Pionen, erzeugt werden.

Im **Synchrotron** werden Korpuskeln auf einer Kreisbahn mit einer variablen Hochfrequenz auf hohe Energien beschleunigt.

Um Korpuskeln auf sehr hohe Energien (mehrere 100 MeV) zu beschleunigen, kann auch das **Synchrotron** eingesetzt werden. In ihm werden die Korpuskeln auf einer Kreisbahn durch einen Ring geführt und mit einer variablen Hochfrequenz beschleunigt. Die so erzeugten Korpuskularstrahlen können für die Strahlentherapie genutzt werden.

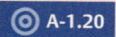 A-1.20

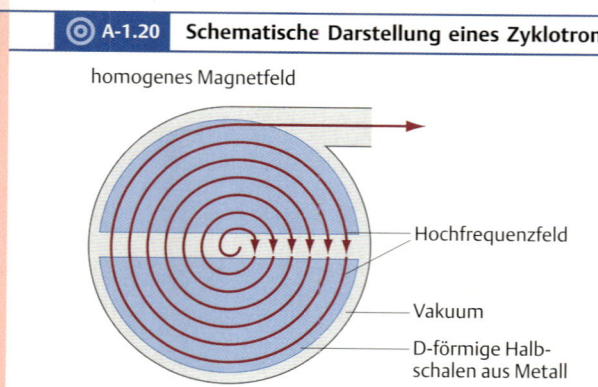

⊙ A-1.20   **Schematische Darstellung eines Zyklotrons**

homogenes Magnetfeld

Hochfrequenzfeld

Vakuum

D-förmige Halbschalen aus Metall

Die Korpuskeln werden in der Mitte in das Zyklotron eingebracht und bei jedem Durchlauf zwischen den D-förmigen Halbschalen beschleunigt.

2   Strahlenbiologie

2.1   Einleitung

Die heutige moderne Strahlentherapie und zum geringeren Teil auch die Radiologie wäre ohne das Wissen der grundlegenden **Wirkungen ionisierender Strahlung** nicht vorstellbar. Dabei müssen dem Radiologen die Gefahren und Risiken einer unkritischen Anwendung der Röntgenstrahlung in der Diagnostik bekannt sein. Dies dient sowohl der Sicherheit der Patienten als auch seiner eigenen. Gerade in der heutigen Zeit nimmt durch die CT und den interventionellen radiologischen Verfahren die Dosisbelastung für Patient und Arzt wieder zu. Für den Strahlentherapeuten ist das **Wissen und der Umgang** mit **strahlenbiologischen Grundlagen** unumgänglich. Nur so ist eine sichere und erfolgreiche Anwendung der Strahlentherapie möglich, die darauf ausgerichtet ist, das maligne Geschwulst möglichst zu zerstören, im Gegensatz dazu aber die bestmögliche Schonung des umgebenden Normalgewebes zu erzielen.

Zur Lösung dieses scheinbaren Widerspruches sind genaue Kenntnisse der molekularen und zellulären Zusammenhänge von ionisierender Strahlung auf unterschiedliche Zellen oder Gewebe notwendig. Durch erweiterte strahlenbiologische Kentnisse und den technischen Fortschritt ist die moderne Strahlentherapie zum wichtigsten Pfeiler in der kurativen Behandlung maligner Erkrankungen neben der Chirurgie geworden (s.S. 97).

2.2   Wirkung ionisierender Strahlung auf biologische Systeme

Die Wirkung ionisierender Strahlung auf biologische Systeme lässt sich in zwei aufeinander folgende Prozesse bzw. Zeitintervalle gliedern:

1. die Wechselwirkungen von Strahlung mit Materie (**Primärprozesse**, s.S. 10), die zur **Übertragung von Energie auf Materie** führen. Da bei einer Wechselwirkung meist zahlreiche Sekundärelektronen entstehen, sind vor allem diese für die Energieübertragung auf Materie verantwortlich. Die Absorption der Strahlungsenergie durch Materie führt zu Anregung oder Ionisation von Atomen oder Molekülen.
2. die **chemischen und biochemischen Prozesse**, die durch die Anregung oder Ionisation in Gang gesetzt werden (**Sekundärprozesse**) und zu **Veränderungen an Biomolekülen** führen.

Diese Prozesse bzw. Zeitintervalle lassen sich in Phasen untergliedern (s.S. 27). Die Veränderungen an Biomolekülen entstehen durch unmittelbare oder mittelbare Übertragung von Strahlungsenergie auf Biomoleküle (**direkte** bzw. **indirekte Strahlenwirkung**).

2.2.1 Primärprozesse

Die Wechselwirkungen von Strahlung mit Materie, die zu Übertragung von Energie auf Atome und Moleküle führen, sind auf S. 10 beschrieben.

2.2.2 Sekundärprozesse

Hierunter fasst man die Radiolyse des Wassers und biochemische Reaktionen, die zu Veränderungen an Biomolekülen führen, zusammen.

Radiolyse des Wassers

Wassermoleküle werden durch Korpuskeln und Photonen (z.B. Sekundärelektronen) angeregt oder ionisiert. Bei **Anregung** zerfällt das Wassermolekül in die Radikale H und OH:

2   Strahlenbiologie

2.1   Einleitung

Dem Radiologen müssen die Gefahren und Risiken einer unkritischen Anwendung der Röntgenstrahlung in der Diagnostik bekannt sein.

Für den Strahlentherapeuten ist das **Wissen** und der **Umgang** mit **strahlenbiologischen Grundlagen** unumgänglich.

Die **moderne Strahlentherapie** ist durch den technischen Fortschritt und erweiterte strahlenbiologische Kenntnisse zum wichtigsten Pfeiler in der kurativen Behandlung maligner Erkrankungen neben der Chirurgie geworden (s.S. 97).

2.2   Wirkung ionisierender Strahlung auf biologische Systeme

Die Wirkung ionisierender Strahlung auf biologische Systeme gliedert sich in

1. Wechselwirkungen von Strahlung mit Materie (**Primärprozesse**) mit **Energietransfer auf Materie** und Anregung oder Ionisation

2. **chemische und biochemische (Sekundär-) Prozesse,** die zu Veränderungen an Biomolekülen führen.

Sie lässt sich in Phasen einteilen (s.S. 27). Der Energietransfer und die **Strahlenwirkung** auf Biomoleküle sind **direkt** oder **indirekt**.

2.2.1 Primärprozesse

Zu den Wechselwirkungen von Strahlung mit Materie s.S. 10.

2.2.2 Sekundärprozesse

Dies sind die Radiolyse des Wassers und biochemische Reaktionen an Biomolekülen.

Radiolyse des Wassers

Durch **Anregung** von Wassermolekülen entstehen OH- und H-Radikale.

$H_2O \rightarrow H^\bullet + OH^\bullet$

Durch **Ionisation** von Wassermolekülen entstehen H_2O^+ und ein freies Elektron, in Folgereaktionen H- und OH-Radikale. Außerdem entstehen hydratisierte Elektronen.

Die Reaktionsprodukte greifen direkt an Biomolekülen an oder reagieren mit Sauerstoff zu Peroxidradikalen, die an Biomolekülen angreifen.

Bei **Ionisation** des Wassermoleküls wird ein Bindungselektron freigesetzt:

$H_2O + Energie \rightarrow H_2O^+ + e^-$

Das freie Elektron umgibt sich außerdem mit mehreren Wassermolekülen, der sog. Hydrathülle, und wird dann als e_{aqu} bezeichnet.
Die OH- und H-Radikale sowie e_{aqu} reagieren miteinander oder mit Biomolekülen. Eine wichtige Rolle spielen dabei Reaktionen mit Sauerstoff, da hierbei „giftige" Peroxidradikale entstehen. In Anwesenheit von Sauerstoff wird daher die Strahlenwirkung um ein Mehrfaches (bis zum Dreifachen) gesteigert.

▶ **Merke**

▶ **Merke:** Sauerstoff steigert die Strahlenwirkung.

Biochemische Reaktionen an Biomolekülen

Biochemische Reaktionen an Biomolekülen (s.S. 31 f.) führen zu Strahlenschäden genetischer, somatischer oder teratogener Art.

Biochemische Reaktionen an Biomolekülen

Die biochemischen Reaktionen, die zu Veränderungen an Biomolekülen führen, sind im Einzelnen auf S. 31 f. beschrieben. Veränderungen an den Nukleinsäuren der DNA führen zu genetischen Schäden, Veränderungen an anderen Biomolekülen (z.B. Proteine, Lipide) zur Schädigung von Körperzellen oder des Embryos (somatische und teratogene Strahlenschäden).

2.2.3 Direkte und indirekte Strahlenwirkung

Durch die Strahlenabsorption werden v.a. Wasserradikale gebildet. Diese reagieren sekundär mit biologischen Molekülen (z.B. DNA) = **indirekte Strahlenwirkung.**

2.2.3 Direkte und indirekte Strahlenwirkung

Da lebende Zellen zum überaus größten Teil aus Wasser bestehen, werden durch die Strahlenabsorption im Wesentlichen Wasserradikale ($OH^\bullet$, $H^\bullet$ und e_{aqu} [hydratisiertes Elektron]) infolge der Radiolyse des Wassers gebildet. Die Wasserradikale reagieren sekundär mit biologischen Molekülen wie DNA und Proteinen. Bei dieser Form des Strahleneffektes spricht man von der **indirekten Strahlenwirkung**.

◉ A-2.1

◉ A-2.1 **Direkte und indirekte Strahlungswirkungen, die zur Veränderung eines Biomoleküls führen**

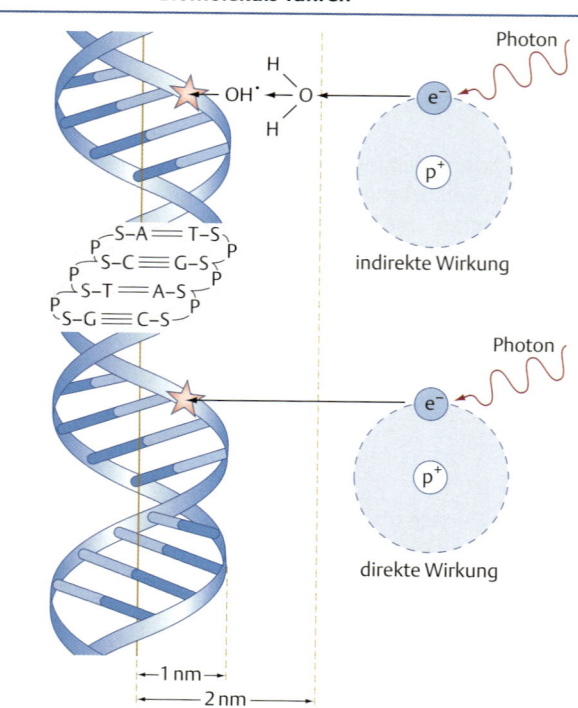

indirekte Wirkung

direkte Wirkung

Im Gegensatz dazu steht die **direkte Strahlenwirkung** (Abb. **A-2.1**), bei der die Energieabsorption der Strahlung, die nachfolgenden Reaktionen und die daraus resultierenden Schäden am gleichen biologischen Molekül ablaufen.

2.2.4 Phasen der Wirkung ionisierender Strahlung

Trifft ionisierende Strahlung auf ein biologisches System, läuft eine Vielzahl sich zeitlich überlappender Prozesse ab. Diese lassen sich in Phasen einteilen (Abb. **A-2.2**), die sich überlappen und deren Dauer zwischen Sekundenbruchteilen und mehreren Jahrzehnten schwankt.

Physikalisch-chemische Phase

Die physikalische und die chemische Phase werden häufig zur physikalisch-chemischen Phase zusammengefasst.
Die **physikalische Phase** umfasst die **Wechselwirkung der ionisierenden Strahlung mit** den Atomen der biologischen **Materie** (s.S. 10). Die Absorption der Strahlungsenergie durch die biologische Materie erfolgt innerhalb von 10^{-6} Sekunden. Als Folge werden Atome oder Moleküle in der Materie angeregt oder ionisiert. Steht genügend Ausgangsenergie zur Verfügung, kann durch diese beiden Effekte eine Reaktionskaskade entstehen.
Die **chemische Phase** ist durch die Reaktion der angeregten oder ionisierten Atome oder Moleküle mit anderen Molekülen gekennzeichnet. Im Gegensatz zur physikalischen Phase spielt bei den in dieser Phase ablaufenden intra- und intermolekularen chemischen Reaktionen die Molekülstruktur eine wichtige Rolle. Durch die der Anregung oder Ionisation folgenden Reaktionsabläufe entstehen **freie Radikale**. Schon ca. 1 ms nach Strahlenexposition sind die Bildung und die Folgereaktionen der freien Radikale abgeschlossen. Da lebende Zellen zum weitaus größten Teil aus Wasser bestehen, werden durch die Strahlenabsorption im Wesentlichen Wasserradikale (s.S. 25) infolge der Radiolyse des Wassers gebildet.

Bei der **direkten Strahlenwirkung** (Abb. **A-2.1**) laufen Energieabsorption der Strahlung, nachfolgende Reaktionen und resultierende Schäden am gleichen biologischen Molekül ab.

2.2.4 Phasen der Wirkung ionisierender Strahlung

Die Wirkung ionisierender Strahlung manifestiert sich in Phasen (Abb. **A-2.2**).

Physikalisch-chemische Phase

Die physikalische und die chemische Phase werden oft zusammengefasst.

Die **physikalische Phase** umfasst die **Wechselwirkung der ionisierenden Strahlung mit** den Atomen der biologischen **Materie**, die zu Anregung oder Ionisation von Atomen oder Molekülen führt.

Die **chemische Phase** ist durch die Reaktion der angeregten oder ionisierten Atome oder Moleküle mit anderen Molekülen gekennzeichnet. Dabei entstehen **freie Radikale**, im Wesentlichen Wasserradikale (s.S. 25).

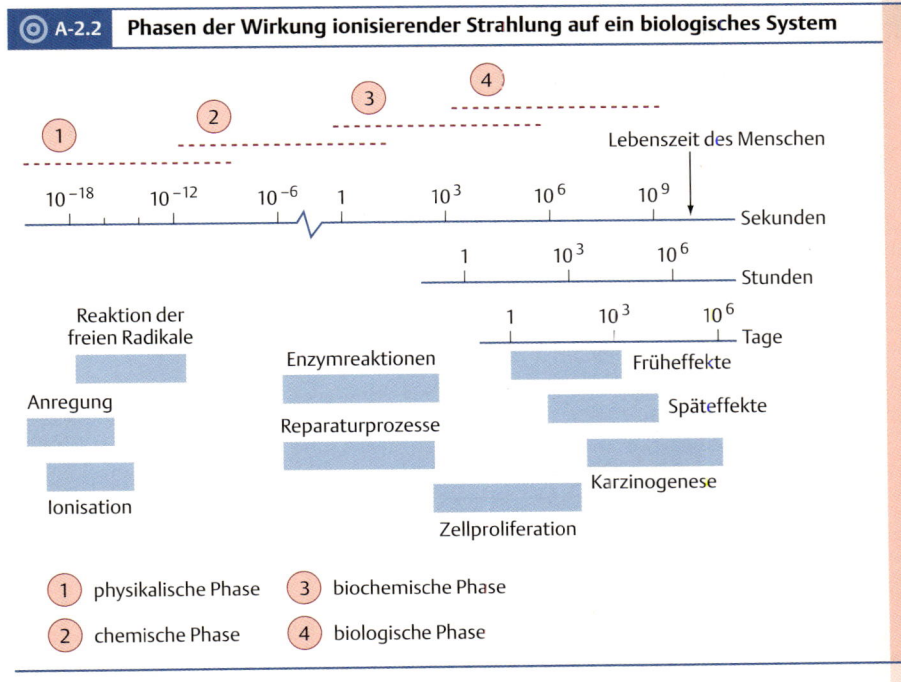

A-2.2   **Phasen der Wirkung ionisierender Strahlung auf ein biologisches System**   A-2.2

(1) physikalische Phase   (3) biochemische Phase

(2) chemische Phase   (4) biologische Phase

Biochemisch-biologische Phase

Die biochemische und die biologische Phase werden oft zusammengefasst.

Die **biochemische Phase** umfasst **enzymatische**, Biomoleküle verändernde **Reaktionen** sowie **Reparaturprozesse**.

Nicht reparierte Veränderungen an Biomolekülen führen in der **biologischen Phase** zu **Störungen des Zellstoffwechsels** und zu **Mutationen**. DNA-Schäden sind besonders schwerwiegend, da
- die DNA in der Zelle nur einmal vorhanden ist,
- sie alle für die Zelle relevanten Informationen enthält.

2.2.5 Linearer Energietransfer und relative biologische Wirksamkeit

▶ **Definition**

Nach der Ionisationsdichte unterscheidet man

- **locker ionisierende Strahlung** (niedriger LET)

- **dicht ionisierende Strahlung** (hoher LET).

Locker ionisierende Strahlung führt auf ihrer Flugstrecke zu einer Vielzahl von **Einzelanregungen** oder **Einzelionisationen**. Diese bewirken **geringgradige**, reparable **Schäden**.

▶ **Merke**

Dicht ionisierende Strahlung erzeugt eine große Zahl von Ionenpaaren pro Millimeter Flugstrecke und bewirkt **ausgeprägtere**

Biochemisch-biologische Phase

Die biochemische und die biologische Phase werden häufig zur biochemisch-biologischen Phase zusammengefasst. Deren Dauer schwankt zwischen Sekunden und Jahren.

Die **biochemische Phase** umfasst die biochemischen Reaktionen, die die Struktur der Biomoleküle verändern. In dieser Phase stehen **enzymatische Reaktionen** sowie **Reparaturprozesse** der Veränderungen der Biomoleküle im Vordergrund.

Die **biologische Phase** ist durch die Auswirkungen der nicht rückgängig gemachten Veränderungen der Biomoleküle gekennzeichnet. Es kommt zu **Störungen des zellulären Stoffwechsels** und infolge der irreversiblen Schäden im Bereich der Gene (der funktionellen Abschnitte der DNA) zu **Mutationen**. Diese können zu schwerwiegenden Zellschädigungen mit Untergang der Zelle führen. DNA-Schäden haben besonders schwerwiegende Auswirkungen auf die Zelle, da
- die in der DNA gespeicherten Informationen in der Zelle nur einfach, Enzym- und andere Proteine dagegen mehrfach vorhanden sind,
- die in der DNA auf engstem Raum angeordneten Gene alle Informationen für das Leben der Zelle enthalten.

2.2.5 Linearer Energietransfer und relative biologische Wirksamkeit

▶ **Definition:** Der **lineare Energietransfer** (**linearer Energieübertrag, Bremsvermögen, LET**) ist ein Maß für die Ionisationsdichte, d.h. die deponierte Energiemenge pro Wegstrecke der Strahlung, und damit für die biologische Wirkung einer ionisierenden Strahlung. Er gibt an, wie viel Energie ein geladenes Korpuskel oder Photon auf dem Weg durch biologische Strukturen auf seiner Flugstrecke abgibt.

$$LET = \frac{\delta\ Energieverlust}{\delta\ Flugstrecke}, \text{Einheit: keV/µm.}$$

Nach der Ionisationsdichte unterscheidet man

- **locker ionisierende Strahlung** (niedriger LET): Elektronen- bzw. β-Strahlung; im weiteren Sinne auch elektromagnetische Strahlung (Röntgenstrahlen, ^{60}Co-γ-Strahler, elektromagnetische Wellen, die durch Elektronenbeschleuniger erzeugt werden) – obwohl sie indirekt ionisiert.
- **dicht ionisierende Strahlung** (hoher LET): Protonen, Pionen, α-Strahler und Schwerionen; im weiteren Sinne auch schnelle Neutronen – obwohl sie indirekt ionisieren. Der LET von α-Strahlern ist jedoch höher als der von Neutronen.

Locker ionisierende Strahlung führt auf ihrer Flugstrecke zu einer Vielzahl von **Einzelanregungen** oder **Einzelionisationen**, d.h. die Ionisationsdichte ist gering. Dadurch entsteht eine große Zahl von **Strukturveränderungen an Biomolekülen und zellulären Schäden geringen Ausmaßes**. Die DNA zeigt hauptsächlich Einzelstrangbrüche (s.S. 31). Solche geringgradigen Schäden können durch intra- und extrazelluläre Mechanismen repariert werden.

▶ **Merke:** Bei Strahlungsarten mit einem **niedrigem LET** überwiegt die **indirekte Strahlenwirkung**. Mit steigender Masse und Ladung der Strahlung, d.h. steigendem LET, nimmt der Anteil der direkten Strahlenwirkung zu.

Für Elektronen und Photonen beträgt der Anteil von direkter zu indirekter Strahlenwirkung etwa 1:2.

Bei **dicht ionisierender Strahlung** ist wegen ihrer großen Masse (bzw. Ladung) die Zahl der erzeugten Ionenpaare pro Millimeter Flugstrecke hoch; die Ionisationsereignisse liegen wesentlich dichter zusammen und die Reichweite ist wesentlich kürzer als bei locker ionisierender Strahlung. Kommt es zur Inter-aktion mit DNA oder Zellorganellen, treten wesentlich **ausgeprägtere Schäden** auf als bei locker ionisierender Strahlung. So sind in der DNA vermehrt schwer oder nicht reparable Doppelstrangbrüche nachweisbar (manche Formen von Doppelstrangbrüchen sind fehlerfrei, andere nur schwer und fehlerhaft bzw. nicht zu reparieren, s.S. 32).

Um unterschiedliche Strahlungsarten bzgl. ihres LET und damit ihrer biologi-schen Wirkung besser vergleichen zu können, wurde als Bezugsgröße die **rela-tive biologische Wirksamkeit** geschaffen. Sie wird experimentell ermittelt und dient als Grundlage für die Festlegung des Qualitätsfaktors Q der Äquivalent-dosis (s.S. 55). Sie ist also nicht identisch mit dem Qualitätsfaktor!

> ▶ **Definition:** Die **relative biologische Wirksamkeit (RBW, relative biological effectiveness, RBE)** ist der Quotient aus denjenigen Energiedosen einer Refe-renzstrahlung und der zu untersuchenden Strahlung, die im Testsystem den gleichen biologischen Effekt aufweisen (bei denen z.B. 50 % der bestrahlten Zel-len absterben).

$$RBW = \frac{Dosis\ (Referenzstrahlung)\ (Gy)}{Dosis\ (zu\ untersuchende\ Strahlung)\ (Gy)}$$

Als Referenzstrahlung dient Röntgenstrahlung mit einer Energie von 250 keV (RBW-Faktor = 1) oder γ-Strahlung des ^{60}Co.
Hochenergetische Elektronenstrahlung hat einen RBW-Faktor von 0,8–1, die meisten Hoch-LET Strahler haben einen RBW-Faktor zwischen 2 und 10.

Die RBW hängt neben der Strahlungsart von zahlreichen weiteren Faktoren ab, z.B. von der Art des durchstrahlten Gewebes und der räumlichen und zeitlichen Dosisverteilung.
Der Wert der **RBW nimmt mit steigendem LET zu**. Dies erklärt man dadurch, dass bei einem hohen LET die Zahl der in strahlensensiblen Bereichen der Zelle anzutreffenden und irreversiblen Schäden größer ist als bei niedrigem LET. Deshalb führt bei gleicher Strahlendosis ein Hoch-LET-Strahler zu mehr biologischen Schäden und damit zu einem höheren RBW-Faktor als ein Niedrig-LET-Strahler. Bei einem LET von etwa 100 keV/µm erreicht der RBW-Faktor sein **Maximum**. Jenseits dieses LET-Wertes kommt es zum „**overkill**", d.h. es wird mehr Energie aufgewendet, als zum Abtöten der Zelle notwendig ist. In diesem Energiebereich nimmt die biologische Wirksamkeit der Strahlung ab, da die Energie nicht mehr zur Abtötung weiterer Zellen zur Verfügung steht.

2.3 Wirkung ionisierender Strahlung auf Zellen

Radiobiologische Untersuchungen von Zellen haben wesentlich zum Verständ-nis der Wirkung ionisierender Strahlung auf Normal- oder Tumorgewebe bei-getragen. Die Strahlenwirkung betrifft jede einzelne Zelle, wird aber durch den Zellverband modifiziert. Hemmung der Zellproliferation und Zelltod sind die schwerwiegendsten und in Tumorgewebe erwünschten Strahlenwirkungen.

2.3.1 Abhängigkeit vom Zellzyklus

Jede proliferierende Zelle durchläuft einen Zyklus, der sich in die Mitosephase und die Intermitosephase einteilen lässt. In der Mitosephase (**M-Phase**, Abb. **A-2.3**) findet die Zellteilung statt. Die Intermitosephase lässt sich weiter unter-teilen in die
- **G$_1$-Phase:** In dieser auf die Zellteilung folgenden Phase werden neben Zyto-plasma und Zellorganellen Enzyme und DNA-Bausteine zur Vorbereitung auf die DNA-Synthese produziert.

(schwer oder nicht reparable) **Schäden** an Biomolekülen und Zellorganellen als locker ionisierende Strahlung.

Die **relative biologische Wirksamkeit** erlaubt es, unterschiedliche Strahlungs-arten bzgl. ihres LET miteinander zu ver-gleichen und den Qualitätsfaktor der Äquivalentdosis (s.S. 55) festzulegen.

◀ Definition

Die Referenz ist 250-keV-Röntgenstrahlung oder γ-Strahlung des ^{60}Co.

Der RBW-Faktor energiereicher Elektronen beträgt ca. 1, der von Hoch-LET-Strahlern 2–10.

Die RBW hängt u.a. von der durchstrahlten Materie und der Dosisverteilung ab.

Die **RBW nimmt mit steigendem LET zu**. Bei gleicher Strahlendosis führt ein Hoch-LET-Strahler zu mehr biologischen Schäden und damit zu einem höheren RBW-Faktor als ein Niedrig-LET-Strahler. Jenseits des **Maximums** des RBW-Faktors (bei einem LET von ca. 100 keV/µm) kommt es zum „**overkill**".

2.3 Wirkung ionisierender Strahlung auf Zellen

Die Strahlenwirkung betrifft jede Zelle, wird aber durch den Zellverband modifi-ziert. Maximalwirkungen sind Hemmung der Zellproliferation und Zelltod.

2.3.1 Abhängigkeit vom Zellzyklus

Jede proliferierende Zelle durchläuft einen Zyklus, der aus vier Phasen besteht:
- M-Phase
- G$_1$-Phase
- S-Phase
- G$_2$-Phase.

◎ A-2.3

◎ A-2.3   **Der Zellzyklus**

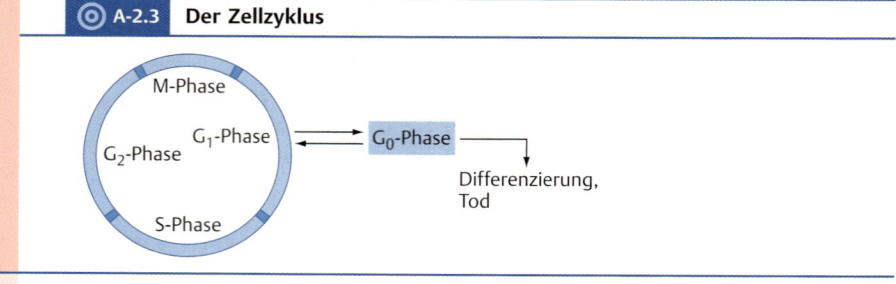

- **S-Phase:** In dieser Phase wird die DNA repliziert, die Chromosomen haben nun zwei Chromatiden (diploider Chromosomensatz).
- **G₂-Phase:** In dieser Phase werden Proteine und RNA synthetisiert und die Mitose wird vorbereitet.

Die Dauer der S-, G₂- und M-Phase ist für jeden Zelltyp konstant, die der G₁-Phase variabel.

Die S-, G₂- und die M-Phase laufen in Abhängigkeit vom Zelltyp in einem genauen zeitlichen Rahmen von 8–20 Stunden ab. In der G₁-Phase dagegen gibt es eine erhebliche zeitliche Variationsbreite von wenigen Stunden bis Tagen.

Proliferierende Zellen können reversibel in die **G₀-Phase** (Abb. **A-2.3**), eine Ruhephase, eintreten.

Proliferierende Zellen können den Zellzyklus verlassen und in eine Ruhephase, die **G₀-Phase** (Abb. **A-2.3**), eintreten. Sie können aus der G₀-Phase wieder in die G₁-Phase eintreten oder differenzieren sich und sterben nach einiger Zeit ab.

Die Strahlensensibilität der Zelle ist je nach Zyklusphase unterschiedlich (Abb. **A-2.4**).

Untersuchungen haben gezeigt, dass Zellen in den einzelnen Zyklusphasen eine unterschiedliche Strahlensensibilität aufweisen (Abb. **A-2.4**).

▶ Merke

▶ **Merke:** Die Strahlenempfindlichkeit ist in der M-Phase am größten, am zweitgrößten in der G₂-Phase und der frühen S-Phase. Im weiteren Verlauf ist die S-Phase sehr strahlenresistent. Auch eine lange G₁-Phase ist relativ strahlenunempfindlich.

▶ Merke

▶ **Merke:** Die Strahlenwirkung dicht ionisierender Strahlung (z.B. Neutronenstrahlung) zeigt im Unterschied zu der locker ionisierenden Strahlung keine so große Abhängigkeit von den verschiedenen Phasen des Zellzyklus. Dennoch tritt auch bei dieser Strahlung eine unterschiedliche Strahlenempfindlichkeit in Abhängigkeit vom Zellzyklus auf.

◎ A-2.4   **Unterschiedliche Strahlensensibilität im Zellzyklus chinesischer Hamsterzellen**

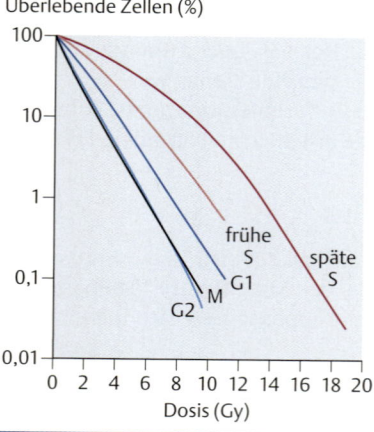

Normalerweise ist der Zellzyklus einer Zellpopulation sehr asynchron. Zu den ersten Strahlenwirkungen zählen die **vorübergehende Teilsynchronisierung des Zyklus** und die **Abnahme der Mitoserate**. Dies hängt damit zusammen, dass vorwiegend Zellen überleben, die sich in strahlenresistenten Zyklusphasen befinden, und daher vorübergehend keine Zellen aus der G_2-Phase in die M-Phase eintreten. Folglich nimmt die Dauer des Zellzyklus zu. Wird zu diesem Zeitpunkt eine Bestrahlung durchgeführt, so sind die meisten Zellen sehr strahlenresistent. Durch die Teilsynchronisierung treten überlebende Zellen nach einiger Zeit wieder in strahlensensible Zyklusphasen ein und sprechen daher gut auf eine erneute Bestrahlung an.

2.3.2 Wirkung auf Zellbestandteile

Nukleinsäuren

Wie auf S. 28 dargestellt, wirken sich DNA-Schäden besonders ungünstig auf die Zelle aus. Folgende Formen von DNA-Schäden (durch direkte oder indirekte Strahlenwirkung) kommen vor:

- **Einzelstrangbruch** (Abb. **A-2.5**): Unterbrechung eines DNA-Strangs aufgrund einer gespaltenen Phosphoesterbindung oder einer chemisch modifizierten Desoxyribose
- **Doppelstrangbruch** (Abb. **A-2.5**): Unterbrechung beider DNA-Stränge. Hierzu kommt es entweder, wenn zwei Einzelstrangbrüche nah beieinander liegen, oder wenn ein Korpuskel die DNA quer durchschlägt.
- **DNA-Vernetzung:** Bei hohen Strahlendosen bilden sich Verbindungen **(Crosslinks)** zwischen den beiden DNA-Strängen (Abb. **A-2.5**) oder zwischen einem DNA-Strang und einem Protein aus.
- **Basenschaden:** Chemische Modifikation oder Verlust einer Purin- oder Pyrimidinbase (Abb. **A-2.5**), z.B. Bildung von Pyrimidin-Dimeren nach UV-Bestrahlung

Zu den ersten Strahlenwirkungen zählen die **vorübergehende Teilsynchronisierung des Zyklus** und die **Abnahme der Mitoserate**. Die Dauer des Zellzyklus nimmt zu. Nach einiger Zeit treten überlebende Zellen wieder in strahlensensible Zyklusphasen ein und sprechen dann gut auf erneute Bestrahlung an.

2.3.2 Wirkung auf Zellbestandteile

Nukleinsäuren

Folgende Formen von DNA-Schäden kommen vor:
- **Einzelstrangbruch** (Abb. **A-2.5**)
- **Doppelstrangbruch** (Abb. **A-2.5**)
- **DNA-Vernetzung** (intra- oder intermolekulare **Crosslinks**, Abb. **A-2.5**)
- **Basenschaden** (Modifikation oder Verlust einer Base, Abb. **A-2.5**)
- **Mehrfachschaden** (**Bulky Lesion**, mehrere DNA-Schäden in Kombination auf engstem Raum).

◎ **A-2.5**   **Formen der DNA-Schäden durch ionisierende Strahlung**   ◎ A-2.5

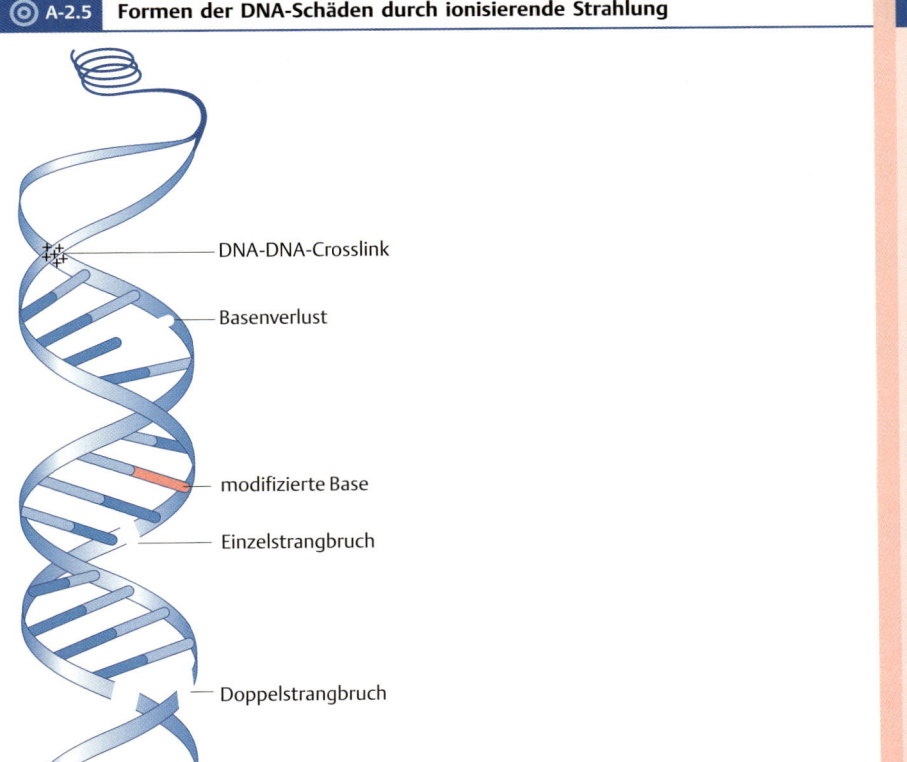

DNA-DNA-Crosslink

Basenverlust

modifizierte Base

Einzelstrangbruch

Doppelstrangbruch

Eine Dosis von 1–2 Gy bewirkt in einer oxygenierten Zelle ca. 1000 Basenschäden und Einzelstrang- und ca. 40 Doppelstrangbrüche.

- **Mehrfachschaden (Bulky Lesion):** Bei einem Mehrfachschaden treten die obigen Formen von DNA-Schäden in Kombination und dicht beieinander auf. Es handelt sich meist um irreparable Schäden.

Bei einer Strahlendosis, bei der 63 % der strahlenexponierten Zellen absterben, treten über 1000 Basenschäden, ca. 1000 Einzelstrangbrüche und ca. 40 Doppelstrangbrüche auf. Um diese Wirkung zu erzielen, ist in einer oxygenierten Säugetierzelle eine einzelne Dosis von 1–2 Gy notwendig.

▶ **Merke**

▶ **Merke:** Die Form des DNA-Schadens ist von der Dosis und der Art der Strahlung (hoher vs. niedriger LET) abhängig. So erzeugt Strahlung mit einem hohen LET vermehrt schwer oder nicht reparable Doppelstrangbrüche, Strahlung mit einem niedrigen LET vor allem Einzelstrangbrüche.

Proteine

Strahlung kann durch Modifikation von Proteinen eine **Störung der Proteinsynthese**, **Änderung der Sekundär- und Tertiärstruktur** und **Enzymhemmung** bewirken.

Proteine

Die Struktur von Proteinen wird durch direkte oder indirekte Strahlenwirkung verändert. Unterschiedliche Modifikationen (z.B. Desaminierung, Decarboxylierung oder Molekülbrüche) können zu einer **Störung der Proteinsynthese** führen. Die Proteinsynthese ist jedoch strahlenresistenter als die DNA-Synthese. Die ionisierende Strahlung kann auch zu **Änderungen der Sekundär- und Tertiärstruktur** von Proteinen und zu **Enzymhemmung** führen.

Zellorganellen

Strahlung schädigt Zellmembranen, in höheren Dosen auch endoplasmatisches Retikulum und Mitochondrien.

Zellorganellen

Nach Bestrahlung einer Zelle entstehen durch DNA-Protein-Crosslinks häufig DNA-Zellmembran-Komplexe, außerdem können eine Permeabilitätsstörung der Membran und Vakuolen auftreten. Nach Bestrahlung mit höheren Dosen können das endoplasmatische Retikulum und die Mitochondrien geschädigt werden.

▶ **Merke**

▶ **Merke:** Die im Zellkern liegenden Strukturen und die dort ablaufenden Stoffwechselprozesse werden bei deutlich geringeren Dosen geschädigt als die im Zytoplasma.

2.3.3 Zelluläre Reparaturmechanismen als Reaktion auf Strahlenschäden

Nach einer Bestrahlung treten eine Vielzahl unterschiedlicher intrazellulärer **Erholungsvorgänge** auf **physikalischer, chemischer, biochemischer** und **zellulärer Ebene** auf. **Einzelstrangbrüche** sowie **Basenschäden** werden enzymatisch durch Exzision des geschädigten Abschnittes behoben (Abb. **A-2.6**).
Doppelstrangbrüche können sehr effektiv von der Zelle unschädlich gemacht werden. Dabei stehen unterschiedliche Formen der **genetischen Rekombination** und **End-zu-End-Verbindungen** im Vordergrund.

Auch **Mehrfachschäden** und **Schädigungen der Proteine** können repariert werden.

Die **Apoptose (programmierter Zelltod)** ist ein wichtiges Reparatursystem, dass **irreparable Schädigungen** beseitigt. Zusammen mit der **Zellerneuerung** kann die **Funktionalität** erhalten werden.

2.3.3 Zelluläre Reparaturmechanismen als Reaktion auf Strahlenschäden

Zellen verfügen über Systeme, die die verursachten Strahlenschäden vollständig oder zumindest teilweise reparieren können. Nach einer Bestrahlung treten eine Vielzahl unterschiedlicher intrazellulärer **Erholungsvorgänge auf physikalischer, chemischer, biochemischer** und **zellulärer Ebene** auf. Diese sind zeitlich abhängig und können innerhalb von Minuten bis Tagen zur Reparatur des Schadens führen. **Einzelstrangbrüche** sowie **Basenschäden** werden enzymatisch durch Exzision des geschädigten Abschnittes behoben (Abb. **A-2.6**).
Lange Zeit wurde angenommen, dass **Doppelstrangbrüche** nicht reparabel sind. Heute ist bekannt, dass Doppelstrangbrüche sehr effektiv von der Zelle auf unterschiedliche Art und Weise unschädlich gemacht werden können. Dabei stehen unterschiedliche Formen der **genetischen Rekombination** und der **End-zu-End-Verbindungen** im Vordergrund.
Auch **Mehrfachschäden** und **Schädigungen der Proteine** können durch unterschiedliche, derzeit noch nicht komplett erforschte Reparatursysteme beseitigt werden.
Auf zellulärer Ebene stellt die **Apoptose (programmierter Zelltod)** ein wichtiges Reparatursystem dar, dass **irreparable Schädigungen** durch Zelluntergang beseitigt. Durch diesen Mechanismus, gemeinsam mit einer damit verbundenen **Zellerneuerung**, kann die **Funktionalität** des Gewebeverbandes erhalten werden.

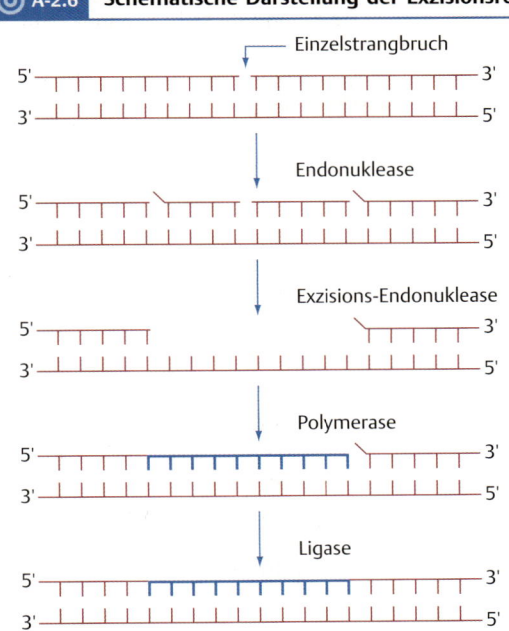

A-2.6   Schematische Darstellung der Exzisionsreparatur

Einzelstrangbruch

5'   3'
3'   5'

Endonuklease

5'   3'
3'   5'

Exzisions-Endonuklease

5'   3'
3'   5'

Polymerase

5'   3'
3'   5'

Ligase

5'   3'
3'   5'

Ein DNA-Schaden wird herausgeschnitten und nach Ersatz der komplementären Basenpaare wird die DNA-Kette wieder angeknüpft.

A-2.6

2.3.4 Folgen von Strahlenschäden und fehlerhafter Reparatur für Zellen

Mutationen

▶ **Definition:** Mutationen sind irreversible Veränderungen der genetischen Information von Körperzellen **(somatische Mutation)** oder von Keimzellen **(Keimzellmutation)**.

Mutationen nach Bestrahlung entstehen durch direkte oder indirekte Strahlenwirkung oder durch fehlerhafte Reparatur der Strahlenschäden. Sie sind nicht von Spontanmutationen oder anderen (z.B. durch chemische Noxen) induzierten Mutationen zu unterscheiden.
Mutationen lassen sich einteilen in Genmutationen (Punktmutationen), Chromosomenmutationen und Genommutationen
Genmutationen (Punktmutationen) sind Veränderungen eines Nukleotids oder weniger Nukleotide, z.B. der Ersatz einer Base durch eine andere (Transition und Transversion), der Verlust (Deletion) oder „Erwerb" (Insertion) einer Base sowie die Umkehrung der Reihenfolge (Inversion) von Nukleotiden.
Chromosomenmutationen sind Veränderungen der Chromosomenstruktur durch Verlust (Deletion), Verdopplung (Duplikation) oder Verschiebung (Translokation) eines oder durch Umkehrung der Reihenfolge (Inversion) mehrerer Chromosomenanteile. Diese Veränderungen können einen oder beide Arme eines Chromosoms oder mehrere Chromosomen betreffen. Auch die Bildung von Ring- oder dizentrischen Chromosomen zählt zu den Chromosomenmutationen. Der Nachweis dieser Veränderungen in Lymphozyten **(Chromosomenaberrations-Analyse)** nach Bestrahlung erlaubt eine Aussage über die empfangene Strahlendosis und kann somit als „**biologischer Dosimeter**" dienen.
Genommutationen sind Veränderungen der Anzahl der Chromosomen, entweder des gesamten Chromosomensatzes (Vervielfachung = Polyploidie) oder einzelner Chromosomen (z.B. Monosomie, Trisomie).
Sowohl in Körperzellen als auch in Keimzellen können Mutationen **stumm**, d.h. ohne Folgen **bleiben**, den **Phänotyp** (das Erscheinungsbild des Betroffenen) **verändern**, zu **Störungen des Stoffwechsels** oder zur **Entartung** und **Tod** der

2.3.4 Folgen von Strahlenschäden und fehlerhafter Reparatur für Zellen

Mutationen

◀ **Definition**

Mutationen nach Bestrahlung entstehen durch Strahlenwirkung oder fehlerhafte Reparatur der Strahlenschäden.

Es gibt Gen- (Punkt-), Chromosomen- und Genommutationen.

Genmutationen (Punktmutationen) sind Veränderungen eines Nukleotids oder weniger Nukleotide.

Chromosomenmutationen sind Veränderungen der Chromosomenstruktur. Die **Chromosomenaberrations-Analyse** (von Lymphozyten) lässt sich als „**biologischer Dosimeter**" verwenden.

Genommutationen sind Veränderungen der Anzahl der Chromosomen.

Mutationen können **stumm bleiben**, den **Phänotyp verändern**, zu **Störungen des Stoffwechsels** oder zur **Entartung** und **Tod** der Zelle und des Individuums führen.

Die **Häufigkeit strahleninduzierter Mutationen** hängt von zahlreichen Faktoren (s. Haupttext) ab.

Zelle und des Individuums führen. Somatische Mutationen wirken sich nur während der Lebensdauer des Betroffenen aus. Keimzellmutationen dagegen können weit reichende Folgen für die Nachkommen des Betroffenen haben. Die **Häufigkeit strahleninduzierter Mutationen** hängt von zahlreichen Faktoren ab:

- Zelltyp
- Zelldifferenzierungsgrad
- Dosisleistung
- LET
- Sauerstoffgehalt (s.S. 37)
- Expositionszeit.

Sie lässt sich nur im Tierexperiment oder an strahlenexponierten Personen (z.B. Atombombenüberlebenden) bestimmen.

▶ Merke

▶ **Merke:** Die **Mutationsverdopplungsdosis** ist die Strahlendosis, die ebenso viele Mutationen induziert, wie Spontanmutationen auftreten. Sie beträgt für den Menschen 1,0 Gy.

Potenziell letale und subletale Zellschädigung

Potenziell letale und subletale Zellschädigung

Hierbei ist eine Reparatur des Strahlenschadens möglich.

Bei diesen Formen der Zellschädigung besteht für die Zelle die Möglichkeit, den Strahlenschaden zu reparieren. Repariert sie ihn nicht oder fehlerhaft, kommt es zum Zelltod (s.S. 34). Beide Zellschädigungsformen sind bei der fraktionierten Bestrahlung (s.S. 36) von Bedeutung.

Potenziell letaler Strahlenschaden

Potenziell letaler Strahlenschaden

Es handelt sich um Strahlenschäden, die sich **je nach Zellmilieu** letal oder nicht letal auswirken können. Nicht proliferierende Zellen überleben diese häufiger als proliferierende Zellen.

Als potenziell letalen Strahlenschaden (potentially lethal damage, PLD) bezeichnet man ein Spektrum von Strahlenschäden, die in **Abhängigkeit vom Zellmilieu** zu einer letalen Zellschädigung oder (mittels Reparaturmechanismen) zur Erholung der Zelle führen können. Ein Zellmilieu, das eine Zellproliferation nicht zulässt, erhöht die Wahrscheinlichkeit einer Reparatur des PLD. Nicht proliferierende Zellen haben mehr Zeit dazu, Strahlenschäden in den Zellzykluspausen zu reparieren, als sich nach der Bestrahlung teilende Zellen.

Subletaler Strahlenschaden

Subletaler Strahlenschaden

Dieser kann **je nach LET der Strahlung, Zahl der SLDs und Zeitintervall seit Bestrahlung** repariert werden.

Subletale Strahlenschäden (SLDs) können **in Abhängigkeit vom LET der Strahlung**, **von der Zahl der SLDs** und **von dem Zeitintervall seit Bestrahlung** vor dem Eintritt in die M-Phase repariert werden. So sind einzelne SLDs i.d.R. reparabel.

▶ Merke

▶ **Merke:** Mit steigendem LET einer Strahlungsart nimmt die Fähigkeit einer Zelle zur Reparatur des SLD ab.

Zwei oder mehr SLDs sind für die Zelle letal.

Die Erholung ist zeitabhängig.

Ist eine Zelle von zwei oder mehreren SLDs betroffen, addiert sich deren Wirkung und führt zum Zelltod.
Je länger die Bestrahlung zurückliegt, desto besser erholen sich Zellen von einem SLD.

▶ Merke

▶ **Merke:** Tumorzellen erholen sich im Vergleich zum Normalgewebe schlechter von einem SLD.

SLDs sind bei der fraktionierten Bestrahlung wichtig (s.S. 36).

SLDs spielen eine große Rolle bei der fraktionierten Bestrahlung (s.S. 36)

Letale Zellschädigung (Zelltod)

Letale Zellschädigung (Zelltod)

Es gibt drei Formen des Zelltodes.

Es gibt drei Formen des Zelltodes nach Bestrahlung: den klonogenen Zelltod, die Nekrose und die Apoptose.

Beim **klonogenen (reproduktiven) Zelltod** verliert die Zelle während oder nach einer

Dem **klonogenen (reproduktiven) Zelltod** zum Opfer fallende Zellen sind nach der Bestrahlung zunächst morphologisch und metabolisch intakt. Während

oder nach einer oder mehreren Mitose(n) verlieren sie jedoch ihre Teilungs-
fähigkeit und gehen zugrunde. Diese häufigste Form des Zelltodes nach
Bestrahlung wird daher auch als **Mitosetod** bezeichnet. Sie tritt bei den meisten
Zellen – mit Ausnahme des blutbildenden Systems – auf. In einer Zellkultur
zeigt sich der klonogene Zelltod als Verlust der Fähigkeit zur Koloniebildung.
Bei der **Nekrose** kommt es zum schnellen und vollständigen Funktionsverlust
und damit zum Untergang der betroffenen Zellen, verbunden mit einer Entzün-
dungsreaktion des umgebenden Gewebes.
Bei der **Apoptose** (programmierter Zelltod) löst sich eine einzelne Zelle aus dem
Zellverband und zerfällt in membranumschlossene Apoptosekörperchen, die
Zellmaterial enthalten und phagozytiert werden. Die Apoptose läuft ohne Ent-
zündungsreaktion ab. Sie tritt in derselben Interphase ein, in der sich die
Zelle bei der Bestrahlung befand, und wird daher auch als **Interphasetod**
bezeichnet. Apoptose tritt bei Zellen des blutbildenden Systems, z.B. Lymphozyten, und epithelialen Zellen, z.B. Speicheldrüsenzellen, auf.
Vergleicht man nach der Bestrahlung von Zellkulturen mit unterschiedlichen
Dosen deren Koloniebildungsrate mit der einer unbestrahlten Zellkultur, zeigt
sich bei den bestrahlten Zellen i.d.R. eine Abnahme der Koloniebildungsrate
und damit der Zellpopulation. Trägt man die Strahlendosis (Abszisse) gegen
den Anteil überlebender Zellen (Überlebensrate, Ordinate) auf, erhält man
eine **Dosis-Effekt-Kurve**, die **Zellüberlebenskurve**. Sie lässt sich sowohl linear
als auch halblogarithmisch darstellen (Abb. **A-2.7**).
Bei **locker ionisierender Strahlung** ergibt sich bei halblogarithmischer Darstellung (der häufigsten Darstellungsform) eine **Schulterkurve** (durchgezogene
Linie in Abb. **A-2.7b**), die zwei Charakteristika zeigt:

- Im Bereich geringer Dosen findet sich die sog. **Schulter**: In diesem Dosisbereich treten offenbar SLDs auf, die die Zellen reparieren können.
- Im Bereich höherer Dosen zeigt die Zellüberlebenskurve einen **exponenziellen Verlauf**: Die durch diese Dosen entstandenen Strahlenschäden können
  nicht repariert werden und führen zum Zelluntergang.

Bei **dicht ionisierender Strahlung** zeigt die Zellüberlebenskurve eine geringer
ausgeprägte Schulterkurve, deshalb zeigt sich bei dieser Strahlung ein beinahe
exponenzieller Verlauf (gestrichelte Linie in Abb. **A-2.7b**): Die durch diese
Strahlung verursachten Schäden können nicht repariert werden.

oder mehreren Mitose(n) ihre Teilungs-
fähigkeit und geht zugrunde (**Mitosetod**).

Die **Nekrose** ist ein schneller Zelluntergang
mit Entzündungsreaktion der Umgebung.

Die **Apoptose** ist ein programmierter Zelltod einer einzelnen Zelle ohne Entzündungsreaktion. Sie wird auch als **Interphasetod** bezeichnet.

Trägt man nach einer Bestrahlung die
Strahlendosis (Abszisse) gegen den Anteil
überlebender Zellen (Überlebensrate,
Ordinate) auf, erhält man eine **Dosis-Ef-
fekt-Kurve**, die **Zellüberlebenskurve** (Abb.
A-2.7).

Bei **locker ionisierender Strahlung** ergibt
sich bei halblogarithmischer Darstellung
eine **Schulterkurve** (Abb. **A-2.7b**), die im
Niedrig-Dosis-Bereich eine **Schulter**, bei
höheren Dosen einen **exponenziellen Verlauf** zeigt.

Bei **dicht ionisierender Strahlung** zeigt
sich ein beinahe **exponenzieller** Verlauf
(Abb. **A-2.7b**).

A-2.7   **Schematische Darstellung von Dosis-Effekt-Kurven für die Überlebensrate von Säugerzellen nach Bestrahlung**

A-2.7

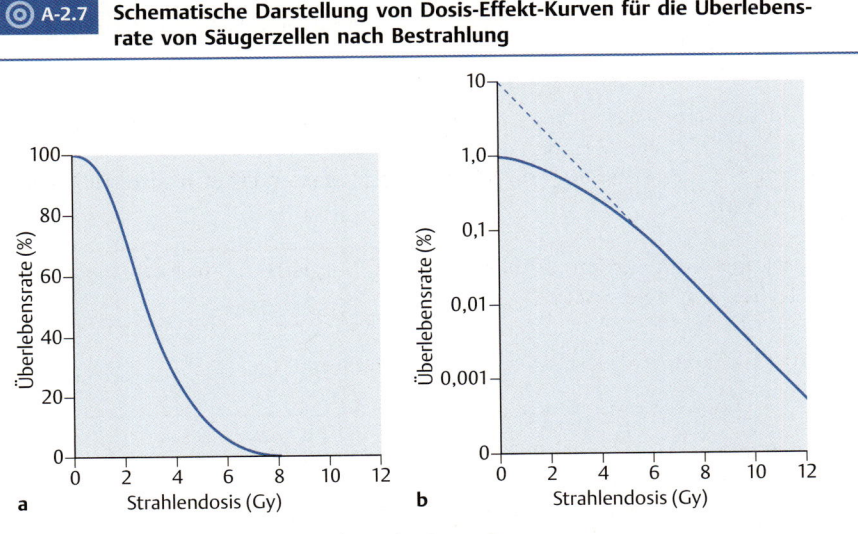

a Lineare Darstellung. **b** Halblogarithmische Darstellung.

2.3.5 Die Strahlenwirkung modifizierende Faktoren

Zeitliche Dosisverteilung

Einzeitbestrahlung mit hoher Dosis

Die Zellüberlebenskurve verläuft wie in Abb. **A-2.8**.

Fraktionierte Bestrahlung

Hierbei wird die Gesamtdosis auf mehrere Einzeldosen aufgeteilt. Die Zellüberlebenskurve zeigt nach jeder Dosis eine Schulter (Abb. **A-2.8**), die durch die Reparatur von SLDs im Intervall entsteht und besonders bei Niedrig-LET-Strahlung ausgeprägt ist. Daher müssen bei fraktionierter Bestrahlung mit solcher Strahlung **höhere Gesamtdosen** verwenden werden **als bei Einzeitbestrahlung**.

Die **Wirkung fraktionierter Bestrahlung** wird **modifiziert** durch die **5 R's der Strahlenbiologie**:
- Repopulation
- Repair
- Reoxygenation
- Redistribution
- Radiosensitivity.

2.3.5 Die Strahlenwirkung modifizierende Faktoren

Zeitliche Dosisverteilung

Einzeitbestrahlung mit hoher Dosis

Nach einmaliger Bestrahlung mit hoher Dosis resultiert eine Zellüberlebenskurve wie in Abb. **A-2.8**.

Fraktionierte Bestrahlung

Bei fraktionierter Bestrahlung wird die Gesamtdosis auf mehrere Einzeldosen (Fraktionen) aufgeteilt. Die Zellüberlebenskurve zeigt nach jeder Fraktion eine Schulter (Abb. **A-2.8**), die auf die Reparatur von SLDs im Bestrahlungsintervall zurückzuführen ist. Da gesunde Zellen SLDs besser reparieren können als Tumorzellen, zeigt ihre Zellüberlebenskurve eine ausgeprägtere Schulter (Abb. **A-2.8**). Die Schulter ist darüber hinaus bei locker ionisierender Strahlung deutlich ausgeprägter als bei dicht ionisierender Strahlung, da bei letzterer im Bestrahlungsintervall viel weniger Reparaturvorgänge stattfinden. Bei gleicher Gesamtdosis ist demnach bei fraktionierter Bestrahlung vor allem mit locker ionisierender Strahlung die Strahlenwirkung geringer als bei Einzeitbestrahlung. Deshalb müssen bei fraktionierter Bestrahlung insbesondere mit locker ionisierender Strahlung **höhere Gesamtdosen** verwenden werden **als bei Einzeitbestrahlung**. Bei dicht ionisierender Strahlung spielt die zeitliche Dosisverteilung eine geringere Rolle.

Die **Wirkung fraktionierter Bestrahlung** wird **modifiziert** durch folgende Faktoren, die als die **5 (englischen) R's der Strahlenbiologie** bezeichnet werden:
- **Repopulation:** Im Bestrahlungsintervall kann es zu Zellproliferation kommen, so dass eine höhere Dosis notwendig ist, um die zusätzlichen Zellen abzutöten.
- **Repair**, d.h. die Fähigkeit der Zellen, PLDs und SLDs zu reparieren
- **Reoxygenation:** Die Wirkung locker ionisierender Strahlung auf sauerstoffhaltige Zellen ist größer als auf hyp- oder anoxische Zellen (s.S. 37). Bei fraktionierter Bestrahlung nimmt nach jeder Fraktion die Zahl hypoxischer Tumorzellen ab, da der Tumor durch Zelluntergang kleiner wird und der Diffusions-

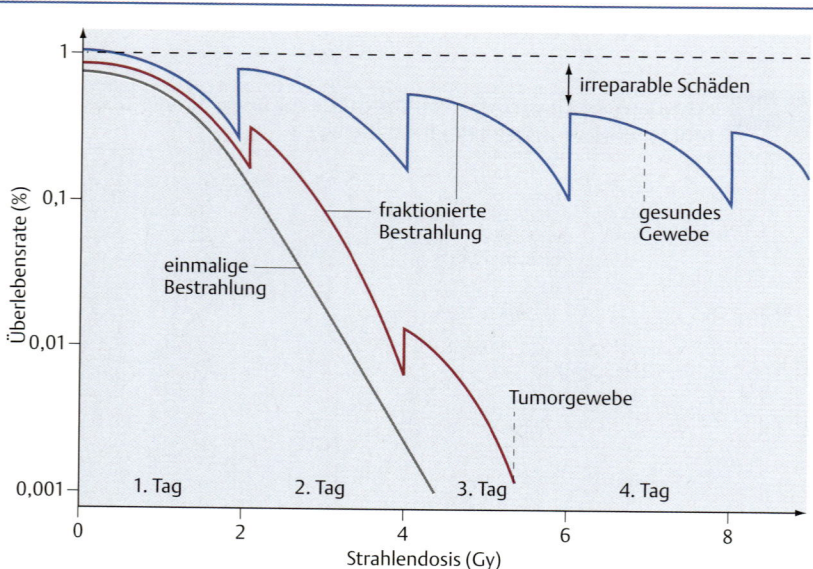

◎ A-2.8   **Zellüberlebenskurve von gesundem und von Tumorgewebe bei fraktionierter Bestrahlung**

Gesundes Gewebe kann im Gegensatz zu Tumorgewebe im Bestrahlungsintervall fast alle subletalen Strahlenschäden beseitigen. Zum Vergleich ist die Zellüberlebenskurve nach Einzeitbestrahlung dargestellt.

weg des Sauerstoffs zu den Tumorzellen abnimmt. Die Strahlenwirkung auf das Tumorgewebe nimmt also mit steigender Anzahl der Fraktionen zu.

- **Redistribution:** Zellen, die sich in nach einer Fraktion in einer strahlenresistenten Zellzyklusphase befinden, können im Bestrahlungsintervall in strahlensensible Zyklusphasen (M-, G_2-Phase) übergehen.
- **Radiosensitivity:** Die Strahlensensibilität von Tumoren ist unterschiedlich, ebenso die von Tumor- und Normalgewebe, was maßgeblich für den Erfolg der Strahlentherapie bei Tumorerkrankungen ist.

▶ **Merke:** **Reoxygenation** und **Redistribution** können die Strahlen**sensibilität** von Tumor- und Normalgewebe für weitere Strahlendosen erhöhen, **Repopulation** und **Repair** dagegen die Strahlen**resistenz** erhöhen.

◀ Merke

Protrahierte Bestrahlung

Bei protrahierter Bestrahlung wird die Gesamtdosis über einen längeren Zeitraum hinweg kontinuierlich verabreicht, so dass die Dosis pro Zeiteinheit (Dosisleistung) gering ist. Dadurch besteht für die bestrahlten Zellen vor allem bei protrahierter Bestrahlung die Möglichkeit, SLDs zu reparieren. Auch hier wird ausgenutzt, dass gesunde Zellen diese besser reparieren können als Tumorzellen. Außerdem steigt bei protrahierter Bestrahlung wegen des langen Bestrahlungszeitraums die Wahrscheinlichkeit, dass Zellen aus strahlenresistenten in strahlensensible Zyklusphasen übergehen und ruhende Zellen (G_0-Phase) in den Zellzyklus eintreten.

Die protrahierte Bestrahlung findet vor allem in der Brachytherapie bei der Kontaktbestrahlung (s. S. 104) Anwendung.

Sauerstoffgehalt

Die **Wirkung locker ionisierender Strahlung** ist **in Anwesenheit von Sauerstoff größer als bei Sauerstoffmangel** (Hypoxie und Anoxie): Unter aeroben Bedingungen sind Zellen wesentlich strahlensensibler (**Sauerstoffeffekt**, Abb. **A-2.9**). Die strahlensensibilisierende Wirkung von Sauerstoff lässt sich durch den **Sauerstoffverstärkungsfaktor OER** (oxygen enhancement ratio) quantifizieren:

$$OER = \frac{\text{Energiedosis (Gy) unter anoxischen Bedingungen}}{\text{Energiedosis (Gy) unter oxischen Bedingungen}}$$

Untersuchungen haben gezeigt, dass bei klinisch relevanten Einzeldosen der Sauerstoffverstärkungsfaktor zwischen 2,0 und 3,0 schwankt. Somit sind sauer-

Protrahierte Bestrahlung

Die Gesamtdosis wird über einen längeren Zeitraum hinweg verabreicht, so dass die Dosisleistung gering ist. So steigt die Chance, Zellen in strahlensensiblen Zyklusphasen zu bestrahlen, und bei locker ionisierender Strahlung können gesunde Zellen SLDs reparieren.

Haupteinsatzgebiet ist die Brachytherapie (s. S. 104).

Sauerstoffgehalt

Sauerstoff sensibilisiert Zellen für die Wirkung locker ionisierender Strahlung (**Sauerstoffeffekt**, Abb. **A-2.9**), quantifizierbar durch den **Sauerstoffverstärkungsfaktor OER**.

Oxygenierte Zellen sind **2- bis 3-mal strahlenempfindlicher** als Zellen mit Sauerstoffmangel.

⊙ **A-2.9**   **Zellüberlebenskurve nach Bestrahlung mit locker ionisierender Strahlung unter oxischen und anoxischen Bedingungen**

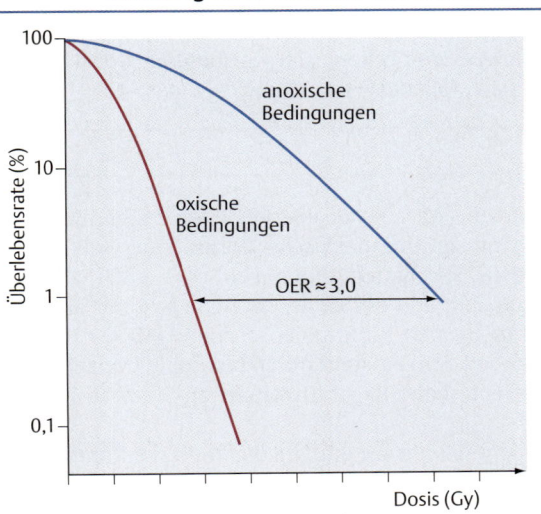

Der Sauerstoffverstärkungsfaktor (OER) beträgt ca. 3,0.

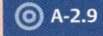

stoffhaltige Zellen um den Faktor 2–3 strahlenempfindlicher als hypoxische oder anoxische Zellen.

Ein hoher Anteil anoxischer und hypoxischer Zellen in einem Tumor gefährdet den Erfolg einer Strahlentherapie. Eine fraktionierte Bestrahlung kann bei vielen Tumoren zu einer **Reoxygenierung** von Tumorzellen führen (s.S. 36).

▶ **Merke:** Mit zunehmenden LET nimmt der Sauerstoffverstärkungsfaktor ab, bis er Null erreicht.

Pharmaka

Die Strahlenwirkung lässt sich durch bestimmte Pharmaka steigern oder mindern.

Strahlensensibilisierende Substanzen (**Radiosensitizer**) im engeren Sinne verstärken die Strahlenwirkung, ohne zytotoxisch zu wirken, wie z.B. Misonidazol und Nimorazol, die die Radikalbildung bei der Radiolyse des Wassers fördern. Radiosensitizer im weiteren Sinne sind Zytostatika (z.B. Cisplatin, Carboplatin, Actinomycin D) und Schwermetallionen (letztere steigern die Strahlenabsorption).

Strahlenschutzsubstanzen (**Radioprotektoren**) im engeren Sinne mindern die Wirkung ionisierender Strahlung auf Normalgewebe, nicht jedoch auf Tumorgewebe (z.B. Amifostine). Radioprotektoren im weiteren Sinne sind nicht selektiv. Hierzu zählen Sulfhydryl (SH)-Verbindungen wie Glutathion und Cysteamin (Radikalfänger) sowie Chelatbildner wie EDTA, die die Ausscheidung von Schwermetallionen fördern. Kaliumjodid schützt vor der Inkorporation von ^{131}I, denn Jodid wird in der Schilddrüse gespeichert und reduziert dosisabhängig die Aufnahme des radioaktiven Jods in die Schilddrüse.

Temperatur

Bei der **Hyperthermie** wird durch spezielle Verfahren versucht, eine Erhöhung der Körpertemperatur auf **41–44 °C** anzustreben. Man unterscheidet dabei die **regionale Hyperthermie** von der **Ganzkörperhyperthermie**. In Kombination mit der Strahlentherapie kann dadurch eine Verstärkung der **Radiosensibilisierung** und des **tumoriziden Effekts** erzielt werden. Zu beachten ist aber, dass durch diese Therapie auch die Nebenwirkungswahrscheinlichkeit im Normalgewebe erhöht wird. Erste klinische Studien sind erfolgversprechend, dennoch ist die Hyperthermie noch keine Standardtherapie und sollte nur in Studien zur Anwendung kommen.

2.3.6 Quantifizierung der Strahlenwirkung

Zur mathematischen Beschreibung von Zellüberlebenskurven, vor allem von Schulterkurven, eignet sich das **linear-quadratische Modell (α/β-Modell)**. Es beschreibt die Anzahl der überlebenden Zellen nach – insbesondere fraktionierter – Bestrahlung, und zwar nach folgender Beziehung:

▶ **Merke:** $\log SF = -\alpha D - \beta D^2$

SF (survival fraction) steht für die Anzahl der überlebenden Zellen, **D** für die applizierte Dosis. **α** und **β** sind gewebespezifische Konstanten. $-\alpha D$ ist die **lineare Komponente** des Modells. Sie entsteht durch nicht oder fehlerhaft reparierte Doppelstrangbrüche, die zum Tod der Zelle führen, beschreibt also eine geringe bis fehlende Reparaturkapazität für Strahlenschäden. $-\beta D^2$ ist die **quadratische Komponente** des Modells. Sie entsteht durch reparable Doppelstrangbrüche und beschreibt somit eine hohe Reparaturkapazität. Sie bestimmt die Breite der Schulter.

Der Dosiswert (in Gray), bei dem die lineare und die quadratische Komponente gleich groß sind, heißt **α/β-Wert**.

Anhand des α/β-Wertes lassen sich zwei Gewebetypen unterscheiden:

Fraktionierte Bestrahlung kann Tumorzellen **reoxygenieren** und so zu größerer Strahlenwirkung führen.

▶**Merke**

Pharmaka

Strahlensensibilisierende Substanzen (**Radiosensitizer**) sind Radikalbildner (z.B. Miso- und Nimorazol), Zytostatika und Schwermetallionen.

Strahlenschutzsubstanzen (**Radioprotektoren**) sind Amifostine, SH-Verbindungen und Chelatbildner. Kaliumjodid schützt vor der Inkorporation von ^{131}I.

Temperatur

Bei der **Hyperthermie** wird durch spezielle Verfahren versucht eine Erhöhung der Körpertemperatur auf **41–44 °C** anzustreben. In Kombination mit der Strahlentherapie kann dadurch eine Verstärkung der **Radiosensibilisierung** und des **tumoriziden Effekts** erzielt werden.

2.3.6 Quantifizierung der Strahlenwirkung

Das **linear-quadratische Modell (α/β-Modell)** beschreibt die Anzahl überlebender Zellen (SF) nach – insbesondere fraktionierter – Bestrahlung:

▶**Merke**

Die **lineare Komponente** des Modells (**$-\alpha D$**) beschreibt eine geringe Reparaturkapazität von Strahlenschäden, die **quadratische Komponente ($-\beta D^2$)** eine hohe Reparaturkapazität.

Die Dosis, bei der αD gleich βD^2 ist, heißt **α/β-Wert**.

Anhand des α/β-Wertes lassen sich unterscheiden:

⊚ **A-2.10**   **Zellüberlebenskurven früh reagierender und spät reagierender Gewebe**   ⊚ A-2.10

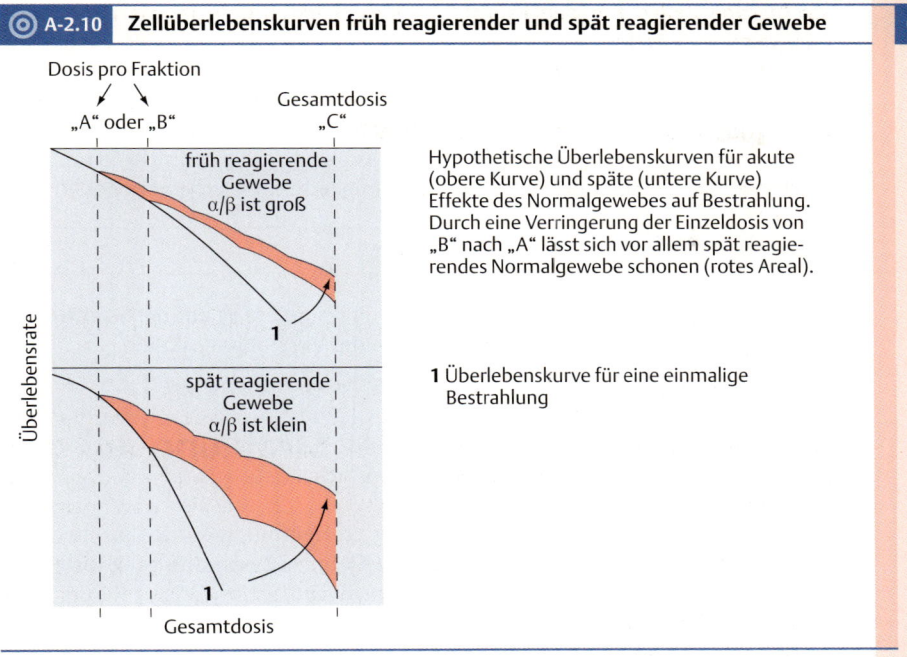

Hypothetische Überlebenskurven für akute (obere Kurve) und späte (untere Kurve) Effekte des Normalgewebes auf Bestrahlung. Durch eine Verringerung der Einzeldosis von „B" nach „A" lässt sich vor allem spät reagierendes Normalgewebe schonen (rotes Areal).

1 Überlebenskurve für eine einmalige Bestrahlung

≡ **A-2.1**   **Repräsentative α/β-Werte für Normalgewebe und Tumoren**   ≡ A-2.1

Gewebetyp und Folgen	α/β-Wert (Gy)
früh reagierende Normalgewebe	
Haut (Erythem)	10,6
Lunge (Pneumonitis innerhalb der ersten 90 Tage der Radiotherapie, Ösophagitis)	> 8,8
Mundschleimhaut (Mukositis)	ca. 10,8
spät reagierende Normalgewebe	
Haut (Teleangiektasien)	2,7
Haut (Fibrose)	1,7
Lunge (Pneumonitis später als 90 Tage nach Radiotherapie, Atelektase, Fibrose, Lungenödem)	< 3,8
Darm (Perforation, Strikturen)	3,9
Rückenmark (Myelopathie)	< 3,3
Knorpel oder Knochen (Nekrose)	4,5
Tumoren	
Nasopharynxkarzinom	16
Stimmbandkarzinom	ca. 13
Mundhöhlenkarzinom	ca. 16
Bronchialkarzinom (Plattenepithelkarzinom)	ca. 50–90
Zervixkarzinom (Plattenepithelkarzinom)	> 13,9
Haut (Plattenepithelkarzinom)	8,5
Haut (malignes Melanom)	0,6
Liposarkom	0,4

1. **Früh reagierende Gewebe** besitzen einen **hohen α/β-Wert (6–30 Gy)**. Bei ihnen überwiegt die lineare Komponente, d.h. die Reparaturkapazität für Strahlenschäden ist gering. Der Verlauf der Zellüberlebenskurve ist fast linear, die **Schulter klein**. Die Unterschiede in der Strahlenwirkung zwischen Einzeit-, fraktionierter und protrahierter Bestrahlung sind bei vergleichbarer Gesamtdosis daher nur gering (Abb. **A-2.10**). Zu den früh reagierenden Geweben zählen die in Tab. **A-2.1** aufgeführten Normalgewebe und die meisten malignen Tumoren.

2. **Spät reagierende Gewebe** (Tab. **A-2.1**) besitzen einen **niedrigen α/β-Wert (1–6 Gy)**. Bei ihnen überwiegt die quadratische Komponente, die auf eine

1. **früh reagierende Gewebe**: Ihr **α/β-Wert** ist **hoch (6–30 Gy)**, ihre Reparaturkapazität gering. Die Zellüberlebenskurve verläuft fast linear, die **Schulter** ist **klein** (Abb. **A-2.10**).

2. **spät reagierende Gewebe**: Ihr **α/β-Wert** ist **niedrig (1–6 Gy)**, ihre

Reparaturkapazität hoch. Die Zellüberlebenskurve zeigt eine **ausgeprägte Schulter** (Abb.. **A-2.10**).

Das Modell kann unterschiedliche Behandlungsschemata bezüglich der Gesamtdosis vergleichen.

Der Einfluss des Zeitfaktors auf die Strahlenwirkung bleibt unberücksichtigt.

2.4 Wirkung ionisierender Strahlung auf den menschlichen Körper

Die Folgen ionisierender Strahlung für Organe und Gewebe lassen sich einteilen in
- akut oder chronisch,
- lokal oder systemisch.

Es sind **deterministische Strahlenschäden** (s.S. 60).

2.4.1 Akute Strahlenfolgen

▶ **Definition**

Betroffen sind **Gewebe mit hohem Zellumsatz** und **Gefäße**.

Rasch proliferierende und daher früh reagierende Gewebe (Tab. **A-2.1**) zeigen eine **hierarchische Proliferationsorganisation**. Der strahleninduzierte Verlust an Stammzellen führt rasch zu einem **Mangel an funktionstüchtigen Zellen**.

Eine Erweiterung der Kapillaren führt zu **Erythem** und **Ödem**.

▶ **Merke**

Meist kommt es zur Restitutio.

2.4.2 Chronische Strahlenfolgen

▶ **Definition**

Betroffen sind **Gewebe mit geringem Zellumsatz**, **Bindegewebe** und **Gefäße**.
Langsam proliferierende und daher spät

hohe Reparaturkapazität hinweist. Die Zellüberlebenskurve zeigt eine **ausgeprägte Schulter**. Bei diesen Geweben ist die Strahlenwirkung bei fraktionierter oder protrahierter Bestrahlung bei vergleichbarer Gesamtdosis deutlich geringer als bei Einzeitbestrahlung (Abb. **A-2.10**).

Das α/β-Modell kann unterschiedliche Behandlungsschemata bezüglich der Gesamtdosis vergleichen, wenn die Einzeldosis und die Gesamtdosis einer Standardbehandlung bekannt sind. Dazu wird folgende Gleichung verwendet:

▶ **Merke:** $D2/D1 = (\alpha/\beta + d1) / (\alpha/\beta + d2)$

Das Modell berücksichtigt den Einfluss der Fraktionierung auf die Strahlenwirkung, nicht jedoch den des Zeitfaktors, d.h. der Bestrahlungsdauer.

2.4 Wirkung ionisierender Strahlung auf den menschlichen Körper

Wie erläutert, führt ionisierende Strahlung zu Hemmung der Zellproliferation und Zelltod. Deren Folgen für Gewebe und Organe lassen sich nach folgenden Gesichtspunkten einteilen:
- nach dem Zeitpunkt ihres Auftretens in akute und chronische Strahlenfolgen,
- nach ihrem Ausmaß in lokale und systemische Strahlenfolgen.

Diese Strahlenfolgen sind **deterministische Strahlenschäden** (s.S. 60), d.h. für sie existiert eine Schwellendosis.

2.4.1 Akute Strahlenfolgen

▶ **Definition:** Akute Strahlenfolgen treten in einem Zeitraum von bis zu 90 Tagen nach Bestrahlung auf.

Sie betreffen **Gewebe mit einem hohen Zellumsatz** sowie das **Gefäßsystem**.

Rasch proliferierende Zellverbände sind durch einen hohen α/β-Wert gekennzeichnet (früh reagierende Gewebe, Tab. **A-2.1**), besitzen also eine geringe Reparaturkapazität. Sie zeigen eine **hierarchische Proliferationsorganisation**, d.h. es besteht eine klare Aufgabentrennung zwischen Stammzellen, Vorläuferzellen und ausdifferenzierten, funktionstüchtigen Zellen. Die Bestrahlung führt zu einem Verlust der Stammzellen, der sich bei diesen Geweben rasch in einem **Mangel an funktionstüchtigen Zellen** äußert. Dieser führt zur Funktionseinschränkung.
Die Reaktion des Gefäßsystems besteht in einer Vasodilatation der Kapillaren bei Kontraktion der Venolen und infolgedessen in Hyperämie **(Erythem)** und erhöhter Gefäßpermeabilität **(Ödem)**.

▶ **Merke:** Das Ausmaß der akuten Strahlenfolgen hängt von der Expositionsdauer ab.

Akute Strahlenfolgen heilen meist aus.

2.4.2 Chronische Strahlenfolgen

▶ **Definition:** Chronische Strahlenfolgen treten ab 90 Tagen nach Bestrahlung auf.

Sie betreffen **Gewebe mit einem geringen Zellumsatz**, **Bindegewebe** und ebenfalls das **Gefäßsystem**. Langsam proliferierende Zellverbände sind durch einen niedrigen α/β-Wert gekennzeichnet (spät reagierende Gewebe, Tab. **A-2.1**), besitzen also eine hohe Reparaturkapazität. Sie zeigen eine **flexible Proliferationsorganisation**, d.h. es besteht keine klare Aufgabentrennung zwischen Stammzellen und ausdifferenzierten, funktionstüchtigen Zellen. Die Bestrahlung führt auch bei diesen Geweben zu einem Verlust an Stammzellen, der sich jedoch wegen der flexiblen Proliferationsorganisation nicht so gravierend auswirkt wie bei früh reagierenden Geweben.

Im Vordergrund steht die Reaktion des Bindegewebes und des Gefäßendothels. Die Bestrahlung führt zu einer **Fibrose** und zur **Zerstörung der Kapillaren** im bestrahlten Areal, in deren Folge **Teleangiektasien** auftreten. Die **Arteriolen** zeigen **fibrotische Wandveränderungen**. Die Veränderungen des Gefäßsystems ziehen **Nekrosen** und **Ulzera** nach sich.

reagierende Gewebe (Tab. **A-2.1**) zeigen eine **flexible Proliferationsorganisation**, so dass sich der Verlust an Stammzellen weniger auswirkt als bei früh reagierende Geweben.

Gravierend sind die Fibrose, Zerstörung der Kapillaren mit Teleangiektasien und die Intimafibrose der Arteriolen, die zu Nekrosen und Ulzera führen.

▶ **Merke:** Das Risiko und das Ausmaß chronischer Strahlenfolgen hängen von der Höhe der Dosis ab.

◀ **Merke**

Chronische Strahlenfolgen sind, da sie meist irreversibel, teilweise progredient und selten therapierbar sind, von Strahlentherapeuten sehr gefürchtete Nebenwirkungen.

Sie sind meist irreversibel und selten therapierbar.

2.4.3 Systemische Strahlenfolgen: Akutes Strahlensyndrom

2.4.3 Systemische Strahlenfolgen: Akutes Strahlensyndrom

Systemische Strahlenfolgen treten auf, wenn eine große Anzahl von Zellen abstirbt, und sind daher akut.

Akutes Strahlensyndrom (akute Strahlenkrankheit) ist der Oberbegriff für eine Vielzahl von Symptomen, die nach einer **ausgedehnten Teilbestrahlung des Körpers oder** einer **Ganzkörperexposition** auftreten. Die Ausprägung der Symptome hängt außer vom bestrahlten Körpervolumen von der Höhe der Dosis, dem LET der Strahlung, der zeitlichen Aufteilung der Dosis (Einzeit- vs. fraktionierte Bestrahlung) und der Dosisleistung ab.

Es verläuft in drei Phasen:

1. **Prodromalphase**: Sie ist durch Kopfschmerzen, Übelkeit und Erbrechen gekennzeichnet. Sie tritt um so früher ein, je höher die Dosis ist.
2. **Latenzphase**: Während sich die Strahlenschäden ausbilden, ist der Betroffene weitgehend asymptomatisch.
3. **Hauptphase**: Hier manifestieren sich die Strahlenschäden klinisch. Anhand der betroffenen Organsysteme kann man drei Formen unterscheiden (Tab. **A-2.2**). Welches Organsystem betroffen ist, hängt vor allem von der Höhe

Ursache ist das Absterben vieler Zellen, der Verlauf daher akut.

Das **akute Strahlensyndrom (akute Strahlenkrankheit)** tritt nach einer **ausgedehnten Teil- oder Ganzkörperexposition** auf. Die Intensität variiert u.a. mit der Höhe der Dosis.

Es verläuft in drei Phasen:

1. **Prodromalphase**: Kopfschmerzen, Übelkeit, Erbrechen
2. **Latenzphase**: weitgehend symptomfrei
3. **Hauptphase**: Je nach Höhe der Dosis manifestieren sich die Strahlenschäden an unterschiedlichen Organen (Tab. **A-2.2**).

≡ **A-2.2   Klinische Formen der Strahlenkrankheit**

Erkrankungsform	zerebrales Syndrom	gastrointestinales Syndrom	hämatopoetisches Syndrom
bestimmendes Organ	zentrales Nervensystem	Dünndarm	Knochenmark
auslösende Dosis	> 10 Gy	4–6 Gy	2–4 Gy
Dauer der Latenzphase	0,5–3 Stunden	3–5 Tage	3 Wochen
Leitsymptome	Kopfschmerzen, Übelkeit, Erbrechen, Lethargie, Koma, Konvulsionen	Diarrhö (Resorptionsstörungen), Fieber (Superinfektion), Wasser- und Elektrolytstörungen, hypovolämischer Schock	Blutungen, Purpura, Infektionen
Pathologie	Entzündung des ZNS, Hirnödem	Teilungshemmung der Stammzellen in den Lieberkühn-Krypten mit Denudation der Darmzotten	Absterben zunächst der Stammzellen (am schnellsten der Lymphoblasten), dann der Lymphozyten und der übrigen peripheren Blutzellen in der Reihenfolge ihrer Lebensdauer, Knochenmarkfibrose
mögliche Überlebenszeit (ohne Therapie)	2 Tage	2 Wochen	2 Monate
Prognose	hoffnungslos	schlecht	bei Therapie gut

Bei bis zu 2 Gy treten passager subjektive Symptome auf, > 100 Gy führen fast sofort zum Tod. Die **LD 50/30** liegt bei **3,0–4,0 Gy** (3–4 Sv), die **absolut letale Dosis** bei **7 Gy** (7 Sv).

der Dosis ab. Eine therapeutische Intervention ist mit gutem Ergebnis nur beim hämatopoetischen Syndrom möglich.

Eine Dosis von bis zu 2 Gy (2 Sv) führt lediglich passager zu rascher Ermüdung und Konzentrationsstörungen. Die **mediane Letaldosis**, bei der nach Ganzkörperexposition 50 % der Menschen nach 30 Tagen versterben **(LD 50/30)**, liegt bei **3,0–4,0 Gy** (3–4 Sv), die **absolut letale** Dosis bei ca. **7 Gy** (7 Sv). Eine Dosis > 100 Gy führt noch während oder kurz nach der Exposition zum Tod.

2.4.4 Lokale Strahlenfolgen

Sie sind akut oder chronisch. Proliferationsorganisation und Anordnung der funktionellen Untereinheiten eines Organs bestimmen ihr Ausmaß.

2.4.4 Lokale Strahlenfolgen

Lokale Strahlenfolgen sind akut oder chronisch.

Das Ausmaß der Strahlenfolgen an einem Organ hängt nicht nur von seiner Proliferationsorganisation, sondern auch von der Anordnung seiner funktionellen Untereinheiten (functional subunits, FSUs) ab. Bei paralleler Anordnung der FSUs kann der strahlenbedingte Ausfall von FSUs kompensiert werden, bei serieller nicht.

Hämatopoetisches System

Das **Knochenmark** ist sehr strahlenempfindlich. Am empfindlichsten sind die pluripotenten Stammzellen. Eine Einzeitbestrahlung mit **3–4 Gy reduziert die Stammzellzahl** um bis zu **90 %.** Eine **Wiederbesiedlung** des bestrahlten Knochenmarks ist **nach Dosen bis zu 45 Gy möglich.**

Hämatopoetisches System

Das **Knochenmark** ist wegen seiner hierarchischen Proliferationsorganisation sehr strahlenempfindlich. Am strahlenempfindlichsten sind die undifferenzierten pluripotenten Stammzellen. Je höher der Differenzierungsgrad, desto geringer ist die Strahlenempfindlichkeit der Knochenmarkzellen. Eine Einzeitbestrahlung des Knochenmarks mit einer Dosis von **3–4 Gy** reduziert die Zahl der **Stammzellen** um **bis zu 90 %.** Eine **Wiederbesiedlung** des bestrahlten Knochenmarkstromas mit pluripotenten Stammzellen ist **nach Dosen von bis zu 45 Gy möglich.** Die Stammzellen können aus der Peripherie oder unbestrahlten Knochenmarkbereichen einwandern.

Die Reaktion der strahlenresistenteren **peripheren Blutzellen** zeigt Abb. **A-2.11.**

Die **peripheren Blutzellen** sind relativ strahlenresistent. Deshalb manifestiert sich eine strahlenbedingte Abnahme der Zellzahl erst am Ende ihres Generationszyklus (Abb. **A-2.11**). Erythrozyten sind am resistentesten und haben die höchste Lebensdauer, so dass ihre Zahl nur geringfügig abnimmt.

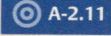 A-2.11

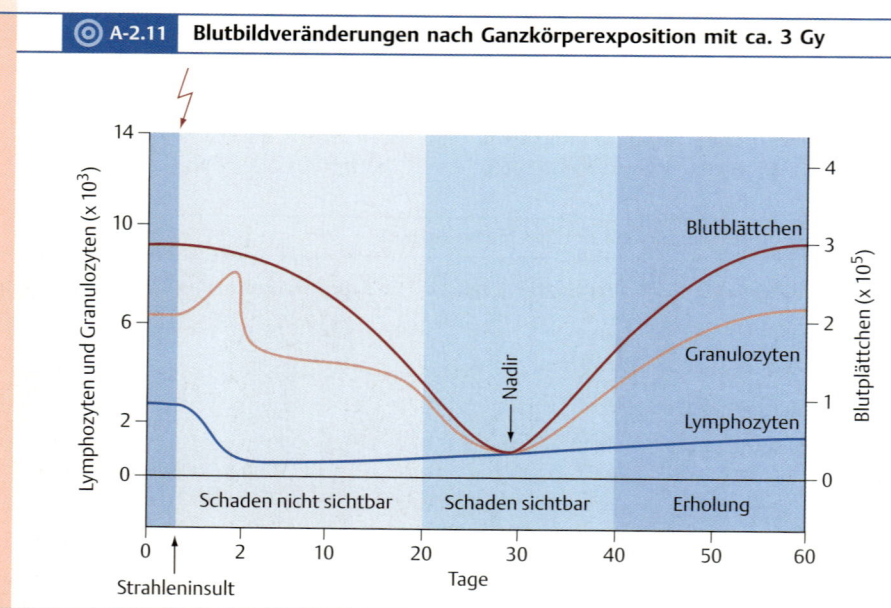

⊙ A-2.11   **Blutbildveränderungen nach Ganzkörperexposition mit ca. 3 Gy**

Verdauungstrakt

Der strahlenempfindlichste Abschnitt ist der Dünndarm.

Verdauungstrakt

Die Strahlensensibilität der Abschnitte des Verdauungstrakts ist unterschiedlich. Sie ist am größten im Dünndarm und nimmt in der Reihenfolge Dickdarm, Magen, Ösophagus und Rektum ab.

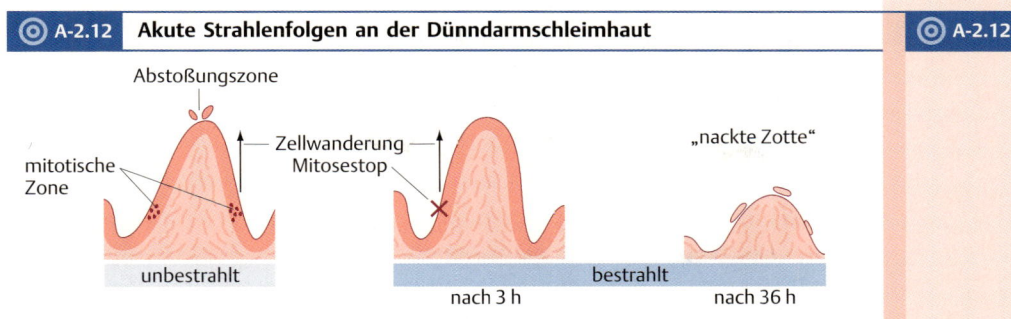

A-2.12   Akute Strahlenfolgen an der Dünndarmschleimhaut

A-2.12

Akut bewirkt die Strahlung eine Teilungshemmung der Stammzellen, die wegen des fehlenden Zellnachschubs und Gefäßschäden (s.S. 40) zu einer **Mukositis** führt (s. auch Tab. **A-2.4**). Am Dünndarm führt der Mitosestopp der Stammzellen in den Lieberkühn-Krypten nach Absterben der Epithelzellen an der Zottenoberfläche zur **Denudation der Zotten** (**Strahlenenteritis**, Abb. **A-2.12**) mit Resorptionsstörungen, blutiger Diarrhö, Wasser- und Elektrolytverlusten sowie evtl. einer bakteriellen Infektion. Am Dickdarm führt der Mitosestopp zu einer **Strahlenproktitis**, die sich durch blutige, schleimige Diarrhö äußert. Bei Gesamtdosen von 50–54 Gy und Einzeldosen von 2 Gy sind akute Strahlenfolgen selten dosislimitierend.

Chronische Strahlenfolgen wie **Ulzera**, **Perforation**, **narbige Stenosen** oder **Strikturen** können sich je nach bestrahltem Volumen und in Abhängigkeit von der verwendeten Einzeldosis nach Dosen von ca. 60–65 Gy entwickeln.

Lunge

Da die FSUs der Lunge parallel angeordnet sind, können unbestrahlte FSUs die Funktionseinschränkung bestrahlter FSUs kompensieren, so dass sich die Gesamtlungenfunktion nicht verschlechtert. Da aber bei ausgedehnten Lungentumoren oft ein sehr großes Areal bestrahlt werden muss, sind die akuten Strahlenfolgen am umliegenden gesunden Lungengewebe oft dosislimitierend. Werden Lungentumoren mittels kombinierter Strahlen- und Chemotherapie behandelt (häufig), schränkt dies die Toleranz des gesunden Gewebes zusätzlich ein. Nach Gesamtdosen von 20–30 Gy kann als **akute Strahlenfolge** ca. 4–8 Wochen nach Bestrahlung eine **Strahlenpneumonitis** auftreten. Das klinische und das radiologische Bild ähneln dem einer atypischen viralen Pneumonie (Husten,

Akut kommt es durch Teilungshemmung der Stammzellen und Gefäßschäden zu einer **Mukositis** (s. auch Tab. **A-2.4**). Am Dünndarm entsteht durch **Denudation der Zotten** (Abb. **A-2.12**) eine **Strahlenenteritis** mit Diarrhö, Wasser-, Elektrolytverlusten und Infektionsgefahr, am Dickdarm eine **Strahlenproktitis**.

Chronische Strahlenfolgen sind Ulzera, Perforation, narbige Stenosen und Strikturen.

Lunge

Durch die parallele Anordnung der FSUs lässt sich der Ausfall bestrahlter FSUs kompensieren, bei großem bestrahlten Volumen sind die akuten Strahlenfolgen jedoch oft dosislimitierend.

Akut kann nach ca. 1 Monat eine **Strahlenpneumonitis** auftreten (Abb. **A-2.13**).

A-2.13   Strahlenpneumonitis 1 Monat (a), 3 (b) und 8 (c) Monate nach Bestrahlung

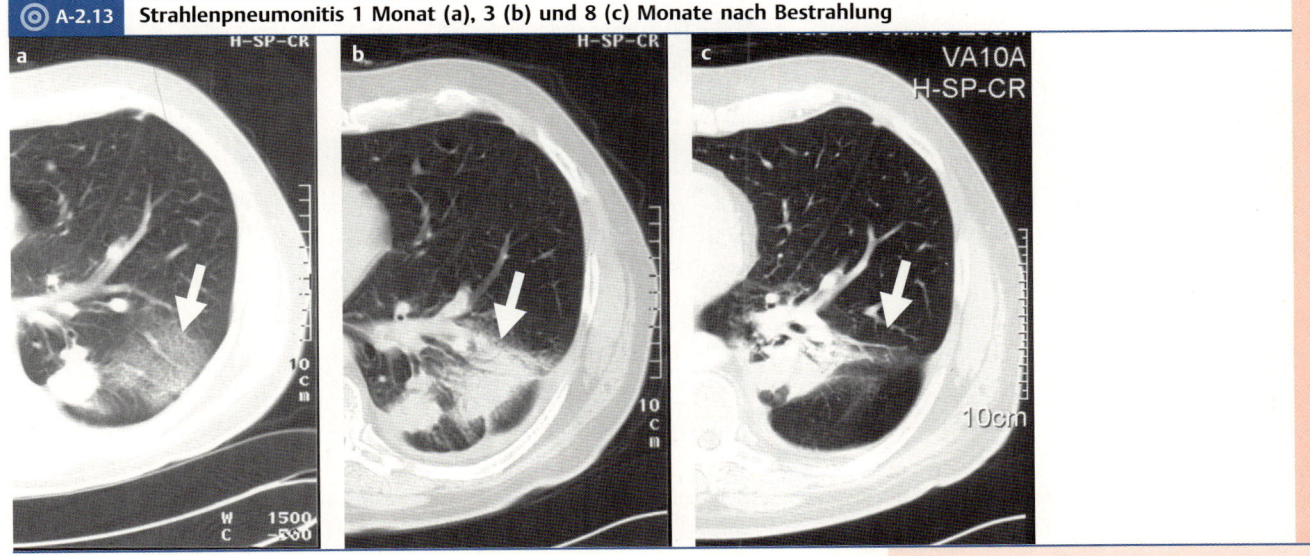

Sie kann in eine **Lungenfibrose** übergehen (chronisch).

Dyspnö bzw. s. Abb. **A-2.13**). Sehr oft verläuft diese Form der Pneumonitis aber völlig asymptomatisch.

Als **chronische Strahlenfolge** kann die Strahlenpneumonitis in eine **Lungenfibrose** übergehen, deren Entwicklung 1–2 Jahre nach Bestrahlung abgeschlossen ist.

Herz-Kreislauf-System

Am **Herzen** treten **akut** und meist asymptomatisch EKG-Veränderungen, Perikarderguss, Perikarditis oder Pankarditis auf, als **Langzeitfolge** eine Kardiomyopathie.

Herz-Kreislauf-System

Am Herzen treten als **akute Strahlenfolgen** funktionelle Störungen **(EKG-Veränderungen)**, **Perikarderguss**, **Perikarditis** oder **Pankarditis** auf, die meist asymptomatisch sind. Als **Langzeitfolge** einer mediastinalen Bestrahlung (z.B. bei Morbus Hodgkin) kann eine **Kardiomyopathie** auftreten, die durch Veränderungen der Herzgefäße (s.u.) und eine interstitielle Fibrose gekennzeichnet ist. Langzeituntersuchungen zeigen, dass bei 15–20 % der wegen Morbus Hodgkin Bestrahlten die Herzfunktion reduziert ist.

Veränderungen der **Gefäße** sind in vielen Organen maßgeblich an der Entstehung von akuten und chronischen Strahlenfolgen beteiligt. **Arteriolen** und **Kapillaren** spielen eine **entscheidende Rolle** bei der Entstehung **chronischer Strahlenfolgen**.

Veränderungen der **Gefäße** sind in vielen Organen maßgeblich an der Entstehung von akuten und chronischen Strahlenfolgen beteiligt. Großvolumige Gefäße zeigen nach einer Bestrahlung im therapeutischen Dosisbereich geringe Veränderungen. **Arteriolen und Kapillaren** dagegen sind **von zentraler Bedeutung für** die Entstehung **chronischer Strahlenfolgen** (s.S. 40). Diese manifestieren sich aufgrund der langen Zellzyklusdauer der Endothelzellen erst sehr spät. Kapillaren und Venolen spielen auch bei der Entstehung von akuten Strahlenfolgen eine Rolle (s.S. 40). Venen dagegen sind sehr strahlenresistent.

Leber

Bei Bestrahlung der gesamten Leber mit Dosen > 30 Gy tritt jedoch als **akute Strahlenfolge** eine **Strahlenhepatitis** mit Verschluss von Zentralvenen (Abb. **A-2.14**), als **chronische Strahlenfolge** eine **Leberzirrhose** auf.

Leber

Da die FSUs der Leber parallel angeordnet sind, können bei Leberteilbestrahlungen hohe Dosen appliziert werden, ohne die Leberfunktion zu beeinträchtigen. Bei Bestrahlung der gesamten Leber mit Dosen von über 30 Gy tritt jedoch mit einer Latenz von 2–6 Wochen als **akute Strahlenfolge** eine **Strahlenhepatitis** auf, die die Charakteristika der veno-occlusive disease (VOD, Abb. **A-2.14**) zeigt: Verschluss von Zentralvenen und Untergang von Hepatozyten in den betroffenen Leberläppchen. Sie manifestiert sich durch einen Anstieg der Leberenzyme, Ikterus, Hepatomegalie und Aszites. Als **chronische Strahlenfolge** entwickelt sich, beginnend etwa 6 Monate nach Bestrahlung, eine nur begrenzt reversible **Leberzirrhose**.

⊙ **A-2.14** **Strahlenhepatitis**

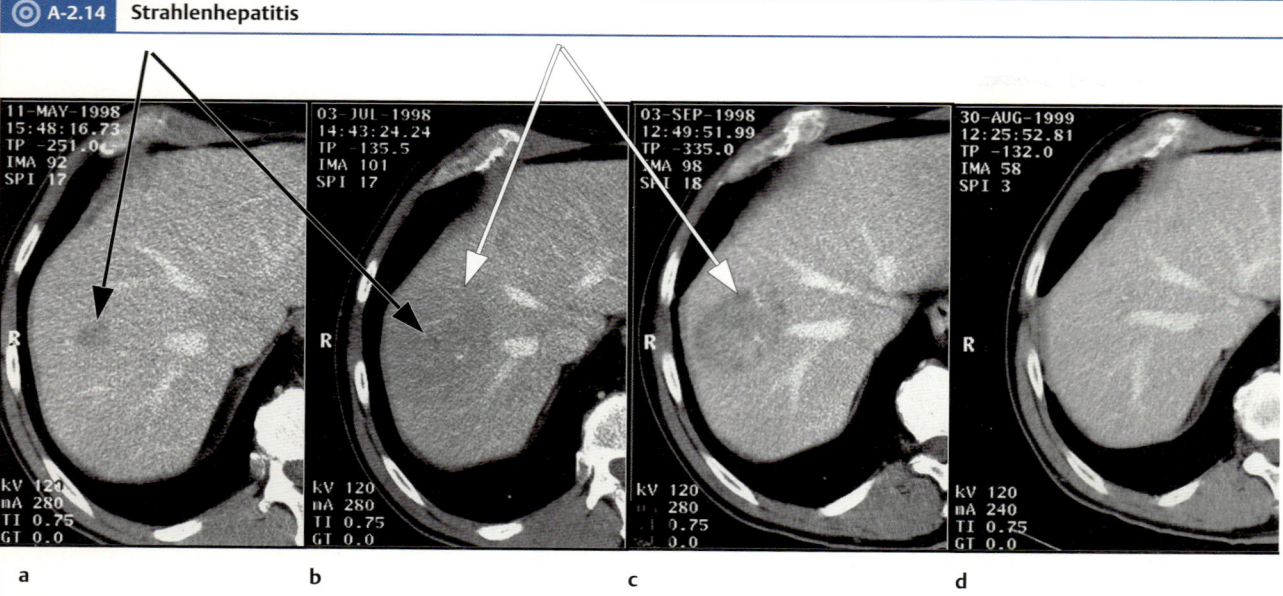

a   b   c   d

Computertomogramm zum Zeitpunkt der Bestrahlung einer Lebermetastase (a, schwarze Pfeile) sowie 2 Monate (b), 4 Monate (c) und 15 Monate nach Bestrahlung. Die Strahlenreaktion zeigt das Bild der veno-occlusive disease (VOD) (weiße Pfeile).

Niere

Teilbestrahlungen oder die Bestrahlung einer Niere bei ausreichender Schonung der anderen schränken auch bei sehr hohen Dosen die Nierenfunktion nicht ein. Bei Überschreitung der Toleranzdosis (Tab. **A-2.4**) entwickelt sich als charakteristische **chronische Strahlenfolge** eine **Strahlennephropathie** (auch als **Strahlennephritis** bezeichnet) mit Tubulusatrophie und interstitieller Fibrose. Sie manifestiert sich etwa 6 Monate nach Bestrahlung mit den klassischen Zeichen einer **Niereninsuffizienz**. Ein strahleninduzierter Bluthochdruck kann auch noch 10 Jahre nach Bestrahlung entstehen.

Nervensystem

Für strahleninduzierte Effekte des ZNS wird nicht die allgemein gültigen Einteilung in Früh- bzw. Spätveränderungen verwendet. Vielmehr können 3 Kategorien unterschieden werden:

1. **Frühveränderungen:** Sie können bei Applikation sehr hoher Dosen schon Stunden nach Bestrahlung auftreten. Des Weiteren kann sich ein **radiogen induziertes Ödem** während oder nach der Bestrahlung manifestieren (Abb. **A-2.15**). Dabei ist die Störung der Blut-Hirn-Schranke eine der maßgeblichen Ursachen. Je nach Lokalisation werden diese Frühveränderungen als **akute Strahlenenzephalitis** oder **akute Strahlenmyelitis** bezeichnet.
2. **Frühe Spätreaktion:** In den ersten 6 Monaten nach Bestrahlung kann es zu einer **subakuten Myelitis**, **Enzephalitis** oder einer **Leukoenzephalopathie** kommen. Im Bereich des Rückenmarks treten möglicherweise reversible Parästhesien **(Lhermitte-Zeichen)** auf.
3. **Späte Spätreaktion:** In einem Zeitraum von mehreren Monaten bis Jahren kann sich sowohl im Gehirn als auch im Rückenmark eine **Radionekrose** (Abb. **A-2.16**) auftreten. Die ablaufenden histomorphologischen Veränderungen manifestieren sich schon in früheren Phasen sowohl an den Gefäßen als auch an den Nerven- und Gliazellen und sind sehr komplex. Die mit einer Radionekrose verbundenen neurologischen Ausfälle sind in der Regel irreversibel.

Das **periphere Nervensystem** scheint **relativ strahlenresistent** zu sein. Bei Gesamtdosen von über **60 Gy** in Einzeldosen von 2 Gy können jedoch auch hier Spätschäden mit **Lähmungserscheinungen** auftreten.

Niere

Bei Überschreitung der Toleranzdosis (Tab. **A-2.4**) entwickelt sich als **chronische Strahlenfolge** eine **Strahlennephropathie (Strahlennephritis)** mit den klinischen Zeichen der **Niereninsuffizienz**.

Nervensystem

Für strahleninduzierte Effekte des ZNS können 3 Kategorien unterschieden werden:

1. **Frühveränderungen:** Sie können bei Applikation sehr hoher Dosen schon Stunden nach Bestrahlung auftreten (Abb. **A-2.15**).

2. **Frühe Spätreaktion:** In den ersten 6 Monaten können eine **subakuten Myelitis, Enzephalitis** oder **Leukoenzephalopathie** auftreten.

3. **Späte Spätreaktion:** In einem Zeitraum von mehreren Monaten bis Jahren kann sowohl im Gehirn als auch im Rückenmark eine **Radionekrose** auftreten (Abb. **A-2.16**).

Das **periphere Nervensystem** scheint **relativ strahlenresistent** zu sein, Schäden können jedoch auch hier auftreten.

A-2.15   **Strahleninduzierte Effekte am ZNS**

A-2.15

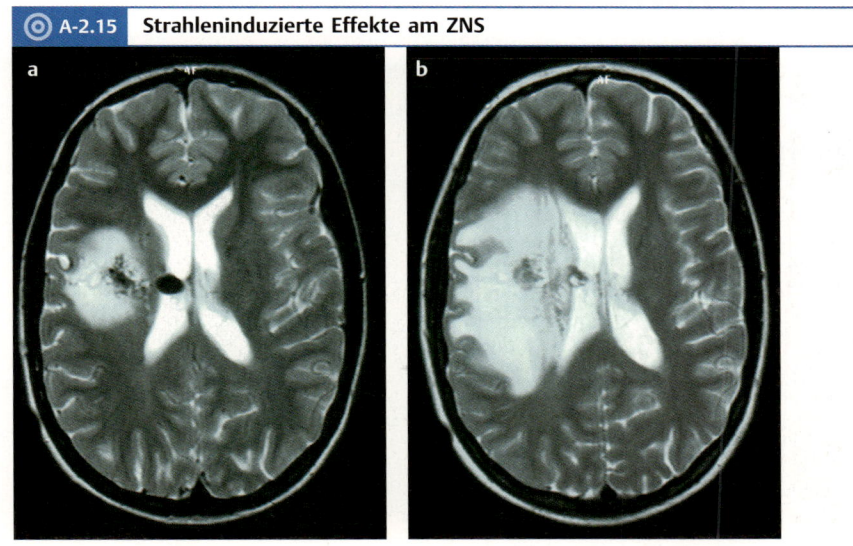

a Vor Bestrahlung.
b 3 Monate nach Bestrahlung: Zunahme eines zerebralen Ödems 3 Monate nach Einzeitbestrahlung einer arteriovenösen Malformation (AVM).

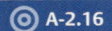

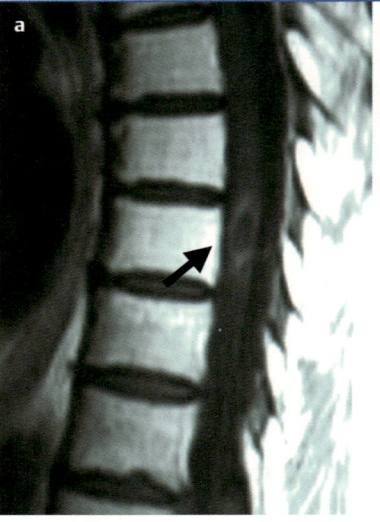 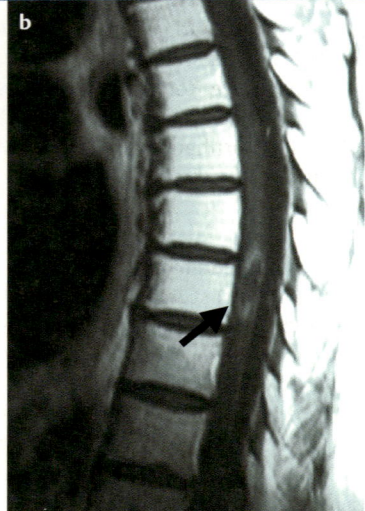

A-2.16   **Radionekrose des Rückenmarks 8 (a) und 10 (b) Monate nach Bestrahlung**

T1-gewichtetes Kernspintomogramm nach Kontrastmittelgabe.

Haut

Die **akute Radiodermatitis**, eine der häufigsten Nebenwirkungen bei fraktionierter Bestrahlung, äußert sich je nach Dosis in Erythem, Ödem, trockener Schuppung, Haarverlust, feuchter Epitheliolyse, Blutung und Nekrose.

Chronische Strahlenfolgen sind Atrophie von Epidermis und Hautanhangsgebilden, Veränderungen des Pigments und der Hornschicht, Teleangiektasien (Abb. **A-2.17**), Ulzeration und radiogene Fibrose.

Haut

Die **akute Radiodermatitis** ist eine der häufigsten Nebenwirkungen der fraktionierten Strahlentherapie, bei der das Zielvolumen eng an die Haut angrenzt. Ursachen sind eine Teilungshemmung der Stammzellen im Stratum basale und Gefäßschäden (s.S. 40). Sie manifestiert sich nach einer Gesamtdosis von ca. 16–20 Gy bei Einzeldosen von 2 Gy. In Abhängigkeit von der Dosis äußert sie sich in **Erythem, Ödem, trockener Schuppung, Haarverlust, feuchter Epitheliolyse, Blutung** und **Nekrose**. Ihre Ausprägung lässt sich durch adäquate Hautpflege mindern.

Chronische Strahlenfolgen manifestieren sich als **Atrophie der Hautanhangsgebilde**, **Pigmentveränderungen**, **Teleangiektasien** (Abb. **A-2.17**), **Epidermisatrophie, Ulzeration, Hyper- und Dyskeratose** und bei Schädigung der Dermis als **radiogene Fibrose**. Bei Radiologen können diese Veränderungen bei ungenügendem Schutz nach jahrzehntelanger Exposition gegenüber kleinen Dosen ionisierender Strahlung auftreten („Röntgenhaut").

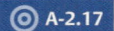

A-2.17   **Teleangiektasien**

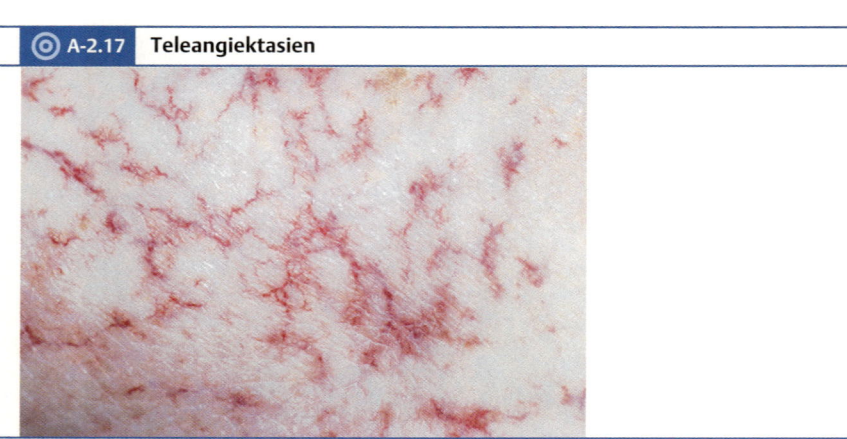

Auge

Die strahlensensibelste Struktur des Auges ist die Linse. Schon nach geringen Dosen (10 Gy bzw. 10 Sv) kann sich mit einer Latenz von Monaten bis Jahren als chronische Strahlenfolge eine **Strahlenkatarakt** entwickeln, die aber durch Kataraktoperation mit Einsetzen einer Kunstlinse gut therapierbar ist. Des Weiteren kann eine **akute Keratokonjunktivitis** entstehen, die sich aber nach Ende der Bestrahlung zurückbildet. Eine **Strahlenkeratitis** führt zur Trübung oder einem Ulkus der Hornhaut. Strahlung kann auch eine **Retinopathie** induzieren. Bei Fibrose der Tränendrüse manifestiert sich eine **Conjunctivitis sicca**.

Auge

Am Auge treten als Strahlenfolgen auf:
- Katarakt
- akute Keratokonjunktivitis
- Keratitis
- Retinopathie
- Conjunctivitis sicca

Knochen

Bei **Kindern und Jugendlichen** führen Dosen ab 20 Gy durch Schädigung der Epiphysenfugen zu **Wachstumsstörungen**. Bei **Erwachsenen** können ab Dosen von 60 Gy **aseptische Knochennekrosen** auftreten.

Knochen

Strahlenfolgen bei Heranwachsenden sind **Wachstumsstörungen**, bei Erwachsenen **Knochennekrosen**.

Keimdrüsen

Die Keimdrüsen gehören zu den strahlenempfindlichsten Organen. Kindliche Keimdrüsen sollten besonders gut vor ionisierender Strahlung geschützt werden, da sie ca. 10-mal strahlensensibler sind als die Erwachsener.
Ionisierende Strahlung bewirkt
- Störungen der Keimzellproduktion
- endokrine Funktionsstörungen
- genetische Schäden an Keimzellen durch Erhöhung der Mutationsrate.

Daher muss eine Befruchtung während der Bestrahlung unbedingt vermieden werden. Sie sollte bei Kinderwunsch erst erfolgen, wenn die Bestrahlungsserie abgeschlossen, eine eventuelle passagere Sterilität überwunden und die Risiken ausführlich diskutiert wurden.
Männliche und weibliche Keimdrüsen reagieren unterschiedlich auf ionisierende Strahlung (s. auch Tab. **A-2.3**).

Keimdrüsen

Keimdrüsen, insbesondere kindliche, sind sehr strahlensensibel.

Strahlenfolgen sind Störungen der Keimzellproduktion, endokrine Störungen sowie genetische Schäden an Keimzellen.

Daher muss eine Befruchtung während der Bestrahlung unbedingt vermieden werden.

Die Strahlenreaktion ist geschlechtsspezifisch (s. auch Tab. **A-2.3**).

Männliche Keimdrüsen

Die Strahlensensibilität und mit ihr die Gefahr des Zelltods männlicher Keimzellen ist in frühen Phasen der Spermatogenese am höchsten (Tab. **A-2.3**). Die Gefahr genetischer Veränderungen dagegen wächst mit dem Differenzierungsgrad. Sie ist im Spermatidenstadium am größten. Das Spermium dagegen ist sehr strahlenresistent. Eine Fraktionierung oder Protrahierung fördert das Auf-

Männliche Keimdrüsen

Die Strahlensensibilität männlicher Keimzellen ist in frühen Phasen der Spermatogenese (Tab. **A-2.3**), die Gefahr genetischer Schäden bei Spermatiden am größten. Strahleninduzierte endokrine Störungen sind selten.

≡ A-2.3   Reaktionen männlicher und weiblicher Keimdrüsen Erwachsener auf ionisierende Strahlung

≡ A-2.3

	Hoden	Eierstöcke
Schwellendosis der sensibelsten Zellen	0,2 Gy	2–6 Gy
Einfluss der Fraktionierung/Protrahierung	Zunahme der Strahlenfolgen	Schutzwirkung
empfindliches Fertilitätsstadium	Interphase-Gonozyten (vor Spermatogonienbildung), Fetalperiode und Säuglingsalter	primäre Oozyten, Fetalperiode ab 5. Monat, Beginn der Pubertät
Zusammenhang von Strahlensensibilität und Lebensalter	unbekannt	Anstieg mit dem Alter
Repopulation aus frühen Entwicklungsstadien	möglich	nicht möglich
endokrine Funktionen	strahlenresistent bis 20 Gy, unabhängig von Keimzellschädigung	sehr strahlensensibel, abhängig von Keimzellschädigung

treten von Strahlenfolgen am Hoden. Da die hormonproduzierenden Zellen des Hodens bei therapeutischen Dosen sehr strahlenresistent sind (Tab. **A-2.3**), wird nur selten ein Sistieren der Hormonproduktion beobachtet.

Weibliche Keimdrüsen

Die Strahlensensibilität weiblicher Keimzellen ist bei primären Oozyten (Tab. **A-2.3**), die Gefahr genetischer Veränderungen bei sekundären Oozyten am größten. Bereits Dosen von **1.0–2.0 Gy** können zur **Amenorrhö** führen.

Im Gegensatz zu männlichen Keimzellen ist die Strahlensensibilität weiblicher Keimzellen am höchsten in den späten Stadien der Oogenese, nämlich bei den primären Oozyten (Tab. **A-2.3**), die im Primordialfollikel liegen. Die Strahlensensibilität sekundärer Oozyten ist geringer. Die Gefahr für genetische Veränderungen steigt ebenfalls mit dem Differenzierungsgrad. Bei jungen Frauen ist die Strahlensensibilität des Ovars geringer als bei älteren Frauen, da die Wahrscheinlichkeit, nach Bestrahlung unveränderte Eizellen vorzufinden, größer ist. Eine Infertilität tritt also erst nach höheren Dosen auf. Eine Fraktionierung reduziert die Strahlenfolgen. Im Gegensatz zum Mann sind bei der Frau Funktion der Keimzellen und endokrine Störungen sehr eng miteinander verbunden (Tab. **A-2.3**). Bereits Dosen von **1.0–2.0 Gy** können zur **Amenorrhö** führen.

Die lokalen Strahlenfolgen modifizierende Faktoren

Dosis und zeitliche Dosisverteilung

Die Dosis und das Risiko chronischer Strahlenfolgen korrelieren miteinander. Fraktionierung und Protrahierung mindern bei spät reagierenden Geweben das Ausmaß akuter Strahlenfolgen.

Je geringer die Dosis, desto geringer das Risiko chronischer Strahlenfolgen (s. S. 40). Die Einzeldosis bei fraktionierter Bestrahlung sollte daher bei ca. 2 Gy liegen. Eine Fraktionierung oder Protrahierung mindert bei spät reagierenden Geweben das Ausmaß akuter Strahlenfolgen, da im Bestrahlungsintervall bzw. während der Bestrahlung mit niedriger Gesamtdosis Strahlenschäden repariert werden können.

Bestrahlungszeitraum und Bestrahlungsintervall

Je länger eine fraktionierte Bestrahlung insgesamt dauert, desto geringer sind die akuten Strahlenfolgen. Das Bestrahlungsintervall sollte mindestens 6 Stunden betragen.

Je länger eine fraktionierte Bestrahlung insgesamt dauert, desto geringer das Ausmaß akuter Strahlenfolgen, da früh reagierende Gewebe auf einen verlängerten Bestrahlungszeitraum mit einer verstärkten Repopulierung reagieren. Der Bestrahlungszeitraum hat keinen Einfluss auf chronische Strahlenfolgen. Das Bestrahlungsintervall sollte mindestens 6 Stunden betragen, damit Normalgewebe genügend Zeit dazu hat, SLDs zu reparieren.

Bestrahlungsvolumen

Die Bestrahlung großer Organvolumina erzeugt mehr Nebenwirkungen als die kleiner Organvolumina (**Volumeneffekt**). Eine wichtige Ursache ist die Anordnung der funktionellen Untereinheiten des bestrahlten Organs (s. S. 42).

Die Bestrahlung großer Organvolumina erzeugt mehr Nebenwirkungen als die kleiner Organvolumina (**Volumeneffekt**). Eine wichtige Ursache ist die Anordnung der funktionellen Untereinheiten des bestrahlten Organs (parallel oder seriell, s. S. 42). Der Ausfall nur einer FSU im klassischen seriell strukturierten Organ, dem Rückenmark, kann das gesamte Organ inaktivieren. In Organen mit paralleler Anordnung der FSUs (z.B. Lunge, Leber) dagegen kann der Ausfall zahlreicher FSUs von den unbestrahlten FSUs kompensiert werden, so dass die Organfunktion lange normal bleibt.

Wiederbestrahlung

Eine Wiederbestrahlung bei Rezidiv ist schwierig. Informationen über Dosis-, Volumen-, Zeit- und Fraktionierungsmuster der Erstbestrahlung aus dem initialen Behandlungsplan sind unabdingbar. Bestrahlt werden dürfen (nach einigen Monaten)

Eine Wiederbestrahlung bei Rezidiv ist ein schwieriges Unterfangen. Bei der Entscheidung pro oder contra Wiederbestrahlung ist der initiale Behandlungsplan maßgeblich, denn Informationen über Dosis-, Volumen-, Zeit- und Fraktionierungsmuster der Erstbestrahlung sind unabdingbar. Das Ausmaß der bei der Erstbestrahlung entstandenen Strahlenschäden muss ermittelt und die Dauer der Bestrahlungspausen festgestellt werden. Außerdem müssen die Zielvolumina verglichen und die im Bereich des Zielvolumens liegenden Risikostrukturen beurteilt werden. Da bezüglich der Wiederbestrahlung nur wenige klinische und experimentelle Daten vorliegen, können derzeit nur einige Schlüsse gezogen werden:

1. rasch proliferierende Gewebe mit der ursprünglichen Dosis

1. Rasch proliferierende Gewebe, wie z.B. Haut und Knochenmark, erholen sich schnell. Deshalb kann man diese Gewebe nach ca. 3 Monaten erneut mit der ursprünglichen Toleranzdosis belasten.

2. Langsam proliferierende Gewebe wie Rückenmark und Lunge können nach einem Zeitraum von mindestens 3–6 Monaten wieder mit 50–75 % der ursprünglichen Toleranzdosis belastet werden.
3. Andere langsam proliferierende Gewebe wie die Blase zeigen keine Langzeiterholung. Unabhängig davon, wie lange die Erstbestrahlung zurückliegt, muss die Toleranzdosis halbiert werden. Außerdem treten hier Strahlenschäden bei der Wiederbestrahlung deutlich früher auf.
4. Im Gegensatz zu den meisten anderen Organen und Geweben nimmt bei der Niere in einem längeren Zeitraum nach Bestrahlung die Toleranzdosis nicht ab.

Schätzung des Risikos lokaler Strahlenfolgen

Zur Schätzung des Risikos lokaler Strahlenfolgen dient das **Toleranzdosiskonzept**. Es basiert auf empirisch ermittelten Dosen, bei denen definierte organspezifische Folgeschäden auftreten. Zwei Toleranzdosen (TD) werden unterschieden:

▶ **Definition:** Die **TD 5/5** ist die Dosis, die 5 Jahre nach Bestrahlung bei bis zu 5 % der Patienten zu typischen organspezifischen Folgeschäden führt.

Die **TD 50/5** ist die Dosis, die 5 Jahre nach Behandlung bei bis zu 50 % der Patienten zu typischen organspezifischen Folgeschäden führt.
Die TD 5/5 bei Ganzkörperexposition beträgt 1 Gy.
Da das bestrahlte Organvolumen (u.a.) maßgeblich für das Auftreten von Folgeschäden ist, wird es im Toleranzdosiskonzept berücksichtigt (Tab. **A-2.4**).
Das Toleranzdosiskonzept gilt nur für die Strahlentherapie. Es berücksichtigt keine zusätzlichen Einflüsse bei Kombinationstherapien.

2. manche langsam proliferierende Gewebe mit bis zu ¾ der ursprünglichen Dosis

3. andere langsam proliferierende Gewebe mit 50 % der ursprünglichen Dosis

4. die Toleranzdosis der Niere nimmt über einen längeren Zeitraum nach Bestrahlung nicht ab.

Schätzung des Risikos lokaler Strahlenfolgen

Hierzu dient das **Toleranzdosiskonzept**, das zwei Toleranzdosen (TD) unterscheidet.

◀ **Definition**

Das bestrahlte Organvolumen wird berücksichtigt (Tab. **A-2.4**).

Das Toleranzdosiskonzept gilt nur für die Strahlentherapie.

≡ **A-2.4** **Toleranzdosen nach Radiotherapie**

Organ(system)	Toleranzdosis TD5/5[*1] für Organ(teil)volumen[*2] in cGy			Toleranzdosis 50/5[*4] für Organ(teil)volumen[*2] in cGy			typische Organfolgen
	1/3	2/3	3/3	1/3	2/3	3/3	
Knochenmark	3000	–	250	4000	–	450	Knochenmarkaplasie, Panzytopenie
(Unter)haut	7000/10 cm²	6000/30 cm²	5000/100 cm²	–/10 cm²	–/30 cm²	7000/100 cm²	Teleangiektasie
	7000	6000	5500			7000	Nekrose; Ulzeration
Speicheldrüsen	–	3200[*1]	3200[*1]	–	4600[*1]	4600[*1] 5000 (TD100/5)	Fibrose (Xerostomie)
Mundschleimhaut	–	–	6000/50 cm²	–	–	7500/50 cm²	Nekrose, Ulzeration
Larynx	7900[*1]	7000[*1]	7000[*1]	9000[*1]	8000[*1]	8000[*1]	Knorpelnekrose;
	–	4500	4500[*1]	–	–	8000[*1]	Larynxödem
Lunge	4500	3000	1750	6500	4000	2450	akute/chronische interstitielle Pneumonie
Herz	6000	4500	4000	7000	5500	5000	akute/chronische Peri- und/oder Pankarditis
Gefäße/ Kapillaren	–	–	5000–6000	–	–	7000–10000	Sklerosierung; Teleangiektasie
Ösophagus	6000	5800	5500	7200	7000	6800	Striktur; Stenose; Ulkus; Perforation
Magen	6000	5500	5000	7000	6700	6500	Ulkus; Perforation; Blutung

☰ A-2.4   Fortsetzung

Organ(system)	Toleranzdosis TD5/5[*1] für Organ(teil)volumen[*2] in cGy			Toleranzdosis 50/5[*4] für Organ(teil)volumen[*2] in cGy			typische Organfolgen
	1/3	2/3	3/3	1/3	2/3	3/3	
Leber	5000	3500	3000	5500	4500	4000	akute/chronische Hepatitis; Leberversagen
Dünndarm	5000	–	4000[*1]	6000	–	5500[*1]	Obstruktion; Ulkus; Perforation; Fistel
Dickdarm	5500	–	4500	6500	–	5500	Obstruktion; Ulkus; Perforation; Fistel
Rektum	kein Volumeneffekt/ ≤ 100 cm^3	kein Volumeneffekt/ ≤ 100 cm^3	6000/ > 100 cm^3	kein Volumeneffekt/ ≤ 100 cm^3	kein Volumeneffekt/ ≤ 100 cm^3	8000/ > 100 cm^3	hämorrhagische Proktitis; Stenose; Nekrose; Fistel
Niere	5000	3000[*1]	3000[*1]	–	4000[*1]	2800[*1]	akute/chronische interstitielle Nephritis; Nephrosklerose
Ureter	–	–	7500/ 5–10 cm	–	–	10000/ 5–10 cm	Striktur, Obstruktion
Blase	N	8000	6500	N	8500	8000	akute/chronische Zystitis; Schrumpfblase
Testes	–	–	500–1500	–	–	2000	permanente Sterilität
Ovarien	–	–	200–300	–	–	625–1200	permanente Sterilität
Uterus	–	–	10000	–	–	20000	Nekrose, Perforation
Vagina	–	–	9000	–	–	10000	Ulkus; Nekrose; Fistelbildung
Brustdrüse (Kind)	–	–	2000	–	–	3000	fehlende Entwicklung; Wachstumsstillstand
Brustdrüse (Erwachsener)	–	–	5000	–	–	10000	Atrophie; Nekrose
Gehirn	6000	5000	4500	7500	6500	6000	Nekrose, Infarkt der Hirnsubstanz
Hirnstamm	6000	5300	5000	–	–	6500	Nekrose, Infarkt der Hirnsubstanz
Nervus opticus; Chiasma opticum	–	–	5000	–	–	6500	Optikusschaden; Blindheit
Augen/Linse	–	–	1000	–	–	1800	Katarakt
Auge/Kornea	–	–	5000	–	–	6000	Keratitis
Auge/Netzhaut	–	–	4500	–	–	6500	Nekrose der Netzhaut; Blindheit
Nervus vestibularis	–	–	6000	–	–	10000	Morbus Ménière
Mittelohr	3000	3000	3000[*1]	4000	4000	4000[*1]	akute seröse Otitis
	5500	5500	5500[*1]	6500	6500	6500[*1]	chronisch seröse Otitis
Innenohr	–	–	6000	–	–	–	Taubheit
Rückenmark	5000/5 cm	5000/10 cm	4700/20 cm	7000/5 cm	7000/10 cm	–/20 cm	Myelitis, Nekrose des Rückenmarks
Rückenmark: Cauda equina	–	–	6000	–	–	7500	klinisch eindeutige Nervenschädigung
periphere Nerven: Armplexus	6200	6100	6000	7700	7600	7500	klinisch eindeutige Nervenschädigung
Schilddrüse	–	–	4500	–	–	15000	Schilddrüsenatrophie (Hypothyreoidismus)

| ☰ A-2.4 | Fortsetzung |

Organ(system)	Toleranzdosis TD5/5[*1] für Organ(teil)volumen[*2] in cGy			Toleranzdosis 50/5[*4] für Organ(teil)volumen[*2] in cGy			typische Organfolgen
	1/3	2/3	3/3	1/3	2/3	3/3	
Nebenniere	–	–	6000	–	–	–	Nebennierenatrophie (Nebennierenunter- funktion)
Hypophyse	–	–	4500	–	–	20000– 30000	Hypophysenatrophie (Hypopituitarismus)
Muskulatur (Kind)	–	–	2000–3000	–	–	4000–5000	keine Entwicklung; Wachstumsstillstand
Muskulatur (Erwachsener)	–	–	10000	–	–	–	Muskelatrophie
Lymphknoten	–	–	4500	–	–	7000	Atrophie;
Lymphgefäße	–	–	5000	–	–	8000	Sklerosierung
Knochen: Femurkopf	–	–	5200	–	–	6500	Femurkopfnekrose
Knochen: Temporo-Mandi- bular-Gelenk	6500	6000	6000	7700	7200	7200	massive Funktions- einschränkung (Trismus)
Knochen: Rip- pen/Thoraxwand	5000	–	–	6500	–	–	pathologische Fraktur

[*1] < 50 % Organvolumen kein Unterschied, [*2] keine Volumenabhängigkeit, [*3] ≤ 5 % Komplikation in 5 Jahren; [*4] ≤ 50 % Komplikation in 5 Jahren; cGy = centiGray; modifiziert und erweitert nach Emami et al. 1991

Dokumentation lokaler Strahlenfolgen

Die Radioonkologie befasst sich schon sehr lange mit Strahlenfolgen. Die erhobenen Daten fließen in die Risiko-Nutzen-Abschätzung einer Strahlentherapie ein. Der Strahlentherapeut ist gesetzlich verpflichtet, außer dem Therapieerfolg auch die Nebenwirkungen seiner Behandlung langfristig zu kontrollieren. Deshalb gibt es Klassifikationen für frühe Nebenwirkungen (z.B. CTC-Klassifikation, EORTC/RTOG-Einteilung) und späte Nebenwirkungen (z.B. EORTC/RTOG-Einteilung, LENT-SOMA-Konzept).

Dokumentation lokaler Strahlenfolgen

Der Strahlentherapeut muss neben dem Therapieerfolg die Nebenwirkungen seiner Behandlung langfristig kontrollieren. Dazu werden unterschiedliche Klassifikationen verwendet.

2.4.5 Strahlenwirkung auf die Leibesfrucht

Die Gefahr teratogener, d.h. pränataler Strahlenschäden ist schon bei kleinen Dosen sehr hoch. Untersuchungen zeigen, dass Personen, die pränatal mit ungefähr 0,06 Gy bestrahlt wurden, messbare neurologische Veränderungen aufweisen.

2.4.5 Strahlenwirkung auf die Leibes- frucht

Die Gefahr teratogener Strahlenschäden ist schon bei kleinen Dosen sehr hoch.

> ▶ **Merke:** Die Zunahme des relativen teratogenen Risikos in den sensiblen Phasen der Schwangerschaft beträgt pro Gray ungefähr 40 %.

◀ Merke

Ob teratogene Schäden auftreten und welcher Art sie sind, hängt neben der Gesamtdosis, Dosisleistung und dem LET der Strahlung vom Zeitpunkt der intrauterinen Entwicklung ab:
- **Blastogenese** (Präimplantationsperiode, bis 10. Entwicklungstag): Hier führt Strahlung – ab einer Dosis von 0,05 Sv – entweder zum Tod des Embryos oder es resultiert eine normale Entwicklung (Alles-oder-nichts-Gesetz).
- **Organogenese** (2.–8. Entwicklungswoche): In dieser Phase erzeugt Strahlung Organfehlbildungen vor allem des ZNS, da Neuroblasten besonders strahlenempfindlich sind. Diese Fehlbildungen können zum Tod des Embryos führen. Eine Dosis von < 0,05 Sv gilt als unbedenklich.

Das Auftreten und die Art teratogener Schäden hängt u.a. vom Entwicklungsstadium ab:

- Während der **Blastogenese** gilt das Alles-oder-nichts-Gesetz.

- Während der **Organogenese** entstehen Organfehlbildungen vor allem des ZNS.

- Während der **Fetogenese** kann es zu einem neurologischen Defizit und Wachstumsstörungen kommen.

- **Fetogenese** (9. Entwicklungswoche–Geburt): In dieser Wachstumsphase nimmt die Strahlensensibilität – mit Ausnahme des Gehirns – ab. Es kann zu einem neurologischen Defizit und zu Wachstumsstörungen kommen.

2.4.6 Krebsinduktion (Kanzerogenese)

Die maligne Entartung von Zellen durch Mutationen aufgrund ionisierender Strahlung **(kanzerogener Effekt)** zählt mit **genetischen Schäden** zu den **stochastischen Strahlenfolgen**, d.h. es gibt **keine Schwellendosis**. Schon sehr kleine Dosen können z.B. **Leukämien, Brustkrebs, Lungen-, Schilddrüsen- und Dickdarmkrebs** induzieren. Bis sie symptomatisch werden, vergehen bei soliden Tumoren durchschnittlich 20, bei Leukämien 5–10 Jahre.

2.4.6 Krebsinduktion (Kanzerogenese)

Für die maligne Entartung von Zellen durch Mutationen infolge ionisierender Strahlung (s.S. 33) existiert nach derzeitigem Wissen **keine Schwellendosis**. Man bezeichnet diesen **kanzerogenen Effekt** zusammen mit den **genetischen Schäden** als **stochastische Strahlenfolgen** (s.S. 60). Um das Risiko des Todes infolge eines strahleninduzierten Malignoms zu erfassen, berechnet man gemäß der ICRP (International Commission on Radiological Protection) für die Gesamtbevölkerung einen Risikofaktor von 5 % pro Sv bei niedriger Dosisleistung und chronischer Bestrahlung und einen Risikofaktor von 10 % pro Sv bei hoher Dosisleistung und akuter Bestrahlung. Man geht dabei jedoch von einer in der Gesamtbevölkerung praktisch nie auftretenden Ganzkörperexposition mit 1 Sv aus. Dennoch können schon bei sehr kleinen Dosen wegen der unterschiedlichen Strahlensensibilität der Organe z.B. folgende Krebserkrankungen induziert werden: **Leukämien, Brustkrebs, Lungenkrebs, Schilddrüsenkrebs, Dickdarmkrebs**. Die **Latenzzeit** bis zur klinischen Manifestation beträgt **bei soliden Tumoren** im Durchschnitt **20 Jahre, bei Leukämien 5–10 Jahre**.

Onkogene und **Tumorsuppressorgene** sind maßgeblich an der malignen Transformation beteiligt.

Ist es zu Mutationen gekommen, sind neben vielen anderen molekularbiologischen Mechanismen die **Aktivierung von Onkogenen** und die **Inaktivierung von Tumorsuppressorgenen** maßgeblich an der malignen Transformation und Tumorentstehung beteiligt.

2.5 Wirkung ionisierender Strahlung auf Tumoren

2.5 Wirkung ionisierender Strahlung auf Tumoren

2.5.1 Grundlagen: Tumorwachstum

Wachstumsverhalten von Tumoren

Die **Volumenverdopplungszeit** eines Tumors hängt von der **Zellzykluszeit**, dem **Zellverlust** und der **Wachstumsfraktion** ab. Bis ein Tumor nachweisbar ist (ca. 1 cm groß ist), haben seine Zellen ca. 30 Teilungen durchlaufen (Abb. **A-2.18**).

2.5.1 Grundlagen: Tumorwachstum

Wachstumsverhalten von Tumoren

Grundsätzlich wachsen Tumoren deutlich schneller als Normalgewebe. Die **Volumenverdopplungszeit** eines Tumors hängt von der **Zellzykluszeit**, dem **Zellverlust** und der **Wachstumsfraktion** (Zellen, die sich nicht in der G_0-Phase befinden) ab. Durchschnittlich haben menschliche Tumoren eine Volumenverdopplungszeit von 90 Tagen. Bis ein Tumor klinisch nachweisbar ist, d.h. eine Größe von ca. 1 cm hat, haben seine Zellen ca. 30 Teilungen durchlaufen (Abb. **A-2.18**). Er besteht dann aus etwa 10^9 Zellen und hat ein Gewicht von 1 g.

Die Wachstumskurve der meisten menschlichen Tumoren entspricht einer **Gompertz-Kurve**.

Die Wachstumskurve der meisten menschlichen Tumoren entspricht einer **Gompertz-Kurve**: Zunächst wächst der Tumor exponentiell, dann nimmt die Wachstumsrate aufgrund von Zellverlust ab und es bildet sich ein Plateau. Es entspricht einer „Steady-state"-Situation, in der sich Proliferation und Zellverlust die Waage halten.

Die Wachstumskurve erlaubt Rückschlüsse auf die Dignität.

Das Wachstumsverhalten von Tumoren ermöglicht prognostische Aussagen über ihre Dignität.

Methoden zur Untersuchung des Tumorwachstums

Der **Mitoseindex** von Tumorzellen lässt sich immunhistochemisch, durch Markierung von DNA-Bausteinen oder Durchflusszytometrie bestimmen.

Methoden zur Untersuchung des Tumorwachstums

Um das Wachstumsverhalten von Tumoren zu untersuchen, bestimmt man den **Mitoseindex** von Tumorzellen, sei es immunhistochemisch mit Hilfe von PCNA- und Ki-67-Antikörpern, mittels Anti-BUdR-Antikörpern (Bromdesoxyuridin ist ein künstlicher DNA-Baustein), ^{3}H-Thymidin oder durch Messung des DNA-Gehalts mittels Durchflusszytometrie.

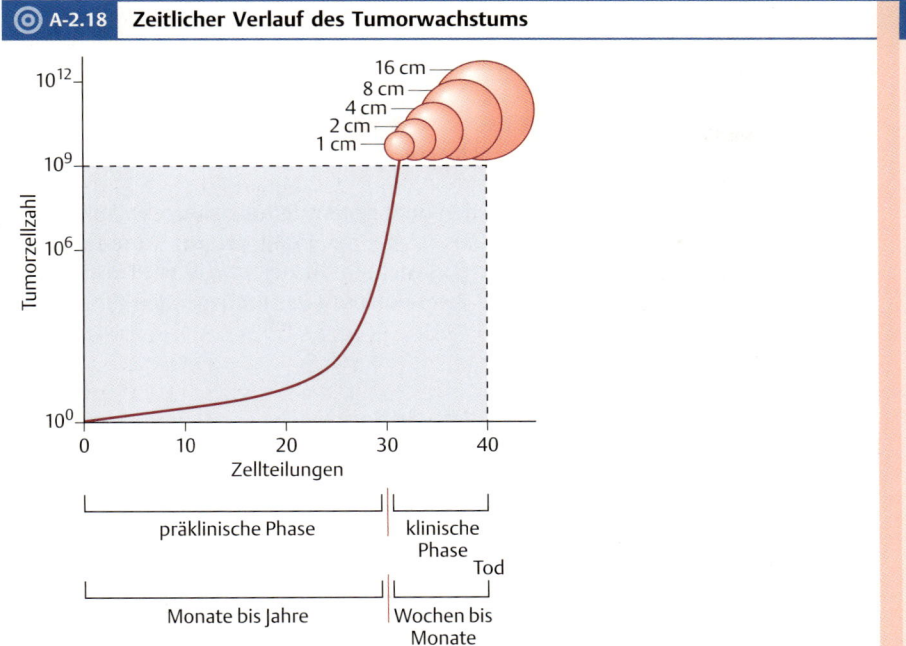

A-2.18   **Zeitlicher Verlauf des Tumorwachstums**   A-2.18

2.5.2 Endpunkte der Strahlentherapie von Tumoren

Bei der Strahlentherapie von Tumoren lassen sich folgende Zielgrößen (Endpunkte) unterscheiden:

- **Tumorkontrolle:** Hierbei findet sich 5 oder 10 Jahre nach Bestrahlung kein erneutes Tumorwachstum. Dies ist das Ziel einer lokalen kurativen Strahlentherapie. Meist sinkt die Zahl überlebender Tumorzellen mit zunehmender Gesamtdosis.
- **Tumorwachstumsverzögerung:** Dies ist das Ziel bei strahlensensiblen Tumoren, die nicht heilbar sind. So werden die Lebenszeit und die Lebensqualität des Patienten erhöht.
- **Tumorprogression:** Hierbei wächst der Tumor unter oder kurz nach der Strahlentherapie weiter. Dieses Nichtansprechen auf die Strahlentherapie ist ein schlechter prognostischer Faktor.

2.5.3 Die Strahlenwirkung modifizierende Faktoren

Strahlensensibilität des Tumors

Generell gilt, dass die Strahlensensibilität von Zellen, also auch Tumorzellen, umso höher ist, je höher ihre Proliferationsrate und je geringer ihr Differenzierungsgrad ist **(Bergonié-Tribondeau-Gesetz)**. Dennoch gibt es undifferenzierte und schnell wachsende Tumoren, die sehr strahlenresistent sind. Diese Folgerung ist auch umkehrbar.

Außerdem hängt die Strahlensensibilität eines Tumors ab von seiner genetisch vorgegebenen, sog. **intrinsischen Strahlenempfindlichkeit**, seiner **Größe** und seinem **Sauerstoffgehalt** (s.u.), den **5 R's der Strahlenbiologie** (s.S. 36) und dem **Bestrahlungszeitraum**. Daher kann die Strahlensensibilität bei Tumoren gleicher Histologie unterschiedlich sein.

Beispiele für sehr strahlensensible Tumoren sind Seminome und Lymphome. Bei ihnen reichen 30–40 Gy aus, um einen hohen Grad lokaler Tumorkontrolle zu erzielen. Intermediär strahlensensibel sind Plattenepithel- und Adenokarzinome; sie sind bei 60–80 Gy gut kontrollierbar. Ein Beispiel für strahlenresistente Tumoren sind maligne Gliome; sie können auch bei Dosen von über 80 Gy nur schwer kontrolliert werden.

2.5.2 Endpunkte der Strahlentherapie von Tumoren

Die Strahlentherapie hat folgende Zielgrößen (Endpunkte):

- **Tumorkontrolle**

- **Tumorwachstumsverzögerung**

- **Tumorprogression.**

2.5.3 Die Strahlenwirkung modifizierende Faktoren

Strahlensensibilität des Tumors

Die Strahlensensibilität von Zellen steigt mit der Proliferationsrate und sinkt mit dem Differenzierungsgrad **(Bergonié-Tribondeau-Gesetz)**.

Wichtig sind auch genetische Faktoren, Größe und O_2-Gehalt des Tumors, die 5 R's der Strahlenbiologie und der Bestrahlungszeitraum.

Tumorvolumen

Große Tumoren erlauben seltener eine kurative Strahlentherapie und zeigen meist eine geringere Strahlensensibilität als kleine Tumoren.

Die zur Kontrolle großer Tumoren nötige Dosis kann meist nicht appliziert werden.

Sauerstoffgehalt des Tumors

Hypoxische Tumorzellen sind ähnlich wie normale Zellen strahlenresistenter als oxygenierte Zellen. Die **Reoxygenierung** von Tumorzellen im Bestrahlungsintervall bei fraktionierter Bestrahlung bewirkt, dass ein strahlenresistenter Zellklon bei der nächsten Fraktion besser anspricht (Abb. **A-2.19**).

Bestrahlungszeitraum und Bestrahlungsintervall

Eine **Verlängerung der Gesamtbehandlungszeit** kann, vor allem wegen verstärkter Repopulierung, die Tumorkontrolle verringern. Eine **Verkürzung der Gesamtbehandlungszeit** durch Steigerung der Einzeldosis pro Fraktion verbessert die Tumorkontrolle i.d.R. nicht.

Das **Bestrahlungsintervall** sollte mindestens 6 Stunden betragen.

Tumorvolumen

Das Tumorvolumen ist für den Erfolg einer Strahlentherapie ein entscheidender Faktor. Eine kurative Strahlentherapie ist bei großen Tumoren seltener möglich als bei kleinvolumigen Tumoren. Außerdem ist die Strahlensensibilität großer Tumoren im Allgemeinen geringer als die kleiner Tumoren. Dies kann mit der geringeren Blutzufuhr und der schlechteren Oxygenierung zusammenhängen (s.u.).
Zellwachstum und Zelluntergang der klonogenen (teilungsfähigen) Zellen eines Tumors verlaufen exponentiell. Dies ist bei der Wahl der zur Tumorkontrolle größerer Tumoren nötigen Dosis zu beachten. In der Praxis wird diese Dosis nur gelegentlich appliziert, da die Toleranzdosen der umliegenden Risikostrukturen dosislimitierend sind.

Sauerstoffgehalt des Tumors

Hypoxische Tumorzellen sind ähnlich wie Normalgewebszellen ca. 3-mal strahlenresistenter als oxygenierte Zellen. Bei großen Tumoren finden sich zentrale Nekrosen, die auf eine zu geringe Angiogenese und zu große Diffusionsstrecken zurückzuführen sind. Viele vitale hypoxische Zellen, die den Erfolg einer Strahlentherapie mindern, liegen im Randbereich einer Nekrose. Hypoxie entsteht auch durch Gefäßverschlüsse. Die **Reoxygenierung** von Tumorzellen im Bestrahlungsintervall bei fraktionierter Bestrahlung führt dazu, dass ein strahlenresistenter Zellklon bei der nächsten Fraktion besser anspricht (Abb. **A-2.19**). Als Mechanismen der Reoxygenierung werden verkürzte Diffusionsstrecken bei geringerer Zellzahl, eine Öffnung temporär verschlossener Gefäße und eine Verbesserung der Mikrozirkulation durch veränderte Druckverhältnisse diskutiert.

Bestrahlungszeitraum und Bestrahlungsintervall

Eine **Verlängerung der Gesamtbehandlungszeit** kann zu einer geringeren Tumorkontrolle führen. Dies hängt vorwiegend mit einer verstärkten Repopulierung (s.S. 36) klonogener Tumorzellen zusammen. Bei einer konventionell fraktionierten Strahlentherapie sollte man deshalb eine Unterbrechung der Bestrahlung vermeiden oder bei längerer Unterbrechung – wenn möglich – eine höhere Gesamtdosis applizieren. Eine **Verkürzung der Gesamtbehandlungszeit** durch Steigerung der Einzeldosis pro Fraktion führt im Allgemeinen nicht zu einer besseren Tumorkontrolle und erhöht das Risiko chronischer Strahlenfolgen (s.S. 48). Deshalb sollte eine Einzeldosis von etwa 2 Gy appliziert werden.
Das **Bestrahlungsintervall** sollte mindestens 6 Stunden betragen, damit Tumorzellen aus strahlenresistenten Phasen in strahlensensible Phasen übergehen können.

◎ A-2.19

◎ A-2.19　**Reoxygenierung während fraktionierter Bestrahlung**

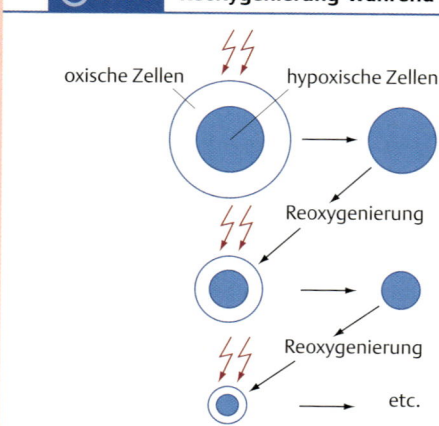

Unmittelbar nach Bestrahlung sind alle überlebenden klonogenen Zellen hypoxisch. Bis zur nächsten Fraktion kommt es zur Reoxygenierung.

oxische Zellen　　hypoxische Zellen

Reoxygenierung

Reoxygenierung

etc.

3   Grundlagen des Strahlenschutzes

3   Grundlagen des Strahlenschutzes

3.1 Dosisbegriffe im Strahlenschutz

3.1   Dosisbegriffe im Strahlenschutz

Neben der physikalischen Messgröße Wasser-Energiedosis D (s.S. 17) findet im Strahlenschutz eine Reihe weiterer dosimetrischer Größen Verwendung, die jedoch nicht direkt gemessen werden können, sondern reine Rechengrößen sind.

Die meisten Dosisgrößen im Strahlenschutz können nicht direkt gemessen werden.

3.1.1 Äquivalentdosis

3.1.1 Äquivalentdosis

Bei Bestrahlung mit der gleichen Energiedosis ist die biologische Wirkung verschiedener Strahlungsarten unterschiedlich (s.S. 29). Um verschiedene Strahlungsarten dennoch in Bezug auf ihre biologische Wirkung vergleichen zu können, verwendet man die Äquivalentdosis.

Sie trägt der unterschiedlichen biologischen Wirkung der Strahlungsarten Rechnung.

▶ **Definition:** Die Äquivalentdosis ist das Produkt der Energiedosis D und eines in der Strahlenschutzverordnung festgelegten Strahlungs-Wichtungsfaktor w_R, der die unterschiedliche biologische Wirksamkeit verschiedener Strahlenarten berücksichtigt.

◀ **Definition**

Äquivalentdosis $H = w_R \cdot D$
Beim Vorliegen mehrerer Strahlungsarten und Energien, ist die gesamte Äquivalentdosis die Summe der ermittelten Einzelbeiträge.
Die Äquivalentdosis trägt die Einheit J/kg. Um sie von der Energiedosis zu unterscheiden, wird die Einheit jedoch mit **Sievert** (Sv) bezeichnet.
Die Äquivalentdosis einzelner Organe wird als **Organdosis** bezeichnet. Sie berechnet sich aus dem Produkt der mittleren Energiedosis im Organ und dem Strahlungs-Wichtungsfaktor. Die Organdosis des kritischsten Organs, als desjenigen mit der geringsten Toleranzdosis, ist von großer praktischer Bedeutung. Sind die Keimdrüsen das kritische Organ, spricht man von der Keimdrüsen- oder Gonadendosis.
Tab. **A-3.1** zeigt die Strahlungs-Wichtungsfaktoren unterschiedlicher Strahlungsarten.

Die Äquivalentdosis einzelner Organe wird als **Organdosis** bezeichnet.

Strahlungs-Wichtungsfaktoren s. Tab. **A-3.1**.

≡ A-3.1   **Strahlungs-Wichtungsfaktoren unterschiedlicher Strahlungsarten**

≡ A-3.1

Art der Strahlung	Strahlungs-Wichtungsfaktor w_R
Photonen	1
Elektronen	1
Neutronen	
▪ Energie < 10 keV	5
▪ Energie 10–100 keV	10
▪ Energie > 100 keV–2 MeV	20
▪ Energie > 2 MeV–20 MeV	10
▪ Energie > 20 MeV	5
Protonen außer Rückstoßprotonen, Energie > 2 MeV	5
Alphateilchen, Spaltfragmente, schwere Kerne	20

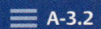

≡ A-3.2

≡ A-3.2   **Gewebe-Wichtungsfaktoren verschiedener Organge**

Organe und Gewebe	Gewebe-Wichtungsfaktor w_T
Keimdrüsen	0,20
rotes Knochenmark	0,12
Dickdarm	0,12
Lunge	0,12
Magen	0,12
Blase	0,05
Brust	0,05
Leber	0,05
Speiseröhre	0,05
Schilddrüse	0,05
Haut	0,01
Knochenoberfläche	0,01
andere Organe oder Gewebe: Nebennieren, Gehirn, Dünndarm, Niere, Muskel, Bauchspeicheldrüse, Milz, Thymus, Gebärmutter	0,05

3.1.2 Effektive Äquivalentdosis

Sie berücksichtigt die Strahlenempfindlichkeit verschiedener Organe.

3.1.2 Effektive Äquivalentdosis

Die effektive Äquivalentdosis (kurz: effektive Dosis) verwendet man, wenn die unterschiedliche Strahlenempfindlichkeit verschiedener Organe zu berücksichtigen ist.

▶ **Definition**

▶ **Definition:** Die effektive Äquivalentdosis (effektive Dosis) H_{eff} ist die Summe der Organdosen H_T, gewichtet mit den Gewebe-Wichtungsfaktoren w_T:

$$\text{effektive Äquivalentdosis } H_{eff} = \sum_T w_T \, H_T$$

Sie hat wie die Äquivalentdosis die Einheit Sievert (Sv).

Zu den Gewebe-Wichtungsfaktoren s. Tab. **A-3.2**.

Die effektive Äquivalentdosis eignet sich nur für kleine Strahlungsdosen.

Tab. **A-3.2** zeigt die Gewebe-Wichtungsfaktoren verschiedener Organe.

Die effektive Äquivalentdosis eignet sich nur für Strahlungsdosen, wie sie im Bereich des Strahlenschutzes vorkommen.

3.1.3 Ortsdosis

Sie dient der Unterscheidung von Strahlenschutzbereichen.

3.1.3 Ortsdosis

Die Ortsdosis ist eine Äquivalentdosis. Sie dient der Unterscheidung der Strahlenschutzbereiche (s.S. 64) und wird aus der an einem bestimmten Punkt (z.B. auf einem Labortisch) gemessenen Ortsdosisleistung berechnet.

▶ **Definition**

▶ **Definition:** Die **Ortsdosisleistung** ist die Äquivalentdosis pro Zeit, die an einem bestimmten Messpunkt bestimmt wird. Die **Ortsdosis** ist das Produkt der gemessenen Ortsdosisleistung und der Bestrahlungsdauer.

3.1.4 Personen- und Körperdosis

Beide sind ein Maß der Strahlenexposition einer Person.

3.1.4 Personen- und Körperdosis

Beide Messgrößen werden verwendet, um die Strahlenexposition von Personen zu quantifizieren.

▶ **Definition**

▶ **Definition:** Die **Personendosis** ist die Äquivalentdosis, die an einer repräsentativen Stelle der Körperoberfläche, z.B. am Brustkorb unter der Bleischürze, mithilfe eines Personendosimeters ermittelt wird.

Die Körperdosis ist ein Sammelbegriff für Organdosis und effektive Dosis. Die **Körperdosis** ist die Summe der durch äußere Bestrahlung in einem bestimmten Zeitraum bedingten Personendosis und der durch Inkorporation von Aktivität in diesem Zeitraum bedingten lebenslangen Dosisbelastung (Folgedosis).

3.2 Formen der Strahlenexposition

3.2.1 Expositionspfade

Als Expositionspfad bezeichnet man die Art und Weise, wie die Strahlenexposition zustande kommt. Die wichtigsten Expositionspfade sind:
- Bestrahlung von außen **(externe Bestrahlung)**
- Bestrahlung von innen nach Aufnahme radioaktiver Substanzen in den Körper **(Inkorporation)** durch
  - Inhalation (Aufnahme der Substanzen über die Atemwege)
  - Ingestion (Aufnahme der Substanzen über den Verdauungstrakt).

Eine unbeabsichtigte Inkorporation ist nur bei **offenen radioaktiven Stoffen** möglich, also Stoffen, die nicht von einer festen, nicht strahlenden Hülle umgeben sind. Sie werden z.B. in der Forschung oder in der Nuklearmedizin verwendet. Die Hülle **umschlossener radioaktiver Stoffe** verhindert die unbeabsichtigte Inkorporation. Beispiele umschlossener radioaktiver Stoffe sind Teststrahler für technische Anwendungen und Strahlungsquellen, die im Rahmen der Brachytherapie zur Tumorbehandlung eingesetzt werden.

3.2.2 Natürlich bedingte Strahlenexposition

Ein Teil der Strahlenexposition ist unvermeidbar, da er von natürlichen Strahlungsquellen in unserer Umgebung stammt. Man unterscheidet folgende Strahlungsquellen:

Kosmische Höhenstrahlung ist Strahlung aus dem Weltall, die durch Wechselwirkung mit den Luftmolekülen in der Atmosphäre Sekundärteilchen erzeugt. Die Strahlung der Sekundärteilchen kann bis auf die Erdoberfläche gelangen. Die durch kosmische Strahlen bzw. ihre Sekundärstrahlung bedingte Strahlenexposition nimmt mit der Höhe über Meeresniveau zu.

Terrestrische Strahlung hat ihre Ursache in Radionukliden, die natürlicherweise auf der Erde vorkommen. Beispiele solcher Radionuklide sind ^{226}Ra, ^{232}Th und ^{40}K, die in Gesteinen und in menschlichen Körper (^{40}K) vorkommen. Das Ausmaß der aus terrestrischer Strahlung resultierenden Strahlenexposition hängt von den regionalen geologischen Gegebenheiten ab.

Die Strahlenexposition durch Inkorporation **natürlich vorkommender Radionuklide** ist größtenteils auf das gasförmige Radon-Isotop ^{222}Rn und in geringerem Maße auf ^{40}K zurückzuführen.

^{222}**Rn-Gas**, ein α-Strahler, entsteht als Folgeprodukt des in Baumaterial und Gestein enthaltenen Radiums und kann aus Rissen in diesem Material austreten. Dies führt in **geschlossenen Räumen** durch Inhalation des Gases zu einer Strahlenexposition der Atemwege und der Lunge.

Das natürlich im menschlichen Körper vorkommende ^{40}**K** ist ein β-Strahler und kommt zu einem geringen Anteil im natürlichen Kalium vor.

Natürliche Strahlungsquellen sind für den Großteil der Strahlenbelastung verantwortlich. Dies zeigt sich sowohl an der genetisch signifikanten Dosis (Tab. **A-3.3**) als auch an der mittleren effektiven Dosis pro Jahr (Tab. **A-3.4**). Die **genetisch signifikante Dosis** ist definiert als die Summe der mit dem sogenannten genetischen Wichtungsfaktor multiplizierten Werte der Keimdrüsendosen aller Angehörigen einer Bevölkerungsgruppe, dividiert durch deren Anzahl. Dabei ist im genetischen Wichtungsfaktor die mittlere Kindererwartung der strahlenexponierten Personen in Abhängigkeit vom Alter berücksichtigt.

3.2   Formen der Strahlenexposition

3.2.1 Expositionspfade

Die wichtigsten Strahlenexpositionen entstehen durch:
- externe Bestrahlung
- die Bestrahlung von innen nach **Inkorporation** (z.B. Inhalation oder Ingestion) von Radionukliden.

Eine unbeabsichtigte Inkorporation ist nur bei **offenen radioaktiven Stoffen** möglich. Die Hülle **umschlossener radioaktiver Stoffe** verhindert eine unbeabsichtigte Inkorporation.

3.2.2 Natürlich bedingte Strahlenexposition

Eine unvermeidliche Strahlenexposition entsteht durch natürliche Strahlungsquellen:

Kosmische Höhenstrahlung stammt aus dem Weltall. Die Strahlungsmenge nimmt mit der Höhe über Meeresniveau zu.

Terrestrische Strahlung rührt von Radionukliden in unserer Umgebung her. Die Höhe der Exposition ist regional unterschiedlich.

Außerdem nimmt man **natürlich vorkommende Radionuklide**, vor allem ^{222}Radon, auf.

^{222}**Rn-Gas** entweicht aus Baumaterialien und Gestein. Seine Inhalation in **geschlossenen Räumen** führt zu Strahlenexposition der Atemwege und der Lunge.

Auch das natürlich im Körper vorkommende ^{40}**K** führt zu Strahlenexposition.

Diese Strahlungsquellen bedingen das Gros der Strahlenbelastung, wie die genetisch signifikante und die mittlere effektive Dosis pro Jahr zeigen (Tab. **A-3.3** und **A-3.4**).

≡ A-3.3

≡ A-3.3 | **Genetisch signifikante Dosis durch Strahlenexposition pro Jahr**

Art der Exposition	genetisch signifikante Dosis [mSv/Jahr]
natürlich bedingte Strahlenexposition	**1,0–1,5**
kosmische Strahlung	0,30
terrestrische Strahlung	0,45
Inhalation von Radon in Wohnungen	0,55
inkorporierte natürliche Stoffe (z.B. ^{40}K)	0,30
zivilisatorisch bedingte Strahlenexposition	**0,60**
medizinische Anwendung ionisierender Strahlung	
■ Röntgendiagnostik	> 0,50
■ Nuklearmedizin	0,02
■ Strahlentherapie	< 0,01
Forschung	> 0,01
Reaktorunfälle	> 0,01
Kernwaffenversuche	< 0,01

≡ A-3.4

≡ A-3.4 | **Strahlenexposition der deutschen Bevölkerung im Jahr 2000**

Art der Exposition	mittlere effektive Dosis [mSv/Jahr]
natürlich bedingte Strahlenexposition	**2,1**
kosmische Strahlung	0,3
terrestrische Strahlung	0,4
Inhalation von Radon in Wohnungen	1,1
inkorporierte natürliche Stoffe (z.B. ^{40}K)	0,3
zivilisatorisch bedingte Strahlenexposition	**2,1**
medizinische Anwendung ionisierender Strahlung (Röntgendiagnostik, Nuklearmedizin, Strahlentherapie)	2,0
Anwendung ionisierender Strahlung in Forschung und Technik, Kernwaffenversuche, Reaktorunfälle, sonstiges	< 0,1
gesamte Strahlenexposition	**4,2**

3.2.3 Zivilisatorisch bedingte Strahlenexposition

Hauptursache ist die medizinische Anwendung ionisierender Strahlung (Tab. **A-3.4**).

Strahlenexposition durch medizinische Untersuchungen

Diese Form der Strahlenexposition ist sehr ungleichmäßig auf die Bevölkerung verteilt.

Röntgenaufnahmen des Schädels und der Extremitäten bewirken eine geringere Strahlenexposition als die des Körperstammbereichs (Tab. **A-3.5**).

3.2.3 Zivilisatorisch bedingte Strahlenexposition

Der größte Teil der zivilisatorisch bedingten Strahlenexposition resultiert aus der Anwendung von Röntgenstrahlen und Radionukliden in der Medizin (Tab. **A-3.4**).

Strahlenexposition durch medizinische Untersuchungen

Da medizinische Untersuchungen sehr ungleichmäßig auf die Bevölkerung verteilt sind, kann die durch sie bedingte Strahlenexposition bei Einzelnen weitaus größer sein als deren natürlich bedingte Strahlenexposition.

Die Strahlenexposition bei **Röntgenaufnahmen** von Schädel und Extremitäten (z.B. Hände) ist grundsätzlich geringer als bei Aufnahmen vom Körperstammbereich (z.B. Wirbelsäule oder Verdauungstrakt) (Tab. **A-3.5**). Dies liegt daran, dass die strahlensensiblen Organe im Körperstammbereich liegen. Durch ihre höheren Organ-Wichtungsfaktoren (s.S. 56) trägt ihre Bestrahlung stärker zur effektiven Dosis bei. Außerdem ist wegen der längeren Wegstrecken im Körperstammbereich die absorbierte Dosis größer.

☰ A-3.5	Strahlenexposition durch radiologische Untersuchungen	☰ A-3.5

Untersuchung	*effektive Dosis [mSv]*
Röntgenaufnahmen	
Thorax	0,3
Extremitäten	0,06
Schädel	0,03
Zahnuntersuchungen	0,01
Wirbelsäule	
▪ Halswirbelsäule	0,18
▪ Brustwirbelsäule	0,67
▪ Lendenwirbelsäule	1,96
Becken	1,05
Hüfte	0,54
Abdomen	1,17
Ösophagus	3,26
Magen	8,99
Dünndarm	16,38
Dickdarm	18,46
Mammographie	0,50
Arteriographie (z.B. Herzkatheter)	18,18
Computertomographie	
Schädel	2,6
Thorax	20,5
Abdomen	27,4
Wirbelsäule	9,0
Extremitäten	1,0

Die **Computertomographie** bietet mehr diagnostische Information, erzeugt aber im Vergleich zu Röntgenaufnahmen der gleichen Körperregion eine deutlich höhere effektive Dosis (Tab. **A-3.5**).

Besonders hohe Strahlenexpositionen treten bei **interventionellen Untersuchungen** (z.B. Angiographie des Herzens) und **Durchleuchtungsuntersuchungen** (z.B. Magen Darm-Passage) auf.

Im Gegensatz zur radiologischen Diagnostik ist bei **nuklearmedizinischen Untersuchungen** immer der ganze Körper des Patienten von der Strahlenexposition betroffen. Je nach der Biokinetik des verabreichten Radionuklids werden jedoch manche Organe oder Gewebe stärker belastet als andere. Daher muss die effektive Dosis für jede nuklearmedizinische Untersuchung separat berechnet werden. Sie wird mittels eines biokinetischen Modells der Aktivitätsverteilung im Körper aus der applizierten Aktivität ermittelt. Tab. **A-3.6** zeigt die effektive Dosis einiger nuklearmedizinischer Untersuchungen.

Strahlenexposition durch andere Quellen ionisierender Strahlung

Die Exposition durch Anwendung ionisierender Strahlung in **Forschung** und **Technik**, oder durch **Kernwaffenversuche** und **Reaktorunfälle** an der Gesamtexposition ist in Deutschland sehr gering (Tab. **A-3.4**).

Die Strahlenexposition bei der **CT** ist höher als bei einfachen Röntgenaufnahmen (Tab. **A-3.5**).

Dasselbe gilt für **interventionelle und Durchleuchtungsuntersuchungen**.

Bei **nuklearmedizinischen Untersuchungen** wird der ganze Körper bestrahlt, wobei manche Organe oder Gewebe stärker belastet werden als andere. Tab. **A-3.6** zeigt die effektive Dosis einiger nuklearmedizinischer Untersuchungen.

Strahlenexposition durch andere Quellen ionisierender Strahlung

Sie ist in Deutschland sehr gering (Tab. **A-3.4**).

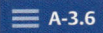 A-3.6

Untersuchung	Isotop	Pharmakon	effektive Dosis [mSv]
Skelett	^{99m}Tc	Phosphat	3,6
Schilddrüse	^{123}J	Jodid	2,1
	^{131}J	Jodid	34
	^{99m}Tc	Pertechnetat	1,1
Nieren	^{99m}Tc	DTPA	1,9
	^{99m}Tc	MAG3	0,80
	^{123}J	Hippuran	0,24
Nebennieren	^{123}J	MIBG	3,2
Gehirn	^{99m}Tc	Pertechnetat	7,4
	^{99m}Tc	HMPAO	5,7
Leber/Milz	^{99m}Tc	Kolloid	1,1
	^{99m}Tc	IDA	1,5
Tumor/Entzündung	^{67}Ga	Citrat	21

3.2.3 Risiken durch Strahlenexposition

Strahlenexposition birgt das Risiko **stochastischer** und **deterministischer Strahlenschäden (Strahlenfolgen).**

▶ Merke

▶ Merke

Beispiele für Risiken bzw. Schwellendosen zeigt Tab. **A-3.7.**

3.3 Risiken durch Strahlenexposition

Die Wirkung von Strahlung auf ein biologisches System ist äußerst komplex (s. S. 25). Mit jeder Strahlenexposition ist ein Risiko von Strahlenschäden verbunden. Man unterscheidet **stochastische** und **deterministische Strahlenschäden (Strahlenfolgen).**

▶ **Merke: Stochastische Strahlenschäden** treten **zufällig** ein (Entweder-oder-Ereignisse); es existiert **keine Schwellendosis**. Mit zunehmender Dosis steigt die Wahrscheinlichkeit ihres Eintretens. Beispiele sind DNA-Schäden **(genetische Schäden)** und die Induktion eines Tumors **(kanzerogener Schaden)**. Die für stochastische Schäden maßgebliche Dosisgröße ist die effektive Dosis (s. S. 56)

▶ **Merke:** Für **deterministische Strahlenschäden** existiert eine **Schwellendosis**. Die Schwellendosis ist eine Organdosis (s. S. 55). Mit zunehmender Dosis steigt die Ausprägung des Schadens. Beispiele sind **Organschäden**, z. B. ein Erythem oder eine Strahlennekrose.

Tab. **A-3.7** zeigt die Risiken bzw. Schwellendosen für einige stochastische bzw. deterministische Strahlenschäden.

≡ A-3.7

≡ A-3.7 **Risiken bzw. Schwellendosen für stochastische bzw. deterministische Strahlenschäden**

Art des Strahlenschadens	Risiko bzw. Schwellendosis	
stochastische Strahlenschäden	**Risiko [%/Sv]**	
	erwachsene Bevölkerung	Gesamtbevölkerung
Krebs (tödlich)	4,0	5,0
Krebs (nicht tödlich)	0,8	1,0
deterministische Strahlenschäden	**Schwellendosis[1] [Sv]**	
Hoden		
▪ zeitweilige Sterilität	0,15	
▪ permanente Sterilität	3,5–6,0	
Ovarien (Sterilität)	2,5–6,0	
Augenlinse (Katarakt)	5,0	
Knochenmark (Unterdrückung der Blutbildung)	0,5	

[1] Exposition erfolgt durch eine einzige, kurzzeitige Bestrahlung.

3.4 Schutz vor Strahlenexposition

3.4 Schutz vor Strahlenexposition

3.4.1 Strahlenschutz-Grundregeln

3.4.1 Strahlenschutz-Grundregeln

Die Strahlenexposition ist grundsätzlich möglichst gering zu halten. Dies wird durch das sog. **ALARA-Prinzip** gefordert. ALARA steht für „**a**s **l**ow **a**s **r**easonably **a**chievable". Die Einschränkung „reasonably" soll dazu führen, dass nur solche Maßnahmen getroffen werden, die auf der einen Seite eine wesentliche Verbesserung des Strahlenschutzes erzielen und auf der anderen Seite praktikabel sind.

Die Strahlenexposition ist „**a**s **l**ow **a**s **r**easonably **a**chievable" zu halten (**ALARA-Prinzip**).

Grundregeln des Strahlenschutzes sind die **vier „A's"**: **Abstand** halten, **Abschirmung** sicherstellen, **Aufenthaltsdauer** begrenzen, **Aufnahme** von Radioaktivität vermeiden!

Die Grundregeln des Strahlenschutzes sind die **vier „A's"**:

Abstand zu halten ist unabhängig von der Strahlungsart der wirksamste Schutz vor Strahlung. Dies ergibt sich aus dem **Abstandsquadratgesetz** (Abb. **A-3.1**). Da Photonenstrahlung wegen ihrer exponentiellen Schwächung eine größere Reichweite als α- und β-Strahlung hat (s.S. 8), hat das Abstandsquadratgesetz

Abstand zu halten ist nach dem **Abstandsquadratgesetz** (Abb. **A-3.1**) der beste Strahlenschutz. Dies gilt insbesondere für Photonenstrahlung (exponentielle Schwächung!).

⊙ A-3.1 **Das Abstandsquadratgesetz**

⊙ A-3.1

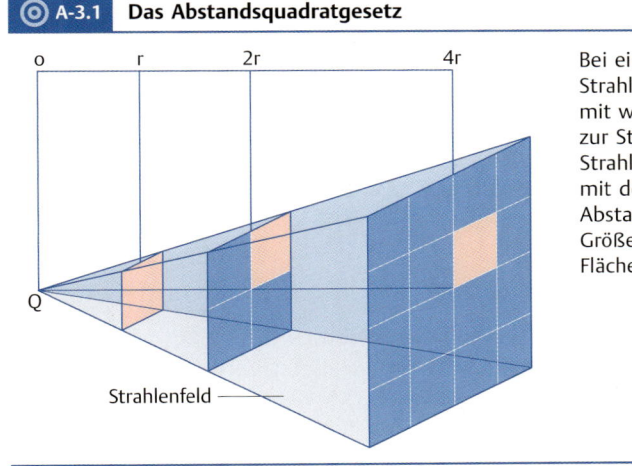

Bei einer punktförmigen Strahlenquelle (Q) nimmt mit wachsendem Abstand zur Strahlenquelle (r) die Strahlungsintensität in Luft mit dem Quadrat des Abstandes ($1/r^2$) ab, da die Größe der durchstrahlten Fläche mit r^2 zunimmt.

für sie die größte, für α-Strahlung (Reichweite in Luft wenige Zentimeter!) die geringste Bedeutung.

Aus dem Abstandsquadratgesetz folgt, dass die Dosis mit dem Quadrat des Abstandes von der Strahlenquelle abnimmt. Das **Flächendosisprodukt**, also das Produkt aus bestrahlter Fläche und der dort deponierten Dosis, ist jedoch – unabhängig vom Abstand zur Strahlenquelle – **konstant**.

Eine **Abschirmung** von Strahlung wird durch Einbringen absorbierenden Materials zwischen Person und Strahlungsquelle erreicht. Die Wahl des Materials hängt dabei von der Strahlungsart ab: **α-Strahlung** wird bereits durch Luft ausreichend absorbiert. Für **β-Strahlung** sind dickere Materialschichten erforderlich. Man verwendet Materialien geringer Ordnungszahl, z.B. Aluminium, Plexiglas, um die Bremsstrahlung, die beim Auftreffen von β-Strahlung auf Abschirmmaterial entsteht, möglichst gering zu halten. Ein niederenergetischer β-Strahler wie Tritium stellt, wenn er umschlossen ist, allerdings keine Gefahr dar. **Photonenstrahlung** wird bei geringer Strahlungsenergie durch Materialien hoher Ordnungszahl (z.B. Blei) geschwächt, bei hoher Energie durch Materialien hoher Dichte (z.B. Blei, Beton). Aufschluss über die photonenabschirmende Wirkung eines Materials gibt sein **Bleigleichwert (Bleiäquivalent)**: die Dicke einer Bleischicht, die die Ortsdosisleistung um denselben Wert schwächt wie das betreffende Material.

Um die **Aufenthaltszeit** im Strahlenfeld zu begrenzen, sollten Arbeiten im Strahlenfeld genau geplant und ggf. vorher außerhalb des Strahlenfeldes geübt werden.

Um bei Arbeiten mit Radionukliden eine Kontamination und die **Aufnahme** von Radioaktivität in den Körper zu vermeiden, ist geeignete Schutzkleidung zu tragen (z.B. Handschuhe und Schutzkittel); Essen, Trinken, Rauchen und Schminken sind untersagt. Nach Abschluss der Arbeiten muss eine Kontamination von Händen, Schuhen oder Kleidung durch Strahlungsmonitore ausgeschlossen werden.

3.4.2 Gesetzliche Regelungen

Der rechtliche Rahmen des Strahlenschutzes in Deutschland ist durch das Atomgesetz gegeben. Es ist die Grundlage der Röntgenverordnung (RöV) und der Strahlenschutzverordnung (StrlSchV), die den Umgang mit ionisierender Strahlung im Detail regeln.

Die **RöV** regelt den Umgang mit allen Geräten, die Röntgenstrahlung mit einer Beschleunigungsspannung zwischen 5 kV und 1 MV erzeugen. Dazu zählen auch sog. Störstrahler, die Röntgenstrahlung erzeugen, ohne dass sie zu diesem Zweck betrieben werden (z.B. Bildröhren in Fernsehern und Monitoren).

Die **StrlSchV** regelt den Umgang mit offenen und umschlossenen Radionukliden sowie die Einrichtung und den Betrieb von Beschleunigeranlagen soweit sie nicht der RöV unterliegen. Hierunter fallen u.a. Gammabestrahlungsanlagen und Teilchenbeschleuniger zur Erzeugung von Röntgen- oder Teilchenstrahlung.

Als Ausführungsbestimmungen dienen **Richtlinien**, nämlich die „Richtlinie Strahlenschutz in der Medizin" (RLStrSch) und die „Fachkunderichtlinie Medizin nach RöV" (FRLRöV). Die Richtlinien enthalten u.a. spezielle Strahlenschutzmaßnahmen für das Personal, Regelungen zur Ausbildung des Personals (Fachkunde), zum Schutz der Patienten, zur Qualitätssicherung und zur Aufzeichnungspflicht.

3.4.3 Schutz der Bevölkerung

Zum Schutz der Bevölkerung vor Strahlenexposition dienen Zutrittsverbote zu Räumen, in denen ionisierende Strahlung eingesetzt wird bzw. auftritt, und der Einbau strahlenabsorbierenden Materials (s.S. 61) in die Wände dieser Räume. Darüber hinaus sind in der StrlSchV Grenzwerte für die effektive Dosis der Bevölkerung festgelegt: So darf die aus Strahlenexposition resultierende effek-

---

Aus dem Abstandsquadratgesetz folgt, dass das **Flächendosisprodukt konstant** ist.

Eine **Abschirmung** von Strahlung erfolgt durch Einbringen von Material zwischen Person und Strahlungsquelle. Bei **α-Strahlung** ist Luft als Absorber ausreichend, bei **β-Strahlung** setzt man Plexiglas oder Aluminium, bei **Photonenstrahlung** meist Blei ein. Aufschluss über die photonenabschirmende Wirkung eines Materials gibt sein **Bleigleichwert (Bleiäquivalent)**.

Die **Aufenthaltszeit** im Strahlenfeld ist zu minimieren.

Zur Prävention der Kontamination und der **Aufnahme** von Radioaktivität bei Arbeiten mit Radionukliden ist Schutzkleidung zu tragen.

3.4.2 Gesetzliche Regelungen

Die Röntgen- und die Strahlenschutzverordnung regeln den Umgang mit ionisierender Strahlung.

Die **RöV** gilt für alle Röntgenstrahler mit Beschleunigungsspannungen zwischen 5 kV und 1 MV.

Die **StrlSchV** regelt den Umgang mit Radionukliden und Beschleunigeranlagen soweit sie nicht der RöV unterliegen.

Die **Richtlinien** enthalten Bestimmungen zum Strahlenschutz von Personal und Patient und regeln die Dokumentation und Qualitätssicherung.

3.4.3 Schutz der Bevölkerung

Dem Strahlenschutz der Bevölkerung dienen die Abschirmung von Strahlung und die Festlegung von Grenzwerten für die effektive Dosis der Bevölkerung pro Jahr.

tive Dosis von Einzelpersonen in der Bevölkerung pro Kalenderjahr 1 mSv nicht überschreiten (Tab. **A-3.9**). Die aus Ableitungen radioaktiver Stoffe resultierende effektive Dosis von Einzelpersonen der Bevölkerung pro Kalenderjahr darf 0,3 mSv nicht überschreiten. Zu diesem Zweck werden diese Ableitungen behördlich überwacht.

3.4.4 Schutz beruflich strahlenexponierter Personen

3.4.4 Schutz beruflich strahlenexponierter Personen

▶ **Definition:** Als beruflich strahlenexponiert gilt, wer bei seiner Arbeit mehr als die für die Bevölkerung zulässige Dosis von 1 mSv im Jahr erhalten kann. Nach der Höhe der möglichen Strahlenexposition unterscheidet man Personen der **Kategorien A** und **B** (Tab. **A-3.8**).

◀ **Definition**

Die Räume, in denen beruflich Strahlenexponierte arbeiten, werden zwecks Überwachung der Strahlenexposition anhand der dort auftretenden Orts- und Körperdosen in die **Strahlenschutzbereiche** Sperrbereich, Kontrollbereich und Überwachungsbereich eingeteilt (Tab. **A-3.9**).

Anhand der auftretenden Orts- und Körperdosen werden die Arbeitsräume in **Strahlenschutzbereiche** eingeteilt (Tab. **A-3.9**).

Ein **Sperrbereich** ist einzurichten, wenn die Dosisleistung 3 mSv/h überschreiten kann. Ein Beispiel ist ein Bestrahlungsraum während der Strahlentherapie. Im Sperrbereich gilt ein Aufenthaltsverbot (Ausnahme: Patienten in der Strahlentherapie). Der Sperrbereich ist Teil des **Kontrollbereichs**. Im Kontrollbereich können effektive Dosen erreicht werden, die 6 mSv/Jahr überschreiten. Beispiele für Kontrollräume sind ein Bestrahlungsraum außerhalb der Bestrahlungszeiten und Untersuchungsräume der Röntgendiagnostik und der Nuklearmedizin. Schwangere und Minderjährige dürfen nur unter besonderen Auflagen im Kontrollbereich arbeiten. Beide Bereiche sind räumlich abzugrenzen und zu kennzeichnen. Vor Betreten des Kontrollbereichs ist für alle Personen eine Strahlenschutzunterweisung vorgeschrieben. Außerdem ist die Überwachung der Personendosis vorgeschrieben.

Im **Sperrbereich** gilt ein Aufenthaltsverbot. Er ist Teil des **Kontrollbereichs** und wie dieser räumlich abzugrenzen und zu kennzeichnen. Vor Betreten des Kontrollbereichs ist eine Unterweisung und die Messung der Personendosis vorgeschrieben.

Im **Überwachungsbereich** können effektive Dosen erreicht werden, die 1 mSv/Jahr überschreiten. Er bildet die Grenze zum **allgemeinen Staatsgebiet**, in dem die Strahlenexposition nicht mehr als 1 mSv/Jahr betragen darf (s.o.).

Der **Überwachungsbereich** grenzt den Kontrollbereich vom **allgemeinen Staatsgebiet** ab.

Die Strahlenexposition von Personen, die in Strahlenschutzbereichen arbeiten, darf die **Grenzwerte** von Tab. **A-3.8** nicht überschreiten. Für gebärfähige Frauen gelten besondere Teilkörperdosen, für Minderjährige niedrigere Grenzwerte.

Die Strahlenexposition darf die **Grenzwerte** der Tab. **A-3.8** nicht überschreiten.

Zwecks Strahlenschutz gelten für beruflich strahlenexponierte Personen folgende **Auflagen**:

Zwecks Strahlenschutz gelten folgende **Auflagen**:

- Zur Bestimmung der Personendosis (s.S. 56) müssen sie ein (Film-, Stab- oder Fingerring-) Dosimeter (s.S. 18) tragen. Ist vorauszusehen, dass die Teilkörperdosis an Haut oder Händen, Unterarmen, Füßen und Knöcheln oder der Augenlinse den in Tab. **A-3.8** genannten Grenzwert übersteigt, muss die Personendosis an diesen Körperteilen durch weitere Dosimeter ermittelt werden.

- Bestimmung der Personendosis mittels Dosimeter

- regelmäßige Teilnahme an Strahlenschutzunterweisungen

- regelmäßige Teilnahme an Unterweisungen

- Für Personen der Kategorie A ist eine jährliche ärztliche Vorsorgeuntersuchung vorgeschrieben.

- jährliche Untersuchung bei Personen der Kategorie A.

Bei einfachen Röntgenaufnahmen ist die Strahlenexposition des Personals praktisch vernachlässigbar, da sich das Bedienpult außerhalb des Strahlungsbereichs befindet. Daher muss das Personal hier keine Bleischürze tragen. Bei interventionellen radiologischen Untersuchungen oder der Applikation von Aktivität in der Nuklearmedizin dagegen muss sich der Untersucher durch das Tragen einer **Bleischürze** mit einem Bleigleichwert von 0,35–0,5 mm schützen. Eine Bleischürze eines Bleigleichwerts von 0,5 mm schützt wirksam vor weicher Röntgenstrahlung.

Ist eine Anwesenheit des Personals im Strahlenfeld unabdingbar, muss eine **Bleischürze** getragen werden. Bei einem Bleigleichwert von 0,5 mm schützt sie wirksam vor weicher Röntgenstrahlung.

In der Nuklearmedizin ist es häufig nicht möglich, die durch γ-Strahlung bedingte effektive Dosis des Personals durch Abstandhalten genügend zu redu-

In der Nuklearmedizin sind u.U. Abschirmungen durch **Bleischichten** notwendig.

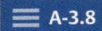 A-3.8

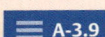 A-3.9

 A-3.8 | Grenzwerte für beruflich strahlenexponierte Personen [mSv/Jahr]

Körperdosis	alle beruflich Strahlenexponierten (Kategorie A und B)	Personen der Kategorie B	gebärfähige Frauen	Minderjährige
effektive Dosis (mSv/Jahr)	20	6		1
Organdosen (mSv/Jahr)				
▪ Keimdrüsen, Gebärmutter, rotes Knochenmark	50			
▪ Augenlinse	150	45		15
▪ Dickdarm, Lunge, Magen, Blase, Brust, Leber, Speiseröhre	150			
▪ Schilddrüse, Knochenoberfläche	300			
▪ Haut, Hände, Unterarme, Füße, Knöchel	500	150		50
Gebärmutter			2 mSv/Monat	
ungeborenes Kind			1 mSv insgesamt	
Berufslebensdosis	400 mSv			

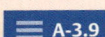 A-3.9 | Strahlenschutzbereiche

Strahlenschutzbereich	effektive Dosis
Sperrbereich	> 3 mSv/Stunde
Kontrollbereich	> 6 mSv/Jahr
Überwachungsbereich	> 1 mSv/Jahr
allgemeines Staatsgebiet	< 1 mSv/Jahr

Patienten, die eine Radiojodtherapie erhalten, müssen isoliert werden.

Bei Kontamination mit Radionukliden dienen Wasser und Seife oder Dekontaminationsmittel zur **Dekontamination**.

Auch die **Qualitätssicherung** (s.S. 66) dient dem Strahlenschutz.

3.4.5 Schutz der Patienten

Für die Patienten gibt es keine Dosis-Grenzwerte. Daher muss jede Strahlenanwendung durch eine individuelle Indikation gerechtfertigt werden.

zieren. Daher sind Abschirmungen durch zentimeterdicke **Bleischichten** notwendig. Patienten, die zur Radiojodtherapie ^{131}J (einen β- und γ-Strahler) erhalten, müssen, da sie eine Strahlungsquelle darstellen, in einem abgeschirmten Zimmer untergebracht und ihre Ausscheidungen in Abklinganlagen zwischengelagert werden.
Beim Umgang mit Radionukliden sind Schutzmaßnahmen zur Vermeidung einer Kontamination zu treffen (s.S. 61). Ist es dennoch zu einer Kontamination gekommen, spült man zur **Dekontamination** die Haut mit Wasser ab und wäscht sich mit Seife oder Dekontaminationsmittel.
Auch die **Qualitätssicherung** (s.S. 66) stellt eine Strahlenschutzmaßnahme für beruflich Strahlenexponierte dar.

3.4.5 Schutz der Patienten

Dosis-Grenzwerte, wie sie für beruflich strahlenexponierte Personen existieren, gibt es für Patienten nicht, da für sie die Strahlenanwendung nicht nur ein Strahlenrisiko birgt, sondern auch einen medizinischen Nutzen hat. Daraus ergibt sich eine besondere Verantwortung des Arztes bei der Indikationsstellung für die Strahlenanwendung.

Strahlenschutz in der Röntgendiagnostik

In der Röntgendiagnostik spielt die Vermeidung unnötiger Strahlenexposition eine besondere Rolle: Eine Strahlenexposition ist nur zulässig, wenn für den Patienten ein medizinischer Nutzen erwartet werden kann. Die Indikation für eine Röntgenuntersuchung darf daher nur ein Arzt stellen, der die Fachkunde im Strahlenschutz hat. Vor der Untersuchung muss er nachfragen, ob eine ähnliche Röntgenuntersuchung bereits durchgeführt wurde.

Frauen im gebärfähigen Alter sind bei allen radiologischen Untersuchungen nach einer möglichen Schwangerschaft zu befragen. Die Antwort ist schriftlich festzuhalten. Bei nicht auszuschließender Schwangerschaft sind Nutzen und Risiken der Untersuchung besonders streng abzuwägen.

Folgende technische Parameter sind für den Strahlenschutz der Patienten maßgeblich:

- die **Qualität (Härte) der Strahlung:** Weiche Strahlung führt zu einer höheren Dosisbelastung als harte Strahlung (s.S. 22). Die Strahlenqualität lässt sich durch Filterung beeinflussen.
- die **Feldgröße:** Einblendung (Begrenzung des Strahlenkegels durch Blenden) des Strahlenfeldes auf Objektgröße mindert die Strahlenbelastung des Patienten.
- der **Fokus-Haut-Abstand**: Je größer der Abstand zwischen Brennfleck und Haut, desto stärker wird die Strahlung geschwächt.
- die **Expositionszeit**
- die **Empfindlichkeit des Bildauffangsystems** (Röntgenfilm und Verstärkerfolie, auch Film-Folien-Kombination genannt; s.S. 71).
- der Einsatz **digitaler Bildaufnahme und -verarbeitungssysteme** (s.S. 76)
- die **Qualitätssicherung** (s.S. 66).

Zur Abschätzung der Strahlenexposition wird in der RöV die **Dokumentation** aller Daten gefordert, die zur Rekonstruktion der Strahlenexposition des Patienten nötig sind. Dies sind i.d.R. die Röhrenspannung (kV-Wert), das Produkt aus Röhrenstrom und Einschaltzeit (mAs-Produkt) und das Flächendosisprodukt. Bei Durchleuchtungen sind die Oberflächendosis und Dauer der Untersuchung zu protokollieren. Gegenüber dem Patienten hat der Arzt eine Auskunftspflicht über die Höhe der Strahlenexposition.

Strahlenschutz in der Nuklearmedizin

Eine wesentliche Maßnahme zur Expositionsbegrenzung ist der Einsatz kurzlebiger Radionuklide. Diese werden meist in Nuklidgeneratoren gewonnen (s.S. 140).

Darüber hinaus sind Maßnahmen zu treffen, die eine Aufnahme von Radioaktivität verhindern. Daher ist im Kontrollbereich essen, trinken, rauchen und schminken zu unterlassen. Nach Abschluss der Arbeiten ist eine Kontamination durch eine Messung mit einem Strahlungsmonitor auszuschließen.

Beim diagnostischen Einsatz von Radionukliden müssen u.a. Art und Aktivität des applizierten Radionuklids dokumentiert werden. Diese Aufzeichnungen sind 10 Jahre lang aufzubewahren.

Strahlenschutz in der Strahlentherapie

Um die Strahlenexposition des gesunden Gewebes bei einer Strahlentherapie jederzeit rekonstruieren zu können, fordert die RLStrSch für jede strahlentherapeutische Behandlung ein vollständiges **Bestrahlungsprotokoll**, bestehend aus der strahlentherapeutischen Verordnung, dem Bestrahlungsplan und den Bestrahlungsnachweisen. Der Bestrahlungsplan beinhaltet insbesondere alle bildlichen Nachweise, die zur Bestrahlungsplanung verwendet wurden (z.B. Dokumentation der Dosisverteilung, Simulatoraufnahmen, Röntgenbilder). Diese Unterlagen müssen 30 Jahre aufbewahrt werden. Im Fall einer weiteren Strahlenbehandlung müssen sie dem Strahlentherapeuten zugänglich gemacht werden.

Strahlenschutz in der Röntgendiagnostik

Röntgenaufnahmen dürfen nur durchgeführt werden, wenn für den Patienten ein Nutzen erwartet werden kann.

Frauen im gebärfähigen Alter sind vor der Untersuchung nach einer möglichen Schwangerschaft zu befragen.

Folgende Parameter sind für den Strahlenschutz wichtig:

- die Qualität (Härte) der Strahlung
- die Feldgröße
- der Fokus-Haut-Abstand
- die Expositionszeit
- die Empfindlichkeit des Bildauffangsystems
- der Einsatz digitaler Techniken
- die Qualitätssicherung.

Die vorgeschriebene **Dokumentation** der Aufnahmeparameter dient der Abschätzung der Strahlenexposition. Der Arzt muss dem Patienten auf Verlangen Auskunft über die Dosisbelastung geben.

Strahlenschutz in der Nuklearmedizin

Wesentlich ist der Einsatz kurzlebiger Radionuklide (s.S. 140).

Aufzeichnungen über Untersuchungen mit Radionukliden sind 10 Jahre lang aufzubewahren.

Strahlenschutz in der Strahlentherapie

Um die Strahlenexposition des Normalgewebes rekonstruieren zu können, müssen im **Bestrahlungsprotokoll** alle relevanten Parameter und Bildnachweise dokumentiert und 30 Jahre aufbewahrt werden.

3.4.6 Qualitätssicherung

Qualitätsprüfungen der Röntgenanlagen gewährleisten eine hohe Bildqualität bei geringer Strahlenexposition. Die Aufzeichnungen sind aufzubewahren.

Es gibt **Referenzwerte** für alle Röntgenuntersuchungen.

Die Strahlenschutzverordnung schreibt Qualitätssicherungsmaßnahmen vor.

3.4.6 Qualitätssicherung

Die RöV schreibt regelmäßige Prüfungen von Röntgeneinrichtungen vor (mindestens 1-mal jährlich), um eine ausreichende Qualität der Bildgebung bei vertretbarer Strahlenexposition zu gewährleisten. Ziel ist u.a., die Durchlass-Strahlung, also die trotz Abschirmung der Strahlenquelle in die Umgebung austretende Strahlung, zu minimieren. Die Ergebnisse der **Qualitätsprüfungen** sind aufzuzeichnen und aufzubewahren.

Zudem sind **Referenzwerte** für alle Röntgenuntersuchungen festgelegt. Werden diese Werte in einer Einrichtung im Mittel dauerhaft überschritten, müssen geeignete Maßnahmen zur Dosisreduktion getroffen werden.

Die Strahlenschutzverordnung schreibt Qualitätssicherungsmaßnahmen vor, um sicherzustellen, dass Geräte, Ausrüstung und angewendete Verfahren den notwendigen Qualitätsstandards und den Erfordernissen der medizinischen Wissenschaft entsprechen. Die Einhaltung dieser Vorschrift wird durch die so genannten ärztlichen Stellen überprüft.

4   Radiologische Verfahren

4.1   Konventionelle Röntgenuntersuchung

4.1.1 Gerätetechnik

Eine konventionelle Röntgeneinrichtung besteht aus einem Generator, dem Röntgenstrahler mit der Röntgenröhre und Zubehör.

Generator

Der Generator ist ein technisches System zum Betrieb und zur Steuerung einer oder mehrerer Röntgenröhre(n). Er wandelt die Wechselspannung des Stromnetzes in eine gleichgerichtete Hochspannung (25–150 kV) um und liefert den Heizstrom für die Glühkathode (ca. 20 V; 3–8 A). Außerdem erfolgt vom Generator aus die Anwahl des Arbeitsplatzes und – bei Mehrfokusröhren – des Fokus (Brennflecks). Am Schalttisch des Generators können die Röhrenspannung (kV), Stromstärke (mA) und die Belichtungszeit (s) für die **freie Belichtung** einer Röntgenaufnahme fest eingestellt und die Aufnahme kann ausgelöst werden.

Üblich ist aber der Einsatz der **Belichtungsautomatik**: An einem strahlentransparenten Dosismessgerät, das sich zwischen Patient und Röntgenfilmkassette befindet (Abb. **A-4.1**) und mehrere Ionisationskammern (**Dominanten**) enthält, wird ein für die Organregion typischer Dosiswert voreingestellt. Haben die Röntgenphotonen, die den Körper durchdrungen haben, die voreingestellte Ladungsmenge in den Ionisationskammern freigesetzt, schaltet der Generator automatisch ab. So ist eine **optimale Belichtungszeit** gesichert. Je nach Aufnahmetechnik erfolgt die Dosismessung in unterschiedlichen Messkammern (Abb. **A-4.2**). Sie können vom Generator aus einzeln angewählt werden.

Die Belichtungsautomatik passt den Röntgenröhrenstrom während der Aufnahme kontinuierlich an die maximale Belastbarkeit der Röntgenröhre an, wodurch die **kürzestmögliche Aufnahmezeit** erreicht wird. Dies schont Röntgenröhre und Anode (Fokus).

Generator

Der Generator liefert Spannung und Strom für die Röntgenröhre(n). Außerdem stellt man hier die Parameter für die **freie Belichtung** einer Röntgenaufnahme ein und löst die Aufnahme aus.

Meist wird jedoch die **Belichtungsautomatik** eingesetzt: Zeigen Ionisationskammern vor dem Röntgenfilm (**Dominanten**, Abb. **A-4.1**) einen bestimmten Belichtungswert an, schaltet sich der Generator automatisch ab. Dies garantiert eine **optimale Belichtungszeit**.

Die Belichtungsautomatik gewährleistet die **kürzestmögliche Aufnahmezeit**.

⊚ **A-4.1**   **Position des Dosismessgeräts für die Belichtungsautomatik**   ⊚ **A-4.1**

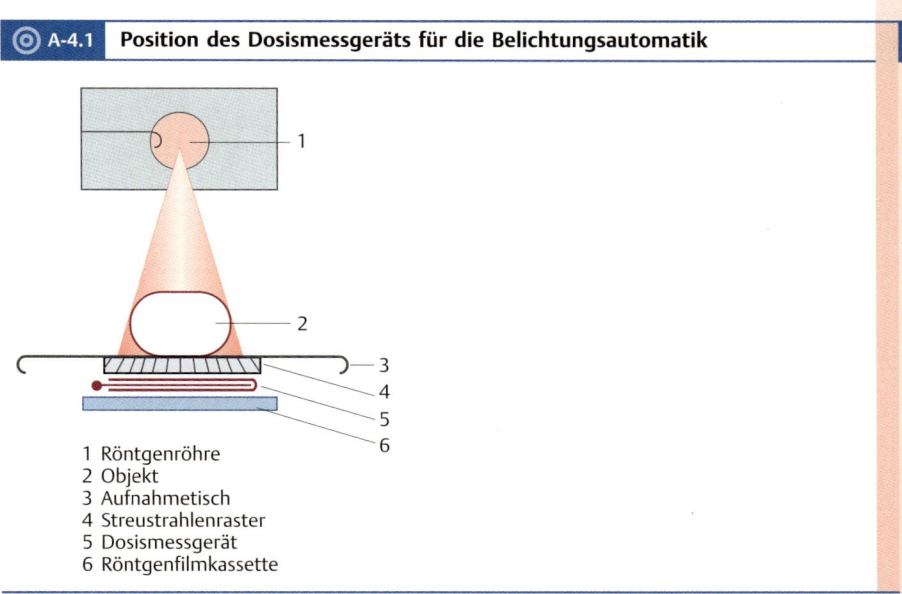

1 Röntgenröhre
2 Objekt
3 Aufnahmetisch
4 Streustrahlenraster
5 Dosismessgerät
6 Röntgenfilmkassette

◉ A-4.2   Wahl der Belichtungs-Messkammern je nach Aufnahmetechnik

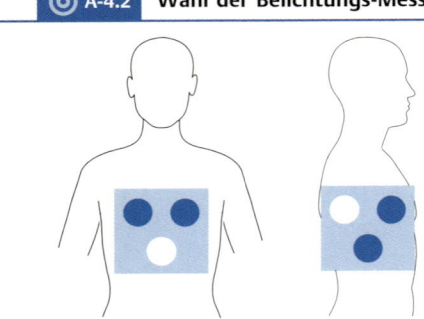

Röntgenstrahler

Röntgenröhre s.S. 21
Schutzgehäuse

Das Schutzgehäuse dient der Isolation und Kühlung der Röntgenröhre, dem Strahlenschutz und zur Begrenzung des Nutzstrahlenbündels.

Die **Eigenfilterung** von Röntgenröhre und Schutzgehäuse sowie **Zusatzfilter** absorbieren den niederenergetischen Anteil des Strahlenspektrums.

Röntgenstrahler

Ein Röntgenstrahler besteht aus der Röntgenröhre und dem sie umgebenden Schutzgehäuse.

Röntgenröhre s.S. 21
Schutzgehäuse

Im Schutzgehäuse ist die Röntgenröhre mit ihren Hochspannungs- und Heizstromzuführungen gelagert. Zu ihrer Kühlung und zur Isolation der Hochspannung ist die Röntgenröhre von Öl umgeben. Das Röhrenschutzgehäuse besitzt ein strahlentransparentes Strahlenaustrittsfenster (s.S. 22, Abb. **A-1.17**), z.B. aus Aluminium oder Beryllium, und eine Bleiummantelung, um Strahlung außerhalb des Nutzstrahlenbündels weitgehend zu unterdrücken. Das Nutzstrahlenbündel wird durch die Tiefenblende begrenzt.
Die Wandung der Röntgenröhre, die Ölschicht und das Strahlenaustrittsfenster weisen eine **Eigenfilterung** der Strahlung mit einem Al-Gleichwert von 2,5 mm auf. Diese Eigenfilterung und **Zusatzfilter** (z.B. Tiefenblende, Durchleuchtungstischplatte, Spezialfilter für Kinderaufnahmen oder Mammographie) beeinflussen durch Absorption des niederenergetischen Anteils im Strahlungsspektrum die Strahlenqualität (s.S. 71).

◉ A-4.3   Anlagenkombination MULTIGRAPH mit Rasterwandgerät und Deckenaufhängung (Siemens)

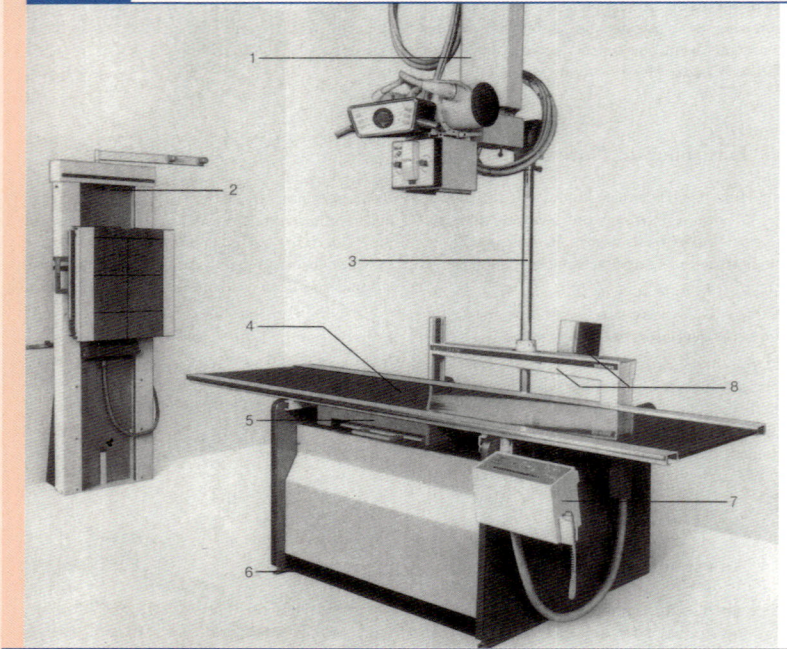

1: Teleskop mit Röntgenstrahler, Kommandoarm und Tiefenblende;
2: Rasterwandgerät;
3: Schichtstange zur Übertragung der Stativbewegungen gegenläufig auf die Rasterlade;
4: schwimmende Tischplatte;
5: Rasterlade (enthält das Streustrahlenraster);
6: Fußleiste zum Lösen der Tischplattenarretierung;
7: Bedientableau, wegschwenkbar;
8: seitliches Lichtvisier mit Spiegel zum Einstellen bzw. Kontrollieren der Schichthöhe

Zubehör

Zum Zubehör einer Röntgeneinrichtung gehören Stative für den Röntgenstrahler, das Rasterwandstativ für Aufnahmen am aufrecht stehenden Patienten und der Aufnahmetisch, ggf. mit Schichtzusatzgerät.

Stative für den Röntgenstrahler

Der Röntgenstrahler ist zu seiner Befestigung und Führung über einen höhenverstellbaren Steuerarm an zwei Schienenpaaren des Deckenstativs befestigt und kann so dreidimensional im Aufnahmeraum bewegt werden (Abb. **A-4.3**).

Rasterwandstativ und Aufnahmetisch

Rasterwandstative (Abb. **A-4.3**) eignen sich z.B. für Thorax- oder Abdomenaufnahmen im Stehen. An einem Wandstativ befindet sich eine horizontal und vertikal verschiebliche Aufnahmeeinheit mit Kassettenlade (enthält die Filmkassette), Laufraster (s.S. 72), Ionisationskammern für die Belichtungsautomatik sowie einem System zur automatischen Formateinblendung entsprechend dem verwendeten Kassettenformat.

Der **Aufnahmetisch (Bucky-Tisch)** besitzt eine schwimmende, d.h. bewegliche Tischplatte und ist im Ganzen höhenverstellbar. Unter der Tischplatte befindet sich eine Aufnahmeeinheit mit Kassettenlade, Laufraster und Belichtungsautomatik.

Schichtzusatzgeräte für die konventionelle Tomographie

Mit **konventioneller Tomographie** lassen sich schattengebende Details in einer bestimmten Objekttiefe scharf abbilden, während durch eine Verwischungstechnik darüber und darunter liegende Strukturen unscharf erscheinen. Während der Patient unbewegt bleibt, vollführen Röntgenröhre und Kassettenwagen eine gegenläufige Bewegung (Abb. **A-4.4**). Dabei entspricht die Drehpunktebene der gewünschten Schichthöhe. Je größer der Schichtwinkel, desto schmaler ist die Schicht, in der scharf abgebildet wird.

Als **Schichtzusatzgeräte** bezeichnet man die mechanische Apperatur (Motor und Gestänge), welche die gegenläufige Bewegung von Röntgenröhre und Kassettenwagen ermöglicht.

Zubehör

Stative für den Röntgenstrahler

Der Röntgenstrahler ist über Stative so befestigt, dass er frei beweglich ist (Abb. **A-4.3**).

Rasterwandstativ und Aufnahmetisch

Das **Rasterwandstativ** trägt eine horizontal und vertikal verschiebliche Aufnahmeeinheit mit Kassettenlade, Laufraster und Belichtungsautomatik.

Der **Aufnahme- (Bucky-)Tisch** ist höhenverstellbar und enthält eine Aufnahmeeinheit (s.o.).

Schichtzusatzgeräte für die konventionelle Tomographie

Durch gegenläufige Bewegung von Röntgenröhre und Filmkassette (Abb. **A-4.4**) werden schattengebende Details einer Objektebene scharf abgebildet **(konventionelle Tomographie).**

Die gegenläufige Bewegung von Röntgenröhre und Kassettenwagen wird durch **Schichtzusatzgeräte** ermöglicht.

⊙ A-4.4   **Konventionelle Tomographie**

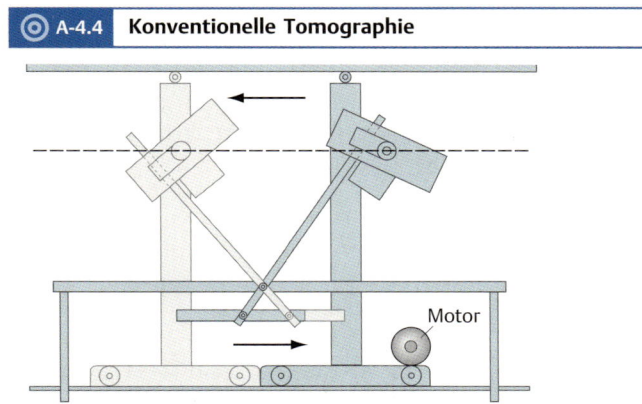

Motor

⊙ A-4.4

4.1.2 Bildauffangsystem: Röntgenfilm und Verstärkerfolien

Röntgenfilme sind bis auf wenige Ausnahmen auf beiden Seiten mit einer lichtempfindlichen Emulsion aus Silberbromidkristallen beschichtet. Röntgenstrahlung macht nur 5 % der Filmschwärzung aus, 95 % sind durch das Fluoreszenzlicht einer **Verstärkerfolie** bedingt. Durch den Einsatz von Verstärkerfolien lässt sich also Dosis sparen.

4.1.2 Bildauffangsystem: Röntgenfilm und Verstärkerfolien

Röntgenfilme sind mit lichtempfindlichen Silberbromidkristallen beschichtet. **Verstärkerfolien** bewirken das Gros der Schwärzung und sparen Dosis.

Bei der **Filmbelichtung** entsteht ein latentes Bild:
- Die Strahlung schlägt aus Brom Elektronen heraus **(Elektronenphase)**.
- Diese reduzieren Silberionen **(Ionenphase)**.

Bei der **Filmentwicklung** mittels Entwicklungsmaschinen wird das latente Bild durch weitere Reduktion von Silber zum sichtbaren Bild.

Die **Schwärzung** des Films wird als **optische Dichte (D)** gemessen.

▶ Merke

Die **optische Dichtekurve** des Films (Abb. **A-4.5**) gibt Auskunft über seine Abbildungseigenschaften.

Überbelichtete Röntgen-aufnahmen sind schwarz, unterbelichtete Aufnahmen zu hell.

Verstärkerfolien sind in die Vorder- und Rückseite der Röntgenkassette eingeklebt. Sie bestehen aus Leuchtstoffen (seltenen Erden), senden also bei Bestrahlung Licht aus.

Bei der **Belichtung** eines Röntgenfilms entsteht ein latentes Bild, und zwar in zwei Phasen:
- In der **Elektronenphase** wird durch die Energie der Röntgenstrahlung oder des Fluoreszenzlichtes ein Elektron aus dem Bromidion herausgelöst.
- In der **Ionenphase** werden Silberionen durch Aufnahme dieser Elektronen zu elementarem Silber reduziert.

Bei der **Entwicklung** des Röntgenfilms wird das latente Bild durch weitere Reduktion von Silber zum sichtbaren Bild. Die Entwicklung verstärkt das latente Bild um das bis zu 10^8fache. Für die Filmentwicklung sind Entwicklungsmaschinen im Einsatz, die den Film mithilfe eines Rollentransportsystems durch die verschiedenen Entwickler-, Fixier- und Spüllösungen transportieren und ihn am Ende trocknen.

Die **Schwärzung** des Films wird als **optische Dichte (D)** mit einem Densitometer gemessen. Die optische Dichte ist definiert als dekadischer Logarithmus des Quotienten aus einstrahlender Lichtintensität und der vom Film durchgelassenen Lichtintensität. Es besteht eine Beziehung zwischen der am Film wirksamen Dosis und der daraus resultierenden optischen Dichte.

▶ **Merke:** Je weniger die Röntgenstrahlung durch Körperstrukturen geschwächt wird, desto stärker ist die Filmschwärzung.

In einer Thoraxaufnahme ruft Röntgenstrahlung daher hinter der Lunge eine größere Filmschwärzung hervor als hinter Herz und Mediastinum.

Diese Beziehung zwischen Dosis und Filmschwärzung kommt in der **optischen Dichtekurve** des Films (Abb. **A-4.5**) zum Ausdruck. Diese gibt Auskunft über die Abbildungseigenschaften des Films. Nur im geraden Teil der S-förmig verlaufenden optischen Dichtekurve werden Strahlenkontraste adäquat in Dichtekontraste umgesetzt. Durchhang und Schulter entsprechen Unter- und Überbelichtung.

Überbelichtete Röntgenaufnahmen sind einheitlich schwarz und ohne ausreichenden Gewebekontrast, unterbelichtete Aufnahmen gleichmäßig hell und ebenfalls ohne ausreichenden Gewebekontrast.

Verstärkerfolien sind in die Vorder- und Rückseite der Röntgenkassette eingeklebt und werden durch eine Schaumstoffpolsterung fest an den Film angepresst. Sie bestehen aus seltenen Erden, d.h. chemischen Elementen aus der III. Nebengruppe im Periodensystem (z.B. Lanthan, Gadolinium, Yttrium). Diese Kristalle sind Leuchtstoffe, senden also bei Bestrahlung Licht aus. Ihnen werden Aktivatoren beigefügt, so dass die Lichtemission im grünen, blauen oder ultravioletten Bereich erfolgt. Dieser Wellenlängenbereich wird auf die spektrale Empfindlichkeit des Films abgestimmt.

◉ **A-4.5**

◉ **A-4.5**   **Optische Dichtekurve eines Röntgenfilms**

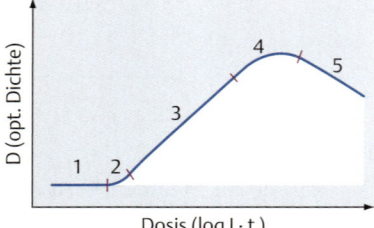

1 Grundschleier des Filmes
2 Fußteil (Unterbelichtung)
3 Linearer Teil (optimale Belichtung)
4 Schulter (Überbelichtung)
5 Solarisation

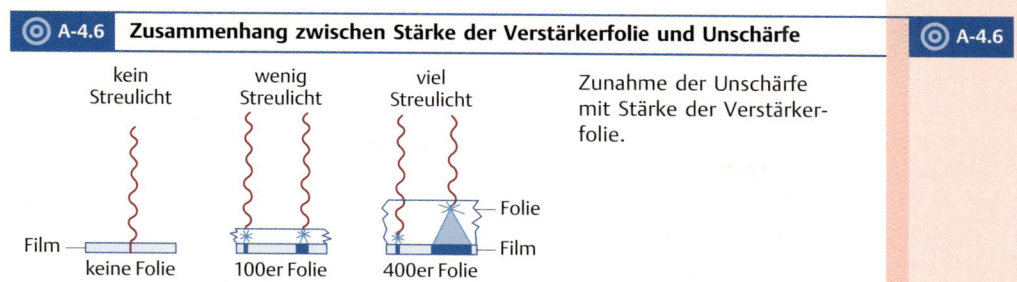

A-4.6 Zusammenhang zwischen Stärke der Verstärkerfolie und Unschärfe

A-4.6

kein Streulicht   wenig Streulicht   viel Streulicht

Zunahme der Unschärfe mit Stärke der Verstärkerfolie.

Film — keine Folie 100er Folie 400er Folie — Folie — Film

Bildauffangsysteme werden als **Film-Folien-Kombination** bezeichnet. Sie sind in Empfindlichkeitsklassen (z.B. 100, 200, 400, 800) eingeteilt. Berechnet wird der Dosisbedarf einer Film-Folien-Kombination zur Erzielung einer optischen Dichte des Films von 1.
Empfindlichkeit (S) = 1000 µGy/KS (Dosisbedarf)

Röntgenfilm plus Verstärkerfolie **(Film-Folien-Kombination)** sind in Empfindlichkeitsklassen eingeteilt.

▶ **Merke:** Eine Verdoppelung der Empfindlichkeitsklasse bedeutet eine Halbierung des Dosisbedarfs.

◀ **Merke**

Folgende Eigenschaften der Verstärkerfolien beeinflussen maßgeblich die Abbildungsqualität des Bildauffangsystems:
1. Innerhalb der Folie entsteht **Streulicht**, da von jedem Kristall Fluoreszenzlicht nach allen Richtungen ausstrahlt. Es entsteht umso mehr Streulicht, je dicker – und damit empfindlicher – die Folie ist (Abb. **A-4.6**). Da die Verstärkerfolien an der Vor- und Rückseite des Filmes angeordnet sind, wird die jeweils gegenüber liegende Filmemulsionsschicht belichtet **(Durchbelichtung)**. Streulicht und Durchbelichtung bewirken auf dem Film eine Unschärfe **(Film-Folien-Unschärfe)**.
2. Bei hochverstärkenden Folien tritt bei niedriger Dosis **Quantenrauschen** auf: Zur Bildgebung werden nur wenige Röntgenquanten benötigt. Deren Verteilung auf der Fläche der Folie ist aber nicht gleichmäßig, sondern unterliegt statistischen Schwankungen. Im Bildeindruck macht sich dieses Phänomen als vermehrte Körnung bemerkbar, so dass kleine Bilddetails maskiert werden können.

Verstärkerfolien bestimmen die Abbildungsqualität:
1. Innerhalb der Folie entstehendes **Streulicht** (Abb. **A-4.6**) und Durchbelichtung bewirken auf dem Film eine Unschärfe **(Film-Folien-Unschärfe)**.

2. Bei hochverstärkenden Folien und niedriger Dosis tritt **Quantenrauschen** auf, durch das kleine Bilddetails maskiert werden können.

▶ **Merke:** Eine hohe Empfindlichkeit der Film-Folien-Kombination bedeutet zwar eine Dosisreduktion, geht aber wegen der auftretenden Unschärfe und des Quantenrauschens mit einem Verlust an Ortsauflösung einher.

◀ **Merke**

Die Wahl der Film-Folien-Kombination bzw. ihrer Empfindlichkeit richtet sich nach den klinischen Erfordernissen. Für die Beurteilung feiner Strukturen wie in der Knochendiagnostik werden 200er Kombinationen verwendet. Geht es um grobe Objektdetails (Abdomen) oder steht der Strahlenschutz im Vordergrund (Aufnahmen bei Kindern und Schwangeren), benutzt man 800er Kombinationen.

Die Wahl der Film-Folien-Kombination bzw. ihrer Empfindlichkeit richtet sich nach den klinischen Erfordernissen.

4.1.3 Bilderzeugung

Bildentstehung

Beim Durchtritt von Röntgenstrahlung durch Materie findet durch Absorption und Streuung eine **Schwächung** statt. Bei niedriger Photonenenergie überwiegt die Absorption, bei hoher Energie überwiegt die Streuung. Die Schwächung der Röntgenstrahlung ist abhängig von der Dicke, Dichte und Ordnungszahl des durchstrahlten Materials sowie von der Strahlenqualität. Im Bremsspektrum werden die niederenergetischen Anteile relativ stärker absorbiert. Nur die ener-

4.1.3 Bilderzeugung

Bildentstehung

Die **Schwächung** der Röntgenstrahlung ist abhängig von der Dicke, Dichte und Ordnungszahl des durchstrahlten Materials sowie von der Strahlenqualität.

gierreichen Quanten durchdringen die Materie und können zur Bildgebung beitragen.

► **Merke**

► **Merke:** Die Schwächung der Röntgenstrahlen ist um so stärker und damit das Bilddetail um so heller, je dicker und dichter das Objekt und je höher die Ordnungszahl seiner Atome.

Filterung reduziert die Dosis des Patienten und führt zu einer **Aufhärtung** und **Homogenisierung** der Strahlung.

Benachbarte Bereiche unterschiedlicher Dosis im **Strahlenrelief** erzeugen einen **Strahlen**- bzw. am Film **Schwärzungskontrast**.

Filterung (Eigenfilter der Röhre und Zusatzfilter) reduziert den niederenergetischen, nicht bildwirksamen Anteil des Bremsstrahlungsspektrums und damit die im Patienten absorbierte Dosis. Sie führt zu einer Zunahme des höherenergetischen Anteiles im Spektrum **(Aufhärtung)** und zu einer **Homogenisierung** der Strahlung.

Die aus dem Körper austretenden Strahlungs-intensitätsunterschiede bilden das **Strahlenrelief**. Benachbarte Bereiche unterschiedlicher Dosis erzeugen einen **Strahlenkontrast**. Die unterschiedliche Dosis bewirkt am Film eine unterschiedlich starke Schwärzung **(Schwärzungskontrast)**.

► **Merke**

► **Merke:** Streustrahlung, d.h. sekundäre, ungerichtete Strahlung, die beim Durchtritt von Röntgenstrahlung durch Materie aufgrund von Compton- oder klassische Streuung (s.S. 11) entsteht, mindert den Schwärzungskontrast und somit die Bildqualität.

Bildqualität

Modifizierende Faktoren

Bildqualität

Modifizierende Faktoren

Die Bildqualität wird von objektabhängigen Faktoren und den technischen Eigenschaften des bildübertragenden Systems bestimmt.

Entscheidend für die Erkennbarkeit von Bilddetails ist das Signal-zu-Rausch-Verhältnis **(Rauschen)**.

Entscheidend für die Erkennbarkeit von Bilddetails ist das Signal-zu-Rausch-Verhältnis **(Rauschen)**. Quantenrauschen und die Körnigkeit von Filmemulsion und Verstärkerfolie sowie elektronisches Rauschen bei digitalen Systemen beeinträchtigen insbesondere bei niedriger Dosis die Detailerkennbarkeit.

Wichtig ist auch der Kontrast, der von der **Absorption** der Röntgenstrahlen im Objekt, der **Strahlenqualität**, Filmeigenschaften und der Filmentwicklung abhängt.

Ein wichtiger, die Bildqualität beeinflussender Faktor ist der **Kontrast**. Der Strahlenkontrast hängt von der **Absorption** der Röntgenstrahlen im Objekt und der **Qualität der Strahlung** – also von der Höhe der Röhrenspannung, Vorfilterung und Art des Anodenmaterials – ab. Der Filmkontrast ist vom Kontrastfaktor des Films (Gradation) und der Filmentwicklung abhängig. Eine Verminderung des Kontrastes erfolgt durch das Rauschen und durch Streustrahlung.

Ein wesentliches Kriterium ist die **Unschärfe**, bedingt durch
- Bewegung während der Aufnahme **(Bewegungsunschärfe)**
- Ausdehnung des Fokus und Vergrößerungsfaktor **(geometrische Unschärfe)**
- Film-Folien-Unschärfe (s.o.).

Ein weiteres wichtiges Kriterium der Bildqualität ist die **Unschärfe**. Sie hat drei Quellen:
- **Bewegungsunschärfe** entsteht durch Bewegung von Objekt und/oder Aufnahmesystem während der Strahlenexposition.
- Der Fokus einer Röntgenröhre ist nicht punktförmig, sondern flächenhaft. Dadurch entstehen am Objektrand Halbschatten. Diese Randunschärfe nimmt mit der Größe des Fokus zu. Da das Röntgenbild eine Zentralprojektion ist, wächst mit dem Fokus-Objekt- und dem Objekt-Film-Abstand die Halbschattenbildung. Diese geometrischen Faktoren führen zur **geometrischen Unschärfe**.
- Durch Streulicht und Durchbelichtung der Verstärkerfolie kommt es zusätzlich zu einer **Film-Folien-Unschärfe**.

Möglichkeiten zur Verbesserung der Bildqualität

Möglichkeiten zur Verbesserung der Bildqualität

Kontrast, Unschärfe und Rauschen beeinflussen sich gegenseitig. Daher können Maßnahmen zur Verbesserung einer Komponente Verschlechterungen der anderen nach sich ziehen.

Streustrahlenraster   ⊙ A-4.7

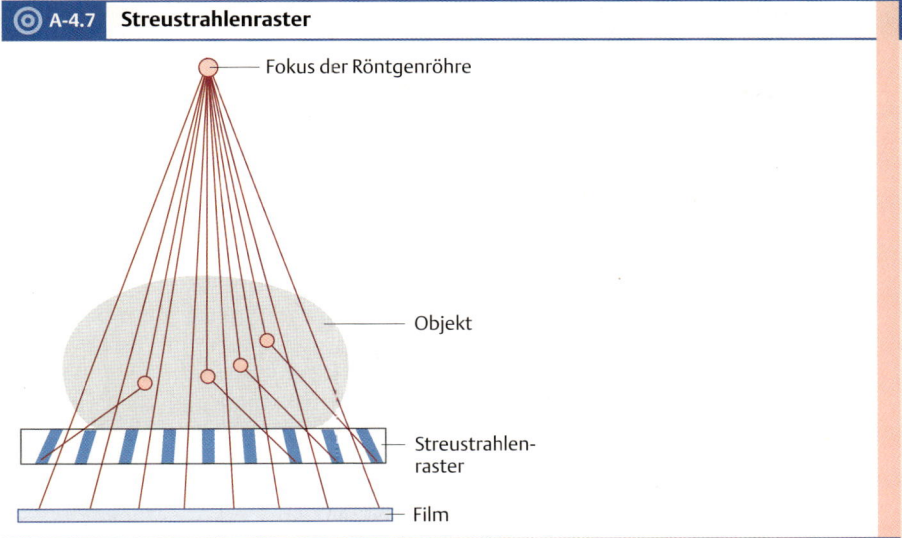

Fokus der Röntgenröhre

Objekt

Streustrahlen-
raster

Film

Ein wichtiges Ziel ist es, den Anteil an **Streustrahlung zu reduzieren**. Dazu kommen **Streustrahlenraster** zum Einsatz. Sie bestehen aus Bleilamellen mit einem dazwischen gelagerten strahlentransparenten Medium. Die strahlenabsorbierenden Bleilamellen lassen nur parallel auftreffende Strahlung durch (Richtwirkung, Abb. **A-4.7)**. Es gibt parallel ausgerichtete feststehende Streustrahlenraster für Übertischaufnahmen. Sie werden auf dem Röntgenbild abgebildet. Daher verwendet man meistens fokussierte Raster, deren Bleilamellen entsprechend der Strahlendivergenz des Nutzstrahlenbündels bei definiertem Fokus-Film-Abstand ausgerichtet sind. Diese sog. **Laufraster** werden während der Röntgenaufnahme mit hoher Geschwindigkeit zwischen Objekt und Filmkassette in den Strahlengang hineinbewegt. Die Rasterbewegung wird automatisch so geregelt, dass sich für jede Belichtungszeit eine optimale Rasterverwischung ergibt.

Wesentlich ist die **Reduktion der Streustrahlung**.
Streustrahlenraster bestehen aus Bleilamellen mit zwischengelagertem strahlentransparenten Material. Die Bleilamellen haben eine Richtwirkung (Abb. **A-4.7**). Meistens werden (bewegte) **Laufraster** eingesetzt, die auf dem Röntgenbild nicht abgebildet werden.

▶ **Merke:** Streustrahlenraster reduzieren die Streustrahlung am Bildauffangsystem und verbessern dadurch den Kontrast, absorbieren aber auch Dosis der Nutzstrahlung. Im Vergleich zur Röntgenaufnahme ohne Streustrahlenraster ist daher eine längere Belichtung (Bewegungsunschärfe!) oder eine empfindlichere Film-Folien-Kombination (Film-Folien-Unschärfe!) notwendig, um eine identische Filmschwärzung zu erreichen.

◀ **Merke**

Weitere, einfache Möglichkeiten zur Reduktion von Streustrahlung sind die **Einblendung**, d.h. die Begrenzung des Strahlenkegels durch Blenden zur Verringerung der Feldgröße, und die **Kompression** des Objekts zur Verringerung der Objektdicke. Die Kompression des Objekts ist besonders wichtig bei Einsatz der **Weichstrahltechnik**, also von Strahlung einer Energie < 100 kV, z.B. in der Mammographie.
Die Streustrahlung auf dem Film nimmt auch ab, wenn man den Objekt-Film-Abstand vergrößert.
Eine **Reduktion der Bewegungsunschärfe** erreicht man durch gute **Lagerung** und **Fixation des Patienten**, aber auch durch hohe Röhrenspannung. Durch die **Hartstrahltechnik**, d.h. den Einsatz von Strahlung einer Energie ≥ 100 kv, werden sehr kurze Belichtungszeiten erzielt. Allerdings nimmt der Objektkontrast ab, weil bei Strahlung dieser Energie nicht die Absorption (Photoeffekt) von Röntgenstrahlen wesentlich ist, sondern der Compton-Effekt (s.S. 11). Bei Thoraxaufnahmen (Röhrenspannung 125 kV) ist dies erwünscht: Durch den geringen Weichteil-Knochen-Kontrast lassen sich Lungen und Mediastinum beurteilen. Bei Hartstrahltechnik ist die Patientendosis darüber hinaus geringer als bei Weichstrahltechnik, weil die Durchdringungsfähigkeit der Strahlung größer ist.

Einblendung und **Kompression des Objekts** verringern die Feldgröße bzw. Objektdicke. Letzteres ist besonders wichtig bei Einsatz der **Weichstrahltechnik**.

Ein großer Objekt-Film-Abstand reduziert Streustrahlung.

Eine **Reduktion der Bewegungsunschärfe** erreicht man durch optimale **Lagerung** und **Fixation des Patienten** und Einsatz der **Hartstrahltechnik**. Bei dieser ist im Vergleich zur Weichstrahltechnik die Belichtungszeit kürzer, die Patientendosis und der Objektkontrast sind geringer.

Die **geometrische Unschärfe** ist minimal bei kleinem Fokus, großem Fokus-Objekt- und kleinem Objekt-Film-Abstand.

Die **geometrische Unschärfe** lässt sich durch Wahl eines **möglichst kleinen Fokus**, einen **großen Fokus-Objekt-Abstand** und einen **kleinen Objekt-Film-Abstand** minimieren.

4.1.4 Konventionelle Röntgenaufnahme

Allgemeine Bildkriterien

Auf dem Röntgenfilm entsteht ein im Vergleich zum Leuchtschirm umgekehrter Kontrast: Die **Aufhellung** erscheint als dunkle Zone, die **Verschattung** als heller Bezirk (Negativbild, Abb. **A-4.8**).

4.1.4 Konventionelle Röntgenaufnahme

Allgemeine Bildkriterien

Die Befundterminologie konventioneller Röntgenaufnahmen entstammt der Ära der Schirmbilddurchleuchtung. Auf dem fluoreszierenden Schirm findet sich in Regionen geringer Strahlenabsorption (z.B. Metastase im Knochen) eine stärkere Lichtemission (Aufhellung) als in Regionen starker Absorption (Knochenkortikalis). Andererseits ruft ein Lungentumor durch seine im Vergleich zur gesunden Lunge stärkere Strahlenabsorption einen Schatten (Verschattung) hervor. Auf dem Röntgenfilm einer Film-Folien-Kombination bewirkt eine starke Lichtemission aber eine ausgeprägte Silberreduktion und damit eine starke Schwärzung des Films. Somit ergibt sich auf dem Röntgenfilm ein umgekehrtes Bild (Negativbild): Die **Aufhellung**, d.h. eine Region geringer Absorption, erscheint als dunkle Zone, die **Verschattung**, d.h. eine Region starker Absorption, als heller Bezirk (Abb. **A-4.8**).

⊚ A-4.8   **Röntgenthorax: Negativbild (a) und Positivbild (b)**

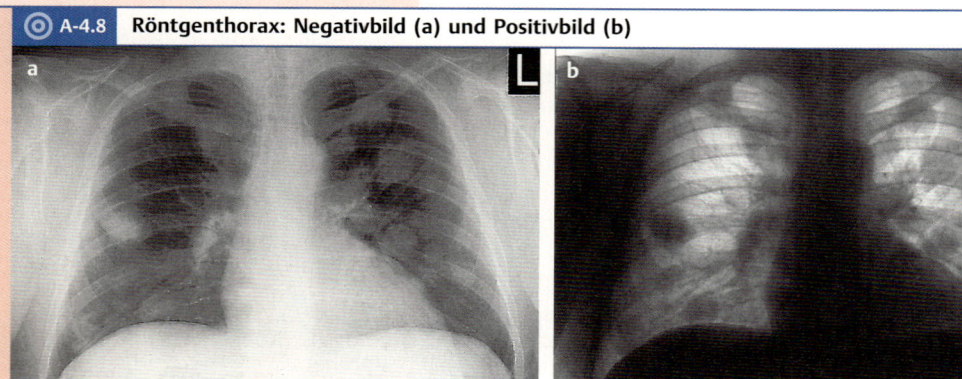

a Rundherde auf der Röntgenthorax-Aufnahme werden als Verschattungen bezeichnet, obwohl sie sich auf der Aufnahme als Aufhellung darstellen.
b Durch Invertierung der Kontraste einer digitalen Aufnahme kann der Bildeindruck eines Durchleuchtungsbildes erzeugt werden, dem die Terminologie entstammt.

▶ Merke

▶ **Merke:** Im Röntgenbild ist Luft am dunkelsten. Fett, Wasser, Weichgewebe und Knochen sind in aufsteigender Reihenfolge zunehmend heller.

Strahlenbelastung

Die Dosis einer Thoraxaufnahme beträgt ca. 0,2 mSv, einer Skelettaufnahme bis 5 mSv.

Strahlenbelastung

Für eine Thoraxaufnahme wird eine mittlere effektive Dosis (s.S. 56) von 0,2 mSv angegeben. Bei Skelettaufnahmen variiert diese Dosis von 0,2 mSv (Schädel) bis 5 mSv (BWS).

4.1.5 Stellenwert im Vergleich zu konkurrierenden Verfahren

Konventionelle Röntgendiagnostik

Die konventionelle Röntgen-diagnostik ist die Basisdiagnostik in der **Traumatologie**. Sind jedoch Weichteile zu beurteilen oder bestehen komplexe Lagebeziehungen, müssen CT und MRT eingesetzt werden.

4.1.5 Stellenwert im Vergleich zu konkurrierenden Verfahren

Konventionelle Röntgendiagnostik

In der **Traumatologie** werden konventionelle Röntgenaufnahmen des Stütz- und Bewegungsapparates zur Fraktursuche und Dokumentation der Therapie (Stellungskontrolle) eingesetzt, in der Orthopädie und Rheumatologie, um das Ausmaß degenerativer und entzündlicher Veränderungen am Knochen zu beurteilen. An ihre Grenzen stößt die konventionelle Röntgendiagnostik, wenn

Weichteile zu beurteilen sind (besteht eine intrakranielle Blutung bei Schädelfraktur? Bestehen Bandscheibenschäden?), und bei komplexen dreidimensionalen Lagebeziehungen (z.B. bei instabiler Wirbelkörperfraktur oder Acetabulumfraktur). Als weiterführende Verfahren kommen dann Computertomographie (CT) und Magnetresonanztomographie (MRT) zum Einsatz.

Die **Thoraxaufnahme in zwei Ebenen** ist die Basisdiagnostik bei **Erkrankungen der Atemwege und des Herz-Kreislauf-Systems**. Durch sie lassen sich Herzgröße, Pleuraerguss, und Veränderungen des Lungenparenchyms und des Mediastinums nachweisen. Überlagerungen können dazu führen, dass Lunge und Mediastinum sich nur mit Einschränkung beurteilen lassen. Gelegentlich kann eine rotierende Thoraxdurchleuchtung klären, ob ein intrapulmonaler Rundherd oder eine projektionsbedingte Überlagerung vorliegt. Aussagekräftiger ist jedoch die CT, die beim Staging von Lungentumoren, unklaren Lungen- und Mediastinalprozessen und Lungengerüsterkrankungen (HR-CT, s.S. 81) zum Einsatz kommt.

Die **Abdomenübersichtsaufnahme in Rücken- und Linksseitenlage** ist Basisdiagnostik beim **akuten Abdomen**. Mit ihr gelingt der Nachweis von freier Luft, von Konkrementen und pathologischer Darmgasverteilung (Ileus). Oft werden aber weiterführende Untersuchungen (CT, Kontrastmitteleinlauf, Ausscheidungsurographie) notwendig.

Konventionelle Tomographie

Mit zunehmender Verfügbarkeit der CT und MRT hat die konventionelle Tomographie an klinischer Bedeutung verloren. In seltenen Fällen können konventionelle Tomogramme zur Darstellung komplizierter oder okkulter Frakturen (z.B. Tibiakopffraktur, eingestauchte Femurhalsfraktur) indiziert sein (Abb. **A-4.9**). Da die Strahlenbelastung bei der konventionellen Tomographie jedoch hoch und die Ortsauflösung relativ gering ist, sollte stattdessen, wenn möglich, ein Computer- oder Magnetresonanztomogramm angefertigt werden.

Die **Thoraxaufnahme in zwei Ebenen** ist die Basisdiagnostik bei **Erkrankungen der Atemwege** und des **Herz- Kreislauf-Systems**. Projektionsbedingte Überlagerung kann ihre Beurteilbarkeit einschränken.

Die **Abdomenübersichtsaufnahme in Rücken- und Linksseitenlage** ist die Basisdiagnostik beim **akuten Abdomen**.

Konventionelle Tomographie

Indikationen sind komplizierte oder okkulte Frakturen (Abb. **A-4.9**). Mit zunehmender Verfügbarkeit der CT und MRT hat die konventionelle Tomographie jedoch an Bedeutung verloren.

A-4.9 Nachweis einer lateralen Tibiakopffraktur im konventionellen Tomogramm (a.p.-Projektion) des rechten Kniegelenks

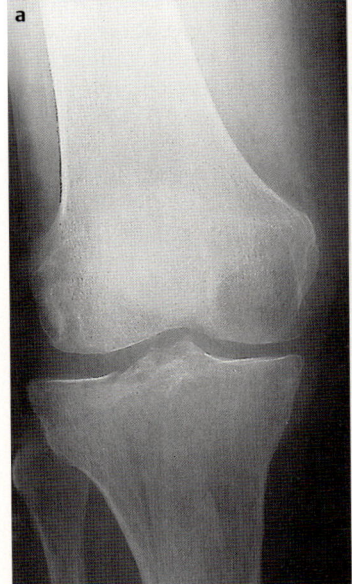 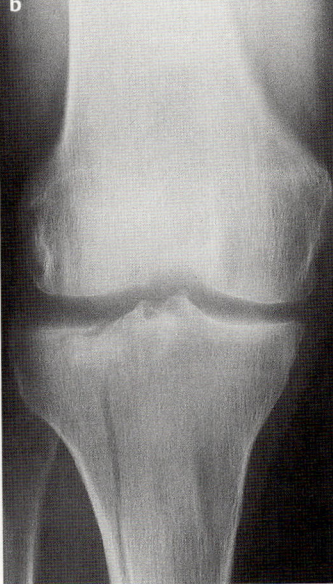

In einer Schichtdicke von 9 cm über der Röntgenfilmkassette erscheinen die Feinstrukturen der Spongiosa unscharf, der in der Schichtebene verlaufende Frakturspalt ist dagegen scharf abgebildet.

4.1.6 Digitale Radiographie

Hierbei wird die Bildfläche **(Matrix)** zeilen- und spaltenweise in Bildpunkte **(Pixel)** aufgeteilt und jedem Pixel ein seiner Helligkeit entsprechender Zahlenwert **(Graustufe)** zugeordnet. Die Anzahl der pro Fläche zur Verfügung stehenden Pixel (Pixelgröße) bestimmt die **Ortsauflösung** des Bildes. Die pro Pixel verfügbare Anzahl der Graustufen bestimmt die **Genauigkeit der Grauwertdarstellung**.

Der Bereich optimaler Belichtung **(Dynamikbereich)** ist bei digitalen Radiographiesystemen größer als bei konventionellen (Abb. **A-4.10**). Dadurch treten kaum Fehlbelichtungen auf.

Es gibt mehrere digitale Radiographiesysteme:
1. digitale Lumineszenzradiographie
2. digitale Selentechnik
3. CCD-Technik
4. Flachdetektoren.

Am verbreitetsten ist die **digitale Lumineszenzradiographie**. In einer **Speicherfolie** werden Elektronen durch Röntgenphotonen energetisch angehoben. Sie geben diese Energie erst bei weiterer Energiezufuhr durch einen Laserstrahl unter Aussendung von Licht ab. Dieses wird nachgewiesen, verstärkt und digital umgewandelt (Abb. **A-4.11**).

4.1.6 Digitale Radiographie

Durch die Entwicklung der Computertechnologie ist auch in der klassischen Projektionsradiographie der Einsatz digitaler Bildaufnahme- und -verarbeitungssysteme möglich. Das Prinzip der Digitalisierung besteht in einer getrennten Bearbeitung der Signale für die Bildaufnahme und der Signale für die Bildwiedergabe. Die am Detektorsystem eingehenden analogen Signale der Röntgenphotonen werden in zweifacher Hinsicht digitalisiert: Die Bildfläche **(Matrix)** wird zeilen- und spaltenweise in Bildpunkte **(Pixel)** aufgeteilt. Jedem Pixel wird ein seiner Helligkeit entsprechender Zahlenwert **(Graustufe)** zugeordnet. Die Anzahl der Graustufen, die das System aufzulösen vermag, wird als Speichertiefe bezeichnet und als Vielfaches der Zahl Zwei (Binärsystem) in Bit angegeben. Gebräuchliche digitale Radiographiesysteme verwenden eine Matrix von 2048×2048 Pixeln mit jeweils 10–14 Bit ($2^{10} = 1024$ Graustufen). Die Anzahl der pro Fläche zur Verfügung stehenden Pixel (Pixelgröße) bestimmt die **Ortsauflösung** des Bildes. Die pro Pixel verfügbare Anzahl der Graustufen bestimmt die **Genauigkeit der Grauwertdarstellung**.

Die optische Dichtekurve eines digitalen Radiographie-Aufnahmesystems hat einen günstigeren Verlauf als die konventioneller Film-Folien-Kombinationen (Abb. **A-4.10**). Über einen weiten Dosisbereich werden Intensitätsunterschiede am Detektor adäquat in digitale Daten und damit Schwärzungsunterschiede umgesetzt. Dieser als **Dynamikbereich** bezeichnete Belichtungsumfang ist um den Faktor 100 größer als bei konventionellen Film-Folien-Kombinationen und schließt Fehlbelichtungen praktisch aus. Lediglich bei sehr geringer Dosis nimmt das Rauschen merklich zu.

Verschiedene Systeme der digitalen Radiographie sind im Einsatz bzw. in der klinischen Erprobung:
1. digitale Lumineszenzradiographie (Speicherfolie)
2. digitale Selentechnik (Selentrommel)
3. CCD-Technik
4. Flachdetektoren mit direkter Wandlung (Selen) oder indirekter Wandlung (Szintillator).

Am weitesten in der Klinik verbreitet ist die **digitale Lumineszenzradiographie**. Kernstück ist eine aus Phosphorkristallen bestehende **Speicherfolie**, die in einer Röntgenfilmkassette steckt. Durch die einfallenden Röntgenphotonen werden Elektronen im Kristallgitter der Speicherfolie energetisch angehoben und in sog. Haftstellen (Traps) festgehalten. Somit wird ein latentes Ladungsbild gespeichert. In der Auswerteeinheit wird die Kassette geöffnet und mit einem Laserstrahl zeilenweise abgetastet. Die Energie des Laserstrahls löst die in den Traps gefangenen Elektronen und die angeregten Phosphoratome gehen unter Aussendung von Licht (stimulierte Lumineszenz) in den Grundzustand über. Das emittierte Licht wird mit einem Photomultiplier nachgewiesen, verstärkt und digital umgewandelt (Abb. **A-4.11**). Nach dem Auslesevorgang wird

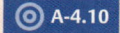 A-4.10

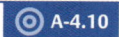 A-4.10 **Vergleich der optischen Dichtekurven einer konventionellen Film-Folien-Kombination (unten) und eines digitalen Radiographiesystems (oben)**

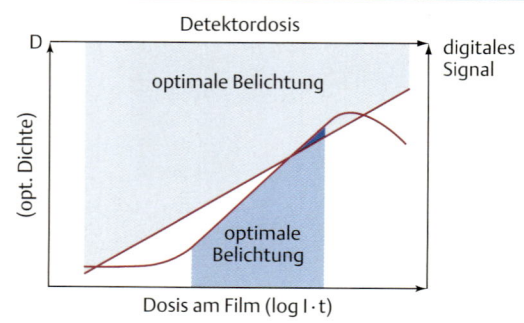

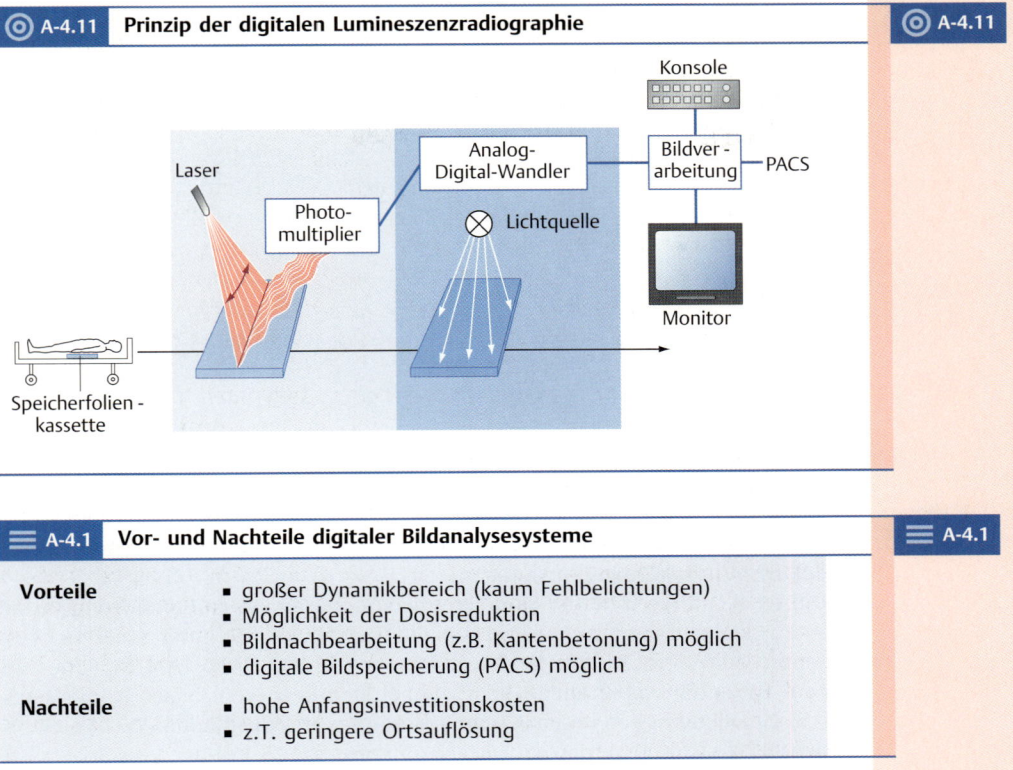

⊙ A-4.11   **Prinzip der digitalen Lumineszenzradiographie**

⊙ A-4.11

≡ A-4.1   **Vor- und Nachteile digitaler Bildanalysesysteme**

≡ A-4.1

Vorteile	• großer Dynamikbereich (kaum Fehlbelichtungen) • Möglichkeit der Dosisreduktion • Bildnachbearbeitung (z.B. Kantenbetonung) möglich • digitale Bildspeicherung (PACS) möglich
Nachteile	• hohe Anfangsinvestitionskosten • z.T. geringere Ortsauflösung

die Restladung der Speicherfolie durch intensive Lichtbestrahlung gelöscht und die Folie kann erneut benutzt werden.

Haupteinsatzgebiet der Speicherfolien sind Aufnahmen in freier Belichtungstechnik und hier insbesondere die Thoraxaufnahmen auf der Intensivstation Dabei kommt der Vorteil des großen Belichtungsumfanges eines digitalen Systems zum Tragen. Fehlbelichtungen, wie mit konventionellen Film/Foliensystemen in freier Belichtung häufig, lassen sich mit dem Speicherfoliensystem annähernd ausschließen. Tab. **A-4.1** fasst die Vor- und Nachteile digitaler Bildanalysesysteme zusammen.

4.2 Durchleuchtung

Die Durchleuchtung mit der Bildverstärkertechnik hat die mit einer hohen Patientendosis verbundene und in Dunkelheit durchzuführende Fluoreszenzschirmdurchleuchtung abgelöst. Der Bildverstärker spart Dosis ein und überträgt das Durchleuchtungsbild auf einen Fernsehmonitor, wo es bei Tageslicht betrachtet werden kann.

4.2.1 Gerätetechnik

Das Durchleuchtungsgerät besteht aus
- Generator
- Röntgenstrahler
- Bildverstärker-Fernsehkette
- kippfähigem Untersuchungstisch.

Generator und Röntgenstrahler entsprechen denen konventioneller Röntgenanlagen. Die Röntgenröhre ist i.d.R. unter dem Untersuchungstisch (Untertischröhre), selten über dem Tisch montiert.

Haupteinsatzgebiet der Speicherfolien sind Aufnahmen in freier Belichtungstechnik. Tab. **A-4.1** zeigt Vor- und Nachteile digitaler Bildanalysesysteme.

4.2 Durchleuchtung

Die Durchleuchtung wird heute mit der dosissparenden Bildverstärkertechnik bei Tageslicht durchgeführt.

4.2.1 Gerätetechnik

Das Durchleuchtungsgerät besteht aus Generator, Röntgenstrahler, Bildverstärker-Fernsehkette und kippfähigem Untersuchungstisch.

Der Röntgenstrahler ist meist unter dem Tisch angebracht.

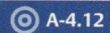

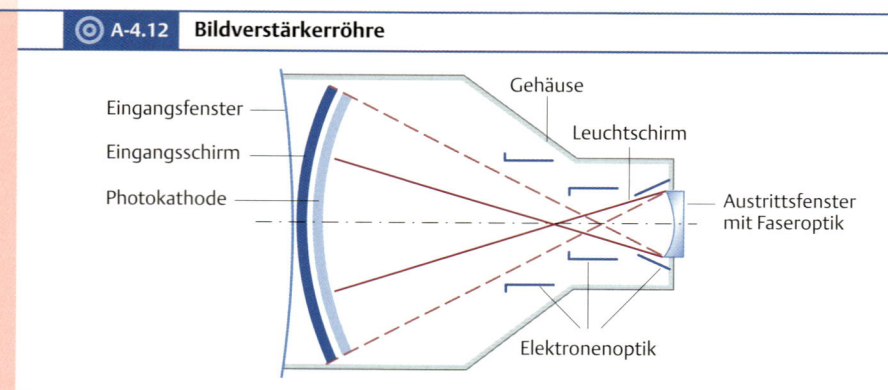

⊙ A-4.12   **Bildverstärkerröhre**

Der **Bildverstärker** über dem Patienten ist frei beweglich und mit dem Röntgenstrahler gekoppelt. So lassen sich Bewegungsabläufe dokumentieren.

Die aus dem Patienten austretenden Röntgenphotonen bewirken am Eingang der Bildverstärkerröhre Fluoreszenz, die Elektronen aus einer Photokathode auslöst. Diese werden beschleunigt und erzeugen am Ausgang der Röhre ein verkleinertes, **verstärktes Durchleuchtungsbild** (Abb. **A-4.12**).

Die **Fernsehkamera** wandelt dieses in Videosignale um.

4.2.2 Stellenwert im Vergleich zu konkurrierenden Verfahren

Die **rotierende Thorax-durchleuchtung** hilft, hiläre Prozesse, extra- oder intrapulmonale Verschattungen abzuklären.

Die Durchleuchtung ist bei **Kontrastmitteluntersuchungen des Magen-Darm-Traktes**, vor allem des Dünndarms, von Bedeutung.

Die MRT macht **Arthrographien** meist überflüssig.
Die **Myelographie** (plus Postmyelo-CT) weist Wurzelkompressionen nach.

Der über dem Tisch und damit über dem Patienten befindliche **Bildverstärker** ist frei beweglich, aber mit der Untertischröhre so gekoppelt, dass der Zentralstrahl immer das Zentrum des Bildverstärkers trifft. So können Bewegungsabläufe beobachtet und pathologische bzw. repräsentative Befunde gezielt dokumentiert werden (Zielaufnahme).
Die Bildverstärkerröhre ist ein Vakuumgefäß mit einem großen Eingangs- und einem kleinen Ausgangsfenster. Am Eingangsfenster ist unter einer Fluoreszenzschicht eine Photokathodenschicht angebracht (Abb. **A-4.12**). Die aus dem Patienten austretenden Röntgenphotonen bewirken in der Fluoreszenzschicht Lichtemission und das Licht löst aus der Photokathodenschicht Elektronen heraus. Diese werden im Hochspannungsfeld (25 kV) der Verstärkerröhre zum Ausgangsfenster hin beschleunigt und dabei von Ablenkspulen elektronenoptisch fokussiert. Am Ausgangsschirm entsteht an einer Fluoreszenzschicht ein verkleinertes, aber sehr viel helleres **(verstärktes) Durchleuchtungsbild** (Abb. **A-4.12**). Eine Faseroptikscheibe aus Glasfasern verhindert Lichtstreuung und Verzeichnung. Über eine Koppeloptik mit semitransparenten Ablenkspiegeln für eine 100-mm-Kamera werden die Bildsignale dem Detektorsystem der Fernsehkamera zugeleitet.
Die **Fernsehkamera** wandelt die Bildsignale wieder in elektrische Signale (Videosignale) um und leitet sie an einen oder mehrere Monitore weiter.

4.2.2 Stellenwert im Vergleich zu konkurrierenden Verfahren

Typische Durchleuchtungsuntersuchungen sind Thoraxdurchleuchtung, Kontrastmittelpassage des Magen-Darm-Traktes, Fisteldarstellung, Phlebographie, Arthrographie und Myelographie.
Die **rotierende Thoraxdurchleuchtung** kann zur Abklärung hilärer Prozesse und zur Differenzierung extra- oder intrapulmonaler Verschattungen hilfreich sein. Eine vollständigere Abklärung derartiger Fragestellungen erzielt man mit dem Thorax-CT in „Low-dose-Technik".
Obwohl **Kontrastmitteluntersuchungen des Magen-Darm-Traktes** in Doppelkontrasttechnik (s. S. 440) pathologische Veränderungen mit hoher Sensitivität und Spezifität nachweisen können, ist die Diagnostik des Magens und Kolons, nicht zuletzt wegen der Möglichkeit der Biopsie, eine Domäne der Endoskopie. Der Dünndarm wird in Form der Doppelkontrastuntersuchung nach Sellink mit Durchleuchtung untersucht (neuerdings auch in Kombination mit CT oder MRT).
Arthrographien sind seit der flächenhaften Einführung der MRT selten und zumeist entbehrlich geworden.
Die **Myelographie** stellt in Verbindung mit der Postmyelo-CT den Goldstandard beim Nachweis von Wurzelkompressionen dar.

4.3 Interventionelle Radiologie s.S. 426

4.4 Computertomographie (CT)

4.3   Interventionelle Radiologie s.S. 426

4.4   Computertomographie (CT)

▶ **Definition:** Die Computertomographie (CT) ist ein Röntgenverfahren, mit dem transversale Schichten erzeugt werden. Dadurch lassen sich Gewebe und Organe überlagerungsfrei zweidimensional darstellen. In der Summe der einzelnen Schichten liegt die Information der 3. Dimension. Die CT zählt zu den Schnittbildverfahren.

◀ **Definition**

4.4.1 Gerätetechnik

Computertomographen der 1–4. Generation

Das Prinzip der CT wurde 1968 von Hounsfield und Cormack entwickelt. Die ersten Geräte mit Messzeiten von mehr als 5 Minuten pro Schicht kamen 1971 als Schädel-CT-Geräte zum Einsatz.
Ein CT-Gerät besteht aus
- Gantry (Abtasteinheit, „Röhre"): In der Gantry sind der Hochspannungsgenerator, die Röntgenröhre, ein Blendensystem, die Kühlung und das Detektorsystem untergebracht.
- Patientenlagerungstisch
- Bedienpult
- Computer.

Um eine Körperschicht zu durchstrahlen, bewegte sich die Röntgenröhre bei den CT-Geräten der 1. und 2. Generation noch in zwei getrennten Einzelbewegungen: Translation und Rotation. Bei den heute verwendeten Geräten der 3. und 4. Generation dagegen rotiert die Röntgenröhre. Hierzu wird mit einem System von Blenden, dem Kollimator, ein **schmaler, fächerförmiger Röntgenstrahl** aus dem Strahlenkegel ausgeblendet. Seine Breite entspricht der gewünschten Dicke der Körperschicht. Der Öffnungswinkel des Strahlenkegels ist so breit, dass der gesamte Patientenquerschnitt durchstrahlt wird (Abb. **A-4.13**). Bei den Geräten der 3. Generation vollführen die Röhre und die ihr gegenüber angeordneten Detektoren gemeinsam eine kreisförmige Bewegung um den Patienten. Die Geräte der 4. Generation besitzen einen im Vollkreis angeordneten, stationären Detektorkranz. Nur die Röntgenröhre umkreist den Patienten.

4.4.1 Gerätetechnik

Computertomographen der 1–4. Generation

Ein CT-Gerät besteht aus
- Gantry (Abtasteinheit) mit Röntgenröhre, Detektorsystem u.a.
- Patientenlagerungstisch
- Bedienpult
- Computer.

Um eine Körperschicht zu durchstrahlen, wird bei den heute üblichen Geräten der 3. und 4. Generation, bei denen die Röntgenröhre rotiert, mit einem Blendensystem ein **schmaler, fächerförmiger Röntgenstrahl** aus dem Strahlenkegel ausgeblendet. Er ist so breit wie die gewünschte Dicke der Körperschicht und erfasst den gesamten Patientenquerschnitt (Abb. **A-4.13**).

| ◎ A-4.13 | **Bildakquisition in einem Computertomographen der 3. Generation** | ◎ A-4.13 |

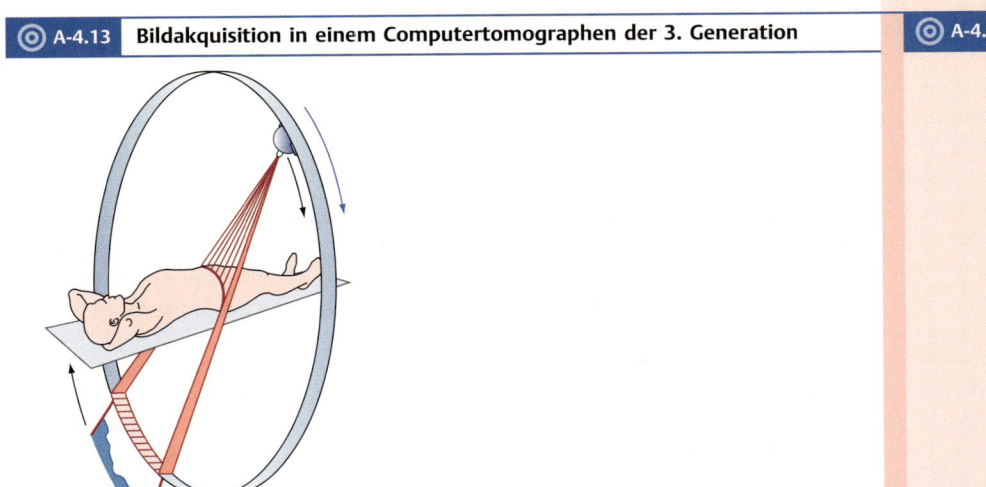

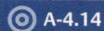

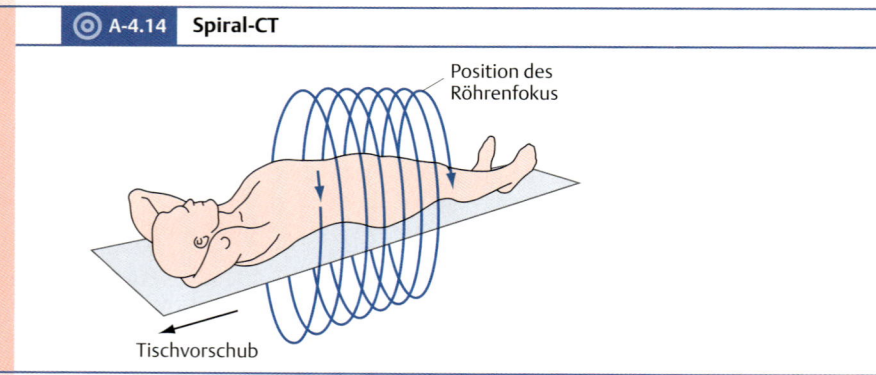

A-4.14   Spiral-CT

Position des
Röhrenfokus

Tischvorschub

Die **Detektoren** messen die Intensitäts-unterschiede der Röntgenstrahlung und wandeln sie in elektrische Signale um. **Multidetektorsysteme (MDCT)** bestehen aus mehreren Detektorzeilen.

Es gibt folgende Formen der Bildakquisition:

Einzelschicht-CT: Bei den **konventionellen Computertomographen** der 4. Generation sind Röhrenrotation und Tischvorschub diskontinuierlich.

Spiral-CT: Röhrenrotation und Tischvor-schub sind kontinuierlich. Die Röntgen-röhre beschreibt eine spiralförmige Bahn um den Körper (Abb. **A-4.14**). Aus dem Datensatz lassen sich Schichten beliebiger Dicke und in variablem Abstand zueinander rekonstruieren.

Die Vorteile der Spiral-CT zeigt Tab. **A-4.2**.

Als **Detektoren** kommen sowohl Gas- als auch Festkörperdetektoren (z.B. Ioni-sationskammern, Szintillationsdetektoren) zum Einsatz. Beiden Detektorarten ist gemeinsam, dass sie die Intensitätsunterschiede der nach dem Durchtritt durch den Patienten geschwächten Röntgenstrahlung messen und in elektri-sche Signale umwandeln, die anschließend digitalisiert und der Bildrekonstruk-tion zugeführt werden. Modernste Entwicklungen gehen dahin, mehrere Detek-torzeilen nebeneinander anzuordnen **(MDCT, Mehrzeilencomputertomogra-phie)**, so dass mit einer Röhrenumdrehung mehr als eine Untersuchungsschicht errechnet werden kann.
Die Geräte der 4. Generation ermöglichen folgende Formen der Bildakquisition:

Einzelschicht-CT: Bei den **konventionellen Computertomographen** der 4. Generation rollen sich die Kabel für die Hochspannungszuführung und die Messdatenabführung auf, so dass sie nach einer 360-Umdrehung zurückgeführt werden müssen. Die Zeit für die Kabelrückführung wird dazu genutzt, den Patientenlagerungstisch in Körperlängsachse vorzuschieben, so dass die näch-ste Körperschicht durchstrahlt werden kann.
Spiral-CT: Die Einführung eines Schleifringsystems zur Spannungszuführung machte die ständige Drehrichtungsänderung der Röhre zur Kabelrückführung unnötig und ermöglichte eine dauerrotierende Röhre. Bei sich kontinuierlich vorwärtsbewegendem Patiententisch beschreibt die Röntgenröhre eine spiral-förmige Bahn um den Körper (Abb. **A-4.14**). Die Messdaten werden dabei ebenso kontinuierlich als so genannter Volumendatensatz aufgenommen. Daraus können durch bestimmte Rekonstruktionsalgorithmen Schichten belie-biger Dicke und in variablem Abstand zueinander rekonstruiert werden.
Die Vorteile der Spiral-CT zeigt Tab. **A-4.2**.

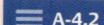

A-4.2   Vorteile der Spiral-CT

- kurze Untersuchungszeiten
- lückenlose Erfassung von Volumendatensätzen in einer Atempause. Dadurch entstehen keine Zwischenräume durch unterschiedliche Atemlage wie im Einzelschicht-CT.
- Reduzierung von Partialvolumeneffekten durch Rekonstruktion überlappender Schichten
- Möglichkeit zur dreidimensionalen Rekonstruktion (3D), Berechnung von koronaren, sagittalen oder irregulären Schichtebenen (MPR)
- bessere Ausnutzung des Kontrastmittelbolus für Mehrphasenuntersuchungen (z.B. der Leber) und CT-Angiographie

High-resolution-Computertomograph

Die hochauflösende Computertomographie **(HR-CT)** ist eine spezielle Untersuchungstechnik, die zur Beurteilung von Feinstrukturen, z.B. der Lunge oder des Felsenbeines eingesetzt wird. Bei dünnen Schichten von 1–2 mm wird eine hochauflösende Bildmatrix und zur Verminderung des Rauschens eine höhere Dosis verwendet.

Elektronenstrahl-Computertomograph

Im Elektronenstrahl-Computertomographen befindet sich statt einer Röntgenröhre eine Elektronenkanone, und zwar am Kopf des Patienten. Von hier aus werden die Elektronen bei einer Hochspannung von 120 kV in einem trichterartigen Vakuumtunnel beschleunigt und von Ablenkspulen auf Targetringe zugelenkt, die halbkreisförmig unter dem Patienten angebracht sind (Abb. **A-4.15**). Die einzelnen Targets entsprechen der Anode der klassischen Röntgenröhre. An ihnen entsteht Röntgenstrahlung. Der Elektronenstrahl wird in ca. 50–100 ms über den Targethalbkreis geführt. Auf der gegenüberliegenden Seite misst ein Detektorhalbkreis die Schwächung der aus dem Patienten austretenden Röntgenstrahlung.

High-resolution-Computertomograph

Die **HR-CT** ist eine Untersuchungstechnik mit dünnen Schichten, hochauflösender Bildmatrix und erhöhter Dosis zur besseren Darstellung von Feinstrukturen.

Elektronenstrahl-Computertomograph

Im Elektronenstrahl-Computertomographen befindet sich am Kopf des Patienten eine Elektronenkanone. Die Elektronen produzieren an einem Targethalbkreis unter dem Patienten Röntgenstrahlung, deren Schwächung von einem Detektorhalbkreis über dem Patienten gemessen wird (Abb. **A-4.15**).

⊚ **A-4.15** Elektronenstrahl-CT

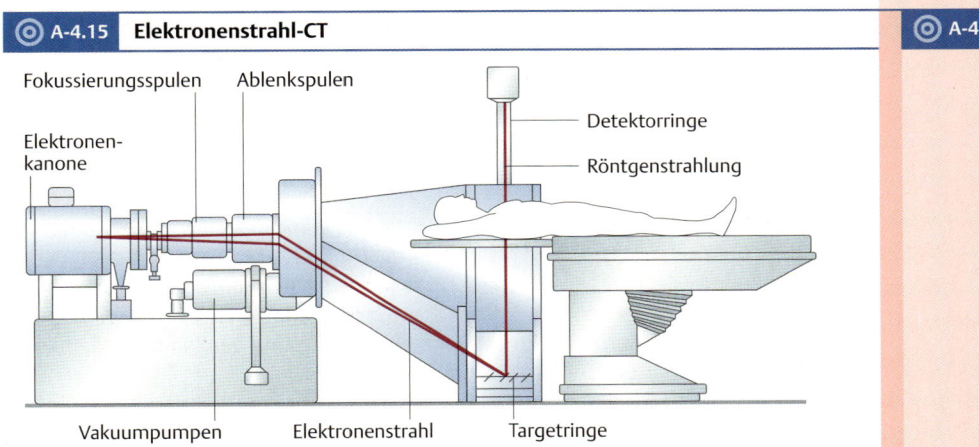

Fokussierungsspulen   Ablenkspulen   Detektorringe   Röntgenstrahlung

Elektronen-kanone

Vakuumpumpen   Elektronenstrahl   Targetringe

⊚ **A-4.15**

Tab. **A-4.3** zeigt die Vor- und Nachteile der Elektronenstrahl-CT. Sie wird vor allem in der Herzdiagnostik – zum Nachweis von Koronarkalk – eingesetzt.

Tab. **A-4.3** zeigt die Vor- und Nachteile der Elektronenstrahl-CT.

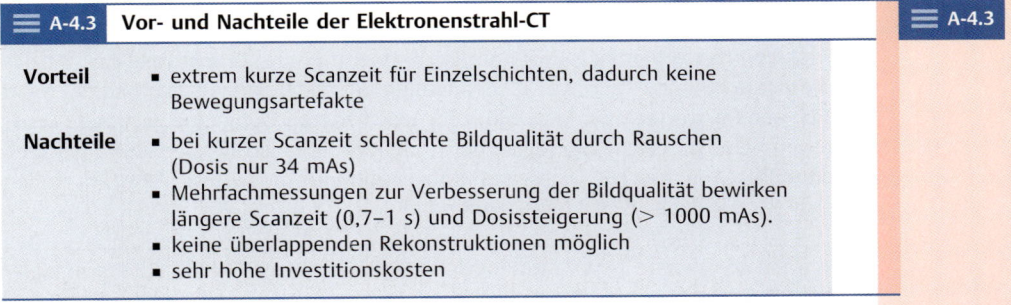

≡ **A-4.3** Vor- und Nachteile der Elektronenstrahl-CT

Vorteil	▪ extrem kurze Scanzeit für Einzelschichten, dadurch keine Bewegungsartefakte
Nachteile	▪ bei kurzer Scanzeit schlechte Bildqualität durch Rauschen (Dosis nur 34 mAs) ▪ Mehrfachmessungen zur Verbesserung der Bildqualität bewirken längere Scanzeit (0,7–1 s) und Dosissteigerung (> 1000 mAs). ▪ keine überlappenden Rekonstruktionen möglich ▪ sehr hohe Investitionskosten

≡ **A-4.3**

4.4.2 Bildrekonstruktion

Die Detektoren messen die Schwächung der Röntgenstrahlen beim Durchtritt durch den Patienten in jeder Winkelstellung der Röntgenröhre (Projektion). Die so ermittelten Schwächungswerte werden im Computer logarithmiert und nach einer Hoch- und Tiefpassfilterung (Faltungskerne) nach Art eines Linienintegrals rückprojiziert **(gefaltete Rückprojektion)**, d.h. alle Punkte entlang

4.4.2 Bildrekonstruktion

Nach Logarithmierung und Bearbeitung **(gefaltete Rückprojektion)** der von den Detektoren gemessenen Schwächungswerte ergibt ihre Überlagerung das Schichtbild. Jedes Bildelement **(Pixel)** repräsentiert ein Volumenelement **(Voxel)**:

des Integrationsweges erhalten den gleichen Signalwert. Aus den Schwächungswerten aller Projektionen ergibt sich durch Überlagerung das Schichtbild. Jedes Element des zweidimensionalen Bildes **(Pixel)** repräsentiert ein Volumenelement **(Voxel)**:

▶ **Merke**

▶ **Merke:** Voxel = Pixel × Schichtdicke

Das Ausmaß der Strahlenabsorption bestimmt der lineare Schwächungskoeffizient. Zur besseren Vergleichbarkeit der Gewebe dient in der CT aber die **Hounsfield-Einheit**.

Das Ausmaß der Absorption und damit der Schwächung der Röntgenstrahlung in einem Voxel hängt von der Zusammensetzung – z.B. Dichte – des Gewebes im Voxel und von der Strahlungsenergie ab (linearer Schwächungskoeffizient, s.S. 12). Um den Einfluss der Strahlungsenergie zu eliminieren und die Absorption von Gewebearten besser miteinander vergleichen zu können, verwendet man in der CT die **Hounsfield-Einheit**.

▶ **Definition**

▶ **Definition:** Die Hounsfield-Einheit (HE) errechnet sich aus dem linearen Schwächungskoeffizienten μ und ist ein Maß für die Dichte. Sie ist ein relativer Schwächungskoeffizient. Bezugsgröße ist Wasser (0 HE).

$$HE = \frac{1000 \times \mu(Objekt) - \mu(Wasser)}{\mu(Wasser)}$$

Wählt man als zweiten Fixpunkt Luft (–1000 HE), lassen sich die relativen Schwächungskoeffizienten der Gewebe auf einer Dichteskala, der **Hounsfield-Skala**, anordnen.

Tab. **A-4.4** zeigt typische Dichtewerte.

Tab. **A-4.4** zeigt typische Dichtewerte der CT.

≡ A-4.4

≡ A-4.4	**Typische Dichtewerte in der CT in Hounsfield-Einheiten**
Gewebe bzw. Befund	*Hounsfield-Einheit (HE)*
Lunge	–500 He
Fett	–100–0 HE
Wasser	0 HE
Leber (nativ)	40–60 HE
frische Blutung	70–90 HE
Leber (nach Kontrastmittelgabe)	ca. 150 HE
Spongiosa	300 HE
Kompakta	> 1000 HE

Dichtewerte stellen sich als **Graustufen** dar. Da das menschliche Auge nur ca. 20 Graustufen unterscheiden kann, bedient man sich der **Fenstertechnik** (Abb. **A-4.16**).

Dichtewerte stellen sich im Computertomogramm als **Graustufen** dar. Da das menschliche Auge nur ca. 20 Graustufen unterscheiden kann, bedient man sich der **Fenstertechnik:** Man wählt für jede Untersuchung eine geeignete Fenstereinstellung, welche nur die zu beurteilenden Organstrukturen als Graustufen darstellt. (Abb. **A-4.16**). Dichtewerte ober- und unterhalb dieses Fensters stellen sich einheitlich schwarz bzw. weiß dar.

▶ **Merke**

▶ **Merke:** Gewebe bzw. pathologische Veränderungen, deren Dichte annähernd mit der einer Bezugsgröße (z.B. Wasser, Gehirn) übereinstimmt, bezeichnet man als **isodens**, solche mit im Vergleich zur Bezugsgröße höheren Dichtewerten als **hyperdens**, mit geringeren Dichtewerten als **hypodens**.

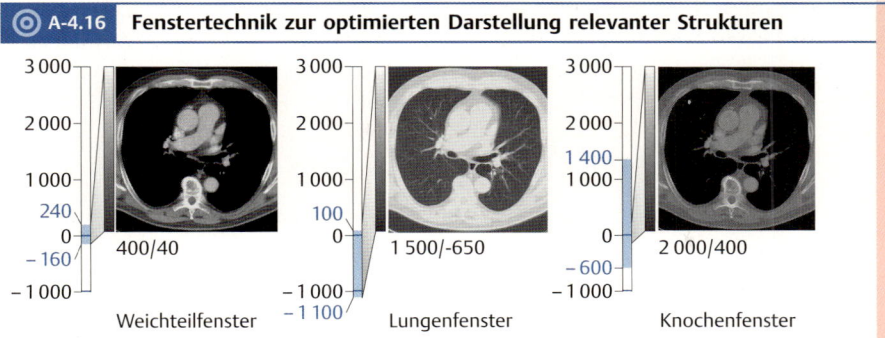

A-4.16 **Fenstertechnik zur optimierten Darstellung relevanter Strukturen**

A-4.16

Weichteilfenster 400/40 — Lungenfenster 1 500/-650 — Knochenfenster 2 000/400

4.4.3 Strahlenbelastung

Die Strahlenexposition durch die CT ist nicht unerheblich. Obwohl nur 7 % der radiologischen Untersuchungen CTs sind, machen diese ⅓ der medizinisch bedingten Strahlenexposition aus. Die effektive Dosis für eine Thorax-CT mit 25 Schichten beträgt 5–16 mSv und ist damit 20–70-mal höher als die der konventionellen Thoraxübersichtsaufnahme.

Der Arzt muss daher zum einen die Indikation zur CT kritisch stellen, zum andern die Untersuchungsparameter (mAs) mit Bedacht festlegen: Eine Dosishalbierung vervierfacht das Rauschen. Eine Halbierung der Schichtdicke erfordert bei gleicher Bildqualität eine Verdoppelung der Dosis.

▶ **Merke:** Bei Hochkontrastuntersuchungen z.B. des Thorax oder der NNH kann die Dosis ohne relevanten Verlust an Bildqualität reduziert werden (**„Low-dose-Technik"**).

4.4.4 Stellenwert im Vergleich zu konkurrierenden Verfahren

Die CT ist das Verfahren der Wahl zur überlagerungsfreien Darstellung der inneren Organe. Sie weist eine hohe Dichteauflösung auf. Im Vergleich zu konventionellen Röntgenaufnahmen ist die Kontrastabstufung daher besser. Die räumliche Auflösung ist jedoch geringer, weil es sich um eine rekonstruierte Darstellung der Absorptionswerte handelt.

Die **kraniale CT** ist Basisdiagnostik beim Schlaganfall (Blutungsausschluss) und beim Schädel-Hirn-Trauma. An ihre Grenzen stößt sie beim Nachweis kleiner Läsionen, sehr frischer Infarkte und in der Beurteilung des Hirnstammes. Hier ist die MRT viel aussagekräftiger.

Da sich Lungenparenchym und Mediastinalstrukturen im Thorax-Computertomogramm hervorragend beurteilen lassen, ist die **Thorax-CT** hier das bildgebende Verfahren der Wahl.

Die parenchymatösen Oberbauchorgane sind i.d.R. sonographisch gut zu beurteilen. Als weiterführendes bildgebendes Verfahren wird die Spiral-CT mit oraler oder i.v. Gabe von Kontrastmittel eingesetzt. Z.T. ist jedoch die MRT (bei Einsatz schneller Sequenzen und Atemanhaltetechnik) besser geeignet.

Die CT eignet sich hervorragend zur Beurteilung **knöcherner Strukturen** (z.B. Wirbelkörper- oder Beckenfrakturen). Weichteile lassen sich jedoch durch die MRT besser beurteilen (z.B. Myelonkompression bei intraspinalem Hämatom).

4.5 Magnetresonanztomographie (MRT)

▶ **Definition:** Die Magnetresonanztomographie (Kernspintomographie, MRT) ist ein Verfahren zur Erzeugung von Schnittbildern in einer frei wählbaren Raumebene ohne Verwendung von Röntgenstrahlung.

4.4.3 Strahlenbelastung

Die effektive Dosis für eine Thorax-CT mit 25 Schichten ist 20–70-mal höher als die der konventionellen Thoraxaufnahme.

Die Indikationsstellung und die Wahl der Parameter erfordern daher Umsicht.

◀ Merke

4.4.4 Stellenwert im Vergleich zu konkurrierenden Verfahren

Die CT stellt Organe überlagerungsfrei dar. Der Kontrast ist höher und die Ortsauflösung geringer als bei konventionellen Röntgenaufnahmen.

Die **kraniale CT** ist Basis-diagnostik beim Schlaganfall und Schädel-Hirn-Trauma.

Die **Thorax-CT** ist **das** Verfahren zur Darstellung von Lunge und Mediastinum.

Die Oberbauchorgane sind Domäne der Sonographie, die CT ist hier weiterführendes Verfahren.

Knöcherne Strukturen lassen sich sehr gut, Weichteile schlechter als mit der MRT beurteilen.

4.5   Magnetresonanztomographie (MRT)

◀ Definition

◎ A-4.17

◎ A-4.17 **Physikalische Grundlagen der MRT**

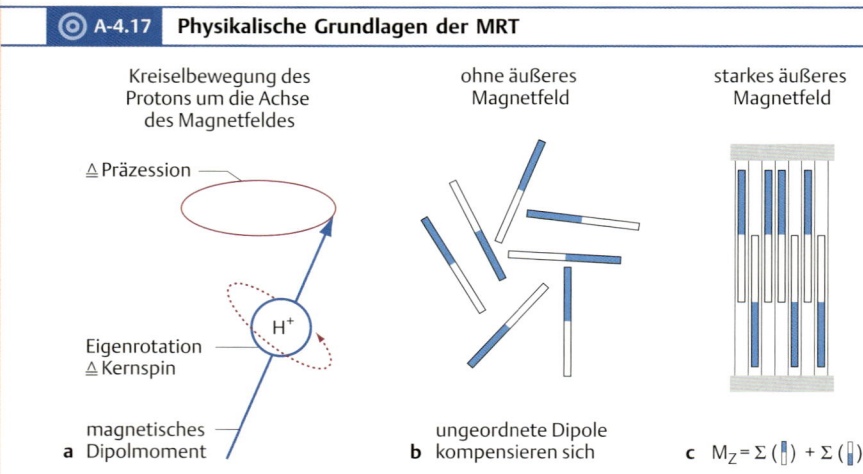

Kreiselbewegung des Protons um die Achse des Magnetfeldes

ohne äußeres Magnetfeld

starkes äußeres Magnetfeld

≙ Präzession

Eigenrotation ≙ Kernspin

magnetisches
a Dipolmoment

b ungeordnete Dipole kompensieren sich

c $M_Z = \Sigma(\uparrow) + \Sigma(\downarrow)$

4.5.1 Physikalische Grundlagen

Kernmagnetresonanz betrifft Atomkerne ungerader Nukleonenzahl, z.B. das Wasserstoffproton.

Jedes Proton besitzt einen Eigendrehimpuls **(Kernspin)**, der ein **magnetisches Dipolmoment** induziert. In einem starken äußeren Magnetfeld richten sich die magnetischen Dipole entlang der Feldlinien aus. Eine messbare Nettomagnetisierung **(Längsmagnetisierung Mz)** entsteht (Abb. **A-4.17**).

Die Bewegung der Atomkerne um die Längsachse des Magnetfeldes heißt **Präzession**.

Die **Präzessions-** oder **Larmorfrequenz**, mit der die Ladung rotiert, hängt u.a. von der Stärke des Magnetfeldes (Bo) ab:

Larmorfrequenz (ωo) = γ × Bo

▶ Merke

4.5.2 Gerätetechnik

Ein Magnetresonanztomograph besteht aus
- Magnet
- Gradientenspulen
- Hochfrequenzspulen
- Rechnersystem.

4.5.1 Physikalische Grundlagen

Die Kernmagnetresonanz beruht auf den Eigenschaften von Atomkernen mit ungerader Nukleonenzahl. Da Wasser das häufigste Molekül im menschlichen Körper ist, eignet sich das Wasserstoffproton (H⁺) besonders zur Messung und Erläuterung des Phänomens.

Jedes Proton besitzt einen Eigendrehimpuls **(Kernspin)**, d.h. seine positive Ladung bewegt sich mit einer stoffspezifischen Geschwindigkeit um die eigene Achse. Die bewegte elektrische Ladung induziert ihr eigenes **magnetisches Dipolmoment** (Abb. **A-4.17a**). Im menschlichen Körper liegen diese Magnetfelder ungeordnet vor und kompensieren sich folglich (Abb. **A-4.17b**). In einem starken äußeren Magnetfeld jedoch richten sich die magnetischen Dipole entlang der Feldlinien – parallel oder antiparallel – aus. Die Mehrzahl der Protonen nimmt die energetisch etwas günstigere Parallelposition ein, so dass eine messbare Nettomagnetisierung **(Längsmagnetisierung Mz)** entsteht (Abb. **A-4.17c**). Atomkerne mit ungerader Nukleonenzahl bewegen sich wie ein torkelnder Kreisel um die Längsachse des Magnetfeldes. Diese Bewegung heißt **Präzession**.

Das starke äußere Magnetfeld zwingt den Protonen auch die Geschwindigkeit bzw. Frequenz auf, mit der ihre Ladung rotiert. Diese **Präzessions-** oder **Larmorfrequenz** hängt von einer stoffspezifischen Konstante (γ) und der Stärke des äußeren Magnetfeldes (Bo) ab und beträgt für die Wasserstoffprotonen 42 MHz pro Tesla (T).

Larmorfrequenz (ωo) = γ × Bo

▶ **Merke:** Die Ausrichtung und die identische Präzessionsfrequenz aller Protonen in einem starken Magnetfeld ermöglichen das Phänomen der Resonanz: Ähnlich wie eine Stimmgabel eine Gitarrensaite gleicher Frequenz zum Klingen bringt, ist bei Einhaltung der Larmorfrequenz **(Resonanzbedingung)** eine Energieübertragung auf die Protonen **(Anregung)** möglich. Dies geschieht in Form eines Hochfrequenz (HF)-Impulses mit der Larmorfrequenz. Nach Abschalten des Impulses geben die Protonen die aufgenommene Energie in Form eines magnetischen Impulses wieder ab. Dieser wird gemessen und für die Bildgebung genutzt.

4.5.2 Gerätetechnik

Die wesentlichen Bestandteile eines Magnetresonanztomographen sind:
- Magnet
- Gradientenspulen
- Hochfrequenzspulen
- Rechnersystem.

Zur Erzeugung eines für die Bildgebung ausreichend großen und homogenen Magnetfeldes ist der Einsatz **supraleitender Magnete** notwendig: Bei einer Temperatur nahe am absoluten Nullpunkt verlieren die in den Magnetspulen verwendeten Materialien ihren elektrischen Widerstand. Dadurch nehmen nach einer einmaligen Energiezufuhr („Hochfahren des Gerätes") Stromfluss und magnetische Feldstärke nicht ab. Lediglich die Temperatur des Magneten muss nahe am Nullpunkt gehalten werden, was durch ein Kühlsystem mit flüssigem Helium realisiert wird.

Zur Ortskodierung werden dem äußeren Magnetfeld (einer Stärke von z.B. 1,5 T) während der Messsequenzen durch **Gradientenspulen** Magnetfelder geringer Feldstärke (z.B. 1–15 mT) in den drei Raumebenen überlagert. Die Schaltzeiten dieser Gradientenfelder liegen im Millisekundenbereich.

Zur Signalerzeugung und zum Signalempfang werden mobile **Hochfrequenzspulensysteme** dicht an die Körperoberfläche gebracht (z.B. Kopfspule, Oberflächenspule). Sie arbeiten wie eine Sende- und Empfangsantenne. Nach einem definierten HF-Impuls zur Anregung der Protonen in einem durch die Ortskodierung bestimmten Untersuchungsvolumen nimmt die Spule das von den Protonen emittierte Signal auf und leitet es an das **Rechnersystem** zur Bildrekonstruktion weiter.

4.5.3 Bilderzeugung

Ein definierter HF-Impuls führt zur Anregung der Protonen, d.h. die **Längsmagnetisierung Mz** wird um einen bestimmten Winkel in die xy-Ebene ausgelenkt. Dadurch entsteht eine messbare **Quermagnetisierung Mxy**. Gleichzeitig wird die **Präzessionsbewegung synchronisiert**. Die Protonen bewegen sich also nicht nur mit der gleichen Geschwindigkeit um ihre Achse, sondern besitzen nun auch die gleiche Phasenlage.

Unmittelbar nach der Anregung kehren die Protonen in den Grundzustand zurück. Dieser Vorgang heißt **Relaxation**. Dabei finden zeitgleich eine Rückkehr in die Längsmagnetisierung **(Längsrelaxation)** unter Energieabgabe an die Umgebung (das Gitter) und eine Dephasierung (Desynchronisierung) der Präzessionsbewegung **(Querrelaxation)** ohne Energieabgabe an das Gitter statt. Die Relaxationsvorgänge werden mathematisch durch gewebespezifische Zeitkonstanten beschrieben. Die Zeitkonstante der Längsrelaxation heißt **T1** oder **Spin-Gitter-Relaxationszeit** und beträgt 300–2000 ms, die Zeitkonstante der Querrelaxation heißt **T2** oder **Spin-Spin-Relaxationszeit** und beträgt 30–150 ms. Da der von den Protonen bei der Längsrelaxation ausgehende magnetische Impuls sehr klein ist, werden die Protonen mehrmals angeregt und die gemessenen Signale elektronisch gemittelt **(Averaging)**, so dass Rauschen eliminiert wird und die magnetischen Impulse messbar werden. Eine Folge mehrerer HF-Impulse bezeichnet man als **(Puls-)Sequenz**. Die Zeit zwischen zwei Anregungen heißt **Repetitionszeit (TR)**, die Zeit zwischen Anregung und Signalaufnahme ist die **Echozeit (TE)**.

Zur **Ortskodierung** magnetischer Impulse überlagert man das Magnetfeld durch zusätzliche Magnetfelder, die Gradientenfelder. Ein HF-Impuls einer bestimmten Larmorfrequenz regt dann nur Protonen einer schmalen Schicht an. Die Frequenz entspricht dann einem Ort im Gradientenfeld.

Bildkontrast

▶ **Merke:** Der **Bildkontrast**, also die Helligkeitsunterschiede unterschiedlicher Gewebe, hängt von den Gewebeparametern (T1, T2, Protonendichte [PD], d.h. Wassergehalt), Sequenzparametern (TR, TE) und dem Sequenztyp (s.S. 86) ab. Der für den Kontrast ausschlaggebende Gewebeparameter bestimmt die Gewichtung und damit den Bildcharakter einer Sequenz:
- Eine **T1-gewichtete Sequenz** ist durch kurze TR und TE charakterisiert. Gewebe mit einer kurzen T1, z.B. weiße Hirnsubstanz, Fett, erscheinen hell **(hyperintens)**, Gewebe mit einer langen T1, z.B. graue Hirnsubstanz, Muskel, erscheinen dunkel **(hypointens)** (Abb. **A-4.18**).

Zur Erzeugung eines für die Bildgebung ausreichend großen und homogenen Magnetfeldes benötigt man **supraleitende Magnete**.

Zur Ortskodierung werden dem Magnetfeld durch **Gradientenspulen** Magnetfelder geringer Feldstärke (Gradientenfelder) überlagert.

Mobile **Hochfrequenzspulensysteme** dienen der Signalerzeugung, dem Signalempfang und seiner Weiterleitung an das **Rechnersystem**.

4.5.3 Bilderzeugung

Ein HF-Impuls regt die Protonen an, induziert so eine **Quermagnetisierung Mxy** und **synchronisiert** die **Präzessionsbewegung**.

Nach der Anregung kehren die Protonen in den Grundzustand zurück. Diese **Relaxation** besteht aus einer **Längsrelaxation** mit der Zeitkonstante **T1 (Spin-Gitter-Relaxationszeit)** und einer **Querrelaxation** mit der Konstante **T2 (Spin-Spin-Relaxationszeit)**.

Eine Folge mehrerer HF-Impulse zwecks **Averaging** der Signale heißt **(Puls-)Sequenz**. Die Zeit zwischen Impulsen heißt **Repetitionszeit (TR)**, die zwischen Anregung und Signalaufnahme **Echozeit (TE)**.

Die Überlagerung des Magnetfelds durch Gradientenfelder bewirkt, dass ein HF-Impuls nur Protonen einer Schicht anregt **(Ortskodierung)**.

Bildkontrast

◀ Merke

- Eine **T2-gewichtete Sequenz** ist durch längere TR und TE charakterisiert. Gewebe mit einer langen T2, z.B. Wasser, erscheinen hell, Gewebe mit einer kurzen T2, z.B. Muskulatur, erscheinen dunkel. Da Wasser die längste T2 hat, erscheinen Liquor, Ödeme und Zysten hell.
- Eine **Sequenz mit PD-Gewichtung** ist durch eine lange TR und eine kurze TE charakterisiert. Der Einfluss der T1 und T2 ist minimal. Gewebe mit hoher PD, z.B. Wasser, Bindegewebe, erscheinen hell, Gewebe mit geringer PD, z.B. Knochen, Luft, erscheinen dunkel.

▶ Merke

▶ **Merke: T1-Gewichtung**: Fett = hell, Wasser = dunkel
T2-Gewichtung: Wasser = hell, Gewebe = dunkel

◎ **A-4.18** **Magnetresonanztomogramme des Gehirns mit unterschiedlicher Gewichtung**

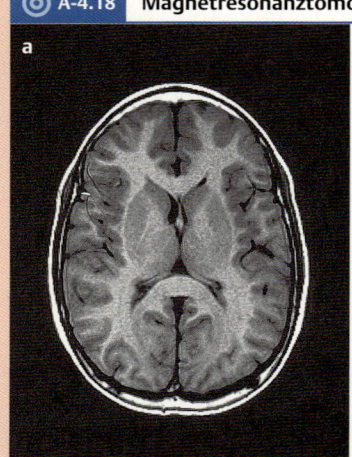 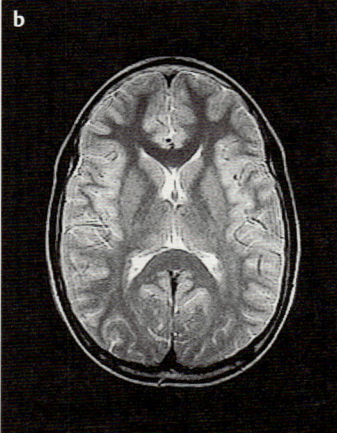 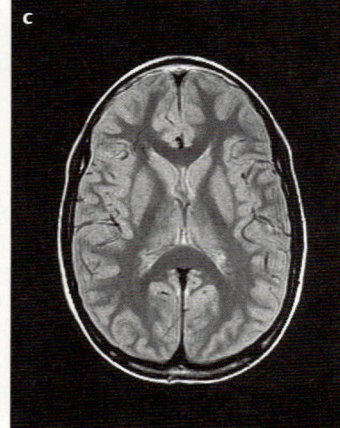

a *T1-Gewichtung:*
    TR = 400–800 ms
    TE < 30 ms
b *T2-Gewichtung:*
    TR > 2000 ms
    TE = 70 ... 150 ms
c *PD-Gewichtung:*
    TR > 2500 ms
    TE < 30 ms

Sequenztypen

Es gibt mehrere Arten der Pulssequenz. Die meisten erzeugen ein Signalecho.

Die **Spinecho-(SE-)Sequenz** Sie liefert die besten Gewebekontraste bei relativ langer Untersuchungszeit.

Die **Turbospinecho- oder TSE-Sequenz** und die **Gradientenecho-(GE-)Sequenz** verkürzen die Messzeit erheblich, sind aber artefaktanfälliger.

Sättigungsimpulse vor der Anregung unterdrücken die Signale von **Fett (STIR-Sequenz)** oder **Wasser (FLAIR-Sequenz)**.

Die **„Time-of-flight"-(TOF-)**GE-Sequenz wird in der **MR-Angio-graphie** eingesetzt. Nur die bewegten Protonen des fließenden Blutes erzeugen ein Signal. Aus der Summe der Einzelbilder eines Untersuchungsvolumens lässt sich über eine **Maximum-intensity-Projektion (MIP)** ein angiographieähnliches Gefäßbild berechnen.

Sequenztypen

Es gibt mehrere Arten der Pulssequenz. Bei dem meisten wird durch Umpolung des Magnetfeldes zum Zeitpunkt des Signalempfangs ein Signalecho erzeugt.
Als Grundsequenz kommt besonders in der Neuroradiologie die **Spinecho-(SE-)Sequenz** zum Einsatz. Sie liefert die besten Gewebekontraste und ist wenig störanfällig gegenüber Magnetfeldinhomogenitäten; Artefakte sind daher selten. Ihr Nachteil ist eine relativ lange Untersuchungszeit, besonders bei T2-Gewichtung (z.T. 10 Minuten pro Messung).
Im Bemühen um kürzere Messzeiten wurden Sequenzen entwickelt, bei denen mehrere Echos nach einer Anregung ausgelesen werden **(Turbospinecho- oder TSE-Sequenz)**. Andere Sequenzen lenken die Längsmagnetisierung der Protonen nur um einen geringen Winkel in die xy-Ebene aus und verkürzen dadurch die Messzeit **(Gradientenecho- oder GE-Sequenz)**. Beide Sequenzen ermöglichen Untersuchungen in Atemstillstand. Im Vergleich zur SE-Sequenz ist ihr Gewebekontrast jedoch geringer, die Störanfälligkeit gegenüber Magnetfeldinhomogenitäten größer (mehr Artefakte).
Durch Einfügung von **Sättigungsimpulsen** vor der eigentlichen Anregung können die Signale bestimmter Gewebe, z.B. von **Fett (STIR-Sequenz)** oder **Wasser (FLAIR-Sequenz)**, unterdrückt werden, so dass die Signale der übrigen Gewebe stärker hervortreten.
Eine besondere Sequenz wird in der **MR-Angiographie** zur Erzeugung von Gefäßbildern ohne Kontrastmittel eingesetzt. In der als **„time of flight" (TOF)** bezeichneten GE-Sequenz werden die Protonen des untersuchten Volumens in so kurzen Zeitabständen angeregt, dass sie nicht genügend Zeit zur Relaxation haben. Das stationäre Gewebe des Untersuchungsvolumens sendet folglich nur ein geringes Signal. Dagegen senden die Protonen, die mit dem Blut in das Untersuchungsvolumen einströmen und noch keine Voranregung erfahren

haben, ein starkes Signal. Daraus ergibt sich ein signal- und kontrastarmes Einzelbild mit leuchtenden Gefäßquerschnitten. Aus der Summe der Einzelbilder eines Untersuchungsvolumens kann man über eine **Maximum-intensity-Projektion (MIP)** ein angiographieähnliches Gefäßbild berechnen.

Artefakte

Der komplizierte Prozess der Signalerzeugung und Bildberechnung kann durch eine Vielzahl von Faktoren gestört werden, was sich in Form von Artefakten im MRT-Bild niederschlagen kann. Ein Teil der Artefakte lässt sich durch entsprechende Einstellung der Untersuchungsparameter verhindern, andere Artefakte muss der Untersucher kennen, um Fehlbefunde zu vermeiden.
Typische Artefakte sind:
- durch Bewegungen des Patienten bedingte **Bewegungsartefakte**
- Fluss- oder **Pulsationsartefakte** der großen Blutgefäße
- **Einfaltungen** bei nicht eindeutiger Ortskodierung
- Grenzflächenartefakte an fett- und wasserhaltigen Grenzstrukturen: **„Chemical-shift-Artefakte"**
- Artefakte durch lokale Magnetfeldinhomogenitäten: **„Suszeptibilitätsartefakte".**

4.5.4 Risiken

Als Verfahren ohne ionisierende Strahlung stellen MR-Untersuchungen keine Gefährdung des Patienten dar. Um Risiken für Patient und Personal während der Magnetresonanz-(MR-)Untersuchung zu vermeiden, sind folgende Sicherheitsaspekte der MRT zu berücksichtigen:
- Das starke statische Magnetfeld zieht magnetisierbare Metalle mit großer Kraft an, so dass auch große Eisenmassen (z.B. Patientenbett!) zum Magneten hin beschleunigt werden, was zu einer Gefährdung von Patient und Personal führen kann.
- Potenziell bewegliche und magnetisierbare Metallteile im Körper des Patienten (z.B. frische Gefäßclips, Metallsplitter, einige Herzklappentypen) können durch das Magnetfeld disloziert werden.
- Das Magnetfeld kann zu einer Funktionsstörung elektrischer Implantate (z.B. Schrittmacher) führen.
- Die HF-Impulse führen zu einer Erhöhung der Körpertemperatur um bis zu 3°C.

Tab. **A-4.5** zeigt die Kontraindikationen für die MR-Untersuchung.

≡ A-4.5	**Kontraindikationen für MR-Untersuchungen**
absolute Kontraindikationen	*relative Kontraindikationen*
Herzschrittmacher	Herzklappen, Clips, Kava-Schirme je nach Material
Cochleaimplantate	Granatsplitter je nach Lage Frühschwangerschaft

4.5.5 Stellenwert im Vergleich zu konkurrierenden Verfahren

Die MRT ist das Verfahren mit dem höchsten Weichteilkontrast und daher am besten geeignet zur Beurteilung des Gehirns und des Myelons. Geringe Einschränkungen gibt es lediglich für die ganz akute Blutung, die im CT leichter nachzuweisen ist.
Tumoren und entzündliche Veränderungen weisen durch ihren erhöhten Flüssigkeitsanteil eine hohe Signalintensität in der T2-Gewichtung auf. Auch

Artefakte

Signalerzeugung und Bildberechnung sind störanfällig, was sich in Artefakten im MRT-Bild äußern kann.

Typische Artefakte sind:
- Bewegungsartefakte
- Pulsationsartefakte
- Einfaltungen bei nicht eindeutiger Ortskodierung
- „Chemical-shift-Artefakte"
- „Suszeptibilitätsartefakte".

4.5.4 Risiken

Folgende „Nebenwirkungen" der MRT sind zu bedenken:
- Verletzungsgefahr durch unbefestigte magnetisierbare Metalle, da sie vom Magneten angezogen werden
- Gefahr der Dislokation potenziell beweglicher, magnetisierbarer Metallteile im Patienten
- Funktionsstörung elektrischer Implantate
- Erhöhung der Körpertemperatur.

Kontraindikationen s. Tab. **A-4.5**.

≡ A-4.5

4.5.5 Stellenwert im Vergleich zu konkurrierenden Verfahren

Die MRT ist das Verfahren mit dem höchsten Weichteilkontrast und die beste Methode zur Beurteilung des ZNS.

Tumoren und Entzündungen sind in T2-gewichteten Bildern gut zu beurteilen. Sie ist das Verfahren 1. Wahl für Bewegungsapparat (Ausnahme: Knochen) und Knochenmark.

Auch Becken und Oberbauchorgane sind gut zu beurteilen.

Knochenkortikalis und Verkalkungen dagegen sind in der MRT signalarm.

Der apparative Aufwand und die Kontraindikationen schränken den Einsatz der MRT in der Akutdiagnostik ein.

Muskeln, Sehnen, Bandscheiben und Gelenke mit ihren Band- und Knorpelstrukturen sowie Knochenmark lassen sich mit der MRT am besten beurteilen. Weitere wichtige Untersuchungsindikationen der MRT sind das Becken und zunehmend auch die Oberbauchorgane.

Die MRT stößt an ihre Grenzen bei der Darstellung der Knochenkortikalis und von Verkalkungen, denn beide geben kein oder nur ein sehr schwaches Signal. Der apparative Aufwand und die Kontraindikationen schränken den Einsatz der MRT in der Akutdiagnostik ein. Gelegentlich kann eine Untersuchung auch an der Klaustrophobie eines Patienten scheitern.

4.6 Sonographie

4.6   Sonographie

▶ **Definition**

▶ **Definition:** Die Sonographie ist ein Schnittbildverfahren, das auf der Aussendung von Ultraschallwellen und dem Empfang der im Gewebe reflektierten Schallwellen (Echos) basiert. Als Ultraschall bezeichnet man Schallwellen, deren Frequenz über der menschlichen Hörschwelle (> 20 kHz) liegt. In der medizinischen Diagnostik finden i.d.R. Frequenzen von 1–15 MHz Anwendung.

4.6.1 Physikalische Grundlagen

4.6.1 Physikalische Grundlagen

Charakteristika von Schallwellen

Charakteristika von Schallwellen

Schallwellen sind mechanische Schwingungen. Sie sind an Materie gebunden. Energie wird nur in Ausbreitungsrichtung der Welle (longitudinal) transportiert.

Schallwellen sind mechanische Schwingungen. Sie sind an Materie gebunden und breiten sich in longitudinaler Richtung aus. Durch die Bewegung der Materieteilchen wechseln sich Kompression und Dekompression im Gewebe ab. Während die Materieteilchen transversal und damit senkrecht zur Ausbreitungsrichtung der Welle um ihre Ruhelage schwingen, wird Energie nur in Ausbreitungsrichtung der Welle (longitudinal) transportiert. Die Lage der Teilchen bleibt im zeitlichen Mittel konstant.

Zu den **Kenngrößen** Wellenlänge, Frequenz und Amplitude s.S. 3.

Die **Ausbreitungsgeschwindigkeit** hängt von der Dichte und Kompressibilität des Gewebes ab.

Wie alle Wellen werden Schallwellen durch die **Kenngrößen** Wellenlänge (λ), Frequenz (f) und Amplitude (A) beschrieben (s.S. 3).

Die **Ausbreitungsgeschwindigkeit** (λ × f) der Schallwellen hängt wesentlich von der Dichte und Kompressibilität des Gewebes ab. Sie ist in Luft am niedrigsten (330 m/s) und im Knochen am höchsten (3300 m/s). Für Weichgewebe (Wasser, Fett, Muskulatur, Leber) beträgt die Schallgeschwindigkeit ca. 1500 m/s.

Schwächung von Schallwellen in Materie

Schwächung von Schallwellen in Materie

Die unten aufgeführten Ursachen der Schwächung von Schallwellen in Materie sind die Grundlage der Bildgebung (Abb. **A-4.19**).

Beim Durchtritt durch biologisches Gewebe werden Schallwellen geschwächt. Die Ursachen der Schwächung – Absorption, Reflexion und Brechung, Streuung und Divergenz (Abb. **A-4.19**) – sind die Grundlage der Bildgebung (s.S. 90).

◎ **A-4.19**

◎ **A-4.19**   Ursachen der Schallabschwächung

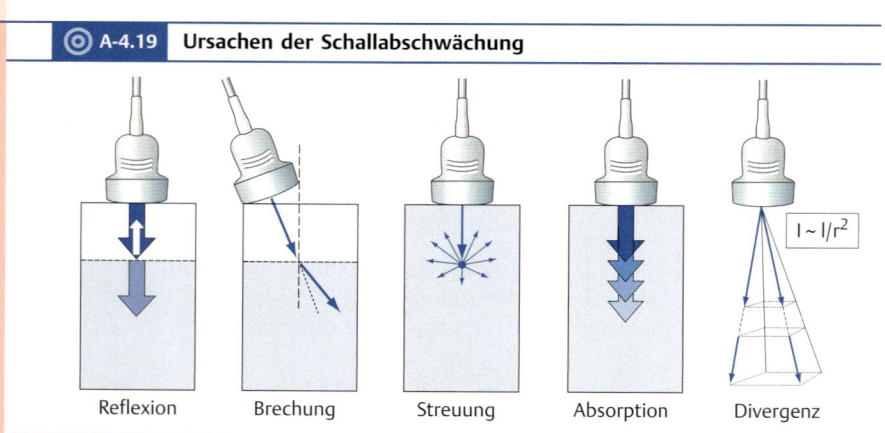

Reflexion   Brechung   Streuung   Absorption   Divergenz

Absorption

Da Schallwellen Atome zum Schwingen bringen, entsteht Reibung. Dadurch wird kinetische Energie der Schallwellen in Wärme umgewandelt (Absorption) und die Amplitude der Schallwellen längs ihrer Ausbreitungsrichtung nimmt ab. Die Schwächung bzw. Dämpfung der Schallwellen erfolgt exponentiell. Ihr Ausmaß hängt von der Kompressibilität und Dichte des Materials und von der Frequenz ab. Die Dämpfung durch Absorption ist in Wasser geringer als in Weichgewebe, am höchsten in Knochen. Eine hohe Frequenz wird stark gedämpft und hat deshalb nur eine geringe Eindringtiefe. Daher gilt:

> ▶ **Merke:** Je niedriger die Frequenz, desto größer die Eindringtiefe. Je tiefer also die zu beurteilenden Organstrukturen liegen, desto niedriger muss die Frequenz des zu wählenden Schallkopfes sein.

Ein typischer Schallkopf für die Sonographie oberflächlicher Strukturen (Kutis, Lymphknoten, Mamma) hat eine Frequenz von 7,5 MHz, ein Schallkopf für Muskulatur und Gefäßdiagnostik 5 MHz, für die Abdomensonographie 3,5 MHz.

> ▶ **Merke:** Je höher die Frequenz, desto höher die Ortsauflösung.

Daher muss man bei jeder Ultraschalluntersuchung einen Kompromiss zwischen erforderlicher Eindringtiefe und gutem Auflösungsvermögen finden.

Reflexion und Brechung

Trifft eine Schallwelle auf eine Grenzfläche zwischen Geweben mit unterschiedlichen akustischen Eigenschaften, wird sie teilweise als Echo zurückgeworfen **(Reflexion)** und/oder ändert ihre Ausbreitungsrichtung **(Brechung)**. Das Ausmaß von Reflexion und Brechung hängt davon ab, wie stark sich die Schallleitungsfähigkeit **(akustische Impedanz)** der beiden Gewebe unterscheidet.
Besonders große Impedanzunterschiede finden sich zwischen Luft oder Knochen und den meisten anderen Geweben. Daher findet an Grenzflächen zwischen Luft, Knochen oder kalkdichten Konkrementen (z.B. Gallenstein) und anderen Geweben eine nahezu 100%ige Reflexion statt. Die Ultraschallwelle kann diese Grenzfläche nicht durchdringen. Aus der Region jenseits der Grenzfläche gelangen daher keine Echos zum Schallkopf: Dorsal der Grenzfläche resultiert eine Schallauslöschung **(dorsaler Schallschatten**, Abb. **A-4.20)**.
Die dorsale Schallauslöschung bei Meteorismus behindert die Beurteilung der Oberbauchorgane, besonders des Pankreas.
Besondere praktische Bedeutung hat der Impedanzunterschied zwischen Luft und Gewebe beim Aufsetzen des Ultraschallkopfes auf die Haut. Damit es nicht schon an dieser Grenzfläche zur vollständigen Reflexion kommt, ist eine Ankopplung durch ein Ultraschall-Kontaktgel notwendig.

Absorption

Durch Reibung wird die kinetische Energie von Schallwellen in Wärme umgewandelt (Absorption) und ihre Amplitude längs der Ausbreitungsrichtung nimmt ab. Das Ausmaß der Absorption hängt von der Dichte der Materie und der Frequenz ab.

◀ Merke

◀ Merke

Reflexion und Brechung

Rückstrahlung **(Reflexion)** und/oder eine Änderung der Ausbreitungsrichtung **(Brechung)** treten zwischen Geweben unterschiedlicher **akustischer Impedanz** auf.

An Grenzflächen zwischen Luft, Knochen oder kalkdichten Konkrementen und anderen Geweben ist die Reflexion nahezu 100%ig. Dorsal dieser Grenzflächen resultiert eine Schallauslöschung **(dorsaler Schallschatten**, Abb. A-4.20).

An der Grenzfläche Luft–Haut wird die starke Reflexion durch ein Ultraschall-Kontaktgel verhindert.

◉ A-4.20   **Sonogramm eines Gallensteins**

◉ A-4.20

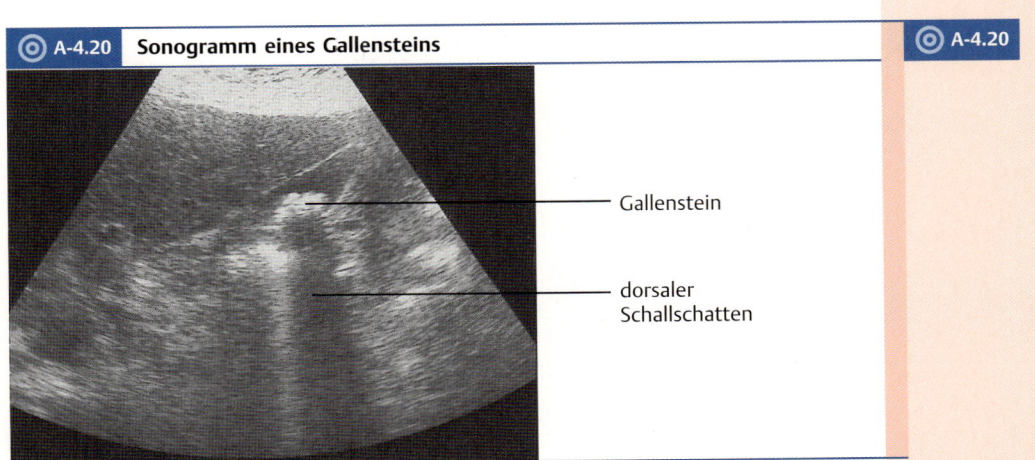

Gallenstein

dorsaler Schallschatten

Streuung und Divergenz

Treffen Schallwellen auf Strukturen, die kleiner als ihre Wellenlänge sind, werden sie in alle Raumrichtungen abgelenkt **(Streuung)**. Der Kontrast nimmt ab.

Mit wachsender Entfernung von der Schallquelle geht das Strahlenbündel auseinander **(Divergenz)**.

Auflösungsvermögen

Das Auflösungsvermögen ist für die Aussagekraft der Sonographie von größter Bedeutung. Es gibt zwei Formen:

Das **axiale Auflösungsvermögen** hängt nur von der Wellenlänge ab.

Das **laterale Auflösungsvermögen** hängt von der Wellenlänge und der Schallfeldbreite ab und und nimmt mit zunehmender Eindringtiefe ab.

4.6.2 Bilderzeugung

Grundlage für die Aussendung und den Empfang von Ultraschallwellen ist der **piezoelektrische Effekt**. Der piezoelektrische Kristall sendet einen kurzen Schallimpuls. Zwecks Ortskodierung muss er erst alle Echos empfangen, bevor er den nächsten Puls sendet **(Puls-Echo-Prinzip)**.

Streuung und Divergenz

Treffen Schallwellen auf Strukturen, die kleiner als ihre Wellenlänge sind, werden sie in alle Raumrichtungen abgelenkt **(Streuung)**. Durch die ungerichteten Echos zeigt das Sonogramm einen hellen Schleier. Der Kontrast und damit die Detailerkennbarkeit nehmen ab. Dieser Effekt tritt am häufigsten bei der Leberverfettung ein. Die sehr feinen Fetttröpfchen führen zu einer diffus erhöhten Echodichte der Leber, wodurch Herdbefunde sich schlechter abgrenzen lassen. Ein weiterer Grund für die Schwächung der Schallwellen ist das mit der Entfernung von der Schallquelle zunehmende Auseinanderlaufen des Strahlenbündels **(Divergenz)**. Ausschlaggebend hierfür sind nicht die Gewebeeigenschaften, sondern der Aufbau des Schallkopfes und die Eindringtiefe des Schalles.

Auflösungsvermögen

Das Auflösungsvermögen ist für die Aussagekraft der Sonographie von größter Bedeutung. Es beschreibt ihre Fähigkeit, zwei getrennte Gewebestrukturen auch getrennt darzustellen. Man unterscheidet zwei Formen des Auflösungsvermögens:
Unter dem **axialen Auflösungsvermögen** versteht man den kleinsten Abstand zweier noch getrennt abgebildeter Grenzflächen in Schallausbreitungsrichtung. Es hängt nur von der Wellenlänge ab und beträgt z.B. 0,2–0,3 mm bei 7,5 MHz. Das **laterale Auflösungsvermögen** ist der kleinste Abstand zweier noch getrennt abgebildeter Strukturen, die senkrecht zur Schallausbreitungsrichtung liegen. Es ist stets schlechter als das axiale Auflösungsvermögen. Es hängt von der Wellenlänge und der Schallfeldbreite, also der Geometrie des Schallkopfes ab und nimmt mit zunehmender Eindringtiefe ab.

4.6.2 Bilderzeugung

Grundlage für die Aussendung und den Empfang von Ultraschallwellen ist der **piezoelektrische Effekt**: Legt man an Kristalle mit polaren Achsen (Piezokristalle) eine Wechselspannung an, verformen sie sich periodisch. Dabei entstehen mechanische Schwingungen. Dieser Effekt ist umkehrbar: Schallwellen verformen Piezokristalle, was zu einer messbaren Spannung führt. Daher dient ein Piezokristall sowohl als Sender als auch als Empfänger: Er sendet einen kurzen Schallimpuls von ca. 0,3–0,6 µs Dauer. Anschließend dient er als Empfänger für die Echos. Um eine eindeutige Ortskodierung vornehmen zu können (s.u.), müssen alle Echos am Schallkopf angekommen sein, bevor der nächste Schallimpuls erfolgen kann **(Puls-Echo-Prinzip)**.

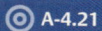

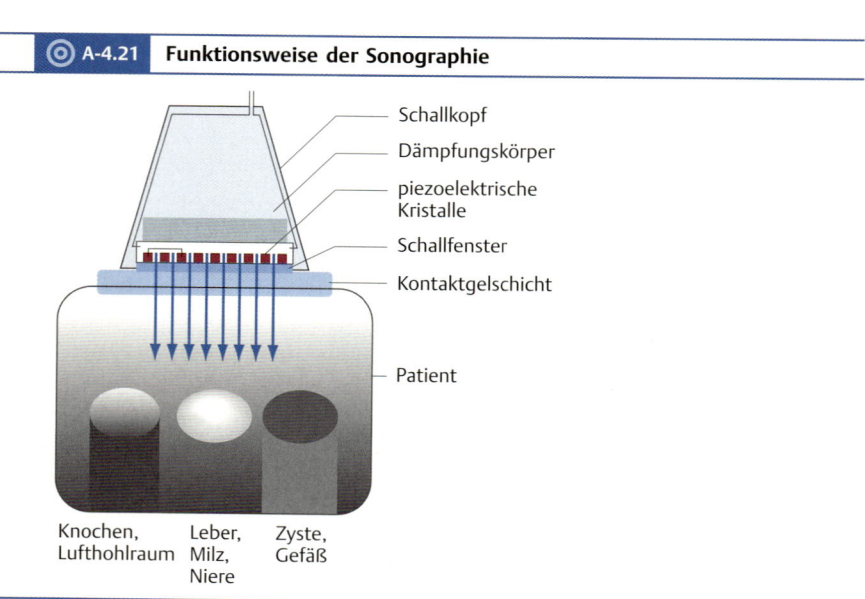

A-4.21   **Funktionsweise der Sonographie**

Schallkopf
Dämpfungskörper
piezoelektrische Kristalle
Schallfenster
Kontaktgelschicht

Patient

Knochen, Lufthohlraum

Leber, Milz, Niere

Zyste, Gefäß

Bildgebendes Prinzip ist die Schwächung der Ultraschallwellen im Körper (Abb. **A-4.21**):

1. Schallwellen werden von Geweben verschiedener Dichte unterschiedlich stark **absorbiert**. Die Differenz der Amplituden von ausgesandter Schallwelle und Echo gibt Aufschluss über das durchstrahlte Gewebe.
2. Die **Reflexion** ist für die Bilderzeugung ausschlaggebend: Die Laufzeit der Schallwellen, d.h. die Zeit von der Aussendung bis zum Empfang, ist, je nachdem, an welcher Grenzfläche sie reflektiert wurden, unterschiedlich. Geht man von einer konstanten Ausbreitungsgeschwindigkeit im Gewebe aus, gibt die Laufzeit Aufschluss über die Lage der Grenzfläche im Körper. Das Ausmaß der Reflexion an einer Grenzfläche lässt Rückschlüsse auf die beteiligten Gewebe zu.

Das Sonogramm beruht auf der Schwächung der Ultraschallwellen im Körper:

1. auf der unterschiedlichen **Absorption** durch unterschiedliche Gewebe.

2. vor allem auf der **Reflexion**: Aus den unterschiedlichen Laufzeiten der Schallwellen lässt sich die Lage, aus dem Ausmaß der Reflexion die Art der Grenzfläche bestimmen.

4.6.3 Gerätetechnik

Ein Ultraschallgerät besteht aus dem **Schallkopf**, der Piezokristalle enthält, und einer **Steuereinheit**, von der aus die Piezokristalle angesteuert werden und die Echos in elektrische Impulse umgewandelt, verstärkt und auf einem Monitor dargestellt werden. Die Ansteuerung der Piezokristalle und die Auswertung der Echos erfolgt so, dass ca. 20 Bilder pro Sekunde auf dem Monitor aufgebaut werden **(Real-time-Sonographie)**.
Nach der Anordnung der Piezokristalle im Schallkopf unterscheidet man mehrere Schallkopf-Arten: Linear-, Sektor- und Konvexscanner.

Linearscanner

Im Linearscanner sind mehrere Piezokristalle nebeneinander angeordnet. Sie werden einzeln oder in Gruppen nacheinander angesteuert. Das Schallfeld des Linearscanners ist rechteckig (Abb. **A-4.22a**), wodurch auch in der Tiefe eine annähernd gleich bleibende Bildqualität resultiert. Auch das Bild ist rechteckig. Die Bildfeldbreite hängt von der Breite des Schallkopfes ab.

4.6.3 Gerätetechnik

Ein Ultraschallgerät besteht aus dem **Schallkopf** mit Piezokristallen und einer **Steuereinheit**. Diese sorgt dafür, dass die Echos als bewegtes Bild dargestellt werden **(Real-time-Sonographie)**.

Nach der Anordnung der Piezokristalle unterscheidet man folgende Schallkopf-Arten:
Linearscanner

Linearscanner erzeugen ein rechteckiges Schall- und Bildfeld (Abb. **A-4.22a**) mit gleich bleibender Nah- und Tiefenbildqualität.

⊙ A-4.22   Schallköpfe

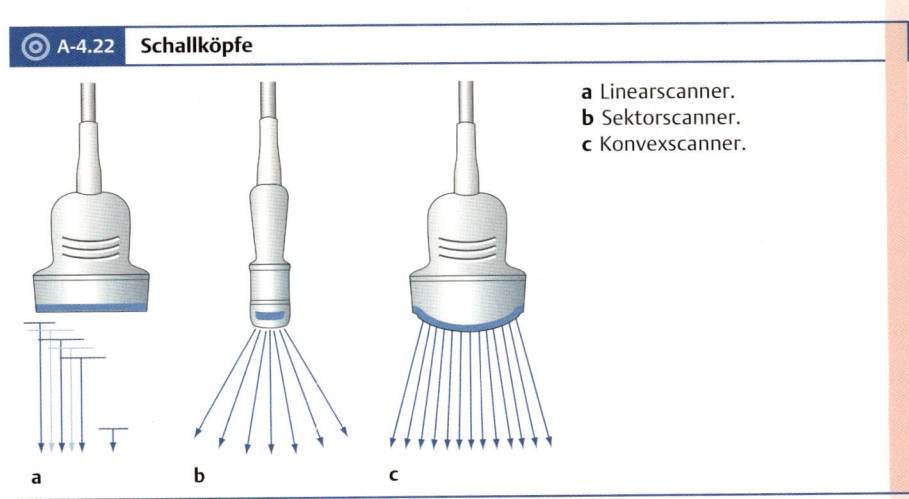

a Linearscanner.
b Sektorscanner.
c Konvexscanner.

a   b   c

⊙ A-4.22

Sektorscanner

Beim Sektorscanner bewegt ein Elektromotor die Piezokristalle schrittweise um ihre Achse. Dabei werden die Schallwellen so ausgesandt, dass ein fächerförmiges Schallfeld entsteht. Es resultiert ein schmaler Nahfeldbildausschnitt und ein breiter Bildausschnitt aus der Gewebetiefe (Abb. **A-4.22b**).
Sektorscanner sind auf Grund ihres kleinen Schallkopfes sehr handlich. Auch schmale Schallfenster (Interkostalraum) lassen sich gut einsehen.
Nachteilig für die Bildqualität tiefer gelegener Organstrukturen ist die durch die starke Strahlendivergenz bedingte Abnahme der Schallwellendichte.

Sektorscanner

Sektorscanner erzeugen einen keilförmigen Bildausschnitt (Abb. **A-4.22b**).

Sie sind besonders für Untersuchungen durch schmale Schallfenster geeignet.

Nachteilig ist die in der Tiefe geringe Schallwellendichte.

Konvexscanner

Hier sind die Eigenschaften des Linear-
und des Sektorscanners kombiniert
(Abb. **A-4.22c**).

4.6.4 Ultraschallverfahren

A-Mode-Verfahren

Hierbei werden die Amplituden der Echos
auf einer Zeitachse aufgetragen (**A-Mode =
Amplitudenbild**). Die Zeitachse entspricht
der Entfernung vom Schallsender
(Abb. **A-4.23**).

Das Verfahren wird zur Echoenzephalographie und Sinusitisdiagnostik eingesetzt.

B-Mode-Verfahren

Den Amplituden der Echos werden Grauwerte zugeordnet. Viele nebeneinander
liegende Grauwertlinien ergeben ein Hel-
ligkeitsschnittbild (**B-Mode = brightness
mode**).

Der B-Mode wird am häufigsten
eingesetzt.

Konvexscanner

Hier sind die Piezokristalle bogenförmig angeordnet. Dadurch verbindet diese
Schallkopfkonstruktion das gute Auflösungsvermögen des Linearscanners mit
dem weiten Gesichtsfeld des Sektorscanners (Abb. **A-4.22c**). Diese Schallkopf-
form findet besonders in der Abdomensonographie Anwendung.

4.6.4 Ultraschallverfahren

A-Mode-Verfahren

Die einfachste Realisierung des Puls-Echo-Prinzips in der Ultraschalldiagnostik
ist das A-Mode-Verfahren. Nach einem kurzen Schallimpuls werden die Amplituden der Echos auf einer Zeitachse aufgetragen (**A-Mode = Amplitudenbild**).
Aufgrund der konstanten Schallgeschwindigkeit im Gewebe entspricht die Zeitachse der Entfernung vom Schallsender, in der die Echos entstanden sind
(Abb. **A-4.23**).
Das A-Mode-Verfahren wird nur noch gelegentlich eingesetzt, und zwar zur
Echoenzephalographie, die eine Mittellinienverlagerung durch Raumforderungen im Gehirn nachweist, sowie zur Sinusitisdiagnostik.

B-Mode-Verfahren

Das B-Mode-Verfahren stellt eine Fortentwicklung des A-Modes dar. Je nach
ihrer Amplitude im Verlauf der Laufstrecke werden den Echos Grauwerte zugeordnet. Je höher die Amplitude, desto stärker nähert sich der Grauwert Weiß an.
Viele nebeneinander-liegende Grauwertlinien ergeben dann ein Helligkeits-
schnittbild (**B-Mode = brightness mode**).
Das B-Mode-Verfahren ist das in der medizinischen Diagnostik am häufigsten
eingesetzte Verfahren.

◎ **A-4.23**

◎ **A-4.23**   **Normales Echoenzephalogramm**

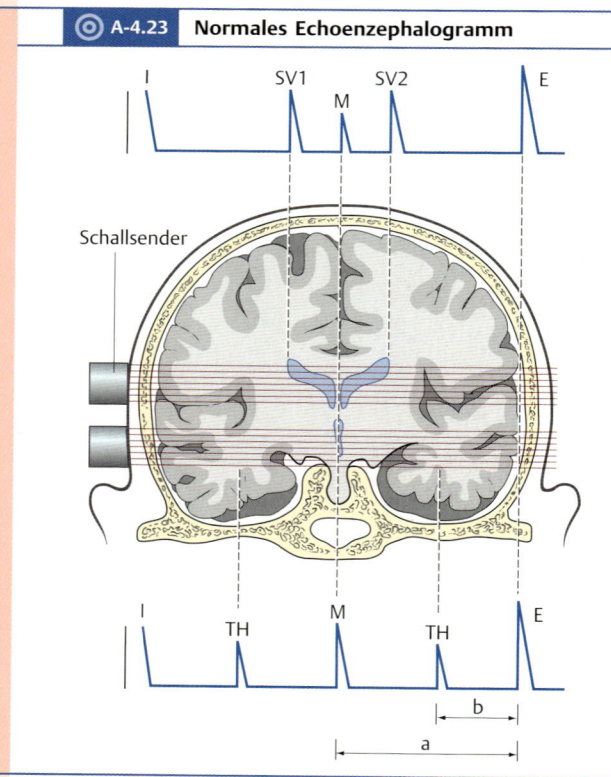

M-Mode-Verfahren

Auch beim M-Mode werden die Amplituden der Echos in Grauwerte umgewandelt. Man beschallt einen konstanten Ort. Die Echos werden auf einer Zeitachse aufgetragen. Dadurch können dynamische Prozesse (**M-Mode = motion mode**), z.B. die Herzklappenbewegung, dargestellt werden.
Der M-Mode wird hauptsächlich in der Kardiologie eingesetzt (s.S. 231).

Dopplerverfahren

Dies sind spezielle Ultraschallverfahren zur Gefäßdiagnostik. Sie registrieren Frequenzverschiebungen, die an bewegten Reflektoren (Blutkörperchen) auftreten. Diese Frequenzverschiebungen können farblich entsprechend der Blutflussrichtung dargestellt werden. Die **farbkodierte Duplexsonographie (FKDS)** ist eine Kombination aus Dopplerverfahren und B-Mode.
Eine ausführlichere Darstellung findet sich auf S. 387.

4.6.5 Befundbausteine

An einer Grenzfläche mit großem Impedanzunterschied entsteht ein **echostarker** Reflex, d.h. ein heller Punkt bzw. Linie. Eine Vielzahl von Grenzflächen innerhalb einer Struktur erhöht die Anzahl der Echos. Das Gewebe erscheint insgesamt hell **(echoreich)**. Die gesunde Leber weist die gleiche Echodichte wie das Nierenparenchym auf. Bei einer Leberverfettung ist das Lebergewebe deutlich echoreicher (heller).
Ultraschallwellen werden an der Oberfläche von Knochen und Kalk vollständig reflektiert. Hinter der Grenzfläche resultieren keine Echos. **Konkremente** der Gallenwege oder Niere weisen daher eine **dorsale Schallauslöschung** auf (s. Abb. **A-4.20**).
Die Schallabsorption in Flüssigkeiten ist geringer als im Weichgewebe. Der **Inhalt von Zysten** ist daher **echofrei**. Da in der Zystenflüssigkeit, anders als im benachbarten Gewebe, der Schall nicht absorbiert wurde, resultiert hinter einer Zyste eine (relative) **dorsale Schallverstärkung** (Abb. **A-4.24**).

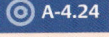

A-4.24 **Sonogramm einer Zyste**

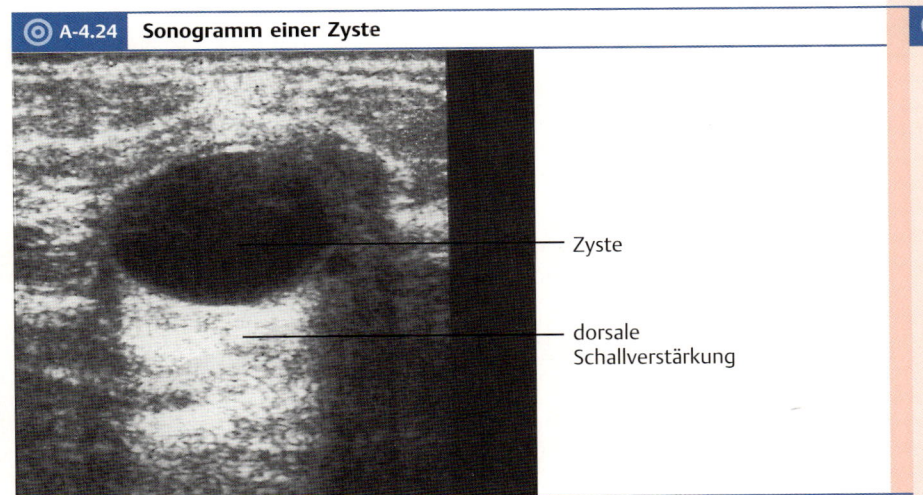

Zyste

dorsale Schallverstärkung

4.6.6 Stellenwert gegenüber konkurrierenden Verfahren

Die Sonographie ist ein ubiquitär verfügbares, kostengünstiges und sehr aussagekräftiges Untersuchungsverfahren. Die Treffsicherheit hängt aber sehr von der Erfahrung des Untersuchers ab.
Da schädigende Einflüsse auf den menschlichen Organismus nicht nachgewiesen sind, wird die Sonographie großzügig bei Vorsorgeuntersuchungen und als primäres Bildgebungsverfahren des Weichgewebes eingesetzt.

M-Mode-Verfahren
Die Echos eines Ortes werden auf einer Zeitachse aufgetragen. So lassen sich dynamische Prozesse (**M-Mode = motion mode**) darstellen.

Haupteinsatzgebiet ist die Kardiologie (s.S. 231).
Dopplerverfahren
Sie registrieren Frequenzverschiebungen, die an bewegten Reflektoren (Blutzellen) auftreten. Die **farbkodierte Duplexsonographie (FKDS)** kombiniert Doppler- und B-Mode.

Einzelheiten s.S. 387.

4.6.5 Befundbausteine
Eine Grenzfläche mit großem Impedanzunterschied bewirkt einen **echostarken** (hellen) Reflex, viele Grenzflächen bewirken **Echoreichtum**.

Konkremente zeigen eine **dorsale Schallauslöschung** (s. Abb. A-4.20).

Der **Inhalt einer Zyste** ist **echofrei** und weist eine (relative) **dorsale Schallverstärkung** auf (Abb. A-4.24).

A-4.24

4.6.6 Stellenwert gegenüber konkurrierenden Verfahren
Die Sonographie ist ein kostengünstiges, sehr aussagekräftiges Untersuchungsverfahren.

Sie ist das Verfahren der Wahl für Vorsorgeuntersuchungen und zur Darstellung von Weichgewebe.

Einschränkungen bestehen bei Adipositas und Meteorismus.

▶ **Merke**

Da sich Flüssigkeiten sonographisch nicht unterscheiden lassen, müssen hier CT oder MRT eingesetzt werden.

Beim Metastasen-Staging der Leber sind CT und MRT Verfahren der Wahl.

4.7 Kontrastmittel

Kontrastmittel verstärken Dichteunterschiede zwischen Geweben.

Da Kontrastmittel Nebenwirkungen hervorrufen können, besteht Aufklärungspflicht.

4.7.1 Röntgenkontrastmittel

Man unterscheidet **röntgenpositive** und **-negative Kontrastmittel**.

Röntgenpositive Kontrastmittel

Röntgenpositiv sind Bariumsulfat und Jodverbindungen.

Bariumsulfat

Das **unlösliche** Bariumsulfat wird meist im Magen-Darm-Trakt eingesetzt und mit röntgennegativem Kontrastmittel (Luft) kombiniert (Doppelkontrasttechnik).

▶ **Merke**

In diesem Fall werden wasserlösliche jodhaltige Kontrastmittel eingesetzt.

Jodverbindungen

Sie sind fett- oder wasserlöslich (Abb. **A-4.25**).

Bei schlechten Schallbedingungen (ausgeprägte Adipositas, Meteorismus) stößt die Sonographie an ihre Grenzen.

▶ **Merke:** Schlanke Patienten sind ideal für die Ultraschalluntersuchung geeignet. Die Untersuchung bei Adipösen erfolgt besser mit der CT, da Fett einen guten Kontrast zu den Organen aufweist.

Darüber hinaus lassen sich Flüssigkeiten (frisches Blut vs. Aszites) sonographisch nicht unterscheiden. Eine eingeschmolzene Metastase kann die sonographischen Kriterien einer Zyste erfüllen. So sind zur Abklärung von Befunden oft auch andere Schnittbildverfahren (CT, MRT) notwendig.
Die Sonographie erreicht beim Metastasen-Staging der Leber nicht die Sensitivität der Kontrastmittel-CT und vor allem nicht der MRT mit leberspezifischen Kontrastmitteln.

4.7 Kontrastmittel

Kontrastmittel verstärken, indem sie sich im darzustellenden Organ anreichern, die Dichteunterschiede zwischen dem Organ und dem umgebenden Gewebe, und steigern so den Kontrast. Häufig werden pathologische Prozesse erst nach der Gabe von Kontrastmittel sichtbar oder die Kontrastmittelkinetik erlaubt Rückschlüsse auf die Art einer Läsion.
Kontrastmittel sind als in den Körper eingebrachte Fremdkörper anzusehen und müssen vollständig eliminiert werden. Da sie Nebenwirkungen hervorrufen können, muss der Arzt die Indikation zur Kontrastmittelgabe in jedem Einzelfall prüfen und den Patienten über die Risiken aufklären.

4.7.1 Röntgenkontrastmittel

Röntgenkontrastmittel absorbieren Röntgenstrahlen stärker **(röntgenpositive Kontrastmittel)** oder weniger **(röntgennegative Kontrastmittel)** als das umliegende Gewebe. Positive und negative Kontrastmittel können miteinander kombiniert werden (s.S. 96).

Röntgenpositive Kontrastmittel

Dies sind Verbindungen mit hoher Ordnungszahl: **Bariumsulfat** und **Jodverbindungen**

Bariumsulfat

Bariumsulfathaltige Suspensionen werden vorwiegend in der Magen-Darm-Diagnostik eingesetzt. Sie führen auf der Schleimhaut zu einem anhaltenden Kontrastmittelbeschlag und lassen sich mit röntgennegativem Kontrastmittel (Luft; Doppelkontrasttechnik) kombinieren (s.S. 96). Bariumsulfat ist **unlöslich**. Daher gilt:

▶ **Merke:** Die Gabe von Bariumsulfat ist kontraindiziert bei Verdacht auf Perforation oder Aspiration, da durch eine Fremdkörperreaktion des Peritoneums bzw. der Alveolarwände die Gefahr der Peritonitis bzw. Pneumonie besteht.

In diesem Fall werden wasserlösliche jodhaltige Kontrastmittel eingesetzt, z.B. Peritrast. Dann sind allerdings nur grobe Angaben zu Funktionsstörungen, eventuellen Stenosen oder einer Perforation möglich.

Jodverbindungen.

Jodhaltige Kontrastmittel sind fett- oder wasserlöslich (Abb. **A-4.25**).

⊙ **A-4.25** | **Röntgenkontrastmittel**

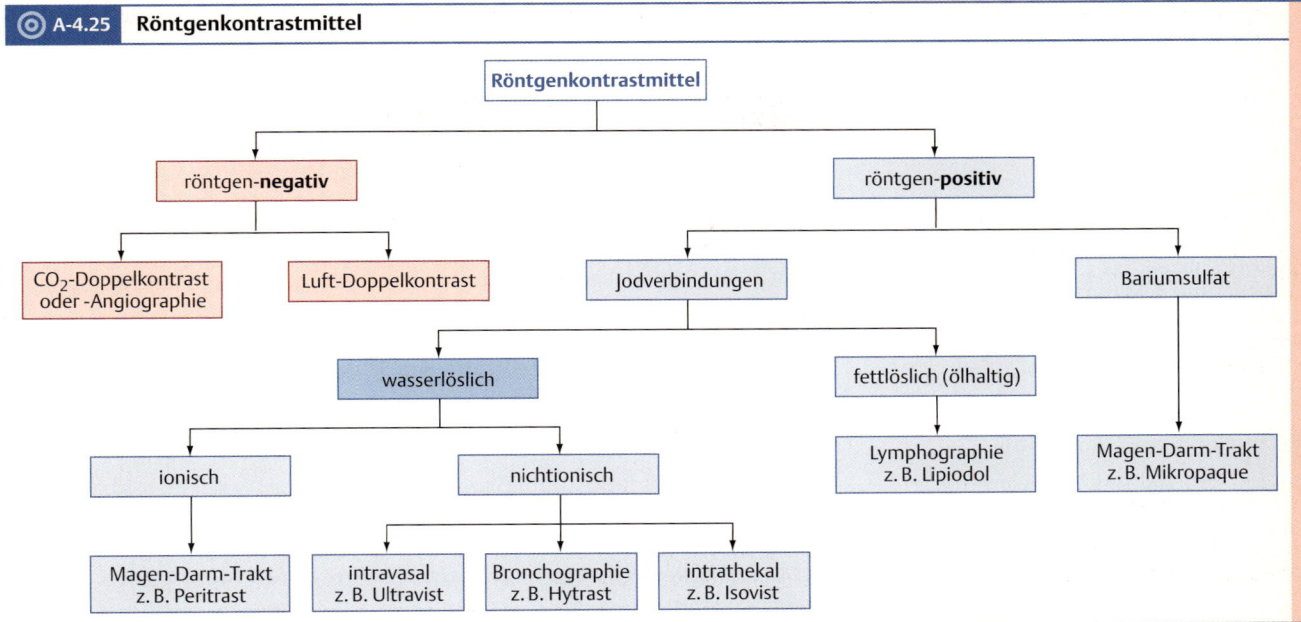

Die **fettlöslichen Verbindungen** werden vor allem zur – heute selten durchgeführten – Lymphographie eingesetzt (s.S. 425).

Die **wasserlöslichen Verbindungen** werden von allen Röntgenkontrastmitteln am häufigsten eingesetzt, z.B. zur Angiographie, Cholezyst- und Cholangiographie, Urographie und Myelographie. Sie sind Salze der Trijodbenzoesäure. Ihre Jodkonzentration bestimmt das Ausmaß der Strahlenabsorption. Die Viskosität beeinflusst den Injektionsdruck bei intravasaler Gabe. **Ionische Verbindungen** haben eine höhere Osmolalität als Blut, sind also hyperosmolar. Bei intravasaler Anwendung entziehen sie dem Extravasalraum Wasser, können das Endothel schädigen und so Schmerzen hervorrufen. **Nichtionische Verbindungen** sind weniger hyperosmolar als ionische Verbindungen und daher besser verträglich. Moderne jodhaltige Kontrastmittel zur intravasalen Applikation besitzen eine niedrige Viskosität und sind nichtionisch, also niederosmolar. Sie werden überwiegend über die Nieren, zum kleineren Teil über den Darm, das hepatobiliäre System und die Speicheldrüsen eliminiert.

Bei der intravasalen Applikation der modernen jodhaltigen Kontrastmittel sind **Nebenwirkungen** möglich. Obwohl sie nach i.v. Gabe der Kontrastmittel nur selten bis sehr selten auftreten, muss die Indikation zur Kontrastmittelgabe in jedem Einzelfall kritisch überprüft, eine genaue Anamnese bezüglich möglicher Risikofaktoren erhoben und die Kontrastmittelmenge auf das diagnostisch notwendige Maß reduziert werden. Folgende Nebenwirkungen können auftreten:

- **Beeinflussung der Schilddrüsenfunktion**: Das an den Benzolring gebundene Jod liegt zu einem geringen Teil als freies atomares Jod vor und wird von der Schilddrüse aufgenommen. Daher ist eine Funktionsdiagnostik oder Radiojodtherapie der Schilddrüse nach Gabe eines jodhaltigen Kontrastmittels für Wochen bis Monate nicht möglich. Bei Patienten mit (latenter) Hyperthyreose oder autonomem Adenom kann es zur **Thyreotoxikose** kommen.
- **Beeinflussung der Nierenfunktion**: Die nierengängigen Kontrastmittel wirken insbesondere an der vorgeschädigten Niere **tubulotoxisch**. Bei alten Patienten, Diabetikern und Patienten mit erhöhtem Kreatininwert sollte die Kontrastmitteldosis halbiert und zusätzlich die Diurese durch Volumenzufuhr angeregt werden. Auch die zusätzliche Gabe von Acetylcystein (ACC) i.v. scheint einen nephroprotektiven Effekt zu haben.
- **Auslösung von Überempfindlichkeitsreaktionen**: Übelkeit, Erbrechen, Erythem, Urtikaria, Bronchospasmus, Laryngospasmus, Krämpfe und anaphylak-

Mit **fettlöslichen Verbindungen** erfolgt die Lymphographie.

Die wasserlöslichen Verbindungen sind Salze der Trijod-benzoesäure. **Nichtionische Verbindungen** sind weniger hyperosmolar als **ionische Verbindungen** und daher besser verträglich.

Moderne jodhaltige Kontrastmittel zur intravasalen Applikation sind nichtionisch und werden vor allem renal eliminiert.

Bei der intravasalen Applikation der modernen jodhaltigen Kontrastmittel sind folgende **Nebenwirkungen** möglich:

- Beeinflussung der Schilddrüsenfunktion: Gefahr der **Thyreotoxikose** bei Patienten mit (latenter) Hyperthyreose oder autonomem Adenom
- **Beeinflussung der Nierenfunktion: Tubulotoxizität** insbesondere an der vorgeschädigten Niere
- **Auslösung von Überempfindlichkeitsreaktionen** wie Übelkeit, Erythem,

Broncho- und Laryngospasmus, Krämpfe, anaphylaktischer Schock.

- **Maßnahmen:**
  leichte Symptomatik: Frischluft, Patienten beruhigen, Antihistaminika und Kortikosteroide i.v.
  ausgeprägte Symptomatik: Beatmung und Schocktherapie einleiten.

Röntgennegative Kontrastmittel

Dies sind CO_2 und **Luft**. Sie werden mit Barium zur **Doppelkontrastuntersuchung** des Magen-Darm-Traktes eingesetzt, CO_2 außerdem in der Angiographie.

4.7.2 MR-Kontrastmittel

Eine Möglichkeit zur Verstärk-ung von Gewebskontrasten ist der Einsatz von MR-Kontrastmitteln. Die meistverwendete Substanz ist das paramagnetische **Gadolinium** im Komplex z.B. mit DTPA. Sie reichert sich in pathologischen Prozessen des ZNS mit gestörter Blut-Hirn-Schranke an und verkürzt die T1.

Organspezifische Kontrast-mittel werden in der Leberdiagnostik eingesetzt:
- **SPIO:** Diese paramagnetischen Eisenpartikel reichern sich im RES der Leber an.
- **Mangan-DPDP** wird von Hepatozyten aufgenommen.

▶ Merke

4.7.3 Ultraschallkontrastmittel

Grundlage sind **Mikrobläschen**. Sie steigern die Rückstreuung der Ultraschallwellen.

Ultraschallkontrastmittel verbleiben intravasal.

---

tischen Schock können auftreten. Daher ist die Anamnese bezüglich früherer Kontrastmittelgaben oder allergischer Prädisposition besonders wichtig. Die Häufigkeit letaler Komplikationen nach intravenöser Kontrastmittelgabe liegt für ionische KM bei 1:100 000 und für nichtionische KM bei 1:1 Mio Anwendungen. 90 % der schweren Kontrastmittelzwischenfälle treten in den ersten 15 Minuten auf.

- **Maßnahmen bei Überempfindlichkeitsreaktion:**
  Bei **leichter Symptomatik** (Übelkeit, Erbrechen, Juckreiz, Erythem) für ausreichend Frischluft sorgen, den Patienten beruhigen und dafür sorgen, dass er weiter ärztlich beobachtet wird. Eine zusätzliche i.v. Gabe von Antihistaminika sowie ggf. Kortikosteroiden (Soludecortin) ist ratsam.
  Bei **ausgeprägter Symptomatik** (Laryngospasmus, Kreislaufkollaps) müssen die notwendigen intensivmedizinischen Schritte (Beatmung, Schocktherapie) eingeleitet werden.

Röntgennegative Kontrastmittel

Röntgennegative Kontrastmittel sind CO_2 und **Luft**. Sie werden zusammen mit Barium zur Darstellung der Schleimhaut des Magen-Darm-Traktes in **Doppelkontrasttechnik** eingesetzt (s.S. 440). Auf diese Weise lassen sich entzündliche oder tumoröse Veränderungen gut darstellen. CO_2 wird außerdem in der Angiographie eingesetzt (s.S. 392).

4.7.2 MR-Kontrastmittel

MR-Kontrastmittel verstärken Gewebekontraste, indem sie die Relaxationszeiten der betroffenen Gewebe beeinflussen. Am häufigsten wird die paramagnetische Substanz **Gadolinium** eingesetzt. Das hochtoxische Gd^{3+}-Ion ist an einen Chelatbildner (z.B. DTPA) gebunden. Es dringt daher nicht in Zellen ein und kann die intakte Blut-Hirn-Schranke nicht passieren. Pathologische Prozesse des Zentralnervensystems mit gestörter Blut-Hirn-Schranke werden aber mit sehr hoher Sensitivität nachgewiesen. Dort reichert sich Gadolinium an, verkürzt die T1 und führt so zu einer Signalzunahme des Prozesses in der T1-Gewichtung.

Organspezifische Kontrastmittel haben die Sensitivität und Spezifität vor allem der Leberdiagnostik beträchtlich steigern können:
- **SPIO:** Dies sind superparamagnetische Eisenpartikel, die vom RES der Leber phagozytiert werden und sich demzufolge nur im gesunden, mit RES ausgestatteten Lebergewebe anreichern. Durch die Verkürzung der T2 wird die gesunde Leber in der T2-Gewichtung dunkel (negatives Kontrastmittel), die Läsionen bleiben hell.
- **Mangan-DPDP** wird von den Hepatozyten aufgenommen und führt zu einem lang anhaltenden Signalanstieg des Leberparenchyms. In Tumorzellen gelangt die Substanz nicht.

▶ **Merke:** MR-Kontrastmittel besitzen ein deutlich geringeres allergisches Potenzial als Röntgenkontrastmittel und auch keine relevante Nephrotoxizität.

4.7.3 Ultraschallkontrastmittel

Grundlage der Ultraschallkontrastmittel sind **Mikrobläschen** definierter Größe. Die Gasbläschen erhöhen die Rückstreuung der Ultraschallwellen und verstärken so das Signal.
Pharmakokinetisch unterscheiden sich Ultraschallkontrastmittel von den Röntgenkontrastmitteln dahingehend, dass sie nicht in das Interstitium übertreten, sondern intravasal verbleiben und hier zu einer Verstärkung des Signals von fließendem Blut führen.
Ultraschallkontrastmittel werden zur besseren Demarkierung von Läsionen in parenchymatösen Organen, vor allem der Leber, eingesetzt.

5   Strahlentherapie

Die Strahlentherapie wird hauptsächlich zur Behandlung maligner Tumoren eingesetzt. Sie ist eine der drei Säulen der onkologischen Therapie; die anderen beiden sind die Chirurgie und die medikamentöse Therapie (Chemo- und Hormontherapie). Häufig müssen mehrere Therapiemodalitäten miteinander kombiniert werden, um ein optimales Therapieergebnis zu erzielen. Die meisten onkologischen Patienten werden daher interdisziplinär betreut. Vor Therapiebeginn ist die Aufstellung eines Behandlungsplans notwendig, um die zeitliche Abfolge der Therapiemaßnahmen zu koordinieren und unnötige Therapiepausen zu vermeiden.

Während der Strahlentherapieserie muss der behandelnde Strahlentherapeut den Patienten regelmäßig untersuchen, um akute Nebenwirkungen (s.S. 99) frühzeitig erkennen und behandeln zu können. Nach Beendigung der Behandlung muss jeder Tumorpatient mindestens 5 Jahre lang in regelmäßigen Abständen nachuntersucht werden, um zum einen den Therapieerfolg mittels geeigneter Verfahren zu beurteilen und zum anderen akute und späte radiogene Nebenwirkungen zu erfassen.

Bei der Therapie maligner Tumoren unterscheidet man eine **kurative** und eine **palliative Zielsetzung**.

Ziel der **kurativen Therapie** ist die Heilung. Es gilt, einen lokoregional begrenzten Tumor beim ersten Zugriff, also in der Primärtherapie, nachhaltig zu entfernen, da das Auftreten von Rezidiven die Gesamtprognose in aller Regel verschlechtert. Die Chance auf Heilung besteht vor allem in frühen Tumorstadien. Voraussetzung ist die Wahl der optimalen Therapie. Meistens kommt als Primärtherapie die Operation in Frage, seltener die alleinige Chemotherapie oder die alleinige primäre Radiotherapie.

Bei fortgeschrittenem Tumorleiden mit Generalisation ist häufig keine Heilung mehr möglich. Ziel der **palliativen Therapie** ist, Schmerzen zu lindern und die Lebensqualität zu verbessern oder zu erhalten, ohne dass die Maßnahmen eine wesentliche Lebensverlängerung bewirken können.

5.1   Verfahren der kurativen und palliativen Strahlentherapie

5.1.1 Kurative Strahlentherapie

Primäre Radiotherapie

Eine alleinige primäre Radiotherapie wird vor allem dann durchgeführt, wenn es sich um einen ausreichend strahlensensiblen Tumor handelt (z.B. Lymphom), außerdem, wenn bei vergleichbarer Heilungswahrscheinlichkeit die Strahlentherapie ein besseres funktionelles Ergebnis erzielt als eine Operation (z.B. Zungenkarzinom, Prostatakarzinom, Basaliom).

Radiochemotherapie

Eine Chemotherapie zusätzlich zur Radiotherapie kann vorher (sequentiell) oder während einer RT (simultan) erfolgen.

Ziele der kombinierten Radiochemotherapie können die **Eliminierung** von okkulten Metastasen (z.B. beim kleinzelligen Bronchialkarzinom), die **Strahlensensibilisierung eines Tumors** (z.B. beim Rektum- oder Analkarzinom) oder aber eine Konsolidierung (Erzielung bzw. Erhaltung der Vollremission, z.B. beim Lymphom) sein.

Präoperative Radiotherapie

Das Ziel der präoperativen Radiotherapie ist es, die Voraussetzung für eine kurative Operation zu schaffen. Sie soll die **Tumormasse reduzieren**, einer

5   Strahlentherapie

Haupteinsatzgebiet ist die Therapie maligner Tumoren. Die Strahlentherapie ist neben der Chirurgie und der Chemo- bzw. Hormontherapie die 3. Säule der onkologischen Therapie.

Regelmäßige Untersuchungen während und nach der Strahlentherapie sind nötig zur Erfassung von Nebenwirkungen bzw. Beurteilung des Therapieerfolgs.

Die Therapie maligner Tumoren ist **kurativ** oder **palliativ**.
Ziel der **kurativen Therapie** ist die Heilung.

Ziele der **palliativen Therapie** sind Schmerzlinderung und die Verbesserung oder Erhaltung der Lebensqualität.

5.1   Verfahren der kurativen und palliativen Strahlentherapie

5.1.1 Kurative Strahlentherapie

Primäre Radiotherapie

Sie wird vor allem bei strahlensensiblen Tumoren durchgeführt.

Radiochemotherapie

Ziele sind die **Eliminierung** von Metastasen, die **Strahlensensibilisierung eines Tumors** und die **Konsolidierung**.

Präoperative Radiotherapie

Sie soll die **Tumormasse reduzieren** und einer **Tumorzellverschleppung** bei der Operation **entgegenwirken**.

Tumorzellverschleppung während der nachfolgenden Operation **entgegenwirken** und die Lokalrezidivrate senken (z.B. Ewing-Sarkom, Ösophaguskarzinom). Die erforderlichen Gesamtdosen sind geringer als bei einer primären alleinigen Radiotherapie. Verbleiben bei der Operation dennoch mikroskopische oder makroskopische Tumorreste, ist ggf. postoperativ eine Dosisaufsättigung erforderlich.

Intraoperative Radiotherapie (IORT)

Intraoperative Radiotherapie (IORT)

Sie wird bei **Tumoren in der Nähe von strahlensensiblen Strukturen** durchgeführt, um diese Strukturen besser zu schonen.

Bei **Tumoren**, die **in der Nähe von strahlensensiblen Strukturen** lokalisiert sind (z.B. retroperitoneale Tumoren, Rektumkarzinom), kann es insbesondere nach inkompletter Resektion vorteilhaft sein, intraoperativ eine einmalige Gesamtdosis von 15–20 Gy mittels schneller Elektronen über einen in den OP-Situs eingebrachten Tubus und unter **Schonung der Risikoorgane** zu applizieren. I.d.R. erfolgt die IORT als vorgezogene boost-Bestrahlung und postoperativ wird eine perkutane Dosisaufsättigung durchgeführt.

Postoperative Radiotherapie

Postoperative Radiotherapie

Sie ist bei **inkompletter Tumorresektion** eine obligate adjuvante Therapie. Ziel ist die Reduktion des Rezidiv- und Metastasierungsrisikos durch **Vernichtung verbliebener Tumorzellen.**

Postoperativ ist eine Radiotherapie lediglich erforderlich, wenn die **Tumorresektion** unter Berücksichtigung onkologischer Kriterien (Tumorart und benötigter Sicherheitsabstand, Wahrscheinlichkeit der regionären lymphogenen Metastasierung) **nicht komplett** erfolgt ist. Davon ist auszugehen, wenn mikroskopische (**R1**) oder makroskopische (**R2**) Tumorreste verblieben sind. In diesen Fällen ist die postoperative Radiotherapie als adjuvante (unterstützende) Therapie zu erwägen. Sie wird je nach Strahlensensibilität des Primärtumors und Prognose mit Gesamtdosen von 40–75 Gy durchgeführt. Ihr Ziel ist die **Vernichtung verbliebener Tumorzellen** und damit die **Reduktion des Rezidiv- und Metastasierungsrisikos.**

Interstitielle Radiotherapie

Interstitielle Radiotherapie

Hier werden Radionuklide in den Tumor implantiert. Sie erzeugen eine **hohe Dosis im Zielvolumen bei steilem Dosisabfall zum Normalgewebe** hin.

Bei der interstitiellen Radiotherapie werden Radionuklide direkt in das Tumorgewebe implantiert. Vorteil dieser Therapieform ist eine **sehr hohe Dosis im Zielvolumen** und ein **steiler Dosisabfall zum Normalgewebe** hin. Meistens wird die interstitielle Radiotherapie zur Applikation einer boost-Dosis eingesetzt (z.B. Mammakarzinom, Analkarzinom), selten als primäre Radiotherapie (z.B. frühes Prostatakarzinom bei älteren Patienten oder Zungenkarzinom T1).

Radio- plus Hormontherapie

Radio- plus Hormontherapie

Die Hormontherapie trägt bei hormonabhängigen Tumoren zur **Hemmung des Tumorwachstums** bei.

Bei hormonabhängigen Tumoren, z.B. dem Mammakarzinom oder dem Prostatakarzinom, kann eine adjuvante, also zusätzlich zur Radiotherapie durchgeführte Hormontherapie zur **Hemmung des Tumorwachstums** beitragen.

Radiotherapie plus Hyperthermie

Radiotherapie plus Hyperthermie

Man unterscheidet Ganzkörper-, lokale und interstitielle Hyperthermie. Temperaturen > 40°C **sensibilisieren** den Tumor für Radio- oder Chemotherapie, Temperaturen > 42,5°C wirken **tumorizid.**

Nach der Form der Erwärmung unterscheidet man die **Ganzkörperhyperthermie** (nicht invasive Erwärmung des ganzen Körpers), die **lokale Hyperthermie** (nicht invasive Erwärmung von Körperteilen) und die **interstitielle Hyperthermie** (invasive Erwärmung durch spezielle ins Tumorgewebe eingebrachte Applikatoren). Temperaturen > 40°C bewirken eine **Sensibilisierung** für eine simultane oder nachfolgende Radio- oder Chemotherapie, z.B. indem sie Reparaturmechanismen hemmen. Temperaturen > 42,5°C haben eine **direkte tumorizide Wirkung**. In der Tumortherapie wird heute vor allem die interstitielle Hyperthermie und die lokale Hyperthermie eingesetzt.

Radiotherapie mit Radiosensitzern

Radiotherapie mit Radiosensitzern

Radiosensitzer (s.S. 38) werden nicht routinemäßig eingesetzt, u.a. da sie radiogene Nebenwirkungen verstärken.

Die Radiotherapie mit Radiosensitzern (s.S. 38) erzielt gute experimentelle Ergebnisse, die klinisch aber noch nicht umgesetzt werden konnten. Der routinemäßige Einsatz der Substanzen ist nicht zuletzt durch die Verstärkung der akuten und späten Nebenwirkungen limitiert.

5.1.2 Palliative Strahlentherapie

Man unterscheidet die Stabilisierungs- und die Schmerzbehandlung.
Die **Stabilisierungsbestrahlung** soll das Tumorwachstum soweit aufhalten, dass drohende schwere Tumorkomplikationen (z.B. pathologische Frakturen bei Knochenmetastasen) verhindert und Notfallsituationen (z.B. akute Querschnittsymptomatik durch Wirbelsäulenmetastasen oder eine obere Einfluss-Stauung bei Mediastinaltumoren, s. S. 138) beseitigt werden.
Die **Beseitigung bzw. Linderung tumorbedingter Schmerzen** ist bereits mit niedrigeren Dosen zu erreichen. In Abhängigkeit vom Allgemeinzustand des Patienten und der Gesamtprognose werden $1-4 \times 8-16$ Gy verabreicht.

5.1.2 Palliative Strahlentherapie

Die **Stabilisierungsbestrahlung** verhindert drohende schwere Komplikationen und beseitigt Notfallsituationen.

Tumorbedingte Schmerzen sind bereits mit geringeren Dosen zu bessern bzw. zu beseitigen.

5.2 Nebenwirkungen

Man unterscheidet **akute** (Auftreten nach Tagen bis Wochen) und **späte** (Auftreten nach Monaten bis Jahren) **Strahlenreaktionen** (Tab. **A-5.1** und S. 42). Die Wahrscheinlichkeit ihres Auftretens hängt von der eingestrahlten Dosis ab.

5.2   Nebenwirkungen

Man unterscheidet akute und späte **Strahlenreaktionen** (Tab. **A-5.1**).

▶ **Merke:** Die Strahlenempfindlichkeit bzw. die Strahlentoleranz verschiedener Organe ist sehr unterschiedlich. Eine Abschätzung des Nebenwirkungsrisikos bei Verabreichung einer bestimmten Dosis kann anhand der TD 5/5 (s.S. 49) erfolgen.

◀ **Merke**

Für **Zweitmalignome** besteht keine Schwellendosis, es handelt sich hierbei um ein **stochastisches Risiko**. Insgesamt beträgt die Wahrscheinlichkeit unter 1 %. Durch eine Kombination der Radiotherapie mit einer Chemotherapie erhöht sich das Zweitmalignomrisiko.

Die Wahrscheinlichkeit des Auftretens eines **Zweitmalignoms** nach Strahlentherapie liegt unter 1 %.

≣ A-5.1	Akute und späte radiogene Nebenwirkungen	
Organ	*akute Nebenwirkungen*	*späte Nebenwirkungen*
Knochenmark	Leukopenie, Thrombozytopenie	Knochenmarkinsuffizienz
Haut	Erythem, Epilation, Ulkus	Fibrose, Ulkus, Teleangiektasien
Herz	Perikarditis	chronische Perikarditis
Lunge	Pneumonitis	Fibrose
Gastrointestinaltrakt	Mukositis mit Übelkeit, Erbrechen, Diarrhö, Ulzera, Fisteln, Proktitis	Strikturen, Stenosen, Ulzera
Leber	Leberenzymerhöhung	radiogene Hepatopathie
Niere		Nephropathie (Fibrose) mit Proteinurie, Hypertonie, Anämie
Ureter, Blase	akute Zystitis	Stenose, Striktur, Ulkus, chronische Zystitis, Schrumpfblase
Hoden	Sterilisation	Sterilisation
Ovarien	Sterilisation	Sterilisation
Gehirn	Hirnödem	Nekrose
Rückenmark	transitorische Myelopathie	chronisch progrediente Myelopathie mit sensorischen und/oder motorischen Ausfällen, Lhermitte-Zeichen
periphere Nerven		Plexusschädigung
Auge	Keratokonjunktivitis	Katarakt, Erblindung, Conjunctivitis sicca
Ohr	Otitis externa, Paukenerguss	Hörminderung, -verlust
Speicheldrüsen	Xerostomie	Xerostomie

5.3   Rechtliche Aspekte

Mindestens 1 Tag vor Beginn einer indizierten Strahlentherapie muss ein **Aufklärungsgespräch** stattfinden.

5.3 Rechtliche Aspekte

Da eine Strahlentherapie potenziell Nebenwirkungen und Komplikationen verursachen kann, besteht **Aufklärungspflicht**. Das Aufklärungsgespräch muss mindestens 1 Tag vor Beginn einer indizierten Strahlentherapie stattfinden und von einem erfahrenen Arzt geführt werden. Ziel ist das informierte Einverständnis (informed consent) des Patienten.

▶ **Merke**

▶ **Merke:** Eine Aufklärung kann nur bei einem einsichts- und einwilligungsfähigen volljährigen Patienten durchgeführt werden.

Bei fehlender Einsichts- und Einwilligungsfähigkeit ist ein Betreuer beim Amtsgericht zu bestellen. Bei Kindern und Jugendlichen sind die Sorgeberechtigten aufzuklären.

Der Arzt hat sich vor der Aufklärung davon zu überzeugen, dass diese Voraussetzungen erfüllt sind. Bei fehlender Einsichts- und Einwilligungsfähigkeit ist ein Betreuer beim Amtsgericht zu bestellen, der den Patienten gegenüber dem Arzt vertritt. Das Aufklärungsgespräch ist dann in Anwesenheit des Betreuers durchzuführen. Bei Kindern und Jugendlichen sind die Sorgeberechtigten über die Radiotherapie aufzuklären, sofern der Patient das 14. Lebensjahr nicht vollendet hat bzw. wenn die Jugendlichen die volle Tragweite der geplanten Therapie noch nicht verstehen können.

Inhalt des Aufklärungsgesprächs sind u.a. Verlauf, zu erwartende Risiken der und Alternativen zur geplanten Strahlentherapie.

Inhalt des Aufklärungsgesprächs sind neben Diagnose und Prognose des Patienten Therapieziel, -art, -umfang, Verlauf sowie zu erwartende Risiken der geplanten Strahlentherapie. Auf typische Gefahren und deren Wahrscheinlichkeit sollte so ausführlich wie möglich hingewiesen werden. Ein weiterer Bestandteil des Aufklärungsgesprächs ist die Diskussion von Therapiealternativen.

▶ **Merke**

▶ **Merke:** Wesentliche Punkte des Aufklärungsgesprächs sollten schriftlich festgehalten und durch eine Unterschrift des Arztes, des Patienten und ggf. am Aufklärungsgespräch beteiligter Personen wie Familienangehörigen bestätigt werden.

Für die schriftliche Dokumentation haben sich vorgefertigte Aufklärungsbögen bewährt.
Für die Unterlagen zur Strahlentherapie besteht **Aufbewahrungspflicht**: Die Protokolle aller Bestrahlungssitzungen und der Bestrahlungsplan müssen nach Ende der Bestrahlungsserie 30 Jahre lang aufgehoben werden.

Für die Unterlagen zur Strahlentherapie besteht **Aufbewahrungspflicht**.

5.4   Therapieformen

Sie lassen sich nach Strahlungsart und Distanz zwischen Strahlenquelle und Tumor einteilen.

5.4 Therapieformen

Strahlentherapeutische Verfahren lassen sich nach der eingesetzten Strahlungsart und nach der Entfernung zwischen Strahlenquelle und Tumor einteilen.

5.4.1 Klassifikation nach Strahlungsart

Die in der Strahlentherapie verwendeten Strahlungsarten unterscheiden sich in ihrem **Tiefendosisverlauf** und durch ihre unterschiedliche **biologische Wirksamkeit**.

5.4.1 Klassifikation nach Strahlungsart

In der Strahlentherapie werden unterschiedliche Strahlungsarten verwendet. Diese können in Photonen- und Teilchenstrahlung (Neutronen und geladene Teilchen) unterschieden werden. Die verschiedenen Strahlungsarten unterscheiden sich am augenfälligsten durch ihren unterschiedlichen **Tiefendosisverlauf** und durch ihre unterschiedliche **biologische Wirksamkeit**.

Photonentherapie

Abb. **A-5.1** vergleicht den Tiefendosisverlauf verschiedener Photonenstrahlungen mit dem von Elektronen. Tab. **A-5.2** zeigt die dazugehörigen dosimetrischen Kenngrößen.

Photonentherapie

In der Strahlentherapie werden Photonen mit Energien bis zu etwa 30 MeV eingesetzt. Abb. **A-5.1** vergleicht den Tiefendosisverlauf verschiedener Photonenstrahlungen mit dem von Elektronen. Tab. **A-5.2** zeigt die dazugehörigen dosimetrischen Kenngrößen.
In der Praxis unterscheidet man je nach Energie der Photonenstrahlung zwischen verschiedenen Therapieformen:

◉ A-5.1

◉ A-5.1 **Tiefendosisverlauf für Photonen- und Elektronenstrahlung verschiedener Energie in Wasser**

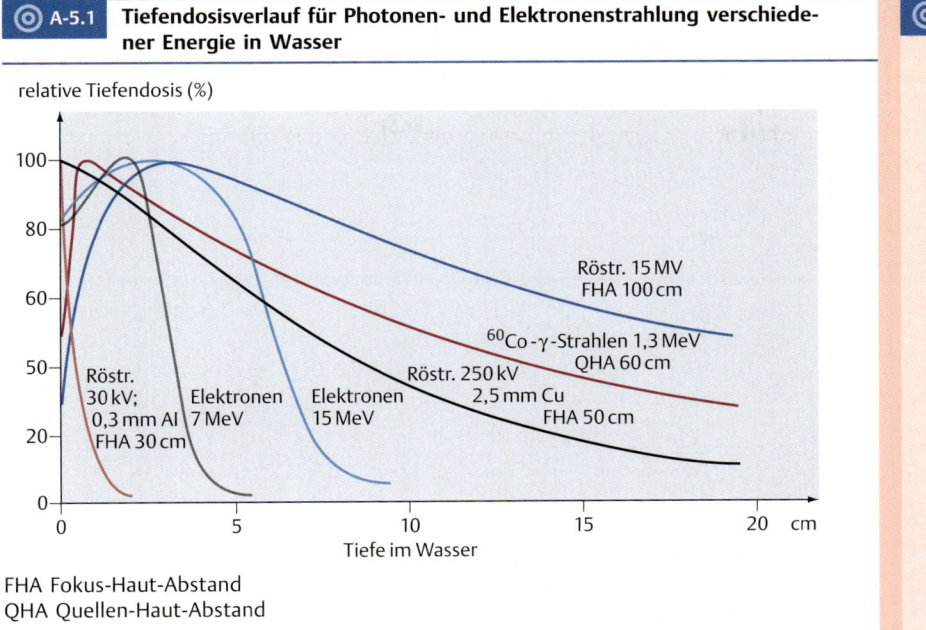

relative Tiefendosis (%)

Röstr. 15 MV
FHA 100 cm

^{60}Co-γ-Strahlen 1,3 MeV
QHA 60 cm

Röstr. 30 kV; 0,3 mm Al FHA 30 cm

Elektronen 7 MeV

Elektronen 15 MeV

Röstr. 250 kV 2,5 mm Cu FHA 50 cm

Tiefe im Wasser

FHA Fokus-Haut-Abstand
QHA Quellen-Haut-Abstand

☰ A-5.2

☰ A-5.2 **Dosimetrische Kenngrößen für verschiedene Strahlungsarten**

Strahlungsart	Tiefe des Dosis-maximums	R_{50}	D (10 cm)	FHA
200-kV-Röntgenstrahlung	Oberfläche	6 cm	30 %	40 cm
^{60}Co-Strahlung	0,5 cm	10 cm	52 %	60 cm
10-MV-Photonenstrahlung	2,5 cm	18 cm	72 %	100 cm
10-MeV-Elektronenstrahlung	2,5 cm	4–4,5 cm	0 %	100 cm

R_{50} ist die Tiefe, bei der 50 % der Maximaldosis erreicht werden; D (10 cm) ist der Dosiswert in 10 cm Tiefe, bezogen auf die Maximaldosis, FHA = Fokus-Haut-Abstand.

Röntgentherapie

In der Röntgentherapie unterscheidet man zwischen **Weichstrahltherapie** (Beschleunigungsspannung < 100 kV) und **Hartstrahl-** oder **Orthovolttherapie** (Beschleunigungsspannung 100 – 400 kV). Diese Strahlung wird mittels Röntgenröhren erzeugt und wegen der durch den Tiefendosisverlauf bedingten hohen **Eintrittsdosis** heute nur noch für oberflächlich gelegene Tumoren eingesetzt (z.B. Hauttumoren).

Megavolttherapie (Hochvolttherapie)

Um tiefer liegende Tumoren zu behandeln, wird Photonenstrahlung einer Beschleunigungsspannung zwischen 6 und 30 MV verwendet. Bei diesen hohen Energien haben die Sekundärelektronen (vorwiegend durch den Compton-Effekt) Reichweiten von einigen Zentimetern und bewegen sich in Richtung der primären Photonenstrahlung. Dabei geben sie ihre kinetische Energie durch Ionisation von Atomen an das Gewebe ab. Der Energietransfer der Sekundärelektronen führt dann zum Dosisaufbau.
Da – wegen der geringeren Dichte – in Luft etwa 1000-mal weniger sekundäre Elektronen erzeugt werden als im Gewebe, kommen in den oberflächennahen Schichten weniger sekundäre Elektronen an als dort erzeugt werden. Erst nach einigen Zentimetern (Reichweite der sekundären Elektronen) bildet sich

Röntgentherapie

Die **Weichstrahltherapie** verwendet Röntgenstrahlung mit einer Beschleunigungsspannung < 100 kV; die **Orthovolttherapie** Beschleunigungsspannung von 100 – 400 kV. Bei beiden entsteht eine hohe **Eintrittsdosis**.

Megavolttherapie (Hochvolttherapie)

Bei höheren Photonenenergien verlagert sich das Dosismaximum in größere Tiefen (**Aufbaueffekt**) (s. Abb. **A-5.1**). Dadurch sinkt die Dosisbelastung für das oberflächennahe Gewebe (z.B. die Haut).

ein Sekundärelektronengleichgewicht aus. Daher verlagert sich das Dosismaximum in größere Tiefe (**Aufbaueffekt**). Im Vergleich zu niederenergetischer Photonenstrahlung oder hochenergetischen Elektronenstrahlung werden oberflächliche Gewebeschichten besser geschont (s. Abb. **A-5.1**).

▶ **Merke**

▶ **Merke:** Je höher die Energie der Photonenstrahlung, desto tiefer im Gewebe liegt das Dosismaximum. Dadurch sinkt die Dosisbelastung für das oberflächennahe Gewebe.

Die vor allem früher eingesetzten **Telekobaltgeräte** verwenden drehbar gelagerte ^{60}Co-Quellen (Ein- und Ausschaltung der Strahlung).

Früher wurden vor allem **Telekobaltgeräte** verwendet, bei denen die Photonenstrahlung von ^{60}Co (Energie ca. 1 MeV) genutzt wird. Die Strahlenquelle befindet sich in einem mit Blei abgeschirmten Zylinder, der ein Austrittsfenster besitzt. Dieser Zylinder ist in einem zum Schutz der Umgebung abgeschirmten Bestrahlungskopf mit Austrittsöffnung drehbar gelagert. Durch Drehen des Zylinders im Bestrahlungskopf kann das Telekobaltgerät an- bzw. ausgeschaltet werden. Vor dem Strahlaustrittsfenster befindet sich ein Blendensystem zur Eingrenzung des Nutzstrahlenbündels.
Da die Strahlung des Telekobaltgerätes lediglich durch Verschluss der Austrittsöffnung abgeschaltet werden kann, besteht im Gegensatz zum Linearbeschleuniger das Risiko von Strahlenunfällen durch Verschlussstörungen. Der von Zeit zu Zeit notwendige Austausch der ^{60}Co-Quelle ist außerdem sehr teuer und aufwendig.

Linearbeschleuniger erzeugen Photonen- und Elektronenstrahlung im MeV-Bereich.

Heute werden meist **Linearbeschleuniger** eingesetzt. Sie erzeugen Photonenstrahlung höherer Energien (bis 30 MeV), i.d.R. auch Elektronenstrahlung verschiedener Energien. Der bei Telekobaltgeräten regelmäßig notwendige Quellenaustausch entfällt. Da sich das Dosismaximum bei höheren Strahlungsenergien in die Tiefe verlagert, sind Linearbeschleuniger besonders zur Behandlung tief liegender Tumoren geeignet.

Neutronentherapie

Neutronen haben einen vergleichbaren Tiefendosisverlauf wie hochenergetische Photonenstrahlung, aber eine größere relative biologische Wirksamkeit. Neutronenstrahlen lassen sich durch Blenden nur schwer an die Tumorform anpassen.

Neutronentherapie

Neutronen besitzen einen ähnlichen Tiefendosisverlauf wie hochenergetische Photonenstrahlung, bei gleicher Dosis jedoch eine größere biologische Wirksamkeit. Dies lässt sich dazu nutzen, besonders strahlenresistente Tumoren zu behandeln. Da Neutronen nur durch Streuung an Atomkernen abgelenkt werden, lassen sich Neutronenstrahlen nur schwer durch Blenden an die Tumorform anpassen.

Therapie mit geladenen Korpuskeln

Geladene Teilchen besitzen eine maximale Reichweite in Materie, die von der Energie der Teilchen abhängt. Dadurch wird das Gewebe hinter dem Tumor geschont.

Therapie mit geladenen Korpuskeln

Im Gegensatz zu Photonen und Neutronen besitzen geladene Korpuskeln eine durch ihre Energie festgelegte maximale Reichweite. Dadurch wird Gewebe, das sich im Strahlengang hinter dem Tumor befindet, geschont. Außerdem steigt die Dosis mit der Gewebetiefe an.

Elektronen

Elektronen deponieren die meiste Energie am Ende ihrer Bahn. Wegen der starken Streuung erreichen nicht alle Elektronen die gleiche Tiefe, sodass der Dosisabfall nicht abrupt ist. Durch die Ablenkung der Elektronen an Atomkernen entsteht Bremsstrahlung, die eine größere Reichweite hat.

Elektronen

Schnelle Elektronen geben auf ihrer Bahn weniger Energie ab als langsame. Daher **deponieren** Elektronen die **meiste Energie am Ende ihrer Reichweite**. Da Elektronen aufgrund ihrer kleinen Masse sehr stark gestreut werden und damit in einer vorgegebenen Tiefe bereits ganz unterschiedliche Wegstrecken zurückgelegt haben, kommt es nicht zu einem abrupten Dosisabfall. Durch die **Ablenkung der Elektronen an Atomkernen** entsteht außerdem **Bremsstrahlung**, sodass auch in Tiefen, die größer als die Reichweite sind, noch Dosis messbar ist.

▶ **Merke**

▶ **Merke:** Die Reichweite von Elektronen wird mit steigender Energie größer. Die **therapeutische Reichweite** von Elektronen ist durch die Tiefe im Gewebe definiert, in der die Dosis auf 85 % des Dosimaximums abgefallen ist. Näherungsweise gilt:

$$\textit{Therapeutische Reichweite in cm} \approx \frac{\textit{Energie in MeV}}{3}.$$

So haben z.B. Elektronen der Energie 24 MeV eine therapeutische Reichweite von etwa 8 cm. Elektronenstrahlung wird vor allem bei oberflächlich gelegenen Tumoren und in der **intraoperativen Strahlentherapie** eingesetzt.

Schwere geladene Teilchen

Neben Elektronen werden vor allem Protonen, aber auch schwerere Ionen (^{12}C) für die Strahlentherapie verwendet. Da diese Teilchen wegen ihrer größeren Masse kaum gestreut werden, beobachtet man einen starken Dosisanstieg am Ende ihrer Reichweite, der im Gegensatz zu Elektronen dahinter praktisch auf null abfällt (s. S. 15). Diesen Dosisverlauf bezeichnet man als **Bragg-Peak**. Die biologische Wirksamkeit von Protonen ist mit der von Photonen vergleichbar. Die von Kohlenstoff-Ionen ist jedoch im Bragg-Peak deutlich höher. Im Gegensatz zu Neutronen lässt sich die Dosisverteilung bei geladenen Teilchen gut an den Tumor anpassen.

5.4.2 Klassifikation nach Distanz zwischen Strahlenquelle und Tumor

Strahlentherapeutische Verfahren lassen sich einteilen in **Teletherapie** (perkutane Strahlentherapie), bei der die Strahlenquelle in einiger Entfernung vom Tumor und außerhalb des Körpers lokalisiert ist, und **Brachytherapie** (Kurzdistanztherapie), bei der die Strahlenquelle direkt am Tumor – auf der Körperoberfläche oder im Körper – lokalisiert ist.

Teletherapie (perkutane Strahlentherapie)

Die Teletherapie lässt sich nach ihrer Tiefenwirkung unterteilen in Oberflächen-, Halbtiefen- und Tiefentherapie.

Oberflächentherapie

▶ **Definition:** Als Oberflächentherapie bezeichnet man die Strahlentherapie von Herden, die ≤ 1 cm unter der Körperoberfläche liegen.

Hierzu werden eingesetzt:
- **Röntgenstrahlen:**
  - **Weiche Röntgenstrahlen** einer Energie von 10–50 kV werden bereits an der Körperoberfläche absorbiert, haben also eine geringe Tiefenwirkung (Abb. **A-5.1**) und eignen sich somit hervorragend zur Oberflächentherapie. Sie werden bereits von der Glaswandung herkömmlicher Röntgenröhren stark absorbiert, so dass als Röhrenwandung Beryllium verwendet werden muss.
  - Auch **harte Röntgenstrahlen** können verwendet werden, wenn man den Fokus-Haut-Abstand auf ca. 1–5 cm reduziert. Dadurch steigt die Dosisleistung an der Haut bei steilem Dosisabfall unter der Haut.
- **schnelle Elektronen** einer Energie von 3–10 MeV. Sie werden im Linear- oder Kreisbeschleuniger erzeugt und beschleunigt. Elektronen zeichnen sich dadurch aus, dass die Dosis hinter dem Dosismaximum steil abfällt (Abb. **A-5.1**).

Halbtiefentherapie

▶ **Definition:** Als Halbtiefentherapie bezeichnet man die Strahlentherapie von Herden, die 1–5 cm unter der Körperoberfläche liegen.

Hierzu werden eingesetzt:
- **mittelharte Röntgenstrahlen** einer Energie von 100–150 keV. Hierbei müssen zur Hautschonung Kupferfilter verwendet werden.
- **γ-Strahler:** ^{137}Cs, das eine Energie von 0,66 MeV hat (s. S. 104).

Elektronen werden bei oberflächlich gelegenen Tumoren und in der **intraoperativen Strahlentherapie** eingesetzt.

Schwere geladene Teilchen

Außer Elektronen werden Protonen und in geringem Umfang auch Kohlenstoff-Ionen verwendet. Im Gegensatz zu Elektronen werden Ionen durch Streuung kaum aus ihrer Bahn abgelenkt, so dass sich ein sehr steiler Dosisabfall ergibt. Den Dosisverlauf bezeichnet man als **Bragg-Peak** (s.S. 15).

5.4.2 Klassifikation nach Distanz zwischen Strahlenquelle und Tumor

Bei der **Teletherapie** befindet sich die Strahlenquelle in einiger Entfernung vom Tumor, bei der **Brachytherapie** direkt am Tumor.

Teletherapie (perkutane Strahlentherapie)

Sie lässt sich nach ihrer Tiefenwirkung unterteilen.

Oberflächentherapie

◀ Definition

Eingesetzt werden:
- **Röntgenstrahlen:**
- weiche Röntgenstrahlen (10–50 kV, Abb. **A-5.1**) unter Verwendung von Beryllium als Röhrenwandung

- harte Röntgenstrahlen bei einem Fokus-Haut-Abstand von ca. 1–5 cm

- **schnelle Elektronen** (3–10 MeV): steiler Dosisabfall (Abb. **A-5.1**).

Halbtiefentherapie

◀ Definition

Eingesetzt werden:
- **mittelharte Röntgenstrahlen** (100–150 keV) plus Kupferfilter
- **γ-Strahler:** ^{137}Cs

- **schnelle Elektronen** (10–20 MeV): Der Beitrag der Sekundärelektronen zur Dosis verlagert das Dosismaximum in die Tiefe (**Dosisaufbau**) und dämpft den Dosisabfall dahinter (Abb. **A-5.1**).

- **schnelle Elektronen** einer Energie von 10–20 MeV. Elektronen dieser Energien verursachen in signifikantem Maße Sekundärstrahlung, indem sie aus dem durchstrahlten Material Sekundärelektronen herausschlagen. Der Energietransfer der Sekundärelektronen auf Materie addiert sich zu dem der Primärelektronen und trägt somit zur Dosis bei (**Dosisaufbau**). Dadurch verlagert sich das Dosismaximum in die Tiefe, der Dosisabfall hinter dem Maximum ist jedoch nicht mehr so steil wie bei Elektronen geringerer Energie (Abb. **A-5.1**).

Tiefentherapie

Tiefentherapie

▶ **Definition**

▶ **Definition:** Als Tiefentherapie bezeichnet man die Strahlentherapie von Herden, die > 5 cm unter der Körperoberfläche liegen.

Eingesetzt werden:
- **Röntgenstrahlen:**
  - **harte Röntgenstrahlen** (200–400 kV, **Hartstrahl-** oder **Orthovolttherapie**, Abb. **A-5.1**).
  - **ultraharte Röntgenstrahlen** (15–50 MeV, **Hoch-** oder **Megavolttherapie**): Der durch den Compton-Effekt bedingte **Aufbaueffekt** verlagert das Dosismaximum in die Tiefe (Abb. **A-5.1**).
- **γ-Strahler** (Telegammatherapie): ^{60}Co (1,3 MeV) und ^{137}Cs (0,66 MeV). Das Radionuklid befindet sich in > 50 cm Abstand vom Herd in einem **Telegammagerät**, in dem es drehbar gelagert und von einem dicken Bleimantel umgeben ist.
- **schnelle Elektronen** (30–50 MeV)
- **schnelle Neutronen**: Aufgrund ihres hohen LETs induzieren sie ausgeprägte Schäden auch an Normalgewebe.

- **Protonen** und **Deuteronen**: Bei hohem LET zeigen sie eine sehr günstige Tiefendosiskurve (**Bragg-Peak**, s.S. 15).

Hierzu werden eingesetzt:
- **Röntgenstrahlen:**
  - **harte Röntgenstrahlen** einer Energie von 200–400 kV (**Hartstrahl-** oder **Orthovolttherapie**). Sie werden selten eingesetzt, da sie trotz Filterung zu einer starken Strahlenbelastung der Haut führen (Abb. **A-5.1**).
  - **ultraharte Röntgenstrahlen** einer Energie von 15–50 MeV (**Hoch-** oder **Megavolttherapie**). Sie werden im Elektronenlinear- oder -kreisbeschleuniger (s.S. 22) erzeugt. Bei Photonen dieser Energien generiert der Compton-Effekt eine große Menge an Sekundärelektronen, deren Energietransfer auf Materie zur Dosis beiträgt (**Aufbaueffekt**).
- **γ-Strahler** (**Telegammatherapie**), nämlich ^{60}Co mit einer Energie von 1,3 MeV und ^{137}Cs mit einer Energie von 0,66 MeV. Wegen seiner geringeren Energie wird Cs meist zur Halbtiefentherapie (s.S. 103) eingesetzt. Der Abstand zwischen Strahlenquelle und Herd beträgt bei der Telegammatherapie > 50 cm. Die Strahlenquelle befindet sich in einem **Telegammagerät**.
- **schnelle Elektronen** einer Energie von 30–50 MeV.
- **schnelle Neutronen:** Sie generieren durch elastische Streuung (s.S. 14) Rückstoßprotonen, die mit Materie in Wechselwirkung treten. Neutronen besitzen einen hohen LET, führen also zu ausgeprägten Schäden auch an Normalgewebe. Daher sollte sich ihr Einsatz auf Tumoren geringer Strahlensensibilität beschränken. Ihre Tiefendosiskurve zeigt Abb. **A-5.1** (s.S. 101 und 102).
- **Protonen** und **Deuteronen** (1 p + 1 n): Auch sie sind durch einen hohen LET gekennzeichnet. Der Verlauf ihrer Tiefendosiskurve ist für die Strahlentherapie sehr günstig, da der LET – und mit ihm die Tiefendosis – erst gegen Ende der Reichweite stark ansteigt (**Bragg-Peak**, s.S. 15).

5.4.3 Kurzdistanztherapie mit umschlossenen Radionukliden (Brachytherapie)

5.4.3 Kurzdistanztherapie mit umschlossenen Radionukliden (Brachytherapie)

▶ **Definition**

▶ **Definition:** Bei der Kurzdistanztherapie (Brachytherapie) befindet sich die Strahlenquelle im Gegensatz zur Teletherapie direkt am Tumor. Sie wird als **Kontakttherapie**, **intrakavitäre Therapie** oder **interstitielle Therapie** durchgeführt.

Ziel ist eine sehr hohe Dosis im klinischen Zielvolumen bei steilem Dosisabfall zum umgebenden Normalgewebe hin. Die Strahler sind i.d.R. von Metallhülsen umgeben. Sie werden entweder direkt implantiert (**interstitielle Therapie**, **Seeds**) oder aber im Nachladeverfahren (**Afterloading**) mit Hilfe eines Afterloading-Geräts in vorher positionierte Kunststoffapplikatoren

Ziel ist eine sehr hohe Dosis im klinischen Zielvolumen bei steilem Dosisabfall zum umgebenden Normalgewebe hin. Die resultierende Dosisverteilung kann bei Bedarf durch Verwendung mehrerer Strahler in bestimmter geometrischer Anordnung dem Zielvolumen angepasst werden. Die Brachytherapie ist nicht der Patientenlagerungs- und Bewegungsungenauigkeit unterworfen. Die Strahler sind i.d.R. von Metallhülsen umgeben. Sie werden entweder direkt implantiert (**interstitielle Therapie**, **Seeds**) oder aber im Nachladeverfahren (**Afterloading**) in vorher positionierte Kunststoffapplikatoren eingebracht. Beim Afterloading ist die Strahlenbelastung des Personals gleich Null, da die Applikatoren erst mit Hilfe eines Afterloading-Geräts mit Strahlenquellen beschickt werden, wenn das Personal den Bestrahlungsraum verlassen hat. Die Strahlenquellen lagern in einem Strahlenschutzbehälter. Je nach Bedarf fährt das Gerät sie aus bzw. bewegt sie nach Erreichen der zu applizierenden Dosis wieder in den Behälter zurück. Das Afterloading ermöglicht es, (β- und) γ-Strahler wie ^{192}Ir, ^{137}Cs und ^{60}Co mit hoher bis mittelhoher Dosisleistung einzusetzen.

Kontakttherapie

Voraussetzung für die Kontakttherapie ist die oberflächliche Lage des zu bestrahlenden Zielvolumens. Das umschlossene Radionuklid wird **direkt an die Patientenoberfläche** gebracht. Beispiele sind die Therapie des Aderhautmelanoms mit ^{103}Ruthenium oder ^{90}Sr. Die Applikatoren werden hier jeweils für kurze Zeit aufgenäht. Bei der Therapie von oberflächlichen Tumorresiduen oder Rezidiven bei vorbestrahlter Haut (z.B. Thoraxwandrezidiv bei Mammakarzinom) werden Moulagen aus Kunstoff individuell der Körperform anmodelliert (Abb. **A-5.2**). Die Moulagen enthalten Applikatoren, die mittels Afterloading mit einem umschlossenen Strahler beschickt werden.

eingebracht. Beim Afterloading ist das Personal keiner Strahlung ausgesetzt.

Kontakttherapie

Voraussetzung ist die oberflächliche Lage des zu bestrahlenden Zielvolumens. Der umschlossene Strahler wird **direkt an die Patientenoberfläche** gebracht. Dazu werden Applikatoren für kurze Zeit aufgenäht bzw. bei Tumorresten oder Rezidiven dem Körper anmodelliert (Abb. **A-5.2**).

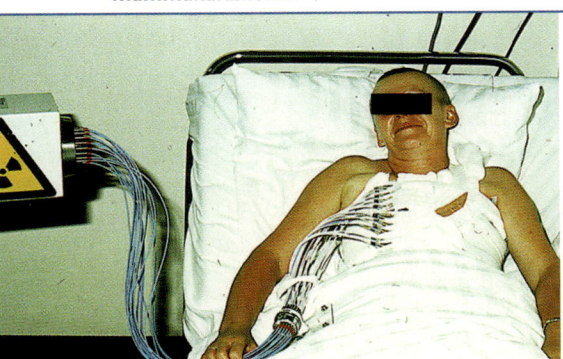

⊙ **A-5.2   Kontakttherapie in Moulagentechnik bei Thoraxwandrezidiv eines Mammakarzinoms**

⊙ **A-5.2**

Intrakavitäre Therapie

Intrakavitäre Therapie

▶ **Definition:** Unter intrakavitärer Therapie versteht man das Einbringen einer radioaktiven Strahlenquelle in eine präformierte Körperhöhle.

◀ **Definition**

Die intrakavitäre Therapie spielt vor allem bei der Behandlung gynäkologischer Tumoren eine Rolle, wo sie häufig in Kombination mit der perkutanen Strahlentherapie eingesetzt wird. Es werden spezielle Applikatoren oder Applikatorkombinationen (Stifte, Kapseln, Ovoide) (Abb. **A-5.3**) eingesetzt, die den Anforderungen an die räumliche Dosisverteilung bzw. der Geometrie des klinischen Zielvolumens Rechnung tragen. Der Applikator wird intrauterin, intrazervikal oder intravaginal positioniert und mittels Afterloading mit ^{192}Ir, ^{60}Co oder ^{137}Cs bestückt. Meist wird die Brachytherapie nach rechnergestützter Bestrahlungsplanung in wöchentlichen Abständen während der perkutanen Bestrahlungsserie durchgeführt, und zwar mit einer Dosisleistung > 1000 cGy/h (HDR-Brachytherapie). Die früher häufig durchgeführte Therapie mit ^{226}Ra ist heute nicht mehr üblich.

Die intrakavitäre Therapie spielt vor allem bei der Behandlung gynäkologischer Tumoren eine Rolle. Der Applikator (Abb. **A-5.3**) wird intrauterin, intrazervikal oder intravaginal positioniert und mittels Afterloading mit ^{192}Ir, ^{60}Co oder ^{137}Cs bestückt.

A-5.3

A-5.3 Brachytherapieapplikatoren für die intrakavitäre Therapie

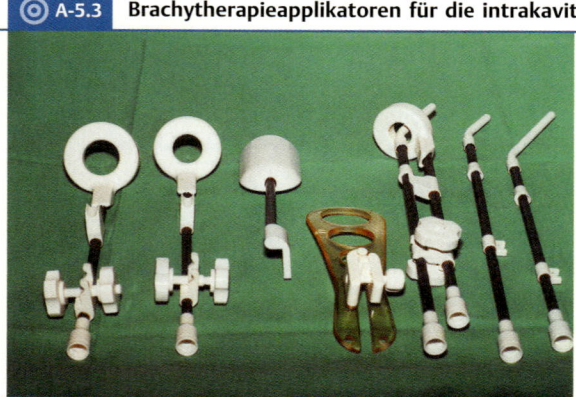

Interstitielle Therapie

Interstitielle Therapie

▶ **Definition**

▶ **Definition:** Bei der interstitiellen Therapie wird die Strahlenquelle direkt in das Tumorgewebe implantiert („Spickung" des Tumors).

Zur **permanenten Implantation** dienen Strahler mit geringer Aktivität und relativ kurzer Halbwertszeit, zur **temporären Implantation** solche mit hoher Aktivität und langer Halbwertszeit.

Man unterscheidet die **permanente Implantation**, bei der die Strahlenquelle im Gewebe verbleibt, von der **temporären Implantation**, bei der die Strahlenquelle wieder entfernt wird. Zur permanenten Implantation werden Radionuklide mit geringer Aktivität und relativ kurzer Halbwertszeit wie ^{198}Au (HWZ 3 Tage) oder ^{125}J (HWZ 60 Tage) verwendet. Sie werden in Form eines Drahtes, einer Nadel oder eines Korns (Seeds) implantiert. Bei der temporären Implantation kommen Radionuklide mit hoher Aktivität und langer Halbwertszeit wie ^{137}Cs oder ^{192}Ir zur Anwendung. Sie werden mittels Afterloading appliziert.

Indikationen für die Brachytherapie

Indikationen für die Brachytherapie

Zur **Kontakttherapie** s.S. 105.
Die **intrakavitäre Therapie** wird vor allem bei gynäkologischen Tumoren eingesetzt.

Zu den Indikationen der **Kontakttherapie** s.S. 105.
Die **intrakavitäre Therapie** kommt vor allem bei Endometrium-, Zervix- und Vaginalkarzinomen zur Anwendung, außerdem bei Ösophagus- und Gallengangskarzinomen.

Die **interstitielle Therapie** wird z.B. bei Anal- und Prostatakarzinomen (**A-5.4**) angewandt.

Die **interstitielle Therapie** wird bei HNO-Tumoren, Anal- und Prostatakarzinomen alleine oder zur lokalen Dosisaufsättigung in Kombination mit einer perkutanen Radiatio angewandt (z. B. Mammakarzinom, Abb. **A-5.4**).

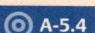

A-5.4

A-5.4 Interstitielle Therapie mit ^{192}Ir beim Mammakarzinom

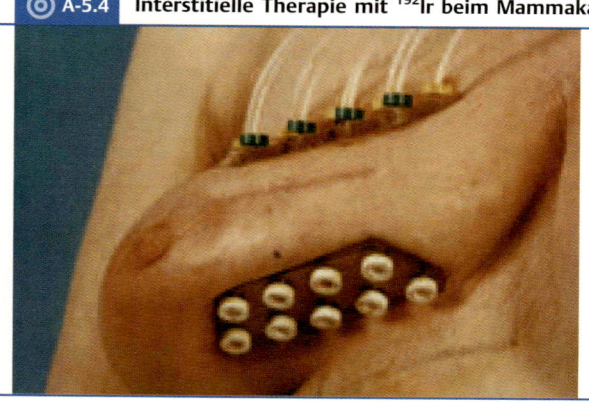

5.5 Bestrahlungsplanung

5.5.1 Diagnostik

Grundlage der Bestrahlungsplanung ist die Erfassung von Tumorart (Typing), -differenzierungsgrad (Grading) und insbesondere die Tumorausbreitung (Staging). Das Staging ist i.d.R. abgeschlossen, wenn der Patient zum Strahlentherapeuten überwiesen wird.

Das **Typing** erfolgt meist durch histologische Untersuchung; nur selten können bildgebende Verfahren mit hinreichender Sicherheit Aufschluss über die Tumorart geben.

Das **Grading** erfolgt ausschließlich nach histopathologischen Kriterien.

Beim **Staging** kommen neben der klinischen Untersuchung bildgebende Verfahren wie Sonographie, Szintigraphie, Computertomographie (CT) und Magnetresonanztomographie (MRT) zur Anwendung.

Am Ende des Staging steht das Stadium des Tumors nach der TNM-Klassifikation fest.

> ▶ **Merke:** Die TNM-Klassifikation ist eine klinische Stadieneinteilung von Tumoren:
> T   beschreibt die Ausdehnung des Primärtumors
> N   beschreibt das Fehlen oder Vorliegen und die Ausdehnung regionärer Lymphknotenmetastasen
> M   beschreibt das Fehlen oder Vorliegen von Fernmetastasen
> pT   pathologische Klassifikation des Primärtumors anhand einer histologischen Untersuchung
> C   beschreibt die Zuverlässigkeit der Stadieneinteilung in Abhängigkeit von der verwendeten diagnostischen Methode (z.B. klinische Untersuchung, CT oder MRT, Biopsie und Zytologie oder pathologische Untersuchung des Tumorresektats)

Vom TNM-Stadium hängt die **Zielsetzung der Therapie** – Heilung oder Palliation – ab. Es bestimmt, welche der drei Säulen der onkologischen Therapie zum Einsatz kommen. Es ist also **die Basis für die Indikationsstellung zur Strahlentherapie**.

5.5.2 Festlegung der Zielvolumina und der Dosis

Grundlagen

Zielvolumina

> ▶ **Definition:** Die Körperregionen, die eine erfolgreiche Strahlentherapie umfassen muss, heißen Zielvolumina.

Nach dem ICRU Report 50 (1993) unterscheidet man onkologische und strahlentherapeutische Zielvolumina.

> ▶ **Definitionen: Onkologische Zielvolumina** sind (Abb. **A-5.5**):
> 1. **Tumorvolumen = gross tumor volume** (**GTV**): Es beinhaltet das mit diagnostischen Methoden nachweisbare Tumorgewebe einschließlich sichtbarer Metastasen.
> 2. **Tumorausbreitungsgebiet**: Es beinhaltet neben dem Tumorvolumen die subklinischen Ausbreitungswege des Tumors wie z.B. regionäre Lymphknotenstationen. Es muss davon ausgegangen werden, dass sich in diesem Volumen bereits einzelne Tumorzellen befinden, die diagnostisch noch nicht nachweisbar sind.

5.5   Bestrahlungsplanung

5.5.1 Diagnostik

Erfasst werden müssen Tumorart (Typing), -differenzierungsgrad (Grading) und -ausbreitung (Staging).

Das **Typing** erfolgt meist durch histologische Untersuchung.

Das **Grading** erfolgt nur durch histologische Untersuchung.

Das **Staging** erfolgt mittels klinischer Untersuchung und bildgebender Verfahren.

Ergebnis ist das Tumorstadium nach der TNM-Klassifikation.

◀ Merke

Das TNM-Stadium bestimmt das **Ziel der Therapie** und ist die **Basis für die Indikationsstellung zur Strahlentherapie**.

5.5.2 Festlegung der Zielvolumina und der Dosis

Grundlagen

Zielvolumina

◀ Definition

Es gibt onkologische und strahlentherapeutische Zielvolumina.

◀ Definition

A-5.5

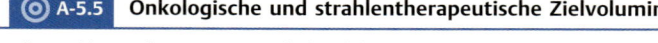 A-5.5 Onkologische und strahlentherapeutische Zielvolumina

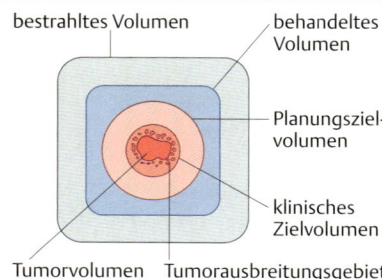

bestrahltes Volumen

behandeltes Volumen

Planungsziel-volumen

klinisches Zielvolumen

Tumorvolumen Tumorausbreitungsgebiet

▶ **Definition**

▶ **Definitionen: Strahlentherapeutische Zielvolumina** sind (Abb. **A-5.5**):

1. **Klinisches Zielvolumen = clinical target volume (CTV)**: Es bezeichnet räumlich zusammenhängende onkologische Volumina, in denen ein bestimmtes radioonkologisches Ziel erreicht werden soll.
2. **Planungszielvolumen = planning target volume (PTV)**: Es enthält neben dem klinischen Zielvolumen einen Sicherheitsabstand unter Berücksichtigung von Lagerungs- und Positionierungsungenauigkeiten, räumlicher Verlagerung des CTV durch Atmung und Peristaltik sowie unterschiedlicher Füllungszustände benachbarter oder tumortragender Organe.
3. **Behandeltes Volumen = treated volume (TV)**: Volumen, das von der Isodosenlinie (s.S. 108) eingefasst wird, auf der die Energiedosis als ausreichend für das Erreichen des Behandlungsziels erachtet wird.
4. **Bestrahltes Volumen = irradiated volume**: Volumen, in dem relevante Strahlenwirkungen induziert werden können.
5. **Risikoorgan = organ at risk**: Normalgewebe innerhalb des Bestrahlungsvolumens, dessen Strahlenempfindlichkeit die Bestrahlungsplanung und/oder die verordnete Dosis limitiert.

Dosismessgrößen

▶ **Definition**

Dosismessgrößen

▶ **Definitionen:**

Energiedosis (s.S. 17): In der Radioonkologie wird die Energiedosis auf Wasser bezogen.

Dosisleistung (s.S. 17): Die Dosisleistung ist das Verhältnis von Energiedosis pro Zeiteinheit (Gy/min). Bei Linearbeschleunigern wird die Dosisleistung auf die Anzeige der Monitorkammer bezogen (SI-Einheit Gy/Monitoreinheit).

Referenzdosis: Dies ist diejenige Energiedosis, die für die physikalische Dosisverteilung im klinischen Zielvolumen als repräsentativ angesehen wird. Dabei ist nach dem ICRU-Report 50 ein Referenz-Dosispunkt festzulegen (ICRU Reference Point), an dem die Energiedosis als repräsentativ für die Dosisverteilung angesehen werden kann. Der Referenz-Dosispunkt sollte bei Anwendung von Photonenstrahlung folgende Kriterien erfüllen:

- Er soll klinisch relevant sein.
- Seine Lage soll eindeutig beschrieben werden können.
- Die Energiedosis in diesem Punkt soll hinreichend genau bestimmt werden können.
- Er soll nicht in einer Region mit hohem Energiedosisgradienten liegen.

Minimaldosis: Dies ist der kleinste Wert der Energiedosis in einem Volumen.

Maximaldosis: Dies ist der größte Wert der Energiedosis innerhalb einer räumlichen Dosisverteilung. Klinische Relevanz besteht, wenn der kleinste Durchmesser des Volumens 15 mm überschreitet.

Dosis im Risikobereich: Maximalwert der Energiedosis in einem Risikobereich oder Risikoorgan.

◎ A-5.6

◎ **A-5.6** | **Dosis-Volumen-Histogramm**

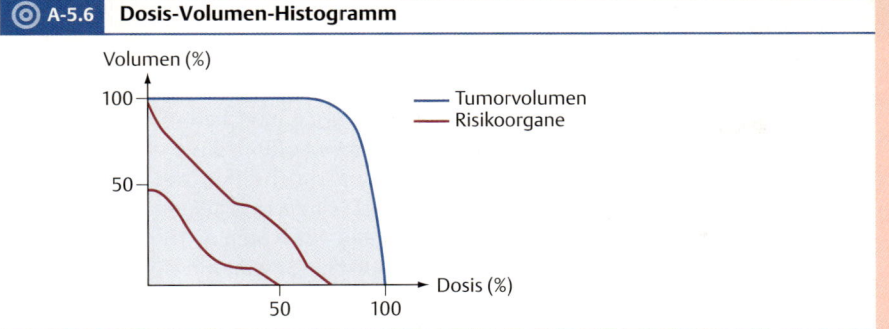

Grenzdosis: Energiedosis, die in einem Risikobereich nicht überschritten werden sollte.

Dosisspitze (**hot spot**): Volumen außerhalb des Planungsvolumens, das eine höhere Dosis als die Referenzdosis erhält. Klinische Relevanz besteht, wenn der kleinste Durchmesser des Volumens 15 mm überschreitet.

Dosis-Volumen-Histogramm (**DVH**): DVH beinhalten Informationen über die Erfassung des Zielvolumens und die strahlentherapeutische Belastung von Risikoorganen (Abb. **A-5.6**). Anhand von DVH lassen sich physikalische Dosisverteilungen bewerten.

Tiefendosis: Dies ist der Absolutwert der Dosis an einem auf der Zentralstrahlachse liegenden Punkt in der Tiefe des Körpers.

Relative Tiefendosis: Die relative Tiefendosis ist die Dosis entlang der Zentralstrahlachse in der Tiefe bezogen auf einen Referenzpunkt in der Tiefe. Die relative Tiefendosis hängt von der Strahlenart und -energie, der Feldgröße sowie dem Fokus-Haut-Abstand ab. Sie nimmt für Photonen mit steigender Energie und Feldgröße zu. Bei Elektronen fällt sie nach dem Maximum zur Tiefe hin steil ab. Die therapeutische Reichweite von Elektronen, definiert als 85 %-Isodose, beträgt ca. 1/3 des Zahlenwertes der verwendeten Elektronenenergie in Zentimetern.

Aufbaueffekt: Mit steigender Photonenenergie nimmt der Compton-Effekt zu, wodurch das Dosismaximum in die Tiefe wandert.

Isodosenlinie: Eine Isodosenlinie verbindet im durchstrahlten Volumen alle Punkte gleicher Dosis.

Isodosenkurve: Eine Isodosenkurve zeigt alle Punkte gleicher Dosis in einer Ebene, stellt also einen Schnitt durch ein Strahlenbündel dar. Die Dosis wird in Prozent der Referenzdosis ausgedrückt, z.B. 80 %-Isodose, oder als Absolutwert (20-Gy-Isodose). Isodosenkurven eignen sich zur Beurteilung von Dosisverteilungen nach Überlagerung der Isodosenlinien mit den CT-Schnitten des Patienten.

Methodik

Festlegung der Zielvolumina

Die **CT** ist das wichtigste bildgebende Verfahren zur Erfassung der Tumorausbreitung. Sie erlaubt allerdings keine Artdiagnose. Da die einzelnen CT-Schnitte eine **ortsabhängige Darstellung der Schwächungskoeffizienten** des Patienten liefern, eignet sich die CT hervorragend für die **rechnergestützte Bestrahlungsplanung**. Neben der Tumorausbreitung werden durch die CT auch die benachbarten Strukturen dargestellt, so dass eine klinische Zielvolumendefinition unter Schonung von benachbarten Risikoorganen möglich wird.

In einigen Körperregionen (z.B. ZNS) ist die Gadolinium-gestützte **MRT** der CT deutlich überlegen. Zudem bietet die MRT die Möglichkeit, Stoffwechselvorgänge mittels **MR-Spektrometrie** zu untersuchen. Ein weiterer Vorteil der MRT besteht in der **beliebigen Schnittführung**. Da sich auf der Basis von MRT-

Methodik

Festlegung der Zielvolumina

Die **CT** eignet sich hervorragend für die rechnergstützte Bestrahlungsplanung.

In einigen Körperregionen (z.B. ZNS) ist die **MRT** der CT deutlich überlegen. Zudem bietet die MRT die Möglichkeit, Stoffwechselvorgänge mittels **MR-Spektrome-**

trie zu untersuchen. Ein weiterer Vorteil ist die **beliebige Schnittführung**.

Daten nicht ohne weiteres Dosisverteilungen berechnen lassen, eignet sich die MRT nicht direkt für die physikalische Bestrahlungsplanung. Allerdings hat es sich bei der Zielvolumendefinition im ZNS, und mittlerweile auch in anderen Körperlokalisationen, als vorteilhaft erwiesen, die zusätzlichen Informationen, die die MRT liefert, in die Bestrahlungsplanung zu integrieren. Hierzu werden die einzelnen CT- und MRT-Schichten unter Verwendung einer entsprechenden Software miteinander korreliert. Die Zielvolumendefinition kann so z.B. unter stereotaktischen Bedingungen auf den MRT-Schichten erfolgen. Das Zielvolumen wird anschließend auf die entsprechenden Schichten des Bestrahlungsplanungs-CT-Würfels übertragen. Die physikalische Bestrahlungsplanung erfolgt letztlich auf CT-Basis.

Bei einzelnen Fragestellungen liefert die **Sonographie** wichtige zusätzliche Informationen.

Bezüglich Bildqualität und Reproduzierbarkeit ist die **Sonographie** CT und MRT deutlich unterlegen. Bei einzelnen Fragestellungen (z.B. Beurteilung von Lymphknoten) vermag die Sonographie jedoch wichtige zusätzliche Informationen zu liefern. Zudem handelt es sich um ein schnell verfügbares und kostengünstiges Verfahren.

Festlegung der Dosis

Die Gesamtdosis muss die Tumorkontrolle ermöglichen und das Risiko von Spätfolgen minimieren.

Festlegung der Dosis

Die zu applizierende Gesamtdosis richtet sich nach Art, Größe und Malignitätsgrad des Tumors (s.S. 107), und hängt vom Therapieziel und von der Normalgewebstoleranz (s.S. 99) ab. Sie muss so gewählt werden, dass die Wahrscheinlichkeit der Tumorkontrolle groß, das Risiko des Auftretens von Spätnebenwirkungen (s.S. 99) an strahlenempfindlichen Organen jedoch gering ist.

5.5.3 Festlegung der zeitlichen Dosisverteilung

5.5.3 Festlegung der zeitlichen Dosisverteilung

Es muss festgelegt werden, ob eine Einzeit-, eine fraktionierte oder eine protrahierte Bestrahlung erfolgen soll.

Einzeitbestrahlung

Sie wird z.B. bei solitären Hirnmetastasen angewandt.

Einzeitbestrahlung

Die Einzeitbestrahlung (s.S. 36) wird z.B. bei der Behandlung von solitären Hirnmetastasen angewandt.

Fraktionierung

Die Gesamtdosis wird in Einzeldosen aufgeteilt. Es gibt folgende **Fraktionierungsschemata** (Abb. **A-5.7**):

1. **konventionelle Fraktionierung**

Fraktionierung

Bei der Fraktionierung wird die Gesamtdosis in mehreren Einzeldosen (Fraktionen) verabreicht. Ziel ist die Schonung des Normalgewebes (s.S. 36). Man unterscheidet folgende **Fraktionierungsschemata** (Abb. **A-5.7**):

1. **konventionelle Fraktionierung:** 5 Tage pro Woche wird mit einer täglichen Einzeldosis von 1,8–2,0 Gy bestrahlt. Die Gesamtbehandlungsdauer beträgt ca. 4–7 Wochen. Zur Gesamtdosis s.S. 110.

2. **Hyperfraktionierung:** Ziel ist die Dosiserhöhung bei gleichbleibenden Spätnebenwirkungen.

2. **Hyperfraktionierung:** Bei gleicher Gesamtbehandlungsdauer wird die Anzahl der Fraktionen im Vergleich zur konventionellen Fraktionierung erhöht, die Einzeldosis verringert. Dadurch ist die Gesamtdosis höher. Ziel ist die Dosiserhöhung bei gleichbleibenden Spätnebenwirkungen.

3. **Akzelerierung:** Ziel ist, der Repopulierung im Bestrahlungsintervall entgegenzuwirken.

3. **Akzelerierung:** Durch Verabreichung mehrerer Fraktionen pro Tag bei im Vergleich zur konventionellen Fraktionierung unveränderter Gesamtanzahl der Fraktionen und nahezu unveränderter Einzeldosis wird die Gesamtbehandlungsdauer verkürzt. Die Gesamtdosis muss reduziert werden, damit nicht vermehrt akute Nebenwirkungen auftreten. Ziel ist, der Repopulierung im Bestrahlungsintervall entgegenzuwirken.

4. **Akzelerierte Hyperfraktionierung:** Ziel ist eine Intensivierung der Strahlentherapie. Akute Nebenwirkungen können vermehrt auftreten.

4. **Akzelerierte Hyperfraktionierung:** Die Anzahl der Fraktionen im Vergleich zur konventionellen Fraktionierung wird erhöht, die Gesamtbehandlungsdauer dadurch verkürzt und die Strahlentherapie intensiviert. Zwischen den Einzelfraktionen sollten mindestens 6 Stunden liegen, damit das Normalgewebe sich erholen kann. Die akuten Nebenwirkungen sind mitunter schwerwiegender als bei konventioneller Fraktionierung, das Risiko später Nebenwirkungen ist identisch.

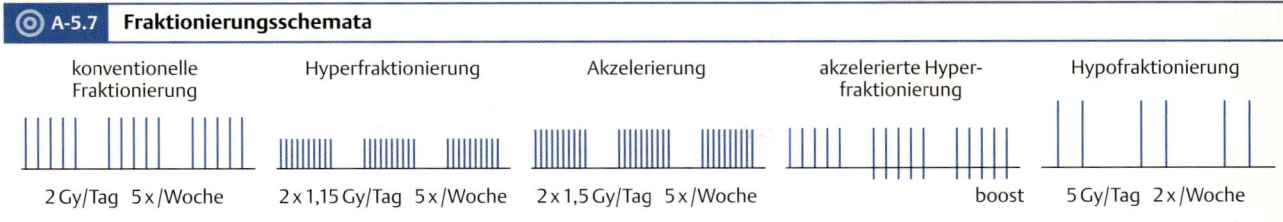

A-5.7   Fraktionierungsschemata

konventionelle Fraktionierung	Hyperfraktionierung	Akzelerierung	akzelerierte Hyper-fraktionierung	Hypofraktionierung
2 Gy/Tag 5 x/Woche	2 x 1,15 Gy/Tag 5 x/Woche	2 x 1,5 Gy/Tag 5 x/Woche	boost	5 Gy/Tag 2 x/Woche

Eine Dosisaufsättigung („boost") im makroskopischen Tumor erfolgt häufig bei der akzelerierten Fraktionierung, indem täglich eine zweite Fraktion auf das Tumorvolumen (GTV) appliziert wird.

5. **Hypofraktionierung:** Im Vergleich zur konventionellen Fraktionierung ist die Anzahl der Fraktionen geringer, die Einzeldosis höher. Ziel ist, die Behandlungsdauer im Rahmen einer palliativen Therapie zu verkürzen. Die Gesamtdosis wird i.d.R. verringert. Zwischen den Fraktionen müssen längere Bestrahlungspausen eingehalten werden.

Protrahierung

Die Gesamtdosis wird mit niedriger Dosisleistung über einen längeren Zeitraum hinweg kontinuierlich verabreicht. Dabei finden in den bestrahlten – vor allem in gesunden – Zellen (s.S. 36) Reparaturvorgänge statt. Ist die Dosisleistung sehr niedrig, besteht die Gefahr der Tumorproliferation während der Strahlentherapie.

5.5.4 Festlegung der räumlichen Dosisverteilung

Neben der zeitlichen Dosisverteilung spielt für die Strahlentherapie die räumliche Dosisverteilung eine große Rolle. Sie hängt von der gewählten Bestrahlungstechnik ab. Welche Bestrahlungstechnik zum Einsatz kommt, hängt von der Lokalisation und Ausdehnung des Zielvolumens ab.

Grundlagen: Bestrahlungstechniken

Einzelstehfeldbestrahlung

Die Strahlung wird über ein einziges Strahlenfeld appliziert (Abb. **A-5.8**), häufig mit konstantem Fokus-Haut-Abstand (**FHA-Einstelltechnik**). Die Strahlenqualität bzw. der Referenz-Dosispunkt richtet sich nach der Tiefenausdehnung des Zielvolumens. Die Verwendung eines einzelnen Stehfeldes ist lediglich für die **Oberflächen-** oder **Halbtiefentherapie** sinnvoll. Eine mögliche Indikation ist die Bestrahlung symptomatischer Wirbelsäulenmetastasen.

A-5.8   Einzelstehfeldbestrahlung

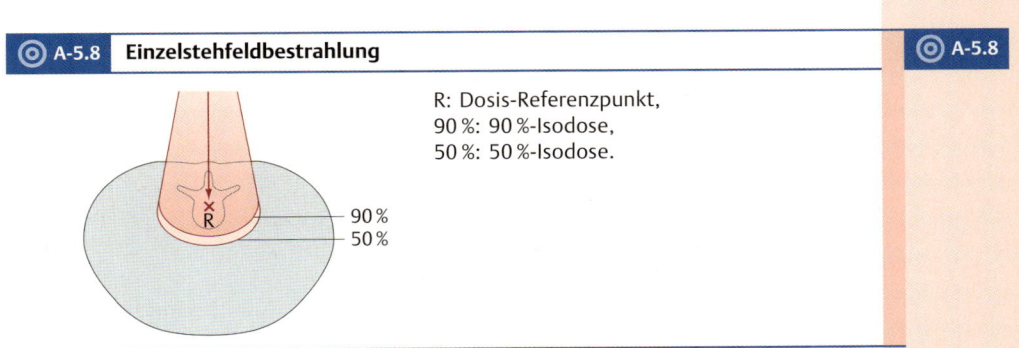

R: Dosis-Referenzpunkt,
90 %: 90 %-Isodose,
50 %: 50 %-Isodose.

Gegenfeldbestrahlung

Bei tiefer gelegenen Zielvolumina oder zur homogenen Durchstrahlung des Zielvolumens wird die Strahlung über zwei um 180° gegeneinander gedrehte sog. Gegenfelder (Abb. **A-5.9**) appliziert. Dadurch wird **Normalgewebe an der**

5. **Hypofraktionierung**: Ziel ist, die Behandlungdauer im Rahmen einer palliativen Therapie zu verkürzen.

Protrahierung

Bei Bestrahlung mit niedriger Dosisleistung finden vor allem in gesunden Zellen Reparaturvorgänge statt.

5.5.4 Festlegung der räumlichen Dosisverteilung

Die räumliche Dosisverteilung hängt von der gewählten Bestrahlungstechnik, diese wiederum vom Zielvolumen ab.

Grundlagen: Bestrahlungstechniken

Einzelstehfeldbestrahlung

Die Strahlung wird über ein einziges Strahlenfeld appliziert (Abb. **A-5.8**), oft mit konstantem Fokus-Haut-Abstand (**FHA-Einstelltechnik**). Einsatzgebiet ist die **Oberflächen-** und **Halbtiefentherapie**.

A-5.8

Gegenfeldbestrahlung

Die Strahlung wird über zwei Gegenfelder im Winkel von 180° (Abb. **A-5.9**) appliziert. Dadurch wird **Normalgewebe an der**

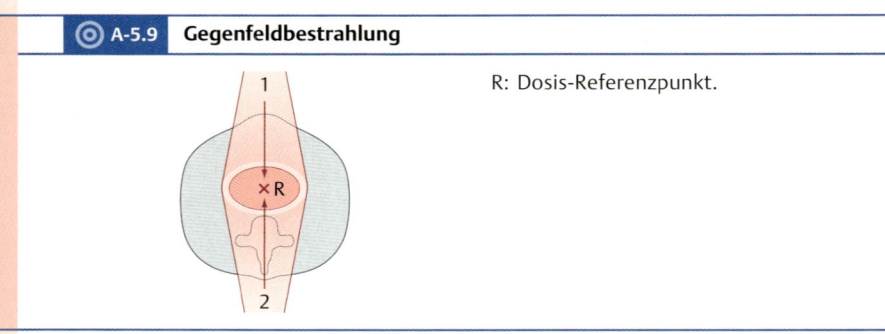

R: Dosis-Referenzpunkt.

Körperoberfläche stärker **geschont**. Statt FHA- ist die **isozentrische Einstelltechnik** möglich (Abb. **A-5.9**).

Körperoberfläche stärker **geschont**. Alternativ zur FHA-Einstelltechnik kann die **isozentrische Einstelltechnik** (Isozentrum: der Raumpunkt, in dem sich bei Drehung des Bestrahlerkopfes die Zentralstrahlen aller Felder schneiden, Abb. **A-5.9**) gewählt werden: Hier liegt der Referenz-Dosispunkt auf der Strahlenfeldachse im Zentrum des Zielvolumens. Das Isozentrum entspricht gleichzeitig der Drehachse des Bestrahlungsgerätes.

Eine Indikation ist z.B. die Bestrahlung von HNO-Tumoren inklusive der zervikalen Lymphknotenstationen.

Mehrfelderbestrahlung

Bei **zwei oder mehr Strahlenfeldern** wird das **Normalgewebe** bei maximaler Wirkung auf den Tumor **optimal geschont**. Oft werden drei (Abb. **A-5.10**) oder vier Felder (**Kreuzfeuerbestrahlung**, Abb. **A-5.11**) eingesetzt.

Mehrfelderbestrahlung

Bei der Mehrfelderbestrahlung wird die Strahlung über **zwei oder mehr Strahlenfelder** appliziert. I.d.R. wird die isozentrische Einstelltechnik angewandt. Die Mehrfelderbestrahlung ermöglicht eine **optimale Schonung des Normalgewebes**, während die Maximaldosis im Zielvolumen erreicht wird. Häufig kommen Techniken mit drei um jeweils 120° gegeneinander gedrehten Strahlenfeldern (Abb. **A-5.10**) oder aber 4-Felder-Techniken (sog. 4-Felder-Box oder **Kreuzfeuerbestrahlung**, Abb. **A-5.11**) zur Anwendung. Bei sehr komplexen Zielvolumina können im Ausnahmefall auch mehr als vier Felder erforderlich sein.

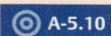

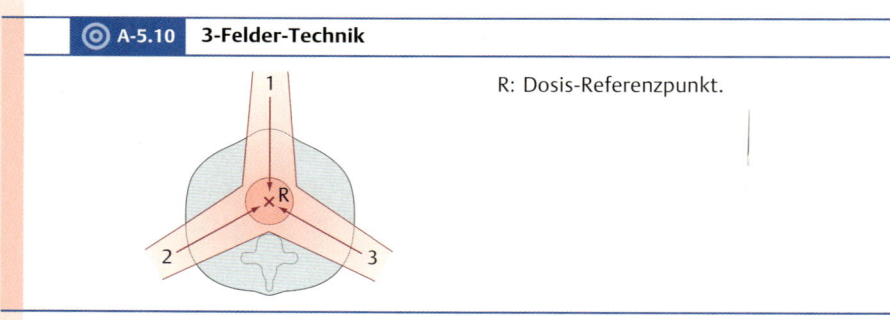

R: Dosis-Referenzpunkt.

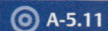

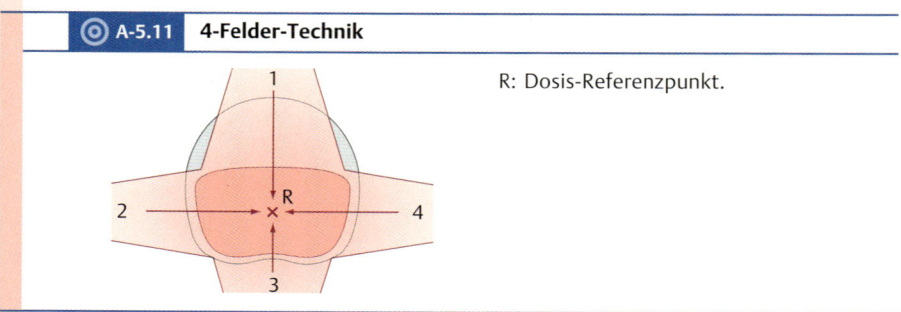

R: Dosis-Referenzpunkt.

Bewegungsbestrahlung

Bei der Bewegungsbestrahlung dreht sich der Fokus kontinuierlich auf einer Kreisbahn oder einem Kreissegment um den unbewegten Patienten. Der Referenz-Dosispunkt ist mit dem Isozentrum identisch und liegt im Zielvolumen. Während der Bestrahlung bewegt sich das Zielvolumen somit nicht aus dem Strahlenfeld, während die Körperoberfläche im Eintrittskanal variiert. Es resultiert eine **Dosiseskalation im Zielvolumen bei Schonung des Normalgewebes an der Körperoberfläche**. Neben einer Vollrotation (360°) können auch ein oder mehrere kleinere Winkel in dieser Weise bestrahlt werden.

Bei der Rotationsbestrahlung mehrerer Segmente unterscheidet man die bisegmentale monoaxiale und die bisegmentale biaxiale Rotationsbestrahlung. Bei der bisegmentalen monoaxialen Rotationsbestrahlung liegt der Referenz-Dosispunkt im Zentrum des Zielvolumens und beide Rotationsfelder sind auf ihn gerichtet (Abb. **A-5.12**). Bei der bisegmentalen biaxialen Rotationsbestrahlung werden zwei Isozentren festgelegt (Abb. **A-5.13**).

Bewegungsbestrahlung

Der Fokus dreht sich kontinuierlich auf einer Kreisbahn oder einem Kreissegment um den Patienten. Es resultiert eine **Dosiseskalation im Zielvolumen bei Schonung des Normalgewebes an der Körperoberfläche**.

Mehrere Segmente lassen sich durch bisegmentale monoaxiale oder biaxiale Rotationsbestrahlung (Abb. **A-5.12** bzw. **A-5.13**) bestrahlen.

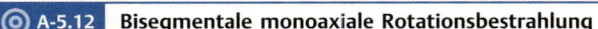

A-5.12   Bisegmentale monoaxiale Rotationsbestrahlung

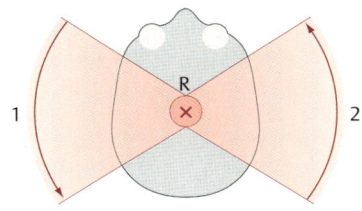

R: Referenz-Dosispunkt = Isozentrum.

A-5.13   Bisegmentale biaxiale Rotationsbestrahlung

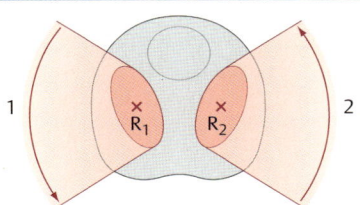

R1: Referenz-Dosispunkt = Isozentrum 1,
R2: Referenz-Dosispunkt = Isozentrum 2.

Spezielle Einstelltechniken wie die stereotaktische Rotationsbestrahlung (Abb. **A-5.14**) haben eine Dosiserhöhung im Zielvolumen bei optimaler Schonung des umgebenden Gewebes zum Ziel und erfordern eine präzise Einstellung des Isozentrums sowie die weitgehende Immobilisierung des Patienten.

Eine spezielle Form ist die stereotaktische Rotationsbestrahlung (Abb. **A-5.14**).

A-5.14   Dosisverteilung bei stereotaktischer Rotationsbestrahlung einer Hirnmetastase

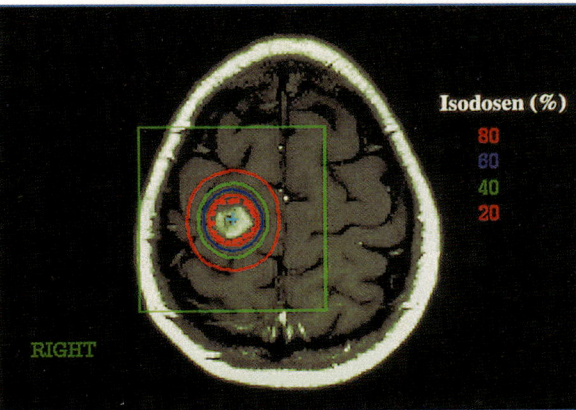

Dynamische Bestrahlung (dynamic treatment)

Während der Bestrahlung ändern sich Parameter automatisch, so dass sich die **Dosisverteilung irregulären Zielvolumina anpasst** und **Risikoorgane geschont** werden.

Methodik

Festlegung mittels Therapiesimulator

Der Therapiesimulator ist ein speziell für die Bestrahlungsplanung entwickeltes Durchleuchtungsgerät, mit dem sich einfache Bestrahlungstechniken simulieren und Strahlenfelder dokumentieren lassen. Es herrschen dieselben Bedingungen wie am Therapiegerät.

Festlegung mittels Bestrahlungsplanungsrechner

Bei komplexen Bestrahlungstechniken kann ein Bestrahlungsplanungsrechner aus den Daten einer unter Bestrahlungsbedingungen durchgeführten axialen CT individuelle Bestrahlungspläne errechnen.

Auch ein Vergleich der digitalen Röntgenrekonstruktion auf CT-Basis mit den Simulatoraufnahmen ist möglich.

3D-Planungssysteme berechnen 3D-Bestrahlungspläne, diese werden mit CT-Schichten überlagert (Abb. **A-5.15**).

▶ Merke

Häufig sind Optimierungsschritte nötig, wobei jeweils einzelne Bestrahlungsparameter verändert werden und der Plan neu berechnet wird. Zunehmend ist inverse Planung möglich.

Dynamische Bestrahlung (dynamic treatment)

Bei der dynamischen Bestrahlung ändern sich während der Bestrahlung automatisch Bestrahlungsparameter wie Tischdrehwinkel, Gantrywinkel (der Winkel des die Strahlenquelle tragenden Tragarms) und Lamellenpositionen der Multi-leaf-Kollimatoren (s.S. 115). Dadurch kann die **Dosisverteilung auch irregulären Zielvolumina eng angepasst** und **Risikoorgane** können in hohem Maße **geschont** werden.

Methodik

Festlegung mittels Therapiesimulator

Der Therapiesimulator ist ein speziell für die Bestrahlungsplanung entwickeltes Durchleuchtungsgerät, mit dem sich einfache Bestrahlungstechniken simulieren lassen. Es herrschen die gleichen geometrischen Bedingungen wie am Therapiegerät (Linearbeschleuniger) vor und es werden identische Lagerungshilfen verwendet. Nach Lagerung des Patienten wie für die Strahlentherapie werden die Strahlenfelder simuliert und die Bestrahlungsparameter Feldgröße, Gantry (Tragarm)- und Kollimatordrehung, Tischrotation und der Fokus-Haut-Abstand (FHA) eingestellt. Die Strahlenfelder werden mittels Röntgenaufnahmen dokumentiert. Diese dienen dem Vergleich mit den später während der Therapie angefertigten Feldkontrollaufnahmen. Um später identische Einstellungen am Bestrahlungsgerät vornehmen zu können, werden Feldmitte, Feldgrenzen sowie Lagerungskreuze auf der Haut des Patienten markiert. Bei Verwendung von Lagerungshilfen empfiehlt sich eine zusätzliche Photodokumentation.

Festlegung mittels Bestrahlungsplanungsrechner

Gerade bei komplexen Bestrahlungstechniken, z.B. Mehrfelderbestrahlung, ist die Verwendung eines Bestrahlungsplanungsrechners vorteilhaft. Hierzu wird zunächst eine axiale CT der zu bestrahlenden Körperregion angefertigt, und zwar in Bestrahlungsposition und unter Verwendung sämtlicher Hilfsmittel und Lagerungshilfen, die später bei der Bestrahlung verwendet werden sollen. Die CT-Daten werden in den Planungsrechner eingespeist und Zielvolumina und Risikoorgane in den einzelnen CT-Schichten markiert. Anschließend werden verschiedene Bestrahlungsparameter angewählt und es wird ein Isodosenplan berechnet.

So lassen sich für verschiedene Bestrahlungssituationen individuelle Bestrahlungspläne (s.S. 117) anfertigen.

Außerdem können die auf der Basis von Bestrahlungsplanungs-CT-Daten berechneten digitalen rekonstruierten Radiographien direkt mit den am Simulator angefertigten Röntgenbildern verglichen werden.

3D-Planungssysteme erlauben eine dreidimensionale Darstellung der Bestrahlungspläne und eine Überlagerung der CT-Schichten mit den Isodosenverläufen (Abb. **A-5.15**) sowie die Qualitätskontrolle der Bestrahlungspläne anhand von Dosis-Volumen-Histogrammen.

▶ **Merke:** Wichtige Gütekriterien eines Berechnungsplanes sind die Homogenität im Zielvolumen, die Zielvolumenerfassung und die Schonung des umgebenden Normalgewebes.

Häufig sind mehrere Optimierungsschritte nötig, wobei jeweils einzelne Bestrahlungsparameter verändert werden und der Plan neu berechnet wird. Es sind zunehmend auch Bestrahlungsplanungssysteme im Einsatz, die eine automatisierte Berechnung von Bestrahlungsparametern bei Vorgabe einer gewünschten Dosisverteilung erlauben (inverse Planung). Bestrahlungspläne sollten zusätzlich Angaben zu Dosismaxima, -minima und der Isozentrumsdosis enthalten. Der Ausdruck von Isodosenverläufen bzw. Dosis-Volumen-Histogrammen ist sinnvoll.

A-5.15

A-5.15   3D-Bestrahlungsplan beim Bronchialkarzinom

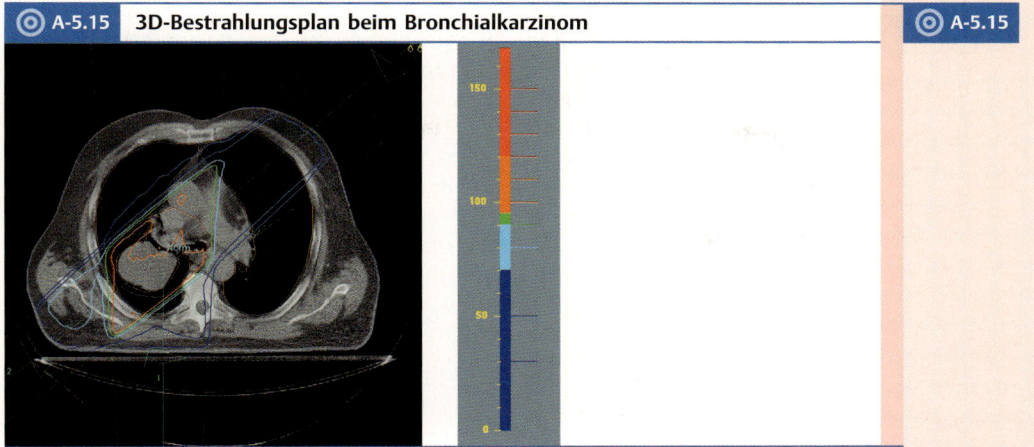

5.5.5 Modifikation des Strahlenfeldes

Absorber

Bei irregulären Zielvolumina ist zusätzlich zur primären rechteckigen Feldeinblendung durch das Blendensystem eine **Ausblockung von Normalgewebe** mit Metallabsorbern möglich. Für einfache Feldgeometrien stehen Standardblöcke zur Verfügung. Bei komplizierteren Feldformen müssen sog. Individualabsorber speziell für den Patienten angefertigt werden. Hierzu wird die gewünschte Blockform auf der Simulatoraufnahme eingezeichnet. Anschließend wird eine entsprechende Gussform aus Styropor geschnitten und der Individualabsorber aus einer Metalllegierung aus Blei, Wismut und Zinn gegossen. Individualabsorber werden patientenfern unterhalb des Blendensystems in eine spezielle Halterung am Strahlerkopf eingeschoben.

Multi-leaf-Kollimatoren

Modernere Beschleuniger verfügen über automatische Multi-leaf-Kollimatoren (MLC). Hierbei handelt es sich um ein in das Blendensystem integriertes System **fokussierter Bleilamellen** (**leafs**) einer Dicke von 5–10 mm, die automatisch ein (gewünschtes) **irreguläres Strahlenfeld kollimieren** (eingrenzen). Um die Position der leafs festzulegen, wird die gewünschte Blockkontur auf der Simulationsaufnahme eingezeichnet, digitalisiert und in Leafpositionen umgesetzt. Müssen sehr kleine irreguläre Zielvolumina bestrahlt werden, sind die leafs des integrierten MLC häufig zu grob. In solchen Fällen kommen manuelle MLC mit einer Leafbreite von 1–3 mm zur Anwendung, wobei der MLC in einen Einschub an der Unterseite des Blendensystems eingeschoben und ver-

5.5.5 Modifikation des Strahlenfeldes

Absorber

Bei irregulären Zielvolumina ist eine zusätzliche **Ausblockung von Normalgewebe** mit Metallabsorbern möglich. Es gibt Standardblöcke und Individualabsorber.

Multi-leaf-Kollimatoren

Dies sind in das Blendensystem integrierte **fokussierte Bleilamellen** (**leafs**), die automatisch oder manuell ein (gewünschtes) **irreguläres Strahlenfeld kollimieren**. Manuelle MLC (Abb. **A-5.16**) werden bei sehr kleinen irregulären Zielvolumina eingesetzt.

A-5.16   Manueller Multi-leaf-Kollimator

A-5.16

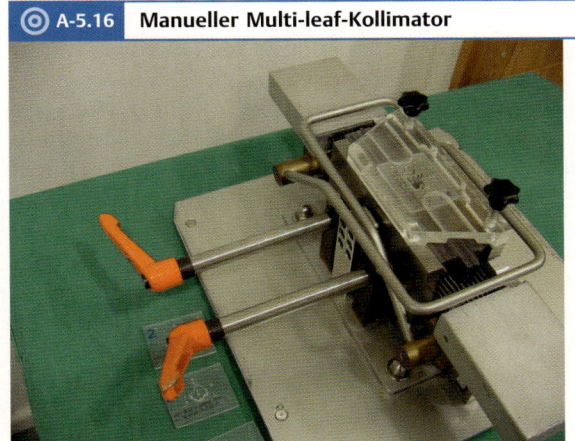

schraubt wird. Die irregulären Feldformen werden bei der Computerplanung mit Hilfe spezieller Software festgelegt und aus Plexiglasrohlingen gefräst. Die fertigen Plexiglasformen werden manuell in den MLC eingebracht und die Lamellen entsprechend zugefahren und fixiert (Abb. **A-5.16**).

Keilfilter

Diese keilförmigen Absorber ermöglichen bei gekrümmten Oberflächen einen Ausgleich des Isodosenverlaufs (Abb. **A-5.17**).

Keilfilter

Dies sind keilförmige Absorber, die in einen Einschub unterhalb des Blendensystems eingeschoben werden und bei gekrümmten Oberflächen einen Ausgleich des Isodosenverlaufs ermöglichen (Abb. **A-5.17**). In Abhängigkeit von dem durch sie verursachten Ablenkungswinkel der 50%-Isodose werden sie als 15°-, 30°-, 45°- oder 60°-Keilfilter bezeichnet. Moderne Beschleuniger verfügen über virtuelle Keile: Die Keilfilterwirkung wird durch Verschiebung des Blendensystems während der Bestrahlung erzeugt.

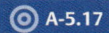

A-5.17

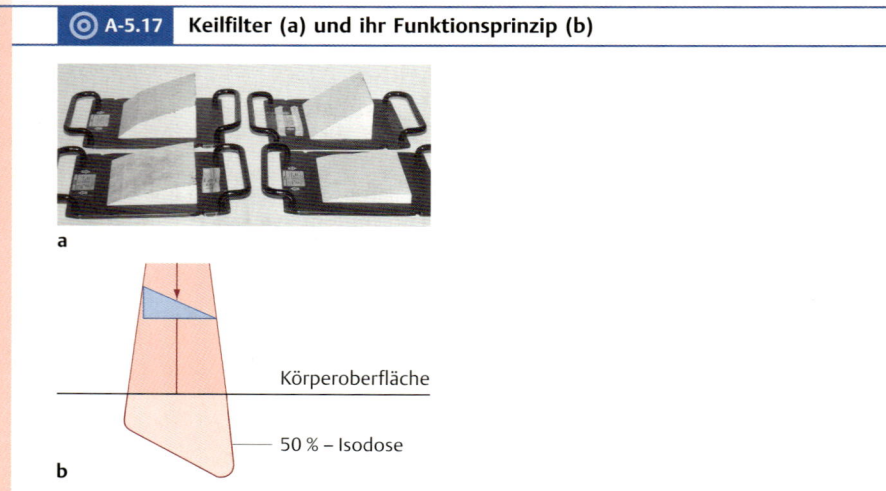

◎ A-5.17   **Keilfilter (a) und ihr Funktionsprinzip (b)**

a

Körperoberfläche

50 % – Isodose

b

Kompensatoren und Bolusmaterial

Eine unregelmäßige Körperkontur bzw. Form des Bestrahlungsvolumens lässt sich durch **Kompensatoren** aus gewebeäquivalentem Material ausgleichen, eine effektive Dosis in oberflächennahen Zielvolumina durch einen **Bolus** erreichen.

Kompensatoren und Bolusmaterial

Eine unregelmäßige Körperkontur bzw. große Durchmesserdifferenzen innerhalb eines Bestrahlungsvolumens können durch **Kompensatoren** aus körpergewebeäquivalentem Material ausgeglichen werden. Die anhand der CT-Schnitte hergestellten fokussierten Kompensatoren werden patientenfern in den Strahlengang eingebracht. Bei sehr oberflächlichen Zielvolumina, die bis an die Körperoberfläche reichen, muss ein **Bolus** aus gewebeäquivalentem Material auf die Haut des Patienten aufgebracht werden, um den Aufbaueffekt zu reduzieren und eine effektive Dosis an der Oberfläche zu gewährleisten.

Lagerungshilfen

Damit die Bestrahlung täglich in gleicher Weise erfolgen kann, muss der Patient bei jeder Fraktion identisch gelagert werden. Als Lagerungshilfen dienen bei Beckenbestrahlung das Lochbrett (Abb. **A-5.18a**), bei Bestrahlung des Kopfes oder Halses **Bestrahlungsmasken**, **Gipsmasken** oder der **stereotaktische Ring** (Abb. **A-5.18b**).

Lagerungshilfen

Damit die Bestrahlung täglich in gleicher Weise erfolgen kann, muss der Patient bei jeder Fraktion identisch gelagert werden. Dazu stehen vielfältige Lagerungshilfen zur Verfügung. Bei Bestrahlung im Beckenbereich kommt häufig die Lagerung in Bauchlage im **Lochbrett** zur Anwendung, bei der sich große Anteile des zu schonenden Dünndarms aus dem Bestrahlungsvolumen heraus halten lassen (Abb. **A-5.18a**). Bei Bestrahlungen im Hals- bzw. Kopfbereich haben sich **Bestrahlungsmasken** aus PVC bewährt, die über spezielle Kopfhalterungen mit der Patientenliege verbunden sind. Auf diesen Masken lassen sich die Feldmarkierungen und Laserkreuze einzeichnen, Hautmarkierungen sind überflüssig. Ist die Positionierungsgenauigkeit bei bestimmten Bestrahlungstechniken nicht ausreichend, werden individuelle rigide **Gipsmasken** eingesetzt oder es wird eine Fixierung im **stereotaktischen Ring** (Abb. **A-5.18b**) vorgenommen.

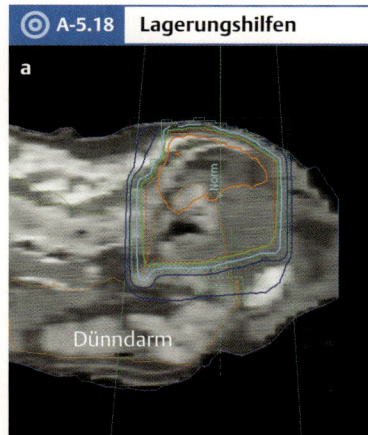
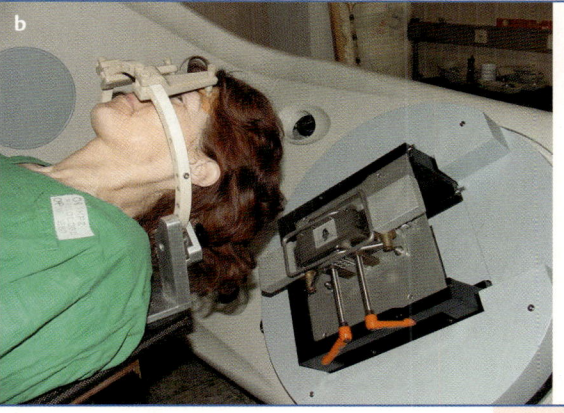

⊙ A-5.18   **Lagerungshilfen**

a

Dünndarm

b

a Schonung des Dünndarms durch Lagerung im Lochbrett.
b Fixierung im stereotaktischen Ring.

Zur präzisen Lagerung im Körperstammbereich stehen **Knierollen, Vakuummatratzen** und **Gipsschalen** zur Verfügung. Lagerungshilfen müssen im Bestrahlungsprotokoll vermerkt sein.

Außerdem gibt es **Knierollen, Vakuummatratzen** und **Gipsschalen**.

5.5.6 Bestrahlungsplan und Bestrahlungsprotokoll

Der **Bestrahlungsplan** enthält sämtliche Parameter einer Strahlentherapie: Angaben zu Gesamtdosis, Fraktionierungsschema, Einzeldosis und Bestrahlungspausen, Strahlenart, -qualität, Bestrahlungstechnik einschließlich der aus dieser Technik resultierenden räumlichen Dosisverteilung und zu Zubehör (s.S. 115). Aus dem Bestrahlungsplan lässt sich die Strahlentherapie rekonstruieren.

5.5.6 Bestrahlungsplan und Bestrahlungsprotokoll

Der **Bestrahlungsplan** enthält sämtliche Parameter einer Strahlentherapie, so dass sie sich aus ihm rekonstruieren lässt.

▶ **Merke:** Das **Bestrahlungsprotokoll** enthält neben dem Bestrahlungsplan die strahlentherapeutische Verordnung, die Patientendaten, das Ziel der Radiatio, die Beschreibung des Zielvolumens, Angaben über Zusatzmaßnahmen, mitwirkende Personen, Datum, Bestrahlungsnachweis und -liste und ist 30 Jahre aufzubewahren.

◀ **Merke**

5.5.7 Verifikation des Bestrahlungsplans, Feldkontrolle und Dokumentation

Vor der ersten Bestrahlung müssen die Parameter eines Bestrahlungsplanes auf Plausibilität geprüft werden durch Abschätzung der erwarteten Monitoreinheiten in Abhängigkeit von der Herdtiefe und der Feldgröße. Bei komplexeren Bestrahlungsplänen geschieht dies durch zusätzliche dosimetrische Messungen am Phantom.
Bei der Ersteinstellung am Bestrahlungsgerät muss neben der Patientenlagerung geprüft werden, ob das zu bestrahlende Zielvolumen tatsächlich mit dem eingestellten Zielvolumen übereinstimmt und ob die Laserkreuze und die Feldausleuchtung mit den Markierungen auf der Haut des Patienten übereinstimmen. Auch muss sichergestellt werden, dass Lagerungshilfen, Blöcke, Keilfilter und Kompensatoren entsprechend dem Bestrahlungsplan verwendet werden. Die Überprüfung und Dokumentation der Bestrahlungsfelder erfolgt durch eine **Feldkontrollaufnahme** bzw. ein digitales **Feldkontrollbild**.
Die Strahlenfelder sollten während der Bestrahlungsserie regelmäßig (z.B. in wöchentlichen Abständen) überprüft werden. Moderne Beschleuniger verfügen über **Portal-imaging-Systeme**, die eine Feldkontrolle unter Echtzeitbedingungen noch während der Bestrahlung ermöglichen. Die Feldkontrollaufnahmen werden jeweils mit der Simulatoraufnahme oder mit digitalen, vom Bestrahlungsplanungsrechner rekonstruierten Radiographien verglichen.

5.5.7 Verifikation des Bestrahlungsplans, Feldkontrolle und Dokumentation

Komplexe Bestrahlungspläne werden durch dosimetrische Messungen am Phantom überprüft.

Bei der Ersteinstellung am Bestrahlungsgerät werden die Felder durch eine **Feldkontrollaufnahme** bzw. ein digitales **Feldkontrollbild** überprüft und dokumentiert.

Während der Bestrahlung müssen die Strahlenfelder regelmäßig überprüft werden. Dazu dienen **Portal-imaging-Systeme**.

▶ Merke

▶ **Merke:** Die Feldkontrollaufnahmen sind im Bestrahlungsprotokoll zu dokumentieren und zusammen mit diesem 30 Jahre aufzubewahren.

5.6   Ausgewählte Indikationen
      zur Strahlentherapie

5.6.1 Hirntumoren

Primäre Hirntumoren

Allgemeine Therapierichtlinien

Behandlungskonzept
- OP + adjuvante Radiotherapie bei R1/2
- selten primäre Radiotherapie oder Chemotherapie.

5.6 Ausgewählte Indikationen zur Strahlentherapie

5.6.1 Hirntumoren

Primäre Hirntumoren

Allgemeine Therapierichtlinien

Die Therapie erfolgt in Abhängigkeit von der histologischen Artdiagnose sowie der Größe und Ausdehnung, patientenspezifischen Faktoren sowie dem Dignitätsgrad (°I entspricht einem benignen Tumor, °IV einem hochmalignen Tumor).
Bei **perifokalem Ödem** erfolgt eine **antiödematöse Therapie** mit Kortikoiden. Bei symptomatischer Epilepsie ist eine Therapie mit Antiepileptika angezeigt. Die Therapie der Wahl ist die vollständige Tumorentfernung und empfiehlt sich vor allem bei lokal umschriebenen Tumoren.

▶ Merke

▶ **Merke:** Eine alleinige Strahlentherapie erfolgt nur bei Tumoren, die eine ausreichende Strahlensensibilität aufweisen (z.B. Medulloblastome, Lymphome). Die übrigen Tumoren sind relativ strahlenresistent, so dass zunächst eine weitestgehende Resektion angestrebt wird.

Strahlentherapie

Eine **adjuvante Strahlentherapie** kommt in Frage bei inoperablen Tumoren sowie nach inkompletter Resektion (z.B. Glioblastom) (Tab. **A-5.3**).

Strahlentherapie

Eine **adjuvante Strahlentherapie** kommt in Frage bei **inoperablen Tumoren** sowie nach **inkompletter Resektion** (z.B. Glioblastom, malignes Meningeom). Bei Glioblastomen ist eine Resektion im Gesunden so gut wie nie möglich, eine adjuvante Nachbestrahlung verdoppelt die Überlebenszeit im Vergleich zu einer alleinigen Operation auf bis zu 12 Monate. Bei niedriggradigen Astrozytomen oder benignen Meningeomen müssen Faktoren wie Tumorwachstum, Lebensalter, zu erwartende Ausfälle durch Tumorwachstum sowie zu erwartende radiogene Nebenwirkungen berücksichtigt werden (Tab. **A-5.3**).

≡ **A-5.3**   Bestrahlung von Hirntumoren

Tumorhistologie	Radiotherapie-Indikation	Prognose
Astrozytom		
°I–°II	R1/2 oder Inoperabilität und Progredienz	5-Jahres-Überleben 30–50 %
°III–°IV	immer, vorher weitgehende Resektion	ca. 12 Monate mit OP + Radiotherapie
Meningeom		
°I	bei Progredienz eines inoperablen Tumors oder Rest-/Rezidivtumors	10-Jahres-Kontrollrate > 90 % nach alleiniger Radiotherapie
°II–°III	immer nach möglichst weitgehender OP	schlechte Prognose, Rezidive nach wenigen Monaten
Ependymom	immer postoperativ	5-Jahres-Überleben 55–70 %
Medulloblastom	immer nach OP + Chemotherapie	5-Jahres-Kontrollrate 40–60 %
Hypophysenadenom	bei Tumorrest, Rezidiv oder Inoperabilität	5-Jahres-Kontrollrate > 90 %
Neurinom	Radiotherapie alternativ zu OP, postoperativ bei Rezidiv	5-Jahres-Kontrollrate > 90 %

Die **perkutane Bestrahlung** erfolgt bei Hirntumoren meist als fraktionierte Konformationsstrahlentherapie mit Photonen nach dreidimensionaler Bestrahlungsplanung auf der Basis von CT oder MRT. Bei einer Konformationsstrahlentherapie wird die therapeutische Isodose der irregulären Form eines Zielvolumens möglichst eng angepasst.

Je nach Malignität wird entsprechend der vermuteten klinischen Ausbreitung bei der Zielvolumendefinition ein **Sicherheitsabstand von 5 mm bis 5 cm** eingehalten. In Abhängigkeit von der Histologie sind Gesamtdosen von 50–60 Gy erforderlich. Bei der Bestrahlungsplanung werden die Toleranzdosen für Risikoorgane (z.B. Sehnerv, Chiasma opticum, Hirnstamm) berücksichtigt, um Spätfolgen zu vermeiden.

Bestrahlung der Neuroaxis: Bei Tumoren mit hohem Risiko für eine Ausbreitung über das Liquorsystem (z.B. Medulloblastom) ist eine **Bestrahlung des gesamten Hirnschädels** mit 30–40 Gy und des **Spinalkanals** mit 30–36 Gy erforderlich. Die Primärtumorregion wird über ein kleineres Bestrahlungsvolumen bis zu einer Gesamtdosis von 50–60 Gy aufgesättigt (**boost-Bestrahlung**). Der Patient wird, wenn möglich, in Bauchlage in einer Gipsschale gelagert. Das gesamte Gehirn wird unter Ausblockung des Gesichtsschädels über 2 seitliche isozentrische Bestrahlungsfelder mit asymmetrischer unterer Feldgrenze bestrahlt. An die untere Feldgrenze schließen sich 2 Stehfelder für die Radiatio des gesamten Spinalkanals bis S3 an. Am Feldanschluss zwischen den beiden spinalen Feldern werden durch die Strahldivergenz bedingte Dosisüberschneidungen in der Tiefe bzw. im Myelon durch einen Hautgap (= Hautlücke) verhindert. Die Feldanpassung zwischen Ganzhirnfeldern und dem oberen dorsalen Stehfeld erfolgt durch Kollimatordrehung der seitlichen Ganzhirnfelder (Abb. **A-5.19**). Die Feldanschlüsse werden alle 10 Gy um 2 cm in eine Richtung verschoben, um die Dosis hier zu verwischen.

Die **perkutane Bestrahlung** erfolgt bei Hirntumoren meist als fraktionierte Konformationsstrahlentherapie.

Sicherheitsabstand von 5 mm bis 5 cm.

Bestrahlung der Neuroaxis: Bei Tumoren mit hohem Risiko für eine Ausbreitung über das Liquorsystem (z.B. Medulloblastom) ist eine **Bestrahlung des gesamten Hirnschädels** mit 30–40 Gy und des **Spinalkanals** mit 30–36 Gy erforderlich (Abb. **A-5.19**).

⊚ **A-5.19**   **Bestrahlung der Neuroachse**   ⊚ A-5.19

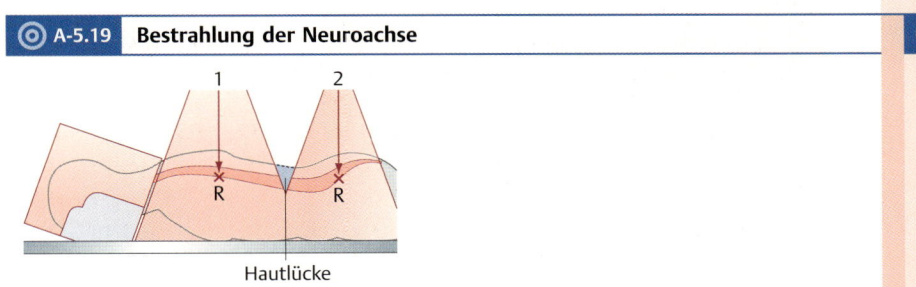

Hautlücke

Fraktionierte stereotaktische Bestrahlung: Bei **Tumoren**, die in der **Nähe von radiosensiblen Strukturen** wie z.B. dem Hirnstamm liegen, selbst aber relativ strahlenresistent sind, ist nach 3D-Bestrahlungsplanung eine Zielpunktbestimmung am Simulator nicht präzise genug. Hier erfolgt eine Immobilisierung des Patienten in einer **Präzisionskopfmaske**, die eine Genauigkeit von 1–2 mm hat (Abb. **A-5.20**). Die Bestrahlungsplanungs-CT und -MRT werden mit aufgestecktem Lokalisationssystem durchgeführt, das die **Berechnung von stereotaktischen Koordinaten** ermöglicht. Die stereotaktischen Koordinaten des Zielpunktes werden mit einem stereotaktischen Zielsystem bei der Ersteinstellung eingestellt und auf der Maske markiert. Der Patient wird täglich mit Hilfe des Raumlasersystems positioniert. Diese Bestrahlungstechnik erlaubt eine hochkonformale Bestrahlung der Tumoren und damit eine Erhöhung der Dosis bei relativ strahlenresistenten Tumoren in kritischer Lokalisation, ohne dass die Nebenwirkungswahrscheinlichkeit ansteigt (Abb. **A-5.21**). Eine hochkonformale Bestrahlung ist eine Konformationsstrahlentherapie mit extrem steilem Dosisabfall am Rand des Zielvolumens und hoher Präzision.

Radiochirurgie: Diese Form der nicht invasiven Bestrahlung wird am speziell hierfür ausgerüsteten Linearbeschleuniger mit Photonen oder aber mit dem **Gamma-Knife** durchgeführt. Die Bestrahlung erfolgt hierbei perkutan. Man spricht von Radiochirurgie, weil diese Form der Bestrahlung die Elimination

Fraktionierte stereotaktische Bestrahlung (Abb. **A-5.21**): Bei **Tumoren**, die in der **Nähe von radiosensiblen Strukturen** wie z.B. dem Hirnstamm liegen, selbst aber relativ strahlenresistent sind, müssen die Bestrahlungsplanungsuntersuchungen mit einem aufgesteckten Lokalisationssystem durchgeführt werden, das die **Berechnung von stereotaktischen Koordinaten** ermöglicht. Der Patient wird hierzu in einer Präzisionskopfmaske gelagert (Abb. **A-5.20**)

Radiochirurgie: In einer einzigen Fraktion wird eine hohe Gesamtdosis von 10–25 Gy auf umschriebene kleine Läsionen (z.B. solitäre Hirnmetastasen) appliziert.

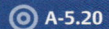

A-5.20

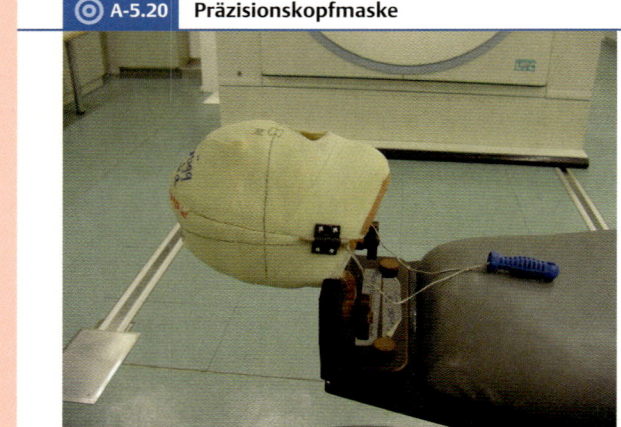

A-5.20 | Präzisionskopfmaske

A-5.21

A-5.21 | Dosisverteilung bei fraktionierter stereotaktischer Radiotherapie eines Keilbeinflügelmeningeoms

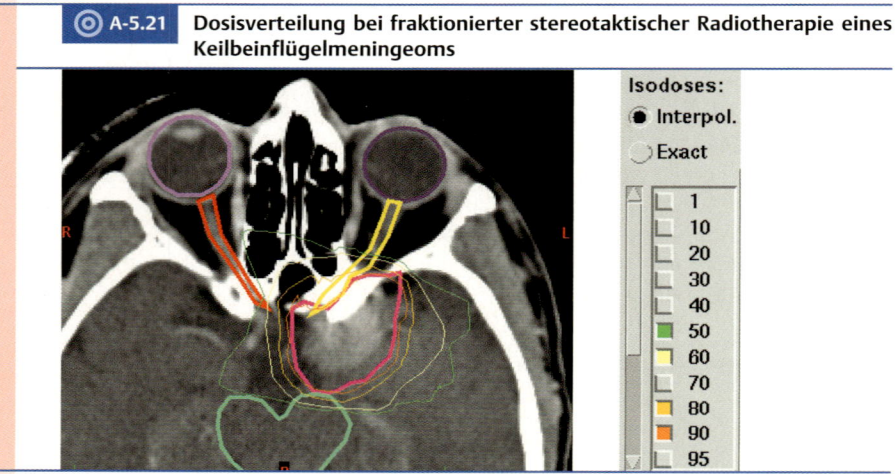

Isodoses:
- Interpol.
- Exact

1
10
20
30
40
50
60
70
80
90
95

Die **Radiochirurgie am Linearbeschleuniger** erfolgt entweder in einer Präzisionskopfmaske oder aber nach invasiver Fixierung des Schädels in einem stereotaktischen Ring (Abb. **A-5.22**, **A-5.24**).

Teilchentherapie: Bei **relativ strahlenresistenten und chemotherapieresistenten Tumoren**, die operativ nicht vollständig entfernt werden können und damit **hohe Rezidivraten** aufweisen (z.B. Chondrosarkome der Schädelbasis), ist die **Therapie mit geladenen Teilchen wie Protonen, Helium, Neon oder Kohlenstoff** indiziert.

des Zielvolumens zum Ziel hat. Das PTV entspricht hierbei in etwa dem GTV, so dass so gut wie kein Normalgewebe im Zielvolumen enthalten ist. Deshalb können auch sehr hohe Dosen in einer Fraktion appliziert werden. In einer einzigen Fraktion wird eine hohe Gesamtdosis von 10–25 Gy auf umschriebene kleine Läsionen wie z.B. solitäre Hirnmetastasen, arteriovenöse Malformationen (Abb. **A-5.22**, **A-5.23**, **A-5.24**) oder kleine Akustikusneurinome appliziert.

Die **Radiochirurgie am Linearbeschleuniger** erfolgt entweder in einer Präzisionskopfmaske oder aber nach invasiver Fixierung des Schädels in einem stereotaktischen Ring. Die Dosis wird in Abhängigkeit von der Form der zu bestrahlenden Läsion mittels einer Bewegungsbestrahlung über mehrere isozentrische Bestrahlungsbögen aus dem Halbfeld oder aber über mehrere irreguläre statische Felder mit Hilfe eines **Multi-leaf-Kollimators** appliziert.

Alternativ kann bei diesen Indikationen eine Bestrahlung mit dem **Gamma-knife** durchgeführt werden. Hierbei wird ein Helm mit halbkugelförmiger Anordnung von kleinen Kobaltquellen verwendet.

Teilchentherapie: Bei **relativ strahlenresistenten und chemotherapieresistenten Tumoren**, die operativ nicht vollständig entfernt werden können und damit **hohe Rezidivraten** aufweisen (z.B. Chordome und Low-grade-Chondrosarkome der Schädelbasis), könnte die **Therapie mit geladenen Teilchen wie Protonen, Helium, Neon oder Kohlenstoff** die lokalen Kontrollraten deutlich verbessern. Die Verbesserung der Ergebnisse beruht auf den vergleichsweise günstigeren physikalischen und biologischen Eigenschaften der Teilchenstrahlen, wodurch eine Dosiseskalation im Tumor auf eine Gesamtdosis > 60 Gy bei optimaler

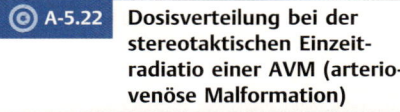

A-5.22 Dosisverteilung bei der stereotaktischen Einzeitradiatio einer AVM (arteriovenöse Malformation)

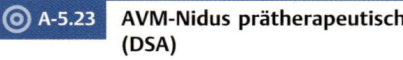

A-5.23 AVM-Nidus prätherapeutisch (DSA)

A-5.22

A-5.23

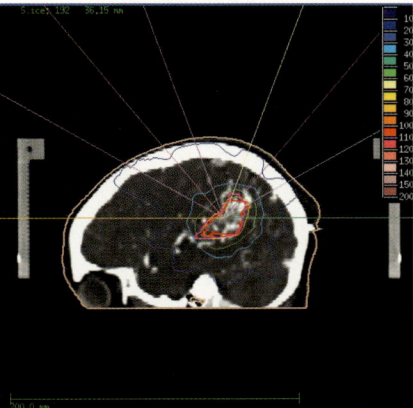

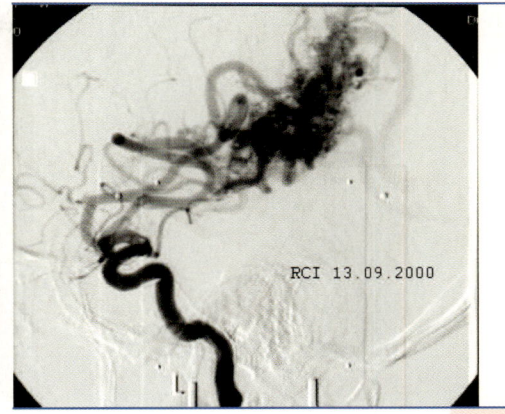

A-5.24 Obliteration des AVM-Nidus nach Einzelradiatio (DSA)

A-5.24

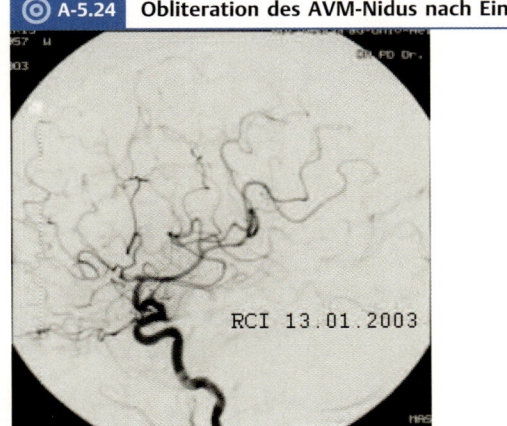

Schonung der benachbarten Risikoorgane möglich wird. Die Verfügbarkeit der Teilchentherapie ist jedoch leider sehr begrenzt.

Sekundäre Hirntumoren

Bei multiplen zerebralen Metastasen erfolgt eine **Ganzhirnbestrahlung** mit einer **Gesamtdosis von 30–40 Gy**.
Beim **kleinzelligen Bronchialkarzinom** erfolgt häufig eine prophylaktische **Ganzhirnradiatio** (s.S. 127).
Größere Metastasen können evtl. nach Ganzhirnradiatio radiochirurgisch aufgesättigt werden, um die lokale Kontrollwahrscheinlichkeit zu erhöhen.
Bei **solitären Metastasen** kann eine alleinige stereotaktische Einzeitkonvergenzbestrahlung am Linearbeschleuniger (lokale Kontrollrate > 90 %) oder eine Behandlung mit dem Gamma-knife erwogen werden. Die Gesamtdosis wird hierbei so gewählt (15–20 Gy), dass beim Auftreten von neuen Metastasen im weiteren Verlauf eine Ganzhirnbestrahlung angeschlossen werden kann.

5.6.2 Larynxkarzinom

Beim **Carcinoma in situ** des Stimmbandes ist eine endolaryngeale Tumorentfernung als alleinige Maßnahme indiziert. Bei **T1/T2-Tumoren** werden vergleichbare lokale Kontrollraten von 80–95 % mit chirurgischen Maßnahmen oder aber mit Radiatio erreicht. Die Bestrahlungsfelder umfassen bei T1/2-Tumoren

Sekundäre Hirntumoren

Bei multiplen Hirnmetastasen erfolgt eine **Ganzhirnbestrahlung** mit einer **Gesamtdosis von 30–40 Gy**.

Bei **solitären Metastasen** ist evtl. die **Radiochirurgie** angezeigt.

5.6.2 Larynxkarzinom

Behandlungskonzept: OP oder primäre Radiotherapie, postoperative Radiotherapie der Lymphabflusswege bei Befall.

⊙ A-5.25   **Bestrahlung eines Larynxkarzinoms im Stadium T2 über 2 lateral opponierende Bestrahlungsfelder**

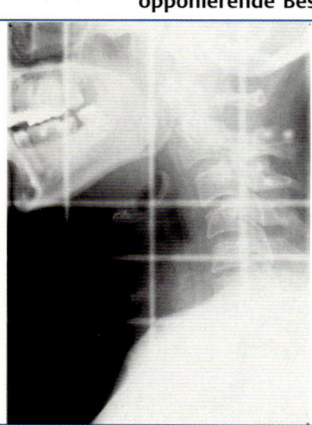

lediglich den Primärtumor (**kleines Larynxfeld**) (Abb. **A-5.25**). Bei **T3/4-Tumoren** wird in der Regel eine Laryngektomie durchgeführt und eine Radiotherapie der Lymphabflüsse angeschlossen, sofern ein Befall der Lymphknoten nachgewiesen wurde. Bei **inoperablen T3/4-Tumoren** wird eine primäre Radiotherapie von Primärtumor und zervikalen LK-Stationen beidseits durchgeführt.

5.6.3 Schilddrüsenkarzinom

5.6.3 Schilddrüsenkarzinom

Allgemeine Therapierichtlinien

Behandlungskonzept: Totale Thyreoidektomie, adjuvante Therapie (Radiojod, Radiotherapie) in Abhängigkeit von Histologie und Stadium.

Allgemeine Therapierichtlinien

Grundsätzlich ist die enge Zusammenarbeit von Chirurg, Nuklearmediziner, Endokrinologe und Strahlentherapeut erforderlich. Die **Operation** steht im Vordergrund. Es sollte immer eine **totale Thyreoidektomie** angestrebt werden, um möglichst optimale Voraussetzungen für eine nachfolgende Radiojodtherapie zu schaffen. Eine Radiojodtherapie kommt lediglich bei differenzierten Karzinomen zur Anwendung.

Radiojodtherapie

Radiojodtherapie

3–4 Wochen nach totaler Thyreoidektomie wird die Radikalität durch einen **Radiojodtest** überprüft. Hierbei wird nach oraler Verabreichung von 20 MBq ^{123}Jod eine Sondenmessung der aufgenommenen Aktivität in % der verabreichten Aktivität im zeitlichen Verlauf von mehreren Stunden vorgenommen und das Speichermaximum sowie die effektive Halbwertszeit bestimmt. Je nach uptake wird über die erforderliche Dosis zur vollständigen Ausschaltung des Schilddrüsenrestes, Anzahl der Radiojodgaben und Notwendigkeit einer erneuten Operation entschieden.

Zur **Ablation** sind Organdosen von **400–1000 Gy** erforderlich. Zu den optimalen Voraussetzungen gehört ein TSH-Spiegel > 30 mU/l. Werden nach der Ablation im Ganzkörperszintigramm Metastasen nachgewiesen, erfolgt eine erneute **Radiojodtherapie** nach 3 Monaten zu deren Elimination. Hierzu ist eine höhere Aktivität von 6–10 GBq nötig, eine mehrfache Verabreichung ist möglich. Nach jeder Radiojodgabe erfolgt eine Posttherapieszintigraphie. Der Effekt der aktuellen Therapie tritt jedoch erst 6–8 Wochen nach Therapie ein, daher ist ein **Kontrollszintigramm nach 3–6 Monaten** zur Überprüfung des Therapieerfolges erforderlich. **Nebenwirkungen** der Radiojodtherapie sind eine Thyreoiditis sowie eine Gastritis (frühe Nebenwirkungen), eine Sialadenitis kommt bei ca. 30 % der Patienten vor, des Weiteren treten bei ca. 25 % der Patienten Thrombo- und/oder Leukozytopenien auf.

Zur **Ablation** sind Organdosen von **400–1000 Gy** erforderlich. **Nebenwirkungen** der Radiojodtherapie können u.a. Thyreoiditis, Gastritis, Sialadenitis oder eine Thrombo- und/oder Leukozytopenien sein.

Indikationen für die Radiojodtherapie:
- zur Ablation von postoperativ verbliebenem Schilddrüsengewebe bei differenzierten Schilddrüsenkarzinomen. Ausnahme: papilläre Schilddrüsenkarzinome im Stadium pT1 bei Patienten < 40–45 Jahren (alleinige Hemithyreoidektomie ausreichend)

Indikationen Radiojodtherapie:
- Ablation von postoperativ verbliebenem Schilddrüsengewebe bei differenziertem Schilddrüsenkarzinom.
- Metastasen diff. SD-Karzinome.
- lokoregionäre Tumorreste.

- bei Metastasen differenzierter Schilddrüsenkarzinome
- bei lokoregionären Tumorresten oder Rezidiven jodspeichernder Schilddrüsenkarzinome.

Perkutane Radiatio

Die **perkutane Radiatio ist** indiziert **nach inkompletter Resektion** (R1/2), bei **Inoperabilität**, **papillären T4-Tumoren** oder bei **fehlender Radiojodspeicherung**. Daneben kommen als Indikationen Lokalrezidive oder onkozytäre Karzinome, die nicht komplett reseziert werden können, in Frage.

Die **postoperative Radiatio** ist beim **medullären Schilddrüsenkarzinom** umstritten. Sie ist vor allem nach inkompletter Resektion, bei pT4-Tumoren, kapselüberschreitenden Lymphknotenmetastasen sowie bei inoperablem Rezidiv oder Metastasen **indiziert**. Ist keine vollständige Resektion möglich, erfolgt eine perkutane Radiatio von Primärtumor und zervikalen Lymphknotenstationen beidseits mit 60 Gy.

Bei **anaplastischen Schilddrüsenkarzinomen** erfolgt nach weitestgehender Resektion eine **palliative Radiatio mit 30–40 Gy** (Abb. **A-5.26**). Bei jungen Patienten ist nach der Operation eine hyperfraktionierte Bestrahlung in Kombination mit einer antrazyklinhaltigen Chemotherapie zu erwägen, wobei die Prognose insgesamt schlecht ist.

Perkutane Radiatio

Die **perkutane Radiatio ist** indiziert **nach inkompletter Resektion**, bei **Inoperabilität** oder bei **fehlender Radiojodspeicherung**.

Beim **medullären Schilddrüsenkarzinom** erfolgt eine **postoperative Radiatio** u.a. nach inkompletter Resektion oder inoperablem Rezidiv.

Bei **anaplastischen Schilddrüsenkarzinomen** erfolgt nach Resektion i.d.R. eine **palliative Radiatio mit 30–40 Gy**. Es kommen a.p./p.a. Gegenfelder zur Anwendung (Abb. **A-5.26**).

⊚ **A-5.26** | **Radiatio bei Schilddrüsenkarzinom**

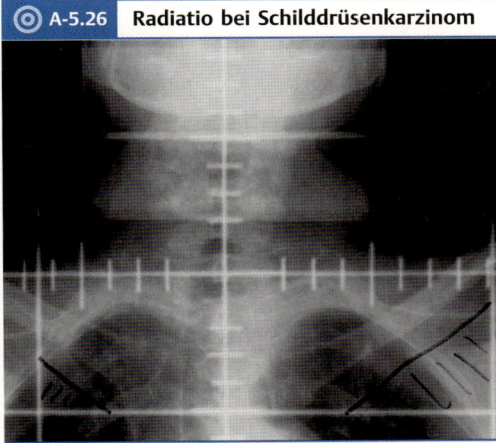

⊚ **A-5.26**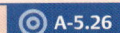

5.6.4 Hodgkin-Lymphom

Die Prognose und damit auch die Wahl der Therapie hängen zum einen von der Ausbreitung des Hodgkin-Lymphoms und zum anderen vom Vorhandensein von **Risikofaktoren** (großer Mediastinaltumor, ≥ 3 befallene Lymphknotenareale, Extranodalbefall, BSG-Erhöhung ≥ 50 mm bzw. ≥ 30 mm bei B-Symptomatik) und B-Symptomatik (unklares Fieber > 38°, Nachtschweiß, Gewichtsverlust von > 10 % des Körpergewichts in 6 Monaten) ab.

Die Therapie, bestehend aus **Radiotherapie und/oder Chemotherapie**, erfolgt stadiengerecht. In Deutschland nehmen die meisten Therapiezentren an den Studien der Deutschen Hodgkin-Studiengruppe teil, so dass die Therapie im Rahmen von großen randomisierten multizentrischen Patientenstudien streng nach Studienprotokoll durchgeführt wird.

5.6.4 Hodgkin-Lymphom

Risikofaktoren: großer Mediastinaltumor, ≥ 3 befallene LK-Areale, Extranodalbefall, BSG-Erhöhung (≥ 50 mm bzw. ≥ 30 mm bei B-Symptomatik).

Die Therapie erfolgt je nach Stadium mittels **Radiotherapie und/oder Chemotherapie**.

Allgemeine Therapierichtlinien

▶ **Merke:** Da es sich beim Hodgkin-Lymphom um eine potenziell heilbare Krankheit bei häufig sehr jungen Patienten handelt, muss bei der Therapie in hohem Maße auch die Spättoxizität (Zweitmalignomrisiko 1–2 % nach 15 Jahren) berücksichtigt werden.

Allgemeine Therapierichtlinien

◀ **Merke**

Meistens kommen **kombinierte Chemo-therapie-/Radiotherapie-Protokolle** zur Anwendung.

Behandlungskonzept: Kombinierte Radiochemotherapie in Abhängigkeit vom Stadium:

- **limitierte Stadien:** Radiotherapie, inzwischen in den meisten Studien in Kombination mit einer Chemotherapie.

- **intermediäre Stadien:** kombinierte Radiochemotherapie.

- **fortgeschrittene Stadien:** Chemotherapie, Radiotherapie bei Resttumor der bulky disease.

So gehen die Bestrebungen in die Richtung, Radiotherapie und Chemotherapie so weit wie möglich zu minimieren, ohne eine Verschlechterung der Heilungs-aussichten zu riskieren. In den meisten Fällen kommen **kombinierte Chemothe-rapie-/Radiotherapie-Protokolle** zur Anwendung.

Je nach Stadium werden die Patienten bei Teilnahme an Studien der Deutschen Hodgkin-Studiengruppe den limitierten, intermediären oder fortgeschrittenen Stadien zugeordnet und in die jeweiligen Therapiearme randomisiert.

In den **limitierten Stadien** gilt die **Radiotherapie** mit 10-Jahresüberlebensraten von ca. 90 % als Standardtherapie, wobei in Studien untersucht wird, inwiefern eine Chemotherapie die relativ hohe Rezidivrate bei alleiniger RT reduzieren kann.

In den **intermediären Stadien** erfolgt in der Regel eine **kombinierte Radioche-motherapie**. Sowohl die Wahl und das Ausmaß der Chemotherapie als auch das Ausmaß der Radiotherapie sind Gegenstand von Studien. Ziel ist insbeson-dere die Reduktion der Toxizität bei 5-Jahresüberlebensraten von > 90 %.

Bei allen **fortgeschrittenen Stadien** steht die alleinige **Chemotherapie** im Vor-dergrund. Eine zusätzliche konsolidierende lokale Radiotherapie erfolgt jedoch bei bulky disease (Lymphommanifestation > 5 cm) oder weiter bestehendem Resttumor nach Chemotherapie. Die Möglichkeit der Therapieintensivierung durch Intensivierung der Chemotherapie wird derzeit überprüft.

Radiotherapie

Bei der **Involved-field-**Radiotherapie wer-den lediglich die befallenen Lymphknoten-regionen bestrahlt.

Die Radiotherapie erfolgt als Großfeldtechnik unter Verwendung von Indivi-dualblenden. Bei der **Involved-field-**Radiotherapie werden lediglich die befalle-nen Lymphknotenregionen bestrahlt. Typische Feldformen sind das **T-Feld bei Mediastinalbefall** oder das **Paraaortalfeld** bei Befall der paraaortalen Lymph-knoten.

Bei der **Extended-field-Radiotherapie** werden alle befallenen Lymphknoten-regionen sowie alle angrenzenden, klinisch nicht befallenen Lymphknotenregionen bestrahlt (Abb. **A-5.27**).

Bei der **Extended-field-Radiotherapie** werden alle befallenen Lymphknoten-regionen sowie alle angrenzenden, klinisch nicht befallenen Lymphknoten-regionen bestrahlt. Typische Radiotherapiefelder sind bei hochzervikalem Befall das **Mantelfeld** (beidseits zervikale, supra-/infraklavikuläre, axilläre, mediasti-nale und hiläre Lymphknoten) (Abb. **A-5.27**) sowie das **umgekehrte Y** (para-aortale, iliakale, inguinale Lymphknoten sowie Milzstiel und ggf. Milz). Die extended-field-Radiotherapie kommt heute nur noch im Einzelfall bei Kontra-indikationen für eine Chemotherapie zur Anwendung.

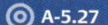 A-5.27

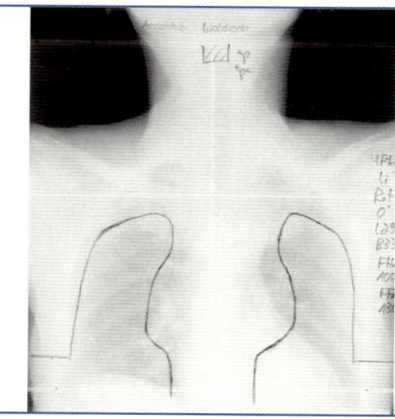

A-5.27   **Mantelfeldbestrahlung beim Hodgkin-Lymphom unter Einschluss der zervikalen, supra-, infraklavikularen, axillären, mediastinalen und hilä-ren Lymphknoten**

5.6.5 Non-Hodgkin-Lymphom (NHL)

Allgemeine Therapierichtlinien

Aggressive NHL gelten als heilbar, sofern bei der Primärtherapie eine Vollremission erreicht werden kann. Da in ca. 90 % aller Fälle primär ein Stadium IV vorliegt, erfolgt unter Berücksichtigung des Alters sowie des Allgemeinzustandes in der Regel eine **Chemotherapie.** Bei bulky disease oder Resttumor erfolgt eine **konsolidierende Radiatio.**

Indolente NHL liegen ebenfalls bei Diagnosestellung meistens im generalisierten Stadium vor. Eine **kurative Radiotherapie** kann jedoch **nur in den lokalisierten Stadien I/II** durchgeführt werden. In höheren Stadien erfolgt eine **Chemotherapie** unter palliativem Ansatz, wobei bei nur geringer Progredienz auch zugewartet werden kann.

Eine Ausnahme stellt das **Follikelzentrumslymphom** dar, das auch in fortgeschrittenen Stadien auf Grund seiner Strahlensensibilität **durch eine Bestrahlung geheilt** werden kann.

Die **Mycosis fungoides** und das **Sézary-Syndrom** werden in den Stadien III/IV chemotherapiert. Bei isoliertem Hautbefall ohne Lymphknoten- und Viszeralbeteiligung kann eine **Ganzkörper-Elektronenbestrahlung** zu guten Remissionen führen.

Radiotherapie

Ähnlich wie beim Hodgkin-Lymphom wird auch bei den NHL in **Großfeldtechnik** (IF/EF) bestrahlt. Die benötigte Gesamtdosis liegt bei alleiniger Radiotherapie von **aggressiven** NHL bei 50 Gy, nach Chemotherapie werden Dosen von 36–40 Gy für eine Konsolidierung benötigt. Bei den indolenten NHL liegt die Dosis bei 40 Gy. Beim Follikelzentrumslymphom erfolgt im Stadium II eine total nodale Bestrahlung (Mantelfeld + umgekehrtes Y), im Stadium III evtl. eine total lymphatische Bestrahlung (Mantelfeld + abdominelles Bad). Beim abdominellen Bad wird das gesamte Abdomen vom Zwerchfell bis einschließlich der Inguinalregionen a.p./p.a. bestrahlt (Abb. **A-5.28**). Die Nieren werden

5.6.5 Non-Hodgkin-Lymphom (NHL)

Allgemeine Therapierichtlinien

Behandlungskonzept:
- **Aggressive NHL:** Chemotherapie, evtl. konsolidierende Radiotherapie.

- **Indolente maligne NHL:** kurative Radiotherapie nur in Stadien I und II, ansonsten Chemotherapie.

Ausnahme: Das Follikelzentrumslymphom kann durch Radiotherapie geheilt werden.

Die **Ganzkörper-Elektronenbestrahlung** kann bei Mycosis fungoides und Sézary-Syndrom zur Remission führen.

Radiotherapie

Die Bestrahlung erfolgt wie beim Hodgkin-Lymphom in **Großfeldtechnik**. Die Gesamtdosis beträgt für **aggressive** Lymphome 50 Gy (36–40 Gy nach Chemotherapie mit Resttumor oder bulk), für **niedrig maligne** Lymphome 40 Gy.

⊚ **A-5.28**   **Abdominelles Bad beim NHL (Simulation)**

⊚ A-5.28

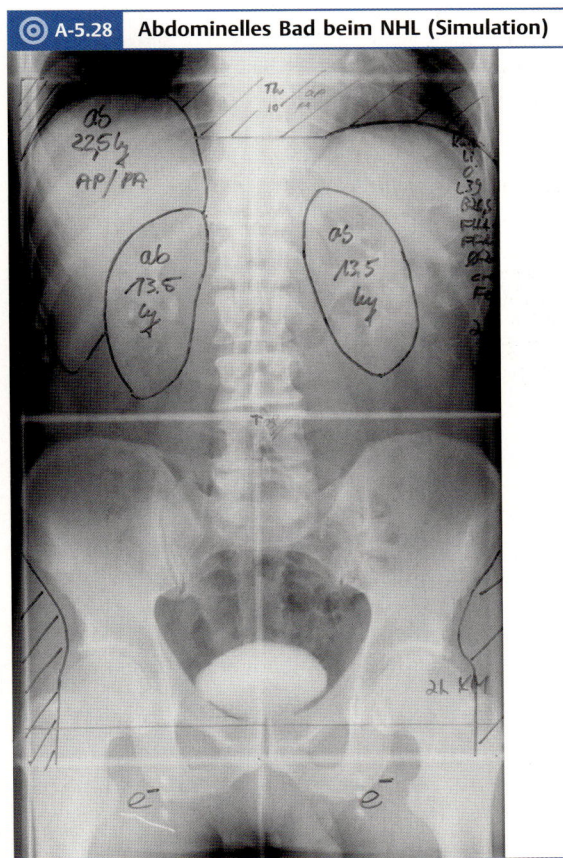

ab 12 Gy und die Leber ab 20 Gy ausgeblockt. Die Gesamtdosis liegt bei 25–30 Gy bei Tageseinzeldosen von 1.5 Gy.

5.6.6 Bronchialkarzinom

5.6.6 Bronchialkarzinom

Man unterscheidet allgemein **nicht kleinzellige** von **kleinzelligen** Bronchialkarzinomen. Daneben wird zwischen **zentralen** und **peripheren** Karzinomen unterschieden.

Allgemeine Therapierichtlinien

Allgemeine Therapierichtlinien

Die Entscheidung über die stadiengerechte Therapie sollte immer interdisziplinär getroffen werden (Abb. **A-5.29**).

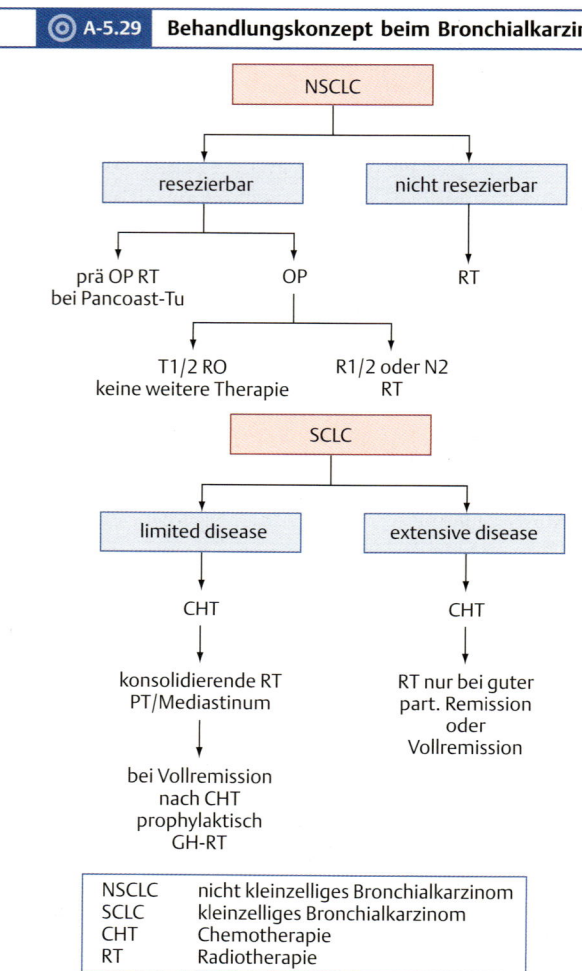

◎ A-5.29   **Behandlungskonzept beim Bronchialkarzinom**

NSCLC
→ resezierbar / nicht resezierbar

resezierbar:
- prä OP RT bei Pancoast-Tu
- OP
  - T1/2 R0 keine weitere Therapie
  - R1/2 oder N2 RT

nicht resezierbar:
- RT

SCLC
→ limited disease / extensive disease

limited disease:
- CHT
- konsolidierende RT PT/Mediastinum
- bei Vollremission nach CHT prophylaktisch GH-RT

extensive disease:
- CHT
- RT nur bei guter part. Remission oder Vollremission

NSCLC	nicht kleinzelliges Bronchialkarzinom
SCLC	kleinzelliges Bronchialkarzinom
CHT	Chemotherapie
RT	Radiotherapie

Nicht kleinzelliges Bronchialkarzinom (NSCLC)

Nicht kleinzelliges Bronchialkarzinom (NSCLC)

Bei resezierbaren NSCLC ist eine Bestrahlung lediglich indiziert bei:
- Pancoast-Situation (präoperative Radiatio, ggf. kombiniert mit einer Chemotherapie)
- R1/2-Resektion oder N2-Situation.

Bei **nicht resezierbarem NSCLC** erfolgt die **kombinierte Radiochemotherapie.**

Bei Operabilität (ca. 20 %) sollte **primär operiert** werden. Die OP beinhaltet eine mediastinale Lymphknotendissektion. Aufgrund der hohen Metastasierungsrate ist auch immer die Indikation für eine **Chemotherapie** zu prüfen.
Bei **resezierbaren NSCLC** ist eine Bestrahlung lediglich indiziert bei:
- Pancoast-Situation (präoperative Radiatio, ggf. kombiniert mit einer Chemotherapie)
- R1/2-Resektion oder N2-Situation.

Bei **nicht resezierbaren NSCLC** ist die perkutane Bestrahlung grundsätzlich indiziert, sofern der Allgemeinzustand des Patienten eine Radiatio zulässt. Mit einer **kombinierten Radiochemotherapie** können die besten Ergebnisse erzielt wer-

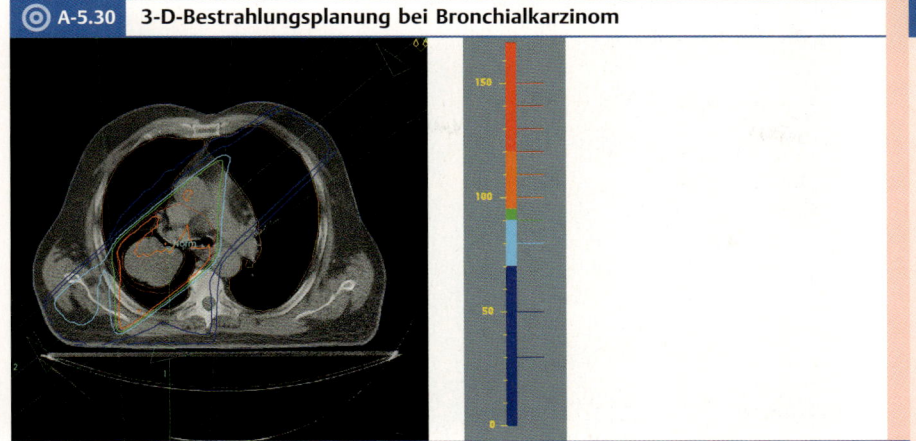

◎ A-5.30

◎ A-5.30 **3-D-Bestrahlungsplanung bei Bronchialkarzinom**

den. Die Bestrahlung erfolgt über a.p./p.a.-Gegenfelder bzw. als Mehrfelderbestrahlung nach computergestützter 3D-Bestrahlungsplanung (Abb. **A-5.30**).
Bei Patienten in gutem Allgemeinzustand ist eine Dosiseskalation über 60 Gy
zu erwägen.

Kleinzelliges Bronchialkarzinom

Bei kleinzelligen Bronchialkarzinomen steht aufgrund der frühen Metastasierung und der hohen Chemosensibilität die **systemische Therapie** im Vordergrund. Häufig verwendete Chemotherapeutika sind Cyclophosphamid, Carboplatin und Etoposid. Es werden 4–6 Zyklen einer Kombinationschemotherapie
verabreicht. Bei **begrenztem Tumorstadium** erfolgt eine **konsolidierende, lokale
Bestrahlung** des Primärtumors sowie des Mediastinums mit einer Gesamtdosis
von 50 Gy. Die 2-Jahresüberlebensrate liegt bei 5–15%. Bei Vollremission nach
Chemotherapie sollte eine **prophylaktische Ganzhirnradiatio** erwogen werden.

5.6.7 Mammakarzinom

Allgemeine Therapierichtlinien

Die brusterhaltende Operation als Tumorektomie oder Quadrantenresektion ist
die Therapie der Wahl, die modifiziert radikale Mastektomie wird lediglich
noch bei lokal sehr fortgeschrittenen Tumoren durchgeführt. Das **brusterhaltende Konzept** beinhaltet eine **postoperative Radiotherapie** der Restbrust.
Nach Mastektomie erfolgt eine Radiotherapie nur bei Risikofaktoren. Bei allen
operativen Maßnahmen ist die axilläre Dissektion zum Staging obligat, wobei
die Entfernung von mindestens 10 Lymphknoten gefordert wird.
Eine **adjuvante Chemotherapie** wird vor allem bei lymphknotenpositiven prä-
menopausalen Frauen und fortgeschrittenen Tumoren durchgeführt. Eine **adjuvante Hormontherapie** wird analog bei hormonrezeptorpositiven und lymphknotenpositiven postmenopausalen Patientinnen durchgeführt.

Radiotherapie

Nach brusterhaltender Operation wird die Bestrahlung nach CT-gestützter
Rechnerplanung über Tangentialfelder mit 4–10 MV Photonen unter Verwendung von Keilfiltern durchgeführt. Ziel ist die homogene Bestrahlung der Restbrust unter optimaler Schonung der Lunge und unter Vermeidung von Dosismaxima im Bereich der Mamille (Abb. **A-5.31**). Die Gesamtdosis beträgt 50 Gy. Die
Dosisaufsättigung des Tumorbettes mit 10 Gy unter Verwendung von Elektronen ist in den allermeisten Fällen indiziert. Bei großer Mamma, thoraxwand-
nahem Sitz oder R1/2-Status kann eine Boost-Bestrahlung mit Ir-192 im Afterloading-Verfahren (GD 18–20 Gy) vorteilhaft sein.

Kleinzelliges Bronchialkarzinom

Die **Chemotherapie** steht im Vordergrund.
Bei **begrenztem Tumorstadium** erfolgt
eine konsolidierende, **lokale Bestrahlung**
des Primärtumors sowie des Mediastinums
mit einer Gesamtdosis von 50 Gy.

5.6.7 Mammakarzinom

Allgemeine Therapierichtlinien

Das **brusterhaltende Konzept** beinhaltet
eine **postoperative Radiotherapie** der
Restbrust. Nach Mastektomie erfolgt eine
Radiotherapie nur bei Risikofaktoren.

Radiotherapie

Behandlungskonzept
- Brusterhaltende Therapie (Tumorektomie + Radiotherapie der Restbrust, Abb.
  A-5.31). Die Gesamtdosis beträgt 50 Gy
  und Dosisaufsättigung im Tumorbett
  mit 10 Gy.

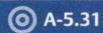

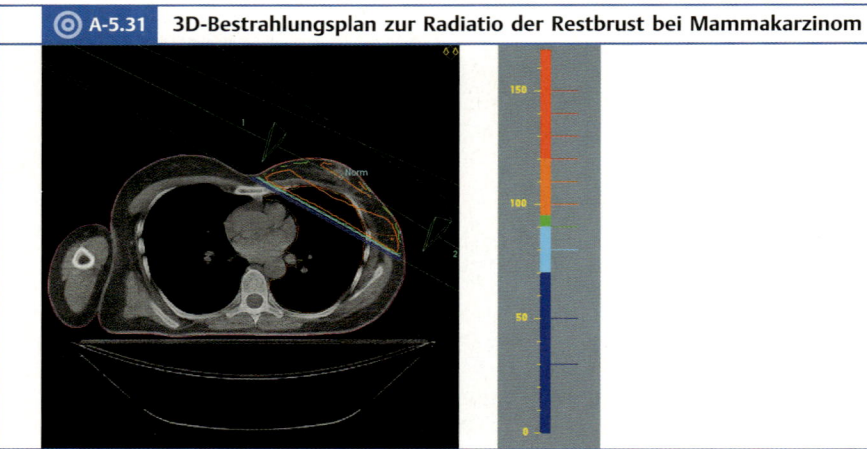

A-5.31   3D-Bestrahlungsplan zur Radiatio der Restbrust bei Mammakarzinom

5.6.8 Ösophaguskarzinom

Allgemeine Therapierichtlinien

Die Therapie erfolgt **meist unter palliativer Zielsetzung**.

Behandlungskonzept

OP nur bei Operabilität, sonst kombinierte Radiochemotherapie (50–60 Gy + 5-FU / Mitomycin C).

Radiotherapie

Die Radiotherapie erfolgt in der Regel als Mehrfeldertechnik nach CT-gestützter Bestrahlungsplanung (Abb. **A-5.32**).

5.6.8 Ösophaguskarzinom

Allgemeine Therapierichtlinien

Die Therapie wird aufgrund der frühzeitigen Metastasierung und häufig bereits fortgeschrittenem Stadium mit Überschreiten der Organgrenzen **meistens unter palliativer Zielsetzung** durchgeführt. Als Therapieoptionen kommen chirurgische Maßnahmen, Radiotherapie sowie Chemotherapie in Frage.
Im Bereich des **zervikalen Ösophagus** ist die **kombinierte Radiochemotherapie** Therapie der Wahl.
Im **mittleren und kaudalen Abschnitt** wird häufig eine abdominothorakale **Ösophagusexstirpation** mit mediastinaler Lymphknotendissektion angestrebt, die Passage wird mit Magen- oder Koloninterponat wiederhergestellt. Eine Operation ist jedoch nur dann sinnvoll, wenn eine vollständige Tumorentfernung wahrscheinlich ist. Mit neuen Konzepten wie der **kombinierten Radiochemotherapie** oder der **präoperativen Radiochemotherapie** können vergleichbare Ergebnisse erzielt werden. Als Chemotherapeutika kommen 5-FU, Mitomycin oder Cisplatin zur Anwendung.
Als **palliative Therapieoptionen** sind Stent-Implantation, Lasertherapie, Bougierung und Afterloading-Therapie zu nennen.

Radiotherapie

Das Zielvolumen für die **perkutane Radiotherapie** umfasst den befallenen Ösophagus mit einem Sicherheitsabstand von je 5–8 cm nach proximal und distal (mögliche submuköse Ausbreitung) (Abb. **A-5.32**). Zusätzlich werden je nach Lokalisation die regionären Lymphknotenstationen eingefasst. Die Bestrah-

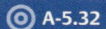

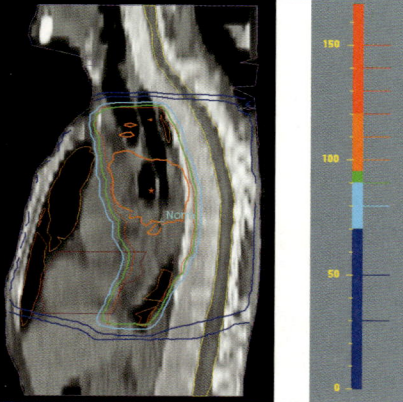

A-5.32   3D-Bestrahlungsplan zur Bestrahlung eines Ösophaguskarzinoms (sagittale Ansicht der Dosisverteilung)

lungsplanung erfolgt meist CT-gestützt als **Mehrfeldertechnik**. Die Gesamtdosis beträgt bei kurativem Ansatz und bei Kombination mit Chemotherapie 50–60 Gy in Shrinking-field-Technik (das Zielvolumen wird während der Bestrahlungsserie nach 45 Gy verkleinert). Der Boost kann auch mit HDR-Afterloading erfolgen. Die Chemotherapiegabe erfolgt simultan zur Radiotherapie.

5.6.9 Pankreaskarzinom

Im folgenden werden ausschließlich die Karzinome des exokrinen Pankreas besprochen. Histologisch handelt es sich überwiegend um Adenokarzinome.

Allgemeine Therapierichtlinien

Die einzige kurative Therapie besteht in einer partiellen Duodeno-Pankreatektomie (Whipple-OP), die jedoch meistens nur beim Papillen-Ca oder bei Pankreaskopftumoren durchführbar ist. Die 5-Jahresüberlebensrate liegt bei ca. 10 %.
Bei Inoperabilität oder unvollständiger Resektion ist eine Radiotherapie indiziert. Häufig erfolgt diese in Kombination mit einer Chemotherapie. Wirksame Chemotherapeutika sind 5-FU und Gemcitabine mit Ansprechraten von bis zu 25 %.

Radiotherapie

Bei inoperablen Pankreaskarzinomen wird die Radiatio mit palliativer Absicht bis zu einer Gesamtdosis von 45–50 Gy durchgeführt. Es kommen ap/pa-Gegenfelder bzw. Mehrfeldertechniken nach 3-dimensionaler Bestrahlungsplanung zur Anwendung (Abb. **A-5.33**). Das Behandlungsvolumen beinhaltet neben dem Primärtumor und den regionären Lymphknotenstationen bei Pankreaskopftumoren das duodenale C, bei Pankreasschwanztumoren den Milzhilus.

5.6.9 Pankreaskarzinom

Allgemeine Therapierichtlinien

Behandlungskonzept:
Kurativ: partielle Duodeno-Pankreatektomie.
Palliativ: Radiotherapie +/- Chemotherapie.

Radiotherapie

Bei inoperablen Pankreaskarzinomen wird die Radiatio mit palliativer Absicht bis zu einer Gesamtdosis von 45–50 Gy durchgeführt. Es kommen ap/pa-Gegenfelder bzw. Mehrfeldertechniken zur Anwendung (Abb. **A-5.33**).

A-5.33 **3D-Bestrahlungsplanung beim Pankreaskarzinom**

A-5.33

5.6.10 Vaginalkarzinom

Allgemeine Therapierichtlinien

Eine radikale OP ist lediglich bei portio- bzw. introitusnahen Karzinomen in Frühstadien zu erwägen. In allen anderen Fällen steht die **Radiotherapie** im Vordergrund.

Radiotherapie

Es stehen die **perkutane Radiotherapie** sowie die **Brachytherapie** (Brachytherapie, s.S. 104) zur Verfügung. Während bei kleinen auf die Vagina beschränkten Tumoren eine Brachytherapie der gesamten vaginalen Mukosa ausreicht, erfolgt bei fortgeschritteneren Tumoren entweder eine kombinierte perkutane Radiotherapie des Beckens bis zu einer Gesamtdosis von 50 Gy und ein Brachytherapie-boost, oder aber eine alleinige perkutane Radiotherapie des Beckens. Die

5.6.10 Vaginalkarzinom

Allgemeine Therapierichtlinien

Die **Radiotherapie** steht bei fortgeschrittenen Stadien im Vordergrund.

Radiotherapie

Behandlungskonzept:
- bei portionahen Tumoren radikale OP
- bei Infiltration von Parametrien, Beckenwand oder Mukosa von Harnblase oder Rektum definitive kombinierte Radiotherapie (perkutane RT des

Beckens und Brachytherapie-boost) oder alleinige perkutane RT des Beckens.

Therapieentscheidung wird individuell entsprechend der Befundausdehnung getroffen. Bei Tumoren in den unteren 2/3 der Vagina müssen zusätzlich die inguinalen Lymphknoten bestrahlt werden.

Die Prognose ist in den lokalisierten Stadien mit 5-Jahresüberlebensraten von 50–60 % noch gut, in fortgeschrittenen Stadien mit bis zu 25 % schlechter.

5.6.11 Endometriumkarzinom

Allgemeine Therapierichtlinien

5.6.11 Endometriumkarzinom

Allgemeine Therapierichtlinien

In fortgeschrittenen Stadien und/oder bei Inoperabilität aus internistischen Gründen erfolgt die **primäre Radiatio**.

In den Stadien I–II ist die definitive **Therapie der Wahl** die abdominelle Hysterektomie mit beidseitiger Adnexektomie.

In fortgeschrittenen Stadien und/oder bei Inoperabilität aus internistischen Gründen erfolgt die primäre Radiatio. Dabei werden unter kurativem Ansatz perkutane Radiotherapie und Brachytherapie (s.S. 104) kombiniert.

Radiotherapie

Radiotherapie

▶ Merke

▶ **Merke:** Stadienunabhängig erfolgt postoperativ immer eine vaginale Kontakttherapie zur Minimierung des Scheidenstumpfrezidivrisikos.

Behandlungskonzept

- Hysterektomie mit Adnexektomie und postoperativer vaginaler Brachytherapie
- bei Risikofaktoren für Lymphknotenbefall postoperative Radiotherapie (perkutane Radiotherapie des kleinen Beckens + Brachytherapie)

- im Stadium III oder bei Inoperabilität **primäre kombinierte Radiotherapie** (Teletherapie und Brachytherapie, Abb. **A-5.34**)
- im **Stadium IV** erfolgt meist die palliative Brachytherapie.

Dabei wird unter Verwendung spezieller Vaginalapplikatoren eine Gesamtdosis von z.B. 3 × 5 Gy in HDR-Technik auf die Vagina in 5 mm Schleimhauttiefe appliziert. Im Stadium I kann in Abhängigkeit von Risikofaktoren wie Grading, Histologie, Infiltrationstiefe, Lymphangiosis carcinomatosa und nach unzureichender Lymphknotendissektion bei nachgewiesenem pelvinen Lymphknotenbefall eine zusätzliche perkutane Radiotherapie der pelvinen Lymphabflüsse erforderlich sein. Es werden hierbei 50 Gy appliziert. Die Paraaortalregion wird nur bei Adnexbefall oder Nachweis von paraaortalen Lymphknotenmetastasen mitbestrahlt.

Im **Stadium III** oder aber bei **Inoperabilität** wird die Durchführung einer **primären kombinierten Radiotherapie** (Teletherapie und Brachytherapie) unter kurativer Zielsetzung empfohlen. Die Brachytherapie erfolgt in HDR-Technik nach Einbringen von Plastikkapseln in das Uteruskavum (Abb. **A-5.34**). Diese werden im Afterloading-Verfahren mit Ir-192 beschickt. Meistens werden Gesamtdosen von 6 × 7 Gy auf die Uterusserosa verabreicht. Simultan zur Brachytherapie wird die perkutane Radiotherapie der pelvinen Lymphabflusswege durchgeführt. Nach einer Dosis von ca. 20 Gy erfolgt die Ausblockung der Beckenmitte unter Berücksichtigung der Brachytherapie. Die Gesamtdosis für die perkutane Radiotherapie liegt bei 45–50 Gy.

Im **Stadium IV** erfolgt meistens eine Brachytherapie zur Palliation.

Im Stadium I können durch OP und postoperative Radiotherapie 5-Jahresüberlebensraten von bis zu 90 %, im Stadium II ca. 60 % und im Stadium III ca. 30 % erreicht werden.

⊙ **A-5.34**   **Dosisverteilung für die intrakavitäre Brachytherapie des Endometriumkarzinoms**

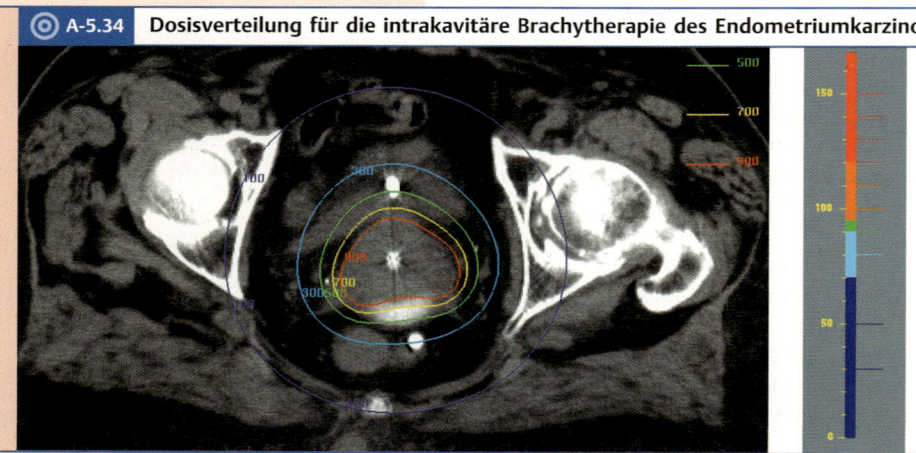

5.6.12 Zervixkarzinom

Allgemeine Therapierichtlinien

Die Therapie erfolgt stadiengerecht unter Berücksichtigung von individuellen Faktoren wie Alter, Kinderwunsch, Operabilität und internistischen Begleiterkrankungen. Neben der **radikalen Hysterektomie nach Wertheim-Meigs** mit pelviner Lymphknotendissektion steht die **kombinierte Radiochemotherapie** (Teletherapie und Brachytherapie mit simultaner Chemotherapie) zur stadiengerechten Therapie zur Verfügung.

- Im **Stadium IA** ist eine einfache Hysterektomie ausreichend, bei Kinderwunsch kann eine Konisation durchgeführt werden.
- Im **Stadium IB** ist die radikale Hysterektomie nach Wertheim-Meigs mit pelviner Lymphknotendissektion und vollständiger Entfernung der Parametrien Methode der Wahl.
- Im **Stadium IIa** wird entweder eine OP nach Wertheim-Meigs oder aber eine kombinierte Radiochemotherapie empfohlen. Im Falle einer Operation ist eine postoperative Radiochemotherapie lediglich bei Befall der pelvinen Lymphknoten, unzureichender Lymphknotendissektion, R1/2-Situation, L1 oder unzureichendem Sicherheitsabstand im Bereich der Scheidenmanschette erforderlich.
- In den Stadien **IIB und III A/B** erfolgt die primäre kombinierte Radiochemotherapie mit perkutaner Bestrahlung des kleinen Beckens und HDR-Brachytherapie der Primärtumorregion (Abb. **A-5.35**). Die simultane cisplatinhaltige Chemotherapie erfolgt in wöchentlichen Abständen.
- Im **Stadium IV** erfolgt die Therapie individuell in Abhängigkeit von Lokalbefund und Prognose.

5.6.12 Zervixkarzinom

Allgemeine Therapierichtlinien

Behandlungskonzept
- in Frühstadien radikale Hysterektomie nach Wertheim-Meigs
- postoperative kombinierte Radiochemotherapie (perkutane Radiotherapie des Beckens + Brachytherapie + Chemotherapie) bei Vorliegen von Risikofaktoren
- primäre kombinierte Radiochemotherapie in den Stadien IIb + III oder bei internistischer Inoperabilität
- individuelle Therapie im Stadium IV.

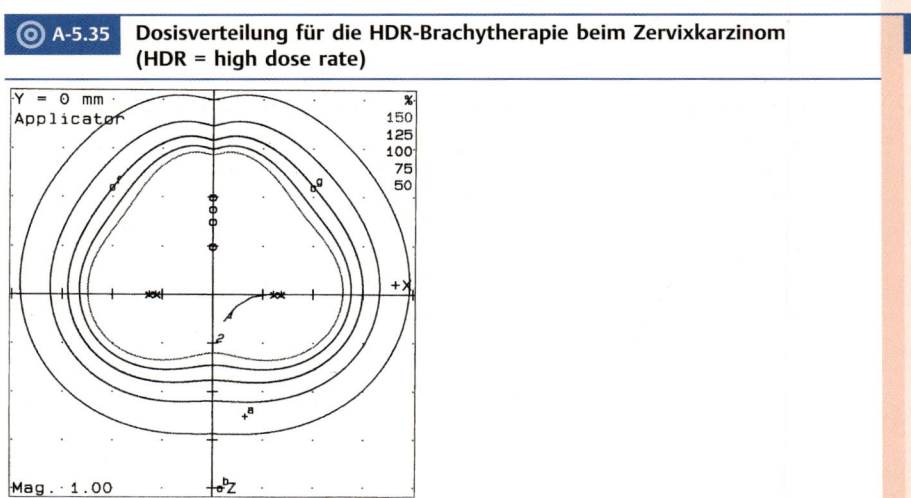

A-5.35 **Dosisverteilung für die HDR-Brachytherapie beim Zervixkarzinom** (HDR = high dose rate)

A-5.35

Radiotherapie

Das Zielvolumen für die perkutane Radiotherapie umfasst die primäre Tumorausdehnung, die Parametrien, Teile der Vagina sowie die regionären Lymphknotenstationen. Das Zielvolumen der Brachytherapie umfasst die primäre Tumorausdehnung, die proximalen Parametrien sowie die portionahen Vaginalanteile. Die **perkutane Radiotherapie** wird bevorzugt nach 3D-Bestrahlungsplanung als 4-Felder-Box mittels 10–25 MeV Photonen durchgeführt. In Abhängigkeit von der geplanten Brachytherapiedosis wird eine Ausblockung des Brachytherapievolumens nach 20 oder 40 Gy vorgenommen (Abb. **A-5.36**).
Bei der **definitiven Radiotherapie** (d.h. primärer Radiotherapie ohne vorherige OP) erfolgt eine perkutane Radiotherapie des Beckens sowie eine intrakavitäre HDR-Brachytherapie mit z.B. 5 × 7.5 Gy in wöchentlichen Abständen während der perkutanen Radiotherapie. Bei Befall der Parametrien erfolgt eine zusätz-

Radiotherapie

Das Zielvolumen für die perkutane Radiotherapie umfasst die primäre Tumorausdehnung, die Parametrien, Teile der Vagina sowie die regionären Lymphknotenstationen.

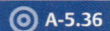

A-5.36

A-5.36   **Simulatorplanung zur Ausblockung der Beckenmitte unter Berücksichtigung der Brachytherapie durch einen Stufenblock**

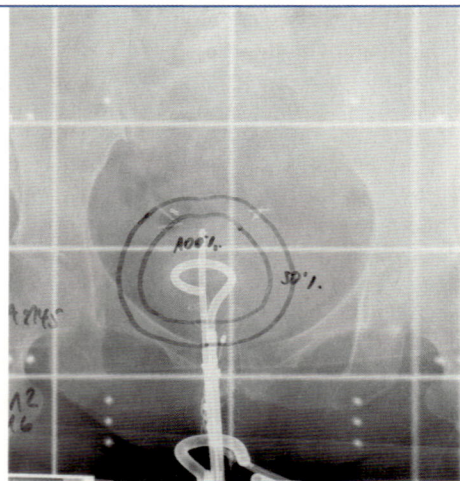

liche Boost-Bestrahlung der Parametrien unter Berücksichtigung der Afterloadingdosis durch Aussparung der Beckenmitte.

Für die **intrakavitäre Brachytherapie** beim Zervixkarzinom stehen Ir-192-Quellen zur Verfügung. Nach gynäkologischer Untersuchung wird eine Sondierung des Zervikalkanals und des Cavum uteri vorgenommen und ein **Afterloadingapplikator** (z.B. Ring-/Stiftapplikator, s.S. 104) eingelegt. Die Distanzierung von Blase und Rektum und die Fixierung der Applikatoren erfolgt durch eine Tamponade. Zur Messung der Organdosen werden Blasen- und Rektumsonden eingebracht.

5.6.13 Seminom

Allgemeine Therapierichtlinien

Behandlungskonzept:
Radikale inguinale Orchiektomie und adjuvante Radiotherapie oder Chemotherapie in Abhängigkeit vom Stadium (Tab. **A-5.4**, Abb. **A-5.37**).

5.6.13 Seminom

Allgemeine Therapierichtlinien

Zunächst erfolgt die radikale inguinale Orchiektomie mit hoher Ligatur des Samenstranges. Über die weitere Therapie wird entsprechend dem Stadium entschieden (Tab. **A-5.4**).

Im klinischen **Stadium I** gibt es grundsätzlich 3 Optionen: Die Radiotherapie der paraaortalen Lymphknoten ist die Standardtherapie (Abb. **A-5.37**), alternativ kann eine Monochemotherapie mit Carboplatin oder aber engmaschige Verlaufskontrollen mit kurativer Radiotherapie oder Chemotherapie bei Auftreten eines Rezidives durchgeführt werden.

In den klinischen **Stadien II A+B** wird eine postoperative Radiatio der paraaortalen sowie der ipsilateralen iliakalen Lymphknoten empfohlen. Die Verwendung einer Hodenkapsel ist hier obligat, während bei alleiniger Radiotherapie der paraaortalen Lymphknoten im Stadium I darauf verzichtet werden kann. Eine Hodenkapsel ist ein Behälter aus Blei zur Aufnahme des Hodens. Hierdurch wird der kontralaterale Hoden vor Streustrahlung geschützt.

Ab dem klinischen **Stadium IIC** werden Seminome bei hohem Metastasierungsrisiko chemotherapiert. Als Chemotherapeutika kommen Cisplatin, Bleomycin, Etoposid, Vinblastin und Ifosfamid zum Einsatz.

In ca. 5 % aller Fälle findet sich im kontralateralen Hoden eine testikuläre intraepitheliale Neoplasie (TIN), die sich in 50 % der Fälle innerhalb von 5 Jahren zu einem invasiven Malignom entwickelt. Therapie der Wahl ist hier die Radiotherapie des Hodens.

Nicht-Seminome können durch eine Radiatio nicht kuriert werden.

≡ A-5.4	Stadiengerechte Therapie beim Seminom			
Stadium	**Stadieneinteilung (Royal Marsden)**	**Therapie**	**Dosis**	**5-Jahresüberleben**
I	Hodentumor ohne LK-Befall	Radiotherapie (RT) paraaortal	26 Gy	95–98 %
IIA	Befall retroperitonealer LK ≤ 2 cm	RT paraaortal + ipsilateral iliakal	30 Gy	90–95 %
IIB	Befall retroperitonealer LK 2–5 cm	RT paraaortal + ipsilateral iliakal	36 Gy	80–90 %
IIC	Befall retroperitonealer LK > 5 cm	Chemotherapie	–	80–90 %
III/IV	III: Befall supradiaphragmaler LK IV: extralymphatische Metastasen	Chemotherapie	–	60–75 %

◎ A-5.37   Bestrahlung der Paraaortalregion über a.p./p.a.-Felder (Seminom im Stadium I)

◎ A-5.37

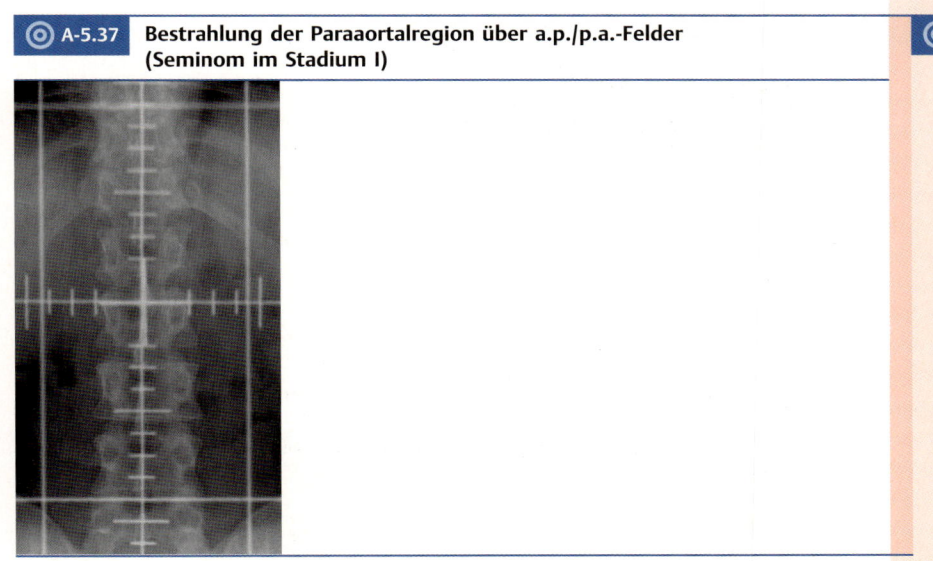

5.6.14 Prostatakarzinom

Allgemeine Therapierichtlinien

Die Therapie erfolgt stadiengerecht unter Berücksichtigung von Patientenalter, Allgemeinzustand, Begleiterkrankungen, Lebenserwartung und Grading. Als Therapieoptionen stehen Operation, Radiotherapie, Hormontherapie sowie in Ausnahmefällen auch die Chemotherapie zur Verfügung.

Eine Therapieentscheidung sollte interdisziplinär getroffen und der Patient in die Diskussion mit einbezogen werden. Beim zufällig entdeckten Prostatakarzinom ohne klinische Symptome (incidental carcinoma) ist bei hohem Lebensalter und hohem Differenzierungsgrad eine abwartende Haltung mit engmaschiger PSA-Kontrolle vertretbar. Bei PSA-Anstieg sollte eine lokale Therapie unter kurativer Zielsetzung eingeleitet werden.

In frühen Stadien kann entweder durch eine **radikale Prostatektomie** oder aber durch eine **primäre Radiotherapie** eine Heilung erreicht werden. Die Ergebnisse beider Verfahren sind wahrscheinlich vergleichbar, wobei randomisierte Studien fehlen.

Beim **disseminierten Prostatakarzinom** (N1-3, M0-1) bzw. T4-Tumor ist eine lokale Therapie in der Regel nicht erfolgreich, so dass hier unter palliativer Zielsetzung die hormonelle Therapie vorzuziehen ist. Eine Hormonablation gelingt durch eine subkapsuläre Orchiektomie oder reversibel mit Gonadotropin-Releasing-Hormon-(GnRH)-Analoga. Bei Harnobstruktion in diesen Stadien kann eine palliative Tumorresektion Abhilfe schaffen.

5.6.14 Prostatakarzinom

Allgemeine Therapierichtlinien

Therapieoptionen sind Operation, Radiotherapie, Hormontherapie sowie in Ausnahmefällen die Chemotherapie.

In frühen Stadien ist eine Heilung durch **radikale Prostatektomie** oder **primäre Radiotherapie** möglich.

Beim **disseminierten Prostatakarzinom** (N1-3, M0-1) bzw. T4-Tumor ist unter palliativer Zielsetzung die hormonelle Therapie vorzuziehen.

Radiotherapie

Behandlungskonzept:

- T1-3N0M0: radikale Prostatektomie oder Konformationsstrahlentherapie (GD 70–76 Gy) als Kurativtherapie
- T4 oder N1–3 oder M1: palliative Hormontherapie, ggf. palliative Radiotherapie von Knochenmetastasen.

Es sollte eine **Konformationsstrahlentherapie** unter Verwendung von mehreren isozentrischen Bestrahlungsfeldern (Abb. **A-5.38**) durchgeführt werden.

Radiotherapie

Die **perkutane Radiotherapie** ist indiziert als kurative primäre Therapie in den frühen Stadien T1-3N0M0. Bei nachgewiesenem Lymphknotenbefall kann die adjuvante Radiotherapie der Lymphabflusswege die lokale Kontrolle im Becken zwar erhöhen, ein Überlebensvorteil ist jedoch nicht zu erwarten, da bei lymphogener Metastasierung meistens auch eine hämatogene Metastasierung vorliegt. Ob in den frühen Stadien eine Kombination von Radiotherapie mit Hormontherapie vorteilhaft ist, ist noch nicht abschließend geklärt. Eine adjuvante Hormontherapie wird bei Patienten mit Risikofaktoren empfohlen.

Für eine langfristige lokale Tumorkontrolle ist eine Gesamtdosis von mindestens 70 Gy erforderlich. Bei T1-2G1-Tumoren wird lediglich die Prostataloge mit geringem Sicherheitsabstand (klinisches Zielvolumen) bestrahlt. Lagerungsgenauigkeit und Organbewegungen sind zu berücksichtigen. Bei lokal fortgeschrittenen Tumoren werden die Samenblasen mit einbezogen.

Es sollte eine **Konformationsstrahlentherapie** unter Verwendung von mehreren isozentrischen Bestrahlungsfeldern (Abb. **A-5.38**) durchgeführt werden. Die **Bestrahlungsplanung** erfolgt vorzugsweise **CT-gestützt**, wobei eine diagnostische MRT bei der Zielvolumendefinition zusätzliche Informationen liefern kann. Die irregulären Felder werden mittels Individualabsorbern oder aber mit dem Multi-leaf-Kollimator eingeblendet. Bei Patienten mit lokal fortgeschrittenen bzw. undifferenzierten Tumoren ist eine Dosiseskalation über 75 Gy vorteilhaft. Durch die Verwendung moderner RT-Techniken wie der intensitätsmodulierten Radiotherapie können Dosen über 75 Gy ohne eine Verstärkung der Nebenwirkungen erreicht werden.

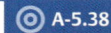
A-5.38

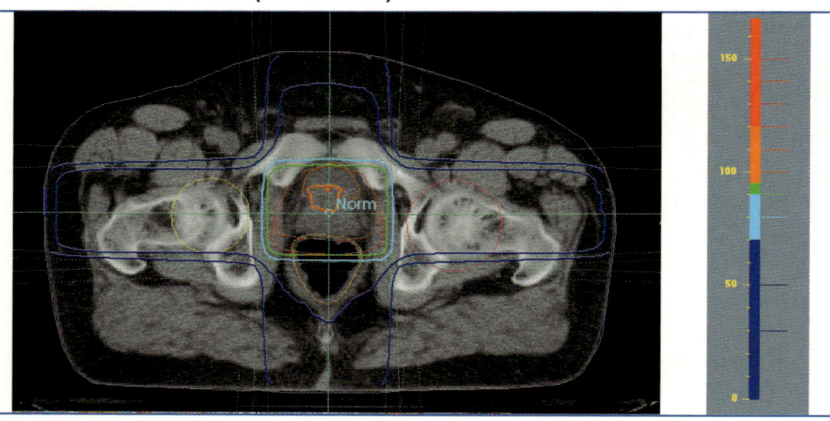

⊙ A-5.38   **3D-Bestrahlungsplan zur primären Radiotherapie eines Prostatakarzinoms (4-Felder-Box)**

Die **postoperative Radiotherapie** ist indiziert nach inkompletter Resektion sowie bei postoperativem PSA-Anstieg.

Eine Alternative zur perkutanen Radiotherapie ist die alleinige temporäre Radiotherapie mit Ir-192 in HDR-Technik (z.B. bei sehr alten Patienten).

Nach erfolgreicher Radiotherapie kommt es im weiteren Verlauf zu einem Abfall des PSA-Wertes.

Die **postoperative Radiotherapie** ist indiziert nach inkompletter Resektion sowie bei postoperativem PSA-Anstieg. Die lokale RT ist auch bei histologisch nachgewiesenem Lokalrezidiv sinnvoll, sofern eine Fernmetastasierung ausgeschlossen ist.

Alternativ zur perkutanen Radiotherapie kann in frühen Stadien eine alleinige temporäre Radiotherapie mit Ir-192 in HDR-Technik erfolgen. Hierzu werden vom Perineum aus ultraschallgesteuert Hohlnadeln implantiert, die im Afterloading-Verfahren mit Ir-192 beschickt werden. Dieses Vorgehen eignet sich insbesondere für sehr alte Patienten, denen man eine Bestrahlungsserie über 7 Wochen nicht zumuten möchte.

In den Stadien T1/2 liegen die 10-Jahresüberlebensraten insgesamt bei 80 %, bei T3-Tumoren bei 60 %.

5.6.15 Kolorektale Karzinome

Allgemeine Therapierichtlinien

Bei der Therapie des **Kolonkarzinoms** steht die **radikale Tumorexstirpation** im Vordergrund, bei Ausbreitung über die Darmwand hinaus bzw. Lymphknotenmetastasen oder Fernmetastasen wird eine adjuvante 5-FU haltige Chemotherapie durchgeführt. Die **Strahlentherapie** kommt **nur in Ausnahmefällen** nach R1/2-Resektion oder bei Inoperabilität zur Anwendung.

Bei **Rektum- und Rektosigmoidkarzinomen** gilt die anteriore Rektumresektion bzw. die abdominosakrale Rektumamputation als Therapie der Wahl. Bei T3/4 oder N1-3-Tumoren erfolgt prä- oder postoperativ eine kombinierte Radiochemotherapie mit 5-Fluoruracil zur Senkung der Lokalrezidivrate. Bei Inoperabilität kann evtl. durch eine Vorbestrahlung Operabilität erreicht werden.

Eine **palliative Radiotherapie** ist auch bei Patienten mit Fernmetastasen sinnvoll. Bei inoperablen Karzinomen besteht an einigen Zentren die Möglichkeit der **intraoperativen Radiotherapie (IORT)** mit Elektronen oder aber der **Afterloadingtherapie**, eine postoperative perkutane Dosisaufsättigung ist jedoch auch in diesen Fällen nötig.

Radiotherapie

Das **Zielvolumen** für die **postoperative Radiotherapie** schließt die Primärtumorregion, das Sakrum sowie die regionären Lymphknoten ein. Um den Dünndarm optimal zu schonen, wird der Patient in Bauchlage auf ein Lochbrett gelagert. Die Radiotherapie erfolgt als **Mehrfeldertechnik** (3- oder 4-isozentrische Felder, s.S. 112) nach CT-gestützter Bestrahlungsplanung bei möglichst gefüllter Blase (Abb. **A-5.39**). Die Gesamtdosis liegt bei 45–50 Gy.

5.6.15 Kolorektale Karzinome

Allgemeine Therapierichtlinien

Behandlungskonzept Kolonkarzinom:
- radikale Tumorresektion
- bei T3/4, N1-3 oder M1 adjuvante Chemotherapie mit 5-FU/Folinsäure.

Behandlungskonzept Rektumkarzinom:
- OP (anteriore Rektumresektion oder abdominosakrale Rektumamputation)
- bei T3/4, N1-3: kombinierte Radiochemotherapie (45-50 Gy + 5-FU)
Bei Inoperabilität: primäre Radiochemotherapie oder präoperative RCHT zum Downstaging.

Radiotherapie

Die Radiotherapie erfolgt als **Mehrfeldertechnik**, die Gesamtdosis liegt bei 45–50 Gy (Abb. **A-5.39**).

A-5.39

A-5.39 **3D-Bestrahlungsplan zur Radiotherapie eines Rektumkarzinoms (Lagerung in Bauchlage im Lochbrett)**

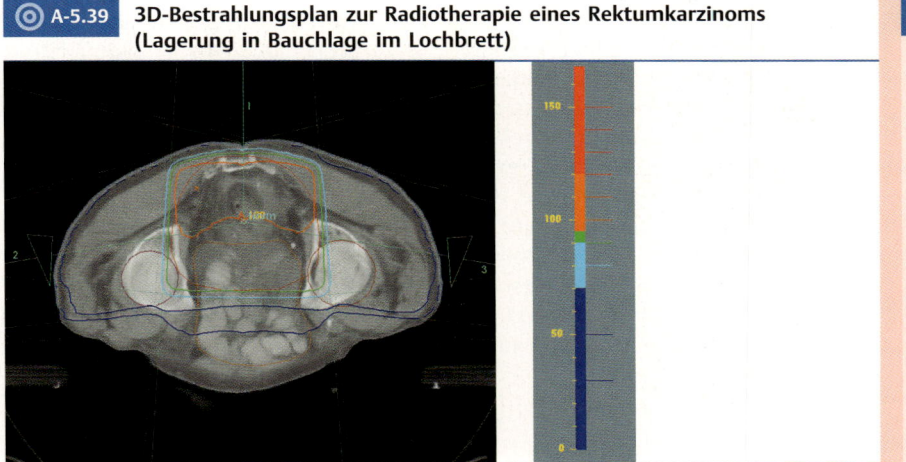

5.6.16 Analkarzinom

Allgemeine Therapierichtlinien

Die **kombinierte Radiochemotherapie** mit 5-Fluoruracil und Mitomycin C ist in allen Stadien Therapie der Wahl mit Heilungsraten von ca. 80%. Gegenüber der früher häufig durchgeführten Resektion hat dieses Vorgehen neben einer Steigerung der 5-Jahresüberlebensraten den Vorteil des Kontinenzerhalts. Eine Operation wird lediglich bei Rezidiven nach Radiochemotherapie durchgeführt.

Radiotherapie

Die Chemotherapie wird simultan zur Radiotherapie verabreicht. Bei der Radiotherapie werden 50,4 Gy in Einzeldosen von 1,8 Gy appliziert. Bei größeren Tumoren oder Resttumor kann zusätzlich eine interstitielle boost-Bestrahlung durchgeführt werden.

5.6.16 Analkarzinom

Allgemeine Therapierichtlinien

Behandlungskonzept: kombinierte Radiochemotherapie (50 Gy + 5-FU/Mitomycin C).

Radiotherapie

5.6.17 Malignome der Niere

Allgemeine Therapierichtlinien

Behandlungskonzept:
- Kurativtherapie: T1-3N0M0 Nephrektomie
- Palliativtherapie: T4,N1-3,M1 Nephrektomie ggf. Radiotherapie, Radiotherapie von symptomatischen ossären Metastasen.

Radiotherapie

Die **postoperative Radiotherapie** wird **lediglich bei fortgeschrittenen Tumoren** (T3/4, R1/2 und N+) mit dem Ziel erwogen, die Lokalrezidivrate zu senken.

5.6.18 Harnblasenkarzinom

Allgemeine Therapierichtlinien

Primär kommen OP, Radiotherapie und Chemotherapie unter Berücksichtigung des Tumorstadiums alleine oder in Kombination zur Anwendung.

Behandlungskonzept:
- Tis/T1: TUR Blase
- T2-4: radikale Zystektomie oder primäre kombinierte RCHT (54 Gy + Cisplatin)
Die Radiatio erfolgt nach CT-gestützter Rechnerplanung und wird über eine 4-Felder-Box in Shrinking-field-Technik appliziert.

5.6.19 Weichteilsarkome

Allgemeine Therapierichtlinien

Behandlungskonzept:
- alleinige wide excision nur im Stadium T1a G1
- wide excision + postoperative Radiotherapie mit 60–66 Gy.

Radiotherapie

Die **postoperative Radiatio** erfolgt meist über Gegenfelder in Shrinking-field-Technik (Abb. **A-5.40**).

5.6.17 Malignome der Niere

Allgemeine Therapierichtlinien

Therapie der Wahl ist die **transperitoneale Tumornephrektomie** mit Entfernung der Nebenniere und der Gerotafaszie sowie Dissektion der pararenalen, paraaortalen und parakavalen Lymphknoten. In Ausnahmefällen (bilaterales Karzinom) kann auch eine partielle Nephrektomie durchgeführt werden. Bei **Inoperabilität** aus internistischen Gründen wird eine **primäre Radiotherapie** oder eine **Tumorembolisation** (s. S. 433) empfohlen. Eine Chemotherapie konnte bisher nicht zu überzeugenden Ergebnissen führen.

Radiotherapie

Die **postoperative Radiotherapie** ist bei fehlender Auswirkung auf die Gesamtprognose umstritten und wird **lediglich bei fortgeschrittenen Tumoren** (T3/4, R1/2 und N+) mit dem Ziel erwogen, die Lokalrezidivrate zu senken. Das klinische Zielvolumen umfasst die Nierenloge sowie die paraaortalen und parakavalen Lymphknoten.

5.6.18 Harnblasenkarzinom

Allgemeine Therapierichtlinien

In der primären Therapie kommen OP, Radiotherapie und Chemotherapie unter Berücksichtigung des Tumorstadiums alleine oder in Kombination zur Anwendung. Bei den operativen Verfahren unterscheidet man die transurethrale Tumorresektion (TUR), die Blasenteilresektion sowie die radikale Zysto-Prostato-Vesikulotomie. Die Chemotherapie erfolgt zumeist als cisplatinhaltige Polychemotherapie.
Tis/T1: Meistens wird die TUR als alleinige Therapie durchgeführt. Zur Rezidivprophylaxe kann nachfolgend eine Instillation von Chemotherapeutika erfolgen.
T2-4: Alternativ zur radikalen Zysto-Prostato-Vesikulotomie kann eine TUR mit nachfolgender definitiver **Radiochemotherapie** (54 Gy und Cisplatin) durchgeführt werden. Die Heilungsraten sind vergleichbar, bei der definitiven Radiochemotherapie kann die Harnblase jedoch in ca. 75 % der Fälle erhalten werden. Die Radiatio erfolgt nach CT-gestützter Rechnerplanung unter Einschluss der regionären Lymphknoten und wird über eine 4-Felder-Box in Shrinking-field-Technik durchgeführt. Die Blase sollte jeweils entleert werden, um das Bestrahlungsvolumen so klein wie möglich zu halten. Verbleiben nach kombinierter Radiochemotherapie Tumorreste, ist eine Zystektomie notwendig. Ist eine Chemotherapie aus internistischen Gründen kontraindiziert, kann auch eine alleinige Radiotherapie erfolgen, wobei die Gesamtdosis auf 60–70 Gy erhöht werden muss.

5.6.19 Weichteilsarkome

Allgemeine Therapierichtlinien

Therapie der Wahl ist die Tumorresektion mit ausreichendem Sicherheitsabstand (wide excision) mit **adjuvanter postoperativer Stahlentherapie**. Bei diesem Vorgehen können ähnlich gute Ergebnisse erzielt werden wie durch eine Amputation, jedoch kann gerade im Extremitätenbereich häufig die Funktion erhalten werden. Die alleinige wide excision ist lediglich bei Tumoren im Stadium T1a G1 ausreichend, in allen anderen Stadien ist die adjuvante Radiatio obligat. Bei großen G2/3-Tumoren wird zusätzlich eine Chemotherapie empfohlen.

Radiotherapie

Die **postoperative Radiatio** erfolgt meist über Gegenfelder in Shrinking-field-Technik (Abb. **A-5.40**). Das Zielvolumen umfasst hierbei das Tumorbett entsprechend der präoperativen Bildgebung sowie einen Sicherheitsabstand von 5 bis 8 cm. Der Narbenbereich und Drainageaustrittsstellen sollten immer mit eingeschlossen werden. Zunächst werden 50 Gy bei Einzeldosen von 1,8–2,0 Gy appli-

⊚ A-5.40

⊚ A-5.40 | **3D-Bestrahlungsplan zur Behandlung eines Weichteilsarkoms unter Verwendung von Gegenfeldern**

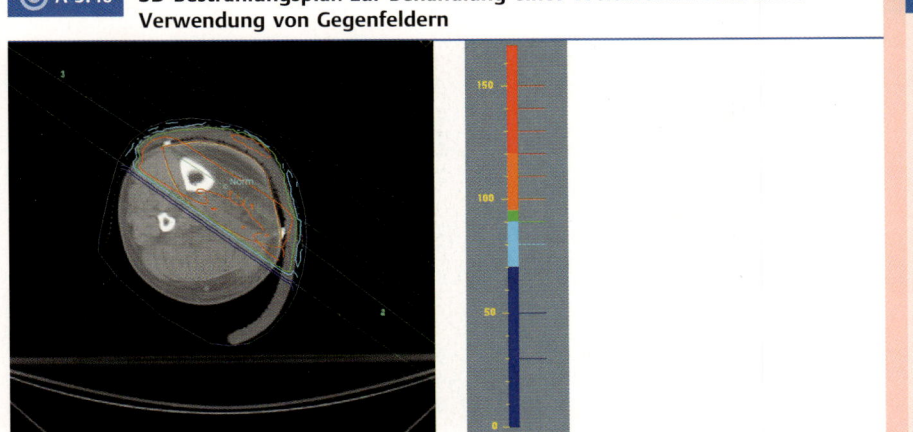

ziert. Anschließend erfolgt eine Dosisaufsättigung des Tumorbettes bis zu einer Gesamtdosis von 60–66 Gy. Bei inoperablen Tumoren kann eine primäre Radiotherapie erfolgen, jedoch muss hier die Gesamtdosis > 70 Gy gewählt werden. Bei **ungünstiger Tumorlokalisation** (Körperstamm, retroperitoneal) kann ggf. eine **IORT** mit schnellen Elektronen hilfreich sein. Hierbei wird eine Einzeldosis von 15–20 Gy appliziert, gefolgt von einer postoperativen perkutanen Dosisaufsättigung.

Bei ungünstiger Tumorlokalisation (z.B. retroperitoneal) kann eine IORT mit schnellen Elektronen hilfreich sein.

5.6.20 Ewing-Sarkom

Allgemeine Therapierichtlinien

Die **Behandlung** erfolgt meist im Rahmen von multizentrischen randomisierten Therapiestudien. Die Therapie besteht aus einer Kombination aus präoperativer Polychemotherapie, OP und Bestrahlung nach inkompletter Resektion. Bei Inoperabilität erfolgt nach der Chemotherapie die primäre Radiotherapie. Erfolgt die OP als wide excision nach gutem Ansprechen auf die Chemotherapie oder als radikale OP, kann auf eine postoperative Radiotherapie verzichtet werden.

Radiotherapie

Das tumortragende Kompartiment erhält eine Gesamtdosis von 45 Gy. Bei R2-Resektion oder Resttumor erfolgt ein zusätzlicher boost auf das Tumorrestvolumen bis 55 Gy. Liegen Lungenmetastasen bei Diagnose vor, muss die zusätzliche konsolidierende Ganzlungenradiatio mit 15–18 Gy zur Vernichtung okkulter Lungenherde erwogen werden.

5.7 Strahlentherapie bei benignen Erkrankungen

Bei der Radiotherapie gutartiger Erkrankungen werden **Einzeldosen von 0,2–1 Gy** eingesetzt. Bei den meisten Indikationen genügen Gesamtdosen von < 20 Gy. Der genaue Wirkungsmechanismus ist noch nicht vollständig geklärt. Als Komponenten der Bestrahlungswirkung werden neben einer **antiphlogistischen und antiproliferativen Wirkung** auch die Freisetzung von Mediatoren und Zytokinen und die Änderung von Gewebeperfusion und Gewebemilieu diskutiert. **Indikationen** sind vor allem entzündliche, hyperproliferative und degenerative Erkrankungen. Ziel ist die Schmerzreduktion, der Erhalt der Organfunktion sowie die Verbesserung der Lebensqualität. Die Indikation ist bei jungen Patienten aufgrund des Risikos für Schäden der Erbsubstanz eng zu stellen.

5.6.20 Ewing-Sarkom

Allgemeine Therapierichtlinien

Die **Behandlung** erfolgt meist im Rahmen von multizentrischen randomisierten Therapiestudien.

Radiotherapie

Behandlungskonzept:
- CHT und OP bei operablen Tumoren
- RT bei Inoperabilität nach CHT oder postoperativ bei R1/2-Situation.

5.7 Strahlentherapie bei benignen Erkrankungen

Bei der Radiotherapie gutartiger Erkrankungen werden **Einzeldosen von 0,2–1 Gy** eingesetzt.

Indikationen sind vor allem entzündliche, hyperproliferative und degenerative Erkrankungen (Tab. **A-5.5**).

≡ A-5.5	Indikationen für die Bestrahlung von benignen Erkrankungen		
Erkrankung	*Indikation zur Radiotherapie*	*Fraktionen/Woche*	*Gesamtdosis*
akute Entzündungen	akute Parotitis	3 × 0.5 Gy	3–5 Gy
chron.-rez. Entzündungen	Panaritium Schweißdrüsenabszess Furunkel	3 × 0.3–1.0 Gy	10-15 Gy
degenerative Erkrankungen	Schmerzlinderung bei Fersensporn Periarthropathia humeroscapularis Epicondylopathia humeri Arthrose (möglichst akut)	3 × 0.5–1.0 Gy ggf. 2. Serie nach 3 Mon.	5–12 Gy
hyperproliferative Erkrankungen	Morbus Dupuytren (Frühstadium) Morbus Ledderhose (Frühstadium) Induratio penis plastica (Schmerzlinderung) Pterygium (Rezidivprophylaxe postoperativ) Keloid (Rezidivprophylaxe postoperativ) Hämangiom arteriovenöse Malformation	3 × 2.0–3.0 Gy 3 × 2.0–3.0 Gy 3 × 2.0–3.0 Gy 3 × 2.0–3.0 Gy 3 × 2.0–3.0 Gy 1–3 × 4.0 Gy 1 × 20–25 Gy 1 × 15–20 Gy	15–25 Gy 15–25 Gy 15–30 Gy 15–20 Gy 12–20 Gy 4–12 Gy 20–25 Gy 15–20 Gy
funktionelle Erkrankungen	endokrine Orbitopathie Prophylaxe heterotoper Ossifikationen Gynäkomastie (prophylaktisch/therapeutisch)	5 × 2.0 Gy 1 × 7.0 Gy 5 × 3.0–4.0 Gy / 5 × 2.0–4.0 Gy	12–20 Gy 7.0 Gy 12–20 Gy / 20–30 Gy

Die Radiotherapie erfolgt entweder am **Orthovoltgerät** oder aber am **Linearbeschleuniger** mittels Photonen oder Elektronen. In Tab. **A-5.5** sind die wichtigsten Indikationen und die benötigten Einzel- und Gesamtdosen aufgelistet.

5.8   Notfallindikationen

5.8 Notfallindikationen

Ziel der notfallmäßigen Bestrahlung ist die Rückbildung einer akuten lebensbedrohlichen Symptomatik, die durch einen malignen Tumor verursacht wurde und noch nicht länger als 24 Stunden besteht. Die wichtigsten Indikationen für eine perkutane Notfallbestrahlung stellen die akute Querschnittsymptomatik und die obere Einflussstauung dar. Auch akute Tumorblutungen können durch eine sofortige Radiatio günstig beeinflusst werden.

5.8.1 Akute Querschnittsymptomatik

Bei potenziell reversibler motorischer Querschnittsymptomatik ist – sofern es sich um einen **strahlensensiblen Tumor** handelt – die **sofortige Strahlentherapie** indiziert (+ antiödematöse Therapie mit Dexamethason!)

Bei eher strahlenresistenten Tumoren sollte eine **Laminektomie** zur Entlastung des Rückenmarks erfolgen. Anschließend wird eine perkutane Radiatio eingeleitet.

5.8.1 Akute Querschnittsymptomatik

Bei inkompletter und potenziell reversibler motorischer Querschnittsymptomatik ist die **sofortige Strahlentherapie** indiziert, sofern es sich bei dem die Symptomatik verursachenden Tumor um einen relativ **strahlensensiblen** Tumor handelt (z.B. Lymphom, kleinzelliges Bronchialkarzinom) und somit eine schnelle Rückbildung des Tumors und damit der Symptomatik möglich erscheint. Begleitend ist immer eine **antiödematöse Therapie** mit Dexamethason einzuleiten. Liegt dagegen ein relativ **strahlenresistenter Tumor** vor (z.B. Nierenzellkarzinom, Sarkome), ist mit einer schnellen Rückbildung der Symptomatik durch eine Radiatio nicht zu rechnen, so dass eine **Laminektomie** (chirurgische Resektion eines Wirbelbogens mit Dornfortsatz) zur Entlastung des Rückenmarks angestrebt werden sollte. Die perkutane Radiotherapie wird in diesen Fällen postoperativ eingeleitet. Die täglichen Einzeldosen betragen an den ersten 3–4 Bestrahlungstagen 3–4 Gy, später erfolgt die Umstellung auf eine konventionelle Fraktionierung.

5.8.2 Obere Einflussstauung

Bei tumorbedingter Kompression oder Verlegung der V. cava superior (z. B. zentral wachsendes Bronchialkarzinom, Lymphome) kommt es zum V. cava superior-Syndrom mit Stauung der Halsvenen sowie zur Ausbildung von Gefäßkollateralen und Gesichtsödem (Abb. **A-5.41**). Sofern keine akut lebensbedrohliche Situation vorliegt, sollte vor Einleitung der Strahlentherapie eine histologische Sicherung angestrebt werden. Zur schnellen Besserung der Atemnot erfolgt dann die **Radiotherapie über ventrodorsale Gegenfelder** unter Einschluss des Primärtumors mit erhöhten Einzeldosen von 3–4 Gy in den ersten 3–4 Tagen. Anschließend wird die Einzeldosis auf 2–3 Gy pro Tag reduziert. Begleitend erfolgt auch hier eine antiödematöse Therapie mit Dexamethason.

5.8.2 Obere Einflussstauung

Die **Radiotherapie** erfolgt über **ventrodorsale Gegenfelder** unter Einschluss des Primärtumors mit erhöhten Einzeldosen von 3–4 Gy in den ersten 3–4 Tagen, danach mit 2–3 Gy pro Tag.

A-5.41   Klinischer Aspekt bei oberer Einflussstauung   A-5.41

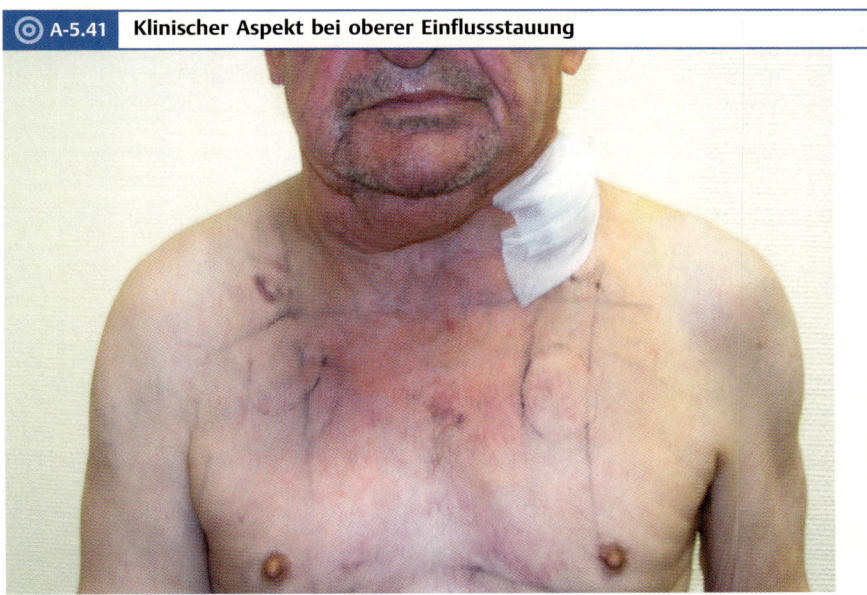

Stauung oberflächlicher Venen und Gesichtsrötung.

6   Nuklearmedizin

6.1   Herstellung von Radionukliden

Medizinisch relevante Radionuklide werden
i.d.R. künstlich erzeugt (Tab. **A-6.1**).

6   Nuklearmedizin

6.1 Herstellung von Radionukliden

Die Mehrzahl der medizinisch eingesetzten Radionuklide wird künstlich
erzeugt. Dazu existieren verschiedene Methoden (Tab. **A-6.1**).

☰ **A-6.1**	**Einige klinisch genutzte Radionuklide und ihre Anwendung**			
Radionuklid	**Art der emittierten Strahlung**	**Halbwertszeit**	**Herstellung**	**Anwendungsbereich**
^{99m}Technetium (Tc)	γ	6 Stunden	im Generator	Diagnostik von Skelett, Lungen, Nieren, Hirn, Leber, Herz
^{18}Fluor (F)	β^{+}	1,8 Stunden	im Zyklotron	PET, z.B. Glukosemetabolismus
^{131}Jod (J)	β und γ	8 Tage	im Reaktor	Schilddrüsentherapie, MIBG-Therapie
^{123}Jod (J)	γ	13 Stunden	im Reaktor oder Zyklotron	Diagnostik von Schilddrüse, Dopaminrezeptoren, Aminosäuremetabolismus
^{111}Indium (In)	γ	2,8 Tage	im Zyklotron	Liquorszintigraphie, Somatostatinrezeptorszintigraphie
^{90}Yttrium (Y)	β	2,7 Tage	im Reaktor	Therapie bei Peritonitis carcinomatosa, Radiosynoviorthese
^{153}Samarium (Sm)	β und γ	2 Tage	im Reaktor	Palliative Therapie von Skelettmetastasen
^{89}Strontium (Sr)	β	50,5 Tage	im Reaktor	Palliative Therapie von Skelettmetastasen
^{224}Radium (Ra)	α (und γ)	3,7 Tage	im Reaktor	Therapie des Morbus Bechterew
^{32}Phosphor (P)	β	14 Tage	im Reaktor	Therapie bei Polycythaemia vera und Peritonitis carcinomatosa
^{133}Xenon (Xe)	γ	5,2 Tage	im Reaktor	Lungenfunktionsdiagnostik

6.1.1 Isotopherstellung im Kernreaktor

Im Kernreaktor können durch Beschuss
stabiler Kerne mit Neutronen radioaktive
Kerne erzeugt werden.

Zugrunde liegen folgende Mechanismen:

Beim **Neutroneneinfang** wird der Atomkern angeregt und emittiert γ-Strahlung.

Zur **Kernspaltung** kommt es z.B. bei
Beschuss von ^{235}U mit Neutronen. Es entsteht ein Gemisch von Isotopen.

6.1.2 Isotopherstellung im
Nuklidgenerator

Der Nuklidgenerator liefert vor Ort kurzlebige γ-Strahler.

Durch Elution wird ein metastabiles Toch-
ternuklid vom langlebigen Mutternuklid
getrennt.

Im **Molybdän-Technetium-Generator**
(Abb. **A-6.1**) wird das kurzlebige ^{99m}Tc,

6.1.1 Isotopherstellung im Kernreaktor

Durch Bestrahlung stabiler Elemente mit Neutronen können diese in radioaktive Nuklide umgewandelt werden. Wegen der hohen Ausbeute sind Kernre-
aktoren für die Neutronenerzeugung besonders geeignet.
Radioaktive Kerne können durch Einfang eines Neutrons durch den Atomkern
oder durch Spaltung eines schweren Kerns entstehen.
Beim **Neutroneneinfang** entsteht ein angeregter Kern mit Neutronenüber-
schuss, der seine überschüssige Energie in Form von γ-Strahlung abgibt. Ein
wichtiges Beispiel für diesen Prozess ist die Erzeugung von ^{60}Co aus ^{59}Co.
Zur **Kernspaltung** kommt es z.B. beim Beschuss von ^{235}U mit schnellen Neutronen. Dabei entsteht ein Gemisch von Isotopen, die chemisch getrennt und
gereinigt werden.

6.1.2 Isotopherstellung im Nuklidgenerator

Der Nuklidgenerator dient der Erzeugung kurzlebiger γ-Strahler in Kliniken
oder Praxen für die nuklearmedizinische Diagnostik.
Funktionsprinzip ist die Trennung eines metastabilen Tochternuklids, d.h. eines
reinen γ-Strahlers (s.S. 8), von seinem langlebigen Mutternuklid durch Elution.

Das am häufigsten verwendete Radionuklid ist ^{99m}Tc. Es wird im **Molybdän-
Technetium-Generator** (Abb. **A-6.1**) erzeugt. Das Mutternuklid ^{99}Mo ($T_{1/2}$ = 67
Stunden) geht durch β-Zerfall in das metastabile Nuklid ^{99m}Tc über. Mithilfe

A-6.1

A-6.1 Schematische Darstellung eines Molybdän-Technetium-Generators

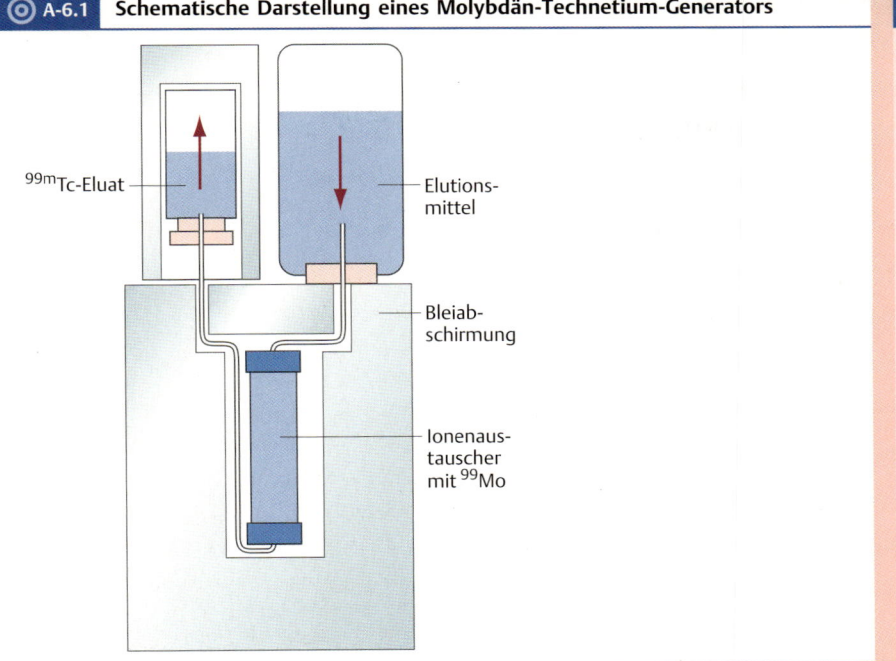

^{99m}Tc-Eluat

Elutions-mittel

Bleiab-schirmung

Ionenaus-tauscher mit ^{99}Mo

eines Ionenaustauschers wird aus ^{99}Mo ^{99m}Tc-Pertechnetat (^{99m}TcO$_4^-$) aus-gewaschen. ^{99m}Tc-Pertechnetat dient als Ausgangssubstanz für die Herstellung der verschiedenen technetiumhaltigen Radiopharmaka vor Ort. ^{99m}Tc hat eine Halbwertszeit von 6 Stunden, so dass die Strahlenbelastung des Patienten gering bleibt. Es emittiert γ-Strahlung einer Energie von 140 keV.
Breitere Verwendung findet außerdem der Rubidium-Krypton-Generator. Kryp-ton wird bei Lungenventilationsuntersuchungen eingesetzt.

das beim β-Zerfall des ^{99}Mo entsteht, durch Elution von ^{99}Mo getrennt.

6.1.3 Isotopherstellung im Zyklotron

Radioaktive Isotope können auch durch Beschuss stabiler Kerne mit schweren geladenen Korpuskeln (Protonen, Deuteronen, α-Teilchen) im Vakuum erzeugt werden. Dies setzt einen Teilchenbeschleuniger (Zyklotron, s.S. 24) voraus. Da die Ausbeuten relativ gering sind, sind die so erzeugten Isotope relativ teuer. Die erzeugten Kerne (z.B. ^{18}Fluor, Tab. **A-6.1**) sind i.d.R. β$^+$ (= Positronen) -Emit-ter. Kompakte sog. Niederstrom-Zyklotrone sind teilweise auch an Kliniken installiert. Mit ihnen werden insbesondere Nuklide für die Positronenemis-sionstomographie (PET) hergestellt.

6.1.3 Isotopherstellung im Zyklotron

Im Zyklotron (s.S. 24) werden durch Beschuss mit schweren geladenen Korpus-keln vor allem β$^+$-Emitter (z.B. ^{18}Fluor, Tab. **A-6.1**) für nuklearmedizinische Unter-suchungen erzeugt.

6.2 Nuklearmedizinische Diagnostik

6.2.1 Grundprinzip

In der nuklearmedizinischen Diagnostik kommen Radionuklide im Rahmen des Tracerprinzips zum Einsatz.
Das **Tracerprinzip** (Hevesy, Paneth) besagt, dass das biochemische Verhalten organischer Verbindungen unverändert bleibt, wenn stabile Atome durch ent-sprechende radioaktive Isotope ersetzt werden.

Bei der **In-vivo-Diagnostik** werden die Tracer in geringsten Mengen (mikro- bis pikomolar) in den menschlichen Stoffwechsel eingeschleust, um die Funktion

6.2 Nuklearmedizinische Diagnostik

6.2.1 Grundprinzip

Tracerprinzip: das biochemische Verhalten organischer Verbindungen bleibt unverän-dert, wenn stabile Atome durch entspre-chende radioaktive Isotope ersetzt werden.

Bei der **In-vivo-Diagnostik** werden dem Patienten Tracer in geringsten Mengen verabreicht.

☰ **A-6.2**   **Domänen der nuklearmedizinischen In-vivo-Diagnostik**

Domäne	Tracer	emittierte Strahlung	Applikationsform
Messung der Hirnperfusion	^{99m}Tc-Hexamethylpropylenaminoxym (HMPAO)	γ	i.v.
Messung der Myokardperfusion	^{201}Tl ^{99m}Tc-MIBI	γ γ	i.v. i.v.
Messung der Lungenperfusion	^{99m}Tc-Albuminmakropartikel (Mikrosphären) (MAA)	γ	i.v.
Messung der Lungenventilation	^{133}Xe	γ	inhalativ
Messung der Nierenperfusion	^{99m}Tc-DTPA	γ	i.v.
Messung der Nierenfunktion	^{99m}Tc-MAG 3	γ	i.v.
Prüfung der Leberfunktion	^{99m}Tc-Iminodiessigsäure (IDA)	γ	i.v.
Prüfung der Schilddrüsenfunktion	^{99m}Tc-Pertechnetat (PTT) ^{123}J	γ γ	i.v. i.v.
Schilddrüsenkarzinom-Diagnostik	^{131}J	β und γ	oral, i.v.
Darstellung von Knochenläsionen	^{99m}Tc-Mono-und Diphosphonate (MDP)	γ	i.v.
Nachweis von „Wächter"-Lymphknoten	^{99m}Tc-Schwefel-Mikrokolloid	γ	s.c.
Entzündungslokalisation	^{111}Inoxin-markierte autologe Leukozyten	γ	i.v.
Glukosemetabolismus in Onkologie, Neurologie, Kardiologie	^{18}F-Fluro-Deoxy-Glukose (FDG)	β$^+$	i.v.

von Organen zu prüfen und Stoffwechselprozesse sichtbar zu machen. Verwendet werden vorwiegend reine γ- oder Positronenstrahler.

▶ **Merke**

▶ **Merke:** Die nuklearmedizinische In-vivo-Diagnostik ist vorwiegend Funktionsdiagnostik. Sie liefert wenige Informationen über anatomische Details.

Die Aktivitätsverteilung zeigt sich im Szintigramm. Tomographische Szintigraphien erlauben eine Lokalisationsdiagnostik.

Die bildliche Darstellung der im Körper gemessenen Aktivitätsverteilung ist das Szintigramm. Besonders mit tomographischen Szintigraphien (SPECT, PET) lässt sich der krankhafte Funktionsprozess topographisch zuordnen (Lokalisationsdiagnostik).

Tab. **A-6.2** zeigt die Domänen der In-vivo-Diagnostik.

Tab. **A-6.2** zeigt die Domänen der In-vivo-Diagnostik.

Bei der **In-vitro-Diagnostik** ist der Patient nicht strahlenexponiert.

Bei der **In-vitro-Diagnostik** werden Radionuklide zum Nachweis kleinster Mengen von Hormonen oder anderen Substanzen in Körperproben verwendet, ohne den Patienten der Strahlung auszusetzen.

6.2.2 Radiopharmazie

6.2.2 Radiopharmazie

Die Radiopharmazie befasst sich u.a. mit den Eigenschaften und der Applikationsform von Radionukliden, die zur Diagnostik oder Therapie von Erkrankungen eingesetzt werden.

Eigenschaften von Radiotracern

Eigenschaften von Radiotracern

Als Radiodiagnostika eignen sich **γ-Strahler**. Ideal sind reine γ-Strahler wie ^{99m}Tc.

Als Radiodiagnostika eignen sich **γ-Strahler**, da sie über eine ausreichende Reichweite verfügen und die durch sie bedingte Strahlenbelastung geringer ist als die durch β-Strahler. Ideal sind reine γ-Strahler wie ^{99m}Tc.

Meist muss das Radionuklid mit einem **Trägermolekül** gekoppelt werden.

Um als Diagnostikum geeignet zu sein, muss ein Radionuklid meist mit einem **Trägermolekül** gekoppelt werden. Will man z.B. die Resorption von Vitamin B_{12} messen, muss das Radionuklid (^{67}Co) an Vitamin B_{12} gekoppelt sein.

Nur in der Schilddrüsendiagnostik (und -therapie) ist eine solche Kopplung überflüssig.

Nur in der Schilddrüsendiagnostik (und -therapie) ist eine Kopplung mit einem Träger überflüssig, da das Jodisotop von der Schilddrüse genauso wie das natürlich vorkommende nichtradioaktive Jod aufgenommen und verstoffwechselt wird.

Applikationsform von Radiotracern

s. Tab. **A-6.2**.

6.2.3 Geräte- und Messtechnik

Gamma-Kamera

Die Gamma-Kamera misst die aus dem Körper austretende γ-Strahlung. Die Strahlung löst in einem Szintillationskristall (s.S. 20) Lichtblitze aus. Diese werden mittels eines Photomultipliers um den Faktor 10^5 verstärkt. Das so erhaltene elektrische Signal kann in hoher zeitlicher Auflösung (ms) aufgezeichnet werden. Diese gute zeitliche Diskriminierung des Signals wird für **dynamische Untersuchungen** wie die **Mehrphasen- oder Sequenzszintigraphie** (Abb. **A-6.2**) genutzt.

Der am häufigsten eingesetzte γ-Strahler ist ^{99m}Tc (Halbwertszeit: 6h).

Zur örtlichen Auflösung des Signals ist vor dem Szintillationsdetektor ein wabenartiges System von Bleilamellen (**Kollimatoren**) angebracht, die nach dem Prinzip des Streustrahlenrasters (s.S. 73) funktionieren. Nur die senkrecht auf den Detektor zulaufenden Photonen erreichen die Detektoroberfläche und tragen zur Signalgebung bei. Schräg zulaufende Photonen werden absorbiert. Dadurch lässt sich der Ausgangspunkt jedes γ-Quants bestimmen. Kollimatoren ermöglichen es, die Aktivitätsverteilung in einem Organ zu einem bestimmten Zeitpunkt darzustellen (**statische Szintigraphie**, Abb. **A-6.3**).

▶ **Merke:** Die Szintigraphie erlaubt eine Differenzierung zwischen funktionell aktivem und inaktivem Gewebe.

„**Cold spots**" sind Zonen fehlender Aktivität (z.B. Zyste, Infarkt), „**hot spots**" sind Zonen vermehrter Aktivität (z.B. Entzündung, Tumor, Schilddrüsenadenom).

Applikationsform von Radiotracern

s. Tab. **A-6.2**.

6.2.3 Geräte- und Messtechnik

Gamma-Kamera

Die Gamma-Kamera misst mittels eines Szintillationskristalls die aus dem Körper austretende γ-Strahlung. Ihre hohe zeitliche Auflösung ermöglicht **dynamische Untersuchungen** (Abb. **A-6.2**).
Der am häufigsten eingesetzte γ-Strahler ist ^{99m}Tc.

Kollimatoren vor dem Szintillationsdetektor wirken wie ein Streustrahlenraster. Dadurch lässt sich der Ursprung jedes γ-Quants bestimmen und die Aktivitätsverteilung in einem Organ zu einem bestimmten Zeitpunkt darstellen (**statische Szintigraphie**, Abb. **A-6.3**).

◀ **Merke**

„**Cold spots**" sind Zonen fehlender, „**hot spots**" Zonen vermehrter Aktivität.

⊚ **A-6.2** **Schematische Darstellung von Sequenz-, Funktions- und Blutpool-Szintigraphie**

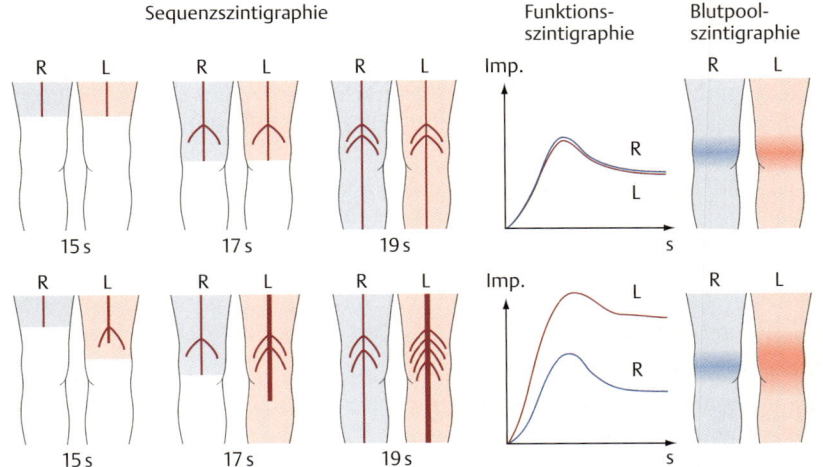

Gezeigt ist eine Untersuchung der Knie im Rahmen einer Mehrphasen-Skelettszintigraphie. Oben: Normalbefund, seitengleiche Funktionskurven. Unten: entzündlicher Prozess im linken Knie mit erhöhter Perfusion und vergrößertem Blutpool.

⊚ **A-6.2**

SPECT (Single Photon Emission Computed Tomography)

Beim SPECT-Verfahren rotieren eine oder mehrere Gamma-Kameras um den Körper und nehmen ähnlich wie die Computertomographie Messwerte aus unterschiedlichen Projektionen auf. Aus den Messwerten werden transversale, sagittale und koronare Schnittbilder rekonstruiert. Obwohl die räumliche Auf-

SPECT (Single Photon Emission Computed Tomography)

Hierbei rotieren eine oder mehrere Gamma-Kameras um den Körper und nehmen Messwerte aus unterschiedlichen Projektionen auf, aus denen Schnittbilder in 3 Ebenen rekonstruiert werden.

⊙ **A-6.3**   **Statische Szintigraphie am Beispiel des Skelettszintigramms**

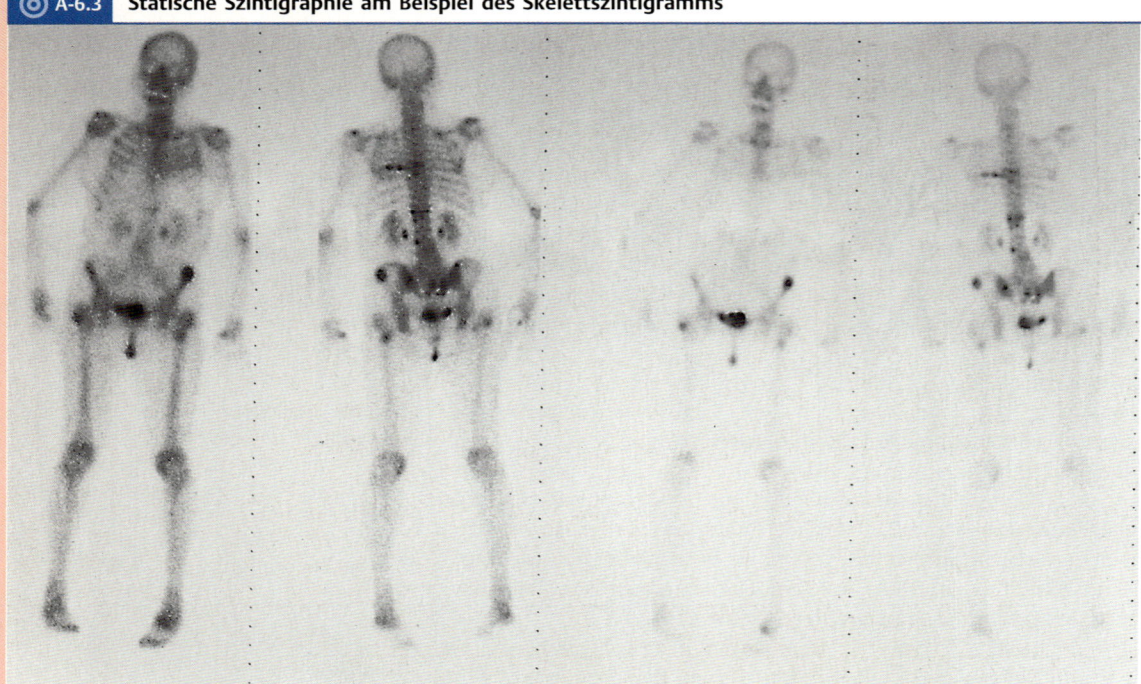

Aktivitätsverteilung in einer Ganzkörperdarstellung (a.p.-Projektion). Bei der Skelettszintigraphie mit ^{99m}Tc zeigt die vermehrte Aktivität den pathologischen Prozess an. Sie liefert wenig Information über anatomische Details. Die exakte Lage der Läsionen kann mithilfe anderer bildgebender Verfahren (z.B. Röntgenaufnahmen, CT) abgeklärt werden.

lösung nur ca. 1–1,5 cm beträgt, hat die SPECT den Vorteil, dass Überlagerungen der Radioaktivität eines planaren Szintigramms vermieden werden.

PET (Positronen-Emissions-Tomographie)

Sie basiert auf der Entstehung von **Vernichtungsstrahlung** beim β⁺-Zerfall.

PET (Positronen-Emissions-Tomographie)

Dieses moderne Verfahren nutzt die Tatsache aus, dass beim β⁺–Zerfall Positronen und Elektronen entstehen, die sofort anschließend unter Abgabe von Energie rekombinieren. Zwei Photonen (**Vernichtungsstrahlung**) mit der Energie von jeweils 0,511 MeV bewegen sich mit Lichtgeschwindigkeit in diametral entgegengesetzter Richtung.

Durch die **Koinzidenzschaltung** der Detektoren wird das zeitgleiche Auftreffen zweier Photonen auf eine 180°-Ebene registriert, aus der sich auf den Ort des β⁺-Strahlers schließen lässt. So kann ein Aktivitätsverteilungsmuster in transversaler, sagittaler und koronarer Schichtebene rekonstruiert werden.

Im Tomographiegerät befindet sich ein geschlossener Detektorring. Die Detektoren sind in einer **Koinzidenzschaltung** miteinander verbunden: Sich gegenüberliegende Detektoren registrieren annähernd zeitgleich (innerhalb von 10 ns) das Auftreten eines Photons. Das zeitgleiche Auftreffen zweier Photonen auf eine 180°-Ebene lässt auf den Ort der Vernichtung eines Positron-Elektron-Paares und damit des β⁺-Strahlers schließen. Wiederholt sich dies häufig, lässt

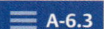 **A-6.3**

≡ **A-6.3**   **Vor- und Nachteile der PET**

Vorteile	*Nachteil*
höhere räumliche Auflösung als Gamma-Kamera und SPECT	hoher Kostenaufwand, sowohl für die Beschaffung des Tomographen als auch für die Herstellung der Radiopharmaka (Zyklotron)
„naturidentische" Radiopharmaka	
quantitative Messungen für Funktionsdiagnostik möglich	
relativ geringe Strahlenbelastung durch kurze Halbwertszeit	

sich daraus ein Aktivitätsverteilungsmuster in transversaler, sagittaler und koronarer Schichtebene rekonstruieren. Die räumliche Auflösung der PET-Aufnahmen liegt mit ca. 3–6 mm deutlich über der von SPECT-Aufnahmen. Häufig eingesetzte Positronen-Emitter sind ^{18}F (Halbwertszeit 109 min, in Form von Fluordeoxyglukose, FDG) und ^{11}C (Halbwertszeit 20 min). Tab. **A-6.3** zeigt die Vor- und Nachteile der PET.

Häufig eingesetzte Positronen-Emitter sind ^{18}F und ^{11}C.

Tab. **A-6.3** zeigt die Vor- und Nachteile der PET.

PET-CT

Mit der PET-CT werden die Vorteile der nuklearmedizinischen Funktionsdiagnostik mit der hohen Ortsauflösung moderner Computertomographen verbunden. Während im reinen PET-Bild nur der krankheitsbedingt abnorme Stoffwechsel farblich hervortritt, kann durch die Verschmelzung mit dem morphologischen Bild der Computertomographie an identischer Schichtposition der pathologische Prozess anatomisch sehr genau zugeordnet werden.

PET-CT

Mit der PET-CT werden die Vorteile der nuklearmedizinischen Funktionsdiagnostik mit der hohen Ortsauflösung moderner Computertomographen verbunden.

▶ **Merke:** Die PET-CT verbindet die hohe Sensitivität für die Detektion von Läsionen mit pathologischem Stoffwechsel (PET) mit einer hohen räumlichen Auflösung und einer exakten anatomischen Zuordnung (CT) (Abb. **A-6.4**).

◀ Merke

◎ A-6.4   **PET-CT der Leber zur Tumorsuche**

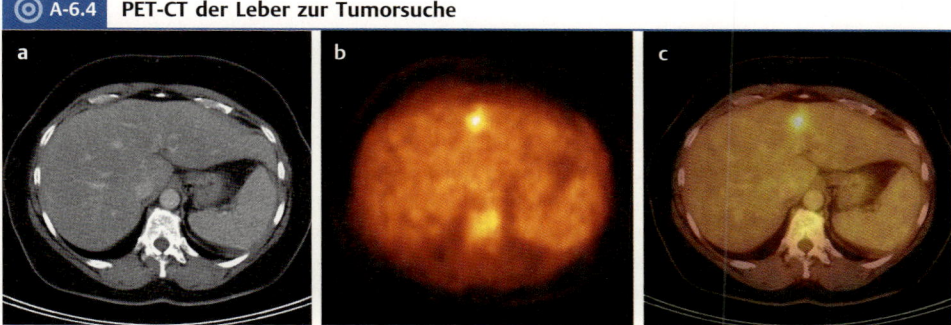

a Unauffälliges CT der Leber bei einem Patienten mit Karzinomerkrankung und ansteigenden Tumormarkern.
b Das PET-Bild zeigt eine eindeutige metastasenbedingte Aktivitätsmehrbelegung in der Leber. Die genaue anatomische Zuordnung ist eingeschränkt.
c Das Fusionsbild von PET und CT ermöglicht die exakte anatomische Zuordnung des pathologischen Befundes.
(Mit freundlicher Genehmigung von Herrn Prof. A. Bockisch, Nuklearmedizin, Universitätsklinikum Essen)

Das PET-CT-Gerät stellt eine mechanische Verbindung der beiden Einzelgeräte PET und CT dar. Bei den meisten Gerätetypen können beide Verfahren auch getrennt voneinander genutzt werden. Ziel ist aber in der Regel die zeitgleiche Registrierung des PET-Funktionsbildes mit der CT-Morphologie. Dazu müssen die Untersuchungsprotokolle beider Verfahren aufeinander abgestimmt werden.

6.2.4 In-vitro-Diagnostik

Bei der In-vitro-Diagnostik werden Körperproben (Blut, Urin) mithilfe von Radionukliden auf kleinste Mengen von Hormonen oder anderen Substanzen hin untersucht. Der menschliche Organismus kommt dabei nicht mit Radioaktivität in Berührung.
Das zur In-vitro-Diagnostik eingesetzte Verfahren heißt **Radioimmunoassay** (**RIA**). Es nutzt die hohe Affinität und Spezifität der Antigen-Antikörper-Reaktion: Der Probe mit der nachzuweisenden Substanz (Antigen) wird eine definierte Menge derselben, radioaktiv markierten Substanz (Tracer) zugesetzt. Setzt man außerdem einen spezifischen Antikörper zu, konkurrieren die unmarkierten Moleküle in der Probe mit den markierten um eine begrenzte Anzahl an

6.2.4 In-vitro-Diagnostik

Die In-vitro-Diagnostik weist Substanzen in Körperproben mittels Radionukliden nach.

Eingesetzt wird der **Radioimmunoassay** (**RIA**). Er nutzt die hohe Affinität und Spezifität der Antigen-Antikörper-Reaktion (Abb. **A-6.5**).

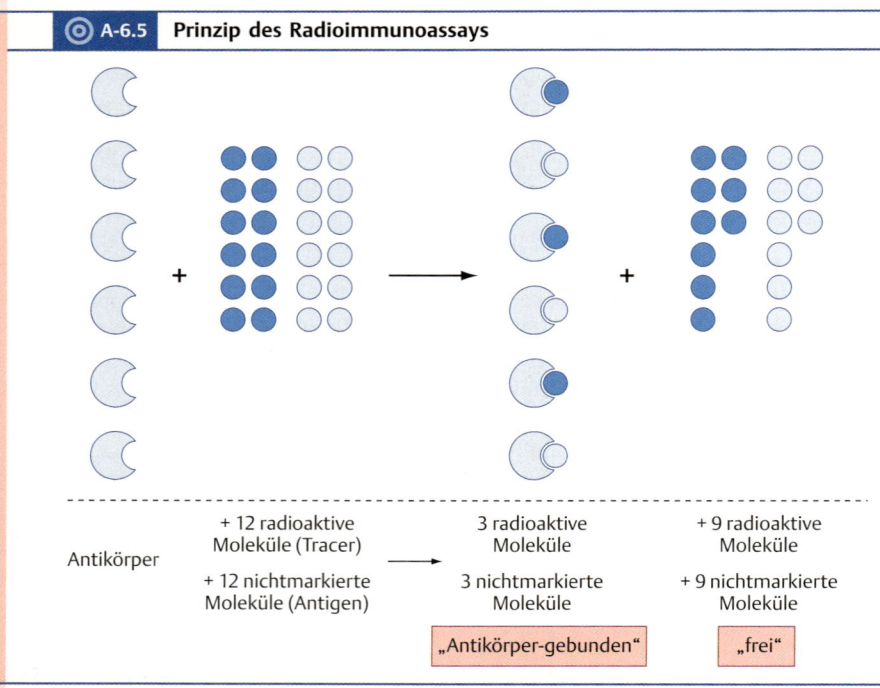

A-6.5 Prinzip des Radioimmunoassays

Antikörper

+ 12 radioaktive Moleküle (Tracer) → 3 radioaktive Moleküle + 9 radioaktive Moleküle

+ 12 nichtmarkierte Moleküle (Antigen)   3 nichtmarkierte Moleküle   + 9 nichtmarkierte Moleküle

„Antikörper-gebunden"   „frei"

Die Aktivität misst ein Szintillationsdetektor, der zur Reduktion der Umgebungsstrahlung bleiummantelt ist (**Bohrlochmessplatz**).

Antikörper-Bindungsstellen (Abb. **A-6.5**). Nach Trennung der gebundenen und der freien Fraktion ist die Radioaktivität der Antigen-Antikörper-Komplexe ein Maß für die Antigenmenge in der Probe.

Die Aktivitätsmessung erfolgt an einem **Bohrlochmessplatz**. Dies ist ein Szintillationsdetektor mit einem zentralen Bohrloch, in das die Probe eingesetzt wird. Es dient dazu, das Maximum an emittierter Strahlung zu erfassen. Um die Umgebungsstrahlung zu minimieren, umgibt den Detektor ein dicker Bleimantel.

6.2.5 Stellenwert im Vergleich zu anderen diagnostischen Verfahren

Die nuklearmedizinische Diagnostik steht nicht in Konkurrenz zu den anderen bildgebenden Verfahren, sondern ergänzt und erweitert sie.

6.2.5 Stellenwert im Vergleich zu anderen diagnostischen Verfahren

Die nuklearmedizinische Diagnostik steht nicht in Konkurrenz zu den anderen bildgebenden Verfahren, sondern ergänzt und erweitert sie. Sie liefert wichtige Informationen über die Funktion von Organen und Geweben, wie z.B. Metabolismus, Perfusion oder Rezeptordichte. Die Diagnose kann häufig erst nach gemeinsamer Beurteilung nuklearmedizinischer und morphologischer Verfahren gestellt werden, wie folgende Beispiele zeigen:

Die Schilddrüsenszintigraphie identifiziert z.B. kalte Areale, die Sonographie kann die Morphologie verschiedener inaktiver Gewebe (Zyste, solider Knoten) unterscheiden. Durch kombinierte Beurteilung der Befunde beider Verfahren wird die Indikation für eine weitere punktionszytologische Abklärung gestellt.

Beim Staging maligner, primär ossär metastasierender Tumoren wird eine Ganzkörper-Skelettszintigraphie als hochsensitive Suchmethode durchgeführt. Bei Mehranreicherungen werden Röntgenaufnahmen oder Computertomogramme zur weiteren morphologischen Abklärung durchgeführt.

Beim primär radiologischen Nachweis von Knochenläsionen kann die Skelettszintigraphie oft Hinweise auf die Ursache geben.

6.3 Nuklearmedizinische Therapie

6.3.1 Therapie mit offenen Radionukliden

Offene Nuklide liegen im Gegensatz zu umschlossenen Nukliden in flüssiger Form vor. Für die Therapie sind **β-Strahler** am besten geeignet, da sie sich durch eine hohe biologische Wirksamkeit bei gleichzeitig geringer Reichweite auszeichnen. Eingesetzt werden vor allem ^{131}J und ^{90}Y. Tab. **A-6.4** zeigt alle wichtigen offenen Radionuklide und ihre Anwendungsgebiete.

Radiojodtherapie

> ▶ **Merke:** Die Therapie benigner und maligner Schilddrüsenerkrankungen mit ^{131}Jod ist die bei weitem am häufigsten angewandte nuklearmedizinische Therapie

Das **Prinzip** der Radiojodtherapie ist die Aufnahme des Radiojods in das Schilddrüsenparenchym und die Verstoffwechselung im Rahmen der Hormonsynthese. Folge ist die selektive Bestrahlung des Schilddrüsenparenchyms.
Indikationen für eine Radiojodtherapie sind das **autonome Adenom**, **disseminierte Autonomien**, die **immunogene Hyperthyreose** (Morbus Basedow) sowie die **euthyreote Struma**. Die erforderliche Dosis liegt für den Morbus Basedow bei ca. 250 Gy, bei autonomen Adenomen bei 400 Gy, bei der euthyreoten Struma und der disseminierten Autonomie bei 150 Gy.
Eine **weitere Indikation** für die Radiojodtherapie ist das **differenzierte Schilddrüsenkarzinom**. Nach totaler Thyreoidektomie erfolgt hier eine ablative Radiojodtherapie mit dem Ziel, das verbliebene Schilddrüsengewebe zu vernichten. Für eine maximale Aufnahme des Radiojods ist ein hoher TSH-Spiegel erforderlich, so dass nach der Operation 3–4 Wochen gewartet wird. Zwischenzeitlich sind Jod- oder Schilddrüsenhormongaben kontraindiziert. Für die Schilddrüsenablation sind je nach Größe des Schilddrüsenrests Dosen von > 300 Gy erforderlich. Radiojod wird oral appliziert. Eine Radiojodtherapie wird auch bei **jodspeichernden Metastasen eines differenzierten Schilddrüsenkarzinoms** eingesetzt.

Radiophosphortherapie

^{32}P ist ein reiner β-Strahler. Es reichert sich im Zellkern rasch proliferierender Zellen an. Es wird bei **Polycythaemia vera** eingesetzt, um die klonale Expansion einer transformierten Stammzelle im Knochenmark zu hemmen. ^{32}P wird in einer Aktivität von 75–110 MBq/m^2 Körperoberfläche i.v. appliziert. Bei jungen Patienten werden statt einer Radiophosphortherapie häufig eine primäre Chemotherapie mit Hydroxyurea oder Aderlässe durchgeführt. Bei Patienten über 70 Jahren stellt die Radiophosphortherapie eine wenig belastende Therapieoption dar.

6.3 Nuklearmedizinische Therapie

6.3.1 Therapie mit offenen Radionukliden

Für die Therapie sind **β-Strahler** am besten geeignet. Tab. **A-6.4** zeigt wichtige offene Radionuklide und ihre Einsatzgebiete.

Radiojodtherapie

◀ **Merke**

Das **Prinzip** ist die Aufnahme in die und Verstoffwechselung in der Schilddrüse, die dadurch selektiv bestrahlt wird.

Indikationen sind:
- autonomes Adenom
- disseminierte Autonomie
- immunogene Hyperthyreose
- euthyreote Struma

- differenzierte Schilddrüsenkarzinome
- Metastasen eines differenzierten Schilddrüsenkarzinoms.

Radiophosphortherapie

^{32}P ist ein reiner β-Strahler. Es reichert sich im Zellkern rasch proliferierender Zellen an und wird bei **Polycythaemia vera** eingesetzt, um die Hyperproliferation zu hemmen.

☰ A-6.4	**Wichtige offene Radionuklide und ihre Anwendungsgebiete**			
Strahler	**emittierte Strahlung**	**Halbwertszeit**	**Applikation**	**Indikationen**
^{131}Jod	β und γ	8 Tage	oral	Morbus Basedow, autonomes Adenom, euthyreote Struma, differenziertes Schilddrüsenkarzinom, MIBG-Therapie
^{32}Phosphor	β	14 Tage	i.v., intrakavitär	Polycythaemia vera, maligne Pleura- oder Peritonealergüsse
^{90}Yttrium	β	2,7 Tage	intrakavitär, intraartikulär	maligne Pleura- oder Peritonealergüsse, rezidivierende Gelenkergüsse bei rheumatoider Arthritis (Radiosynoviorthese)
^{224}Radium	α (und γ)	3,7 Tage	i.v.	Morbus Bechterew
^{153}Samarium	β (und γ)	2 Tage	i.v.	Palliative (Schmerz-) Therapie von Skelettmetastasen
^{89}Strontium	β	50,5 Tage	i.v.	diffuse Knochenmetastasierung

B

Methode: Die Brustwand des Patienten liegt dem **Aufnahmestativ** an. Die Röhre befindet sich hinter dem Rücken, so dass die Strahlen den Thorax von „hinten" nach „vorne" durchdringen. Die Aufnahme erfolgt in inspiratorischem Atemstillstand (Abb. **B-1.1**).
Die Handrücken sind in die Hüfte gestützt, die Ellenbogen nach vorne gedreht. Bei einem Fokus-Film-Abstand von 2 m wird das Herz in richtiger Größe abgebildet. Harte Strahlung (100–150 kV) reduziert Bewegungsunschärfen und setzt den Kontrast zwischen Knochen und Weichteilen herab, so dass die Thoraxorgane gut beurteilt werden können.

Indikationen: s. Tab. **B-1.1**.

1   Thorax

1.1   Radiologische Methoden

1.1.1 Konventionelle Röntgendiagnostik

Dorsoventrale Thoraxübersichtsaufnahme

▶ **Synonym:** Posterior-anteriore Aufnahme (p. a.-Aufnahme)

Methode: Abb. **B-1.1** zeigt die Kriterien für eine standardmäßige Thoraxübersichtsaufnahme. Die Brustwand des Patienten liegt dem Aufnahmestativ an, die Röhre befindet sich hinter dem Rücken des Patienten, so dass die Röntgenstrahlen den Patienten von „hinten" nach „vorne" durchdringen. Die Aufnahmen werden bei geöffnetem Mund in inspiratorischem Atemstillstand – zentriert auf den 6. BWK – aufgenommen.
Um die Schulterblätter aus dem Lungenbild herauszudrehen, sind die Handrücken in die Hüfte gestützt und die Ellenbogen so weit wie möglich nach vorne gedreht. Bei einem Fokus-Film-Abstand von 2 m wird das Herz in annähernd richtiger Größe abgebildet. Der Fokus entspricht dabei dem Areal der Anode, wo Elektroden aufprallen und die Röntgenstrahlen entstehen. Die Verwendung harter Strahlung (100–150 kV) erlaubt kurze Belichtungszeiten und reduziert so die Bewegungsunschärfe. Zugleich wird der Kontrast zwischen Knochen und Weichteilen herabgesetzt, so dass die Rippenschatten, welche die Lunge überlagern, transparenter werden und die Beurteilung der Thoraxorgane kaum beeinträchtigen.
Indikationen: s. Tab. **B-1.1**.

◎ **B-1.1**   **Kriterien für eine standardmäßige Thoraxübersichtsaufnahme**

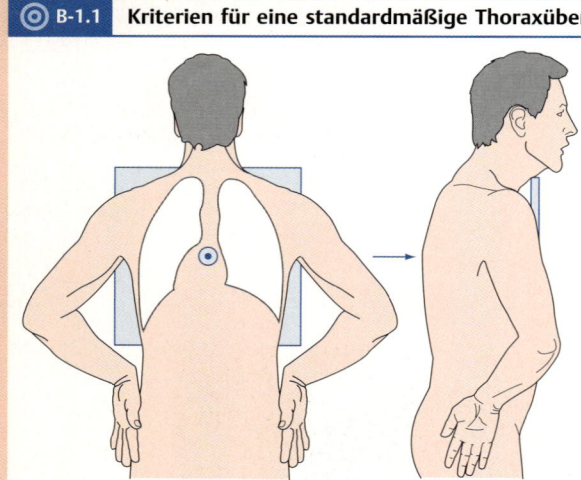

Aufnahmeparameter:
· stehender Patient
· posteriorer-anteriorer Strahlengang
· Fokus-Film-Abstand 2 m
· harte Strahlung (100 – 150 kV)
· Zentrierung auf den 6. BWK
· herausgedrehte Schulterblätter
· inspiratorischer Atemstillstand

Anmerkung:
bei einer p. a.-Aufnahme wird der Scribor mit den Patientendaten so belichtet, dass die endgültige Aufnahme spiegelbildlich angeschaut wird. Dann zeigt die Herzspitze auf dem Röntgenbild nach links.

≡ **B-1.1**

≡ **B-1.1**   **Hauptanwendungen des dorsoventralen Übersichtsbildes**

- Abklärung einer klinisch manifesten Lungenerkrankung
- Ausschluss/Nachweis einer Lungenbeteiligung unter anderem bei kardialen, renalen oder malignen Krankheitsprozessen
- Bestimmung von Herzgröße und -konfiguration (s. S. 227)
- Einsatz als Präventivuntersuchung (z. B. präoperativ, Einstellungsuntersuchung, Reihenuntersuchung bei Tbc-Exposition)
- Verlaufskontrolle bei bekannten Erkrankungen (z. B. Pneumonie, Stauung, Tumor/Metastasen)

Seit- und Schrägaufnahmen s. a. S. 228

Methode: Der Patient steht seitlich mit angehobenen Armen am Lungenstativ. Vereinbarungsgemäß liegt die linke Thoraxseite dem Wandstativ an, um bei geringem Organ-Film-Abstand das Herz möglichst ohne wesentlichen Vergrößerungseffekt durch das divergierende Röntgenstrahlenbündel abzubilden. Die Aufnahme erfolgt ebenfalls in tiefer Inspiration in Hartstrahltechnik (s. o.). Der Zentralstrahl trifft den Körper handbreit unter der Achselhöhle.
Eine Kontrastierung des Ösophagus kann durch orale Einnahme von Bariumsulfat erreicht werden (s. S. 228).
Schrägaufnahmen s. S. 230.
Indikationen: Für eine dreidimensionale Herz- und Lungenbeurteilung sind prinzipiell Aufnahmen in 2 unterschiedlichen Ebenen erforderlich. Meist schließt sich daher an die dorso-ventrale (d. v.) Aufnahme eine **seitliche Aufnahme** an.

Übersichtsaufnahme im Liegen

Methode und Indikationen: Nicht stehfähige bzw. bettlägrige Patienten müssen im Liegen geröntgt werden (Abb. **B-1.2**). Die Aufnahmen werden auf Intensivstationen mit transportablen Röntgengeräten mit einem Fokus-Film-Abstand von 1 m (begrenzte Raumhöhe) durchgeführt. Die Kassette wird unter den Rücken des liegenden Patienten positioniert, der Strahlengang erfolgt im Gegensatz zum „normalen" Vorgehen im Stehen von anterior nach posterior (**a. p.-Aufnahme**).
Wichtig für die Beurteilung dieser Liegendaufnahmen (sog. Bettaufnahme im Vergleich zur Stehendaufnahme) sind folgende Besonderheiten:

- Aufgrund der liegenden Position des Patienten stehen die Zwerchfelle höher und das Herz weist eine vermehrte Querlagerung auf. Die Herzgrößenbestimmung ist unsicher und die Beurteilung der basalen Lungenpartien erschwert.
- Durch den verminderten Fokus-Film-Abstand und den anterior-posterioren Strahlengang mit größerem Film-Herz-Abstand resultiert bei divergierendem Strahlengang eine Größenzunahme des Herzschattens.
- Auch das Mediastinum stellt sich breiter als auf einer Stehendaufnahme dar.
- Im Liegen werden die Lungenoberfelder stärker durchblutet (basoapikale Blutumverteilung) mit Erweiterung der Oberlappengefäße und die Zeichnungsschärfe ist infolge der verlängerten Belichtungszeit verringert.

Röntgenaufnahmen bei speziellen Fragestellungen

Bei speziellen Fragestellungen werden Modifikationen der oben beschriebenen Standardaufnahmen eingesetzt.

Seit- und Schrägaufnahmen s. a. S. 228

Methode: Der Patient steht seitlich mit angehobenen Armen am Lungenstativ, seine linke Thoraxseite liegt dem Wandstativ an. Die Aufnahme erfolgt in tiefer Inspiration in Hartstrahltechnik.

Bariumsulfat erlaubt die Kontrastierung des Ösophagus (s. S. 228).

Schrägaufnahmen s. S. 230.

Indikationen: Für die dreidimensionale Herz- und Lungenbeurteilung werden Aufnahmen in 2 Ebenen benötigt: dorso-ventral und **seitlich**.

Übersichtsaufnahme im Liegen

Methode und Indikationen: Bettlägerige Patienten werden im Liegen geröntgt (Abb. **B-1.2**). Der Fokus-Film-Abstand beträgt 1 m, die Kassette liegt unter dem Rücken des Patienten. Der Strahlengang erfolgt von anterior nach posterior (**a. p.-Aufnahme**).

Besonderheiten bei der Beurteilung von Bettaufnahmen:
- Zwerchfelle stehen höher, Herzgrößenbestimmung unsicher, basale Lungenpartien erschwert beurteilbar
- der Herzschatten erscheint größer
- das Mediastinum wirkt breiter
- die Lungenoberfelder werden stärker durchblutet, die Zeichnungsschärfe ist infolge verlängerter Belichtungszeit verringert.

Röntgenaufnahmen bei speziellen Fragestellungen

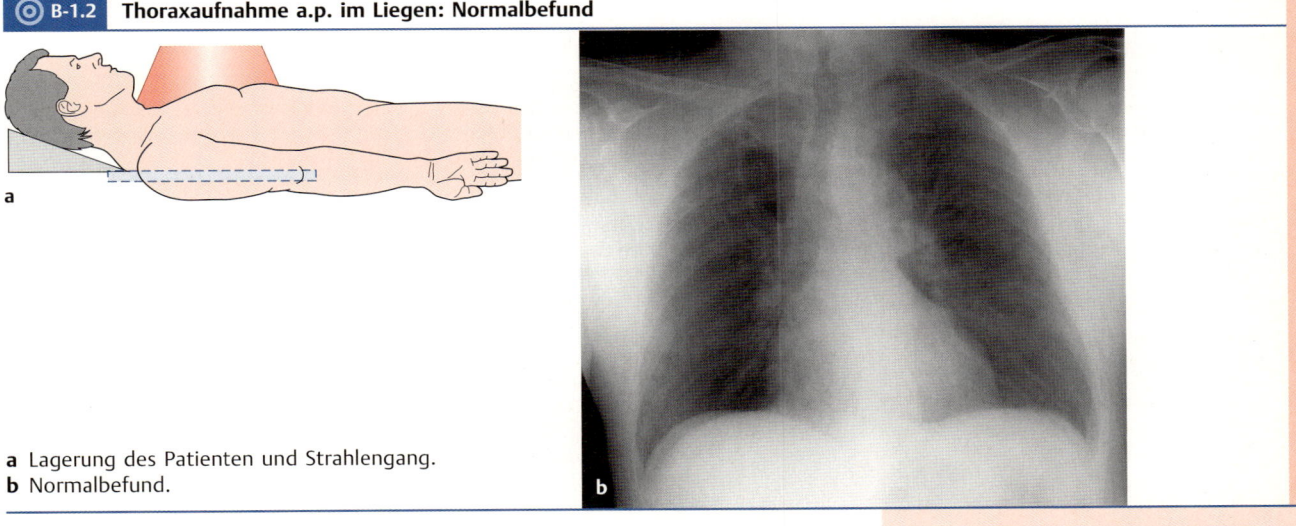

B-1.2   Thoraxaufnahme a.p. im Liegen: Normalbefund

a Lagerung des Patienten und Strahlengang.
b Normalbefund.

- **Lordoseaufnahme:** a. p.-Strahlengang mit 1 m Fokus-Film-Abstand. Der Patient steht mit nach hinten geneigtem Oberkörper mit dem Rücken zum Aufnahmestativ, die Röhre ist um 40 Grad nach kranial geneigt. Indikation: Verdichtungen der Lungenspitzen vor allem bei Tuberkulose.

- **Aufnahmen in Exspiration:** bei kleinem Pneumothorax (s. S. 187), Fremdkörperaspiration, Überblähung.

- **Lagerungsaufnahmen:** Überprüfen das Verhalten von Verdichtungen (Ergussaufnahme, s. S. 185).

- Thoraxaufnahmen mit 70 kV weisen knöcherne Läsionen nach (**Rippentechnik**).

Thoraxdurchleuchtung s. a. S. 231

Methode: Die Durchleuchtung ergänzt Übersichtsaufnahmen und erlaubt Bewegungsanalyse der Thoraxorgane. Detailaufnahmen (Zielaufnahmen) ermöglichen außerdem eine präzise Befunddokumentation. Aufgrund der Strahlenbelastung sollte nur kurz und mit kleiner Blende durchleuchtet werden.

Indikationen: s. Tab. **B-1.2**.

1.1.2 Konventionelle Tomographie

Methode: Mit Schnittaufnahmen gelingt die überlagerungsfreie Abbildung von Thoraxveränderungen in gewünschter Objekttiefe.
Indikationen: Zur weiteren Abklärung von unklaren Übersichtsaufnahmen (Hilusverplumpung, Rundherde, Einschmelzungen).

- Mit Hilfe der **Lordoseaufnahme** werden die Lungenspitzen überlagerungsfrei dargestellt. Die Aufnahme wird im a. p.-Strahlengang mit einem Fokus-Film-Abstand von 1 m angefertigt. Der Patient steht mit dem Rücken zum Aufnahmestativ und neigt seinen Oberkörper nach hinten. Die Röhre ist um ca. 40 Grad nach kranial geneigt.
  Indikation sind Verdichtungen der Lungenspitzen vor allem bei der Tuberkulose. Durch die überlagerungsfreie Darstellung kann die Größe der Verdichtungen (wichtig bei Verlaufsuntersuchungen) und Einschmelzungen erkannt werden. Die Lordoseaufnahme wird jedoch zunehmend von der CT abgelöst.
- **Aufnahmen in Exspiration** begünstigen den Nachweis eines kleinen Pneumothorax (s. S. 187) und werden bei Verdacht auf Fremdkörperaspiration eingesetzt. Auch die Überblähung eines Segmentes oder Lappens aufgrund eines Ventilmechanismus ist deutlicher zu erkennen.
- Mit **Lagerungsaufnahmen** wird das Verhalten von Verdichtungen überprüft. So laufen z. B. in der Stehendaufnahme subpulmonal gelegene, nicht gefangene Pleuraflüssigkeiten in der Seitenlage an der lateralen Thoraxwand aus (Ergussaufnahme, s. S. 185).
- Thoraxübersichtsaufnahmen mit weniger harten Strahlen (70 kV, **Rippentechnik**, knöcherner Thorax) tragen zu einem verbesserten Nachweis knöcherner Läsionen bei.

Thoraxdurchleuchtung s. a. S. 231

Methode: Die Thoraxdurchleuchtung ergänzt die Übersichtsaufnahmen. Sie dient unter anderem dem Ausschluss bzw. Nachweis und der räumlichen Zuordnung von unklaren Befunden, die auf den Übersichtsaufnahmen zwar erhoben, aber nicht zweifelsfrei eingeordnet werden können. Des Weiteren ermöglicht sie eine Bewegungsanalyse der Thoraxorgane. Durch die Anfertigung von Detailaufnahmen (Zielaufnahmen) ist eine präzise Befunddokumentation möglich. Zu berücksichtigen ist allerdings die Strahlenbelastung, aus diesem Grund soll so kurz wie möglich und mit möglichst kleiner Blende durchleuchtet werden.
Indikationen: s. Tab. **B-1.2**.

1.1.2 Konventionelle Tomographie

Methode: Mit Hilfe der konventionellen Tomographie (Tomos = Schnitt oder Schicht) wird eine überlagerungsfreie Abbildung interessierender Thoraxveränderungen in der interessierenden Objekttiefe erreicht.

Indikationen: Sie wird noch gelegentlich eingesetzt, um unklare Befunde der Übersichtsaufnahmen (Hilusverplumpung, Rundherde, fragliche Einschmelzungen) weiter abzuklären. Für die gleichen Fragestellungen wird aber heute die CT bevorzugt eingesetzt.

☰ B-1.2	Indikationen für die Thoraxdurchleuchtung
Beurteilung der Zwerchfellmotilität Indikation: einseitiger oder beidseitiger Zwerchfellhochstand (Phrenikusparese?)	– Die Atembeweglichkeit des Zwerchfells wird bei tiefer Inspiration u. Exspiration und bei forcierter Inspiration (Hitzenberg-Schnupfversuch = ruckartiges Einatmen durch die Nase bei geschlossenem Mund) geprüft.
Beurteilung der respiratorischen Lumenschwankungen der Trachea Indikationen: präoperativ vor Strumaresektion, Abklärung Tracheomalazie	– Die Lumenschwankungen werden im sog. **Müller-Manöver** und **Valsalva-Manöver** erfasst und auf Zielaufnahmen dokumentiert. Beim Müller-Manöver versucht der Patient, bei zugehaltener Nase zu inspirieren und senkt damit den intrathorakalen Druck. Das Valsalva-Manöver erfolgt durch Pressen gegen die geschlossene Stimmritze, der intrathorakale Druck wird erhöht.
Erfassung abnormer Mediastinalbewegungen	– Unter In- und Exspiration wird das Mediastinum beobachtet.
Charakterisierung und Lokalisation von unklaren Verschattungen auf den Übersichtsaufnahmen	– Die Thoraxdurchleuchtung erlaubt reelle von projektions- bzw. summationsbedingten Verschattung abzugrenzen. Ist die Verschattung atemverschieblich, spricht dies für die pulmonale Lage. Im Thorax ventral gelegene Verschattungen wandern bei Rotation des Patienten in Drehrichtung, dorsal gelegene in die Gegenrichtung. Deutlich pulsierende Läsionen des Lungenmantels, deren Volumen sich mit der Atemlage ändert, sind in der Regel vaskulärer Natur.

1.1.3 Sonographie

Methode (s. a. S. 88): Ultraschallwellen durchdringen Flüssigkeiten und Weichteilstrukturen, Luft und Knochen sind dagegen ein Schallhindernis. Die Untersuchung (mit 3,5–10-MHz-Sonden, je nach Fragestellung) kann unter Umgehung von Lunge und Rippen von abdominell-subkostal, interkostal, parasternal oder suprasternal erfolgen. Der Schallkopf sollte je nach Fragestellung gewählt werden. Bei oberflächlichen Veränderungen kann heute der 10 MHz Schallkopf eingesetzt werden.

Indikationen: Ein Pleuraerguss kann sonographisch dargestellt werden (Abb. **B-1.3**) und ersetzt in den meisten Fällen die röntgenologische Ergussaufnahme (s. S. 184). Das Verfahren kann zudem komplementär zur Thoraxübersichtsaufnahme eingesetzt werden. Bei Brustwandprozessen oder umschriebenen Raumforderungen der Pleura kann sonographisch entschieden werden, ob der Prozess solide oder liquide ist. Unter sonographischer Führung können Drainagen eingebracht und Biopsien vorgenommen werden.

1.1.3 Sonographie

Methode: Ultraschallwellen durchdringen Flüssigkeiten und Weichteilstrukturen, Luft und Knochen sind Schallhindernisse. Mit 3,5–10-MHz-Sonden kann der Thorax von abdominell-subkostal, interkostal, parasternal oder suprasternal untersucht werden.

Indikationen: Darstellung von Pleuraergüssen (Abb. **B-1.3**) sowie Unterscheidung von soliden und liquiden Raumforderungen. Unter sonographischer Führung können Drainagen eingebracht und Biopsien vorgenommen werden.

B-1.3   Sonographischer Befund bei Pleuraerguss

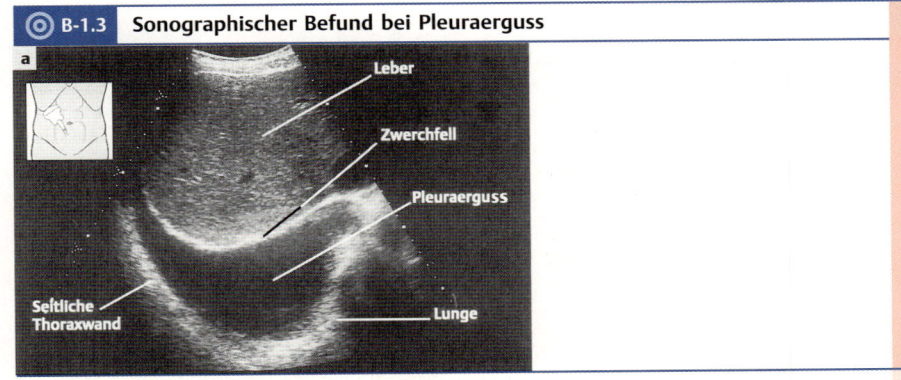

a

Leber
Zwerchfell
Pleuraerguss
Seitliche Thoraxwand
Lunge

B-1.3

1.1.4 Computertomographie (CT)

Die CT nimmt heute in der weiterführenden radiologischen Diagnostik eine zentrale Stellung ein und ersetzt bei vielen Fragestellungen die konventionelle Tomographie, Bronchographie und Angiographie. Durch sie werden Lunge, Lungenhili, Mediastinum, Pleura und die Thoraxwand überlagerungsfrei in der axialen (transversaler) Schnittebene dargestellt (Abb. **B-1.4**).
Methode (s. a. S. 79): Der Patient liegt auf dem Rücken und hält während der Aufnahme den Atem an. Die Arme sollten durch Elevation möglichst aus dem Untersuchungsbereich herausgenommen werden. Der Thorax wird normalerweise von der tiefsten Stelle der Zwerchfellrippenwinkel bis zur oberen Thoraxapertur geschichtet. Die intravenöse **KM-Gabe** verbessert die Abgrenzung von Mediastinalstrukturen und Lungengefäßen und gibt Hinweise auf die Durchblutung pathologischer Thoraxstrukturen. Wegen des hohen Dichteumfangs der abgebildeten Strukturen (Luft: –1000 HE, Knochen: +1000 HE; HE = Schwächungswerte gemessen in Hounsfield-Einheiten, s. S. 82) werden für die optimale Beurteilung der Lunge und des Mediastinums jeweils unterschiedliche Fenstereinstellungen gewählt (Abb. **B-1.5** und Abb. **B-1.6**, s. auch Abb. **A-4.16**, S. 83).
Die **Bronchien** dienen bei der computertomographischen **Lokalisationsdiagnostik** (z. B. Segmentzuordnung einer Raumforderung vor Bronchoskopie) als **Leitstruktur**. Jeder Bronchus wird von der gleichnamigen Arterie begleitet.
Die **großen Lappenspalten** sind insbesondere in der Dünnschnitttechnik (HR-CT) als Linien erkennbar. Die **Fissura minor** ist schwieriger zu identifizieren, da sie ebenfalls einen transversalen Verlauf aufweist und somit genau in der Schnittebene verläuft. Meist ist das an die Septen angrenzende Lungengewebe strukturärmer und weniger dicht, wodurch man indirekt die Lage der Septen vermuten kann.

1.1.4 Computertomographie (CT)

Sie ermöglicht eine überlagerungsfreie Darstellung von Lunge, Hili, Mediastinum, Pleura und Thoraxwand in der axialen (transversalen) Schnittebene (Abb. **B-1.4**).

Methode: Der Patient liegt auf dem Rücken und hält während der Aufnahme den Atem an. Der Thorax wird von den Zwerchfellrippenwinkeln bis zur oberen Thoraxapertur geschichtet. Intravenöse **KM-Gabe** verbessert die Abgrenzung von Mediastinum und Lungengefäßen und gibt Hinweise auf die Durchblutung pathologischer Strukturen. Für Lunge und Mediastinum werden unterschiedliche Fenstereinstellungen gewählt (Abb. **B-1.5**, Abb. **B-1.6** s. auch Abb. **A-4.16**).

Die **Bronchien** dienen bei der CT-**Lokalisationsdiagnostik** als **Leitstruktur**.

Die **großen Lappenspalten** sind als Linien erkennbar. Die **Fissura minor** ist schwieriger zu identifizieren, da sie genau in der Schnittebene verläuft.

B-1.4   Normaler Thorax im CT (Mediastinalfenster)

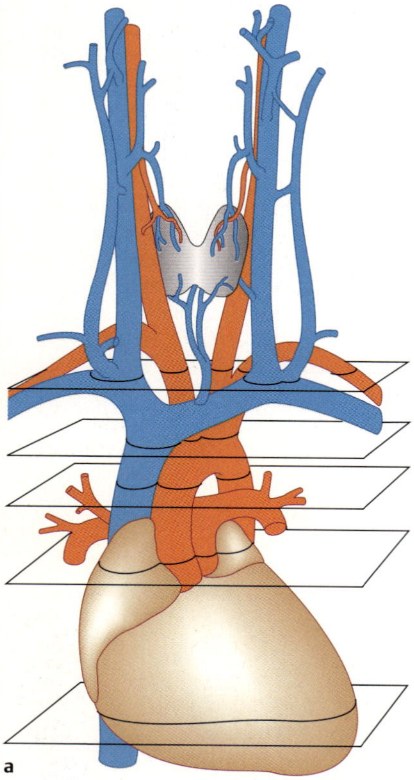

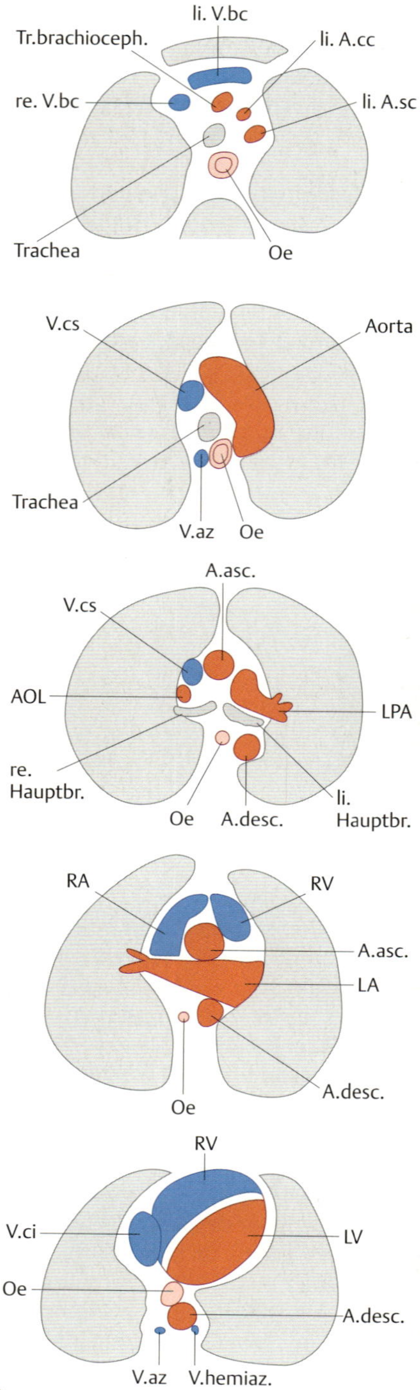

li. V.bc – Tr.brachioceph. – **li. A.cc**
re. V.bc – **li. A.sc**
Trachea – Oe

V.cs – Aorta
Trachea – V.az – Oe

A.asc.
V.cs
AOL – LPA
re. Hauptbr. – Oe – A.desc. – li. Hauptbr.

RA – RV
A.asc.
LA
A.desc.
Oe

RV
V.ci – LV
Oe
A.desc.
V.az V.hemiaz.

A.asc.	Aorta ascendens
A.desc.	Aorta descendens
A.cc	Arteria carotis communis
A.sc	Arteria subclavia
AOL	Oberlappenarterie
Hauptbr.	Hauptbronchus
LA	linker Vorhof
LPA	linke Pulmonalarterie
LV	linker Ventikel
Oe	Ösophagus
RA	rechter Vorhof
RV	rechter Ventrikel
Tr.brachioceph.	Truncus brachiocephalicus
V.az	Vena azygos
V.bc	Vena brachiocephalica
V.ci	Vena cava inferior
V.cs	Vena cava sup.
V.hemiaz	Vena hemiazygos

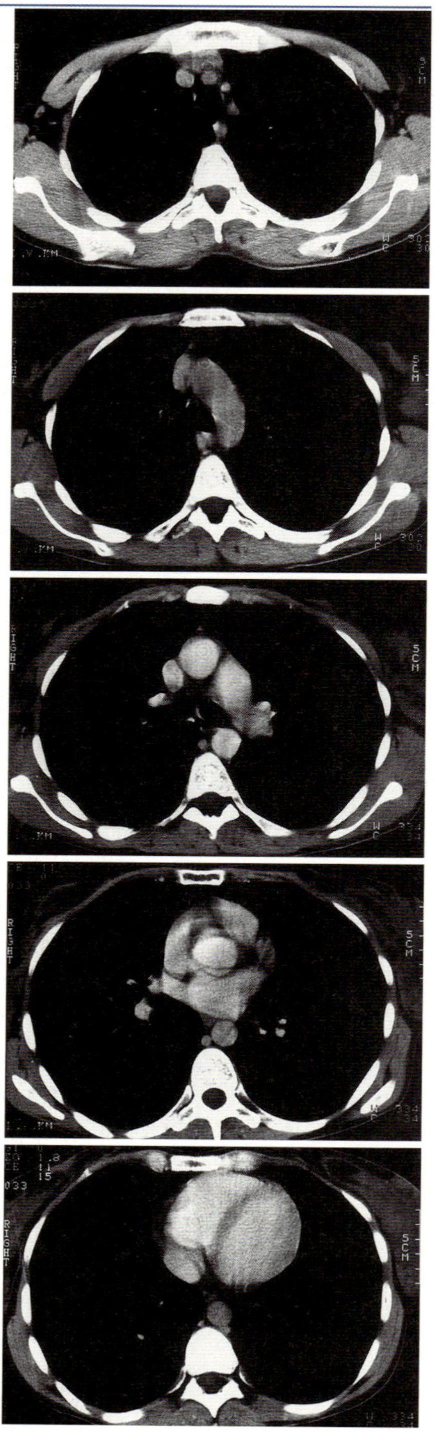

a   b   c

d   RA   LA

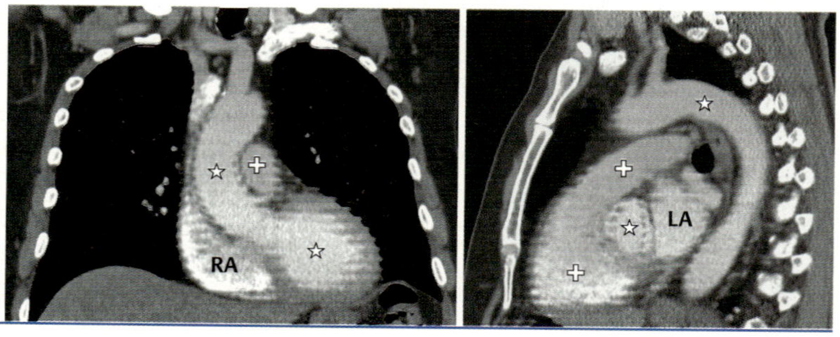

B-1.5   **Mediastinalfenster (a) vs. Lungenfenster (b)**

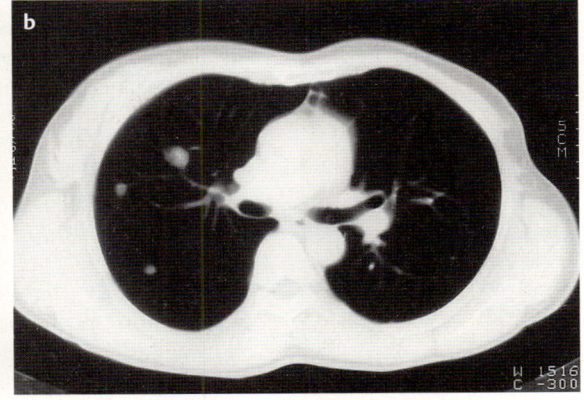

Beim Lungenfenster wird das Center (Fensterlage) auf –650 HE, das Window (Fensterbreite) auf 1500 HE eingestellt.
Das Weichteilfenster bzw. Mediastinalfenster wird bei einem Center von ca. 35 HE und einem Window von ca. 300 erreicht.
Die zahlreichen unterschiedlich großen Lungenrundherde bei metastasiertem Mamma-Karzinom sind teilweise nur im Lungenfenster
erkennbar.

B-1.6   **Normaler Thorax in der CT (Lungenfenster)**

a Fünf repräsentative Schichten
von kranial nach kaudal.
Schemazeichnung (1-5).

b Zugehörige Computertomo-
gramme (1-5). Grenze zwischen
Ober- und Unterlappen durch
Hauptseptum markiert, Definition
der Segmentgrenzen anhand des
Verlaufs von Gefäßen und
Bronchien nicht exakt möglich.

◀ a Längsschnitt-Anatomie: Die eingezeichneten Ebenen korrespondieren mit den Schnittebenen in b und c.
  b Querschnittzeichnungen.
  c CT-Querschnitte.
  d Koronare und sagittale Rekonstruktion aus einem MSCT Datensatz.
Das Mediastinum wird auf den axialen Schnitten durch Herz und große Gefäße strukturiert. Der Aortenbogen ist ein geeigneter Ausgangspunkt für die Bildanalyse. Auf tieferen Schnitten ist die Aorta ascendens ventral rechts, die Aorta descendens prävertebral links
erkennbar. Oberhalb des Aortenbogens werden die brachiozephalen Gefäße getroffen. Die Trachea ist als lufthaltige, ringartige Struktur
abgrenzbar, prävertebral liegt als Muskelschlauch der Ösophagus. Des Weiteren lassen sich insbesondere nach Kontrastmittelgabe die
Pulmonalarterien, V. cava und V. azygos identifizieren. Die Feinbeurteilung der Lunge erfolgt in spezieller Lungenfenstereinstellung.
Im MSCT lässt sich die Anatomie der (kontrastierten) Herzhöhlen und großen Gefäße nachvollziehen: Linker Ventrikel und Aorta (Sterne);
rechter Ventrikel und A. pulmonalis (Kreuze) sowie rechter (RA) und linker Vorhof (LA). Die horizontalen, streifigen Artefakte entstehen
durch die Kontraktionen des Herzens und Pulsationen der Gefäße während der CT-Aufnahme.

Feinbau des Lungenparenchyms: Kleinste respiratorische Einheit ist der **Azinus** (6–8 mm). 3–12 Azini bilden einen **sekundären Lobulus**, der kleinste Anteil des Lungenparenchyms (Abb. **B-1.7**). Er ist mit **hochauflösenden Schichten** darstellbar.

Weitere spezielle Techniken:

- **HR-CT (High Resolution CT)** (Abb. **B-1.8**): Dünnere Schichten (0,5–2 mm) ermöglichen die Darstellung des sekundären Lobulus. Diskrete Lungenveränderungen lassen sich früher als im normalen CT erkennen. Indikationen: Asbestose, unklare Veränderungen.

- **Spiral-CT:** Der Patient wird gleichmäßig durch die Röhre bewegt, während diese kontinuierlich um ihn rotiert. Schichtdicke: 5 mm. Indikation: Engere Untersuchung der zentralen Lungenabschnitte bei **Lungenemboliediagnostik.**

Feinbau des Lungenparenchyms: Die kleinste respiratorische Einheit ist der **Azinus** mit einer Größe von 6–8 mm. Als Azinus wird das Lungengewebe bezeichnet, das von einem Bronchiolus terminalis versorgt wird. Ca. 3–12 Azini bilden zusammen einen **sekundären Lobulus** (Abb. **B-1.7**). Dieser ist der kleinste, von bindegewebigen Septen umgebene Anteil des Lungenparenchyms. Er hat eine polygonale Form mit einer Kantenlänge von 1–2,5 cm. Im Lobuluskern ist bei axialem Verlauf die A. lobularis als Punktfigur dargestellt, begleitet vom Bronchiolus lobularis. Die Venen und Lymphgefäße verlaufen in den Septen. Der **sekundäre Lobulus** ist mit **hochauflösenden Schichten** darstellbar.

Neben der Standarduntersuchung werden weitere spezielle Techniken eingesetzt:

- Bei der **HR-CT (High Resolution CT)** (Abb. **B-1.8**) werden dünnere Schichten (0,5–2 mm) mit hochauflösendem Faltungskern angefertigt. Die höhere Auflösung ermöglicht die Darstellung des sekundären pulmonalen Lobulus, also der kleinsten Baueinheit des Lungenparenchyms mit eigener bindegewebiger Umhüllung. Diskrete Lungenstruktur- oder Parenchymveränderungen lassen sich im HR-CT früher als im normalen CT erkennen und leichter topographisch zuordnen.
  Indikationen: Die HR-CT wird bei Asbestose und bei unklaren Lungenveränderungen eingesetzt.

- Bei der **Spiral-CT** wird der Patient gleichmäßig durch die Röhre bewegt, während die Röhre kontinuierlich um den Patienten rotiert. Meist kann die gesamte Lunge während eines Atemstillstandes untersucht werden.
  Dafür werden eine Schichtdicke von 5 mm, ein Tischvorschub von 8 mm und ein Rekonstruktionsinkrement von 4 mm verwendet.

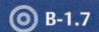

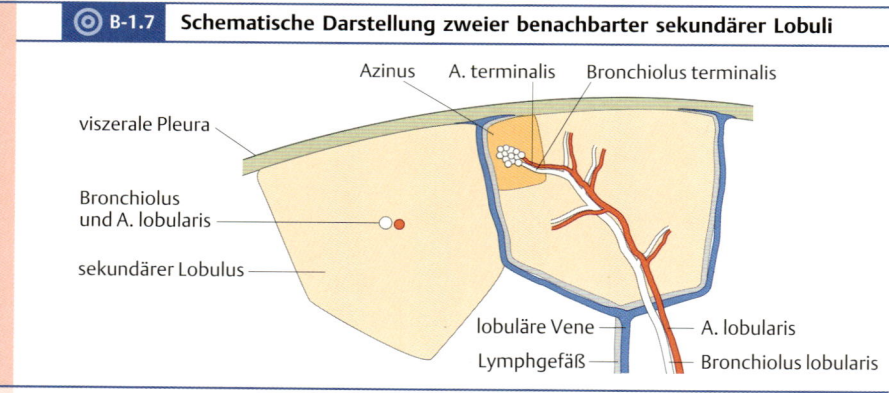

◎ B-1.7   **Schematische Darstellung zweier benachbarter sekundärer Lobuli**

Azinus   A. terminalis   Bronchiolus terminalis

viszerale Pleura

Bronchiolus und A. lobularis

sekundärer Lobulus

lobuläre Vene   A. lobularis
Lymphgefäß   Bronchiolus lobularis

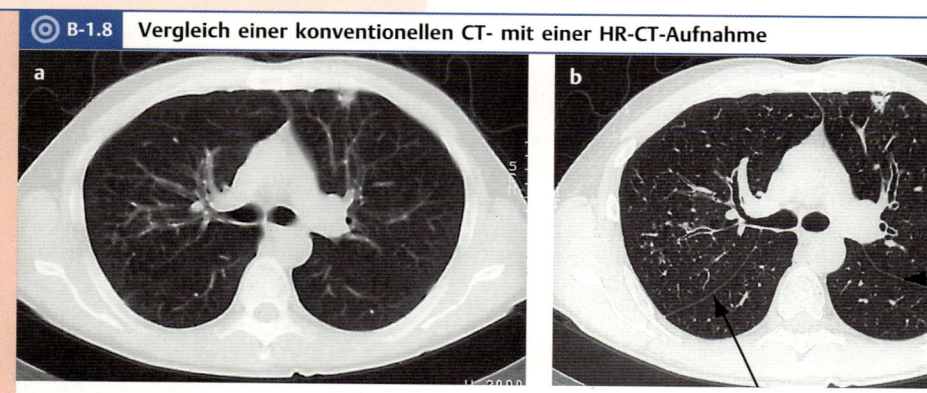

◎ B-1.8   **Vergleich einer konventionellen CT- mit einer HR-CT-Aufnahme**

a Konventionelle CT (Lungenfenster).
b HR-CT (entsprechende Schnitthöhe).
Die Lungenstruktur (Pfeil = großer Lappenspalt) ist in HRCT detaillierter abgebildet.

- Bei der **Lungenemboliediagnostik** werden die zentralen Lungenabschnitte enger untersucht. Hier kommt zum Beispiel eine Spirale mit den Parametern 3/5/4 (Schichtdicke, Tischvorschub, Inkrement) zum Einsatz.
- Indikationen für eine **Bauchlage im CT** sind:
  Differenzierung Hypostase – subpleurale Fibrose /Asbestose, Differenzierung Hypostase – Infiltrat
- Indikation für eine **Untersuchung im End-Exspirium** („Air-Trapping"): Diagnostik bei obstruktiver Lungenerkrankung.

Indikationen: Raumfordernde Prozesse des Mediastinums können wesentlich sicherer ausgeschlossen bzw. nachgewiesen werden als durch konventionelle Röntgendiagnostik. Lokalisation, Ausdehnung und Beziehung zu Nachbarorganen sind exakt bestimmbar. Die Dichtemessung gestattet in vielen Fällen eine Annäherung an die Artdiagnose eines Tumors. Die CT wird außerdem routinemäßig für die **Stadieneinteilung (Staging) von Tumorerkrankungen** (z. B. Lymphom, Bronchial- oder Ösophaguskarzinom) eingesetzt. **Gefäßanomalien oder Aneurysmen** können mit Bolusgabe von KM dargestellt werden. Bei der Lungenemboliediagnostik löst die CT zunehmend die Lungenszintigraphie und die Pulmonalisangiographie ab. Die CT ist zudem gegenwärtig die empfindlichste Methode zum Nachweis kleiner **Lungenrundherde** und einer **Lungengerüstveränderung** (Lungenfibrose, Lungenemphysem). Bei der **Planung einer Radiotherapie** ist sie ebenfalls nicht mehr wegzudenken.

1.1.5 Magnetresonanztomographie (MRT)

Methode: Die MRT ist wie die CT ein Schnittbildverfahren. Zur Technik s. S. 83. Vorteile gegenüber der CT sind die **multiplanare** (u. a. axial, frontal, sagittal) **Abbildungstechnik**, der **höhere Gewebekontrast**, die **Gefäßdarstellung auch ohne KM-Gabe** verbunden mit der **fehlenden Strahlenbelastung** (Abb. **B-1.9**).

Nachteile sind die **längeren Untersuchungszeiten,** die daraus resultierenden **Atemartefakte** mit Verschlechterung der Bildauflösung und die **Bewegungsartefakte** durch Herz- und Gefäßpulsationen, die jedoch durch EKG-Triggerung minimiert werden können.

Indikationen: Als Schichtverfahren wird bei den meisten Fragestellungen weiterhin die CT eingesetzt. Die MRT ist der CT überlegen bei der Untersuchung von **Spinalraum, Pleura und Thoraxwand**. Sie wird außerdem zunehmend bei der Beurteilung mediastinaler Prozesse, v. a. bei der Abklärung von **Gefäßanomalien** und **Aneurysmen** eingesetzt. Darüber hinaus erlauben die verschiedenen Bewertungskriterien der MRT gegenüber der CT in unklaren Fällen differenzialdiagnostische Hinweise. Der Einsatz der MRT bei **kardialen Fragestellungen** (z. B. KHK, myokardiale Funktion) wird zur Zeit intensiv untersucht (s. S. 234).

1.1.6 Bronchographie

Methode: Die Bronchographie wurde früher meist im Anschluss an eine Bronchoskopie in Vollnarkose oder Lokalanästhesie durchgeführt. Das wässrige jodhaltige KM wird über einen Katheter bzw. den Arbeitskanal des Bronchoskops instilliert. Der inspiratorische Sog führt zu einem gleichmäßigen Schleimhautbelag. Die Dokumentation erfolgt im dorso-ventralen, seitlichen und schrägen Strahlengang.
Indikationen: Durch die Weiterentwicklung der Bronchoskopie und den Einsatz der hochauflösenden Dünnschicht-CT wird die Indikation zur Bronchographie zunehmend eingeschränkt. Anwendung findet sie selten noch bei Bronchiektasen und peripheren endobronchialen Tumoren.

1.1.7 Gefäßdarstellende Verfahren

Hierzu gehören die Pulmonalisarteriographie, die Aortographie, die Bronchoarteriographie und Cavographie. Zur Gefäßdarstellung wird heute vorzugsweise die digitale Subtraktionsangiographie eingesetzt (s. S. 395).

- **Bauchlage im CT:** zur Differenzierung Hypostase – Fibrose/Asbestose, Hypostase – Infiltrat
- **Untersuchung im End-Exspirium** bei obstruktiver Lungenerkrankung.

Indikationen: Die Thorax-CT ermöglicht sicheren und schnellen Ausschluss bzw. Nachweis von **raumfordernden Prozessen im Mediastinum**. Routinemäßig wird sie für die **Stadieneinteilung (Staging) von Tumorerkrankungen** eingesetzt. **Gefäßanomalien** oder **Aneurysmen** werden durch KM-Gabe sichtbar. Weiterhin dient sie der **Lungenemboliediagnostik**, dem Nachweis von **Rundherden, Lungengerüstveränderungen** und der **Planung von Radiotherapien**.

1.1.5 Magnetresonanztomographie (MRT)

Methode: Vorteile gegenüber der CT sind: **multiplanare Abbildungstechnik, höherer Gewebekontrast, Gefäßdarstellung ohne KM-Gabe, fehlende Strahlenbelastung** (Abb. **B-1.9**).
Nachteile: **längere Untersuchungszeiten, Atemartefakte, Bewegungsartefakte**.

Indikationen: Die MRT ist der CT überlegen bei der Untersuchung von **Spinalraum, Pleura und Thoraxwand**. Zunehmend wird sie zur Abklärung von **Gefäßanomalien** und **Aneurysmen** eingesetzt. Ihr Einsatz bei **kardialen Fragestellungen** wird intensiv untersucht (s. S. 234).

1.1.6 Bronchographie

Methode: Jodhaltiges KM wird über Katheter oder Bronchoskop instilliert. Der inspiratorische Sog führt zu gleichmäßigem Schleimhautbeschlag. Dokumentation erfolgt im dorso-ventralen, seitlichen und schrägen Strahlengang.

Indikationen: Selten noch bei Bronchiektasen und peripheren endobronchialen Tumoren.

1.1.7 Gefäßdarstellende Verfahren

Heute meist mittels digitaler Subtraktionsangiographie (s. S. 395).

⊙ **B-1.9**   **Normalbefund MRT Thorax**

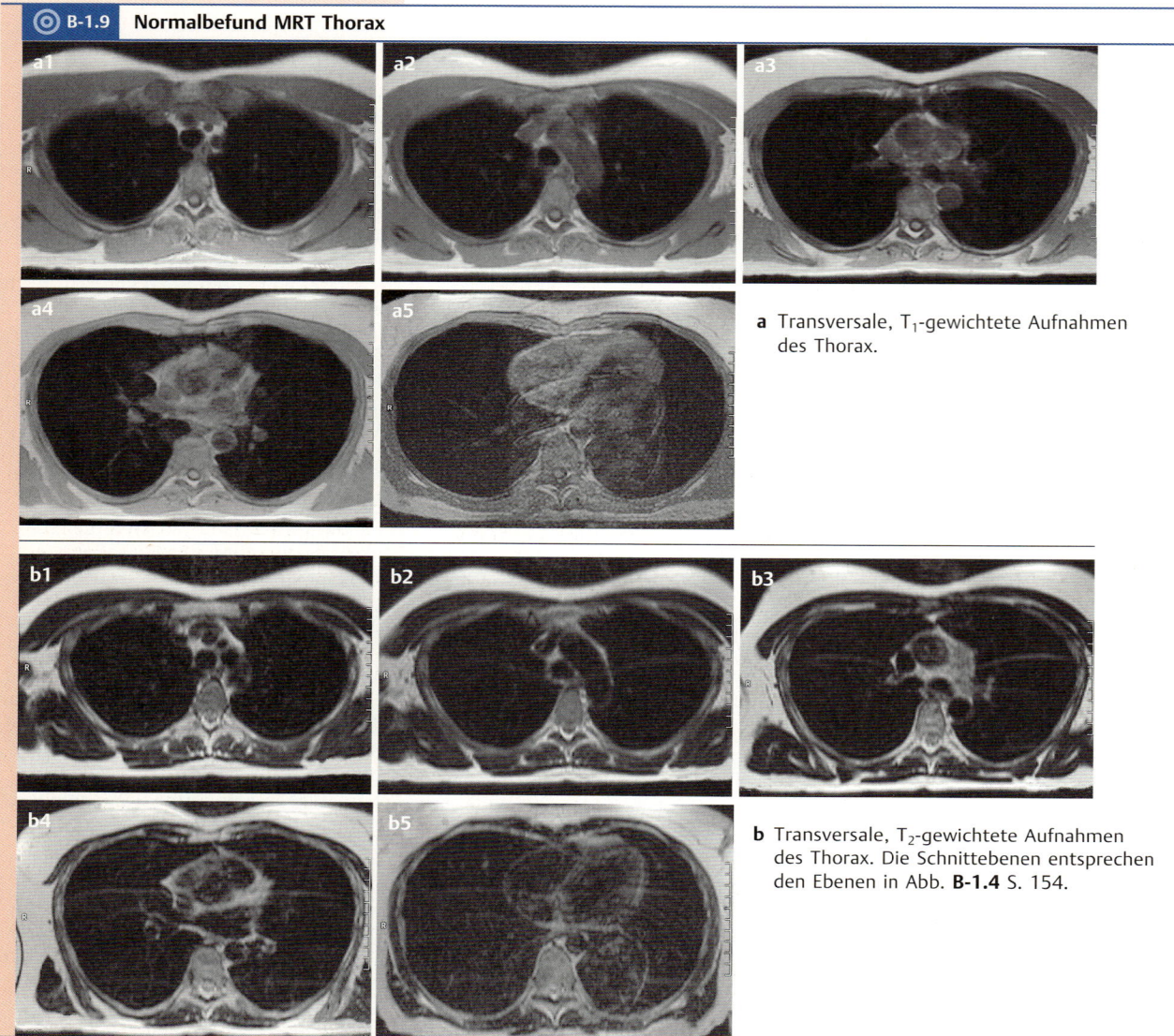

a1 a2 a3

a4 a5

a Transversale, T_1-gewichtete Aufnahmen des Thorax.

b1 b2 b3

b4 b5

b Transversale, T_2-gewichtete Aufnahmen des Thorax. Die Schnittebenen entsprechen den Ebenen in Abb. **B-1.4** S. 154.

1.1.8 Nuklearmedizinische Verfahren

Sie erfassen **regionale Durchblutung** (Perfusionsszintigraphie) oder **regionale Ventilation** (Inhalationsszintigraphie) sowie **mukoziliäre Clearance.**

Perfusionsszintigraphie

Methode: Sie wird mit i. v. applizierten ^{99m}Tc-Pertechnetat-markierten Albuminpartikeln durchgeführt, die Gammastrahlen emittieren. Die Verteilung ihrer Aktivität lässt auf die regionale Perfusion schließen. Normalbefund: zwei schwarze lungenförmige Schatten.

Indikationen: Bei Lungenembolien entsteht ein keilförmiger Speicherdefekt.

1.1.8 Nuklearmedizinische Verfahren

Die szintigraphischen Methoden erfassen die **regionale Durchblutung der Lunge** (Perfusionsszintigraphie) oder die **regionale Ventilation** (Inhalationsszintigraphie). Auch die Aktivität des Zilienapparates in der Bronchialschleimhaut kann so bestimmt werden **(mukoziliäre Clearance).**

Perfusionsszintigraphie

Methode: Die Perfusionsszintigraphie wird mit ^{99m}Tc-Pertechnetat-markierten Albuminpartikeln (Durchmesser 10–40 µm), die i. v. appliziert werden, durchgeführt. Die radioaktiven Partikel setzen im normal perfundierten Lungenparenchym multiple kleinste Embolien. Die dabei emittierten Gammastrahlen werden von einer Gammakamera aufgezeichnet. Die Verteilung der Aktivität lässt Rückschlüsse auf die regionale Perfusion zu. Normalerweise entspricht das entstandene Bild dem zweier schwarz dargestellter lungenförmiger Schatten.

Indikationen: Hauptindikation ist der V. a. Lungenembolie. Da der Embolus einen arteriellen Ast verlegt hat, entsteht ein keilförmiger Speicherdefekt.

Inhalationsszintigraphie

▶ **Synonym:** Ventilationsszintigraphie.

Methode: Die Darstellung der regionalen Lungenluftverteilung gelingt entweder mit der Inhalation von radioaktiven Edelgasen (^{133}Xenon) oder von Aerosolen (^{99m}Tc-Mikrosphären), die sich an der Trachealwand, den Bronchialwänden und den Alveolarwänden niederschlagen. Die Verteilung charakterisiert die regionale Ventilation, die mit externen Detektoren szintigraphisch dokumentiert wird (s.S. 222, Abb. **B-1.73**).

Indikationen: Ventilationsstörungen (Restriktion, Obstruktion), Bronchusstenosen und als Ergänzung zur Perfusionsszintigraphie bei Lungenembolie. Wird das Szintigramm mehrere Stunden nach der Inhalation angefertigt, gibt es Auskunft über den Abtransport des Nuklids und damit über die Aktivität des mukoziliären Transportsystems.

1.1.9 Perkutane Interventionen

Perkutane Interventionen im Bereich des Thorax umfassen die **Nadelbiopsie,** die **Drainage pathologischer Flüssigkeitsansammlungen,** die **therapeutische Embolisation von Lungengefäßen** (arterio-venöse Malformation, Lungenblutung) sowie Maßnahmen bei einer lebensbedrohlichen **Lungenembolie** (Thrombusfragmentation, lokale medikamentöse Lyse). Bei Tumorinfiltrationen der Plexus oder resistenten Schmerzzuständen kann eine **CT-gesteuerte Blockade oder Ausschaltung** erfolgen (d. h. unter CT-Kontrolle Infiltration des **Plexus brachialis,** des **Ganglion stellatum** oder **einzelner thorakaler Nervenwurzeln** mit einem Lokalanästhetikum oder konzentriertem Alkohol) und damit eine Schmerzreduktion erreicht werden.

Perkutane Nadelbiopsie

Methode: Ultraschall- und CT-gesteuerte Biopsien gehören zu den etablierten Techniken der nicht-operativen Diagnosestellung. Rein durchleuchtungsgesteuerte Methoden werden durch den Einsatz der CT zurückgedrängt. Man unterscheidet zwei Arten von Punktionsnadeln: Nadeln, mit denen Material zur histologischen Untersuchung aus der Lunge herausgestanzt werden kann und feinlumige Nadeln (Feinbiopsienadeln), die weniger traumatisch sind, deren gewonnenes Material jedoch lediglich zur zytologischen Untersuchung ausreicht.

▶ **Merke:** Voraussetzungen für die CT-gesteuerte Punktion sind wegen der Blutungsgefahr ein Quick-Wert von mindestens 50 % (< 1,5 INR) und eine Thrombozytenzahl von über 70 000/mm^3.

Der Patient wird so gelagert, dass ein optimaler Zugang gewährleistet ist. Zunächst wird ein Radiogramm der betroffenen Region durchgeführt. Am Monitor werden der Einstichwinkel und die Einstichtiefe geplant. Danach wird die Schichtebene auf den Patienten mit Filzstiftmarkierung übertragen und die Punktionsstelle markiert. Nach Oberflächenanästhesie erfolgt die Punktion in Atemstillstand des Patienten. **Die Punktionsstelle liegt zur Vermeidung von Blutungen und Nervenläsionen an der Rippenoberkante.** Das gewonnene Material wird teilweise auf Objektträgern ausgestrichen und teilweise in Formalinlösung fixiert. Zum Abschluss kann im CT ein Pneumothorax ausgeschlossen werden. Die häufigste **Komplikation** ist das Auftreten eines Pneumothorax. Seltener sind Hautemphysem, Blutungen und Hämoptysen.

Indikationen: Bei unklaren Befunden (unklarer peripherer Lungenrundherd, Pleura- oder Thoraxwandprozess, mediastinale Raumforderung), die durch bildgebende Verfahren nicht zu klären sind und eine Größe über 0,5 cm haben, kann eine diagnostische Punktion in Erwägung gezogen werden.

Inhalationsszintigraphie

◀ **Synonym**

Methode: Inhalation von radioaktiven Edelgasen (^{133}Xenon) oder Aerosolen (^{99m}Tc-Mikrosphären), die sich an den Wänden von Trachea, Bronchien und Alveolen niederschlagen (s.S. 222, Abb. **B-1.73**).

Indikationen: Ventilationsstörungen, Bronchusstenosen, Lungenembolien.

1.1.9 Perkutane Interventionen

Sie umfassen **Nadelbiopsie, Drainage pathologischer Flüssigkeitsansammlungen, therapeutische Embolisation von Lungengefäßen** sowie Thrombusfragmentation oder lokale Lyse bei bedrohlicher **Lungenembolie.** Schmerzreduktion z. B. bei Tumorinfiltration gelingt durch **CT-gesteuerte Blockade** von Plexus brachialis, Ganglion stellatum oder einzelnen Nervenwurzeln.

Perkutane Nadelbiopsie

Methode: Man unterscheidet zwischen Nadeln, mit denen Material zur histologischen Untersuchung ausgestanzt wird und Feinbiopsienadeln, die der Materialgewinnung für zytologische Untersuchungen dienen.

◀ **Merke**

Die Punktion erfolgt nach Oberflächenanästhesie in Atemstillstand des Patienten. **Die Punktionsstelle liegt zur Vermeidung von Blutungen und Nervenläsionen an der Rippenoberkante.** Häufigste Komplikation ist ein Pneumothorax.

Indikationen: Bei unklaren Befunden (z. B. peripherer Lungenrundherd) über 0,5 cm.

▶ **Klinischer Fall.** Bei einer 53-jährigen Patientin mit systemischem Lupus erythematodes treten Thoraxschmerzen und Dyspnoe auf, zusätzlich bestehen rezidivierend Arthralgien und Fieberschübe. Die Thoraxübersichtsaufnahme (Abb. **B-1.10a**) zeigt eine Verbreiterung des Mediastinums nach rechts mit polyzyklischer Begrenzung. Auf der Seitaufnahme wird der Retrosternalraum größtenteils ausgefüllt. Der rechte Hilus ist auf der p. a.-Aufnahme nicht mehr abgrenzbar, der linke ist unauffällig konfiguriert. Zusätzlich besteht ein kleinerer Erguss linksseitig. Die CT-Untersuchung (Abb. **B-1.10b**) stellt den raumfordernden Prozess im vorderen Mediastinum mit einer maximalen Ausdehnung von 4 × 4 × 10 cm dar.

Der Tumor liegt dem Perikard breitbasig auf, es besteht ein Perikarderguss. Zusätzlich ist ein Pleuraerguss links vorhanden. Mittels Mediastinoskopie gelingt es nicht, geeignetes Material für die histologische Diagnostik zu gewinnen. Letztendlich kann durch CT-gesteuerte Punktion (Abb. **B-1.10b**) die Diagnose eines lymphozytenreichen Thymoms gestellt werden. Schon präoperativ besteht aufgrund des CT-Befundes der V. a. Perikardinfiltration. Das Thymom wird in toto reseziert mit Perikard-Teilresektion, Entfernung von rechten Lungenanteilen und des N. phrenicus rechts. Des Weiteren erfolgt eine Chemotherapie und eine konsolidierende Radiatio des Mediastinums, die zu einer kompletten Remission führen.

⊚ **B-1.10**   **Malignes Thymom**

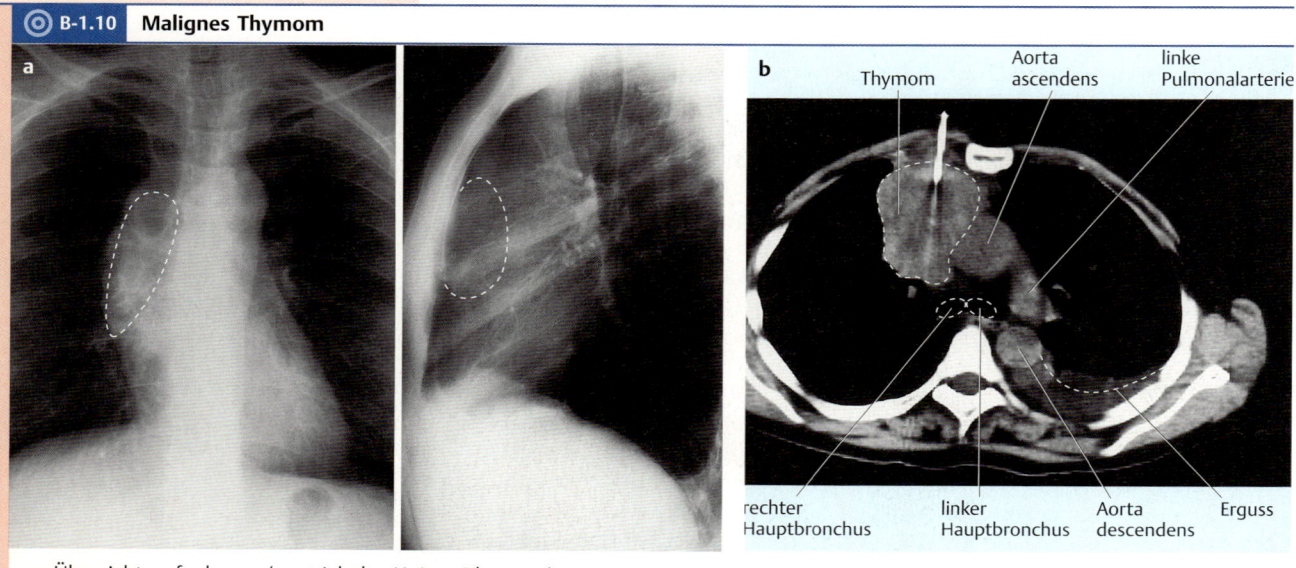

a Übersichtsaufnahmen (gestrichelte Linie = Thymom).
b CT-gesteuerte Punktion.

Perkutane CT-gesteuerte Abszessdrainage

Im KM-CT zeigt sich meist ein hyperdenser Ringsaum, der der Abszessmembran entspricht. Nach Lokalanästhesie wird ein Drainage-Katheter in die Abszesshöhle platziert.

Perkutane CT-gesteuerte Abszessdrainage

Die perkutane Abszessdrainage ermöglicht eine schonende, organerhaltende Therapie. Zunächst erfolgt zur Abszesslokalisation eine CT mit KM. Meist stellt sich ein hyperdenser Ringsaum dar, der der Abszessmembran entspricht. Nach Abszesslokalisation und Lokalanästhesie wird ein dicklumiger Drainage-Katheter (10–14F) in die Abszesshöhle platziert.

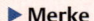▶ **Merke**

▶ **Merke:** Die perkutane Abszessdrainage darf bei Vorliegen von Gerinnungsstörungen (Blutungsgefahr) oder Echinokokkuszysten (Gefahr der Streuung) nicht angewendet werden.

Komplikationen: z. B. Blutungen und Pneumothorax.

Komplikationen sind Blutungen, Pneumothorax, Verletzung und Kontamination benachbarter Organe sowie Fistelbildungen.

1.2 Die normale Thoraxübersichtsaufnahme

1.2.1 Allgemeines

Abb. **B-1.11** zeigt normale Thoraxübersichtsaufnahmen. Die Bildanalyse erfolgt am zweckmäßigsten von außen nach innen, d. h. von der Thoraxwand über das Zwerchfell, die Pleura, und die Lungen zum Mediastinum.

Häufig ist ein auffälliger pathologischer Befund im Thoraxbild schon auf den ersten Blick erkennbar (Abb. **B-1.12**). Es ist jedoch für den Patienten gefährlich, wenn sich der Beobachter mit diesem auffälligen Befund zufrieden gibt, da diskrete Veränderungen, die unter Umständen sogar wichtiger für die Diagnose sind, übersehen werden können. Um keine pathologischen Veränderungen zu übersehen, ist ein systematisches Vorgehen wichtig.

▶ **Merke:** Bei der Interpretation des Thoraxröntgenbildes ist eine systematische Analyse sämtlicher vorhandener Strukturen wichtig.

1.2 Die normale Thoraxübersichtsaufnahme

1.2.1 Allgemeines

Die Bildanalyse erfolgt von außen nach innen: d. h. von der Thoraxwand zum Mediastinum (Abb. **B-1.11**).

Ein auffälliger Befund ist oft auf den ersten Blick erkennbar (Abb. **B-1.12**). Doch werden diskrete Veränderungen so leicht übersehen, deshalb ist systematisches Vorgehen wichtig.

◀ **Merke**

◉ **B-1.11**   **Normale Thoraxübersichtsaufnahme in 2 Ebenen**

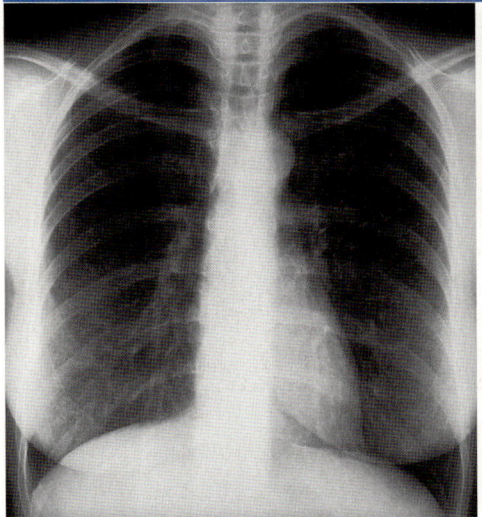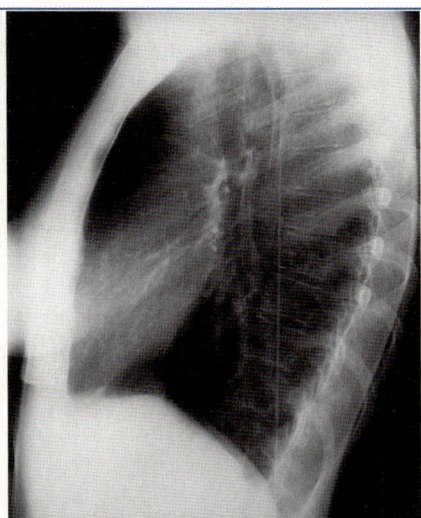

◉ **B-1.12**   **Lungentumor mit Rippendestruktionen**

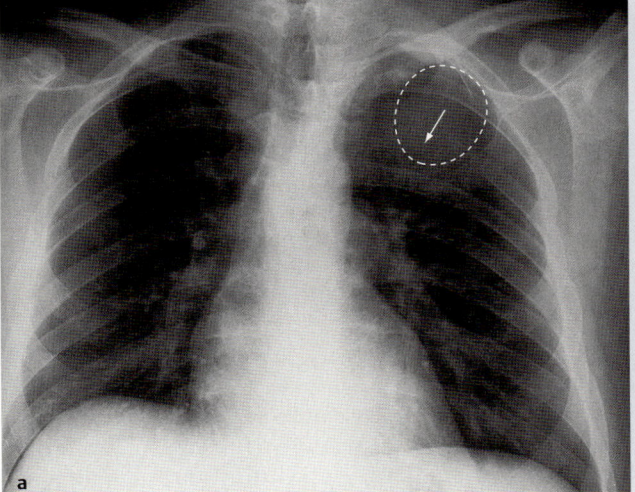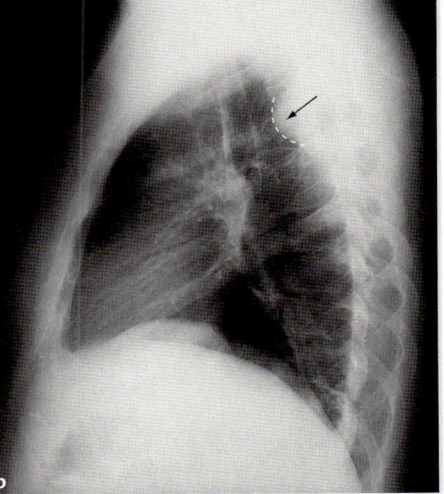

Verschattung im linken Lungenoberfeld (gestrichelte Linie), die sich auf der Seite dorsal wieder findet. Die Rippendestruktion (4. Rippe dorsal, Pfeil) weist auf einen malignen Tumor hin.

Zuerst soll die Bildqualität beurteilt werden. Gefragt wird nach folgenden Gesichtspunkten:

Als erstes sollte die **Bildqualität** beurteilt werden, um Einschränkungen oder Besonderheiten der vorliegenden Aufnahme zu erkennen.
1. Vollständige Abbildung der Thoraxorgane?
2. Drehfehler?
3. Sind die Schulterblätter herausgedreht?
4. Ausreichende Inspiration?
5. Belichtung?
6. Zentrierung der Röhre?

1. **Vollständige** Abbildung aller Thoraxorgane?

2. **Drehfehler?** Proc. spinosus des 3. BWK soll sich in die Mitte zwischen beide Sternoklavikulargelenke projizieren.

3. **Herausgedrehte Schulterblätter?** Sonst kann der Margo medialis mit der Pleura visceralis bei Pneumothorax verwechselt werden.

4. **Ausreichende Inspiration?** Das Herz wird bei unzureichender In- oder Exspiration durch das hochstehende Zwerchfell breiter abgebildet.

5. **Belichtung?** Auf überbelichteten Aufnahmen werden feinere Strukturen nicht mehr abgebildet. Bei ausreichender Belichtung ist die BWS im Herzschatten noch erkennbar, die peripheren Lungengefäße sind sichtbar.

6. **Zentrierung der Röhre?** Hierdurch können Verschattungen vorgetäuscht werden (Abb. **B-1.13**).

zu 1. – Auf einer Thoraxaufnahme soll der **gesamte** knöcherne Thorax einschließlich der Sinus phrenicocostalis abgebildet sein.

zu 2. – Der Thorax ist ohne **Drehfehler** abgebildet, wenn sich der Proc. spinosus des 3. BWK in die Mitte zwischen beide Sternoklavikulargelenke projiziert. Bei Drehfehlern werden Herz und Mediastinum schräg von den Röntgenstrahlen getroffen und ihre Schatten erscheinen auf der Aufnahme vergrößert.

zu 3. – Der Margo medialis des **Schulterblattes** kann mit der Pleura visceralis bei einem Pneumothorax verwechselt werden, wenn das Schulterblatt nicht herausgedreht wird. Die Innenränder sollten sich bei einer gut eingestellten Aufnahme außerhalb des knöchernen Thorax abbilden.

zu 4. – Es ist wichtig, die **Inspirationstiefe** einzuschätzen, da bei unzureichender Inspiration oder Exspiration das Mediastinum und das Herz durch das hochstehende Zwerchfell breiter abgebildet werden. Der Scheitelpunkt der rechtsseitigen Zwerchfellkuppel projiziert sich bei maximaler Inspiration auf die 10.–11. Rippe dorsal.

zu 5. – Die Beachtung der **Belichtung** ist aus folgendem Grund wichtig: Ist ein Bild unterbelichtet, stellen sich selbst kleine Lungengefäße dar; ist die Aufnahme jedoch überbelichtet, erscheint das Bild schwärzer und es werden feinere Strukturen wie z. B. beginnende Infiltrate nicht mehr abgebildet. Bei ausreichender Belichtung ist die Brustwirbelsäule im Herzschatten gerade noch erkennbar, die Lungengefäße sind im peripheren Lungenanteil zu sehen.

zu 6. - Bei **dezentrierter Röhre** erscheinen Bildanteile heller, dies kann eine Verschattung vortäuschen (Abb. **B-1.13**).

◉ **B-1.13**

◉ **B-1.13**   **Dezentrierte Röhre**

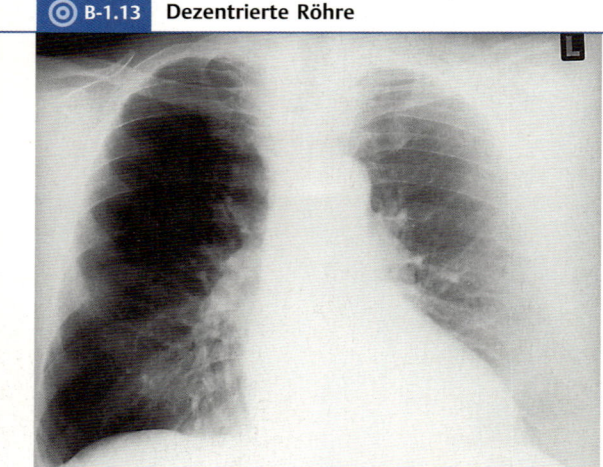

Deutlicher Transparenzunterschied zwischen rechter und linker Lunge. Hinweisend auf die Fehlbelichtung ist auch die hellere Abbildung der Thoraxweichteile links.

1.2.2 Thoraxwand

Eine Thoraxaufnahme zeigt **knöcherne Strukturen** und **Weichteilschatten.** Mammaschatten und Musculus pectoralis major können die Lungenfelder weniger transparent erscheinen lassen. Die Mamillen projizieren sich als rundliche Verdichtungen auf die unteren Lungenfelder. Hautfalten können beim liegenden Patienten

1.2.2 Thoraxwand

Neben den **knöchernen Strukturen** sind auf einer Thoraxaufnahme Weichteilschatten erkennbar und zu beurteilen. Die **Weichteile** bilden die Kontur der Thoraxwand. Sie können sich aber auch als Verdichtungsstrukturen auf den Thorax projizieren. Der Mammaschatten und auch ein kräftiger Musculus pectoralis major können die Transparenz der Lungenfelder herabsetzen. Die Mamillen projizieren sich als rundliche Verdichtungen in die lateralen Anteile der unteren Lungenfelder. Hautfalten erscheinen beim liegenden Patienten als vertikale Verdichtungslinien auf der Übersichtsaufnahme und können einen Pneumothorax vortäuschen (Abb. **B-1.14**). Auf der Seitaufnahme sind die proximalen Anteile der Oberarme im ventroapikalen Anteil der Aufnahme abgebildet.

Zum **knöchernen Thorax** zählen Wirbelsäule, Skapula, Klavikula, Sternum und Rippen. Auf der Seitaufnahme sind die Schulterblätter als vertikale dichte Streifen auf oder vor der Wirbelsäule dargestellt. Die Schulterblätter ziehen horizontal über die Lungenspitzen. Das Sternum ist auf der p. a.-Aufnahme nur unzureichend erkennbar. Die Rippen verlaufen im dorsalen Anteil fast horizontal. Im hinteren Anteil sind sie runder, dicker und kommen dadurch auf einer Thoraxaufnahme deutlicher zur Darstellung als die abgeplatteten, schräg nach unten verlaufenden vorderen Abschnitte (Abb. **B-1.15**). Der Rippenknorpel ist transparent und auf dem Röntgenbild nicht erkennbar. Mit zunehmendem Alter verkalken diese Knorpelanteile und werden röntgenologisch sichtbar.

Pathologische Schatten werden häufig an Hand der Rippen näher lokalisiert. Es wird dann angegeben, auf welche Rippe bzw. auf welchen Interkostalraum sich der Befund projiziert.

einen Pneumothorax vortäuschen (Abb. **B-1.14**).

Auf der Seitaufnahme sind die Schulterblätter als vertikale dichte Streifen auf oder vor der Wirbelsäule dargestellt. Die Schulterblätter ziehen horizontal über die Lungenspitzen. Die Rippen verlaufen im dorsalen Anteil fast horizontal. Ihr hinterer Anteil ist deutlicher sichtbar als die vorderen Abschnitte (Abb. **B-1.15**). Der Rippenknorpel wird erst bei zunehmender Verkalkung sichtbar.

Pathologische Schatten werden anhand der Interkostalräume lokalisiert.

▶ **Merke:** Der Interkostalraum (ICR) bezeichnet immer den Raum zwischen den posterioren Anteilen zweier benachbarter Rippen, es sei denn, es wird ausdrücklich Bezug auf die vorderen Rippenteile genommen.

◀ **Merke**

⊚ **B-1.14**   **Thorax mit Hautfalten**   ⊚ **B-1.14**

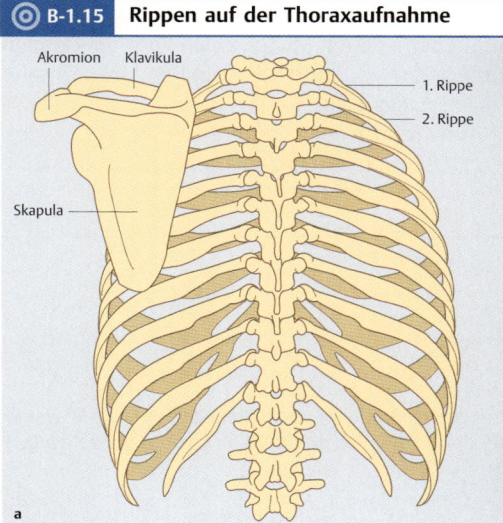

Auf der Liegendaufnahme (Thorax a. p.) sind rechts lateral Linienschatten (Pfeile) erkennbar, die mit einem Pneumothorax verwechselt werden können. Es handelt sich um Hautfalten, die sich durch Unterschieben der Kassette unter den Patienten bilden und sich auf den Thoraxaufnahmen in die Lunge projizieren. Im Gegensatz zum Pneumothorax ziehen Lungengefäße über diese Figuren hinweg in die Peripherie.

⊚ **B-1.15**   **Rippen auf der Thoraxaufnahme**

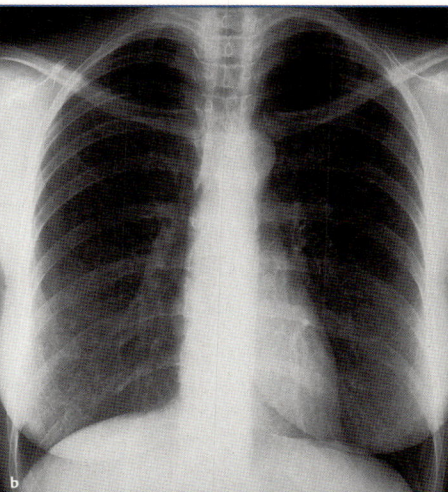

Der knöcherne Thorax wurde so gezeichnet, wie er auf einer Übersichtsaufnahme erscheint. Die dorsalen, horizontal verlaufenden Rippen sind deutlicher als die ventralen Anteile erkennbar.

1.2.3 Zwerchfell

Die rechte Zwerchfellkuppel steht etwas höher als die linke, ihr Scheitelpunkt befindet sich bei Inspiration im 10. ICR, bei Exspiration 3–7 cm mehr kranial. Der **dorsale Sinus phrenicocostalis** steht tiefer als der ventrale, deshalb zeigen sich **geringe Flüssigkeitsmengen** zuerst hier. Erst bei Ergüssen ab 200 ml verschatten sich die lateralen Sinus phrenicocostales. Unterhalb des linken Zwerchfells ist die **Magenblase** erkennbar (Abb. **B-1.16**).

1.2.3 Zwerchfell

Die rechte Zwerchfellkuppel steht wegen der darunter liegenden Leber meist etwas höher als die linke. Der Scheitelpunkt der rechten Zwerchfellkuppel befindet sich bei ausreichender Inspirationstiefe meist im 10. ICR; bei Exspiration heben sich die Zwerchfellkuppeln um 3–7 cm nach kranial. Der **dorsale Sinus phrenicocostalis** steht tiefer als der ventrale, so dass sich beim stehenden Patienten **geringe Flüssigkeitsansammlungen** zunächst hier wieder finden. Erst bei Ergussmengen ab ca. 200 ml verschatten sich die lateralen Sinus phrenicocostales. Direkt unterhalb des linken Zwerchfelles ist beim stehenden Patienten die **Magenblase** erkennbar. Auf der Seitaufnahme kann man das linke vom rechten Zwerchfell dadurch unterscheiden, dass das linke meist etwas tiefer steht, unmittelbar unter diesem die Magenblase lokalisiert ist und die Kontur nur bis zum Herzschatten erkennbar ist (Abb. **B-1.16**).

◉ B-1.16

◉ **B-1.16**   **Röntgenmorphologie der Zwerchfellkuppeln**

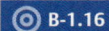

spitze Sinus phrenico-costales

– rechts meist etwas höher als links
– rechte Kontur bis zum Sternum
– linke Kontur bis zum Herzen
– Magenblase unter dem linken Diaphragma

X.

Exkursion 3–7 cm

links bis zu 4 cm tiefer als rechts

1.2.4 Pleura

▶ **Merke**

1.2.4 Pleura

▶ **Merke:** Normalerweise ist die Pleura auf einer Übersichtsaufnahme nicht erkennbar, es sei denn, sie ist durch einen krankhaften Prozess verdickt oder der Pleuraspalt vergrößert.

In den Lungenspalten liegen zwei Schichten viszeraler Pleura einander an und bilden die weniger als 1 mm dünnen Interlobien oder Septen. Das Hauptseptum trennt Ober- und Unterlappen. Es zieht dorsal vom 5. BWK schräg nach kaudal und ventral und ist auf Seitaufnahmen erkennbar. Das Nebenseptum trennt den rechten Mittellappen vom Oberlappen und wird im frontalen und seitlichen Strahlengang sichtbar.

Als Normvariante wird z. B. das Azygosseptum sichtbar (Abb. **B-1.17**).

In den Lungenspalten liegen zwei Schichten viszeraler Pleura eng aneinander an und bilden eine Duplikatur, das Interlobium oder Septum. Dieses ist dünner als 1 mm und wird auf dem Röntgenbild sichtbar, wenn es von den Röntgenstrahlen tangential getroffen wird. Die Interlobien trennen Lungenlappen voneinander. Zwischen Ober- und Unterlappen befindet sich das Hauptseptum, welches dorsal von etwa der Höhe des 5. BWK schräg nach kaudal und ventral zieht. Aufgrund dieses schrägen Verlaufs ist es meist nur auf einer Seitaufnahme erkennbar. Das Nebenseptum trennt den rechten Mittellappen vom Oberlappen. Da es horizontal verläuft, ist es meist sowohl auf einer Aufnahme im frontalen wie auch im seitlichen Strahlengang nachweisbar.
In einigen Fällen kann man als Normvariante noch weitere Septen, das Azygosseptum (Abb. **B-1.17**), das obere akzessorische oder das untere akzessorische Septum erkennen.

a, b Der horizontale Teil der V. azygos senkt sich im Verlauf der Embryonalentwicklung normalerweise am medialen Lungenrand von der rechten Lungenspitze zum Tracheobronchialwinkel. Als Normvariante erfolgt dieser Deszensus durch die Lunge und es entsteht eine Pleuraduplikatur, das Azygosseptum. Der mediale, kleine Lungenanteil heißt Lobus venae azygos.
c Niedrigdosis-CT, axiale Schichten (I, II) und koronare Rekonstruktion (III) mit Schnittebenen von I, II (gestrichelte Linien). Die V. azygos (Pfeilspitzen) verläuft durch den rechten Oberlappen und bildet dabei das Azygosseptum (Pfeile), wodurch ein „Lobus venae azygos" (Sterne) entsteht.

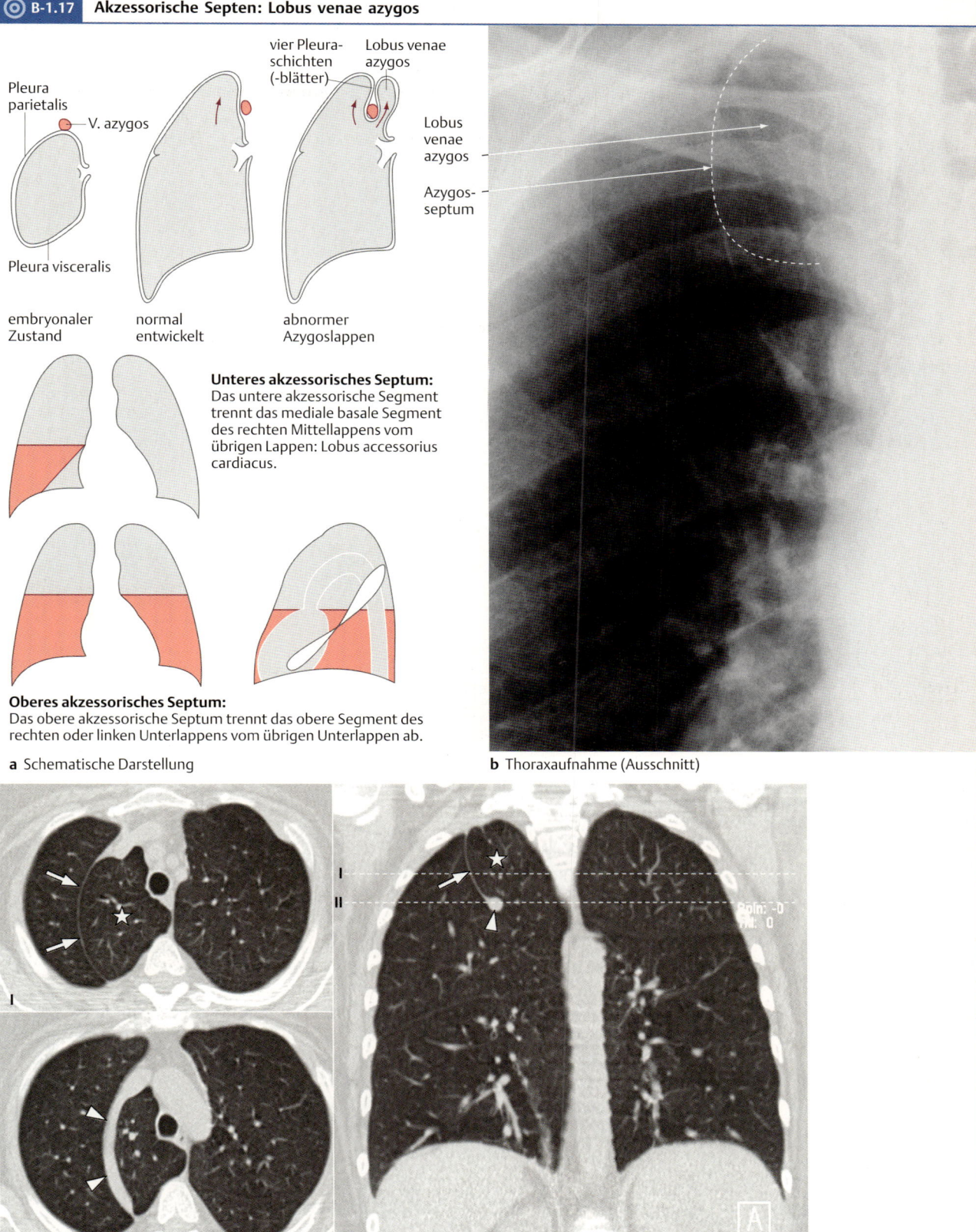

B-1.17   Akzessorische Septen: Lobus venae azygos

Unteres akzessorisches Septum:
Das untere akzessorische Segment trennt das mediale basale Segment des rechten Mittellappens vom übrigen Lappen: Lobus accessorius cardiacus.

Oberes akzessorisches Septum:
Das obere akzessorische Septum trennt das obere Segment des rechten oder linken Unterlappens vom übrigen Unterlappen ab.

a Schematische Darstellung

b Thoraxaufnahme (Ausschnitt)

c Niedrigdosis-CT

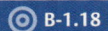

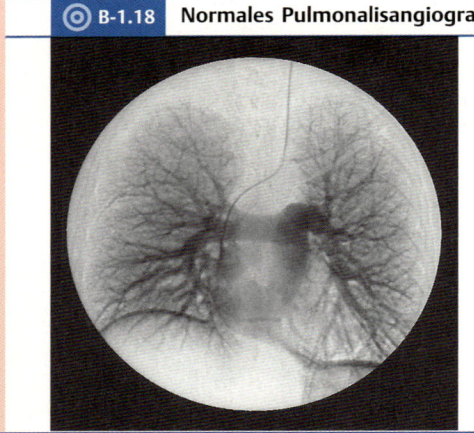

⊚ B-1.18   **Normales Pulmonalisangiogramm**

⊚ B-1.19   **Gefäße im Röntgenbild**

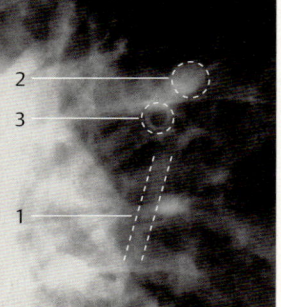

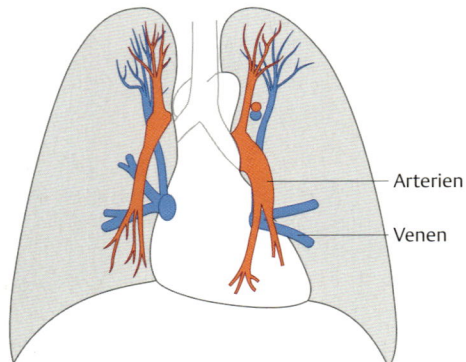

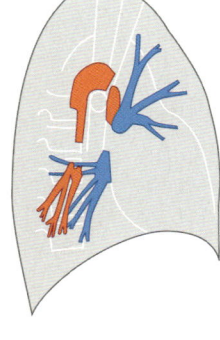

2
3
1

1 längs getroffenes Gefäß
2 quer getroffenes Gefäß
3 Bronchus

Arterien

Venen

a Ausschnitt Lungengefäße:
Weit in der Peripherie, also thoraxwandnahe, kann man normalerweise keine Gefäßschatten mehr erkennen. Gefäße, die parallel zum Film verlaufen, werden als streifige Strukturen wiedergegeben. Läuft das Gefäß in annähernd sagittaler Richtung durch das Lungengewebe und in etwa gleicher Richtung wie das Strahlenbündel, erscheint sein Schatten als dichter runder Fleck.

b Schema, Gefäßbündel auf dem p. a. Bild.
– Arterie parabronchial
– apikal Arterien medial der Venen
– basal kreuzen horizontal verlaufende Venen die Arterien

c Schema, Gefäßbündel im Seitbild.
– retrokardial verlaufen Venen ventral, Arterien dorsal

1.2.5 Lunge und Lungengefäße

Die Lungen sind **weitgehend strahlendurchlässig**. Der Pulmonalgefäßstamm verzweigt und verjüngt sich in der Lunge baumartig in alle Richtungen, deutlich erkennbar im **Pulmonalisangiogramm** (Abb. **B-1.18**).

Kriterien für die Identifikation größerer Gefäße s. Abb. **B-1.19**.

1.2.5 Lunge und Lungengefäße

Da das eigentliche Lungenparenchym, die Alveolen, lufthaltig sind und die zarten Wände Röntgenstrahlen nicht wesentlich schwächen, sind die Lungen **weitgehend strahlendurchlässig**. Das morphologische Substrat der pulmonalen Gefäßzeichnung sind die Lungenarterien und -venen. Der Pulmonalgefäßstamm verzweigt und verjüngt sich in der Lunge in alle Richtungen (Abb. **B-1.18**). Die Pulmonalarterienäste lassen sich normalerweise bis ca. 1–2 cm an die Lungenoberfläche heran verfolgen. Die baumartige Aufzweigung der Lungenarterien ist in einem **Pulmonalisangiogramm** deutlich erkennbar.
Meist ist die Differenzierung eines Gefäßschattens (Arterie oder Vene) nicht möglich. In der nachfolgenden Abbildung (Abb. **B-1.19**) werden einige Kriterien vorgestellt, an Hand derer größere Arterien und Venen identifiziert werden können.

1.2.6 Tracheobronchialsystem

Die Bronchien bilden ein sich baumartig verzweigendes System. Im Röntgenbild sind nur Trachea sowie Haupt- und Lappenbronchien identifizierbar.

1.2.6 Tracheobronchialsystem

Die Bronchien sind ebenso wie die Arterien ein sich baumartig verzweigendes System. Mit Ausnahme der zentralen Anteile sind die Bronchien normalerweise nicht sichtbar, da sie wie die umgebenden Alveolen lufthaltig sind und die Bronchialwände zu dünn sind, um schattengebend zu sein. Im Röntgenbild sind nur die Trachea, Haupt- und Lappenbronchien identifizierbar.

▶ **Merke:** Eine leichte Verlagerung der Trachea nach rechts durch den anliegenden Aortenbogen ist physiologisch.

◀ Merke

Die Trachea teilt sich in den rechten und linken Hauptbronchus. Wenn die Lappenbronchien und zum Teil Segmentbronchien tangential getroffen werden, erscheinen sie als streifige Aufhellungen, die von einem zarten Streifenschatten begrenzt werden. Bei orthograder (senkrecht angeschnittener) Abbildung resultieren Ringschatten mit zentraler Aufhellung.
Aus dem **rechten** Hauptbronchus gehen 3 Lappenbronchien hervor, Oberlappen-, Mittellappen- und Unterlappenbronchus. Nach Abgang des rechten Oberlappenbronchus wird der rechte Hauptbronchus Bronchus intermedius genannt. Der Oberlappenbronchus verzweigt sich in 3, der Mittellappenbronchus in 2 und der Unterlappenbronchus in 5 Segmentbronchien.
Der **linke** Hauptbronchus teilt sich in einen Oberlappen- und einen Unterlappenbronchus auf. Aus dem Oberlappenbronchus gehen zunächst 2 Bronchien hervor, der obere teilt sich in 2 Segmentbronchien des Oberlappens, der untere verzweigt sich in 2 Segmentbronchien der Lingula. Die Lingula entspricht dem rechten Mittellappen. Im Gegensatz zum rechten Lungenflügel entwickeln sich die Segmentbronchien der Lingula aus dem Oberlappenbronchus, ein Mittellappenbronchus fehlt. Der Unterlappenbronchus links verzweigt sich in 4 Segmentbronchien.

Treffen die Röntgenstrahlen tangential auf Lappen- und Segmentbronchien, erscheinen diese als streifige Aufhellungen.

Aus dem **rechten** Hauptbronchus gehen 3 Lappenbronchien hervor: Oberlappen-, Mittellappen- und Unterlappenbronchus, die sich in Segmentbronchien verzweigen.

Der **linke** Hauptbronchus teilt sich in Oberlappen- und Unterlappenbronchus auf. Die Lingula entspricht dem rechten Mittellappen. Deren Segmentbronchien entwickeln sich aus dem Oberlappen heraus, ein Mittellappenbronchus fehlt.

1.2.7 Bronchopulmonale Segmente

1.2.7 Bronchopulmonale Segmente

▶ **Definition:** Lungenanteil, der von einem Segmentbronchus versorgt wird.

◀ Definition

Die **Lungensegmente** sind **keilförmig,** die Basis liegt an der Lungenoberfläche, die Spitze ist gegen den Hilus gerichtet. Die Lungensegmente werden nach den sie versorgenden **Segmentbronchien** benannt. Der rechte Oberlappen besteht aus einem apikalen, anterioren und posterioren Segment. In der linken Lunge sind das apikale und posteriore Segment zum apikoposterioren Oberlappensegment zusammengefasst. Das obere und untere Lingulasegment sind dem linken Oberlappen zuzuordnen. Der rechte Mittellappen besteht aus einem medialen und lateralen Anteil. Die fünf Segmente des rechten Unterlappens heißen: apikales, basales mediales, basales vorderes, basales laterales und basales hinteres Segment. Das basale mediale Segment fehlt links. Die Lungensegmente sind schematisch in Abb. **B-1.20** dargestellt. Die Arterien verlaufen mit den Bronchien im Zentrum des Segmentes. Im Gegensatz dazu liegen die Venen intersegmental und beziehen ihr Blut aus benachbarten Segmenten.

Die **Lungensegmente** sind **keilförmig.** Sie werden nach den sie versorgenden Segmentbronchien benannt (Abb. **B-1.20**). Die Arterien verlaufen mit den Bronchien im Zentrum des Segmentes, die Venen liegen intersegmental.

▶ **Merke:** Die Segmenteinteilung bezieht sich auf die bronchiale Baueinheit der Lunge. Da sich bronchogene Lungenerkrankungen häufig auf Segmente beschränken, hat die Segmentanatomie für Radiologen und Pneumologen große Bedeutung.

◀ Merke

1.2.8 Lungenhili

1.2.8 Lungenhili

Der Lungenhilus im Röntgenbild wird in erster Linie durch die **Pulmonalarterien** geformt. Pulmonalvenen und Lymphknoten haben beim Gesunden keinen wesentlichen Anteil an der Darstellung des Hilus. Die Bronchien sind hilär dann erkennbar, wenn sie orthograd getroffen werden. Der **rechte Hilus** steht normalerweise 1–2 cm **tiefer als der linke**. Deutliche Abweichungen von dieser Norm weisen auf eine Volumenverminderung eines Lungenanteiles hin. Die Gefäße des rechten Hilus erscheinen ausgeprägter als die des linken, ein Phänomen, das dadurch zu Stande kommt, dass ein Teil des linken Hilus vom linken Herzschatten überlagert wird. Auf der Seitaufnahme erscheint die rechte Pulmonalarterie als prätracheale runde Verdichtung. Die linke Pulmonalarterie

Im Röntgenbild wird der Lungenhilus in erster Linie durch die **Pulmonalarterien** geformt. Der **rechte Hilus** steht 1–2 cm **tiefer als der linke,** Abweichungen weisen auf Volumenverminderung eines Lungenteils hin. Die Gefäße des rechten Hilus erscheinen ausgeprägter als die des linken, weil ein Teil desselben vom linken Herzschatten überlagert wird.

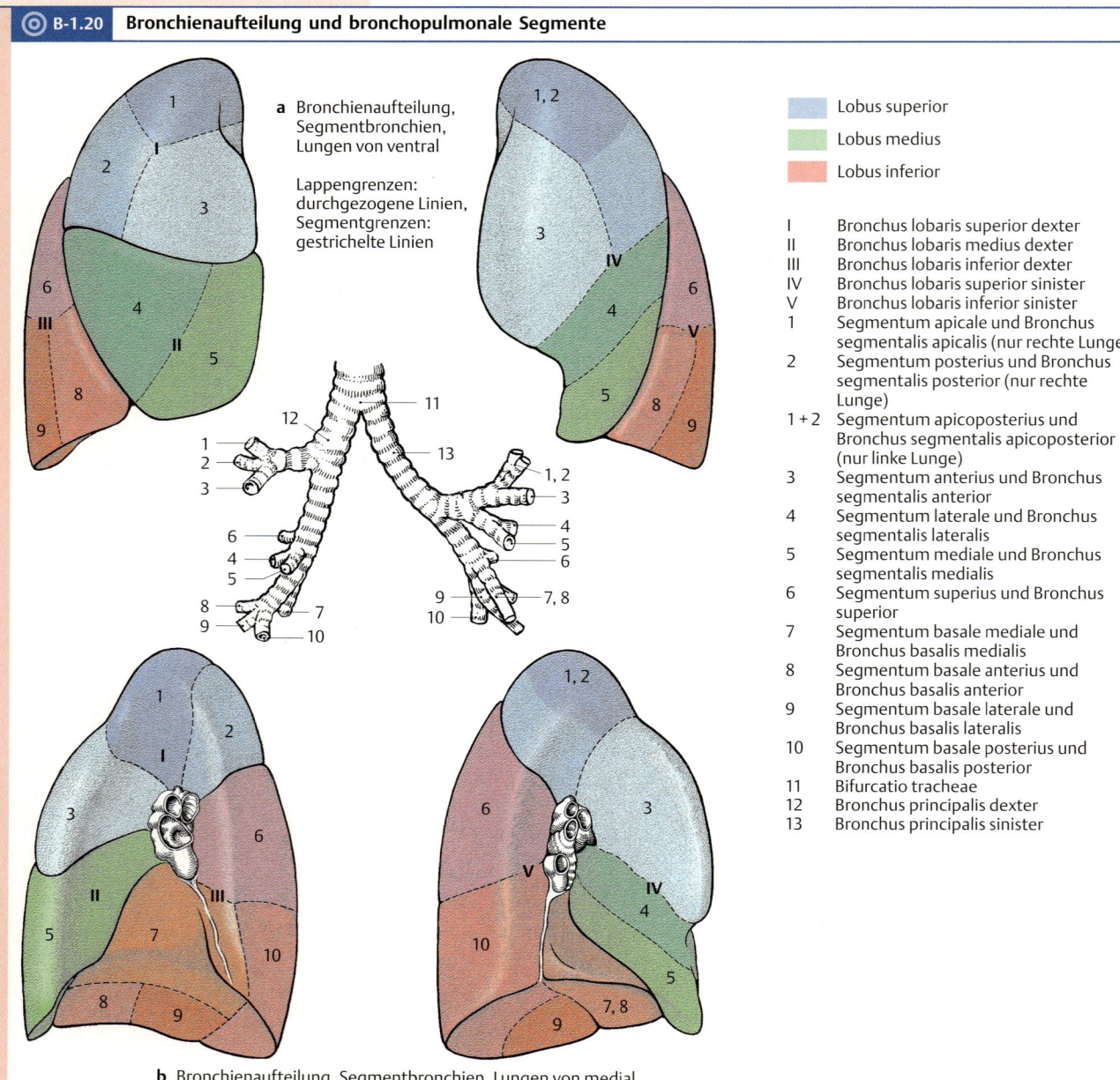

B-1.20 Bronchienaufteilung und bronchopulmonale Segmente

a Bronchienaufteilung, Segmentbronchien, Lungen von ventral

Lappengrenzen: durchgezogene Linien, Segmentgrenzen: gestrichelte Linien

Lobus superior
Lobus medius
Lobus inferior

I   Bronchus lobaris superior dexter
II   Bronchus lobaris medius dexter
III Bronchus lobaris inferior dexter
IV   Bronchus lobaris superior sinister
V   Bronchus lobaris inferior sinister
1   Segmentum apicale und Bronchus segmentalis apicalis (nur rechte Lunge)
2   Segmentum posterius und Bronchus segmentalis posterior (nur rechte Lunge)
1+2 Segmentum apicoposterius und Bronchus segmentalis apicoposterior (nur linke Lunge)
3   Segmentum anterius und Bronchus segmentalis anterior
4   Segmentum laterale und Bronchus segmentalis lateralis
5   Segmentum mediale und Bronchus segmentalis medialis
6   Segmentum superius und Bronchus superior
7   Segmentum basale mediale und Bronchus basalis medialis
8   Segmentum basale anterius und Bronchus basalis anterior
9   Segmentum basale laterale und Bronchus basalis lateralis
10   Segmentum basale posterius und Bronchus basalis posterior
11   Bifurcatio tracheae
12   Bronchus principalis dexter
13   Bronchus principalis sinister

b Bronchienaufteilung, Segmentbronchien, Lungen von medial

Auf dem p. a.-Bild erscheint die Hiluskontur nach **lateral konkav**. Die individuellen Gefäß- und Hiluskaliber sind äußerst variabel.

Bei vergrößertem Hilus ist die Form der Gefäßaufzweigung erhalten (Abb. **B-1.21**) oder polyzyklisch konfiguriert (z. B. Lymphome, Tumoren).

zieht über den linken Hauptbronchus nach dorsokaudal und wird als retrotracheales, kommaförmiges Band abgebildet.

Form und Größe des Hilus sind auf dem p. a.-Bild dadurch gekennzeichnet, dass die Hiluskontur nach **lateral konkav** ist und der Durchmesser der A. intermedia (rechte Pulmonalarterie nach Abgang des Oberlappenbronchus) rechts bei Männern 16 mm und bei Frauen 15 mm nicht überschreitet. Wegen der großen Variabilität der individuellen Gefäß- und Hiluskaliber haben sich weitere Standardwerte nicht durchsetzen können.

Bei einer Vergrößerung ist es von Bedeutung, ob die ursprüngliche Form der gefäßbedingten Aufzweigung erhalten geblieben ist (Abb. **B-1.21**) (gefäßbedingte Vergrößerung) oder ob der Hilus polyzyklisch konfiguriert ist (z. B. Lymphome, Tumoren).

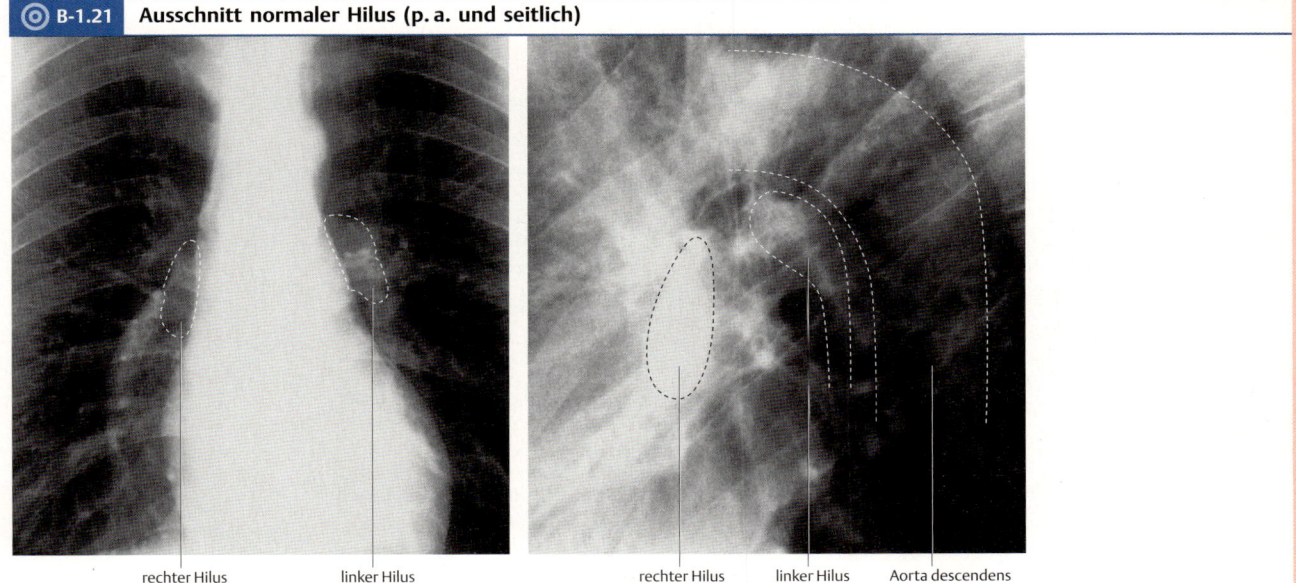

◉ B-1.21   **Ausschnitt normaler Hilus (p. a. und seitlich)**

rechter Hilus   linker Hilus   rechter Hilus   linker Hilus   Aorta descendens

1.2.9 Mediastinum

Das Mediastinum ist der intrathorakale, extrapleurale Raum zwischen beiden Lungenflügeln. Begrenzungen sind

- ventral das Sternum
- lateral die Pleurablätter
- kaudal das Zwerchfell und
- dorsal die Wirbelsäule.

Auf der **p. a.-Thoraxaufnahme** stellt sich das Mediastinum als Mittelschatten zwischen beiden Lungen dar. Im oberen Anteil ist das dunkle Band der lufthaltigen Trachea und die Aufzweigungen in die Hauptbronchien erkennbar. Der rechte Rand des Mediastinums wird kranial von den brachiozephalen Gefäßen gebildet. An diese schließt sich der Schatten der V. cava superior und der rechte Vorhof an. Die horizontal getroffene Vena azygos bildet etwa in Höhe des Abganges des Oberlappenbronchus (im Tracheobronchialwinkel) rechts eine Vorwölbung des Mediastinums. Links sind kranial ebenfalls die brachiozephalen Gefäße randbildend, nach kaudal folgen Aortenknopf, Pulmonalisbogen, linker Vorhof und der linke Ventrikel. Das Herz ist zu 2/3 im linken Hemithorax und zu ca. 1/3 im rechten Hemithorax gelegen. Zur Herzgrößenbestimmung kann im p. a.-Bild der Herz-Thorax-Quotient bestimmt werden, der maximal 1 : 2 betragen darf (s. S. 227).

Auf dem **Seitbild** wird die vordere Kontur des Mediastinums kranial von den brachiozephalen Gefäßen gebildet. An diese schließen sich die Aorta ascendens, der rechte Vorhof und der rechte Ventrikel an, der dem Sternum unmittelbar anliegt. Der Aortenbogen und die brachiozephalen Gefäße sind hingegen vom Sternum abgesetzt, der dadurch entstehende dreieckige retrosternale Raum ist normalerweise transparent. Linker Vorhof und linker Ventrikel sind an der Herzhinterkante abgrenzbar. Unmittelbar auf Zwerchfellhöhe ist an der hinteren Kontur des Herzschattens die V. cava inferior erkennbar (Abb. **B-1.22a**).

Neben den äußeren Konturen sind im p. a.-Bild weitere Linien innerhalb des Mediastinalschattens erkennbar, die so genannten **Pleuraumschlagfalten**. Eine Verlagerung oder Auslöschung dieser Linien liefert Hinweise auf pathologische Prozesse innerhalb des Mediastinums, noch bevor die äußeren Grenzen erreicht sind (Abb. **B-1.22b**). Zur Lokalisation von Raumforderungen wird das Mediastinum in verschiedene **Kompartimente** eingeteilt (Abb. **B-1.22c**). Bei Kindern ist der Thymus oberhalb des Herzens als Schatten erkennbar, der ventral den großen Gefäßen unmittelbar anliegt.

1.2.9 Mediastinum

Begrenzungen:
- ventral das Sternum
- lateral die Pleurablätter
- kaudal das Zwerchfell
- dorsal die Wirbelsäule.

Auf der **p. a.-Aufnahme** erscheint das Mediastinum als Mittelschatten zwischen beiden Lungen. Der rechte Rand wird von brachiozephalen Gefäßen, V. cava superior und rechtem Vorhof gebildet. Links randbildend sind brachiozephale Gefäße, Aortenknopf, Pulmonalisbogen, linker Vorhof und linker Ventrikel. Das Herz ist zu 2/3 im linken, zu 1/3 im rechten Hemithorax gelegen. Seine Größe wird mit dem Herz-Thorax-Quotienten bestimmt, der maximal 1 : 2 betragen darf (s. S. 227).

Auf dem **Seitbild** wird die vordere Kontur des Mediastinums von brachiozephalen Gefäßen, Aorta ascendens, rechtem Vorhof und rechtem Ventrikel gebildet. Linker Vorhof und linker Ventrikel sind an der Herzhinterkante abgrenzbar, auf Zwerchfellhöhe auch die V. cava inferior (Abb. **B-1.22a**).

Innerhalb des Mediastinalschattens sind im p. a.-Bild die **Pleuraumschlagfalten** erkennbar. Ihre Verlagerung oder Auslöschung deutet auf pathologische Prozesse hin (Abb. **B-1.22b**). Das Mediastinum wird in **Kompartimente** eingeteilt (Abb. **B-1.22c**).

⊙ **B-1.22**   **Mediastinum**

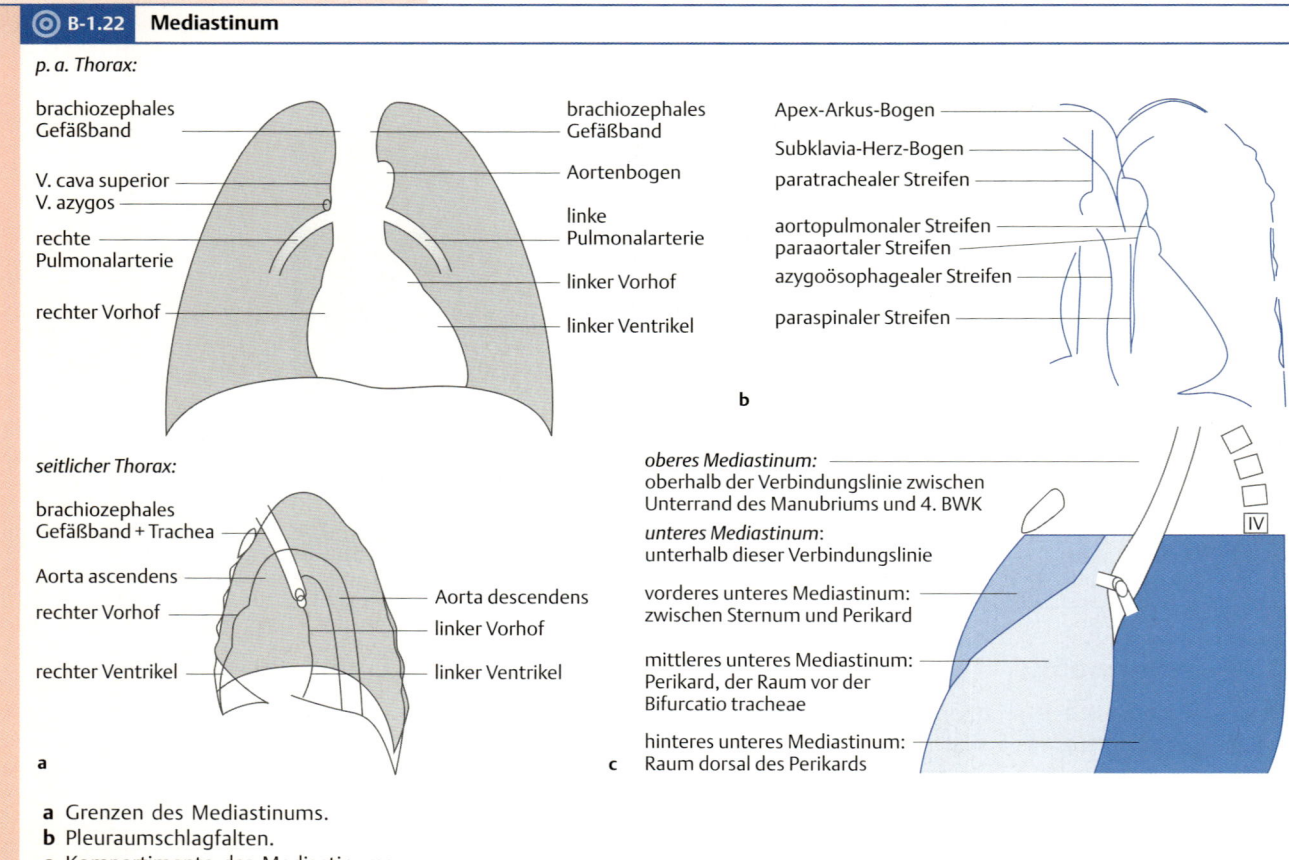

p. a. Thorax:

brachiozephales Gefäßband
V. cava superior
V. azygos
rechte Pulmonalarterie
rechter Vorhof

brachiozephales Gefäßband
Aortenbogen
linke Pulmonalarterie
linker Vorhof
linker Ventrikel

Apex-Arkus-Bogen
Subklavia-Herz-Bogen
paratrachealer Streifen
aortopulmonaler Streifen
paraaortaler Streifen
azygoösophagealer Streifen
paraspinaler Streifen

b

seitlicher Thorax:

brachiozephales Gefäßband + Trachea
Aorta ascendens
rechter Vorhof
rechter Ventrikel

Aorta descendens
linker Vorhof
linker Ventrikel

oberes Mediastinum:
oberhalb der Verbindungslinie zwischen Unterrand des Manubriums und 4. BWK

unteres Mediastinum:
unterhalb dieser Verbindungslinie

vorderes unteres Mediastinum:
zwischen Sternum und Perikard

mittleres unteres Mediastinum:
Perikard, der Raum vor der Bifurcatio tracheae

hinteres unteres Mediastinum:
Raum dorsal des Perikards

a   c

a Grenzen des Mediastinums.
b Pleuraumschlagfalten.
c Kompartimente des Mediastinums.

1.3 Leitbefunde – vom radiologischen Befund zur Diagnose thorakaler Erkrankungen

1.3.1 Lokalisation

Damit ein Befund räumlich lokalisiert werden kann, muss eine Seitaufnahme angefertigt werden. Zwei weitere Röntgenzeichen sind dabei hilfreich:

- **Silhouettenzeichen** (Abb. **B-1.23**): Die Auslöschung der normalerweise vorhandenen Kontur beim Aneinandergrenzen zweier Medien gleicher Röntgendichte. Beispiel: Wenn dem Herzen statt der lufthaltigen Lunge ein Medium gleicher Dichte unmittelbar anliegt (z. B. Infiltrat, Tumor), so verschwindet in diesem Abschnitt die Herzkontur.

- **Pneumobronchogramm:** Sichtbarwerden der Bronchiallumina innerhalb einer Verschattung. Normalerweise sind Bronchialwände zu dünn, um schattengebend zu sein.

1.3 Leitbefunde – vom radiologischen Befund zur Diagnose thorakaler Erkrankungen

1.3.1 Lokalisation

Für die Diagnosestellung ist die exakte Lokalisierung einer Veränderung wichtig. Die Thoraxübersichtsaufnahme stellt ein Summationsbild dar, bei dem das gesamte durchstrahlte Volumen auf einer Fläche abgebildet wird. Für eine weitere Zuordnung, ob der Prozess z. B. ventral oder dorsal liegt, ist eine **Seitaufnahme** nötig. Des Weiteren sind zwei Röntgenzeichen für die Lokalisationsdiagnostik hilfreich:

- **Silhouettenzeichen** (Abb. **B-1.23**): Eine Kontur (Silhouette) ist auf der Röntgenaufnahme dann erkennbar, wenn zwei Medien unterschiedlicher Dichte aneinander grenzen. Unter dem Begriff Silhouettenzeichen versteht man eine Auslöschung der normalerweise vorhandenen Kontur beim Aneinandergrenzen zweier Medien gleicher Röntgendichte.
  Das Herz z. B. bildet normalerweise gegenüber der strahlendurchlässigeren Lunge eine deutliche Silhouette. Liegt dem Herzen jetzt an einer Stelle nicht mehr die lufthaltige Lunge, sondern ein Medium gleicher Dichte **unmittelbar** an (z. B. Infiltrat, Tumor), so verschwindet in diesem Abschnitt die Kontur des Herzens. Befindet sich hingegen belüftete Lunge zwischen dem Herzrand und einem pathologischen Prozess, kann man weiterhin den Herzrand abgrenzen.

- **Pneumobronchogramm:** Sichtbarwerden der Bronchiallumina innerhalb einer Verschattung. Normalerweise sind die Bronchien nur im Hilus sichtbar, da sie wie die umgebenden Alveolen lufthaltig sind und ihre Wand zu dünn ist, um schattengebend zu sein. Ein Bronchus bzw. sein lufthaltiges Lumen

⊚ B-1.23   **Silhouettenzeichen**

Thorax p. a.   *Thorax seitlich*

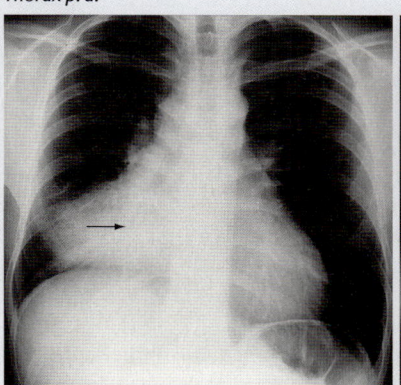
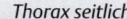
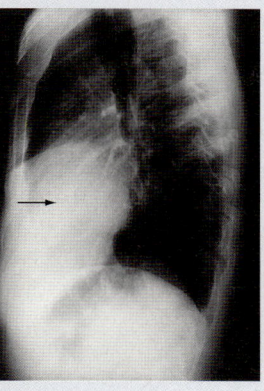
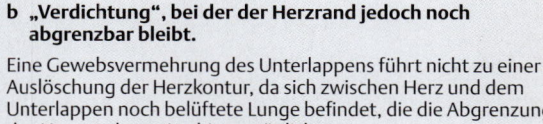

a Verdichtung mit fehlender Abgrenzung („Auslöschung") der Herzkontur.

Auslöschung der rechten Herzkontur auf der p. a.-Übersichtsaufnahme (Pfeil), d. h. die Verschattung muss, ebenso wie das Herz, ventral liegen. Die Seitaufnahme bestätigt die ventrale Lage der Verschattung (Pfeil).

b „Verdichtung", bei der der Herzrand jedoch noch abgrenzbar bleibt.

Eine Gewebsvermehrung des Unterlappens führt nicht zu einer Auslöschung der Herzkontur, da sich zwischen Herz und dem Unterlappen noch belüftete Lunge befindet, die die Abgrenzung des Herzrandes weiterhin ermöglicht.

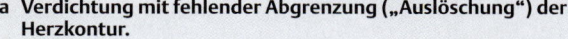

ausgelöschte Kontur	Lokalisation der Verschattung
rechter Herzrand	Mittellappen
rechter oberer Herzrand und Aorta ascendens	anteriores Segment rechter Mittellappen
Aortenknopf	apikoposteriores Oberlappensegment links
linker Herzrand	Oberlappen, Lingula

kommt dann zur Darstellung, wenn das umgebende Gewebe durch Dichtezunahme einen Kontrast zum lufthaltigen Lumen bildet.

- **Air-Trapping:** Überblähung einer Lunge bei Fremdkörperaspiration. Meist rutscht der Fremdkörper in den rechten Hauptbronchus und führt je nach Größe zu einer Obstruktion von Hauptsegment oder Subsegmentbronchien. Es kann zu einer Atelektase oder – bei Ventilmechanismus – zu einer Überblähung der betroffenen Seite kommen. Bei Letzterem ist die entsprechende Lungenseite hypertransparent und volumenvermehrt. Unter Durchleuchtung ist ein Mediastinalpendeln erkennbar, d. h. das Mediastinum bewegt sich in Exspiration zur gesunden Seite.

1.3.2 Verschattungsmuster

Erkrankungen des Lungenparenchyms kann man primär entweder in den Alveolen bzw. Azini (terminale Luftwege) oder im Interstitium lokalisieren. Eine so genannte „**Verschattung**" oder „**Transparenzminderung**" äußert sich im Thoraxröntgenbild in einem **„hellen" Areal**, da hier die Röntgenstrahlen durch die Parenchymverdichtung mehr geschwächt werden und das entsprechende Areal des Röntgenfilmes weniger geschwärzt wird. Der Begriff „Lungeninfiltrate" beschreibt Veränderungen des Lungenparenchyms, ohne hinweisend auf die Genese zu sein.

Eine in der **Thoraxübersichtsaufnahme** erkennbare **Verschattung** stellt sich in der **CT als ein Areal mit vermehrter Dichte** dar. Dieses Areal erscheint im Vergleich zum umgebenden belüfteten Lungengewebe **hyperdens** (d. h. die Veränderung erscheint heller, die gemessenen CT-Werte sind höher). Die Ursache kann z. B. eine unzureichende Entfaltung der Alveolen sein oder das Vorliegen weichteildichten Materials (z. B. Flüssigkeit, Proteine, Zellmaterial) in den terminalen Luftwegen oder dem Interstitium.

- **Air-Trapping:** Überblähung einer Lunge bei Fremdkörperaspiration. Die betroffene Seite ist hypertransparent und volumenvermehrt. Unter Durchleuchtung ist Mediastinalpendeln erkennbar (Mediastinum bewegt sich in Exspiration zur gesunden Seite).

1.3.2 Verschattungsmuster

Eine „**Verschattung**" oder „**Transparenzminderung**" wird als **„helles" Areal** sichtbar, weil Röntgenstrahlen durch die Parenchymverdichtung stärker geschwächt und der Film weniger geschwärzt wird.

Eine in der **Thoraxübersichtsaufnahme** erkennbare **Verschattung** stellt sich in der **CT als ein Areal mit vermehrter Dichte** dar: Es erscheint **hyperdens** im Vergleich zum belüfteten Lungengewebe.

Je nach **Intensität der Verdichtung** unterscheidet man in der CT **Konsolidierung** und **milchglasartige Dichtezunahme (ground glass opacity)**. Bei Letzterer ist die Dichtezunahme nur diskret.

Je nach **Intensität der Verdichtung** unterscheidet man in der hochauflösenden CT **Konsolidierung** und **milchglasartige Dichtezunahme** (**ground glass opacity**). Im Gegensatz zur Konsolidierung ist die Dichtezunahme bei der milchglasartigen Verdichtung nur diskret, sodass Gefäße, Bronchialwände und Septen weiterhin abgegrenzt werden können. Sie ist häufig so diskret, dass sie unter Umständen nur im hochauflösenden CT nachgewiesen wird.

Azinäres Verschattungsmuster

Ist die Luft der terminalen Luftwege durch Flüssigkeit oder zelluläre Elemente ersetzt, resultieren **unscharf begrenzte Fleckschatten**, die **konfluieren** und sich in größere Einheiten ausbreiten. Innerhalb größerer Verschattungen sind belüftete Bronchien (Bronchopneumogramm) und Alveolen (Pneumoalveologramm) erkennbar.

Azinäres Verschattungsmuster

Ist die Luft der terminalen Luftwege durch Flüssigkeit oder zelluläre Elemente ersetzt, führt die stärkere Strahlenschwächung zu **unscharf begrenzten Fleckschatten.** Diese haben die Tendenz zu **konfluieren** und sich in anatomisch vorgegebenen Einheiten wie Lobuli, Subsegmenten, Segmenten und Lappen auszubreiten. Dementsprechend resultieren azinäre, lobuläre Fleckschatten oder subsegmentale Schatten.

Innerhalb größerer Verschattungen sind belüftete Bronchien (Bronchopneumogramm) und belüftete Alveolen (Pneumoalveologramm) erkennbar. Typisch für eine Erkrankung der terminalen Luftwege (Alveolen, Azini) ist zusätzlich ein schneller Wechsel im Erscheinungsbild.

▶ Merke

▶ **Merke:** Eine Erkrankung der terminalen Luftwege (z. B. bakterielle Pneumonie, alveoläres Lungenödem) ist gekennzeichnet durch unscharf begrenzte Fleckschatten unterschiedlicher Größe mit Neigung zur Konfluation, positivem Pneumobronchogramm und raschem Wechsel der Infiltrate.

Interstitielles Verschattungsmuster

Bei interstitiellen Lungenerkrankungen führen Verdichtungen im Bindegewebe zu Streifen oder Rundschatten, die das normale Gefäßbild überlagern. **Häufig** symmetrisch in beiden Lungen. Formen:

Interstitielles Verschattungsmuster

Bei einer interstitiellen Lungenerkrankung sind die Alveolen weiterhin belüftet, die Verdichtungen lokalisieren sich ins Bindegewebe der Lunge. Der interstitielle Prozess führt zu Streifen oder Rundschatten, die das normale, radiär verlaufende Gefäßbild überlagern. Häufig spielen sich die Veränderungen symmetrisch in beiden Lungen ab. Die interstitiellen Verdichtungen lassen sich in verschiedene Formen unterteilen.

Streifenschatten

Verdickungen der interlobulären Septen: Kerley-B-Linien (basal lateral, 1–2 cm lang, horizontal verlaufend) und **Kerley-A-Linien** (apikal, bis 5 cm lang, hilifugal verlaufend) (Abb. **B-1.24**).

Streifenschatten

Charakteristisch für interstitielle Lungenerkrankungen sind **Verdickungen der interlobulären Septen**. Basal lateral sind 1–2 cm lange, horizontal verlaufende Linien erkennbar (**Kerley-B-Linien**). Die **Kerley-A-Linien** treten in den oberen Lungenfeldern auf und sind schmale bis zu 5 cm lange hilifugale Linien (Abb. **B-1.24**).

Retikuläre (netzartige) Verschattung

- Feinretikuläre Verschattung entsteht durch Projektion der verdickten Septen aufeinander, besonders zentral: **Kerley-C-Linien** (Abb. **B-1.24**).

Retikuläre (netzartige) Verschattung

- **Feinretikuläre Verschattung:** feinmaschige Netzzeichnung, die durch Projektion der verdickten interlobulären Septen aufeinander resultiert. Diese auch als **Kerley-C-Linien** bezeichneten Linien (Abb. **B-1.24**) sind vor allem in den zentralen Lungenabschnitten zu sehen.

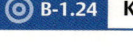 **B-1.24   Kerley-Linien**

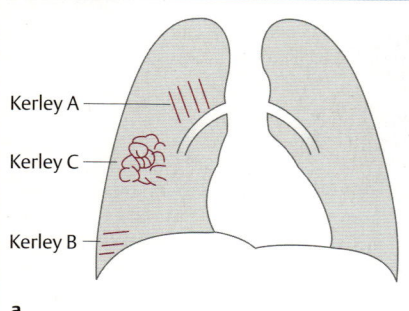

Kerley A

Kerley C

Kerley B

a

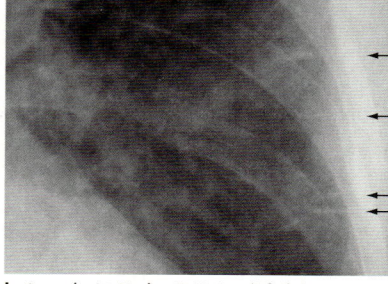

b Ausschnitt Kerley B-Linien (Pfeile)

Kerley A-Linien:
schmale, bis zu 5 cm lange hilifugale Linien in den Lungenoberfeldern.
Kerley B-Linien:
horizontal verlaufende, ca. 1 cm lange Linien, die v. a. in den lateralen Lungenabschnitten subpleural basal zu sehen sind.
Kerley C-Linien:
feinmaschige Netzzeichnung, die sich diffus auf alle Lungenfelder erstrecken kann.
Merke:
Kerley **A**-Linien in den Lungen-   = **a**pikal
oberfeldern
Kerley **B**-Linien basal horizontal   = **b**asal
Kerley **C**-Linien zentral   = **c**entral

▶ **Merke:** Alle Kerley-Linien können beim interstitiellen Lungenödem, bei entzündlichen Prozessen oder der Lymphangiosis carcinomatosa auftreten.

◀ **Merke**

■ **Grobretikulär** (honey-combing/Honigwabenmuster, Abb. **B-1.25**): Darunter versteht man eine grobmaschige Netzzeichnung, die sich zwar über alle Lungenfelder erstrecken kann, besonders jedoch in den Lungenunterfeldern zu erkennen ist. Das Honigwabenmuster entsteht aus einer Verschmelzung der Alveolen und Azini zu Bullae unter gleichzeitiger Fibrosierung des Interstitiums. Es kennzeichnet das Spätstadium einer interstitiellen Lungenerkrankung bzw. Lungenfibrose.

■ **Grobretikuläres Honigwabenmuster** (Abb. **B-1.25**) entsteht durch Verschmelzung der Alveolen und Azini zu Bullae, besonders in Unterfeldern. Es kennzeichnet das Spätstadium der Lungenfibrose.

Peribronchiale, perivaskuläre und subpleurale Verdichtungen

Neben einer Verdickung der Interlobi führen Krankheitsprozesse (z. B. Lungenödem, Entzündungen) zu einer Verbreiterung des peribronchialen, perivaskulären und subpleuralen Bindegewebes. Daraus resultieren das so genannte **„peribronchial cuffing"** (verbreiterte Bronchusmanschette), unscharfe Gefäßstrukturen und verdickte Interlobien, die dadurch deutlicher erscheinen. Das „peri-

Peribronchiale, perivaskuläre und subpleurale Verdichtungen

Aus der Verbreiterung des peribronchialen, perivaskulären und subpleuralen Bindegewebes resultieren **„peribronchial cuffing"** (Verdickung der Bronchialwand über 1/7 des Bronchusdurchmessers), unscharfe Gefäßstrukturen und verdickte Interlobien.

◉ B-1.25 | Wabenlunge als Endzustand einer chronischen Emphysembronchitis

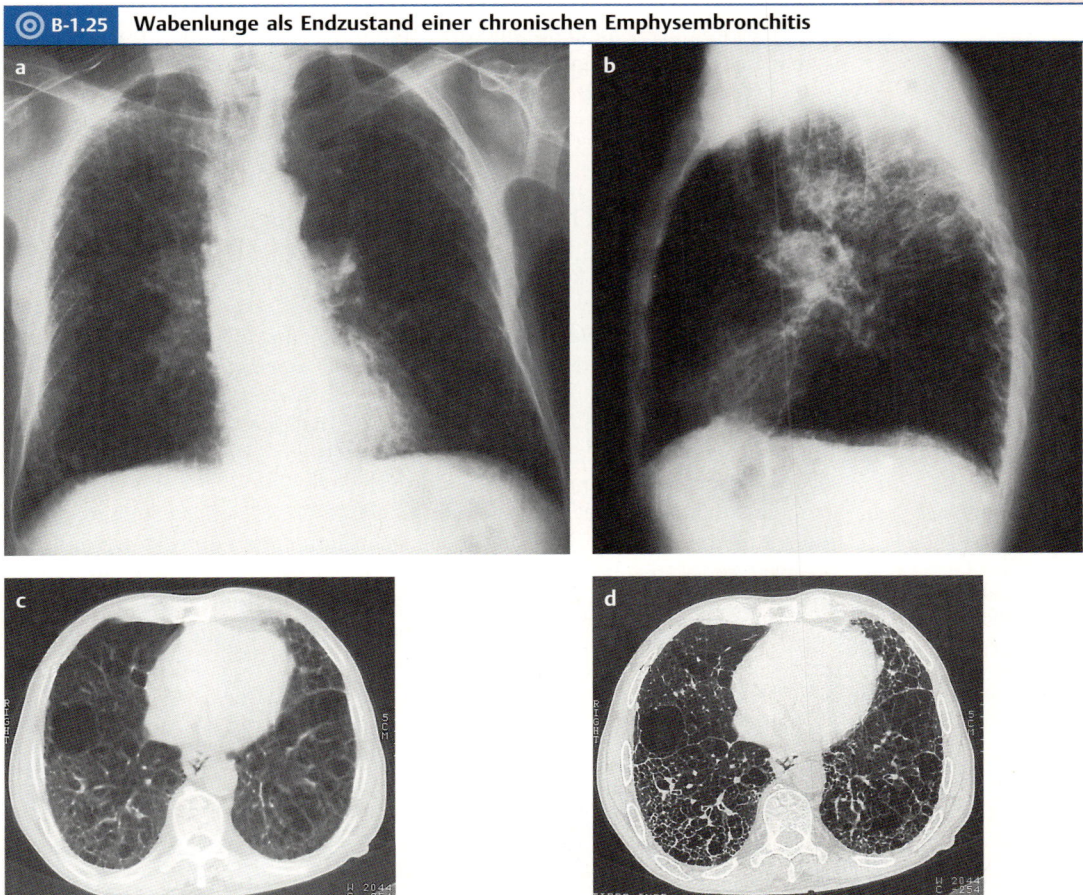

a, b Thoraxübersichtsaufnahmen: Die Zwerchfellkuppeln sind abgeflacht und stehen tief, die Lungentransparenz ist durch Überblähung und Gefäßrarefizierung vermehrt. Es besteht ein Kalibersprung zwischen kräftigen Hili und enggestellten peripheren Gefäßen. In beiden Lungen ist zusätzlich eine teils retikuläre, teils streifige Zeichnungsvermehrung erkennbar.
c, d CT: In den ventralen Lungenanteilen sind dünnwandige Emphysemblasen erkennbar. Im Unterlappen finden sich kleinere Blasen, wobei die sie umgebenden Septen verdickt sind. Hier hat eine Verschmelzung von Alveolen und Azini zu Bullae unter gleichzeitiger Fibrosierung des Interstitiums stattgefunden = Wabenlunge (Abb. c zeigt einen Schnitt mit konventioneller CT-Technik, in Abb. d ist die entsprechende Schnittebene mit hochauflösender Technik [HR-CT] dargestellt). Sowohl die Waben als auch die verdickten Septen sind in Abb. d deutlicher erkennbar.

bronchial cuffing" beschreibt eine Verdickung der Bronchialwand, die über 1/7 des Bronchusdurchmessers beim orthograd getroffenen Bronchus hinausgeht.

Noduläres Verschattungsmuster

Rundliche, scharf begrenzte, bis zu 1 cm große Verdichtungen über alle Lungenpartien.

- **mikronodulär (feinfleckig, miliar):** 1–3 mm große, scharf begrenzte Knötchen. Prototyp: Miliartuberkulose.
- **makronodulär (grobfleckig):** 0,5–1 cm groß, scharf begrenzt und nicht konfluierend. Bei Sarkoidose, Silikose, Metastasen, Histiozytosis X.

Häufig findet sich ein kombiniertes **retikulo-noduläres** Muster.

Noduläres Verschattungsmuster

Es finden sich rundliche, scharf begrenzte, maximal bis zu 1 cm große Verdichtungen, die über alle Lungenpartien verteilt sein können. Nach der Knötchengröße unterscheidet man:

- **mikronodulär (feinfleckig, miliar):** Die Lungen sind von kleinsten, ca. 1–3 mm großen Knötchen übersät, die scharf begrenzt sind und nicht konfluieren. Prototyp der Verschattungsform ist die Miliartuberkulose (Milium = Hirsekorn).
- **makronodulär (grobfleckig):** Die einzelnen Knötchen weisen einen Durchmesser von 0,5–1 cm auf. Im Gegensatz zu den azinären Fleckschatten sind sie schärfer begrenzt und zeigen keine Tendenz zu konfluieren. Diese kommen z. B. bei der Sarkoidose, Silikose, der Histiocytosis X oder bei Metastasen (z. B. Schilddrüsenkarzinom) vor.

Häufig sind die nodulären Verdichtungen mit retikulären Verdichtungen kombiniert (**retikulo-noduläres Muster**).

1.3.3 Lungenrundherd

▶ **Definition**

▶ **Definition:** Unter einem Rundherd versteht man einen annähernd kugelförmigen, in der Lunge gelegenen Verdichtungsbezirk, der einen Durchmesser von ca. 1–6 cm aufweist (Tab. **B-1.3**).

Rundherde sind meist größer als azinäre Fleckschatten oder Noduli und weniger zahlreich.

Gutartige Prozesse sind häufig **scharf begrenzt, solitär**, mit **Verkalkungen**. Für Malignität sprechen **rasche Größenzunahme, unscharfe Begrenzung, Corona radiata, Pleurafinger, Rigler-Nabelzeichen** (Abb. **B-1.26**). Im CT machen **Dichtewerte über 160 HE** eine **maligne Genese unwahrscheinlich** (Ausnahme: verkalkte Metastasen).

Zur **artdiagnostischen Einordnung eines Rundherdes** sollte eine CT durchgeführt werden. Wegen der überlagerungsfreien Darstellung werden häufig mehr Rundherde entdeckt als in der Thoraxübersichtsaufnahme.

Gutartige Prozesse sind häufig **scharf begrenzt, solitär** und weisen nicht selten **Verkalkungen** auf. Für **Malignität** sprechen neben einer raschen **Größenzunahme** (falls Verlaufskontrolle vorhanden) sowie einer Zunahme der Anzahl der Rundherde eine eher **unscharfe Begrenzung**, die **Corona radiata**, der **Pleurafinger** oder das **Rigler-Nabelzeichen** (Abb. **B-1.26**). Sowohl die **Kontur** als auch die **Dichte eines Rundherdes** können mit der **CT** überlagerungsfrei und empfindlicher als mit der Übersichtsaufnahme dargestellt werden. Bei einem gemessenen **Dichtewert über 160 HE** wird eine **maligne Genese unwahrscheinlich** (Ausnahmen: verkalkte Metastasen bei Osteo- oder Chondrosarkomen, Ovarial-, Mamma-, Kolon- oder Schilddrüsenkarzinomen).

Zusätzlich können in der CT wegen der überlagerungsfreien Darstellung häufig mehr Rundherde als in der Thoraxübersichtsaufnahme entdeckt werden. Bei der weiteren **artdiagnostischen Einordnung eines Rundherdes** sollte aus diesen Gründen die **CT als weiterführende Maßnahme** durchgeführt werden. Letztendlich kann die Röntgendiagnostik jedoch nur Hinweise auf die Ätiologie geben.

≣ B-1.3	**Mögliche Ursachen von Lungenrundherden**
maligne Tumoren	Bronchialkarzinom, Metastasen, Lungensarkome
sonstige Tumoren	Adenome, Hamartome, Mesotheliome, Neurofibrome
entzündliche Erkrankungen	Tuberkulome, chronische Pneumonien, Abszesse, Echinokokkuszysten
Autoimmunerkrankungen	Rheumaknoten, Wegener-Granulomatose
vaskulär	Infarkt, Hämatom
kongenital	bronchogene Zyste, Sequestration
Varia	Rundatelektase

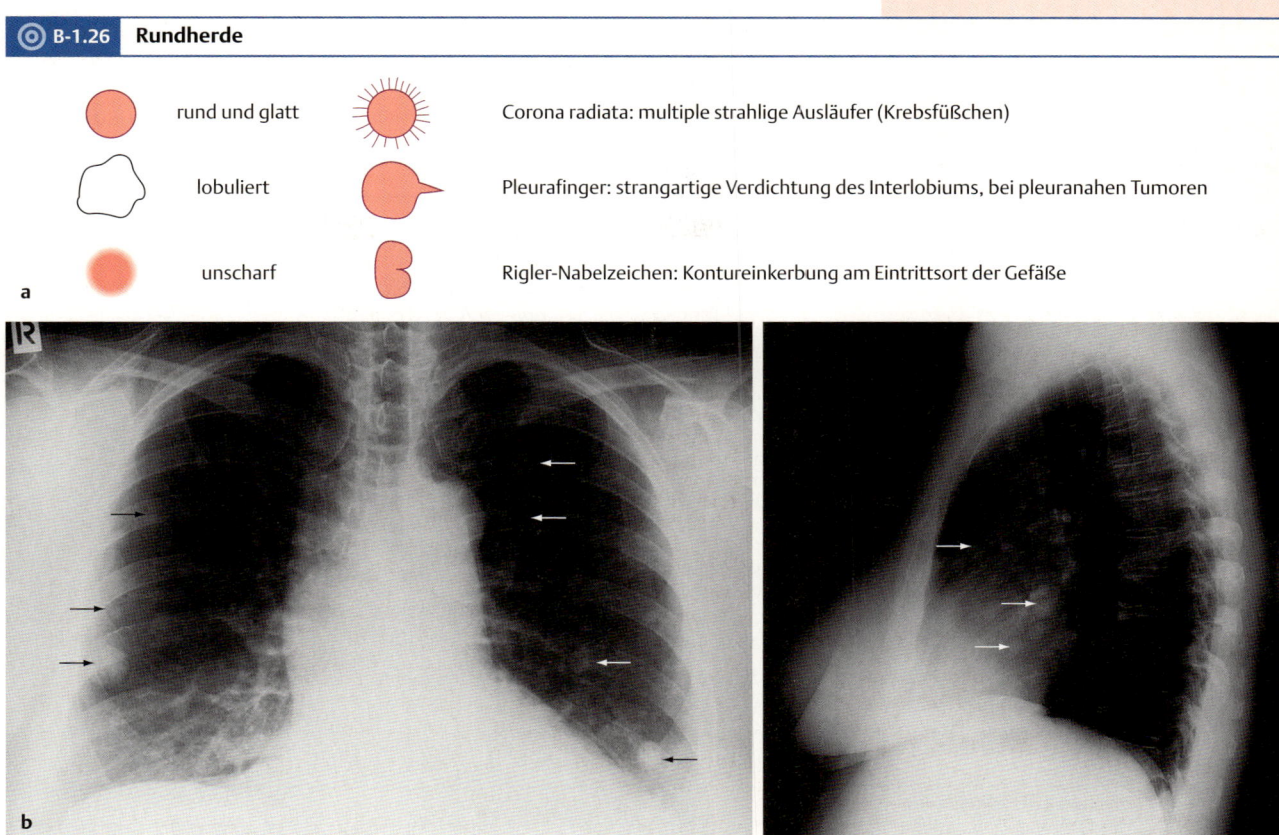

⊚ **B-1.26**   **Rundherde**

	rund und glatt		Corona radiata: multiple strahlige Ausläufer (Krebsfüßchen)
	lobuliert		Pleurafinger: strangartige Verdichtung des Interlobiums, bei pleuranahen Tumoren
	unscharf		Rigler-Nabelzeichen: Kontureinkerbung am Eintrittsort der Gefäße

a Morphologische Charakteristika.
b Lungenmetastasen bei Schilddrüsenkarzinom: Zahlreiche, unterschiedlich große Rundherde (Pfeile) in beiden Lungen.

1.3.4 Ringschatten

1.3.4 Ringschatten

▶ **Definition:** Ringschatten sind luftgefüllte, unterschiedlich große Hohlräume, die von belüftetem Lungengewebe umgeben sind.

◀ **Definition**

Je nach Wanddicke und Entstehungsmechanismus unterscheidet man zwischen **Blasen** (Emphysembullae, dünnwandig), **Zysten** (durch Hemmungsmissbildung entstanden) und **Höhlenbildungen** (Kavernen) (Abb. **B-1.27**). Verflüssigt sich entzündliches oder tumoröses Gewebe und gewinnt es durch Perforation der Bronchuswand Anschluss an das Bronchialsystem, entsteht eine Kaverne. Wird die Flüssigkeit nicht vollständig entleert, entsteht ein Flüssigkeitsspiegel.

Man unterscheidet zwischen **Blasen** (dünnwandige Emphysembullae), **Zysten** (entstanden durch Hemmungsmissbildung) und **Höhlenbildungen** (Kavernen) (Abb. **B-1.27**).

1.3.5 Verkalkungen

1.3.5 Verkalkungen

Kalkschatten bzw. Kalzifikationen sind auf der Thoraxaufnahme häufig erkennbar. In den meisten Fällen sprechen Verkalkungen für abgelaufene und inaktive dystrophische Prozesse (z. B. Entzündungen, Hämatome). Mit Hilfe der CT oder alternativ der Durchleuchtungsuntersuchung wird im Bedarfsfall der Kalkschatten lokalisiert und der Thoraxwand, der Pleura, dem Mediastinum oder den Lungen zugeordnet. Abb. **B-1.28** zeigt häufige Ursachen thorakaler Kalzifikationen.
Befinden sich die Kalzifikationen in den Weichteilen, können sie Hinweise auf systemische Erkrankungen liefern (z. B. homogene größere periartikuläre Kalkablagerungen im Bereich des Schultergelenkes bei chronischer Niereninsuffizienz; subkutane, netzförmige Verkalkungen bei Dermatomyositis). Bei der

Kalkschatten bzw. Kalzifikationen sprechen für abgelaufene und inaktive dystrophische Prozesse wie Entzündungen oder Hämatome. Abb. **B-1.28** zeigt häufige Ursachen thorakaler Kalzifikationen.

Verkalkungen in Weichteilen weisen auf systemische Erkrankungen (chronische Niereninsuffizienz, Dermatomyositis) oder auch Brustwandnarben, Hämatome und posttraumatische Myositis ossificans hin.

Bei Verkalkungen der Mamma ist an Fibroadenome, Mastopathia cystica oder Fettgewebsnekrosen zu denken.

Periarthropathia humeroscapularis treten zarte bandförmige Verkalkungen der Supraspinatussehne auf. Differenzialdiagnostisch kommen noch Brustwandnarben, Hämatome und die posttraumatische Myositis ossificans in Frage. Bei Lokalisation in der Mamma ist an Fibroadenome, Mastopathia cystica oder Fettgewebsnekrosen zu denken.

⊚ **B-1.27**   **Pulmonale Ringschatten**

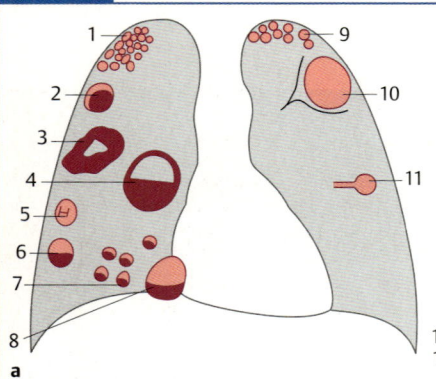
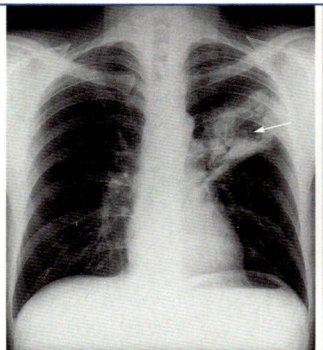
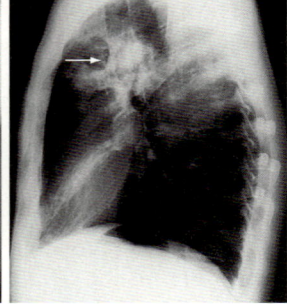

1 adenoidzystische Malformation
2 Myzetom (Pilzbefall einer Höhle)
3 einschmelzendes Bronchialkarzinom
4 Lungenabszess
5 Echinokokkuszyste
6 Amöbenabszess
7 zystische Bronchiektasen
8 intralobuläre Sequestration
9 bullöses apikales Emphysem
10 Emphysemblase
11 Kaverne

b   *Thorax p. a.*   *Thorax seitlich*

a Morphologisches Erscheinungsbild.
b Lungenabszess: Ringschatten mit dicker, unscharf begrenzter Wand im linken Oberlappen. Die Flüssigkeit ist über das Bronchialsystem drainiert, deshalb kein Spiegel (Erreger: Corynebacterium aequii bei einem HIV-Patienten).

⊚ **B-1.28**   **Thorakale Kalzifikationen**

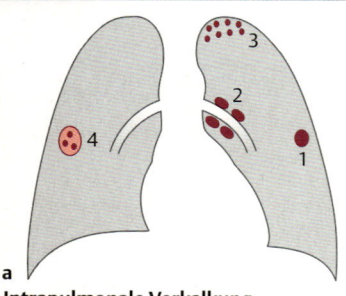
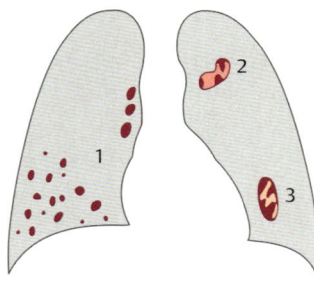
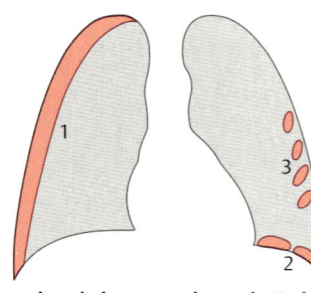

Intrapulmonale Verkalkung
Tuberkulose:
· Ghon-Primäraffekt (1)
· Ranke-Primärkomplex (1 + 2)
· verkalkte Spitzentuberkulose (3)
· Tuberkulom (4)

Weitere:
· verkalkte hiläre LK bei Silikose, silikotische Knötchen, 2/3 verkalkte Rundherde (1)
· Karzinom (2)
· Hamartom mit grobscholliger Verkalkung (3)

Intrathorakale extrapulmonale Verkalkungen, pleurale Verkalkungen
· Pleuraschwarte (1)
· Pleuritis calcarea diaphragmatica (Asbestose) (2)
· Pleuraplaques (3)

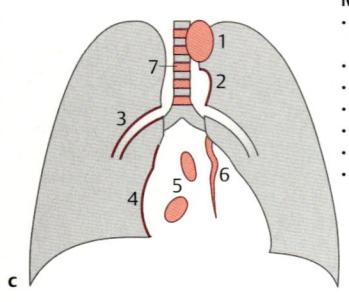
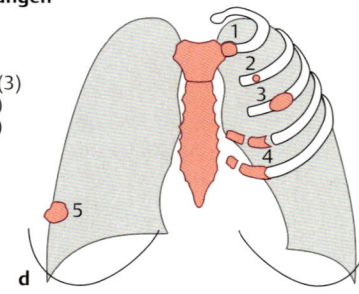

Mediastinale Verkalkungen
· Struma, Teratome, Thymome (1)
· Aortenkalk (2)
· Pulmonalarterienkalk (3)
· Perikardverkalkung (4)
· Klappenverkalkung (5)
· Koronarienkalk (6)
· verkalkte Trachealknorpel (7)

Verkalkungen der Thoraxwand
· degenerative Veränderungen des 1. Kostosternalgelenkes (1)
· Osteom der Rippe (2)
· Kallus-Bildung nach Rippenfraktur (3)
· Verkalkungen des Rippenknorpels (4)
· verkalktes Fibroadenom d. Mamma (5)

des Weiteren:
· posttraumatische Verkalkungen (Myositis ossificans, Brustwandhämatom)
· Weichteilverkalkungen bei Niereninsuffizienz

1.3.6 Atelektase

Bei einer Atelektase handelt es sich um einen luftleeren Lungenabschnitt. Wird ein Lungensegment oder -lappen nicht mehr belüftet, kollabiert das Lungengewebe und wird röntgenologisch dichter. Je nach auslösender Ursache werden verschiedene Formen unterschieden:

- Die **Obstruktionsatelektase** (Resorptionsatelektase) entwickelt sich bei einem Verschluss der Bronchuslichtung mit Resorption der poststenotischen Luft. Ursache der Obstruktion können Tumoren, Schleimpfropfen, Fremdkörper und eine Kompression von außen (z. B. vergrößerte Lymphknoten) sein. Die Lappenbronchien sind am häufigsten betroffen.
- Bei der **Kompressionsatelektase** (Retraktionsatelektase) kann sich das Lungengewebe auf Grund eines raumfordernden Prozesses (z. B. Pleuraerguss, Pneumothorax) ungenügend ausdehnen und kollabiert.
- Die **Adhäsionsatelektase** wird durch einen Mangel an Surfactant hervorgerufen. Die erhöhte Oberflächenspannung bewirkt einen Kollaps der Alveolen. Diese Form der Atelektase entwickelt sich beim akuten Atemnotsyndrom des Säuglings (Hyaline Membranen), beim ARDS (adult respiratory distress syndrome = Schocklunge) und der Strahlenpneumonitis. Meist sind mehrere Segmente und größere Lungenareale diffus betroffen.

Die einzelnen röntgenologischen Atelektasezeichen sind in Abb. **B-1.29** dargestellt. Wenn einzelne Abschnitte des betroffenen Segmentes noch belüftet sind, ist ein positives Bronchopneumogramm erkennbar. Diese inkomplette Minderbelüftung heißt **Dystelektase.** Bei Kollaps eines Lobulus resultiert eine plattenförmige Verdichtung, die **Plattenatelektase.** Diese bilden sich vor allem bei Zwerchfellhochstand oder eingeschränkter Zwerchfellbeweglichkeit in den unteren Lungenpartien aus.

1.3.6 Atelektase

Wird ein Lungensegment oder -lappen nicht mehr belüftet, kollabiert das Gewebe: Es kommt zur Atelektase. Formen:

- **Obstruktionsatelektase:** Bei Verschluss der Bronchuslichtung (z. B. durch Tumoren, Fremdkörper) mit Resorption der poststenotischen Luft.

- **Kompressionsatelektase:** Kollaps des Gewebes bei Raumforderungen (Pneumothorax, Pleuraerguss).

- **Adhäsionsatelektase:** Bei Surfactantmangel bewirkt die erhöhte Oberflächenspannung einen Kollaps der Alveolen, z. B. beim akuten Atemnotsyndrom des Säuglings, ARDS und Strahlenpneumonitis.

Röntgenologische Atelektasezeichen s. Abb. **B-1.29**. Zur Dystelektase kommt es bei inkompletter Minderbelüftung. Bei Kollaps eines Lobulus resultiert eine **Plattenatelektase.**

◎ B-1.29   **Röntgenzeichen der Atelektase**

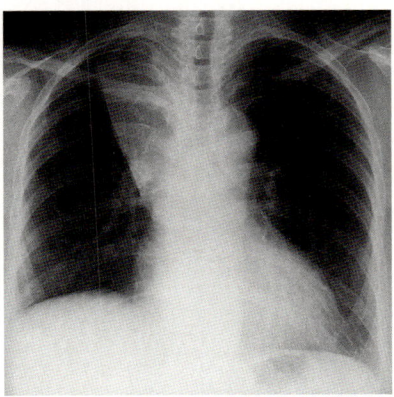

a Thoraxaufnahme p.-a. mit Oberlappenatelektase rechts.

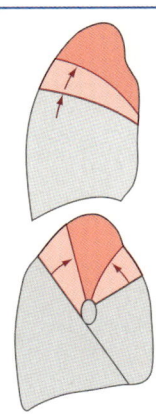

b Schema: Oberlappenatelektase

1. Verschattung:
   - Die Verschattungsfigur ist durch die Form und Topographie der betroffenen Segmente bzw. Lappen charakterisiert.
   - Aufgrund des verminderten Luftgehaltes kommt es zu einer Volumenminderung mit konkaver Einziehung des Verschattungsrandes.
   - Bei voll ausgebildeter Atelektase fehlt ein Bronchopneumogramm. Demzufolge ist die Verschattungsfigur meist homogen.

2. Zeichen der Volumenminderung:
Diese sind je nach Größe und Anzahl der betroffenen Segmente unterschiedlich ausgeprägt:
Verlagerung der Interlobien – Höhertreten des Zwerchfells – Mediastinalverlagerung zur betroffenen Seite – kompensatorisches Emphysem der nicht betroffenen Seite – Hilusverlagerung – Engstellung der Rippen

---

▶ **Merke:** Eine Atelektase ist röntgenologisch durch eine homogene Verschattung gekennzeichnet, die die Zeichen einer Volumenminderung aufweist.

◀ **Merke**

Die **CT** zeigt bei einer Atelektase eine **Verdichtung**, die nach KM-Gabe aufgrund der eng aneinander liegenden Gefäße eine **kräftige Anreicherung** aufweist. Die Grenzen dieser Verdichtung sind **meist scharf** gegenüber dem umgebenden Lungengewebe **abgegrenzt**.

Die **CT** zeigt eine **Verdichtung,** die kräftig **KM anreichert** und **scharf abgegrenzt** ist.

1.3.7 Totalverschattung einer Thoraxhälfte

Zur Abklärung muss eine Seitaufnahme gemacht werden. Pneumonien des rechten Ober- und Mittellappens sowie ventral oder dorsal gelegene Pleuraschwarten können auf der p.a.-Aufnahme eine Totalverschattung vortäuschen.

▶ **Merke**

Volumenkonstanz bzw. Zu- oder Abnahme des Thoraxvolumens geben diagnostische Hinweise (Abb. **B-1.30**):

- **Infiltrative Prozesse** dehnen sich nur selten auf gesamten Lungenflügel aus (z.B. Tuberkulose bei Kindern). Volumenkonstanz.

1.3.7 Totalverschattung einer Thoraxhälfte

Sieht man auf der Aufnahme im frontalen Strahlengang (p.a./a.p.) eine Totalverschattung einer Thoraxhälfte, muss zunächst geklärt werden, ob es sich wirklich um eine solche handelt, oder ob diese nur vorgetäuscht wird. Eine Pneumonie des rechten Ober- und Mittellappens kann auf der p.a.-Aufnahme eine Totalverschattung vortäuschen, obwohl noch der gesamte Unterlappen belüftet ist. Dies wird dann erst auf der Seitaufnahme ersichtlich. Ebenso kann eine ventral oder dorsal gelegene Pleuraschwarte als Verschattung imponieren, obwohl die Lunge vollständig belüftet ist.

▶ **Merke:** Erst wenn sowohl auf der p.a.-Aufnahme als auch auf der seitlichen Aufnahme eine vollständige Verschattung erscheint, kann von einer Totalverschattung des Hemithorax gesprochen werden.

Aus der Beobachtung, ob die Verschattung mit einer Volumenkonstanz oder einer Zu- oder Abnahme des Thoraxvolumens einhergeht, lassen sich wichtige differenzialdiagnostische Schlussfolgerungen ziehen (Abb. **B-1.30**):

- **Infiltrative Prozesse** können sich in seltenen Fällen auf einen gesamten Lungenflügel ausdehnen (z.B. Tuberkulose bei Kindern). Das Mediastinum bleibt mittelständig, eine Volumenänderung erfolgt meist nicht (Volumenkonstanz). Im Unterschied zum Pleuraerguss bleiben kleine Bereiche in den Sinus und den Randpartien frei.

⊙ **B-1.30**   **Totalverschattung einer Thoraxhälfte**

Radiologische Zeichen

Volumenzunahme   **Volumenkonstanz**   **Volumenabnahme**

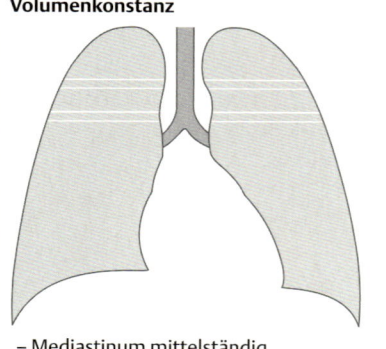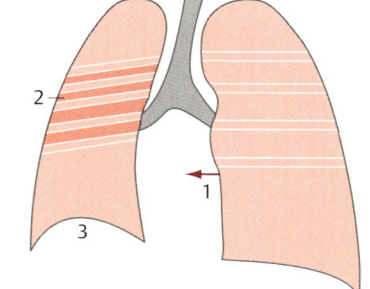

– Mediastinalverlagerung zur gesunden Seite (1)
– Verbreiterung der ICR (2)
– Zwerchfelltiefstand (3)

– Mediastinum mittelständig
– symmetrische ICR

– Mediastinalverlagerung zur betroffenen Seite (1)
– Verschmälerung der ICR (2)
– Zwerchfellhochstand (3)

Ursachen

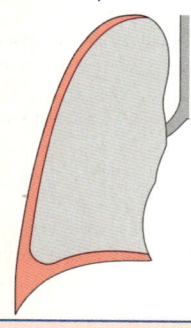

· Pleuraerguss (Sinus und Randpartien sind früh und besonders intensiv verschattet)

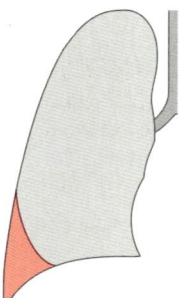

· Pneumonie (Randsinus häufig frei)

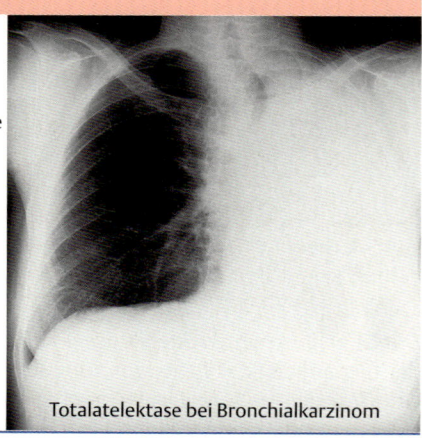

· Atelektase (s. Röntgenbild)
· Lungenagenesie
· Fibrothorax nach Pneumonektomie
· Pleuraschwarte
· Thoraxdeformitäten

Totalatelektase bei Bronchialkarzinom

- Die **Totalatelektase** dagegen bewirkt eine ausgeprägte Volumenabnahme mit Mediastinalverlagerung zur betroffenen Seite, Verschmälerung der ICR und Zwerchfellhochstand.
- Mit einer deutlichen Volumenzunahme geht meist ein ausgeprägter **Pleuraerguss** einher. Die Volumenzunahme ist an einer Verlagerung des Mediastinums zur gesunden Seite, einer Erweiterung der Zwischenrippenräume und einem Zwerchfelltiefstand erkennbar. Die Randsinus sind beim Erguss besonders früh verschattet.

Die Klärung, welche Ursache im Einzelfall vorliegt, kann schwierig sein, da Erguss, Infiltration des Lungengewebes (Tumor, Entzündung) oder Atelektase häufig kombiniert auftreten. Es ist von Vorteil, die Belichtungstechnik der verschatteten Thoraxseite anzupassen. Auf diese Weise kann evtl. ein Tumorkernschatten oder noch belüftete Lunge abgegrenzt werden. Zum Nachweis eines Ergusses ist die Sonographie geeignet. Die genaueste Analyse der einer Verschattung zugrunde liegenden Ursache gelingt mit Hilfe der CT.

> ▶ **Merke:** Mit Hilfe der CT können Erguss, Atelektase und Infiltrationen oder Tumor differenziert werden.

Eine Atelektase zeigt sich als **keilförmige, scharf begrenzte Verdichtung** mit **kräftiger KM-Aufnahme**. Entzündliche Infiltrationen reichern KM meist etwas weniger stark (ein Tumor deutlich weniger stark) an als eine Atelektase. Ein Erguss ist anhand der Lokalisation (pleural, interlobär) und der fehlenden KM-Aufnahme diagnostizierbar.

1.3.8 Hypertransparenz einer Thoraxhälfte

> ▶ **Synonym:** Einseitig dunkle Lunge.

Bei der einseitig dunklen Lunge besteht ein Transparenzunterschied zwischen beiden Lungenflügeln. Mögliche Ursachen s. Tab. **B-1.4**.

Marginal column:

- **Totalelektase:** ausgeprägte Volumenabnahme mit Mediastinalverlagerung zur betroffenen Seite.
- **Pleuraerguss:** deutliche Volumenzunahme, Mediastinalverlagerung zur gesunden Seite, Erweiterung der Zwischenrippenräume, Zwerchfelltiefstand, verschattete Randsinus.

Erguss, Infiltration und Atelektase treten häufig kombiniert auf. Deshalb sollte die Belichtungstechnik der verschatteten Seite angepasst werden. Ergüsse werden mittels Sonographie nachgewiesen.

◀ Merke

Atelektasen nehmen **kräftig KM** auf, entzündliche Prozesse etwas weniger, Tumoren deutlich weniger. Ergüsse nehmen kein KM auf.

1.3.8 Hypertransparenz einer Thoraxhälfte

◀ Synonym

Ursachen s. Tab. **B-1.4**.

B-1.4	Ursachen der einseitig dunklen Lunge		
extrapulmonale Faktoren	defokussierter Röntgenstrahl Thoraxasymmetrie verdrehte Aufnahmeposition Skoliose Z. n. Mastektomie kongenitale Pektoralisaplasie	**vaskulär bedingt**	Thromboembolie Pulmonalarterienhypoplasie
		Swyer-James-Syndrom	Der betroffene Lungenflügel ist aufgrund einer obstruktiven Ventilationsstörung mit verminderter Perfusion hypertransparent. Als Ursache wird eine frühkindlich durchgemachte Bronchiolitis obliterans angenommen.
Pneumothorax	s. Abb. **B-1.42**, Abb. **B-1.44**		
Z. n. Lobektomie			

1.3.9 Hilusvergrößerung

Auf den Übersichtsaufnahmen ist die Beurteilung, ob ein Lungenhilus normal konfiguriert oder pathologisch vergrößert ist, je nach Ausprägung schwierig. Zum einen stellt der Hilus ein Summationsbild von Gefäßen, Bronchien und Lymphknoten dar, zugleich besteht eine **große Schwankungsbreite** hinsichtlich der Form und Größe normaler Hili. Entsprechend der den Hilusschatten bildenden Strukturen ist eine Vergrößerung bedingt durch:
- erweiterte Gefäße bei Lungenstauung, Vitien etc.
- vergrößerte Lymphknoten (maligne Lymphome, Metastase, Sarkoidose)
- Bronchialtumoren.

Pathologische Veränderungen können sich im p. a.-Bild auf die Hilusregion projizieren und eine scheinbare Vergrößerung vortäuschen. Hierzu zählen z. B. das Aortenaneurysma, Wirbelsäulendeformitäten (z. B. Spondylose), Brustwandprozesse und die hilusnahe Pneumonie.

1.3.9 Hilusvergrößerung

Die Größenbeurteilung ist schwierig, weil bereits bei normalen Hili eine **große Schwankungsbreite** besteht. Vergrößerungen sind bedingt durch:
- erweiterte Gefäße bei Lungenstauung, Vitien etc.
- vergrößerte Lymphknoten bei Lymphomen, Metastasen, Sarkoidose
- Bronchialtumoren.

Scheinbare Vergrößerungen werden vorgetäuscht durch Aortenaneurysmen, Wirbelsäulendeformitäten, Brustwandprozesse oder hilusnahe Pneumonien.

◉ **B-1.31**   **Hilusvergrößerung und Mediastinalverbreiterung bei CLL**

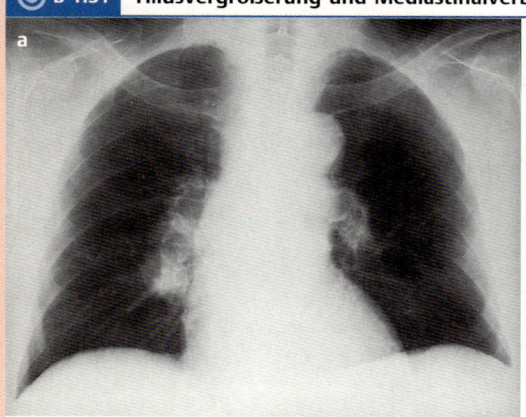 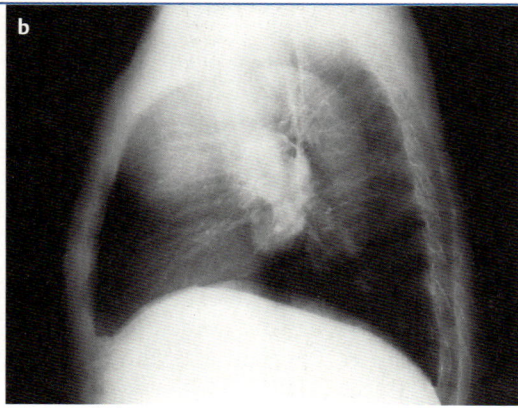

Es besteht eine bilaterale asymmetrische Hilusvergrößerung mit polyzyklischer Konfiguration.
Das Mediastinum ist ebenfalls verbreitert, das obere vordere Mediastinum auf der Seitaufnahme (**b**) transparenzgemindert.

Zur **einseitigen** Hilusvergrößerung kommt es bei Bronchialkarzinom und Hiluslymphknoten-Tbc. **Bilateral asymmetrische** Vergrößerungen kommen bei Lymphknotenmetastasen und malignen Lymphomen vor (Abb. **B-1.31**). **Symmetrischer Hilusbefall** wird bei Sarkoidose, infektiöser Mononukleose, Silikose und vaskulären Ursachen beobachtet.

Erste Hinweise kann die Beobachtung liefern, ob die Vergrößerung des Hilus **einseitig, beidseitig asymmetrisch** oder **beidseits symmetrisch** ist. Eine vorwiegend einseitige Verplumpung entsteht meist beim Bronchialkarzinom und der Hiluslymphknotentuberkulose. Bilateral asymmetrische Lymphknotenvergrößerungen kommen bei Lymphknotenmetastasen und malignen Lymphomen vor. Typisch für das maligne Lymphom sind massive Lymphknotenvergrößerungen mit polyzyklischer Begrenzung unter gleichzeitiger Beteiligung des Mediastinums (Abb. **B-1.31**). Ein symmetrischer Befall der Hili kann bei Sarkoidose, infektiöser Mononukleose und Silikose beobachtet werden. Auch bei den meisten vaskulären Ursachen sind die Hili symmetrisch verändert.

▶ **Merke**

▶ **Merke:** Mit der CT lassen sich Hilusvergrößerungen früher und sicherer diagnostizieren.

1.3.10 Veränderungen des Standes und der Beweglichkeit des Zwerchfells

Die Beweglichkeit des Zwerchfells wird **unter Durchleuchtungskontrolle** überprüft.
Bei einer **Zwerchfellparese** senkt sich das gesunde Zwerchfell in Inspiration, das paretische wird nach kranial verschoben. In Exspiration hebt sich das gesunde Zwerchfell, das paretische senkt sich (**Waagebalkenphänomen**). Häufigste Ursache: **Phrenikusparese** bei Ösophagus- oder Bronchialkarzinom (Abb. **B-1.32**).

1.3.10 Veränderungen des Standes und der Beweglichkeit des Zwerchfells

Veränderungen des Zwerchfellstandes werden häufiger durch thorakale oder abdominelle Erkrankungen als durch zwerchfelleigene Prozesse hervorgerufen (Tab. **B-1.5**). Diagnostisch ist eine **Überprüfung der Zwerchfellbeweglichkeit unter Durchleuchtungskontrolle** wichtig: Bei einer **Zwerchfellparese** senkt sich das gesunde Zwerchfell in Inspiration, das paretische wird durch die inspiratorische abdominelle Druckerhöhung nach kranial verschoben. In Exspiration hebt sich das gesunde Zwerchfell und das paretische senkt sich, d. h. beide bewegen sich gegenläufig zueinander (sog. **Waagebalkenphänomen**). Es kann bei ruckartigem Einatmen durch die Nase (Hitzenberg-Schnupfversuch) deutlicher in Erscheinung treten. Häufigste Ursache einer Zwerchfelllähmung ist die **Phrenikusparese** (meist infolge Ösophagus- oder Bronchialkarzinom, Abb. **B-1.32**).

≣ **B-1.5**   **Ursachen für einen Zwerchfellhochstand oder -tiefstand**

Tiefstand		*Hochstand*	
beidseitig	**einseitig**	**beidseitig**	**einseitig**
▪ asthenischer Habitus	▪ einseitige Lungenüberblähung	▪ Exspirationsstellung	▪ Lungenverkleinerung
▪ Emphysem	▪ Spannungspneumothorax	▪ abdominale Raumforderung (z. B. Adipositas, Schwangerschaft, Aszites, Hepatosplenomegalie)	▪ abdomineller Prozess (z. B. subphrenischer Abszess, Lebertumor)
▪ Status asthmaticus		▪ restriktive Ventilationsstörung	▪ Zwerchfellparese
		▪ Pleuraschwarten	

Merke: Ein subpulmonaler Erguss kann einen Zwerchfellhochstand vortäuschen. Auf der Aufnahme in der entsprechenden Seitenlage ist dann die seitlich auslaufende Flüssigkeit erkennbar (s. Abb. **B-1.40**, S. 186).

◎ **B-1.32**

◎ **B-1.32** | **Mediale Zwerchfellbuckelung rechts (Pfeil)**

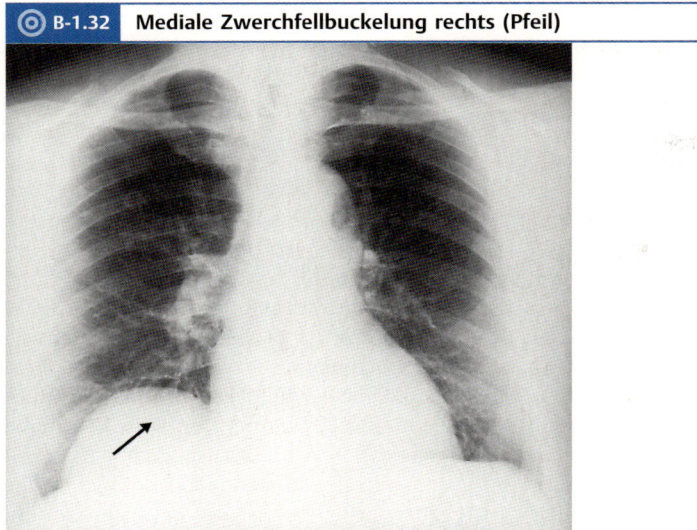

Als Ursache für den sog. **Zwerchfellbuckel** wird eine umschriebene Relaxation des Zwerchfells angenommen. Die Ursache ist meist unbekannt. Diskutiert werden Schädigungen des N. phrenicus oder entzündliche oder traumatische Veränderungen des Zwerchfells. Durch narbige Verziehungen des Zwerchfells, subdiaphragmale Raumforderungen, Zwerchfelltumoren oder -hernien kann ebenso eine bucklige Form hervorgerufen werden (Abb. **B-1.32**).

1.3.11 Thoraxwand

Die Weichteilstrukturen und das Skelettsystem der Thoraxwand sollten grundsätzlich in die systematische Analyse des Thoraxbildes einbezogen werden. Weichteil- oder knöcherne Veränderungen der Thoraxwand können sich auf die Lunge projizieren und so intrapulmonale Veränderungen vortäuschen. Mit Hilfe der Durchleuchtungsuntersuchung oder CT kann die Veränderung lokalisiert und der Brustwand zugeordnet werden.
Die **Thoraxweichteile** führen zu einer symmetrischen Herabsetzung der Strahlentransparenz (Abb. **B-1.33**).

Zum **Zwerchfellbuckel** kommt es bei einer umschriebenen Relaxation des Zwerchfells. Ursache meist unbekannt (Abb. **B-1.32**).

1.3.11 Thoraxwand

Weichteil- oder knöcherne Veränderungen können intrapulmonale Veränderungen vortäuschen. Mittels Durchleuchtung oder CT werden sie der Brustwand zugeordnet.

Die **Thoraxweichteile** setzen die Strahlentransparenz herab (Abb. **B-1.33**).

◎ **B-1.33** | **Z. n. Mammaablatio rechts**

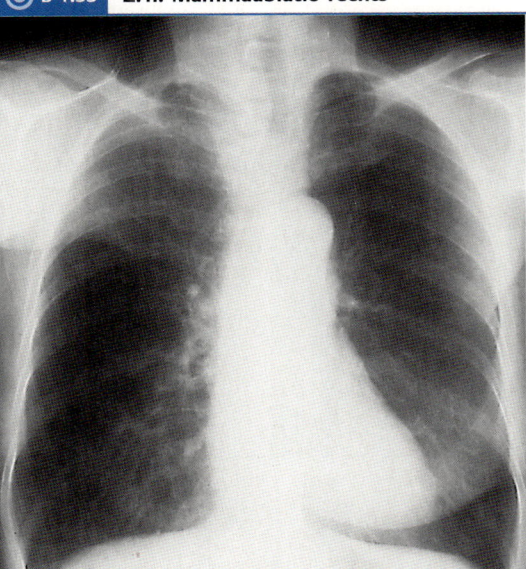

Bei fehlender Mamma rechts ist die Transparenz der rechten Lunge deutlich gegenüber der linken vermehrt.

◎ **B-1.33**

Kalzifikationen s.S. 175.

Beim **subkutanen Emphysem** (nach chirurgischen Eingriffen oder Verletzungen) treten streifige oder blasige Aufhellungsfiguren im Weichteilmantel auf (Abb. **B-1.34**).

Ein Emphysem führt durch horizontalen Rippenverlauf und Vergrößerung des Transversaldurchmessers zum **Fassthorax**. Bei der **Trichterbrust** täuscht die verstärkte Querlagerung des Herzens eine Herzverbreiterung vor (Abb. **B-1.35**). **Glockenthorax** und rachitischer Rosenkranz werden bei Rachitis oder Osteomalazie beobachtet. Bei der **Hühnerbrust** ist der Retrosternalraum durch das vorgewölbte Sternum erweitert.

Veränderungen bei **Skoliose** s. Abb. **B-1.36a**, pathologische Veränderungen der BWS s. Abb. **B-1.36b**.

Veränderungen der **Rippen** s. Abb. **B-1.37**. Bei Halsrippe oder in Fehlstellung verheilter Klavikulafraktur kann es zum Thoracic-outlet-Syndrom kommen. Ossäre Destruktionen weisen auf maligne Prozesse hin. Rippenusuren (verstärkte Einkerbungen) zeigen sich z.B. bei Aortenisthmusstenosen.

Kalzifikationen der Thoraxwand s.S. 175.

Streifige oder blasige Aufhellungsfiguren im Weichteilmantel treten beim **subkutanen Emphysem** auf (häufig nach thoraxchirurgischen Eingriffen oder Thoraxwandverletzungen mit Pneumothorax). Im Bereich des M. pectoralis wird dann die Muskelfiederung anhand typischer Aufhellungslinien erkennbar. Zu achten ist auf einen zusätzlichen Pneumothorax oder Pneumomediastinum (Abb. **B-1.34**).

Thoraxwandveränderungen und kardiopulmonale Funktion können sich gegenseitig beeinflussen, so dass bei der Beurteilung der Herzgröße und Lungenstrukturen die **Form des Thorax** beachtet werden sollte. Ein Emphysem führt durch den horizontalen Rippenverlauf und die Vergrößerung des Transversaldurchmessers zu einem **Fassthorax**. Bei der **Trichterbrust** ist dieser Durchmesser verringert, die verstärkte Querlagerung des Herzens täuscht in der p. a.-Aufnahme eine Herzverbreiterung vor (Abb. **B-1.35**). Je nach Ausprägung kann die kardiopulmonale Funktion jedoch auch beeinträchtigt werden. Ein **Glockenthorax** wird bei der Rachitis oder Osteomalazie beobachtet. Zusätzlich entwickelt sich hier eine perlartige Auftreibung der ventralen Rippenenden, der rachitische Rosenkranz. Bei der **Hühnerbrust** (Pectus carinatum) ist der Retrosternalraum durch die Vorwölbung des Sternums erweitert.

Die **Skoliose** führt je nach Ausprägungsgrad zu einer Asymmetrie der Thoraxhälften, einer unterschiedlichen Strahlentransparenz im Röntgenbild und zu einer Verlagerung von Herz und Mediastinum (Abb. **B-1.36a**). **Pathologische Veränderungen der BWS** sind in Abb. **B-1.36b** dargestellt.

Abb. **B-1.37** zeigt wichtige Veränderungen der **Rippen**. Eine Halsrippe oder eine in Fehlstellung verheilte Klavikulafraktur können durch Kompression des Gefäß-Nervenstranges ein Thoracic-outlet-Syndrom hervorrufen. Ossäre Destruktionen weisen hin auf einen ausgedehnten malignen Prozess. Rippenusuren, d. h. verstärkte Einkerbungen der Rippen, kommen am häufigsten bei einer Aortenisthmusstenose (durch Umgehungskreislauf sowie vermehrte Durchblutung und Pulsationen der Interkostalarterien, s.S. 252) sowie bei venösen (z.B. Verschluss der V. cava superior) oder neuralen Erkrankungen (z.B. Neurofibromatose) vor.

◎ B-1.34

◎ B-1.34   **Radiologische Veränderungen der Thoraxwand**

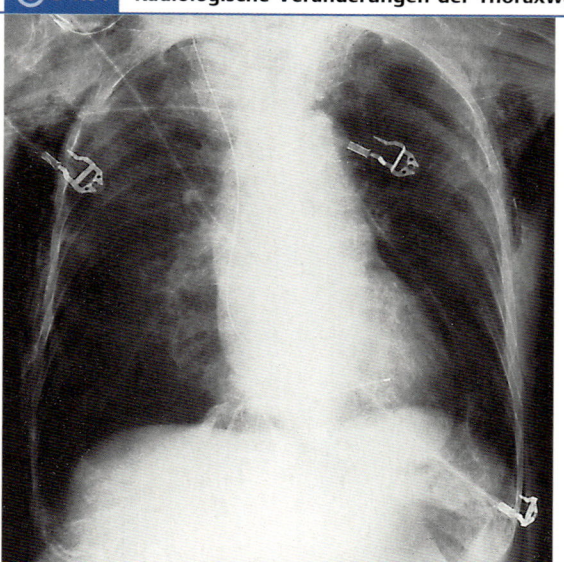

Subkutanes Emphysem und Pneumoperikard: Beidseits sind subkutane Aufhellungsfiguren axillär und im Bereich der Thoraxwand zu erkennen. Die Fiederung des M. pectoralis kommt deutlich hervor. Zusätzlich besteht ein Pneumoperikard mit Abhebung des parietalen Blattes.

⊚ B-1.35   Scheinbare Herzvergrößerung bei Trichterbrust

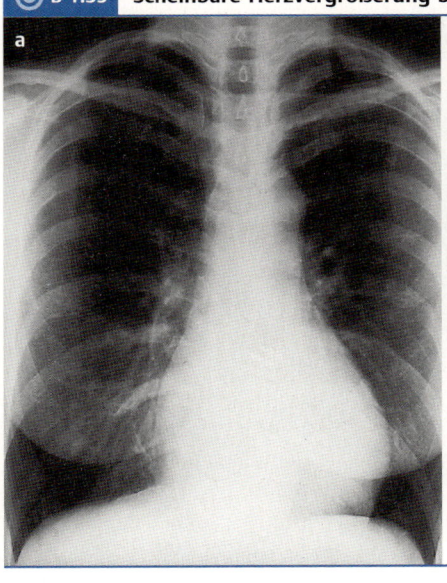
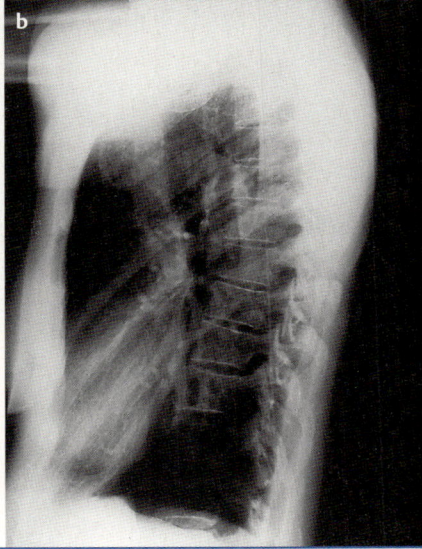

a p. a.-Aufnahme mit scheinbarer Herzverbreiterung.

b Seitliche Aufnahme: keine Einengung des Retrosternal- und Retrokardialraumes, Verminderung des Transversaldurchmessers.

⊚ B-1.36   Pathologische Veränderungen der Wirbelsäule

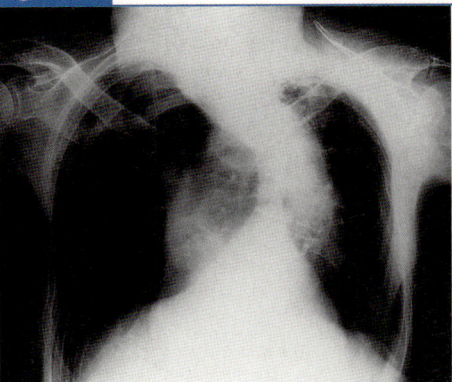

a Kyphoskoliose mit Mediastinalverlagerung und unterschiedlicher Lungentransparenz

Spondylitis tuberculosa

Spondylosis deformans

Elfenbeinwirbel

Fischwirbel (Osteoporose)

Rahmenwirbel (Morbus Paget)

Pallisadenwirbel (Hämangiom)

Morbus Bechterew (Längsbandver-kalkung und Anky-lose der kleinen Wirbelgelenke)

Keilwirbel (Fraktur, kongenital)

b Pathologische Veränderungen im Bereich der BWS.

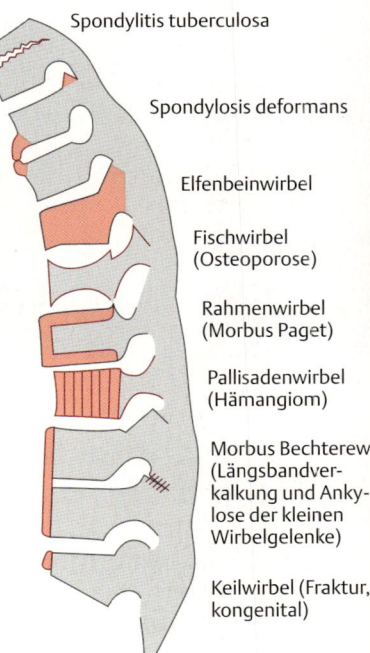
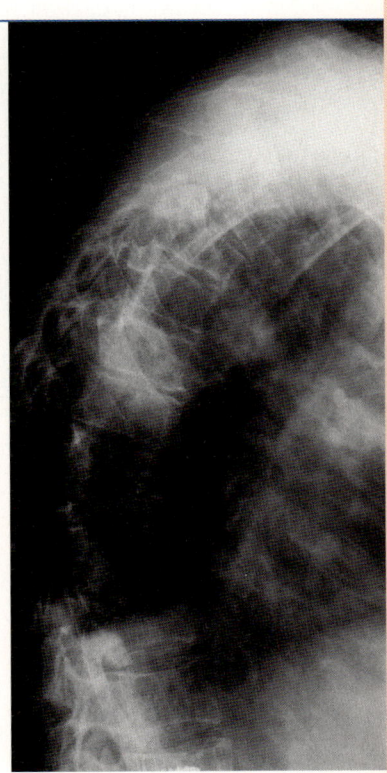

Keilwirbel und Vertebra plana in der mittleren BWS bei Plasmozytom.

◉ **B-1.37** | **Pathologische Veränderungen im Bereich der Rippen**

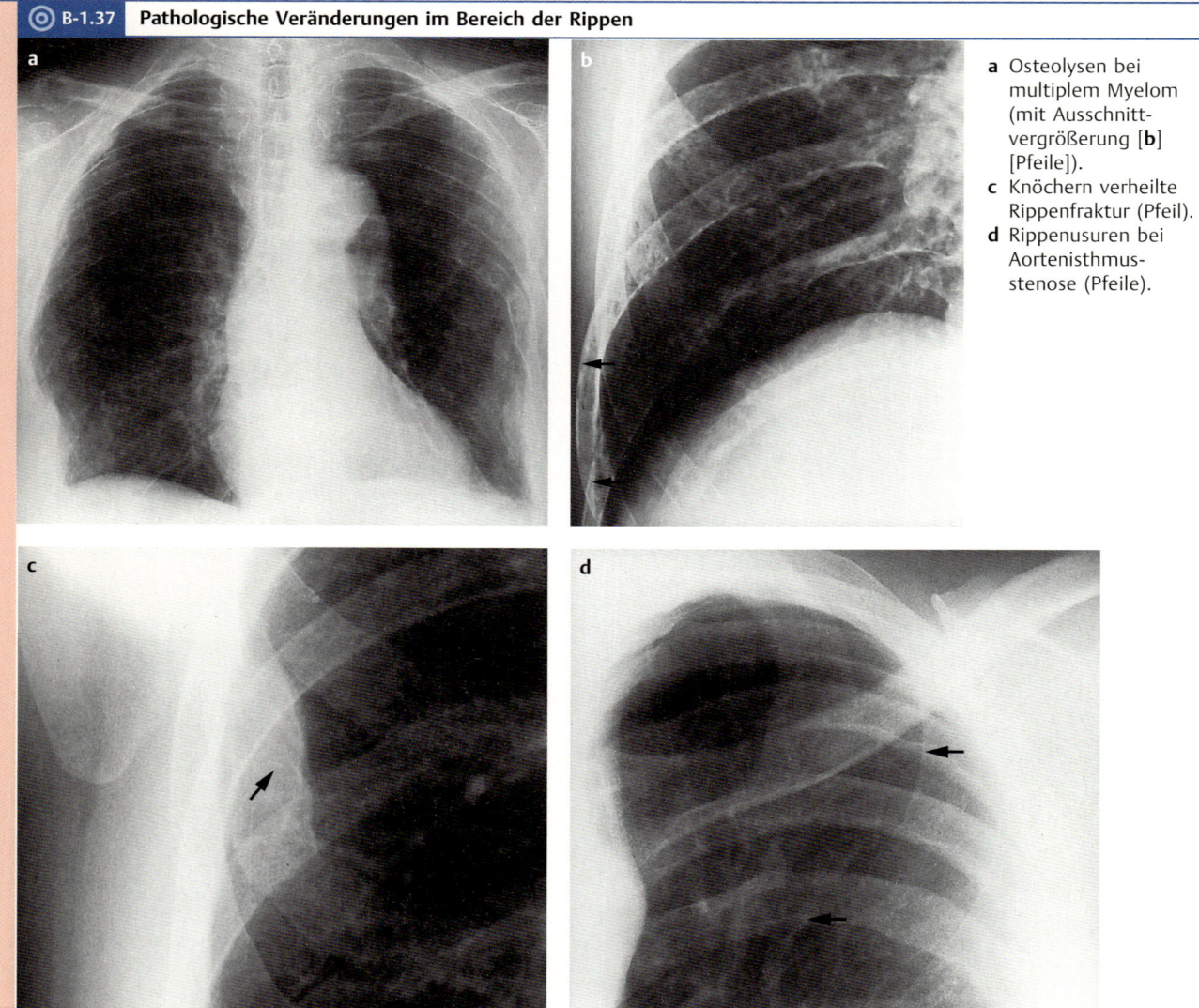

a Osteolysen bei multiplem Myelom (mit Ausschnittvergrößerung [b] [Pfeile]).
c Knöchern verheilte Rippenfraktur (Pfeil).
d Rippenusuren bei Aortenisthmusstenose (Pfeile).

1.4 Wichtige Krankheitsbilder – von der Diagnose zum Befund

1.4 Wichtige Krankheitsbilder – von der Diagnose zum Befund

1.4.1 Missbildungen

1.4.1 Missbildungen s.S. 686

1.4.2 Erkrankungen der Pleura

1.4.2 Erkrankungen der Pleura

Pleuraerguss

Pleuraerguss

▶ **Definition**

▶ **Definition:** Pathologische Flüssigkeitsansammlung in der Pleurahöhle, die über die physiologisch vorhandene Menge von etwa 20 ml hinausgeht. Ursächlich ist das Gleichgewicht zwischen Flüssigkeitsproduktion und -rückresorption gestört.

Klinik: Häufig begleitend bei Herzinsuffizienz, Pneumonien und Malignomen. Zunehmende Dyspnoe, abgeschwächtes oder fehlendes Atemgeräusch und gedämpfter Klopfschall.

Klinik: Ein Pleuraerguss tritt begleitend bei einer Vielzahl von Krankheiten auf. Die häufigsten Ursachen sind Herzinsuffizienz, Pneumonien und Malignome. In Abhängigkeit von der Ergussmenge kommt es zur zunehmenden Dyspnoe. Bei der körperlichen Untersuchung findet sich ein abgeschwächtes bis fehlendes Atemgeräusch sowie eine Klopfschalldämpfung.

Diagnostisches Vorgehen: Der empfindlichste Nachweis eines Pleuraergusses gelingt mit der Sonographie (ab 50 ml).

Radiologische Diagnostik: Auf der Röntgenthoraxaufnahme sammelt sich unter dem Einfluss der Schwerkraft die Flüssigkeit am aufrecht stehenden Patienten zunächst am tiefsten Punkt, dem **dorsalen Recessus phrenicocostalis.** Beträgt der Erguss wenige ml (15–150 ml), füllt er die hinteren paravertebralen Bereiche aus, wobei die normale Zwerchfellkontur erhalten bleibt, so dass er weder im seitlichen noch im p. a.-Bild erkennbar ist. In der so genannten **„Ergussaufnahme"** kommt es zu einem Ausfließen der geringen Ergussmenge und zu einer Pleurasaumverbreiterung (Abb. **B-1.38**). Bei dieser Aufnahme liegt der Patient auf der Seite des vermuteten Ergusses, die Aufnahme wird dabei im horizontalen Strahlengang angefertigt.

Diagnostisches Vorgehen: Sonographie (ab 50 ml).

Radiologische Diagnostik: Flüssigkeit sammelt sich zuerst im **dorsalen Recessus phrenicocostalis.** Geringe Mengen (15–150 ml) sind weder seitlich noch im p. a.-Bild erkennbar. In der **Ergussaufnahme** im Liegen auf der Seite und horizontalem Strahlengang (Abb. **B-1.38**) fließt der Erguss aus und zeigt sich als Pleurasaumverbreiterung.

▶ **Merke:** Der dorsale Recessus phrenicocostalis wird beim stehenden Patienten bei einer Ergussmenge von ca. 150 ml verschattet, die lateralen Winkel erst ab ca. 200 ml, so dass beim stehenden Patienten der Erguss auf der Seitaufnahme früher zu erkennen ist (Abb. **B-1.39**).

◀ **Merke**

◉ B-1.38 | **Ergussaufnahme**

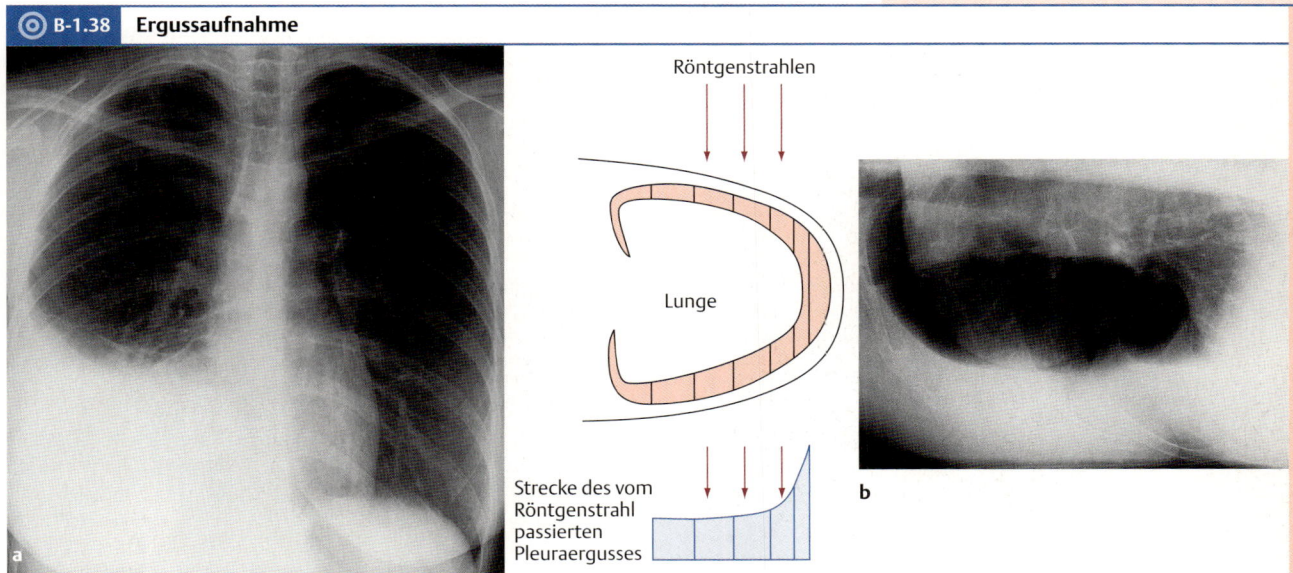

Röntgenstrahlen

Lunge

Strecke des vom Röntgenstrahl passierten Pleuraergusses

b

a Pleuraerguss rechts: basale homogene Verschattung mit meniskusartigem Anstieg. Obwohl der Erguss die gesamte Lungenbasis mantelförmig umspült, wird er besonders dort sichtbar, wo ihn der Röntgenstrahl tangential trifft (s. Grafik).
b Aufnahme in Rechtsseitenlage im horizontalen Strahlengang: deutliche Pleurasaumverbreiterung durch auslaufenden Erguss.

◉ B-1.39 | **Dorsaler Pleuraerguss**

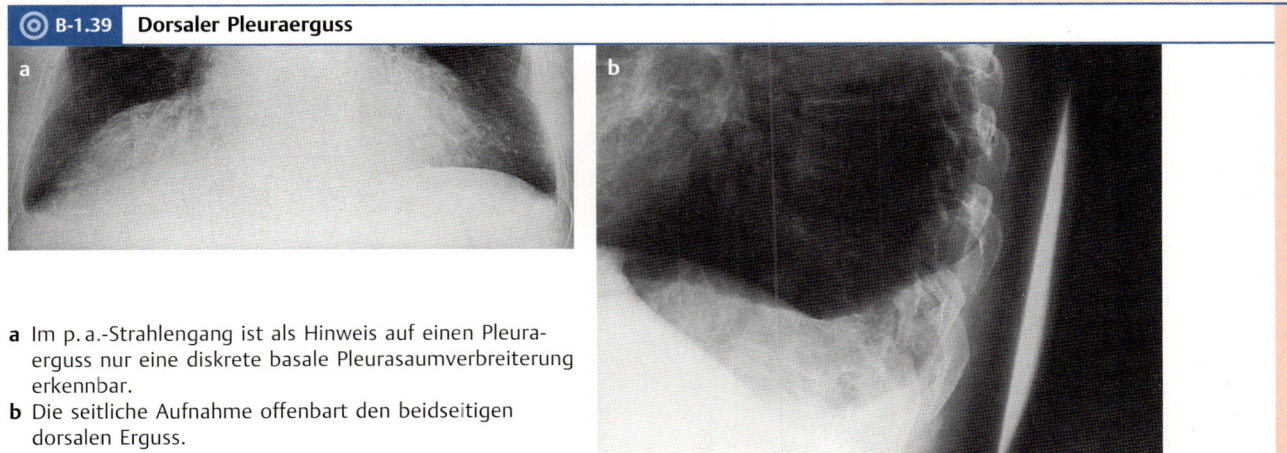

a

b

a Im p. a.-Strahlengang ist als Hinweis auf einen Pleuraerguss nur eine diskrete basale Pleurasaumverbreiterung erkennbar.
b Die seitliche Aufnahme offenbart den beidseitigen dorsalen Erguss.

Beim **liegenden Patienten** wird der **Erguss erst ab 500 ml** erkennbar, da er über die gesamte dorsale Pleura ausläuft. **Röntgenologische Zeichen:**
- unscharfe Zwerchfellkontur
- Verschattung der lateralen Sinus
- Verbreiterung des Pleurasaums
- homogene Verminderung der Strahlentransparenz des gesamten Hemithorax.

Atypische Lokalisationen s. Tab. **B-1.6**. Ein sicherer Nachweis geringer Ergussmengen gelingt mit **transdiaphragmaler** und **transthorakaler** Sonographie. Flüssigkeitsgefüllte Pleuraanteile erscheinen echofrei.

Bereits geringste Mengen können mit der **CT** nachgewiesen werden. Der Erguss erscheint als Saum zwischen Lunge und Thoraxwand. Die **Dichte von Flüssigkeiten** kann **computertomographisch angeschätzt** werden. CT-Werte **unter 10 HE** sprechen für **Transsudat** (spez. Gewicht

Beim liegenden Patienten wird der **Erguss erst ab 500 ml** erkennbar. Auch hier sammelt sich die Flüssigkeit zunächst am tiefsten Punkt. Der Erguss läuft dabei über die gesamte dorsale Pleura aus, so dass zum Nachweis größere Mengen nötig sind. Dies äußert sich in der Aufnahme im Liegen durch eine diffuse Transparenzminderung der jeweiligen Thoraxhälfte. Die **röntgenologischen Zeichen** eines Ergusses beim liegenden Patienten sind:
- unscharfe Zwerchfellkontur
- Verschattung der lateralen Sinus
- Verbreiterung des Pleurasaums
- homogene Verminderung der Strahlentransparenz des gesamten Hemithorax.

Ein Pleuraerguss kann auch noch an anderen Stellen lokalisiert sein (Tab. **B-1.6**). Mit Hilfe der **transdiaphragmalen** und **transthorakalen Sonographie** können geringere Ergussmengen sicherer als mit der Übersichtsaufnahme im Liegen nachgewiesen werden. Sie eignet sich auch bei abgekapselten, brustwandnahen Ergüssen, die auf der Übersichtsaufnahme nicht sicher von Tumoren unterschieden werden können. Die flüssigkeitsgefüllten Pleuraanteile erscheinen bei der Sonographie echofrei.

Bereits geringste Flüssigkeitsmengen können mit der **CT** nachgewiesen werden. Der Erguss erscheint – je nach Ergussart – als Saum unterschiedlicher Dichte zwischen Lunge und Thoraxwand. Wasser hat per definitionem einen CT-Wert von 0 HE. Aufgrund des engen Zusammenhangs zwischen physikalischer Dichte und CT-Wert kann die **Dichte von Flüssigkeiten computertomographisch abgeschätzt** werden. Als **Faustregel** kann dabei gelten: CT-Werte **unter 10 HE** sprechen für eine **Transsudat** (spezifisches Gewicht < 1018 mg/dl), Werte **über 25**

≡ B-1.6	Atypische Lokalisationen eines Pleuraergusses
subpulmonaler Erguss	im Pleuraraum zwischen Zwerchfell und Lungenbasis sammelt sich Flüssigkeit an, ohne in den Sinus phrenicocostalis auszulaufen. Aus ungeklärten Gründen können auch größere Ergussmengen in dieser Position verbleiben. In der Thoraxübersichtsaufnahme wird ein Zwerchfellhochstand vorgetäuscht (s. S. 180). In Seitenlage läuft der subpulmonale Erguss aus (Abb. **B-1.40**). In Zweifelsfällen hilft die Sonographie bei der Differenzierung weiter.
abgekapselter Erguss	
thoraxwandnah, parietal	bei Pleuraverwachsungen kann der Erguss nicht frei ausfließen und bildet pseudotumoröse, umschriebene Verschattungen. Sammelt sich die Flüssigkeit über der Lungenoberfläche, d. h. entlang der Thoraxwand an, entsteht eine scharf begrenzte, sich in die Lunge konvex vorwölbende Verschattung, die stumpf gegen die Thoraxwand ausläuft.
interlobär	meist typische Verschattung in Spindelform, kann jedoch auch als Rundherd erscheinen.

◉ B-1.40   **Radiologische Zeichen des subpulmonalen Ergusses**

Scheinbarer Zwerchfellhochstand, aber
- Verlagerung des Scheitelpunktes der Zwerchfellkuppel nach lateral (1)
- Verbreiterung des Abstandes zwischen Lungenunterrand und Magenfundus bei linksseitigem Erguss (2)
- Verdickung der Pleura an der lateralen Thoraxwand direkt oberhalb des Sinus (3)

Magenblase

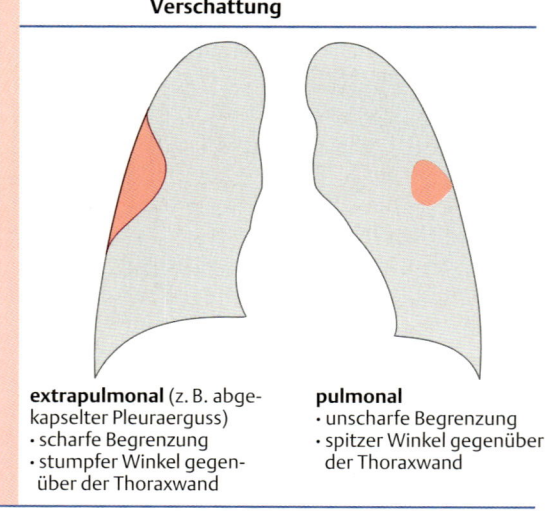

◉ B-1.41   **Differenzialdiagnose zwischen pulmonaler und extrapulmonaler Verschattung**

extrapulmonal (z. B. abgekapselter Pleuraerguss)
- scharfe Begrenzung
- stumpfer Winkel gegenüber der Thoraxwand

pulmonal
- unscharfe Begrenzung
- spitzer Winkel gegenüber der Thoraxwand

HE für ein Exsudat (spezifisches Gewicht > 1018 mg/dl) oder hämorrhagische Flüssigkeit. Bei ausgedehnten thorakalen Verschattungen kann mit der CT z.B. zwischen Erguss, Atelektase und Tumorgewebe unterschieden werden.

▶ **Merke:** Methode der Wahl zum Nachweis eines Pleuraergusses ist die Sonographie.

Pneumothorax

▶ **Definition:** Eindringen von Luft in den Pleuraraum.

Je nach Ursache werden unterschieden:
- Der **Spontanpneumothorax** entwickelt sich i.d.R. auf dem Boden vorbestehender Lungenveränderungen (z.B. Ruptur einer Lungenzyste, einer Emphysemblase oder einer tuberkulösen Kaverne).
- **Iatrogen** kann ein Pneumothorax durch eine Läsion der Pleura visceralis z.B. nach Pleurapunktion oder bei Überdruckbeatmung entstehen. Auch eine Bronchusinsuffizienz nach Lungenresektion führt zu einem Pneumothorax.
- Der **traumatische Pneumothorax** wird je nach Eintrittspforte der Luft in eine offene (als Folge einer penetrierenden Thoraxwandverletzung) oder geschlossene (durch Verletzung der Pleura visceralis) Form unterteilt.

Meist verschließt sich der Defekt der Pleura visceralis infolge des Lungenkollapses spontan. Gelegentlich wirkt die Pleuraläsion jedoch als Ventil, so dass die inspiratorisch in den Pleuraraum strömende Luft exspiratorisch nicht mehr entweichen kann. Es entsteht ein lebensbedrohlicher **Spannungspneumothorax** mit zunehmendem intrapleuralen Luftvolumen, Totalkollaps der betroffenen Lunge und fortschreitender Mediastinalverlagerung.

Klinik: Je nach Volumen kann der Pneumothorax asymptomatisch sein oder zu unterschiedlich stark ausgeprägter Dyspnoe, Schmerzen und Hypoxämie führen. Der Spannungspneumothorax mit Mediastinalverlagerung ist durch die rasch auftretende Zirkulationsstörung und Schocksymptomatik lebensbedrohlich.

Diagnostisches Vorgehen: Anamnese (z.B. Thoraxtrauma?), Perkussion und Auskultation (hypersonorer Klopfschall und abgeschwächtes Atemgeräusch auf der betroffenen Seite) und Röntgenthoraxaufnahmen sichern die Diagnose.

Radiologische Diagnostik: Bei verhältnismäßig schmalem Luftsaum auf der Röntgenthoraxaufnahme spricht man von einem **Mantelpneumothorax**. Hierbei ist die viszerale Pleura von der Thoraxwand abgehoben und als konvexe Linie parallel zur Thoraxwand sichtbar. Zwischen dieser **Haarlinie** und der Thoraxwand sind **keine Lungengefäße** erkennbar. Der lufthaltige Pleuraraum ist **transparenter** als die teilweise oder komplett kollabierte Lunge. Im Gegensatz zum Pleuraerguss, der sich am tiefsten Punkt ansammelt, steigt die pleurale Luft an und ist **besonders im Bereich der Lungenspitze** zu erkennen. Aus diesem Grund ist der Pneumothorax am leichtesten im Stehen, oder – falls nicht möglich – auf einer Aufnahme in Seitenlage zu erkennen. Bei geringerer Ausdehnung bildet sich eventuell nur ein **Spitzenpneumothorax** aus. Die Treffsicherheit erhöht sich bei Anfertigen der **Aufnahme in Exspiration** – bei gleichbleibendem Volumen des Pneumothorax nimmt bei Exspiration das Lungenvolumen ab, so dass der Pneumothorax leichter erkennbar wird (Abb. **B-1.42**).

Tritt neben Luft auch Flüssigkeit in den Pleuraspalt ein, entsteht ein **Seropneumothorax**, der neben den o.g. radiologischen Erscheinungen des Pneumothorax einen Flüssigkeitsspiegel zeigt. Der Spannungspneumothorax führt zu einem Kollaps der Lunge, Zwerchfelltiefstand, weiten Interkostalräumen und einer Mediastinalverlagerung zur Gegenseite (Abb. **B-1.43**).

▶ **Merke:** Hautfalten können pleurale Haarlinien imitieren. Die Lungenstruktur lässt sich jedoch in diesen Fällen bis zur Thoraxwand verfolgen. Zudem ziehen diese Linien oft über die Thoraxwand hinaus in das Weichteilgewebe.

< 1018 mg/dl), Werte **über 25 HE** für **Exsudat** (spez. Gewicht > 1018 mg/dl) oder hämorrhagische Flüssigkeit.

◀ Merke

Pneumothorax

◀ Definition

Unterscheidung nach Ursache:
- **Spontanpneumothorax:** bei vorbestehenden Veränderungen (z.B. Ruptur einer Zyste)
- **Iatrogen:** Läsion der Pleura visceralis z.B. nach Punktion oder Überdruckbeatmung.
- **traumatischer Pneumothorax:** offene (penetrierende Verletzung) oder geschlossene (Verletzung der Pleura visceralis) Form.

Manchmal entsteht durch einen Ventilmechanismus ein **Spannungspneumothorax** mit zunehmendem intrapleuralem Luftvolumen, Totalkollaps der Lunge und Mediastinalverlagerung.

Klinik: Von asymptomatisch bis zu Dyspnoe, Schmerzen, Hypoxämie. Der Spannungspneumothorax führt zum Schock und ist lebensbedrohlich.

Diagnostisches Vorgehen: Anamnese, Perkussion, Auskultation, Röntgenthoraxaufnahmen.

Radiologische Diagnostik: Beim **Mantelpneumothorax** ist die viszerale Pleura als konvexe Linie parallel zur Thoraxwand sichtbar. Zwischen dieser **Haarlinie** und der Thoraxwand sind **keine Lungengefäße** erkennbar. Der lufthaltige Pleuraraum ist **transparenter** als die kollabierte Lunge. Die pleurale Luft ist **besonders im Bereich der Lungenspitze** zu erkennen, bei geringer Ausdehnung bildet sich ein **Spitzenpneumothorax**. Bei **Aufnahme in Exspiration** wird der Pneumothorax leichter erkennbar (Abb. **B-1.42**).

Beim **Seropneumothorax** zeigt das Röntgenbild einen Flüssigkeitsspiegel. Radiologische Zeichen des Spannungspneumothorax s. Abb. **B-1.43**.

◀ Merke

⊚ **B-1.42**   **Pneumothorax**

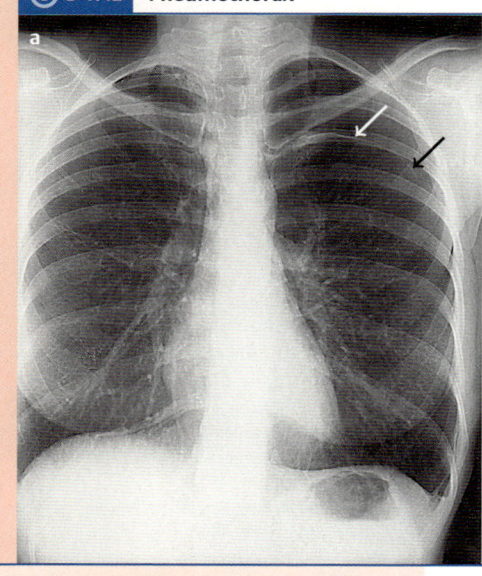 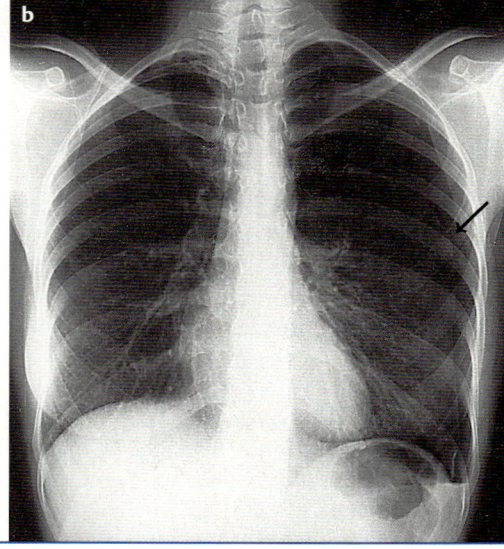

a Inspiration: Die Pleura visceralis ist als feine Haarlinie im 6. ICR erkennbar.

b Exspiration: Das Lungenvolumen nimmt ab, das Volumen des Pneumothorax im Verhältnis zu – der Pneumothorax wird so oft leichter erkennbar.

⊚ **B-1.43**   **Formen des Pneumothorax**

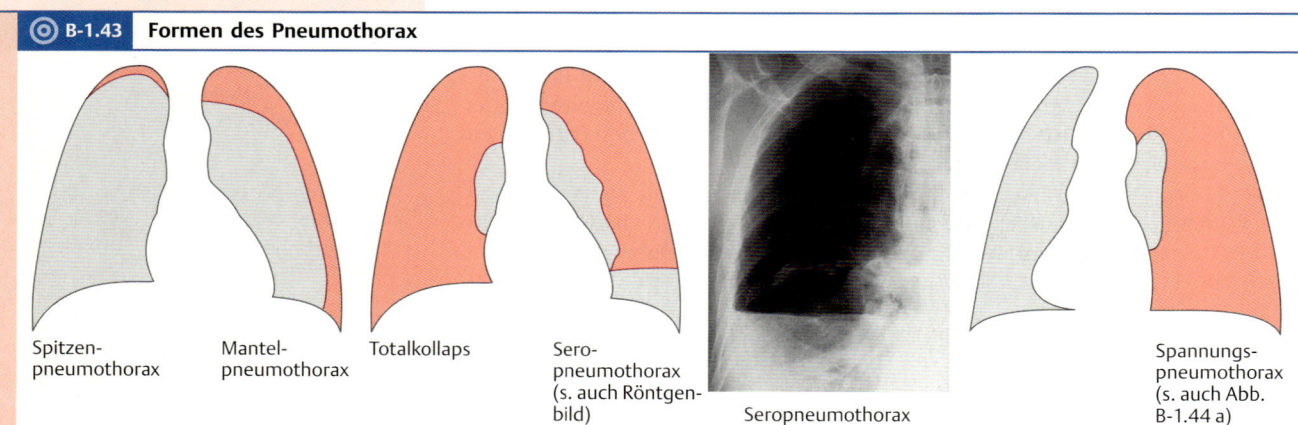

Spitzen-
pneumothorax

Mantel-
pneumothorax

Totalkollaps

Sero-
pneumothorax
(s. auch Röntgen-
bild)

Seropneumothorax

Spannungs-
pneumothorax
(s. auch Abb.
B-1.44 a)

▶ **Klinischer Fall**

▶ **Klinischer Fall.** Ein 40-jähriger Patient klagt über plötzlich aufgetretene thorakale Schmerzen, die sich innerhalb von 3 Stunden auf den gesamten Brustkorb links ausbreiten. Zusätzlich besteht eine Belastungsdyspnoe. Eine pulmonale Grunderkrankung ist nicht bekannt. Die Thoraxübersichtsaufnahme (Abb. **B-1.44a**) zeigt einen Spannungspneumothorax links mit Verlagerung des Mediastinums zur Gegenseite, ipsilateralem Zwerchfelltiefstand und weitgestellten Interkostalräumen. Die linke Lunge ist vollständig kollabiert, die gesamte Thoraxhälfte deutlich hypertransparent. Es wurde eine Thoraxdrainage links installiert. Das Thorax-CT in Bauchlage (Abb. **B-1.44b**) zeigt neben dem Pneumothorax links Emphysembullae rechts apikal und basal. Der spontan eingetretene Spannungspneumothorax ist wahrscheinlich durch Platzen einer Emphysembulla links entstanden. 4 Tage nach Einlegen der Thoraxdrainage ist die linke Lunge wieder entfaltet (Abb. **B-1.44c**).

Pleuraschwiele

Pleuraschwiele

▶ **Synonym**

▶ **Synonym:** Pleuraschwarte.

▶ **Definition**

▶ **Definition:** Fibrös-narbige Verdickung der Pleura, meist mit Verwachsung beider Blätter.

B-1.44   Spannungspneumothorax

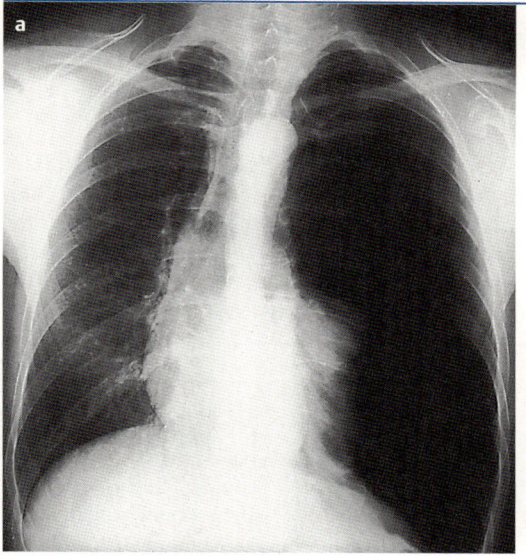

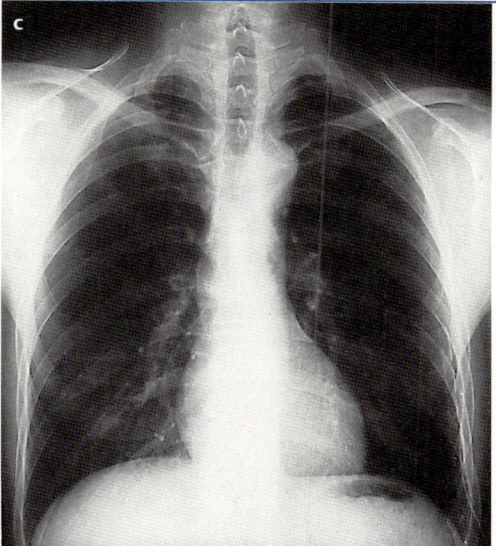

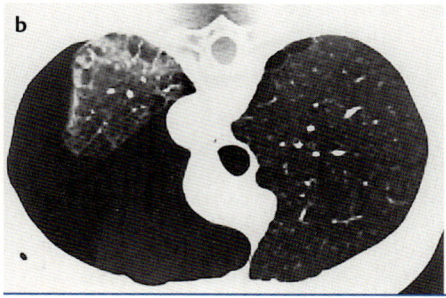

a Thoraxübersicht: Spannungspneumothorax links.
b CT in Bauchlage: Pneumothorax links.
c Thoraxübersicht nach Drainageneinlage:
    Vollständige Entfaltung der linken Lunge.

Klinik: Pleuraschwielen entstehen meist sekundär infolge Pleuritis, Hämatothorax, chronischem Pneumothorax oder primär bei Staublungenerkrankungen. Als Residuum der Lungenspitzentuberkulose treten häufig Pleurakuppenschwielen mit streifigen Verbindungen zum Lungenhilus auf. Typisch für eine Asbestexposition sind flächige, z. T. verkalkte Schwielen ventrolateral und diaphragmal. Je nach Ausprägung der narbigen Veränderungen kann die Compliance der Lungen und die Zwerchfellbeweglichkeit eingeschränkt sein. Zusätzlich können Narbenemphysem und Thoraxdeformitäten zur respiratorischen Insuffizienz beitragen (Abb. **B-1.45**).

Radiologische Diagnostik: Kleinere basale Schwielen führen auf der **Röntgenaufnahme** zu einer Verschattung des Sinus phrenicocostalis und zipfligen Ausziehungen der Zwerchfellkontur. Größere Schwielen, evtl. mit Verkalkungen, bewirken flächige oder bizarr geformte Transparenzminderungen der Lunge. Zusätzlich sind bei ausgedehnten Schwielen Folgeerscheinungen des narbigen Zuges auf die Umgebung wie Hochziehung des Zwerchfells oder Verkleinerung der Interkostalräume sichtbar.

Klinik: Pleuraschwielen entstehen sekundär infolge Pleuritis, Hämatothorax und chronischem Pneumothorax oder primär bei Staublungenerkrankungen (z. B. Asbestexposition). Die Lungencompliance und Zwerchfellbeweglichkeit können eingeschränkt sein (Abb. **B-1.45**).

Radiologische Diagnostik: Kleine basale Schwielen führen zur Verschattung des Sinus phrenicocostalis, größere bewirken flächige Transparenzminderungen sowie Hochziehung des Zwerchfells und Verkleinerung der Interkostalräume.

▶ **Merke:** Die Unterscheidung zwischen Pleuraerguss und Schwiele bei einer laterobasalen Verschattung gelingt mit der Aufnahme im horizontalen Strahlengang in Seitenlage: Während ein nicht abgekapselter Erguss in Seitenlage entlang der Thoraxwand ausläuft, ändert sich die durch eine Schwarte hervorgerufene Verschattung auch bei Lageänderung nicht.

◀ **Merke**

Pleuramesotheliom

Pleuramesotheliom

▶ **Definition:** Vom Mesothel der Pleura ausgehender maligner Tumor. Asbestexposition spielt eine entscheidende Rolle in der Ätiopathogenese (Berufskrankheit).

◀ **Definition**

Klinik: Uncharakteristisch, im Verlauf zunehmend bohrender Thoraxschmerz.

Diagnostisches Vorgehen: Anamnese (Asbestexposition?), Röntgen-Thorax, Sonographie, CT, Thorakoskopie bzw. Pleurastanzbiopsie.
Radiologische Diagnostik: Im Röntgenbild werden Pleuraerguss sowie ovaläre oder polyzyklische Verschattungen sichtbar. Im CT zeigen sich die tumorartige Verdickung der Pleura und die Tumorausdehnung (Abb. **B-1.46**).

Klinik: Die klinische Symptomatik ist initial meist uncharakteristisch, im Verlauf ist das führende Symptom der bohrende und an Intensität zunehmende Thoraxschmerz.
Diagnostisches Vorgehen: Anamnese (Asbestexposition?), Röntgen-Thorax, Sonographie, CT und histologischer Nachweis mittels Thorakoskopie bzw. Pleurastanzbiopsie sind die wegweisenden Untersuchungen.

Radiologische Diagnostik: Häufigste Manifestation in den bildgebenden Verfahren ist der Pleuraerguss. Im **Röntgenbild** stellen sich im fortgeschrittenen Stadium der Pleura aufsitzende ovaläre oder polyzyklische Verschattungen dar. Die **CT** spielt für die Diagnosestellung (tumorartige Verdickung der Pleura) und für die Beurteilung der Tumorausdehnung eine entscheidende Rolle (u. a. Infiltration von Brustwand, Lunge, Perikard?) (Abb. **B-1.46**).

⊙ B-1.45   Pleuritis calcarea

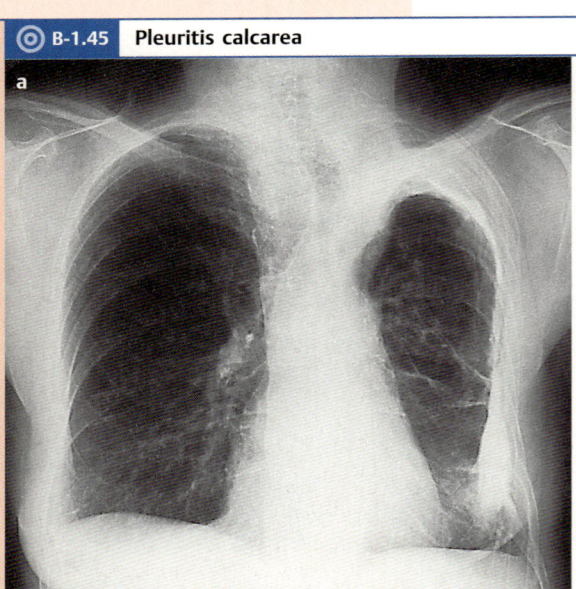
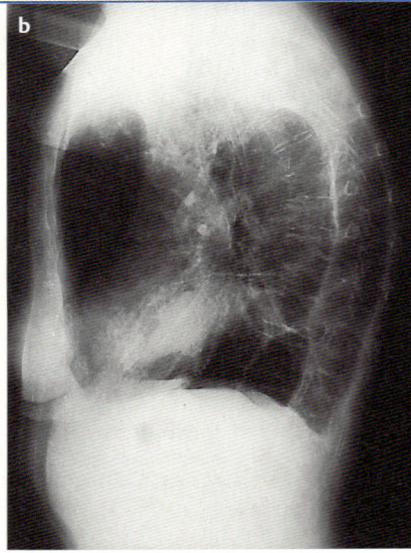

a Thorax p. a.
b Thorax seitlich.
Die Patientin war vor 30 Jahren an einer Pleuritis erkrankt, die zu den ausgeprägten Veränderungen geführt hat. Links lateral und dorsal sind ausgedehnte verkalkte Pleuraschwielen sichtbar. Die linke Thoraxhälfte ist auf Grund der Schrumpfungsprozesse verkleinert, das obere Mediastinum nach links gezogen. Daneben besteht ein Lungenemphysem mit abgeflachten Zwerchfellkuppeln, rarifizierter Lungengefäßzeichnung und verbreitertem Retrosternalraum.

⊙ B-1.46   Pleuramesotheliom

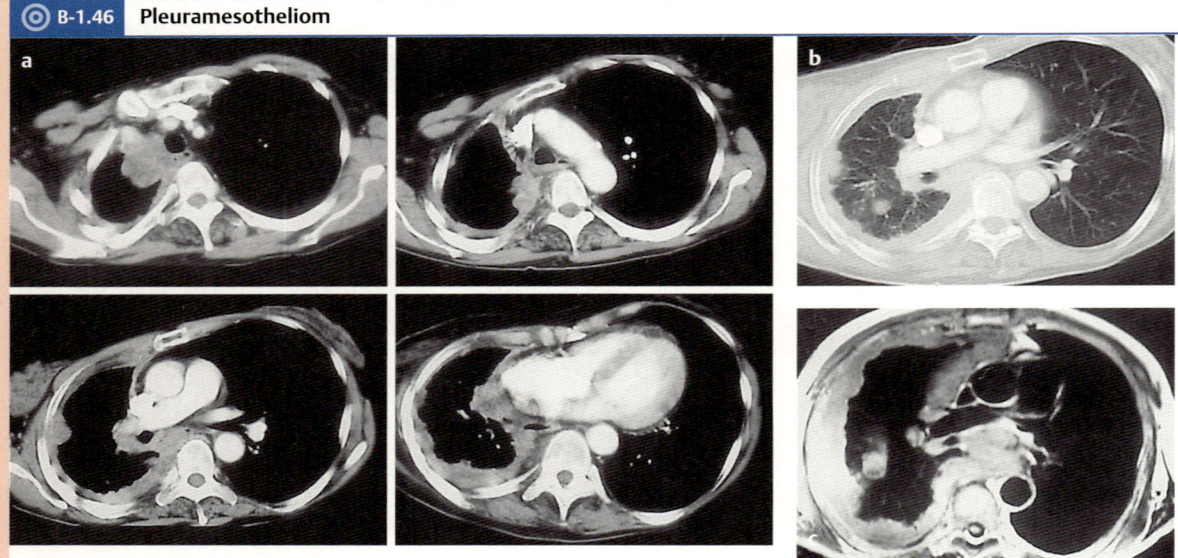

CT-Aufnahmen nach KM-Gabe: Auffallend ist die deutliche Verkleinerung der rechten Thoraxhälfte bei erheblicher knotiger Verdickung der Pleura **(a)**.
Die Ausspielung im Lungenfenster **(b)** zeigt, dass intrapulmonal ebenfalls Knoten nachweisbar sind, die von der Pleura aus in die Lunge vorgewachsen sind.
Mit der MRT **(c)** können die Schichten der Brustwand besser als mit der CT beurteilt werden, was für die Einschätzung der Ausdehnung wichtig ist.

1.4.3 Lungenemphysem

▶ **Definition:** Irreversible Vergrößerung des Luftraumes distal der terminalen Bronchiolen infolge Destruktion alveolärer Strukturen.

◀ **Definition**

Klinik: Klinisch bestehen Belastungsdyspnoe, Fassthorax, sowie bei begleitender Bronchitis Husten. Perkutorisch fallen wenig verschiebliche Atemgrenzen und hypersonorer Klopfschall auf.

Diagnostisches Vorgehen: Anamnese (Raucher, pulmonale Grunderkrankungen?), Lungenfunktionsuntersuchung (Erhöhung von Residualvolumen und Vitalkapazität) und Röntgenthorax ermöglichen keine Frühdiagnose. Diese erfolgt durch die HR-CT.

Radiologische Diagnostik: Geringere Ausprägungsformen des Emphysems zeigen nur diskrete Veränderungen und können der radiologischen Erkennung entgehen. Aufgrund der großen Schwankungsbreite von Thoraxform, Weichteilmantel und Zwerchfellstand ist die Beurteilung, ob ein leichtes Emphysem vorliegt, oder die Lunge „normal" ist, unsicher. Die radiologischen Erscheinungen entstehen beim Emphysem zum einen aus der chronischen Erweiterung der Lufträume und den resultierenden Veränderungen an Lunge, Herz, Zwerchfell und Thoraxwand, zum anderen aus den Gefäßveränderungen und der pulmonalen Hypertonie.

Im Rahmen des Lungenumbaus wird das **Gefäßbett rarifiziert,** was sich auf der **Röntgenthoraxaufnahme** in einer verminderten Anzahl von Gefäßschatten pro Flächeneinheit und dünneren Gefäßlinien äußert. Das Kriterium der **vermehrten Lungentransparenz** ist unsicher, da die Lungentransparenz sehr stark von den Aufnahmeparametern und der Konstitution des Patienten abhängt.

Als **sekundäre Veränderung** entwickelt sich ein **Fassthorax** mit einem vergrößerten Sagittaldurchmesser, waagrecht verlaufenden Rippen mit verbreiterten Interkostalräumen und einem vergrößerten Retrosternalraum. Zudem bildet sich ein **Zwerchfelltiefstand** mit abgeflachten, ungenügend atemverschieblichen Zwerchfellkuppeln aus, die Zwerchfellrippenwinkel sind abgestumpft. Zu achten ist auch auf Zeichen der **pulmonalen Hypertonie,** die sich durch den vorspringenden Pulmonalisbogen mit deutlichem Kalibersprung gegenüber den nachfolgenden Gefäßen äußert. Ein prominenter rechter Herzrand bestätigt den Verdacht der Druckerhöhung im kleinen Kreislauf. Von Bedeutung sind auch Veränderungen, die Hinweise zur Emphysemursache liefern können, z. B. ausgeprägte Narben, Thoraxwanddeformitäten oder eine „bronchitische Streifenzeichnung" (Abb. **B-1.47**).

Klinik: Belastungsdyspnoe, Fassthorax, hypersonorer Klopfschall, wenig verschiebliche Atemgrenzen.

Diagnostisches Vorgehen: Frühdiagnose erfolgt durch HR-CT.

Radiologische Diagnostik: Die Unterscheidung zwischen leichtem Emphysem und normaler Lunge ist schwierig. Radiologische Erscheinungen entstehen einerseits aus der chronischen Erweiterung der Lufträume, andererseits aus Gefäßveränderungen und pulmonaler Hypertonie.

Das **rarifizierte Gefäßbett** zeigt sich in weniger Gefäßschatten pro Flächeneinheit und dünneren Gefäßlinien. Das Kriterium der **vermehrten Lungentransparenz** ist unsicher.

Als **sekundäre Veränderung** entwickelt sich ein **Fassthorax** mit vergrößertem Sagittaldurchmesser, waagrechten Rippen und vergrößertem Retrosternalraum. Ein **Zwerchfelltiefstand** bildet sich aus. Die **pulmonale Hypertonie** äußert sich im vorspringenden Pulmonalisbogen und prominenten rechten Herzrand. Zu achten ist auf Narben, Wanddeformitäten und „bronchitische Streifenzeichnung" (Abb. **B-1.47**).

▶ **Merke:** Das Emphysem verändert das radiologische Erscheinungsbild von zusätzlichen Lungenerkrankungen.

◀ **Merke**

Entwickelt sich z. B. zum vorbestehenden Emphysem eine Lungenstauung, so erfolgt die Transsudation dort, wo das Gefäßbett noch erhalten ist, so dass ein untypisches Verteilungsbild der Stauung entsteht. Auch pneumonische Infiltrate sind je nach Ausprägung und Verteilung des Emphysems untypisch lokalisiert und von blasenartigen Aufhellungen durchsetzt.

In der **CT** können besonders unter Ausnutzung hochauflösender Techniken bullöse Veränderungen der Lunge sowie ein Gerüstumbau früher erfasst und sicherer lokalisiert werden als mit der Übersichtsaufnahme (Abb. **B-1.48**).

Auch die Einschätzung des **Schweregrades eines Emphysems** gelingt mit der CT zuverlässiger als mit der Röntgenübersichtsaufnahme.

In der CT kann man ein zentrilobuläres, panlobuläres oder paraseptales Emphysem unterscheiden.

- Beim **zentrilobulären (zentroazinären) Emphysem** sind die Bronchioli respiratorii erweitert, die Läppchenperipherie bleibt intakt. In der CT findet man einzelne kleine Überblähungszonen im überwiegend normalen Parenchym.

Bei zusätzlicher Lungenstauung erfolgt die Transsudation dort, wo das Gefäßbett noch erhalten ist: Es entsteht ein untypisches Verteilungsbild; ebenso bei pneumonischen Infiltraten.

In der **CT** werden bullöse Veränderungen und Gerüstumbau früher erfasst als mit der Übersichtsaufnahme (Abb. **B-1.48**).

Mit der CT kann der **Schweregrad eines Emphysems** zuverlässig eingeschätzt werden.
Man unterscheidet:

- **zentrilobuläres (zentroazinäres) Emphysem:** V. a. im Oberlappen erweiterte Bronchioli respiratorii, Läppchenperipherie bleibt intakt (bei Rauchern)

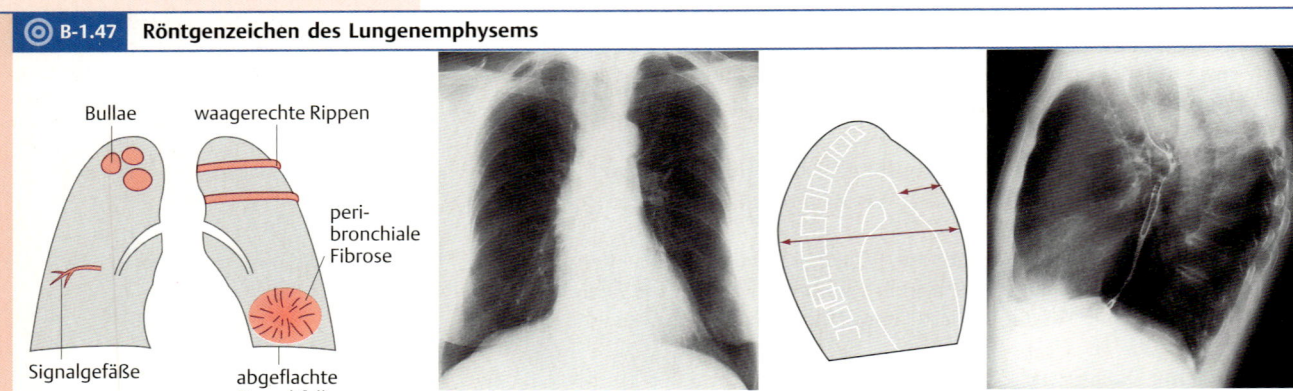

B-1.47   Röntgenzeichen des Lungenemphysems

Thorax p. a.   *Thorax seitlich*

Volumen auctum
- **Fassthorax:** verbreiterter Sagittaldurchmesser, breiter Retrosternalraum, waagerechte Rippen, Erweiterung der Interkostalräume
- **Zwerchfelltiefstand:** abgeflachte Zwerchfellkuppeln, Abstumpfung des Zwerchfellrippenwinkels, Insertionszacken

Gefäßalteration:
- Hypertransparenz durch Rarefizierung des Gefäßbettes und Überblähung
- Kalibersprung: Dilatierte Gefäße zentral gehen abrupt in verengte Gefäße über
- Tropfenherz: Tiefertreten des Herzens durch Zwerchfelltiefstand
- Signalgefäßschatten: Die gesunden Lungenareale werden stärker durchblutet und die Gefäßschatten sind dort breiter.

weitere Veränderungen:
- Bullae: Ringschatten, besonders häufig in den Lungenspitzen und Oberfeldern mit einem Durchmesser von mehr als 1 cm. Tomographisch wird ein dünnwandig umschlossener lufthaltiger Hohlraum erkennbar.
- Pneumatozelen: Riesenzysten, die durch eine exspiratorische Ventilstenose bei Pneumonie oder Lungenkontusion entstehen.
- Bronchitische Streifenzeichnung („dirty chest")
- Pleuraschwielen und narbige Veränderungen beim Narbenemphysem

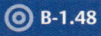
B-1.48

B-1.48   Emphysem im HR-CT

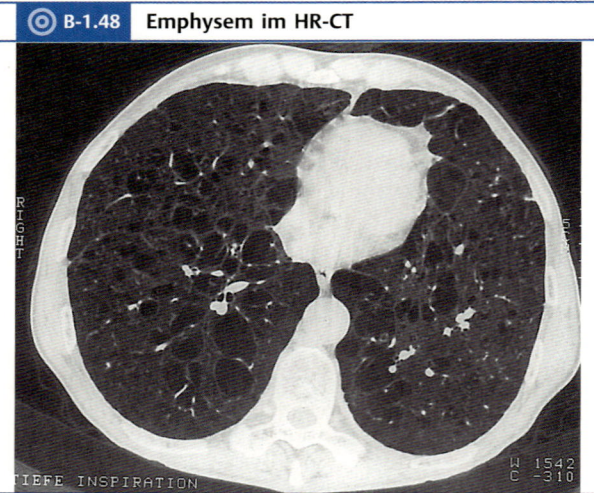

In beiden Lungenflügeln sind zahlreiche Emphysemblasen erkennbar.

- **panlobuläres (panazinäres) Emphysem:** Der gesamte sekundäre Lobulus ist betroffen, vor allem im Unterlappen (bei α-1-Antitrypsinmangel)
- **paraseptale oder subpleuralen Emphysem** verursacht meist keine Funktionseinschränkung.

Diese Veränderungen sind im Oberlappen betont und kommen bei Rauchern vor.
- Beim **panlobulären (panazinären) Emphysem** ist der gesamte sekundäre Lobulus (s.S. 156) betroffen. Die emphysematösen Veränderungen sind meist ausgeprägter als beim zentrilobulären Emphysem und vor allem in den Lungenunterlappen lokalisiert. Diese Form tritt auch bei α-1-Antitrypsinmangel auf.
- Beim **paraseptalen oder subpleuralen Emphysem** liegen einzelne Emphysemareale benachbart an pleuralen Strukturen oder am bronchovaskulären Bündel. Es verursacht meist keine Einschränkung der Lungenfunktion.

Die **Ventilations- und Perfusionsszintigraphie** sind der Thoraxübersichtsaufnahme insbesondere beim Nachweis fokaler Emphyseme überlegen. Bei diesen Methoden zeigt sich eine fleckige Nuklidbelegung in den emphysematösen Lungenanteilen. Große Bullae führen zu Nuklidausfällen im Perfusionsszintigramm. Vor einer geplanten Lungenteilresektion erlauben szintigraphische Verfahren eine Abschätzung des verbleibenden funktionstüchtigen Lungenparenchyms.

▶ **Merke:** In der Regel ist jedoch die Kombination von Raucheranamnese, spirometrisch nachgewiesener Atemwegsobstruktion, niedriger Diffusionskapazität und röntgenologisch erkennbarem vergrößertem Lungenvolumen diagnostisch ausreichend.

CT und Szintigraphie werden zudem in unklaren Fällen, bei der Verlaufskontrolle oder präoperativ eingesetzt (z. B. vor geplanter Resektion von Bullae).

1.4.4 Bronchiektasen

▶ **Definition:** Irreversible Erweiterungen von Bronchien.

Klinik: Rezidivierende bronchopulmonale Infekte. Maulvolle Expektorationen mit dreischichtigem Sputum sind zwar hinweisend, treten jedoch erst bei fortgeschrittenen Veränderungen auf.
Diagnostisches Vorgehen: Anamnese (täglicher Husten und Auswurf), klinische Untersuchung (grobblasige RG's, Giemen) und Sputumuntersuchung liefern neben der radiologischen Diagnostik Hinweise auf das Vorliegen von Bronchiektasen.
Radiologische Diagnostik: Die **Übersichtsaufnahme** ist bei Bronchiektasen ohne begleitende Entzündung häufig unauffällig, da die Bronchialwände zu dünn für eine Darstellung im Übersichtsbild sind. Meist besteht jedoch zusätzlich eine Bronchitis bzw. Peribronchitis mit Verdickung der Bronchialwände, Infiltration des peribronchialen Gewebes und flüssigkeitsgefüllten Lumina. Typische Veränderungen sind:
- **Streifenzeichnung** durch chronische Bronchitis.
- **„Tram lines" (Schienengleisphänomen):** Schienenartige Schatten, die vom Hilus in die Peripherie ziehen und den verdickten Bronchialwänden zylindrisch erweiterter Bronchien entsprechen.
- Veränderungen auf dem Übersichtsbild: **Ringschatten**, evtl. mit Flüssigkeitsspiegeln, entsprechen sackförmig erweiterten Bronchien. In den Hohlräumen können sich durch Schleim oder Eiter Flüssigkeitsspiegel bilden.
Bei komplett mit Sekret gefüllten Zysten entstehen Rundschatten (Abb. **B-1.49**).
Die **Bronchographie** stellte über lange Zeit das Verfahren zur Abklärung von Bronchiektasen dar. Über Katheter bzw. Bronchoskope wird KM zur direkten Darstellung des Bronchialbaumes instilliert. Nachteile sind die Invasivität des Verfahrens, die Notwendigkeit der Sedierung bzw. Allgemeinnarkose und die Gefahr einer KM-Allergie. Sie wurde in den letzten Jahren zunehmend durch die **CT** ersetzt. Die computertomographische Diagnose von Bronchiektasen beruht auf dem Nachweis erweiterter Bronchien mit fehlender Verjüngung. Die CT kann neben der bronchialen Dilatation auch verursachende oder assoziierte Veränderungen des Lungenparenchyms darstellen (z. B. Lungennarben, -tumoren).

Bei der **Ventilations- und Perfusionsszintigraphie** zeigt sich fleckige Nuklidbelegung in emphysematösen Anteilen sowie Nuklidausfälle bei großen Bullae. Sie beurteilt außerdem die Funktionsfähigkeit des verbleibenden Parenchyms vor geplanter Lungenteilresektion.

◀ **Merke**

1.4.4 Bronchiektasen

◀ **Definition**

Klinik: Rezidivierende bronchopulmonale Infekte.

Diagnostisches Vorgehen: Anamnese (täglicher Husten und Auswurf), Auskultation (grobblasige RG's, Giemen), Sputumuntersuchung.

Radiologische Diagnostik: Bei Bronchiektasen ohne Begleitentzündung ist die Übersichtsaufnahme häufig unauffällig. Bei zusätzlicher Bronchitis zeigen sich typische Veränderungen:
- **Streifenzeichnung** durch chronische Bronchitis.
- **„Tram lines" (Schienengleisphänomen):** verdickte Bronchialwände zylindrisch erweiterter Bronchien.
- **Ringschatten** entsprechen sackförmig erweiterten Bronchien, evtl. mit Flüssigkeitsspiegeln durch Schleim oder Eiter (Abb. **B-1.49**).

Bei der **Bronchographie** wird KM zur direkten Darstellung des Bronchialbaumes über Katheter bzw. Bronchoskop instilliert. Heute zunehmend Ersatz durch die **CT**. Hier werden erweiterte Bronchien mit fehlender Verjüngung nachgewiesen. Sie kann auch assoziierte Veränderungen des Parenchyms wie Narben oder Tumoren darstellen.

B-1.49   **Bronchiektase**

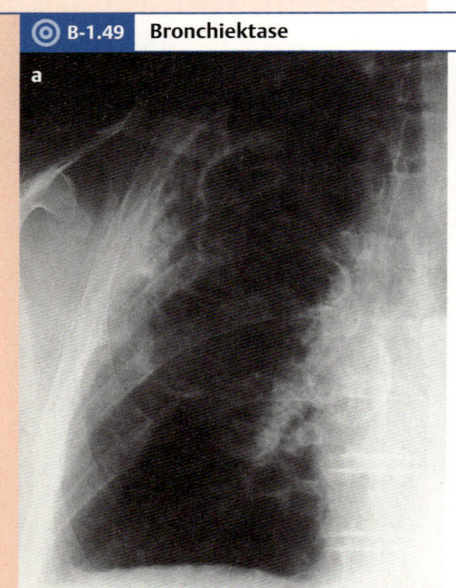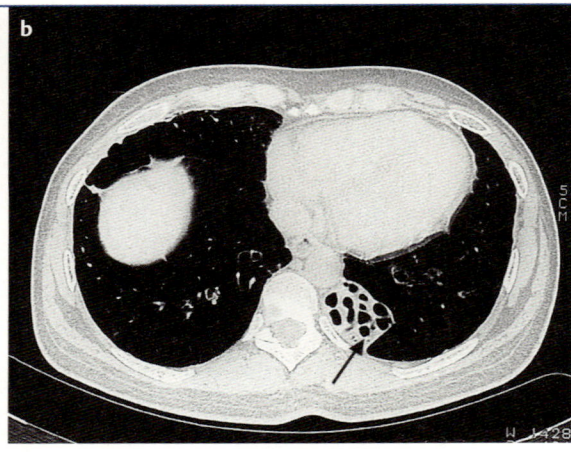

a Sakkiforme
   Bronchiektase im
   Übersichtsbild.
b CT bei Bronchi-
   ektasen im linken
   Unterlappen: erwei-
   terte Bronchien mit
   verdickter Wand
   und Verdichtung des
   umgebenden
   Gewebes (Pfeil).

1.4.5 Pneumonien

Allgemeines

▶ **Definition:** Akut oder chronisch verlaufende Entzündungen der Lunge mit vorwiegendem Befall des Alveolarraumes (alveoläre Pneumonie) und/oder des Interstitiums (interstitielle Pneumonie).

Man unterscheidet **primäre Pneumonien** (Auftreten ohne vorausgehende Erkrankung oder Lungenschädigung) von **sekundären Pneumonien** (Folgekrankheit einer anderen pulmonalen oder systemischen Erkrankung, die die Abwehr des Patienten schwächt).
Nach morphologischen und radiologischen Kriterien unterscheidet man **Lobärpneumonie, Bronchopneumonie** (Herdpneumonie) und **interstitielle Pneumonie** (Abb. **B-1.50**).
Diagnostisches Vorgehen: Die Diagnose der Lobär- und Bronchopneumonie lässt sich in der Regel aus den klinischen Symptomen und den typischen Veränderungen im Röntgenbild stellen. Bei der körperlichen Untersuchung finden sich ggf. eine Dämpfung des Klopfschalls, inspiratorische Rasselgeräusche und ein Bronchialatmen. Bei Verdacht auf infektiöse Genese sollte ein Nachweis des Erregers erfolgen (z. B. aus Sputum, Blutkultur).
Klinik: Die **bakterielle lobäre Pneumonie** beginnt meist plötzlich mit Schüttelfrost und verläuft hochfebril. Neben Husten und Auswurf, der sich rostbraun färbt, können Thoraxschmerzen bestehen. Die **Bronchopneumonie** verläuft hingegen meist weniger stürmisch mit subfebrilen Temperaturen.
Die **interstitielle Pneumonie** beginnt meist langsam mit subfebrilen Temperaturen. Es besteht trockener Reizhusten mit spärlichem oder fehlendem Auswurf. Stärkere Kopfschmerzen können vorhanden sein. Häufig erfolgt zusätzlich eine bakterielle Superinfektion, die eine Entzündung in den terminalen Luftwegen induziert. Da sich die Entzündung vor allem im Lungenkern abspielt, die Perkussion aber nur den Lungenmantel (bis ca. 5 cm Tiefe) erfasst, sind die physikalischen Untersuchungsbefunde (Perkussion, Auskultation) hier häufig unauffällig.

Lobärpneumonie

▶ **Definition:** Bakterielle Entzündung in den Alveolen **eines gesamten Lappens**. Der häufigste Erreger ambulant erworbener Pneumonien ist Streptococcus pneumoniae.

1.4.5 Pneumonien

Allgemeines

▶ Definition

Man unterscheidet **primäre Pneumonien** (ohne vorausgehende Erkrankung) und **sekundäre Pneumonien** (Folgekrankheit bei geschwächter Abwehr).

Zur Einteilung der primären Pneumonien s. Abb. **B-1.50**.

Diagnostisches Vorgehen: Klinische Untersuchung: gedämpfter Klopfschall, inspiratorische RG's, Bronchialatmen. Erregernachweis bei Verdacht auf infektiöse Genese (Sputum, Blutkultur).

Klinik: Die **bakterielle lobäre Pneumonie** beginnt plötzlich und verläuft hochfebril, die **Bronchopneumonie** verläuft milder mit subfebrilen Temperaturen.

Die **interstitielle Pneumonie** beginnt langsam mit subfebrilen Temperaturen und trockenem Reizhusten. Häufig kommt es zur bakteriellen Superinfektion der terminalen Luftwege. Perkussion und Auskultation sind oft unauffällig, weil sich die Entzündung im Lungenkern abspielt.

Lobärpneumonie

▶ Definition

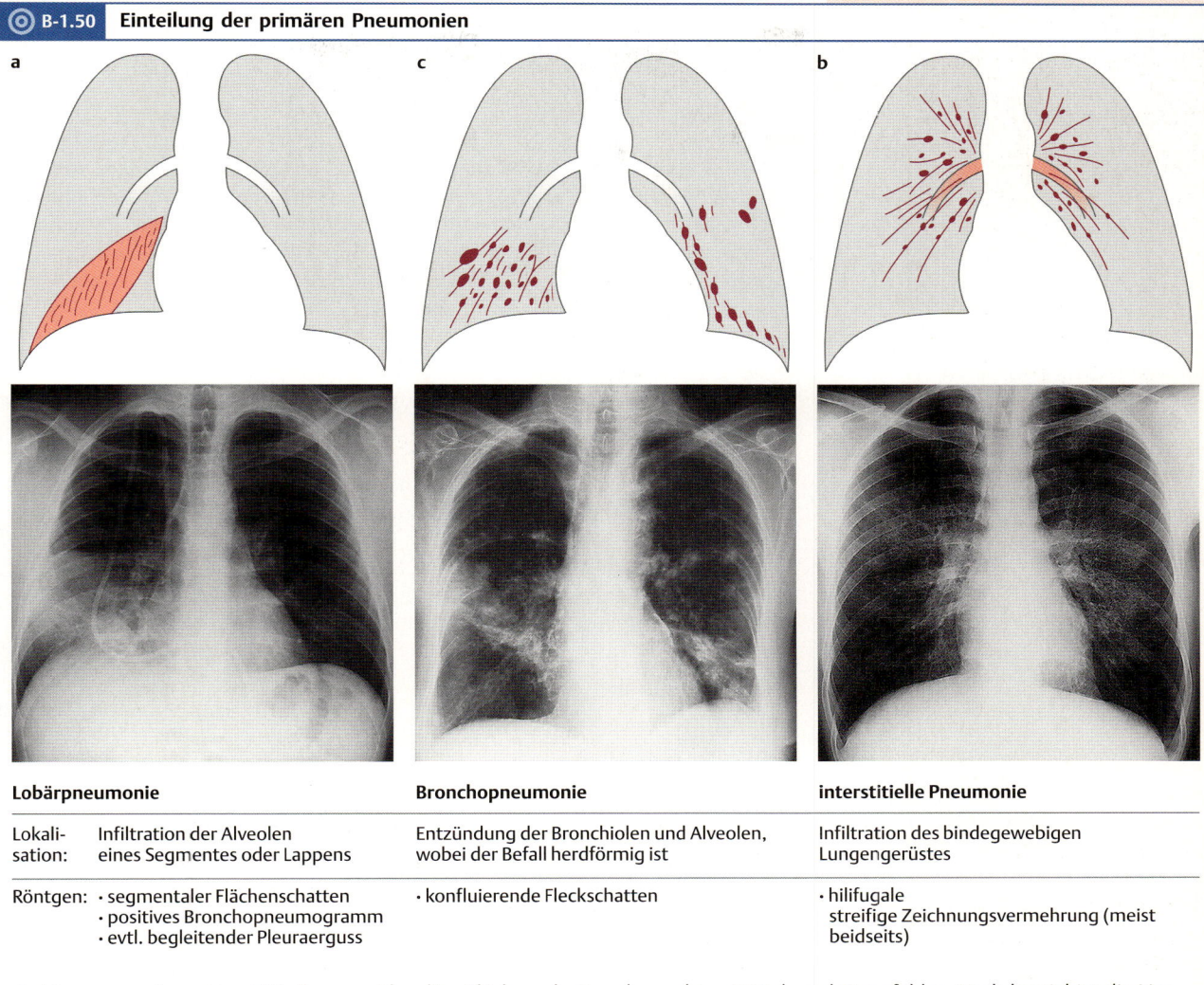

⊚ B-1.50   Einteilung der primären Pneumonien

a   **c**   **b**

	Lobärpneumonie	Bronchopneumonie	interstitielle Pneumonie
Lokali-sation:	Infiltration der Alveolen eines Segmentes oder Lappens	Entzündung der Bronchiolen und Alveolen, wobei der Befall herdförmig ist	Infiltration des bindegewebigen Lungengerüstes
Röntgen:	· segmentaler Flächenschatten · positives Bronchopneumogramm · evtl. begleitender Pleuraerguss	· konfluierende Fleckschatten	· hilifugale streifige Zeichnungsvermehrung (meist beidseits)

a Lobärpneumonie rechter Mittellappen: Alveoläre Flächenschatten des rechten Mittel- und Unterfeldes. Nach kranial ist die Verschattung durch das horizontale Interlobium scharf begrenzt. Der rechte Recessus costodiaphragmaticus ist weiterhin transparent.
b Bronchopneumonie.
c Interstitielle Pneumonie: Hilifugale interstitielle Zeichnungsvermehrung.

Radiologische Diagnostik: Die **Röntgenthoraxaufnahme in 2 Ebenen** zeigt typischerweise einen segmentalen bis lobären Flächenschatten mit relativ scharfer Begrenzung und positivem Bronchopneumogramm. Die Verschattung ist entsprechend des Lungenaufbaus meist dreieckförmig konfiguriert, wobei sich die Basis in der Peripherie befindet. In vielen Fällen ist ein begleitender Pleuraerguss vorhanden.
Bei typischer Klinik ist die Thoraxübersichtsaufnahme meist ausreichend. Bei fehlendem Therapieansprechen oder Komplikationen sollte jedoch eine CT durchgeführt werden. Diese kann sicherer z. B. ein Pleuraempyem oder Einschmelzungen ausschließen.

Radiologische Diagnostik: Die **Aufnahme in 2 Ebenen** zeigt einen relativ scharf begrenzten, dreieckig konfigurierten Flächenschatten mit positivem Bronchopneumogramm, oft von Pleuraerguss begleitet. Bei typischer Klinik ist die Übersichtsaufnahme ausreichend. Ausschluß von Pleuraempyem oder Einschmelzungen mit der CT.

Bronchopneumonie

▶ **Synonym:** Herdpneumonie

▶ **Definition:** Typisch ist der multilobuläre Befall der Bronchiolen und Alveolen. Häufige Erreger sind z. B. Staphylokokken und Streptokokken.

Bronchopneumonie

◀ **Synonym**

◀ **Definition**

Radiologische Diagnostik: Multifokaler Befall mit konfluierenden kleinen Fleckschatten.

Radiologische Diagnostik: Auf der Röntgenthoraxaufnahme ist ein multifokaler Befall mit zahlreichen nebeneinander und hintereinander liegenden konfluierenden kleinen Fleckschatten zu sehen.

Interstitielle Pneumonie

▶ **Definition**

▶ **Definition:** Bei der interstitiellen Pneumonie ist das bindegewebige Lungengerüst von der Entzündungsreaktion betroffen, während die terminalen Luftwege frei bleiben. Als Synonym wird die Bezeichnung „**atypische Pneumonie**" gebraucht und beschreibt Pneumonien, deren klinisches Bild von dem der Lobär- oder Bronchopneumonie abweicht. Erreger können u. a. Viren, Mykoplasmen, Rickettsien und Chlamydien sein.

Radiologische Diagnostik: Die **Aufnahme in 2 Ebenen** zeigt beidseitige hilifugale Streifenschatten besonders im Lungenkern. Bei bakterieller Superinfektion wird das Bild von konfluierenden Fleckschatten überlagert.

Radiologische Diagnostik: Die **Röntgenthoraxaufnahme in 2 Ebenen** zeigt beidseitige hilifugale Streifenschatten, die im bindegewebsreichen Lungenkern besonders deutlich zu erkennen sind. Diese Streifenschatten entstehen durch Septumverbreiterung und Verdichtungen des peribronchialen perivaskulären Bindegewebes. Entwickelt sich eine bakterielle Superinfektion, wird das Bild von unscharf begrenzten, konfluierenden Fleckschatten überlagert.

▶ **Merke**

▶ **Merke:** Charakteristisch für die interstitielle Pneumonie ist die Diskrepanz zwischen spärlichem Untersuchungsbefund und eindrucksvollen Veränderungen im Röntgenbild.

Pilzpneumonien

Klinik: In Europa v. a. bei immunsupprimierten Patienten. Häufigste Erreger sind **Candida albicans** und **Aspergillus fumigatus.** Therapierefraktäre Lungeninfiltrate bei Soorinfektion des Rachens weisen auf **Candida-Pneumomykose** hin. Aspergillus fumigatus nutzt das Bronchialsystem als Eintrittspforte. Bei relativ guter Abwehr kann sich in Kavernen oder Bronchiektasen ein **Aspergillom** bilden, bei schlechter Abwehr kommt es zur **invasiven pulmonalen Aspergillose.**

Klinik: In Europa werden Pilzinfektionen vor allem bei immunsupprimierten Patienten beobachtet. Häufigste Erreger einer Pilzpneumonie sind **Candida albicans** und **Aspergillus fumigatus.** Hinweisend auf eine **Candida-Pneumomykose** sind therapierefraktäre Lungeninfiltrate beim immungeschwächten Patienten mit manifester Soorinfektion des Rachens. **Aspergillus fumigatus** ist ubiquitär verbreitet (u. a. in der Mischflora beim Gesunden). Die wichtigste Eintrittspforte ist das Bronchialsystem, wobei eine herabgesetzte Immunabwehr meist Voraussetzung für eine Infektion ist. Bei relativ guter Abwehr kann sich in einer vorgegebenen Höhle (z. B. Kaverne, Bronchiektasen) ein umschriebener Pilzknoten (Fungusball) entwickeln, das **Aspergillom.** Bei schlechter Abwehrlage kann der Keim eine disseminierte bronchopulmonale nekrotisierende Pneumonie hervorrufen, die **invasive pulmonale Aspergillose.**

Diagnostisches Vorgehen: Direkter Erregernachweis im Bronchialsekret oder transbronchiale Lungenbiopsie.

Diagnostisches Vorgehen: Die Diagnose erfolgt durch röntgenologische Feststellung der Pneumonie sowie durch direkten Erregernachweis im Bronchialsekret oder durch transbronchiale Lungenbiopsie.

Radiologische Diagnostik:

- Bronchopneumonische Infiltrate bei bronchogener **Candida-Infektion**, Herde in alle Lungenpartien bei hämatogener Mykose.
- Das **Aspergillom** erscheint als homogener Rundschatten innerhalb einer Höhle (Abb. **B-1.51**

Radiologische Diagnostik:

- Die bronchogen entstandene **Candida-Infektion** führt zu bronchopneumonischen Infiltraten. Bei der hämatogenen Mykose der Lunge sind die Herde gleichmäßig über alle Lungenpartien verteilt.

- Das **Aspergillom** erscheint auf der Übersichtsaufnahme als homogener Rundschatten innerhalb einer Höhle erkennbar. Typisch ist eine ring- bzw. sichelförmige Luftansammlung zwischen Rundschatten und Höhlenwand (Abb. **B-1.51**).

▶ **Klinischer Fall**

▶ **Klinischer Fall.** 79-jährige Patientin mit ausgeprägten Ödemen, progredienter Kachexie und Hämaturie. Festgestellt wurde ein nephrotisches Syndrom bei chronischer Glomerulonephritis. Bei gleichzeitig bestehendem Husten bestand der Verdacht auf einen Morbus Wegener. Die Patientin wurde aus diesem Grund mit Immunsuppressiva behandelt. Die bronchopneumonischen Infiltrate (Abb B-1.52) waren progredient. Trotz massiver antimykotischer und antibiotischer Therapie entwickelte sich eine schnell fortschreitende respiratorische Insuffizienz. Die Patientin verstarb bei pulmonalem Versagen auf dem Boden einer rasch progredienten Aspergillenpneumonie.

⊚ **B-1.51** **Radiologische Befunde bei Aspergillom**

a
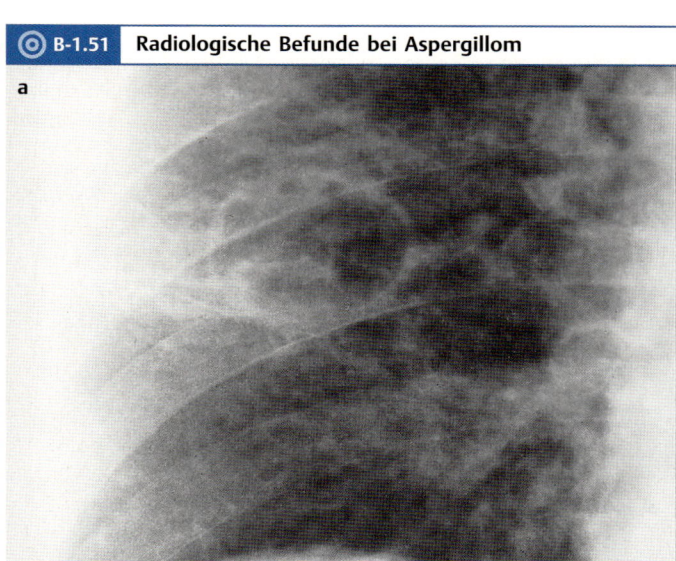

b
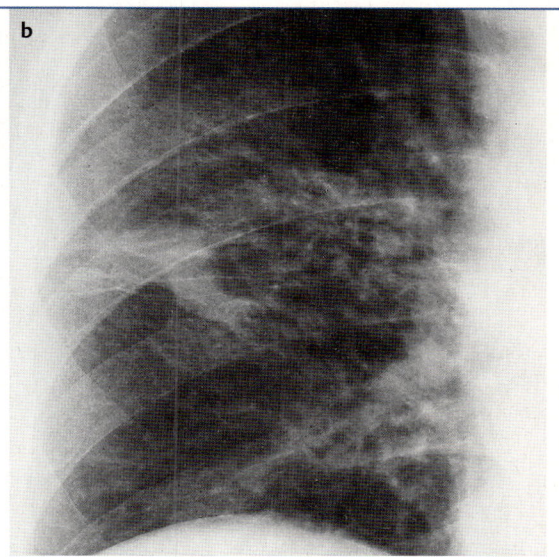

c
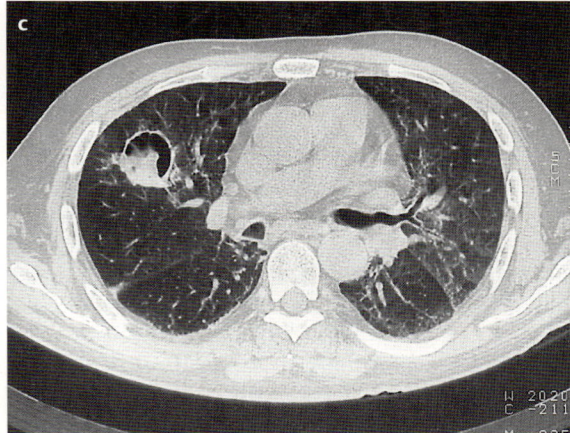

Abb. **a** lässt eine dünnwandige Kaverne erkennen. Im weiteren Verlauf **(b)** sieht man eine sichelförmige, lageabhängige Verdichtung innerhalb der Kaverne, der Befund wird durch das CT **(c)** untermauert.

⊚ **B-1.52** **Bronchopneumonische Infiltrate beidseits bei invasiver pulmonaler Aspergillose**   ⊚ **B-1.52**

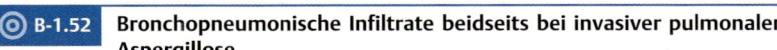

Übersichtsaufnahme p. a.

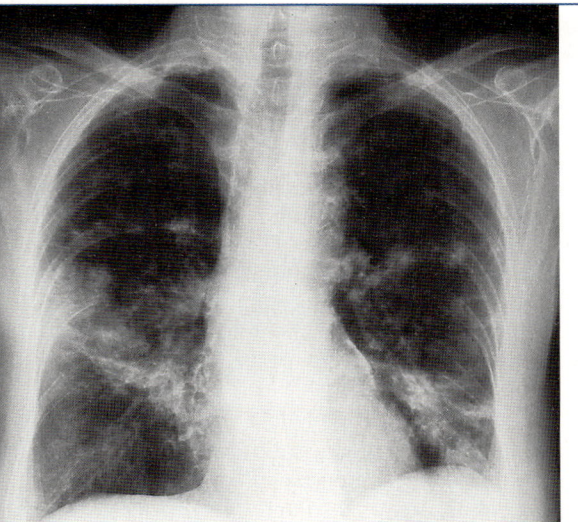

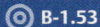

B-1.53

B-1.53   **Radiologischer Befund bei Pneumocystis-carinii-Pneumonie**

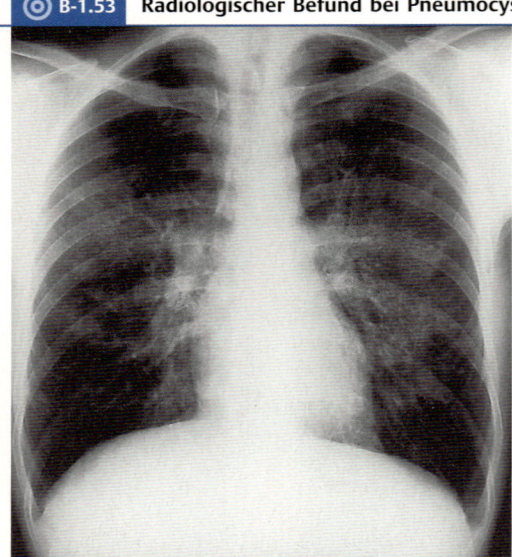

Der HIV-positive Patient stellt sich mit Fieber und Husten vor. Im Frühstadium der Pneumocystis-carinii-Pneumonie sind beidseits zarte, perikuläre Fleck- und Streifenschatten erkennbar.

Pneumocystis-carinii-Pneumonie (PCP)

Klinik: Besonderes Erkrankungsrisiko besteht für Frühgeborene, Säuglinge und immungeschwächte Patienten. Im Kindesalter verläuft die PCP sehr stürmisch, beim Erwachsenen schleichend.

Radiologische Diagnostik: In der Frühphase perihilär betonte interstitielle Zeichnung, die sich rasch als flächige Verschattung in Mittel- und Unterfelder ausdehnt (Abb. **B-1.53**).

1.4.6 Tuberkulose

▶ **Definition**

Klinik: Die Primärtuberkulose verläuft klinisch oft stumm. Stadieneinteilung s. Abb. **B-1.54**.

Diagnostisches Vorgehen: Anamnese (Diabetes?, Alkoholismus?), Röntgen-Thorax in 2 Ebenen, Tuberkulin-Test, Nachweis säurefester Stäbchen in Magensaft und Sputum.

Radiologische Diagnostik: Die Primärtuberkulose wird meist erst bei klinischen Komplikationen radiologisch erfasst.

Primärstadium: 5–6 Wochen nach Inhalation entwickelt sich der meist subpleural und solitär im Oberlappen gelegene,

---

Pneumocystis-carinii-Pneumonie (PCP)

Klinik: Pneumocystis carinii ist ein einzelliger, eukaryonter Keim, der ursprünglich zu den Protozoen gerechnet wurde, heute jedoch als Pilz angesehen wird. Einem besonderen Erkrankungsrisiko unterliegen Frühgeborene und Säuglinge sowie immungeschwächte Patienten (Leukämie, AIDS, immunsuppressive Therapie). Im Kindesalter verläuft die Erkrankung sehr stürmisch mit rasch zunehmender Dyspnoe, Husten und Tachykardie. Bei Erwachsenen entwickeln sich Dyspnoe und trockener Husten schleichend.

Radiologische Diagnostik: In der frühen Phase der Erkrankung ist eine perihilär betonte interstitielle Zeichnungsvermehrung auf der **Röntgen-Thoraxaufnahme** sichtbar (Abb. **B-1.53**). Diese dehnt sich innerhalb von Stunden bis Tagen in die Mittel- und Unterfelder aus und führt zu flächigen Verschattungen.

1.4.6 Tuberkulose

▶ **Definition:** Infektionskrankheit, die am häufigsten durch Infektion mit Mycobacterium tuberculosis, seltener durch Mycobacterium bovis oder africanum hervorgerufen wird. Erkrankungen nach Infektion mit anderen Mykobakterien (z. B. Mycobacterium avium oder kansasii) werden als atypische Mykobakteriosen bezeichnet.

Klinik: Die Primärtuberkulose verläuft klinisch häufig stumm, evtl. bestehen subfebrile Temperaturen, Husten, Nachtschweiß, Appetitverlust und Thoraxschmerzen. Die einzelnen Stadien der Tuberkulose sind in Abb. **B-1.54** dargestellt.

Diagnostisches Vorgehen: Neben Anamnese (z. B. resistenzmindernde Faktoren wie Diabetes mellitus, Alkoholismus) und Klinik kommt der radiologischen Diagnostik (Röntgen-Thorax in 2 Ebenen), dem Tuberkulin-Test und der bakteriologischen Untersuchung (Nachweis säurefester Stäbchen in Magensaft und Sputum?) die größte Bedeutung zu.

Radiologische Diagnostik: Da die primäre Tuberkulose meist asymptomatisch verläuft, wird sie im Primärstadium selten radiologisch erfasst. Anlass der **Röntgenuntersuchung** sind meist klinisch apparente Komplikationen.

Primärstadium: Nach der Inhalation des Mykobakteriums entwickelt sich mit einer Latenz von 5–6 Wochen der Primärherd (**Ghon-Herd**). Dieser tritt meist solitär im Oberlappen, subpleural gelegen auf und erreicht Erbsen- bis Hasel-

B-1.54 Stadien der Tuberkulose

B-1.54

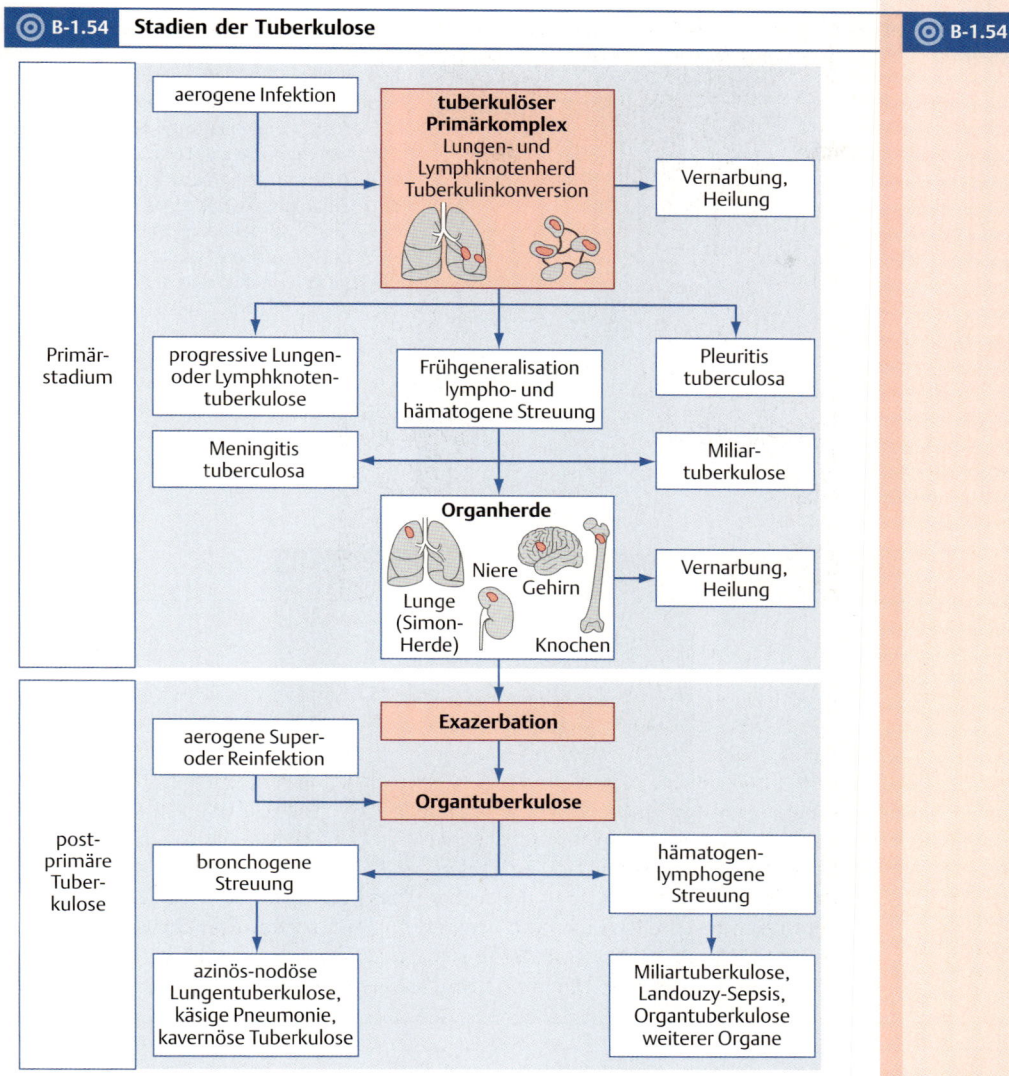

nussgröße. Über das regionäre Lymphabflussgebiet werden die zugehörigen ipsilateralen **Lymphknoten im Hilus** erfasst, die sich enorm **vergrößern** können. In den meisten Fällen heilt der Primärkomplex ab. Auf späteren Aufnahmen ist als Hinweis auf eine abgelaufene Tuberkulose der **verkalkte Primärkomplex** nachweisbar (Abb. **B-1.55a**).

Komplikationen im Stadium des Primärkomplexes:

- **Primärtuberkulose:** Bei schlechter Abwehrlage kann es zu einer Einschmelzung des Parenchymherdes und einem Einbruch ins Bronchialsystem mit Ausbildung einer Kaverne kommen. Zusätzlich kommt es zu einer bronchogenen Streuung. Im Röntgenbild sind segmental verteilte, flaue Verschattungen (Bronchopneumonie) und unter Umständen Ringschatten (Kavernen) erkennbar. Beim Verdacht auf Vorliegen einer Primärtuberkulose sollte unbedingt eine CT des Thorax durchgeführt werden, weil hier die Kavernen sicherer erkennbar sind.
- **Atelektase:** Besonders bei Kindern schwellen die Hiluslymphknoten sehr stark an. Diese können eine Kompression eines Bronchus mit Atelektase des entsprechenden Lappens oder Segmentes bewirken. Im Röntgenbild ist eine segmentale homogene Verschattung mit Zeichen der Volumenminderung erkennbar (s.S. 177).

erbsengroße Primärherd **(Ghon-Herd)**. Die ipsilateralen **Hiluslymphknoten** können enorm **vergrößert** sein. Der **verkalkte Primärkomplex** weist auf eine abgelaufene Tuberkulose hin (Abb. **B-1.55a**).

Komplikationen im Primärstadium:

- **Primärtuberkulose:** Bei schlechter Abwehr kann der Parenchymherd einschmelzen und ins Bronchialsystem einbrechen. Im Röntgenbild zeigen sich segmentale Verschattungen (Bronchopneumonie) und Ringschatten (Kavernen).

- **Atelektase:** Sie entsteht besonders bei Kindern durch stark geschwollene Lymphknoten, die einen Bronchus komprimieren. Röntgenbefund s.S. 177.

B-1.55   Radiologische Befunde bei Tuberkulose

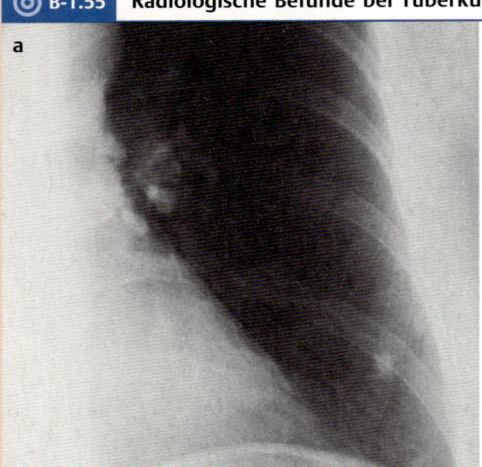

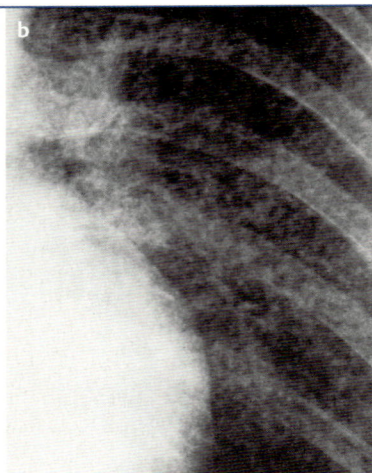

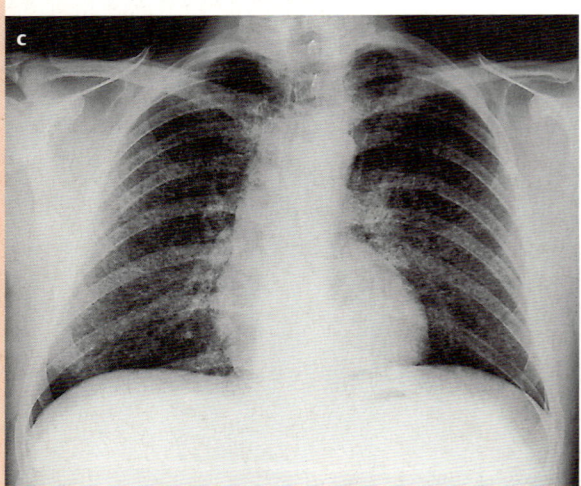

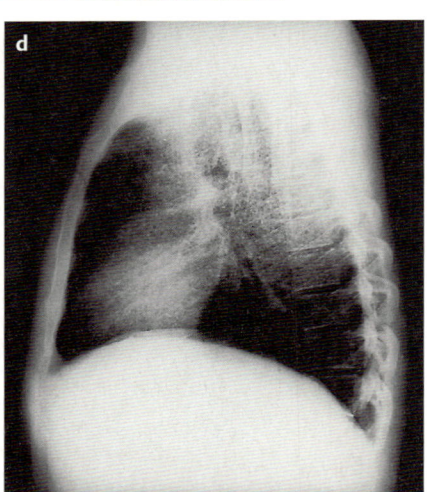

a Verkalkter Primärkomplex: Subpleural gelegener verkalkter Herd, im gleichseitigen Hilus verkalkte Lymphknoten.

b Ausschnitt: Miliartuberkulose.

c, d Miliartuberkulose: Symmetrisch verteilte, hirsekorngroße Knötchen in der gesamten Lunge (Thorax p. a. = **c** und seitlich = **d**).

- **Pleuritis exsudativa:** In allen Stadien. Häufig einziges Zeichen eines ablaufenden Primärinfektes.

▶ **Klinischer Fall**

- **Organherde im Primärstadium** entstehen durch frühe hämatogene Streuung. **Simon-Spitzenherde** sind als doppelseitige **Fleckschatten in den Lungenspitzen** sichtbar.

Die **postprimäre Lungentuberkulose** beginnt mit Reaktivierung der Simon-Spitzenherde und **Assmann-Frühinfiltraten** (flaue, infraklavikuläre Fleckschatten). Unterscheidung in:

- **Pleuritis exsudativa:** Die Pleuritis kann in allen Stadien der Tuberkulose auftreten. Häufig ist sie, vor allem bei Jugendlichen, das einzige Zeichen eines im Ablauf begriffenen Primärinfektes. Im Röntgenbild ist meist ein ausgedehnter einseitiger Pleuraerguss nachweisbar.

▶ **Klinischer Fall.** Eine 22-jährige Arzthelferin stellt sich mit seit 2 Monaten bestehenden Thoraxschmerzen, Reizhusten, Nachtschweiß und zunehmender Abgeschlagenheit vor. Auf der Thoraxübersichtsaufnahme zeigt sich ein ausgeprägter Erguss rechts sowie eine zarte Zeichnungsvermehrung in der Lungenspitze. Voraufnahmen waren unauffällig. Die zytologische Untersuchung des Pleurapunktates ergibt eine Pleuritis tuberculosa, im Magensaft werden säurefeste Stäbchen nachgewiesen. Bei der Patientin besteht demzufolge ein tuberkulöser Pleuraerguss, ursächlich war eine Lungenspitzentuberkulose (Abb. **B-1.56**). Unter antituberkulöser Therapie kommt es zur kompletten Rückbildung des Ergusses.

- **Organherde im Primärstadium:** Schon während der Primärherdentwicklung gewinnen die Mykobakterien Anschluss an das Blutsystem und streuen in alle Organe. Bei guter Abwehrlage und geringer Virulenz entwickeln sich häufig die so genannten **Simon-Spitzenherde**. Im Röntgenbild äußern diese sich in Form doppelseitiger diskreter **Fleckschatten in den Lungenspitzen**.

Postprimäre Lungentuberkulose: Die postprimäre Lungentuberkulose beginnt meist mit einer Reaktivierung der Simon-Spitzenherde, die einschmelzen und Anschluss an das Bronchialsystem finden. Häufig sind flaue, infraklavikuläre Fleckschatten im Röntgenbild erkennbar (**Assmann-Frühinfiltrat**). Je nach Gewebereaktion werden unterschieden.

- **Exsudative Herde:** Sie entsprechen im Röntgenbild **unscharf begrenzten**, zum Teil **konfluierenden Fleckschatten** (azinös-nodöse Lungentuberkulose).
- **Produktive Infiltrate:** Typischerweise scharf konturierte, zum Teil verkalkte Rundherde.

Unscharf begrenzte fleckige Verdichtungen, können zu größeren konfluieren (**käsige Pneumonie**) oder unter Ausbildung einer **Kaverne** in einen Bronchus einbrechen. Kavernen sind im Röntgenbild – oder zuverlässiger in der CT – als lufthaltige rundliche unterschiedlich große Hohlräume erkennbar. In der CT ist häufig der Drainagebronchus mit verdickter Wand nachweisbar.

Bei hämatogener Streuung entwickelt sich das Bild der **Miliartuberkulose** mit radiologisch nachweisbaren **zahlreichen hirsekorngroßen Knötchen in allen Lungenarealen** (Abb. **B-1.55b**).

Die **Tuberkel, 1–2 mm große, scharf begrenzte Rundherde**, entwickeln sich bei der produktiven Form. Größere, **glatt begrenzte Rundschatten** mit einem Durchmesser von **0,5–4 cm** entsprechen den **Tuberkulomen**. Diese weisen häufig Verkalkungen auf.

Für eine **abgelaufene Tuberkulose** sprechen auf der Übersichtsaufnahme **Pleurakuppenschwielen** mit **apikalen Narbensträngen**, eine verstärkte **apikohiläre Streifenzeichnung** und kleinere **Kalkherde** (Abb. **B-1.57**). Ausgeprägte narbige Veränderungen bewirken bei der fibrozirrhotischen Tuberkulose eine Verzie-

- **Exsudative Herde** (azinös-nodöse Tuberkulose)
- **Produktive Infiltrate**

Kavernen sind als lufthaltige rundliche Hohlräume erkennbar, im CT zeigt sich häufig der Drainagebronchus mit verdickter Wand.

Bei hämatogener Streuung kommt es zur **Miliartuberkulose** mit **zahlreichen hirsekorngroßen Knötchen in allen Arealen** (Abb. **B-1.55b**).
1–2 mm große scharf begrenzte Rundherde entsprechen **Tuberkeln, Tuberkulome** sind 0,5–4 cm groß und häufig verkalkt.

Zeichen einer **abgelaufenen Tuberkulose** sind **Pleurakuppenschwielen** mit **apikalen Narbensträngen, verstärkte apikohiläre Streifenzeichnung** und **kleinere Kalkherde** (Abb. **B-1.57**).

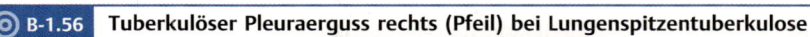

B-1.56   Tuberkulöser Pleuraerguss rechts (Pfeil) bei Lungenspitzentuberkulose

B-1.56

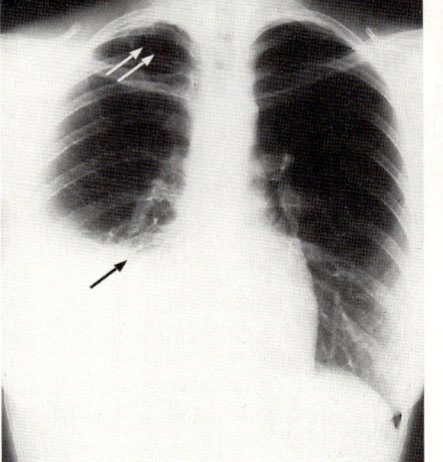 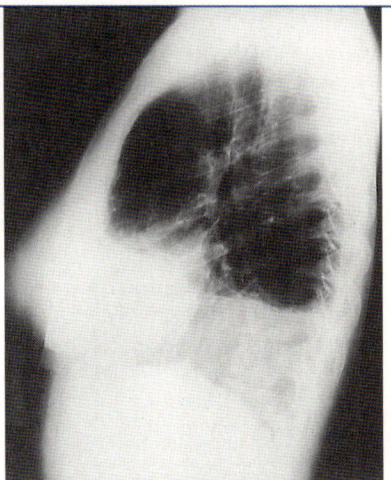

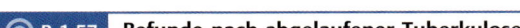
In der Lungenspitze ist eine zarte Zeichnungsvermehrung erkennbar (Doppelpfeil).

B-1.57   Befunde nach abgelaufener Tuberkulose

B-1.57

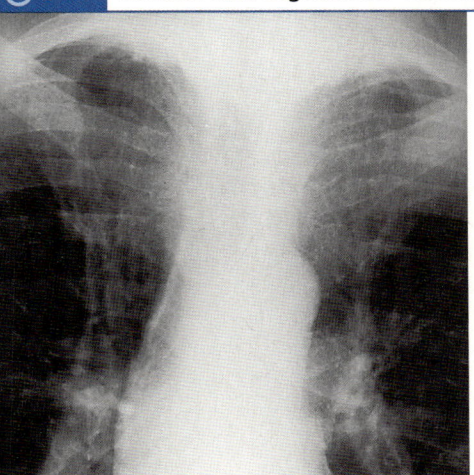

Narbige, streifige Veränderungen in beiden Oberfeldern, Kranialraffung und feinfleckige Verkalkungen beider Hili, unregelmäßige schwielige Verdickung der Pleurakuppen.

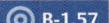

Mittels **tomographischer Methoden** können Kavernen von Emphysembullae und frische Infiltrate von narbigen Residuen unterschieden werden.

hung der Hili nach kranial und narbige, streifige Verdichtungen und Verziehungen, die von emphysematisch umgebautem Lungengewebe begleitet werden. Nach einem tuberkulösen Pleuraerguss können pleuroperikardiale und pleurodiaphragmale Verschwielungen auftreten.

Mit Hilfe **weiterführender tomographischer Methoden** (konventionelle Tomographie, CT, HR-CT) können Kavernen relativ sicher von Emphysembullae differenziert werden. Frische infiltrative Veränderungen können insbesondere im HR-CT von narbigen Residuen unterschieden werden, wodurch eine sichere Beurteilung der Krankheitsaktivität möglich ist.

1.4.7 Echinokokkose

1.4.7 Echinokokkose

▶ **Definition**

▶ **Definition:** Parasitäre Infektion mit Echinococcus cysticus (Hundebandwurm, auch: Echinococcus granulosus) oder Echinococcus multilocularis (Fuchsbandwurm, auch: Echinococcus alveolaris).

Klinik: Finnen von E. cysticus finden sich häufig in Leber (60 %) und Lunge (20 %), E. multilocularis siedelt primär in der Leber und metastasiert sekundär in die Lunge. Symptome fehlen häufig lange, bei Ruptur der Lungenhydatide kommt es zu Schmerzen, Husten und Dyspnoe.

Klinik: Die Finnen von Echinococcus cysticus siedeln sich vor allem in der Leber (60 %) und nachfolgend in Lunge (20 %), Milz, Nieren und ZNS an. Echinococcus multilocularis findet sich zu 98 % primär in der Leber, sekundär kann eine Metastasierung in Lunge und andere Organe erfolgen. Der Befall bleibt möglicherweise jahrelang latent, Symptome fehlen oder sind uncharakteristisch. Große Hydatiden können Kompressionserscheinungen hervorrufen. Klinische Symptome wie Schmerzen, Husten und Dyspnoe treten bei Ruptur der Lungenhydatide auf.

Diagnostisches Vorgehen: Bildgebung und Antikörpernachweis.

Diagnostisches Vorgehen: Die Diagnose wird mit Hilfe radiologischer Methoden (Röntgen, CT, Sonographie) in Verbindung mit dem Antikörpernachweis durch serologische Untersuchung gestellt.

Radiologische Diagnostik: Wenige Millimeter bis 30 cm große, solitäre glatt berandete, homogene Rundherde bei Befall mit E. cysticus. Typisch sind Meniskuszeichen und Wasserlilienzeichen (Abb. **B-1.58**). Bei E. multilocularis finden sich kleinere multiple Rundherde.

Radiologische Diagnostik: Bei Befall mit Echinococcus cysticus sind auf dem **Röntgenbild** solitäre, glatt berandete, homogene Rundherde mit einem Durchmesser von wenigen Millimetern bis zu 30 cm sichtbar. Gelegentlich ist zwischen Lungenkapsel und Echinokokkusmembran eine schmale Luftsichel erkennbar (Meniskuszeichen). Nach Ruptur der Zyste kann die Zystenwand auf der Restflüssigkeit schwimmen (Wasserlilienzeichen) (Abb. **B-1.58**). Bei Echinococcus multilocularis finden sich v. a. kleinere multiple Rundherde oder Zysten.

◎ **B-1.58**

◎ **B-1.58**   **Lungenveränderungen bei Echinococcus granulosus**

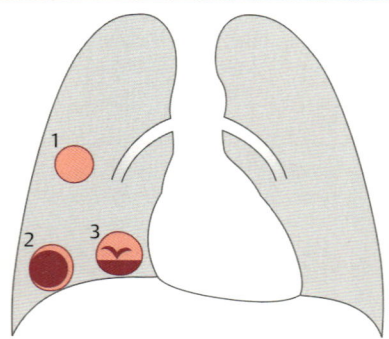

· Rundherd (1)
· Meniskuszeichen: Luft zwischen Lungenkapsel und Echinokokkusmembran (2)
· Wasserlilienzeichen: rupturierte Echinokokkuswand schwimmt auf Flüssigkeit (3)

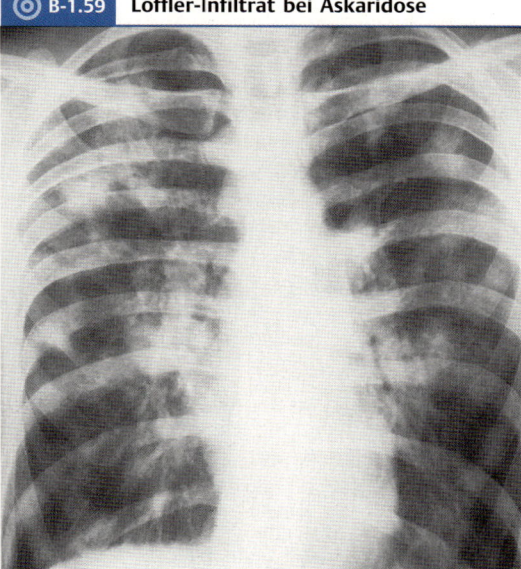

⊙ B-1.59   **Löffler-Infiltrat bei Askaridose**

Es sind beidseits Fleckschatten unterschiedlicher Größe, überwiegend peripher gelegen, erkennbar. Einige projizieren sich im p.a.-Röntgenbild auf den Hilus, liegen jedoch subpleural ventral oder dorsal in Hilushöhe.

1.4.8 Askaridose

1.4.8 Askaridose

▶ **Definition:** Ascaris lumbricoides (Spulwurm) ist ein weltweit verbreiteter Parasit. Die Ansteckung erfolgt durch Aufnahme von mit Eiern des Wurms kontaminierter Nahrung.

◀ Definition

Klinik: Symptome eines grippalen Infekts, abdominelle Schmerzen, allergische Hautmanifestationen.
Diagnostisches Vorgehen: Nachweis der Askarideneier im Stuhl im Zusammenhang mit einer Bluteosinophilie.
Radiologische Diagnostik: Das **Röntgenbild** zeigt Flächenschatten oder konfluierende Fleckschatten, wobei das Auftreten meist zeitlich versetzt ist, so dass die Infiltrate über die Lunge wandern. Man spricht dann von einem **Löffler-Infiltrat** (Abb. **B-1.59**).

Klinik: Abdominalschmerzen, allergische Hauterscheinungen.

Diagnostisches Vorgehen: Wurmeier im Stuhl, Bluteosinophilie.

Radiologische Diagnostik: Flächenschatten, die zeitlich versetzt über die Lunge wandern (**Löffler-Infiltrat,** Abb. **B-1.59**).

▶ **Merke:** Typisch für das **Löffler-Infiltrat** sind:
- **Flüchtigkeit:** Das Infiltrat darf nach max. 10 Tagen nicht mehr nachweisbar sein.
- Bluteosinophilie
- **Symptomarmut,** evtl. grippale Erscheinungen.
Das Löffler-Infiltrat wird am häufigsten durch Askariden hervorgerufen, es kommen jedoch auch Medikamente als Ursache in Betracht (z.B. Penizillin, Salicylsäure).

◀ Merke

1.4.9 Interstitielle Lungenerkrankungen (s. a. S. 171)

Pneumokoniosen

1.4.9 Interstitielle Lungenerkrankungen

Pneumokoniosen

▶ **Definition:** Lungenschäden, die durch Inhalation anorganischer oder organischer Stäube ausgelöst werden.

◀ Definition

Pathogenese: In die Lunge gelangen Partikel mit einem Durchmesser von 0,5–5 µm, größere Partikel bleiben im oberen Respirationstrakt hängen und werden vom mukoziliären Apparat wieder oralwärts transportiert. Der in die Alveolen gelangte Staub wird phagozytiert und im Lungenparenchym abgelagert. Diese Ablagerung kann einerseits reaktionslos bleiben, es kann jedoch auch zu

Pathogenese: Partikel von 0,5–5 µm Größe gelangen in die Alveolen, werden dort phagozytiert und im Parenchym abgelagert. Es kann zu Fremdkörperreaktionen oder allergischen Entzündungen kommen, die beide zur Fibrosierung führen.

Arbeitsrecht: Anerkennung als Berufs-krankheit möglich. Radiologische Verän-derungen werden nach der ILO-Klassifika-tion beschrieben: Sie erfasst Form, Größe und Häufung der Einzelschatten sowie reaktive Pleura-, Perikard- und Hilusverän-derungen.

Fremdkörperreaktionen mit diffuser und knotiger Bindegewebsbildung oder zu einer allergischen Entzündung kommen, die ebenfalls zu einer Fibrosierung führt.

Arbeitsrecht: Pneumokoniosen werden als Berufskrankheit anerkannt, wenn zwischen der versicherten Tätigkeit und der Lungenerkrankung ein ursächlicher Zusammenhang wahrscheinlich ist. Zu den diagnostischen Methoden gehören die Erhebung einer genauen Arbeitsplatz- und Berufsanamnese, der Röntgenbe-fund und die spirometrisch erfasste Ventilationsstörung. Die radiologischen Veränderungen werden entsprechend der internationalen Klassifikation des International Labour Office in Genf (ILO-Klassifikation) beschrieben. Dabei wer-den Form, Größe und Häufung der Einzelschatten sowie reaktive Pleura-, Peri-kard- und Hilusveränderungen erfasst.

Silikose

▶ **Definition**

Silikose

▶ **Definition:** Lungenerkrankung, die durch Inhalation freier kristalliner Kiesel-säure (SiO_2), meist als Quarzstaub in der Teilchengröße von 0,5–5 µm hervor-gerufen wird (Berufskrankheit).

Klinik: Nach 10- bis 20-jähriger Exposition kommt es zu rezidivierenden bronchopul-monalen Infekten und chronisch obstruk-tiver Bronchitis sowie in 10 % zur Reakti-vierung einer Lungentuberkulose **(Siliko-tuberkulose).** Radiologische Veränderun-gen gehen klinischen Symptomen voraus. Auch nach Beendigung der Exposition schreitet die Krankheit fort.

Die am häufigsten betroffenen Berufsgruppen sind Sandstrahler, Arbeiter im Kohlebergbau, in der Steingewinnung, -bearbeitung und -verarbeitung sowie Arbeiter in der Putzmittel-, Keramik- und Porzellanindustrie.

Klinik: Die Silikose entwickelt sich meist erst nach 10- bis 20-jähriger Expositi-on, wobei die radiologischen Veränderungen den klinischen Symptomen vorausgehen. Langsam entwickelt sich Atemnot, zunehmende Belastungsdys-pnoe und bronchitische Schübe. Der klinische Verlauf und die Prognose werden von den Komplikationen bestimmt: zum einen besteht eine erhöhte Infekt-anfälligkeit der Lunge mit rezidivierenden bronchopulmonalen Infekten und chronisch obstruktiver Bronchitis. In etwa 10 % der Fälle führt die Silikose zu einer Reaktivierung einer Lungentuberkulose **(Silikotuberkulose).** Im Spätsta-dium kann sich ein Cor pulmonale mit Ruhedyspnoe, Zyanose und Rechtsherz-insuffizienz entwickeln. Typisch für die Silikose ist das Fortschreiten der Erkrankung auch nach Beendigung der Exposition.

Diagnostisches Vorgehen: Berufsanam-nese, Röntgenverlaufskontrollen, evtl. Biopsie.

Radiologische Diagnostik (Abb. **B-1.60b**): Zu Beginn maschenförmig verstärkte Lungenzeichnung. Im Verlauf entwickeln sich **in Mittelfeldern und unteren äuße-ren Anteilen der Oberfelder** Silikose-knötchen. Diese Fleckschatten werden in p = pinhead (1,5 mm), q = mikronodulär (1,5–3 mm) und r = nodulär (3–10 mm) eingeteilt, die Ausdehnung der Streuung wird von 0–3 klassifiziert. Später kommt es zur Schrotkornlunge, perifokalen Emphy-semarealen und größeren Schwielen (Ein-teilung nach Größe in A, B, C). Die „Eier-schalensilikose" beruht auf einer schalen-förmigen Verkalkung der vergrößerten Hiluslymphknoten.

Diagnostisches Vorgehen: Die Diagnose wird anhand der Berufsanamnese und Röntgenverlaufskontrollen gestellt. Im Zweifelsfall kann eine Lungenbiopsie indiziert sein.

Radiologische Diagnostik: Die **Röntgen-Thoraxaufnahme** (Abb. **B-1.60b**) zeigt zu Beginn eine uncharakteristische maschenförmige Verstärkung der Lungen-zeichnung. Im weiteren Verlauf entstehen dichte, scharf begrenzte Fleckschat-ten, die Silikoseknötchen. Diese finden sich betont **in den Mittelfeldern und den unteren äußeren Anteilen der Oberfelder.** Die Fleckschatten werden nach ihrem Durchmesser in p = pinhead (ca. 1,5 mm), q = mikronodulär (1,5–3 mm) und r = nodulär (3–10 mm) eingeteilt. Die Ausdehnung der Streuung der röntgenologischen Veränderungen wird von 0–3 klassifiziert. Im Laufe der Zeit werden die Einzelschatten immer vielgestaltiger, es kommt zu zipfeligen Ausziehungen und zu Kalkeinlagerungen, das Bild erinnert an dicht stehende Schrotkörner (Schrotkornlunge). Die ausgeprägte Schrumpfungstendenz der Knötchen führt zur Ausbildung perifokaler Emphysemareale. Durch Konfluenz entstehen größere Schwielen, die entsprechend ihrer Größe mit A, B oder C beschrieben werden. Darüber hinaus oder auch isoliert kann die so genannte „Eierschalensilikose" auftreten, die auf einer schalenförmigen Verkalkung der vergrößerten Hiluslymphknoten beruht. Diese Form der Verkalkung ist hinwei-send auf die Silikose und muss nur gegen die seltene Verkalkung bei der Sarkoi-dose abgegrenzt werden (s.S. 210).

Mit Hilfe der **CT** werden die Veränderung der Lungenstruktur und pleurale Schwielenbildungen früher und genauer als in der konventionellen Röntgenauf-nahme erfasst.

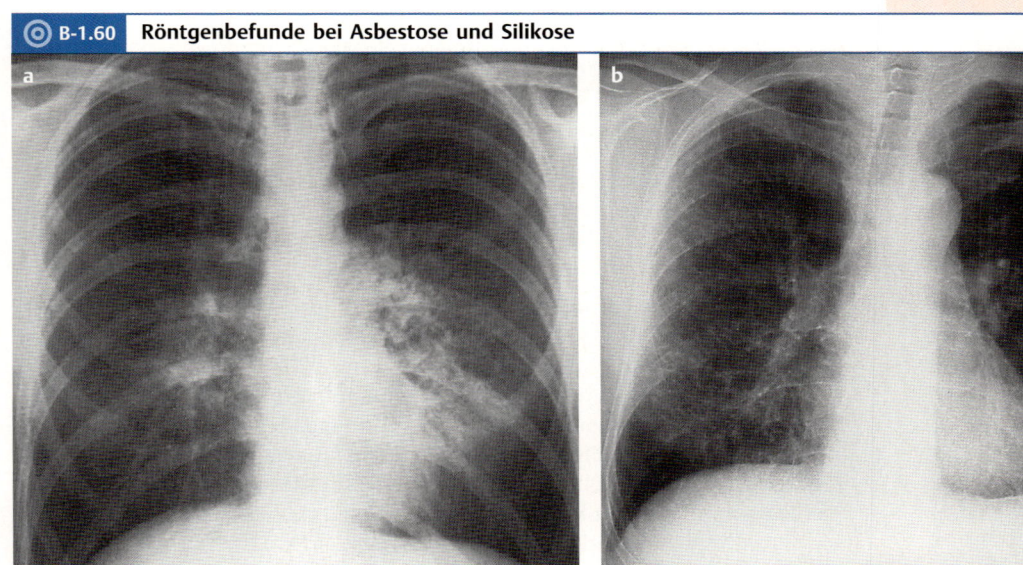

B-1.60   Röntgenbefunde bei Asbestose und Silikose

a Asbestose: Es zeigen sich beidseits in den Mittel- und Unterfeldern streifige fibrotische Verdichtungen.
  Dadurch ist der Herzrand nicht mehr abgrenzbar.
b Silikose: Auf dem Röntgenbild sind beidseits multiple, unterschiedlich große Fleckschatten erkennbar.

Asbestose

▶ **Definition:** Lungenerkrankung, die durch Inhalation asbesthaltigen Staubes hervorgerufen wird (Berufskrankheit). Asbest ist ein Sammelbegriff für faserförmig kristallisierte silikatische Materialien. Kritisch sind Fasern mit einer Länge >5 µm und einem Durchmesser < 3 µm.

▶ **Merke:** Asbeststaub hat neben der fibrogenen Wirkung (Lungenfibrose, Pleuraplaques) auch karzinogene Wirkung und kann ein Bronchialkarzinom oder ein Mesotheliom induzieren. Bei der Kombination von Asbestexposition und Rauchen wird das Risiko, an einem Bronchialkarzinom zu erkranken, um ein Vielfaches potenziert. Die Malignome sind ebenfalls als Berufskrankheit anerkannt.

Klinik: Oft erst bis zu 20 Jahre nach der Exposition entwickeln sich Dyspnoe und Zyanose. Ein Fortschreiten der Erkrankungen führt zur respiratorischen Insuffizienz und zum Cor pulmonale.

Diagnostisches Vorgehen: Die Diagnose wird anhand der Berufsanamnese und Röntgenverlaufskontrollen gestellt. Gelegentlich ist der Nachweis von Asbestfasern in der bronchoalveolären Lavage möglich.

Radiologische Diagnostik: Der typische Asbestosebefund im **Röntgen-Thorax** (Abb. **B-1.60a**) ist die **Fibrose der Mittel- und Unterfelder,** wobei die Veränderungen von kranial nach kaudal zunehmen. Es finden sich nicht wie bei der Silikose knötchenförmige Strukturen, sondern grob netzförmige, streifige Zeichnungen. Gegen die Zeichnungsvermehrung der Unterfelder kontrastiert sich das Emphysem der oberen Lungenfelder. Herzkonturen und Zwerchfellkuppen sind nicht klar abzugrenzen, sondern durch die fibrotischen Strukturen zerfasert. Augenfälliger als die pulmonalen Veränderungen sind jedoch meist die **Pleuraplaques,** die häufig verkalken. Die pleuralen Veränderungen finden sich meist ventrolateral an der unteren Thoraxhälfte und der Pleura diaphragmatica. Die **CT** (vor allem HR-CT) kann früher als die konventionellen Röntgenaufnahmen Pleuraplaques und Pleuraverkalkungen aufdecken und ist für die frühere und exaktere Erfassung der Asbeststaub-induzierten Veränderungen unerlässlich.

Asbestose

◀ Definition

◀ Merke

Klinik: Dyspnoe und Zyanose, später respiratorische Insuffizienz und Cor pulmonale.

Diagnostisches Vorgehen: Berufsanamnese, Röntgenverlaufskontrolle, Asbestfasern in bronchoalveolärer Lavage.

Radiologische Diagnostik: Im Röntgen-Thorax (Abb. **B-1.60a**) findet sich von kranial nach kaudal zunehmende **Fibrose der Mittel-und Unterfelder** mit grob netzförmiger, streifiger Zeichnung. Dagegen kontrastiert sich das Emphysem der oberen Lungenfelder. Herz und Zwerchfell sind nicht klar abgrenzbar. Auffällig sind **Pleuraplaques,** die sich meist ventrolateral unten und an der Pleura diaphragmatica finden.

Die **CT** kann Pleuraplaques und -verkalkungen früher aufdecken.

Pneumokoniosen durch organische Stäube

Pneumokoniosen durch organische Stäube

▶ **Synonym**

▶ **Synonym:** Exogen allergische Alveolitis.

▶ **Definition**

▶ **Definition:** Durch Inhalation verschiedener organischer Antigene ausgelöste Hypersensitivitätsreaktion der Lunge. Auslösende Noxen sind z. B. Vogelexkremente (Tauben, Wellensittiche), verschimmeltes Heu und Stroh (thermophile Aktinomyzeten), Schimmelpilze, pflanzliche Allergene und Enzyme.

Klinik: 4–12 Stunden nach Antigenexposition entwickeln sich Fieber, Husten und Dyspnoe. Wiederauftreten bei erneuter Exposition.

Diagnostisches Vorgehen: Zeitlicher Zusammenhang, Nachweis präzipitierender Antikörper.

Radiologische Diagnostik: Im Frühstadium oft trotz schweren Verlaufs unauffälliges **Röntgenbild**. Später findet man weiche konfluierende Infiltrate in Mittel- bis Unterfeldern, die wandern können, später aber fixiert werden. Nach Jahren kann es zur Fibrose kommen. In der **HR-CT** sind kleine peribronchial gelegene Herde charakteristisch.

Klinik: Vier bis zwölf Stunden nach Antigenexposition entwickeln sich Fieber, allgemeines Krankheitsgefühl, trockener Husten und Dys- bzw. Tachypnoe. Sofern keine weitere Exposition besteht, klingen die Beschwerden nach 1–2 Tagen ab, um bei erneuter Exposition wieder aufzutreten.

Diagnostisches Vorgehen: Der zeitliche Zusammenhang zwischen Exposition und Erkrankung lässt die Diagnose vermuten. Der Nachweis präzipitierender Antikörper und eventuell inhalative Provokationsteste sichern die Diagnose.

Radiologische Diagnostik: Im Frühstadium kann das **Röntgenbild** trotz eines schweren Krankheitsverlaufs noch unauffällig sein. Später findet man weiche konfluierende, miliare bis noduläre Infiltrate in den Mittel- bis Unterfeldern der Lunge. Die Infiltrate können migratorischen Charakter haben, werden jedoch im weiteren Verlauf örtlich fixiert. Nach jahrelanger wiederholter Exposition kann sich eine Lungenfibrose ausbilden. Bei unauffälligem Thoraxbild kann die **HR-CT** deutlich früher die pulmonalen Veränderungen zeigen. Charakteristisch sind hier kleine peribronchial gelegene Herde. Außerdem können im HR-CT aktive Entzündungsareale von narbigen Veränderungen differenziert werden.

▶ **Klinischer Fall**

▶ **Klinischer Fall.** Bei einem 30-jährigen Landwirt besteht seit 2 Jahren eine Belastungsdyspnoe, die sich im letzten halben Jahr verstärkt hat. Weitere Symptome sind Husten und weißlicher Auswurf; Fieber ist nicht vorhanden. Die Thoraxübersichtsaufnahme (Abb. **B-1.61**) zeigt eine teils netzartige, teils streifige Zeichnungsvermehrung in beiden Lungen mit Betonung des rechten Oberfeldes. Auf weiteren Kontrollaufnahmen ist diese Zeichnungsvermehrung konstant nachweisbar. Anamnestisch ist eine Allergie gegenüber Heu bzw. den darin enthaltenen Pilzsporen bekannt. In der Lungenfunktion wird eine Einschränkung der Atemreserve und eine Gasaustauschstörung festgestellt. Die Histologie zeigt eine interstitielle Pneumonie mit Fibrose, die mit einer sog. Farmerlunge vereinbar ist. Die Alveolitis-Antikörper-Bestimmung im Serum ergibt einen positiven Befund für thermophile Aktinomyzeten und darüber hinaus für Aspergillus fumigatus und Aspergillus nidulans. Nach Aufgabe des Berufes als Landwirt und Einleitung einer Therapie mit Kortikosteroiden und H$_2$-Antihistaminika kommt es zu einer subjektiven Befundbesserung und einer weitgehenden Normalisierung der Lungenfunktion. Die vorbeschriebene Zeichnungsvermehrung in der Lunge verbleibt, da bei Vorstellung des Patienten schon eine Fibrosierung eingetreten war.

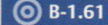 B-1.61

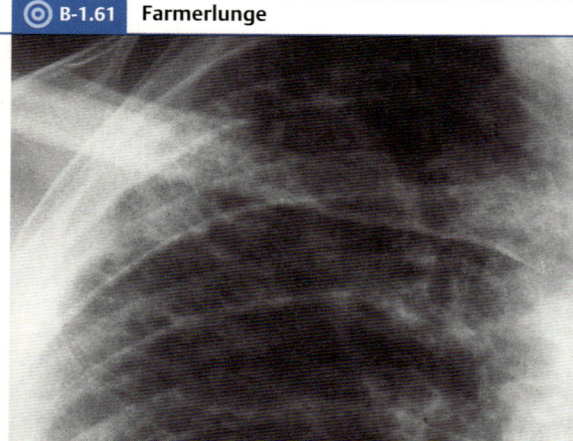

◎ B-1.61 **Farmerlunge**

Thoraxübersichtsaufnahme, Ausschnitt rechtes Oberfeld, streifige Zeichnungsvermehrung.

1.4.10 Durch Arzneimittel verursachte Lungenveränderungen

Im Vordergrund der durch Medikamente verursachten Erkrankungen stehen die direkten toxischen Wirkungen des Pharmakons und seiner Stoffwechselprodukte. Zudem können immunologische Reaktionen für pulmonale Veränderungen verantwortlich sein (Tab. **B-1.7**).

Klinik: Die Veränderungen treten entweder akut auf mit Fieber, Husten, Dyspnoe, Bronchospasmen und evtl. einem Lungenödem, oder beginnen langsam und schleichend. Bei chronischem Verlauf (bei Fortsetzung der Medikamenteneinnahme) bestehen meist nur geringe Beschwerden mit trockenem Husten und geringer Dypnoe.

Radiologische Diagnostik: Die möglichen intrapulmonalen Veränderungen sind in Abb. **B-1.62** dargestellt. Bestimmte Reaktionsformen werden bei den einzelnen Medikamenten bevorzugt beobachtet: Azetylsalizylsäure oder Penizillin führen besonders zu alveolären Ödemen, interstitielle proliferative Prozesse kommen vor allem nach Einnahme von Zytostatika vor. Die alveolären exsudativen Veränderungen entwickeln sich vor allem symmetrisch im Lungenkern (Schmetterlingsschatten). Ein medikamentenbedingtes oder allergisches Asthma bronchiale führt zu einer akuten Lungenüberblähung. Die chronischen

1.4.10 Durch Arzneimittel verursachte Lungenveränderungen

Sie entstehen sowohl durch direkte toxische Wirkungen als auch durch immunologische Reaktionen auf Pharmaka (Tab. **B-1.7**).

Klinik: Akut mit Fieber, Husten, Dyspnoe, Bronchospasmen, evtl. Ödem oder langsam und schleichend. Bei chronischem Verlauf geringe Beschwerden.

Radiologische Diagnostik: Mögliche Veränderungen s. Abb. **B-1.62**. Azetylsalizylsäure oder Penizillin führen besonders zu alveolären Ödemen, vor allem symmetrisch im Lungenkern (Schmetterlingsschatten). Zytostatika verursachen interstitielle proliferative Prozesse, die vor allem basal als feinfleckige Zeichnungsvermehrung erscheinen.

≡ B-1.7	Arzneibedingte Lungenveränderungen
akute Lungenveränderungen	
▪ alveoläre Ödeme/ interstitielle Ödeme	Azetylsalizylsäure, Nitrofurantoin, Penizillin, Hydrochlorthiazid, Phenylbutazon, Indometazin
▪ Bronchospasmen	Betablocker, Azetylsalizylsäure
▪ Typ I-Allergie	z. B. nach Penizillin
▪ pneumonische Infiltrate	Sulfonamide, Azulfidine, Penizillin, Nitrofurantoin, Procarbazin, Carbamazepin
chronische Lungenveränderungen	
▪ interstitiell-proliferative Veränderungen	Nitrofurantoin, Busulfan, Cyclophosphamid, Bleomycin, Chlorambucil, Procarbazin, Methotrexat, Penicillamin, Amiodaron/Cordarex
▪ Lymphknotenvergrößerungen	
▪ pleurale Veränderungen	

⊘ **B-1.62** **Lungenfibrose nach Therapie mit Amiodaron**

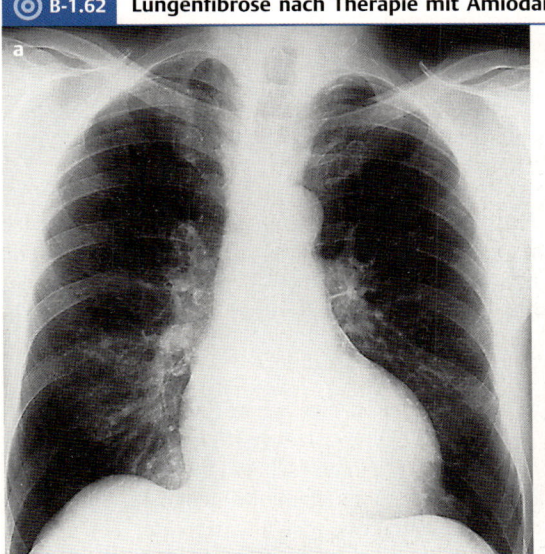
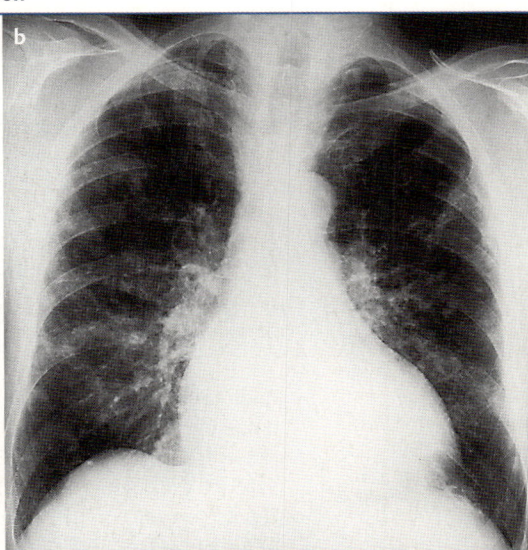

a Übersichtsaufnahme vor Therapie.
b Übersichtsaufnahme unter Therapie, Lungenfibrose.

interstitiell-proliferativen Veränderungen treten als feinfleckige und retikuläre Zeichnungsvermehrung mit Betonung der basalen Lungenabschnitte in Erscheinung.

1.4.11 Durch Strahlen verursachte Lungenveränderungen

1.4.11 Durch Strahlen verursachte Lungenveränderungen

Bei der Strahlentherapie von Tumoren im Thoraxbereich werden größere Strahlendosen absorbiert. Vorschädigungen des Gewebes setzen die Schwelle für Strahlenwirkungen herab. Diese werden relativ spät klinisch manifest und im Röntgenbild sichtbar: Nach Tagesdosen von 2–3 Gy sind sie nach 1–3 Monaten erkennbar.

Bei der Strahlentherapie von Tumoren im Bereich des Thorax werden in der Lunge größere Strahlendosen absorbiert. Die Wirkung hängt von der Gesamtdosis, der Strahlenart, der Fraktionierung und vom bestrahlten Volumen ab. Vorschädigungen des Lungengewebes z. B. durch zytostatische Medikamente oder sekundäre Infektionen setzen die Schwelle für Strahlenwirkungen herab. Die Lungenveränderungen nach Strahlentherapie benötigen eine relativ lange Zeit, bis sie klinisch manifest und im Röntgenbild erkennbar werden. Nach der üblichen Strahlenbehandlung mit Tagesdosen von 2–3 Gy und mehr sind Veränderungen nach 1–3 Monaten erkennbar.

Klinik: Zuerst entwickelt sich die **akute Strahlenpneumonitis**. 4–6 Monate nach Bestrahlungsende beginnt die **Spätphase** mit Fibrosierung und Schrumpfung des Gewebes, die in eine restriktive Ventilationsstörung münden kann.

Klinik: Es entwickelt sich die akute **Strahlenpneumonitis** mit Reizhusten, Dyspnoe und Pleuraschmerzen. 4–6 Monate nach Bestrahlungsende beginnt die **Spätphase** mit Fibrosierung und Schrumpfung des Lungengewebes, die meist nach 12–24 Monaten abgeschlossen ist. Je nach Vorschädigung der Lunge und Ausdehnung der strahlenbedingten Veränderungen der Lunge entwickelt sich eine ausgeprägte restriktive Ventilationsstörung.

Radiologische Diagnostik: In der akuten Phase zeigt sich eine transparente, scharf abgegrenzte Verschattung, deren Dichte deutlich zunimmt. Im Fibrosestadium bilden sich streifig-flächige Narben mit Schrumpfungstendenz und Emphysem der angrenzenden Lunge. Verziehung der Hili, Mediastinalverlagerung und Zwerchfellhochstand können folgen.

Radiologische Diagnostik: In der akuten Phase (1–3 Monate nach Bestrahlungsende) zeigt sich auf der **Röntgen-Thoraxaufnahme** im Bestrahlungsfeld eine relativ transparente Verschattung, die zum umgebenden Lungengewebe entsprechend den Grenzen des Bestrahlungsfeldes scharf abgegrenzt ist. Im weiteren Verlauf nimmt die Dichte der Verschattungen deutlich zu, oft ist ein positives Bronchopneumogramm vorhanden. Im Fibrosestadium (beginnt 4–6 Monate nach Bestrahlungsende) bilden sich streifig-flächige Narben aus mit ausgeprägter Schrumpfungstendenz und einem umschriebenen Emphysem der angrenzenden Lunge. Darüber hinaus kann es zu einer Verziehung der Hili, zu einer Mediastinalverlagerung und einem Zwerchfellhochstand kommen.

▶ Merke

▶ **Merke:** Bei Auftreten pulmonaler Symptome und radiologischer Veränderungen im Rahmen einer Tumorerkrankung stellt sich häufig die Frage, ob eine Strahlenpneumonitis, ein Tumorrezidiv oder eine Lymphangiosis carcinomatosa vorliegen. Der typische zeitliche Ablauf der Lungenveränderungen und die lokal auf das Strahlenfeld begrenzten pulmonalen Veränderungen sprechen dann für eine Strahlenpneumonitis bzw. -fibrose. Um ein Rezidiv handelt es sich häufig, wenn die Veränderungen länger als 12 Monate nach Abschluss der Strahlenbehandlung wieder zunehmen.

1.4.12 Maligne interstitielle Lungeninfiltration

1.4.12 Maligne interstitielle Lungeninfiltration

▶ Synonym

▶ Definition

▶ **Synonym:** Lymphangiosis carcinomatosa

▶ **Definition:** Ausfüllung der intrapulmonalen Lymphbahnen mit aus malignen Zellen bestehenden Strängen (v. a. bei Primärtumoren in Magen, Pankreas und Mamma sowie bei Lymphomen und Leukämien). Bei Übergreifen auf die Pleura (Pleuritis carcinomatosa) entsteht oft ein Erguss, in dem maligne Zellen nachgewiesen werden können.

Radiologische Diagnostik: Verstärkte Netz- und Streifenzeichnung (Abb. **B-1.63**). Lymphstränge in Interlobularsepten erscheinen unter dem Bild der Kerley-Linien (s. S. 171). In 50 % sind Pleuraergüsse nachweisbar.

Radiologische Diagnostik: Im **Röntgenbild** ist eine verstärkte Netz- und Streifenzeichnung nachweisbar (Abb. **B-1.63**). Lymphstränge in den Interlobularsepten erscheinen unter dem Bild der Kerley-Linien (s. S. 171). Übereinander projizierte, axial getroffene Stränge bilden sich als kleine Knötchen ab. Erscheinen Fleckschatten, spricht dies für eine karzinomatöse Invasion der betroffenen Alveolen. In ca. 50 % der Fälle sind Pleuraergüsse nachweisbar.

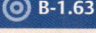
B-1.63 | Lymphangiosis carcinomatosa

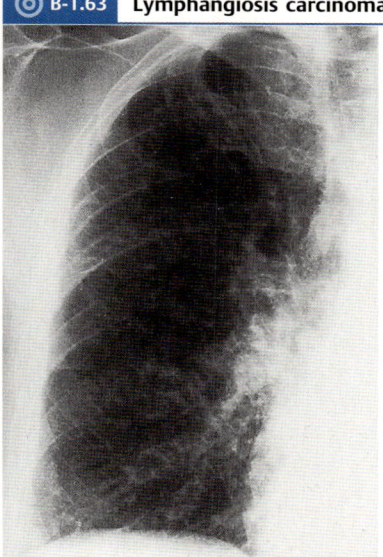

Verstärkte Netz- und Streifenzeichnung in der Übersichtsaufnahme.

B-1.63

Computertomographisch **(HR-CT)** sind ebenfalls retikuläre Verdichtungen, teilweise kombiniert mit nodulären umschriebenen Verdickungen erkennbar. Häufig resultieren perlschnurartige Verdickungen der Septen und der interlobären Spalten. Die pulmonale Architektur ist dabei im Gegensatz zur Lungenfibrose nicht gestört. Ist die Diagnosestellung der Lymphangiosis problematisch, kann somit das HR-CT zum Einsatz kommen und unter Umständen eine Lungenbiopsie vermeiden.

Differenzialdiagnostisch ist die Lymphangiosis abzugrenzen von

- **(Strahlen)fibrosen:** Die Strahlenfibrose beschränkt sich auf die bestrahlten Felder.
- **Pneumokoniosen:** Sie führen meist zu Fibrosen mit Destruktionen der Lungengerüststruktur, verkalkten Pleuraplaques oder verkalkten Hiluslymphknoten.
- **Sarkoidose:** Bei der Sarkoidose überwiegen – je nach Stadium – mediastinale Lymphknotenvergrößerungen oder die Lungenfibrose. Ein Pleuraerguss ist im Stadium der interstitiellen Lungenveränderungen seltener als bei der Lymphangiosis.
- **Miliartuberkulose:** Die Fleckschatten sind symmetrisch angeordnet mit vorwiegendem Befall der Oberfelder und apikokaudaler Abnahme.
- **Lungenhämosiderose:** Typisch sind Fleck- und Streifenschatten mit Wandel des Erscheinungsbildes im blutungsfreien Intervall.
- **Bronchialkarzinom:** Hier finden sich vorwiegend Fleckschatten.

In der **HR-CT** sind retikuläre Verdichtungen, z. T. kombiniert mit nodulären Verdickungen, erkennbar. Häufig resultieren perlschnurartige Verdickungen der Septen und interlobären Spalten. Die pulmonale Architektur ist im Gegensatz zur Fibrose nicht gestört.

Differenzialdiagnose:
- **(Strahlen)fibrosen:** nur in bestrahlten Feldern.
- **Pneumokoniosen:** Fibrosen mit destruierter Gerüststruktur.
- **Sarkoidose:** mediastinale LK-Vergrößerungen oder Lungenfibrose überwiegen. Seltener Pleuraerguss.
- **Miliartuberkulose:** symmetrische Fleckschatten mit Befall der Oberfelder.
- **Lungenhämosiderose:** wandelndes Bild im blutungsfreien Intervall.
- **Bronchialkarzinom:** vorwiegend Fleckschatten.

1.4.13 ARDS

1.4.13 ARDS

▶ **Synonym:** acute respiratory distress syndrome, akutes Atemnotsyndrom des Erwachsenen, Schocklunge, Hyaline-Membranen-Syndrom des Erwachsenen

◀ Synonym

▶ **Definition:** Der Begriff ARDS beschreibt eine akut auftretende schwere und lebensbedrohliche Lungenfunktionsstörung, die als Folge unterschiedlicher Ursachen auftreten kann (z. B. Schock jeder Ätiologie, Sepsis, Aspiration von Flüssigkeiten).

◀ Definition

Pathogenese:
- **Initialphase (bis 1 h):** Ausbildung eines interstitiellen Lungenödems.
- **Frühphase (1–24 h):** Zunahme bis zum alveolären Lungenödem. Ausbildung von Mikrothromben in den Lungenkapillaren.

Pathogenese:
- **Initialphase (bis 1 h):** interstitielles Lungenödem
- **Frühphase (1–24 h):** alveoläres Lungenödem

⊙ B-1.64   **Radiologische Befunde bei ARDS**

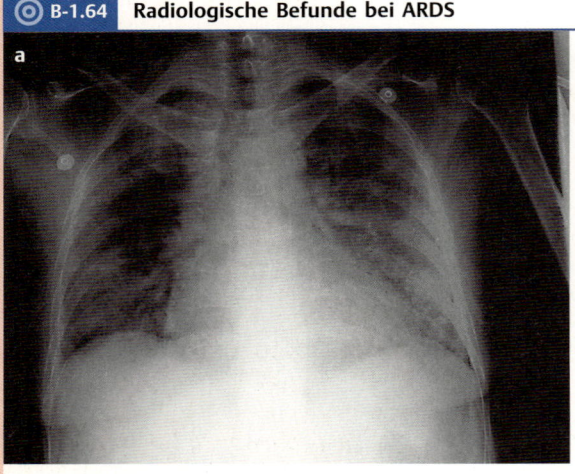
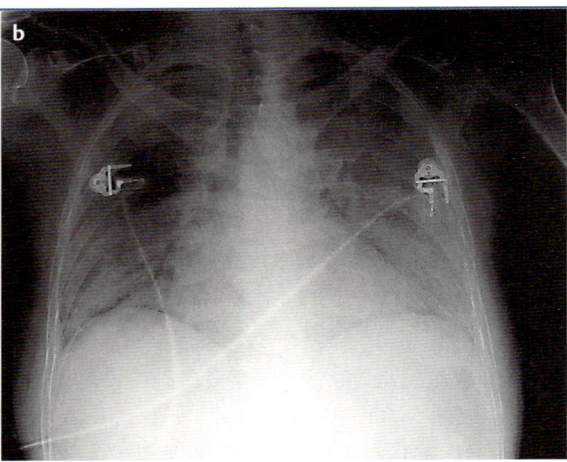

a Zu Beginn unscharfe Streifen- und Fleckschatten.
b Wenige Stunden später zeigt sich eine deutliche Befundverschlechterung mit Eintrübung der gesamten Lunge (Bild der sog. „weißen Lunge").

- **Intermediärphase (1.–7. Tag):** Mikroatelektasen und hyaline Membranen
- **Spätphase (ab 7. Tag):** fortschreitende Fibroblastenwucherung, Endzustand: irreversible Lungenfibrose.

Diagnostisches Vorgehen: Klinik, Blutgasanalyse, Röntgen-Thorax in 2 Ebenen.

Radiologische Diagnostik: Innerhalb der ersten 12 h Verbreiterung der hilusnahen Strukturen. Danach diffuse Trübung durch das interstitielle Ödem (Abb. **B-1.64**). Beim alveolären Ödem erscheinen unscharf begrenzte Fleckschatten. In der Intermediärphase lösen sich Ödem und Fleckschatten auf. Bei 50 % ist dieses Stadium reversibel, bei 50 % schreitet der Prozess fort: Die Lungenfelder fibrosieren.

▶ Merke

1.4.14 Sarkoidose

▶ Synonym

▶ Definition

Klinik: Zwei Verlaufsformen:
- **Akute Verlaufsform (Löfgren-Syndrom):** Beginn mit deutlichen Symptomen wie

- **Intermediärphase (1.–7. Tag):** Ausbildung von Mikroatelektasen und hyalinen Membranen. Beginn der Fibroblastenwucherung.
- **Spätphase (ab 7. Tag):** Fortschreiten der Fibroblastenwucherung, der Zustand wird irreversibel. Endzustand ist die Lungenfibrose.

Diagnostisches Vorgehen: Die Diagnostik umfasst die Beurteilung der Klinik (Dyspnoe, Tachypnoe, Zyanose), Blutgasanalyse (Hypoxämie und Hyperkapnie) und die Röntgenthoraxaufnahme in 2 Ebenen.
Radiologische Diagnostik: Innerhalb der ersten 12 Stunden ist im **Röntgen-Thorax** eine Verbreiterung der hilusnahen perivaskulären und peribronchialen Strukturen erkennbar. Danach entwickelt sich durch das interstitielle Ödem eine diffuse Trübung der Lungenfelder (Abb. **B-1.64**). Nachfolgend erscheinen beim alveolären Ödem unscharf begrenzte Fleckschatten. Bei Befundprogredienz konfluieren diese Fleckschatten in den ersten Tagen. In der Intermediärphase bildet sich das alveoläre Ödem zurück, die konfluierenden Schatten lösen sich auf. Bei ca. 50 % der Patienten ist das Atemnotsyndrom in diesem Stadium reversibel, bei der anderen Hälfte schreitet der Krankheitsprozess fort. Die Lungenfelder bekommen dann ein netzigstreifiges, retikuläres Aussehen als Ausdruck der interstitiellen Fibrose.

▶ **Merke:** Das alveoläre Lungenödem bei ARDS geht im Gegensatz zum kardialen Lungenödem meist nicht mit einer Herzverbreiterung oder einem Pleuraerguss einher.

1.4.14 Sarkoidose

▶ **Synonym:** Morbus Boeck

▶ **Definition:** Generalisierte epitheloidzellige Granulomatose unklarer Ätiologie. Die epitheloidzelligen Granulome verkäsen im Gegensatz zur Tuberkulose nicht und sind nicht Sarkoidose-spezifisch. Die intrathorakalen Lymphknoten und das Lungenparenchym sind bevorzugt befallen.

Klinik: Die Sarkoidose tritt in zwei Verlaufsformen auf:
- **Akute Verlaufsform (Löfgren-Syndrom):** Beginnt fast immer mit deutlichen klinischen Symptomen. Im Vordergrund stehen das **Erythema nodosum** und

Gelenkbeschwerden (meist Sprunggelenkarthritis). Gleichzeitig ist eine bihiläre **Adenopathie** (beidseitige hiläre Lymphknotenvergrößerung) nachweisbar. Diese Erscheinungen gehen mit einem katarrhalischen Infekt, Fieber und Abgeschlagenheit einher. Bevorzugt sind junge Frauen betroffen. Die Prognose ist gut, da die Erscheinungen meist spontan zurückgehen.
- **Chronische Verlaufsform** (häufiger): Beginn meist ohne charakteristische Beschwerden. Die Erkrankung wird häufig zufällig bei einer Röntgenuntersuchung entdeckt. Pulmonale Symptome wie Reizhusten und Belastungsdyspnoe treten erst relativ spät auf. Sind daneben weitere Organsysteme betroffen, können z. B. Augensymptome (Iridozyklitis, Uveitis), Hauterscheinungen, Herzrhythmusstörungen, Muskelschmerzen oder Paresen (N. facialis) auftreten.

Meist heilt die Sarkoidose spontan aus, in ca. 10 % bildet sich jedoch eine Lungenfibrose aus. Folgen der Lungenfibrose sind respiratorische Insuffizienz oder Cor pulmonale.

Diagnostisches Vorgehen: Die Diagnose wird meist radiologisch vermutet und bioptisch gesichert (Mediastinum, Leber, Lymphknoten, Haut). Die Tuberkulinempfindlichkeit ist meist stark vermindert, in der bronchoalveolären Lavage ist meist eine Lymphozytose nachweisbar. Die üblicherweise vorhandene ACE-Erhöhung (Angiotensin converting enzyme) im Serum erlaubt Rückschlüsse auf die Krankheitsaktivität.

Radiologische Diagnostik: Aufgrund des radiologischen Erscheinungsbildes im **Röntgenbild** werden 3 Stadien unterschieden (Abb. **B-1.65**).
- **Stadium I:** (Meist) symmetrische polyzyklisch vergrößerte Hili (bihiläre Adenopathie) bei unauffälligem Lungenparenchym.
- **Stadium II:** Zusätzliche Beteiligung des Lungenparenchyms erkennbar. Diese äußert sich in einer interstitiellen Zeichnungsvermehrung mit einem netzförmigen oder mikronodulären Muster. Der Lungenkern und die Mittelfelder sind bevorzugt betroffen.
- **Stadium III:** Ausbildung einer Lungenfibrose. Es sind hilifugale streifige Verdichtungen und Narbenstränge in den Mittel- und Oberfeldern erkennbar. Im Spätstadium können sich eine grobretikuläre Zeichnungsvermehrung, das Honigwabenmuster oder emphysematisch umgewandelte Lungenareale entwickeln.

Die **CT** kommt aufgrund der hohen Sensitivität der bronchoalveolären Lavage und den typischen Veränderungen im Röntgenbild der Lunge nur selten zum Einsatz. Die interstitiellen Veränderungen und Lymphknotenvergrößerungen können hier jedoch sicherer erkannt werden (Abb. **B-1.65a**).

1.4.15 Tumoren der Lunge

Benigne Tumoren

Gutartige Tumoren sind mit einer Häufigkeit von 1–5 % wesentlich seltener als das Bronchialkarzinom. Im Gegensatz zum Bronchialkarzinom wachsen sie i. d. R. außerordentlich langsam und weisen häufiger Kalkherde auf. Eine sichere Differenzialdiagnose ist jedoch meist nur durch Biopsie und Histologie möglich. **Hamartome** kommen mit ca. 55 % am häufigsten vor. Es sind Mischgeschwülste aus Knorpel-, Binde-, Fett- und Muskelgewebe mit epithelialen Anteilen. 80–90 % der Hamartome liegen peripher und intrapulmonal, in 10–20 % sind sie zentral und endobronchial gelegen. Sie erscheinen radiologisch meist als homogene Rundherde mit einem Durchmesser bis zu 4 cm. Die als pathognomonisch geltende scollige Verkalkung ist jedoch nur selten vorhanden. Häufig sind fokale Fettansammlungen im Tumor in der CT nachweisbar. Weitere gutartige Tumoren der Lunge sind z. B. **Karzinoid** und **benignes Mesotheliom**.

Bronchialkarzinom

▶ **Definition:** Vom Bronchialepithel ausgehender maligner Tumor.

Erythema nodosum und Gelenkbeschwerden sowie bihilärer Adenopathie. Bevorzugt sind junge Frauen betroffen, die Prognose ist gut.

- **Chronische Verlaufsform** (häufiger): Oft Zufallsbefund, Reizhusten und Belastungsdyspnoe treten erst spät auf. Es kann außerdem zum Befall von Auge, Haut, Herz, Muskeln, Nerven kommen.

Meist spontane Ausheilung, in 10 % bildet sich jedoch eine Lungenfibrose.

Diagnostisches Vorgehen: Biopsie. Stark verminderte Tuberkulinempfindlichkeit. Lymphozytose in der bronchoalveolären Lavage. Erhöhtes ACE im Serum lässt auf die Krankheitsaktivität schließen.

Radiologische Diagnostik: Unterscheidung von 3 Stadien (Abb. **B-1.65**):
- **Stadium I:** bihiläre Adenopathie.
- **Stadium II:** Parenchym (Kern und Mittelfelder) ist zusätzlich beteiligt, es zeigt sich eine interstitielle Zeichnungsvermehrung.
- **Stadium III:** Ausbildung einer Fibrose. Im Spätstadium können sich grobretikuläre Zeichnungsvermehrung, Honigwabenmuster oder emphysematische Areale entwickeln.

Die **CT** kommt aufgrund der typischen Veränderungen im Röntgenbild nur selten zum Einsatz (Abb. **B-1.65a**).

1.4.15 Tumoren der Lunge

Benigne Tumoren

Sie sind wesentlich seltener als das Bronchialkarzinom (Häufigkeit 1–5 %). Im Gegensatz zu diesem wachsen sie sehr langsam und sind häufig verkalkt. **Hamartome** sind Mischgeschwülste aus Knorpel-, Binde-, Fett- und Muskelgewebe. 80–90 % liegen peripher und intrapulmonal, 10–20 % zentral und endobronchial. Radiologisch erscheinen sie als bis zu 4 cm große homogene Rundherde. Weitere gutartige Lungentumoren sind **Karzinoid** und **benignes Mesotheliom**.

Bronchialkarzinom

◀ Definition

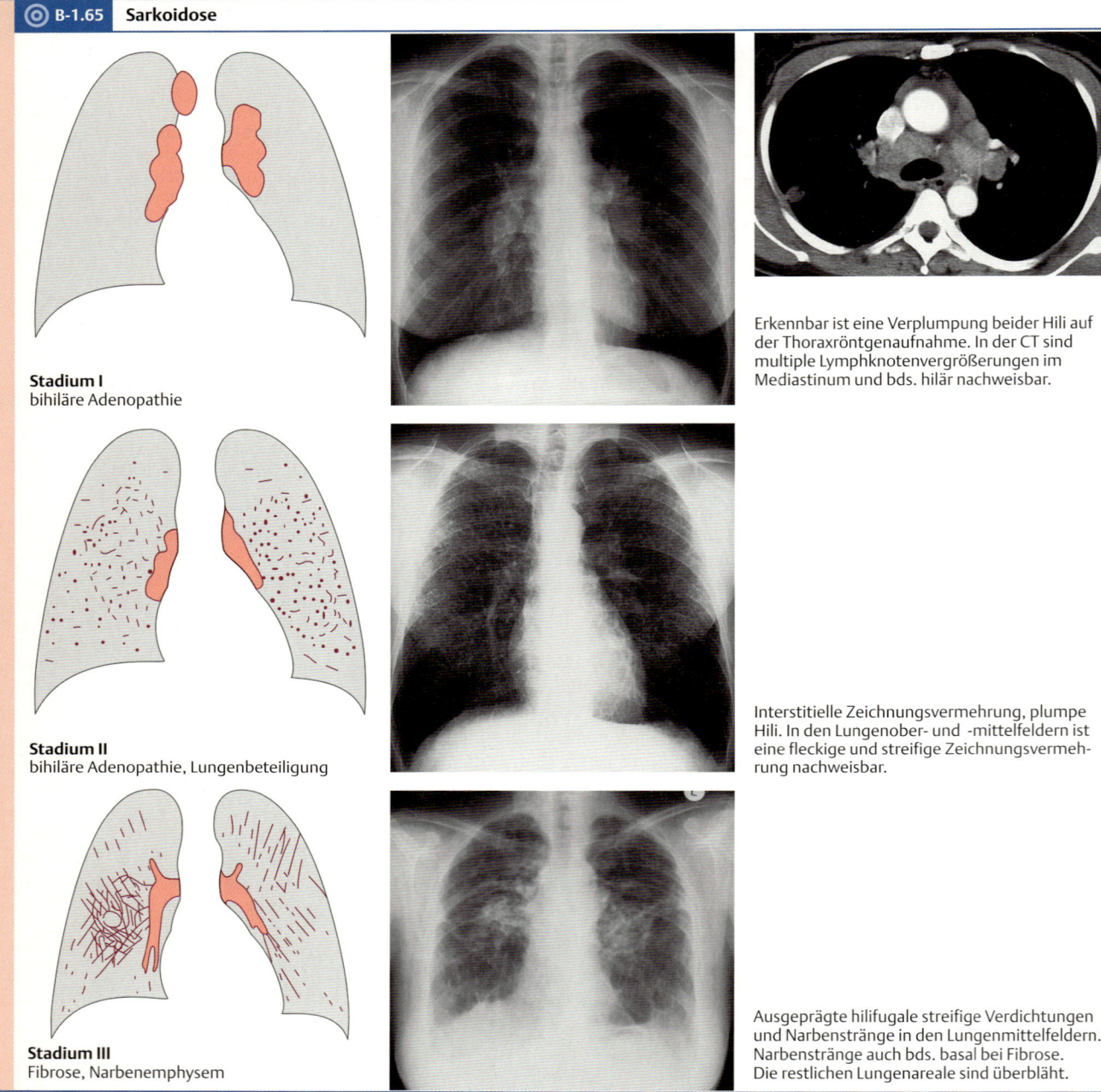

B-1.65   Sarkoidose

Stadium I
bihiläre Adenopathie

Stadium II
bihiläre Adenopathie, Lungenbeteiligung

Stadium III
Fibrose, Narbenemphysem

Erkennbar ist eine Verplumpung beider Hili auf der Thoraxröntgenaufnahme. In der CT sind multiple Lymphknotenvergrößerungen im Mediastinum und bds. hilär nachweisbar.

Interstitielle Zeichnungsvermehrung, plumpe Hili. In den Lungenober- und -mittelfeldern ist eine fleckige und streifige Zeichnungsvermehrung nachweisbar.

Ausgeprägte hilifugale streifige Verdichtungen und Narbenstränge in den Lungenmittelfeldern. Narbenstränge auch bds. basal bei Fibrose. Die restlichen Lungenareale sind überbläht.

Kanzerogen wirkt in erster Linie Zigarettenrauchen (außer Adenokarzinom) und der Umgang mit bestimmten Arbeitsstoffen. 20er-Regel: 20 Jahre lang 20 Zigaretten täglich erhöhen das Risiko 20fach.

Formen:
- zentrales Karzinom (75 %)
- peripheres Karzinom (25 %)
- diffus wachsendes Karzinom (3 %).

Der **Pancoast-Tumor** der Lungenspitze infiltriert Plexus brachialis und Grenzstrang, es kommt zu Brachialgien und Horner-Syndrom.

Kanzerogen wirken in erster Linie das Zigarettenrauchen (20er-Regel: Das Erkrankungsrisiko ist bei 20 Jahre langem Zigarettenkonsum von 20 Zigaretten täglich 20fach erhöht) (Ausnahme: Adenokarzinom) und der Umgang mit bestimmten Arbeitsstoffen (v. a. Asbest, Arsenverbindungen, Nickel, polyzyklische aromatische Kohlenwasserstoffe sowie radioaktive Stoffe).
Formen: Je nach Lage und Ausbreitung unterscheidet man:
- zentrales Bronchialkarzinom (ca. 75 %),
- peripheres Bronchialkarzinom (ca. 25 %)
- diffus wachsendes Bronchialkarzinom (3 %).

Eine Sonderform des peripheren Bronchialkarzinoms ist der **Pancoast-Tumor**. Er greift früh von der Lungenspitze auf die Thoraxwand über und infiltriert den Plexus brachialis und den Grenzstrang. Klinisch entwickeln sich Brachialgien und ein Horner-Syndrom (Miosis, Ptosis und Enophthalmus).

Klinik: Die Symptomatik des Bronchialkarzinoms ist häufig uncharakteristisch und stellt sich in der Regel erst im fortgeschrittenen Stadium ein. Neben **allgemeinen Tumorzeichen** (Leistungsknick, Gewichtsverlust, Anämie) treten **Husten, Dyspnoe** und **Thoraxschmerz** auf. Rezidivierende und therapieresistente **poststenotische Pneumonien** sind möglich. Später können sich eine obere **Einflussstauung** (V. cava superior), **Dysphagie** (Ösophagus), **Heiserkeit** (N. laryngeus recurrens), **Dyspnoe** (N. phrenicus), **Horner-Syndrom** (Grenzstrang) und **Brachialgien** (Plexus brachialis) entwickeln. **Fernmetastasen** in Skelettsystem und Gehirn können Erstmanifestationen sein. Das kleinzellige Bronchialkarzinom kann zudem ACTH-, Insulin- und wachstumshormonähnliche Hormone produzieren und endokrine Syndrome imitieren **(paraneoplastische Syndrome)**. Man unterscheidet verschiedene **histologische Typen** (Tab. **B-1.8**).

Diagnostisches Vorgehen: Lokalisationsdiagnostik durch Röntgenthoraxaufnahme in 2 Ebenen, ggf. CT, Bronchoskopie mit Zytologie und Biopsie.

Radiologische Diagnostik: Je nach Primärlokalisation und Ausdehnung verursachen Bronchialkarzinome unterschiedliche Erscheinungsbilder im **Röntgenbild** (Abb. **B-1.66** und Abb. **B-1.67**). Da die meisten zentral wachsenden Karzinome im Bronchiallumen oder manschettenförmig in der Bronchialwand wachsen, ist die Bronchusstenose mit einer poststenotischen Belüftungsstörung und/oder Pneumonie einer der häufigsten Befunde. Das zentral gelegene Karzinom muss dabei nicht unbedingt auf der Übersichtsaufnahme erkennbar sein.
Bei manchen, vorwiegend peribronchial wachsenden zentralen Bronchialkarzinomen ist eine Verplumpung des Hilus nachweisbar. Das periphere Bronchialkarzinom stellt sich meist als solitärer Rundherd dar, der insbesondere beim Plattenepithelkarzinom zentral einschmelzen kann.

▶ **Merke:** Das periphere Adenokarzinom und insbesondere das bronchoalveoläre Adenokarzinom (Lungenadenomatose) imitieren auf den Übersichtsaufnahmen häufig ein pneumonisches Infiltrat.

Die **CT** wird für die Stadieneinteilung des Bronchialkarzinoms im Anschluss an die Übersichtsaufnahme eingesetzt. Die mediastinalen und hilären Lymphknoten und die Ausdehnung des tumorösen Prozesses lassen sich so sicherer als in der konventionellen Diagnostik beurteilen. Auch vaskuläre Veränderungen (z. B. Infiltration, Kompression der V. cava superior) lassen sich so in der CT nach intravenöser KM-Gabe darstellen.

Klinik: Symptome zeigen sich meist erst im fortgeschrittenen Stadium. Neben **allgemeinen Tumorzeichen** treten **Husten, Dyspnoe** und **Thoraxschmerz** auf. **Poststenotische Pneumonien** sind möglich. Später kommt es zu **oberer Einflussstauung, Dysphagie, Heiserkeit, Dyspnoe, Horner-Syndrom** und **Brachialgien** sowie **Fernmetastasen** in Skelett und Gehirn. Beim kleinzelligen Karzinom können **paraneoplastische Syndrome** auftreten. Histologische Typen s. Tab. **B-1.8**.

Diagnostisches Vorgehen: Röntgenthorax in 2 Ebenen, ggf. CT, Bronchoskopie und Biopsie.

Radiologische Diagnostik: Bei zentral wachsenden Karzinomen ist die Bronchusstenose mit einer poststenotischen Belüftungsstörung und/oder Pneumonie häufig (Abb. **B-1.66** und **B-1.67**).

Manchmal ist eine Verplumpung des Hilus nachweisbar. Das periphere Karzinom erscheint als solitärer Rundherd, der zentral einschmelzen kann.

◀ **Merke**

Die **CT** erfolgt im Anschluss an die Übersichtsaufnahme zur Stadieneinteilung. Lymphknoten und Tumorausdehnung lassen sich so sicherer beurteilen, nach KM-Gabe auch vaskuläre Veränderungen.

B-1.8	Lokalisation, Wachstumsverhalten und Metastasierung			
Art	**Plattenepithel-karzinom**	**kleinzelliges anaplastisches Karzinom**	**Adenokarzinom**	**großzelliges anaplastisches Karzinom**
Häufigkeit	ca. 40 %	ca. 25 %	ca. 15 %	ca. 15 %
Lokalisation	zentral	zentral	peripher	zentral oder peripher
Wachstum	relativ langsam	sehr schnell	mäßig schnell	schnell
Metastasen	spät primär in Hals-Lymphknoten	sehr früh Mediastinum, Fernmetastasen (Leber, ZNS, Niere, Nebenniere, Skelett)	mäßig schnell meist hämatogene Metastasen, vor allem zerebrale Metastasen	früh Leber, ZNS, Niere, Nebenniere, Skelett

B-1.66 **Bronchialkarzinom**

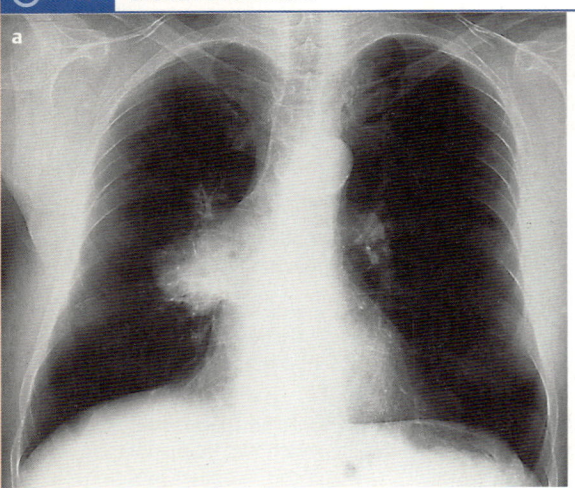

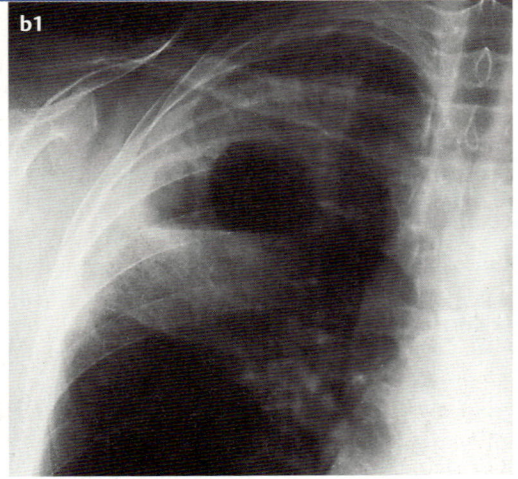

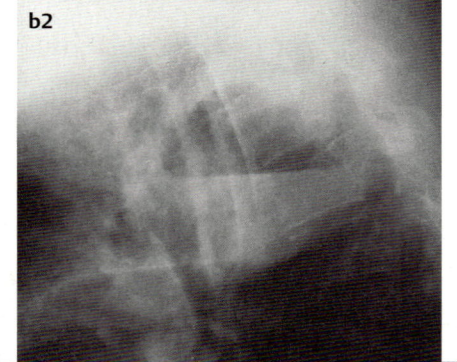

a Zentrales Bronchialkarzinom. Thorax p.a.:
Deutlich verplumpter Hilus rechts.
b Eingeschmolzenes Bronchialkarzinom. Tumorka-
verne mit dicker Wandung und Sekretspiegel. Thorax p.a. (b1) und seitlich (b2), jeweils Ausschnittsvergrößerungen.

B-1.67 **Radiologische Erscheinungsbilder des Bronchialkarzinoms**

I Bronchusstenose mit Folgen
· Dys-/Atelektase:
– Dystelektase: streifig-fleckige Verdichtungen
– Atelektase (1) : homogene Schatten in segmentaler
Anordnung, Zeichen der Volumen-
minderung
· poststenotische Pneumonie (2)
– vermehrte Streifen- und Fleckzeichnung in
segmentaler und lobärer Anordnung
· poststenotische Überblähung (3)
– Hypertransparenz

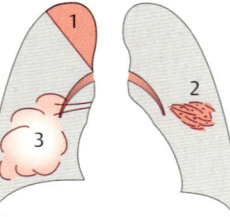

IV Pneumonisches Karzinom
· gleiches Erscheinungsbild wie entzündliches
pneumonisches Infiltrat

V Pleuraerguss (1)
· durch Pleuritis carcinomatosa oder
Lymphabflussstörung

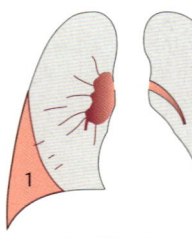

II Hilärer Tumorschatten
– verplumpter und aufgetriebener Hilus (1)

III Peripherer Rundherd
für Malignität sprechen:
· Durchmesser > 6 cm
· unscharfe Kontur (1)
· Rigler-Nabelzeichen
(Einkerbung = vaskulärer Hilus des Tumors) (2)
· Corona radiata = radiäre Streifenzeichnung,
zentrifugale Ausbreitung entlang Lymphangien (3)
· exzentrische Kaverne (4)
· Pleurafinger (5)

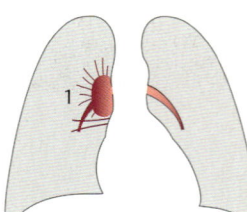

VI Mediastinale Lymphome
· Zwerchfellparese (1)
· Ösophagusstenose (2)
· Vena-cava-Kompression (3)
· Verbreiterung des Mediastinums (4)

VII Pancoast-Tumor
· einseitige Verschattung der Lungenspitze (5)
· Rippendestruktion (6)

▶ **Klinischer Fall.** Ein 47-jähriger Patient kommt mit zunehmender Schwäche der rechten Körperhälfte, Sensibilitätsstörungen und sensomotorischen Jackson-Anfällen rechts mit zunehmender Frequenz in die Sprechstunde. Anamnestisch besteht ein Nikotinabusus. Computertomographisch werden hochgradig metastasenverdächtige intrazerebrale Herde gesichert. Auf der Thoraxübersichtsaufnahme (Abb. **B-1.68a**) rundliche Verdichtungsfigur oberhalb des rechten Hilus. Im Thorax-CT (Abb. **B-1.68c**) 3 × 3 × 3 cm große Raumforderung rechts suprahilär mit Kontakt zum rechten Hilus. Die bronchoskopisch gewonnene PE liefert die Diagnose eines Plattenepithelkarzinoms. Im weiteren Verlauf Entwicklung einer poststenotischen Pneumonie (Abb. **B-1.68d,e**) mit fleckförmiger Zeichnungsvermehrung und Begleiterguss.

◀ **Klinischer Fall**

⊙ **B-1.68** | **Thoraxaufnahmen bei Bronchialkarzinom**

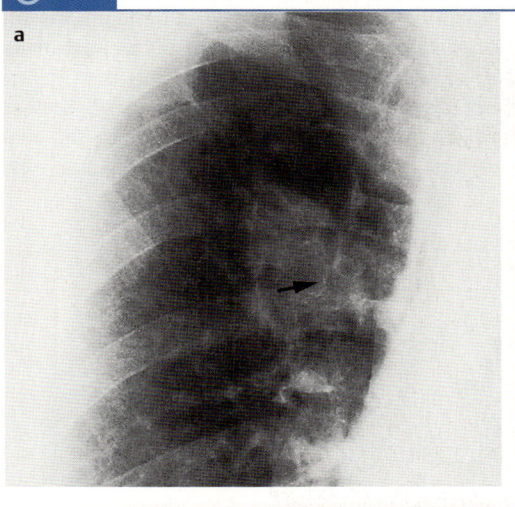

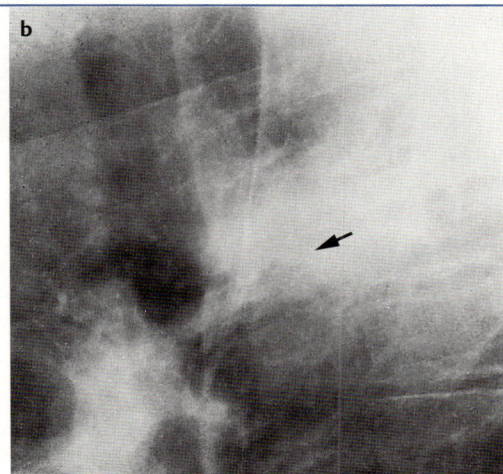

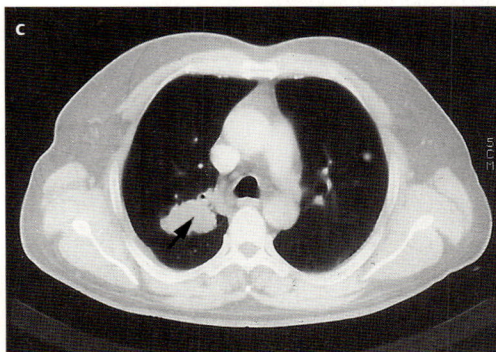

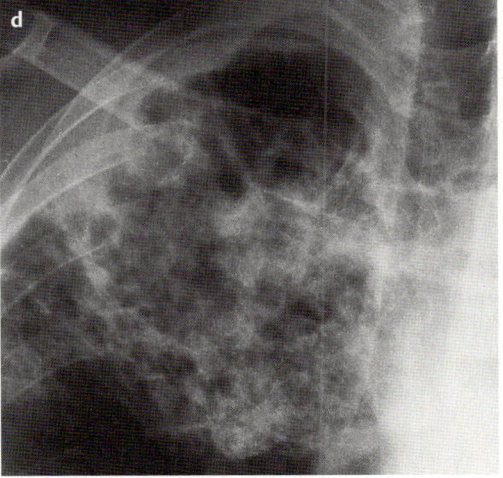

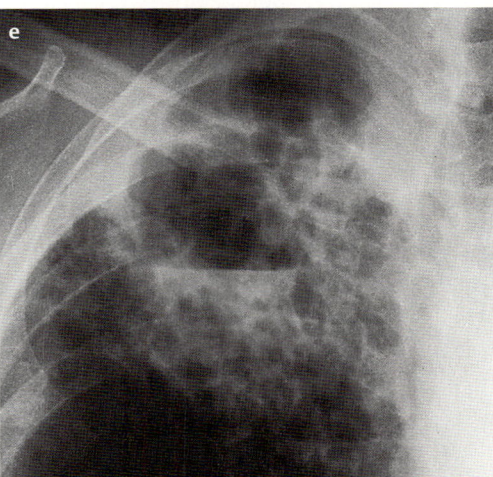

a Thoraxaufnahme p. a.-Ausschnitt: Verschattung suprahilär rechts (Pfeil).
b Seitliche Aufnahme: Verschattung oberhalb und dorsal des rechten Hilus (Pfeil).
c CT-Befund: Raumforderung oberhalb und dorsal des rechten Hilus (Pfeil).
d Thorax-Ausschnitt: Poststenotische Pneumonie. Infiltrat im rechten Oberfeld bei zentraler Raumforderung.
e Thorax-Ausschnitt: Luft-Flüssigkeitsspiegel bei eingeschmolzener poststenotischer Pneumonie.

Lungenmetastasen

Bei 20–30 % aller Malignome werden Lungenmetastasen beobachtet. Man unterscheidet zwischen **hämatogener** Einschwemmung (über V. cava und rechtes Herz), **lymphogener** Ausbreitung oder **bronchogener** Aussaat.

Radiologische Diagnostik: Bei hämatogener Metastasierung können Metastasen als intrapulmonale Rundherde auftreten. Bei **Lymphangiosis carcinomatosa** breitet sich das Tumorgewebe strangartig in den Lymphspalten aus (s.S. 208). Eine **Pleurakarzinose** äußert sich im Erguss oder als strangartige Pleuraverdickung. Bei **pneumonischer Metastasierung** breiten sich die Tumorzellen in intraalveolären und -bronchialen Räumen aus (Abb. **B-1.69**).

Lungenmetastasen

Bei 20–30 % aller Malignome werden Lungenmetastasen beobachtet. Sie werden radiologisch oft im Rahmen der routinemäßigen Staginguntersuchungen diagnostiziert. Häufig ist die **hämatogene** Einschwemmung über die V. cava und das rechte Herz in die Lunge, eine **lymphogene** Ausbreitung wird bei Magen-, Pankreas- und Mammakarzinom beobachtet. Eine **bronchogene** Aussaat in die Lunge wird bei bronchoalveolärem Karzinom und beim Larynxkarzinom (s.S. 668) vermutet.

Radiologische Diagnostik: Bei hämatogener Metastasierung können Metastasen im **Röntgenbild** als intrapulmonale Rundherde auftreten. Diese wachsen kugelförmig expansiv, ihre Größe kann zwischen wenigen Millimetern und mehreren Zentimetern variieren und sie können solitär oder multipel vorhanden sein. Metastasen unterschiedlicher Größe sprechen für verschiedene Metastasierungszeitpunkte. Breitet sich das Tumorgewebe strangartig in den Lymphspalten des Lungengerüstes aus, entwickelt sich eine **Lymphangiosis carcinomatosa** (s.S. 208). Eine **Pleurakarzinose,** d. h. eine tumoröse Infiltration der Pleura, äußert sich in einem Erguss oder als strangartige Pleuraverdickung. Bei der **pneumonischen Metastasierungsform** breiten sich die Tumorzellen in den anatomisch präformierten intraalveolären und intrabronchialen Räumen aus (Abb. **B-1.69**).

⊚ **B-1.69**   **Radiologische Befunde bei Lungenmetastasen**

I. Rundherdmetastase
Röntgen: • meist glatt und scharf begrenzte Rundherde
             • selten Kalkeinlagerungen bei Osteo- und Chondrosarkommetastasen

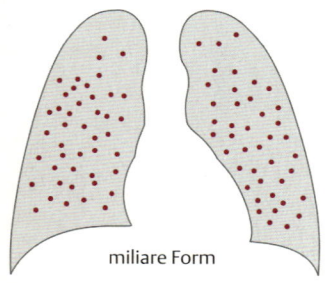

miliare Form

Primärtumor in: Schilddrüse
                           Lunge
                           Brust
                           Knochensarkom

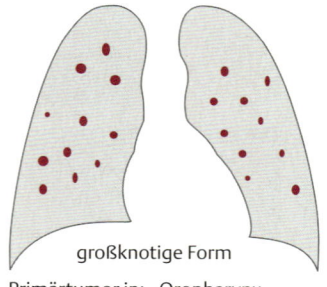

großknotige Form

Primärtumor in: Oropharynx
                           Magen
                           Schilddrüse
                           weibliche Genitalorgane
                           Lymphosarkom
                           Chorionepitheliom

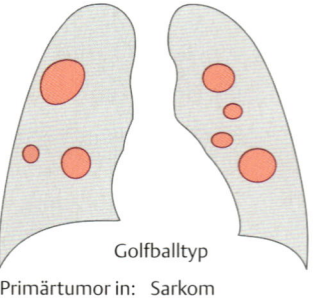

Golfballtyp

Primärtumor in: Sarkom
                           Karzinom
                           Seminom
                           Hypernephrom

II. Lymphangiosis carcinomatosa
Röntgen: • verstärkte Netz- und Streifen-
             zeichnung durch strangartige
             Ausbreitung des Tumor-
             gewebes in den Lymphangien

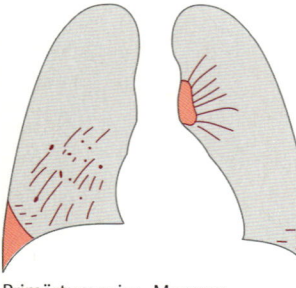

Primärtumor in: Mamma
                           Pankreas
                           Lunge
                           Prostata
                           Lymphom
                           Leukämie

III. Pleurakarzinose
Röntgen: • Pleuraerguss oder Pleuraschwiele

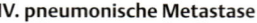
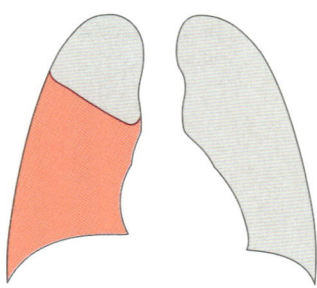

Primärtumor in: Mamma
                           Magen
                           Pleuraendotheliom

IV. pneumonische Metastase
Röntgen: • unscharf berandete Flächen-
             schatten und segmentale
             Atelektasen durch Ausbreitung
             der Tumorzellen in präfor-
             mierten intraalveolären und
             intrabronchialen Räumen

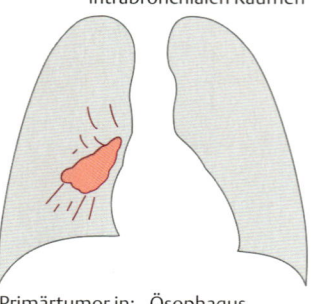

Primärtumor in: Ösophagus
                           Lunge
                           Brust

Die **CT** ist der Röntgenübersichtsaufnahme bei der Erfassung kleinerer Rundherde und dem Nachweis der Lymphangiosis carcinomatosa überlegen, denn sie erfasst sowohl kleine, subpleural gelegene Rundherde als auch die Verdickung des interstitiellen Gewebes bei der Lymphangiosis carcinomatosa früher als die Übersichtsaufnahme.

Die **CT** kann kleinere Rundherde und Lymphangiosis carcinomatosa früher als die Übersichtsaufnahme erfassen.

Malignes Lymphom

Malignes Lymphom

▶ **Definition:** Neoplastische Erkrankung des lymphatischen Systems. Die Lymphome manifestieren sich meist primär in Lymphknotenvergrößerungen, sie können jedoch auch andere Organe (z.B. Milz, Leber, Knochenmark, ZNS) befallen.

◀ **Definition**

Klinik: Klinische Leitsymptome sind Lymphknotenschwellungen und allgemeine Zeichen wie Fieber, Schwäche, Gewichtsverlust und Nachtschweiß (B-Symptomatik). Ein massiver intrathorakaler Befall kann Husten, Dyspnoe und retrosternale Schmerzen verursachen.

Diagnostisches Vorgehen: Die histologische Sicherung erfolgt durch Biopsie oder Exstirpation befallener Lymphknoten.

Radiologische Diagnostik: In ca. 40–65 % der Fälle sind mediastinale und hiläre Lymphknotenschwellungen vorhanden. In der Übersichtsaufnahme ist der Hilus bilateral verplumpt und nach lateral polyzyklisch begrenzt, das Mediastinum verbreitert (s.S. 222). Bei ausgedehntem Befall zeigt das Mediastinum eine **schornsteinartige Verbreiterung**. Eine neoplastische Infiltration des Lungenparenchyms ist seltener. Das Tumorgewebe kann per continuitatem in die Lunge einwachsen und eine perihiläre oder paramediastinale konfluierende Fleck- oder Streifenzeichnung hervorrufen (Lymphangiosis blastomatosa: Infiltration des Interstitiums über Lymphbahnen bei malignen hämatologischen Erkrankungen). In diesen Fällen ist eine radiologische Unterscheidung zur Pneumonie schwierig. Die hämatogene pulmonale Metastasierung führt zur Ausbildung miliarer oder nodulärer Rundschatten.

Mit der **CT** kann die mediastinale und hiläre Lymphknotenbeteiligung sicherer beurteilt werden als mit der konventionellen Röntgendiagnostik.

Klinik: Geschwollene Lymphknoten und B-Symptomatik. Husten, Dyspnoe und retrosternale Schmerzen bei massivem Befall.

Diagnostisches Vorgehen: Biopsie oder Exstirpation befallener Lymphknoten.

Radiologische Diagnostik: Der Hilus ist bilateral verplumpt und nach lateral polyzyklisch begrenzt, das Mediastinum bei ausgedehntem Befall **schornsteinartig verbreitert.** Das Tumorgewebe kann per continuitatem oder über Lymphbahnen die Lunge infiltrieren (Lymphangiosis blastomatosa), die Unterscheidung zur Pneumonie ist schwierig. Die hämatogene Metastasierung führt zu miliaren oder nodulären Rundschatten.

Mit der **CT** kann die Lymphknotenbeteiligung sicher beurteilt werden.

▶ **Merke:** Lymphknoten mit einer Größe von über 2 cm sind als pathologisch zu werten. Als verdächtig gelten Lymphknoten, deren Durchmesser 1 cm überschreitet.

◀ **Merke**

▶ **Klinischer Fall.** Ein 21-jähriger Patient bemerkt seit 3 Monaten eine Gewichtsabnahme von 12 kg, außerdem Schluckbeschwerden, Globusgefühl und Belastungsdyspnoe. Bei der körperlichen Untersuchung fallen mehrere vergrößerte Halslymphknoten auf. Die Thoraxübersichtsaufnahme (Abb. **B-1.70a**) zeigt eine eindrucksvolle Verbreiterung des oberen und mittleren Mediastinums, in der CT-Aufnahme (Abb. **B-1.70b**) zudem ausgeprägte mediastinale Lymphome, die die Gefäße teilweise ummauern. Die Diagnose eines lymphoblastischen Non-Hodgkin-Lymphoms vom T-Zell-Typ wird anhand eines entnommenen Halslymphknotens gestellt. Weitere Untersuchungen (KM-Punktion, Sono-Abdomen, CT-Abdomen, CT-Schädel, Liquor-Punktion und Skelettszintigraphie) waren unauffällig. Die weiteren Thoraxaufnahmen nach Chemotherapie (Abb. **B-1.70c**) zeigten eine Rückbildung der mediastinalen Lymphome.

◀ **Klinischer Fall**

⊙ B-1.70   Lymphom vor und nach Chemotherapie

B-1.70   Lymphom vor und nach Chemotherapie

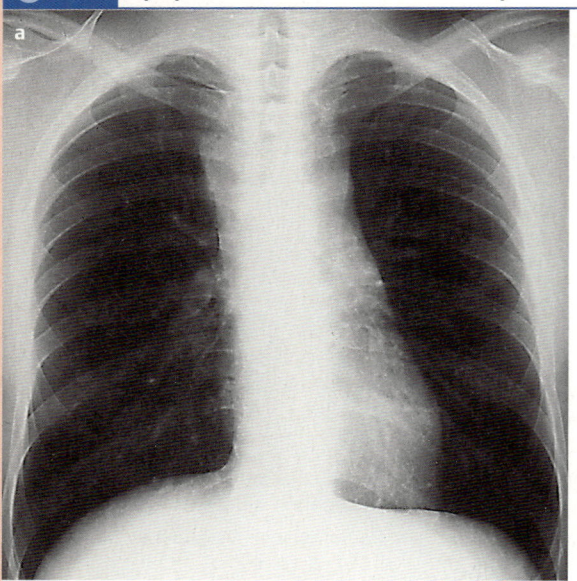
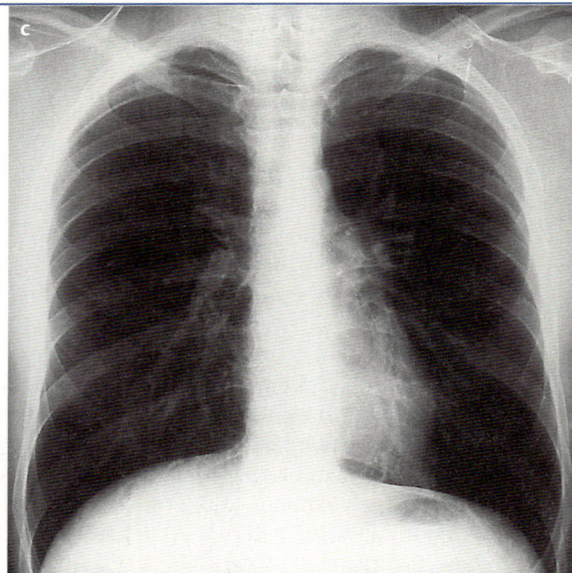
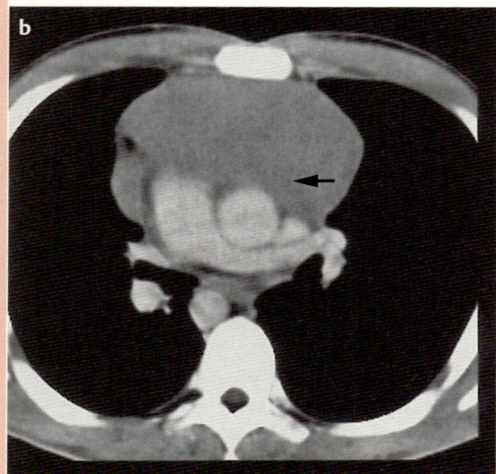

a Thorax p.a.: Verbreiterung des oberen Mediastinums.
b CT: Große Raumforderung ventral der mediastinalen Gefäße (Pfeil).
c Thorax p.a. nach Chemotherapie: Schmales oberes Mediastinum.

1.4.16 Erkrankungen des Lungenkreislaufs

Pulmonale Hypertonie und Cor pulmonale

▶ **Definition**

Klinik: Belastungsdyspnoe und Müdigkeit, später Rechtsherzinsuffizienz mit Beinödemen, oberer Einflussstauung und Lebervergrößerung.

1.4.16 Erkrankungen des Lungenkreislaufs

Pulmonale Hypertonie und Cor pulmonale

▶ **Definition: Pumonale Hypertonie:** Erhöhung des Mitteldrucks der A. pulmonalis auf > 20 mmHg in Ruhe und > 32 mmHg unter Belastung.
Chronisches Cor pulmonale: Hypertrophie und/oder Dilatation des rechten Ventrikels.
Ursache können u. a. parenchymale Erkrankungen der Lunge oder Erkrankungen des pulmonalen Gefäßbaumes sein.
Akutes Cor pulmonale: Rechtsherzbelastung durch akute Widerstandserhöhung im kleinen Kreislauf, meist durch akute Lungenembolie.

Klinik: Anamnestisch steht bei der chronischen pulmonalen Hypertonie Belastungsdyspnoe und Müdigkeit im Vordergrund. Im fortgeschrittenen Stadium entwickelt sich ein Cor pulmonale zunächst mit Rechtsherzhypertrophie und schließlich mit Rechtsherzdilatation. Bei manifester Rechtsherzinsuffizienz treten zusätzlich Beinödeme, eine obere Einflussstauung und eine Lebervergrößerung auf.

Diagnostisches Vorgehen: Im EKG Zeichen der Rechtsherzbelastung, in der Echokardiographie Hypertrophie und/oder Dilatation des rechten Ventrikels. Die Druckmessung im kleinen Kreislauf (Rechtsherzkatheter) sichert meist die Diagnose.

Radiologische Diagnostik: Im Niederdrucksystem der Lungenstrohmbahn sind die Arterien stärker dehnbar als die Arterien des großen Kreislaufs. Erstes Zeichen der pulmonal-arteriellen Hypertonie im **Röntgenbild** ist die **Dilatation des Pulmonalarterienhauptstammes.** Zudem **erweitern** sich die **zentralen Lungenarterien.** Bei der Lungenembolie erweitern sie sich direkt mit dem Emboliegeschehen, bei Lungenerkrankungen mit allmählicher Ausbildung der pulmonalen Hypertonie erweitern sie sich im Verlauf der Erkrankung. Ein Durchmesser der rechten absteigenden Pulmonalarterie in Höhe des rechten Zwischenbronchus über 18 mm ist sicher pathologisch. Die Lungenarterien sind bis zu den Lappenarterien erweitert. Beim Übergang der erweiterten Lappenarterien zu den eingeengten Segmentarterien entsteht ein deutlicher **Kalibersprung,** der auf der Aufnahme das Bild eines **amputierten Hilus** vermittelt. Der weiter peripher gelegene Gefäßbaum ist verschmälert, was eine **verstärkte Lungentransparenz** in der Peripherie bewirkt. Entwickelt sich ein Cor pulmonale, sind bei Dekompensation eine Vergrößerung des rechten Herzens, ein rechtsseitiger Pleuraerguss sowie eine Verbreiterung des Cava- und Azygosschattens erkennbar. Als Hinweis auf die Ätiologie der pulmonalen Hypertonie können zusätzliche Veränderungen wie z. B. Thoraxdeformitäten, Emphysem oder Lungenfibrose erkennbar sein. Die typischen Zeichen der pulmonal arteriellen Hypertonie auf dem Übersichtsbild sind in Abb. **B-1.71** dargestellt.

Die **Perfusionsszintigraphie** ergibt bei rezidivierenden Lungenembolien als Ursache der pulmonalen Hypertonie mehrere (sub)segmentale Perfusionsausfälle.

Die **CT** wird als weiterführende Methode bei unklarer Ursache einer pulmonal arteriellen Hypertonie eingesetzt. Bei chronisch rezidivierenden Lungenembolien findet man eventuell teilweise rekanalisierte Segment-/Subsegmentarterien in verschiedenen Lungenabschnitten. Auch primäre Lungenerkrankungen (z. B. Emphysem, Fibrose) sind zuverlässiger erkennbar als auf der Übersichtsaufnahme.

Lungenembolie

▶ **Definition:** Embolischer Verschluss eines Lungenarterienastes durch einen verschleppten Thrombus, am häufigsten aus Becken- und Beinstrohmbahn stammend.

Klinik: Die Diagnose der Lungenembolie ist häufig schwierig, da in den meisten Fällen Symptome fehlen oder uncharakteristisch sind.

Diagnostisches Vorgehen: EKG, Herzecho, Druckmessung im kleinen Kreislauf.

Radiologische Diagnostik: Erstes Zeichen ist die **Dilatation des Pulmonalarterienhauptstammes** sowie die **Erweiterung der zentralen Lungenarterien.** Beim Übergang der erweiterten Lappenarterien zu den eingeengten Segmentarterien entsteht ein deutlicher **Kalibersprung,** der das Bild eines **amputierten Hilus** vermittelt. Der weiter periphere Gefäßbaum ist verschmälert, was **verstärkte Transparenz** bewirkt. Bei dekompensiertem Cor pulmonale sind eine Vergrößerung des rechten Herzens, rechtsseitiger Pleuraerguss und eine Verbreiterung des Cava- und Azygosschattens erkennbar. Typische Zeichen der pulmonalen Hypertonie s. Abb. **B-1.71.**

Die **Perfusionsszintigraphie** zeigt (sub)segmentale Perfusionsausfälle bei rezidivierenden Embolien.

Die **CT** wird bei unklaren Ursachen eingesetzt. Bei chronisch rezidivierenden Embolien findet man teils rekanalisierte Segment-/Subsegmentarterien in verschiedenen Abschnitten.

Lungenembolie

◀ **Definition**

Klinik: Symptome fehlen oder sind uncharakteristisch.

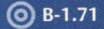

◉ **B-1.71**   **Veränderungen bei pulmonal arterieller Hypertonie**   ◉ **B-1.71**

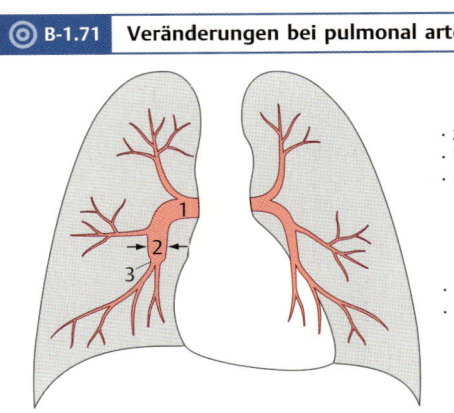

· zentrale Gefäßerweiterung (1)
· Durchmesser der rechten absteigenden
· Pulmonalarterie (in Höhe des Zwischen-
  Bronchus)
> 15 mm bei Frauen
> 16 mm bei Männern
ab 18 mm sicher pathologisch (2)
· Kalibersprung – „amputierter Hilus" (3)
· verstärkte Lungentransparenz

▶ **Merke:** Nur bei ca. 5 % der Patienten ist die klassische Trias mit plötzlich einsetzendem Thoraxschmerz, Hämoptoe und Dyspnoe richtungsweisend.

Diagnostisches Vorgehen: Anamnese (z. B. postoperativ, Flugreise), Blutgasanalyse (pO$_2$↓, pCO$_2$↓), Klinik, EKG. In der Farbdoppler-Echokardiographie sind indirekt Zeichen der Rechtsherzbelastung nachweisbar (s.S. 231), ein zentral sitzender Thromboembolus evtl. erkennbar. Im Labor sind evtl. D-Dimere erhöht. Spiral-CT bzw. Ventilations- und Perfusionsszintigraphie sichern die Diagnose.

Diagnostisches Vorgehen: Anamnese (z. B. postoperativ, Flugreise), Blutgasanalyse (pO$_2$↓, pCO$_2$↓), Klinik und der Nachweis einer Druckbelastung des rechten Herzens im EKG liefern wichtige Hinweise. Als weitere bildgebende Methode wird meist die **Farbdoppler-Echokardiographie** eingesetzt. Hier sind ebenfalls indirekte Zeichen der akuten Druckbelastung des rechten Ventrikels nachweisbar (s.S. 231). Ein zentral sitzender Thromboembolus (rechtes Herz, Truncus pulmonalis) ist eventuell erkennbar. Optimal dafür wäre eine transösophageale Echokardiographie, die jedoch invasiver ist. Evtl. sind Fibrinogen-Fibrin-Spaltprodukte (z. B. D-Dimere) als Folge der körpereigenen Spontanfibrinolyse bei der Laboruntersuchung erhöht. Der **sonographische oder phlebographische Nachweis** (s.S. 415) einer Phlebothrombose und eines Embolus im **Spiral-CT** bzw. in der **Ventilations- und Perfusionsszintigraphie** sichern die Diagnose.

Radiologische Diagnostik: Zeichen der Lungenembolie im **konventionellen Röntgenbild** (Abb. **B-1.72**):

Radiologische Diagnostik: Bei der Lungenembolie ohne Infarzierung treten im **konventionellen Röntgenbild** gelegentlich folgende Veränderungen auf (Abb. **B-1.72**):

⊚ **B-1.72**   **Radiologische Befunde bei Lungenembolie**

Thoraxübersichtsaufnahme

· Knuckle-Sign (1)
· Westermark-Zeichen (2)
· Zwerchfellhochstand (3)
· Plattenatelektasen (4)
· „Hampton-hump" (Verschattungsbezirk) (5)
· Pleuraerguss (6)
· evtl. Zeichen der Rechtsherzdekompensation
  Zeichen der pulmonalen Hypertonie

Pulmonalisangiographie

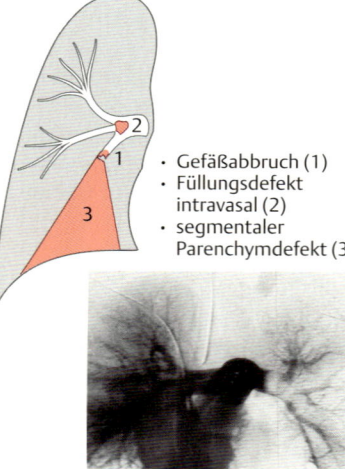

· Gefäßabbruch (1)
· Füllungsdefekt intravasal (2)
· segmentaler Parenchymdefekt (3)

Szintigraphie
– Perfusionsszintigramm
  · keilförmige Perfusionsdefekte (1)

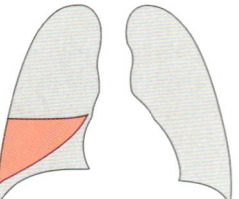

– Ventilationsszintigramm

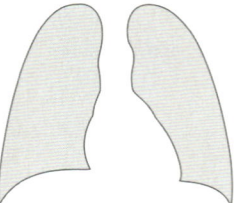

Veränderungen bei akuter Lungenembolie im CT
– direkte Zeichen:
  · partieller Füllungsdefekt (kontrastmittelumspülte, weichteildichte Strukturen im pulmonalarteriellen Gefäßbaum)
  · kompletter Füllungsdefekt (vollständige Ausfüllung des Gefäßlumens mit weichteildichtem Material, Abbruch der Kontrastmittelsäule)
– indirekte Zeichen:
  · Parenchymveränderungen
  · „Hampton-hump" (peripheres, der Pleura breitbasig aufsitzendes Infiltrat)

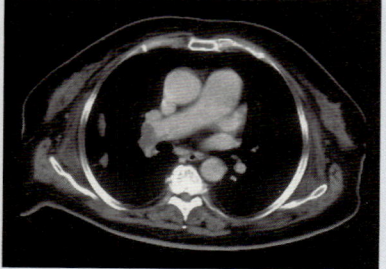
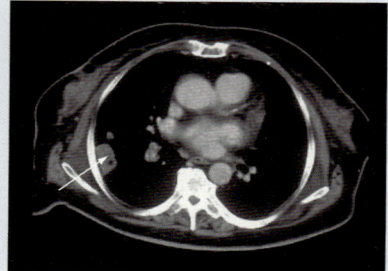
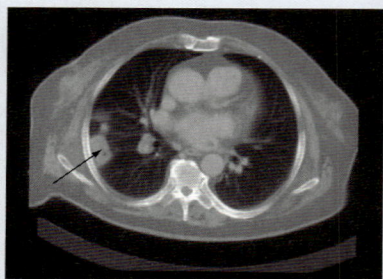

CT: Thrombose der rechten Pulmonalarterie, rechts lateral ist eine Verschattung erkennbar, die der Pleura breitbasig aufsitzt (→): hampton-hump

- **Umschriebene Oligämie – Westermark-Zeichen:** Aus der embolischen Obstruktion und den begleitenden Gefäßspasmen resultiert eine regionale Minderdurchblutung mit Reduktion des Gefäßkalibers und sekundärer Transparenzerhöhung. Die diskrete Veränderung ist insbesondere bei vorhandenen Voraufnahmen mit noch stärkerer Vaskularisation verwertbar.
- **Hilusvergrößerung mit Kalibersprung – Knuckle-sign:** Ballonierung der zentralen Arterie durch den Embolus mit deutlichem Kalibersprung gegenüber den enggestellten peripheren Gefäßen.
- **Zwerchfellhochstand und Plattenatelektasen**

- **Zeichen der Rechtsherzdekompensation:** Vergrößerung des Herzschattens, Verbreiterung des Cava- und Azygosschattens.
- **Verschattungsbezirk – Hampton's hump:** Sehr charakteristisch für eine Lungenembolie ist eine halbkugelige, der Pleura breitbasig aufsitzende Verschattung, welche wahrscheinlich einer alveolären Hämorrhagie entspricht. Sie erscheint verzögert, frühestens nach einem Tag (mit einer Latenz von bis zu 4 Tagen) nach dem embolischen Ereignis. Begleitend ist häufig ein einseitiger Pleuraerguss vorhanden. Diese „Hampton humps" können sich im Verlauf von wenigen Tagen komplett zurückbilden oder – v.a. bei Patienten mit kardiovaskulären Vorerkrankungen – in einen Lungeninfarkt übergehen. Diese Nekrose bildet sich dann erst innerhalb von 3–5 Wochen unter Ausbildung einer Narbe zurück.

Bei chronisch rezidivierenden Mikroembolien entwickelt sich eine pulmonale Hypertonie mit verbreiterten zentralen Gefäßen und rarifiziertem peripheren Gefäßbaum.

▶ **Merke:** In den meisten Fällen ist die Thoraxübersichtsaufnahme unauffällig oder zeigt nur diskrete Veränderungen, weshalb sie meist weder den Nachweis einer Embolisierung noch den sicheren Ausschluss erlaubt.
Die Thoraxaufnahme kann jedoch andere Ereignisse, die ebenfalls mit Thoraxschmerzen und Dyspnoe einhergehen können (z.B. Pneumothorax, Pleuraerguss) ausschließen.

Szintigraphisch sind keilförmige **Perfusionsausfälle** bei unauffälligem **Ventilationsszintigramm** pathognomonisch. Beim gleichzeitig vorhandenen Emphysem ist auch die Ventilation gestört, wodurch die Diagnostik erschwert wird. Der Vorteil der Szintigraphie ist, dass sie nichtinvasiv und für den Patienten nur wenig belastend ist, von Nachteil ist ihre geringe Spezifität: nur in etwa einem Drittel der Patienten mit klinischem V.a. eine akute Lungenembolie liefert sie ein eindeutiges Ergebnis.

Die **Angiographie** ermöglicht den direkten Nachweis des Embolus über einen Füllungsdefekt oder Abbruch der KM-Säule in den zentralen Gefäßen (Abb. **B-1.73**). Gleichzeitig bestehen therapeutische Möglichkeiten: Mit dem Katheter kann bei zentralem Sitz der Embolus fragmentiert werden, die kleineren Teile des Embolus werden weiter in die Lungenperipherie geschwemmt, wo sie jedoch eine geringere akute hämodynamische Belastung verursachen. Zusätzlich kann über den Pulmonaliskatheter eine lokale hochdosierte Lysetherapie erfolgen.
Aufgrund der Invasivität wird die Angiographie zum Teil nur zurückhaltend eingesetzt. Falls interventionelle radiologische Maßnahmen (Embolusfragmentation, lokale Lyse) nicht geplant sind, wird die **CT** zunehmend eingesetzt. Mit der **Spiral-CT** gelingt eine Embolieentdeckung bis auf das Niveau der Segmentarterien.
Insbesondere die **MSCT** hat sich zu einer zentralen Methode für den Nachweis der Lungenembolie entwickelt, da auch kleine (segmentale und subsegmentale) Emboli mit hoher Sicherheit nachgewiesen werden können. Zum Einsatz interventioneller Verfahren (z.B. Kavafilter) s.S. 436.

⊚ **B-1.73**   **Lungenembolie**

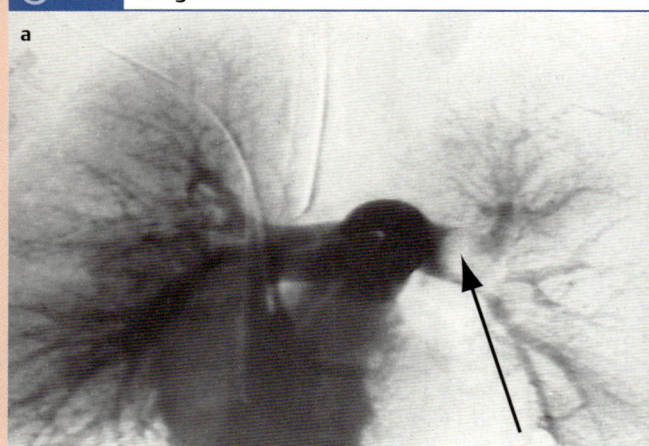

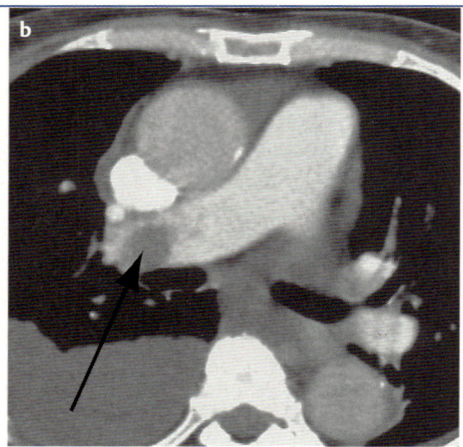

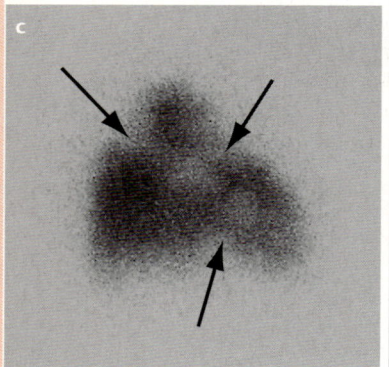
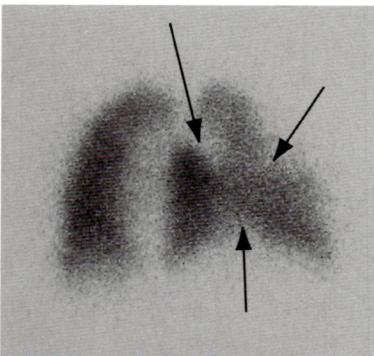

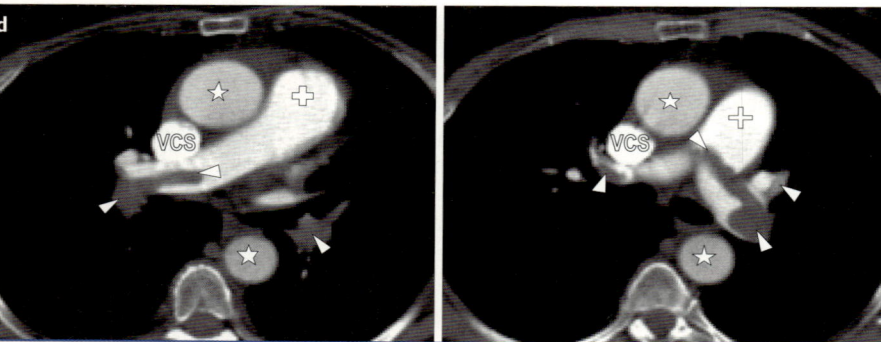

a DSA: Großer Thrombus in der linken Pulmonalisstrombahn (Pfeil), der zu einer KM-Aussparung führt. Das Ende wölbt sich kuppelartig in die A. pulmonalis vor. Die nachgeschalteten Lungenarterien sind überwiegend nicht kontrastiert.

b CT (anderer Patient): Thrombus in der rechten Pulmonalarterie (Pfeil).

c Szintigraphie (anderer Patient): Nachweis mehrerer keilförmiger Perfusionsausfälle in der rechten Lunge (Pfeile).

d MSCT (anderer Patient): Axiale Schichten einer kontrastmittelunterstützen CT-Untersuchung: Aorta (Sterne), V. cava superior (VCS), Pulmonalarterien (Kreuze). Die Gefäße sind durch die KM-Injektion hell dargestellt, thrombotisches Material stellt sich dunkel dar (Pfeilspitzen). Vollständige Verlegung beider Unterlappenarterien, partielle Verlegung von Mittellappenarterie und linker Oberlappenarterie sowie beider Hauptstämme.

1.4.17 Erkrankungen des Mediastinums

Allgemeines

Erkrankungen des Mediastinums äußern sich durch Verlagerungen der Mediastinallinien, **Verbreiterung des Mediastinums** oder **mediastinale Lufteinschlüsse.** Raumforderungen können verschiedenste Ursachen haben (Tab. **B-1.9**); ca. 25–50 % sind maligne.

Klinik: Tumoren im vorderen und mittleren Mediastinum verursachen Atemnot, Stridor, Dysphagie und obere Einflussstauung. Tumoren im mittleren Mediastinum können Dysphagie und Rückenschmerzen hervorrufen. Eine **Verlagerung des gesamten**

1.4.17 Erkrankungen des Mediastinums

Allgemeines

Erkrankungen des Mediastinums äußern sich auf Übersichtsaufnahmen durch Verlagerungen der Mediastinallinien, eine **Verbreiterung des Mediastinums** oder durch **mediastinale Lufteinschlüsse** (z.B. bei Pneumomediastinum, Ösophaguserkrankungen, Hernien, Zysten, Abszessen). Dabei können neben soliden mediastinalen Tumoren auch Zysten, zystische Tumoren, vaskuläre Veränderungen, mediastinale Blutungen oder Entzündungen raumfordernd wirken (Tab. **B-1.9**). Ca. 25–50 % der Mediastinaltumoren sind maligne.

Klinik: Die klinische Symptomatik wird meist durch die Lage und Größe des Tumors und die dadurch bedingte Verlagerung und Kompression der Nachbarorgane verursacht. Bei Tumoren des vorderen und mittleren Mediastinums können sich Atemnot, Stridor, eine Dysphagie und in Extremfällen eine obere Einflussstauung entwickeln. Prozesse des hinteren Mediastinums können eine Dys-

⊚ B-1.74   Retrosternale Struma

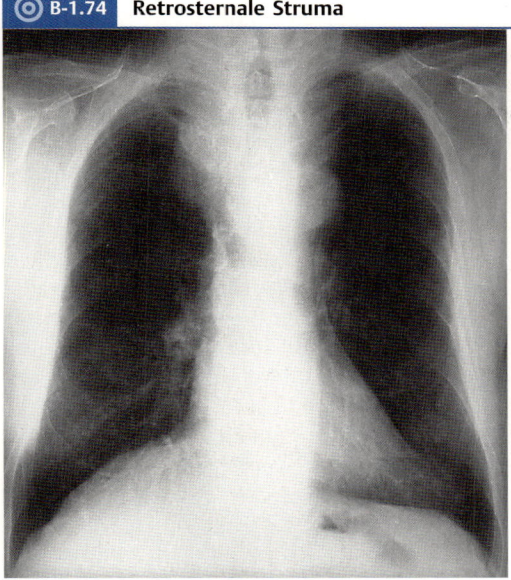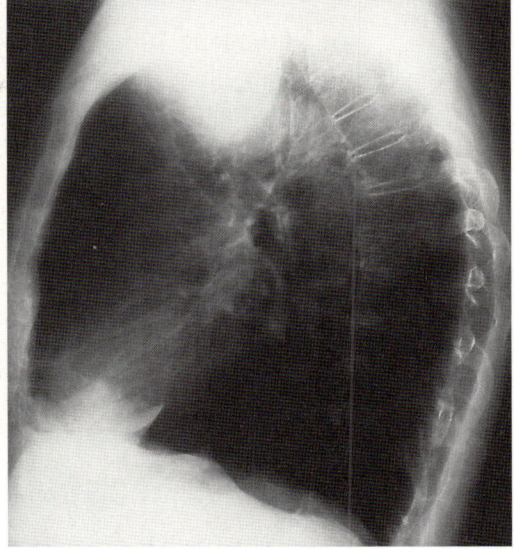

Becherförmige Verbreiterung des oberen Mediastinums mit Verlagerung der Trachea nach rechts und Einengung der Trachea. Auf der Seitaufnahme Verschattung retrotracheal mit Ventralverlagerung der Trachea durch größeren retrotrachealen Strumaanteil.

≡ B-1.9   Raumfordernde Prozesse des Mediastinums

vorderes Mediastinum	*mittleres Mediastinum*	*hinteres Mediastinum*
▪ Struma (Abb. B-1.74), Schilddrüsentumor	▪ Parathyroideatumor	▪ Neurofibrom
▪ Thymom, Thymushyperplasie	▪ maligne Lymphome	▪ Neurinom
▪ Parathyroideatumor	▪ Lymphknoten-Metastasen	▪ Phäochromozytom
▪ Teratom	▪ Vagusneurinom	▪ Ganglioneurom
▪ Epidermoidzyste	▪ Phrenikusneurinom	▪ Neuroblastom
▪ Dermoidzyste	▪ Ösophaguserkrankung	▪ Ösophaguserkrankung
▪ Perikarddivertikel, -tumor, -zyste	▪ bronchogene Zyste	▪ extramedulläre Blutbildung
▪ Aneurysma der Aorta ascendens	▪ Aneurysma des Aortenbogens o. der Bogenarterien	▪ enterogene Zyste
▪ erweiterte V. cava	▪ erweiterte V. azygos	▪ Ductus-thoracicus-Zyste
▪ Ektasie (Ausbuchtung) der A. brachiocephalica	▪ Hiatus-Hernie	▪ Aneurysma der Aorta descendens
▪ Morgagni-Hernie		▪ Bochdalek-Hernie

Merke: Mesenchymale Tumoren, Mediastinitis, Abszess und Fibrose kommen in allen 3 Kompartimenten vor.

phagie und Rückenschmerzen (durch Arrosion von Wirbelkörpern oder Kompression von Interkostalnerven oder Plexus) verursachen. Eine **Verlagerung des gesamten Mediastinums** ist meist durch thorakale (Skoliose) oder pulmonale Erkrankungen (Pleuraschwarte, Atelektase, Erguss) bedingt.

Radiologische Diagnostik: Bei der Beurteilung des Mediastinums spielt die **CT** eine entscheidende Rolle, da auf Grund der überlagerungsfreien Darstellung die Lokalisation und Ausdehnung exakt dargestellt werden kann und in begrenztem Maße auch Dichtemessungen mit einer Einordnung der Gewebeart möglich sind. Durch intravenöse Kontrastmittelgabe ist die Abklärung von Gefäßanomalien und pathologischen Gefäßprozessen (z. B. Aortenaneurysma) möglich.

Die **MRT** wird zunehmend bei mediastinalen Veränderungen, insbesondere bei unklaren Befunden in der CT und bei Gefäßveränderungen (aufgrund der Möglichkeit der Gefäßdarstellung ohne KM) eingesetzt. Mit der multiplanaren Abbildungstechnik kann die Ausdehnung der Prozesse leichter erkannt werden. Bei der Beurteilung des Spinalraumes, z. B. bei neurogenen Tumoren, ist sie der CT überlegen.

Mediastinums entsteht durch thorakale (Skoliose) oder pulmonale Erkrankungen.

Radiologische Diagnostik: Mit der **CT** können Lokalisation und Ausdehnung exakt dargestellt werden. Auch Dichtemessungen zur Einordnung der Gewebeart sowie Abklärung von Gefäßanomalien bei KM-Gabe sind möglich.

Die **MRT** wird bei unklaren Befunden in der CT und bei Gefäßveränderungen eingesetzt. Bei der Beurteilung des Spinalraumes, z. B. bei neurogenen Tumoren, ist sie der CT überlegen.

Intrathorakale Struma

Intrathorakale Epithelkörperchenadenome

Neurogene Tumoren

Sie sind die häufigsten Tumoren des hinteren Mediastinums und meist paravertebral gelegen.

Radiologische Diagnostik: Typisch ist eine paravertebrale, glatt begrenzte homogene Raumforderung, die meist rundlich oder längsoval konfiguriert ist. Die Paraspinallinie ist verlagert oder obliteriert. Wichtig ist Ausschluss oder Nachweis vertebraler Arrosionen oder eines Einbruchs in den Spinalkanal. Die **MRT** ist der CT hier überlegen (Abb. **B-1.75**).

Intrathorakale Struma s.S. 676

Intrathorakale Epithelkörperchenadenome s.S. 325

Neurogene Tumoren

Neurogene Tumoren sind die häufigsten Tumoren des hinteren Mediastinums und befinden sich meist paravertebral. Während bei Erwachsenen häufiger Neurinome und Neurofibrome auftreten, kommen bei Kindern meist Ganglioneurome und Neuroblastome vor.

Radiologische Diagnostik: Auf der **Thoraxübersichtsaufnahme** ist eine paravertebrale, glatt begrenzte, homogene Raumforderung typisch, die meist rundlich oder längsoval konfiguriert ist. Die Paraspinallinie ist auf der Übersichtsaufnahme im p. a.-Strahlengang verlagert oder obliteriert. Verkalkungen innerhalb des Tumors treten besonders beim Neuroblastom auf. Die **CT** erlaubt eine exakte Lokalisation und Dichtemessung der Raumforderung. Wichtig ist der Ausschluss oder Nachweis vertebraler Arrosionen und des Einbruchs in den Spinalkanal. Mit der **MRT** kann die Beziehung zum Spinalraum bzw. Foramen intervertebrale besser als mit der CT dargestellt werden (Abb. **B-1.75**). Die MRT ist der CT bei diesen Raumforderungen überlegen und sollte noch vor einer CT zum Einsatz kommen.

◉ B-1.75   Neuroblastom Stadium IV bei einem 16 Monate alten Kind

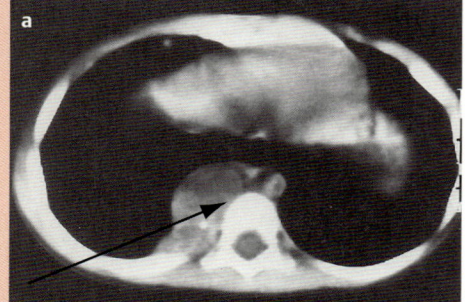

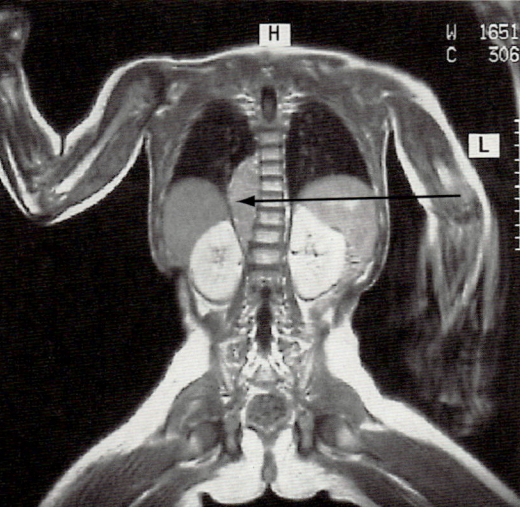

a CT: Tumoröse Raumforderung rechts paravertebral (Pfeil), die sich von ca. 2 cm unterhalb der Bifurkation bis zum thorakoabdominalen Übergang erstreckt und Verkalkungen (Pfeilspitze) aufweist.
b MRT: Ausgedehnter tumoröser Prozess rechts paravertebral thorakal (Pfeil), der sich nach kaudal vorwölbt, jedoch nicht intraabdominell gelegen ist.
Die kranio-kaudale Ausdehnung des Tumors kann im MRT sicherer beurteilt werden.

1.4.18 Zwerchfellhernien

▶ Definition

1.4.18 Zwerchfellhernien

▶ **Definition:** Angeborene oder erworbene Muskellücke des Zwerchfells, durch die die Baucheingeweide bei erhaltener pleuroperitonealer Membran als Bruchsack nach intrathorakal hindurchtreten.

⊚ B-1.76 Zwerchfellhernien

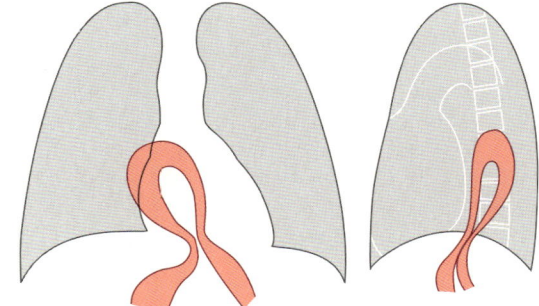

a Anatomie des Zwerchfells mit Durchtrittsstellen.

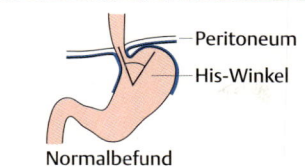 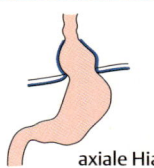

b Hiatushernien: Hernierung von Magenanteilen durch den Hiatus oesophagei nach intrathorakal
– axiale Gleithernie: Verlagerung der Kardia nach intrathorakal
– paraösophageale Hernie: Verlagerung des Magenfundus bei normaler fixierter Kardia nach intrathorakal
– Mischform: Sowohl Kardia als auch Magenfundus sind nach kranial verlagert
– Upside-down-Magen: Extremvariante der paraösophagealen Hernie mit kompletter Verlagerung des Magens nach intrathorakal bei weiterhin fixierter Kardia

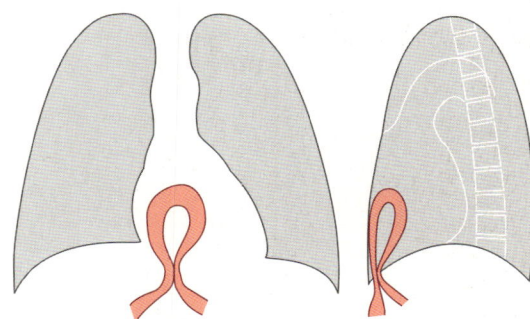

c Bochdalek-Hernie: Verlagerung von Darm durch das dorsal gelegene Trigonum lumbocostale nach intrathorakal.

d Morgagni-Hernie: Verlagerung von Darm durch das retrosternal gelegene Trigonum sternocostale nach intrathorakal.

Im Gegensatz dazu werden beim **Prolaps** die abdominellen Organe direkt, ohne von einem Bruchsack bedeckt zu sein, in den Thoraxraum verlagert. Je nach Bruchpforte werden Hiatushernie, Morgagni-Hernie und Bochdalek-Hernie unterschieden (Abb. **B-1.76**).

Ein **traumatischer Zwerchfellbruch** kann als Folge eines Thorax- oder stumpfen Bauchtraumas auftreten. Nur in wenigen Fällen kommt es sofort zu einem Zwerchfellprolaps. Häufiger bildet sich der Prolaps nach einem zeitlichen Intervall im Bereich eines zunächst vernarbten, aber weniger belastbaren Zwerchfellrisses aus. Zwerchfellrisse kommen häufiger linksseitig vor, da die Leber bei einer abdominellen Gewalteinwirkung den Stoß bis zu einem gewissen Grade abfängt (Abb. **B-1.77**).

Radiologische Diagnostik: Bei der Hiatushernie sind im **Röntgenbild** folgende Zeichen nachweisbar:
▪ Flüssigkeitsspiegel im nach intrathorakal hernierten Magenabschnitt
▪ Verbreiterung der paraösophagealen Linie
▪ charakteristische Einschnürung des Magens an der Zwerchfellzwinge im Breischluck.

Die übrigen Zwerchfellhernien oder Zwerchfellrupturen zeigen sich meist in Form basaler, teilweise inhomogener Verschattungen (Darm) mit fehlender Abgrenzbarkeit der Zwerchfellkonturen oder des Herzrandes.

Die CT zeigt die Beziehung des Bruchsackes zum Zwerchfell oft besser als die Übersichtsaufnahme. Die MRT ist aufgrund des besseren Weichteilkontrastes und der Möglichkeit der koronaren Schnittebenen der CT überlegen. Aus diesem Grund sollte sie – falls möglich – als Schnittbildverfahren eingesetzt werden.

Beim **Prolaps** werden die abdominellen Organe direkt in den Thoraxraum verlagert. Unterscheidung der Hernien nach Bruchpforte s. Abb. **B-1.76**.

Ein **traumatischer Zwerchfellbruch** kann als Spätfolge eines Thorax- oder stumpfen Bauchtraumas auftreten. Häufig bildet sich der Prolaps in einem zunächst vernarbten, aber weniger belastbaren Zwerchfellriss aus (Abb. **B-1.77**).

Radiologische Diagnostik:
Zeichen der Hiatushernie:
▪ Flüssigkeitsspiegel im hernierten Magenabschnitt
▪ verbreiterte paraösophageale Linie
▪ Mageneinschnürung im Breischluck.

Die übrigen Hernien zeigen sich als basale, teils inhomogene Verschattungen mit fehlender Zwerchfellkontur.

Die MRT ist aufgrund des besseren Weichteilkontrastes und der koronaren Schnittebenen der CT überlegen.

B-1.77   Zwerchfellhernie – Enterothorax

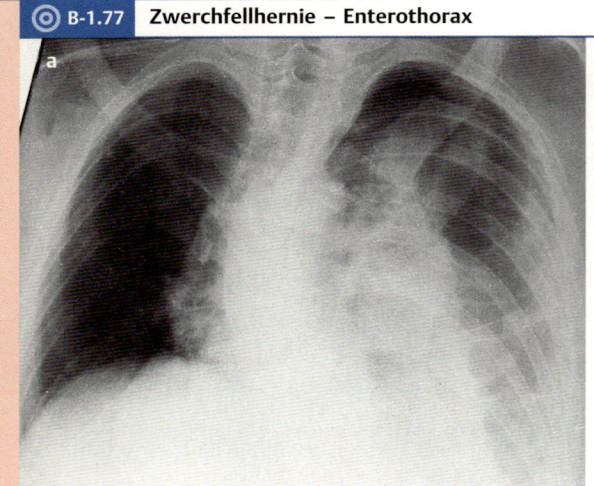

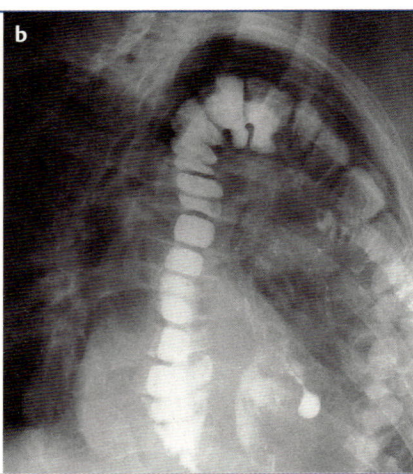

a Übersichtsaufnahme im Liegen: Der linke Herzrand und das linke Zwerchfell sind nicht mehr abgrenzbar, innerhalb der Transparenzminderung links sind blasige Aufhellungen erkennbar.

b Magen-Darm-Passage: Weit nach intrathorakal links verlagerter, kontrastierter Dickdarm; auch Dünndarmabschnitte befinden sich intrathorakal.

2   Herz

Für die Abklärung von Herzerkrankungen steht eine Vielzahl an invasiven und nicht-invasiven diagnostischen Verfahren zur Verfügung. Neben den elektrokardiographischen Methoden sind die bildgebenden Verfahren einer der tragenden Pfeiler der kardiologischen Diagnostik. Konventionelle Radiologie, Sonographie, CT, MRT und nuklearmedizinische Methoden wie SPECT und PET ermöglichen neben einer immer subtiler werdenden morphologischen Beurteilung auch eine gezielte Funktionsdiagnostik. Oft ergänzen sich verschiedene Untersuchungsmethoden.

2.1   Radiologische Methoden

2.1.1 Konventionelle Röntgendiagnostik

Verfahren

▶ **Merke:** Die röntgenologische Basisdiagnostik des Herzens erfolgt mit der Thoraxübersichtsaufnahme (Herzfernaufnahme) im Stehen in 2 Ebenen (posterior-anteriorer [p. a.-, Sagittalbild] und seitlicher [R-L-, Seitbild] Strahlengang). Bei beiden Projektionen wird das Herz wegen seiner Nähe zur Filmebene in „Normalgröße" abgebildet (s. a. S. 150 ff.).

Posterior-anteriorer Strahlengang

Methode: s. S. 150 ff.
Indikation: Bestimmung der Herzgröße (Transversaldurchmesser).
Beurteilung: Die anatomischen Herz- und Mediastinalstrukturen sind in Abb. **B-2.1** schematisch dargestellt. Der Herzschatten imponiert im Röntgenbild als homogene Fläche, so dass nur über eine sorgfältige Analyse der Konturen und der Größe Rückschlüsse auf Veränderungen einzelner Herzhöhlen möglich sind.
Bestimmung des Transversaldurchmessers: Die röntgenmorphologische Analyse der Herzsilhouette in der Herzfernaufnahme beginnt mit der Größenbeurteilung des Herzens im Vergleich zum Thorax. Beim stehenden Patienten in tiefer Inspiration darf der Herztransversaldurchmesser höchstens halb so groß wie der Thoraxdurchmesser sein (CT-Quotient $\leq$ 0,5).
Der Transversaldurchmesser der **Herzsilhouette** ist dabei die Summe der größten Distanz des äußersten rechten und linken Herzrandes von der Mittellinie. Die Größenbestimmung des Herzens im Röntgenbild hat orientierenden Charakter; Volumenberechnungen unter Zuhilfenahme der Seitaufnahme sind angesichts der sehr präzisen Ultraschallmesstechnik heute obsolet.

▶ **Merke:** Ein CT-Quotient (Cardiothoracic ratio) > 0,5 ist richtungsweisend für eine pathologische Herzvergrößerung.

Bei Verlaufsbeurteilungen zeigen erst Änderungen des Herzschattens von mehr als 1,5 cm eine signifikante Vergrößerung an, da diastolisch-systolische Größenabweichungen, die abhängig vom Zeitpunkt der Röntgenaufnahme auftreten, berücksichtigt werden müssen.
Bei nahezu jedem über 50-jährigen Patienten ist infolge physiologischer Alterungsprozesse eine **Dilatation und Elongation der Aorta** im Röntgenbild zu beobachten. Die Aorta ascendens überragt den Schatten der V. cava superior und wird an dieser Stelle rechtsseitig randbildend. Diese Aortenelongation ist zudem an einer Verringerung des Abstandes zwischen Aortenbogen und der linken Klavikula zu erkennen, der normalerweise über 2 cm liegt. Bei einer Lumenerweiterung der thorakalen Aorta bis 4 cm liegt eine Aortendilatation, bei einem größeren Durchmesser ein Aortenaneurysma vor (s. S. 400 ff.).
Zur Beurteilung pädiatrischer Thoraxaufnahmen s. S. 679 ff.

2   Herz

Bildgebende Verfahren sind die tragenden Pfeiler der kardiologischen Diagnostik.

2.1   Radiologische Methoden

2.1.1 Konventionelle Röntgendiagnostik

Verfahren

◀ **Merke**

Posterior-anteriorer Strahlengang

Methode: s. S. 150 ff.
Indikation: Bestimmung der Herzgröße.
Beurteilung: s. Abb. **B-2.1**. Der Herzschatten imponiert als homogene Fläche.

Bestimmung des Transversaldurchmessers: Beim stehenden Patienten in tiefer Inspiration darf er höchstens halb so groß wie der Thoraxdurchmesser sein (CT-Quotient $\leq$ 0,5).

Der Transversaldurchmesser der **Herzsilhouette** ist die Summe der größten Distanz des äußersten rechten und linken Herzrandes von der Mittellinie.

◀ **Merke**

Änderungen des Herzschattens von mehr als 1,5 cm zeigen eine signifikante Vergrößerung an.

Bei älteren Patienten ist häufig eine **Dilatation und Elongation der Aorta** im Röntgenbild sichtbar. Der Abstand zwischen Aortenbogen und linker Klavikula ist verringert. Bei einer Lumenerweiterung bis 4 cm spricht man von Aortendilatation, bei größeren Durchmessern liegt ein Aortenaneurysma vor (s. S. 400 ff.).

Zu pädiatrischen Thoraxaufnahmen s. S. 679 ff.

Seitlicher Strahlengang und Ösophagogramm

Methode: Der Brustkorb liegt dem Stativ linksseitig an. Beide Arme werden über Kopf angehoben. Die Aufnahme erfolgt in maximaler Inspiration und bei Atemstillstand (s. S. 151). Die Seitaufnahme wird mit einem Bariumbreischluck kombiniert.

Indikation: Bestimmung von Herzgröße sowie Vergrößerungen von rechtem oder linkem Ventrikel (s. Abb. **B-2.1**).

Beurteilung: Aorta ascendens, Pulmonalarterie und rechtem Ventrikel bilden den ventralen Rand, linker Vorhof, linker Ventrikel und V. cava inferior bilden den dorsalen Rand (s. Abb. **B-2.2**).

Seitlicher Strahlengang und Ösophagogramm

Methode: Der Brustkorb des Patienten liegt dem Stativ linksseitig an, um eine vergrößerte Abbildung des Herzens zu vermeiden. Beide Arme werden über den Kopf angehoben, die Aufnahme erfolgt in maximaler Inspiration und bei Atemstillstand (s. S. 151). Für kardiologische Fragestellungen wird die Seitaufnahme in der Regel mit einem Bariumbreischluck zur Ösophagusdarstellung kombiniert (Ösophagogramm).

Indikation: Bestimmung der Herzgröße (Herztiefendurchmesser), Unterscheidung von Größenveränderungen des rechten oder linken Ventrikels (s. Abb. **B-2.1**).

Beurteilung: In kraniokaudaler Reihenfolge wird der ventrale Rand der Herzsilhouette von Aorta ascendens, Hauptstamm der Pulmonalarterie und rechtem Ventrikel gebildet; der dorsale Herzrand von linkem Vorhof, linkem Ventrikel und V. cava inferior (s. Abb. **B-2.2**).

B-2.1   Röntgenologische Basisdiagnostik des Herzens: Herzfernaufnahme in 2 Ebenen

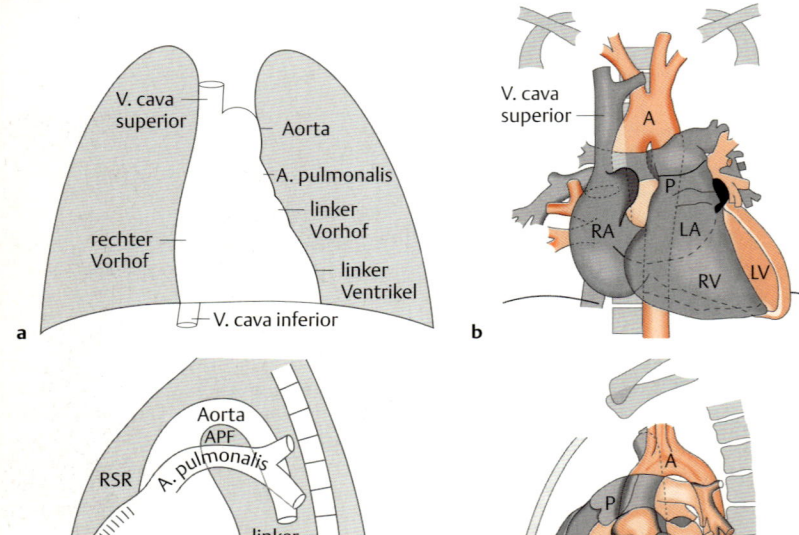

a und b geben die anatomischen Strukturen im p. a.-Bild, c und d im linken Seitbild wieder. Beachte, dass der rechte Ventrikel im p. a.-Bild nicht randbildend ist. In c und d ist das Infundibulum schraffiert hervorgehoben.
(A = Aorta, LA = linker Vorhof, LV = linker Ventrikel, P = Truncus pulmonalis, RA = rechter Vorhof, RV = rechter Ventrikel, VCS = Vena cava sup., RSR = Retrosternalraum, RCR = Retrokardialraum, APF = aortopulmonales Fenster)

B-2.2   Schematische Darstellung des Ösophagogramms im linken Seitbild

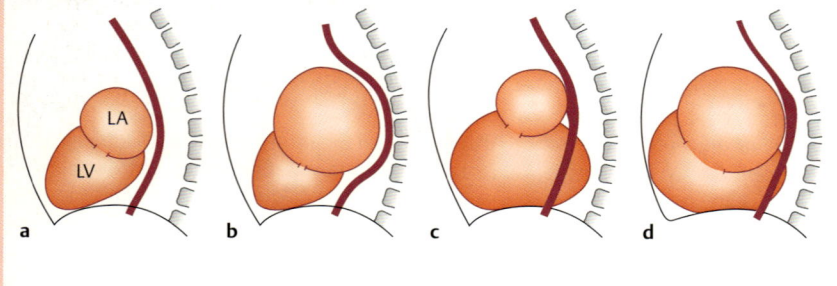

a Normal.
b Linksatriale Hypertrophie.
c Linksventrikuläre Hypertrophie.
d Kombinierte linksatrioventrikuläre Hypertrophie.
Beachte die Verkleinerung des Retrokardialraums (b, c, d), die Verlagerung der Speiseröhre auf Vorhofebene (b) und die Ausbuchtung des linken Ventrikels hinter dem kontrastmittelmarkierten Ösophagus (c). Letzteres ist bei linksatrioventrikulärer Herzhöhlenvergrößerung weniger ausgeprägt (LA = linker Vorhof, LV = linker Ventrikel).

Bestimmung des Herztiefendurchmessers: Gemessen wird der Herztiefendurchmesser 2 cm oberhalb der Kreuzungsstelle zwischen V. cava inferior und der Kontur des linken Ventrikels.

Bei Größenzunahme des **Herztiefendurchmessers** im Seitbild verkleinert sich der Retrokardialraum. Die dorsale Kontur des linken Ventrikels überragt die hintere Begrenzung der V. cava inferior um mehr als 1,5 cm.

Eine Einengung des Retrokardialraumes kann durch einen vergrößerten oder dorsal verlagerten linken Ventrikel und/oder Vorhof verursacht sein.

Bei linksventrikulärer Herzvergrößerung überragt die linke Herzkammer die kontrastierte Speiseröhre nach dorsal; seltener tritt eine Dorsalverlagerung des Ösophagus auf. Eine Vergrößerung des linken Vorhofs wird an einer umschriebenen Dorsalverlagerung der Speiseröhre in Vorhofhöhe erkannt. Auch Verlaufsanomalien der Aorta und der supraaortalen Gefäße gehen mit Verlagerungen und Impressionen der Speiseröhre einher.

Einengungen des Retrosternalraumes weisen auf eine Vergrößerung des rechten Ventrikels hin.

Bestimmung des Herztiefendurchmessers: Dieser wird 2 cm oberhalb der Kreuzungsstelle zwischen V. cava inferior und der Kontur des linken Ventrikels gemessen. Nimmt er an Größe zu, verkleinert sich im Seitbild der Retrokardialraum.

Bei linksventrikulärer Herzvergrößerung überragt die linke Herzkammer die kontrastierte Speiseröhre nach dorsal. Bei Vergrößerung des linken Vorhofs verlagert sich der Ösophagus auf Vorhofhöhe nach dorsal.

Einengungen des Retrosternalraums weisen auf eine Vergrößerung des rechten Ventrikels hin.

⊚ B-2.3   **Einstelltechnik und Topographie der Herzhöhlen bei Schrägaufnahmen**

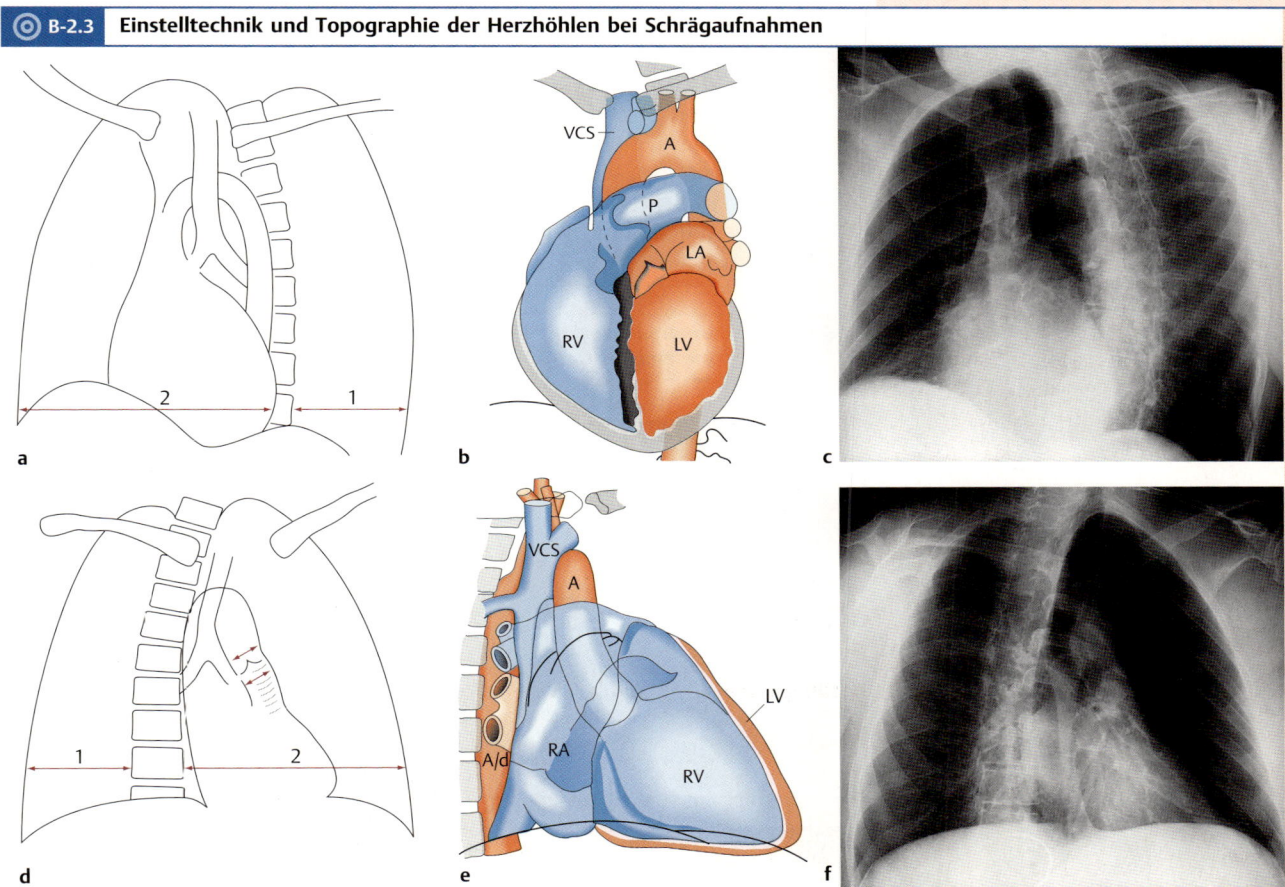

a–c vorderes schräglinkes Thoraxbild (LAO).
d–f vorderes schrägrechtes Thoraxbild (RAO).
Die Einstellung der Schrägaufnahmen ist dann richtig, wenn die vor der Wirbelsäule abgebildete Distanz („2" in a und d) doppelt so breit wie diejenigen hinter der Wirbelsäule („1" in a und b) ist. Beachte den aufgedrehten Aortenbogen und die Seitentrennung zwischen „rechtem" und „linkem" Herzen in der LAO-Projektion (b). Eine rechtsseitige Belastung ist frühzeitig an der Erweiterung der rechten Ausflussbahn zu erkennen (Infundibulum, schraffierte Fläche in d).
A = Aorta, LA = linker Vorhof, LV = linker Ventrikel, P = Truncus pulmonalis, RV = rechter Ventrikel, VCS = Vena cava superior.

Ergänzende Schrägaufnahmen

Methode: Das **vordere schrägrechte Thoraxbild RAO** (Right Anterior Oblique, 1. schräger Durchmesser, **Fechterstellung**, s. Abb. **B-2.3**) berücksichtigt die Lage der Herzlängsachse und entspricht einer echten Seitaufnahme.

Das **vordere schräglinke Thoraxbild LAO** (Left Anterior Oblique, 2. schräger Durchmesser, Boxerstellung) wird senkrecht zur RAO-Aufnahme angefertigt und entspricht einer echten Frontalansicht des Herzens. Der Aortenbogen kommt in voller Seitenansicht zur Darstellung, deshalb wird die LAO-Aufnahme auch „aufgedrehter Aortenbogen" genannt.

Indikationen: Sie wurden durch die Echokardiographie erheblich eingeschränkt.

Beurteilung: s. Abb. **B-2.4** und Tab. **B-2.1**.

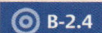 **Merke**

Ergänzende Schrägaufnahmen

Methode: Das **vordere schrägrechte Thoraxbild RAO** (Right Anterior Oblique, 1. schräger Durchmesser, **Fechterstellung**, s. Abb. **B-2.3**) berücksichtigt die Lage der Herzlängsachse und entspricht deshalb einer echten Seitenansicht. Daraus ergeben sich Vorteile gegenüber der Standardthoraxaufnahme: Das Infundibulum (Ausstrombahn des rechten Ventrikels), der Pulmonalishauptstamm und der rechte Ventrikel werden randständig erfasst, so dass eine Belastung des rechten Ventrikels frühzeitig erkannt werden kann.

Das **vordere schräglinke Thoraxbild LAO** (= Left Anterior Oblique, 2. schräger Durchmesser, **Boxerstellung**, s. Abb. **B-2.3**) wird senkrecht zur Aufnahme in RAO-Projektion angefertigt und entspricht einer echten Frontalansicht des Herzens. Der linke Ventrikel und der linke Vorhof werden am hinteren Herzrand (im Röntgenbild die linke Herzkontur) frei projiziert. Im Sprachgebrauch ist die LAO-Projektion auch als „aufgedrehter Aortenbogen" bekannt, da hier der Aortenbogen in voller Seitenansicht zur Darstellung kommt. Vorteile der LAO-Projektion sind die frühzeitige Erkennung einer Vergrößerung der linken Herzhöhlen und die überlagerungsfreie Beurteilung des Aortenbogens bzw. des aortalen Ausflusstraktes.

Indikationen: Die Indikation für Thoraxschrägaufnahmen wurde durch die Einführung der Echokardiographie erheblich eingeschränkt. Im Bedarfsfall gestatten sie jedoch eine bessere topographische Zuordnung kardialer Krankheitsprozesse.

Beurteilung: s. Abb. **B-2.4** und Tab. **B-2.1**.

▶ **Merke:** RAO- und LAO-Aufnahmen lassen sich folgendermaßen unterscheiden:
RAO: Das Herz erscheint als „Dreieck", dessen Spitze dem Sternum zugewandt ist. Die der Wirbelsäule zugewandte Seite ist flach und gerade. Das Herz liegt vom Betrachter aus gesehen rechts der Wirbelsäule.
LAO: Das Herz erscheint rundlich bis oval. Die der Wirbelsäule zugewandte Seite ist deutlich rund. Das Herz liegt vom Betrachter aus gesehen links der Wirbelsäule.

◉ B-2.4

◉ B-2.4   Untersuchung des Herzens: konventionelle Röntgenprojektionen (an einem axialen CT-Schnitt veranschaulicht)

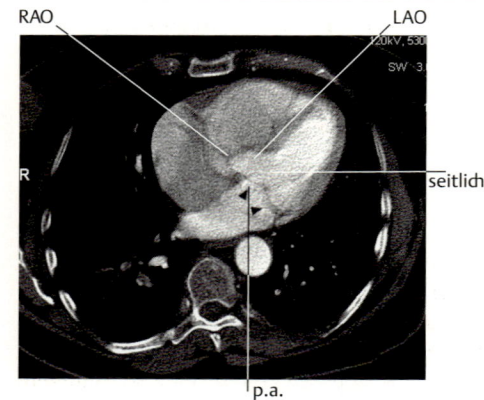

Die konventionellen Röntgenprojektionen sind an einem axialen CT-Schnitt veranschaulicht. CT-Schnitt in Höhe der Ventrikelebene. Eingezeichnet sind die vier verschiedenen Standardprojektionen (RAO, LAO, seitlich, posterior-anterior). Beachte die geschlossenen Mitralklappen (Pfeilspitzen), vgl. hierzu Abb. **B-2.7c**.

≡ B-2.1

≡ B-2.1   Randbildende Strukturen bei Schrägaufnahmen

	RAO	*LAO*
ventral	Aorta ascendens Truncus pulmonalis linker Ventrikel	Aorta ascendens rechter Ventrikel rechter Vorhof
dorsal	Aorta descendens V. cava superior und inferior rechter Vorhof linker Vorhof	Aorta descendens Pulmonalgefäße V. cava inferior linker Vorhof linker Ventrikel

Durchleuchtung mit Zielaufnahmen

Methode: Die Grundprinzipien sind im Kap. B1 (s. S. 152 ff.) dargestellt. Mit Hilfe der Thoraxdurchleuchtung (Weichstrahltechnik, 60–90 kV) werden Verkalkungen (z. B. der Koronararterien oder Herzklappen) besser als im Thoraxübersichtsbild (Hartstrahltechnik, 120–150 kV) erkannt. Außerdem können Herz- und Gefäßbewegungen beurteilt werden. Zielaufnahmen in mindestens zwei Ebenen dienen der Dokumentation des Durchleuchtungsbefundes. Die Thorax- und Herzdurchleuchtung wird heute eher selten eingesetzt, da auch leistungsfähige Alternativverfahren zur Verfügung stehen und die Strahlenbelastung unverhältnismäßig hoch ist.

Indikation: Nachweis von Verkalkungen, Bewegungs- und Funktionsanalyse (Gefäßpulsationen, Vitien, Herzwandaneurysmen, metallische Herzklappenprothese, Schrittmacher).

2.1.2 Echokardiographie

Methoden und Indikationen: Die Echokardiographie zählt zu den Standarduntersuchungsverfahren in der Diagnostik von Herzerkrankungen. Folgende Verfahren sind zu unterscheiden (Abb. **B-2.5**):

- **M-Mode** (M = Motion): eindimensionale Ultraschallmessung in Beziehung zur Zeit, ermöglicht die Darstellung charakteristischer Klappenbewegungen sowie Messung der Herzwanddicke und der Größe der Herzhöhlen abhängig vom Herzzyklus. Hauptindikation ist die Funktionsanalyse der Klappen.
- **B-Mode:** zweidimensionale Echtzeitsonographie; dieses Verfahren erlaubt eine (flächenhafte) Beurteilung sämtlicher kardialer Strukturen, wobei die morphologische Beurteilung im Vordergrund steht. Rippen-, Muskel-, Fettanteile, aber auch pulmonale Erkrankungen (z. B. Emphysem) können die **transthorakale** US-Diagnostik beeinträchtigen. Bei der **transösophagealen** Echokardiographie (TEE) wird die Ultraschallsonde in den mittleren Ösophagusabschnitt vorgeführt. Mit diesem Verfahren gelingt eine genaue Darstellung v. a. der dorsalen Herzabschnitte (z. B. bei V. a. Endokarditis oder Vorhofthromben).
- **Doppler-Methode:** Nachweis und Quantifizierung von Klappenfehlern sowie intrakardialer Blutfluss- und Druckverhältnisse.
  - *CW-(continous-wave-)Doppler:* Analyse hoher Flussgeschwindigkeiten (z. B. bei Aortenstenose), jedoch keine Aussage über die Entstehungstiefe möglich.
  - *PW-(pulsed-wave-)Doppler:* Tiefenbereich ist wählbar, eine exakte Bestimmung hoher Flussgeschwindigkeiten ist jedoch nicht möglich.
- **Farb-Doppler:** Simultane Abbildung von zweidimensionalem Ultraschallbild und Doppler-Effekt des strömenden Blutes. Dabei wird der Blutfluss abhängig von der Flussrichtung und -geschwindigkeit farbcodiert sichtbar gemacht. So können Klappeninsuffizienzen und Shuntvitien besser erkannt werden.
- **Kontrastmittelechokardiographie:** Durch i. v.-Applikation eines Ultraschallkontrastmittels (starke Reflexion der Ultraschallwellen) während der Echokardiographie wird die Kontrastierung des Herzens erheblich verbessert. Bei Verwendung nicht lungengängiger KM wird im linken Herzen normalerweise kein Echokontrast sichtbar, da die Mikrobläschen die kapillare Lungenstrombahn nicht passieren können. Der Nachweis reflektierender Mikrobläschen in beiden Ventrikeln bedeutet dann z. B., dass ein Septum-Defekt mit Rechts-links-Shunt besteht. Indikation: v. a. zum Nachweis von Shuntvitien bzw. komplexer kongenitaler Vitien.
  Seltener kommen bei bestimmten Fragestellungen (z. B. Abgrenzung von Raumforderungen im linken Ventrikel) auch lungengängige KM zur Anwendung.
- **Belastungs-(Stress-)Echokardiographie:** Echokardiographie unter gleichzeitiger Steigerung der Herzarbeit (z. B. Fahrradergometrie, pharmakologisch) zur Beurteilung regionaler Wandbewegungsstörungen. Hauptindikation ist der Ausschluss einer KHK.

Durchleuchtung mit Zielaufnahmen

Methode: Grundprinzipien s. Kap. B1 (s. S. 152 ff.). Verkalkungen werden bei der Durchleuchtung (Weichstrahltechnik) besser erkannt als im Thoraxübersichtsbild (Hartstrahltechnik). Außerdem können Herz- und Gefäßbewegungen beurteilt werden. Heute stehen leistungsfähige Alternativverfahren zur Verfügung.

Indikationen: Nachweis von Verkalkungen, Bewegungs- und Funktionsanalyse.

2.1.2 Echokardiographie

Methoden und Indikationen: Verfahren der Echokardiographie (Abb. **B-2.5**):
- **M-Mode:** eindimensionale Ultraschallmessung in Beziehung zur Zeit. Hauptindikation: Funktionsanalyse der Klappen.
- **B-Mode:** zweidimensionale Echtzeitsonographie; erlaubt die morphologische Beurteilung sämtlicher kardialer Strukturen. Bei der **transösophagealen** Echokardiographie (TEE) wird die Sonde in den mittleren Ösophagus eingeführt. Dadurch gelingt eine genau Darstellung v. a. der dorsalen Herzabschnitte.
- **Doppler-Methode:** Zum Nachweis und zur Quantifizierung von Klappenfehlern und intrakardialer Blutfluss- und Druckverhältnisse. Man unterscheidet den *CW-(continous-wave-)Doppler* zur Analyse hoher Flussgeschwindigkeiten vom *PW-(pulsed-wave-)Doppler* mit wählbarem Tiefenbereich.
- **Farb-Doppler:** Simultane Abbildung von zweidimensionalem Ultraschallbild und Doppler-Effekt des strömenden Blutes, das farbcodiert sichtbar gemacht wird.
- **Kontrastmittelechokardiographie:** Zum Nachweis von Shuntvitien bzw. komplexen kongenitalen Vitien. Meist werden nicht lungengängige KM verwendet, die die kapillare Lungenstrombahn nicht passieren können. Deshalb wird im linken Herzen nur dann ein Echokontrast sichtbar, wenn ein Rechts-links-Shunt besteht.
- **Belastungs-(Stress-)Echokardiographie:** Zur Beurteilung regionaler Wandbewegungsstörungen, v. a. Ausschluss einer KHK.

⊙ B-2.5   Echokardiographische Verfahren

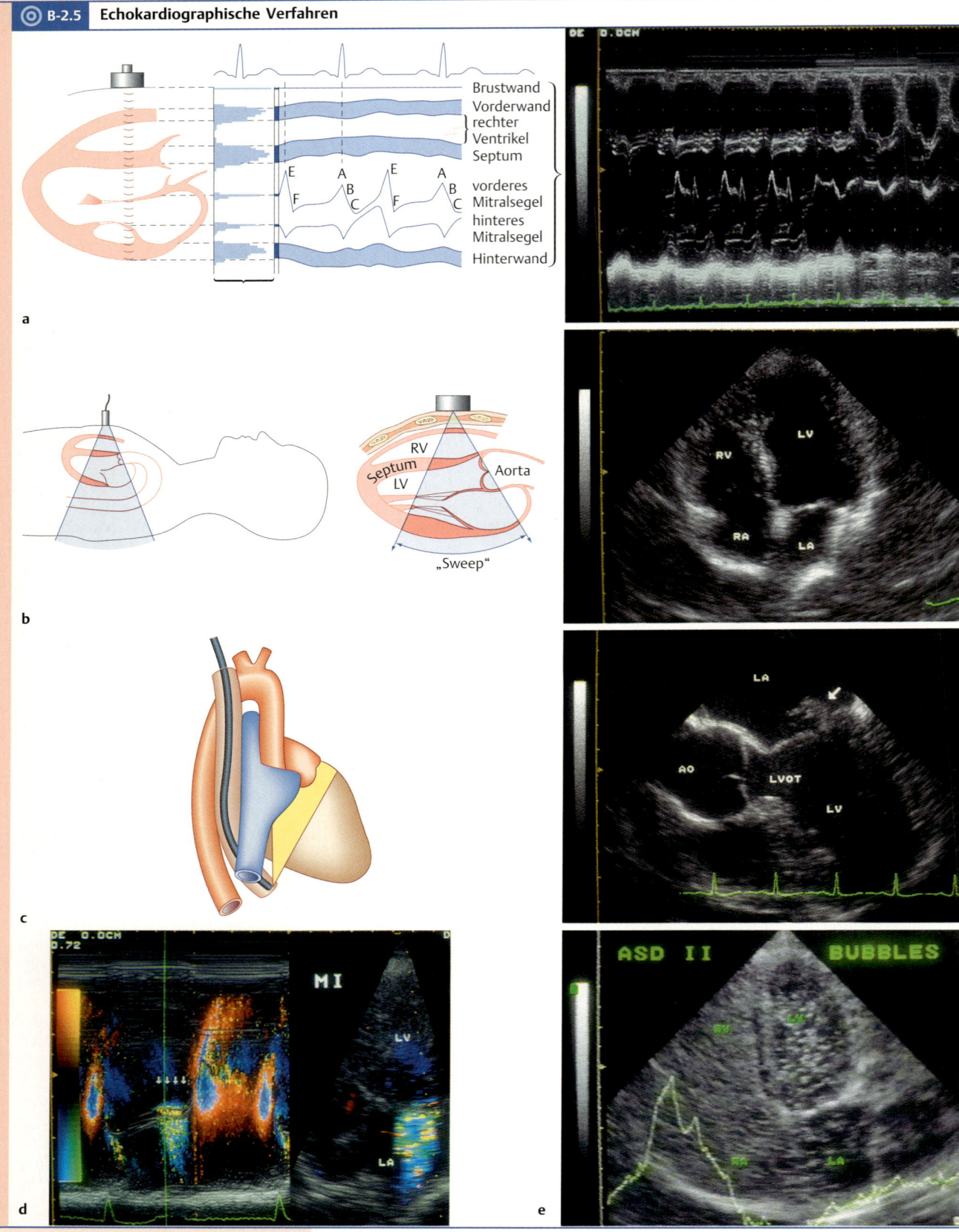

Brustwand
Vorderwand
rechter
Ventrikel
Septum

vorderes
Mitralsegel
hinteres
Mitralsegel
Hinterwand

E   A   E   A
F   B   F   B
    C   C

a

RV
Septum   Aorta
LV

„Sweep"

b

c

d

e

LV
RV
RA   LA

LA
AO   LVOT
LV

MI
LV
LA

ASD II   BUBBLES
RV   LV
RA   LA

◀ Klinischer Fall

▶ **Klinischer Fall.** Bei einem 44-jährigen Patienten wurden aufgrund eines IgM-Plasmozytoms Plasmapheresen durchgeführt (zur Akutbehandlung eines Hyperviskositätssyndroms infolge des hohen IgM-Paraproteins). Hierzu wurden wiederholt Sheldon-Katheter über die rechte und linke V. jugularis interna implantiert. Ein zunächst foudroyant verlaufendes Krankheitsbild erzwang eine gleichzeitige intensive Chemotherapie. Die Gesamtsituation konnte gebessert werden. In der 7. Woche nach Aufnahme entwickelte der Patient jedoch septische Fieberschübe. In der Echokardiographie zeigten sich erhebliche Vegetationen auf der Trikuspidalklappe im Sinne einer Trikuspidalklappenendokarditis (Abb. **B-2.6a**). Der Patient verstarb wenige Tage später. Der Sektionsbefund der Trikuspidalklappe ist in Abb. **B-2.6b** dargestellt. Die Trikuspidalklappe wird im Vergleich zur Mitral- und Aortenklappe selten durch eine Endokarditis befallen. Bei i. v.-Drogenabhängigen, Dialysepatienten oder Patienten mit lange verweilendem zentralvenösen Zugang kommen Endokarditiden der Trikuspidalklappe gehäuft vor. Bei diesem Patienten wurden die Keime über den Sheldon-Katheter eingeschleppt.

2.1.3 Computertomographie

Methode (s. a. S. 79 ff.): Die kardiale CT erfolgt als Nativdiagnostik zur Erfassung von Koronarverkalkungen sowie nach i. v. KM-Gabe zur Morphologie-Beurteilung des Herzens, des Perikards und der großen Gefäße.

Voraussetzung für eine Herzdiagnostik mittels CT ist die **Multislice-Technik,** die sekundäre Rekonstruktionen in unterschiedlicher Projektion mit hoher Ortsauflösung ermöglicht. Die kardiale CT wird mit einer EKG-Synchronisation durchgeführt. Dies hat den Zweck, Aufnahmen nur während einer umschriebenen Phase des Herzzyklus aufzunehmen bzw. retrospektiv Rekonstruktionen zu definierten Phasen eines Herzzyklus erstellen zu können (z. B. Rekonstruktionen in der kurzen Herzachse in Enddiastole bzw. Endsystole zur Volumenbestimmung).

Indikationen (Abb. **B-2.7**):
- Nachweis von Verkalkungen des Peri- und Myokards
- Koronarkalkquantifizierung
- Größenbestimmung einzelner Herzhöhlen sowie Raumforderungen in Herzhöhlen
- Perikarderguss und Perikardtumoren
- Koronarangiographie, aortokoronare Bypassangiographie (derzeit noch limitiert auf die proximalen Gefäßabschnitte).

2.1.3 Computertomographie

Methode (s. a. S. 79 ff.): Nativ zur Erfassung von Koronarverkalkungen sowie nach KM-Gabe zur Morphologie-Beurteilung.

Verwendet wird die **Multislice-Technik,** die sekundäre Rekonstruktionen in unterschiedlicher Projektion mit hoher Ortsauflösung ermöglicht. Mittels EKG-Synchronisation können Aufnahmen während umschriebener Phasen des Herzzyklus aufgenommen werden.

Indikationen (Abb. **B-2.7**):
- Nachweis von Verkalkungen in Peri- und Myokard
- Koronarkalkquantifizierungen
- Größenbestimmung der Herzhöhlen, Raumforderungen in Herzhöhlen
- Perikarderguss und -tumoren
- Koronarangiographie, aortokoronare Bypassangiographie

⊚ **B-2.6**   **Endokarditis der Trikuspidalklappe**

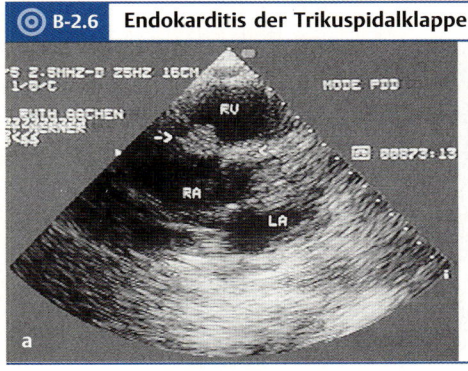 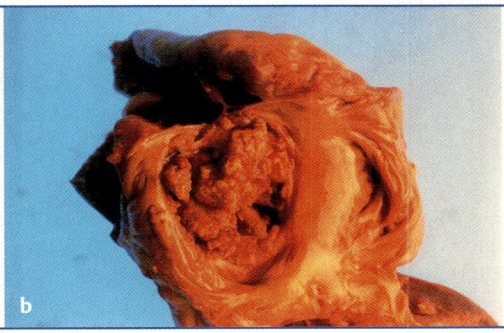

a In der Echokardiographie deutlich sichtbare Vegetationen auf der Trikuspidalklappe.
b Sektionsbefund.

◀ **a** Eindimensionale M-Mode-Echokardiographie.
b Zweidimensionales transthorakales echokardiographisches Bild (sog. „apikaler Vierkammerblick"). LA = linker Vorhof, RA = rechter Vorhof, LV = linker Ventrikel, RV = rechter Ventrikel. Die AV-Klappen sind geschlossen.
c Zweidimensionales transösophageales echokardiographisches Bild. Patient mit partiellem Abriss des subvalvulären Halteapparates des hinteren Mitralklappensegels (Pfeil), das in den linken Vorhof prolabiert.
d Farbcodierte Dopplerechokardiographie mit Nachweis eines deutlichen systolischen transmitralen Reflux in den linken Vorhof.
e Kontrastmittelechokardiographie bei einem Patienten mit einem Vorhofseptumdefekt vom Sekundum-Typ (ASD II) mit Kontrastmittelübertritt vom rechten (RA) in den linken (LA) Vorhof und konsekutiver echoreicher Signalreflexion durch das KM auch im linken Ventrikel.

⊙ B-2.7   **Typische CT-Schnittebenen des Herzens**

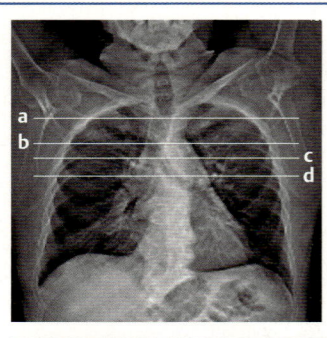

Zu beachten ist in **a** das rechts paravertebrale Infiltrat bei einem Patienten mit Lungenembolie, in **b** das ausgedehnte linksseitige Infiltrat bei gleichem Patienten; KM-Aussparung in einer rechtsseitigen Pulmonalarterie als Hinweis für eine Lungenembolie (Pfeil) und in **c** die offene Mitralklappe (Pfeilspitzen), vgl. hierzu Abb. B 2-4.

AA	Aorta ascendens	RIVA	R. interventricularis anterior
AD	Aorta descendens	RPA	rechte Pulmonalarterie
CS	Sinus coronarius	RV	rechter Ventrikel
LA	linker Vorhof	S	Septum interventriculare
LCA	linke Koronararterie	TP	Truncus pulmonalis
LPA	linke Pulmonalarterie	VCI	V. cava inferior
LV	linker Ventrikel	VCS	V. cava superior
P	Perikard		
RA	rechter Vorhof		
RCA	rechte Koronararterie		

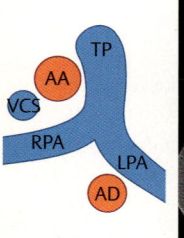
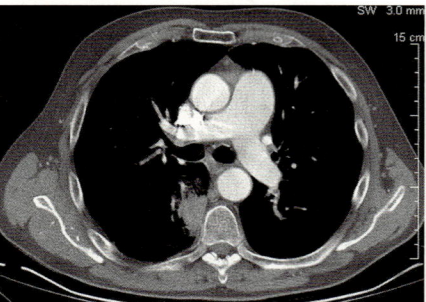
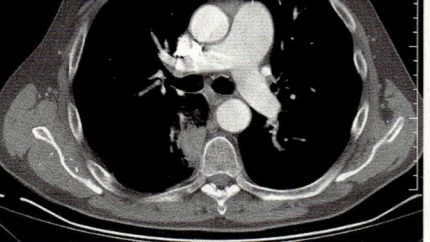

a In Höhe des Truncus pulmonalis.

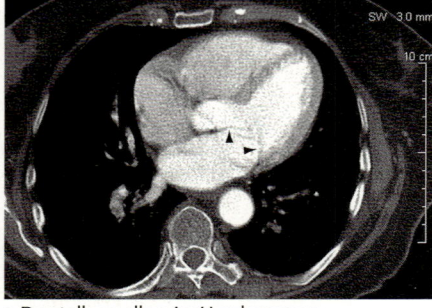
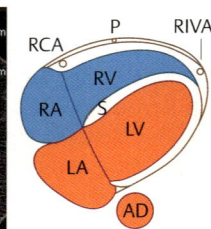

c Darstellung aller vier Herzkammern.

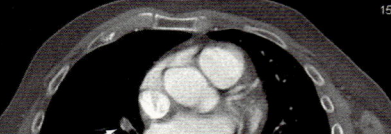
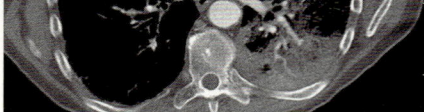

b In Höhe des linken Vorhofs.

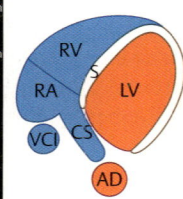

d Unterhalb des linken Vorhofs.

2.1.4 Magnetresonanztomographie

Methode: s. S. 83 ff. Die MRT ermöglicht eine kardiale Morphologie- und Funktionsdiagnostik.

Indikationen (Abb. **B-2.8**): Beurteilung von Größe, Form und Lagebeziehungen der Herzkammern sowie Beurteilung der Perfusion und Vitaliät des Myokards. Wichtige Indikationen:
- Evaluation kongenitaler Herzfehler
- Evaluation erworbener Erkrankungen der großen Gefäße
- Nachweis von Raumforderungen des Herzens
- Diagnostik von Perikarderkrankungen
- Diagnostik von Kardiomyopathien
- myokardiale Vitalitätsuntersuchung bei KHK

2.1.4 Magnetresonanztomographie

Methode (s. a. S. 83 ff.): Rekonstruktion von Schnittbildern (Tomographien) aus Körpersignalen (Resonanzsignale), die mit Hilfe sich ständig ändernder Magnetfelder induziert werden. Die MRT ermöglicht eine kardiale Morphologie- sowie Funktions-Diagnostik.

Indikationen (Abb. **B-2.8**): Die kardiale Morphologie-Diagnostik wird angewendet zur Beurteilung von Größe und Form der Herzkammern sowie deren Lagebeziehung zueinander und zur Beurteilung der Herzwandungen. Die kardiale Funktions-Diagnostik dient der Beurteilung der Herzfunktion sowie der Perfusion und Vitalität des Myokards. Hieraus ergeben sich folgende wichtige Indikationen:
- Evaluation kongenitaler Herzfehler vor und nach operativer Korrektur
- Evaluation erworbener Erkrankungen der großen herznahen Gefäße
- Nachweis/Ausschluss muraler oder intrakavitärer Raumforderungen des Herzens
- Diagnostik von Perikarderkrankungen
- Diagnostik der Kardiomyopathien, insbesondere arrhythmogene rechtsventrikuläre Kardiomyopathien
- myokardiale Vitalitätsuntersuchung bei ischämischer Koronarerkrankung.

a Axiales (I) und seitliches (II) Bild eines ASD (Pfeilmarkierungen).
b Am Aortenverlauf orientiertes sagittales (I) sowie axiales (II) Bild einer Aortendissektion Typ Stanford A mit Beginn im Bereich der Aorta ascendens (bI: Pfeile auf Dissektionsmembran, bII: Pfeile auf Dissektionsmembran Aorta ascendens, Pfeilspitze Aorta descendens).

c Tumor (T) im linken Vorhof, es handelte sich um ein Myxom. Axiales MRT-Bild mit Darstellung aller vier Herzkammern.
d Charakteristischer MRT-Befund der arrhythmogenen rechtsventrikulären Kardiomyopathie mit regionaler Infiltration des Myokards durch Fettgewebe. Des Weiteren aneurysmatische Aussackung des rechten Vorhofs. Im bewegten Bild würde ferner eine Kontraktionsstörung des Myokards auffallen.
e Chronischer Myokardinfarkt mit Ausdünnung der Lateralwand des linken Ventrikels. MRT-Abbildung mit Herzdarstellung in der so genannten kurzen Achse.
f MRT-Darstellung eines Bypasses (Pfeilspitze) zur rechten Herzkranzarterie (schwarze Pfeile). Der Bypass ist blutdurchströmt und daher signalarm im medialstinalen Fettgewebe gut erkennbar. Weißer Pfeil auf Anastomose.

Wissenschaftlich evaluiert werden derzeit:
- MR-Angiographie der Koronararterien
- Diagnostik von Klappenerkrankungen, Shuntvitien und Myokarditiden.

Kontraindikationen: Herzschrittmacher, ICD, ferromagnetische Gefäßclips, Stimulationselektroden.

In der wissenschaftlichen Evaluation befinden sich die:
- MR-Angiographie der Koronararterien sowie die Funktions-Diagnostik koronarer Bypässe
- Diagnostik von Erkrankungen der Herzklappen und Shunt-Vitien sowie die
- Diagnostik entzündlicher Erkrankungen des Myokards.

Kontraindikationen: Patienten mit Herzschrittmacher oder ICD (implantierbarer automatischer Kardioverter-Defibrillator), Gefäßclips aus ferromagnetischem Material sowie spinal implantierte Stimulationselektroden.

2.1.5 Angiokardiographie

▶ **Definition**

2.1.5 Angiokardiographie

▶ **Definition:** Röntgenkontrastdarstellung der Herzbinnenräume, ihrer Größe und Funktion, der großen Gefäßstämme, Nachweis und Bestimmung ggf. vorhandener Shuntvolumina, Darstellung der Koronararterien.

Methode: Beim **Linksherzkatheter** wird über die A. femoralis oder A. brachialis ein Katheter bis in die linke Herzkammer oder an die Abgänge der Koronararterien **(Koronarangiographie)** vorgeschoben. Beim **Rechtsherzkatheter** wird der Katheter über die V. femoralis oder V. brachialis eingeführt.

Die **Ventrikulographie** gibt Auskunft über Größe, Form und Kontraktionsverhalten der Ventrikel. Die **Koronarangiographie** erlaubt die selektive Darstellung der Koronararterien.
Über den Katheter können **Gewebebiopsien** vorgenommen oder das Reizleitungssystem überprüft werden (**elektrophysiologische Untersuchung, EPU**).

Methode: Unterschieden werden der venöse (Rechtsherzkatheter, „kleiner Herzkatheter") und arterielle Herzkatheter (Linksherzkatheter). Beim **Linksherzkatheter** wird perkutan von der Leiste oder Ellenbeuge aus über die A. femoralis bzw. A. brachialis ein Katheter bis in die linke Herzkammer oder an die Abgänge der Koronararterien **(Koronarangiographie)** vorgeschoben. Beim **Rechtsherzkatheter** wird der Katheter über die V. femoralis oder V. brachialis eingeführt. Nach Injektion eines Kontrastmittels wird dessen Verteilung und Fluss auf einem Cinematographiefilm aufgezeichnet.
Die **Ventrikulographie** gibt Auskunft über Größe, Form und Kontraktionsverhalten des linken (**Laevokardiographie**) oder rechten Herzens (**Dextrokardiographie**). Die **Koronarangiographie** erlaubt die selektive Darstellung der Koronararterien.

Bei speziellen Fragestellungen können über den Katheter **Gewebebiopsien** des Myokards vorgenommen werden oder das Reizleitungssystem durch gezielte Applikation von Stromimpulsen überprüft werden (**elektrophysiologische Untersuchung, EPU**). Außerdem bestehen **therapeutische** Anwendungsmöglichkeiten (z. B. Ballondilatation stenosierter Koronararterien).

Indikationen: s. Abb. **B-2.9**
Kontraindikation: Vor allem **Kontrastmittelallergie.**

Indikationen: s. Abb. **B-2.9**
Kontraindikation: Kontraindikationen sind **Kontrastmittelallergien,** Hyperthyreose, dekompensierte Herzinsuffizienz, Gerinnungsstörungen sowie die Ablehnung durch den Patienten.

2.1.6 Nuklearmedizinische Verfahren

Methode (s. S. 140 ff.): Die Szintigraphie ermöglicht Darstellung und Beurteilung
- vital perfundierten Myokardgewebes
- nekrotisch infarzierten Myokardgewebes
- der Ventrikelfunktionsverhältnisse
- der Stoffwechselaktivität des Herzmuskels.

Die **Emissionscomputertomographie (ECT)** erlaubt eine überlagerungsfreie Darstellung mit schichtweiser Abbildung der Radionuklidverteilung im Herzen. Zu ihr gehören die **Single-Photon-Emissionscomputertomographie (SPECT)** und die **Positronen-Emissionscomputertomographie (PET)**.

Indikationen und typische Befunde: s. Tab. **B-2.2**.

2.1.6 Nuklearmedizinische Verfahren

Methode (s. S. 140 ff.): Die Szintigraphie des Herzens ermöglicht die Darstellung und Beurteilung
- vital perfundierten Myokardgewebes
- nekrotisch infarzierten Myokardgewebes
- der Ventrikelfunktionsverhältnisse und
- der Stoffwechselaktivität des Herzmuskels
sowohl in Ruhe als auch unter Belastung.
Neben der herkömmlichen Gammakamera, die die gesamte abgegebene Strahlung eines Nuklides aus einer Körperregion auf einem Bild wiedergibt (s. S. 143), erlauben technische Weiterentwicklungen eine überlagerungsfreie Darstellung mit schichtweiser Abbildung der Radionuklidverteilung im Herzen. Diese schnittbildgebenden Verfahren, die in Analogie zur CT mittels um die Körperachse rotierender Detektoren die vom Nuklid emittierte Strahlung erfassen, werden als **Emissionscomputertomographie (ECT)** bezeichnet (s. S. 143 ff.). Hierzu gehören die **Single-Photon-Emissionscomputertomography (SPECT)** und die **Positronen-Emissionscomputertomographie (PET)**.
Indikationen und typische Befunde: s. Tab. **B-2.2**.

◎ B-2.9   Angiokardiographische Verfahren und Indikationen

venöser Herzkatheter (Rechtsherzkatheter) über V. femoralis communis oder V. brachialis	**Indikationen**	**arterieller Herzkatheter (Linksherzkatheter)** über A. femoralis communis oder A. brachialis

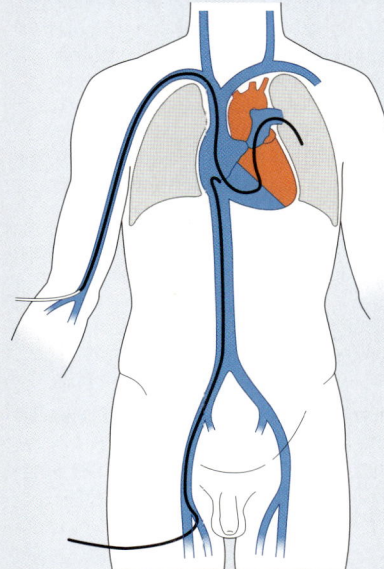

Pulmonalisangiographie
· arteriovenöse Lungenfisteln
· Pulmonalisklappeninsuffizienz
· Fragestellungen bei Patienten mit Mitral- oder Aortenklappenersatz
· Patientenüberwachung auf Intensivstationen (Monitoring: HMV, Druck)

Dextrokardiographie
· Pulmonal- und Trikuspidalklappenfehler
· Rechts-links-Shuntvitien
· Vorhofseptumdefekt
· Lungenvenenfehleinmündung

Angeborene Herzfehler
· Transposition der großen Gefäße
· Pseudotruncus arteriosus communis
· Truncus arteriosus communis

Levokardiographie
· fakultativ bei Koronarangiographie (Myokardfunktionsanalyse)
· Aorten- und Mitralklappenfehler
· Rechts-links-Shuntvitien
· Canalis atrioventricularis communis
· Kardiomyopathien
· Aneurysmabildungen der linken Kammer
· linksventrikuläre Dys- oder Akinesien

Koronarangiographie
· bei koronarer Herzerkrankung
· vor Herzoperationen bei Erwachsenen
· zum Ausschluss anatomischer Verlaufs- anomalien (vor Herzoperationen)

Anatomie der Kranzarterien

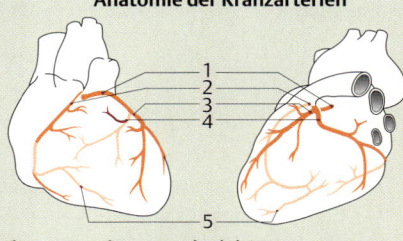

1	A. coronaria sinistra
2	A. coronaria dextra
3	R. interventricularis anterior
4	R. circumflexus
5	R. interventricularis posterior

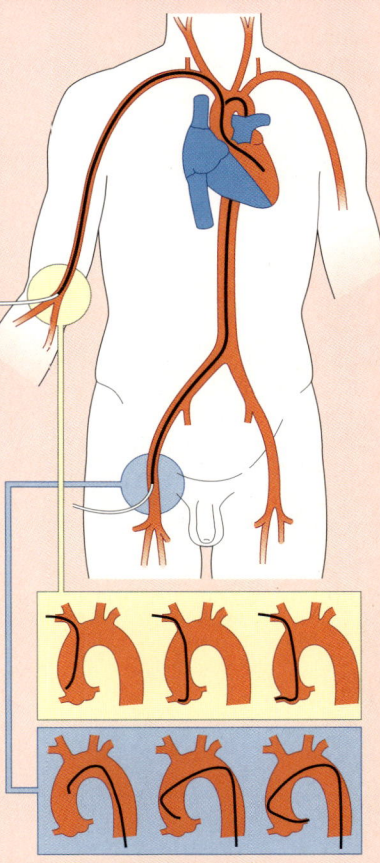

Sondierungstechnik für die rechte bzw. linke Koronararterie bei transbrachialem Zugang (obere Reihe) oder transfemoralem Zugang (untere Reihe)

▶ **Klinischer Fall.** Ein junger Patient stellt sich wegen subjektiv empfundener Leistungsschwäche vor. Herzfernaufnahmen, Echokardiographie und EKG zeigen keinen eindeutig pathologischen Befund. In der Serologie fallen erhöhte Entzündungsparameter auf. Eine Immunszintigraphie (Abb. **B-2.10b**) zeigt eine verstärkte Anreicherung in Projektion auf das Myokard. Dieser Befund passt zur Diagnose einer Myokarditis. Die Serologie ergab einen erhöhten Coxsackie-B-Titer, sodass die Diagnose einer Coxsackie-Myokarditis gestellt wurde. Auf eine Myokardbiopsie wurde verzichtet. Unter konservativer Therapie und zunächst konsequenter Vermeidung von Belastungsspitzen, komplette Ausheilung. Die vollständige Belastungsfähigkeit war nach 18 Monaten wieder hergestellt.

◀ **Klinischer Fall**

◎ B-2.10   Myokard-Immunszintigraphie

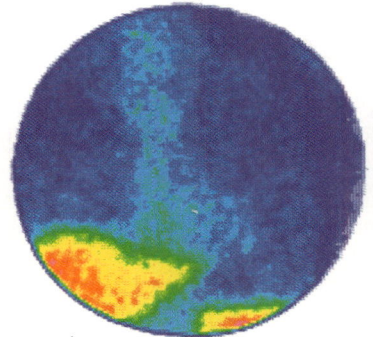

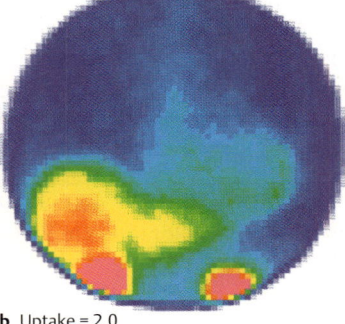

a Uptake = 1,3   **b** Uptake = 2,0

a Normalbefund: physiologische Anreicherung im Knochenmark des Sternums, in der Leber und den Nieren.
b Vermehrte Anreicherung im gesamten Myokard bei Myokarditis. Das Anreicherungsverhältnis (Uptake) zwischen Herz und „Hintergrund" beträgt 2.

☰ **B-2.2**	Wichtige nuklearmedizinische Methoden und ihre Indikationen			
Methode	**Nuklid/Substanz**	**Durchführung**	**Indikation**	**Befund**
Myokard-perfusions-szintigraphie	▪ ^{201}Thallium-Chlorid (Nachteil: lange HWZ) ▪ *alternativ:* ^{99m}Technetium-Isonitril (^{99m}Tc-MIBI: geringere HWZ, bessere Abbildungseigenschaften)	Dem Patienten wird nach Belastung (z. B. durch Fahrradergo-metrie) das Radio-nuklid injiziert und die Aktivität gemessen. 3-4 h danach wird ein Ruheszintigramm durchgeführt (i. d. R. in SPECT-Technik, s. S. 143).	Darstellung der Perfusionsverhält-nisse (vor allem bei V. a. koronare Herzerkrankung)	Thallium wird als Kalium-Analogum über das Na-K-ATPase-System des Myokards aufgenommen. Regelrecht perfundierte Areale werden markiert, nekrotische Areale kommen nicht zur Darstellung. Ein unter Belastung und in Ruhe beste-hender Speicherdefekt deutet auf eine Narbe hin; ein unter Belastung auftreten-der Defekt, der in Ruhe verschwindet, spricht für eine Ischämie.
Radionuklid-ventrikulo-graphie (Herz-binnenraum-szintigraphie)	^{99m}Technetium-mar-kierte Erythrozyten oder Humanalbumin	Durchführung EKG-getriggert in Ruhe oder unter Belastung	Verlaufskontrolle bei primären und sekundären Myo-karderkrankungen, Klappenfehlern	Darstellung der Herzkammern in Bewe-gung durch die markierten Herzbinnen-räume. Beurteilung der Pumpfunktion des Her-zens (regionale Wandbewegungsstörun-gen, linksventrikuläre Ejektionsfraktion).
Immun-szintigraphie (s. a. Abb. **B-2.10a**)	^{111}In-Antimyosin (^{111}Indium-markierte monoklonale Anti-körper gegen Myosin)	wegen der sehr lang-samen Blutclearance lange Wartezeit (24 bis 72 h) bis zur Bild-akquisition	Myokarditis, Trans-plantatabstoßung	^{111}In-Antimyosin akkumuliert in Muskelge-webe, in dem Myosin aufgrund von Zell-membrandefekten exponiert ist. Die Anrei-cherung gibt direkt das Ausmaß einer Schädigung wieder.
PET-Verfahren	multiple Substanzen, z. B. Glukoseanalo-gon 18-Fluorodeoxy-glukose (18-FDG–PET)		Beurteilung der Myokardvitalität, Risikostratifizierung eines operativen kardialen Eingriffes, Nachweis/Aus-schluss einer KHK	Die FDG-PET ist für die Vitalitätsdiagnostik hochsensitiv und erlaubt die spezifische Beurteilung der Gewebevitalität durch die Glukoseaufnahme. Hierdurch wird bei Patienten mit stark erniedrigter linksven-trikulärer Funktion oder KHK die individu-elle Entscheidung für eine Revaskularisa-tion, Herztransplantation oder eine medi-kamentöse Therapie möglich.

2.2 Leitbefunde - vom radiologischen Befund zur Diagnose kardialer Erkrankungen

s. a. Tab. **B-2.3**.

Es gibt zwei Kompensationsformen des Herzens bei erhöhter Belastung:
- **Druckbelastung** führt zur Erhöhung der **systolischen** Wandspannung und dadurch zur konzentrischen Hypertro-phie. Die **isolierte Druckbelastung** eines Ventrikels ist im Röntgenbild **nicht zu erkennen.**
- **Volumenbelastung** mit erhöhter **dias-tolischer** Wandspannung führt zur **Ven-trikeldilatation.** Diese ist früh an der Größenzunahme der Herzsilhouette erkennbar.

2.2 Leitbefunde – vom radiologischen Befund zur Diagnose kardialer Erkrankungen

Prinzipiell hat die Betrachtung isolierter Herzhöhlenvergrößerungen (s. a. Tab. **B-2.3**) vor allem didaktische Gründe. Häufig liegen komplexe Veränderungen vor, bei deren Analyse auch die Beurteilung der Lungengefäßzeichnung sehr bedeutsam ist (s. S. 166 ff.).

Es gibt zwei unterschiedliche Kompensationsformen des Herzens bei erhöhter Belastung.
- **Druckbelastung** führt zunächst zu einer Erhöhung der **systolischen** Wand-spannung und konsekutiv zur hypertrophen Herzwandvergrößerung (in der Längsachse betonte Größenzunahme). Die **isolierte Druckbelastung** eines Ventrikels ist im Röntgenbild wegen der konzentrischen – also nach innen gerichteten – Myokardhypertrophie praktisch **nicht zu erkennen;** hingegen erlauben die Schnittbildverfahren und hier allen voran die Echokardiographie eine genaue Beurteilung.
- **Volumenbelastung** mit primär erhöhter **diastolischer** Wandspannung führt zu einer gleichzeitigen Größenzunahme sowohl des longitudinalen als auch des transversalen Ventrikeldurchmessers. Eine **Ventrikeldilatation** aufgrund einer **Volumenbelastung** ist dagegen frühzeitig im Röntgenbild an Hand der **Größenzunahme der Herzsilhouette** erkennbar.

▶ Merke

▶ **Merke:** Eine Unterscheidung zwischen Druckbelastung und Volumenbelas-tung ist allein mit dem Röntgenbild nicht möglich.

☰ B-2.3 | Typische Befunde bei Herzerkrankungen

Befunde	Abbildung	Röntgen		mögliche Ursachen
Vergrößerung des linken Ventrikels		p. a.	Aortal konfiguriertes Herz: • Herzspitze nach lateral und unten verlagert • linksbetonte Größenzunahme des Transversaldurchmessers • vemehrt gerundete linke Herzkontur • Herzbucht konkav betont	• Aortenklappenfehler (s. S. 243) • Mitralinsuffizienz (s. S. 247) • Kardiomyopathie • Herzinsuffizienz (s. unten) • arteriosklerotische Herzschädigung (s. S. 242) • chronische arterielle Hypertonie (s. S. 241).
		Seitbild	• Einengung des Retrokardialraums	
		LAO	• Vergrößerung des linken Ventrikels nach schräg hinten	
Vergrößerung des rechten Ventrikels		p. a.	• rechter Ventrikel wird an der linken Herzkontur randbildend • Herzspitze scheint angehoben	• Cor pulmonale (s. S. 218) • Pulmonalstenose • Fallot-Tetralogie (s. S. 251) • Trikuspidalatresie • Herzfehler mit Links-rechts-Shunt
		Seitbild	• Einengung des Retrosternalraums	
		RAO	• Verbreiterung der Ausflussbahn des rechten Ventrikels (Infundibulum und Pulmonalarterie)	
Vergrößerung des linken Vorhofs		p. a.	• Vergrößerung nach links lateral mit prominentem linken Herzohr • rechte Herzkontur verdoppelt durch den Vorhofkernschatten • Spreizung des Karinawinkels > 60, linker Hauptbronchus angehoben	• Mitralklappenfehler (s. S. 246) • Vorhofseptumdefekt (s. S. 248) • Ventrikelseptumdefekt (s. S. 248) • Tumoren des linken Vorhofs • offener Ductus arteriosus (s. S. 250).
		Seitbild	• Dorsalverlagerung der Speiseröhre (Ösophagogramm)	
Vergrößerung des rechten Vorhofs		p. a.	• tritt selten isoliert auf, schwer beurteilbar • rechte Herzkontur nach lateral verlagert • evtl. verbreiterter Schatten der Vv. cavae	• Trikuspidalklappenfehler • Ebstein-Anomalie • Vorhofseptumdefekt (s. S. 248)
globale Herzvergrößerung		p. a.	• Herzschatten ist nach allen Seiten verbreitert	• Kardiomyopathie • Myokarditis • Perikarderguss (s. S. 253) • multivalvuläre Vitien
intrakardiale Verkalkungen		CT	• Durch das CT überlagerungsfreie Darstellung kardialer Kalzifikationen. Kalzifikation der Kranzarterien, des Perikards, Herzklappenkalzifikationen oder Parenchymkalzifikationen nach Myokarditis oder Myokardinfarkt (Pfeil auf RIVA, Pfeilspitze auf R. circumflexus, offener Pfeil auf perfundiertem RIVA-Bypass).	• verkalkter Thrombus • Aortenwand, Aneurysma • Koronararterien (KHK, s. S. 242) • Perikard (s. S. 253) • Aortenstenose (s. S. 243) • Mitralstenose (s. S. 246)

Struktur und Gefäßzeichnung der Lunge s. S. 166 ff.

2.3 Wichtige Krankheitsbilder – von der Diagnose zum Befund

2.3 Wichtige Krankheitsbilder – von der Diagnose zum Befund

2.3.1 Herzinsuffizienz

2.3.1 Herzinsuffizienz

▶ **Definition:** Der Begriff „Herzinsuffizienz" bezeichnet ein klinisches Syndrom unterschiedlicher Ätiologie. Das Herz ist nicht in der Lage trotz ausreichendem venösen Blutangebot und Füllungsdrücken ein für den Bedarf des Organismus ausreichendes Herzzeitvolumen zu fördern.

◀ **Definition**

Klinik: Man unterscheidet

- **Linksherzinsuffizienz:** Dyspnoe, Asthma cardiale, Lungenödem, Leistungsminderung, Schwindel
- **Rechtsherzinsuffizienz:** obere und untere Einflussstauung, Gewichtszunahme, Ödeme, Stauungsleber und -gastritis

Eine **globale Herzinsuffizienz** liegt bei zusätzlicher myogener Dilatation des rechten Ventrikels vor.

Diagnostisches Vorgehen: Anamnese und klinischer Befund.

Radiologische Diagnostik:
Konventionelle Röntgendiagnostik: Sie dient der **Bewertung der Herzgröße:**

- Die Breite des Herzschattens zeigt große physiologische Schwankungen
- Es besteht keine feste Korrelation zwischen verbreitertem Herzschatten und der Leistung des Ventrikels
- Nicht jedes vergrößerte Herz ist insuffizient
- Ein normal großes Herz schließt eine Insuffizienz nicht aus
- Ein isoliert vergrößerter Ventrikel muss die Herzsilhouette nicht verändern.

Bei Linksherzinsuffizienz fällt in der p. a.-Aufnahme die **Holzschuhform** auf (Abb. **B-2.11**). Auf pulmonale Stauungszeichen ist zu achten (s. S. 218).

Zeichen der **Rechtsherzinsuffizienz** sind Vergrößerung von rechtem Vorhof und Ventrikel, verbreitertes Vascular pedicle, Zwerchfellhochstand sowie Pleuraergüsse. In der Seitaufnahme ist der Retrosternalraum verkleinert.

Klinik: Je nach betroffener Herzhälfte unterscheidet man

- **Linksherzinsuffizienz:** Dyspnoe, Asthma cardiale, Lungenödem, Leistungsminderung, Schwindel
- **Rechtsherzinsuffizienz:** obere und untere Einflussstauung, Gewichtszunahme, Ödeme, Stauungsleber, Stauungsgastritis.

Gemeinsame Symptome bei Links- und Rechtsherzinsuffizienz sind Nykturie, Tachykardie, Herzvergrößerung sowie evtl. Rhythmusstörungen.
Kommt es infolge einer fortgeschrittenen Linksherzinsuffizienz zu einer myogenen Dilatation des rechten Ventrikels, so liegt eine **globale Herzinsuffizienz** vor.

Diagnostisches Vorgehen: Die Diagnose einer Herzinsuffizienz wird v. a. durch **Anamnese** (Vorerkrankungen, Beschwerden) und **klinischen Befund** gestellt.
Radiologische Diagnostik:
Konventionelle Röntgendiagnostik: Die radiologisch fassbaren Zeichen der Herzinsuffizienz betreffen den Herzschatten und den dem jeweiligen Ventrikel vorgeschalteten Kreislauf. Hinsichtlich der **Bewertung der Herzgröße** ist zu berücksichtigen:

- Die Breite des Herzschattens zeigt eine große physiologische Schwankungsbreite.
- Es besteht keine feste Korrelation zwischen der radiologisch nachweisbaren Verbreiterung des Herzschattens und dem Grad der ventrikulären Leistungsfähigkeit.
- Nicht jedes im Röntgenbild vergrößerte Herz ist insuffizient.
- Ein normal großes Herz schließt eine myokardiale Insuffizienz nicht aus.
- Die isolierte Vergrößerung eines Ventrikels muss nicht zu einer Veränderung der Herzsilhouette führen.

Bei **Linksherzinsuffizienz** ist neben der Größenveränderung des Herzens auch die Formveränderung bei der Diagnose hilfreich. Meistens fällt in der p. a.-Aufnahme die so genannte **Holzschuhform** auf (Abb. **B-2.11**). Im Seitbild ist die Zunahme des Herztiefendurchmessers von Bedeutung. Außerdem ist der Lungenkreislauf zu beurteilen (pulmonale Stauungszeichen? s. S. 218).
Zeichen der **Rechtsherzinsuffizienz** sind rechtsventrikuläre und -atriale Herzvergrößerung, verbreitertes Vascular pedicle (mediastinales Gefäßband rechts der Trachea), Zwerchfellhochstand infolge einer stauungsbedingten Hepatomegalie sowie Pleuraergüsse (meist rechts frühzeitiger und/oder ausgeprägter als links). Auf der lateralen Aufnahme imponiert die Verschmälerung des Retrosternalraumes.

⊙ **B-2.11**   **Röntgenbild eines Patienten mit chronischer Herzinsuffizienz**

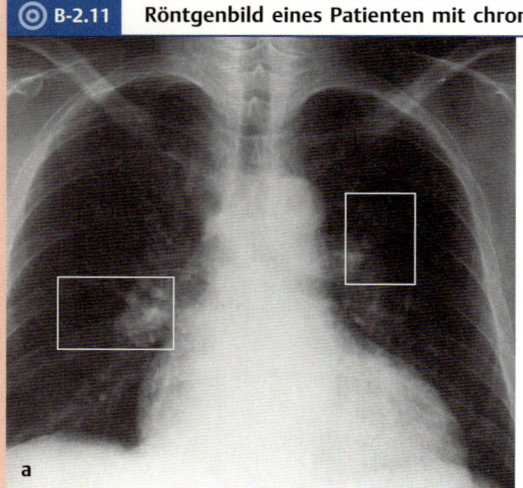 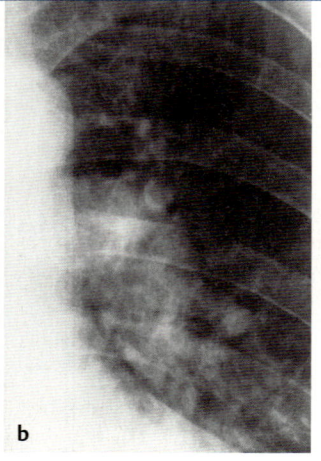 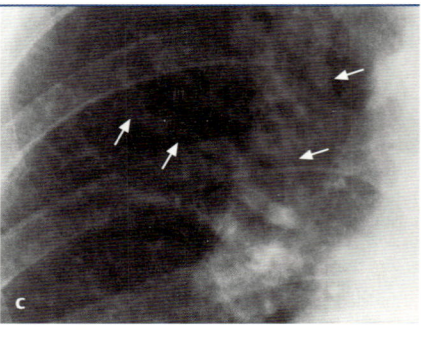

Beachte die nach links verbreiterte Herzsilhouette als Ausdruck einer linksventrikulären Dilatation. Die Ausschnittsvergrößerungen zeigen vermehrte Gefäße sowohl im beidseitigen Hilusbereich als auch in der Lungenperipherie, wobei besonders hilusnahe Lungenvenen (Pfeile) deutlich zur Darstellung kommen. Die Gefäßzeichnung ist unscharf, Kerley-Linien sind angedeutet erkennbar.

Bei **globaler Herzinsuffizienz** besteht eine allseitige Vergrößerung des Herzens sowie einer Einengung des Retrosternal- und Retrokardialraumes.
Echokardiographie: Nachweis vergrößerter Herzhöhlen, Bestimmung der Myokarddicke, evtl. Nachweis ursächlicher Faktoren (Klappenfehler).

Je nach vermuteter Ursache werden außerdem Koronarangiographie, MRT, nuklearmedizinische Verfahren oder eine Myokardbiopsie durchgeführt.

2.3.2 Arterielle Hypertonie

> ▶ **Definition:** Wiederholt gemessene systolische Blutdruckwerte ≥ 140 mmHg und/oder diastolische Werte ≥ 90 mmHg.

Klinik: Ätiologisch werden eine primäre (essenzielle) Hypertonie mit unbekannter Ursache und eine sekundäre Hypertonie (symptomatische) Form (z. B. renale Hypertonie, endokrine Hypertonie) unterschieden. Häufig bestehen über lange Zeit kaum Symptome (ggf. Kopfschmerzen, Schwindel, Dyspnoe).
Diagnostisches Vorgehen: Zur Basisdiagnostik bei Verdacht auf arterielle Hypertonie gehören Anamnese (Risikofaktoren) und klinische Untersuchung (wiederholte RR-Messungen, Auskultation, Gefäßstatus, Fundoskopie). Erst im Rahmen der weiterführenden Diagnostik werden Echokardiographie und Röntgen-Thorax angefertigt.
Radiologische Diagnostik:
Konventionelle Röntgendiagnostik: Erst wenn der Ventrikel dilatiert, ist eine linksseitige Verbreiterung des Herzschattens festzustellen. Die Herzbucht bleibt erhalten, es bildet sich eine aortal-konfigurierte Herzsilhouette aus (s. Tab. B-2.3 und Abb. B-2.12). Die systemische Druckbelastung führt häufig zu einer Elongation und Sklerose der Aorta (prominenter Aortenknopf). Bei fortbestehender Druckbelastung und zunehmender linksventrikulärer Dilatation sind pulmonal-venöse Stauungszeichen Ausdruck der eingetretenen Linksherzinsuffizienz. Die Herzsilhouette ändert sich mit der Ausbildung einer pulmonal arteriellen Hypertonie, erkennbar an der Erweiterung der zentralen Pulmonalarterien (s. S. 218). Im Seitbild füllt die erweiterte rechtsventrikuläre Ausflussbahn den Retrosternalraum aus. Pleuraergüsse signalisieren die zusätzliche Rechtsherzinsuffizienz, so dass schließlich eine globale Herzinsuffizienz vorliegt.
Echokardiographie: Evtl. Nachweis einer linksventrikulären Hypertrophie.

Bei **globaler Herzinsuffizienz** besteht eine allseitige Vergrößerung des Herzens.
Echokardiographie: Nachweis vergrößerter Herzhöhlen, Bestimmung der Myokarddicke.

Zusätzlich werden Koronarangiographie, MRT, Myokardbiopsie oder nuklearmedizinische Verfahren eingesetzt.

2.3.2 Arterielle Hypertonie

◀ **Definition**

Klinik: Man unterscheidet primäre (essenzielle) Hypertonie mit unbekannter Ursache und sekundäre Hypertonie (z. B. endokrin oder renal bedingt).

Diagnostisches Vorgehen: Anamnese, klinische Untersuchung (z. B. wiederholte RR-Messungen); weiterführend Echokardiographie und Röntgen-Thorax.

Radiologische Diagnostik:
Konventionelle Röntgendiagnostik: Der Herzschatten ist linksseitig verbreitert, es bildet sich eine aortal konfigurierte Herzsilhouette aus (s. Tab. B-2.3 und Abb. B-2.12). Die Aorta ist elongiert und sklerosiert. Später bildet sich eine pulmonal arterielle Hypertonie aus, die zentralen Pulmonalarterien sind erweitert (s. S. 218). Im Seitbild füllt die erweiterte Ausflussbahn den Retrosternalraum aus. Pleuraergüsse signalisieren eine zusätzliche Rechtsherzinsuffizienz.

Echokardiographie: Evtl. Nachweis einer linksventrikulären Hypertrophie.

⊚ **B-2.12**   **Röntgenbefunde bei arterieller Hypertonie**

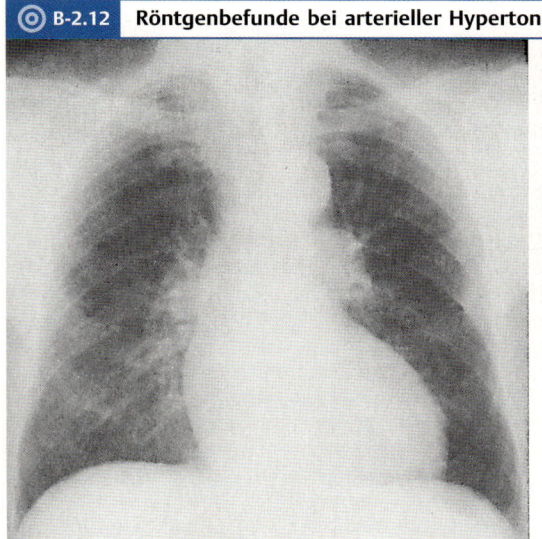 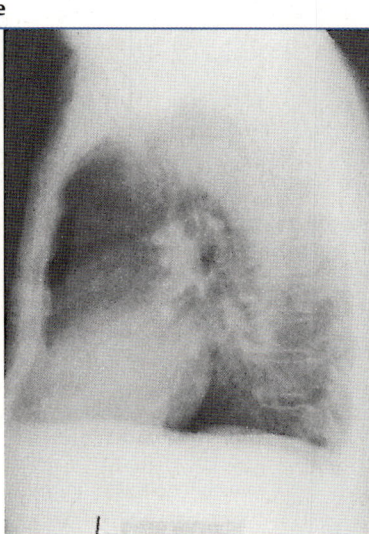

Vergrößerte Herzsilhouette mit kugeliger Abrundung der Herzspitze und deutlicher Einengung des Retrokardialraums im seitlichen Bild. Des Weiteren Aortenelongation, wobei die Aorta ascendens rechts randbildend wird.

2.3.3 Koronare Herzerkrankung (KHK)

▶ **Definition**

▶ **Definition:** Unter diesem Begriff werden ätiologisch unterschiedliche Herzerkrankungen zusammengefasst, denen pathophysiologisch eine Koronararterieninsuffizienz gemeinsam ist. Häufigste Ursache der KHK ist die arteriosklerotische Koronarstenose.

Klinik: Leitsymptom ist die Angina pectoris mit retrosternalem oder linksthorakalem Schmerz. Schwerwiegendste Folge sind Myokardinsuffizienz und -infarkt.

Diagnostisches Vorgehen: Ruhe- und Belastungs-EKG.

Radiologische Diagnostik:
Konventionelle Röntgendiagnostik: untergeordnete Bedeutung (Abb. **B-2.13**).

Klinik: Leitsymptom ist die Angina pectoris (AP) mit typischerweise retrosternalem oder linksthorakalem Schmerz bzw. Druckgefühl und ggf. Ausstrahlung in Schulter, Arm, Kieferwinkel, Oberbauch. Schwerwiegendste Folge einer manifesten KHK sind die Myokardinsuffizienz und der Myokardinfarkt.

Diagnostisches Vorgehen: Im Vordergrund der Untersuchungsverfahren bei V. a. KHK stehen **Ruhe- und Belastungs-EKG.**

Radiologische Diagnostik:
Konventionelle Röntgendiagnostik: Untergeordnete Bedeutung, evtl. Nachweis von Koronarverkalkungen, verkalktem Herzwandaneurysma nach Myokardinfarkt (Abb. **B-2.13**).

◎ **B-2.13**   **Radiologische Befunde nach Myokardinfarkt**

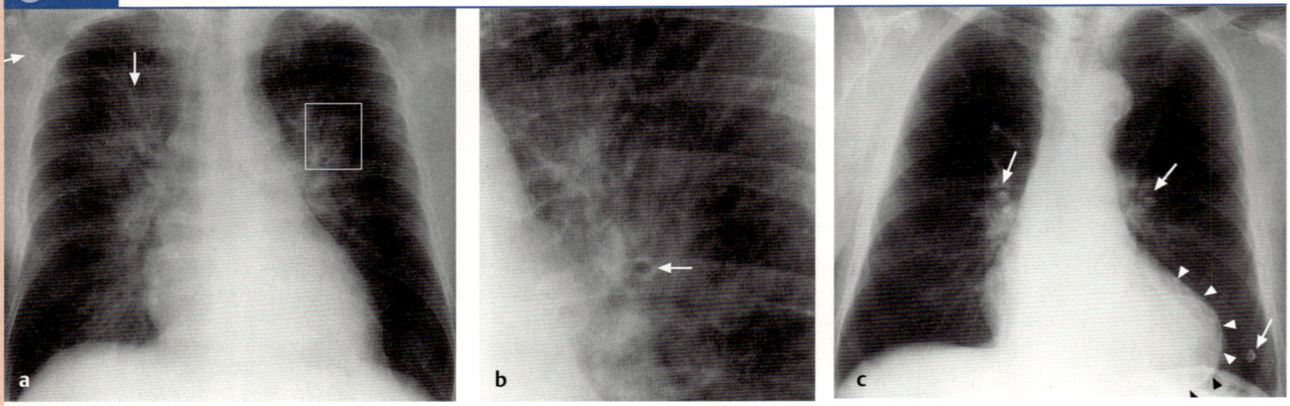

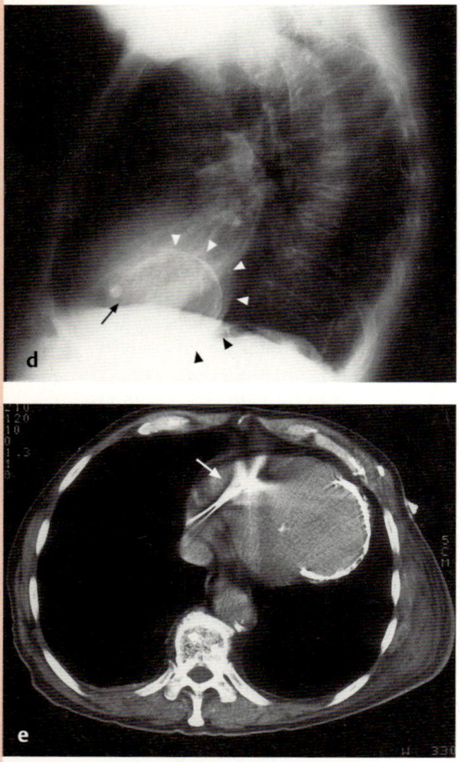

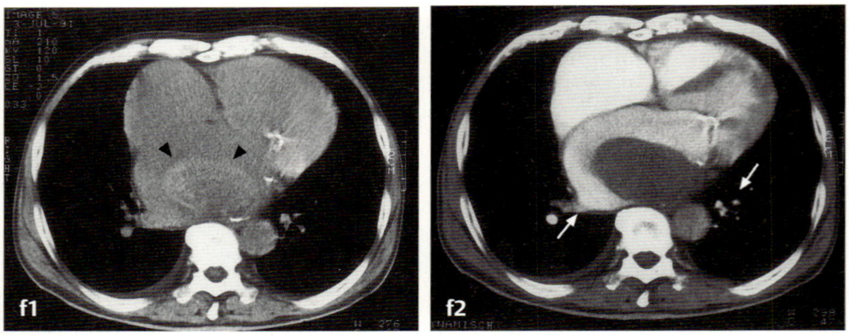

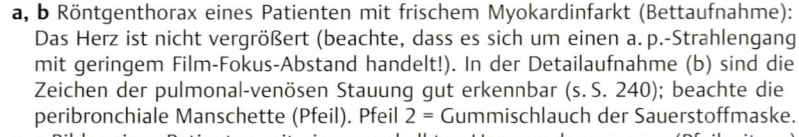

a, b Röntgenthorax eines Patienten mit frischem Myokardinfarkt (Bettaufnahme): Das Herz ist nicht vergrößert (beachte, dass es sich um einen a. p.-Strahlengang mit geringem Film-Fokus-Abstand handelt!). In der Detailaufnahme (b) sind die Zeichen der pulmonal-venösen Stauung gut erkennbar (s. S. 240); beachte die peribronchiale Manschette (Pfeil). Pfeil 2 = Gummischlauch der Sauerstoffmaske.
c–e Bilder eines Patienten mit einem verkalkten Herzwandaneurysma (Pfeilspitzen) des linken Ventrikels. In den Herzfernaufnahmen deuten die Pfeile auf EKG-Elektroden hin **(c,d)**, im CT-Bild auf ein neu eingeführtes Schrittmacherelektrodenkabel **(e)**.
f Intrakardialer Thrombus: CT-Bilder in Höhe des linken Vorhofs (**1** ohne KM, **2** mit KM). Der linke Vorhof ist vergrößert und zeigt eine intrakavitäre Raumforderung, die schon in der Nativaufnahme durch die schleierartigen Verkalkungen (Pfeilspitzen) auffällt. Nach KM-Gabe ist sie ohne KM-Aufnahme scharf abzugrenzen; es handelt sich um einen großen Vorhofthrombus. Beachte den KM-Bolus. Rechter Vorhof und Ventrikel sowie Pulmonalarterien (Pfeil) sind kräftig kontrastiert, deutliche KM-Füllung im linken Vorhof und Ventrikel aber noch nicht in der Aorta descendens.

Echokardiographie: Quantifizierung der Herzgröße sowie der globalen und regionalen linksventrikulären Funktion, Ausschluss anderer Ursachen der AP-Beschwerden (z.. B. Aortenstenose, Aortendissektion). Bei Z. n. Myokardinfarkt Nachweis regionaler Kontraktionsstörungen (Akinese, Dyskinese), Ausschluss von Thromben.

Myokardszintigraphie: Nachweis belastungsabhängiger, reversibler (Ischämie) oder irreversibler (Infarktnarben) Speicherdefekte (s. S. 236).

Koronarangiographie: Genaue Darstellung von Lokalisation, Grad und Morphologie der Veränderungen der Koronararterien (s. S. 236).

▶ **Klinischer Fall.** Der 52-jährige Patient stellte sich mit den Symptomen einer stabilen Angina pectoris vor. Die Anamnese ergab als einzigen Risikofaktor einen Nikotinabusus. Herzfernaufnahmen, Labordiagnostik und Ruhe-EKG zeigten keinen pathologischen Befund, das Belastungs-EKG musste jedoch wegen Schmerzsymptomatik bereits bei 75 W abgebrochen werden ohne dass im EKG sichere Zeichen einer Koronarinsuffizienz erkennbar waren. Richtungsweisend war die Beobachtung, dass der Schmerz auf sublinguale Gabe eines Nitroglyzerinpräparates schnell nachließ.
Unter dem Verdacht auf eine Koronarinsuffizienz wurde eine Myokardszintigraphie durchgeführt (Abb. **B-2.14a–c**) und die Diagnose KHK gesichert. Die anschließend durchgeführte Angiokardiographie zeigte eine bereits fortgeschrittene 2-Gefäßerkrankung mit erheblichen Lumeneinengungen im RIVA und RCX (Ramus interventricularis anterior und Ramus circumflexus der linken Koronararterie). Dem Patienten wurde zur Operation geraten.
Bei der Operation wurden zwei aortokoronare Venenbypässe implantiert und eine Revaskularisationsoperation mit Bildung einer Anastomose zwischen A. thoracica interna (Syn. A. mammaria interna) und RIVA durchgeführt. Eine Kontrolle auf Funktionstüchtigkeit erfolgte 10 Tage nach der Operation durch Angiographie in DSA-Technik (Abb. **B-2.14d–f**).

2.3.4 Häufige erworbene Herzklappenfehler

Hauptursachen erworbener Herzklappenfehler sind rheumatisches Fieber und bakterielle Endokarditis. Häufig werden mehrere Klappen gleichzeitig und unterschiedlich stark geschädigt **(multivalvuläre Vitien)**. Folgende Kombinationen sind typisch:
- Mitral- und Trikuspidalfehler
- Mitral- und Aortenfehler
- Aorten-, Mitral- und Trikuspidalfehler.

Diagnostisches Vorgehen: Herzklappenfehler werden meist im Rahmen der klinischen Untersuchung (Auskultation) diagnostiziert. Durch das Thorax-Röntgenbild kann eine Beteiligung der Herzhöhlen, der Aorta und eine Belastung des Lungenkreislaufs beurteilt werden. Die Echokardiographie ermöglicht die morphologische Beurteilung der Klappen sowie die Messung des Druckgradienten und den Nachweis einer Insuffizienz.

Aortenklappenstenose

▶ **Definition:** Bei der **valvulären** Aortenstenose besteht eine Einengung der Aortenklappe. Davon abzugrenzen ist die **supravalvuläre** Aortenstenose mit Einengung oberhalb der Klappe sowie die **subvalvuläre** Aortenstenose bei der z. B. infolge einer hypertrophischen obstruktiven Kardiomyopathie die Ausflussbahn des linken Ventrikels eingeengt ist.
Durch die Einengung ist der systolische Bluteinstrom in die Aorta erschwert. Folgen sind die **Druckbelastung des linken Ventrikels** mit konzentrischer Hypertrophie und Koronarinsuffizienz.

Klinik: Trotz hochgradiger Stenose sind die Patienten oft lange Zeit beschwerdefrei. Beim Auftreten von Symptomen (Belastungsdyspnoe, Leistungsminderung, Schwindel, Synkopen) besteht bereits eine höhergradige Stenose. Blutdruck und Blutdruckamplitude sind als Folge des erniedrigten Herzzeitvolumens niedrig, die Pulsamplitude ist klein (Pulsus parvus, tardus et mollis). Auskultatorisch

Echokardiographie: Quantifizierung der Herzgröße sowie der linksventrikulären Funktion. Bei Z. n. Myokardinfarkt Nachweis regionaler Kontraktionsstörungen.

Myokardszintigraphie: Nachweis belastungsabhängiger Speicherdefekte (s. S. 236).

Koronarangiographie: Darstellung der Koronararterien (s. S. 236).

◀ **Klinischer Fall**

2.3.4 Häufige erworbene Herzklappenfehler

Hauptursachen sind rheumatisches Fieber und bakterielle Endokarditis. Häufig bestehen multivalvuläre Vitien, z. B.
- Mitral- und Trikuspidalfehler
- Mitral- und Aortenfehler
- Aorten-, Mitral- und Trikuspidalfehler.

Diagnostisches Vorgehen: Auskultation; im Röntgen-Thorax wird die Beteiligung benachbarter Strukturen beurteilt. Die Echokardiographie ermöglicht morphologische Beurteilung der Klappen sowie Messung des Druckgradienten.

Aortenklappenstenose

◀ **Definition**

Klinik: Symptome sind Belastungsdyspnoe, Leistungsminderung, Schwindel, Synkopen. Die Pulsamplitude ist klein (Pulsus parvus, tardus et mollis). Auskultatorisch hört man ein raues, spindelförmiges Systolikum.

⊚ **B-2.14** | **Patient mit Koronarinsuffizienz**

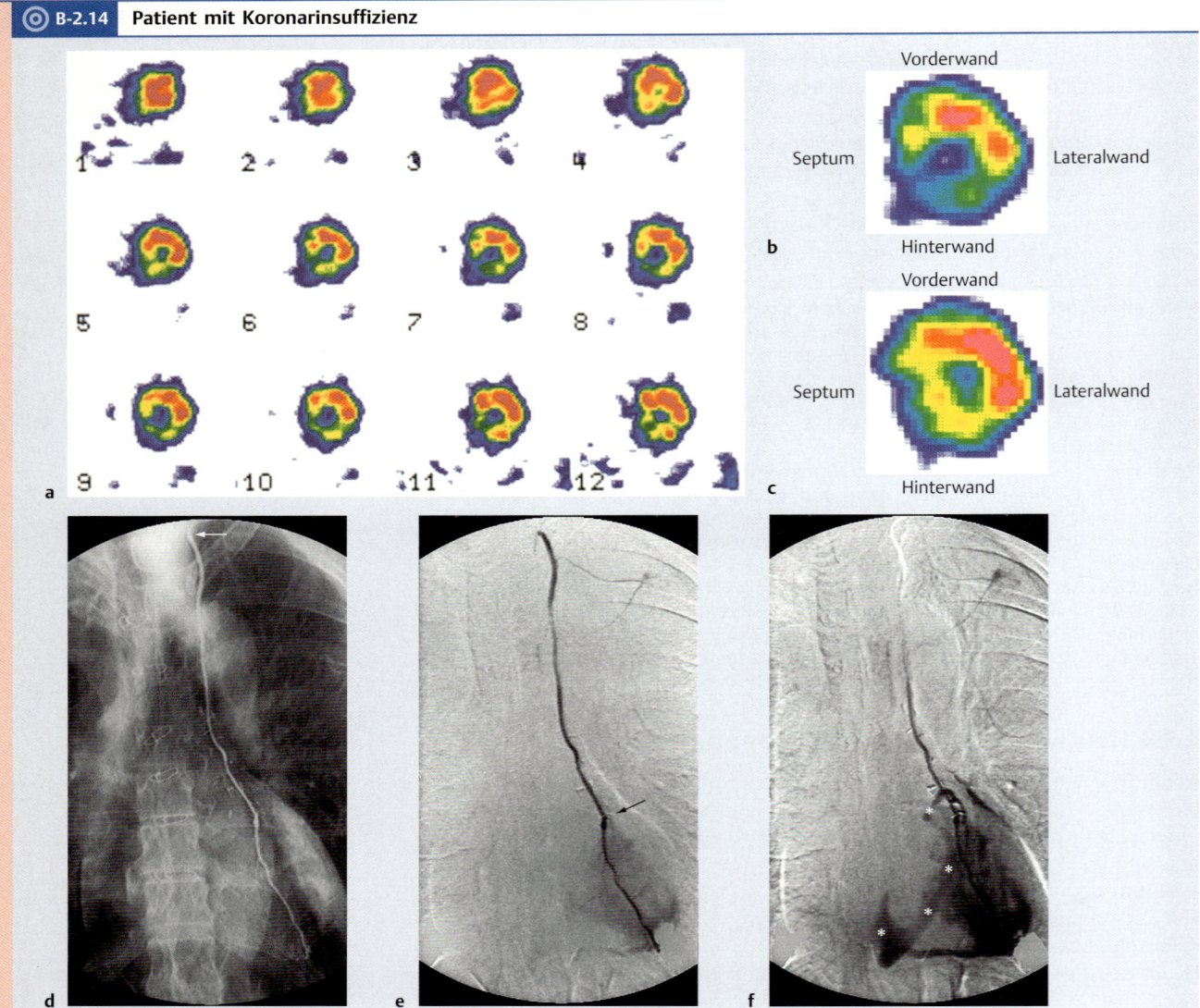

a Präoperative Myokardperfusionsszintigraphie (SPECT-Technik) nach Belastung. In **b** ist Piktogramm Nr. 7 vergrößert dargestellt. Auffallend ist eine deutliche Minderdurchblutung der Hinterwand und der posterolateralen Abschnitte.

c zeigt den gleichen Bildausschnitt aufgenommen nach einer Ruhepause mit Nuklidredistribution in das zuvor ischämische Areal. Die jetzt homogene Anreicherung ist Ausdruck einer gleichmäßigen Myokarddurchblutung unter Ruhebedingungen.

d–f Die postoperative Angiographie zeigt ein gutes Operationsergebnis des linksseitigen IMA-Bypass auf den RIVA. Der Angiographiekatheter wurde über die linke A. brachialis in den Abgang der linken A. mammaria platziert (Pfeil). Nach KM-Injektion kommt die A. thoracica interna gestreckt verlaufend zur Darstellung. Im Anastomosenbereich sind keine Unregelmäßigkeiten erkennbar. In der Spätphase imponiert eine kräftige KM-Aufnahme des perfundierten Myokards. Beachte die Darstellung des Sinus coronarius (*).

Radiologische Diagnostik:
Konventionelle Röntgendiagnostik: Für die Früherkennung spielt sie nur eine untergeordnete Rolle, allenfalls wird eine **Abrundung der Herzspitze** sichtbar. Später bildet sich die typische **Aortenkonfiguration** aus. Der charakteristische Röntgenbefund der **poststenotischen Dilatation** der Aorta ascendens ist an einem **prominenten Aortenbogen** in der

hört man ein raues, spindelförmiges Systolikum mit p. m. im 2. ICR rechts parasternal, das in die Karotiden fortgeleitet wird.
Radiologische Diagnostik:
Konventionelle Röntgendiagnostik: Sie spielt für die **Früherkennung** eine untergeordnete Rolle, da trotz deutlicher Zunahme der Muskelmasse primär keine Vergrößerung des Herzens sichtbar ist. Allenfalls kann eine **Abrundung der Herzspitze** Zeichen der Hypertrophie sein. Erst mit Verbreitung der Herzsilhouette infolge der myokardialen Dilatation kommt es zur Ausbildung der typischen **Aortenkonfiguration** (Abrundung der Herzspitze infolge der Muskelhypertrophie, Vergrößerung des Herz-Transversaldurchmessers nach links aufgrund der linksventrikulären Dilatation). Eventuell ist eine Verkalkung der Aor-

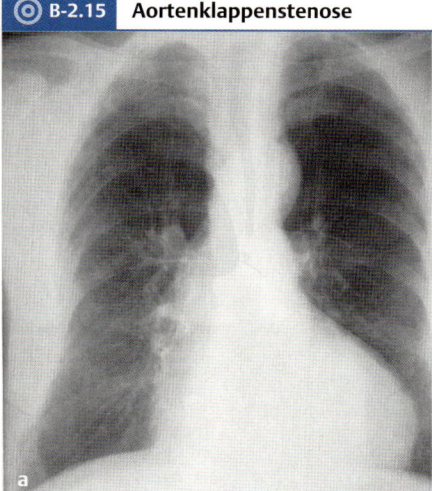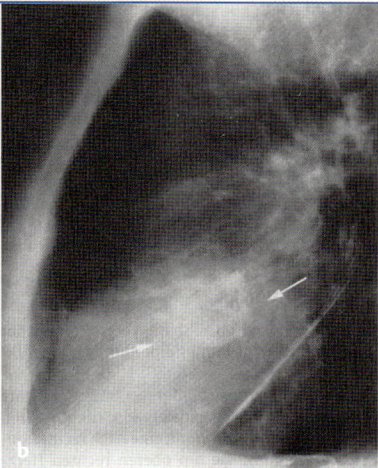

B-2.15 Aortenklappenstenose

Aortenklappenstenose: Beachte die aortal-konfigurierte Herzsilhouette mit Abrundung der Herzspitze, Vergrößerung des Herztransversaldurchmessers nach links und im seitlichen Bild die Verkalkungen in Projektion auf die Aortenklappe (Pfeile).

tenklappe sichtbar. Der charakteristische Röntgenbefund der **poststenotischen Dilatation** der Aorta ascendens ist an einem **prominenten Aortenbogen** in der p. a.-Aufnahme und der Dilatation der Aorta ascendens in der Seitaufnahme erkennbar (Abb. **B-2.15**).

Echokardiographie: Nachweis der fibrotisch verdickten oder verkalkten Aortenklappen mit verminderter Klappenbeweglichkeit und -öffnungsfläche. Linksventrikuläre Hypertrophie, poststenotische Dilatation der Aorta ascendens. Der Druckgradient wird dopplerechokardiographisch bestimmt.

Linksherzkatheter: Bestimmung des Druckgradienten und der Klappenöffnungsfläche, Koronarangiographie.

Aortenklappeninsuffizienz

▶ **Definition:** Durch Schlussunfähigkeit der Aortenklappe kommt es zum diastolischen Rückfluss von Blut aus der Aorta in den linken Ventrikel, der dadurch einer vermehrten Volumenbelastung ausgesetzt ist.

Klinik: Leitsymptom ist die große Blutdruckamplitude sowie ein Pulsus celer et altus („Wasserhammerpuls"). Symptome treten erst spät auf und äußern sich vor allem in Form von Dyspnoe, Leistungsminderung und Palpitationen. Auskultatorisch hört man ein unmittelbar auf den 2. Herzton folgendes, diastolisches Decrescendogeräusch, häufig zusätzlich ein leises systolisches Geräusch bedingt durch die gleichzeitig bestehende relative Aortenstenose.

Radiologische Diagnostik:

Konventionelle Röntgendiagnostik: Die **linksventrikuläre Dilatation** („Holzschuhherz") ist häufig in der seitlichen Projektion durch die Einengung des Retrokardialraumes besser erkennbar als in der Sagittalaufnahme (Abb. **B-2.16**). Durch das große Schlagvolumen treten **verstärkte Pulsationen** der aufsteigenden **Aorta** auf (Röntgendurchleuchtung). Mit zunehmendem Schweregrad kommt es zur **Aortenkonfiguration** mit Linksverbreiterung der Herzsilhouette, abgerundeter Herzspitze, Betonung der Herztaille durch die **Dilatation** der volumenbelasteten **Aorta ascendens** und des Aortenbogens bei nicht veränderter A. pulmonalis.

Echokardiographie: Vergrößerung des enddiastolischen Durchmessers des linken Ventrikels, Flatterbewegungen der Mitralklappe bedingt durch den Reflux. Mit Hilfe der Farbdoppler-Echokardiographie kann der Insuffizienzjet direkt nachgewiesen werden.

Linksherzkatheter: Bestimmung der Regurgitationsfraktion, Koronarangiographie.

p. a.-Aufnahme und der Dilatation der Aorta ascendens in der Seitaufnahme erkennbar (Abb. **B-2.15**).

Echokardiographie: Nachweis der fibrotisch verdickten oder verkalkten Aortenklappen mit verminderter Klappenbeweglichkeit und -öffnungsfläche.

Linksherzkatheter: Bestimmung des Druckgradienten und der Klappenöffnungsfläche, Koronarangiographie.

Aortenklappeninsuffizienz

◀ **Definition**

Klinik: Leitsymptom ist die große Blutdruckamplitude sowie ein Pulsus celer et altus („Wasserhammerpuls"). Auskultatorisch hört man ein diastolisches Decrescendogeräusch.

Radiologische Diagnostik:
Konventionelle Röntgendiagnostik: Die **linksventrikuläre Dilatation** („Holzschuhherz") ist in der seitlichen Projektion am besten erkennbar (Abb. **B-2.16**). Es kommt zur typischen **Aortenkonfiguration** durch die **Dilatation** der volumenbelasteten **Aorta ascendens,** die unter Durchleuchtung **verstärkt pulsiert**, und des Aortenbogens.

Echokardiographie: Sie zeigt z. B. eine Vergrößerung des enddiastolischen Durchmessers des linken Ventrikels.

Linksherzkatheter: Bestimmung der Regurgitationsfraktion.

⊙ **B-2.16** **Aortenklappeninsuffizienz**

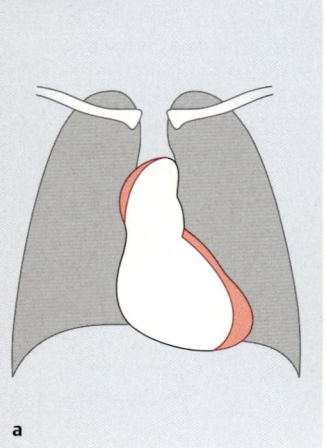
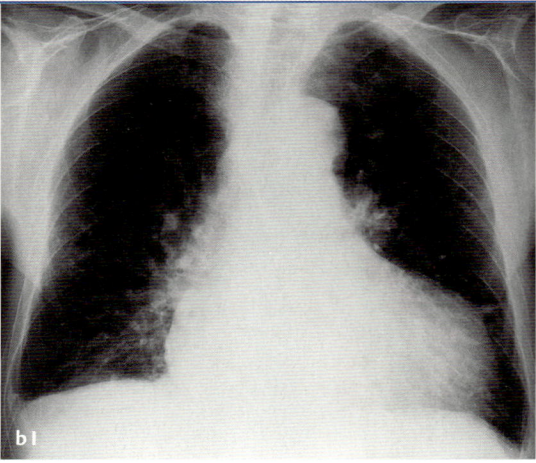
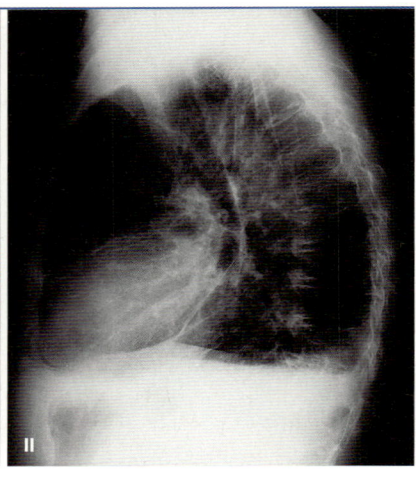

a

b I

II

a Schematische Darstellung.
b Deutlich linksvergrößerter Herzschatten (I) mit Einengung des retrokardialen Raumes (II). Die Herzspitze ist deutlich abgerundet. Elongierter Aortenbogen (rechts mediastinal randbildend).

Mitralklappenstenose

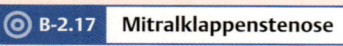

▶ **Definition**

Klinik: Hauptsymptom ist die Dyspnoe infolge der pulmonalen Stauung. Häufig besteht eine absolute Arrhythmie mit der Gefahr arterieller Embolien durch Vorhofthromben. Auskultatorisch ist ein paukender 1. Herzton sowie ein diastolisches Decrescendo typisch.

Radiologische Diagnostik:
Konventionelle Röntgendiagnostik: Im Sagittalbild ist die Vergrößerung des linken

Mitralklappenstenose

▶ **Definition:** Bei diesem häufigsten erworbenen Klappenfehler ist aufgrund einer Verkleinerung der Klappenöffnungsfläche der diastolische Bluteinstrom in die linke Herzkammer erschwert. Es kommt zur Druckbelastung von linkem Vorhof und Lungenkreislauf.

Klinik: Hauptsymptom ist die Dyspnoe infolge der pulmonalen Stauung. Im weiteren Verlauf treten Orthopnoe und Hämoptysen auf. Als Folge der Drucksteigerung und Vergrößerung des linken Vorhofs besteht häufig eine absolute Arrhythmie mit der Gefahr der Bildung von Vorhofthromben (arterielle Embolien!). Auskultatorisch ist ein paukender 1. Herzton typisch sowie ein Mitralöffnungston mit direkt anschließendem diastolischen Decrescendogeräusch.

Radiologische Diagnostik:
Konventionelle Röntgendiagnostik: Im Sagittalbild ist die Vergrößerung des linken Vorhofs erkennbar an der Spreizung der Trachealbifurkation, einer Aus-

⊙ **B-2.17** **Mitralklappenstenose**

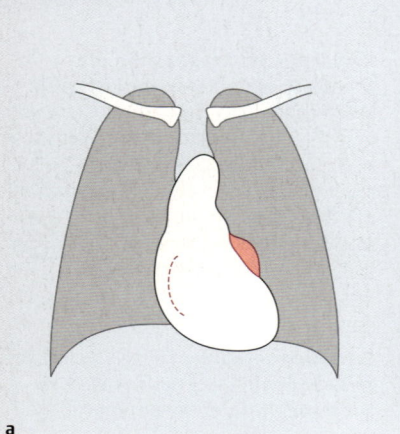
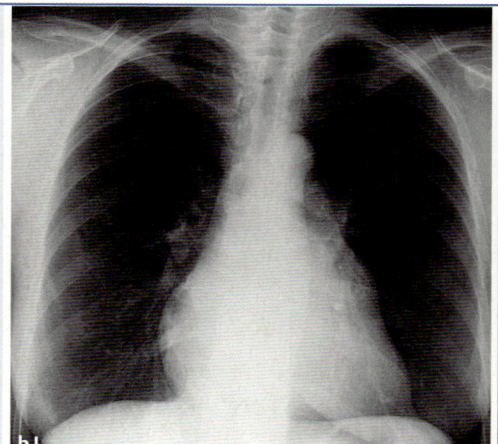
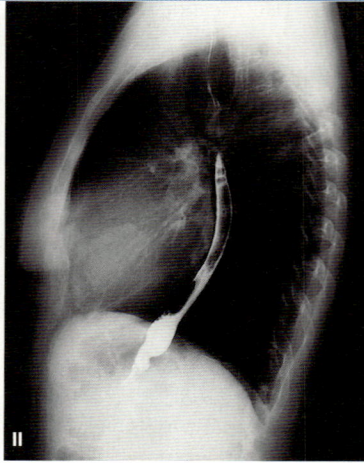

a

b I

II

a Schematische Darstellung.
b Charakteristische Veränderung der Herzsilhouette (I) mit hervorgehobener Ausfüllung der Herzbucht. Verlagerung des Ösophagus in Vorhofebene nach dorsal (II).

füllung der Herzbucht und einer Doppelkontur im Schatten des rechten Vorhofs (sog. Kernschatten). Der linke Vorhof kann rechtsseitig randbildend werden. Im Seitbild ist frühzeitig eine Einengung des Retrokardialraumes und eine Dorsalverlagerung des kontrastmittelmarkierten Ösophagus erkennbar (Abb. **B-2.17**). Es finden sich Zeichen der chronischen Lungenstauung (s. S. 172). Das Röntgenbild zeigt im weiteren Verlauf außerdem zahlreiche **Fleckschatten** vorwiegend im Mittel- und Unterfeld (Exsudate und Hämosiderinablagerungen nach Diapedese- und Mikroblutungen durch Gefäßrupturen).

Echokardiographie: Nachweis der verdickten bzw. verkalkten Mitralsegel sowie des vergrößerten linken Vorhofs. Dopplerechokardiographisch kann die Klappenöffnungsfläche ermittelt werden. Zum Nachweis von Vorhofthromben ist v. a. die transösophageale Echokardiographie geeignet.

Herzkatheter: Rechtsherzkatheter zur Bestimmung der Druckwerte in Lungenkreislauf und rechtem Herz; Linksherzkatheter zwecks Bestimmung des diastolischen Druckgradienten zwischen linkem Vorhof und linkem Ventrikel sowie der Klappenöffnungsfläche; Koronarangiographie.

Mitralklappeninsuffizienz

▶ **Definition:** Infolge einer Schlussunfähigkeit der Klappe kommt es systolisch zum Blutrückstrom in den linken Vorhof. Es entsteht ein Pendelblutvolumen mit Volumenbelastung von linkem Vorhof und Ventrikel.

Klinik: Klinische Symptome können lange Zeit fehlen. Erst bei Überlastung des linken Ventrikels durch das Pendelblut entwickeln sich typische Zeichen der Herzinsuffizienz (s. S. 207). Auskultatorisch hört man ein mittel- bis hochfrequentes holosystolisches Geräusch mit p. m. über der Herzspitze mit Fortleitung in die Axilla und Verstärkung in Linksseitenlage.

Radiologische Diagnostik:

Konventionelle Röntgendiagnostik: Bei leichter Insuffizienz sind meist keine Veränderungen erkennbar. Erst mit zunehmendem Schweregrad zeigt sich die Vergrößerung des linken Vorhofs im Sagittalbild an einer Vorwölbung mit zunehmender **Ausfüllung der Herzbucht** sowie einer Doppelkontur rechtsseitig im Herzschatten (**Kernschatten**). Meist betreffen die Veränderungen **linken Vorhof und Ventrikel** weitgehend gleichzeitig und in gleichem Ausmaß. Der Karinawinkel ist über 70 Grad gespreizt (Abb. **B-2.18b**). Durch den dilatierten linken Ventrikel wird der Herzschatten nach links verbreitert. Im Seitbild mit Ösopha-

Vorhofs erkennbar an der Spreizung der Trachealbifurkation, einer Ausfüllung der Herzbucht und einer Doppelkontur im Schatten des rechten Vorhofs („Kernschatten"). Im Seitbild ist früh eine Einengung des Retrokardialraumes sichtbar (Abb. **B-2.17**). Als ein Zeichen der chronischen Lungenstauung entstehen **Fleckschatten** im Mittel- und Unterfeld.

Echokardiographie: Nachweis der verdickten bzw. verkalkten Mitralsegel. Zum Nachweis von Vorhofthromben ist vor allem die TEE geeignet.

Herzkatheter: Rechtsherzkatheter zur Bestimmung der Druckwerte im kleinen Kreislauf, Linksherzkatheter zur Bestimmung des diastolischen Druckgradienten.

Mitralklappeninsuffizienz

◀ **Definition**

Klinik: Erst bei Überlastung des linken Ventrikels durch das Pendelblut entwickeln sich Zeichen der Herzinsuffizienz (s. S. 207). Auskultatorisch hört man ein Holosystolikum mit p. m. über der Herzspitze.

Radiologische Diagnostik:
Konventionelle Röntgendiagnostik: Die Vergrößerung des linken Vorhofs zeigt sich an der zunehmenden **Ausfüllung der Herzbucht** sowie einem **Kernschatten**. Meist betreffen die Veränderungen **linken Vorhof und Ventrikel** gleichzeitig. Der Karinawinkel ist über 70 Grad gespreizt (Abb. **B-2.18b**). Im Seitbild ist der **Retrokardialraum eingeengt**.

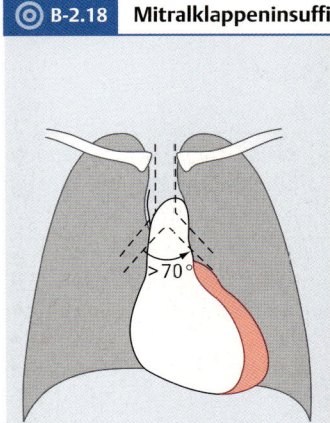 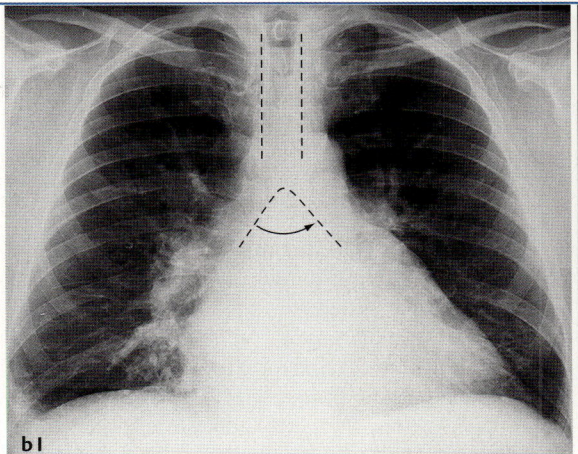 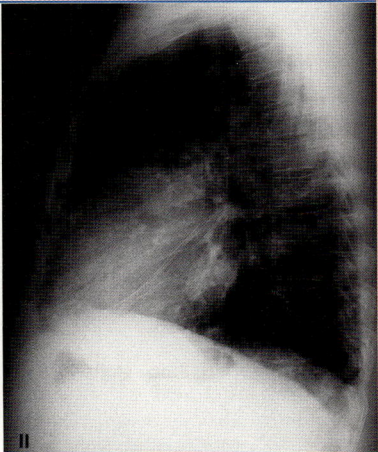

⊙ **B-2.18   Mitralklappeninsuffizienz**

a Schematische Darstellung.
b Linksbetonte Vergrößerung der Herzsilhouette (I) bedingt durch eine bereits eingetretene Vergrößerung des linken Vorhofs und linken Ventrikels. Im Seitbild (II) Verkleinerung des Retrosternal- und Retrokardialraums. Perihiläre Gefäßzeichnungsvermehrung bedingt durch einen Rückstau.

Echokardiographie: Nachweis von vergrößertem linken Ventrikel und Vorhof.

Linksherzkatheter: Bestimmung der Regurgitationsfraktion.

2.3.5 Häufige angeborene Herzfehler

Angeborene Herzklappenfehler werden durch in der Regel durch Auskultation diagnostiziert. Thorax-Röntgenbild und Echokardiographie

Vorhofseptumdefekt (ASD)

▶ **Definition**

Klinik: Am häufigsten besteht ein ASD II (zentral sitzender Ostium secundum-Defekt). Bei kleinem ASD oft erst spät Symptome wie Leistungseinschränkung, Dyspnoe, Palpitationen.

Radiologische Diagnostik:
Konventionelle Röntgendiagnostik: Bei relevantem Shunt vermehrte Lungengefäßzeichnung. Im Spätstadium Zeichen der pulmonal-arteriellen Hypertonie (Abb. **B-2.19**, s. S. 218).

Echokardiographie: Zur Darstellung des Defekts ist die TEE am besten geeignet. Im Farbdoppler kann der Shunt nachgewiesen werden.

Herzkatheter: Bestimmung von Defektgröße und Shuntvolumen.

Ventrikelseptumdefekt (VSD)

▶ **Definition**

Klinik: Bei großem VSD kommt es bereits im Säuglingsalter zu Herzinsuffizienz und Zyanose. Auskultatorisch ist ein holosystolisches „Pressstrahlgeräusch" typisch.

Radiologische Diagnostik:
Konventionelle Röntgendiagnostik: Bei mittelgroßem VSD ist im Sagittalbild der Herzquerdurchmesser nach links verbreitert. Der prominente Pulmonalisbogen füllt die Herzbucht zusätzlich aus (Abb. **B-2.20**).

---

gogramm ist der **Retrokardialraum** sowohl auf Vorhof- als auch Ventrikelebene **eingeengt,** die Speiseröhre wird nach dorsal verlagert.
Echokardiographie: Nachweis von vergrößertem linken Ventrikel und Vorhof, im Farbdoppler Darstellung des Insuffizienzjets in den linken Vorhof.
Linksherzkatheter: Bestimmung des Schweregrads anhand der Regurgitationsfraktion in den linken Vorhof.

2.3.5 Häufige angeborene Herzfehler

Angeborene Herzklappenfehler werden i. d. R. im Rahmen der klinischen Untersuchung (Auskultation) diagnostiziert. Durch das Thorax-Röntgenbild kann eine Beteiligung der Herzhöhlen und eine Belastung des Lungenkreislaufs beurteilt werden. Die Echokardiographie ermöglicht die morphologische Beurteilung sowie Nachweis sowie Messung von Shuntvolumina.

Vorhofseptumdefekt (ASD)

▶ **Definition:** Angeborene offene Verbindung zwischen linkem und rechtem Vorhof. Infolge des Links-Rechts-Shunts kommt es zu einer diastolischen Volumenbelastung des rechten Vorhofs und des rechten Ventrikels.

Klinik: Am häufigsten besteht ein ASD II (zentral sitzender Ostium secundum-Defekt). Bei kleinem ASD haben die Patienten oft bis ins Erwachsenenalter hinein keine Beschwerden. Dann evtl. zunehmende Leistungseinschränkung, Belastungsdyspnoe, Palpitationen, bronchopulmonale Infekte.

Radiologische Diagnostik:
Konventionelle Röntgendiagnostik: Ein kleiner ASD bleibt häufig unentdeckt. Bei relevantem Shunt vermehrte Lungengefäßzeichnung, selten wird der vergrößerte rechte Ventrikel links randbildend. Durch das verbreiterte Pulmonalissegment kommt es zu einer zunehmenden Ausfüllung der Herzbucht. Im Spätstadium Zeichen der pulmonal-arteriellen Hypertonie (Abb. **B-2.19**, s. S. 218). Bei Durchleuchtung „tanzende Hili" durch Weitenänderung der Pulmonalarterien.
Echokardiographie: Die Echokardiographie ist die Methode der Wahl. Darstellung des vergrößerter rechten Vorhofs und Ventrikels, paradoxe Bewegung des interventrikulären Septums. Zur Darstellung des Defekts ist die transösophageale Echokardiographie am besten geeignet. Im Farbdoppler kann der Shunt nachgewiesen werden.
Herzkatheter: Defektdarstellung und Bestimmung von Defektgröße und Shuntvolumen.

Ventrikelseptumdefekt (VSD)

▶ **Definition:** Es besteht eine Kurzschlussverbindung zwischen linker und rechter Herzkammer mit Links-rechts-Shunt und Volumenbelastung des rechten Ventrikels.

Klinik: Die Symptomatik ist abhängig vom Shuntvolumen, bei kleinem VSD bestehen keine Symptome, bei großem VSD kommt es bereits im Säuglingsalter zu Herzinsuffizienz und Zyanose. Auskultatorisch ist ein holosystolisches „Pressstrahlgeräusch" typisch (je kleiner der VSD desto lauter) mit p. m. im 3./4. ICR links parasternal.
Radiologische Diagnostik:
Konventionelle Röntgendiagnostik: Bei kleinem VSD ist der Röntgenbefund unauffällig. Bei mittelgroßem VSD ist im Sagittalbild der Herzquerdurchmesser durch die Größenzunahme der linken Kammer nach links verbreitert. Am linken Herzschattenrand ist der Vorhofbogen betont. Der prominente Pulmonalisbogen füllt die Herzbucht zusätzlich aus (Abb. **B-2.20**). Die Lungengefäßzeichnung

B-2.19 **Vorhofseptumdefekt**

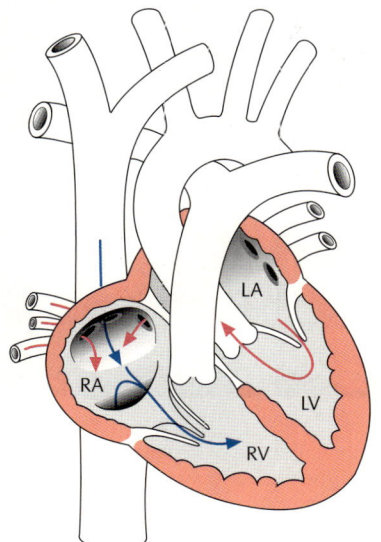

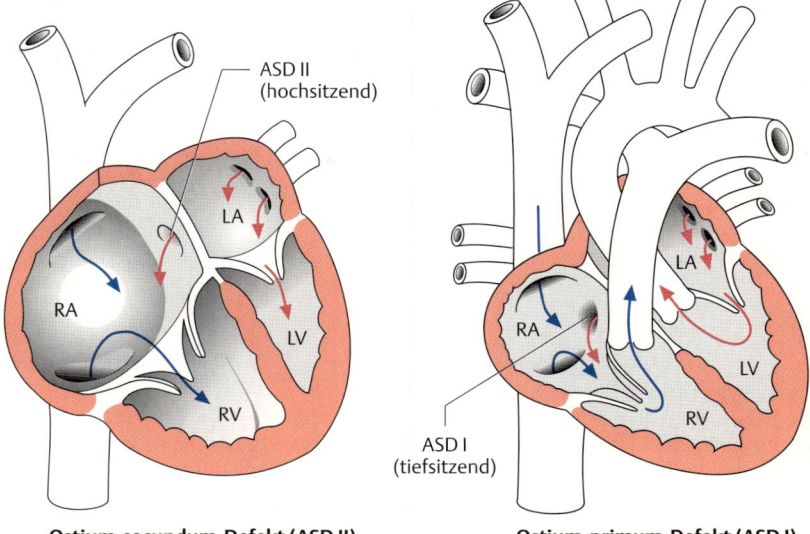

a **Sinus-venosus-Defekt.**
Fehleinmündung der rechten
Lungenvenen in den rechten Vorhof.

Ostium-secundum-Defekt (ASD II).
Da der Defekt weiter posterior liegt,
ist die Schnittebene nach dorsal verlagert.

Ostium-primum-Defekt (ASD I).

RA	rechter Vorhof	LA	linker Vorhof	ASD	Vorhof-Septum-Defekt
RV	rechter Ventrikel	LV	linker Ventrikel		

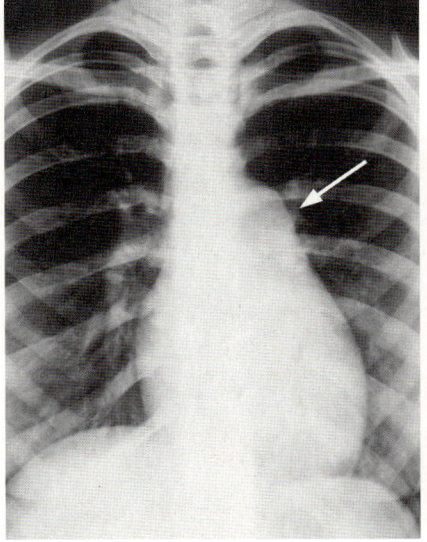

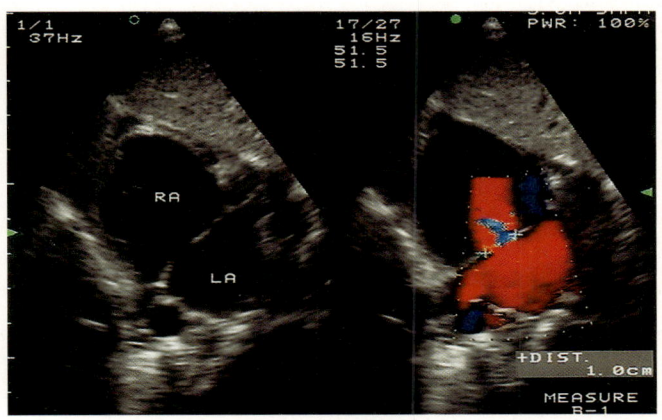

b Herz im oberen Größennormbereich, leicht
vermehrte Gefäßzeichnung, prominenter
Pulmonaliskopf (→), schmale Aorta.

c Echokardiogramm bei Vorhofseptumdefekt in Secundum-Position. Farb-
dopplersonographische Darstellung des Shuntflusses vom linken (LA) in den
rechten (RA) Vorhof (Beschallung von subkostal). Der Defekt misst etwa 1 cm.

zeigt zunächst das Bild der pulmonalen Hyperämie, später dann der pulmonal-
arteriellen Hypertonie (s. S. 218). Im Seitbild sind die Verlagerung der Speiseröhre nach dorsal und die Einengung des Retrokardialraumes auf Vorhof- und
Ventrikelebene typisch. Bei Durchleuchtung fallen „tanzende Hili" auf.
Echokardiographie: Die Echokardiographie ist die Methode der Wahl. Darstellung des vergrößerten Ventrikels und Vorhofs sowie des Defekts. Im Farbdoppler kann der Shunt nachgewiesen werden.
Herzkatheter: Defektdarstellung und Bestimmung von Defektgröße und Shuntvolumen.

Die Lungengefäßzeichnung zeigt pulmo-
nale Hyperämie, später pulmonal-arterielle
Hypertonie (s. S. 218). Im Seitbild ist der
Retrokardialraum eingeengt.

Echokardiographie: Darstellung des
Defekts sowie von vergrößertem Ventrikel
und Vorhof.

Herzkatheter: Bestimmung von Defektgröße und Shuntvolumen.

◉ B-2.20   Ventrikelseptumdefekt

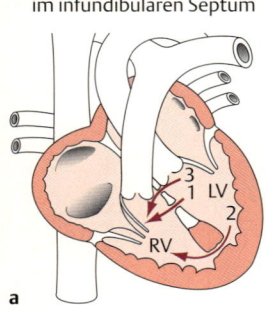

1 (peri-) membranöser VSD
2 muskulärer VSD
3 suprakristaler VSD
   im infundibulären Septum

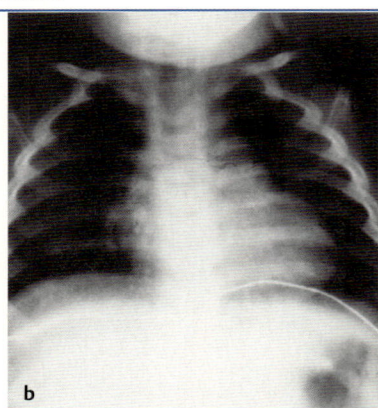

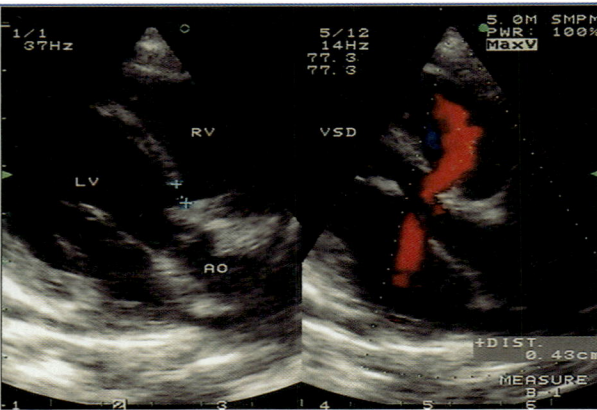

a Schemazeichnung.
b Reifes neugeborenes Kind mit der echokardiographisch gesicherten Diagnose eines perimembranösen Ventrikelseptumdefektes.
   Im Röntenbild fällt die links verbreiterte Herzsilhouette besonders aber die unscharfe und vermehrte zentrale Lungengefäßzeichnung als Ausdruck der vermehrten Lungenperfusion auf dem Boden des Links-/Rechtsshunts auf.
   Im Echokardiogramm Dokumentation des Blutflusses vom linken (LV) in den rechten (RV) Ventrikel.

Persistierender Ductus Arteriosus (PDA)

▶ **Definition:** Ausbleiben der postpartalen Obliteration der fetalen Gefäßverbindung zwischen A. pulmonalis und Aorta ascendens (Ductus arteriosus Botalli).

Klinik: Die Symptomatik ist abhängig vom Shuntvolumen; ein kleiner PDA ist häufig asymptomatisch, bei mittelgroßem bis großem PDA zunehmende Leistungseinschränkung, Belastungsdyspnoe, Palpitationen, bronchopulmonale Infekte. Auskultatorisch ist ein systolisch-diastolisches Maschinengeräusch im 2. ICR links medioklavikulär typisch.

Radiologische Diagnostik:
Konventionelle Röntgendiagnostik: Ein kleiner und nicht mit anderen Gefäßanomalien assoziierter PDA ist röntgenologisch unauffällig. Erst bei größerem Shuntvolumen kommt es zu einer Volumenbelastung von Lungenkreislauf, linkem Vorhof und linkem Ventrikel (Abb. **B-2.21**). Typisch ist die Herzvergrößerung nach links, ein prominenter, die Herzbucht ausfüllender Pulmonalisbogen,

Persistierender Ductus Arteriosus (PDA)

▶ **Definition**

Klinik: Bei großem PDA Leistungseinschränkung, Belastungsdyspnoe, Palpitationen, bronchopulmonale Infekte. Auskultatorisch ist ein systolisch-diastolisches Maschinengeräusch typisch.

Radiologische Diagnostik:
Konventionelle Röntgendiagnostik: Bei größerem Shunt kommt es zur Volumenbelastung von Lungenkreislauf sowie linkem Vorhof und Ventrikel (Abb. **B-2.21**). Typisch sind die Herzvergrößerung nach links, ein prominenter Pulmonalisbogen

---

◉ B-2.21   Ductus arteriosus Botalli persistens

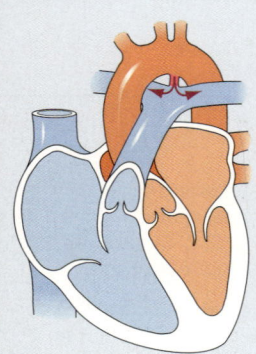

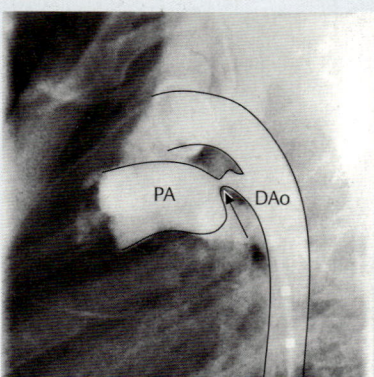

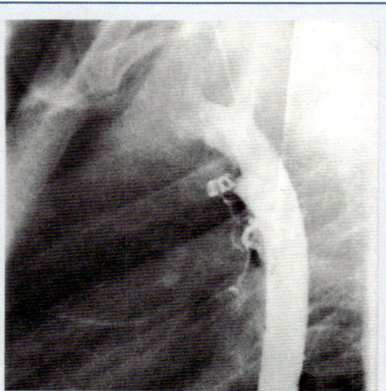

a PDA (→) mit Links-rechts-Shunt, der – je nach Lumenweite – zu einer konsekutiven Volumenbelastung von linkem Vorhof und Ventrikel sowie pulmonalem Gefäßbett führt.

b Angiographie mit Darstellung der deszendierenden Aorta (DAo) (seitliche Projektionsebene): Über den persistierenden Ductus arteriosus (↑) wird die Pulmonalarterie (PA) angefärbt.

c Kontrollangiographie nach Ductus-Verschluss mit einer Metallspirale: nicht mehr nachweisbarer Kontastmittelübertritt in die Pulmonalarterie.

vermehrte Lungengefäßzeichnung (pulmonale Hyperämie) sowie ein kräftiger Aortenbogen. Im Spätstadium evtl. Zeichen der pulmonal-arteriellen Hypertonie. Sehr große Shuntvolumina führen bereits beim Neugeborenen zur Kardiomegalie.

Echokardiographie: Mit der 2-D-Echokardiographie ist die Darstellung des PDA sowie die Messung seines Durchmessers meist möglich. Im Farbdoppler erfolgt die Abschätzung des Shuntvolumens.

Fallot-Tetralogie

▶ **Definition:** Komplexe Herzmissbildung mit den Komponenten infundibuläre und/oder valvuläre Pulmonalstenose, subaortaler Ventrikelseptumdefekt, vergrößerter Durchmesser der nach rechts verlagerten Aorta ascendens („reitende Aorta") und rechtsventrikulärer Hypertrophie.

Klinik: Die Symptomatik wird vom Ausmaß der Lungendurchblutung bestimmt. Häufig treten erst im Lauf des 1. Lebensjahres Symptome auf (Dyspnoe, hypoxämische Anfälle). Typisch ist die zentrale Zyanose mit Trommelschlegelfingern/-zehen und Uhrglasnägeln. Auskultatorisch ist ein raues spindelförmiges Systolikum (Pulmonalstenose) über dem 3./4. ICR rechts parasternal zu hören.

Radiologische Diagnostik:
Konventionelle Röntgendiagnostik: Im Sagittalbild zeigt die Herzsilhouette eine abgerundete und angehobene Herzspitze (durch den hypertrophierten rechten Ventrikel, „Holzschuhherz") und eine eingezogene Herztaille (durch das Fehlen des Pulmonalarterienbogens). Der Transversaldurchmesser des Herzens ist nur selten vergrößert. In Abhängigkeit von der Obstruktion der rechtsventrikulären Ausflussbahn ist die arterielle Lungengefäßzeichnung vermindert. Die Hili kommen symmetrisch klein zur Darstellung. Die Fallot-Tetralogie ist häufig mit einem rechtsseitig verlaufenden Aortenbogen und einer rechtsseitig deszendierenden Aorta kombiniert. In diesem Fall ist der Mediastinalschatten nach rechts verbreitet, und der Aortenbogen ist rechts mediastinal randbildend (Abb. **B-2.22**).

Echokardiographie: Darstellung von Pulmonalstenose, VSD, „reitender Aorta" und rechtsventrikulärer Hypertrophie.

und Aortenbogen sowie pulmonale Hyperämie bzw. pulmonal-arterielle Hypertonie.

Echokardiographie: Darstellung und Ausmessung des PDA; im Farbdoppler Abschätzung des Shuntvolumens.

Fallot-Tetralogie

◀ **Definition**

Klinik: Typisch ist die zentrale Zyanose mit Trommelschlegelfingern/-zehen und Uhrglasnägeln. Auskultatorisch ist ein raues spindelförmiges Systolikum (Pulmonalstenose) zu hören.

Radiologische Diagnostik:
Konventionelle Röntgendiagnostik: Im Sagittalbild zeigt sich ein „Holzschuhherz" sowie eine eingezogene Herztaille (durch das Fehlen des Pulmonalarterienbogens). Die arterielle Lungengefäßzeichnung ist vermindert. Die Fallot-Tetralogie ist häufig mit einem rechtsseitig verlaufenden Aortenbogen und einer rechtsseitig deszendierenden Aorta kombiniert (Abb. **B-2.22**).

Echokardiographie: Darstellung der typischen Defekte.

⊚ **B-2.22** | Fallot-Tetralogie

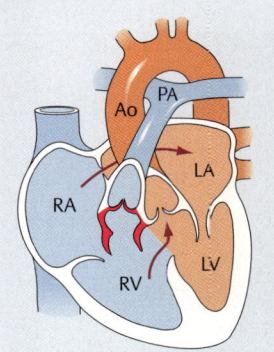 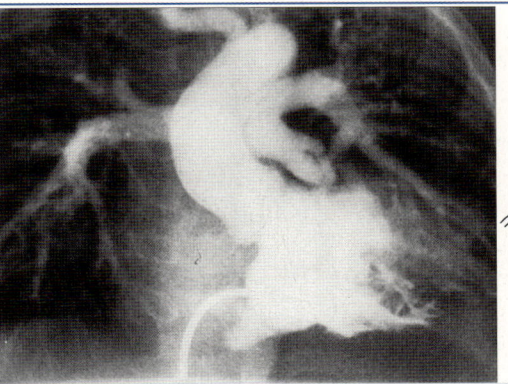 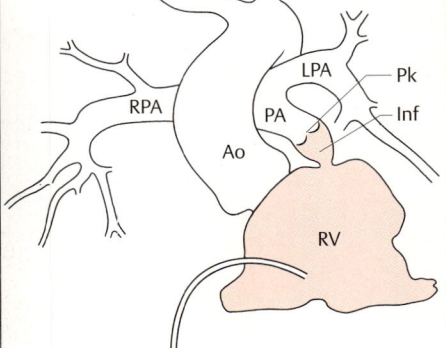

a Kombination aus ASD, VSD mit überreitender Aorta, valvulärer und infundibulärer Pulmonalstenose und Hypertrophie des rechten Ventrikels. Sowohl über dem ASD als auch über dem VSD findet ein überwiegender Rechts-links-Shunt statt.

b Angiokardiogramm eines 2-jährigen Kindes mit Fallot-Tetralogie. Kontrastmittelinjektion in den rechten Ventrikel (p. a. Strahlengang): der rechte Ventrikel ist leicht vergrößert und vermehrt trabekuliert und weist während der Systole eine fast komplette Abschnürung des hypertrophierten Infundibulums auf. Es färben sich gleichzeitig die dextroponierte Aorta und die Pulmonalarterien an; die Pulmonalklappe ist ebenfalls leicht verdickt.

Ao	Aorta
RPA/LPA	rechte/linke Pulmonalarterie
Pk	Pulmonalklappe
RV	rechter Ventrikel
Inf	Infundibulum

RA	rechter Vorhof	RV	rechter Ventrikel	PA Pulmonalarterie
LA	linker Vorhof	LV	linker Ventrikel	Ao Aorta

Aortenisthmusstenose

▶ Synonym

▶ Definition

Aortenisthmusstenose

▶ **Synonym:** Coarctatio aortae

▶ **Definition:** Durch eine Stenose im Aortenverlauf kommt es zu einer Druckbelastung des linken Ventrikels. Bei der **präduktalen** (infantilen) Form liegt die Stenose proximal des Abgangs des offenen Ductus arteriosus Botalli, bei der **postduktalen** „Erwachsenen-Form" ist sie distal vom Abgang des meist obliterierten Ductus arteriosus Botalli lokalisiert.

Klinik: Bei präduktaler Stenose im Säuglingsalter Dyspnoe, Tachypnoe und Trinkschwäche.

Bei postduktaler Stenose zeigen sich erst im Schulalter Symptome. Typisch ist die Hypertonie der oberen Körperhälfte bei Hypotonie der unteren Körperhälfte.

Radiologische Diagnostik:
Konventionelle Röntgendiagnostik: Die thorakale Aorta zeigt typische Konturveränderungen („Epsilon-Zeichen"). Die untere Körperhälfte wird über Kollateralen versorgt. Diese führen zu Rippenusuren im Röntgenbild (Abb. **B-2.23**).

Echokardiographie: Nachweis einer linksventrikulären Hypertrophie sowie assoziierter Fehlbildungen.

MRT: Fluss- und Gradientenbestimmung in der Aorta.

Herzkatheter und Aortographie zur Messung des Druckgradienten.

Klinik: Bei präduktaler Stenose fallen im Säuglingsalter Dyspnoe, Tachypnoe und Trinkschwäche auf.

Bei der postduktalen Form besteht häufig Beschwerdefreiheit bis zum Schulalter, dann kommt es u. a. zu Kopfschmerzen, Schwindel, Nasenbluten. Typisch ist bei dieser Form die Hypertonie der gesamten oberen Körperhälfte bei gleichzeitiger Hypotonie der unteren Körperhälfte.
Radiologische Diagnostik:
Konventionelle Röntgendiagnostik: Im Sagittalbild ist primär keine oder nur eine geringe Linksvergrößerung der Herzsilhouette erkennbar. Die thorakale Aorta kann typische Konturveränderungen zeigen (dilatierte Aorta ascendens und Kerbe in der äußeren Kontur der Aorta auf Höhe der Stenose, sog. „Epsilon-Zeichen"). Die untere Körperhälfte wird in Abhängigkeit vom transstenotischen Druckgradienten über Kollateralgefäße versorgt (v. a. Interkostalarterien 2–8). Deren Dilatation und Elongation führen zu einer Auswalzung der Sulcus costae im dorsalen Rippenanteil, die im Röntgenbild als Rippenusuren erscheinen (Abb. **B-2.23**).
Echokardiographie: Nachweis einer linksventrikulären Hypertrophie sowie evtl. bestehender assoziierter Fehlbildungen (bikuspide Aortenklappe). Die Darstellung der Stenose ist bei Erwachsenen nur bedingt möglich.
MRT: Darstellung der Aorta mit Fluss- und Gradientenbestimmung.

Herzkatheter und Aortographie zum Nachweis der Stenose sowie Messung des Druckgradienten über der Stenose.

⊚ **B-2.23** **Aortenisthmusstenose**

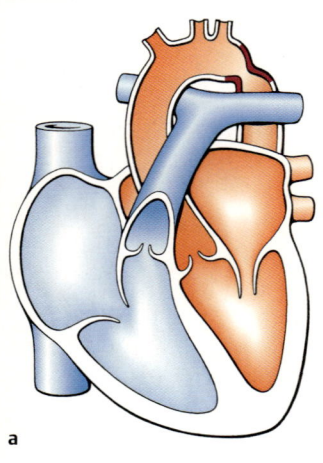
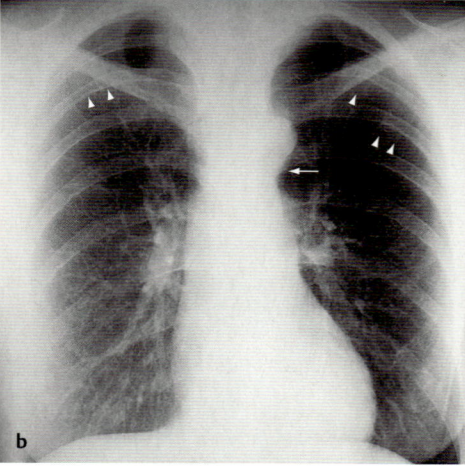
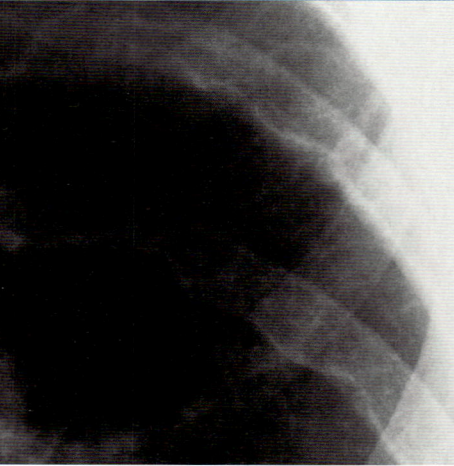

a Schematische Darstellung. Einengung der Aorta distal des Abgangs der Arm- und Halsgefäße.
b Es fallen die Einkerbungen des Aortenbogenschattens an typischer Stelle (Pfeil) sowie Rippenusuren (Pfeilspitzen, s. a. Ausschnittsvergrößerung) auf.

2.3.6 Perikarditis und Perikarderguss

▶ **Definition:** Entzündung des Herzbeutels unterschiedlicher Ätiologie (z. B. infektiös, immunologisch, posttraumatisch). Man grenzt eine **fibrinöse** (trockene) von einer **exsudativen** (feuchten), mit einem Perikarderguss einhergehenden Form ab. Das physiologische Volumen der Perikardflüssigkeit beträgt ca. 40 ml. Ab einem Volumen >50 ml spricht man von einem Perikarderguss.

◀ **Definition**

Klinik: Bei trockener Perikarditis besteht typischerweise ein stechender, retrosternaler, atemabhängiger Schmerz sowie Perikardreiben bei Auskultation. Bei feuchter Perikarditis verschwinden Schmerz und Perikardreiben, die Herztöne werden leiser. Als gefürchtete Komplikation einer akuten exsudativen Perikarditis kann durch einen sich schnell entwickelnden Perikarderguss (ab 200 ml) eine Herztamponade auftreten. Die zunehmende Drucksteigerung im Herzbeutel behindert die diastolische Ventrikelfüllung, Folgen sind obere und untere Einflussstauung und zunehmende Schocksymptomatik.

Klinik: Typisch bei trockener Perikarditis sind ein stechender, retrosternaler, atemabhängiger Schmerz sowie Perikardreiben. Bei feuchter Perikarditis verschwinden Schmerz und Perikardreiben, die Herztöne werden leiser. Als Komplikation kann ein Perikarderguss mit Herztamponade auftreten.

▶ **Merke:** Nicht die gesteigerte Flüssigkeitsmenge, sondern der erhöhte intraperikardiale Druck wirkt sich bei einem Perikarderguss ungünstig auf die hämodynamischen Verhältnisse aus.

◀ **Merke**

Diagnostisches Vorgehen: Die Diagnose einer Perikarditis erfolgt in erster Linie klinisch durch Auskultation. Im Labor zeigt sich häufig ein Anstieg der Entzündungsparameter, das EKG weist oft typische Veränderungen auf (konkav nach oben gerichtete ST-Strecke). Ein Perikarderguss wird mit Hilfe der Echokardiographie nachgewiesen.
Radiologische Diagnostik:
Konventionelle Röntgendiagnostik: Eine trockene oder mit geringem Erguss einhergehende Perikarditis wird nicht erfasst. Erst größere Ergussmengen (> 200 ml) führen zu der typischen dreiecks- oder bocksbeutelförmigen Herzvergrößerung im p. a.-Bild (Abb. **B-2.24**). Die Herzsilhouette verliert ihre normale Gliederung. In der Durchleuchtung sind die Herzrandpulsationen abgeschwächt.
Bei der chronisch konstriktiven Perikarditis handelt es sich um den narbigen Folgezustand einer akuten Perikarderkrankung. Häufig verkalken die Perikardschwielen und werden so im konventionellen Röntgenbild sichtbar (Panzerherz oder Perikarditis calcarea, s. Abb. **B-2.24 d, e**). Diese Veränderungen führen zu einer Behinderung sowohl der diastolischen Ventrikelfüllung als auch der Ventrikelkontraktion. Je nach Ausmaß und Lokalisation der Perikardkonstriktion ist das klinische Bild durch eine Rechtsherz- oder Linksherzinsuffizienz charakterisiert.
Echokardiographie: Methode der Wahl zur Verlaufsbeurteilung bei Perikardergüssen. Die Darstellung auch kleiner Ergussmengen ab 50 ml ist möglich. Bei akuter oder chronischer Herzbeutelentzündung Nachweis der charakteristischen Verbreiterung des Periepikards, außerdem Beurteilung des Myokards (z. B. Myokardatrophie).
CT und MRT: Bei Perikarditis constrictiva erlaubt die MRT die Beurteilung des Myokards, während die CT Perikardverkalkungen eindeutig darstellt. Die charakteristische Verbreiterung des Periepikards bei Perikarderguss kann durch CT und MRT frühzeitig erkannt werden. Präoperativ sind MRT und/oder CT für die genaue topographische Lokalisation der konstriktiven Veränderung eine wichtige Hilfe, um das Ausmaß einer Perikardektomie planen zu können.

Diagnostisches Vorgehen: Klinisch durch Auskultation, im Labor Anstieg der Entzündungsparameter, typische EKG-Veränderungen.

Radiologische Diagnostik:
Konventionelle Röntgendiagnostik: Ergussmengen > 200 ml führen zur typischen dreiecks- oder bocksbeutelförmigen Herzvergrößerung im p. a.-Bild (Abb. **B-2.24**).

Bei chronisch konstriktiver Perikarditis werden verkalkte Perikardschwielen im Röntgenbild sichtbar (Panzerherz, s. Abb. **B-2.24 d, e**). Das klinische Bild ist durch Rechts- oder Linksherzinsuffizienz charakterisiert.

Echokardiographie: Sie dient der Verlaufsbeurteilung bei Perikardergüssen, deren Darstellung ab 50 ml möglich ist.

CT und MRT: Die MRT erlaubt die Beurteilung des Myokards. Die CT stellt Perikardverkalkungen eindeutig dar. Die Verbreiterung des Periepikards bei Perikarderguss kann durch CT und MRT früh erkannt werden.

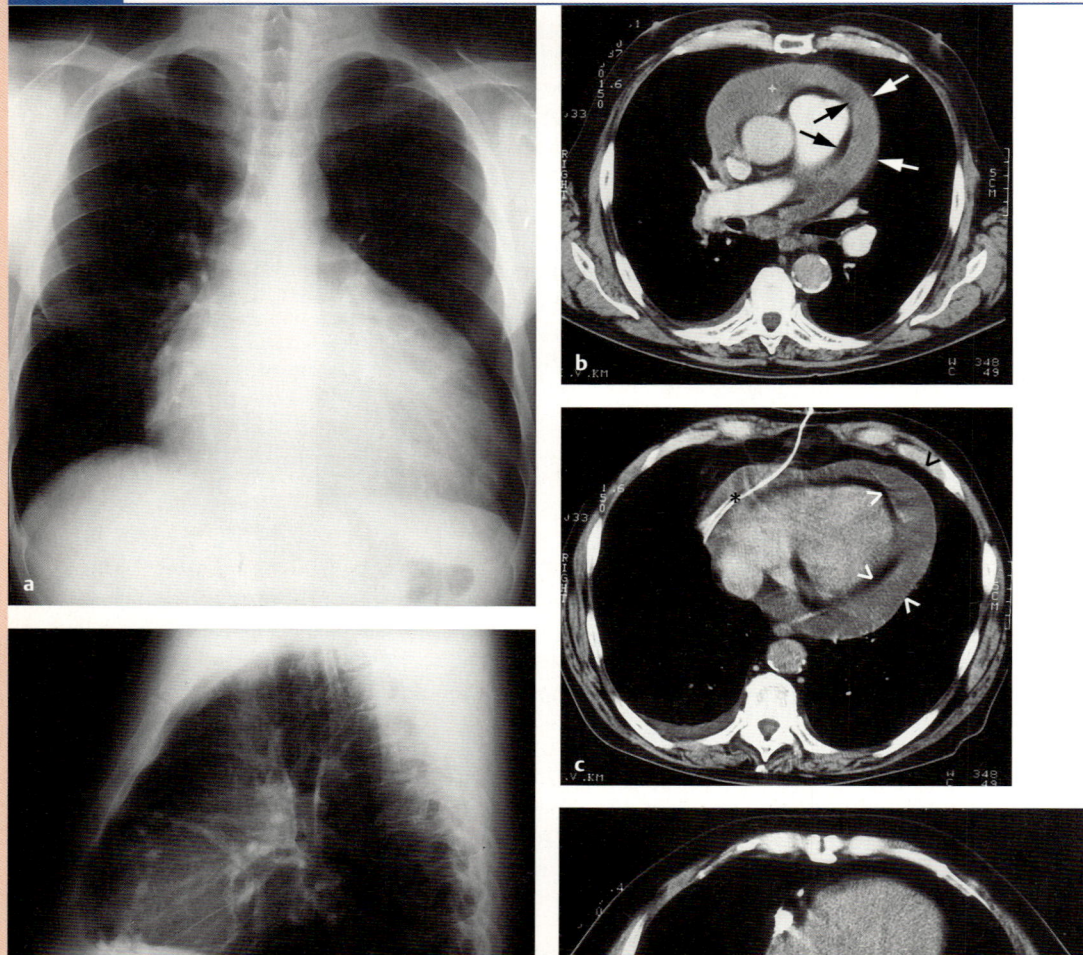

a–c Perikarderguss: **a** zeigt die unförmige Vergrößerung der Herzsilhouette, **b** den Perikarderguss im CT in Höhe des Truncus pulmonalis (Pfeile) und **c** in Ventrikelhöhe (offene Pfeile) nach Anlage eines Dränagekatheters (Stern).

d, e Pericarditis constrictiva: In der Seitaufnahme (**d**) sind Verkalkungsbänder (Pfeile) und in der zugehörigen CT-Aufnahme (**e**) das Ausmaß der einschnürenden Perikardverkalkungen gut erkennbar.

3   Urogenitaltrakt und Retroperitoneum

3   Urogenitaltrakt und Retroperitoneum

3.1   Niere und ableitende Harnwege

3.1   Niere und ableitende Harnwege

3.1.1 Radiologische Methoden

3.1.1 Radiologische Methoden

Abdomenübersichtsaufnahme

Abdomenübersichtsaufnahme

Methode: Bei auf dem Rücken liegenden Patienten wird eine Übersichtsaufnahme des Abdomens angefertigt, die den Bereich von den Zwerchfellkuppeln bis zur Symphyse abbildet.

Methode: Der Bereich von den Zwerchfellkuppeln bis zur Symphyse wird abgebildet.

Indikation: Die Aufnahme dient dem Nachweis von röntgendichten Konkrementen im Bereich der Nieren und der ableitenden Harnwege. Diese sind nach KM-Gabe oft nicht mehr eindeutig sichtbar, da sie dann vom kontrastierten Hohlraumsystem überlagert werden. Zusätzlich sollte eine orientierende Beurteilung der Weichteilschatten von Leber und Milz sowie eine Beurteilung der Darmgasverteilung vorgenommen werden.

Indikation: Nachweis von röntgendichten Konkrementen in Nieren und ableitenden Harnwegen.

Beurteilung: Das Röntgenbild (Abb. **B-3.1**) reicht von den Nierenobergrenzen bis zur Symphyse. **Lage, Größe** und **Kontur der Nieren** lassen sich so orientierend beurteilen. Beide Nieren liegen retroperitoneal neben der Wirbelsäule zwischen dem 12. BWK und dem 3. LWK. Die normale Nierengröße beträgt 13×6 cm. Ihre Form ist bohnenförmig, die Organachsen divergieren nach kaudal. Die rechte Niere, kaudal der Leber gelegen, steht in der Regel 2–3 cm tiefer als die linke. Störend wirken sich Überlagerungen durch Darmgas und -inhalt aus.
Die **Psoasmuskeln** stellen sich als beidseits der Wirbelsäule gelegene Weichteilschatten dar. Die **Ureteren** sind im Nativbild nicht abgrenzbar. Die flüssigkeitsgefüllte **Harnblase** ist im kleinen Becken als rundliche, weichteildichte Struktur zu erkennen.

Beurteilung: Lage, Größe und **Kontur der Nieren.** Sie liegen zwischen dem 12. BWK und 3. LWK. Ihre normale Größe beträgt 13×6 cm. Die Organachsen divergieren nach kaudal. Die rechte Niere, kaudal der Leber gelegen, steht meist 2–3 cm tiefer als die linke.
Die **Psoasmuskeln** stellen sich als Weichteilschatten dar. Die **Ureteren** sind nicht abgrenzbar, die flüssigkeitsgefüllte **Harnblase** ist als rundliche Struktur erkennbar.

Ausscheidungsurographie

Ausscheidungsurographie

▶ **Synonym:** i. v.-Pyelographie, i. v.-Urographie

◀ Synonym

▶ **Merke:** Die intravenöse Urographie stellt neben der Sonographie die Basisuntersuchung der Harntraktdiagnostik dar.

◀ Merke

Methode: Zur **Vorbereitung** auf die Untersuchung empfiehlt sich am Vortag eine leichte schlackenarme Kost. Bei Obstipation sind ggf. abführende Maßnahmen indiziert. Der Patient sollte nüchtern zu der Untersuchung kommen.
Vor KM-Gabe wird eine Abdomenübersichtsaufnahme in Rückenlage angefertigt.
Bei erwachsenen Patienten werden nach i. v.-Applikation von 80 bis 100 ml eines nierengängigen KM's (s.S. 94) Nieren und ableitende Harnwege (Nierenbeckenkelchsystem, Harnleiter und Harnblase) kontrastiert dargestellt. Die Kontrastdichte hängt im Wesentlichen von der applizierten Jodmenge ab, daher ist dieser Wert neben der Jodkonzentration auf den Kontrastmittelfläschchen angegeben (z.B. 30 g Jod in einem 100-ml-Fläschchen eines KM's mit 300 mg Jod pro ml).

Methode: Der Patient sollte nüchtern kommen. Vor Kontrastmittelgabe wird eine Abdomenübersichtsaufnahme angefertigt.
Nach i. v.-Applikation eines nierengängigen KM's (s.S. 94) werden Nieren und ableitende Harnwege kontrastiert dargestellt.

- Die erste Röntgenaufnahme nach KM-Gabe wird nach **fünf Minuten** angefertigt. Auf diesem Bild erfolgt vornehmlich die **Beurteilung des Nierenparenchyms**. Nierenbeckenkelchsystem, Ureteren und Harnblase sind zu diesem Zeitpunkt nur mäßiggradig gefüllt.
- **Zehn Minuten** nach KM-Gabe wird eine zweite Röntgenaufnahme angeschlossen. **Nierenbeckenkelchsystem, Harnleiter** und die **Harnblase** sind im Normalfall jetzt optimal kontrastiert (Abb. **B-3.2**).

- Nach **fünf Minuten** entsteht die erste Aufnahme, anhand der die Beurteilung des Nierenparenchyms erfolgt.
- Nach **zehn Minuten** erfolgt die zweite Aufnahme. **Nierenbeckenkelchsystem, Harnleiter** und **Harnblase** sind optimal kontrastiert (Abb. **B-3.2**).

⊙ B-3.1	Abdomenleeraufnahme

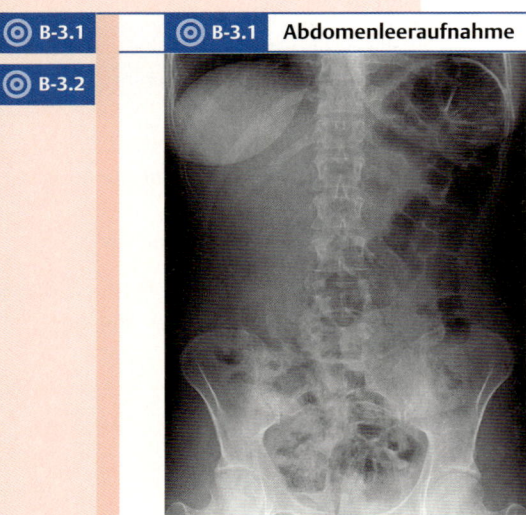

Im Bereich der Nieren und der ableitenden Harnwege finden sich keine röntgendichten konkrementverdächtigen Strukturen.

⊙ B-3.2	i. v.-Urographie: Normalbefund 10 min nach Kontrastmittelgabe

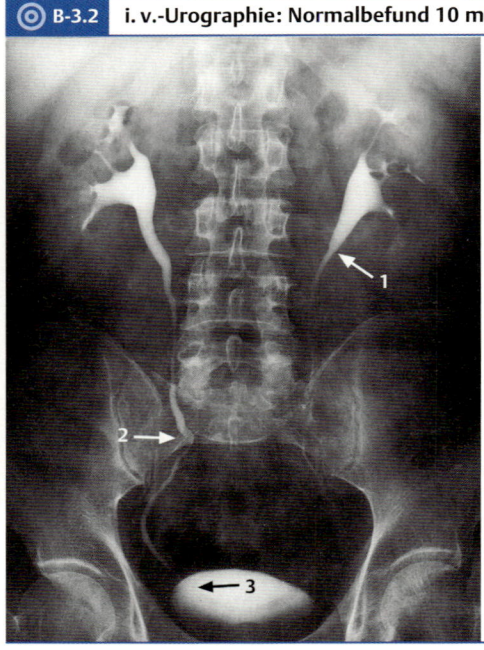

Das Nierenbeckenkelchsystem ist zu diesem Zeitpunkt kontrastmittelgefüllt.
Im Bereich der kontrastierten Ureteren gibt es drei physiologische Engstellen, an denen es zur vorübergehenden Urinstase kommen kann:
- pyeloureteraler Übergang (1)
- Kreuzung mit den Vasa iliacae communes an der Linea terminalis (2)
- Einmündungsstelle in die Harnblase (3).

Indikationen: Häufigster Anlass ist das Steinleiden. Harnwegsanomalien lassen sich zuverlässig nachweisen. Harnabflussbehinderungen durch Raumforderungen sowie Tumoren der Niere sollten besser direkt mit der CT dargestellt werden.

Eine Einschränkung der Nierenfunktion mit einer Serumkreatininkonzentration über 2,0 mg% stellt eine Kontraindikation dar, ebenso KM-Allergie und Schilddrüsenüberfunktion.

Beurteilung: Der **Normalbefund** ergibt eine **zeitgerechte seitengleiche Kontrastierung beider Nieren.**

Bei Unklarheiten werden **Zusatzaufnahmen** angefertigt:
- Bei einer **Tomographie** werden **überlagungsfreie Bilder von Nierendetails** dargestellt (s. Tab. **B-3.1**.)

- Lageverschiebungen erkennt man durch **Aufnahmen im Stehen.**
- Durch Anlage eines **externen Kompressioriums** kommt es zur besseren Füllung des Nierenbeckenkelchsystems.
- **Übersichtsaufnahmen in Bauchlage** oder **Zielaufnahmen unter Durchleuchtung** verbessern die Darstellung der Ureteren.

Indikationen: Durch Einführung von Sonographie und CT ist die Zahl der Ausscheidungsurographien deutlich zurückgegangen. Häufigster Anlass ist das Steinleiden. Das Verfahren dient dann der Konkrementlokalisation und zur Beurteilung einer evtl. resultierenden Harnabflussbehinderung. Harnwegsanomalien lassen sich zuverlässig nachweisen. Harnabflussbehinderungen durch retroperitoneale oder pelvine Raumforderungen sollten besser direkt mit der CT dargestellt werden. Dies gilt mit Ausnahme von Nierenbeckentumoren auch für tumoröse Erkrankungen der Niere.
Eine Einschränkung der Nierenfunktion mit einer Serumkreatininkonzentration über 2,0 mg% stellt eine Kontraindikation dar, da die Nierenfunktion durch die KM-Gabe weiter verschlechtert werden kann und bei Niereninsuffizienz keine befriedigende Harnwegskontrastierung zu erzielen ist. Weitere Kontraindikationen sind eine bekannte KM-Allergie und eine Schilddrüsenüberfunktion.

Beurteilung: Der **Normalbefund** ergibt eine **zeitgerechte seitengleiche Kontrastierung beider Nieren** ohne Auffälligkeiten hinsichtlich Lage, Form und Größe. Beidseits kommt es zur regulären Kontrastierung der Nierenbeckenkelchsysteme, der KM-Abstrom über die Ureteren zur Harnblase ist unbehindert. Die Blase ist bezüglich Konfiguration und Größe normal.
Bei eingeschränkter Beurteilbarkeit und/oder unklaren Befunden auf den Standardaufnahmen werden **Zusatzaufnahmen** angefertigt:
- Bei einer **Tomographie** werden durch gegensinnige Verschiebung von Röntgenröhre und -film **überlagerungsfreie Bilder von Nierendetails** in einer definierten Tiefebene dargestellt. Hiermit lassen sich v. a. störende Überlagerungen durch Darmgas und -inhalt reduzieren. Zu Indikationen und Zeitpunkt s. Tab. **B-3.1**.
- Zur Beurteilung von positionsabhängigen Lageverschiebungen der Nieren wird eine **Aufnahme im Stehen** durchgeführt.
- Bei einer unbefriedigenden Füllung des Nierenbeckenkelchsystems kann durch die Anlage eines **externen Kompressoriums** eine Verbesserung erreicht werden. Durch die Kompression der Ureteren kommt es zur Abflussbehinderung des KM's und dadurch zur besseren Füllung des Nierenbeckenkelchsystems.
- Bei diskontinuierlichem, spindelförmigem KM-Abfluss über die Ureteren wird deren Darstellung durch **Übersichtsaufnahmen in Bauchlage** oder **Zielaufnahmen unter Durchleuchtung** verbessert.

Zeitpunkt	Indikation
nach der Leeraufnahme	• Konkrementverdächtige Verschattungen auf der Leeraufnahme, deren Lagebeziehung zu den Nieren unklar ist
nach der 5-Minuten-Aufnahme	• Veränderungen der äußeren Nierenkontur, die verdächtig auf das Vorliegen von tumorösen Raumforderungen sind • schlechte Organabgrenzung bei Darmgasüberlagerungen
nach der 10-Minuten-Aufnahme	• konkrementverdächtige Aussparungen im Nierenbecken-kelchsystem • tumorverdächtige Verlagerungen oder KM-Aussparungen innerhalb des Nierenbeckenkelchsystems

B-3.1 Indikation und Zeitpunkt für ergänzende Tomographien bei i.v.-Urographie

- Harnabflussbehinderungen führen zu einer verzögerten Kontrastierung der Nieren und der ableitenden Harnwege. Eine Beurteilbarkeit des Hohlraumsystems ist dann auf sog. **Spätaufnahmen** möglich (20 min–24 h nach KM-Gabe).
- Eine **Zielaufnahme der Harnblase nach Miktion** wird bei prävesikal gelegenen Uretersteinen und fraglichen Harnblasenentleerungsstörungen (Restharnbestimmung) durchgeführt.

Retrograde Ureteropyelographie

Methode: Über ein transurethral in die Harnblase eingebrachtes Zystoskop wird (unter Durchleuchtungskontrolle) ein Katheter in das Ureterostium eingeführt und je nach Befund bis in das Nierenbecken vorgeschoben. Durch diesen Katheter werden das Nierenbeckenkelchsystem und der Ureter direkt kontrastiert (Abb. **B-3.3**). Zur Dokumentation werden unter Durchleuchtung Zielaufnahmen angefertigt. Der Vorteil gegenüber der intravenösen Urographie liegt in der **besseren Kontrastierung der ableitenden Harnwege.**

Indikationen: V.a. Tumoren, Stenosen oder Konkremente der ableitenden Harnwege bei unzureichender Beurteilbarkeit durch i.v.-Urographie. Wegen der potenziellen Infektionsgefahr wird diese Untersuchung häufig unter einer kurzzeitigen oralen Antibiotikatherapie durchgeführt. Bei bekanntem Harnwegsinfekt ist die Untersuchung nur bei zwingender Indikation durchzuführen, z.B. wenn gleichzeitig eine urologische Intervention erforderlich ist.

- Auf **Spätaufnahmen** ist die Beurteilung des Hohlraumsystems bei Abflussbehinderungen möglich.
- Eine **Zielaufnahme der Harnblase nach Miktion** wird bei prävesikalen Uretersteinen und zur Restharnbestimmung durchgeführt.

Retrograde Ureteropyelographie

Methode: Über ein Zystoskop wird ein Katheter bis in das Nierenbecken vorgeschoben. Nierenbeckenkelchsystem und Ureter werden so direkt kontrastiert. Der Vorteil gegenüber der intravenösen Urographie liegt in der **besseren Kontrastierung der ableitenden Harnwege.**

Indikationen: V.a. Tumoren, Stenosen oder Konkremente der ableitenden Harnwege. Bei bekanntem Harnwegsinfekt ist die Untersuchung nur bei zwingender Indikation durchzuführen.

B-3.3 Retrograde Ureteropyelographie

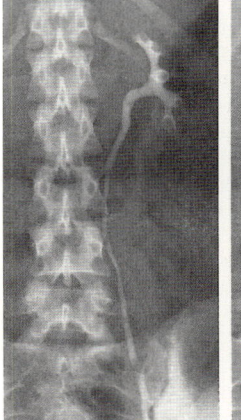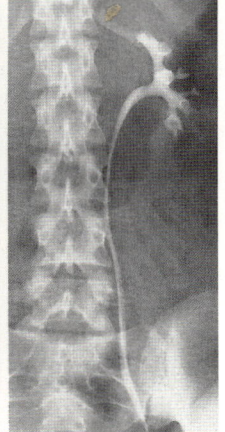

Durch KM-Injektion in einen transvesikal in den linken distalen Ureter eingebrachten Katheter erfolgt die retrograde Kontrastierung des Harnleiters und des Nierenbeckenkelchsystems. Es finden sich keine Einengungen im Bereich der ableitenden Harnwege und keine steinbedingten KM-Aussparungen.

Beurteilung: Im Normalfall wird der Ureter retrograd bis ins Nierenbecken kontrastiert.

Miktionszystourethrographie

Methode: Die Harnblase wird katheterisiert, entleert und mit KM gefüllt. Unter Durchleuchtung werden Zielaufnahmen angefertigt. Während der Miktion erfolgen Aufnahmen der Urethra, der Harnblase und des gesamten Harntraktes.

Indikation: V. a. vesikoureteralen Reflux oder Erkrankungen der Harnröhre.

Beurteilung: Unter Miktion kontrastiert sich eine normal weite Urethra. Die Harnblase entleert sich zügig ohne Restharnbildung. Ein KM-Reflux in die Ureteren besteht nicht.

Sonographie

Methode: Die Untersuchung beider Nieren erfolgt von **ventral, lateral oder dorsal** (Abb. **B-3.5**). Die **Harnblase** wird durch suprapubische Schallkopfplatzierung untersucht.
Zur farbkodierten Duplexsonographie s.S. 418.

Beurteilung: Im Normalfall kommt es zu einer retrograden Kontrastierung des Ureters, wobei das KM ohne erkennbare Obstruktion bis in das Nierenbecken fließt.

Miktionszystourethrographie

Methode: Die Harnblase wird unter sterilen Bedingungen katheterisiert und vollständig entleert, der gewonnene Urin bakteriologisch untersucht. Über den Katheter wird anschließend die Harnblase mit einer Kontrastmittel-Kochsalzlösung aufgefüllt. Unter Durchleuchtung werden Zielaufnahmen der gefüllten Harnblase angefertigt. Bei älteren Kindern und Erwachsenen wird der Katheter bei subjektivem Vorliegen von Harndrang entfernt, bei Neugeborenen und Kleinkindern ist die Miktion bei liegendem Katheter praktikabler. Während der Miktion erfolgen Aufnahmen der Urethra, der Harnblase und des gesamten Harntraktes.

Indikation: V. a. Vorliegen eines vesikoureteralen Refluxes oder bei Erkrankungen der Harnröhre. Bei Vorliegen eines Harnwegsinfektes sollte die Untersuchung unterbleiben.

Beurteilung: Es zeigt sich eine kugelig konfigurierte und glatt begrenzte Harnblase ohne Verlagerung und Pelottierung. Unter Miktion kontrastiert sich eine normal weite Urethra. Die Harnblase entleert sich zügig ohne vermehrte Restharnbildung. Ein KM-Reflux in die Ureteren kommt nicht zur Darstellung (Abb. **B-3.4**).

Sonographie

Methode: Beide **Nieren** werden in der longitudinalen und transversalen Organachse durchgemustert. Die **Untersuchung** erfolgt in Abhängigkeit von der Nierenlage und evtl. Darmgasüberlagerungen von **ventral, lateral oder dorsal** (Abb. **B-3.5**). Die **Harnblase** kann bei ausreichender Flüssigkeitsfüllung durch suprapubische Schallkopfplatzierung untersucht werden.
Zum Thema farbkodierte Duplexsonographie s.S. 418.

B-3.4	Miktionszystourethrographie

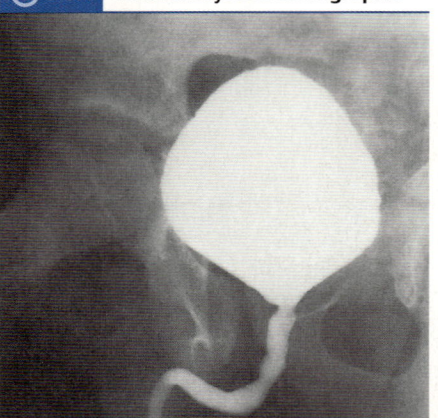

Normalbefund. Die Harnblase des Jungen wurde zuvor über einen Blasenkatheter mit KM gefüllt. Unter der Spontanmiktion kommt es zur regelrechten Kontrastierung der Harnröhre. Ein KM-Reflux in die Ureteren zeigt sich nicht.

B-3.5	Sonographischer Normalbefund der rechten Niere

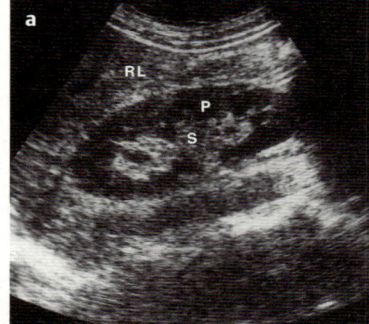

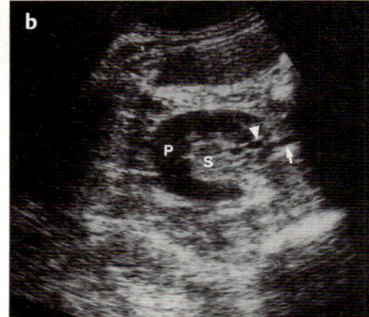

Die Niere stellt sich als bohnenförmiges Organ dar. Die Größe beträgt 13 × 6 × 4 cm. Deutlich kann zwischen dem echoarmen Parenchym und dem reflexreichen Sinus renalis differenziert werden. Die äußeren Organkonturen sind glatt. Im Querschnitt sind die großen Gefäße des Nierenstiels sichtbar.
a Längsschnitt: RL rechter Leberlappen, P Nierenparenchym, S Sinus renalis.
b Querschnitt: P Nierenparenchym, S Sinus renalis, V. renalis (Pfeilspitze), A. renalis (Pfeil).

▶ **Merke:** Die Ureteren sind normalerweise sonographisch nicht darstellbar. Wegen der störenden Darmgasüberlagerungen ist auch die Beurteilung von erweiterten Ureteren auf die proximalen und retrovesikalen Abschnitte begrenzt.

◀ **Merke**

Indikationen: Bei V. a. Nierenerkrankungen ist die Sonographie die **Erstuntersuchungs- und Screeningmethode der Wahl**. Zusammen mit der i. v.-Urographie ist sie das häufigste Untersuchungsverfahren bei der Abklärung von Erkrankungen des Harntraktes. Die farbkodierte Duplexsonographie dient zur Beurteilung der Nierenarterien.

Beurteilung: s. Abb. **B-3.5**.

Sonographische Restharnbestimmung: Unmittelbar nach vorangegangener Miktion kann das Volumen einer evtl. vorhandenen Restharnmenge bestimmt werden. Dazu wird die Blase bei suprapubischer Schallkopfposition im Transversal- und Longitudinalschnitt dargestellt. Der Harnblasendurchmesser wird in allen drei Ebenen gemessen, woraus dann das Harnblasenvolumen näherungsweise nach der Formel: $V = 0,5 \times x \times y \times z$ bestimmt wird. Restharnmengen bis 50 ml liegen im Normbereich.

Computertomographie

Methode: s. S. 79.
Insbesondere nach KM-Gabe können innerhalb der Nieren die Strukturen der Rinde, des Markes und des Sinus renalis voneinander abgegrenzt werden (Abb. **B-3.6**). Im Gegensatz zu konventionellen Röntgenaufnahmen und der Sonographie führen Darmluft und -inhalt zu **keinen störenden Bildüberlagerungen**.

Indikation: Die CT ist indiziert zur Abklärung benigner, maligner und entzündlicher Prozesse des Urogenitaltraktes mit raumforderndem Charakter. Sie erlaubt eine Beurteilung des pararenalen Gewebes und der benachbarten Organe sowie die Diagnose von Thrombosen der Nierenvenen und der V. cava inferior oder eines Aortenaneurysmas (s. S. 400). Zunehmend wird die Nativ-CT zur Suche nach Konkrementen im Bereich der Nieren und der ableitenden Harnwege eingesetzt.

Beurteilung: s. Abb. **B-3.6**.

Indikationen: Bei V. a. Nieren- und Harnwegserkrankungen ist die Sonographie ist die **Erstuntersuchungs- und Screeningmethode** der Wahl.

Beurteilung: s. Abb. **B-3.5**.

Sonographische Restharnbestimmung: Der Harnblasendurchmesser wird in allen drei Ebenen gemessen, woraus das Harnblasenvolumen nach der Formel $V = 0,5 \times x \times y \times z$ bestimmt wird. Restharnmengen bis 50 ml sind normal.

Computertomographie

Methode: s. S. 79.
Innerhalb der Niere können Rinde, Mark und Sinus renalis abgegrenzt werden (Abb. **B-3.6**). Darmluft und -inhalt führen zu **keinen störenden Bildüberlagerungen.**

Indikationen: Die CT dient Abklärung raumfordernder Prozesse des Urogenitaltraktes. Sie zeigt pararenales Gewebe und Nachbarorgane sowie Thrombosen und Aneurysmen. Die Nativ-CT wird bei der Suche nach Konkrementen eingesetzt.

Beurteilung: s. Abb. **B-3.6**.

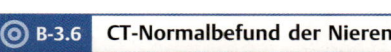

◉ **B-3.6** CT-Normalbefund der Nieren

◉ **B-3.6**

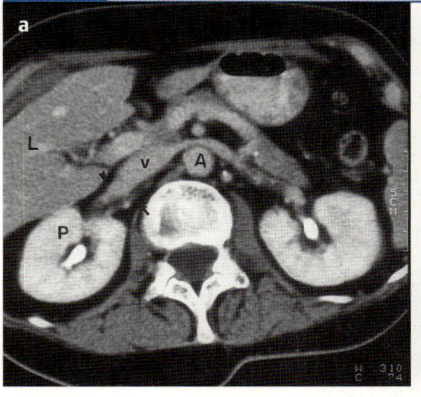
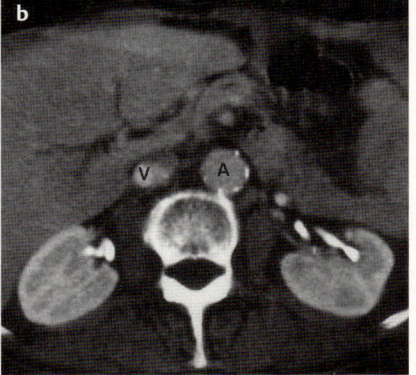

Die CT stellt die Nieren in der Transversalebene beidseits der Wirbelsäule dar. Nach vorangegangener KM-Gabe kann zwischen dem hyperdensen Parenchym und dem hypodensen Sinus renalis differenziert werden. Durch die KM-Gabe lassen sich die Gefäße gut abgrenzen.
a CT auf Höhe der Nierenhili: L Leber, P Nierenparenchym, A Aorta abdominalis, V V. cava inf., Pfeilspitze rechte Nierenvene, Pfeil rechte Nierenarterie.
b CT auf Höhe der unteren Drittelgrenze der Nieren: A Aorta abdominalis, V V. cava inf.

Magnetresonanztomographie

Methode: s.S. 83

Indikation: Tumoröse Raumforderungen der Niere, deren Dignität in der CT unklar ist, z. B. nicht eindeutig benigne Nierenzysten. Venöse Thrombosen oder Tumoreinbrüche lassen sich klar darstellen.

Beurteilung: s. Abb. **B-3.7.**

Angiographie s.S. 391

Cavographie s.S. 417

Lymphographie s.S. 425
Nuklearmedizinische Untersuchungsverfahren

Grundprinzip ist die Messung der Aktivität von intravenös injizierten, nierengängigen, radioaktiven Substanzen über den Nierenlagern (s.S. 261). Heute wird meist ^{99m}Tc-MAG$_3$ eingesetzt.

Magnetresonanztomographie

Methode: s.S. 83

Indikation: Die MRT ist indiziert bei tumorösen Raumforderungen der Nieren, deren Dignität in der CT unklar ist. Hierzu zählen auch die so genannten komplizierten, also nicht eindeutig benignen, Nierenzysten. Weitere Indikationen sind die Ausdehnungsbeurteilung kindlicher Nierentumoren, Tumoren von Harnblase, Prostata und weiblichen Geschlechtsorgane. Venöse Thrombosen oder Tumoreinbrüche lassen sich klar darstellen.

Beurteilung: s. Abb. **B-3.7.**

Angiographie s.S. 391

Cavographie s.S. 417

Lymphographie s.S. 425

Nuklearmedizinische Untersuchungsverfahren

Grundprinzip der nuklearmedizinischen Untersuchungsverfahren ist die Messung der Aktivität von intravenös injizierten, nierengängigen, radioaktiven Substanzen über den Nierenlagern (s.S. 261). Die verwendeten Radiopharmaka werden tubulär sezerniert und unterliegen keiner weiteren Metabolisierung. Wegen der Nachteile der Jodmarkierung von Hippuran (Strahlenexposition, schlechtere Abbildungseigenschaften, Schilddrüsenbelastung) wird heute statt ^{131}J-Hippuran überwiegend ^{99m}Tc-MAG$_3$ eingesetzt.

▶ Merke

▶ **Merke:** Zum Schutz der Schilddrüse gegenüber den Isotopen muss diese zuvor mit Perchlorat blockiert werden.

Renale Funktionsszintigraphie

Methode: Nach i. v.-Injektion von 37–110 MBq ^{99m}Tc-MAG$_3$ erfolgt die Aktivitätsregistrierung mit einer Gammakamera über der Harntraktregion (Abb. **B-3.8**).

Indikation: Seitengetrennte Funktionsbestimmung, Kontrolluntersuchungen bei Transplantatnieren.
Beurteilung: In der **Frühphase** (5–6 sec post injectionem) wird die Nierendurchblutung beurteilt. In der **Parenchymphase** (1–3 min p.i.) kommt es zur Aktivitätskonzentration im Kelchsystem. In der

Renale Funktionsszintigraphie

Methode: Die Nierenfunktion wird mittels dynamischer Sequenzszintigraphie und computergestützter Auswertung qualitativ (visuelle Beurteilung der Szintigramme) und quantitativ (computergestützte Berechnung von Funktionsparametern) erfasst.
Nach i. v.-Injektion von 37–110 MBq ^{99m}Tc-MAG$_3$ erfolgt die fortlaufende Aktivitätsregistrierung mit einer Gammakamera über der Harntraktregion (Abb. **B-3.8**).

Indikation: Seitengetrennte Nierenfunktionsbestimmung, Kontrolluntersuchungen, Harnabflussstörungen und Funktionskontrolle bei Transplantatnieren.

Beurteilung: Die normale Nierensequenzszintigraphie zeigt in der **Frühphase** (5–60 sec p.i.; p.i. = post injectionem) eine seitengleiche Aktivitätsanflutung und erlaubt die Beurteilung der Nierendurchblutung. In der **Parenchymphase** (1–3 min p.i.) führen Infarkte oder raumfordernde Prozesse zu Speicherdefekten. Ca. 4–6 min p.i. kommt es zur zunehmenden Aktivitätskonzentration im

⊙ B-3.7

⊙ B-3.7   **MRT der Nieren (Transversalschnitt in T$_1$-Wichtung, Normalbefund)**

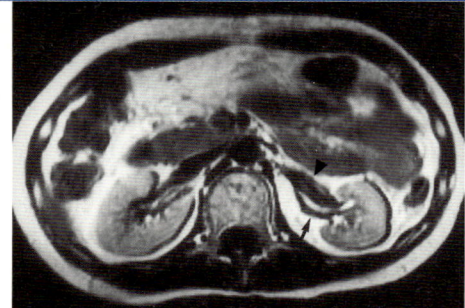

Beide Nieren lassen sich bei mittlerer Signalintensität deutlich vom signalreich umgebenden Fettgewebe abgrenzen. Die Blutgefäße kommen signalarm zur Darstellung. Auf der linken Seite stellen sich die Nierenarterie (Pfeil) und die ventral davon gelegene Vene (Pfeilspitze) dar.

Nierenbeckenkelchsystem, mit fortschreitendem Abstrom in die Blase nimmt dann die Aktivität über den Nieren ab (**Exkretions- und Entleerungsphase**). Über ausgewählten Arealen (**Regions of interest**) werden Aktivitäts-Zeitkurven errechnet. Diffuse Parenchymerkrankungen, akute und chronische Abfluss-behinderungen sowie Nierenfunktionseinschränkungen führen zu typischen Veränderungen dieser Kurven. Mithilfe der **Zeit-Aktivitäts-Kurven** über den Nieren und der sog. **Ganzkörperkurve** wird nach zweimaliger Blutentnahme und Plasmaaktivitätsbestimmung die Gesamtclearance sowie die seiten-getrennten Clearancewerte ermittelt. Die Aktivität wird insgesamt 30 min über den Nieren gemessen. Im Falle einer Abflussbehinderung erfolgt die i.v.-Injektion von 20 mg Furosemid mit anschließend weiterer Messung für 20 min. Erst der Kurvenverlauf nach Furosemidgabe erlaubt die sichere Beurteilung einer eventuellen Harnwegsobstruktion (Abb. **B-3.8**)

Szintigraphische Refluxmessung

Methode und Indikation: Eine szintigraphische Refluxprüfung wird heute nur noch selten durchgeführt, da sich der vesikoureterale Reflux mit der MCU (s.S. 258) besser beurteilen lässt. Eine Refluxprüfung kann jedoch im Anschluss an eine renale Funktionsszintigraphie in Ruhe und unter Miktion durchgeführt werden. Im Falle eines Refluxes kommt es zu einem erneuten Aktivitätsanstieg über den Nieren.

Indikation: Die szintigraphische Refluxmessung wird bei vesikoureteralem Reflux durchgeführt. Dieses Verfahren wird aufgrund der geringen Strahlenbe-lastung insbesondere als Kontrolluntersuchung bei Kindern mit gesichertem Reflux eingesetzt.

3.1.2 Leitbefunde – vom radiologischen Befund zur Diagnose

In der nachfolgenden Tabelle sind einige typische Befunde und ihre Differen-zialdiagnosen bei urologischen Erkrankungen aufgeführt.

Exkretions- und Entleerungsphase nimmt die Aktivität über den Nieren ab. Über sog. **Regions of interest** werden Aktivitäts-Zeitkurven verrechnet, die krankheitstypi-sche Veränderungen zeigen können. Mit-hilfe der **Zeit-Aktivitätskurven** und der **Ganzkörperkurve** wird die Gesamtclea-rance und seitengetrennte Clearancewerte ermittelt. Erst nach i.v.-Injektion von Furosemid ist die sichere Beurteilung einer Harnwegsobstruktion möglich (Abb. **B-3.8**).

Szintigraphische Refluxmessung

Methode und Indikation: Der vesikoure-terale Reflux lässt sich mit der MCU (s.S. 258) besser beurteilen. Nach einer renalen Funktionsszintigraphie kann eine Refluxmessung angeschlossen werden.

Indikation: Vor allem als Kontrollunter-suchung bei Kindern mit gesichertem Reflux.

3.1.2 Leitbefunde – vom radiologischen Befund zur Diagnose

⊙ **B-3.8** | **Durchführung der Dynamischen Nierenszintigraphie mit Clearancebestimmung**

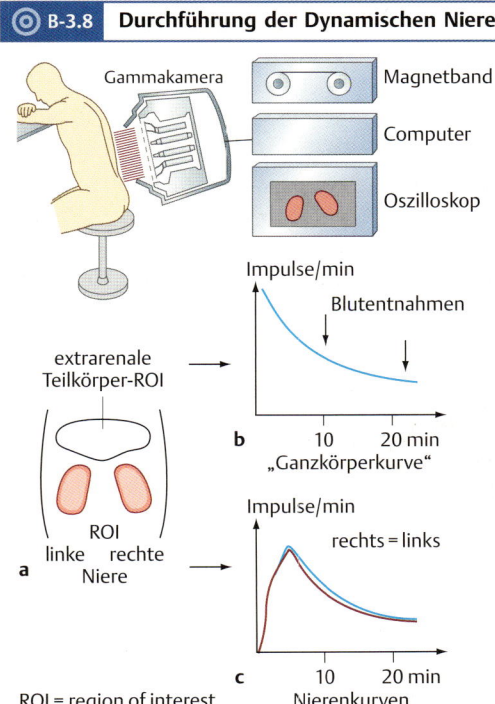

Gammakamera — Magnetband — Computer — Oszilloskop

extrarenale Teilkörper-ROI

Impulse/min
Blutentnahmen
b 10 20 min
„Ganzkörperkurve"

ROI linke rechte Niere
a

Impulse/min
rechts = links
c 10 20 min
Nierenkurven

ROI = region of interest

Die Gammakamera wird dorsal über den Nieren platziert. Die Speicherung der Messdaten erfolgt über 30 min. Das Oszilloskop erleichtert die korrekte Positionierung der Kamera und gibt Auskunft über die aktuelle Aktivität über den Nieren.

In ausgewählten Messarealen (**a**) wird die Aktivität über die Zeit registriert. Über der sogenannten extrarenalen Teilkörper-ROI wird die Aktivität im Körper außerhalb der Nieren gemessen. Diese nimmt durch die renale Aus-scheidung des Nuklids kontinuierlich ab. Aus der Ganzkörperkurve (**b**) errechnet sich nach zweimaliger Blutentnahme und Aktivitätsbestimmung die Gesamt-clearance.

Die Aktivitätskurven über den Nieren (**c**) dienen zur seitengetrennten Clearancebestimmung, ferner geben sie Auskunft über Funktions- und Abflussstörungen der Organe.

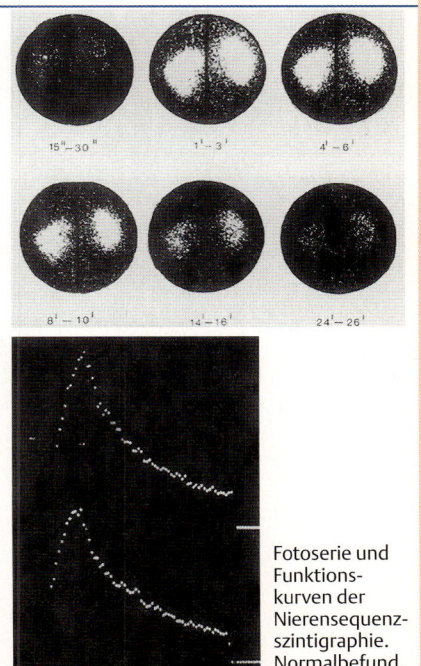

Fotoserie und Funktions-kurven der Nierensequenz-szintigraphie. Normalbefund.

B-3.2	Radiologische Leitbefunde	

Befund	mögliche Ursache	geeignete Methoden (Methode der Wahl steht an 1. Stelle)
Niere		
beidseitige Nierenvergrößerung	▪ bilaterale Hydronephrose	Sonographie, Szintigraphie
	▪ akute Glomerulonephritis	Sonographie
	▪ Amyloidose	Sonographie, CT
	▪ tubuläre/kortikale Nekrose	Sonographie
	▪ akute interstitielle Nephritis	Sonographie
	▪ Uratnephropathie	Sonographie, i. v.-Urographie
	▪ Akromegalie	Sonographie
	▪ Zystennieren	Sonographie, CT
	▪ Lymphom	CT
einseitige Nierenvergrößerung	▪ Nierenvenenthrombose	CT
	▪ Hydronephrose	Sonographie, Szintigraphie
	▪ akute Pyelonephritis	Sonographie
	▪ benigner Tumor	CT, Sonographie
	▪ maligner Tumor	CT, Sonographie
	▪ Abszess	CT, Sonographie
	▪ Zyste	Sonographie, CT
beidseitig kleine Niere	▪ generalisierte Arteriosklerose	Sonographie, Angiographie
	▪ Nephrosklerose	Sonographie
	▪ chronische Glomerulonephritis	Sonographie
	▪ kongenitale Hypoplasie	Sonographie, CT
	▪ Refluxatrophie	MCU, Sonographie
	▪ chronische Pyelonephritis	Sonographie
KM-Anflutung verzögert/vermindert	▪ Niereninsuffizienz	
	▪ Pyelonephritis	
	▪ Nierenabszess	
	▪ obstruktive Uropathie	i. v.-Urographie oder CT
	▪ Urolithiasis	
	▪ Potter II	
	▪ Niereninfarkt	
	▪ (Arterienstenose)	
Parenchymeinziehungen	▪ chronische Pyelonephritis	Sonographie, CT
	▪ Niereninfarkt	Angiographie, CT, Sonographie
lokale Vorwölbung	▪ Zyste	Sonographie, CT, i. v.-Urographie
	▪ maligner Tumor	CT, Sonographie
	▪ benigner Tumor	CT, Sonographie
	▪ Abszess	CT, Sonographie
Kalkherde	▪ Urogenital-Tuberkulose	i. v.-Urographie, CT
	▪ Urolithiasis	Sonographie (dorsaler Schallschatten)
	▪ Markschwammniere	i. v.-Urographie
	▪ polyzystische Nierenerkrankung vom Erwachsenentyp	Sonographie, CT

Fortsetzung ▶

≡ B-3.2	Radiologische Leitbefunde (Fortsetzung)	
Befund	**mögliche Ursache**	**geeignete Methoden** (Methode der Wahl steht an 1. Stelle)
Füllungsdefekte	▪ nicht schattengebende Konkremente	Sonographie, i. v.-Urographie, CT
	▪ Zysten	Sonographie, CT
	▪ Tumoren	CT, Sonographie
vergrößerter Nierenschatten	▪ Nierenzellkarzinom	CT, Sonographie
	▪ Hydronephrose	Sonographie, Szintigraphie, CT
	▪ akute Pyelonephritis	Sonographie
Rundherd	▪ Abszess	Sonographie (echoarm), CT
	▪ Zyste	Sonographie (echofrei, dorsale Schallverstärkung), CT
	▪ benigne Tumoren	CT, Sonographie (echoreich)
	▪ Nieren-Ca	CT, Sonographie (inhomogen)
deformiertes Organ	▪ TB	Sonographie, i. v.-Urographie
	▪ chronische Pyelonephritis	Sonographie
erweitertes Kelchsystem	▪ obstruktive Uropathie	i. v.-Urographie, Sonographie, Szintigraphie
	▪ TB	Sonographie, i. v.-Urographie, CT
Harnblase		
Füllungsdefekte	▪ kongenitale Septen	Sonographie
	▪ Ureterozele	i. v.-Urographie, Sonographie
	▪ Endometriose	Sonographie, CT
	▪ Tumor, Metastase	Sonographie, CT
	▪ Konkrement	Sonographie, i. v.-Urographie
	▪ Luft	i. v.-Urographie
	▪ Koagel, Hämatom	i. v.-Urographie, Sonographie
	▪ Trauma	i. v.-Urographie, Sonographie
	▪ Fremdkörper	i. v.-Urographie, Sonographie
	▪ vergrößerte Prostata	i. v.-Urographie, Sonographie
	▪ externe RF Becken	CT, Sonographie
	▪ Blasenfistel	Zystographie
Dilatation	▪ Obstruktion Blasenausgang	Zystographie
	▪ Blasenprolaps	
	▪ neurogene Blase	neurologische Abklärung
	▪ Diabetes insipidus	endokrinologische Untersuchung
	▪ Megazystitis	Zystographie
	▪ andere	
kleine Blase	▪ Übergangszell-Karzinom	CT, Zystoskopie
	▪ Zystitis	Klinik, Labor
	▪ Tuberkulose	Klinik, Labor
	▪ neurogene Blase	neurologische Untersuchung
	▪ „ausgeschaltete" Blase	klinische Angaben
	▪ Druck von extern	CT

3.1.3 Wichtige Krankheitsbilder –
von der Diagnose zum Befund

Angeborene Missbildungen s.S. 697

Pyelonephritis

▶ **Definition**

3.1.3 Wichtige Krankheitsbilder – von der Diagnose zum Befund

Angeborene Missbildungen s.S. 697

Pyelonephritis

▶ **Definition:** Durch eine bakterielle Infektion des oberen Harntrakts kommt es zu einer akuten interstitiellen Nephritis. Persistiert diese über längere Zeit, kommt es zur narbigen Deformierung des Nierenbeckenkelchsystems und zur Schrumpfung des Nierenparenchyms.

Klinik, diagnostisches Vorgehen: Typisch sind Fieber, (Klopf-)Schmerzen im Nierenlager und Dysurie.

Radiologische Diagnostik: Ihre Bedeutung liegt in der Ursachensuche bei gehäuften Harnwegsinfekten.

- **Akute Pyelonephritis: Sonographisch** sind die Nieren leicht vergrößert. In der **Ausscheidungsurographie** reichert die betroffene Niere das KM verzögert und vermindert an.

- **Chronische Pyelonephritis:** In der **Ausscheidungsurographie** liegen narbige **Nierenparenchymeinziehungen** vor. Die **Fornices** der **Kelche** sind verplumpt (Abb. **B-3.9a,b**). Die funktionslose **pyelonephritische Schrumpfniere** liegt als Endzustand einer chronischen Pyelonephritis vor.

Klinik, diagnostisches Vorgehen: Die Diagnose der akuten Pyelonephritis wird in der Regel durch die typische Klinik mit **Fieber, (Klopf-)Schmerzen im Nierenlager** und **Dysurie** bei gleichzeitigem Nachweis von Bakterien und Leukozyten im Urin gestellt.

Radiologische Diagnostik: Die Bedeutung der Röntgendiagnostik liegt weniger in der Diagnosestellung als in der **Ursachensuche** bei gehäuft auftretenden Harnwegsinfekten. Bei Kindern lässt sich vielfach eine Anomalie der ableitenden Harnwege nachweisen.

- **Akute Pyelonephritis: Sonographisch** sind die Nieren aufgrund des Begleitödems **leicht vergrößert,** die Echogenität des Parenchyms ist vermindert. In der **Ausscheidungsurographie** ist die Funktion der betroffenen Niere reduziert, so dass sie das KM verzögert und vermindert anreichert. Die Kelche können eng gestellt sein und durch die ödematöse Schwellung des zwischen ihnen gelegenen Parenchyms aufgespreizt imponieren.
- **Chronische Pyelonephritis:** Charakteristischerweise liegen in der **Ausscheidungsurographie** narbige **Nierenparenchymeinziehungen** in unmittelbarer Nachbarschaft zu den Nierenkelchen vor. Die **Fornices** der Kelche sind **verplumpt** oder keulenförmig deformiert, wobei die Veränderungen auf Schichtaufnahmen am deutlichsten zur Darstellung kommen (Abb. **B-3.9a,b**).
  In **MRT** und **CT** zeigen sich umschriebene Nierenparenchymeinziehungen mit Erweiterung der benachbarten Kelche. Bei einer länger andauernden chronischen Pyelonephritis nimmt die Nierengröße ab, bis als Endzustand eine funktionslose **pyelonephritische Schrumpfniere** vorliegt.

◉ **B-3.9**   **Chronische Pyelonephritis**

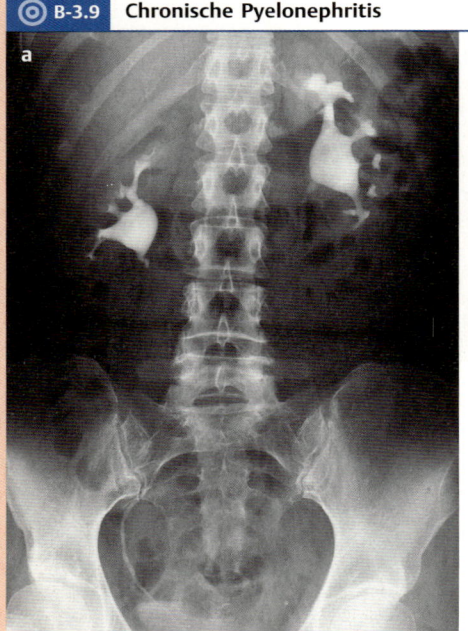

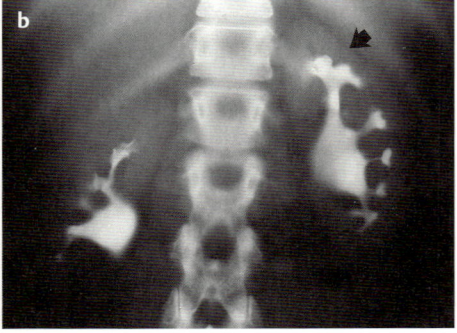

a In der Ausscheidungsurographie zeigt die Aufnahme nach 20 min linksseitig in der oberen Nierenhälfte eine Parenchymverschmälerung mit Verplumpung und keulenförmiger Deformierung der benachbarten Kelche.
b Das zum gleichen Zeitpunkt angeschlossene Tomogramm verdeutlicht die entzündlich bedingte narbige Nierenkontureinziehung (Pfeil). In der unteren Nierenhälfte sind Parenchymbreite und Kelche normal.

Nierenabszess

▶ **Definition:** Nierenabszesse entstehen durch eine hämatogen oder kanalikulär eingeschleppte bakterielle Infektion. Häufig begünstigt eine Abwehrschwäche die Abszessbildung.

Klinik, diagnostisches Vorgehen: s.S. 264 ff.

Radiologische Diagnostik: Sonographisch stellen sich Nierenabszesse abhängig vom Reifungsgrad und der Zusammensetzung des Inhaltes als echoarme, selten auch echoreiche, rundliche intrarenale Raumforderungen dar. In der **Ausscheidungsurographie** ist die Funktion der betroffenen Niere eingeschränkt (Abb. **B-3.10a**). Große Abszesse führen zur Vorbuckelung der Nierenkontur sowie zur Verlagerung und Deformierung des Kelchsystems.

In der **CT** imponieren Abszesse nach i.v.-KM-Gabe als **Raumforderungen**, die im Vergleich zum benachbarten Parenchym **hypodens** sind (Abb. **B-3.10b**). Eine **ringförmige KM-Anreicherung** in der Abszesskapsel ist meist erst bei längerem Krankheitsgeschehen sichtbar. Gasbläschen innerhalb des Abszesses deuten auf das Vorhandensein gasbildender Bakterien hin.

Nuklearmedizinisch zeigt sich eine eingeschränkte Nierenfunktion. In der Frühphase der Funktionsszintigraphie ist über der Abszessregion eine hyperämiebedingte Mehranreicherung zu beobachten.

Urogenitaltuberkulose

▶ **Definition:** Hämatogene Infektion beider Nieren (meist der Nierenrinde, bevorzugt in der Papillen-Mark-Region) durch Mycobacterium tuberculosis, meist ausgehend von einer Lungentuberkulose (s.S. 198). Die Nierentuberkulose ist häufig mit einer Tuberkulose der Ureteren, der Harnblase und der Genitalorgane vergesellschaftet **(Urogenitaltuberkulose)**. Durch fibröse Reaktionen entstehen besonders in den distalen Harnleiterabschnitten Stenosen.

Entzündliche Einschmelzungen des befallenen Nierenparenchyms führen zu **Markkavernen** und Papillenerosionen. Sekundär gelangen damit Tuberkelbakterien in das Hohlraumsystem. Die dort fortschreitende Entzündung führt zur Schrumpfung der Kelche, das Nierenparenchym fibrosiert und verkalkt. Im Endstadium liegt eine **tuberkulotische Schrumpfniere** oder eine verkalkte Pyonephrose **(Mörtel- oder Kittniere)** vor (Abb. **B-3.11**).

Nierenabszess

◀ **Definition**

Klinik, diagnostisches Vorgehen: s.S. 264 ff.

Radiologische Diagnostik: Sonographisch stellen sich Abszesse als meist echoarme rundliche intrarenale Raumforderungen dar. In der **Ausscheidungsurographie** zeigt sich eine Funktionseinschränkung (Abb. **B-3.10a**).

In der **CT** imponieren Abszesse als **hypodense Raumforderungen** (Abb. **B-3.10b**). Eine **ringförmige KM-Anreicherung** in der Abszesskapsel ist meist nach längerem Krankheitsgeschehen sichtbar. **Nuklearmedizinisch** zeigt sich eine eingeschränkte Nierenfunktion.

Urogenitaltuberkulose

◀ **Definition**

Entzündliche Einschmelzungen des Parenchyms führen zu **Markkavernen** und Schrumpfung der Kelche. Im Endstadium liegt eine **tuberkulotische Schrumpfniere** oder eine **Mörtel- oder Kittniere** vor (Abb. **B-3.11**).

⊚ **B-3.10** **i.v.-Urographie und CT eines rechtsseitigen Nierenabszesses**

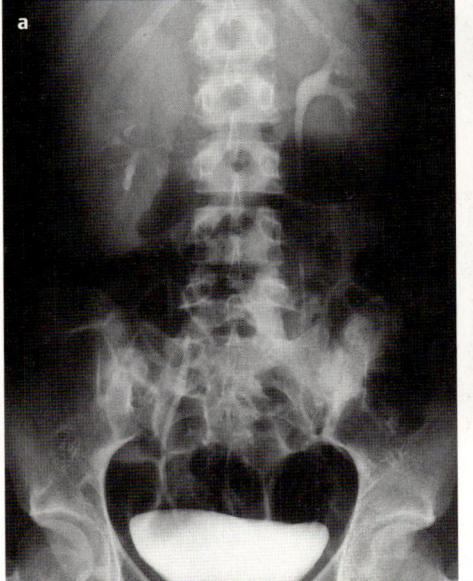
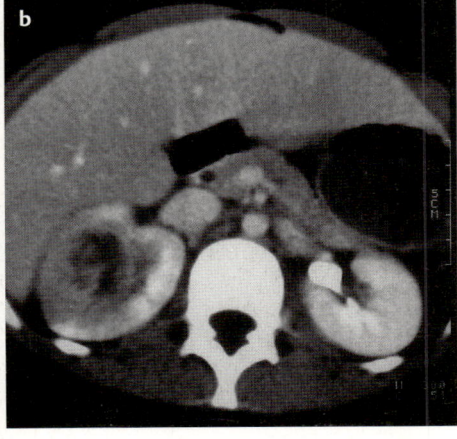

a Ausscheidungsurographie: Im Seitenvergleich fällt eine rechtsseitig verzögerte KM-Ausscheidung auf. Die oberen Nierenkelche sind durch den kranial gelegenen Abszess nach kaudal verlagert.

b CT: Das Organ ist insgesamt vergrößert. Nach vorangegangener KM-Gabe stellt sich der Abszess im Vergleich zum benachbarten Nierenparenchym hypodens dar, wobei zentral annähernd wasserisodense eingeschmolzene Areale abgrenzbar sind. Eine Abszesskapsel ist nicht erkennbar.

◉ B-3.11   **Urotuberkulose: Darstellung der pathologischen Veränderungen bei der intravenösen Urographie**

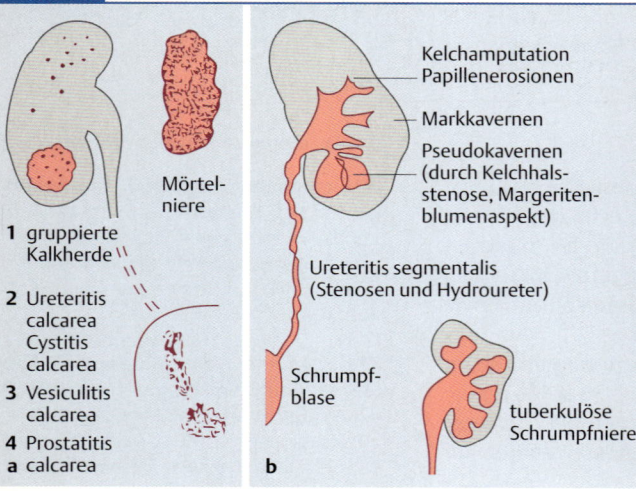

Mörtel-
niere

1 gruppierte
  Kalkherde
2 Ureteritis
  calcarea
  Cystitis
  calcarea
3 Vesiculitis
  calcarea
4 Prostatitis
a calcarea

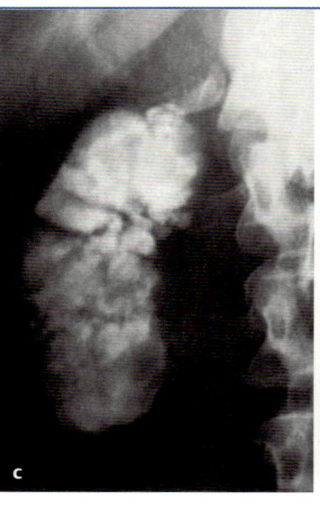

Kelchamputation
Papillenerosionen

Markkavernen

Pseudokavernen
(durch Kelchhals-
stenose, Margeriten-
blumenaspekt)

Ureteritis segmentalis
(Stenosen und Hydroureter)

Schrumpf-
blase

tuberkulöse
Schrumpfniere

b

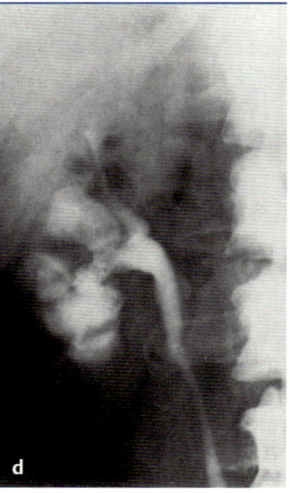

c   d

a Nativdiagnostisch zeigen sich Verkalkungen in den Nieren (1), den ableitenden Harnwegen (2), den Samenbläschen (3) und der Prostata (4). Als Mörtel- oder Kittniere wird ein hochgradig geschrumpftes, mit grobscholligen Kalkherden durchsetztes Organ bezeichnet.
b Nach KM-Gabe kommen verdrängungsbedingte Kelchamputationen oder stenosebedingte Kelcherweiterungen zur Darstellung. Das Hohlraumsystem dilatiert zunehmend. Die Organgröße nimmt bei verschmälertem Parenchymsaum ab, bis das Endstadium der tuberkulösen Schrumpfniere erreicht ist.
c Die Leeraufnahme zeigt den Befund einer tuberkulösen Kittniere. Das Organ ist vollständig durchsetzt von ausgedehnten, konfluierenden Verkalkungen.
d Im intravenösen Ausscheidungsurogramm eines anderen Patienten ist die postentzündliche Deformierung des Hohlraumsystems mit mehren großen Kavernen im mittleren und unteren Nierendrittel zu erkennen, die Anschluss an das Nierenbeckenkelch-system erhalten haben und sich deshalb kontrastieren.

Klinik, diagnostisches Vorgehen:
Beschwerden treten erst nach jahrelanger Latenz auf. Die Diagnose wird durch den Nachweis von Mykobakterien im Urin gestellt.
Radiologische Diagnostik: Urographisch zeigen sich **intrarenale Kalkherde**. Dilatierte Kelche in größerer Zahl ergeben den sog. **Margaritenblumenaspekt. Sonographisch** und im **CT** zeigt sich eine deformierte Niere mit Kalkherden, Tuberkulomen, Kavernen und erweitertem Kelchsystem.

Klinik, diagnostisches Vorgehen: Da die tuberkulösen Veränderungen langsam fortschreiten, treten erst nach einer jahrelangen Latenzzeit Beschwerden auf. Die Diagnose wird durch den Nachweis von Mykobakterien im Urin gestellt. Ergänzend sollte eine Röntgenuntersuchung der Lunge durchgeführt werden.

Radiologische Diagnostik: Urographisch zeigen sich bereits nativdiagnostisch **intrarenale Kalkherde**. Mit dem Hohlraumsystem kommunizierende Markkavernen und durch Kelchhalsstenosen dilatierte Kelche füllen sich verzögert und werden häufig erst auf Spätaufnahmen deutlich sichtbar. Liegen sie in größerer Zahl vor, ergibt sich der sog. **Margaritenblumenaspekt.**
Sonographisch und **computertomographisch** zeigt sich eine deformierte Niere mit Kalkherden, rundlichen Tuberkulomen, Kavernen und einem erweiterten Nierenbeckenkelchsystem.

Obstruktive Uropathie

Obstruktive Uropathie

▶ **Synonym**

▶ **Synonym:** Harnstauung

▶ **Definition**

▶ **Definition:** Eine Harnstauung entsteht, wenn infolge eines Abflusshindernisses in den ableitenden Harnwegen die von den Nieren produzierte Harnmenge nicht im selben Ausmaß abfließen kann. Die daraus resultierende Druckerhöhung führt zur Dilatation der vorgeschalteten Harnwege und zur Nierenfunktionseinschränkung.

Häufige **Ursachen** sind Harnleitersteine, Tumoren von Blase, Harnwegen oder Prostata, Strikturen, Stenosen des Ureterabgangs, Querschnittslähmung oder ein Morbus Ormond.

Häufige **Ursachen** einer Harnstauung sind Harnleitersteine, aber auch Tumoren der Blase und der Harnwege, Prostatatumoren (s. S. 284), Strikturen, Stenosen des Ureterabgangs, neurologische Erkrankungen (z. B. Querschnittslähmung) oder ein Morbus Ormond (retroperitoneale Fibrose) (s. S. 304) kommen infrage.

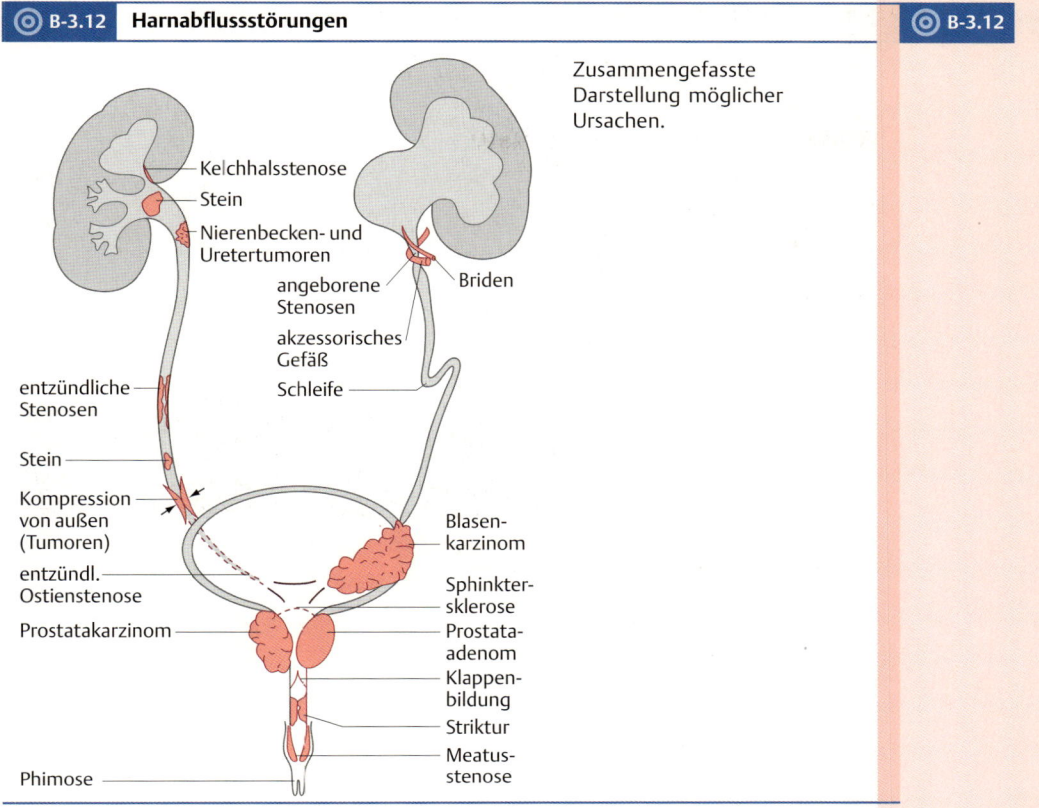

B-3.12 Harnabflussstörungen

B-3.12

Zusammengefasste Darstellung möglicher Ursachen.

Kelchhalsstenose
Stein
Nierenbecken- und Uretertumoren
angeborene Stenosen
akzessorisches Gefäß
Schleife
Briden
entzündliche Stenosen
Stein
Kompression von außen (Tumoren)
entzündl. Ostienstenose
Prostatakarzinom
Blasen-karzinom
Sphinkter-sklerose
Prostata-adenom
Klappen-bildung
Striktur
Meatus-stenose
Phimose

Je nach Sitz des Hindernisses liegt die Harnstauung ein- oder beidseitig vor (Abb. **B-3.12**). Es kommt zur Ausbildung einer **Hydrokalix** (dilatierte Kelchgruppe), einer **Hydronephrose** (dilatiertes Nierenbeckenkelchsystem) oder eines **Hydroureters** (dilatierter Harnleiter).

Die Harnstauung wird in eine **akute** und eine **chronische Form** unterteilt. Die akute Harnstauungsniere ist nach Beseitigung der Ursache reversibel. Jede länger andauernde Abflussbehinderung führt jedoch zur Entstehung einer chronischen Harnstauungsniere. Durch den erhöhten Druck im Hohlraumsystem kommt es zur zunehmenden **Atrophie des angrenzenden Parenchyms**.

▶ **Merke:** Den Endzustand einer chronischen Harnstauung mit sackförmig erweitertem Nierenbeckenkelchsystem und hochgradig verschmälertem Parenchymmantel bezeichnet man als **Hydronephrose (Sackniere)**.

Diagnostisches Vorgehen: Meist wird die Sonographie als erstes diagnostisches Verfahren zur weiteren Abklärung einer Harnstauung eingesetzt.

Radiologische Diagnostik (Abb. **B-3.13**): **Sonographisch** bilden sich erweiterte Kelche als echofreie Areale im Sinus renalis ab, das Nierenbeckenkelchsystem wirkt aufgespreizt. Bei einer chronischen Harnstauung ist der Parenchymsaum verschmälert (Abb. **B-3.13**).

In der **Ausscheidungsurographie** ist die Kontrastierung der Nieren auf der betroffenen Seite meist verzögert. Eine ausreichende Kontrastierung des Hohlraumsystems ist dann erst auf Spätaufnahmen (1–24 h) zu erzielen. Das Nierenbeckenkelchsystem ist erweitert, die Kelche sind verplumpt. Ureteranteile vor dem Abflusshindernis weisen ebenfalls eine Erweiterung auf.

In der **CT** imponiert das erweiterte Nierenbeckenkelchsystem als **hypodense Zone** mit wasseräquivalenten Dichtewerten innerhalb des Sinus renalis. Das Ausmaß einer mäßiggradigen Stauung wird aufgrund der axialen Schichtführung im Vergleich zu anderen bildgebenden Verfahren häufig unterschätzt.

Die Harnstauung kann ein- oder beidseitig vorliegen (Abb. **B-3.12**). Mögliche Folgen sind **Hydrokalix, Hydronephrose** oder **Hydroureter.**

Die Harnstauung wird in die **akute** und die **chronische** Form unterteilt. Die akute Form ist reversibel, die chronische führt zur **Atrophie des angrenzenden Parenchyms**.

◀ **Merke**

Diagnostisches Vorgehen: Als erstes Verfahren erfolgt die Sonographie.

Radiologische Diagnostik: **Sonographisch** bilden sich erweiterte Kelche ab. Bei einer chronischen Stauung ist der Parenchymsaum verschmälert (Abb. **B-3.13**).

In der **Ausscheidungsurographie** ist eine ausreichende Kontrastierung des Hohlraumsystems erst auf Spätaufnahmen zu erzielen.

In der **CT** imponiert das erweiterte Nierenbeckenkelchsystem als **hypodense Zone** innerhalb des Sinus renalis.

In der **Nierenfunktionsszintigraphie** zeigt sich ein verzögerter Aktivitätsabfall in der Exkretionsphase. Die Szinitigraphie mit Gabe von Lasix ermöglicht die Unterschei-

⊙ **B-3.13**   **Harnstauung**

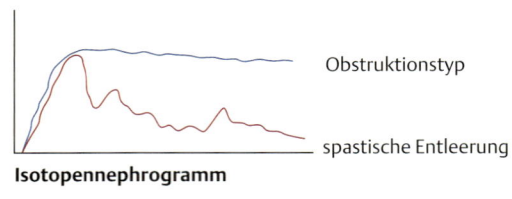

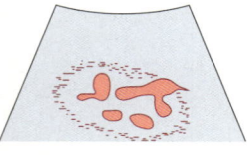

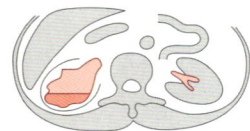

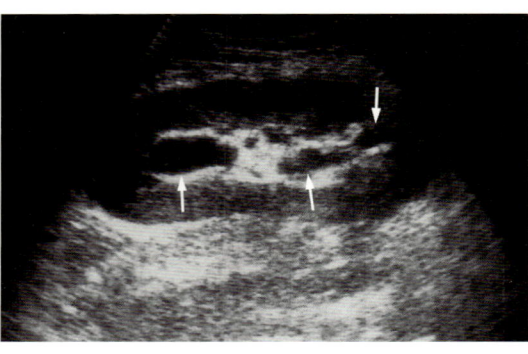

Pyelon kaudal konkav

Pyelon kaudal konvex

Hutter–Psoasrandphänomen

Isotopennephrogramm

Obstruktionstyp

spastische Entleerung

normal   akute Staaung

Ausscheidungsurographie

chronische Staaung: zunehmende Ureter-schlängelung, Parenchymverschmälerung und schließlich stumme Niere

Sonographie
schmales Parenchym und echo-freie Rundherde mit Verbindung
a zum erweiterten Pyelon

CT Pyelonerweiterung, Parenchymverschmälerung und Spiegelbildung durch KM-Sedimentation

b

a   Schematisch zusammengefasste Darstellung der bildgebenden und nuklearmedizinischen Diagnostik.
b   Sonographie der rechten Niere bei Harnstauung (Längsschnitt): Innerhalb des echoreichen Sinus renalis kommt das erweiterte Nierenbeckenkelchsystem echofrei zur Darstellung (Pfeile). Eine druckbedingte Parenchymatrophie liegt nicht vor.

dung zwischen einer funktionellen Abflussbehinderung und einer echten Obstruktion.

Das KM sedimentiert innerhalb des dilatierten Nierenbeckenkelchsystems und führt zu Spiegelbildungen. Der umgebende Parenchymmantel ist auf den Querschnittbildern exakt beurteilbar und kommt bei chronischer Staaung verschmälert zur Darstellung. Ein dilatierter Ureter ist auch bei geringer oder fehlender Kontrastierung meist als rundliche, wasserdichte Struktur bis zum obstruierenden Hindernis verfolgbar.

In der **Nierenfunktionsszintigraphie** wird das Nuklid verzögert ausgeschieden, so dass in der Exkretionsphase ein verzögerter Aktivitätsabfall zu verzeichnen ist. Insbesondere bei leichten Hohlraumsystemerweiterungen ermöglicht die Szintigraphie mit Gabe von Lasix die Unterscheidung zwischen einer funktionellen Abflussbehinderung und einer echten Obstruktion.

Urolithiasis

Urolithiasis

▶ **Definition**

▶ **Definition:** Harnwegskonkremente bestehen aus Mineralien und organischen Substanzen. Sie entstehen meist im Nierenbeckenkelchsystem und treten einzeln oder multipel, einseitig oder doppelseitig in den Kelchen, im Nierenbecken, den Ureteren und der Harnblase auf. Seltener kommen intraparenchymatös gelegene Papillensteine vor.

Klinik: Beschwerdefreiheit, diskrete lumbale Schmerzen, aber auch schwere Koliken bei Steinabgang sind möglich.

Klinik: Die Symptome sind vielfältig. Völlige Beschwerdefreiheit, diskrete lumbale Schmerzen aber auch schwere Koliken bei Steinabgang sind möglich. Steine der ableitenden Harnwege führen regelmäßig zur Hämaturie.

▶ **Merke:** Ca. 80 % der Steine sind kalkdicht und damit röntgenologisch schattengebend (Kalziumoxalat-, Magnesiumphosphat- und Kalziumphosphatsteine). In 20 % liegen röntgenologisch nicht schattengebende Konkremente (Harnsäure- und Cystinsteine) vor.

◀ **Merke**

Diagnostisches Vorgehen: Bei Erstmanifestation eines Harnsteines erfolgt die laborchemische Bestimmung von Kalzium, Phosphat, Kreatinin, Harnsäure i. S., Urin-pH, Urinstatus und -sediment sowie die mikrobiologische Untersuchung des Harns, außerdem die Durchführung einer Sonographie und Ausscheidungsurographie.

Diagnostisches Vorgehen: Laborchemische und mikrobiologische Harnuntersuchung, Sonographie und Ausscheidungsurographie.

Radiologische Diagnostik: Die Mehrzahl der Konkremente ist bereits auf der im Rahmen der **i. v.-Urographie** angefertigten Leeraufnahme als **kalkdichte Verschattung** sichtbar. Im Röntgennativbild **nicht schattengebende Konkremente** lassen sich nach KM-Gabe als **Füllungsdefekte** im kontrastierten Hohlraumsystem nachweisen. Bei fraglich intrarenaler Lage von steinverdächtigen Röntgenschatten kann die Durchführung einer konventionellen Tomographie oder eine seitliche Abdomenübersichtsaufnahme die Lokalisation erleichtern, Harnblasensteine führen zu Kalkschatten im kleinen Becken. Die Aufnahmen nach KM-Gabe geben Aufschluss über das Ausmaß der Abflussbehinderung, die v. a. bei Uretersteinen zu erwarten ist (Abb. **B-3.14**). Harnleitersteine mit höhergradiger Abflussbehinderungen führen zu einer Funktionseinschränkung der betroffenen Niere. In diesen Fällen kommt es erst auf **Spätaufnahmen** zu einer ausreichenden Kontrastierung des Hohlraumsystems, welches oberhalb des Konkrementes dilatiert ist. Alternativ kann die Steinlokalisation durch eine Aufnahme im Stehen versucht werden, da das KM dann innerhalb des erweiterten Ureters nach kaudal bis zum Obstruktionshindernis sedimentiert.

Bei unzureichender Steinlokalisation hilft die **retrograde Ureteropyelographie** weiter (s. S. 257). Durch die direkte KM-Injektion in den Harnleiter lassen sich Obstruktionshindernisse vor allem bei eingeschränkter Nierenfunktion besser lokalisieren. In gleicher Sitzung besteht die Möglichkeit, über das Zystoskop eine Schlinge zur Steinextraktion in den Harnleiter einzubringen.

Sonographisch können Konkremente im Nierenbeckenkelchsystem unabhängig von ihrer Zusammensetzung als **reflexreiche Areale** abgegrenzt werden. Über 3–4 mm große Konkremente weisen infolge der Schallwellenreflektion einen **dorsalen Schallschatten** auf (Abb. **B-3.15**). Gleichzeitig wird sonographisch das Ausmaß einer begleitenden Harnstauung beurteilt, wobei die Abgrenzung zu zentral gelegenen so genannten parapelvinen Nierenzysten problematisch

Radiologische Diagnostik: Die meisten Konkremente sind bereits auf der Leeraufnahme bei der **i. v.-Urographie** als **kalkdichte Verschattungen** sichtbar. Nach KM-Gabe zeigen sich nicht schattengebende Konkremente als **Füllungsdefekte**. Die Aufnahmen nach KM-Gabe zeigen das Ausmaß der Abflussbehinderung, die bei Uretersteinen zu erwarten ist (Abb. **B-3.14**). Ist die Niere funktionseingeschränkt, kommt es erst auf **Spätaufnahmen** zur ausreichenden Kontrastierung des Hohlraumsystems, das oberhalb des Konkrementes dilatiert ist.

Bei unzureichender Steinlokalisation hilft die **retrograde Ureteropyelographie** weiter (s. S. 257). In gleicher Sitzung kann über das Zystoskop eine Schlinge zur Steinextraktion in den Harnleiter eingebracht werden.

Sonographisch können Konkremente als **reflexreiche Areale** abgegrenzt werden. Über 3–4 mm große Konkremente weisen einen **dorsalen Schallschatten** auf (Abb. **B-3.15**).
In der **CT** stellen sich Steine **hyperdens** dar.

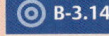
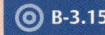

B-3.14	Harnstauung durch Harnleiterstein

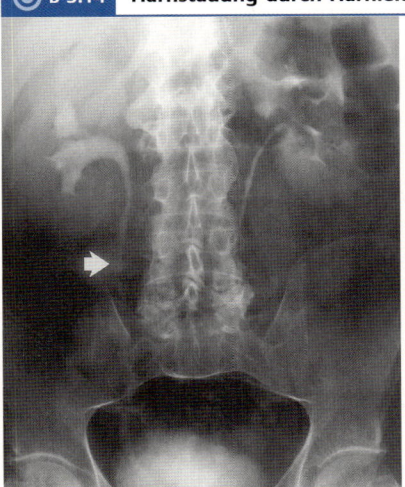

Im mittleren Anteil des rechten Ureters zeigt sich 20 min nach KM-Gabe ein röntgendichter Harnleiterstein (Pfeil). Das Nierenbeckenkelchsystem und der oberhalb des Konkrementes gelegene Ureterabschnitt sind im Vergleich zur gesunden Gegenseite mäßiggradig erweitert.

B-3.15	Nierenstein rechts

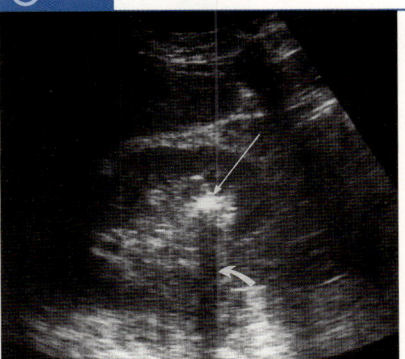

Sonographisch zeigt sich im Sinus renalis ein reflexreiches Konkrement (Pfeil) mit dorsalem Schallschatten (gebogener Pfeil). Eine begleitende Harnstauung liegt nicht vor.

sein kann (s.S. 272). Konkremente im Harnleiter sind sonographisch nur in Ausnahmefällen sichtbar, dagegen lassen sich Blasensteine als lageveränderliche reflexreiche Areale innerhalb einer ausreichend flüssigkeitsgefüllten Harnblase erkennen.

In der **CT** stellen sich – bei besserer Dichteauflösung – **Steine** unabhängig von ihrer Zusammensetzung **hyperdens** dar. Um auch kleine Steine nachweisen zu können, erfolgt die CT-Untersuchung primär nativ bei geringer Schichtdicke.

Zystische Nierenerkrankungen

Markschwammniere

▶ **Definition:** Die Markschwammniere ist eine nicht erbliche Form angeborener zystischer Fehlbildungen der Niere. Sie ist durch das Auftreten erweiterter Sammelrohren und kleiner Zysten gekennzeichnet, die oft mit den Sammelrohren in Verbindung stehen. Diese Veränderungen betreffen nur das Nierenmark und geben ihm ein schwammiges Aussehen. Innerhalb der ektatischen Sammelrohre lagert sich Kalk ab.

Klinik: Viele der Patienten leiden an einer Hyperkalziurie (erhöhte Kalziumausscheidung im Urin). Aufgrund dieser Hyperkalziurie bei renal tubulärer Azidose bilden sich in den erweiterten Sammelrohren sowie in den Zysten Steine (Konkremente), die aus Kalziumoxalat und/oder Kalziumphosphat bestehen. Die Folge ist eine **Nephrokalzinose** (Ablagerung von Kalksalzen im Nierengewebe).

Diagnostisches Vorgehen: Bei fehlender klinischer Symptomatik wird diese Anomalie meist zufällig entdeckt.

Radiologische Diagnostik: In der **Ausscheidungsurographie** zeigen sich nativdiagnostisch im Bereich der **Markkegel gruppierte stecknadelkopfgroße Kalkherde**. Nach KM-Gabe bilden sich die ektatischen Sammelröhrchen fächer- oder traubenförmig in der Markregion ab. **Sonographisch** finden sich aufgrund der Kalkansammlungen in den Sammelröhrchen echoreiche Pyramiden. Wegen der geringen Größe der Verkalkungen verursachen sie meist keine Schallschatten (Abb. **B-3.16**).

Zystische Nierenerkrankungen

Markschwammniere

▶ **Definition**

Klinik: Viele Patienten leiden an einer Hyperkalziurie mit Steinbildung und **Nephrokalzinose** (Ablagerung von Kalksalzen im Nierengewebe).

Diagnostisches Vorgehen: Meist Zufallsbefund.

Radiologische Diagnostik: In der **Ausscheidungsurographie** zeigen sich in den **Markkegeln gruppierte stecknadelkopfgroße Kalkherde. Sonographisch** finden sich aufgrund der Kalkansammlungen in den Sammelröhrchen echoreiche Pyramiden (Abb. **B-3.16**).

⊙ **B-3.16**   **Markschwammniere**

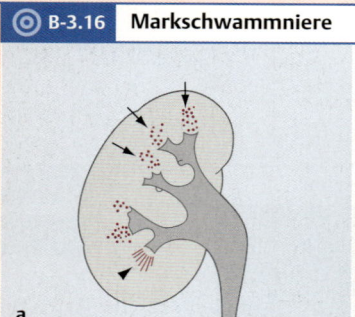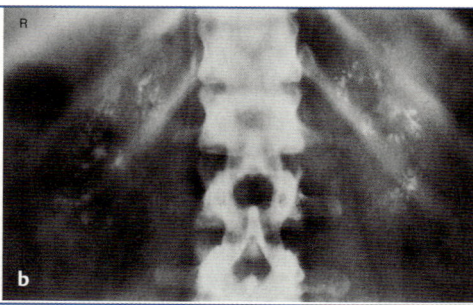

a Bei der Ausscheidungsurographie zeigen sich nativdiagnostisch papillennahe Kalkherde (Pfeile). Nach KM-Gabe kontrastieren sich fächerförmig angeordnete ektatische Sammelröhrchen (Pfeilspitze).
b Die Schichtaufnahme (Zonographie) der Nieren zeigt beidseits multiple Kalkherde die in den papillennahen Markpyramiden lokalisiert sind.

Infantile polyzystische Nierendegeneration

▶ **Synonym:** autosomal-rezessive Zystennierenerkrankung, ARPKD

Klinik: Bereits beim Säugling sind beide Nieren deutlich vergrößert und mit **multiplen kleinsten Zysten** durchsetzt. Die Erkrankung ist oft mit zystisch erweiterten Gallengängen und einer Leberfibrose vergesellschaftet. Bei gleichzeitiger Lungenhypoplasie ist die Erkrankung meist bereits in den ersten Lebenstagen letal.

Infantile polyzystische Nierendegeneration

▶ **Synonym**

Klinik: Bereits beim Säugling sind beide Nieren vergrößert und mit **multiplen kleinsten Zysten durchsetzt.** Bei gleichzeitiger Lungenhypoplasie ist die Erkrankung meist in den ersten Lebenstagen letal.

Radiologische Diagnostik: Einzelne Zysten können aufgrund ihres geringen Durchmessers weder sonographisch noch computertomographisch abgegrenzt werden. Bei bilateral vergrößerten Nieren stellt sich **sonographisch** das Nierenparenchym echoreich und inhomogen dar (**Pfeffer- und Salz-Muster**). Auf der **Abdomenübersicht** verlagern die vergrößerten Nieren Anteile des Magen-Darm-Traktes. Eine KM-Gabe ist, so weit bei der vorliegenden Niereninsuffizienz möglich, nur beim Verdacht auf ein zusätzlich vorliegendes Abflusshindernis notwendig (Abb. **B-3.17**).

Multizystische Nierendysplasie

Klinik: Diese nicht erbliche, meist einseitig auftretende Nierenfehlbildung ist nach der Hydronephrose die häufigste Form einer einseitigen Nierenvergrößerung der ersten Lebenswoche (Abb. **B-3.18**). Man nimmt an, dass diese Nierenfehlbildung Folge einer frühzeitig intrauterin aufgetretenen Harnwegsobstruktion ist.

Radiologische Diagnostik: Die Erkrankung wird meist zufällig bei einer Sonographie entdeckt. Die Unterscheidung von einer Hydronephrose erfolgt szintigraphisch, da eine multizystisch dysplastische Niere keine Funktion aufweist.

Radiologische Diagnostik: Sonographisch zeigt sich das Parenchym echoreich und inhomogen (**Pfeffer- und Salz-Muster**). Auf der **Abdomenübersicht** verlagern die vergrößerten Nieren Teile des Gastrointestinaltrakts (Abb. **B-3.17**).

Multizystische Nierendysplasie

Klinik: Diese nicht erbliche, meist einseitige Fehlbildung ist wahrscheinlich Folge einer frühzeitig intrauterin aufgetretenen Harnwegsobstruktion.

Radiologische Diagnostik: Meist Zufallsbefund. Die multizystisch dysplastische Niere weist keine Funktion auf.

⊚ **B-3.17** **Infantile polyzystische Nierendegeneration**

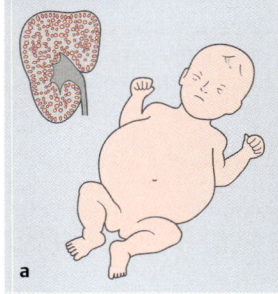 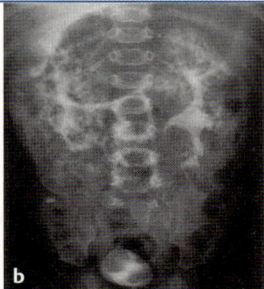

a Die beidseits deutlich vergrößerten Nieren führen zu einer bilateralen Vorwölbung des Abdomens. Die einzelnen Zysten lassen sich weder sonographisch noch computertomographisch voneinander abgrenzen.
b Polyzystische Nieren bei einem 9 Tage alten Säugling. Die Übersichtsaufnahme der Nieren, die zwei Stunden nach KM-Gabe angefertigt wurden, zeigt beidseits eine deutliche Organvergrößerung. Entsprechend der reduzierten Nierenfunktion kommt es zur verzögerten KM-Ausscheidung.

⊚ **B-3.18** **Sonographischer Befund bei multizystischer Nierendysplasie**

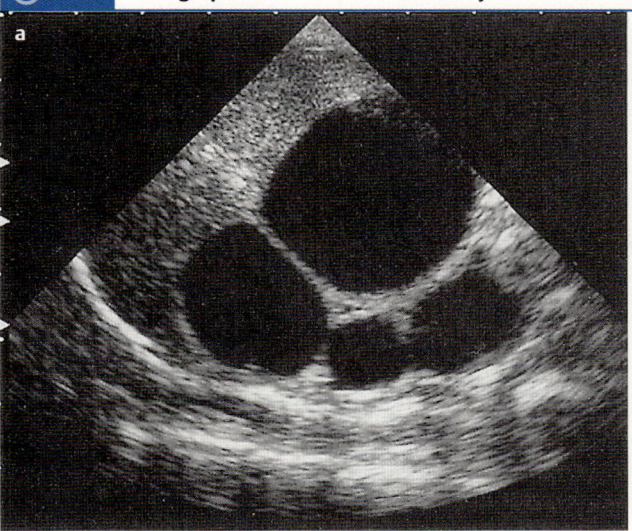 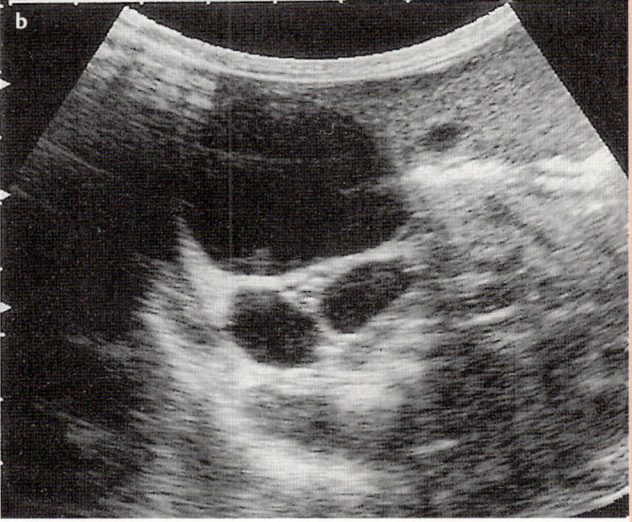

a Längsschnitt der rechten Niere. Vergrößertes, von Zysten durchsetztes Organ.
b Querschnitt der rechten Niere mit unterschiedlich großen Zysten und fehlendem Parenchymsaum.

Adulte Form der Zystennieren

Adulte Form der Zystennieren

▶ **Synonym**

▶ **Synonym:** autosomal-dominante Zystennierenerkrankung, ADPKD

▶ **Definition**

▶ **Definition:** Dieses autosomal dominant erbliche Leiden beider Nieren führt zu einer fortschreitenden **Durchsetzung beider Nieren mit multiplen unterschiedlich großen Zysten**.

Klinik: Ab dem 3. Lebensjahrzehnt zeigt sich **fortschreitende Niereninsuffizienz.** Häufig bestehen gleichzeitig **Leber- und Pankreaszysten** sowie **Hirnbasisarterien- aneurysmen.**

Klinik: Während erste Zysten bereits im Kindesalter entstehen, manifestiert sich die Erkrankung meist ab dem 3. Lebensjahrzehnt durch eine **fortschreitende Niereninsuffizienz**. Häufig bestehen gleichzeitig **Zysten in der Leber und im Pankreas** sowie **Hirnbasisarterienaneurysmen**. Klinische Symptome sind Hypertension, Flankenschmerz und Hämaturie sowie Zeichen einer fortschreitenden Niereninsuffizienz.

Radiologische Diagnostik: Urographisch zeigen sich beidseits vergrößerte Nieren mit gebuckelten Konturen und ausgezogenem Kelchsystem. **Sonographisch** und im **CT** zeigen sich multiple Zysten (Abb. **B-3.19**).

Radiologische Diagnostik: Urographisch zeigen sich beidseits vergrößerte Nieren, im Nativbild sind oft Zystenwandverkalkungen zu erkennen. Die Organkonturen sind gebuckelt, das Nierenbeckenkelchsystem zwischen den zahlreichen Zysten bogig verlagert und ausgezogen. Auf **konventionellen Schichtaufnahmen** führen größere Zysten zu strahlentransparenten, runden Arealen. **Sonographisch** und **computertomographisch** zeigen sich in unterschiedlichem Ausmaß vergrößerte Nieren, die von multiplen Zysten durchsetzt sind (Abb. **B-3.19**).

Nierenzysten

Nierenzysten

▶ **Definition**

▶ **Definition:** Es handelt sich um flüssigkeitsgefüllte Hohlräume, die von einer dünnen Kapsel umgeben sind. Die meisten Zysten befinden sich im Nierenparenchym. In der Nachbarschaft des Nierenbeckens gelegene Zysten werden als **parapelvine Zysten** bezeichnet.

Klinik: Solitäre Nierenzysten sind besonders im fortgeschrittenen Alter häufig.

Klinik: Solitäre Nierenzysten sind eine der häufigsten Veränderungen der Nieren. Insbesondere im fortgeschrittenen Lebensalter werden sie bei bis zu 50 % der Bevölkerung diagnostiziert.

▶ **Merke**

▶ **Merke:** In der Regel sind solitäre Nierenzysten asymptomatisch. Sie werden oft als Zufallsbefund diagnostiziert und bedürfen meist keiner Therapie.

Mögliche **Komplikationen** sind selten.

Mögliche **Komplikationen** durch Nierenzysten wie Abflussbehinderungen durch Verlagerung oder Kompression des Nierenbeckenkelchsystems sind selten. Zysteneinblutungen und maligne Entartungen stellen eine Rarität dar.

◉ B-3.19   Adulte Form der polyzystischen Nierendegeneration

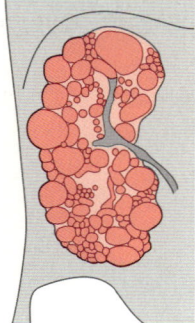

Zwerchfell

Beckenrand

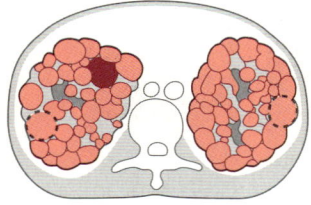

🔴 Zystenrandverkalkung
🔴 Zysteneinblutung
🔧 Kelchausgusssteine

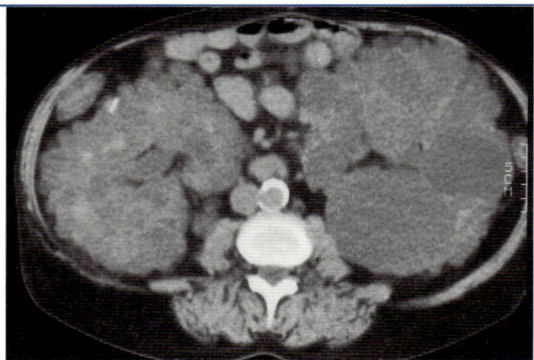

a Innerhalb der deutlich vergrößerten Nieren lassen sich sonographisch und computertomographisch multiple Zysten nachweisen.

b In der CT sind teilweise Zystenverkalkungen oder -einblutungen und eine ausgeprägte beidseitige Organvergrößerung zu erkennen. Die Nieren sind mit zahlreichen unterschiedlich großen Zysten durchsetzt. Die Darmschlingen liegen zusammengedrängt im Mittelbauch. Nebenbefundlich zeigt sich eine sichelförmige Verkalkung der Aorta abdominalis.

Radiologische Diagnostik: Sonographisch imponieren Zysten als rundliche, **echofreie** und **glatt berandete** Raumforderungen. **Dorsal** kommt es aufgrund der hohen Schalldurchlässigkeit zur typischen **Schallverstärkung** (Abb. **B-3.20c**).

▶ **Merke:** Unregelmäßige Wandverdickungen sind verdächtig auf eine maligne Entartung.

In der **CT** sind Zysten **rundlich konfiguriert** und **glatt berandet**. Die wasseräquivalenten Dichtewerte liegen bei 0 HE (Abb. **B-3.20d**). Zysteneinblutungen führen zu erhöhten Dichtewerten (40–60 HE). Die weitere Abklärung von renalen Raumforderungen, die sono- oder computertomographisch nicht eindeutig einer Zyste zuzuordnen sind, erfolgt heute mittels **MRT**. Als potenziell maligne Zeichen in der MRT gelten: inhomogene Signalintensität, irreguläre Wandbegrenzung und dicke kontrastmittelaufnehmende Septen.

Nierenzysten zeigen sich in der **Urographie** meist indirekt durch ihre raumfordernde Wirkung mit bogiger Verlagerung und Kompression des Nierenbeckenkelchsystems (Abb. **B-3.20a**). Zysten, die den Nierenparenchymsaum überschreiten, führen zu einer glattbogigen Vorbuckelung der Nierenkontur. **Nephrotomographisch** stellen sich Zysten als **transparente rundliche Raumforderungen** dar (Abb. **B-3.20b**). Die seltenen Zystenwandverkalkungen zeigen sich bereits auf der Leeraufnahme.

Radiologische Diagnostik: Sonographisch imponieren Zysten als **echofreie, glatt berandete** Raumforderungen mit **dorsaler Schallverstärkung** (Abb. **B-3.20c**).

◀ **Merke**

In der **CT** sind Zysten **rundlich konfiguriert** und **glatt berandet.** Die wasseräquivalenten Dichtewerte liegen bei 0 HE (Abb. **B-3.20d**). Zysteneinblutungen führen zu erhöhten Dichtewerten (40–60 HE). Die Abklärung unklarer renaler Raumforderungen erfolgt mittels **MRT.**

In der **Urographie** zeigen sich Zysten indirekt durch bogige Verlagerung und Kompression des Kelchsystems (Abb. **B-3.20a**). **Nephrotomographisch** stellen sich Zysten als **transparente rundliche Raumforderungen** dar (Abb. **B-3.20b**).

◉ **B-3.20** **Nierenzyste**

Ausscheidungsurographie

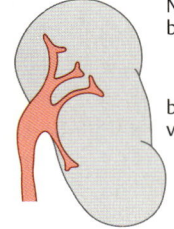

Nierenbuckel

bogige Kelchverlagerung

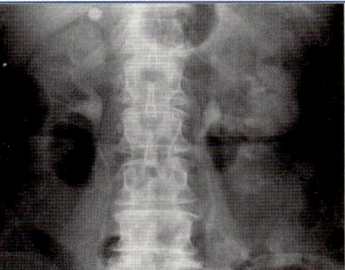

a

Sonographie

Rundherd mit distaler Schallverstärkung und lateralem Schallschatten

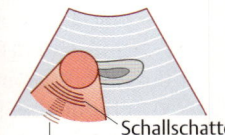

Schallschatten
Schallverstärkung

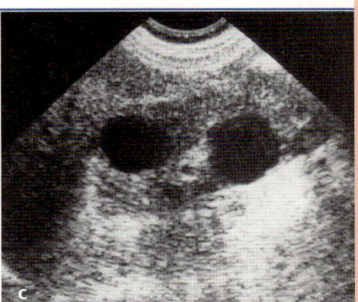

c

Nephrotomogramm

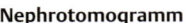
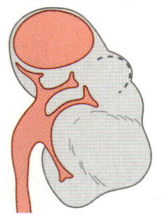

bogige Kelchverlagerung

Kalkschale

Nierenbuckel

radiotransparenter Rundherd

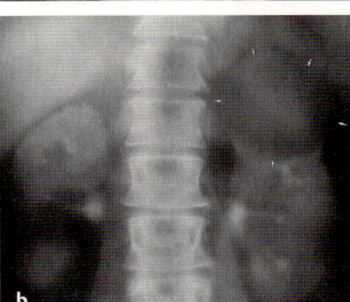

b

Computertomographie

hypodenser, glatt konturierter Rundherd ohne Kontrastmittelaufnahme selten Kalkschale

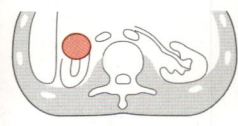

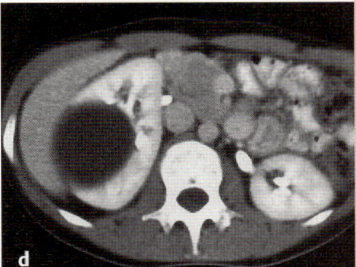

d

a In der Ausscheidungsurographie ist die zystenbedingte Vorbuckelung der apikalen Kontur der linken Niere aufgrund von zahlreichen Überlagerungen kaum erkennbar.
b Das zugehörige Nephrotomogramm zeigt eine runde strahlentransparente Raumforderung (Pfeile), die einer Nierenzyste zugeordnet werden kann. Die Zyste hat zur Verlagerung der benachbarten Anteile des Nierenbeckenkelchsystems geführt.
c Sonographisch kommen bei einem anderen Patienten zwei echofreie Nierenzysten zur Darstellung. Typisch ist die Schallverstärkung hinter den Zysten, da diese die Schallenergie weniger als das benachbarte Nierenparenchym reflektieren.
d In der CT imponiert die abgebildete solitäre rechtsseitige Nierenzyste als glatt berandete Raumforderung bei Dichtewerten um 0 HE als wasserisodens. Gut erkennbar ist die Verdrängung der benachbarten Anteile des Nierenparenchyms und des Nierenbeckenkelchsystems.

▶ **Klinischer Fall**

▶ **Klinischer Fall.** Bei dem 31-jährigen Patienten war bereits seit Jahren eine zufällig sonographisch entdeckte linksseitige Nierenzyste bekannt. Am Vortag traten akute linksseitige Flankenschmerzen auf. In der CT zeigte sich nativdiagnostisch (Abb. **B-3.21a**) eine Nierenzyste mit hyperdensem Inhalt, so dass die Diagnose einer akuten Nierenzysteneinblutung gestellt wurde. Nach KM-Gabe (Abb. **B-3.21b**) homogene Anfärbung des Nierenparenchyms, im Zystenwandbereich finden sich keine tumorverdächtigen Areale. Die Ursache der Zysteneinblutung blieb unklar.

Tumoren der Niere und ableitenden Harnwege

Benigne Nierentumoren

Klinik: Der häufigste benigne Tumor des Nierenparenchyms ist das **Adenom.** Davon radiologisch nicht abgrenzbar sind Leiomyome und Fibrome. Seltener finden sich Hämangiome oder Angiomyolipome. Letztere sind zu 40 % mit tuberöser Hirnsklerose vergesellschaftet.

Radiologische Diagnostik:
- **Adenome** sind **sonographisch** meist echoreich. In der **CT** zeigen sich hypo- bis isodense Tumoren ohne KM-Anreicherung. **Angiographisch** weisen sie im Gegensatz zu Hypernephromen geringe Vaskularisation auf.

Tumoren der Niere und ableitenden Harnwege

Benigne Nierentumoren

Klinik: Der häufigste benigne Tumor des Nierenparenchyms ist das **Adenom.** Bei geringer Größe (meist unter 2 cm) und fehlender klinischer Symptomatik werden diese Tumoren meist zufällig entdeckt.

Zu den mesenchymalen Tumoren zählen die mit bildgebenden Verfahren nicht von Adenomen abgrenzbaren Leiomyome und Fibrome. Seltener finden sich Hämangiome oder Angiomyolipome (Hamartome, Abb. **B-3.22**). 40 % der Patienten mit Angiomyolipomen leiden an einer tuberösen Hirnsklerose.

Radiologische Diagnostik:
- Mit der bildgebenden Diagnostik ist die Abgrenzung eines **Adenoms** von einem kleinen Hypernephrom nicht immer möglich. Adenome sind **sonographisch** meist echoreich, **computertomographisch** zeigen sich hypo- bis isodense Tumoren, die kaum KM anreichern. **Angiographisch** weisen die Raumforderungen im Gegensatz zu den Hypernephromen eine nur geringe Vaskularisation auf.

▶ **Merke**

▶ **Merke:** Adenome mit einem Durchmesser > 3 cm gelten als potenziell maligne.

- **Angiomyolipome** imponieren **sonographisch** als echoreiche Raumforderungen. In der **CT** sind sie hypodens (< 10 HE). **Angiographisch** sind die den Tumor versorgenden Gefäße vergrößert und verlaufen geschlängelt.

- **Angiomyolipome** imponieren aufgrund ihres hohen Fettgehaltes **sonographisch** als echoreiche intraparenchymatöse Raumforderungen. In der **CT** sind sie hypodens; typischerweise liegen die Dichtewerte unter 10 HE. Nach KM-Gabe ist allenfalls ein geringes Enhancement erkennbar. Das **angiographische** Bild ist vom Anteil der Gefäßkomponente abhängig. Die den Tumor versorgenden Gefäße sind vergrößert und verlaufen geschlängelt, die Tumorkontrastierung ist wegen der unterschiedlichen Fettgewebsverteilung inhomogen.

◉ B-3.21

◉ B-3.22

◉ **B-3.21**   **Akute Nierenzysteneinblutung**

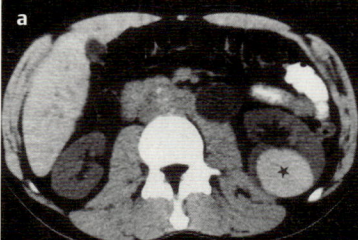
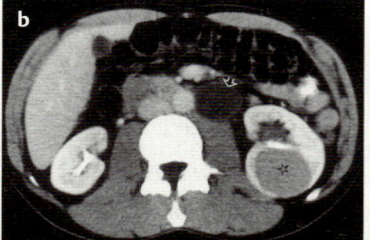

a CT ohne KM: Nierenzyste mit hyperdensem Inhalt (Stern).
b CT mit KM: Homogene Anfärbung des Nierenparenchyms. Zusätzlich Nachweis einer retroperitoneal gelegenen, nicht KM anreichernden Lymphozele (offener Pfeil) nach retroperitonealer Lymphadenektomie bei testikulärem Teratokarzinom.

◉ **B-3.22**   **Radiologischer Befund bei benignem Nierentumor**

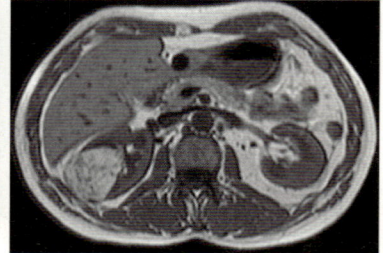

Angiomyolipom der rechten Niere. Das T_1-gewichtete Kernspintomogramm zeigt den glatt begrenzten Tumor in der rechten Niere. Die hohe Signalintensität der Raumforderung spricht für einen hohen Fettgehalt des Tumors.

Nierenzellkarzinom

▶ **Synonym:** Hypernephrom

Klinik: Das Nierenzellkarzinom ist mit ca. 80 % der häufigste Nierentumor im Erwachsenenalter. Da Nierenkarzinome im Nierenparenchym entstehen und zunächst keine Verbindung zum Hohlraumsystem aufweisen, sind sie klinisch lange Zeit stumm. Erstes Krankheitszeichen ist meist eine **schmerzlose Hämaturie**. Im weiteren Verlauf kommt es zu ziehenden Schmerzen im Nierenlager. Die Metastasierung erfolgt meist in Lunge und Skelettsystem.

Diagnostisches Vorgehen: Bei guten Untersuchungsbedingungen lassen sich Nierenzellkarzinome > 2 cm sonographisch erkennen. Zur Beurteilung der Tumorgröße, der Umgebungsinfiltration, einer Thrombose von Nierenvene und/oder V. cava inferior und von Fernmetastasen ist die **CT** das **Untersuchungsverfahren der Wahl.**

Radiologische Diagnostik: siehe Abb. **B-3.23**.
Sonographisch weist das Karzinom eine unterschiedliche, inhomogene Echostruktur auf und imponiert im Vergleich zum umgebenden Nierenparenchym stärker oder geringer echogen.
Bei entsprechender Tumorgröße zeigt sich je nach Lage eine Auftreibung oder Vorwölbung der Nierenoberfläche, bei zentraler Ausdehnung eine Verdrängung des Pyelonreflexes (Abb. **B-3.23a**). Gelegentlich ist sonographisch ein Tumorein-

Nierenzellkarzinom

◀ **Synonym**

Klinik: Das Nierenzellkarzinom ist der häufigste Nierentumor des Erwachsenen. Erstes Krankheitszeichen ist die **schmerzlose Hämaturie.** Im Verlauf kommt es zu ziehenden Schmerzen im Nierenlager. Die Metastasierung erfolgt in Lunge und Skelett.

Diagnostisches Vorgehen: Karzinome > 2 cm sind sonographisch oft erkennbar. Die **CT** ist das **Verfahren der Wahl.**

Radiologische Diagnostik: s. Abb. **B-3.23**.
Sonographisch weist das Karzinom eine inhomogene Echostruktur auf.
Eine Auftreibung oder Vorwölbung der Nierenoberfläche kann sichtbar sein. Bei zentraler Ausdehnung zeigt sich eine Verdrängung des Pyelonreflexes (Abb. **B-3.23a**).

⊚ **B-3.23** | **Bildgebende Diagnostik bei Hypernephrom**

Sonographie

echodichter Herd mit echofreien Bezirken (Nekrosen)

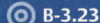
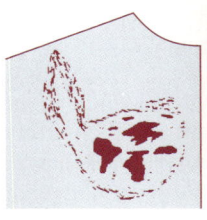

Ausscheidungsurographie

Kalzifikate · Kelchverlagerung, -elongation, -amputation

Buckel

Nierenbeckenkelchsystem-Füllungsdefekt

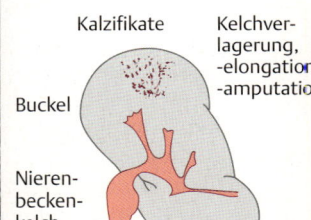
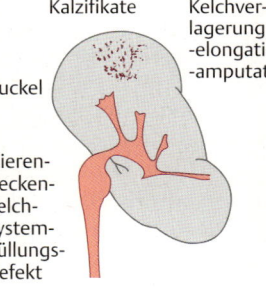
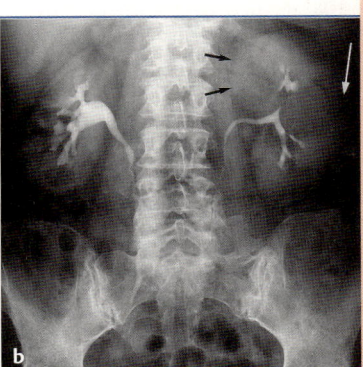

Nephrotomogramm

Kelchverlagerung

Nierenbuckel

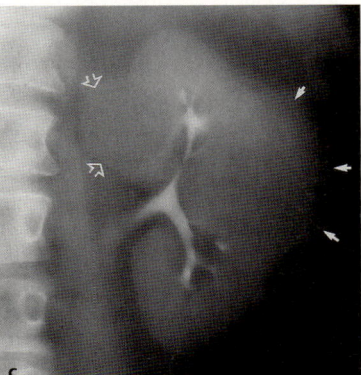

Computertomographie

hypodense inhomogen strukturierte Raumforderung
Verdrängung des Hohlraumsystems
Umgebungsinfiltration
Thrombose der V. cava inferior
Lymphknotenmetastasen

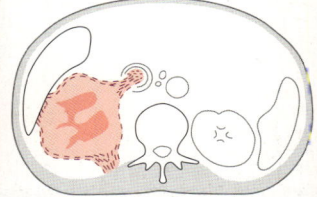
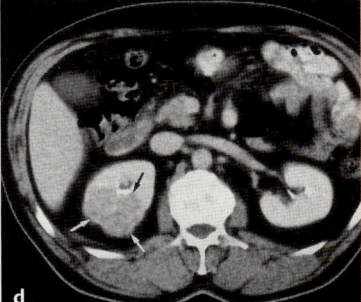

a Sonographisch kommt ein echoarmer intrarenaler Tumor der linken Niere zur Darstellung (Pfeile).
b Die Ausscheidungsurographie lässt medial- und lateralseitig Nierenkonturvorwölbungen erkennen (Pfeile).
c Das zugehörige Nephrotomogramm dokumentiert lateralseitig den Weichteilschatten des Hypernephroms (Pfeile). Medial findet sich eine Nierenzyste (offene Pfeile).
d Hypernephrom der rechten Niere: In der CT kommt nach KM-Gabe ein im Vergleich zum Nierenparenchym hypodenser Tumor zur Darstellung (Pfeile).

In der **Ausscheidungsurographie** ist bei großen Karzinomen der **Nierenschatten** auf der Leeraufnahme **vergrößert** Abb. **B-3.23b** und **c**).

Präoperativ ist die **CT** am besten geeignet, um die Tumorausdehnung zu beurteilen. Nativ haben Karzinome eine ähnliche Dichte wie das Parenchym. Nach KM-Injektion zeigen sich neben hypodensen nekrotischen Bezirken auch gut perfundierte Tumorareale (Abb. **B-3.23d**).

Eine **Thrombosierung bzw. ein Tumoreinbruch in die Nierenvene und/oder die V. cava inferior** lässt sich mit allen Verfahren nachweisen (s. Abb. **B-3.24**).

Die **MRT** eignet sich zur Beurteilung der Tumorausdehnung noch besser als die **CT**. Die Differenzierung zwischen einem kleinen Karzinom (s. o.) und einem benignen Nierentumor muss durch radiologisch gesteuerte Punktion erfolgen.

Vor Einführung der Schnittbildverfahren war die **Angiographie** das einzige Verfahren zur Erkennung von Karzinomen. Heute ist sie nur noch **selten notwendig.**

Präoperativ ist gelegentlich die **Abklärung der Gefäßversorgung** erforderlich.

bruch in die V. renalis oder V. cava inf. nachweisbar. Das vergrößerte Gefäßlumen ist dann von echogenem Tumorgewebe ausgefüllt.

In der **Ausscheidungsurographie** ist bei großen Nierenkarzinomen der **Nierenschatten** auf der Leeraufnahme **vergrößert**. Die raumfordernde Wirkung des Tumors führt zu Verdrängungserscheinungen am Nierenbeckenkelchsystem. Durch Destruktion sind Einbrüche in das Hohlraumsystem mit Füllungsdefekten oder fehlender Darstellung einzelner Kelchgruppen bedingt. Das extrarenale Wachstum und die Tumorgröße sind besonders auf zusätzlich angefertigten Schichtaufnahmen gut abgrenzbar (Abb. **B-3.23b** und **c**).

Präoperativ ist die **CT** das am besten geeignete Verfahren, um die Tumorausdehnung zu beurteilen. Karzinome haben nativ eine ähnliche oder leicht geringere Dichte als das benachbarte Parenchym. Nach KM-Injektion reichern Hypernephrome insgesamt weniger als das Nachbarparenchym an und sind dadurch gut abzugrenzen. Entsprechend der unterschiedlichen Tumorzusammensetzung zeigen sich neben hypodensen, nekrotischen Bezirken auch gut perfundierte, deutlicher kontrastmittelanreichernde Tumorareale (Abb. **B-3.23d**). Ein organüberschreitendes Wachstum führt zum Tumoreinbruch in den Peri- und Pararenalraum. Gleichzeitig erfolgt die Diagnostik der regionären Lymphknoten und eine Beurteilung der Leber auf eventuell vorliegende Metastasen.

Eine **Thrombosierung bzw. ein Tumoreinbruch in die Nierenvene und/oder die V. cava inferior** lässt sich durch Sonographie oder Duplex-Sonographie, CT und MRT nachweisen.

Aufgrund von Flussphänomenen sind Gefäße in der Kernspintomographie normalerweise signalfrei. Mit diesem Verfahren lassen sich deshalb venöse Gerinnungs- oder Tumorthrombosen besonders gut als signalreiche Areale im aufgetriebenen Gefäß erkennen (Abb. **B-3.24**).

In der **MRT** ergeben sich bei der Beurteilung der Tumorausdehnung Vorteile gegenüber der **CT**, da die Möglichkeit besteht, zusätzlich zu den axialen Schichten Aufnahmen in koronarer und sagittaler Orientierung anfertigen zu können. Die Differenzierung zwischen einem kleinen Hypernephrom oder einem benignen Nierentumor (z. B. Adenomen) gelingt auch kernspintomographisch nicht. In diesen Fällen erfolgt die Punktion unter sono- oder computertomographischer Sicht, alternativ eine operative Freilegung mit gezielter Gewebsentnahme. Vor Einführung der Schnittbildverfahren war die **Angiographie** das einzige Verfahren, um Nierenkarzinome in einem hohen Prozentsatz zu erkennen. Heute ist die Gefäßdarstellung nur noch **selten notwendig**. Verbleibende Indikationen sind auf ein Malignom verdächtige Raumforderungen, die mit allen Schnittbildverfahren, einschließlich der MRT, nicht sicher eingeordnet werden können.

Präoperativ ist gelegentlich die **Abklärung der Gefäßversorgung** notwendig, dies gilt vor allem für geplante Tumorexstirpationen oder Nierenteilresektionen mit Erhalt der Restniere. Tumoreigene Gefäße sind unregelmäßig im Kaliber und Verlauf, häufig sind lakunäre und aneurysmatische Erweiterungen zu beobachten. Die intensivste KM-Anreicherung zeigt sich in der kapillären Phase. Infolge arteriovenöser Kurzschlüsse kommt es zur frühen Venenfüllung.

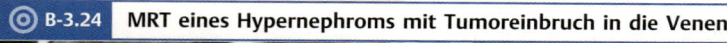

⊚ **B-3.24**   **MRT eines Hypernephroms mit Tumoreinbruch in die Venen**

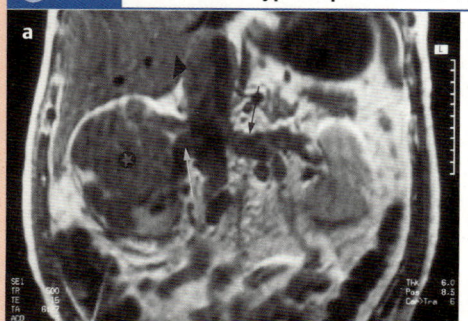
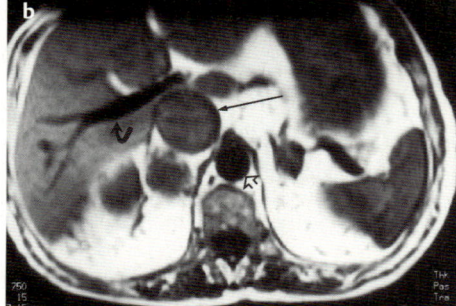

a Das koronare T$_1$-Bild nach KM-Gabe zeigt den großen rechtsseitigen Nierentumor (Stern) mit Tumoranteilen in beiden Nierenvenen (Pfeile) und der V. cava inferior (Pfeilkopf).
b Im axialen T$_1$-Bild ist die V. cava inferior aufgetrieben und von signalgebendem Tumorgewebe ausgefüllt (Pfeil). Signalfrei dagegen sind Aorta (offener Pfeil) und V. portae (gebogener Pfeil).

◀ Klinischer Fall

▶ **Klinischer Fall**. Ein 56-jähriger Patient klagt über seit Wochen zunehmende Rückenschmerzen. In einer daraufhin durchgeführten Skelettszintigraphie fanden sich multiple mehranreichernde Herde, so dass der Verdacht auf eine diffuse Skelettmetastasierung bei unbekanntem Primärtumor geäußert wird. Die im Rahmen der Primärtumorsuche durchgeführte kontrastmittelunterstützte CT (Abb. **B-3.25a**) ergab ein ausgedehntes, organüberschreitendes Hypernephrom (T), das klinisch völlig asymptomatisch war. Ein weiter kaudal gelegener CT-Schnitt (Abb. **B-3.25b**) zeigte neben Tumoranteilen (T) eine metastatische Knochendestruktion der Wirbelsäule (Pfeile). Die Therapie erfolgte mit einer rechtsseitigen Nephrektomie und anschließender palliativer Chemotherapie.

Wilms-Tumor

Wilms-Tumor

▶ **Synonym:** Nephroblastom

◀ Synonym

Klinik: Dieser mesenchymale Tumor ist der häufigste Nierentumor im Kindesalter. Die meisten Tumoren treten vor Erreichen des 7. Lebensjahres auf (Häufigkeitsgipfel zwischen dem 3. und 4. Lebensjahr). In 4 % der Fälle sind Nephroblastome beidseitig lokalisiert. Überwiegend werden die Tumoren klinisch durch eine **palpable abdominelle Raumforderung** erkannt, gelegentlich sind sie zum Diagnosezeitpunkt bereits so groß, dass eine sichtbare Vorwölbung der Bauchdecke vorliegt.

Diagnostisches Vorgehen: Die Erstuntersuchung erfolgt in der Regel sonographisch. Zur exakten Beurteilung der Tumorausdehnung schließt sich dann eine CT oder MRT des Abdomens an. Eine Ausscheidungsurographie ist heute nicht meht indiziert.

Radiologische Diagnostik: Sonographisch manifestieren sich Nephroblastome als im Nierenlager gelegene irregulär strukturierte Raumforderungen mit scharfer Abgrenzung zum Nierengewebe. Der Tumor enthält meist echoreiche und echoarme Areale, Verkalkungen sind selten. Das benachbarte gesunde Nierenparenchym und das Hohlraumsystem sind verlagert. Insbesondere große Wilms-Tumoren lassen sich nicht sicher von Neuroblastomen (s.S. 302) abgrenzen.
In der **CT** lässt sich die Tumorausdehnung exakter als in der Sonographie beurteilen (Abb. **B-3.26**). Der Tumor enthält oft größere nekrotische Areale, die isodens imponieren. Solide Tumorareale reichern KM an. Gleichzeitig lassen sich Lymphknotenfiliae und Lebermetastasen erkennen.
Bei fehlender Strahlenbelastung und multiplanarer Darstellungsmöglichkeit wird im Rahmen der präoperativen Diagnostik und der Verlaufskontrollen nach präoperativ durchgeführter Chemotherapie zunehmend die **MRT** eingesetzt.

Klinik: Der häufigste Nierentumor im Kindesalter tritt meist vor dem 7. Lebensjahr auf. Er zeigt sich durch eine **palpable abdominelle Raumforderung** oder gar Vorwölbung der Bauchdecke.

Diagnostisches Vorgehen: Sonographie, CT, MRT.

Radiologische Diagnostik: Sonographisch zeigen sich irregulär strukturierte Raumforerungen im Nierenlager mit scharfer Abgrenzung zum Nierengewebe. Der Tumor enthält echoreiche und echoarme Areale.
In der **CT** lässt sich die Tumorausdehnung exakt beurteilen (Abb. **B-3.26**). Der Tumor enthält oft größere nekrotische, isodense Areale, aber auch solide Anteile mit KM-Anreicherung.
Prä- und postoperativ wird zunehmend die **MRT** eingesetzt.

⊚ **B-3.25**   **Hypernephrom der rechten Niere**

⊚ **B-3.25**

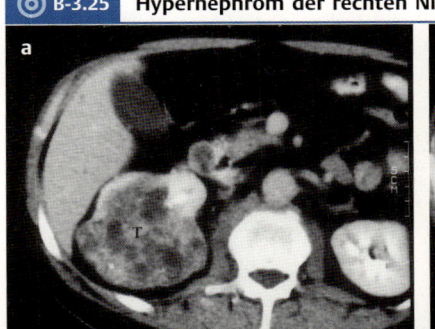
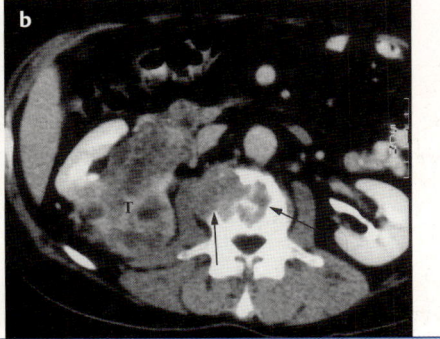

⊙ **B-3.26** Wilms-Tumor der linken Niere

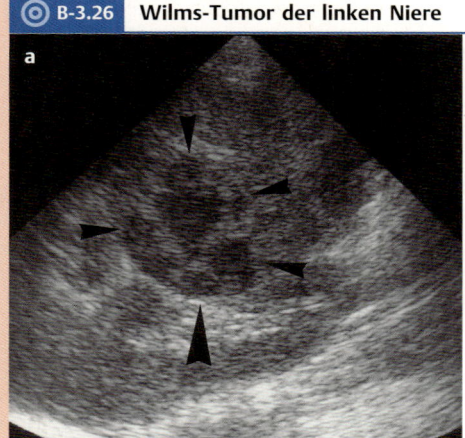

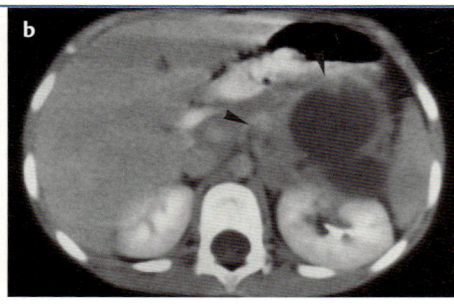

a Sonographisch kommt eine große echoarme Raumforderung zur Darstellung (Pfeilspitzen), die vom benachbarten Parenchym der linken Niere nicht abzugrenzen ist.

b In der CT mit KM zeigt sich ein großer Tumor, der mehrere hypodens imponierende nekrotisch zerfallene Areale enthält (Pfeilspitzen).

Vaskuläre Erkrankungen

Nierenarterienstenose

Klinik: Sie entstehen oft bei **Arteriosklerose** oder **fibromuskulärer Dysplasie** (Abb. B-3.27). Mögliche Folge ist eine **renovaskuläre Hypertonie.**

Diagnostisches Vorgehen: Die **Farbduplexsonographie** erlaubt oft die Verdachtsdiagnose.

Radiologische Diagnostik: Gefäßverkalkungen manifestieren sich als Kalkschatten auf der **Übersichtsaufnahme. Urographisch** ist manchmal eine verzögerte Kontrastierung der betroffenen Niere erkennbar.

Vaskuläre Erkrankungen

Nierenarterienstenose

Klinik: Verengungen der Nierenarterie treten meist im Rahmen einer allgemeinen **Arteriosklerose** auf. Auch eine **fibromuskuläre Dysplasie** kann die Ursache sein (v. a. bei jüngeren Frauen, Abb. **B-3.27**). Mögliche Folge der Nierenarterienstenose ist eine **renovaskuläre Hypertonie.**

Diagnostisches Vorgehen: Es ist wichtig an die Diagnose zu denken (Hypertonie bei jungen Patienten). Evtl. ist paraumbilikal ein Stenosegeräusch auskultierbar. Die **Farbduplexsonographie** erlaubt in vielen Fällen die Verdachtsdiagnose einer Stenose.

Radiologische Diagnostik: Nierengefäßverkalkungen manifestieren sich als Kalkschatten auf der **Übersichtsaufnahme. Urographisch** ist auf der ersten Aufnahme nach KM-Gabe manchmal eine verzögerte Kontrastierung der betroffenen Niere erkennbar. Da dieses Zeichen jedoch unsicher ist, erlaubt eine zeitgleiche Kontrastierung beider Nieren keinen Ausschluss einer Nierenarterienstenose.

⊙ **B-3.27** Nierenarterienstenose

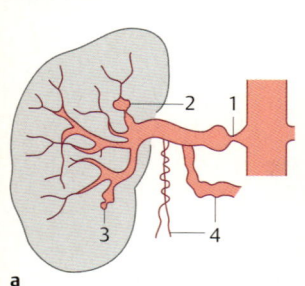

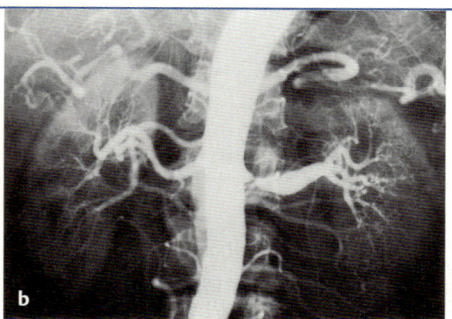

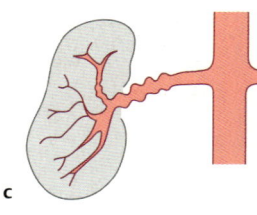

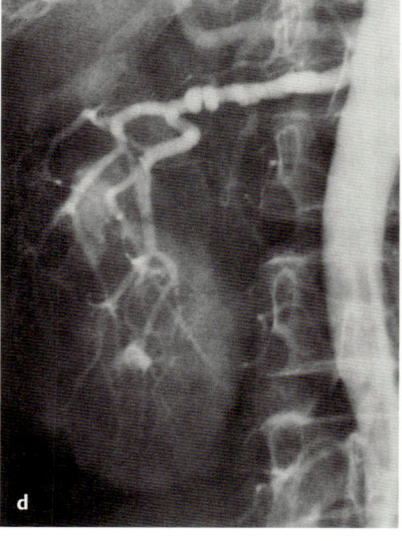

a Arteriosklerotische Nierenarterienstenose
  1 – Abgangsnahe Stenose der Nierenarterie mit poststenotischer Dilatation
  2 – Segmentarterienstenose mit poststenotischer Dilatation
  3 – Embolischer Segmentarterienverschluss
  4 – Kollateralgefäße
b Nierenarterienstenose links.
c Nierenarterienstenose bei fibromuskulärer Dysplasie: perlschnurartig aneinander gereihte Gefäßeinengungen.
d Fibromuskuläre Dysplasie (FMD) der rechten Nierenarterie.

Sonographisch imponiert bei länger bestehender Stenose eine einseitige Organ-verkleinerung. Mit der (farbkodierten) **Duplexsonographie** lassen sich bei güns-tigen Untersuchungsbedingungen zentrale Nierenarterienstenosen lokalisieren und grob quantifizieren. Zur exakten Beurteilung von Gefäßstenosen ist die Durchführung einer **Angiographie** notwendig. Diese erfolgt bei zentral gelege-nen Stenosen als Übersichtsangiographie. Zur sicheren Beurteilung von Nieren-segmentarterienveränderungen ist eine selektive Darstellung notwendig (Abb. **B-3.27**). Hämodynamisch wirksame Gefäßstenosen führen zur Ausbildung von angiographisch sichtbaren Kollateralgefäßen.

ACE-Inhibitionsszintigraphie (Captoprilszintigraphie): Da nicht jede Nierenarte-rienstenose zu einem Hypertonus führt, ist für die Therapie die Differenzierung zwischen Nierenarterienstenose (morphologisches Kriterium) und renovaskulä-rem Hochdruck (funktionelles Kriterium) entscheidend. Hierfür eignet sich die renale Funktionsszintigraphie vor und nach Gabe eines ACE-Hemmers (Capto-pril). Szintigraphische Kriterien für einen renovaskulären Hypertonus sind eine deutliche Verlängerung des Nieren-Uptakes, eine Verschiebung des Kur-venmaximums von mehr als 2 Minuten und eine relative Funktionseinbuße von mehr als 5% für die von der Nierenarterienstenose betroffene Niere.

Neben der operativen Korrektur bietet sich bei Nierenarterienstenosen eine radiologisch interventionell durchgeführte **Gefäßdilatation** an. Dieses Verfahren wird als **perkutane transluminale Angioplastie (PTA)** bezeichnet. Nach Über-winden der Stenose mit einem Führungsdraht wird über diesen ein Ballon-katheter in die Nierenarterie eingebracht. Der in der Stenose positionierte Ballon wird expandiert, wodurch es zu einer Zunahme des Gefäßdurchmessers kommt (Abb. **B-3.28**). Bei ostiumnahen Stenosen und bei unbefriedigendem PTA-Ergebnis wird nach der Gefäßdilatation eine Gefäßstütze, ein so genannter Stent, eingebracht. Bei vergleichbarer Erfolgsrate ergeben sich gegenüber der operativen Therapie Vorteile, da der Krankenhausaufenthalt meist nur zwei Tage beträgt.

Niereninfarkt

Klinik: Ein plötzlicher Verschluss der A. renalis führt zum akuten Niereninfarkt mit akutem Nierenversagen, Nierensegmentarterienverschlüsse führen zum Parenchymuntergang innerhalb des versorgten Segmentes. Ursächlich liegen mehrheitlich Embolien der Nierenarterien durch eingeschwemmtes thrombo-tisches Material vor (v. a. bei Vorhofflimmern). Auch eine akute Thrombose der Nierenarterie z. B. bei Atherosklerose kann Ursache sein.

> ▶ **Merke:** Typisch sind plötzlich auftretende Flankenschmerzen, teilweise begleitet von einer Hämaturie.

Sonographisch imponiert eine einseitige Organverkleinerung. Mit der **Duplexsono-graphie** lassen sich Stenosen lokalisieren und grob quantifizieren. Zur exakten Beurteilung ist eine **Angiographie** not-wendig (Abb. **B-3.27**).

ACE-Inhibitionsszintigraphie (Captopril-szintigraphie): Nicht jede Nierenarterien-stenose führt zu einem Hypertonus. Krite-rien für einen renovaskulären Hochdruck im Funktionsszintigramm vor und nach Gabe eines ACE-Hemmers sind eine deut-liche Verlängerung des Nieren-Uptakes, eine Verschiebung des Kurvenmaximums > 2 min sowie eine relative Funktionsein-buße > 5% für die betroffene Niere.

Neben der operativen Korrektur können Nierenarterienstenosen mit einer radio-logisch interventionellen **Gefäßdilatation** behandelt werden. Bei der **perkutanen transluminalen Angioplastie (PTA)** wird die Arterie durch einen in der Stenose platzierten Ballon dilatiert (Abb. **B-3.28**). Auch ein Stent kann eingebracht werden.

Niereninfarkt

Klinik: Ein plötzlicher Verschluss der A. renalis führt zum Infarkt mit akutem Nierenversagen. Ursache sind meist Embolien oder Thrombosen der Nieren-arterien (z. B. bei Vorhofflimmern oder Atherosklerose).

◀ **Merke**

⊙ **B-3.28**   **Dilatation und Stentimplantation bei rechtsseitiger Nierenarterienstenose**

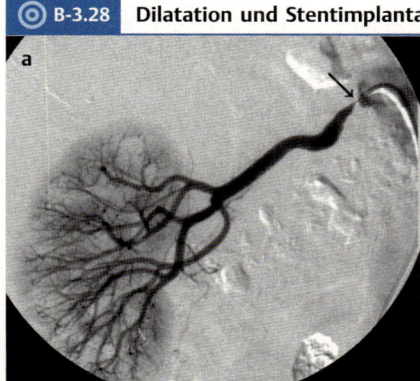
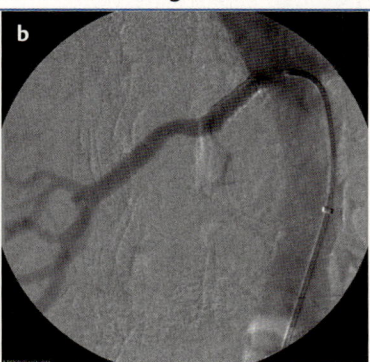

a Die selektive Darstellung der rechten Nierenarterie über einen vorgebogenen Katheter zeigt eine hochgradige Abgangsstenose der A. renalis (Pfeil).

b Nach Ballondilatation und Einlage einer Gefäßstütze (Stent) mit einem Durch-messer von 7 mm zeigt die Abgangs-region der rechten Nierenarterie jetzt einen normalen Gefäßdurchmesser.

Diagnostisches Vorgehen: Angiographie oder CT.

Radiologische Diagnostik: Angiographisch zeigt sich ein **Abbruch des kontrastierten Gefäßes.**
Aus den Perfusionsausfällen resultierende narbige Parenchymeinziehungen Einziehungen zeigen sich in **CT**, Sonographie und Ausscheidungsurographie. (Abb. **B-3.29**).
Angiographisch sieht man keilförmige Bezirke ohne Durchblutung. **Duplexsonographisch** lässt sich ein Verschluss der A. renalis zeigen.

3.1.4 Nierenarterienaneurysma

3.1.5 Nierenvenenthrombose

Diagnostisches Vorgehen: Bei klinischem Verdacht auf einen ausgedehnten Niereninfarkt wird notfallmäßig eine Angiographie durchgeführt. Alternativ bietet sich die CT mit CT-Angiographie an.

Radiologische Diagnostik: Der akute Nierenarterienverschluss wird **angiographisch** durch den **Abbruch des kontrastierten Gefäßes** gesichert. Nierensegmentarterienverschlüsse führen zu segmentären Perfusionsausfällen.
In der **CT** finden sich nach KM-Gabe keilförmige Parenchymzonen mit fehlendem Enhancement. Die aus den Perfusionsausfällen resultierenden narbigen Parenchymeinziehungen lassen sich in der Ausscheidungsurographie, Sonographie und CT nachweisen (Abb. **B-3.29**). **Angiographisch** zeigen sich keilförmig konfigurierte Bezirke ohne Durchblutung.
Duplexsonographisch lässt sich ein Verschluss der A. renalis meist nachweisen, während Systemarterienverschlüsse schwierig zu diagnostizieren sind.

3.1.4 Nierenarterienaneurysma

Die sackförmig, gelegentlich auch spindelig konfigurierte aneurysmatische Erweiterung der Nierenarterie ist selten und meist asymptomatisch. Sehr selten ist das Aneurysma so groß, dass es zur Verlagerung benachbarter Anteile des Nierenbeckenkelchsystems kommt. Die Diagnosestellung erfolgt **angiographisch**, häufig handelt es sich um einen Zufallsbefund.

3.1.5 Nierenvenenthrombose

Die akute Nierenvenenthrombose führt zur hämorrhagischen Organinfarzierung mit hochgradiger Funktionseinschränkung bis zum Organausfall. Klinisch stehen Flankenschmerzen und eine Hämaturie im Vordergrund.

Bildgebende Diagnostik: Sonographisch ist das Organ bei reduzierter Echogenität geschwollen. Größere Thromben lassen sich bei guten Untersuchungsbedingungen innerhalb der meist aufgetriebenen Vena renalis nachweisen. Die Duplexsonographie bestätigt bei fehlendem Flusssignal der Nierenvene den Befund. Im **Ausscheidungsurogramm ist die Niere nativdiagnostisch vergrößert**, die KM-Ausscheidung ist deutlich reduziert oder fehlt vollständig. **Computertomographisch** lässt sich, bei noch erhaltener Restperfusion, neben der Organvergrößerung nach bolusförmiger KM-Injektion ein umflossener Thrombus in der Nierenvene darstellen, siehe dazu Abb. **B-3.30a,b**. Da Thromben **kernspintomographisch** eine höhere Signalintensität als fließendes Blut aufweisen, lassen sich Nierenvenenthrombosen mit diesem Verfahren zuverlässig nachweisen. Besonders vorteilhaft ist die Tatsache, dass hierzu keine KM-Gabe notwendig ist. Mit der arteriellen Angiographie gelingt bei einer Nierenvenenthrombose meist keine ausreichende Venenkontrastierung.

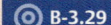 **B-3.29**

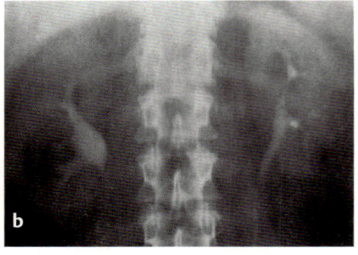 **B-3.29**   **Periphere Niereninfarkte**

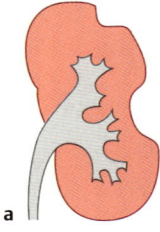

a In der Ausscheidungsurographie und sonographisch zeigen sich narbige Einziehungen der Nierenkontur. Die Nierenkelche stellen sich hier normal dar, was eine Abgrenzung gegenüber pyelonephritischen Narben ermöglicht, die üblicherweise in der Nachbarschaft zu keulenförmig deformierten Kelchen liegen.
b Niereninfarkte links. In der nephrographischen Phase der Ausscheidungsurographie zeigen sich narbige Einziehungen im Bereich der unteren Organbegrenzung.

⊙ B-3.30

⊙ B-3.30 Nierenvenenthrombose rechts

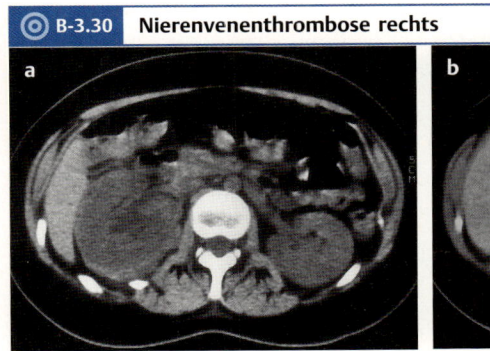
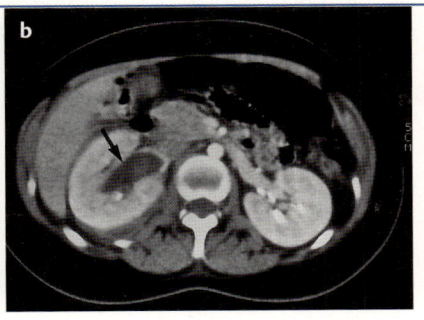

Das native CT **a** zeigt rechtsseitig eine leicht vergrößerte und unscharf berandete Niere. Nach KM-Gabe grenzt sich innerhalb der kräftig kontrastierten Nierenvene ein Thrombus ab (Pfeil).

Niereninsuffizienz

Niereninsuffizienz

▶ **Definition:** Eingeschränkte Fähigkeit der Nieren zur Ausscheidung harnpflichtiger Substanzen. Es wird zwischen einer **akuten und einer chronischen Niereninsuffizienz** unterschieden. In Abhängigkeit von der Ursache erfolgt zusätzlich die Differenzierung in eine **prärenale, renale oder postrenale Form** (Tab. **B-3.3**).

◀ Definition

Klinik: Die Symptome sind vielfältig. Häufig klagen die Patienten über Leistungsschwäche, Polyurie, Nykturie und Ödeme. Weiterhin können gastrointestinale (Übelkeit, Appetitlosigkeit) und/oder kardiovaskuläre Symptome bestehen (Hypertonie).

Klinik: Typisch sind Leistungsschwäche, Polyurie, Nykturie und Ödeme.

Diagnostisches Vorgehen: Laborchemisch ist u. a. eine Erhöhung der Harnstoff- und Kreatininkonzentration i. S. nachweisbar.

Diagnostisches Vorgehen: Erhöhte Harnstoff- und Kreatininwerte im Serum.

▶ **Merke:** Radiologisches Erstuntersuchungsverfahren der Wahl ist die Sonographie. Eine akute Niereninsuffizienz geht meist mit einer Organvergrößerung einher, eine chronische Insuffizienz führt zur Organschrumpfung.

◀ Merke

Radiologische Diagnostik: Die **Nierenfunktionsszintigraphie** ermöglicht eine **seitengetrennte Quantifizierung der Funktionseinschränkung** (s. S. 260). Die über den Nierenlagern gemessenen Aktivität-Zeit-Kurven geben zusätzliche **Hinweise zur Genese** (Abb. **B-3.31**). Eine Abflachung der Perfusionsphase spricht für eine Nierendurchblutungsstörung. Ein horizontaler Kurvenverlauf im Anschluss an die Frühphase ist Ausdruck einer fehlenden Konzentrationsfähigkeit der Niere und bei renal-parenchymatös bedingter Niereninsuffizienz zu finden. Ein Aktivitätsanstieg in der Exkretionsphase ist Folge einer Abflussbehinderung.

Radiologische Diagnostik: Die **Nierenfunktionsszintigraphie** ermöglicht eine **seitengetrennte Quantifizierung der Funktionseinschränkung** (s. S. 260). Die Aktivität-Zeit-Kurven geben Hinweise zur Genese (Abb. **B-3.31**).

≡ B-3.3

≡ B-3.3 Einteilung und Ursachen der Niereninsuffizienz

	chronisch	**akut**
prärenal	∅	▪ Schock (z. B. hypovolämisch)
renal-vaskulär	▪ Nierenarterienstenose	▪ Nierenarterienverschluss ▪ Nierenvenenthrombose
renal-entzündlich	▪ chronische Pyelonephritis ▪ chronische Glomerulonephritis ▪ Phenacetin-Niere	▪ akute Glomerulonephritis
postrenal	▪ chronische bilaterale Harnwegsobstruktion	▪ akute Harnstauung

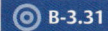

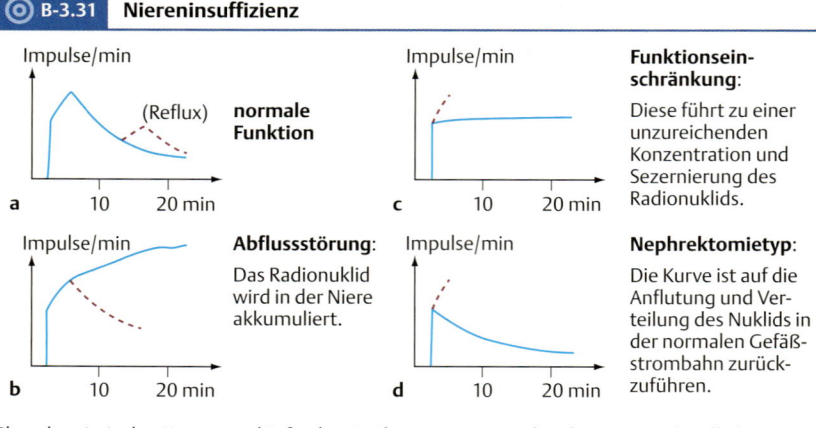

B-3.31 Niereninsuffizienz

normale Funktion

Abflussstörung: Das Radionuklid wird in der Niere akkumuliert.

Funktionsein-schränkung: Diese führt zu einer unzureichenden Konzentration und Sezernierung des Radionuklids.

Nephrektomietyp: Die Kurve ist auf die Anflutung und Verteilung des Nuklids in der normalen Gefäßstrombahn zurückzuführen.

Charakteristische Kurvenverläufe der Funktionsszintigraphie bei unterschiedlichen Nierenfunktionsstörungen.

Verletzungen der Nieren

Verletzungen der Nieren

Man unterscheidet zwischen **geschlossenen** und **offenen** Traumen.

Man unterscheidet zwischen **geschlossenen**, meist nach stumpfer Gewalteinwirkung auftretenden Verletzungen und **offenen Traumen**, deren Ursache häufig Schuss- oder Stichverletzungen oder schwere Verkehrsunfälle sind.

▶ **Merke**

▶ **Merke:** Kombinationsverletzungen sind häufig.

Klinik: Hämaturie, Bauchdeckenspannung, Flankenschmerz und -hämatom, Schock.

Klinik: Leitsymptome schwerer Nierenverletzungen sind Hämaturie, Bauchdeckenspannung, Flankenschmerz, Schock und Flankenhämatom.

Radiologische Diagnostik: s. Abb. **B-3.32**.

Radiologische Diagnostik: Eine Übersicht über traumatisch bedingte Nierenveränderungen gibt Abb. **B-3.32**.

Die primäre Bildgebung erfolgt sonographisch, mit der **Abdomenübersichtsaufnahme** oder einem schnellen Mehrzeilen-CT. Nierenkontusionen und -hämatome führen zur Organvergrößerung. Bei retroperitonealen Hämatomen lässt sich der **Nierenschatten nicht abgrenzen**.

Am Beginn der radiologischen Diagnostik stehen Sonographie und **Abdomenübersichtsaufnahme**. Bei Verfügbarkeit eines schnellen Mehrzeilen-CT erfolgt die primäre Bildgebung bei Schwer- und Mehrfachverletzten computertomographisch. Auf der Übersichtsaufnahme führen Nierenkontusionen und -hämatome zur Organvergrößerung. Bei pararenal im Retroperitoneum gelegenen Hämatomen lässt sich der **Nierenschatten nicht abgrenzen**. Zu beachten sind begleitende Frakturen der unteren Rippen, der Wirbelsäule und des Beckenringes.

Sonographisch imponieren **Hämatome** im Akutstadium als **echoreiche, später als echoarme Flüssigkeitsansammlungen**.

Sonographisch manifestiert sich eine Nierenkontusion durch eine Organvergrößerung. Subkapsulär, intraparenchymatös oder perirenal gelegene **Hämatome** imponieren sonographisch **im Akutstadium als echoreiche, später als echoarme Flüssigkeitsansammlungen**. Parenchymrupturen führen bei Beteiligung der Organkapsel zur Unterbrechung der Organkontur.

B-3.32 Verletzungsfolgen der Nieren

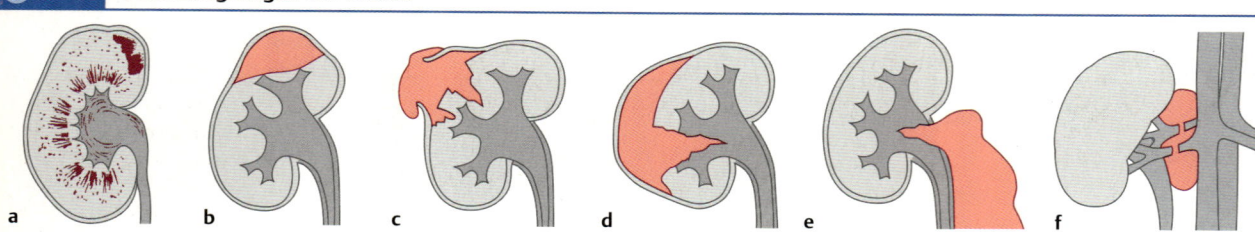

a Nierenkontusion mit kleiner Parenchymeinblutung.
b Subkapsuläres Nierenhämatom.
c Parenchymblutung und perirenales Hämatom nach Parenchymriss.
d Subkapsuläres und intrarenales Hämatom mit Einriss des Hohlraumsystems.
e Isolierter Einriss des Hohlraumsystems mit Urinombildung.
f Nierenstielabriss.

In der **CT** lässt sich das Ausmaß der Verletzungsfolgen mit den dadurch bedingten Hämatomen exakter als in der Sonographie beurteilen. **Frische Blutungen sind hyperdens**, im Verlauf nehmen die Dichtewerte mit zunehmender Hämatomresorption ab (Abb. **B-3.33a**). Es wird zwischen intraparenchymatösen, subkapsulären und perirenalen Blutungen differenziert. Nach KM-Gabe reichern funktionstüchtige, perfundierte Parenchymanteile an und sind damit von traumatisch geschädigten, funktionslosen Arealen abgrenzbar. Blutkoagel im Nierenbeckenkelchsystem führen zu KM-Aussparungen.

Die **Angiographie** gibt Aufschluss über traumatisch bedingte Nierengefäßschäden. Sie ist insbesondere bei computertomo- oder urographisch einseitig stummer Niere indiziert, sofern nicht unter dem klinischen Verdacht eines Nierenarterienabrisses unmittelbar eine Notfalloperation durchgeführt wird. **Parenchymrisse mit partieller Durchtrennung arterieller Gefäße** lassen sich in ihrem Ausmaß angiographisch zuverlässig erkennen (Abb. **B-3.33b**). Eine weitere Indikation zur Angiographie ist der posttraumatische Verschluss einer Nierenhaupt- oder Segmentarterie. Mögliche Ursachen sind eine traumatisch induzierte Gefäßthrombose oder eine Gefäßverlegung bei vorliegender Teilruptur. Eine angiographisch diagnostizierbare Spätkomplikation nach einem Nierentrauma sind neu ausgebildete arteriovenöse Fisteln.

In der **Urographie** zeigt die traumatisch geschädigte Niere bei eingeschränkter Funktion eine **reduzierte Organkontrastierung**. Eine fehlende KM-Anreicherung spricht für eine hochgradige Parenchymverletzung oder einen Gefäßabriss. Subkapsulär oder intrarenal gelegene Hämatome führen zur Verlagerung des benachbarten Nierenparenchyms und des Nierenbeckenkelchsystems.

In der CT sind **frische Blutungen hyperdens,** im Verlauf nehmen die Dichtewerte mit zunehmender Hämatomresorption ab (Abb. **B-3.33a**). Funktionstüchtige Parenchymanteile reichern KM an im Gegensatz zu traumatisch geschädigten, funktionslosen Arealen.

In der **Angiographie** lassen sich **Parenchymrisse mit partieller Durchtrennung arterieller Gefäße** zuverlässig erkennen (Abb. **B-3.33b**). Eine weitere Indikation ist der posttraumatische Verschluss einer Nierenhaupt- oder Segmentarterie.

In der Urographie zeigt die traumatisch geschädigte Niere eine **reduzierte Organkontrastierung.**

▶ **Klinischer Fall**. Ein 21-jähriger Patient erleidet im Rahmen eines Autounfalls ein Polytrauma. Nach notfallmäßiger Erstversorgung wird einige Tage später zur besseren Beurteilung einer vorliegenden Beckenfraktur eine CT durchgeführt. Hier zeigt sich eine vordere Beckenringfraktur (Abb. **B-3.34a**) (Pfeil). Die Harnblase ist entleert, in ihrem Lumen liegt der Ballon des Dauerkatheters (gebogener Pfeil). Ventral davon zeigen sich Luft- und Flüssigkeitsansammlungen innerhalb der Weichteile (Pfeilspitzen). In der daraufhin durchgeführten Zystographie mit Auffüllung der Harnblase über den Katheter kommt ein großes KM-Extravasat zur Darstellung (Pfeile in Abb. **B-3.34b**), welches aufgrund seiner Ausdehnung in den präpubischen Weichteilen und im Skrotum typisch für eine infradiaphragmale Harnröhrenruptur ist. Die Therapie erfolgt konservativ. Als Spätfolge bildet sich eine Harnröhrenstriktur aus, die operativ korrigiert wurde.

◀ **Klinischer Fall**

⊚ **B-3.33**   **Radiologische Befunde bei Verletzungen der Niere**

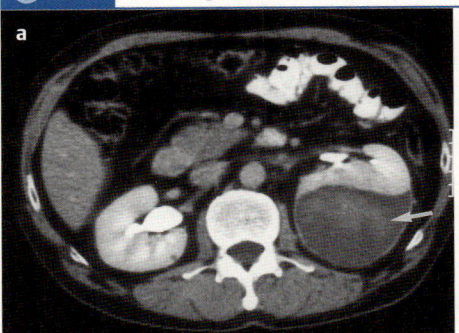 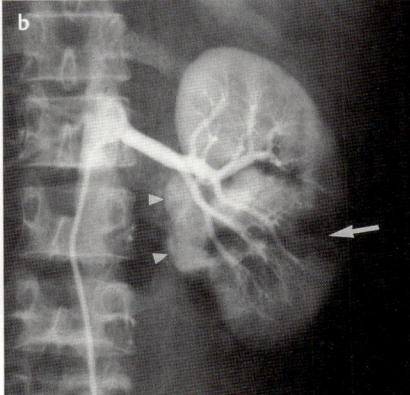

a Subkapsuläres Nierenhämatom: In der CT zeigt sich nach intravenöser KM-Gabe ein großes, subkapsuläres Hämatom der linken Niere (Pfeil). Bei einem Hämatomalter von etwa fünf Tagen sind die Dichtewerte vornehmlich wasserisodens, da die festen Blutbestandteile bereits partiell resorbiert wurden.

b Nierenparenchymruptur: Die selektive Angiographie der linken Niere zeigt einen Parenchymriss (Pfeil) mit Durchtrennung kleinerer arterieller Gefäße. Die großen intrarenalen Gefäße sind intakt. Mediokaudal des Sinus renalis findet sich ein KM-Extravasat (Pfeilspitzen).

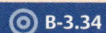

⊚ B-3.34   **Radiologische Befunde nach Harnröhrenruptur**

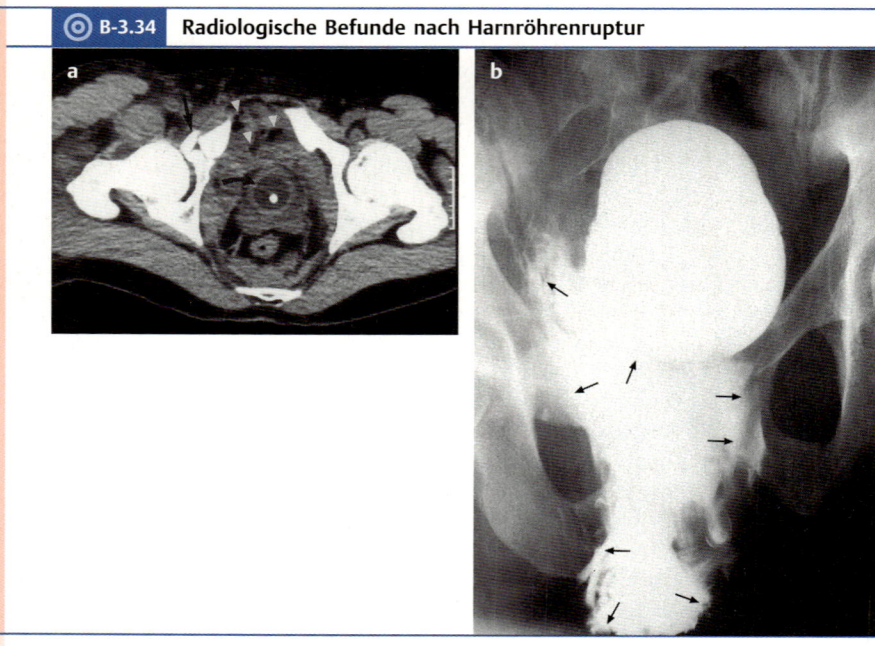

3.2 Männliche Geschlechtsorgane

3.2   Männliche Geschlechtsorgane

3.2.1 Radiologische Methoden

3.2.1 Radiologische Methoden

Sonographie

Sonographie

Die Sonographie ist das bildgebende **Verfahren der Wahl** zur Darstellung von Prostata (Abb. **B-3.35**.), Hoden (Abb. **B-3.36**) und Samenblase. Sie kann suprapubisch oder transrektal bzw. endovesikal durchgeführt werden.

Die Sonographie von Prostata, Hoden (Abb. **B-3.36**) und Samenblase kann transabdominal (suprapubisch) oder auch transrektal bzw. endovesikal durchgeführt werden. Sie ist bei der Untersuchung der o. g. Organe das bildgebende **Verfahren der Wahl**.
Zur Sonographie der **Prostata** siehe Abb. **B-3.35**.
Die **Samenblasen** lassen sich sonographisch nur selten eindeutig identifizieren.

CT und MRT

CT und MRT

Die CT erfolgt bei Hodentumoren und Prostatakarzinomen zur Ausdehnungsbeurteilung des Primärtumors und zum Lymphknotenstaging. Die MRT wird zur Ausdehnungsbeurteilung von Prostatakarzinomen eingesetzt. Normalbefunde von **Prostata** und **Samenbläschen** s. Abb. **B-3.37a** und **b**.

Die CT von Abdomen und Becken erfolgt bei Hodentumoren und Prostatakarzinomen zur Ausdehnungsbeurteilung des Primärtumors und zum Lymphknotenstaging. Die MRT des Beckens wird unter Verwendung von Endorektalspulen zunehmend zur Ausdehnungsbeurteilung von Prostatakarzinomen eingesetzt. Einen Normalbefund der **Prostata** zeigt Abb. **B-3.37a**.
Die **Vesiculae seminalis** (Samenbläschen) sind in der CT als zwei kommaförmige, ca. 0,5 × 3,0 cm große Organe abgrenzbar, die dorsal der Harnblase liegen (Abb. **B-3.37b**).

3.2.2 Leitbefunde – vom radiologischen Befund zur Diagnose

3.2.2 Leitbefunde – vom radiologischen Befund zur Diagnose

Typische Befunde und Differenzialdiagnosen s. Tab. **B-3.4**.

In der nachfolgenden Tabelle sind einige typische Befunde und ihre Differenzialdiagnosen aufgeführt (Tab. **B-3.4**).

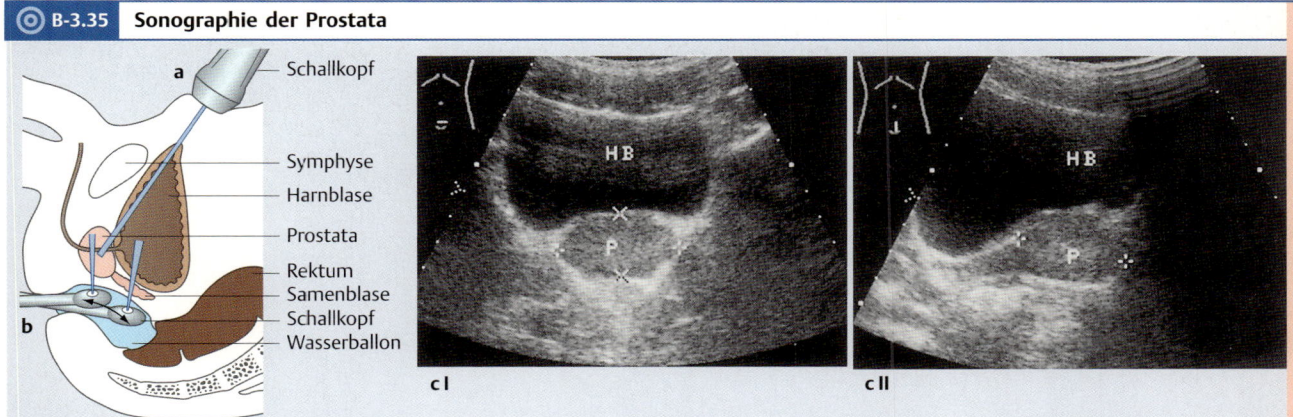

⊙ B-3.35   Sonographie der Prostata

cI   cII

a Die transvesikale Organdarstellung gelingt nur bei ausreichend gefüllter Harnblase. Bei suprapubischer Schallkopfpositionierung wird das Organ in der transversalen und longitudinalen Ebene durchgemustert. Das Volumen der normalerweise etwa kastaniengroßen Prostata kann näherungsweise nach der Formel $V = 0{,}523 \times a \times b \times c$ bestimmt werden, wobei a, b und c die Organdurchmesser in den drei Raumebenen darstellen.

b Die transrektale Sonographie der Prostata ermöglicht eine differenzierte Beurteilung der Organstruktur und erleichtert den Nachweis eines beginnenden organüberschreitenden Karzinomwachstums.

c Sonographie der Prostata, Normalbefund. Die perkutan transvesikal durchgeführte Sonographie zeigt im (I) Querschnitt und im (II) Längsschnitt eine normal große Prostata mit regelrechter, homogener Organechogenität.

⊙ B-3.36   Sonographie des Hodens

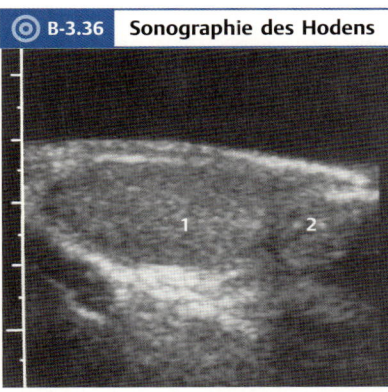

Normalbefund. Der Längsschnitt zeigt einen normal großen Hoden mit normaler und homogener Echogenität (1), darüber kommt der etwas echoreichere Nebenhoden (2) zur Darstellung.

⊙ B-3.37   CT-Normalbefund von Prostata und Samenbläschen

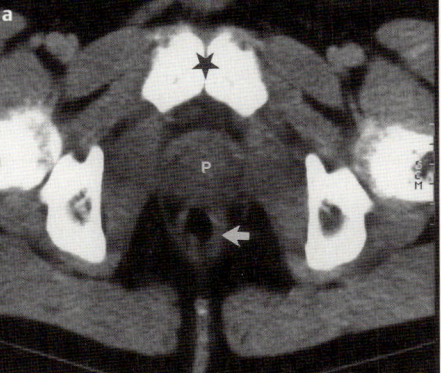

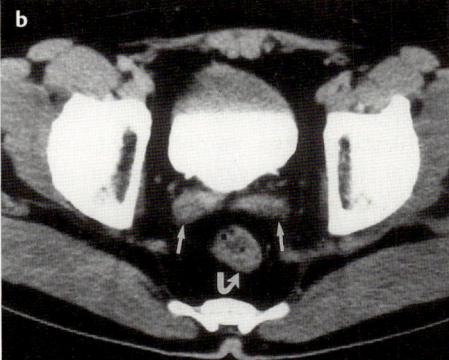

a Prostata: Zwischen Symphyse (Stern) und Rektum (Pfeil) liegt die rundliche, glatt berandete und homogen strukturierte Prostata (P).

b Samenbläschen: Dorsal der kontrastmittelgefüllten Harnblase sind die kommaförmigen Samenbläschen (Pfeile) lokalisiert. Rektumampulle (gebogener Pfeil).

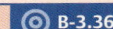
⊙ B-3.36

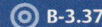
⊙ B-3.37

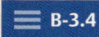 B-3.4

Befund	mögliche Ursache	geeignete Methoden (Methode der Wahl steht an 1. Stelle)
Prostata		
Vergrößerung	▪ benigne Prostatahyperplasie	Sonographie, Ausscheidungsurographie
	▪ Prostatitis	Sonographie
	▪ Prostatakarzinom	Sonographie, MRT, CT
Hoden		
Vergrößerung	▪ Hodentorsion	Duplex-Sonographie
	▪ Orchitis / Epididymitis	Sonographie
	▪ Hodentumor	Sonographie, CT (Lymphknoten-Staging)

3.2.3 Wichtige Krankheitsbilder –
von der Diagnose zum Befund

Benigne Prostatahyperplasie

▶ Synonym

▶ Definition

3.2.3 Wichtige Krankheitsbilder – von der Diagnose zum Befund

Benigne Prostatahyperplasie

▶ **Synonym:** Prostataadenom

▶ **Definition:** Die benigne Organvergrößerung entsteht durch eine Wucherung der drüsigen (glanduläre Form) oder mesenchymalen Organanteile (fibromuskuläre Form). Betroffen sind vorzugsweise **Areale in der Umgebung der Harnröhre.** Durch deren Kompression kommt es zur fortschreitenden Harnblasenentleerungsstörung.

Klassifikation:
▪ **Stadium I:** Typische Beschwerden (z. B. Pollakisurie) ohne Restharnbildung
▪ **Stadium II:** Typische Beschwerden und Restharnbildung
▪ **Stadium III:** Typische Beschwerden, Restharnbildung und Niereninsuffizienz durch **Überlaufblase.**

Klinik: Dünner Harnstrahl, reduziertes Miktionsintervall, vermehrtes Pressen, Pollakisurie.

Diagnostisches Vorgehen: Anamnese und rektale Palpation sowie **Sonographie** (Abb. **B-3.35**).

Radiologische Diagnostik: In der **Sonographie** fällt eine kugelige Organumformung auf. Zentrale hyperplastische Areale lassen sich mit der **transrektalen Sonographie abgrenzen.** Durch Kompression des Drüsengewebes entsteht ein echoarmer Saum (Pseudokapsel). Die Blasenentleerungsstörung führt zur **muskulären Hypertrophie der Harnblasenwand.**

Klassifikation: In Abhängigkeit vom Ausmaß der Entleerungsstörung wird zwischen drei Stadien unterschieden.
▪ **Stadium I:** Typische Beschwerden (z. B. Pollakisurie) ohne Restharnbildung
▪ **Stadium II:** Typische Beschwerden (z. B. Pollakisurie) + Restharnbildung
▪ **Stadium III:** Typische Beschwerden (z. B. Pollakisurie) + Restharnbildung + Niereninsuffizienz (durch **Überlaufblase** mit zunehmender Ausbildung einer beidseitigen Dilatation der Harnleiter und des Nierenbeckenkelchsystems).

Klinik: Je nach Wachstumsrichtung der Prostatahyperplasie klagen die Patienten u. a. über einen dünnen Harnstrahl, ein reduziertes Miktionsintervall, vermehrtes Pressen und Pollakisurie.

Diagnostisches Vorgehen: Anamnese (typische Beschwerden?) und rektale Palpation (prall vergrößerte, gut abgrenzbare Prostata) helfen bei der Diagnosesicherung. Mithilfe der **Sonographie** kann die Größe der Prostata und die Restharnmenge bestimmt werden (Abb. **B-3.35**).

Radiologische Diagnostik: Mit zunehmender Vergrößerung der Prostata fällt in der **Sonographie** (Abb. **B-3.38**) eine kugelige Organumformung auf. Die Echostruktur ist in typischen Fällen homogen, kann bei gleichzeitig vorhandenen Verkalkungen oder fibrotischen Veränderungen jedoch auch heterogen imponieren. Zentral lokalisierte hyperplastische Areale lassen sich meist nur mit der **transrektalen Sonographie** abgrenzen. Durch eine Kompression des benachbarten Drüsengewebes entsteht ein echoarmer Saum, der als Pseudokapsel bezeichnet wird. Die begleitende Blasenentleerungsstörung führt zur sonographisch sichtbaren **muskulären Hypertrophie der Harnblasenwand.**

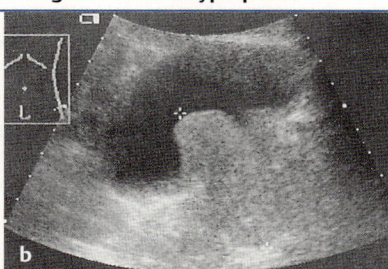

B-3.38   Sonographische Befunde bei benigner Prostatahyperplasie

Im Querschnitt (**a**) und Längsschnitt (**b**) kommt das vergrößerte Organ mit einer deutlichen Anhebung des Harnblasenbodens zur Darstellung.

In fortgeschritteneren Stadien kann das Ausmaß der **Restharnerhöhung** unmittelbar nach vorangegangener Miktion durch eine sonographische Harnblasenausmessung (Formel wie bei der Prostatavolumenbestimmung) objektiviert werden (> 50 ml sind pathologisch, s.S. 259).
V. a. die Vergrößerung des Prostatamittellappens führt zu einer Anhebung des Harnblasenbodens. Die **Ausscheidungsurographie** zeigt die dadurch bedingte, in der Mitte gelegene Pelottierung der kaudalen Harnblasenberandung.
Im **Stadium III** sind **sonographisch** neben der vergrößerten Prostata eine erheblich **vergrößerte Harnblase** und eine **Harnstauung** zu erkennen. Bei meist eingeschränkter Nierenfunktion zeigt sich in der **Ausscheidungsurographie** eine beidseitige Harnstauung. Häufig sind begleitend Harnblasenkonkremente sichtbar.

Das Ausmaß der **Restharnerhöhung** kann direkt nach Miktion durch eine sonographische Harnblasenausmessung bestimmt werden (> 50 ml sind pathologisch).
Die **Ausscheidungsurographie** zeigt eine Pelottierung der kaudalen Harnblasenberandung.

In **Stadium III** sind **sonographisch** eine **vergrößerte Harnblase** und **Harnstauung** zu erkennen. In der **Ausscheidungsurographie** zeigt sich eine beidseitige Harnstauung.

Prostatakarzinom

Klinik: Das Prostatakarzinom entwickelt sich vor allem in den **dorsalen, harnröhrenfernen** Organanteilen. Deshalb führt es im Gegensatz zur adenomatösen Hyperplasie der Prostata erst relativ spät zu Miktionsbeschwerden.

Diagnostisches Vorgehen: Die Diagnose wird gestellt durch den rektalen Tastbefund (derber, nicht druckdolenter Knoten), die Bestimmung des PSA (Prostataspezifisches Antigen = Tumormarker) und die histologische Sicherung mittels einer transrektalen Prostatabiopsie.

Radiologische Diagnostik: Sonographisch besteht eine **Organvergrößerung** bei tumorbedingt **inhomogen echogebender Binnenstruktur**: Neben echoarmen Arealen lassen sich auch echoreiche, teilweise sogar verkalkte Tumoranteile nachweisen (Abb. **B-3.39**). In Abhängigkeit von der Tumorgröße besteht zudem eine Anhebung des Harnblasenbodens. Die lokale Tumorausdehnung ist v. a. mit der **transrektalen Sonographie** gut beurteilbar.
In der **Ausscheidungsurographie** sind anfangs die bei der benignen Prostatahyperplasie beschriebenen Kennzeichen nachweisbar (s.S. 286). Ein organüberschreitendes Wachstum führt zu Wandunregelmäßigkeiten im Bereich des Blasenbodens und ggf. zu einer Blasenverdrängung.

Prostatakarzinom

Klinik: Beim Prostatakarzinom kommt es spät zu Miktionsbeschwerden, weil es sich vor allem in den **dorsalen, harnröhrenfernen** Organanteilen entwickelt.
Diagnostisches Vorgehen: Rektaler Tastbefund, Bestimmung des PSA und transrektale Prostatabiopsie.

Radiologische Diagnostik: Sonographisch besteht eine Organvergrößerung bei **inhomogen echogebender Binnenstruktur** (Abb. **B-3.39**). Die lokale Tumorausdehnung ist mit der **transrektalen Sonographie** gut beurteilbar.
In der **Ausscheidungsurographie** zeigt sich organüberschreitendes Wachstum durch Unregelmäßigkeiten im Blasenboden und ggf. eine Blasenverdrängung.

B-3.39   Prostatakarzinom

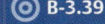 **B-3.39**

Sonographisch zeigt sich eine vergrößerte, inhomogen strukturierte Prostata (Pfeile) mit Pelottierung des Harnblasenbodens. Innerhalb des Organs finden sich reflexreiche Areale, die fokalen Verkalkungen entsprechen.

In der **CT** kann zunächst nicht zwischen Adenom und intrakapsulärem Karzinom differenziert werden. Die Indikationen liegen im Erkennen eines **organüberschreitenden Wachstums** (Abb. **B-3.40a**).
Besser gelingt die Beurteilung der Tumorausdehnung mit der MRT, besonders mit Endorektalspule.
Da Prostatakarzinome frühzeitig ins Skelett metastasieren, wird eine **Skelettszintigraphie** sowie Röntgenaufnahmen von schmerzhaften und verdächtigen Skelettregionen durchgeführt (Abb. **B-3.40b + c**).

In der **CT** kann bei vergrößerter Prostata zunächst nicht zwischen einem Adenom und einem intrakapsulären Karzinom differenziert werden (die Differenzierung der Organbinnenstruktur gelingt schlechter als mit der Sonographie). Die Indikationen für die CT liegen im Erkennen eines **organüberschreitenden Wachstums** mit Infiltration von Nachbarorganen sowie der Darstellung eines metastatischen Befalls von iliakalen, inguinalen und retroperitonealen Lymphknoten (Abb. **B-3.40a**).
Besser gelingt die Beurteilung der Tumorausdehnung mit der MRT, insbesondere beim Einsatz einer Endorektalspule. Karzinome im Randbereich der Prostata und eine Infiltration der Samenbläschen lassen sich so zuverlässiger als in der CT erkennen.
Da Prostatakarzinome bereits frühzeitig ins Skelett metastasieren, werden im Rahmen der Staginguntersuchungen eine **Skelettszintigraphie** und Röntgenaufnahmen von schmerzhaften und szintigraphisch verdächtigen Skelettregionen angefertigt (Abb. **B-3.40b + c**).

▶ **Merke**

▶ **Merke:** Typischerweise führen Prostatakarzinome zur osteoplastischen Knochenmetastasierung. Diese sind insbesondere im Bereich von Becken und Lendenwirbelsäule lokalisiert.

Prostatitis

Prostatitis

▶ **Definition**

▶ **Definition:** Meist bakteriell verursachte Entzündung der Prostata, die i. d. R. aszendierend über die Harnröhre oder intrakanalikulär über den Ductus deferens entsteht.

Klinik: Fieber, Schüttelfrost, Dysurie, Pollakisurie, Defäkationsschmerzen.

Diagnostisches Vorgehen: Druckschmerzhafte, ödematöse Prostata, Leukozyten und Bakterien im Urin, evtl. erhöhtes PSA.

Klinik: Bei Vorliegen einer akuten Prostatitis treten neben Fieber und Schüttelfrost zusätzlich Dysurie, Pollakisurie und Defäkationsschmerzen auf.

Diagnostisches Vorgehen: Neben der klinischen Symptomatik fällt bei der rektalen Untersuchung eine z. T. extrem druckschmerzhafte, ödematös geschwollene Prostata auf. Im Urin sind Leukozyten und Bakterien nachweisbar, das PSA kann erhöht sein.

◉ **B-3.40**   **Metastasierendes Prostatakarzinom**

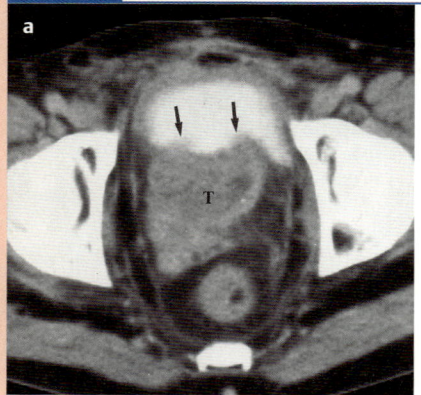
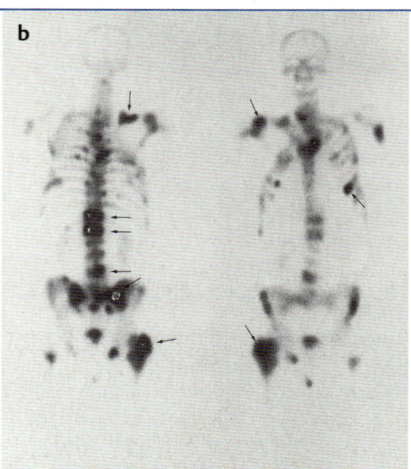
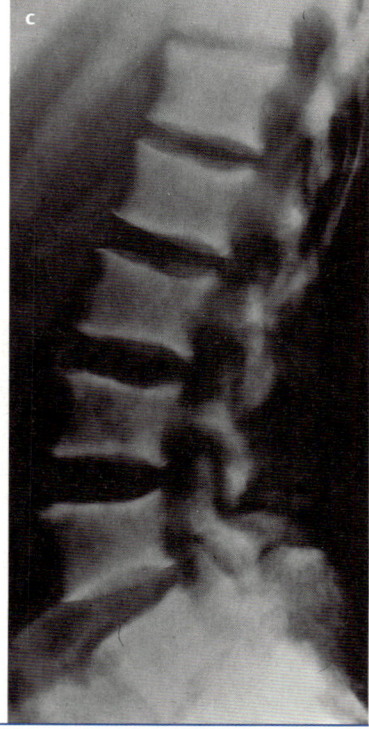
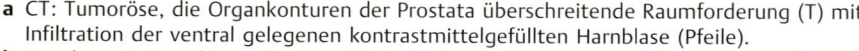

a CT: Tumoröse, die Organkonturen der Prostata überschreitende Raumforderung (T) mit Infiltration der ventral gelegenen kontrastmittelgefüllten Harnblase (Pfeile).
b Knochenszintigraphie: Zahlreiche fokale Mehranreicherungen im Skelettsystem, die z. T. mit Pfeilen markiert sind und einer diffusen Knochenmetastasierung entsprechen.
c Seitliches Bild der LWS: Diffuse osteoplastische Metastasierung mit daraus resultierender fleckiger Dichteerhöhung der Knochenfeinstruktur.

Radiologische Diagnostik:

- **Akute Prostatitis:** Sie manifestiert sich **sonographisch** durch eine symmetrische **Organvergrößerung** bei **diffus verminderter Echogenität**. **Abszedierungen** führen zu umschriebenen echoarmen oder echofreien Arealen.

  Die Durchführung einer **retrograden Urethrographie** oder **Miktionszystourethrographie** ist nur bei rezidivierenden Entzündungen für den Nachweis begünstigender Faktoren wichtig (z. B. Strikturen).

- **Chronische Prostatitis:** Die Organgröße ist **sonographisch** meist normal. Das **Binnenechomuster** imponiert **inhomogen**, wobei Verkalkungen zu fokalen reflexreichen Arealen führen, die teilweise einen Schallschatten aufweisen. Wegen des ähnlichen sonographischen Bildes ist die Abgrenzung von einem nicht organüberschreitenden Prostatakarzinom nicht möglich. In diesen Fällen muss eine Prostatastanzbiopsie durchgeführt werden. **Organverkalkungen** im Rahmen einer chronischen Prostatitis lassen sich auf der **Beckenübersichtsaufnahme** nachweisen (Abb. **B-3.41**).

  Die Durchführung einer **Urographie** dient zum Nachweis gleichzeitig vorliegender entzündlicher Veränderungen der Nieren und oberen Harnwege. Für eine retrograde Urethrographie und Miktionszystourethrographie ergeben sich die gleichen Indikationen wie bei der akuten Prostatitis (s. o.).

Radiologische Diagnostik:

- **Akute Prostatitis**: **Sonographisch** zeigt sich symmetrische **Organvergrößerung** bei **diffus verminderter Echogenität**. **Abszedierungen** führen zu echofreien Arealen.

- **Chronische Prostatitis:** Die Organgröße ist **sonographisch** meist normal. Das **Binnenechomuster** imponiert **inhomogen.** Zur Abgrenzung von einem Karzinom muss eine Stanzbiopsie durchgeführt werden. **Organverkalkungen** lassen sich auf der **Beckenübersichtsaufnahme** nachweisen (Abb. **B-3.41**). Die **Urographie** dient zum Nachweis gleichzeitiger entzündlicher Veränderungen an Nieren und oberen Harnwegen.

Hodentorsion

Hodentorsion

▶ **Definition:** Bei der Hodentorsion kommt es zu einer Verdrehung des Hodens in der Längsachse (z. B. bei sportlicher Betätigung). Durch die Torsion der versorgenden Blutgefäße kommt es zunächst zur venösen Stase, dann zum arteriellen Gefäßverschluss und zur hämorrhagischen Infarzierung des Hodens.

◀ **Definition**

◉ B-3.41 Prostatitis

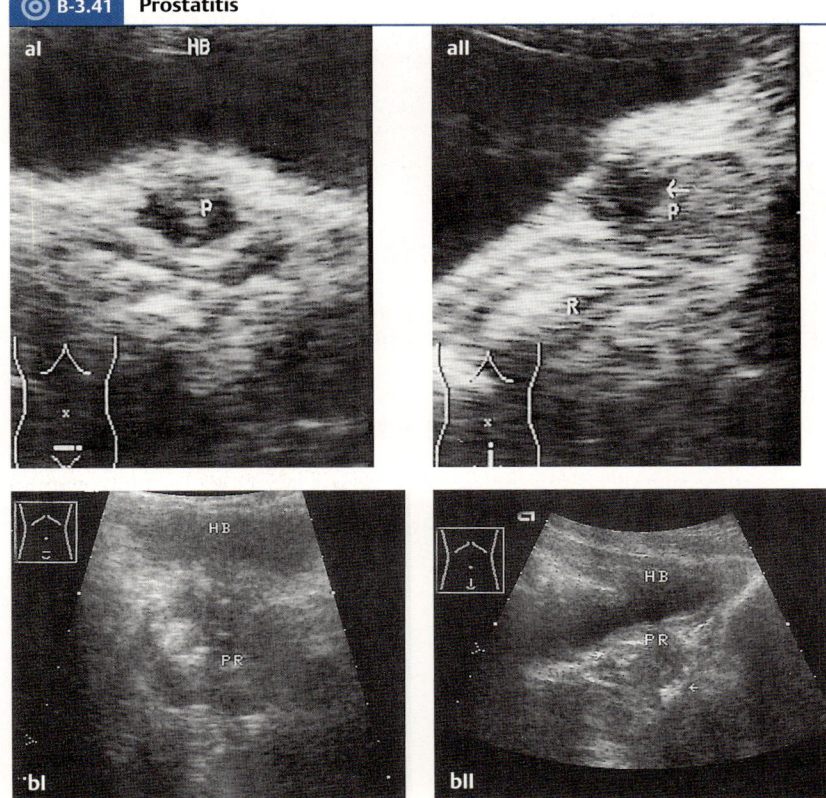

a Sonographie bei akuter Prostatitis. Querschnitt (I) und Längsschnitt (II) zeigen eine entzündlich bedingte Echogenitätsabsenkung der Prostata (P). R = Rektum.

b Chronische Prostatitis. Querschnitt (I) und Längsschnitt (II) zeigen ein deutlich inhomogenes Echomuster der Prostata (PR). HB = Harnblase.

Klinik: Heftige Schmerzen in der Leistenregion, Schwellung und Rötung des Skrotums. Bei Palpation ist der Hoden stark druckdolent, das Prehn-Zeichen ist positiv (Schmerzverstärkung bei Anheben des Hodens). Die operative Beseitigung muss innerhalb von Stunden durchgeführt werden, sonst droht eine irreversible Organnekrose.

Radiologische Diagnostik: Die **farbkodierte Duplexsonographie** ist die Methode der Wahl.

▶ **Merke**

Klinik: Klinisch werden heftige Schmerzen vornehmlich in der Leistenregion angegeben. Begleitend zeigt sich eine Schwellung und Rötung des Skrotums. Bei der Palpation ist der Hoden stark druckdolent, das Prehn-Zeichen ist positiv (d. h. der Schmerz verstärkt sich bei Anheben des Hodens – DD zur akuten Epididymitis: Abnahme der Schmerzen).
Die operative Beseitigung der Torsion muss innerhalb weniger Stunden durchgeführt werden, da es sonst zur irreversiblen Organnekrose kommt.

Radiologische Diagnostik: Bei der klinisch oft problematischen Abgrenzung zur akuten Nebenhodenentzündung ist die **farbkodierte Duplexsonographie** die Untersuchungsmethode der Wahl (Abb. **B-3.42**).

▶ **Merke:** Typisch für die Hodentorsion ist eine deutlich **verminderte oder fehlende Organperfusion**. Hoden und Nebenhoden sind vergrößert und echoarm, oft findet sich eine mäßige Zunahme der peritestikulären Flüssigkeit. Bei der akuten Nebenhodenentzündung (s. u.) ist die Durchblutung dagegen deutlich vermehrt.

Entzündungen von Hoden und Nebenhoden

▶ **Definition**

Entzündungen von Hoden und Nebenhoden

▶ **Definition:** Entzündungen von Hoden (Orchitis) und Nebenhoden (Epididymitis) entstehen i. d. R. durch aszendierende Infektionen über den Ductus deferens oder hämatogen (z. B. bei Mumps).

Radiologische Diagnostik: Bei der **akuten Orchitis** ist der Hoden **sonographisch diffus vergrößert.**

Radiologische Diagnostik: Die **akute Orchitis** entwickelt sich meist durch Ausbreitung einer Nebenhodenentzündung. **Sonographisch** ist der Hoden **diffus vergrößert** (Abb. **B-3.43**), die Echogenität des Parenchyms ist reduziert, wobei sich Abszedierungen als echoarme bis echofreie Areale darstellen.

◉ **B-3.42**

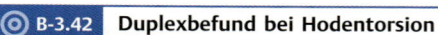

◉ **B-3.42**   Duplexbefund bei Hodentorsion

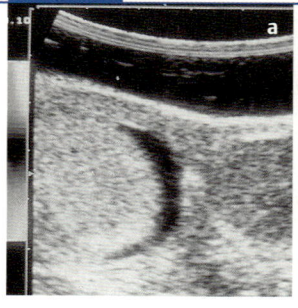
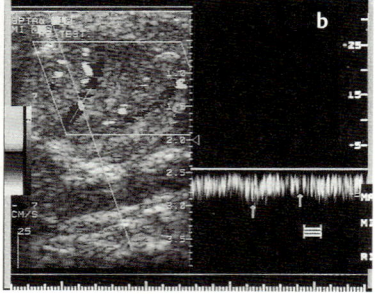

a Sonographisch führt die Hodentorsion zur Organvergrößerung. Im Skrotum findet sich vermehrt Flüssigkeit.
b Dopplersonographisch ist das Flusssignal deutlich vermindert bei aufgehobener Pulsatilität.

◉ **B-3.43**   Sonographie bei akuter Orchitis

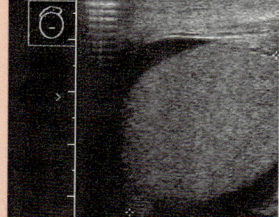
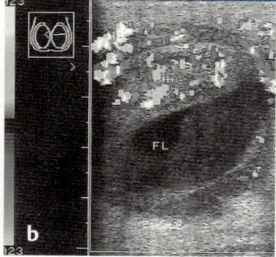
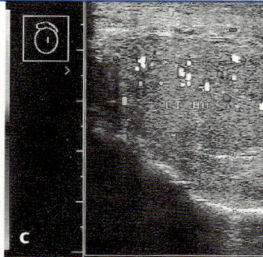

a Eine akute Orchitis kann zu einer Vergrößerung des Hodens bei homogener Echogenität führen.
b Im Falle einer bakteriell abszedierenden Orchitis findet sich zusätzlich eine abszessbedingte Flüssigkeitsansammlung (FL). Die Vaskularisation ist entzündungsbedingt deutlich vermehrt, dies zeigt sich besonders im Unterschied zur gesunden Gegenseite (**c**).

Die **akute Epididymitis** führt klinisch zu einer schmerzhaften Schwellung des Nebenhodens. **Sonographisch** ist dieser vergrößert, im akuten Stadium typischerweise echoarm. Im weiteren Krankheitsverlauf kommt es bei zunehmender Fibrosierung zum Anstieg der Echogenität. Oft liegt begleitend eine Hydrozele (s.S. 291) vor. **Dopplersonographisch** lässt sich eine vermehrte Durchblutung des betroffenen Nebenhodens erkennen.

Die **akute Epididymitis** zeigt sich in einem **sonographisch** vergrößerten, im akuten Stadium echoarmen Nebenhoden. **Dopplersonographisch** lässt sich vermehrte Durchblutung erkennen.

Hydrozele

Hydrozele

▶ **Definition:** Als Hydrozele wird eine pathologische Flüssigkeitsansammlung im Skrotum bezeichnet (innerhalb der Tunica vaginalis communis testis).

◀ Definition

Klinik: Langsam zunehmende, prallelastische Schwellung intraskrotal, meist ohne Schmerzen. Gelegentlich besteht ein lokales Druck- oder Schweregefühl. Bei der Palpation ist ein glatter, indolenter, gegen die Skrotalhaut gut verschieblicher Tumor tastbar.

Klinik: Langsam zunehmende, prallelastische Schwellung intraskrotal, meist ohne Schmerzen.

Radiologische Diagnostik: Untersuchungsmethode der Wahl ist die **Sonographie** mit dem Nachweis von **peritestikulär gelegener echofreier Flüssigkeit**. Der Hoden liegt innerhalb der umgebenden Flüssigkeit im dorsalen Abschnitt des Skrotums (Abb. **B-3.44**).

Radiologische Diagnostik: Die Sonographie weist **peritestikulär gelegene echofreie Flüssigkeit** nach, die den Hoden umgibt (Abb. **B-3.44**).

Varikozele

Varikozele

▶ **Definition:** Der Varikozele liegt eine abnorme Dilatation und Elongation der Venen des Plexus pampiniformis innerhalb des Skrotums zugrunde. Ca. 90 % der Varikozelen sind linksseitig lokalisiert. Sie sind eine der häufigsten Ursachen für die männliche Infertilität.

◀ Definition

Klinik: In der Regel bestehen keine Beschwerden. Oft erfolgt die Diagnose im Rahmen einer Infertilitätsdiagnostik. Bei der Inspektion am stehenden Patienten fallen die gestauten, geschlängelten Venenkonvolute intraskrotal und entlang des Samenstranges auf.

Klinik: Selten Beschwerden. Intraskrotal und entlang des Samenstrangs fallen gestaute, geschlängelte Venenkonvolute auf.

Radiologische Diagnostik: Sonographisch imponieren die dilatierten Venen als tubuläre, echofreie Strukturen in der Region des Samenstranges. **Dopplersonographisch** lässt sich intermittierend, besonders unter Valsalvabedingungen, ein retrograder Blutstrom erkennen. Bei kleinen Varikozelen empfiehlt sich die Untersuchung im Stehen, da die Venen dann deutlicher blutgefüllt sind.
Zur **phlebographischen Darstellung,** im Rahmen der unten genannten Verödungstherapie, wird ausgehend von einer Leistenvene ein vorgeformter Katheter in die V. renalis vorgeschoben. Nach KM-Injektion kommt es zur retrograden Darstellung der V. spermatica interna. Gleichzeitig kontrastieren sich eventuell vorliegende, atypisch ausgebildete Kollateralvenen.

Radiologische Diagnostik: Sonographisch imponieren die dilatierten Venen als echofreie Strukturen nahe des Samenstranges. **Dopplersonographisch** lässt sich ein retrograder Blutstrom erkennen. Bei der **phlebographischen Darstellung** wird die V. spermatica interna durch KM-Injektion aus einem Katheter in der V. renalis retrograd dargestellt. Im Anschluss lässt sich eine **Verödung der Varikozele** durchführen (Abb. **B-3.45**).

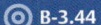 **B-3.44**   **Hydrozele**

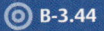 **B-3.44**

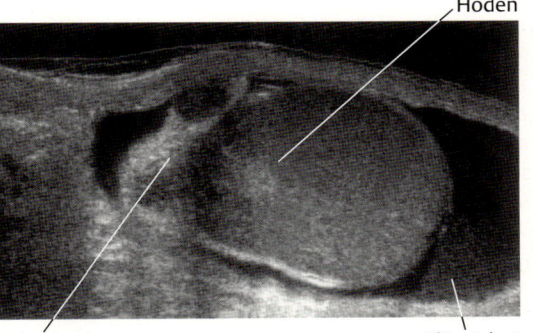

Sonographische Darstellung der echofreien Flüssigkeit im Skrotum, die den Hoden umgibt.

Hoden

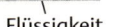

Nebenhoden   Flüssigkeit

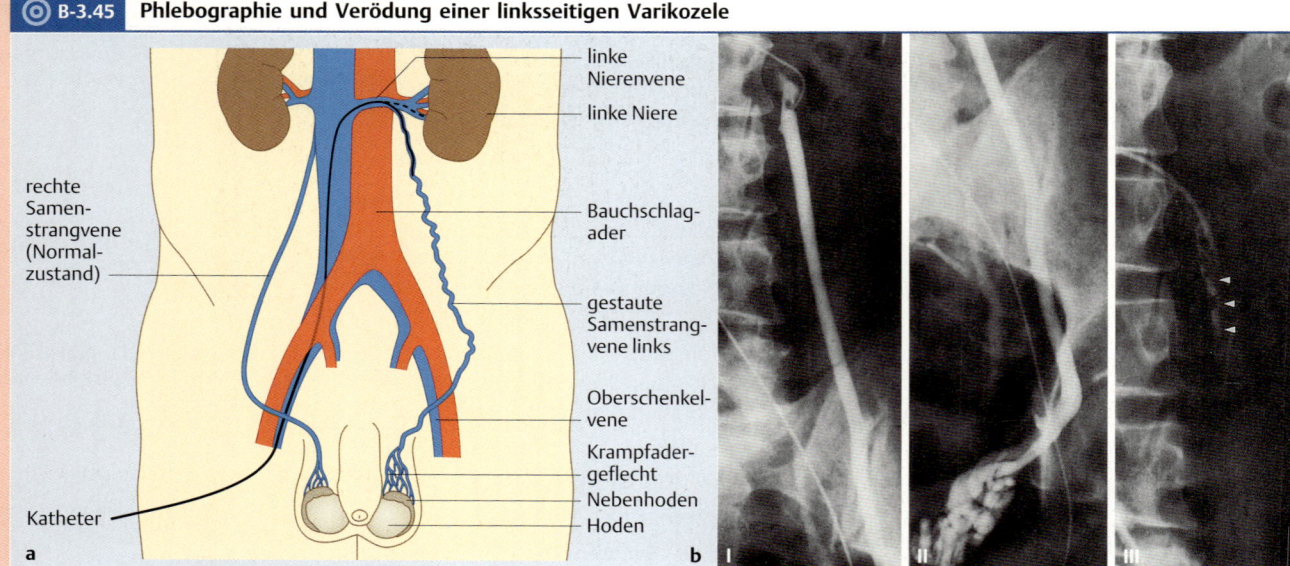

⊙ **B-3.45**   **Phlebographie und Verödung einer linksseitigen Varikozele**

linke Nierenvene

linke Niere

rechte Samen- strangvene (Normal- zustand)

Bauchschlag- ader

gestaute Samenstrang- vene links

Oberschenkel- vene

Krampfader- geflecht

Nebenhoden

Hoden

Katheter

a

b

a Von der rechten Leistenvene ausgehend wird ein vorgebogener Katheter in die linke Nierenvene vorgeschoben. Nach KM-In- jektion in die V. renalis stellt sich die linke V. spermatica interna retrograd dar. Zur Verödung wird die Gonadenvene bis etwa auf Höhe der Beckenschaufel sondiert und nach Injektion eines Sklerosierungsmittels verödet.

b Phlebographie und Sklerosierung einer linksseitigen Varikozele. KM-Injektion in die pathologisch erweiterte Vena spermatica interna (I). Kontrastierung der varikös erweiterten Venen des Plexus pampiniformis (II). Nach Injektion des Sklerosierungsmittels ist die Vena spermatica interna verschlossen, im oberen Anteil des Gefäßes zeigen sich einzelne von KM umflossene Thromben (III, Pfeilspitzen).

Nach selektiver Katheterisierung der V. spermatica interna lässt sich eine **Ver- ödung der Varikozele** durch Injektion eines Sklerosierungsmittels durchführen (Abb. **B-3.45**). Diese interventionelle Therapiemaßnahme stellt eine effektive Alternative zur Operation dar.

Hodenretention

Hodenretention

▶ Synonym

▶ **Synonym:** Kryptorchismus, Maldescensus testis

▶ Definition

▶ **Definition:** Ausbleiben des physiologischen Deszensus des Hodens in das Skrotum. Je nach Lokalisation werden der Bauchhoden (Retentio testis abdomi- nalis), der Leistenhoden (Retentio testis inguinalis), der Gleithoden (Testis mobilis) und der ektope Hoden unterschieden.

Diagnostisches Vorgehen: Klinische und sonographische Untersuchung. Eine operative Korrektur sollte in jedem Fall erfolgen.

Diagnostisches Vorgehen: Die Diagnose ergibt sich aufgrund der klinischen und sonographischen Untersuchung.
Eine operative Korrektur sollte in jedem Fall erfolgen, da das Risiko für Inferti- lität, Malignome und Hodentorsion deutlich erhöht ist.

Radiologische Diagnostik: Sonographisch wird die Lokalisation des retinierten Hodens versucht (Abb. **B-3.46a**). Innerhalb des Leistenkanals **(Retentio testis ingui- nalis)** ist der Hoden als echoarme, ovale Struktur zu erkennen. Intraabdominell **(Retentio testis abdominalis)** gelingt dies meist nicht, kernspintomographisch dagegen zumindest teilweise (Abb. **B-3.46b + c**).

Radiologische Diagnostik: Liegt der Hoden wegen einer Störung des Deszensus nicht im Skrotum, wird **sonographisch** versucht, den oder die retinierten Testis zu lokalisieren (Abb. **B-3.46a**). Innerhalb des Leistenkanals **(Retentio testis inguinalis)** ist der Hoden als echoarme, ovale Struktur zu erkennen. Intraabdo- minell **(Retentio testis abdominalis)** gelingt die sonographische Lokalisation meist nicht. Die **CT** führt zu keinen besseren Ergebnissen und ist wegen der zusätzlichen Strahlenbelastung nicht indiziert. **Kernspintomographisch** gelingt teilweise die Lokalisation des Hodens im Becken oder Retroperitonealraum, dabei sind insbesondere koronare Schichten hilfreich (Abb. **B-3.46b + c**).

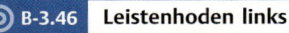

B-3.46   Leistenhoden links

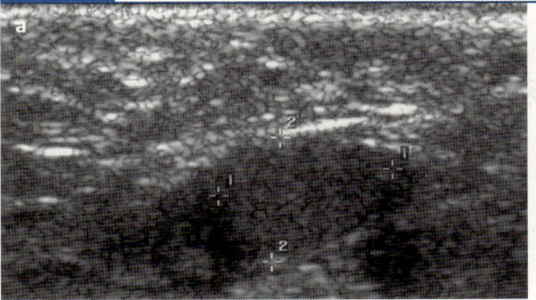
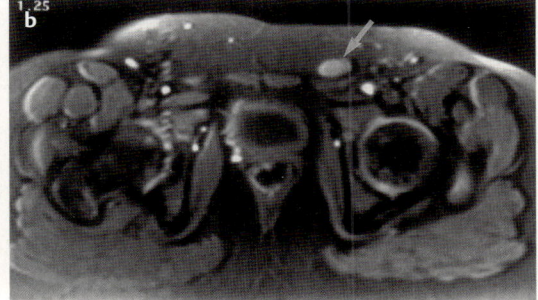
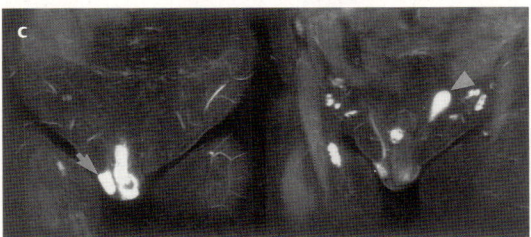

a Sonographischer Nachweis des echoarmen, durch Kreuze markierten Hodens in der linken Leistenregion.
b Axiales, T_2-gewichtetes MRT-Bild mit Darstellung des Hodens in der linken Leistenregion (Pfeil).
c Koronare, T_2-gewichtete MRT-Bilder: Orthotop gelegener rechter Hoden (Pfeil) und Leistenhoden links (Pfeilspitze).

Maligne Hodentumoren

Bei einem Häufigkeitsgipfel zwischen dem 20. und 40. Lebensjahr sind Hodenmalignome in dieser Altersklasse die häufigsten soliden Tumoren. Histologisch handelt es sich in > 90 % der Fälle um Keimzelltumoren (u. a. Seminom, Teratokarzinom).

Klinik: Klinisch steht eine meist **schmerzlose Hodenvergrößerung** im Vordergrund. Wegen der frühzeitigen Metastasierung, die lymphogen in die retroperitonealen Lymphknoten und hämatogen in die Lunge erfolgt, liegt zum Zeitpunkt der Diagnosestellung bereits bei 10 % der Patienten eine Fernmetastasierung vor.

Diagnostisches Vorgehen: Bei Palpation eines vergrößerten, harten Hodens besteht immer Verdacht auf einen Hodentumor. Die Verdachtsdiagnose wird durch die Sonographie gestützt und muss Anlass zur operativen Freilegung des Hodens geben. Wichtig ist auch die Bestimmung verschiedener Tumormarker (u. a. α-Fetoprotein, β-HCG). Bei gesichertem Tumor muss eine Staginguntersuchung u. a. mit Röntgen-Thorax-Aufnahme, Abdomen- und Thorax-CT sowie ggf. eine Skelettszintigraphie erfolgen.

Radiologische Diagnostik: Sonographisch besteht meist eine tumorbedingte Vergrößerung des Hodens. Der Tumor stellt sich als **unregelmäßig begrenztes, echoarmes Areal** innerhalb des Hodenparenchyms dar. Teilweise ist eine Zunahme der peritestikulären Flüssigkeit im Sinne einer kleinen Hydrozele nachweisbar.
Im Rahmen des **prätherapeutischen Stagings** erfolgt eine **CT** von Thorax, Abdomen und Beckenregion. Hiermit lassen sich vergrößerte Lymphknoten und intrapulmonale Metastasen nachweisen (Abb. **B-3.47**).

Maligne Hodentumoren

Klinik: Eine **schmerzlose Hodenvergrößerung** steht im Vordergrund. Bei Diagnose besteht bereits bei jedem zehnten Patienten eine Fernmetastasierung.

Diagnostisches Vorgehen: Auf die Palpation eines vergrößerten harten Hodens erfolgen die Sonographie sowie die Bestimmung von Tumormarkern. Zum Staging gehören Rönten-Thorax, Abdomen- und Thorax-CT sowie ggf. Skelettszintigraphie.

Radiologische Diagnostik: Sonographisch stellt sich der Tumor als **unregelmäßig begrenztes, echoarmes** Areal innerhalb des Hodenparenchyms dar.
Beim **prätherapeutischen Staging** erfolgt eine **CT** von Thorax, Abdomen und Beckenregion (Abb. **B-3.47**).

⊙ **B-3.47**   **Metastasierender Hodentumor links**

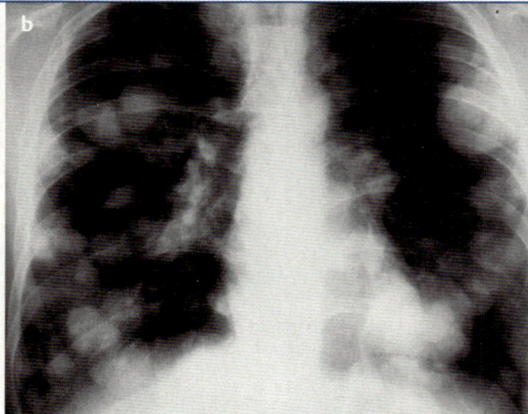

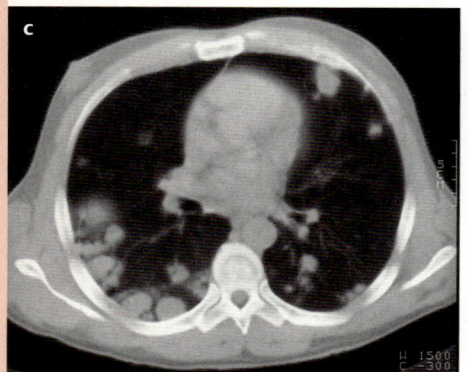

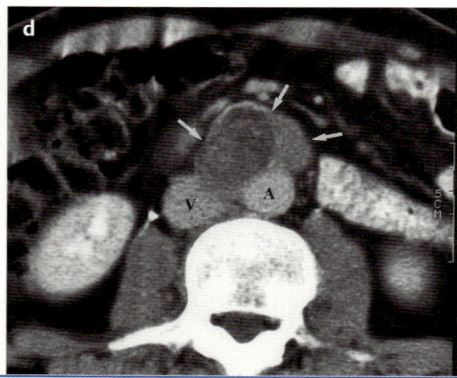

a Die Hodensonographie dokumentiert innerhalb des Hodens, dessen Außenkonturen durch Pfeile markiert sind, eine echoarme Raumforderung (gebogener Pfeil).

b Die Thoraxübersichtsaufnahme zeigt multiple Lungenrundherde.

c In der CT des Thorax lässt sich das erhebliche Ausmaß der Lungenmetastasierung noch besser erkennen.

d Die CT des Abdomens dokumentiert zahlreiche, metastatisch bedingt vergrößerte retroperitoneale Lymphknoten (Pfeile).

A – Aorta, V – V. cava inferior

Histologisch fanden sich innerhalb des operativ entfernten linken Hodens Anteile eines Teratokarzinoms.

3.3 Weibliche Geschlechtsorgane

3.3.1 Radiologische Methoden

Sonographie

In der Gynäkologie und Geburtshilfe kann die Sonographie perkutan oberhalb der Symphyse oder transvaginal erfolgen.

CT und MRT

Die CT eignet sich zur Beurteilung fortgeschrittener Uterustumoren. Mit der MRT wird die Ausdehnung von Zervix- und Korpuskarzinomen am besten beurteilt.

Hysterosalpingographie

Im Rahmen einer Infertilitätsdiagnostik wird zur Darstellung des Cavum uteri und zur Prüfung der Tubendurchgängigkeit eine **Hysterosalpingographie** durchgeführt. Im Normalfall tritt bei durchgängigen Tuben das KM beidseits in die Bauchhöhle über (Abb. **B-3.49**).

3.3 Weibliche Geschlechtsorgane

3.3.1 Radiologische Methoden

Sonographie

Die Sonographie ist in der Gynäkologie und Geburtshilfe das radiologische Verfahren der Wahl. Die Untersuchung kann perkutan bei Schallkopfposition oberhalb der Symphyse (Abb. **B-3.48**) oder mit speziellen Schallköpfen auch transvaginal erfolgen.

CT und MRT

Die CT eignet sich zum Nachweis und zur Stadieneinteilung von fortgeschrittenen Uterustumoren mit extrauteriner Tumorausdehnung. Wegen des hohen Weichteilkontrastes ist die MRT das am besten geeignete Verfahren um die Ausdehnung von Zervix- und Korpuskarzinomen präoperativ zu beurteilen.

Hysterosalpingographie

Im Rahmen einer Infertilitätsdiagnostik wird zur Darstellung des Cavum uteri und zur Prüfung der Tubendurchgängigkeit eine **Hysterosalpingographie** durchgeführt. Nach Desinfektion von Vagina und Zervix erfolgt die Injektion eines wasserlöslichen Röntgenkontrastmittels in das Cavum uteri. Unter Durchleuchtungskontrolle werden Aufnahmen des Uterus sowie der Tuben angefertigt. Im Normalfall tritt bei durchgängigen Tuben das KM beidseits in die Bauchhöhle über (Abb. **B-3.49**). Entwicklungsstörungsbedingte Missbildungen des Uterus, beispielsweise ein Uterus bicornis, lassen sich durch das atypisch konfigurierte, kontrastmittelgefüllte Lumen erkennen.

B-3.48
B-3.49

B-3.48 Weibliche Geschlechtsorgane: Sonographie

Sonographischer Normalbefund des weiblichen inneren Genitale. Dorsal der Harnblase (HB) stellt sich ein normal großer Uterus (UT) dar. Lateral davon kommen die Ovarien zur Abbildung.

B-3.49 Hysterosalpingographie

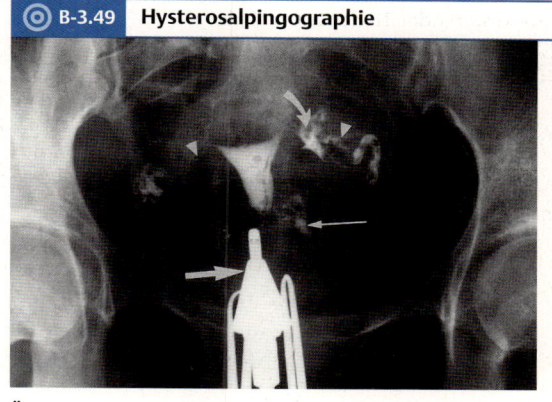

Über das mit der Spitze in die Portio eingeführte Schultz-Gerät (Pfeil) wurde das KM in die Gebärmutter injiziert. Der Uterus stellt sich normal konfiguriert dar, links ist es zu einer diskreten Venenfüllung gekommen (Pfeil). Die Tuben sind beidseits kontrastiert (Pfeilspitzen). Während rechts KM an den Fimbrien austritt, ist es links bereits innerhalb der Bauchhöhle zu sehen (gebogener Pfeil). Artifiziell bedingt sieht man kleine Luftbläschen im Cavum uteri und der linken Tube.

3.3.2 Leitbefunde – vom radiologischen Befund zur Diagnose

Nachfolgend sind einige wichtige Befunde und ihre Differenzialdiagnosen aufgeführt (Tab. **B-3.5**).

3.3.3 Wichtige Krankheitsbilder – von der Diagnose zum Befund

Adnexitis

▶ **Synonym:** Pelvic inflammatory disease

▶ **Definition:** Sammelbegriff für die akute und chronische Salpingitis (Entzündung der Tube), die Salpingoophoritis (Entzündung von Tube und Ovar) und ihre Komplikationen (z. B. Tuboovarialabszess, Pelveoperitonitis) sowie die Parametritis.

Klinik: Bei der akuten Adnexitis treten meist wechselnd starke, oft seitenbetonte Unterbauchschmerzen auf, evtl. auch Fieber und Meteorismus.

Diagnostisches Vorgehen: Palpatorisch besteht ein starker Druckschmerz, evtl. ist die Auftreibung der Tube zu tasten (prallelastischer Adnextumor). Laborchemisch sind die Entzündungsparameter meist pathologisch verändert (BKS, CRP, Leukozyten).

3.3.2 Leitbefunde – vom radiologischen Befund zur Diagnose

Wichtige Befunde und Differenzialdiagnosen s. Tab. **B-3.5**.

3.3.3 Wichtige Krankheitsbilder – von der Diagnose zum Befund

Adnexitis

◀ **Synonym**

◀ **Definition**

Klinik: Wechselnd starke, oft seitenbetonte Unterbauchschmerzen.

Diagnostisches Vorgehen: Palpatorisch besteht starker Druckschmerz, die Entzündungsparameter sind erhöht.

B-3.5 Ovarien: Radiologische Leitbefunde

Befund	mögliche Ursache	geeignete Methoden (Methode der Wahl steht an 1. Stelle)
Raumforderung	▪ Zyste	Sonographie, CT, MRT
	▪ solider Tumor	Sonographie, CT, MRT
	▪ solide-zystischer Tumor	Sonographie, CT, MRT
	▪ zystisch-solider Tumor	Sonographie, CT, MRT

B-3.5

Radiologische Diagnostik: Sonographisch lässt sich die Sekretansammlung im Eileiter als echofreie Flüssigkeit innerhalb der aufgetriebenen Tube nachweisen. Kommt es zur Dilatation der Tube durch eitriges Sekret, liegt eine **Pyosalpinx** vor. Als Folge kann eine **Pelveoperitonitis** mit **tuboovarialen Abszessen** entstehen.

In der **CT** sind abgekapselte Sekretansammlungen mit kontrastmittelanreichernder Abszessmembran erkennbar.

Radiologische Diagnostik: Sonographisch lässt sich die Sekretansammlung im Eileiter als echofreie Flüssigkeit innerhalb der aufgetriebenen, häufig girlandenförmig verlaufenden Tube nachweisen. Kommt es zur Abkapselung des Entzündungsvorganges mit Dilatation der Tube durch eitriges Sekret, liegt eine **Pyosalpinx** vor. Der Inhalt der erweiterten Tube ist in der Sonographie detritusbedingt leicht echogen. Durch Austreten von Keimen durch das Tubenostium in die Bauchhöhle kann eine **Pelveoperitonitis** entstehen, als deren Folge sich abgekapselte **tubo-ovariale Abszesse** ausbilden. Sonographisch manifestieren sie sich als häufig septierte, echofreie Flüssigkeits- oder echogene Detritusansammlungen enthaltende rundliche Raumforderungen.

In der **CT** (Abb. **B-3.50**) sind abgekapselte Sekretansammlungen mit kräftig kontrastmittelanreichernder Abszessmembran zu erkennen.

Uterusmyom

Uterusmyom

▶ **Definition**

▶ **Definition:** Gutartiger Tumor der Gebärmutter bestehend aus glatten Muskelzellen.

Klinik: Ca. 20 % der Frauen > 30 Jahre haben Gebärmuttermyome. Subseröse Myome sind meist asymptomatisch, intramurale und submuköse Myome manifestieren sich durch Hypermenorrhö bzw. Zusatzblutungen.

Klinik: Ca. 20 % der Frauen > 30 Jahre haben Gebärmuttermyome. Das Wachstum ist an die ovarielle Funktion gebunden, so dass es in der Menopause häufig zur Rückbildung kommt. Subseröse Myome sind meist asymptomatisch (evtl. druck- oder verdrängungsbedingten Beschwerden der Nachbarorgane). Intramurale und submuköse Myome manifestieren sich meist durch eine Hypermenorrhö bzw. Zusatzblutungen.

Etwa ⅓ der Myome weist hyaline oder fettige Degenerationen, Nekrosen oder Verkalkungen auf.

Diagnostisches Vorgehen: Anamnese, gynäkologische Untersuchung, vaginaler Ultraschall.

Diagnostisches Vorgehen: Das diagnostische Vorgehen umfasst u. a. die Anamnese (Blutungsstörungen?), die gynäkologische Untersuchung (bimanuelle Palpation) und die Durchführung eines vaginalen Ultraschalls.

Radiologische Diagnostik: Sonographisch zeigen sich Myome als **echoarme Raumforderungen**. In der **CT** imponieren sie als **hypodense** scharf abgrenzbare runde Tumoren (Abb. **B-3.51b**). Verkalkte Myome führen zu Verschattungen auf der **Beckenübersichtsaufnahme** (Abb. **B-3.51a**).

Radiologische Diagnostik: Sonographisch lassen sich Myome als **echoarme Raumforderungen** nachweisen.

In der **CT** (mit KM) imponieren sie als **hypodense,** meist scharf abgrenzbare runde Tumoren innerhalb der Gebärmutter (Abb. **B-3.51b**).

Verkalkte Myomen führen zu Verschattungen auf der **Beckenübersichtsaufnahme** (Abb. **B-3.51a**).

◉ **B-3.50** ◉ **B-3.50** | **Radiologische Befunde bei Adnexitis**

◉ **B-3.51**

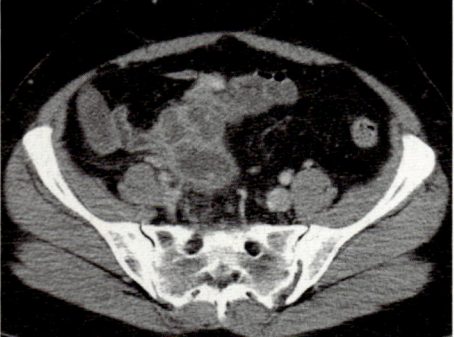

Computertomographisch zeigt sich ein walzenförmig erweiterter, mit hypodenser eitriger Flüssigkeit gefüllter Eileiter im mittleren und rechten Unterbauch.

◉ **B-3.51** | **Verkalktes Uterusmyom**

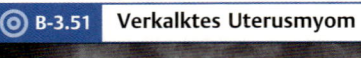
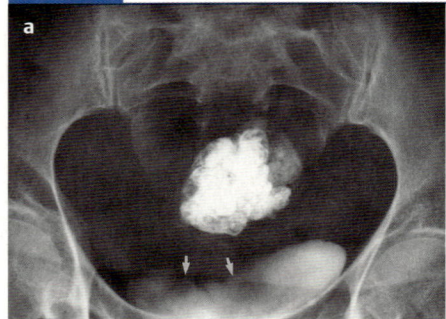
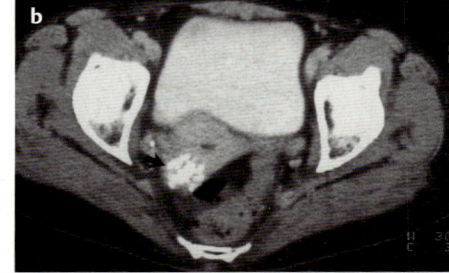

a Beckenübersichtsaufnahme: Oberhalb der Harnblase gelegene grobschollige Verkalkung eines Uterusmyoms. Die vergrößerte Gebärmutter pellotiert die Harnblase (Pfeile).

b CT bei einer anderen Patientin: Im dorsalen Anteil des Uterus gelegenes verkalktes Myom (Pfeil).

B-3.52   **CT-Befund bei Zervixkarzinom**

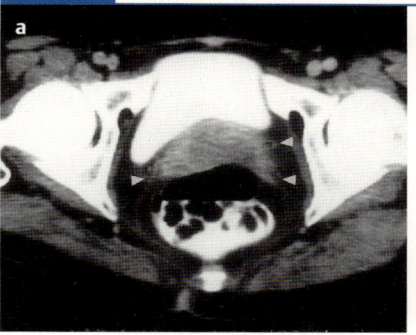 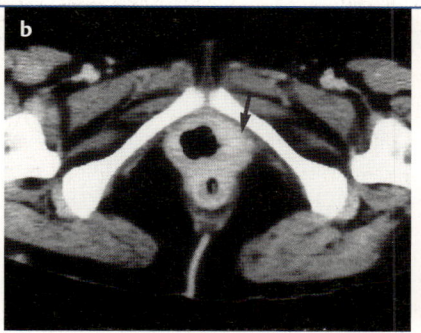 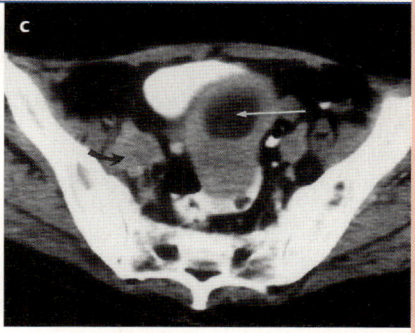

a CT nach intravenöser und rektaler KM-Gabe: Dorsal der KM gefüllten Harnblase zeigt sich die karzinombedingt aufgetriebene Zervix mit Infiltration des benachbarten Fettgewebes (Pfeilspitzen).
b Weiter kaudal spricht die asymmetrische Vaginalwandverdickung (Pfeil) für eine Ausdehnung des Zervixkarzinoms in die Vagina.
c Weiter kranial auf Höhe des Harnblasendaches ist das Corpus uteri durch einen tumorbedingten Sekretstau flüssigkeitsgefüllt (Pfeil). Rechtsseitig kommen metastatisch vergrößerte iliakale Lymphknoten zur Darstellung (gebogener Pfeil).

Größere Myome führen bei der **Ausscheidungsurographie** zur Pellotierung und Verlagerung der Harnblase.

Zervixkarzinom

Zervixkarzinom

▶ **Synonym:** Gebärmutterhalskrebs

◀ Synonym

Klinik: In frühen Stadien bestehen i. d. R. keine Symptome. Meist wird das Zervixkarzinom im Rahmen der Vorsorgeuntersuchung in einem frühen Tumorstadium erfasst. Wichtigstes Symptom des fortgeschrittenen Zervixkarzinoms ist die abnorme Blutung (Schmier- oder Zwischenblutung). Das diagnostische Vorgehen umfasst neben der Anamnese (Blutungsstörungen?) gynäkologische und zytologische Untersuchungen sowie die Kolposkopie.

Klinik: Im Frühstadium asymptomatisch, beim fortgeschrittenen Karzinom ist die abnorme Blutung das wichtigste Symptom. Die Diagnose erfolgt mittels Anamnese, gynäkologische und zytologische Untersuchungen und Kolposkopie.

Radiologisches Vorgehen: In sehr frühen Tumorstadien ist eine bildgebende Diagnostik des Lokalbefundes meist nicht notwendig. Zur Bestimmung der lokalen **Tumorausdehnung** und zur **Lymphknotendiagnostik** sollten **sonographische** bzw. **computertomographische Untersuchungen** der Beckenregion durchgeführt werden (Abb. **B-3.52**). **Sonographisch** lassen sich Zervixkarzinome als echoarme Raumforderungen nachweisen.
Organüberschreitende Karzinome führen zur Infiltration des benachbarten Fettgewebes, später zum Einwachsen in Harnblase oder das Rektum. Erstes Zeichen einer Organüberschreitung in der **CT** ist eine **Unschärfe der äußeren Organkontur,** später finden sich **strangförmige Ausläufer im parametralen Fettgewebe.** Die weitere Ausdehnung in Richtung Beckenwand führt zur Ummauerung des Harnleiters mit daraus resultierender Harnstauung.
Bei der Beurteilung der Ausdehnung eines Zervixkarzinoms in die Vagina ist die **MRT** der CT überlegen, da die Tumorausdehnung nach kaudal auf sagittalen Schichten am besten zu beurteilen ist.

Radiologisches Vorgehen: Zur bestimmung der lokalen **Tumorausdehnung** und zur **Lymphknotendiagnostik** sollten **sonographische** bzw. **computertomographische Untersuchungen** der Beckenregion durchgeführt werden (Abb. **B-3.52**). **Sonographisch** zeigen sich Zervixkarzinome als echoarme Raumforderungen. Erstes Zeichen in der **CT** ist eine **Unschärfe der äußeren Organkontur**, später finden sich **strangförmige Ausläufer im parametralen Fettgewebe.**
Die **MRT** ist der CT bei der Ausdehnungsbeurteilung überlegen.

Korpuskarzinom

Korpuskarzinom

▶ **Synonym:** Endometriumkarzinom

◀ Synonym

Klinik: Karzinome des Gebärmutterkörpers manifestieren sich klinisch durch irreguläre vaginale Blutungen und Schmerzen im Unterbauch.

Klinik: Irreguläre vaginale Blutungen und Schmerzen im Unterbauch.

▶ **Merke:** Blutungen in der Menopause sind – v. a. bei größerem Abstand zum Sistieren der Regelblutung – verdächtig auf ein Korpuskarzinom.

◀ Merke

Diagnostisches Vorgehen: Die Diagnose wird nach Tumorbiopsie oder Korpusabrasio gestellt.

Radiologische Diagnostik: Sonographisch sind **irregulär konfigurierte, echogene Raumforderungen der Gebärmutter** sichtbar.
Die **CT** ermöglicht eine genauere Beurteilung der Tumorausdehnung (Abb. **B-3.53**). Kleine Korpuskarzinome verursachen eine **Verformung und Auftreibung der Gebärmutter**; eine Abgrenzung zu Myomen ist noch nicht möglich. Organüberschreitendes Tumorwachstum führt zu soliden Raumforderungen mit Invasion des parametralen Bindegewebes.
In der **MRT** ist die Tumorinfiltration zuverlässiger zu beurteilen.

Ovarialtumoren

Klinik: Ovarialtumoren verursachen erst Beschwerden, wenn Druck- und Verdrängungserscheinungen in Nachbarorganen auftreten.
Diagnostisches Vorgehen: Die Screeningmethode der Wahl ist die Sonographie.

▶ **Merke**

Radiologische Diagnostik:
- Die häufigen **Follikelzysten** lassen sich **sonographisch** ab 2–3 cm Durchmesser nachweisen. Sie sind **glatt berandet bei dünnen Wandungen und echofreiem Inhalt**. In der **CT** weisen sie wasserisodense Dichtewerte auf (Abb. **B-3.54**).

Diagnostisches Vorgehen: Die Diagnose wird nach Tumorbiopsie oder durch die histologische Aufarbeitung des Materials nach Korpusabrasio gestellt. Da die weitere Therapie vom Tumorstadium abhängt, ist ein exaktes Tumorstaging erforderlich.

Radiologische Diagnostik: Sonographisch lassen sich Korpuskarzinome bei gut gefüllter Harnblase als **irregulär konfigurierte, echogene Raumforderungen der Gebärmutter** nachweisen. Ein organüberschreitendes Wachstum ist sonographisch nur teilweise erkennbar.
Die **CT** ermöglicht dagegen eine genauere Beurteilung der Tumorausdehnung (Abb. **B-3.53**). Kleine Korpuskarzinome verursachen eine **Verformung und Auftreibung der Gebärmutter**. Eine sichere Abgrenzung zu Myomen ist in diesem Stadium nicht möglich. Ein organüberschreitendes Tumorwachstum führt zum Nachweis von soliden, die Gebärmutterwand überschreitenden Raumforderungen mit Invasion des parametralen Bindegewebes. Gleichzeitig lassen sich oft metastasenbedingte Vergrößerungen der regionalen Lymphknoten nachweisen. Eine zusätzlich vorliegende Harnstauung ist in der Regel Folge einer Tumorummauerung der Harnleiter.
In der **MRT** ist die Tumorinfiltration in Parametrien und umgebendes Fettgewebe zuverlässiger als in der CT zu beurteilen, so dass dieses Verfahren zunehmend Bedeutung beim Tumorstaging erlangt.

Ovarialtumoren

Ovarialtumoren werden in zystische, epitheliale, bindegewebige und gonadale Tumoren unterteilt.

Klinik: In der Regel verursachen Ovarialtumoren unabhängig von ihrer Dignität erst dann Beschwerden, wenn sie so groß geworden sind, dass Druck- und Verdrängungserscheinungen benachbarter Organe auftreten.

Diagnostisches Vorgehen: Eine „Frühdiagnose" ist bestenfalls durch regelmäßige klinische und sonogrpahische Untersuchungen möglich. Als Screeningmethode der Wahl hat sich die Sonographie etabliert.

▶ **Merke:** Bis zum Beweis des Gegenteils sind solide und zystisch-solide Raumforderungen des Ovars als maligne anzusehen.

Radiologische Diagnostik: Sowohl benigne als auch maligne Porzesse des Ovars haben eine große Variabilität im Erscheinungsbild.
- Die häufig vorkommenden **Follikelzysten** lassen sich **sonographisch** ab einem Durchmesser von 2–3 cm nachweisen. Sie sind **glatt berandet bei dünnen Wandungen und echofreiem Inhalt**. Typisch für den flüssigen Inhalt ist die dorsale Schallverstärkung. In der **CT** werden Ovarialzysten meist zufällig entdeckt. Sie sind rundlich, glatt berandet und weisen wasserisodense Dichte-

---

⊙ B-3.53   Korpuskarzinom

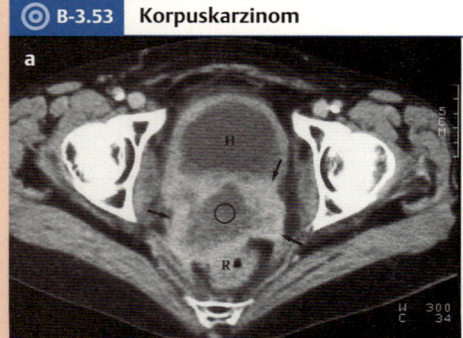
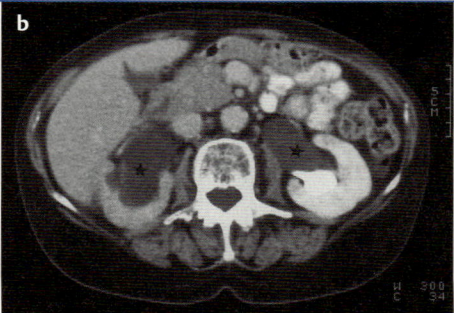

a CT: Auftreibung des Corpus uteri mit Sekretverhalt (Kreis) zwischen Harnblase (H) und Rektum (R). Tumorbedingt sind die Gebärmutterwände irregulär verdickt (Pfeile).
b Weiter kranial dokumentiert die CT bei derselben Patientin eine beidseitige Harnstauung mit Erweiterung der Nierenbeckenkelchsysteme (Sterne). Die Funktion der rechten Niere ist bei geringer Kontrastierung bereits deutlich eingeschränkt.

⊚ B-3.54 **Radiologische Befunde bei Ovarialtumoren**

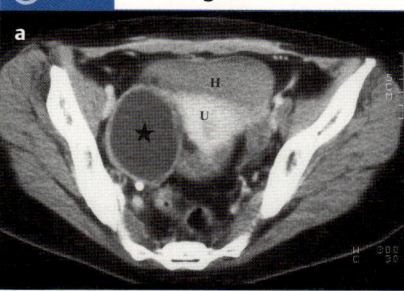 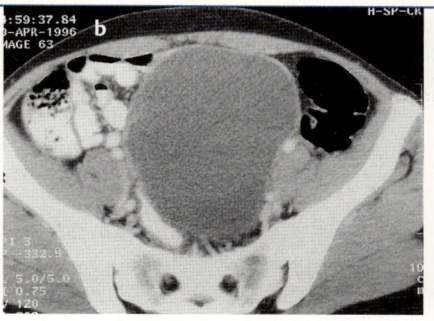 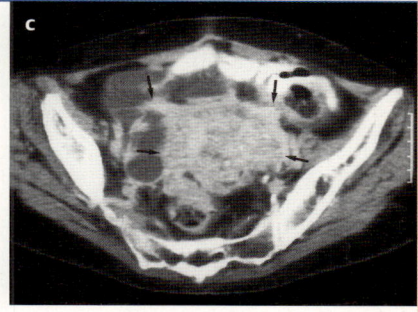

a CT einer Follikelzyste: Im rechten Ovar zeigt sich eine rundliche, glatt abgrenzbare Raumforderung mit wasserisodensen Dichtewerten (Stern). Der angrenzende Uterus (U) ist nach links verlagert. H – Harnblase.
b Zystadenom des Ovars. Die CT zeigt eine große zystische Raumforderung im mittleren Unterbauch. Operativ fand sich ein benignes
   seröses Zystadenom.
c CT eines Ovarialkarzinoms: Im linken Unterbauch kommt eine große, inhomogen strukturierte tumoröse Raumforderung zur
   Darstellung, die dem Ovar zuzuordnen ist. Die unscharfe Berandung und die streifig konfigurierten Tumorausläufer (Pfeile) in die
   Umgebung sind sichere Zeichen eines organüberschreitenden Wachstums.

werte auf (Abb. **B-3.54**). Voraussetzung für die Abgrenzbarkeit von benachbarten Darmschlingen ist eine ausreichende orale Darmkontrastierung.

- Muzinöse und seröse **Zystadenome** sind primär benigne, können aber im Verlauf maligne entarten. **Sonographisch** finden sich zystische, häufig septierte
  ovarielle Raumforderungen. Die Binnenstruktur ist bei serösen Zystadenomen
  meist echofrei, bei den muzinösen Adenomen teilweise geringgradig echogen.
  Die Tumorgröße selbst ist kein Malignitätskriterium, da sowohl Zystadenome
  als auch Zystadenokarzinome über 15 cm groß werden können.
  In der **CT** bestehen benigne Zystadenome aus wasserisodensen Zysten. Die
  Dichtewerte schwanken zwischen serösem (ca. 15 HE) und muzinösem
  (ca. 25 HE) Inhalt. Zystadenokarzinome enthalten zusätzlich solide, kontrastmittelanreichernde Tumorareale.
- **Ovarialkarzinom:** Wegen der großen Variabilität im Erscheinungsbild ist kein
  verlässlicher Schluss auf die Malignität einer ovariellen Raumforderung möglich. Als Malignomhinweise gelten: solide Tumoranteile, Tumorgröße > 5 cm,
  verdickte Septen in Zysten und Aszites. Bei vorliegendem Ovarialkarzinom ist
  der Nachweis von Aszites verdächtig auf eine **Peritonealkarzinose.** Die aus
  der peritonealen Aussaat der Ovarialkarzinome resultierenden soliden Tumorknötchen lassen sich ab einer Größe von 5 mm an glatten peritonealen
  Flächen nachweisen.

- Muzinöse und seröse **Zystadenome** sind
  primär benigne, können aber maligne
  entarten. **Sonographisch** finden sich
  zystische, häufig septierte Raumforderungen. Die Tumorgröße selbst ist kein
  Malignitätskriterium. In der **CT** bestehen
  benigne Zystadenome aus wasserisodensen Zysten.
- **Ovarialkarzinom:** Als Malignomhinweise
  gelten: solide Tumoranteile, Tumorgröße > 5 cm, verdichtete Septen in
  Zysten und Aszites. Letzterer ist verdächtig auf eine **Peritonealkarzinose.**
  Deren Tumorknötchen lassen sich ab
  5 mm nachweisen.

3.4 Nebenniere

3.4.1 Radiologische Methoden

▶ **Merke:** Die CT ist das Standarduntersuchungsverfahren in der Diagnostik
von Nebennierenerkrankungen.

3.4 **Nebenniere**

3.4.1 **Radiologische Methoden**

◀ **Merke**

Innerhalb des perirenalen Fettgewebes lassen sich die Organe mit dieser
Untersuchung gut abgrenzen (Abb. **B-3.55a**). Bei tumorösen Raumforderungen
der Nebennieren mit unklarer Dignität kann radiologisch interventionell eine
CT-gesteuerte Punktion zur Gewinnung histologischen Materials durchgeführt
werden.
In der **MRT** stellen sich die Nebennieren innerhalb des retroperitonealen Fett-
gewebes in direkter Nachbarschaft zu den Nieren dar (Abb. **B-3.55b**). Dieses
Untersuchungsverfahren hat insbesondere bei der Differenzierung zwischen
Nebennierenadenomen und malignen Prozessen seine Bedeutung.

Innerhalb des perirenalen Fettgewebes
lassen sich die Nebennieren gut abgrenzen
(Abb. **B-3.55a**). Bei unklaren Raumforderungen kann eine **CT-gesteuerte Punktion**
stattfinden.

Die **MRT** dient v. a. der Differenzierung
zwischen Adenomen und malignen
Prozessen (Abb. **B-3.55b**).

⊙ **B-3.55** | Nebennieren in CT und MRT

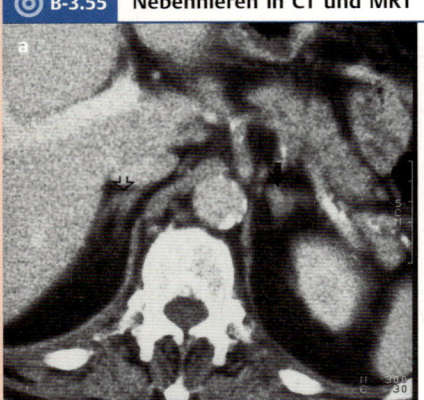

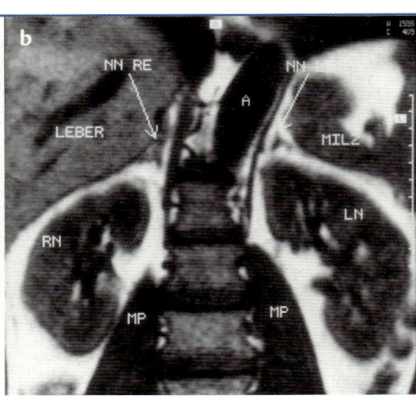

a CT: Die beiden Nebennieren liegen beidseits innerhalb der Faszia renalis in direkter Nachbarschaft zu den oberen Nierenpolen. Die rechte, einem umgedrehten V ähnelnde Nebenniere (offener Pfeil) ist dem oberen Nierenpol aufgelagert, sie grenzt dorsal unmittelbar an die V. cava inferior. Die linke, mehr dreieckig konfigurierte Nebenniere (geschlossener Pfeil) ist etwas tiefer lokalisiert, sie ist dem linken oberen Nierenpol vorgelagert.

b MRT: Normalbefund in T_1-Wichtung bei koronarer Schichtführung. Innerhalb des signalreichen retroperitonealen Fettgewebes zeigen sich beidseits die Nieren und die kranial davon gelegenen Nebennieren (NN). MP – M. psoas, A – Aorta abdominalis, RN – rechte Niere, LN – linke Niere.

Auf der **Abdomenübersichtsaufnahme** lassen sich normale Nebennieren nicht vom Weichteilschatten der Nieren differenzieren.

Im **Kindesalter** lassen sich die noch relativ großen Nebennieren **sonographisch gut darstellen**, im Erwachsenenalter ist dies **nur selten möglich.**

Die **angiographische Darstellung** der Nebennierenvenen mit **selektiver Venenblutentnahme** wird nur noch selten durchgeführt.

Nebennierenszintigraphie s.S. 301

3.4.2 Wichtige Krankheitsbilder – von der Diagnose zum Befund

Nebennierenadenom

▶ **Definition**

Klinik, diagnostisches Vorgehen: Die meisten Nebennierenadenome werden zufällig entdeckt (sog. Incidentalom). Bei kleinen Prozessen < 2,5 cm wird nach 6 Monaten eine Kontrolluntersuchung durchgeführt, größere werden operativ entfernt.

Radiologische Diagnostik: In der CT sind Adenome hypodens (< 10 HE). Nach KM-Gabe kommt es zum **Enhancement** (Abb. **B-3.56**). Auf Spätaufnahmen haben sie niedrigere Dichtewerte als Malignome. In der **MRT** zeigen Adenome eine mittlere Signalintensität, wohingegen maligne Prozesse deutlich hyperintens sind.

Auf der **Abdomenübersichtsaufnahme** lassen sich normal große Nebennieren nicht vom benachbarten Weichteilschatten der Nieren differenzieren. Größere expansive Prozesse manifestieren sich als weichteildichte Raumforderungen. Darüber hinaus können Organ- oder Tumorverkalkungen erfasst werden.
Im **Kindesalter** sind die Nebennieren noch relativ groß und lassen sich mit der **Sonographie** meist gut darstellen. Im **Erwachsenenalter** ist eine beidseitige Beurteilung der relativ kleinen Nebennieren dagegen **sonographisch nur selten möglich**, daher hat die Sonographie hier nur eine eingeschränkte Aussagekraft. Abhängig von den Untersuchungsbedingungen lassen sich Raumforderungen ab einer Größe von ca. 2 cm abgrenzen.
Die **angiographische Darstellung** der Nebennierenvenen mit **selektiver Venenblutentnahme** wird nur noch selten bei Verdacht auf einen hormonaktiven Prozess in der Nebenniere, der sich mit anderen Methoden nicht eindeutig nachweisen lässt, durchgeführt.

Nebennierenszintigraphie s.S. 301

3.4.2 Wichtige Krankheitsbilder – von der Diagnose zum Befund

Nebennierenadenom

▶ **Definition:** Nebennierenadenome sind gutartige Raumforderungen der Nebennieren. Hormonell inaktive Adenome kommen häufiger vor, sie sind i. d. R. rundlich, glatt berandet und im Durchmesser selten mehr als 2,5 cm groß.

Klinik, diagnostisches Vorgehen: Die meisten Nebennierenadenome sind klinisch asymptomatisch und werden zufällig bei der CT entdeckt (sog. Incidentalom).
Da kleine Nebennierenprozesse (< 2,5 cm Durchmesser) meist benigne sind, wird hier zunächst eine Kontrolluntersuchung nach sechs Monaten durchgeführt. Größere Tumoren werden dagegen in der Regel operativ entfernt.

Radiologische Diagnostik: In der **CT** sind Adenome wegen des hohen Fettgehaltes typischerweise hypodens (< 10 HE). Nach KM-Gabe kommt es zu einem **Enhancement** (Abb. **B-3.56**). Adenome zeigen im Vergleich zu Malignomen ein rascheres KM-Auswaschverhalten, so dass sie auf Spätaufnahmen (nach 10–20 min) niedrigere Dichtewerte als Malignome haben. Eine sichere Abgrenzung gegenüber einem Nebennierenkarzinom ist computertomographisch nicht möglich.

◉ B-3.56

◉ B-3.57

◉ B-3.56   CT eines Nebennierenadenoms

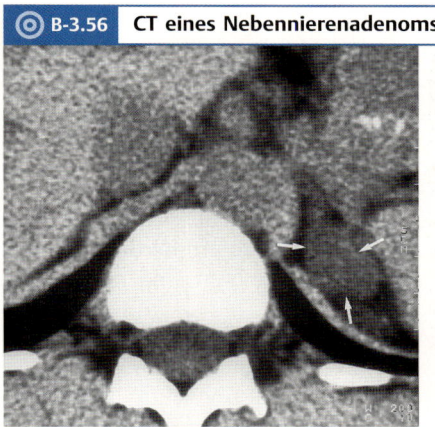

Ausgehend von der linken Nebenniere zeigt sich eine etwa 2 cm große, glatt berandete Raumforderung (Pfeile). Die niedrigen Dichtewerte (< 10 HE) sprechen für einen benignen Charakter.

◉ B-3.57   Radiologische Befunde bei malignen Tumoren der Nebenniere

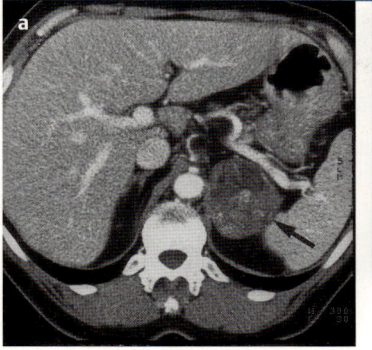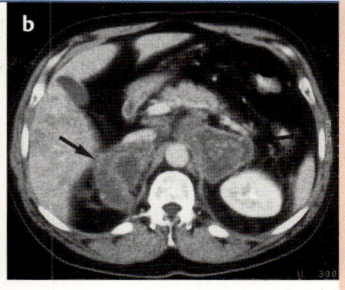

a CT eines Nebennierenkarzinoms: Im Bereich der linken Nebenniere kommt ein inhomogen strukturierter, partiell kontrastmittelanreichernder Tumor (Pfeil) zur Darstellung. Die Diagnose wurde operativ gesichert.
b CT bei Nebennierenmetastasen: Bei bekanntem Bronchialkarzinom finden sich in beiden Nebennieren metastatisch bedingte tumoröse Raumforderungen (Pfeile).

In der **MRT** zeigen die benignen Nebennierenadenome auf T_2-gewichteten Bildern meist eine mittlere Signalintensität. Maligne Prozesse sind dagegen in der Regel deutlich hyperintens.

Nebennierenkarzinom und Nebennierenmetastasen

Klinik: Klinisch werden primär maligne Nebenierentumoren meist erst in fortgeschritteneren Stadien durch Infiltration der Nachbarorgane manifest. Nebennierenmetastasen sind kommen deutlich häufiger vor als primäre Nebennierenmalignome. Primärtumor ist meist ein kleinzelliges Bronchialkarzinom. In der Hälfte der Fälle sind beide Nebennieren befallen.

Radiologische Diagnostik:
- **Sonographisch** lassen sich große **Nebennierenkarzinome** als irregulär konfigurierte Raumforderungen mit echoarmen und echogenen Anteilen nachweisen.
  In der **CT** ist ihre Ausdehnung exakter beurteilbar. **Nach KM-Gabe** kommt meist zu einem **kräftigeren Tumorenhancement** (Abb. **B-3.57a**). Fortgeschrittene Karzinome metastasieren in die regionalen Lymphknoten.
- Wegen des niedrigen bis fehlenden Fettgehaltes stellen sich Nebennierenmalignome in der **MRT** mit fettunterdrückten Sequenzen signalreich dar.
- **Nebennierenmetastasen** imponieren **sonographisch** als echoarme, solide Raumforderungen mit vereinzeltem Nachweis von echoarmen Nekrosearealen.
  In der **CT** zeigen sich unregelmäßig begrenzte, **meist kräftig kontrastmittelanreichernde Raumforderungen** (Abb. **B-3.57b**). Größere Nekrosen imponieren als hypodense Areale.

Phäochromozytom

▶ **Definition:** Phäochromozytome sind katecholaminproduzierende Tumoren, die meist von den chromaffinen Zellen des Nebennierenmarks ausgehen. Seltener (10–30 %) nehmen sie ihren Ursprung von Paraganglien des Grenzstranges. In 90–95 % der Fälle sind sie gutartig. Sie manifestieren sich meist im 3. bis 5. Lebensjahrzehnt.

Nebennierenkarzinom und Nebennierenmetastasen

Klinik: Primär maligne Nebennierentumoren werden erst durch Infiltration der Nachbarorgane manifest. Nebennierenmetastasen sind häufiger, Primärtumor ist meist ein kleinzelliges Bronchialkarzinom.

Radiologische Diagnostik:
- **Sonographisch** lassen sich große **Nebennierenkarzinome** als irreguläre Raumforderungen nachweisen. In der **CT** kommt es **nach KM-Gabe** zu einem **kräftigeren Tumorenhancement** (Abb. B-3.57a).

- In der **MRT** stellen sie sich wegen ihres niedrigen Fettgehaltes signalreich dar.

- **Nebennierenmetastasen** imponieren **sonographisch** als echoarme solide Raumforderungen. In der **CT** zeigen sich **meist kräftig kontrastmittelanreichernde Raumforderungen** (Abb. B-3.57b).

Phäochromozytom

◀ **Definition**

Klinik: Arterielle Hypertonie mit paroxysmalen Blutdruckkrisen.

Diagnostisches Vorgehen: Klinische Befunde und Laborchemie (Katecholaminbestimmung, Clonidin-Hemmtest).

Radiologische Diagnostik: Sonographisch lassen sie sich ab 3 cm als **rundliche Raumforderungen unterschiedlicher Echogenität** nachweisen.
In der **CT** ist ein **deutliches KM-Enhancement** zu beobachten (Abb. **B-3.58a**).

Nuklearmedizinisch eignet sich die **Szintigraphie mit** ^{131}**J-MIBG** zum Nachweis von Tumoren des chromaffinen Gewebes. Auch multiple und metastasierende Formen sind so erkennbar (Abb. **B-3.58b**).

Klinik: Klinisch besteht eine arterielle Hypertonie, wobei persistierende Hypertonien und paroxysmale Blutdruckkrisen beobachtet werden.

Diagnostisches Vorgehen: Die Diagnose wird gesichert durch die klinischen Befunde und verschiedene laborchemische Untersuchungen (u. a. Bestimmung der Katecholamine und ihrer Metabolite im 24-h-Sammelurin, Clonidin-Hemmtest).

Radiologische Diagnostik: Sonographisch lassen sich Phäochromozytome der Nebennieren ab einer Größe von 3 cm als **rundliche Raumforderungen unterschiedlicher Echogenität** nachweisen. Grenzstrangtumoren sind meist nicht darstellbar.
In der **CT** stellen sie sich als glatt begrenzte, kugelig oder ovalär konfigurierte Raumforderungen der Nebenniere oder der Grenzstrangregion dar. Wegen der guten Vaskularisierung ist ein **deutliches KM-Enhancement** zu beobachten (Abb. **B-3.58a**).

Nuklearmedizinisch eignet sich die **Szintigraphie mit** ^{131}**J-MIBG** zum Nachweis von Tumoren des chromaffinen Gewebes. Die radioaktive Substanz nimmt denselben Transportweg wie Noradrenalin und lagert sich in den chromaffinen Speichergranula ab. Während sich normale Nebennieren nicht darstellen, führt eine pathologische Indikatorspeicherung zum Nachweis adrenaler und extradrenaler Phäochromozytome. So lassen sich auch multiple und metastasierende Formen erkennen (Abb. **B-3.58b**).

Neuroblastom

▶ **Definition**

▶ **Definition:** Hochgradig bösartiger, vom sympathischen Nervengewebe ausgehender Tumor, der v. a. bei Kleinkindern auftritt. Häufigste Lokalisation ist das Nebennierenmark, der Tumor kann aber auch entlang des Grenzstrangs (zervikal, thorakal, abdominal) auftreten.

Klinik: Lange asymptomatisch; der Tumor ist häufig perkutan als Raumforderung tastbar.

Diagnostisches Vorgehen: Die vermehrte Ausscheidung von Metaboliten des Katecholaminstoffwechsels ist oft beweisend.

Klinik: Oft lange Zeit klinisch asymptomatisch, evtl. treten Fieber, Schmerzen und Gewichtsverlust auf. Zum Diagnosezeitpunkt ist die Geschwulst meist perkutan als Raumforderung palpabel.

Diagnostisches Vorgehen: Es kommt zur vermehrten Ausscheidung von Metaboliten des Katecholaminstoffwechsels (Vanillinmandelsäure, Homovanillinsäure). Der Nachweis erhöhter Werte in Urin und Serum ist beweisend für ein Neuroblastom.

⊙ B-3.58

⊙ B-3.58   **Malignes Phäochromozytom**

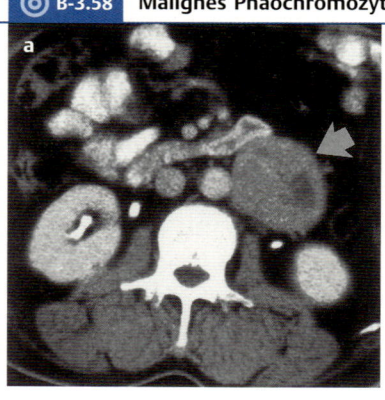
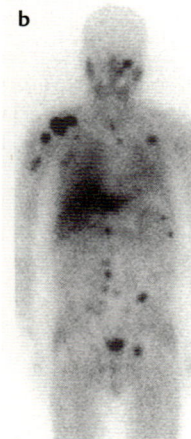

a CT: Nachweis des vom linken Grenzstrang ausgehenden Tumors (Pfeil). Operativ fand sich ein partiell nekrotisches, maligne entartetes Phäochromozytom.
b 6 Monate später Darstellung von multiplen Skelettmetastasen in der ^{131}J-MIBG-Szintigraphie.

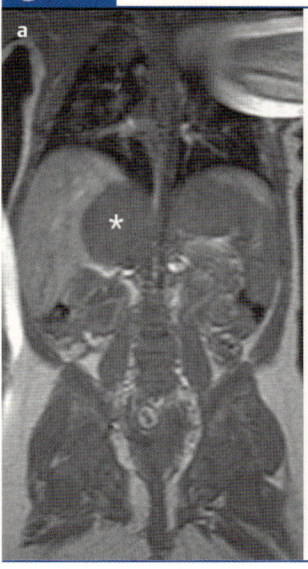

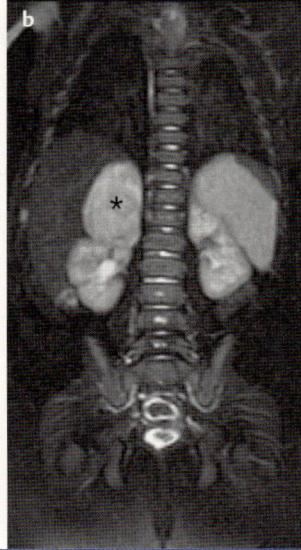

a Das koronare T_1-gewichtete MRT zeigt eine im Vergleich zur Muskulatur isointense, mehrere cm große Raumforderung in der rechten Nebennierenregion (Stern).

b Koronares T_1-gewichtetes Bild mit Fettunterdrückung. Nach Kontrastmittelgabe findet sich innerhalb der Raumforderung ein kräftiges Enhancement. Der Tumor (Stern) führt zu einer deutlichen Verdrängung des oberen Nierenpols nach kaudal.

Radiologische Diagnostik: In der **Sonographie** stellt sich eine solide, inhomogen strukturierte, echoarme und echoreiche Anteile enthaltende Raumforderung dar. Die **MRT** erleichtert aufgrund der multiplanaren Darstellung die Zuordnung des Tumors zur Nebenniere. Neuroblastome sind in T_1-Wichtung signalarm und reichern KM an (Abb. **B-3.59**). In der **CT** imponieren Neuroblastome als große, inhomogen strukturierte Raumforderungen mit kleineren nekrotischen Arealen und Verkalkungen. Eine Verdrängung der Nachbarorgane ist die Regel. Die Abgrenzung zum Nephroblastom (s. S. 275) ist bei fortgeschrittenen Neuroblastomen schwierig.

Urographisch führt der Tumor zur Kaudalverlagerung der benachbarten Niere mit Verdrängung des Nierenbeckenkelchsystems. Die **Abdomenübersicht** zeigt eine weichteildichte Raumforderung, die oft unregelmäßige Verkalkungen enthält.

Zur Szintigraphie mit ^{131}J-Meta-Benzylganidin s. S. 302.

Radiologische Diagnostik: Sonographisch stellt sich eine solide, inhomogen strukturierte Raumforderung dar. In der **MRT** sind Neuroblastome in T_1-Wichtung signalarm und KM-anreichernd (Abb. **B-3.59**). In der **CT** imponieren sie als große Raumforderungen mit kleineren nekrotischen Arealen. Eine Abgrenzung zum Nephroblastom (s. S. 275) ist schwierig.

Urographisch führt der Tumor zur Kaudalverlagerung der benachbarten Niere. Die **Abdomenübersicht** zeigt eine weichteildichte Raumforderung.

Zur Szintigraphie mit ^{131}J-Meta-Benzylganidin s. S. 302.

▶ **Klinischer Fall.** Bei dem 12-jährigen Mädchen liegt ein Zustand nach Operation und Chemotherapie eines vom rechten Grenzstrang ausgehenden Neuroblastoms vor. Klinisch bestehen jetzt abdominelle Schmerzen und ein Ikterus. Die CT-Untersuchung (Abb. **B-3.60a,b**) zeigt ein ausgedehntes Tumorrezidiv (T) in Form von retroperitonealen Lymphknotenmetastasen. Der Truncus coeliacus (**a** Pfeil) ist ausgezogen, der Ductus choledochus (**b** Pfeil) ist dilatiert und verlagert. Tage später kommt es zur akuten oberen Gastrointestinalblutung, endoskopisch zeigt sich ein diffuser Tumoreinbruch ins untere Duodenum mit Blutung. Übersichtsangiographisch (Abb. **B-3.60c**) ergibt sich der Verdacht auf eine Blutungsquelle (mit Kreis markiert) im Stromgebiet der A. gastroduodenalis. Die Bestätigung der Blutungsquelle (mit Kreis markiert) erfolgt durch selektive KM-Injektion in die A. gastroduodenalis (Abb. **B-3.60d**). In gleicher Sitzung erfolgte der embolische Gefäßverschluss mit Blutungsstillstand.

Das Mädchen erhält erneut eine Chemotherapie, verstirbt jedoch kurze Zeit später.

◀ **Klinischer Fall**

⊚ **B-3.60**   **Neuroblastom-Rezidiv mit Blutungskomplikationen**

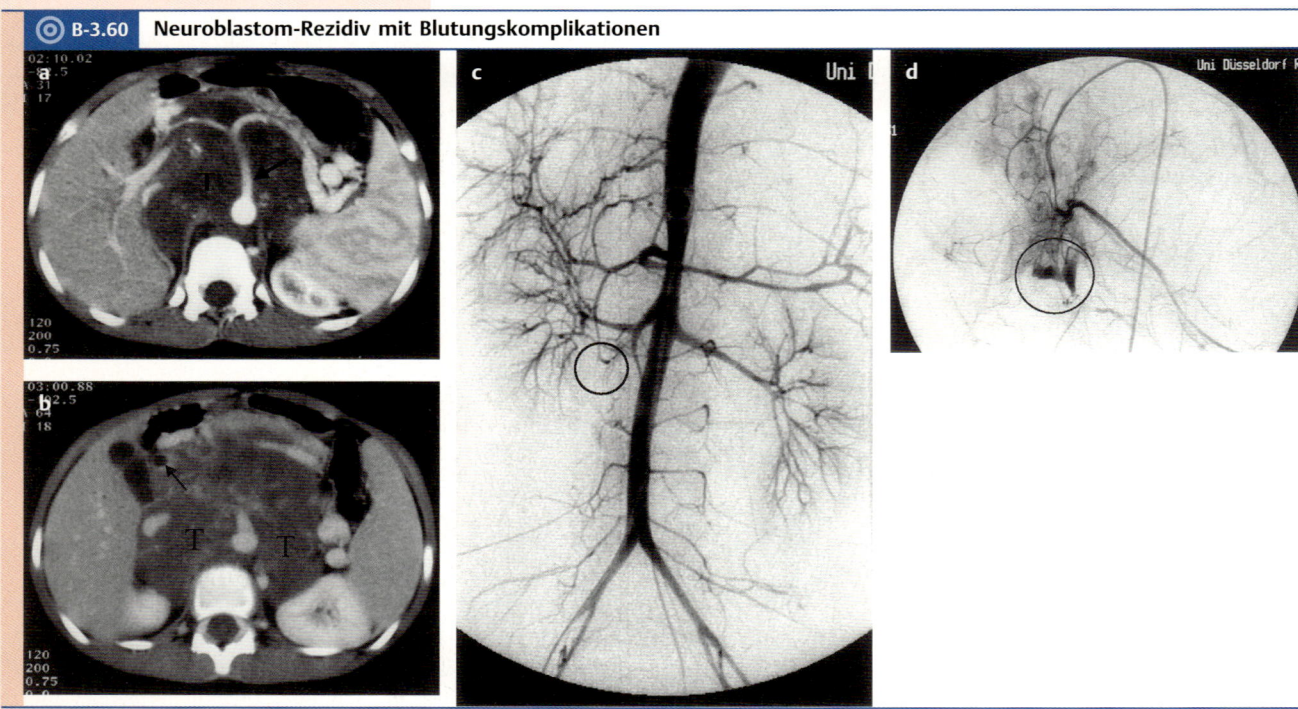

3.5 Erkrankungen des Retroperitonealraums

3.5.1 Radiologische Methoden

▶ **Merke:** Da die sonographische Beurteilung des retroperitonealen Raumes nur unzureichend gelingt, sind **CT** und **MRT** die **Untersuchungsmethode der Wahl**, um retroperitoneale Erkrankungen weiter abzuklären.

Auf der **Abdomenübersichtsaufnahme** sind die Weichteilschatten der Psoasmuskeln die wichtigsten Leitstrukturen: Tumoren oder Blutungen des Retroperitonealraums führen zu ihrem Verstreichen; Entzündungen verursachen eine Verbreiterung.

Auf der **Abdomenübersichtsaufnahme** sind die Weichteilschatten der Psoasmuskeln die wichtigsten Leitstrukturen für die Beurteilung von Erkrankungen des retroperitonealen Raumes. Größere Tumoren oder retroperitoneale Blutungen führen zum Verstreichen der Psoasrandschatten. Entzündliche Prozesse des Retroperitoneums, die meist ihren Ausgangspunkt von einer Spondylodiszitis nehmen und entlang des M. iliopsoas nach kaudal wandern, verursachen eine Verbreiterung des Psoasschattens.

3.5.2 Wichtige Krankheitsbilder –
von der Diagnose zum Befund

Retroperitoneale Fibrose

▶ **Definition:** Aus unbekannter Ursache kommt es zu einer knollig- bis plattenförmigen, tumorartigen Bindegewebsneubildung im Retroperitoneum. Nerven, Gefäße und Ureteren werden eingescheidet. Von der idiopathischen Form (Morbus Ormond) werden sekundäre retroperitoneale Fibrosen unterschieden (ausgelöst z. B. durch Medikamente oder Bestrahlungen).

Klinik, diagnostisches Vorgehen: Rücken- und Bauchschmerzen stehen im Vordergrund.

Klinik, diagnostisches Vorgehen: Klinisch stehen Rücken- und Bauchschmerzen im Vordergrund. Zur exakten Beurteilung der Ausdehnung ist die Durchführung einer **CT** notwendig. Die Diagnose wird durch eine offene oder perkutane Biopsie verifiziert.

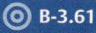
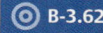

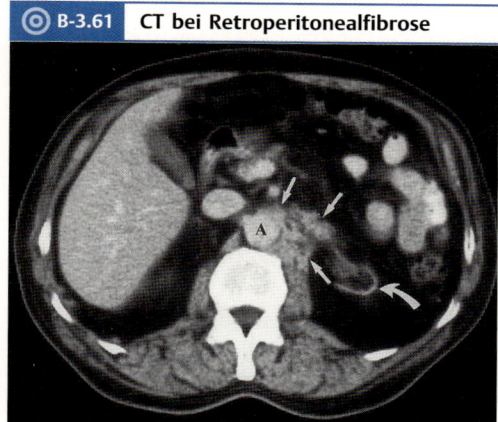

B-3.61   CT bei Retroperitonealfibrose

Es sind retroperitoneal gelegene, vornehmlich ventral und links lateral der Aorta (A) lokalisierte Bindegewebsareale erkennbar (Pfeile), die KM anreichern. Durch die Ummauerung der linken Nierenarterie ist es zur Ausbildung einer linksseitigen Schrumpfniere gekommen (gebogener Pfeil).

B-3.62   CT-Befunde: Retroperitoneale Blutung bei Z. n. vorangegangener Herzkatheteruntersuchung mit Punktion der linken Leistenarterie

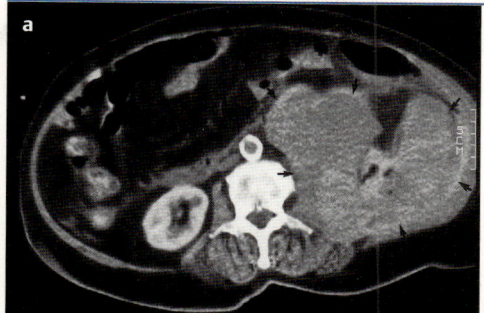

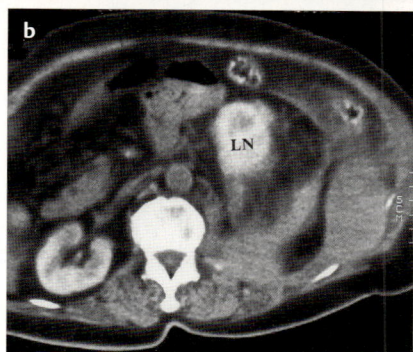

a Ausgedehnte Blutansammlungen (Pfeile) links retroperitoneal. Die Dichtewerte sind teils iso-, teils hyperdens entsprechend der partiellen Resorption von Blutbestandteilen.

b Weiter kranial, auf Höhe des rechten Nierenhilus, erkennt man eine erhebliche Verlagerung der linken Niere (LN) nach ventral, bedingt durch die retroperitoneale Blutansammlung.

Radiologische Diagnostik: Urographisch kommt es typischerweise zu einer **Medialverlagerung der Ureteren**. Im weiteren Verlauf finden sich ein- oder beidseitig eine segmentale Harnleitereinengung mit daraus resultierender **Harnstauung**.
Sonographisch stellt sich das proliferierende Bindegewebe als unregelmäßig geformte, echoarme, prä- und paravertebral gelegene Raumforderung dar.
In der **CT** manifestiert sich die retroperitoneale Fibrose manifestiert als weichteildichte, **KM aufnehmende Raumforderung** (Abb. **B-3.61**).

Retroperitoneales Hämatom

Klinik: Retroperitoneale Hämatome befinden sich am häufigsten innerhalb oder in direkter Nachbarschaft des M. iliopsoas. Als Ursachen kommen u. a. Traumen, angiographische Punktionen der Leistenarterien, operative Eingriffe oder eine hämorrhagische Diathese in Betracht. Typische Beschwerden sind Schmerzen im Unterbauch und Rücken bei gleichzeitiger Beugekontraktur des Hüftgelenkes.

Radiologische Diagnostik: Große retroperitoneale Hämatome führen auf der **Abdomenübersichtsaufnahme** zum Verstreichen des Psoasrandschattens (s.o) und zur Verlagerung der Niere.
Die **Sonographie** wird vielfach als Erstuntersuchungsmethode bei vorliegendem klinischen Verdacht auf eine retroperitoneale Blutung eingesetzt. Verdächtig sind **Flüssigkeitsansammlungen mit geringer oder fehlender Echogenität** innerhalb oder angrenzend eines Psoasmuskels.
Zur Bestätigung der Diagnose oder bei unzureichender Beurteilbarkeit wird in der Regel eine **CT** angeschlossen, mit der sich das Ausmaß der Blutung am besten beurteilen lässt (Abb. **B-3.62**). Bei Verlaufskontrollen kommt es durch die allmähliche Resorption der festen Blutanteile zu einem Abfall der anfänglich hyperdensen Dichtewerte (s.S. 82).

Radiologische Diagnostik: Urographisch kommt es zur **Medialverlagerung der Ureteren**, später zur **Harnstauung**. **Sonographisch** stellt sich das proliferierende Bindegewebe als unregelmäßige echoarme Raumforderung dar.
In der **CT** manifestiert sich die retroperitoneale Fibrose als **KM aufnehmende Raumforderung** (Abb. **B-3.61**).

Retroperitoneales Hämatom

Klinik: Retroperitoneale Hämatome befinden sich häufig innnerhalb oder in der Nähe des M. iliopsoas. Typisch sind Schmerzen im Unterbauch und Rücken bei Beugekontraktur des Hüftgelenks.

Radiologische Diagnostik: Auf der **Abdomenübersichtsaufnahme** zeigt sich ein Verstreichen des Psoasrandschattens.
In der **Sonographie** zeigen sich **Flüssigkeitsansammlungen mit geringer oder fehlender Echogenität.**
Mit der **CT** lässt sich das Ausmaß der Blutung am besten beurteilen (Abb. **B-3.62**). Durch die Resorption des Blutes kommt es zum Abfall der anfänglich hyperdensen Dichtewerte (s.S. 82).

4   Skelett

→ **Wirbelsäule s.S. 615, Schädel s.S. 647**

4.1   Radiologische Methoden

4.1.1 Spezielle Anatomie

4.1   Radiologische Methoden

4.1.1 Spezielle Anatomie

Im Röntgenbild sind vorwiegend die kalksalzhaltigen Knochenstrukturen erkennbar.
Die **Kompakta** der Diaphysen stellt sich als
homogenes kalkdichtes Band dar; sie geht
an den Metaphysen in die dünnere **Kortikalis** über.

Die **Spongiosa** bildet ein dreidimensionales
Gitterwerk aus Knochentrabekeln, zwischen denen Fettgewebe, Blutgefäße und
blutbildendes Gewebe angeordnet sind.
Die Gefäßkanäle der Vasa nutricia verlaufen als glatte Aufhellungen ins Knocheninnere und müssen von Fissuren abgegrenzt werden.

Der Knochen wird vom Weichteilgewebe
durch das **Periost** getrennt, das nicht von
der benachbarten Muskulatur differenziert
werden kann.

▶ **Merke**

Im Röntgenbild sind vorwiegend die kalksalzhaltigen Knochenstrukturen
erkennbar: Die **Kompakta** stellt sich als homogenes kalkdichtes Band dar.
Ihre Dicke ist an den Diaphysen in der Schaftmitte am größten und nimmt zu
den Metaphysen hin ab. Sie geht an den Metaphysen in die **Kortikalis** über,
die mikroskopisch identisch aufgebaut, aber wesentlich dünner als die Kompakta ist. Kortikalis findet sich auch an den Epiphysen, den subchondralen Knochenabschnitten, den kurzen Röhrenknochen und den Wirbelkörpern.
Die **Spongiosa** bildet ein regelmäßiges dreidimensionales Gitter- und Maschen-
werk aus längs- und quer verstrebten Knochentrabekeln, zwischen denen Fettgewebe, Blutgefäße und blutbildendes Gewebe angeordnet sind. Die Ausrichtung der immer scharf begrenzten Trabekelzüge erfolgt nach ihrer statischen
und funktionellen Beanspruchung. Die Gefäßkanäle mit den Vasa nutricia verlaufen als glatte, linienförmige Aufhellungen von der Kompakta bzw. Kortikalis
in das Knocheninnere der Röhrenknochen und müssen von Fissuren abgegrenzt
werden.
Der Knochen wird vom umgebenden Weichteilgewebe durch das **Periost**
getrennt. Das Periost kann ebenso wie der Gelenkknorpel und der Kapselband-
apparat im Röntgenbild nicht vom benachbarten Weichteilgewebe (Muskulatur)
differenziert werden, da diese Strukturen ähnliche Absorptionswerte besitzen.

▶ **Merke:** Der **radiologisch sichtbare Gelenkspalt** (Abb. **B-4.1**) entspricht dem
Raum zwischen den im Röntgenbild sichtbaren Knorpel-Knochen-Grenzen,
den röntgenologischen Gelenkflächen. Er enthält die unverkalkten Gelenkknorpel sowie den mit Synovia gefüllten anatomischen Gelenkspalt.

Unter **physiologischen Bedingungen** finden am Knochen ständig **An-, Ab- und
Umbauvorgänge** statt. Ab dem 40.
Lebensjahr überwiegen die Abbauvorgänge
vor allem des spongiösen Knochens.

Unter **physiologischen Bedingungen** finden am Knochen ständig **An-, Ab- und
Umbauvorgänge** statt. Bis ca. zum 40. Lebensjahr herrscht der Knochenanbau
vor, der Knochen erreicht seine größte Masse. Anschließend überwiegen die
Abbauvorgänge vor allem des spongiösen Knochens, da er im Vergleich zur
Kompakta und Kortikalis eine wesentlich größere Oberfläche besitzt. Die verbleibenden Knochenstrukturen werden durch Anbau verstärkt, um die statische
und mechanische Belastbarkeit zu erhalten.

Knochenentwicklung

Knochenentwicklung

Das **Längenwachstum der Röhrenknochen** erfolgt durch **enchondrale Ossifikation** im Bereich der Epiphysenfugen. Im
Zentrum der Epiphysen treten **Epiphysenkerne** auf.

Das **Längenwachstum der Röhrenknochen** erfolgt durch **enchondrale Ossifikation** im Bereich der Epiphysenfugen, also durch Umwandlung von proliferieren-
dem Knorpel in Knochen. Im Zentrum der Epiphysen treten **Epiphysenkerne** auf,
die eine regelmäßige Knochenstruktur und eine glatte Außenkontur zeigen, bei
schnellem Wachstum jedoch auch ein zerklüftetes Aussehen annehmen können.

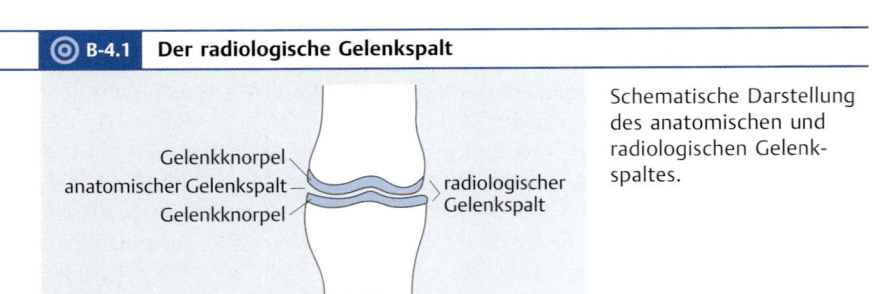

◎ **B-4.1**   Der radiologische Gelenkspalt

Schematische Darstellung
des anatomischen und
radiologischen Gelenk-
spaltes.

Gelenkknorpel
anatomischer Gelenkspalt
Gelenkknorpel
radiologischer
Gelenkspalt

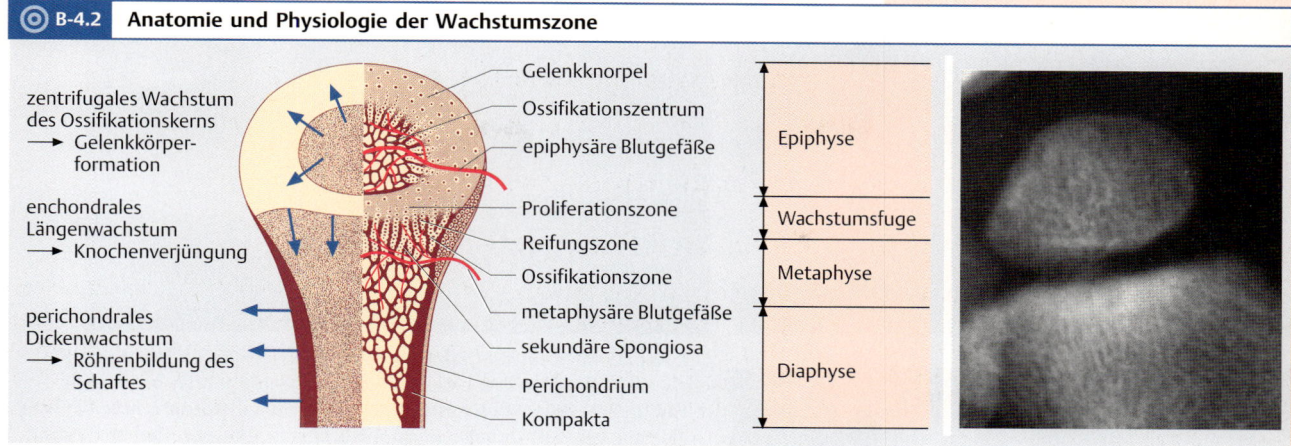

◉ B-4.2   Anatomie und Physiologie der Wachstumszone

zentrifugales Wachstum
des Ossifikationskerns
→ Gelenkkörper-
formation

enchondrales
Längenwachstum
→ Knochenverjüngung

perichondrales
Dickenwachstum
→ Röhrenbildung des
Schaftes

Gelenkknorpel
Ossifikationszentrum
epiphysäre Blutgefäße

Proliferationszone
Reifungszone
Ossifikationszone
metaphysäre Blutgefäße
sekundäre Spongiosa
Perichondrium
Kompakta

Epiphyse
Wachstumsfuge
Metaphyse
Diaphyse

Schematische Darstellung und Röntgenbild des Hüftgelenkes eines 6 Monate alten Kindes.

▶ **Merke:** Da die Epiphysen v. a. aus unverkalktem Knorpel aufgebaut sind, ist der röntgenologische Gelenkspalt bei Säuglingen und Kleinkindern breiter als bei Erwachsenen (Abb. **B-4.2**).

◀ **Merke**

Mit Abschluss des Längenwachstums schließen sich die Epiphysenfugen, wobei feine Verdichtungslinien zurückbleiben können (sog. **Epiphysennarben**). Diese Verdichtungslinien müssen von sog. Wachstumslinien differenziert werden, die bei vorübergehenden Störungen des Längenwachstums entstehen können. Neben Epiphysenkernen finden sich noch **Apophysenkerne**, die nach Abschluss des Wachstums Knochenvorsprünge oder -höcker bilden. Unterbleibt die Fusion von Apophysen- oder Epiphysenkernen mit dem Hauptknochen, so werden sie als akzessorische Knochen mit eigenem Namen belegt oder als persistierende Apophysen bezeichnet.

Das **Alter des wachsenden Skeletts** wird an Hand von **Röntgenaufnahmen der linken Hand** im dorsovolaren Strahlengang abgeschätzt. Als Beurteilungskriterien dienen dabei das Ausmaß der Verknöcherung der Epiphysenkerne von Radius, Ulna und kleinen Röhrenknochen, Form und Größe der Handwurzelknochen sowie Breite der Epiphysenfugen. Durch einen Vergleich mit Standardröntgenaufnahmen lässt sich das „Skelettalter" relativ genau bestimmen. Ist die aktuelle Körpergröße und das Skelettalter bekannt, kann an Hand von statistisch ermittelten Tabellen die etwa zu erwartende Endkörpergröße errechnet werden (Abb. **B-4.3**).

Bei Neugeborenen wird aus den transversalen und vertikalen Durchmessern der distalen Femur- und proximalen Tibiaepiphyse im Ultraschall das Skelettalter ermittelt. Reifezeichen sind Ossifikationskerne in den Wirbelkörpern und -bögen, im Talus, Kalkaneus und Kuboid sowie in den distalen Femur- und proximalen Tibiaepiphysen.

Akzessorische Knochen

Es handelt sich um **Normvarianten ohne pathologische Bedeutung.** Sie entstehen aus persistierenden Epi- und Apophysen, zusätzlich embryonal angelegten Knochen, überzähligen Knochenfortsätzen, Sehnenansatzverknöcherungen, verknöcherten Sehnenbögen, Sesamoiden, Verdoppelungen, Spaltungen, Verschmelzungen, Spongiosavariationen sowie Schaltknochen am Schädel (aus einem selbstständigen Knochenzentrum mit eigenen Nähten umgebende Knochenteile in der Schädelkalotte, meist zwischen Os occipitale, Mastoid und Os parietale gelegen) (Abb. **B-4.4**). Sie müssen von traumatisch bedingten knöchernen Absprengungen abgegrenzt werden. Da akzessorische Knochen **häufig mul-**

Nach Schluss der Epiphysenfugen können feine Verdichtungslinien (sog. **Epiphysennarben**) zurückbleiben.

Apophysenkerne bilden nach Abschluss des Wachstums Knochenvorsprünge oder -höcker.

Das **Alter des wachsenden Skeletts** wird an Hand von **Röntgenaufnahmen der linken Hand** abgeschätzt. Durch einen Vergleich mit Standardröntgenaufnahmen lässt sich das „Skelettalter" relativ genau bestimmen. Daraus und aus der aktuellen Körpergröße lässt sich die zu erwartende Endkörpergröße errechnen (Abb. **B-4.3**).

Bei Neugeborenen wird das Skelettalter aus den transversalen und vertikalen Durchmessern der distalen Femur- und proximalen Tibiaepiphyse ermittelt.

Akzessorische Knochen

Es handelt sich um **Normvarianten ohne pathologische Bedeutung** (Abb. **B-4.4**). Sie müssen von traumatisch bedingten knöchernen Absprengungen abgegrenzt werden. Da akzessorische Knochen **häufig multipel und symmetrisch** an beiden Extremitäten vorkommen, kann in Zweifelsfällen die Gegenseite untersucht werden.

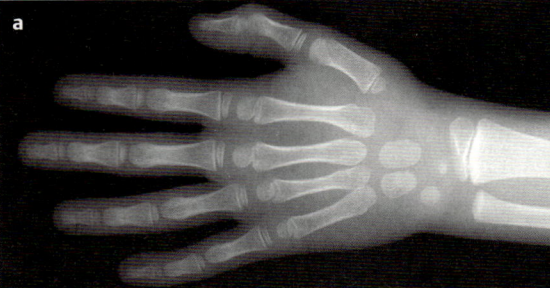

a

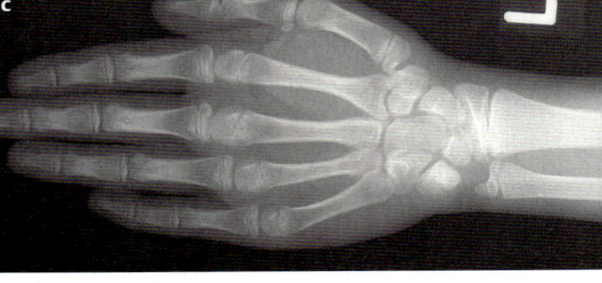

c

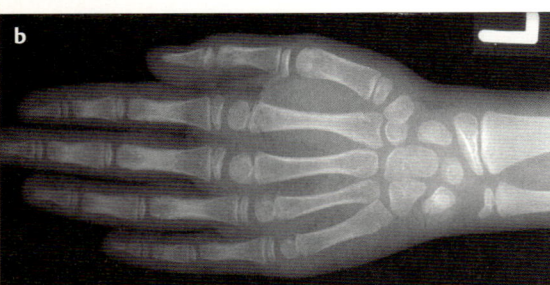

b

Die Abbildung stellt drei Röntgenaufnahmen der linken Hand von Kindern mit etwa gleichem biologischen Alter von 8 Jahren gegenüber.
a Hand eines Mädchens mit seit kurzem anbehandeltem Kretinismus. Nur ein Teil der Carpalia weist schlecht ausgeformte Knochenkerne auf. Das Skelettalter beträgt etwa 4¼ Jahre.
b Aufnahme zur Abklärung eines familiären Minderwuchses bei einem Mädchen. Das Skelettalter liegt mit 8¼ Jahren im Normbereich.
c Mädchen mit vorzeitiger Pubertät. Die Skelettentwicklung ist mit einem Knochenalter von 11 Jahren akzeleriert. Die Carpalia sind im Vergleich zu **b** deutlich besser ausgeformt. Die Epiphysenkerne der Metakarpalia und Phalangen sind größer und ebenfalls besser ausgeformt.

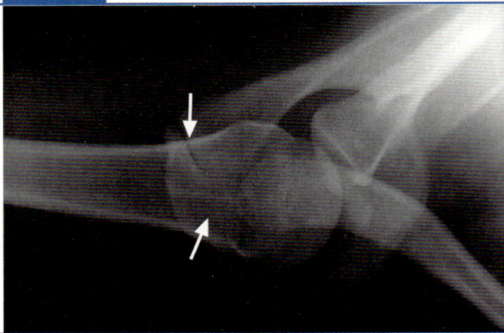

Im Bereich des Akromions zeigt sich ein isoliertes scharf begrenztes Knochenfragment (Pfeile), ein Os acromiale, das aus einer fehlenden Fusion des Epiphysenkerns mit dem Akromion resultiert.

tipel und symmetrisch an beiden Extremitäten vorkommen, kann in Zweifelsfällen die Gegenseite untersucht werden. Außerdem fehlen die für ein Trauma typischen klinischen Symptome (lokaler Druckschmerz).

4.1.2 Konventionelle Röntgendiagnostik

▶ **Merke**

▶ **Merke:** Generell sollten bei der Röntgenuntersuchung eines Skelettabschnitts **Aufnahmen in zwei aufeinander senkrechten Ebenen** (Abb. **B-4.5**) angefertigt werden.

Bei speziellen Fragen können zusätzliche Projektionen erforderlich sein (z. B. Zielaufnahmen, Schrägaufnahmen, Funktionsaufnahmen, seitenvergleichende Aufnahmen).

Folgende Strukturen werden beurteilt:
- Kompakta, Kortikalis: glatt begrenzt, keine Konturunterbrechung
- Spongiosa: Struktur und Dicke der Trabekel
- Gelenkflächen: glatt begrenzt, kongruent
- Weichteilstrukturen

Aufnahmen in nur einer Ebene sind Ausnahmen (z. B. anterior-posteriore Aufnahme des Beckens oder dorsovolare Aufnahme der Hand zur Skelettalterbestimmung, s. S. 306). Bei speziellen Fragen können zusätzliche Projektionen erforderlich sein, z. B. Zielaufnahmen, Schrägaufnahmen, Funktionsaufnahmen oder in Ausnahmefällen seitenvergleichende Aufnahmen.
Die Beurteilung folgender Strukturen ist wichtig:
- Kompakta, Kortikalis: glatt begrenzt, normale Dicke und Dichte, keine Konturunterbrechung
- Spongiosa: Struktur und Ausrichtung der Trabekel, Anzahl und Dicke der Trabekel, keine Defekte

◎ B-4.5

⊙ **B-4.5**   **Kniegelenk in 2 Ebenen (Normalbefund)**

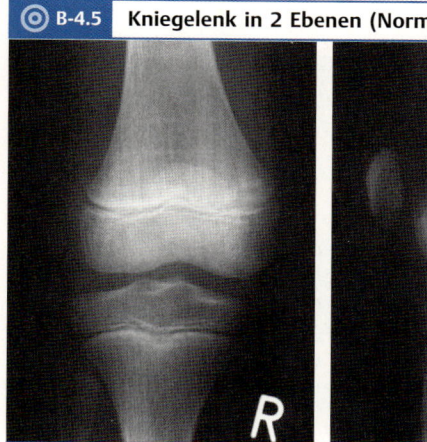
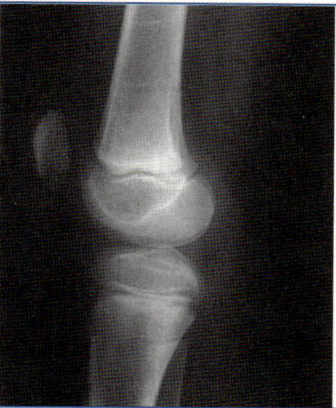

- Gelenkflächen: glatt begrenzt, kongruent, keine Konturunterbrechung
- Weichteilstrukturen: regelrechte Dichte, keine Verlagerung der Fettlinien.

Indikationen: Trauma, Schmerzen, Schwellung, Fehlbildung, Stoffwechselstörung.

Konventionelle Tomographie

Methode: s.S. 152.

Indikationen: Wenngleich es für die konventionelle Tomographie (Abb. **B-4.6**) auch heute noch wichtige Indikationen gibt (z. B. Spondylitis, Tibiakopf- und Densfrakturen), wurde sie immer häufiger durch CT und MRT ersetzt.

Gehaltene Aufnahmen

Methode: Die Stabilität eines Gelenkes wird durch Belastung mit einer definierten Kraft (meist 15 kp) überprüft. Gehaltene Aufnahmen des Schultergelenkes werden mit Gewichten in beiden Händen, des oberen Sprunggelenkes und des Kniegelenkes mit speziellen Haltevorrichtungen, in die das Gelenk eingespannt wird, durchgeführt. Eine laterale Aufklappbarkeit des OSG (Abb. **B-4.7**) von mehr als 10° gilt als pathologisch, von mehr als 20° weist auf eine Zwei- oder Dreibandverletzung hin. Durch Druck des Fußes gegenüber der Malleolengabel nach ventral wird das Lig. fibulotalare anterius überprüft, wobei ein

Indikationen: Trauma, Schmerzen, Schwellung, Fehlbildung, Stoffwechselstörung.

Konventionelle Tomographie

Methode: s.S. 152.

Indikationen: z. B. Spondylitis, Tibiakopf- und Densfrakturen, zunehmend CT und MRT ersetzt (Abb. **B-4.6**).

Gehaltene Aufnahmen

Methode: Die Stabilität eines Gelenkes wird durch Belastung mit einer definierten Kraft überprüft. So werden z. B. gehaltene Aufnahmen des oberen Sprunggelenkes mit speziellen Haltevorrichtungen durchgeführt. Eine laterale Aufklappbarkeit des OSG von mehr als 10⁰ gilt als pathologisch, von mehr als 20⁰ weist auf eine Zwei- oder Dreibandverletzung hin (Abb. **B-4.7**).

⊙ **B-4.6**   **Konventionelle Tomographie**

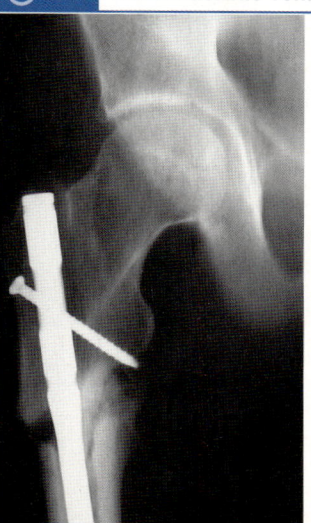

Konventionelle Tomographie einer osteosynthetisch versorgten subtrochantären Femurschaftfraktur zur Überprüfung der knöchernen Durchbauung.

⊙ **B-4.7**   **Gehaltene Aufnahmen**

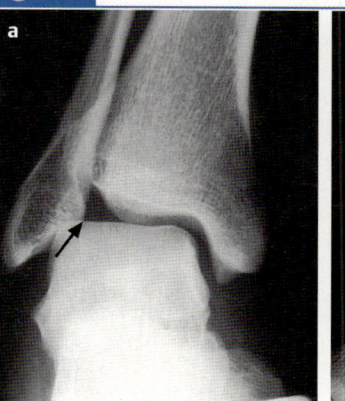
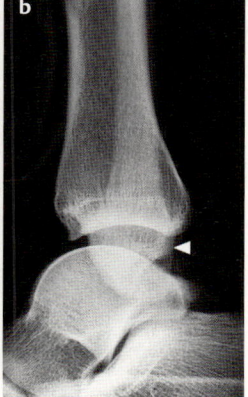

Gehaltene Aufnahmen des rechten OSG mit pathologischer lateraler Aufklappbarkeit (Pfeil) und pathologischem Talusvorschub (Pfeilspitze).

◎ B-4.6

◎ B-4.7

Indikationen: Ligamentäre Verletzungen am OSG, Schulter-, Daumensattel- und Kniegelenk.

4.1.3 Sonographie

Methode (s. a. S. 88): An der Knochenoberfläche werden die Ultraschallwellen total reflektiert. Somit sind Destruktionen oder Konturunterbrechungen der Kortikalis auch sonographisch sicher nachweisbar.

Indikationen: Vor allem bei Kindern kann die Sonographie zur Fraktursuche eingesetzt werden (Abb. **B-4.8**). Im Nachweis von Sternum- und Rippenfrakturen ist die Sonographie dem konventionellen Röntgen überlegen. Bei Gelenkerkrankungen kann sonographisch die Größe des Ergusses abgeschätzt werden.

4.1.4 Computertomographie

Methode (s. a. S. 79): Die CT ermöglicht gleichzeitig die Beurteilung von Knochen und umgebendem Weichteilgewebe (Abb. **B-4.9**).

▶ **Merke**

Abstand von dorsaler Tibiagelenkfläche zur Talusrolle von mehr als 10 mm als pathologisch gilt.

Indikationen: Nachweis bzw. Ausschluss von ligamentären Verletzungen am oberen Sprunggelenk, Schultergelenk, Daumensattelgelenk und Kniegelenk.

4.1.3 Sonographie

Methode (s. a. S. 88): An der Knochenoberfläche werden die Ultraschallwellen total reflektiert. Dadurch lässt sich zwar die Knochenstruktur sonographisch nicht darstellen, aber die Knochenoberfläche sehr gut beurteilen. Somit sind Destruktionen oder Konturunterbrechungen der Kortikalis auch sonographisch sicher nachweisbar. Daneben können auch Veränderungen der umgebenden Weichteile erfasst werden.

Indikationen: Vor allem bei Kindern mit unklarer Schmerzsymptomatik nach einem fraglichen Trauma kann die Sonographie zur Fraktursuche eingesetzt werden, um anschließend gezielte Röntgenaufnahmen durchführen zu können (Abb. **B-4.8**). Im Nachweis von Sternum- und Rippenfrakturen ist die Sonographie dem konventionellen Röntgen überlegen. Ferner können Verletzungen der Weichteile, insbesondere auch Achilles- und Patellarsehnenrupturen, Hämatome und Gelenkergüsse erfasst werden. Bei Tumoren kann die Größenausdehnung der Weichteilkomponente beurteilt werden. Bei Gelenkerkrankungen können sonographisch die Größe des Ergusses abgeschätzt und die Veränderungen der Synovia dargestellt werden.

4.1.4 Computertomographie

Methode (s. a. S. 79): Die CT ermöglicht gleichzeitig die Beurteilung von Knochen und umgebendem Weichteilgewebe sowie eine überlagerungsfreie Darstellung dieser Strukturen meist in der transversalen Schnittebene (Abb. **B-4.9**).

▶ **Merke:** Gegenüber der konventionellen Röntgentechnik, auch der konventionellen Tomographie (s. S. 309), zeichnet sich die CT vor allem durch eine wesentlich höhere Kontrast-(Dichte-)Auflösung aus. Verkalkungen und Verknöcherungen sowie knöcherne Destruktionen werden durch die CT besonders empfindlich dargestellt.

◉ **B-4.8**

◉ **B-4.9**

◉ **B-4.8** **Sonographie**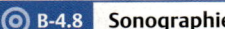

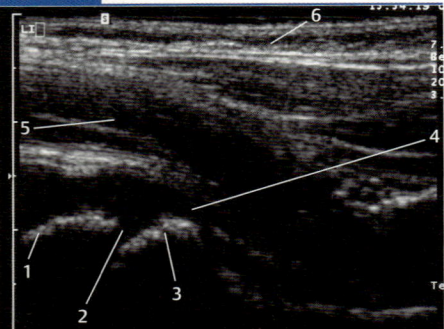

Normale Sonographie des Hüftgelenks (3-jähriges Mädchen).

1 Epiphysenkern	4 Gelenkhöhle
2 Epiphysenfuge	5 Muskulatur
3 Metaphyse	6 Subkutangewebe

◉ **B-4.9** **CT**

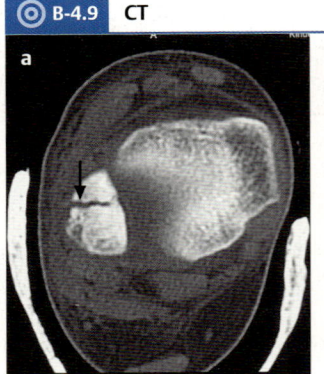
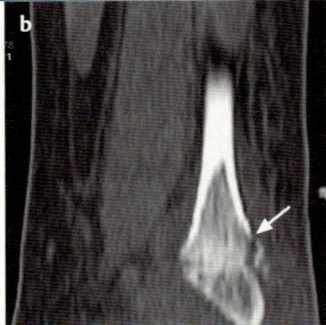

a Aitken 1 Fraktur der distalen Fibula (Pfeil).
b Sagittale Rekonstruktionen zu **a**.

Indikationen: Die CT wird eingesetzt zur Diagnostik von Frakturen der Schädelbasis und des Gesichtsschädels (s.S. 652), der Wirbelsäule (s.S. 616) und des Beckens, von Luxationen des Schultergelenks, von Läsionen des Kapsel-Band-Apparates im Schultergelenk (meist als Arthro-CT, s.u.) und von Knochentumoren (Beurteilung der Knochendestruktion). Durch Anfertigung einzelner Schichten benachbarter Gelenke können Rotationsfehler bei Frakturen exakt ermittelt werden. Eine quantitative Messung der Absorptionswerte (meist an Wirbelkörpern) ermöglicht eine Messung der Knochendichte.

Durch Einsatz von Spiral- oder Multislice-CTs mit geringer Schichtdicke lassen sich 3-D-Datensätze erzielen, aus denen 3-D-Oberflächenrekonstruktionen oder Schnittbilder in beliebiger Richtung (Abb. **B-4.9b**) berechnet werden können. Dadurch wird eine exakte und plastische Darstellung knöcherner Veränderungen ermöglicht. Nach Injektion von KM und ggf. Luft in ein Gelenkkavum kann ein sog. Arthro-CT angefertigt werden.

4.1.5 Magnetresonanztomographie

Methode: s.S. 83.
Indikationen: Bei Tumoren, Entzündungen und Nekrosen des Knochens und der Weichteile sowie bei Schäden des Kapsel-Band-Apparates der Gelenke und Gelenkbinnenverletzungen ist die MRT den übrigen bildgebenden Verfahren häufig deutlich überlegen. Auch okkulte Frakturen können an Hand des Ödems sicher erkannt werden (Abb. **B-4.10**).

Indikationen: Die CT wird eingesetzt zur Diagnostik von Frakturen der Schädelbasis und des Gesichtsschädels (s.S. 652), der Wirbelsäule (s.S. 616) und des Beckens, von Luxationen des Schultergelenks, von Läsionen des Kapsel-Band-Apparates im Schultergelenk und von Knochentumoren.

Durch Einsatz von Spiral- oder Multislice-CTs lassen sich 3-D-Oberflächenrekonstruktionen oder Schnittbilder in beliebiger Richtung berechnen. Dadurch wird eine plastische Darstellung knöcherner Veränderungen möglich (Abb. **B-4.9b**).

4.1.5 Magnetresonanztomographie

Methode: s.S. 83.
Indikationen: Tumoren, Entzündungen und Nekrosen von Knochen und Weichteilen, Gelenkverletzungen und okkulte Frakturen (Abb. **B-4.10**).

⊙ **B-4.10** | **MRT rechtes Kniegelenk** (Normalbefund)

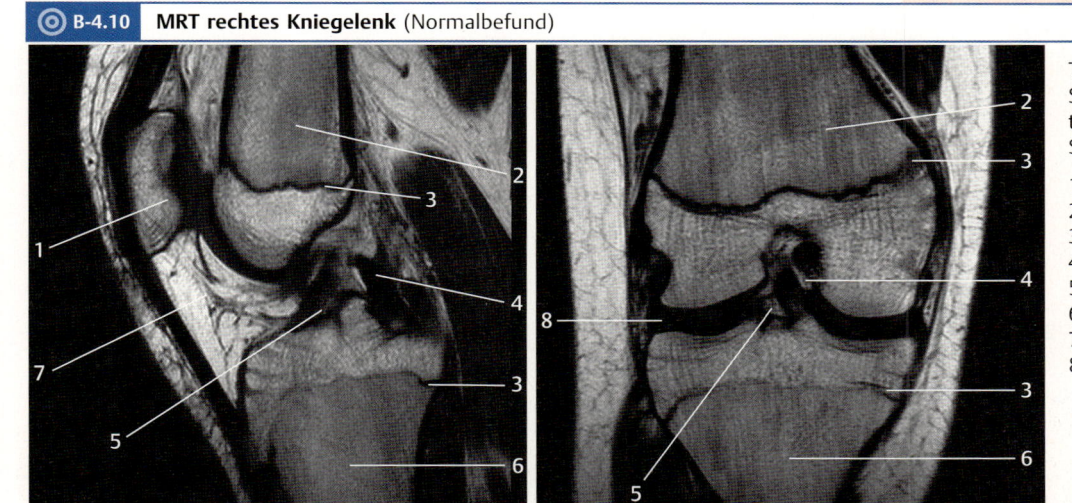

T1-gewichtete Sequenzen in sagittaler und koronarer Schichtführung.

1 Patella
2 Femur
3 Wachstumsfuge
4 hinteres Kreuzband
5 vorderes Kreuzband
6 Tibia
7 Hoffa-Fettkörper
8 Außenmeniskus

4.1.6 Arthrographie

Methode: Bei der Arthrographie wird unter sterilen Bedingungen ein positives (wasserlösliches jodhaltiges) oder negatives (Luft) KM in das Gelenkkavum injiziert. Die Untersuchung wird in Mono- oder Doppelkontrasttechnik durchgeführt. Unmittelbar nach Injektion des KM werden Zielaufnahmen des entsprechenden Gelenkes angefertigt (Abb. **B-4.11**).
Da es sich bei der Arthrographie um ein invasives Verfahren handelt, ist sie weitgehend durch die MRT ersetzt.
Indikationen: Die Arthrographie wird noch zum Nachweis einer adhäsiven Kapsulitis, an der Hand zur Beurteilung ligamentärer Verletzungen und gelegentlich an der Schulter zum Nachweis einer Rotatorenmanschetten- oder Labrum-Glenoidale-Ruptur (meist als CT- oder MRT-Arthrographie) eingesetzt.

4.1.6 Arthrographie

Methode: Ein positives (wasserlösliches jodhaltiges) oder negatives (Luft) KM wird in das Gelenkkavum injiziert. Danach werden Zielaufnahmen angefertigt (Abb. **B-4.11**). Heute wird die invasive Arthrographie meist durch die MRT ersetzt.

Indikationen: Adhäsive Kapsulitis, ligamentäre Verletzungen der Hand, Rotatorenmanschetten- oder Labrum-Glenoidale-Ruptur der Schulter.

B-4.11

B-4.11   **Arthrographie linkes OSG**

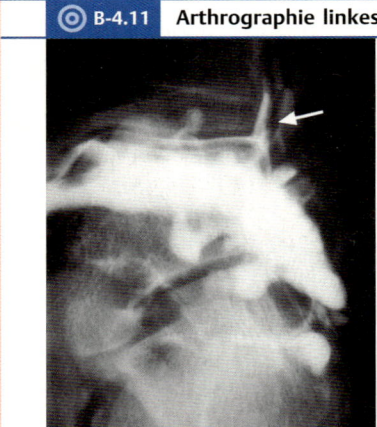

Untersuchung im Monokontrast. Nachweis einer Syndesmosenruptur mit Austritt des KM durch die rupturierte Syndesmose nach proximal (Pfeil).

4.1.7 Nuklearmedizinische Verfahren

Methode (s. a. S. 140): Die **Skelettszintigraphie** (Abb. **B-4.12**) dient der Beurteilung des Knochenstoffwechsels: ^{99m}Tc-markierte Phosphonate werden nach i. v. Injektion am Knochen absorbiert. Die Intensität der Anreicherung im Knochen wird bestimmt von Durchblutung, Dicke des Knochens und osteoplastischer Aktivität. Die Methode hat eine hohe Sensitivität für die Detektion pathologischer, osteoplastischer Prozesse des Skeletts.

4.1.7 Nuklearmedizinische Verfahren

Methode (s. a. S. 140): Die **Skelettszintigraphie** (Abb. **B-4.12**) dient nicht der Erkennung morphologischer Veränderungen, sondern der Beurteilung des Knochenstoffwechsels. Als Radiopharmazeutikum werden ^{99m}Tc-markierte Phosphonate eingesetzt, die nach i. v. Injektion am Knochen absorbiert werden. Die Durchblutung, die Dicke des Knochens und die osteoplastische Aktivität bestimmen die Intensität der Anreicherung. Die Untersuchungen werden als statische Szintigraphie (v. a. bei Metastasensuche) oder als Mehrphasenszintigraphie durchgeführt, bei der die Perfusionsphase (unmittelbar nach Injektion), die Blutpoolphase (nach 5 Minuten) und die Knochenphase (nach 3–4 Stunden) erfasst werden. Die Skelettszintigraphie hat eine sehr hohe Sensitivität für die Detektion pathologischer, osteoplastischer Prozesse des Skeletts. Aufgrund der geringen Spezifität ist für die Interpretation der Befunde die Korrelation mit Röntgenbildern oder anderen radiologischen Verfahren erforderlich.

B-4.12   **Skelettszintigraphie**

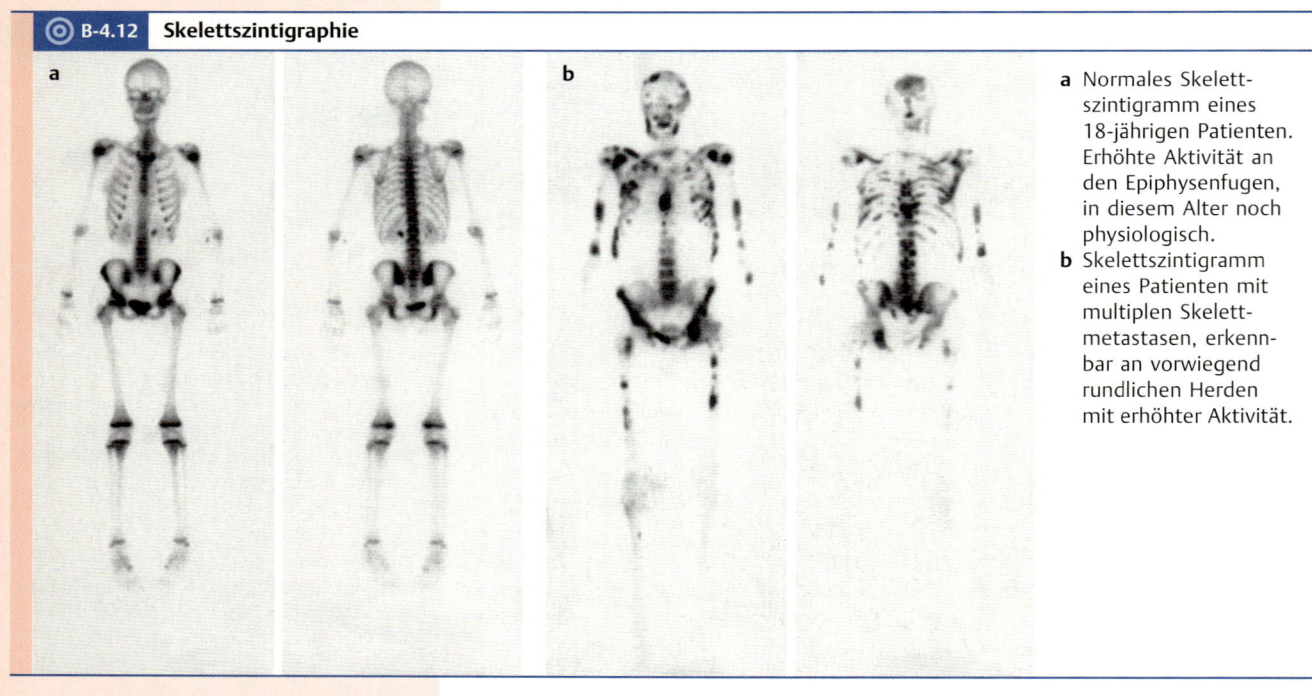

a Normales Skelettszintigramm eines 18-jährigen Patienten. Erhöhte Aktivität an den Epiphysenfugen, in diesem Alter noch physiologisch.

b Skelettszintigramm eines Patienten mit multiplen Skelettmetastasen, erkennbar an vorwiegend rundlichen Herden mit erhöhter Aktivität.

Die **Knochenmarksszintigraphie** wird mit ^{99m}Tc markierten Mikrokolloiden durchgeführt, die im RES des Knochenmarks gespeichert werden. Bei tumorösen Knochenmarksprozessen finden sich Speicherdefekte, bei entzündlichen Prozessen verstärkte Anreicherungen. Die **Galliumszintigraphie** mit ^{67}Galliumzitrat weist sehr sensitiv und spezifisch Entzündungen im Knochen und Knochenmark nach. Aufgrund ihrer hohen Strahlenexposition ist das Verfahren heute durch die **Leukozytenszintigraphie** mit ^{99m}Tc-markierten monoklonalen Antikörpern gegen Oberflächenantigene der Leukozyten ersetzt worden.

Indikationen: Die Szintigraphie wird bei der Metastasensuche von extraossären Tumoren (Abb. **B-4.12b**) bzw. bei der Suche nach Skip lesions bei Knochentumoren eingesetzt. Sie kann bei der Charakterisierung, Aktivitäts- und Dignitätsbeurteilung von Knochentumoren Zusatzinformationen liefern. Sie wird zur Frühdiagnose und Verlaufskontrolle von Osteitis und Osteomyelitis sowie bei der Abklärung einer Protheseninfektion oder -lockerung eingesetzt. Auch der Nachweis einer Osteonekrose und die Differenzierung zwischen einer alten oder frischen Kompressionsfraktur ist mit der Szintigraphie möglich.

Die **Knochenmarksszintigraphie** wird mit ^{99m}Tc markierten Mikrokolloiden durchgeführt, die im RES des Knochenmarks gespeichert werden. Bei tumorösen Knochenmarksprozessen finden sich Speicherdefekte, bei entzündlichen Prozessen verstärkte Anreicherungen.

Indikationen: Die Szintigraphie wird bei der Metastasensuche von extraossären Tumoren (Abb. **B-4.12b**), bei der Suche nach Skip lesions bei Knochentumoren, zur Frühdiagnose und Verlaufskontrolle von Osteitis und Osteomyelitis sowie bei V. a. Protheseninfektion oder -lockerung eingesetzt.

4.2 Leitbefunde – vom radiologischen Befund zur Diagnose

4.2.1 Periostale Reaktionen

Eine Periostreaktion entsteht durch Ödem, Kortikalisdestruktion, Periostabhebung, Hyperämie oder Freisetzung von Substanzen, die die Knochenneubildung induzieren. Im Röntgenbild werden sie erst erkennbar, wenn sie verkalken. Die Art der periostalen Reaktion wird bestimmt durch die Aggressivität und die Wachstumsgeschwindigkeit der zu Grunde liegenden Knochenerkrankung.

Kontinuierliche Periostreaktionen – keine Unterbrechung des Periosts – mit Kortikalisdestruktion finden sich bei expansiven, mit geringer bis mittlerer Geschwindigkeit wachsenden Knochentumoren. Kontinuierliche Periostreaktionen mit intakter Kortikalis werden durch eine nur mikroskopisch nachweisbare Penetration der Kortikalis, ein Ödem oder eine passive Hyperämie ausgelöst. **Solide Periostreaktionen,** bei denen im Röntgenbild eine verdickte Kortikalis zu sehen ist, entstehen bei chronischen Prozessen wie chronischer Osteomyelitis oder Osteoidosteom. Bei einer Osteomyelitis oder bei Knochentumoren kann

4.2 Leitbefunde – vom radiologischen Befund zur Diagnose

4.2.1 Periostale Reaktionen

Eine Periostreaktion entsteht durch Ödem, Kortikalisdestruktion, Periostabhebung, Hyperämie oder Freisetzung von Substanzen, die die Knochenneubildung induzieren. Im Röntgenbild werden sie erst erkennbar, wenn sie verkalken.

Kontinuierliche Periostreaktionen mit Kortikalisdestruktion finden sich bei expansiven Knochentumoren. Kontinuierliche Periostreaktionen mit intakter Kortikalis werden durch ein Ödem oder passive Hyperämie ausgelöst. **Solide Periostreaktionen** mit verdickter Kortikalis entstehen bei chronischen Prozessen. Eine lamellen- oder zwiebelschalenartige

⊚ **B-4.13** Periostale Reaktionen

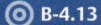 ⊚ **B-4.13**

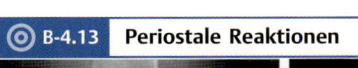

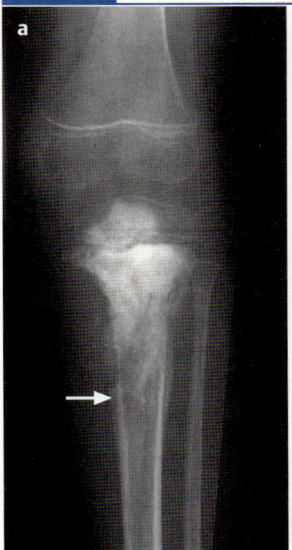
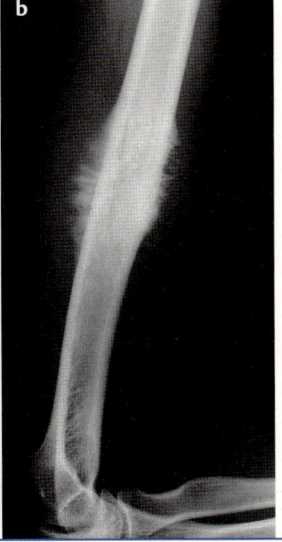

a 4-jährige Patientin mit Osteosarkom der proximalen Tibia links. Neben ausgedehnten knöchernen Destruktionen und Durchbruch des Periosts zeigen sich im kaudalen Anteil des Tumors deutliche Periostreaktionen, an der medialen Tibia das typische Codman-Dreieck (Pfeil).
b Osteosarkom mit spikulärer Periostreaktion im mittleren Abschnitt des Humerus. Im lateralen Anteil „sunburst"-artige Periostreaktion.

Periostreaktion ist Ausdruck eines aggressiven benignen oder malignen Prozesses. Parallele Spikulae sprechen für hohe Aggressivität.

Eine **unterbrochene Periostreaktion** entsteht entweder durch sekundäre, tumorbedingte Destruktion einer ursprünglich kontinuierlichen Periostreaktion oder durch einen schnell wachsenden Tumor. Das sog. Codman-Dreieck (Abb. **B-4.13**) findet sich häufig bei Osteosarkomen und Ewing-Sarkomen.

gelegentlich eine einzelne Periostlamelle gefunden werden. Eine lamellen- oder zwiebelschalenartige Periostreaktion ist Ausdruck eines aggressiven benignen oder malignen Prozesses (z. B. akute Osteomyelitis, Ewing-Sarkom oder Osteosarkom). Parallele Spikulae (hair on end) sprechen für eine hohe Aggressivität. Eine **unterbrochene Periostreaktion** entsteht entweder durch sekundäre, tumorbedingte Destruktion einer ursprünglich kontinuierlichen Periostreaktion oder durch einen schnell wachsenden Tumor. Die hohe Aggressivität ist in der Regel Ausdruck einer malignen Erkrankung. Das sog. Codman-Dreieck (Abb. **B-4.13**) findet sich häufig bei Osteosarkomen und Ewing-Sarkomen. Eine unterbrochene lamelläre Periostreaktion zeigt eine gesteigerte Aggressivität an, während die unterbrochene, spikuläre Form bei einem ausgedehnten extraossären Tumorwachstum zu finden ist.

Bei den **komplexen Periostreaktionen** werden periostale Reaktionen mit divergierenden Spikulae und kombinierte Periostreaktionen unterschieden. Beide Formen treten bei hochmalignen Knochentumoren auf.

4.2.2 Veränderungen der Knochendichte

Zunahme der Knochendichte – Transparenzverminderung

Die **Osteosklerose** ist definiert als eine Zunahme der Knochendichte verschiedenster Ursachen (Tab. **B-4.1**).

Herabsetzung der Knochendichte – Transparenzvermehrung

Die **Osteopenie** (Tab. **B-4.2**) ist eine Herabsetzung der Knochendichte. Sie wird auf dem Röntgenbild erst sichtbar, wenn der Kalksalzgehalt um mind. 30 % reduziert ist.

4.2.2 Veränderungen der Knochendichte

Zunahme der Knochendichte – Transparenzverminderung

Die **Osteosklerose** ist definiert als eine Zunahme der Knochendichte, bedingt durch gesteigerte Osteoblastenaktivität, Produktion von knochenähnlichem Gewebe durch osteo- oder chondrogene Tumorzellen oder Kalzifikation anderer Gewebe im Knochen oder in seiner Peripherie (Tab. **B-4.1**).

Herabsetzung der Knochendichte – Transparenzvermehrung

Die **Osteopenie**, eine Herabsetzung der Knochendichte, resultiert aus einer verminderten Knochenbildung und/oder einer gesteigerten Knochenresorption (Tab. **B-4.2**). Die Osteopenie wird auf dem Röntgenbild erst sichtbar, wenn der Kalksalzgehalt des Knochens um mindestens 30 % reduziert ist (Quantitative Messung s. a. S. 322).

≡ B-4.1	Ursachen der Osteosklerose
solitäre oder multiple disseminierte osteosklerotische Läsionen	**generalisierte diffuse Osteosklerose**
▪ Kompaktainsel ▪ Osteopoikilie ▪ Osteom ▪ benigne und maligne Knochentumoren, osteoplastische Metastasen ▪ chronische oder ausgeheilte Osteomyelitis, Brodie-Abszess ▪ Kallus nach Fraktur, Ermüdungsfraktur, abgeheilte Knochenläsion ▪ ältere Knocheninfarkte ▪ Strahlenosteonekrose ▪ avaskuläre Epiphysennekrosen ▪ Morbus Perthes ▪ fibröse Dysplasie	▪ physiologische Osteosklerose des Neugeborenen ▪ angeborene Syphilis ▪ infantile kortikale Hyperostose ▪ Hypoparathyreoidismus ▪ Osteopetrose (Marmorknochenkrankheit, Abb. **B-4.14a**) ▪ ausgedehnte Metastasen ▪ Osteomyelofibrose ▪ Morbus Paget ▪ fibröse Dysplasie ▪ Fluorose

≡ B-4.2	Ursachen der Osteopenie	
generalisierte Osteopenie	▪ Osteoporose, Inaktivitätsosteoporose ▪ Osteogenesis imperfecta ▪ Anämie ▪ Knochenmarksinfiltration (multiples Myelom, Karzinomatose) ▪ rheumatoide Arthritis und andere Kollagenosen ▪ endokrine Störungen (Cushing-Syndrom, Diabetes mellitus, Hyperthyreose)	▪ Medikamente (Steroide, Heparin, s. Abb. **B-4.14b**) ▪ Osteomalazie, Rachitis ▪ Defekte im renal-tubulären oder intestinalen Kalziumtransportsystem ▪ Hyperparathyreoidismus
lokalisierte Osteopenie	▪ Inaktivitätsosteoporose ▪ Entzündung (rheumatoide Arthritis, Osteomyelitis, Tuberkulose) ▪ Tumor, osteolytische Metastasen	▪ Plasmozytom ▪ Morbus Paget ▪ fibröse Dysplasie

⊚ **B-4.14**   **Veränderungen der Knochendichte**

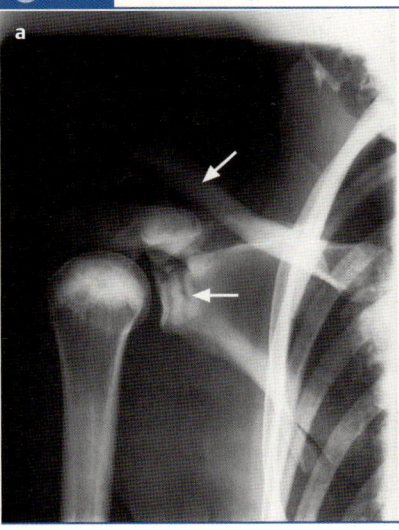
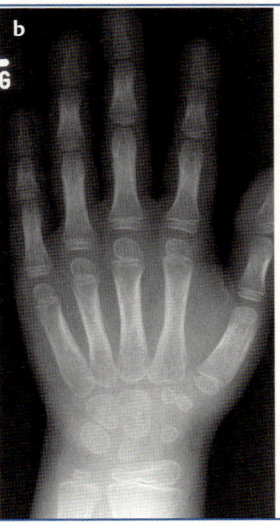

a Transparenzverminderung bei Morbus Albers-Schönberg (Marmorknochenkrankheit). Deutlich erhöhte Knochendichte von Skapula, Klavikula und Humeruskopf. Fraktur von Skapula und Klavikula (Pfeil).
b Transparenzvermehrung bei 9-jährigem Jungen nach längerer Kortisonbehandlung. Ausgeprägte Transparenzvermehrung der knöchernen Strukturen im Rahmen einer kortisoninduzierten Osteoporose. Skelettalter mit 6,5 Jahren deutlich retardiert.

4.2.3 Weichteile

4.2.3 Weichteile

▶ **Merke:** Sonographie, CT und v. a. MRT erlauben eine bessere Differenzierung verschiedener Weichteilgewebe. V. a. für die Diagnostik der Weichteiltumoren ist die MRT besonders aussagekräftig, da eine exakte Beurteilung der Tumorausdehnung, insbesondere auch hinsichtlich der Frage einer Infiltration des Gefäß-Nerven-Bündels und der Muskulatur möglich ist.

◀ **Merke**

Veränderungen mit erniedrigter Röntgendichte

Fett

Da Fettgewebe weniger strahlendicht ist als die übrigen Weichteile, lässt es sich in der Regel auf Röntgenaufnahmen gut erkennen. Die bei Lipomen entstehenden Aufhellungen sind vom umgebenden dichteren Weichteilschatten meist gut abgrenzbar, sofern die Lipome nicht eine größere fibrotische Komponente aufweisen oder, wie beim Liposarkom, einen hohen Zellgehalt besitzen (Abb. **B-4.15a**).

Gas

Gasansammlungen in den Weichteilen können verschiedene Ursachen haben:
- **Physiologisch** vorkommende Luft an unphysiologischer Stelle, z. B. luftgefüllte Darmschlingen in einer Leistenhernie.
- **Nach Operationen oder penetrierenden Verletzungen:** Nach Frakturen der Nasennebenhöhlen (NNH) kann sich Luft in die Gesichtsweichteile ausdehnen. Ein subkutanes Emphysem der Thoraxwand kann nach Rippenfrakturen mit Verletzung der Lunge entstehen. Im Röntgenbild imponieren streifige oder auch blasige Lufteinschlüsse in den Weichteilen, durch die z. B. die Faserung des M. pectoralis major sichtbar wird. Die Luft kann sich bis in die Hals- und Gesichtsweichteile ausdehnen.
- **Infektionen mit gasbildenden Erregern**, v. a. Clostridien (Gasbrand), oder in Abszessen (Abb. **B-4.15b**).

Veränderungen mit hoher Röntgendichte

Verkalkungen

- **Gefäße:** Verkalkungen der Arterienwände (**Arteriosklerose**) sind ein häufiger Befund bei älteren Patienten. Die größeren Arterien sind bevorzugt betroffen. Typische Lokalisationen sind die **Karotisbifurkation, der Aortenbogen, die Bauchaorta und die A. lienalis**. Ausgeprägte Verkalkungen peripherer Arterien

Veränderungen mit erniedrigter Röntgendichte

Fett

Fettgewebe lässt sich auf Röntgenaufnahmen i. d. R. gut erkennen. Die bei Lipomen entstehenden Aufhellungen sind meist gut abgrenzbar (Abb. **B-4.15a**).

Gas

Ursachen für Gasansammlungen in den Weichteilen:
- **Physiologisch** vorkommende Luft an unphysiologischer Stelle
- **Nach Operationen oder penetrierenden Verletzungen** (z. B. Luft in den Gesichtsweichteilen nach NNH-Fraktur)
- **Infektionen mit gasbildenden Erregern** (Abb. **B-4.15b**).

Veränderungen mit hoher Röntgendichte

Verkalkungen

- **Gefäße: Arteriosklerose** findet sich vor allem bei älteren Patienten und Diabetikern. Typische Stellen sind **Karotisbifurkation, Aortenbogen, Bauchaorta**

⊙ **B-4.15** | **Weichteile: Veränderungen mit niedriger Röntgendichte**

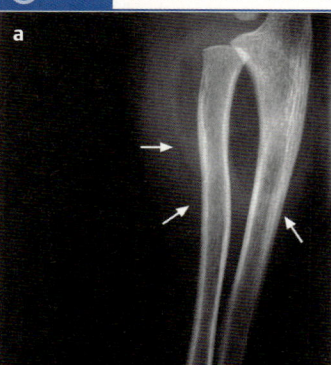 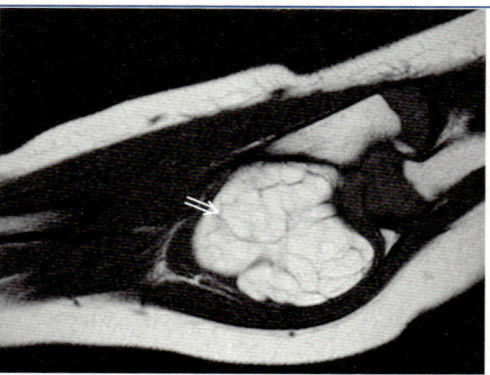 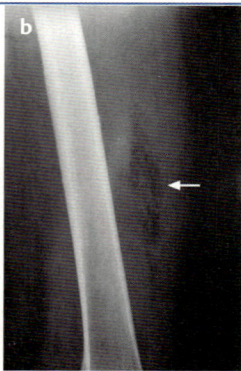

a 5-jähriger Junge mit ausgedehntem Lipom am proximalen Unterarm (Pfeile). Der entsprechende MRT-Schnitt in T_1-Wichtung in koronarer Schichtführung zeigt eine hyperintense, mit Septen durchzogene Raumforderung (Doppelpfeil).
b Weichteilabszess an der Oberschenkelinnenseite rechts. Luftansammlung in den paraossalen Weichteilen an der medialen Seite des Femurs etwa im mittleren Drittel (Pfeil).

---

und A. lienalis. 3–4 mm große Kalkherde in thrombosierten Venen werden **Phleboliten** genannt.

- **Stoffwechselerkrankungen:** Weichteilverkalkungen entstehen z. B. bei Hyperkalzämie und chronischer Niereninsuffizienz.

- **Weichteilverletzungen:** Hämatome (Abb. **B-4.16a**) können häufig mit einem zirkulären Muster verkalken. Nach Injektionen (z. B. Chinin, Penicillin) können sich am Injektionsort Verkalkungen bilden.

- **Bindegewebserkrankungen:** Mit ausgedehnten Weichteilverkalkungen gehen Sklerodermie, Dermatomyositis und Polymyositis einher. Degenerative Veränderungen in Sehnen und Bändern rufen häufig Verkalkungen hervor.

- **Infektionen:** Verkalkungen häufig bei Tuberkulose und einigen parasitären Erkrankungen.

- **Film- oder Folienfehler** können Verkalkungen vortäuschen.

Verknöcherungen

Röntgenologisch (Abb. **B-4.16b**) werden Verknöcherungen bei der **Myositis ossificans** beobachtet. Aus wolkigen bis netz-

finden sich besonders bei Diabetikern (Mediasklerose). Bei jüngeren Patienten treten arterielle Verkalkungen bei Stoffwechselstörungen, wie Hyperkalzämie oder Hypercholesterinämie auf. 3–4 mm große runde Kalkherde in thrombosierten Venen werden **Phleboliten** genannt. Sie entstehen bevorzugt im Becken, aber auch in varikös veränderten Venen und venösen Angiomen.

- **Stoffwechselerkrankungen:** Weichteilverkalkungen entstehen oft bei Stoffwechselstörungen, die mit einer Hyperkalzämie einhergehen (z. B. Hyperparathyreoidismus, Hypervitaminose D, idiopathische Hyperkalzämie). Auch andere Stoffwechselerkrankungen (chronische Niereninsuffizienz, Hypo- und Pseudohypoparathyreoidismus) gehen häufig mit Weichteilverkalkungen einher. Weichteilverkalkungen in Gichttophi und bei der Alkaptonurie sind Sekundärphänomene.

- **Weichteilverletzungen:** Hämatome (Abb. **B-4.16a**) können häufig mit einem zirkulären Muster verkalken. Diese Verkalkungen können bei Kindern bereits innerhalb weniger Tage entstehen, z. B. beim Kephalhämatom. Auch nach Injektionen, besonders von Chinin und Penicillin können sich am Injektionsort (v. a. in der Glutäalmuskulatur) Verkalkungen bilden, ferner bei Frostbeulen und chronischen Stauungsödemen der unteren Extremität.

- **Bindegewebserkrankungen:** Typischerweise gehen Sklerodermie, Dermatomyositis und Polymyositis mit ausgedehnten Weichteilverkalkungen einher. Feinfleckige Verkalkungen treten beim Ehlers-Danlos-Syndrom, beim Pseudoxanthoma elasticum und bei der Weber-Christian-Erkrankung auf. Degenerative Veränderungen in Sehnen und Bändern rufen häufig Verkalkungen hervor, die in angrenzende Bursen einbrechen können. Ein typisches Beispiel dafür sind Verkalkungen in der Rotatorenmanschette bei der Periarthritis humeroscapularis.

- **Infektionen:** Häufig finden sich Verkalkungen bei einer Tuberkulose, meist in Lymphknoten oder Senkungsabszessen. Ferner können bei einigen parasitären Erkrankungen (z. B. Zystizerken und Filarien) Weichteilverkalkungen entstehen.

- Verkalkungen in den Weichteilen können auch durch **Film- oder Folienfehler** vorgetäuscht werden. In Zweifelsfällen müssen die Folien auf Verschmutzungen, Fremdkörper in der Kassette oder Foliendefekte überprüft werden.

Verknöcherungen

Typischerweise bei **Myositis ossificans**, die nach ihrer Ursache in drei Gruppen eingeteilt wird: Myositis ossificans congenita, traumatica oder neuropathica. **Röntgenologisch** (Abb. **B-4.16b**) werden initial wolkige bis netzartige Weich-

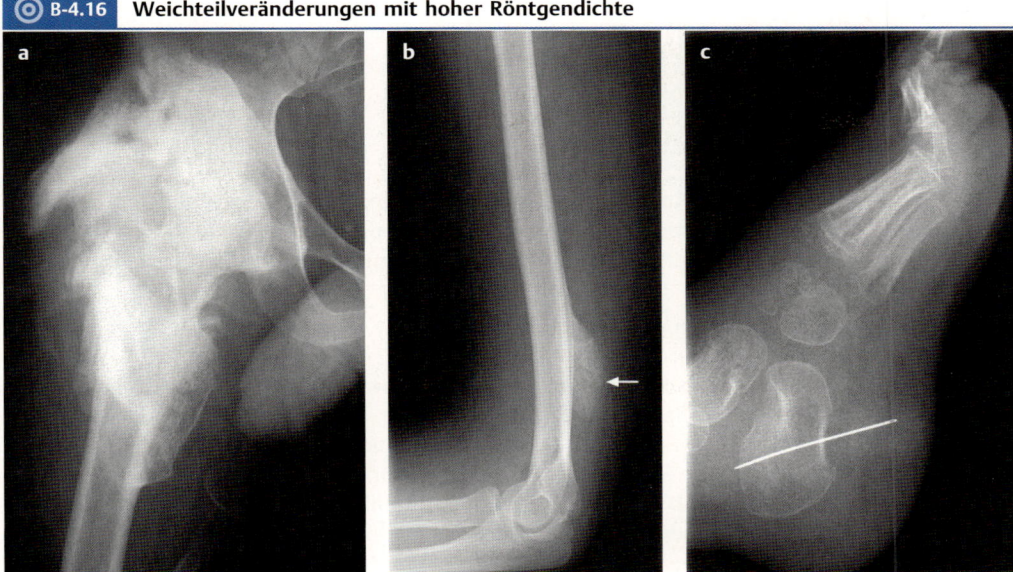

⊚ **B-4.16**   **Weichteilveränderungen mit hoher Röntgendichte**

a Großes verkalktes Hämatom: bizarre Verkalkungen, die zirkulär den proximalen Femur umgeben.
b Verknöcherungen: Myositis ossificans am distalen Humerus. Scharf begrenzte Verknöcherung (Pfeil) vor allem radial und dorsal am Humerus. Begleitende periostale Reaktion.
c Fremdkörper: 2-jähriges Mädchen, das sich eine Nähnadel in den linken Fuß getreten hat.

teilverdichtungen beobachtet, aus denen im weiteren Verlauf organisierte spongiöse und kortikale Knochenstrukturen entstehen. Sie dehnen sich normalerweise entlang der Achse der betroffenen Muskeln und Sehnen aus und können den benachbarten Knochen arrodieren oder auch fest mit ihm verwachsen. In der CT sind das Zonenphänomen (dichte Kapsel und weniger dichtes Zentrum) und der gelegentlich geschichtete Aufbau besser zu erkennen.

artigen Weichteilverdichtungen entstehen spongiöse und kortikale Knochenstrukturen in Muskeln und Sehnen. In der CT sind das Zonenphänomen (dichte Kapsel und weniger dichtes Zentrum) und der geschichtete Aufbau besser zu erkennen.

Fremdkörper

Die Nachweisbarkeit von Fremdkörpern im Weichteilgewebe wird durch ihre **Röntgendichte** bestimmt. In der Regel **gut zu erkennen** sind **metallische Fremdkörper** (Abb. **B-4.16c**) und **größere Glassplitter**. Holzsplitter, sehr feine Glassplitter, Porzellan und Plastik sind im Röntgenbild meist nicht abgrenzbar. In Zweifelsfällen lässt sich mit Hilfe eines vergleichbaren Testobjektes die Röntgendichte ermitteln. Mit der **CT** sind oft auch Fremdkörper nachweisbar, die mit konventionellen Röntgenaufnahmen nicht dargestellt werden.

Fremdkörper

Die Nachweisbarkeit von Fremdkörpern im Weichteilgewebe wird durch ihre **Röntgendichte** bestimmt. Gut zu erkennen sind **metallische Fremdkörper** (Abb. **B-4.16c**) und **größere Glassplitter.**

▶ **Merke:** Zink-, jod-, silber-, barium-, wismut- oder kalziumhaltige Salben und Medikamente sind sehr röntgendicht und dürfen nicht mit Fremdkörpern verwechselt werden.

◀ **Merke**

Injektionen von Wismut, Jodoform oder Glycerin in die Glutäalmuskulatur sind ebenfalls röntgenologisch nachweisbar.

4.3 Wichtige Krankheitsbilder – von der
     Diagnose zum Befund

4.3.1 Entwicklungsstörungen

Achondroplasie

▶ Definition

4.3 Wichtige Krankheitsbilder – von der Diagnose zum Befund

4.3.1 Entwicklungsstörungen

Achondroplasie

▶ **Definition:** Autosomal-dominant vererbte, generalisierte Skeletterkrankung, der eine Störung von Knorpelaufbau und -proliferation in den Röhrenknochen zu Grunde liegt. Die Mineralisation des Knorpels ist dabei nicht beeinträchtigt.

Klinik: Disproportionierter Zwergwuchs.

Diagnostisches Vorgehen: Konventionelle Röntgenbilder und molekulargenetische Untersuchungen.

Radiologische Diagnostik: Auf dem **Röntgenbild** (Abb. **B-4.17**) sind eine Verbiegung, Verkürzung und Verbreiterung der Röhrenknochen mit **aufgetriebenen Metaphysen** zu sehen. Es finden sich eine **unregelmäßige Konturierung der Kortikalis** und häufig eine **weitmaschige Transformation der Spongiosa.** Der Makrozephalus ist durch ein **prominentes Stirnbein** und eine **steilgestellte Schädelbasis** charakterisiert. Am Becken findet sich ein **hypoplastisches Os ileum mit flachem Acetabulum.**

Klinik: Disproportionierter Zwergwuchs mit verkürzten Extremitäten bei annähernd normaler Länge des Stammskeletts.

Diagnostisches Vorgehen: Anfertigung konventioneller Röntgenbilder: Schädel seitlich, Wirbelsäule seitlich, ggf. auch a. p., Beckenübersicht, linke Hand d. v., Knie a. p., ggf. Arm a. p. Auch mit Hilfe molekulargenetischer Untersuchungen (Nachweis der Gendefekte) lässt sich die Diagnose sichern.

Radiologische Diagnostik: Auf dem **Röntgenbild** (Abb. **B-4.17**) ist charakteristischerweise eine Verbiegung, Verkürzung und Verbreiterung der Röhrenknochen mit **aufgetriebenen Metaphysen** zu sehen. Neben einer Deformierung der Epiphysenfugen, die am Knie V-förmig sein kann, finden sich eine **unregelmäßige Konturierung der Kortikalis** und häufig eine **weitmaschige Transformation der Spongiosa.** Der durch einen nicht progredienten Hydrozephalus bei kleinem Foramen magnum hervorgerufene **Makrozephalus** ist durch ein **prominentes Stirnbein** und eine **steilgestellte Schädelbasis** charakterisiert. Die Wirbelkörper sind deutlich höhengemindert oder auch keilförmig deformiert, die Zwischenwirbelräume konsekutiv verbreitert. Die Interpedikularabstände der LWS nehmen von kranial nach kaudal ab, die Pedikel selbst sind kurz. Neben einer lordotischen Knickbildung lumbosakral kann eine verstärkte Kyphose thorakolum-

---

⊚ **B-4.17** **Neugeborenes mit Achondroplasie**

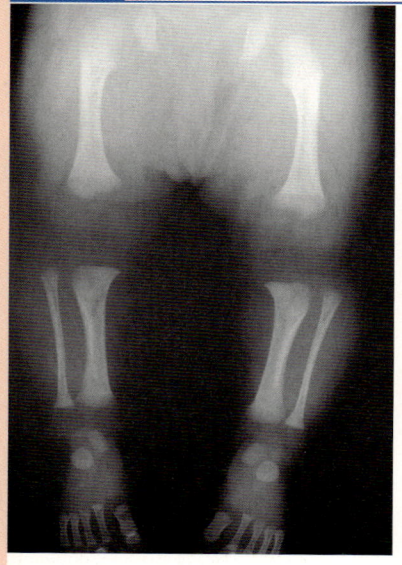
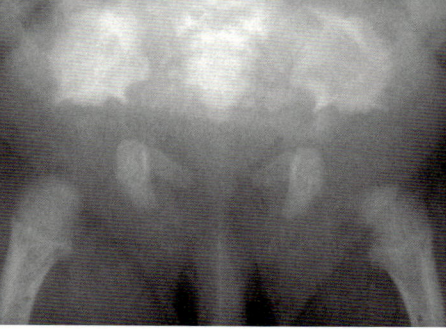
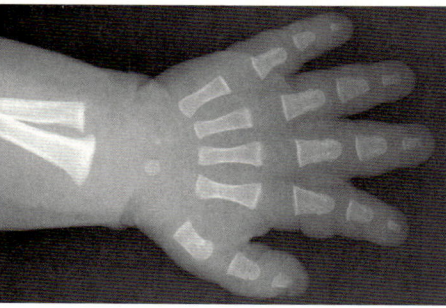
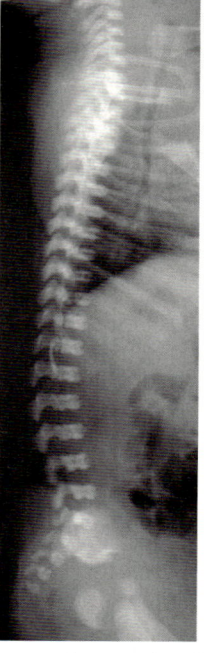

Verkürzte und verplumpte Röhrenknochen der Beine mit zusätzlich leicht verbogenen, im proximalen Anteil auch auffallend großen Femora. Die Metaphysen sind kolbenförmig verbreitert. Das Becken ist abgeplattet. Die Pfannendächer der Hüftgelenke verlaufen nahezu horizontal. Die tubulären Knochen der Hand sind auffallend kurz und plump (Tatzenhand). Kolbenförmig aufgetriebene Metaphysen von Radius und Ulna. Die Wirbelkörper sind höhengemindert, der Spinalkanal eingeengt.

bal zur Gibbusbildung führen. Ein **hypoplastisches Os ileum mit flachem Acetabulum**, annähernd horizontal verlaufendem Pfannendach und medialer Spornbildung charakterisieren die Veränderungen am Becken.

Osteogenesis imperfecta

Osteogenesis imperfecta

▶ **Synonym:** Glasknochenkrankheit.

◀ Synonym

▶ **Definition:** Erblich bedingte Skeletterkrankung, der eine Störung der Kollagensynthese in den Osteoblasten zu Grunde liegt. Diese führt zu einer unzureichenden periostalen und endostalen Knochenneubildung mit Osteoporose und erhöhter Knochenbrüchigkeit.

◀ Definition

Klinik: Man unterscheidet 5 Subtypen mit unterschiedlicher Prognose und Symptomausprägung. Der autosomal-dominante Typ I ist der Prototyp der Osteogenesis imperfecta. Er geht mit erhöhter Knochenbrüchigkeit bereits im ersten Lebensjahr, blauen Skleren und zunehmender Innenohrschwerhörigkeit einher. Sekundäre Skelettveränderungen resultieren aus häufigen Frakturen mit übermäßiger Kallusbildung. Schlaffe Bänder können eine Gelenkinstabilität zur Folge haben.

Diagnostisches Vorgehen: s. b. Achondroplasie (S. 318) Statt einer Röntgenaufnahme des Knies kann eine Aufnahme des ganzen Beins angefertigt werden.

Radiologische Diagnostik: Die grazilen, schmächtigen Knochen weisen im **Röntgenbild** (Abb. **B-4.18**) eine **dünne und porotische Kompakta**, besonders ausgeprägt in den **Diaphysen,** auf. Durch die äußerst rarefizierte Spongiosa mit sehr zarten Knochenbälkchen entsteht das Bild des „Glasknochens". Die daraus resultierenden multiplen Knochenbrüche führen zu **sekundären Verformungen und Verbiegungen** sowie zum Minderwuchs. Eine überschießende Kallusbildung verstärkt die Deformierung der Extremitätenknochen weiter. Durch Kompressionsfrakturen der Wirbelkörper entstehen sog. Fischwirbel (s.S. 323). Eine Verknöcherung der Membrana interossea zwischen Radius und Ulna ist häufig. Am Schädel finden sich multiple Schaltknochen (s.S. 307) und eine basiläre Impression (s.S. 622). Daneben finden sich schwere Verformungen des Beckens, eine Protrusio acetabuli ist dabei häufig.

Klinik: 5 Subtypen sind klassifiziert. Der autosomal-dominante Typ I geht mit erhöhter Knochenbrüchigkeit bereits im ersten Lebensjahr, blauen Skleren und Innenohrschwerhörigkeit einher.

Diagnostisches Vorgehen: s. o.

Radiologische Diagnostik: Die grazilen, schmächtigen Knochen weisen im **Röntgenbild** (Abb. **B-4.18**) eine **dünne und porotische Kompakta**, besonders in den **Diaphysen**, auf. Multiple Knochenbrüche führen zu **sekundären Verformungen und Verbiegungen** sowie zum Minderwuchs. Durch Kompressionsfrakturen der Wirbelkörper entstehen sog. Fischwirbel. Am Schädel finden sich multiple Schaltknochen und eine basiläre Impression.

▶ **Klinischer Fall.** Der gehunfähige, wachstumsretardierte 10-jährige Junge weist multiple Frakturen an der unteren Extremität auf. Die erste Fraktur trat bereits einen Monat nach der Geburt auf. Die osteoporotischen Knochen zeigen eine weitmaschige Spongiosa und eine hauchdünne Kortikalis. Die Röhrenknochen sind auffallend grazil, die Fibula gleicht einem "Knochenfaden" (Abb. **B-4.18a** Pfeil). Neben mehreren Frakturen lassen die Knochen plastische Deformierungen erkennen. Femora und Tibia sind mit Marknägeln stabilisiert. Die proximale Metaphyse des linken Femurs ist massiv aufgetrieben und mit Pseudozysten durchsetzt ("Popkornverkalkungen", Doppelpfeil). Das Becken ist kartenherzförmig deformiert mit deutlicher Protrusio acetabuli beidseits (Abb. **B-4.18b**). Die Wirbelkörper der LWS zeigen Einbrüche von Grund- und Deckplatten („Fischwirbel") (Abb. **B-4.18c**).

◀ Klinischer Fall

Angeborene Hüftgelenksdysplasie

Angeborene Hüftgelenksdysplasie

Der Begriff angeborene Hüftgelenksdysplasie ist nicht korrekt, denn in den meisten Fällen handelt es sich um eine Hüftreifungsverzögerung bzw. -störung. Bei etwa 2 % aller Säuglinge kann eine Hüftreifungsstörung diagnostiziert werden, Mädchen sind fünfmal häufiger als Jungen betroffen. Die Erkrankung tritt familiär gehäuft auf. Bei Neugeborenen aus Beckenend-/Steißlage ist das Risiko einer Hüftreifungsstörung zehnmal höher als bei Neugeborenen aus Kopflage.

Klinik: Typisch ist eine Lateral- und Kranialverlagerung des Hüftkopfes mit sekundärer Ausbildung eines abgeflachten, dysplastischen Azetabulums. In schweren Fällen luxiert der Hüftkopf nach dorsokranial. Klinische Zeichen sind Beinlängendifferenz, Abspreizhemmung, Asymmetrie der Gluteafalten und das positive Ortolani-Zeichen in den ersten Lebenstagen, bei dem ein intraartikuläres Schnapp-Phänomen durch Bewegung des Hüftkopfes über

Meist handelt es sich um eine Hüftreifungsverzögerung bzw. -störung. Sie wird bei etwa 2 % aller Säuglinge diagnostiziert, Mädchen sind fünfmal häufiger betroffen. Die Erkrankung tritt familiär gehäuft auf.

Klinik: Typisch ist eine Lateral- und Kranialverlagerung des Hüftkopfes mit sekundärer Ausbildung eines abgeflachten, dysplastischen Azetabulums. Klinische Zeichen sind Beinlängendifferenz, Abspreizhemmung, Asymmetrie der Gluteafalten

B-4.18   Osteogenesis imperfecta

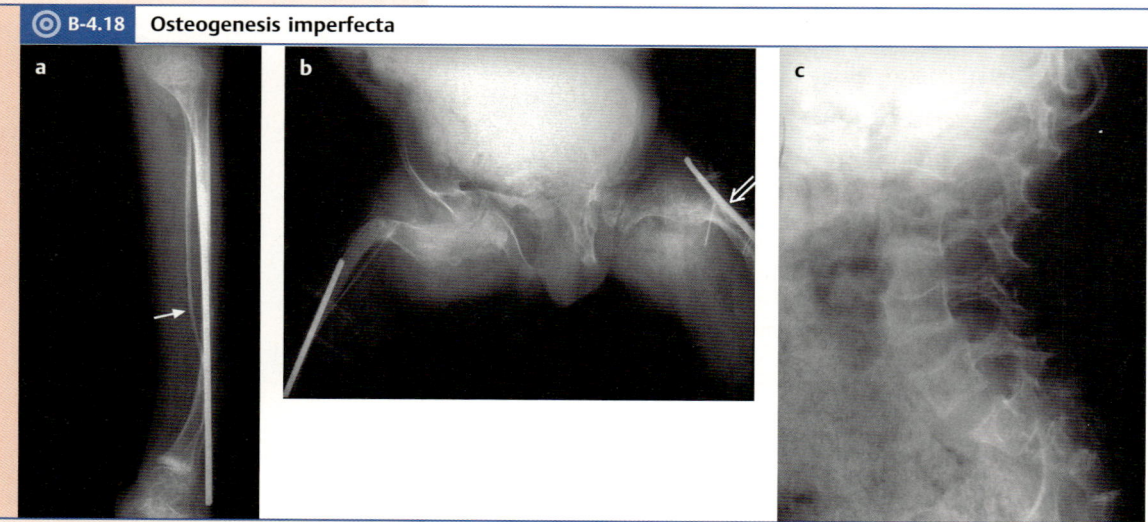

und das positive Ortolani-Zeichen. Die Therapie ist konservativ mit Breitwickeln oder Spreizhose.

Radiologische Diagnostik: Weil das Hüftgelenk des Neugeborenen noch knorpelig ist, wird die Säuglingshüfte sonographisch im Rahmen des Neugeborenenscreenings untersucht. Das Gelenk wird dabei in Seitenlage des Säuglings im Längsschnitt mit einem Linearschallkopf untersucht (Abb. **B-4.19**). Dabei wird der Winkel α zwischen

den Sekundärlimbus auftritt. Für die Prognose entscheidend ist die rechtzeitige Diagnose. Eine konservative Therapie mit Breitwickeln oder Spreizhose ermöglicht dann eine regelrechte Gelenkentwicklung. Andernfalls entsteht frühzeitig eine Coxarthrose.

Radiologische Diagnostik: Das Hüftgelenk des Neugeborenen und jungen Säuglings ist im Wesentlichen noch knorpelig, so dass Röntgenuntersuchungen eine nur sehr geringe Aussagefähigkeit haben. Daher werden alle Neugeborenen in Deutschland einem sonographischen Screening der Hüften zugeführt, um eine rechtzeitige Diagnose der Hüftdysplasie zu ermöglichen. Das Gelenk wird dabei in Seitenlage des Säuglings im Längsschnitt mit einem Linearschallkopf untersucht (Abb. **B-4.19**). Die nach Graf definierte Ebene zeigt den Unterrand

B-4.19   Befunde bei angeborener Hüftgelenksdysplasie

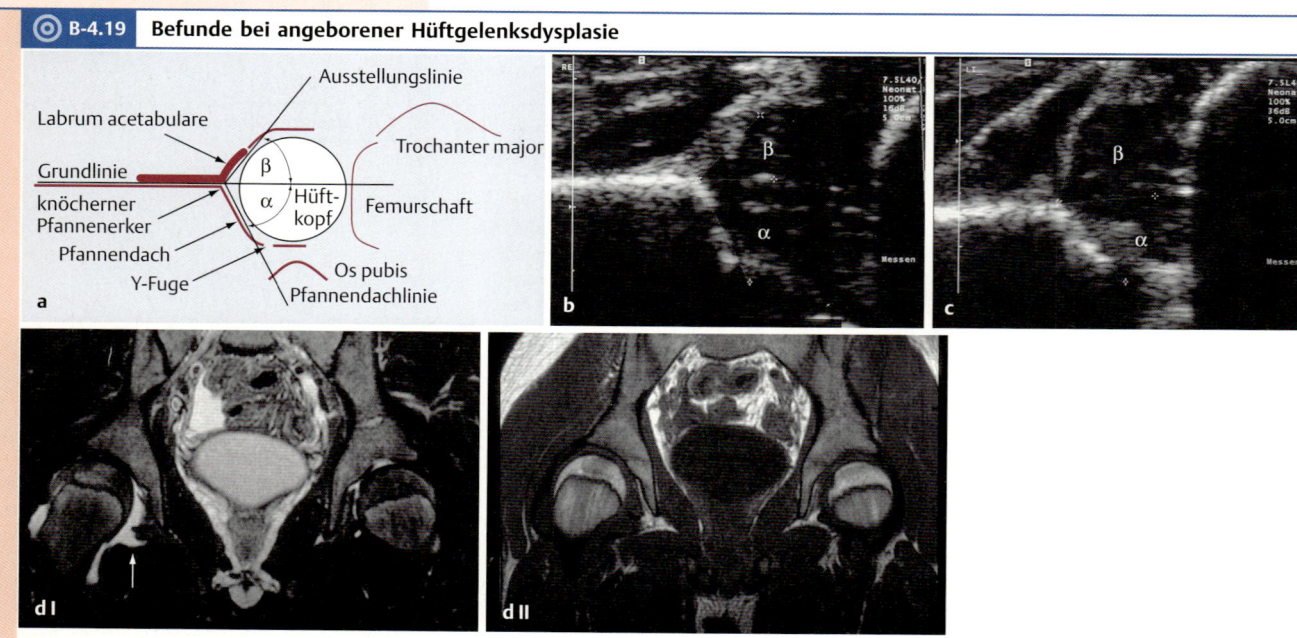

a Schematische Darstellung eines Sonographie-Bildes mit Hilfslinien.
b Sonographie des rechten Hüftgelenks bei einem Neugeborenen, Normalbefund (α-Winkel 64°, β-Winkel 46°).
c Sonographie des linken Hüftgelenks bei einem Neugeborenen, unreife Hüfte Typ II a nach Graf (α-Winkel 55°, β-Winkel 71°).
d 13-Jähriger mit angeborener Hüftgelenksdysplasie rechts. Das Pfannendach ist zu steil, die knöcherne Überdachung des Hüftkopfes nur unzureichend. In der T2-Wichtung lässt sich zusätzlich ein geringer Reizerguss im Hüftgelenk erkennen (Pfeil).

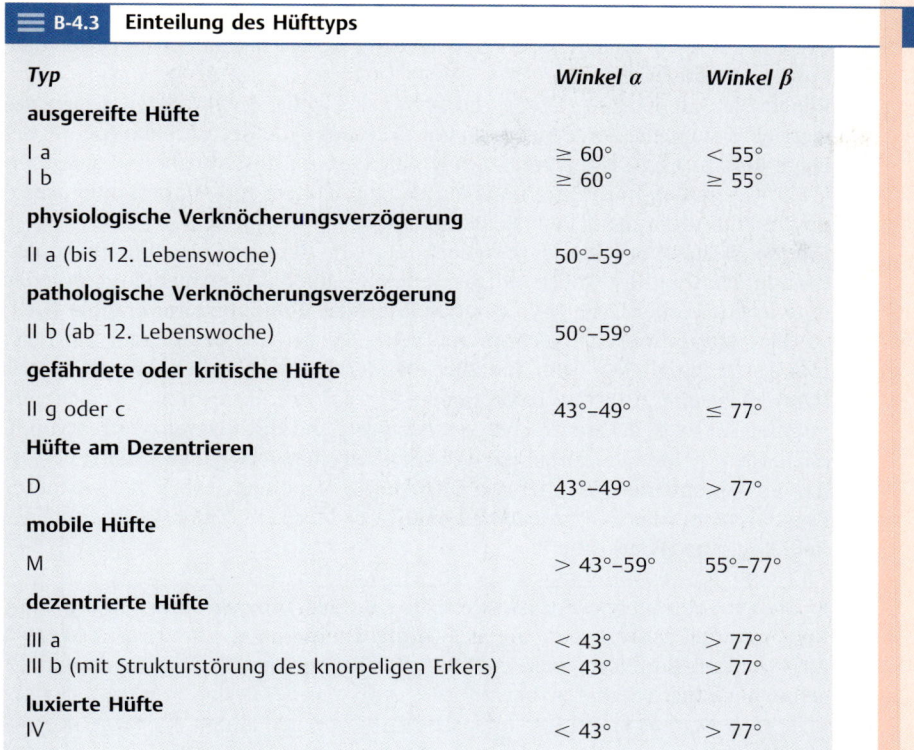

≡ B-4.3

≡ B-4.3 Einteilung des Hüfttyps

Typ	Winkel α	Winkel β
ausgereifte Hüfte		
I a	≥ 60°	< 55°
I b	≥ 60°	≥ 55°
physiologische Verknöcherungsverzögerung		
II a (bis 12. Lebenswoche)	50°–59°	
pathologische Verknöcherungsverzögerung		
II b (ab 12. Lebenswoche)	50°–59°	
gefährdete oder kritische Hüfte		
II g oder c	43°–49°	≤ 77°
Hüfte am Dezentrieren		
D	43°–49°	> 77°
mobile Hüfte		
M	> 43°–59°	55°–77°
dezentrierte Hüfte		
III a	< 43°	> 77°
III b (mit Strukturstörung des knorpeligen Erkers)	< 43°	> 77°
luxierte Hüfte		
IV	< 43°	> 77°

des Os ileum, einen gradlinigen Verlauf der Grundlinie und das Labrum acetabulare. Zur quantitativen Auswertung müssen dabei der Winkel α zwischen Grundlinie und Pfannendachlinie sowie der Winkel β zwischen Grundlinie und Ausstellungslinie bestimmt werden (s. Abb. **B-4.19**). Die Einteilung des Hüfttyps wird durch den Winkel α bestimmt (s. Tab. **B-4.3**). Therapeutische Konsequenzen ergeben sich ab einem Hüfttyp IIb, in einigen Fällen schon ab Typ IIa. Die Röntgenuntersuchung in Form der Beckenübersicht ist erst bei älteren Säuglingen, frühestens ab dem 3. Lebensmonat, indiziert. Auch dafür sind einige Hilfslinien definiert. Für Pfannendachwinkel und Zentrumeckenwinkel nach Wiberg gibt es altersabhängige Normwerte. Die Ménard-Shenton-Linie hat normalerweise einen glatten Bogen von der medialen Schenkelhalsbegrenzung zum Foramen obturatum und ist bei einer Hüftluxation unterbrochen.

Grundlinie und Pfannendachlinie sowie der Winkel β zwischen Grundlinie und Ausstellungslinie bestimmt (s. Abb. **B-4.19**). Die Einteilung des Hüfttyps wird durch den Winkel α bestimmt (s. Tab. **B-4.3**).

Eine Beckenübersichtsaufnahme ist frühestens ab dem 3. Lebensmonat indiziert.

4.3.2 Systemische erworbene Knochenerkrankungen

Osteoporose

4.3.2 Systemische erworbene Knochenerkrankungen

Osteoporose

▶ **Definition:** Mit Frakturen einhergehende Verminderung der Knochenmasse, -struktur und -funktion. Das Verhältnis von Kalkgehalt zu kollagener Grundsubstanz bleibt dabei in der abnehmenden Knochenmasse konstant.

◀ Definition

Einteilung:
Primäre (idiopathische) Osteoporose (> 90 %):
- Postmenopausale Osteoporose (Typ I): Sie tritt v. a. bei Frauen zwischen dem 50. und 65. Lebensjahr auf, wobei der Östrogenmangel einen gesteigerten Knochenumbau (high turnover) besonders in den ersten 5 postmenopausalen Jahren verursacht. Frakturen werden v. a. an den Wirbelkörpern beobachtet.
- Senile Osteoporose (Typ II): Zugrunde liegt ein langsamer Knochenumsatz (low turnover). Der Verlust von Knochenmasse betrifft sowohl den spongiösen als auch den kortikalen Knochen. Frakturen treten v. a. am peripheren Skelett auf.

Einteilung:
Primäre (idiopathische) Osteoporose (> 90 %):
- Postmenopausale Osteoporose (Typ I): Sie tritt v. a. bei Frauen zwischen 50 und 65 Jahren aufgrund des gesteigerten Knochenumsatzes bei Östrogenmangel auf.
- Senile Osteoporose (Typ II): Ihr liegt ein langsamer Knochenumsatz zugrunde.

Die **sekundäre Osteoporose** kommt seltener vor (< 10 %). Sie ist z. B. endokrin oder medikamentös bedingt.

Klinik: Die Osteoporose selbst verursacht keine Beschwerden. Sie wird meist beim Auftreten von Frakturen (v. a. der Wirbelkörper oder des Schenkelhalses) diagnostiziert.

Diagnostisches Vorgehen: Es sollte eine quantitative Messung der Knochendichte erfolgen, z. B. mit der **quantitativen Computertomographie (QCT)** (Abb. **B-4.20b**) oder der **dualen Röntgenabsorptiometrie (DXA).**

Die **sekundäre Osteoporose** kommt deutlich seltener vor (< 10 %) und kann verschiedenste Ursachen haben (z. B. Hyperthyreose, Morbus Cushing, medikamentös, Inaktivität).

Klinik: Die Osteoporose selbst verursacht i. d. R. keine Beschwerden. Diagnostiziert wird sie meist beim Auftreten von Frakturen v. a. der Wirbelkörper. In der Folge kommt es zu einer Verstärkung der Kyphose und Abnahme der Körpergröße verbunden mit Rückenschmerzen. Eine weitere typische osteoporosebedingte Fraktur ist die Schenkelhalsfraktur.

Diagnostisches Vorgehen: Bei Verdacht auf eine Osteoporose sollte eine quantitative Messung der Knochendichte erfolgen, für die verschiedene Methoden entwickelt wurden. Mit Hilfe der **quantitativen Computertomographie (QCT)** werden Absorptionskoeffizienten von Wirbelkörpern bestimmt und mit Referenzwerten verglichen (Abb. **B-4.20b**). Bei der **dualen Röntgenabsorptiometrie (DXA,** Dual energy X-ray absorptiometry) wird die Absorption von Röntgenstrahlen für zwei differente Energien ermittelt und mit Referenzwerten verglichen. Diese beiden Verfahren werden am häufigsten verwendet. Je nach Verfügbarkeit kommt die QCT oder die DXA zur Anwendung, wobei die genaueren Ergebnisse mit der QCT zu erzielen sind.

Radiologische Diagnostik:

▶ Merke

Radiologische Diagnostik:

▶ **Merke:** Die Osteoporose ist durch eine **diffuse Transparenzerhöhung** des Knochens gekennzeichnet, die auf Röntgenaufnahmen allerdings erst ab einer Kalksalzminderung von ca. 30 % zu erkennen ist. Die Knochenstruktur selbst bleibt scharf abgrenzbar.

Die **Röntgenaufnahme** zeigt **typische Veränderungen der Spongiosa:** Die Dicke nimmt ab, statisch wenig belastete Trabekel rarefizieren, während statisch hoch belastete Trabekel prominent erscheinen. Dadurch entsteht ein **strähniges Aussehen.**

Die **Röntgenaufnahme** zeigt **typische Veränderungen der Spongiosa**: Es kommt zu einer Abnahme der Dicke sowie zu einer Rarefizierung der statisch weniger wichtigen Trabekel, während die einer statisch größeren Belastung ausgesetzten Trabekel prominent erscheinen. Dadurch erhält der Knochen ein **strähniges Aussehen** (sog. hypertrophische Atrophie). Als Folge der Spongiosararefizierung breitet sich der freie Markraum metaphysenwärts aus.

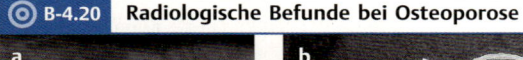

B-4.20 Radiologische Befunde bei Osteoporose

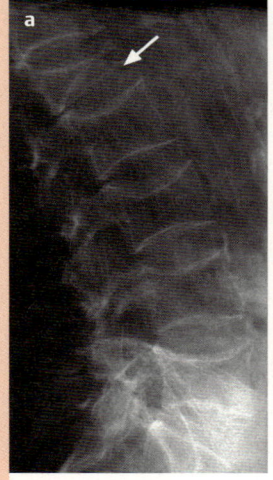
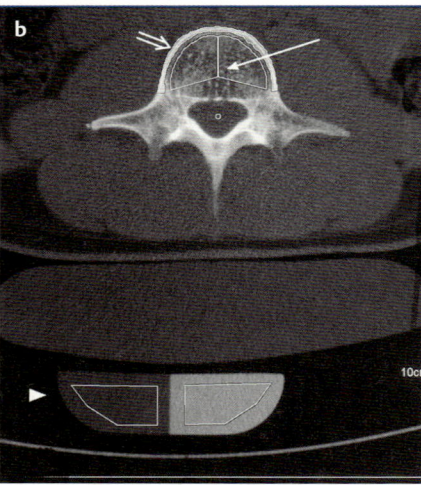
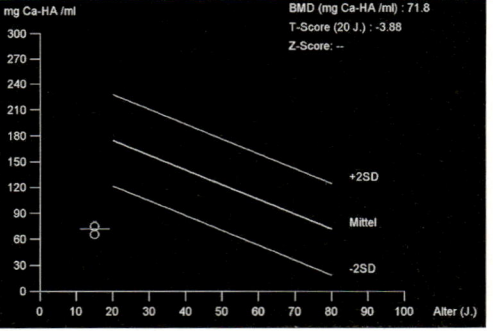

a Seitliche Röntgenaufnahme der LWS: Transparenzerhöhung der Knochen mit deutlicher Rarefizierung der Trabekel und strähnigem Aussehen. Die Grund- und Deckplatten der Wirbelkörper sind eingebrochen (Fischwirbel). LWK 1 (Pfeil) ist höhengemindert, ventral stärker als dorsal (Keilwirbel).
b QCT bei einem 15-jährigen Patienten mit juveniler Osteoporose. Transversale Schicht durch den Wirbelkörper L2. Messbereiche für die Dichte des spongiösen (Pfeil) sowie des kortikalen (Doppelpfeil) Knochens auf dem Transversalschnitt eingezeichnet. In der Unterlage Referenzfelder mit bekannter Dichte (Pfeilspitze). Auftragung der mittleren kortikalen Knochendichte in einer Kurve, in der die altersabhängigen Normalwerte eingetragen sind. Messwerte bei diesem Patienten deutlich unterhalb des Normalbereichs als Zeichen der schweren Osteoporose.

▶ **Merke:** Die Kompaktadicke der Röhrenknochen nimmt ab.

◀ Merke

Die Erweiterung der inneren Havers-Kanäle verursacht eine Längsstreifung (Tunnelierung), die Kompakta wird „spongiosiert". Von der Markhöhle ausgehend finden sich **lakunäre Kompaktadefekte.** Es können **girlandenförmige Ausdünnungen** entstehen (sog. Scallopping).
Die **Veränderungen** führen zu einer Betonung der längstrabekulären Zeichnung der **Wirbelkörper** (Abb. **B-4.20a**). Durch die herabgesetzte Stabilität kommt es zu Kompressionsfrakturen mit Ausbildung von **Keilwirbeln** (v. a. thorakal) und entsprechender Zunahme der Kyphose. Durch Einbruch der Grund- und Deckplatten entstehen **bikonkave Fischwirbel** (v. a. an der LWS). An den Extremitätenknochen treten gehäuft spontane oder durch geringe Traumata verursachte Frakturen auf. Prädilektionsstelle ist der Schenkelhals. Durch die **verminderte Kallusbildung** ist die **Heilung verzögert**.
Gelegentlich kann eine Osteoporose auch einen malignen Prozess durch mottenfraßartiges oder permeatives (ausschließlich im kompakten Knochen auftretende ovaläre oder streifenartige Aufhellungen) Aussehen vortäuschen. Diese Formen werden v. a. bei umschriebenen Inaktivitätsosteoporosen beobachtet. Eine Differenzierung gelingt durch den Nachweis von normalem Fettmark mittels CT oder MRT, das bei malignen Tumoren verdrängt ist.
Die Abgrenzung der Osteoporose von der Osteomalazie und dem Hyperparathyreoidismus erfolgt v. a. an Hand der typischen Laborparameter (Tab. **B-4.4**).

Osteomalazie und Rachitis

▶ **Definition:** Gestörte Knochenmineralisation durch Mangel an 1,25-$(OH)_2$-Vitamin D_3 beim Erwachsenen, wodurch ein Überschuss an unverkalktem, pathologischem Osteoid entsteht. Bei Kindern wird die Erkrankung als Rachitis bezeichnet, hier bestehen zusätzlich Störungen der normalen Knochenentwicklung.

Allgemeines:
- Ein **ernährungsbedingter Vitamin-D-Mangel** wird nur bei gleichzeitig bestehender Unterernährung und ungenügender UV-Lichtexposition beobachtet. Er kommt vorwiegend bei Kindern vom 10. bis 15. Lebensmonat vor.
- **Störungen der Resorption** des fettlöslichen Vitamin D treten bei unzureichender Sekretion von Gallensäuren, Steatorrhö, totaler (gelegentlich auch partieller) Gastrektomie sowie bestimmten Formen der Malabsorption auf.
- **Störungen des Vitamin-D-Stoffwechsels:** renale (z. B. familiäre Hypophosphatämie, Fanconi-Syndrom) und hepatische Ursachen können der Osteomalazie zu Grunde liegen. So können z. B. bestimmte Antiepileptika die Bildung hepatischer Enzyme induzieren, die Vitamin D in weniger aktive Metabolite umwandeln.

Von der Markhöhle ausgehend finden sich **lakunäre Kompaktadefekte.** Es können **girlandenförmige Ausdünnungen** entstehen (sog. Scallopping).

Die **Veränderungen** führen zu einer Betonung der längstrabekulären Zeichnung der **Wirbelkörper** (Abb. **B-4.20a**). Durch Kompressionsfrakturen entstehen **Keilwirbel,** durch Grund- und Deckplatten-Einbruch **bikonkave Fischwirbel.** Aufgrund **verminderter Kallusbildung** ist die **Heilung verzögert.**

Gelegentlich kann eine Osteoporose auch einen malignen Prozess vortäuschen. Eine Differenzierung gelingt durch den Nachweis von normalem Fettmark (CT oder MRT), das bei malignen Tumoren verdrängt ist.

Zur Abgrenzung von der Osteomalazie und dem Hyperparathyreoidismus s. Tab. **B-4.4**.

Osteomalazie und Rachitis

◀ Definition

Allgemeines:
- **ernährungsbedingter Vitamin-D-Mangel** nur bei Unterernährung und ungenügender UV-Exposition bei Kindern vom 10.–15. Lebensmonat.
- **Störungen der Vitamin-D-Resorption** treten bei unzureichender Gallensäuresekretion, Steatorrhö, Gastrektomie und Malabsorption auf.
- **Störungen des Vitamin-D-Stoffwechsels** können renale und hepatische Ursachen haben.

B-4.4 Differenzialdiagnose verschiedener Knochenerkrankungen an Hand typischer Laborveränderungen und Röntgenbefunde

	Kalzium	Phosphat	alkalische Phosphatase	Röntgen
Osteoporose	n	n	n–↑	Wirbelfrakturen (Fischwirbel, Keilwirbel), Rahmenstruktur der Wirbel
Osteomalazie (s.S. 323)	n–↓	n–↓	↑	Fischwirbel, Keilwirbel
primärer HPT (s.S. 325)	↑	↓	↑	subperiostale Usuren, Zysten, braune Tumoren
Morbus Paget (s.S. 354)	n	n	↑↑	grobmaschige Knochenstruktur, herdförmiger Befall
Malignome (z. B. Plasmozytom, Metastasen)	↑	n	↑	lokalisiert, osteoklastisch oder osteoplastisch

→ **Allgemein:** bei unklarer Diagnose Knochenstanze, Probebiopsie und histologische Untersuchung.

Klinik: Typisch für die **Osteomalazie** sind vor allem **Rückenschmerzen; Ermüdungsfrakturen** sind häufig.

Diagnostisches Vorgehen: s. Tab. **B-4.4.**

Radiologische Diagnostik:
Rachitis: axiale Verbreiterung der Epiphysen (Abb. **B-4.21a**), typische „Becherung" der Metaphysen mit besenreiserartiger Begrenzung, Auftreibungen an den Knorpel-Knochen-Grenzen der Rippen (sog. rachitischer Rosenkranz).

Charakteristische **Deformierungen** sind Kraniotabes, basiläre Impression, Glockenthorax mit Harrison-Furche, kartenherzartiges Beckenskelett, gleichmäßige bikonkave Verformung aller Wirbelkörper, Genu valgum sowie **Verbiegungen** der langen Extremitätenknochen.

▶ **Merke**

Klinik: Das klinische Bild der **Osteomalazie** wird durch **Rückenschmerzen**, vorsichtige Bewegungen mit Vermeidung aller Erschütterungen, schmerzhafte Muskelschwäche sowie Druck- und Kompressionsschmerz von Symphyse und Becken geprägt. **Ermüdungsfrakturen** sind häufig.
Diagnostisches Vorgehen: s. Tab. **B-4.4.** Die typischen radiologischen Zeichen der Rachitis lassen sich auf Röntgenaufnahmen des Handgelenks, des Unterschenkels mit Knie, des OSG und des Thorax erkennen. Charakteristische Veränderungen der Osteomalazie sind auf Röntgenaufnahmen der Wirbelsäule (seitlich), des Femur und des Beckens nachweisbar.
Radiologische Diagnostik:
Rachitis: Infolge einer Zunahme des osteokartilaginären Gewebes bei reger Osteoblastentätigkeit kommt es zur **axialen Verbreiterung der Epiphysen** (Abb. **B-4.21a**). Auf dem **Röntgenbild** entsteht die **typische „Becherung" der Metaphysen**, deren Ränder durch die gestörte Mineralisation unregelmäßig begrenzt sind (**„besenreiser- oder pinselartige" Struktur**). Die **Auftreibungen an den Knorpel-Knochen-Grenzen** führen an den Rippen zum Bild des sog. **rachitischen Rosenkranzes**.
Die Belastung der Knochen induziert **Deformierungen**. Charakteristische Formen sind Kraniotabes, gelegentlich basiläre Impression, Glockenthorax mit Harrison-Furche, kartenherzartiges Beckenskelett, gleichmäßige bikonkave Verformung aller Wirbelkörper, Genu valgum sowie **Verbiegungen** der langen Extremitätenknochen. Skelettreifung und epiphysäre Fusion sind insgesamt verzögert. Daneben können auch alle röntgenologischen Veränderungen der Osteomalazie beobachtet werden (s. u.).

▶ **Merke:** Kennzeichen der Rachitis sind metaphysäre Becherungen, ein besenreiserartiger Übergang der Metaphyse in die Epiphyse und das Bild des rachitischen Rosenkranzes.

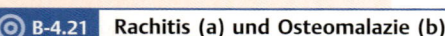

⊚ **B-4.21**   **Rachitis (a) und Osteomalazie (b)**

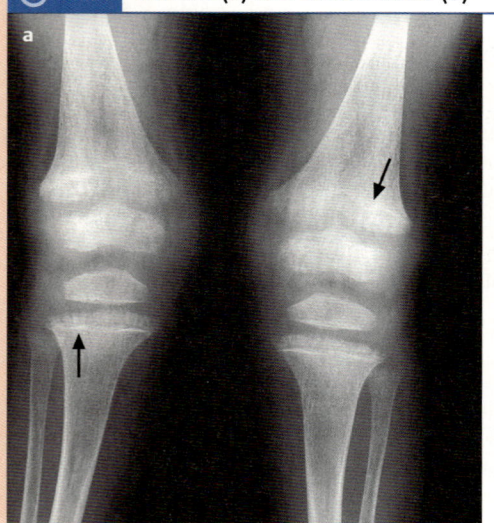
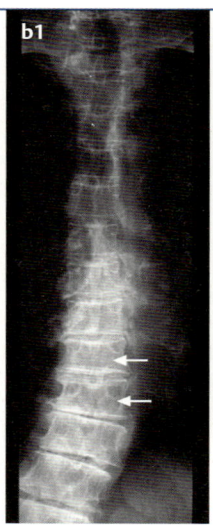
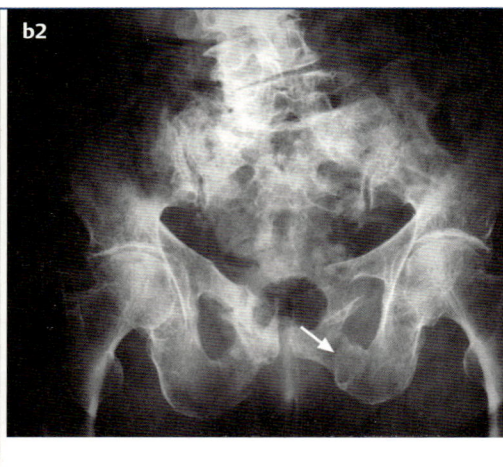

a Unregelmäßig begrenzte Metaphysenränder mit weiten Aufhellungslinien („besenreiser- oder pinselartiger" Übergang der Metaphyse in die Diaphyse, Pfeil). Die Metaphysen und die Epiphysen sind in axialer Richtung verbreitert (sog. Becherung), der Abstand von Meta- und Epiphyse ist vergrößert (3-jähriges Mädchen).
b Die Spongiosa ist rarefiziert und erscheint verwaschen und unscharf (Mattglasphänomen). Die BWS weist eine deutliche Skoliose auf, mehrere Wirbelkörper sind infolge von Kompressionsfrakturen höhengemindert (Pfeile). Die Beckenübersichtsaufnahme zeigt Frakturen der Ossa pubia mit vor allem linksseitiger Dislokation (Pfeil).

Osteomalazie: Typisch ist eine generalisierte **Transparenzerhöhung** des Knochens, bei der im Gegensatz zur Osteoporose die **Spongiosastruktur verwaschen und unscharf** erscheint (Radiergummiphänomen, **Mattglasphänomen,** Abb. **B-4.21b**). In ausgeprägten Fällen stellt sich der Knochen röntgenologisch strukturlos mit **unscharf begrenzter verdünnter Kompakta** dar.

Kennzeichen der Osteomalazie sind sog. „**Looser-Umbauzonen**" (initial schlecht abgrenzbare, schmale Aufhellungslinie in der Kortikalis, die senkrecht zur Längsachse des Knochens verläuft). Es handelt sich um belastungsinduzierte kortikale Frakturen mit weitgehend fehlenden Zeichen der Reparation. Charakteristische Lokalisationen sind Rippen, Scham- und Sitzbein, Femurhals und -schaft, Metatarsalia, lateraler Skapularand und lange Röhrenknochen.

Unter dem Begriff **Milkman-Syndrom** wird das Auftreten mehrerer Looser-Zonen verstanden. Oft kommt es sekundär zu vollständigen Frakturen an den betroffenen Stellen.

Osteoidansammlungen, insbesondere an Wirbelsäule und Becken, verursachen lokale Aufhellungen, die oft als strukturlose Areale imponieren.

Als Ausdruck einer statischen Insuffizienz der Knochen entstehen in späten Stadien **Skelettverformungen**. Typische Veränderungen sind das kartenherzförmige Becken mit Protrusio acetabuli, Kyphoskoliose, Glockenthorax, bikonkave Fischwirbel, grobbogige Verbiegungen der proximalen Extremitätenknochen sowie basiläre Impression.

▶ **Merke:** Die Osteomalazie ist durch eine generalisierte Transparenzerhöhung des Knochens mit unscharfer, verwaschener Spongiosastruktur gekennzeichnet. Typisch sind Looser-Umbauzonen und Skelettverformungen.

Primärer Hyperparathyreoidismus (pHPT)

▶ **Definition:** Beim primären Hyperparathyreoidismus sezernieren eine oder mehrere Nebenschilddrüsen unkontrolliert Parathormon.

Allgemeines: Ursache ist in > 90 % ein Adenom der Nebenschilddrüse. Die gesteigerte Parathormonbildung führt zur Aktivierung von Osteoklasten und Osteozyten, als Folge werden Kalziumsalze verstärkt aus der verkalkten Knochenmatrix mobilisiert.

Klinik: Das klinische Bild wird durch die **Hyperkalzämie** bestimmt. Störungen der Nierenfunktion (Polyurie und Polydipsie, Nierensteine, Niereninsuffizienz), des Gastrointestinaltraktes (Verdauungsstörungen, Erbrechen, Anorexie, Ulzera) und des kardiovaskulären Systems (Rhythmusstörungen, Hypertonie) können ebenso auftreten wie Symptome vonseiten des ZNS (Muskelschwäche, Müdigkeit, Persönlichkeitsänderungen) und des Skelettsystems (Knochen- und Gelenkschmerzen, pathologische Frakturen, Deformierungen).

Diagnostisches Vorgehen: Laborchemisches **Leitsymptom** des pHPT ist die **Hyperkalzämie** (s. Tab. **B-4.4**). Der erhöhte Knochenkatabolismus äußert sich zudem in einer deutlich vermehrten Ausscheidung von Hydroxyprolin im Urin. Auch der Parathormonspiegel selbst lässt sich im Blut bestimmen. Die Röntgendiagnostik spielt eine untergeordnete Rolle. Für Frühdiagnose und Verlaufsbeobachtungen werden konventionelle oder digitale Vergrößerungsaufnahmen der Hand, eventuell in Mammographietechnik, angefertigt.

Radiologische Diagnostik: Nur bei ca. 20 % der Patienten ist das Skelett (initial meist Handknochen) radiologisch verändert. Typische Veränderungen im **Röntgenbild** sind (Abb. **B-4.22**):

- **Subperiostale Resorptionen** verursachen eine unscharfe und ausgefranste Außenkontur der Kortikalis.
- Durch **intrakortikale Resorption** entstehen multiple lineare Streifungen der Kortikalis (erscheint wie „aufgeblättert").
- Bei **endostalen Resorptionen** erscheint die Kontur des Endosts zerfranst und unduliert.

Osteomalazie: Transparenzerhöhung des Knochens, verwaschene, unscharfe **Spongiosastruktur** (Abb. **B-4.21b**).

Kennzeichen sind sog. „**Looser-Umbauzonen**": belastungsinduzierte kortikale Frakturen mit fehlenden Reparationszeichen.

Das **Milkman-Syndrom** bezeichnet das Auftreten mehrerer Looser-Zonen.

Osteoidansammlungen verursachen lokale Aufhellungen.

In späten Stadien entstehen **Skelettverformungen** (z. B. kartenherzförmiges Becken mit Protrusio acetabuli, Kyphoskoliose, Glockenthorax).

◀ **Merke**

Primärer Hyperparathyreoidismus (pHPT)

◀ **Definition**

Allgemeines: Ursache ist in > 90 % ein Adenom der Nebenschilddrüse.

Klinik: Die **Hyperkalzämie** führt zu Störungen der Nierenfunktion (Polyurie, Nierensteine), des Gastrointestinaltrakts (Verdauungsstörungen, Ulzera) und des kardiovaskulären Systems (Rhythmusstörungen). Auch ZNS-Symptome und Skelettveränderungen können auftreten.

Diagnostisches Vorgehen: Laborchemisches **Leitsymptom** des pHPT ist die **Hyperkalzämie** (s. Tab. **B-4.4**). Im Urin ist Hydroxyprolin vermehrt. Die Röntgendiagnostik spielt eine untergeordnete Rolle.

Radiologische Diagnostik: Typische Veränderungen im Röntgenbild sind (Abb. **B-4.22**):
- **subperiostale Resorptionen** (kortikale Außenkontur erscheint ausgefranst)
- **intrakortikale Resorptionen** (Kortikalis erscheint aufgeblättert)
- **endostale Resorptionen** (Kontur des Endosts scheint zerfranst)

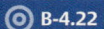

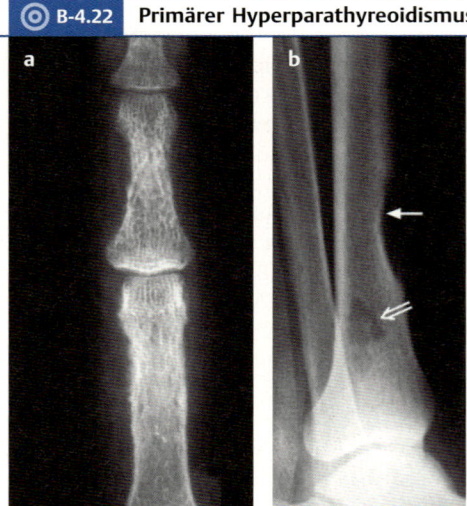

B-4.22   Primärer Hyperparathyreoidismus

a d. v. Röntgenaufnahme des 2. Fingers der rechten Hand: unscharfe und ausgefranste Außenkontur der Kortikalis infolge von subperiostalen Resorptionen. Intrakortikale Resorptionen führen zu einer „Aufblätterung" der Kortikalis. Die Spongiosastruktur erscheint netzförmig, wabig.
b Seitaufnahme des linken Unterschenkels: knöcherner Defekt an der ventralen Tibiakante (Pfeil) nach „Tumor"-Entfernung vor 2 Wochen. Distal davon zwei scharf begrenzte Osteolysen in der Tibia, bei denen es sich um braune Tumoren handelt (Doppelpfeil).

- **subchondrale Resorptionen** (verursachen Pseudoerweiterungen des Gelenkspalts)
- **„Braune Tumoren"** sind scharf begrenzte Osteolysen (**Osteodystrophia cystica generalisata von Recklinghausen**)
- generalisierte **Osteoporose** (nur bei floriden Formen).

- **Subchondrale Resorptionen** verursachen Pseudoerweiterungen des Gelenkspalts.
- **„Braune Tumoren"** werden normalerweise erst in fortgeschrittenen Krankheitsstadien beobachtet (**Osteodystrophia cystica generalisata von Recklinghausen**). Es handelt sich dabei um scharf begrenzte, bis zu mehreren Zentimetern große Osteolysen. Sie stellen Prädilektionsorte für pathologische Frakturen dar.
- Eine generalisierte **Osteoporose** tritt nur bei floriden Formen auf.
- Relativ selten findet sich eine **Osteosklerose** (lokalisierte oder generalisierte Verdichtung des spongiösen Knochengewebes mit evtl. Verdickung der Kortikalis).

▶ Merke

▶ **Merke:** Der primäre HPT ist durch subperiostale und intrakortikale Resorptionen, vor allem an den tubulären Handknochen, sowie sog. braune Tumoren gekennzeichnet.

Renale Osteopathie

Renale Osteopathie

▶ Definition

▶ **Definition:** Sammelbegriff für verschiedene im Rahmen einer chronischen Niereninsuffizienz auftretende ossäre Veränderungen.

Allgemeines: Im Verlauf der chronischen Niereninsuffizienz entwickeln sich eine Hyperphosphatämie, Hypokalzämie und ein **sekundärer HPT,** dieser kann einen **tertiären HPT** induzieren.

Allgemeines: Im Verlauf der chronischen Niereninsuffizienz entwickeln sich eine Hyperphosphatämie, Hypokalzämie und ein gestörter Vitamin-D-Stoffwechsel. Dies induziert einen **sekundären Hyperparathyreoidismus** (HPT). Unter einem **tertiären HPT** versteht man die autonome PTH-Sekretion durch langfristige Stimulation der Nebenschilddrüsen und Hyperplasie derselben als Folge eines sekundären HPT.

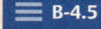

B-4.5   Differenzialdiagnose von primärem und sekundärem Hyperparathyreoidismus

Merkmal	primärer HPT	sekundärer HPT
braune Tumoren	relativ häufig	selten
Osteosklerose	selten	häufig
Chondrokalzinose	häufig	selten
periostale Knochenneubildung	selten	relativ häufig

Diagnostisches Vorgehen: s. Tab. **B-4.5**. Skelettveränderungen sind wie beim primären Hyperparathyreoidismus insbesondere auf Vergrößerungsaufnahmen der Hand nachzuweisen. Zusätzlich sind subchondrale Resorptionen v. a. am Akromioklavikulargelenk zu erkennen.

Radiologische Diagnostik: Im **Röntgenbild** treten die Zeichen des Hyperparathyreoidismus (s. S. 325), der Osteomalazie (s. S. 323) und der Osteosklerose (s. S. 326) auf.

An der **Wirbelsäule** entsteht das typische Bild der sog. Sandwichwirbel (**„rugger-jersey-spine"**) mit unscharf begrenzten Verdichtungen der Grund- und Deckplatten und dazwischenliegender Aufhellung. Die **Schädelkalotte** zeigt eine Diploesklerose (Mattglasphänomen) und eine granuläre Atrophie (**Salz- und Pfeffer-Schädel**).

Extraossäre Verkalkungen, wie Mediaverkalkungen der Arterien und periartikuläre Weichteilverkalkungen (Abb. **B-4.23**), treten insbesondere bei längerer Dauer der Erkrankung auf. Periostale Knochenneubildungen sind bevorzugt an Metatarsalia, Tibia, Femur und Becken lokalisiert.

4.3.3 Vaskulär bedingte Knochenerkrankungen

Knocheninfarkt

Allgemeines: Knocheninfarkte treten als Folge von Zirkulationsstörungen im Knochen auf. Ursachen können z. B. Gefäßverschlüsse, eine Erhöhung der Blutviskosität (z. B. bei Polycythaemia vera) oder physikalische Faktoren wie Erfrierungen, schwere Verbrennungen, Bestrahlungen oder die Caisson-Krankheit (Taucherkrankheit, Stickstoff-Gasembolien) sein. Die meisten Knocheninfarkte finden sich **in den Metaphysen der langen Röhrenknochen** (besonders in Femur, Tibia und Humerus). In einigen Fällen erstrecken sie sich bis weit in die Diaphyse, rein epiphysär gelegene Infarkte sind selten.

Klinik: Sie sind in der Regel **asymptomatisch** und **radiologische Zufallsbefunde**. Selten klagen die Patienten über uncharakteristische Gliederschmerzen.

Diagnostisches Vorgehen: In den meisten Fällen ist das konventionelle Röntgenbild auf Grund der typischen Morphologie diagnostisch wegweisend. In Zweifelsfällen kann der Fettnachweis in der Läsion mit der MRT entscheidend sein.

Radiologische Diagnostik: Im **Frühstadium** zeigt die **Röntgenaufnahme** Strukturaufhellungen und Spongiosararefizierungen mit umgebender Randsklerose. Durch Zusammensintern von nekrotischem Knochen und reaktive Kochenneubildungen entstehen **fleckförmige Sklerosierungen** (Abb. **B-4.24**).

Diagnostisches Vorgehen: s. Tab. **B-4.5**

Radiologische Diagnostik: Im **Röntgenbild** Zeichen des HPT, der Osteomalazie und der Osteosklerose.

An der **Wirbelsäule** entstehen sog. Sandwichwirbel (**„rugger-jersey-spine"**) mit unscharf begrenzten Verdichtungen der Grund- und Deckplatten. Die **Schädelkalotte** zeigt eine Diploesklerose und eine granuläre Atrophie (**Salz- und Pfeffer-Schädel**).

Extraossäre Verkalkungen (Abb. **B-4.23**) treten nach langer Erkrankung auf.

4.3.3 Vaskulär bedingte Knochenerkrankungen

Knocheninfarkt

Allgemeines: Ursachen von Knocheninfarkten sind z. B. Gefäßverschlüsse, erhöhte Blutviskosität, Erfrierungen, Verbrennungen, Bestrahlungen oder die Caisson-Krankheit. Am häufigsten finden sich Knocheninfarkte **in den Metaphysen der langen Röhrenknochen.**

Klinik: Sie sind meist **asymptomatisch** und **radiologische Zufallsbefunde.**

Diagnostisches Vorgehen: Konventionelles Röntgenbild; das MRT kann Fett in der Läsion nachweisen.

Radiologische Diagnostik: Im Frühstadium zeigt die **Röntgenaufnahme** fleckförmige Sklerosierungen (Abb. **B-4.24**).

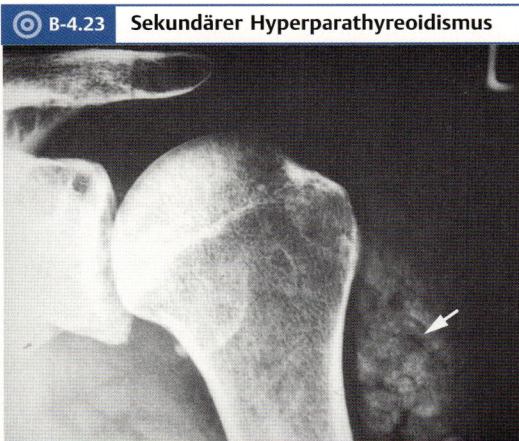

B-4.23 **Sekundärer Hyperparathyreoidismus**

Ausgedehnte Weichteilverkalkungen lateral des linken Humeruskopfes (Pfeil).

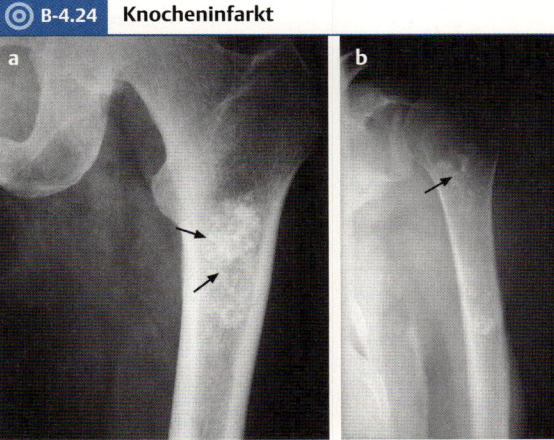

B-4.24 **Knocheninfarkt**

a Fleckförmige Sklerosierungen in der Femurmeta- und -diaphyse (Pfeile).
b Kleinfleckige Sklerosierungen in der Meta- und Diaphyse des linken Oberarms (Pfeil).

In **späteren Stadien** finden sich **ungleichmäßige, fleckförmige Dichtezunahmen in den Metaphysen** oder **kiesel-, trauben-, ketten- oder ringförmige Verkalkungsfiguren.**

In der **MRT** ist im Frühstadium ein **signalreiches Ödem** auf T_2-gewichteten Bildern zu sehen. Im Spätstadium zeigt die Randzone eine hypointense Demarkationslinie in der T_1-Wichtung bzw. eine nekroseseitig hyperintense, zum gesunden Knochen hin hypointense Linie in der T_2-Wichtung. Die **Randzone** weist nach KM-Gabe ein **deutliches Enhancement** auf.

▶ Merke

Aseptische Knochennekrosen

Allgemeines: Zugrunde liegen **lokale Durchblutungsstörungen**, bevorzugt an Epi- und Apophysen der Röhrenknochen sowie an Hand- und Fußwurzelknochen.

Klinik: In der Frühphase sind die Beschwerden **uncharakteristisch.** Später kann es zu Schmerzen, **Bewegungseinschränkungen** und zu einer Arthrose kommen.

Diagnostisches Vorgehen: Im Initialstadium zeigt allein das **MRT** typische Veränderungen.

Radiologische Diagnostik: Charakteristisch ist eine **Zunahme der Dichte** des betroffenen Knochenabschnittes auf dem **Röntgenbild.** Später kann es zu **Formveränderungen** und Fragmentationen kommen (Abb. **B-4.25**).

Im **Skelettszintigramm** ist eine **fehlende Radionuklidanreicherung** kennzeichnend.

In der **MRT** grenzen sich aseptische Nekrosen als hypointense Bereiche (T_1) deutlich vom gesunden (hyperintensen) Knochenmark ab.

Idiopathische Hüftkopfnekrose des Erwachsenen

Allgemeines: Die Ätiologie ist unbekannt. Bevorzugt ist das vordere kraniale Hüftkopfsegment betroffen. In 30 % aller Fälle tritt die Nekrose bilateral auf.

Klinik: Schmerzen und Bewegungseinschränkung.

In **späteren Stadien** findet sich die typische Röntgenmorphologie mit meist **ungleichmäßigen und fleckförmigen Dichtezunahmen in den Metaphysen**, oder **kiesel-, trauben-, ketten- oder ringförmigen Verkalkungsfiguren**, die eine Längsausdehnung von bis zu 20 cm erreichen können. Epiphysäre Infarkte weisen zungen- oder keilförmige Verdichtungen mit Basis an der Gelenkfläche auf. Die Gelenkkontur kann einbrechen und zum Bild der Osteochondrosis dissecans führen (s.S. 331).

In der **MRT** ist im Frühstadium ein **signalreiches Ödem** auf T_2-gewichteten Bildern zu sehen. Im späteren Stadium zeigt die Randzone typischerweise in der T_1-Wichtung eine hypointense Demarkationslinie, in der T_2-Wichtung eine nekroseseitig hyperintense Linie (Granulationsgewebe) und zum gesunden Knochen hin eine hypointense Linie (Sklerosierung, Fibrosierung). Die **Randzone** weist nach KM-Gabe ein **deutliches Enhancement** auf. Die Nekrosezone selbst zeigt fettäquivalente Signalintensitäten. In der Szintigraphie zeigt sich initial eine verminderte Anreicherung der Nekrose (cold spot), im weiteren Verlauf in der Randzone zusätzlich eine vermehrte Anreicherung (cold in hot spot).

▶ **Merke:** Entscheidend für die Differenzialdiagnose gegenüber knorpelbildenden Tumoren (Enchondrom, Chondrosarkom) ist die Lokalisation von evtl. bestehenden Verkalkungen, die beim Knocheninfarkt vorwiegend peripher, beim Enchondrom jedoch zentral lokalisiert sind. Wegen der Gefahr der malignen Entartung von Enchondromen muss im Zweifelsfall immer eine Klärung durch Biopsie oder Entfernung erfolgen (s.S. 339).

Aseptische Knochennekrosen

Allgemeines: Pathogenetisch liegen diesen Erkrankungen **lokale persistierende oder rezidivierende Durchblutungsstörungen** zu Grunde. Die Veränderungen werden vorwiegend an den Epi- und Apophysen der Röhrenknochen sowie an den enchondral verknöchernden Hand- und Fußwurzelknochen beobachtet.

Klinik: In der Frühphase der Erkrankung sind die Beschwerden meist **uncharakteristisch**, oft wird ein lokalisierter Schmerz angegeben. Entwickeln sich Infraktionen, insbesondere im subchondralen Bereich, kann es nachfolgend zu einer Zunahme der **Schmerzen** bzw. **Bewegungseinschränkungen** und schließlich zu einer Arthrose des betroffenen Gelenkes kommen.

Diagnostisches Vorgehen: Im Initialstadium bei noch unauffälligem Rötgenbild zeigt das **MRT** bereits sehr sensitiv die typischen Veränderungen (s. u.). In späteren Stadien können konventionelle Röntgenbilder die Diagnose bestätigen.

Radiologische Diagnostik: Charakteristisch ist eine **Zunahme der Dichte** des betroffenen Knochenabschnittes auf dem **Röntgenbild.** Diese beruht auf der Osteoporose der nicht befallenen Knochenanteile in der Umgebung und der vermehrten Einlagerung von Kalksalzen in die Nekrosezone. Später kann es zu **Formveränderungen** (Sinterungen) und Fragmentationen kommen. Die 4 typischen Stadien sind besonders gut beim Morbus Perthes zu beobachten (Abb. **B-4.25**).

Im **Skelettszintigramm** ist im Frühstadium der aseptischen Nekrosen eine **fehlende Radionuklidanreicherung** kennzeichnend.

Eine höhere Sensitivität und Spezifität besitzt die **MRT**, bei der sich in den T_1-gewichteten Bildern die aseptischen Nekrosen als hypointense Bereiche deutlich vom hyperintensen gesunden Knochenmark unterscheiden lassen.

Idiopathische Hüftkopfnekrose des Erwachsenen

Allgemeines: Die Ätiologie der Erkrankung ist letztlich unbekannt. Von den nekrotischen Veränderungen wird bevorzugt das vordere kraniale Hüftkopfsegment betroffen. Die idiopathische Hüftkopfnekrose tritt in ca. 30 % bilateral auf, wobei die beiden Hüftköpfe gleichzeitig oder nacheinander betroffen sein können.

Klinik: Klinisch werden Schmerzen im Hüftgelenk und Bewegungseinschränkung beobachtet.

☰ B-4.6	Aseptische Knochennekrosen			
Erkrankung	**betroffene Skelettpartien**	**Klinik**	**typische radiologische Befunde**	**Röntgenbild**
Lunatum-malazie (Morbus Kien-böck)	Mondbein (Os lunatum) v. a. nach chronischer Traumatisierung (Presslufthammer) oder nach Unterarmfrakturen mit relativer Verkürzung oder Verlängerung der Ulna.	Uncharakteristische Beschwerden über der Streckseite des Handgelenks, Kraftminderung.	Initial radialseitig gelegene subchondrale Aufhellungen, anschließend Abflachung des Knochens in Verbindung mit einer Verdichtung (Sklerose) und zystenähnlichen Aufhellungen. Selten kommt es zur totalen Auflösung des Os lunatum.	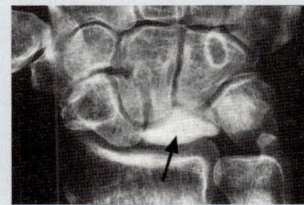 Sklerosierung und Abflachung des Os lunatum (Pfeil).
Morbus Perthes (Morbus Legg-Calvé-Perthes, idiopathische kindliche Hüftkopfnekrose)	Femurkopfepiphyse	In der Frühphase Schmerzen und Hinken, später Muskelatrophie des betroffenen Beines, Abduktion und Innenrotation sind eingeschränkt.	Nur die **MRT** erlaubt eine Frühdiagnose durch Nachweis eines Ödems in der Epiphyse. Sie kann auch in späteren Stadien den Gelenkknorpel direkt nachweisen und ermöglicht somit eine Beurteilung der Lage der Epiphyse in der Gelenkpfanne. Zu den typischen Veränderungen im **Röntgenbild** s. Abb. **B-4.25**.	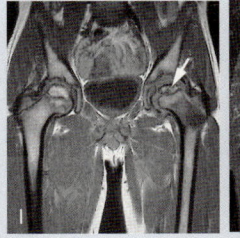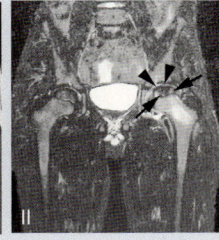 MRT eines 3-jährigen Jungen: in der T1-Wichtung deutlich reduziertes, z. T. auch fehlendes Knochenmarksignal im Hüftkopf links (I, Pfeil). In der T2-Wichtung (II) findet sich noch etwas Ödem in den Randbereichen des Hüftkopfes (Pfeile) sowie ein diskreter Hüftgelenkserguss (Pfeilspitzen).
Morbus Osgood-Schlatter	Tibiaapophyse	Schmerzhafte Schwellung im Bereich der Tuberositas tibiae.	Irreguläre Begrenzung der Tuberositas tibiae, Apophysenkern vergrößert mit Aufhellungen und Verdichtungen, evtl. verdickte Patellarsehne.	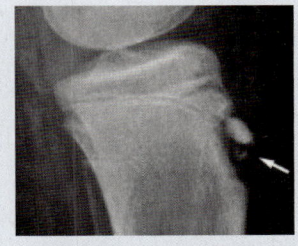 In der Seitaufnahme des Knies ist eine Fragmentation und Abhebung der Tuberositas tibiae (Pfeil) zu erkennen.
Morbus Köhler I	Os naviculare pedis (Kahnbein)	Schmerzen im Bereich des Fußinnenrandes.	Os naviculare pedis verkleinert und verdichtet.	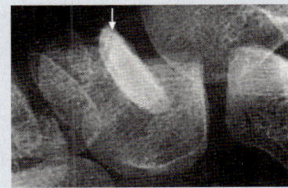 Vermehrte Sklerosierung und Abflachung des OS naviculare (Pfeil)
Morbus Köhler II (Morbus Freiberg-Köhler)	Metatarsalköpfchen II, III oder IV (meist II)	Geringgradige klinische Symptomatik.	Betroffenes Metatarsalköpfchen verdichtet und abgeflacht.	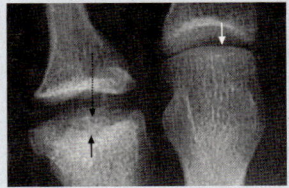 Vermehrte Sklerosierung (Pfeil) und Deformierung (langer Pfeil) des Metatarsalköpfchens III, sowie leichte Abflachung des Metatarsalköpfchens II (weißer Pfeil).

⊙ **B-4.25**   **Pathogenese und Verlauf des Morbus Perthes**

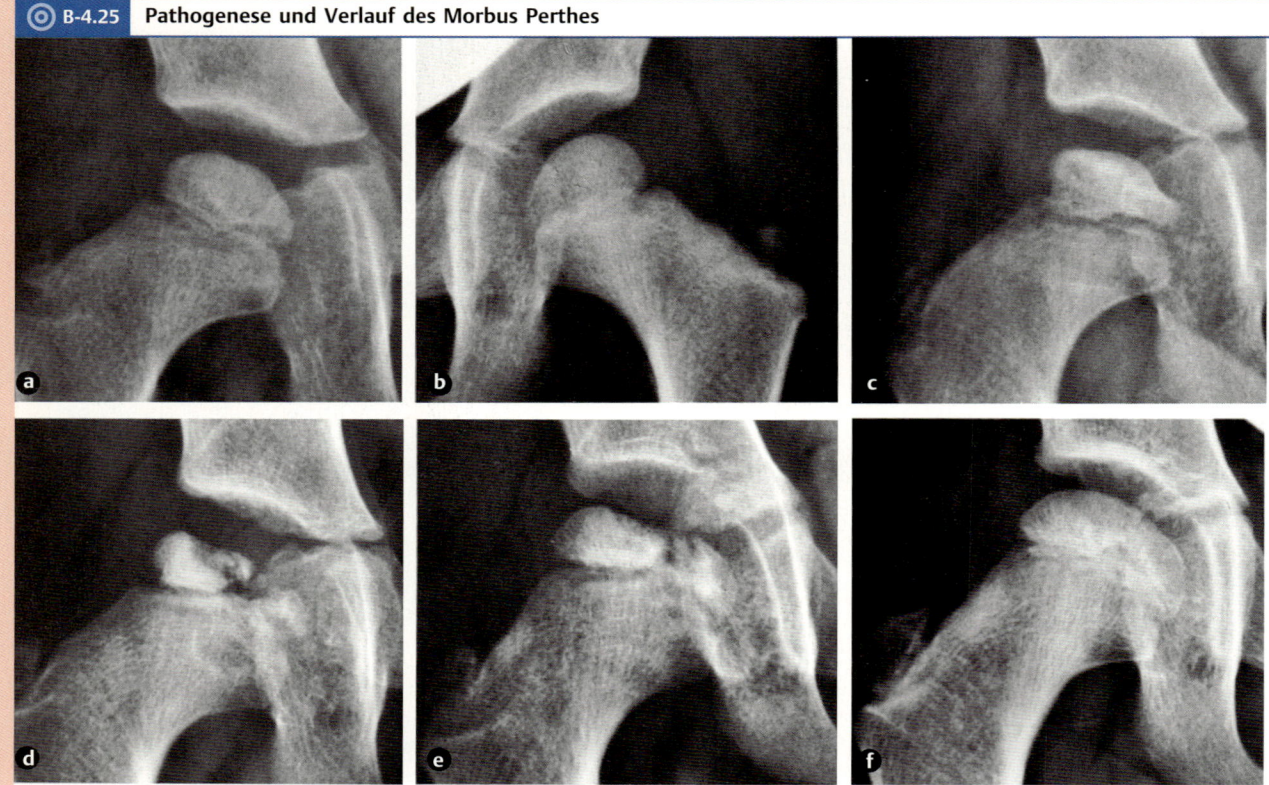

Im Initialstadium zeigt das Röntgenbild einen unauffälligen Befund. Erstes Zeichen kann eine Erweiterung des Gelenkspaltes (Waldenström-Zeichen) sein (**a**, zum Vergleich s. gesunde Gegenseite, **b**). Als erste ossäre Veränderungen entstehen bandförmige subchondrale Aufhellungszonen, die zu einer unscharfen Konturierung des Femurkopfes führen. Im weiteren Verlauf kommt es zur Abflachung, Verdichtung (**c**) und Fragmentierung (**d**) eines Teils oder des gesamten Epiphysenkerns. Im Reparationsstadium (**e, f**) kann der Femurkopf eine sog. Pilz- oder Walzenform annehmen. Daneben kann sich eine Coxa vara mit Hochstand des Trochanter major und eine Verkürzung des Schenkelhalses ausbilden.

Diagnostisches Vorgehen: Durch Skelett-szintigraphie und **MRT** ist ein frühzeitiger Nachweis möglich (Abb. **B-4.26**).

Diagnostisches Vorgehen: Im frühen Erkrankungsstadium können röntgenolo-gisch nachweisbare Veränderungen fehlen. Durch die **Skelettszintigraphie** und v. a. mit der **MRT** ist ein frühzeitiger Nachweis möglich (Abb. **B-4.26**). Mit der MRT ist nicht selten ein Befall beider Hüftköpfe nachweisbar, während das Röntgenbild nur die weiter fortgeschrittene Hüftkopfnekrose zeigt.

▶ **Merke**

▶ **Merke:** In den Frühstadien ist die **MRT** die Methode der Wahl.

Radiologische Diagnostik: Im **Röntgenbild** (Abb. **B-4.26**) grenzt sich die Nekrosezone als eine **ovaläre, subchondral lokalisierte Aufhellungszone** ab, die oft von einem sklerotischen Randsaum begrenzt ist.

Radiologische Diagnostik: Im **Röntgenbild** (Abb. **B-4.26**) sind zunächst irregu-läre Sklerosierungen sowie eine subchondrale, bandförmige Aufhellungslinie im Hüftkopf erkennbar. Schließlich grenzt sich die Nekrosezone als eine **ovalä-re, subchondral lokalisierte Aufhellungszone** ab, die oft von einem skleroti-schen Randsaum begrenzt ist. Die Nekrosezone kann unterschiedlich groß sein und als schmales subchondrales Areal imponieren oder große Teile des Hüftkopfes betreffen.

Prognostisch ungünstig ist ein Einbruch des subchondralen Knochens, was zu einer Coxarthrose führen kann.

Prognostisch ungünstig ist ein Einbruch des subchondralen Knochens mit Unterbrechung des Gelenkknorpels, was schließlich zu einer Coxarthrose mit Gelenkspaltverschmälerung führen kann.

Initial ist die Nekrose im MRT in der T_1-Wichtung hypointens, in der T_2-Wichtung hyperintens.

Initial ist die Nekrose im MRT in der T_1-Wichtung hypointens, in der T_2-Wich-tung hyperintens. Im weiteren Krankheitsverlauf zeigt die Nekrose ein ähnli-ches Signalverhalten wie gesundes Fettmark, sie wird von einem im T_1-Bild hypointensen und im T_2-Bild hyperintensen Randsaum begrenzt.
In der 3-Phasen-Skelettszintigraphie zeigt sich im Initialstadium eine vermin-derte Anreicherung (cold spot), im weiteren Verlauf zusätzlich eine vermehrte Anreicherung im reaktiven Randbereich (cold in hot spot).

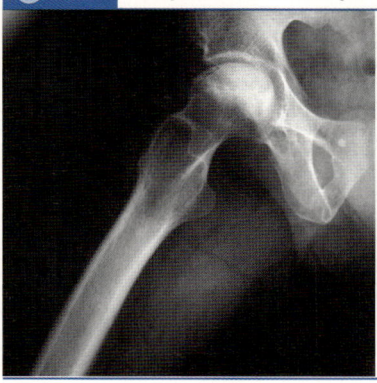
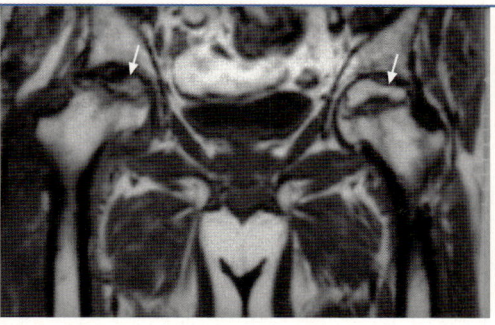

Die konventionelle Röntgenaufnahme der rechten Hüfte zeigt eine Entrundung des Femurkopfes. Im koronaren T$_1$-gewichteten MR-Bild finden sich in den Hüftköpfen besonders in der Umgebung der Epiphysen größere Areale mit herabgesetzter Signalintensität (Pfeile). Die Veränderungen sind rechts stärker ausgeprägt als links.

4.3.4 Epiphyseolysis capitis femoris

4.3.4 Epiphyseolysis capitis femoris

▶ **Definition:** In der Pubertät v. a. bei männlichen Jugendlichen auftretende Erkrankung, bei der der Schenkelhals sich nach ventral-lateral-kranial gegenüber der im Verhältnis nur wenig ihre Position ändernden Kopfepiphyse verschiebt.

◀ Definition

Klinik: Klinisch fallen die Patienten durch Hinken und Schmerzen in der Hüfte und/oder dem Knie sowie eine eingeschränkte Innenrotation und eine fixierte Außenrotation auf.

Diagnostisches Vorgehen: Zur Diagnosestellung sind eine a. p.-Beckenübersichtsaufnahme und eine Lauensteinaufnahme (90° Oberschenkelbeugung, 45° Abduktion und 10° Innenrotation) erforderlich.

Radiologische Diagnostik: Initial kommt es im Röntgenbild zu einer **Strukturauflockerung oder Verbreiterung der Epiphysenfuge.** Im weiteren Verlauf findet sich ein **allmähliches Abkippen und Abscheren der Epiphyse gegenüber der Metaphyse** meist nach dorsal, medial und distal (Abb. **B-4.27**). Nach Fusion der Epiphyse mit der Metaphyse resultiert häufig eine charakteristische Schrägstellungsdeformierung (Coxa vara epiphysaria), die als präarthrotische Deformität zu werten ist.

Klinik: Hinken, Schmerzen in Hüfte und/oder Knie, eingeschränkte Innenrotation, fixierte Außenrotation.

Diagnostisches Vorgehen: a. p.-Beckenübersichts- und Lauensteinaufnahme.

Radiologische Diagnostik: Initial kommt es zu einer **Strukturauflockerung oder Verbreiterung der Epiphysenfuge.** Im weiteren Verlauf findet sich ein **allmähliches Abkippen und Abscheren der Epiphyse gegenüber der Metaphyse** (Abb. **B-4.27**).

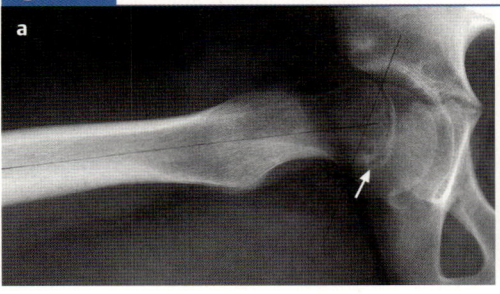
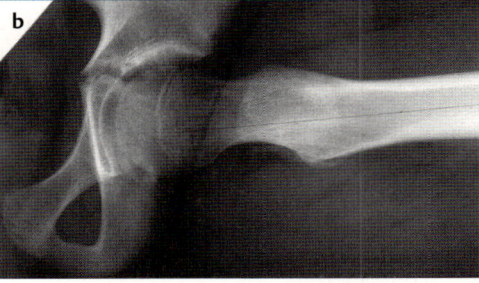

a In der Aufnahme der rechten Hüfte ist ein Abrutschen und Abkippen der Epiphyse um ca. 40° nach dorsal zu erkennen. Die Epiphysenfuge ist irregulär begrenzt (Pfeil).
b Zum Vergleich die gesunde Gegenseite links in selber Projektion.

4.3.5 Osteochondrosis dissecans

4.3.5 Osteochondrosis dissecans

▶ **Definition:** Umschriebene Knorpel-Knochen-Fragmentation im Bereich einer Gelenkfläche, die u. a. durch Ischämien, rezidivierende Mikrotraumen, mechanische Fehl- oder Überbelastungen und Ossifikationsstörungen verursacht sein kann.

◀ Definition

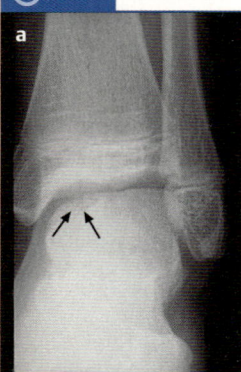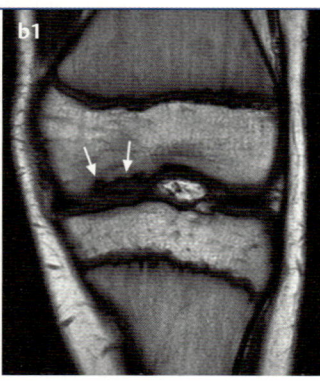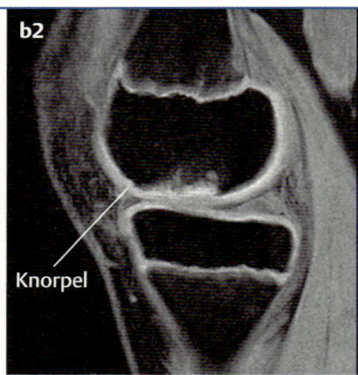

⊙ **B-4.28**   Osteochondrosis dissecans

a | b1 | b2

Knorpel

a Isoliertes Knochenfragment (Gelenkmaus, Pfeile) im medialen Bereich der Trochlea tali, das durch eine linienförmige Aufhellungszone vom übrigen Knochen abgegrenzt wird. Die Spongiosa des Fragmentes ist verdichtet.

b Osteochondrosis dissecans am medialen Femurkondylus links. In der MRT zeigt die T1-Wichtung in koronarer Schichtführung einen signalarmen Defekt mit leicht irregulärer Begrenzung (Pfeile). Die wassersensitive Sequenz in sagittaler Schichtführung stellt die Osteochondrosis dissecans hyperintens dar. Zusätzlich findet sich noch eine intakte Knorpeldeckung.

Klinik: Vorwiegend erkranken männliche Jugendliche. Am häufigsten ist der **laterale Anteil des medialen Femurkondylus** im Kniegelenk betroffen. Neben Schmerzen können Gelenkblockierungen auftreten.

Diagnostisches Vorgehen: Röntgen und MRT.

Radiologische Diagnostik: Initial wird auf dem **Röntgenbild** (Abb. **B-4.28**) eine zarte subchondral gelegene halbkreisförmige Aufhellung beobachtet. Im Verlauf kann sich das gelenknahe Segment als Fragment ablösen **(Gelenkmaus).** Der an der Gelenkkontur verbleibende Defekt wird Mausbett genannt.

MRT (Abb. **B-4.28b**):

▶ **Merke**

Klinik: Vorwiegend erkranken Jugendliche und junge Erwachsene unter Bevorzugung des männlichen Geschlechts. Am häufigsten betroffen ist das Kniegelenk, besonders der **laterale Anteil des medialen Femurkondylus**. Weitere Lokalisationen sind Ellenbogengelenk, die Trochlea tali und das Hüftgelenk. Im Vordergrund der klinischen Symptomatik stehen Schmerzen, Gelenkerguss, Bewegungseinschränkungen und Gelenkblockierungen.

Diagnostisches Vorgehen: Oft ist die Osteochondrosis dissecans bereits auf konventionellen Röntgenaufnahmen nachzuweisen. Ergänzend sollte ein MRT durchgeführt werden, um den Knorpel über dem Dissekat beurteilen zu können.

Radiologische Diagnostik: Initial wird auf dem **Röntgenbild** (Abb. **B-4.28**) eine zarte subchondral gelegene halbkreisförmige Aufhellung beobachtet. In dem an das Gelenk angrenzenden Knochenareal entwickelt sich eine zunehmende Verdichtung der Spongiosa. Im weiteren Verlauf verbreitert sich die Aufhellungszone und das gelenknahe Segment kann als Fragment abgelöst werden **(Gelenkmaus).** Nach Abstoßung in das Gelenk kann es zu Einklemmungen mit Bewegungsblockierungen kommen. Der an der Gelenkkontur verbleibende knöcherne Defekt wird Mausbett genannt.

In der **MRT** (Abb. **B-4.28b**) lassen sich zwei Stadien unterscheiden.

- Im Stadium 1 ist der Knorpel intakt, die ischämische Läsion in der T_1-Wichtung hypointens und die Übergangszone in der T_2-Wichtung hyperintens.
- Im Stadium 2 zeigt der Knorpel Risse und Defekte.

▶ **Merke:** Die Osteochondrosis dissecans ist bevorzugt am medialen Femurkondylus, der Trochlea tali und am Ellenbogengelenk lokalisiert. Wenn sich das Fragment als freier Gelenkkörper ablöst und als „Gelenkmaus" in das Gelenk gerät, kann es zu plötzlichen Blockierungen kommen.

4.3.6 Entzündliche Knochenerkrankungen

Osteomyelitis

Allgemeines: Die **akute hämatogene Osteomyelitis** wird durch hämatogene Aussaat von Eitererregern aus einem entfernt liegenden Entzündungsherd verursacht. Eine besondere Form ist die **akute Säuglingsosteomyelitis**, die v. a. die Femurmetaphysen betrifft.

4.3.6 Entzündliche Knochenerkrankungen

Osteomyelitis

Allgemeines: Die **akute hämatogene Osteomyelitis** wird durch hämatogene Aussaat von Eitererregern aus einem entfernt liegenden Entzündungsherd (z. B. Tonsillitis, Zahnabszess, Harnwegsinfekt) verursacht. Sie tritt v. a. bei Kindern infolge der besonderen Gefäßversorgung des Knochens oder bei Erwachsenen mit geschwächter Abwehrlage auf. Eine besondere Form der akuten hämatogenen Osteomyelitis ist die **akute Säuglingsosteomyelitis**, die vor allem die Femurmetaphysen betrifft.

> ▶ **Merke:** Häufigster Erreger sind Staphylokokken, seltener werden Streptokokken, Proteus und Pseudomonas aeruginosa nachgewiesen.

◀ **Merke**

Häufiger wird die pyogene Osteomyelitis jedoch durch eine **exogene Infektion** (**posttraumatisch** bei offenen Frakturen oder **postoperativ** nach Osteosynthese) ausgelöst. Eine **sekundäre Osteomyelitis** geht vom umgebenden Weichteilgewebe aus (Hautabszesse, Dekubitus oder gangränöse Ulzera).

Die **juvenile hämatogene Osteomyelitis** befällt die **Metaphysen**. Die Entzündung breitet sich in den Subperiostalraum, auf Grund von verschlossenen Gefäßen jedoch nicht über die Epiphysenfuge in die Epiphysen aus. Die **hämatogenen Osteomyelitiden der Erwachsenen** befallen bevorzugt die **Diaphysen** der langen Röhrenknochen, die **Wirbelsäule** und die **Beckenknochen**.

Klinik: Bei kleinen Kindern kommt es typischerweise zu plötzlich einsetzendem Fieber verbunden mit lokalem Schmerz und Berührungsempfindlichkeit. Wenig später treten ein entzündliches Ödem und eine Rötung auf. Je nach Virulenz der Erreger und Abwehrlage des Organismus ist die Symptomatik bei Erwachsenen meist weniger akut. Es sind Reaktivierungen der Osteomyelitis auch nach mehreren Jahren möglich.

Diagnostisches Vorgehen: Die klinischen Befunde mit Fieber, Leukozytose und BKS-Beschleunigung sowie Schmerzen sind richtungsweisend für die Diagnose. Röntgenologische Skelettveränderungen sind meist erst 2 bis 3 Wochen nach Einsetzen der klinischen Symptomatik nachweisbar. Durch **Skelettszintigraphie** und **MRT** ist der Nachweis wesentlich früher möglich.

Radiologische Diagnostik bei akuter Osteomyelitis:

> ▶ **Merke:** Bei der akuten Osteomyelitis können bis ca. 14 Tage nach dem akuten Beginn der klinischen Symptomatik röntgenologisch nachweisbare Skelettveränderungen fehlen.

◀ **Merke**

In dieser Phase kann jedoch bereits eine **entzündlich ödematöse Schwellung** und **Verdichtung der paraossalen Weichteile** erkennbar sein. Die Fettschichten zwischen Muskel, Sehnen und Knochen sind oft nicht mehr abgrenzbar.

Nach 2 bis 3 Wochen sind im **Röntgenbild Destruktionen des spongiösen Knochens** erkennbar, die geografisch begrenzt, mottenfraßartig oder permeativ sein können (Abb. **B-4.29a**). Wenn der Entzündungsprozess durch die Kortikalis in den Subperiostalraum einbricht, entstehen **lamelläre oder spikuläre Periostreaktionen** und **kortikale Knochendestruktionen**. Durch den Entzündungsprozess wird die Durchblutung von Anteilen der Kortikalis über die intramedullären und periostalen Gefäße unterbrochen, so dass sich Knochennekrosen entwickeln können, aus denen **Sequester** (abgestorbenes Gewebe) entstehen. Diese Sequester nehmen nicht an der entzündungsbedingten Entkalkung des übrigen Knochens teil (Unterbrechung der Durchblutung), so dass sie als dichte Verschattung imponieren. Wird ein Knochensequester von einer periostalen Knochenmanschette umgeben, so spricht man von einer „Totenlade". Der Entzündungsprozess kann auf die paraossalen Weichteile übergreifen und schließlich durch die Haut brechen, so dass eine **Fistel** entsteht.

Die **postoperative Ostitis bzw. Osteomyelitis** im Gefolge von komplizierten Frakturen zeichnet sich durch eine **Unschärfe der Frakturränder** und **fortschreitende Destruktion** der angrenzenden Knochenabschnitte aus. Um die Schraubenkanäle und Osteosyntheseplatten entstehen **unscharfe Aufhellungssäume**.

Im **Initialstadium** der Erkrankung bei noch fehlenden röntgenologischen Veränderungen zeigen **Szintigraphie und MRT** bereits positive Befunde. In der **MRT** (Abb. **B-4.29c**) stellt sich die Osteomyelitis in der STIR- (Short Tau Inversion Recovery) und T_2-gewichteten Sequenz als hyperintense, in der T_1-Wichtung als hypointense Läsion dar. Nach KM-Applikation zeigt sich ein **deutliches Enhancement**. Immer findet sich auch ein **periossäres Ödem**. In

Häufiger sind jedoch **exogene Infektionen** (**posttraumatisch** oder **postoperativ**). Eine **sekundäre Osteomyelitis** geht von umgebenden Weichteilen aus.

Die **juvenile hämatogene Osteomyelitis** befällt die **Metaphysen**. Die **hämatogenen Osteomyelitiden der Erwachsenen** befallen bevorzugt die **Diaphysen** der Röhrenknochen, **Wirbelsäule** und **Beckenknochen**.

Klinik: Bei kleinen Kindern kommt es zu plötzlich einsetzendem Fieber, lokalem Schmerz und Rötung sowie Berührungsempfindlichkeit. Bei Erwachsenen ist die Symptomatik weniger akut.

Diagnostisches Vorgehen: Für die Diagnose sind klinische Befunde entscheidend. Im Röntgen sind erst 2–3 Wochen später Veränderungen nachweisbar, durch **Skelettszintigraphie** und **MRT** wesentlich früher.

Radiologische Diagnostik bei akuter Osteomyelitis:

Eine **entzündlich ödematöse Schwellung** und **Verdichtung der paraossalen Weichteile** kann aber bereits erkennbar sein.

Nach 2–3 Wochen sind im **Röntgenbild Destruktionen des spongiösen Knochens** erkennbar (Abb. **B-4.29a**). Wenn die Entzündung durch die Kortikalis in den Subperiostalraum einbricht, entstehen **lamelläre oder spikuläre Periostreaktionen** und **kortikale Knochendestruktionen**. Durch Durchblutungsunterbrechung der Kortikalis entwickeln sich Knochennekrosen, aus denen **Sequester** entstehen. Wird ein Knochensequester von einer periostalen Knochenmanschette umgeben, so spricht man von einer „Totenlade".

Typisch für die **postoperative Ostitis bzw. Osteomyelitis** nach komplizierten Frakturen sind **Unschärfe der Frakturränder** und **fortschreitende Destruktion** der angrenzenden Knochenabschnitte.

Szintigraphie und MRT zeigen schon im **Initialstadium** positive Befunde. In der **MRT** (Abb. **B-4.29c**) stellt sich die Osteomyelitis in der T_2-Wichtung als hyperintense, in der T_1-Wichtung als hypointense Läsion dar. Nach KM-Applikation zeigt sich ein **deutliches Enhancement**. Immer fin-

⊚ B-4.29   Radiologische Befunde bei Osteomyelitis

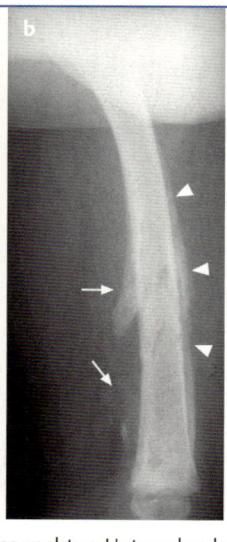
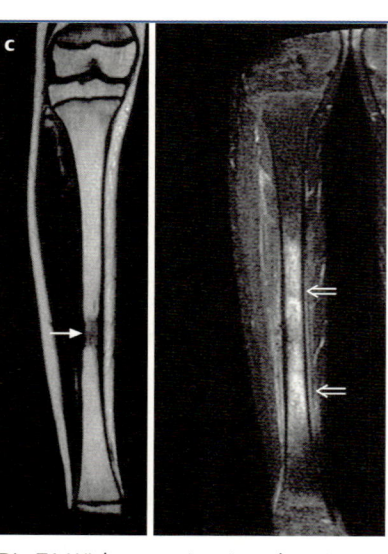

a Akute Osteomyelitis: unscharf begrenzte Destruktionen des spongiösen Knochens der distalen Tibiametaphyse (Pfeil), die bis weit in die Diaphyse reichen, die Epiphysenfuge jedoch nicht überschreiten.

b Chronische Osteomyelitis: ausgedehnte Destruktionen und Sklerosierungen (Pfeile) im mittleren und distalen Drittel des Femurs. Auffällig ist eine deutliche periostale Reaktion mit Knochenappositionen (Pfeilspitzen), die zu einer Verdickung und unregelmäßigen Konturierung der Kortikalis geführt haben.

c MRT bei Osteomyelitis des rechten Unterschenkels. Die T1-Wichtung zeigt einen hypointensen Defekt im mittleren Drittel des Tibiaschafts (Pfeil). In der wassersensitiven Sequenz ist ein ausgedehntes, die unteren zwei Drittel des Schaftes betreffendes Ödem mit Ausdehnug in die umgebenden Weichteile zu erkennen (Doppelpfeil).

det sich auch ein **periossäres Ödem.** In der Mehrphasenszintigraphie zeigt sich eine Mehranreicherung.

der Mehrphasenszintigraphie mit ^{99m}Tc-markierten Diphosphonaten findet sich sowohl in der arteriellen Frühphase als auch in der Blutpoolphase und der statischen Phase eine Mehranreicherung. Die Leukozytenszintigraphie zeigt eine vom physiologischen Verteilungsmuster abweichende Traceranreicherung.

Radiologische Diagnostik bei chronischer Osteomyelitis: Kennzeichnend ist das **Nebeneinander von Destruktionen, Sklerosierungen und periostalen Knochenneubildungen** auf dem **Röntgenbild** (Abb. B-4.29b).

Radiologische Diagnostik bei chronischer Osteomyelitis: Der Übergang von der akuten zur chronischen Osteomyelitis ist fließend. Kennzeichnend für die chronische Osteomyelitis ist das **Nebeneinander von Destruktionen, Sklerosierungen und periostalen Knochenneubildungen** auf dem **Röntgenbild** (Abb. B-4.29b). Durch die periostalen Knochenappositionen entsteht eine **Verdickung und unregelmäßige Konturierung** des betroffenen Knochens.

▶ **Merke**

▶ **Merke:** Oft ist es schwierig aus den radiologischen Befunden auf die Aktivität einer chronischen Osteomyelitis zu schließen. Von entscheidender Bedeutung ist der Vergleich mit älteren Röntgenaufnahmen. Fortschreitende oder neu aufgetretene Destruktionen weisen auf einen floriden Prozess hin.

Neue Entzündungsherde lassen sich am besten mit der **MRT** oder **Szintigraphie** nachweisen.

Die Sekretion aus einer Fistel und der Nachweis eines Sequesters weisen immer auf einen aktiven Entzündungsprozess hin. Neue Entzündungsherde lassen sich am besten mit der **MRT** oder **Szintigraphie** nachweisen. In extrem seltenen Fällen kann sich bei langjähriger Osteomyelitis mit chronischer Fistelung ein Plattenepithelkarzinom im Fistelgang entwickeln, das zu einer fortschreitenden Destruktion des Knochens führt.

Weitere Osteomyelitis-Formen

Primär chronische Osteomyelitiden

- **Plasmazellenosteomyelitis:** Betrifft v. a. Kinder und Jugendliche. **Klinisch** stehen Schmerzen im Vordergrund (kein Fieber). Auf dem **Röntgenbild** (Abb. B-4.30a) zeigen sich **Periostreaktionen** sowie **polyzyklische Destruktionen** mit **sklerotischer Begrenzung** in den Metaphysen. Charakteristisch ist eine starke Plasmazelleninfiltration des Knochens.

Weitere Osteomyelitis-Formen

Primär chronische Osteomyelitiden

- **Plasmazellenosteomyelitis:** Subakut bis chronisch verlaufende Form der durch wenig virulente Mikroorganismen ausgelösten Osteomyelitis. Sie betrifft v. a. Kinder und Jugendliche. **Klinisch** stehen Schmerzen im Vordergrund; Fieber und eine deutlich beschleunigte BKS fehlen. Auf dem **Röntgenbild** (Abb. **B-4.30a**) fallen **Periostreaktionen** in Form von schalenförmigen Verknöcherungen und Appositionen auf. Daneben finden sich **polyzyklische Destruktionen** mit **sklerotischer Begrenzung** in den Metaphysen, Sequester fehlen. In den perifokalen Knochenabschnitten ist oft eine ausgeprägte Demi-

⊙ **B-4.30** | Radiologische Befunde bei primär chronischen Osteomyelitiden

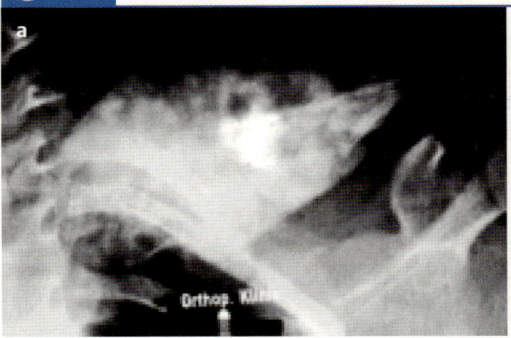
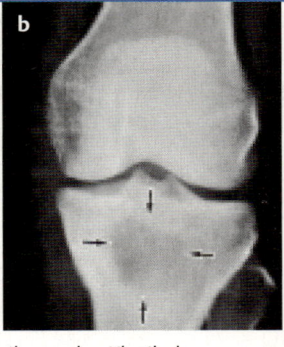
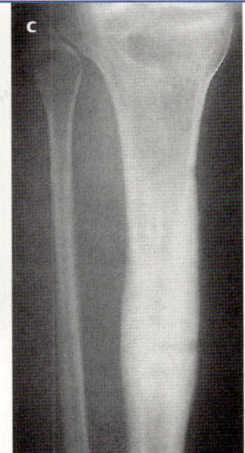

a Plasmazellenosteomyelitis mit spindelförmiger Auftreibung der Klavikula.
b Brodie-Abszess.
c Chronisch-sklerosierende Osteomyelitis Garré. Homogene Sklerosierung des Tibiaschaftes mit spindelförmiger Auftreibung.

neralisation nachweisbar. Die Knochenherde enthalten eine schleimige, eiweißreiche Substanz mit hohem Gammaglobulinanteil. Charakteristisch ist eine starke Plasmazelleninfiltration des Knochens.

- **Brodie-Abszess:** Diese vor allem bei Kindern und jüngeren Erwachsenen auftretende chronische Osteomyelitis entsteht bei weniger virulenten Keimen und/oder guter Abwehrlage. **Hauptlokalisation** sind proximale Tibia- und distale Radiusepi- und -metaphyse. Die **klinischen Symptome** sind meist nur gering ausgeprägt. Die bis zu pflaumengroßen, **runden oder ovalen Destruktionen** sind von einer mäßigen **Randsklerose** umgeben (Abb. **B-4.30b**). In der **MRT** findet sich ein nicht KM-aufnehmender Hohlraum, der in der STIR- oder T_2-gewichteten Sequenz hyperintens ist. Der Sklerosesaum ist signalarm.

- **Chronisch-sklerosierende Osteomyelitis Garré:** Diese seltene Form der primär-chronischen Osteomyelitis zeigt einen blanden Verlauf. Sie tritt häufig nach einer Streptokokkensepsis vor dem 25. Lebensjahr auf. Bevorzugt sind die Nasennebenhöhlen und die langen Röhrenknochen befallen. Auf der **Röntgenaufnahme** (Abb. **B-4.30c**) ist eine **extrem dichte Sklerosierung** verbunden mit einer **Verdickung des Knochens** festzustellen. Destruktionen und Sequestrierungen sind nicht nachweisbar.

Tuberkulöse Osteomyelitis

Allgemeines: Die hämatogene Streuung aus einer Organtuberkulose, vorwiegend der Lunge, ist Ursache der Erkrankung. Am häufigsten ist die Wirbelsäule (**tuberkulöse Spondylitis**) betroffen, gefolgt von den epimetaphysären Abschnitten der Röhrenknochen, sehr oft in Verbindung mit einer sekundären Gelenkbeteiligung.

Klinik: Klinisch imponieren Zeichen einer subakuten Entzündung mit reduziertem Allgemeinzustand, Gewichtsverlust, subfebrilen Temperaturen sowie lokalem Schmerz und Schwellung.

▶ **Merke:** Kennzeichnend für die tuberkulösen Knochen- und Gelenkerkrankungen ist ein deutlich protrahierter Verlauf.

Diagnostisches Vorgehen: Die Diagnose wird durch den **Erregernachweis** aus dem Krankheitsherd gesichert (s. a. S. 198). Am Anfang der bildgebenden Diagnostik steht in aller Regel das konventionelle Röntgenbild (Abb. **B-4.31**). Ergänzend wird eine MRT-Untersuchung durchgeführt. Zur genauen Darstellung der knöchernen Destruktionen kann auch eine CT angefertigt werden.

- **Brodie-Abszess:** V. a. bei Kindern und Jugendlichen auftretende chronische Osteomyelitis mit geringen Symptomen. **Hauptlokalisation** sind proximale Tibia- und distale Radiusepi- und -metaphyse. Die **runden oder ovalen Destruktionen** sind von einer mäßigen **Randsklerose** umgeben (Abb. **B-4.30b**).

- **Chronisch-sklerosierende Osteomyelitis Garré:** Bevorzugt sind die NNH und die langen Röhrenknochen befallen. Auf der **Röntgenaufnahme** (Abb. **B-4.30c**) ist eine **extrem dichte Sklerosierung** und eine **Verdickung des Knochens** festzustellen.

Tuberkulöse Osteomyelitis

Allgemeines: Ursache ist die hämatogene Streuung aus einer Organtuberkulose (meist Lunge). Am häufigsten ist die Wirbelsäule betroffen (**tuberkulöse Spondylitis**).

Klinik: Subakute Entzündungszeichen mit lokalem Schmerz und Schwellung.

◀ **Merke**

Diagnostisches Vorgehen: Die Diagnose wird durch den **Erregernachweis** aus dem Krankheitsherd gesichert (s. a. S. 198). Dazu kommen ein konventionelles Röntgenbild und MRT (Abb. **B-4.31**).

◉ B-4.31

◉ B-4.31   **Tuberkulöse Osteomyelitis**

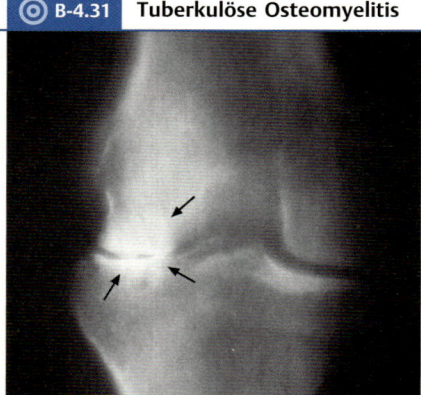

Radiologische Diagnostik: Im Röntgenbild überwiegt anfangs eine ausgeprägte **perifokale Osteoporose**. V. a. an der BWS und LWS entwickeln sich **ausgedehnte Abszesse.**

Radiologische Diagnostik: Anfangs überwiegt im **Röntgenbild** eine ausgeprägte **perifokale Osteoporose**, die weit über den eigentlichen Entzündungsherd hinausreichen kann. V. a. an der BWS und LWS entwickeln sich **ausgedehnte Abszesse**, die sich im Sinne eines Senkungsabszesses im M. psoas weit ausbreiten können mit dann typischer spindelförmiger Auftreibung der paravertebralen Weichteile und zur Fistelbildung neigen. Eiterherde in den Weichteilen neigen zur Verkalkung, die als Hinweis auf die tuberkulöse Genese gewertet werden kann.

▶ **Klinischer Fall**

▶ **Klinischer Fall.** Es stellt sich eine 41-jährige Patientin vor, die vor 20 Jahren eine Lungentuberkulose durchgemacht hat. Sie fühlt sich seit einigen Monaten abgeschlagen und hat häufiger leicht erhöhte Temperaturen. Zusätzlich klagt sie über ein schmerzhaftes Ziehen im linken Knie. Die konventionelle Tomographie a. p. (Abb. **B-4.31**) zeigt eine vermehrte gelenknahe Sklerosierung von medialem Femur- und Tibiakondylus (Pfeile). Die Gelenkfläche des Femurkondylus weist eine unregelmäßige Begrenzung auf. Der mediale Kniegelenksspalt ist deutlich verschmälert.
Bei der Patientin wird eine tuberkulostatische Therapie eingeleitet und das Kniegelenk ruhig gestellt. Damit kommt es zur Ausheilung der tuberkulösen Entzündung. Als Folge der Gelenkspaltverschmälerung hat die Patientin allerdings weiter belastungsabhängige Kniegelenkschmerzen.

4.3.7 Knochentumoren und tumorähnliche Veränderungen

Allgemeines

Einteilung: Knochentumoren werden **nach histogenetischen Kriterien** eingeteilt. Primäre Knochentumoren sind insgesamt selten (ca. 1 % aller malignen Tumoren).

Einteilung: Knochentumoren und tumorähnliche Veränderungen werden entsprechend der WHO-Empfehlung **nach histogenetischen Kriterien** eingeteilt. Innerhalb der einzelnen Gruppen werden benigne, maligne und semimaligne Tumoren unterschieden. Primäre Knochentumoren sind insgesamt selten (ca. 1 % aller malignen Tumoren).

Von den **primär malignen Knochentumoren** müssen die **sekundären Knochentumoren** (Metastasen) und die sekundäre Malignisierung abgegrenzt werden.

Von den **primär malignen Knochentumoren** müssen die **sekundären Knochentumoren** (Metastasen) und die sekundäre Malignisierung abgegrenzt werden, die durch eine sarkomatöse Entartung primär benigner Tumoren oder Tumorlike lesions entsteht (z. B. osteogenes Sarkom bei Ostitis deformans Paget, Chondrosarkom bei Enchondrom bzw. Osteochondrom).

Klinik: Die Symptome sind **unspezifisch**, im Vordergrund stehen lokale Schmerzen, Überwärmung und Bewegungseinschränkung.

Klinik: Die klinische Symptomatik bei Knochentumoren ist in der Regel **unspezifisch**. Im Vordergrund stehen lokale oder regionäre Schmerzen, Schwellungen, Bewegungseinschränkung und lokale Überwärmung. Die Symptome werden einzeln oder auch gemeinsam beobachtet.

Diagnostisches Vorgehen: Am Anfang steht eine **Röntgenaufnahme in 2 Ebenen.** Zur exakten Bestimmung der Tumoraus-

Diagnostisches Vorgehen: Zur Abklärung ist eine **Röntgenaufnahme in 2 Ebenen** zu veranlassen. Meist muss die Diagnose mittels einer **Biopsie** gesichert werden. Die Röntgenübersichtsaufnahmen können durch Zielaufnahmen ergänzt werden. Zur exakten Bestimmung der Tumorausdehnung ist die Durchführung der **MRT** oder **CT** angezeigt. Bei der Abgrenzung von Knochenmark-, Gelenk- und Weichteilinfiltration ist die MRT der CT überlegen.

Die **Skelettszintigraphie** besitzt eine sehr hohe Sensitivität bei geringer Spezifität. Sie wird in erster Linie zum Nachweis eines multilokulären Befalls, zur Darstellung von Metastasen bei malignen Knochentumoren sowie zur Verlaufskontrolle unter Therapie eingesetzt. Tumoren zeigen in der Regel eine Aktivitätssteigerung, wobei allerdings eine Dignitätsbeurteilung nur eingeschränkt möglich ist. Bei Vorliegen von malignen Knochentumoren müssen immer Lungenmetastasen mittels Thorax-CT ausgeschlossen werden.

Allgemeine Beurteilungskriterien: Bei der Diagnostik der Knochentumoren sind folgende Kriterien zu berücksichtigen:
- **Manifestationsalter** und **Geschlecht**
- **Lokalisation**
  - transversal: zentral, exzentrisch, kortikal
  - longitudinal: diaphysär, metaphysär, epiphysär
- Die **röntgenmorphologischen Charakteristika** sind oft richtungweisend (Abb. **B-4.32**):
- **Gutartige Tumoren** zeichnen sich durch glatte und scharfe Konturen (gelegentlich mit Randsklerose), schmale Übergangszone zum umgebenden Knochen und ein mehr „geordnetes Bild" mit Kammerungen und Septierungen sowie durch ein langsames Wachstum aus. Die Knochenkonturen bleiben in der Regel erhalten.
- **Maligne Tumoren** sind durch eine unscharfe, verwaschene Randbegrenzung, inhomogene Strukturen, Zerstörung der Kompakta, mottenfraßähnliche Spongiolysen und eine rasche Größenzunahme gekennzeichnet. Maligne Knochentumoren mit einem hoch aggressiven Wachstum können ein permeatives Destruktionsmuster mit multiplen, kleinen, uniformen und linearen

dehnung dienen **MRT** oder **CT**. Diagnosesicherung durch **Biopsie!**

Die **Skelettszintigraphie** wird zum Nachweis eines multilokulären Befalls bzw. zur Metastasendarstellung und zur Verlaufskontrolle eingesetzt. Eine Dignitätsbeurteilung ist aber nur eingeschränkt möglich. Bei malignen Knochentumoren immer Lungenmetastasen mittels Thorax-CT ausschließen.

Allgemeine Beurteilungskriterien:
- **Manifestationsalter** und **Geschlecht**
- **Lokalisation**
- **röntgenmorphologische Charakteristika** (Abb. **B-4.32**)
- **gutartige Tumoren** zeigen glatte und scharfe Konturen und ein langsames Wachstum

- **maligne Tumoren** sind durch eine unscharfe Begrenzung und rasche Größenzunahme gekennzeichnet. Häufig sind **periostale Knochenreaktionen** und eine extraossäre Tumorinfiltration nachweisbar.

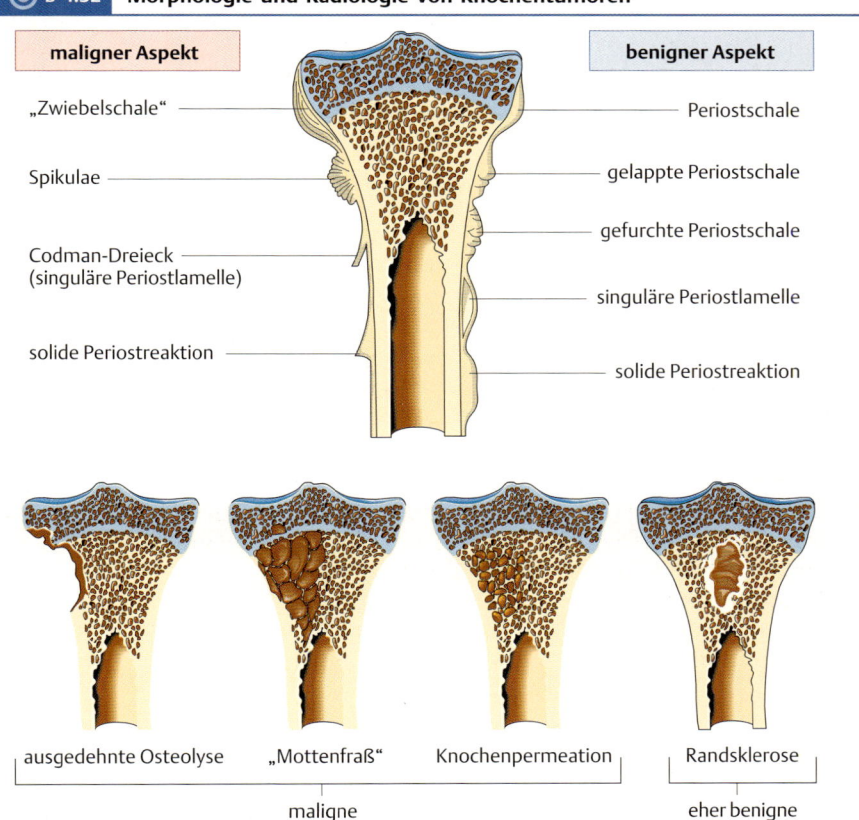

⊙ **B-4.32**   **Morphologie und Radiologie von Knochentumoren**   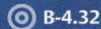 ⊙ **B-4.32**

maligner Aspekt		benigner Aspekt
„Zwiebelschale"		Periostschale
Spikulae		gelappte Periostschale
		gefurchte Periostschale
Codman-Dreieck (singuläre Periostlamelle)		singuläre Periostlamelle
solide Periostreaktion		solide Periostreaktion

ausgedehnte Osteolyse   „Mottenfraß"   Knochenpermeation   Randsklerose

maligne   eher benigne

Osteolysen zeigen. Häufig sind **periostale Knochenreaktionen** (lamellär, zwiebelschalenartig, spikulär, komplex, Codman-Dreieck) und eine extraossäre Tumorinfiltration nachweisbar.

▶ **Merke**

▶ **Merke:** Periostale Reaktionen können auf dem Röntgenübersichtsbild der einzige Hinweis auf einen malignen Knochentumor, (z.B. Osteosarkom) sein. Da Periostreaktionen auch bei anderen Läsionen auftreten können (z.B. Osteomyelitis, Stressfraktur, subperiostales Hämatom), muss immer eine sehr sorgfältige Abklärung erfolgen.

Benigne und semimaligne Knochentumoren

Osteochondrom

Benigne und semimaligne Knochentumoren

Osteochondrom

▶ **Synonym**

▶ **Synonym:** Kartilaginäre Exostose

▶ **Definition**

▶ **Definition:** Osteochondrome entstehen, wenn enchondrale Ossifikationskeime aus der Epiphysenfuge unter das metaphysäre Periost versprengt werden. Sie führen zu einer Knochenneubildung mit Spongiosa, Kortikalis und einer Knorpelkappe.

Allgemeines: Mit einem Anteil von 40–45 % sind sie die **häufigsten benignen Knochentumoren.**

Allgemeines: Mit einem Anteil von 40–45 % sind sie die **häufigsten benignen Knochentumoren**. Bei der familiär auftretenden kartilaginären Exostosenkrankheit finden sich multiple Osteochondrome. Ihr malignes Entartungsrisiko beträgt 5–10 %, während einzelne Osteochondrome sehr viel seltener entarten.

▶ **Merke**

▶ **Merke:** Die Tumoren sind im metaphysären und diametaphysären Bereich der langen Röhrenknochen lokalisiert (kniegelenksnahe Abschnitte von Femur und Tibia, proximale Humerus- und distale Radiusmetaphyse), seltener am Becken und den übrigen platten Knochen.

Klinik: Die **meist asymptomatischen** Osteochondrome führen zu Vorwölbungen und Verformungen der betroffenen Knochen.

Diagnostisches Vorgehen: s.S. 336 ff.
Radiologische Diagnostik: Im Röntgenbild (Abb. **B-4.33**) **sitzen** Osteochondrome dem Knochen **breitbasig auf** oder sind **gestielt**. Das eigentliche **Wachstum** der Exostosen findet **im Bereich der Knorpelkappe** statt, die in der Sonographie und MRT gut zu erkennen ist und häufig **Verkalkungen** aufweist.

Das Wachstum der Exostosen sistiert gewöhnlich mit der Pubertät. Erneutes Wachstum im Erwachsenenalter weist u. a. auf eine maligne Entartung hin.

Klinik: Die **meist asymptomatischen** Osteochondrome führen zu Vorwölbungen und Verformungen der betroffenen Knochen. Bei Kompression von benachbarten Nerven und Gefäßen können Parästhesien und Schmerzen auftreten.

Diagnostisches Vorgehen: s.S. 336 ff.
Radiologische Diagnostik: Im Röntgenbild (Abb. **B-4.33**) **sitzen** Osteochondrome dem Knochen **breitbasig auf** oder sind **gestielt**. Spongiosa und Kortikalis gehen direkt aus dem Mutterknochen hervor und auch die Spongiosastruktur ist der des Mutterknochens vergleichbar.
Das eigentliche **Wachstum** der Exostosen findet **im Bereich der Knorpelkappe** statt, die in der **Sonographie** (bei oberflächlich gelegenen Osteochondromen) und **MRT** gut erkennbar ist. Die Knorpelkappe weist häufig **Verkalkungen** auf. Ausgedehnte Osteochondrome im Wachstumsalter können zu erheblichen Knochenverformungen führen.
Das Wachstum der Exostosen sistiert gewöhnlich mit der Pubertät. Ein erneutes Wachstum im Erwachsenenalter, eine unregelmäßige Begrenzung und Dickenzunahme der Knorpelkappe auf über 2 cm sowie ein zunehmender Weichteiltumor weisen auf eine maligne Entartung hin.

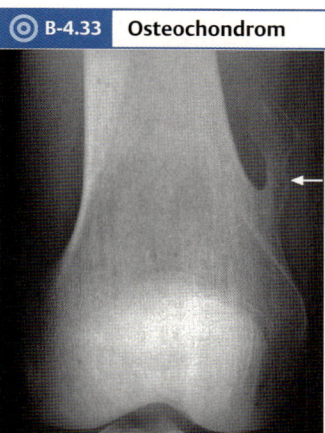

◉ B-4.33   **Osteochondrom**

Typisches Osteochondrom (Pfeil), das vom lateralen Femurkondylus ausgeht. Spongiosa und Kortikalis gehen direkt aus dem Mutterknochen hervor.

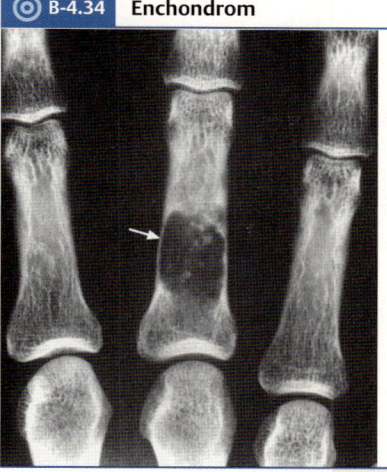

◉ B-4.34   **Enchondrom**

Scharf begrenzte Destruktion in der proximalen Phalanx von D III, die zu einer Verdünnung der Kortikalis geführt hat. Innerhalb der Läsion sind fleckförmige Verkalkungen zu erkennen, die kennzeichnend sind (Pfeil).

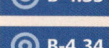 ◉ B-4.33

◉ B-4.34

Chondrom

▶ **Synonym:** Enchondrom.

◀ Synonym

▶ **Definition:** Chondrome entstehen aus versprengten Knorpelkeimen und sind aus reifem hyalinem Knorpel aufgebaut.

◀ Definition

Allgemeines: Nach ihrer Lage unterscheidet man Enchondrome (Markraum) und periostale Chondrome (innere Periostschicht). Bei multiplem Auftreten der Chondrome spricht man von Enchondromatose oder Morbus Ollier. Benigne Chondrome haben einen Anteil von 10 % an allen benignen Knochentumoren. Sie kommen am häufigsten in der 2. bis 5. Lebensdekade ohne bevorzugte Geschlechtsverteilung vor. Prädilektionsstellen sind die Phalangen der Hände (ca. 50 %). In den langen Röhrenknochen wird die Meta-/Diaphysenregion bevorzugt.

▶ **Merke:** Das Risiko einer sekundären Malignisierung zum Chondrosarkom beträgt etwa 1 % bei Chondromen in den kleinen Röhrenknochen der Hand und etwa 45 % bei Chondromen in den langen Röhrenknochen! Bei der Enchondromatose ist das Risiko einer malignen Entartung ebenfalls deutlich erhöht (30–35 %).

◀ Merke

Klinik: Enchondrome wachsen sehr langsam und werden meist als Zufallsbefund entdeckt. Durch schmerzlose Verformungen und Auftreibungen oder Spontanfrakturen können sie symptomatisch werden.

Diagnostisches Vorgehen: s.S. 336 ff.
Radiologische Diagnostik: Im **Röntgenbild** (Abb. **B-4.34**) werden meist relativ **scharf begrenzte Destruktionen mit polyzyklischer Begrenzung** beobachtet. Bei weiterem Wachstum kommt es zu einer Auftreibung des Knochens mit Verdünnung der Kortikalis, besonders an den tubulären Hand- und Fußknochen. Kennzeichnend sind **intratumorale Verkalkungen**, die im Gegensatz zum Knocheninfarkt eher zentral lokalisiert sind und amorph oder feinfleckig erscheinen (s.S. 327). Die Verkalkungen nehmen mit dem Alter und der Größe der Enchondrome zu.
In der **MRT** sind Enchondrome in der T_1-Wichtung hypointens. In der T_2-Wichtung ist das Signal abhängig vom Verkalkungsgrad, bei unverkalkten Chondromen ist es hyperintens und dem Signal von Zysten vergleichbar. Nach i. v.-KM-Gabe findet sich eine **typische Lobulierung mit Septierungen**.

Chondrom

◀ Synonym

◀ Definition

Allgemeines: Nach ihrer Lage unterscheidet man Enchondrome (Markraum) und periostale Chondrome (innere Periostschicht). Benigne Chondrome machen 10 % aller benignen Knochentumoren aus. Prädilektionsstellen sind die Phalangen der Hände.

◀ Merke

Klinik: Enchondrome wachsen sehr langsam und werden meist zufällig entdeckt.

Diagnostisches Vorgehen: s.S. 336 ff.
Radiologische Diagnostik: Im **Röntgenbild** (Abb. **B-4.34**) werden meist relativ **scharf begrenzte Destruktionen mit polyzyklischer Begrenzung** beobachtet. Kennzeichnend sind **intratumorale Verkalkungen**, die zentral lokalisiert sind und amorph erscheinen (s.S. 327).

In der **MRT** sind Enchondrome in der T_1-Wichtung hypointens, in der T_2-Wichtung hyperintens. Nach KM-Gabe findet sich eine **typische Lobulierung mit Septierungen**.

▶ Merke

▶ **Merke:** Intratumorale Verkalkungen weisen auf knorpelbildende Knochentumoren hin. Ein Tumordurchmesser von über 4 cm, unscharfe Randkonturen, ein rasches Wachstum und insbesondere neu aufgetretene Schmerzen können auf eine maligne Entartung hinweisen.

Die **differenzialdiagnostische Abgrenzung** zum primären und sekundären Chondrosarkom (s.S. 347) ist röntgenologisch meist schwierig.

Die **differenzialdiagnostische Abgrenzung** zum primären und sekundären Chondrosarkom (s.S. 347) ist röntgenologisch meist schwierig. Knochenzysten (s.S. 344) weisen die typischen Verkalkungen nicht auf, Knocheninfarkte (s.S. 327) enthalten peripher betonte Verkalkungen und verursachen keine Auftreibung des Knochens.

Chondroblastom

Chondroblastom

▶ Synonym

▶ **Synonym:** Codman-Tumor

▶ Definition

▶ **Definition:** Das Chondroblastom ist ein seltener, partiell knorpelbildender Tumor. Er steht in direkter Beziehung zu den Wachstumsfugen, von denen er vermutlich auch ausgeht.

▶ Merke

▶ **Merke:** Das Chondroblastom ist in den Epiphysen lokalisiert, v. a. im proximalen Humerus, im distalen Femur und in der proximalen Tibia. Ein weiterer Tumor mit epiphysärer Lokalisation ist der Riesenzelltumor (s.S. 342).

Klinik: Betrifft meist Männer in der 2. Lebensdekade. Es werden länger bestehende gelenkbezogene Schmerzen angegeben.

Klinik: Der Tumor tritt bevorzugt in der 2. Lebensdekade auf, das männliche Geschlecht ist häufiger betroffen. Es werden über längere Zeit bestehende gelenkbezogene Schmerzen angegeben, die oft von einer Bewegungseinschränkung und einem Gelenkerguss begleitet sind.

Diagnostisches Vorgehen: s.S. 336 ff.
Radiologische Diagnostik: Im **Röntgenbild** zeigt sich eine scharf begrenzte, epiphysär exzentrisch gelegene Destruktion mit feinem Sklerosesaum (Abb. **B-4.35**).

Diagnostisches Vorgehen: s.S. 336 ff.
Radiologische Diagnostik: Üblicherweise zeigt sich im **Röntgenbild** eine 1 bis maximal 7 cm große, scharf begrenzte, epiphysär exzentrisch gelegene Destruktion, die von einem feinen Sklerosesaum umgeben ist (Abb. **B-4.35**). Intratumoral finden sich häufig Verkalkungen. Ein Übergreifen auf die Metaphyse und in das Gelenk ist möglich.

Differenzialdiagnostisch abgegrenzt werden muss vor allem der Riesenzelltumor (s.S. 342).

Differenzialdiagnostisch abgegrenzt werden muss der Riesenzelltumor (s.S. 342). Dieser enthält keine Verkalkungen und ist weniger scharf begrenzt. Daneben müssen aseptische Knochennekrosen (s.S. 328), Brodie-Abszesse (s.S. 335) und eosinophile Granulome berücksichtigt werden.

Osteom

Osteom

▶ Definition

▶ **Definition:** Kompakte oder spongiöse, gutartige Neubildung des reifen Knochengewebes und des Knochenmarks.

Allgemeines: Betrifft meist Männer im 4. und 5. Lebensjahrzehnt. Häufige **Lokalisationen** sind die NNH sowie die platten Knochen.

Klinik: Der Tumor ist meist **asymptomatisch**.

Allgemeines: Das Osteom tritt besonders in der 4. und 5. Lebensdekade unter Bevorzugung des männlichen Geschlechts auf. Häufige **Lokalisationen** sind die Nasennebenhöhlen sowie die platten Knochen, besonders an Schädel und Gesichtsschädel.
Klinik: Der Tumor ist in der Regel **asymptomatisch**. Bei Verschluss des Ductus frontonasalis treten Kopfschmerzen oder eine chronische Sinusitis auf. Beim sog. Gardner-Syndrom finden sich multiple Osteome kombiniert mit intestinalen Polypen.

Diagnostisches Vorgehen: s.S. 336 ff.
Radiologische Diagnostik: Typische Osteome erscheinen im **Röntgenbild** als **glatt begrenzte**, homogene Verschattungen von 2–3 cm Durchmesser (Abb. **B-4.36**).

Diagnostisches Vorgehen: s.S. 336 ff.
Radiologische Diagnostik: Typische Osteome erscheinen im **Röntgenbild** als **glatt begrenzte**, runde oder polyzyklische, sehr dichte und homogene Verschattungen mit einem Durchmesser von 2–3 cm (Abb. **B-4.36**). Kompaktainseln

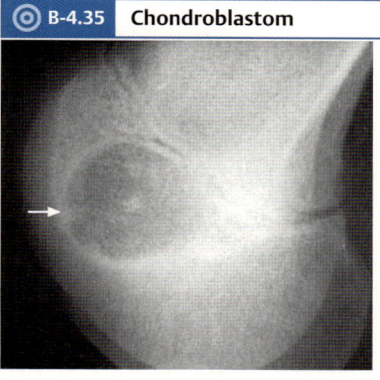

⊙ B-4.35   Chondroblastom

Scharf begrenzte Knochendestruktion in der distalen Femur-epiphyse (Pfeil). Die Läsion reicht bis an die Epiphysenfuge und ist von einem schmalen Sklerosesaum umgeben. Innerhalb der Veränderung sind fleckförmige Verkalkungen zu erkennen.

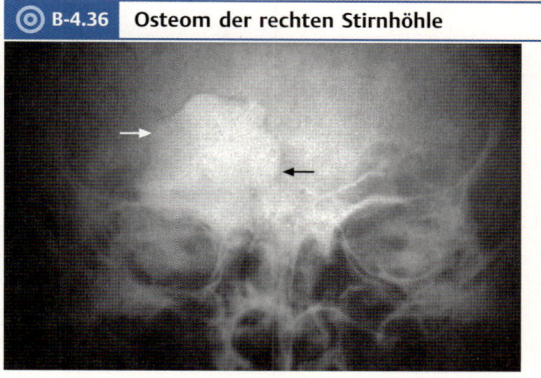

⊙ B-4.36   Osteom der rechten Stirnhöhle

Sehr dichte, homogene, polyzyklisch begrenzte Ver-schattung im rechten Sinus frontalis (Pfeile). Das Osteom ist in die rechte Orbita und die rechten Siebbeinzellen eingewachsen.

⊙ B-4.35

⊙ B-4.36

(medulläre Osteome) sind bis 3 cm große polymorphe, dichte Strukturen mit feinen Ausläufern. Sie können in allen Knochen vorkommen.
Abzugrenzen sind hyperostotische Meningeome (s.S. 568), Osteochondrome (s.S. 338) und die Osteomyelitis Garré (s.S. 335).

Abzugrenzen sind hyperostotische Menin-geome (s.S. 568), Osteochondrome (s.S. 338) und die Osteomyelitis Garré (s.S. 335).

Osteoidosteom und Osteoblastom

Osteoidosteom und Osteoblastom

▶ **Definition:** Gutartige osteoblastische Tumoren mit röntgenologisch erkenn-barer zentraler Aufhellung (Nidus).
- Das **Osteoidosteom** ist vorwiegend in der Kortikalis lokalisiert und erreicht eine Größe bis zu 2 cm. Häufigste Lokalisation ist die untere Extremität, bevorzugt Femur und proximale Tibia.
- Das **Osteoblastom** tritt dagegen überwiegend im spongiösen Bereich auf und kann eine Größe von 2–10 cm erreichen. In > 50 % der Fälle ist die Wirbel-säule betroffen (v.a. Gelenk- und Dornfortsätze, Wirbelbögen), seltener die Diaphysen der langen Röhrenknochen.

◀ **Definition**

Klinik: Charakteristisches Symptom des **Osteoidosteoms** ist der **lokalisierte, nachts zunehmende Schmerz**, der sich durch **Azetylsalizylsäure deutlich abschwächen** oder sogar vollständig unterdrücken lässt. Intrakapsuläre Osteo-idosteome verursachen oft eine sekundäre entzündliche Synovitis, die für Gelenkschmerzen und eine eingeschränkte Beweglichkeit verantwortlich ist.
Beim **Osteoblastom** ist die Schmerzsymptomatik weniger intensiv als beim Osteoidosteom und **Azetylsalizylsäure bewirkt keine ausgeprägte Besserung.**

Klinik: Charakteristisches Symptom des **Osteoidosteoms** ist der **lokalisierte, nachts zunehmende Schmerz**, der sich durch **Azetylsalizylsäure abschwächen** oder unterdrücken lässt. Beim **Osteoblas-tom** ist der Schmerz weniger intensiv, **Azetylsalizylsäure bewirkt keine aus-geprägte Besserung.**

Diagnostisches Vorgehen: s.S. 336 ff.
Radiologische Diagnostik:
- **Osteoidosteom:** Man unterscheidet zwischen kortikalen, spongiösen und subperiostal gelegenen Osteoidosteomen. Kennzeichnend ist eine **runde oder ovaläre, gut abgrenzbare und bis maximal 2 cm große Aufhellung (Ni-dus)**, die von einer meist ausgedehnten Sklerose bzw. Hyperostose umgeben ist (Abb. **B-4.37a**).
Bei kortikalem und periostalem Sitz werden erhebliche Mengen reaktiven Knochens gebildet, die eine endostale und periostale Verdickung der Kortika-lis verursachen können. Innerhalb des Nidus finden sich in 25–30 % der Fälle Verkalkungen oder Verknöcherungen. Die exakte Abgrenzung des Nidus erfolgt mit Tomographie oder CT bei ansonsten gleichem Bild wie im Rönt-genbild.

Diagnostisches Vorgehen: s.S. 336 ff.
Radiologische Diagnostik:
- Osteoidosteom: Kennzeichnend ist eine runde oder ovaläre, gut abgrenzbare und bis max. 2 cm große Aufhellung (Nidus) (Abb. **B-4.37a**).

Im **Röntgenbild** erscheinen die bei kor-tikalem und periostalem Sitz erheblich gebildeten Mengen reaktiven Knochens als Verdickung der Kortikalis.

◉ B-4.37 **Osteoidosteom (a) und Osteoblastom (b)**

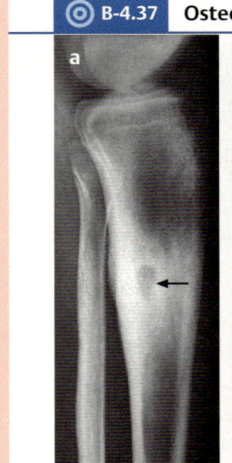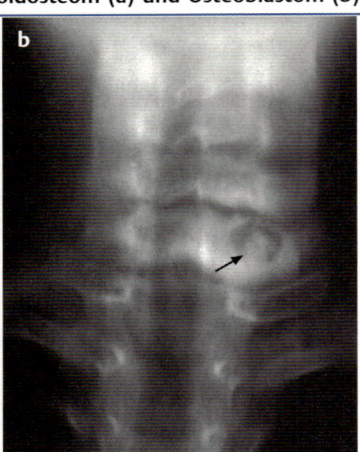

a Oväläre, relativ scharf begrenzte Aufhellung (Nidus, Pfeil) im linken proximalen Unterschenkel, die von einem ausgedehnten Sklerosesaum umgeben ist.
b Konventionelle Tomographie der Halswirbelsäule: innerhalb einer Auftreibung des linken Wirbelbogens von HWK 7 scharf begrenzte Destruktion (Nidus, Pfeil) mit zentraler Verkalkung und umgebender leichter Randsklerose.

In der **MRT** ist der Nidus in T_1-gewichteten Bildern signalarm. Es findet sich ein ausgedehntes perifokales Ödem. Mit der **Szintigraphie** ist sehr früh eine intensive Aktivitätsanreicherung nachweisbar.

In der **MRT** ist der Nidus signalarm in T_1-, von unterschiedlicher Signalintensität in T_2-gewichteten Bildern. Es findet sich ein ausgedehntes perifokales Ödem unter Einbeziehung der Weichteile. Mit Hilfe der **Szintigraphie** ist schon sehr früh, oft vor Auftreten radiologischer Veränderungen, eine intensive, lokal gut begrenzte Aktivitätsanreicherung nachweisbar. Da zur Vermeidung von Rezidiven eine vollständige Entfernung des Nidus erforderlich ist, empfiehlt sich eine Röntgenuntersuchung des Operationspräparates. Die computertomographisch gesteuerte Radiofrequenz-Ablation ist eine effektive, minimal-invasive Methode zur Behandlung des Osteoidosteoms.

- Beim **Osteoblastom** finden sich Knochendestruktionen mit **ausgeprägten Verkalkungen.** Osteoblastome der Wirbelsäule zeigen häufig **blasige Destruktionen** mit relativ geringer Randsklerose (Abb. **B-4.37b**). Die Szintigraphie zeigt eine starke Anreicherung.

- Beim **Osteoblastom** finden sich in den Röhrenknochen Knochendestruktionen mit **ausgeprägten Verkalkungen.** Besonders nach längerem Krankheitsverlauf können ausgedehnte reaktive Randsklerosen und eine Auftreibung des Knochens beobachtet werden. Osteoblastome der Wirbelsäule zeigen häufig **blasige Destruktionen** mit relativ geringer Randsklerose sowie Deformierungen und Auftreibungen der betroffenen Knochenbereiche (Abb. **B-4.37b**). In der Szintigraphie zeigt das Osteoblastom wie das Osteoidosteom eine starke Anreicherung.

Riesenzelltumor

Riesenzelltumor

▶ Synonym

▶ **Synonym:** Osteoklastom.

▶ Definition

▶ **Definition:** Semimaligner, an den Epi- und Metaphysen der langen Röhrenknochen lokalisierter Tumor aus vaskularisiertem Gewebe mit Riesenzellen.

Allgemeines: Lokal zeigt der Tumor ein unterschiedlich aggressives Wachstum. Häufigste **Lokalisationen** sind distaler Femur und proximale Tibia.

Allgemeines: Lokal zeigt der Tumor ein unterschiedlich aggressives Wachstum. Absiedlungen von benignen Tumorzellnestern („Implantate") in der Lunge und in den Weichteilen sind ebenso möglich wie die maligne Entartung des Tumors (v. a. nach Strahlentherapie). Ca. 50 % der Tumoren entsteht im distalen Femur und in der proximalen Tibia. Weitere häufige **Lokalisationen** sind distaler Radius, distale Ulna und proximaler Humerus.

Klinik: Unspezifische Beschwerden; Spontanfrakturen sind häufig.

Klinik: Im Vordergrund stehen unspezifische Beschwerden mit lokalen Schmerzen und Schwellungen sowie Bewegungseinschränkungen des angrenzenden Gelenks. Spontanfrakturen sind häufig.

Diagnostisches Vorgehen: s.S. 336 ff.
Radiologische Diagnostik: Das **Röntgenbild** (Abb. **B-4.38**) zeigt geografisch begrenzte, teilweise trabekulierte Destruktionen, die in ⅔ der Fälle exzen-

Diagnostisches Vorgehen: s.S. 336 ff.
Radiologische Diagnostik: Das **Röntgenbild** (Abb. **B-4.38**) zeigt gewöhnlich geografisch begrenzte, teilweise trabekulierte (infolge residualer Knochenbälkchen) Destruktionen, die in ⅔ der Fälle exzentrisch und in ⅓ zentral in der Epiphyse liegen. Ein Übergreifen auf die Metaphyse ist häufig. Die Übergangszone

⊙ **B-4.38**   **Riesenzelltumor**

⊙ **B-4.38**

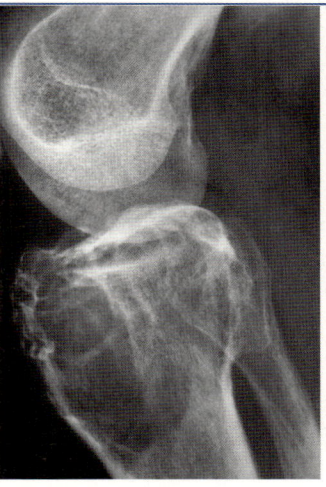

Große epiphysäre bis nach metaphysär reichende geografische Destruktion im rechten Knie mit vereinzelten Trabekeln innerhalb der Läsion. Die Kompakta ist insbesondere im Bereich der Tibiavorderkante verdünnt und aufgetrieben.

vom Tumor zum gesunden Knochen zeigt einen allmählichen Dichteanstieg, eine reaktive Randsklerose fehlt meist. Bei rasch wachsenden Tumoren können die Grenzen unscharf und irregulär sein. Die Kompakta um den Tumor ist häufig verdünnt und aufgetrieben oder destruiert.

Im **MRT** finden sich die klassischen Zeichen eines Tumors: T_1 hypointens, T_2 hyperintens und deutliche KM-Anreicherung. Der Tumor ist meist homogen, seltener inhomogen. Aufgrund intratumoraler Einblutungen kann beim T_2-gewichteten Bild auch eine niedrigere Signalintensität beobachtet werden (Hämosiderin).

trisch und in ⅓ zentral in der Epiphyse liegen. Ein Übergreifen auf die Metaphyse ist häufig.

Im **MRT** erscheint der Tumor T_1 hypointens, T_2 hyperintens und mit deutlicher KM-Anreicherung.

Hämangiom

Hämangiom

▶ **Definition:** Gutartige Neubildung der Blutgefäße im Knochen.

◀ **Definition**

Allgemeines: Hämangiome werden meist als **radiologische Zufallsbefunde** entdeckt. Bevorzugte **Lokalisationen** sind Wirbelsäule (v. a. BWS) und Schädelkalotte.
Klinik: Meist verursachen Hämangiome keine klinischen Beschwerden. An der Wirbelsäule können sie jedoch, v. a. bei Kompressionsfrakturen und extraspinaler Ausdehnung, zu Schmerzen und neurologischen Symptome führen.

Allgemeines: Meist **radiologische Zufallsbefunde**; häufige **Lokalisationen** sind BWS und Schädelkalotte.

Klinik: Häufig keine Beschwerden, an der Wirbelsäule können Schmerzen und neurologische Symptome auftreten.

Diagnostisches Vorgehen: s. S. 336 ff.
Radiologische Diagnostik: Wirbelkörperhämangiome zeigen auf der **Röntgenaufnahme** eine typische **vertikale Streifung** der rarefizierten Trabekel (Abb. **B-4.39**). Die Form des Wirbelkörpers bleibt meist erhalten. Differenzialdiagnostisch muss das Hämangiom von der Osteoporose abgegrenzt werden, bei der jedoch alle Wirbel von den Veränderungen befallen sind (s. Abb. **B-4.20**).
In der **CT** zeigen Teile oder auch der gesamte Wirbelkörper eine wabig oder fleckig veränderte Struktur (Abb. **B-4.39**). Die Dichtemessung erlaubt in einzelnen Arealen den Fettnachweis.
Am **Schädel** manifestiert sich das Hämangiom bevorzugt am Os frontale. Es entstehen bis zu 7 cm große Destruktionen, die **wabig, sonnenstrahl- oder wagenradähnlich** erscheinen. Oft ist eine größere zuführende Vene in der Schädelkalotte als bandförmige Aufhellung erkennbar.
In der **MRT** sind Hämangiome charakteristischerweise sowohl in T_1- als auch in T_2-gewichteten Sequenzen **signalreich** (bedingt durch den Fettanteil). Nach KM-Applikation zeigt sich nur ein geringes Enhancement.

Diagnostisches Vorgehen: s.S. 336 ff.
Radiologische Diagnostik: Wirbelkörperhämangiome zeigen auf der **Röntgenaufnahme** eine typische **vertikale Streifung** der rarefizierten Trabekel (Abb. **B-4.39**). In der **CT** zeigen Teile oder auch der gesamte Wirbelkörper eine wabig oder fleckig veränderte Struktur (Abb. **B-4.39**).

Am **Schädel** manifestiert sich das Hämangiom bevorzugt am Os frontale mit **wabig, sonnenstrahl- oder wagenradähnlichen** Destruktionen.

In der **MRT** sind Hämangiome sowohl in T_1- als auch in T_2-gewichteten Sequenzen **signalreich**.

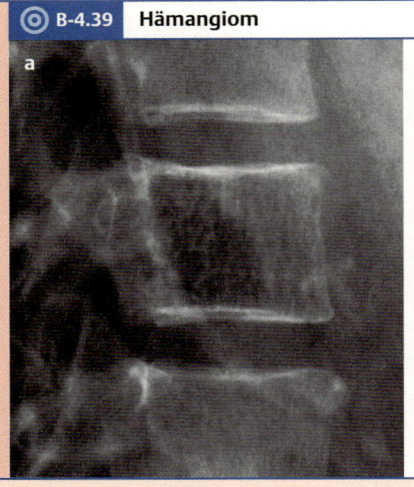

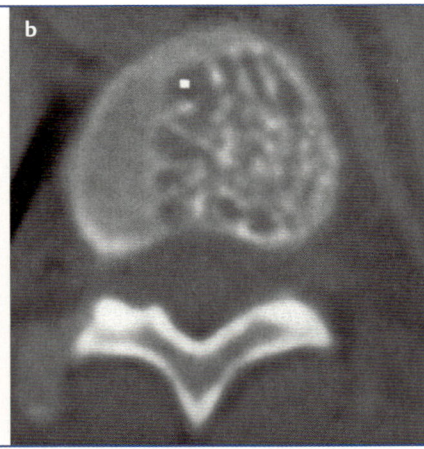

a Zielaufnahme der LWS: Hämangiom des 3. LWK mit grobsträhniger Knochenstrukturzeichnung.
b CT-Bild eines Hämangioms im BWK 10. Zu erkennen ist eine wabige Struktur des linken und mittleren Anteils des Wirbelkörpers. Die Räume zwischen den verplumpten Trabekeln weisen fettäquivalente Dichtewerte auf.

Tumorähnliche Läsionen („Tumor-like lesions")

Juvenile Knochenzyste

▶ **Synonym**

▶ **Definition**

Allgemeines: Häufig sind Männer vor dem 20. Lebensjahr betroffen. Bevorzugte **Lokalisation** sind die Metaphysen der langen Röhrenknochen.

Klinik: Symptome treten erst bei größeren Zysten durch Infraktionen oder Spontanfrakturen auf.

Diagnostisches Vorgehen: s.S: 336 ff.
Radiologische Diagnostik: Das **Röntgenbild** (Abb. **B-4.40a**) zeigt charakteristischerweise eine **expansive, einkammerige, ovaläre Aufhellung** mit **sklerotischem Randsaum.** Die maximale Größe wird vor Abschluss des Knochenwachstums erreicht.

▶ **Merke**

Mit der **MRT** (Abb. **B-4.40b**) sind Knochenzysten durch den Flüssigkeitsnachweis sicher zu diagnostizieren.

Aneurysmatische Knochenzyste

▶ **Definition**

Tumorähnliche Läsionen („Tumor-like lesions")

Juvenile Knochenzyste

▶ **Synonym:** Solitäre Knochenzyste

▶ **Definition:** Einkammerige, mit seröser Flüssigkeit gefüllte, expansiv wachsende Zyste unklarer Ätiologie.

Allgemeines: Der Altersgipfel liegt vor dem 20. Lebensjahr. Das männliche Geschlecht ist etwa doppelt so häufig betroffen. Bevorzugte **Lokalisation** sind die Metaphysen der langen Röhrenknochen (v. a. proximaler Humerus und Femur).
Klinik: Meist bestehen keine Beschwerden. Symptome treten gewöhnlich erst auf, wenn es bei größeren Zysten zu Infraktionen oder Spontanfrakturen kommt.

Diagnostisches Vorgehen: s.S. 336 ff.
Radiologische Diagnostik: Das **Röntgenbild** (Abb. **B-4.40a**) zeigt charakteristischerweise eine **expansive, einkammerige, ovaläre Aufhellung**, die primär zentral metaphysär liegt und später wachstumsbedingt nach diaphysär auswandert. Ein **sklerotischer Randsaum** ist regelmäßig nachzuweisen. Die Kortikalis wird häufig endostal resorbiert und ist verdünnt. Gelegentlich werden Trabekulierungen beobachtet, echte Kammerungen sind jedoch sehr selten. Die maximale Größe wird vor Abschluss des Knochenwachstums erreicht. Periostale Reaktionen weisen auf eine vorausgegangene pathologische Fraktur hin.

▶ **Merke:** Nahezu pathognomonisch ist ein sog. „fallen fragment", d. h. ein Knochenfragment, das nach pathologischer Fraktur in der Zyste „schwimmt".

Mit der **MRT** (Abb. **B-4.40b**) sind Knochenzysten durch den Flüssigkeitsnachweis (in der T_2-Wichtung signalreich) sicher zu diagnostizieren. Sowohl der Zystenrand als auch die Zystenauskleidung entlang der Septen reichert KM an.

Aneurysmatische Knochenzyste

▶ **Definition: Expansive osteolytische Läsion,** die entweder als primäre Form oder in Verbindung mit benignen oder malignen Knochentumoren (sekundäre Form) entsteht.

B-4.40   Juvenile Knochenzyste

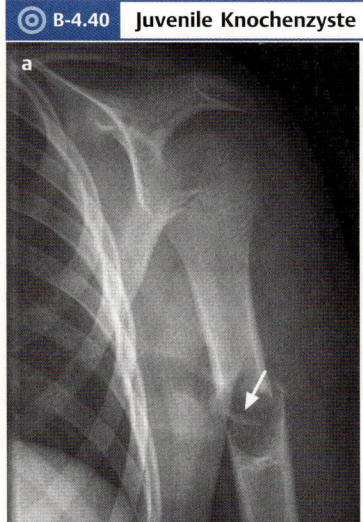

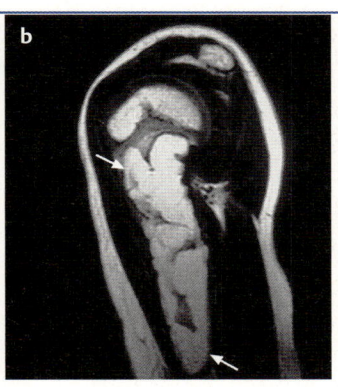

a Juvenile Knochenzyste im linken Humerus. Nach Sturz kam es zur pathologischen Fraktur durch die Zyste. Innerhalb der Zyste ist ein „fallen fragment" erkennbar (Pfeil).

b MRT bei ausgedehnter juveniler Knochenzyste des proximalen und mittleren Humerus. In der T_2-Wichtung stellt sich die Zyste signalreich dar (Pfeile). Nach pathologischer Fraktur sind einzelne Septen innerhalb der Zyste erkennbar.

Allgemeines: Aneurysmatische Knochenzysten entstehen v. a. im 2. Lebensjahrzehnt. Mehr als 50 % sind exzentrisch **metaphysär in den langen Röhrenknochen** lokalisiert, am häufigsten in **Femur** und **Tibia**. Weitere Prädilektionsorte sind Wirbelsäule (v. a. in den Wirbelkörpern und Processus) und Becken.

Klinik: Im Vordergrund stehen akut einsetzende Schmerzen und Schwellungen. Bei vertebraler Lokalisation können neurologische Ausfälle auftreten.

▶ **Merke:** Bei sehr schnellem Wachstum kann die aneurysmatische Knochenzyste einen malignen Tumor vortäuschen.

Diagnostisches Vorgehen: s.S. 336 ff.
Radiologische Diagnostik: Typischerweise ist auf dem **Röntgenbild** (Abb. **B-4.41**) eine **metaphysär exzentrisch gelegene, mehrkammerige Aufhellung** sichtbar, die meist eine scharfe Begrenzung zeigt und sehr schnell wachsen kann. Die Osteolyse ist teilweise von einem **Sklerosesaum** umgeben. Die **Kompakta ist verdünnt** und oft **seifenblasenartig aufgetrieben**, in anderen Fällen nicht mehr vom umgebenden Weichteilgewebe abzugrenzen. Häufig fällt ein großer parossaler Geschwulstanteil auf. Ein Überschreiten der Epiphysenfuge wird nur ausnahmsweise beobachtet.

In der **CT** können in den mehrkammerigen Zysten „Flüssigkeitsspiegel" auf Grund der unterschiedlichen Dichte bzw. Zusammensetzung der Zystenflüssigkeiten nachgewiesen werden. Auch die **MRT** zeigt diese Flüssigkeitsspiegel, wobei T_2-gewichtete Sequenzen am aussagefähigsten sind. Nach KM-Gabe findet sich ein **starkes Enhancement** der Zystensäume. Zusätzlich sind solide weichteildichte Areale mit KM-Anreicherung innerhalb der Zyste nachweisbar.

Nicht-ossifizierendes Knochenfibrom (NOF)

▶ **Definition:** Das nicht-ossifizierende Knochenfibrom (fibröser Kortikalisdefekt) stellt eine Wachstumsstörung im epiphysennahen kortikalen und subkortikalen Bereich dar.

Allgemeines: Die Inzidenz liegt bei etwa 1 % in der 1. und 2. Lebensdekade. Das männliche Geschlecht ist deutlich häufiger betroffen. In über 50 % ist die Läsion in der distalen Femur- und der proximalen Tibiametaphyse lokalisiert, gefolgt von den distalen Tibia- und Fibulametaphysen. Das asymptomatische NOF wird radiologisch meist als Zufallsbefund entdeckt.

Allgemeines: Sie entstehen v. a. im 2. Lebensjahrzehnt. Mehr als 50 % sind exzentrisch **metaphysär in den langen Röhrenknochen** lokalisiert, am häufigsten in **Femur** und **Tibia**.

Klinik: Akute Schmerzen und Schwellungen.

◀ **Merke**

Diagnostisches Vorgehen: s.S. 336 ff.
Radiologische Diagnostik: Auf dem **Röntgenbild** (Abb. **B-4.41**) ist eine **metaphysär exzentrisch gelegene, mehrkammerige Aufhellung** mit scharfer Begrenzung typisch. Die Osteolyse ist teilweise von einem **Sklerosesaum** umgeben. Die **Kompakta ist verdünnt** und oft **seifenblasenartig aufgetrieben**.

In der **CT** und **MRT** können in den mehrkammerigen Zysten „Flüssigkeitsspiegel" nachgewiesen werden. Nach KM-Gabe findet sich ein **starkes Enhancement** der Zystensäume.

Nicht-ossifizierendes Knochenfibrom (NOF)

◀ **Definition**

Allgemeines: Häufiges Auftreten in der 1. und 2. Lebensdekade, v. a. bei Jungen. In > 50 % ist die Läsion in der distalen Femur- und der proximalen Tibiametaphyse lokalisiert.

◉ B-4.41

◉ B-4.41   **Aneurysmatische Knochenzyste**

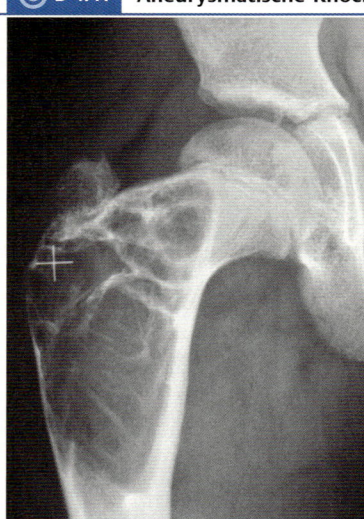

Röntgenaufnahme der rechten Hüfte: große mehrkammerige Destruktion exzentrisch in der Metadiaphyse des Femurs. Die Läsion ist scharf begrenzt, die darüber liegende Kompakta verdünnt und seifenblasenartig aufgetrieben.

Radiologische Diagnostik: Auf dem **Röntgenbild** (Abb. **B-4.42**) breitet sich der zunächst in der Kompakta gelegene rundliche Aufhellungsbezirk im weiteren Verlauf in die subkortikale Spongiosa der Metaphysen aus. Er ist typischerweise von einem **Sklerosesaum** umgeben. Die **Kortikalis** kann **vorgewölbt** und **verdünnt** sein.

Radiologische Diagnostik: Auf dem **Röntgenbild** (Abb. **B-4.42**) breitet sich der zunächst in der Kompakta gelegene rundliche Aufhellungsbezirk im weiteren Verlauf in die subkortikale Spongiosa der Metaphysen aus. Er ist typischerweise von einem polyzyklischen oder girlandenartigen **Sklerosesaum** umgeben. Die **Kortikalis** kann **vorgewölbt** und **verdünnt** sein. Mit fortschreitendem Knochenwachstum verlagert sich der Prozess diaphysenwärts. Nach Abschluss des Wachstums wird die Läsion von normalem Knochen durchbaut, gelegentlich verbunden mit einer vorübergehenden Sklerosierung. Die Röntgenbefunde sind meist pathognomonisch für das NOF. Bisweilen erreichen die NOF eine erhebliche Größe, so dass pathologische Frakturen auftreten können.

▶ Merke

▶ **Merke:** Das nicht-ossifizierende Fibrom imponiert als kortikale, sklerotisch begrenzte Knochendestruktion mit traubenartiger, girlandenförmiger Anordnung. Meist ist es ein Zufallsbefund, der keiner Therapie bedarf.

◉ B-4.42   **Nicht-ossifizierendes Knochenfibrom**

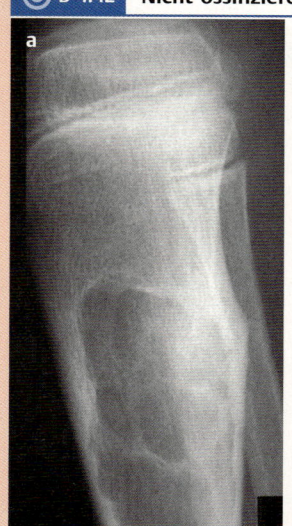
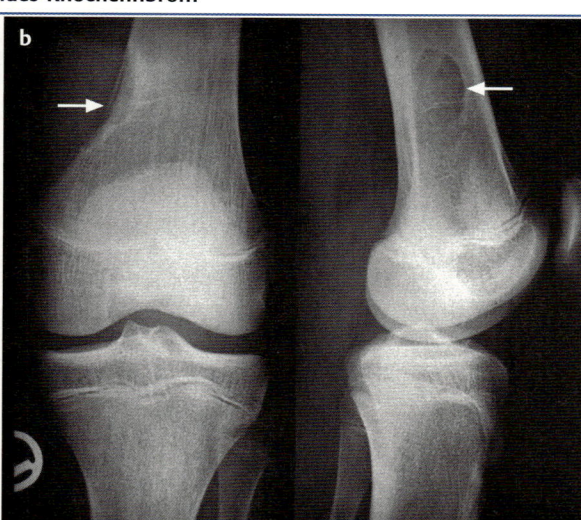

a Polyzyklische Sklerosierung mit eingeschlossenen Aufhellungsbezirken in der proximalen Tibiadiaphyse.
b Ovaläre Aufhellungszone mit schmalem umgebendem Sklerosesaum in der distalen Femurmetaphyse (Pfeile). Die Kortikalis über der Veränderung ist verdünnt.

Maligne primäre Knochentumoren

Chondrosarkom

Maligne primäre Knochentumoren

Chondrosarkom

▶ **Definition:** Das Chondrosarkom ist ein überwiegend aus knorpeligen Elementen aufgebauter, sarkomatöser Tumor.

◀ Definition

Allgemeines: Primäre Chondrosarkome haben ihren Ausgangspunkt im Markraum und sind in 75 % im Stammskelett sowie proximalem Humerus und Femur lokalisiert. Sekundäre Chondrosarkome entwickeln sich aus benignen Enchondromen (s.S. 339) der langen Röhrenknochen oder der platten Knochen sowie aus Osteochondromen (s.S. 338) (v. a. wenn sie multipel auftreten).

Klinik: Wie auch bei den anderen malignen Knochentumoren werden als uncharakteristische Symptome lokalisierter Schmerz und Schwellung beobachtet. Sie sind beim Chondrosarkom jedoch gewöhnlich weniger heftig und von längerer Dauer als bei anderen Tumoren.

Diagnostisches Vorgehen: s.S. 336 ff.

Allgemeines: Primäre Chondrosarkome gehen vom Markraum aus. Sekundäre Chondrosarkome entwickeln sich aus benignen Enchondromen oder Osteochondromen (s.S. 339).

Klinik: Lokalisierter Schmerz und Schwellung, jedoch weniger heftig und länger dauernd als bei anderen Tumoren.

Diagnostisches Vorgehen: s.S: 336 ff.

▶ **Merke:** Bei Knochentumoren mit endotumoraler Verkalkung muss immer an knorpelbildende Tumoren gedacht werden. Treten bei einem bekannten Enchondrom Schmerzen auf, so ist immer an eine maligne Entartung zu denken. Dies trifft auch zu, wenn die Destruktion zunimmt oder endostale Resorptionen festzustellen sind.

◀ Merke

Radiologische Diagnostik: Üblicherweise entstehen **zentral vom Markraum ausgehende Destruktionen** mit meist breiter und unscharfer Grenze (Abb. **B-4.43**). Die Destruktionen umfassen Spongiosa und Kortikalis und sind häufig von einem ausgedehnten paraossalen Tumoranteil begleitet. In über 50 % der Fälle werden auf der **Röntgenaufnahme fleckförmige intratumorale Verkalkungen** beobachtet. Häufig finden sich **periostale Knochenappositionen**. Bei Sitz in den flachen Knochen treten ausgedehntere Destruktionen auf und die Weichteilkomponente des Tumors erreicht oft eine erhebliche Größe. Zur exakten Größenbestimmung werden MRT oder auch CT eingesetzt. In der **CT** können die knöchernen Destruktionen und Verkalkungen, in der **MRT** die Weichteilkomponente besser beurteilt werden. Der Tumor zeigt ein deutliches KM-Enhancement. Bei exzentrischen Chondrosarkomen kann im MRT die Knorpelkappe exakt bestimmt werden.

Radiologische Diagnostik: Es entstehen **zentral vom Markraum ausgehende Destruktionen** mit meist breiter und unscharfer Grenze (Abb. **B-4.43**). Die Destruktionen umfassen Spongiosa und Kortikalis, häufig sind sie von einem ausgedehnten paraossalen Tumoranteil begleitet. In > 50 % zeigen sich auf der **Röntgenaufnahme fleckförmige intratumorale Verkalkungen,** häufig finden sich auch **periostale Knochenappositionen.**

◉ **B-4.43**   **Chondrosarkom**

◉ **B-4.43**

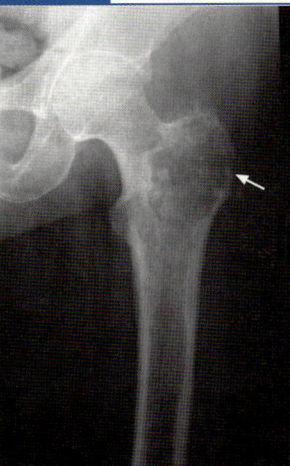

Große, unscharf begrenzte Destruktion (Pfeil) im Bereich des Trochanter major, die im proximalen und lateralen Anteil die Kortikalis durchbrochen und die Weichteile infiltriert hat. Innerhalb des Tumors sind fleckförmige Verkalkungen zu erkennen.

Osteosarkom

Osteosarkom

▶ Definition

▶ **Definition:** Das Osteosarkom ist ein hochmaligner Knochentumor mit ungünstiger Prognose. Kennzeichnend ist die Produktion von Knochengrundsubstanz (Osteoid) durch die malignen mesenchymalen Zellen, der Tumor kann aber auch vorwiegend Knorpel oder Bindegewebe enthalten. Sekundäre Osteosarkome können sich z. B. aus einer Ostitis deformans Paget entwickeln (s.S. 354).

Allgemeines: Häufig sind die Metaphysen der langen Röhrenknochen befallen, v. a. in Nachbarschaft zum Kniegelenk. Altersgipfel sind die 2., 7. und 8. Lebensdekade.

Allgemeines: Der Altersgipfel liegt in der 2., 7. und 8. Lebensdekade. Der Tumor betrifft überwiegend die Metaphysen der langen Röhrenknochen vor allem in der Region um das Kniegelenk (50 %). Andere Manifestationsorte sind proximaler Humerus, Becken- und Kieferknochen.

Klinik: Unspezifische Knochenschmerzen. Häufig frühzeitige hämatogene Metastasierung in die Lunge.

Klinik: Die Patienten klagen über unspezifische, lokalisierte Knochenschmerzen, die mit einer Schwellung verbunden sein können. Häufig kommt es zu einer frühzeitigen hämatogenen Metastasierung in die Lunge.

Diagnostisches Vorgehen: s.S: 336 ff.
Radiologische Diagnostik:

Diagnostisches Vorgehen: s.S. 336 ff.
Radiologische Diagnostik: Ein vorwiegend osteolytischer Prozess besteht, wenn bindegewebige oder knorpelige Elemente im Tumor überwiegen. Sklerosierungen beherrschen das Bild, wenn die Neubildung von Knochen überwiegt.

- Der **osteolytische Typ** ist im **Röntgenbild** meist durch **mottenfraßartige oder permeative Destruktionen** (Abb. B-4.44a) gekennzeichnet.

- Der **osteolytische Typ** des Osteosarkoms ist im **Röntgenbild** gekennzeichnet durch geografische Destruktionen mit unscharfer Begrenzung, meist jedoch durch **mottenfraßartige oder permeative Destruktionen** (Abb. **B-4.44a**). Die Kortikalis wird destruiert, es entwickelt sich eine paraossale Infiltration in die Weichteile. Wenn große Knochenabschnitte destruiert sind, können pathologische Frakturen auftreten.

- Beim **sklerosierenden Typ** stehen **unregelmäßige, diffuse oder umschriebene dichte Sklerosen** im Vordergrund (Abb. B-4.44b).

- Beim **sklerosierenden Typ** stehen **unregelmäßige, diffuse oder mehr umschriebene dichte Sklerosen** im Vordergrund (Abb. **B-4.44b**). Auch in den extraossären Tumoranteilen können ausgedehnte Verknöcherungen nachweisbar sein.

◎ B-4.44   Osteosarkom

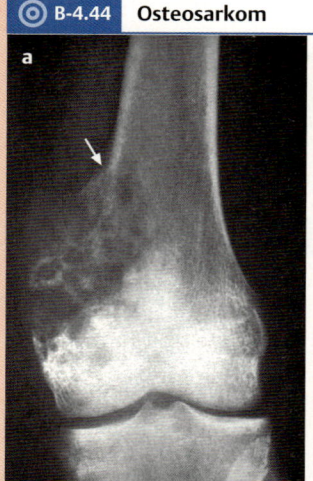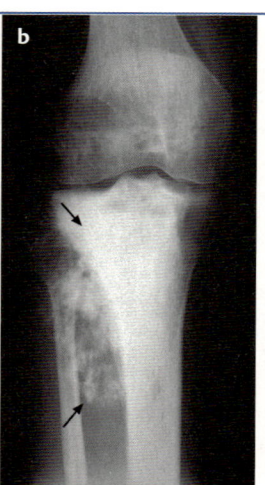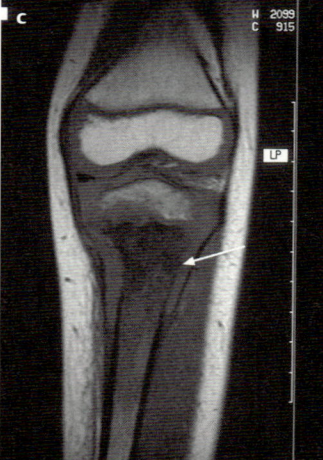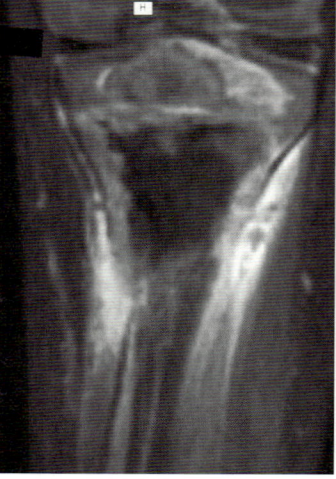

a Osteosarkom vom **osteolytischen Typ:** unscharf begrenzte, osteolytische Destruktion im Bereich des distalen Femurs bis in den Kondylus femoris medialis reichend. Die Kortikalis ist fast vollständig destruiert. In den Randbereichen des Tumors findet sich eine dreieckartige Periostreaktion (Codman-Dreieck, Pfeil). Das Osteosarkom hat die benachbarten Weichteile bereits infiltriert.
b Osteosarkom vom **sklerosierenden Typ:** unregelmäßig sklerosierte Raumforderung im Bereich der rechten proximalen Tibia (Pfeile). Es zeigt sich ein großer paraossaler Tumoranteil, der die Weichteile und die Fibula infiltriert hat.
c MRT bei Osteosarkom der linken proximalen Tibia. Die T_1-Wichtung in koronarer Schichtführung zeigt eine signalarme, unscharf begrenzte Läsion (Pfeil), die über die Epiphysenfuge in die Epiphyse sowie durch die Kortikalis in die umgebenden Weichteile einbricht. Nach KM-Gabe (T_1-Wichtung mit Fettsättigung) ist eine KM-Anreicherung vor allem in den Randbereichen des Tumors und in den umgebenden Weichteilen mit unscharfer Begrenzung zu erkennen. Zentral im Tumor fehlt eine Kontrastierung als Zeichen einer Nekrose.

- Der **gemischte Typ** ist die häufigste Form, die sowohl mottenfraßartige Destruktionen als auch inhomogene Sklerosierungen enthält.

- Der **gemischte Typ** ist die häufigste Form.

▶ **Merke: Periostale Knochenreaktionen** sind ein häufiges, wenngleich unspezifisches Röntgenzeichen des Osteosarkoms. Sie treten immer dann auf, wenn der Tumor makroskopisch oder mikroskopisch die Kortikalis penetriert hat und das Periost alteriert. Es können radiäre, spikuläre, lamelläre (**zwiebelschalenartige**) oder komplexe Periostreaktionen entstehen. Häufig kommt auch das sog. „**Codman-Dreieck**" vor (Abb. **B-4.44a**), d. h. in den Randbereichen des Tumors ist eine dreieckige Periostreaktion erkennbar, während unmittelbar über dem Tumor die Periostreaktionen durch einen massiven Geschwulstausbruch destruiert werden.

◀ **Merke**

Das **periostale Osteosarkom**, eine spezielle Form des Osteosarkoms, zeichnet sich durch eine Tumorausdehnung in der Kortikalis und in den angrenzenden Weichteilen aus, während der Markraum nicht infiltriert wird.

Das **periostale Osteosarkom**, eine spezielle Form des Osteosarkoms, dehnt sich in der Kortikalis und den angrenzenden Weichteilen aus.

Beim Osteosarkom (und beim Ewing-Sarkom, s.S. 350) können sich zudem sog. **Skip-lesions** entwickeln: Es handelt sich hierbei um weitere Tumormanifestationen im gleichen oder in einem benachbarten Knochen. Sie können synchron oder nacheinander auftreten.
Für die Planung von operativen Maßnahmen ist die genaue Bestimmung der Tumorausdehnung sehr bedeutsam, d. h. Ausdehnung im Knochenmark, in die paraossalen Weichteile, Infiltration in das Gefäß-Nerven-Bündel und in das Gelenk.

Es können sich weitere Tumormanifestationen im gleichen oder benachbarten Knochen entwickeln (sog. **Skip-lesions**).

Für die Planung von operativen Maßnahmen ist die genaue Bestimmung der Tumorausdehnung bedeutsam.

▶ **Merke:** Methode der Wahl zum Staging der Läsion an den Röhrenknochen ist die **MRT** (Abb. **B-4.44c**). Die Signalveränderungen hängen vom Ausmaß der Mineralisation der Matrix ab.

◀ **Merke**

Zum Nachweis evtl. bestehender **Lungenmetastasen** ist die **Thorax-CT** wesentlich sensitiver als Thorax-Übersichtsaufnahmen. Lungenmetastasen des Osteosarkoms können Verknöcherungen aufweisen. Aufgrund ihrer subpleuralen Lage können sie zu einem Spontanpneumothorax führen (s.S. 187).

Zum Nachweis evtl. bestehender **Lungenmetastasen** ist die **Thorax-CT** wesentlich sensitiver als Thorax-Übersichtsaufnahmen.

Parossales (juxtakortikales) Osteosarkom

Allgemeines: Diese seltenere Form des Osteosarkoms entwickelt sich in Periost oder parossalem Bindegewebe und hat eine wesentlich bessere Prognose. Es entsteht bevorzugt in der 3. und 4. Lebensdekade, Frauen erkranken häufiger. **Hauptlokalisationen** sind die Metaphysen der langen Röhrenknochen, besonders am distalen Femur, daneben auch an Tibia und Humerus.

Klinik: Häufig besteht eine über Jahre zunehmende schmerzlose Schwellung, die als harte Masse tastbar ist.
Radiologische Diagnostik: Der parossal gelegene Tumor zeichnet sich durch eine **kräftige Verknöcherung** aus, die im Gegensatz zur Myositis ossificans vom Zentrum zur Peripherie an Dichte abnimmt (Abb. **B-4.45**). Mit der Kortikalis ist der Tumor über einen Tumorstiel verbunden, von dem in späteren Stadien, besonders bei Rezidiven, eine Infiltration der Spongiosa ausgehen kann. Neben diesen pilzartigen Formen können auch zirkulär um den Knochen wachsende Tumoren entstehen. Auf Tomogrammen zeigt sich gelegentlich eine regelrechte Trabekulierung des Tumors.

Parossales (juxtakortikales) Osteosarkom

Allgemeines: Diese seltenere Form des Osteosarkoms entwickelt sich in Periost oder parossalem Bindegewebe und hat eine bessere Prognose. **Hauptlokalisationen** sind die Metaphysen der langen Röhrenknochen.

Klinik: Häufig über Jahre zunehmende schmerzlose Schwellung.

Radiologische Diagnostik: Der parossal gelegene Tumor zeichnet sich durch eine **kräftige Verknöcherung** aus, die vom Zentrum zur Peripherie an Dichte abnimmt (Abb. **B-4.45**).

B-4.45

B-4.45   Juxtakortikales Osteosarkom

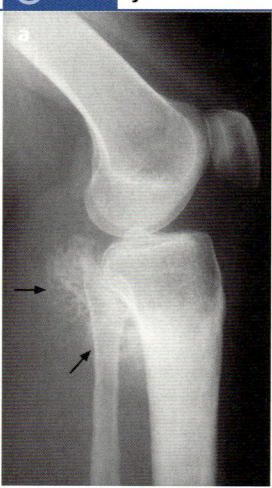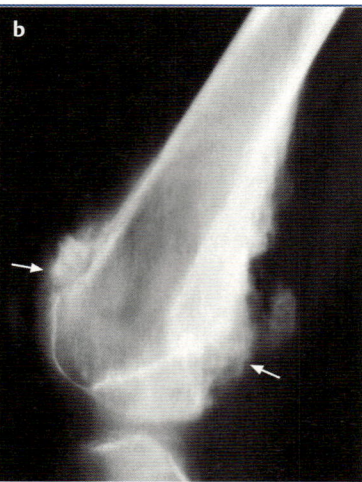

a Von der Tibiametaphyse nach dorsal in die Weichteile infiltrierende Raumforderung (Pfeile). Der Tumor weist inhomogene streifige und kleinfleckige Verkalkungen auf.
b Seitliches Tomogramm des distalen Femurs bei zirkulär wachsendem parossalem Osteosarkom: sowohl ventral als auch dorsal gelegene randständige unregelmäßig begrenzte Verknöcherung (Pfeile), deren Dichte zur Peripherie hin abnimmt. Im Bereich der Verknöcherung ist die normale Knochenstruktur zerstört.

Ewing-Sarkom

▶ **Definition**

Allgemeines: Der Tumor tritt bevorzugt in den **Diaphysen der langen Röhrenknochen**, v. a. im Femur auf.

Klinik: Häufig – im Gegensatz zu anderen Tumoren – Allgemeinsymptome wie Fieber, Leukozytose, Anämie und BKS-Erhöhung.

Diagnostisches Vorgehen: s.S. 336 ff.
Radiologische Diagnostik: Der zentral im Knochenmark entstehende Tumor verursacht auf dem **Röntgenbild mottenfraßartige oder permeative Destruktionen** mit einer breiten Übergangszone zum gesunden Knochen (Abb. **B-4.46a**). Die Kortikalis wird irregulär zerstört, es entwickeln sich frühzeitig **periostale Reaktionen** (Spikulae, Codman-Dreieck, s. a. S. 349). Die **MRT** wird zur exakten Größenbestimmung eingesetzt und zeigt eine starke KM-Anreicherung (Abb. **B-4.46b**).

Eine Differenzierung von Ewing-Sarkom und akuter hämatogener Osteomyelitis ist oft nur mit der MRT möglich.

Ewing-Sarkom

▶ **Definition:** Das Ewing-Sarkom ist ein hochmaligner primärer Knochentumor des Kindes- und Jugendalters, der sich im Knochenmark entwickelt. Er zeigt ein sehr aggressives Destruktionsmuster (mottenfraßartig, permeativ) und frühzeitig Periostverknöcherungen.

Allgemeines: Der Tumor tritt bevorzugt in den **Diaphysen der langen Röhrenknochen**, v. a. im Femur und etwas seltener in Humerus, Tibia und Fibula auf. Becken und Rippen können ebenfalls befallen sein.
Klinik: Neben lokalen Schmerzen und einem häufig nachweisbaren Weichteiltumor treten beim Ewing-Sarkom im Gegensatz zu anderen Knochentumoren nicht selten Allgemeinsymptome wie Fieber, Leukozytose, Anämie und BKS-Erhöhung auf.

Diagnostisches Vorgehen: s.S. 336 ff.
Radiologische Diagnostik: Der zentral im Knochenmark entstehende Tumor verursacht auf dem **Röntgenbild mottenfraßartige oder permeative Destruktionen** mit einer breiten Übergangszone zum gesunden Knochen (Abb. **B-4.46a**). Die Kortikalis wird irregulär zerstört. Frühzeitig entwickeln sich **periostale Reaktionen** mit Spikulae und Codman-Dreieck (s.S. 349). Die als typisch beschriebenen konzentrischen, zwiebelschalenartigen Periostverknöcherungen werden relativ selten beobachtet. Häufig findet sich ein großer extraossärer Tumoranteil in den angrenzenden Weichteilen. Für die Beurteilung der exakten Größenausdehnung, insbesondere auch des Weichteilanteils, wird die **MRT** eingesetzt, die die typischen Signalveränderungen (hypointens in T_1- und hyperintens in T_2-gewichteten Bildern) sowie eine starke KM-Anreicherung zeigt (Abb. **B-4.46b**).
Klinisch und röntgenologisch ist eine Differenzierung von Ewing-Sarkom und akuter hämatogener Osteomyelitis oft nicht möglich. Mit der MRT ist das Ödem bzw. der Abszess der Osteomyelitis meist gut von der soliden Raumforderung des Ewing-Sarkoms abzugrenzen.

⊚ **B-4.46** **Ewing-Sarkom**

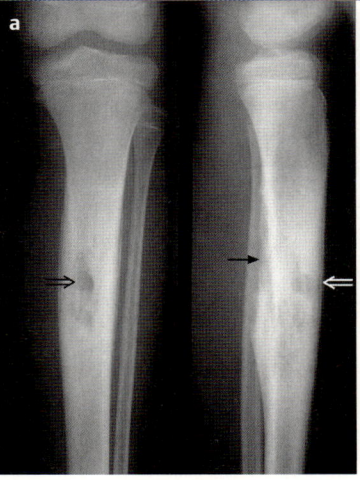 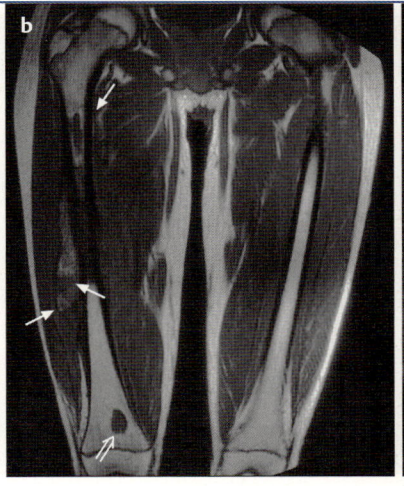 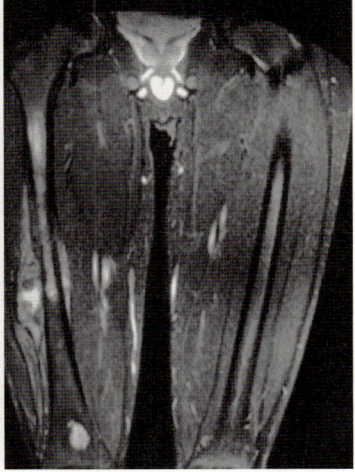

a Irreguläre Sklerosierung in der proximalen Tibiadiaphyse. An der Tibiahinterkante ist die Kortikalis destruiert (Pfeil). Im proximalen und distalen Bereich der Kortikalisdestruktion sind Codman-Dreiecke zu erkennen. Der Tumor hat die dorsalen Weichteile infiltriert. Die zentral im Tumor (Doppelpfeil) gelegene zylinderförmige Aufhellung entspricht einem Defekt nach Biopsie.
b MRT bei Ewing-Sarkom des rechten Femurs. Die T_1-Wichtung zeigt eine hypointense Raumforderung im proximalen und mittleren Schaft und einen großen Tumoranteil in den Weichteilen (Pfeile). Ein zweiter kleiner Herd ist in der distalen Femurmetaphyse erkennbar (Doppelpfeil). Nach KM-Gabe zeigt sich ein deutliches, etwas inhomogenes Enhancement.

Plasmozytom

Plasmozytom

▶ **Synonym:** Multiples Myelom

◀ Synonym

▶ **Definition:** Das Plasmozytom entsteht durch eine maligne Proliferation von monoklonalen B-Lymphozyten v. a. im roten Knochenmark. In der Folge kommt es zur Infiltration des Knochenmarks, Verdrängung der normalen Blutbildung und Knochendestruktion, wobei zunächst die Spongiosa und im weiteren Verlauf auch die Kompakta zerstört wird.

◀ Definition

Allgemeines: Mit einem Anteil von ca. 40 % ist das Plasmozytom der **häufigste maligne Knochentumor**. Der Altersgipfel liegt zwischen der 5. und 7. Lebensdekade. Es wird zwischen der primär solitären (eigentliches **Plasmozytom**) und der häufigeren multilokulären-polyostotischen **(multiples Myelom)** Form unterschieden.

Allgemeines: Der **häufigste maligne Knochentumor** tritt meist zwischen 5. und 7. Lebensdekade auf. Es werden **solitäres Plasmozytom** und **multiples Myelom** unterschieden.

▶ **Merke:** Entsprechend der Verteilung des hämatopoetischen Knochenmarks ist das Stammskelett bevorzugt befallen: Wirbelsäule (35 %), Becken (14 %), Schädel (12 %), Rippen sowie die proximalen Anteile der langen Röhrenknochen.

◀ Merke

Klinik: Die Patienten leiden unter lokalen oder diffusen Knochenschmerzen. Der Allgemeinzustand ist reduziert, es besteht eine Anämie.
Diagnostisches Vorgehen: Laborchemisch sind eine **extrem beschleunigte BKS** und der **Nachweis monoklonaler Immunglobuline im Serum und/oder Urin** charakteristisch. In fortgeschrittenen Stadien können Hyperkalzämie und Nephrokalzinose auftreten. Die **Knochenmarkpunktion** mit Zytologie und Histologie zeigt eine Erhöhung des Plasmazellanteils und/oder Plasmazellinfiltration. Der **Nachweis osteolytischer Herde** erfolgt durch die Anfertigung von **Röntgenbildern** verschiedener Skelettabschnitte.
Radiologische Diagnostik: Die **solitäre Form des Plasmozytoms** zeichnet sich durch eine geografische Destruktion aus, die teilweise Septierungen enthalten kann und eine mehr oder weniger scharfe Randbegrenzung besitzt. Oft findet

Klinik: Knochenschmerzen, Anämie, reduzierter Allgemeinzustand.

Diagnostisches Vorgehen: Charakteristisch sind eine **extrem beschleunigte BKS** und **monoklonale Immunglobuline im Serum und/oder Urin.** Die **Knochenmarkpunktion** zeigt eine Plasmazellinfiltration. Der **Nachweis osteolytischer Herde** erfolgt durch **Röntgenbilder.**

Radiologische Diagnostik: Die **solitäre Form des Plasmozytoms** zeichnet sich durch eine geografische Destruktion aus.

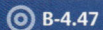

B-4.47   Plasmozytom

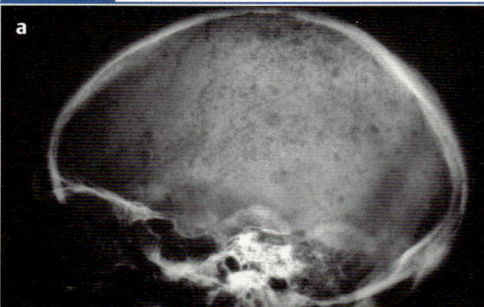
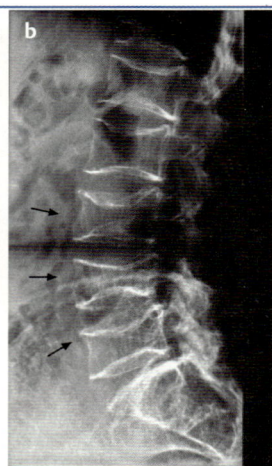

a „Schrotschussschädel" mit generalisiert in der
Schädelkalotte auftretenden Osteolysen.
b Kompressionsfrakturen der Wirbelsäule (Pfeile).

Oft findet sich ein Weichteiltumor in der Umgebung.

Das **multiple Myelom** kann sich auf der **Röntgenaufnahme** (Abb. **B-4.47**) manifestieren als:
- **diffuse Osteoporose**
- **multiple Osteolysen**
- **fleckförmige, mottenfraßähnliche, unscharfe Destruktionen**.

Bei Befall der **Wirbelsäule** kann es rasch zu Kompressionsfrakturen kommen. Bei generalisierten Osteolysen in der **Schädelkalotte** entsteht das Bild des „Schrotschussschädels".
Eine **Anreicherung im Szintigramm** fehlt häufig.

In der **MRT** sind die Läsionen in der T_1-Wichtung signalarm. Meist findet sich eine homogene Durchsetzung des Knochenmarks.

▶ Merke

▶ Klinischer Fall

sich ein teilweise großer Weichteiltumor in der Umgebung der Knochendestruktion.
Beim **multiplen Myelom** sind auf der **Röntgenaufnahme** verschiedene Manifestationsformen möglich (Abb. **B-4.47**).
- Eine **diffuse Osteoporose** ohne sicher abgrenzbare Osteolysen mit einem grobsträngigen Bild des Knochens.
- **Multiple**, scharf begrenzte, bis reiskorngroße **Osteolysen** verursachen ein fleckiges, wabiges Erscheinungsbild. Die Größe dieser Osteolysen ist relativ einheitlich.
- Formen mit **fleckförmigen, mottenfraßähnlichen, unscharfen Destruktionen**, die für eine schnelle Infiltration sprechen.

Bei Befall der **Wirbelsäule** kann es relativ rasch zu Kompressionsfrakturen mit Kyphose und Skoliose kommen. Bei generalisiert in der **Schädelkalotte** auftretenden Osteolysen entsteht das Bild des „Schrotschussschädels". Osteosklerotische Veränderungen werden meist infolge der Therapie beobachtet.

In mehr als der Hälfte der Fälle **fehlt eine Anreicherung im Szintigramm**, die normalerweise nur bei reaktiver Knochenneubildung bzw. aggressivem Wachstum auftritt.

In der **MRT** zeigen die Läsionen in der T_2-Wichtung ein unterschiedliches Signalverhalten, in der T_1-Wichtung sind sie signalarm. In der Regel findet sich eine homogene Durchsetzung des Knochenmarks, insbesondere am Achsenskelett.

▶ **Merke:** Wenn im Röntgenbild eine Osteolyse erkennbar ist, aber eine Anreicherung im Skelettszintigramm fehlt, ist das Plasmozytom die häufigste Ursache.

▶ **Klinischer Fall.** 67-jährige Patientin in deutlich reduziertem Allgemeinzustand mit diffusen Knochenschmerzen. Die BKS war mit 140/185 stark erhöht, im Serum konnten monoklonale Antikörper nachgewiesen werden. Die Seitaufnahme des Schädels (Abb. **B-4.47a**) zeigt multiple scharf begrenzte Osteolysen in nahezu allen Anteilen der Schädelkalotte (Schrotschussschädel). Die Struktur der Wirbelkörper (Abb. **B-4.47b**) erscheint grobsträngig, die Strahlentransparenz ist erhöht. Die Grund- und Deckplatten der LWK sind eingebrochen (Fischwirbel), die LWK 3 bis 5 (Pfeile) insgesamt leicht höhengemindert infolge von Kompressionsfrakturen.

Knochenmetastasen

▶ **Merke:** Knochenmetastasen als „sekundäre Knochentumoren" stellen die bei weitem häufigste maligne Skeletterkrankung dar.

Knochenmetastasen

▶ Merke

Sie treten bei etwa 25 % aller Malignome auf. Die Metastasierung erfolgt überwiegend auf **hämatogenem Weg**, z. T. auch unter Umgehung von Leber und Lungen direkt über das sog. Batsonsche vertebrale Venensystem in die Wirbelsäule (vertebraler Metastasierungstyp). Bevorzugt entstehen Metastasen in Skelettbereichen, die rotes Knochenmark enthalten, besonders **betroffen** sind daher **Wirbelsäule** (etwa 64 %), **Rippen, Becken** und **Schädel**, seltener auch der proximale Humerus und Femur. Vor allem bei fortgeschrittenem Tumorleiden können Metastasen aber prinzipiell in allen Knochen auftreten. Nur 10 % der Skelettmetastasen sind primär solitär.

Klinik: Relativ häufig sind Skelettmetastasen symptomlos. Schmerzen treten v. a. bei pathologischen Frakturen, Kompression oder Infiltration von Nerven, Plexus oder Rückenmark auf. Kompressionsfrakturen der Wirbelkörper können zu einer Fehlstellung (Kyphose, Skoliose) oder Verkürzung der Wirbelsäule führen.

Diagnostisches Vorgehen: Als Suchmethode wird üblicherweise zunächst die Skelettszintigraphie eingesetzt. Dort nachgewiesene Herdbefunde werden dann gezielt radiologisch und ggf. auch mit der MRT nachuntersucht. Die Diagnose und Abgrenzung von Skelettmetastasen ist schwierig. Laborchemisch fällt evtl. eine erhöhte alkalische Phosphatase auf. Auch die Bestimmung von Tumormarkern kann weiterhelfen.

Die **Skelettszintigraphie** ist sehr sensitiv für den Nachweis von Skelettmetastasen (v. a. osteoplastische und gemischtförmige Metastasen) und zeigt üblicherweise eine Aktivitätsmehranreicherung. Kleine, rein osteolytische Metastasen können dagegen dem szintigraphischen Nachweis entgehen. Als Sonderform kann bei einer massiven, diffusen Metastasierung eine homogene Mehranreicherung im Skelett (Overscan) entstehen. Die Szintigraphie führt in ca. 5 % der Fälle zu falsch-positiven Befunden, z. B. durch degenerative und posttraumatische Veränderungen.

Die **MRT** ist die sensitivste Methode zur Detektion von Skelettmetastasen. Gegen ihren generellen Einsatz, insbesondere als Screeningmethode, spricht die fehlende Darstellbarkeit aller Skelettabschnitte in einer Untersuchung. Es finden sich die typischen Signalalterationen von tumorösen Veränderungen – signalhypointens in der T_1- und je nach Verkalkungsgrad signalhypo- oder -hyperintens in der T_2-Wichtung. Nahezu alle Skelettmetastasen nehmen KM auf.

Radiologische Diagnostik: Radiologisch wird zwischen **osteolytischen, osteoplastischen (osteosklerotischen) und gemischt osteolytisch-osteoplastischen Metastasen** unterschieden. Verschiedene Primärtumoren neigen zu bestimmten Metastasentypen (Tab. **B-4.7**).

- **Osteolytische Metastasen** zeichnen sich durch unterschiedlich große, unscharf begrenzte Destruktionen aus, die zunächst in der Spongiosa, später auch in der Kompakta auftreten (Abb. **B-4.48a**). Bisweilen sind auch sehr aggressive Destruktionsmuster nachweisbar. Randsklerosen oder periostale Reaktionen fehlen meist.

Sie treten bei etwa 25 % aller Malignome auf. Die Metastasierung erfolgt überwiegend auf **hämatogenem Weg**. Bevorzugt entstehen Metastasen in Skelettbereichen, die rotes Knochenmark enthalten. Besonders **betroffen** sind daher **Wirbelsäule, Rippen, Becken** und **Schädel**. Nur 10 % der Skelettmetastasen sind primär solitär.

Klinik: Häufig symptomlos; Schmerzen treten bei pathologischen Frakturen sowie Kompression oder Infiltration von Nerven, Plexus oder Rückenmark auf.

Diagnostisches Vorgehen: Als Suchmethode wird die Skelettszintigraphie eingesetzt. Dort nachgewiesene Herde werden gezielt radiologisch und ggf. mit der MRT nachuntersucht.

Die **Skelettszintigraphie** ist sehr sensitiv und zeigt üblicherweise eine Aktivitätsmehranreicherung. Sie führt in ca. 5 % der Fälle zu falsch-positiven Befunden, z. B. durch degenerative und posttraumatische Veränderungen.

Die **MRT** ist die sensitivste Methode zur Detektion von Skelettmetastasen. Es finden sich die typischen Signalalterationen von tumorösen Veränderungen. Nahezu alle Skelettmetastasen nehmen KM auf.

Radiologische Diagnostik: Unterschieden wird zwischen **osteolytischen, osteoplastischen (osteosklerotischen) und gemischt osteolytisch-osteoplastischen Metastasen** (Tab. **B-4.7**).

- **Osteolytische Metastasen** zeichnen sich durch unterschiedlich große, unscharf begrenzte Destruktionen aus (Abb. **B-4.48a**).
- Bei **osteoplastischen Metastasen** finden sich unscharf begrenzte Bereiche erhöh-

B-4.7 Häufigkeit von Knochenmetastasen

Organ/Tumor	Inzidenz	relativer Anteil an allen Metastasen	osteolytisch	osteoplastisch	gemischt
Mamma-Karzinom	60 %	35 %	(+)		+
Prostata-Karzinom	50 %	30 %		+	
Bronchial-Karzinom	35 %	10 %	+	+	
Nieren-Karzinom	47 %	5 %	+		
Schilddrüsen-Karzinom	15 %	2 %	+		+
Kolon-Karzinom	10 %	1 %	+	(+)	

⊙ **B-4.48**   **Radiologische Befunde bei Knochenmetastasen**

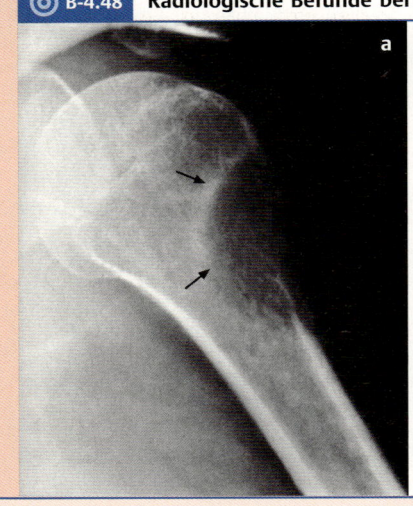
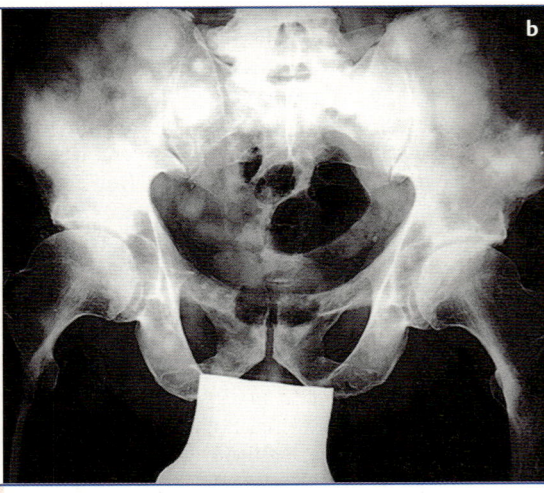

a Osteolytische Metastase bei Hypernephrom: im Skelettszintigramm hatte sich eine Mehranreicherung im proximalen linken Humerus gefunden. Im Röntgenbild große unscharf begrenzte osteolytische Destruktion im proximalen Humerus (Pfeile).

b Osteoplastische Metastasen bei Prostatakarzinom: in der Beckenübersicht sind multiple konfluierende Sklerosierungen in fast allen abgebildeten Arealen zu erkennen.

ter Dichte, in denen die normale Knochenstruktur nicht mehr erkennbar ist (Abb. **B-4.48b**).

- Die **gemischten Metastasen** zeigen ein fleckförmiges Bild.

- Bei **osteoplastischen Metastasen** finden sich meist unscharf begrenzte Bereiche erhöhter Dichte, in denen die normale Knochenstruktur nicht mehr erkennbar ist (Abb. **B-4.48b**). Die knöchernen Grenzen können sich auflösen. Ursache ist eine Ablagerung von neugebildetem metaplastischem Knochen.
- Die **gemischt osteolytisch-osteoplastischen Metastasen** zeigen ein fleckförmiges Bild mit einem Nebeneinander von osteolytischen und osteoplastischen Veränderungen.

▶ **Merke**

▶ **Merke:** Selbst bei einer Destruktion von mehr als 30 % der Spongiosa eines Wirbelkörpers können röntgenologische Veränderungen fehlen. Andererseits führen schon kleine Metastasen bei Ausdehnung in die Kortikalis zu röntgenologisch erkennbaren Zeichen. Daher ist an der Wirbelsäule sorgfältig auf Destruktionen der Bogenwurzeln zu achten, die sich als Unterbrechung oder vollständige Auflösung der Bogenovale auf der a. p.-Aufnahme manifestieren. Dies ist oft das erste und einzige Zeichen von Wirbelmetastasen!

4.3.8 Ostitis deformans Paget

4.3.8 Ostitis deformans Paget

▶ **Synonym**

▶ **Synonym:** Morbus Paget

▶ **Definition**

▶ **Definition:** Störung des Knochenab- und -anbaus ungeklärter Ätiologie.

Allgemeines: Beginn nach dem 40. Lebensjahr; alle Skelettabschnitte können befallen sein. Eine maligne Entartung ist selten (1 %).

Allgemeines: Die Erkrankung beginnt meist nach dem 40. Lebensjahr. Prinzipiell können alle Skelettabschnitte befallen sein. Eine maligne Entartung (Paget-Sarkom, sekundäres osteogenes Sarkom) wird in ca. 1 % der Fälle beobachtet.

▶ **Merke**

▶ **Merke:** Der Morbus Paget kann mono-, oligo- oder polyostotisch auftreten.

Klinik: Verbiegungen der langen Röhrenknochen, Skelettschmerzen, Zunahme des Kopfumfangs und Spontanfrakturen sind hinweisend.

Diagnostisches Vorgehen: Laborchemisch ist eine starke **Erhöhung der alkalischen Phosphatase** kennzeichnend.

Klinik: Häufig wird die Erkrankung als Zufallsbefund entdeckt. Verbiegungen der langen Röhrenknochen, Skelettschmerzen (v. a. bei Befall von Schädel, Knie und Hüfte), eine Zunahme des Kopfumfangs oder Spontanfrakturen können hinweisend sein.

Diagnostisches Vorgehen: Neben der Klinik ist laborchemisch eine starke **Erhöhung der alkalischen Phosphatase** infolge einer erheblich gesteigerten Aktivität der Osteoblasten kennzeichnend. Typische Veränderungen der klinisch betroffenen Knochen in Röntgenbild und Knochenszintigraphie sichern die Diagnose.

Radiologische Diagnostik: Beim Morbus Paget werden **3 Stadien** unterschieden, die **röntgenologisch** nicht isoliert, sondern meist nebeneinander entweder an mehreren Stellen des Skeletts oder gleichzeitig an einem Knochen gefunden werden.

Radiologische Diagnostik: Es werden **3 Stadien** unterschieden, die **röntgenologisch** meist nebeneinander gefunden werden.

▶ **Merke:** Bevorzugt betroffen sind Schädel, Wirbelsäule, Becken und lange Röhrenknochen, wobei die Fibula charakteristischerweise meist ausgespart bleibt.

◀ **Merke**

- **Stadium I** (osteolytisches Stadium): Typisch sind mehr oder weniger ausgedehnte Osteolysen, die röntgenologisch ein aggressives Destruktionsmuster zeigen können, das an maligne Knochentumoren erinnert. Die Läsionen beginnen gelenknah und breiten sich diaphysenwärts aus.
- **Stadium II** (kombiniertes Stadium): Destruktionen und produktive Vorgänge kommen nebeneinander vor. Neuer, von der Kompakta ausgehender Knochen wächst in die Spongiosa ein. Appositionen führen zu einer Zunahme des Knochenumfangs. Die Kompakta wirkt aufgeblättert und strähnig, die trabekuläre Spongiosastruktur erweitert und verdickt. Die Außenkontur des Knochens wird wellig.

- **Stadium I** (osteolytisches Stadium): Typisch sind ausgedehnte Osteolysen, die ein aggressives Destruktionsmuster zeigen können.
- **Stadium II** (kombiniertes Stadium): Destruktionen und produktive Vorgänge kommen nebeneinander vor. Die Außenkontur des Knochens wird wellig.

▶ **Merke:** Die Verdickung des betroffenen Knochens mit strähniger Aufblätterung der Kompakta ist ein besonders kennzeichnender Befund beim Morbus Paget.

◀ **Merke**

- **Stadium III** (Sklerosestadium): Der transformierte Knochen nimmt an Volumen und Dichte zu, bis eine relativ homogene Sklerosierung erreicht ist.

- **Stadium III** (Sklerosestadium): Der Knochen zeigt eine homogene Sklerosierung.

Am **Schädel** beginnt der Morbus Paget mit einzelnen oder mehreren rundlichen, gut begrenzten Aufhellungsbezirken in der Schädelkalotte (**zirkumskripte Osteoporose**). Dabei bleibt die Tabula interna charakteristischerweise intakt. Im Stadium II geht die Sklerose von der Tabula interna aus, Diploe und Tabula externa **nehmen an Umfang zu** (Leontiasis ossea). Durch die dichte Sklerose im Stadium III wird die Dreischichtung der Schädelkalotte aufgehoben. Die **Nasennebenhöhlen können obliterieren**. Die verminderte Knochenstabilität führt bei Befall der Okzipitalregion zu einer basilären Impression (s.S. 622).

An der **Wirbelsäule** können im Stadium I die Osteolysen zu einer Sinterung des Wirbelkörpers führen. Im Stadium II kommt es zur Volumenzunahme des befallenen Wirbelkörpers und zur Verdickung der Kompakta mit Ausbildung einer **Rahmenstruktur**. Im Stadium III ist eine weitgehend homogene, dichte Sklerosierung des Wirbelkörpers zu beobachten. Bei Beteiligung eines Wirbelbogens wird der Spinalkanal eingeengt.

Am **Schädel** finden sich rundliche Aufhellungsbezirke in der Schädelkalotte (**zirkumskripte Osteoporose**). Im Stadium II nehmen Diploe und Tabula externa **an Umfang zu** (Leontiasis ossea). Im Stadium III können die **NNH obliterieren**, ein Befall der Okzipitalregion kann zur basilären Impression führen (s.S. 622).

An der **Wirbelsäule** können im Stadium I die Osteolysen zu einer Sinterung des Wirbelkörpers führen. Im Stadium II zeigen die Wirbelkörper eine **Rahmenstruktur**, im Stadium III eine dichte Sklerosierung.

⊙ **B-4.49**   **Morbus Paget**

⊙ **B-4.49**

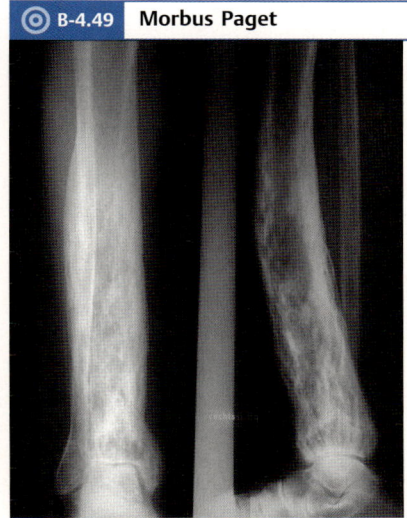

An den **langen Röhrenknochen** (Abb. B-4.49) kommt es neben einer **Volumenzunahme** zur **Verbiegung** der betroffenen Knochen (Femur hirtenstabartig, Tibia säbelartig).

Die **Skelettszintigraphie** zeigt schon im Frühstadium eine **deutliche Mehranreicherung.**

▶ **Klinischer Fall**

An den **langen Röhrenknochen** (Abb. **B-4.49**) kommt es neben einer **Volumenzunahme** zur **Verbiegung** der betroffenen Knochen (Femur hirtenstabartig, Tibia säbelartig). Als typische Komplikationen treten Ermüdungsbrüche auf. Infraktionen und Looser-Umbauzonen werden häufig an der Konvexität der verbogenen Röhrenknochen beobachtet.
Die **Skelettszintigraphie** zeigt charakterischerweise eine **deutliche Mehranreicherung**, die schon im Frühstadium der Erkrankung auftritt (noch vor den röntgenologischen Veränderungen).

▶ **Klinischer Fall.** Bei einem 62-jähriger Patienten wurde aus einem supraklavikulären Lymphknoten eine PE entnommen. Die histologische Untersuchung ergab ein „undifferenziertes Karzinom". Bei der Primärtumorsuche wurde eine Röntgenaufnahme des rechten Unterschenkels angefertigt, da der Patient Schmerzen im rechten Bein angab (Abb. **B-4.49**). Es zeigt sich eine Auftreibung und antekurvatorische Deformierung der Tibia mit unregelmäßigen Sklerosen und Verdichtungen der Kortikalis, die nach außen wellig begrenzt ist. Die Spongiosastruktur ist vergröbert.
Als symptomatische Therapie wurden dem Patienten Analgetika und Kalzitonin (Osteoklastenaktivität ↓) verordnet. Von einer Umstellungsosteotomie wurde bei diesem Patienten wegen seiner malignen Grunderkrankung abgesehen.

4.3.9 Fibröse Dysplasie (Jaffé-Lichtenstein)

▶ **Definition**

4.3.9 Fibröse Dysplasie (Jaffé-Lichtenstein)

▶ **Definition:** Bindegewebiger Ersatz des spongiösen Knochens sowie des Knochenmarkes mit Faserknochenbildung ungeklärter Ätiologie. Auch die Kortikalis kann partiell durch Faserknochen ersetzt werden.

Allgemeines: Manifestationsalter meist in der 1. und 2. Lebensdekade. **Hauptlokalisationen** sind die langen Röhrenknochen, Schädel, knöcherner Thorax und Becken. Die Erkrankung tritt monostotisch oder oligoostotisch mit bilateralem Befall auf.

Klinik: Häufig sind **Knochenschmerzen.** In der Regel sistiert der Prozess mit dem Abschluss der Skelettreifung.

Radiologische Diagnostik: Im **Röntgenbild** (Abb. **B-4.50**) ist ein Knochenumbau mit Strukturverlust, mattglasartigem Aussehen und seifenblasenähnlichen wabig-zystischen Destruktionen kennzeichnend. Die Umbauzonen sind oft von einem scharf begrenzten Sklerosesaum abgegrenzt. Der Faserknochen ist kalkarm und weich, so dass es zu Verbiegungen der langen Röhrenknochen und Ermüdungsbrüchen kommt.

Bei der **monostotischen Form** finden sich solitäre Herde mit sklerosiertem, scharf begrenztem Rand, bei der **oligoostotischen Form** mehr mattglasartige Herde mit Deformierungen.

Am **Schädel** entstehen gemischte Veränderungen aus Abbau und Knochenneubildungen mit watteähnlichem Bild.

Allgemeines: Das Manifestationsalter liegt meist in der 1. und 2. Lebensdekade. **Hauptlokalisationen** sind die langen Röhrenknochen, besonders der Femur, sowie der Schädel, der knöcherne Thorax und das Becken. Die Erkrankung tritt entweder monostotisch oder oligoostotisch mit bilateralem Befall unter Bevorzugung einer Seite auf. Die Kombination aus oligoostotischer Form, Pubertas praecox und Café-au-lait-Flecken wird als McCune-Albright-Syndrom bezeichnet.
Klinik: Als häufigstes Symptom werden **Knochenschmerzen** angegeben. Weiterhin können Verformungen der befallenen Skelettabschnitte auffallen. In der Regel sistiert der Prozess mit dem Abschluss der Skelettreifung, eine weitere Größenzunahme einzelner Herde ist jedoch auch noch im Erwachsenenalter möglich.
Radiologische Diagnostik: Im **Röntgenbild** (Abb. **B-4.50**) ist ein Knochenumbau mit Strukturverlust, der mit mattglasartigem Aussehen und seifenblasenähnlichen wabig-zystischen Destruktionen einhergeht, kennzeichnend. Die Umbauzonen sind häufig von einem scharf begrenzten Sklerosesaum abgegrenzt. Die verdünnte Kompakta kann sich nach außen vorwölben, seltener tritt eine Dickenzunahme der Kompakta auf. Echte Zysten können durch Nekrosen und Einblutungen entstehen. Knochenneubildungen gehen in der Regel von der Spongiosa aus, die dadurch ein unregelmäßiges fleckiges Muster annimmt. Der Faserknochen ist kalkarm und weich, so dass Verbiegungen der langen Röhrenknochen (Hirtenstabform des Femurs, Crus antecurvatum und varum), Ermüdungsbrüche und Looser-Umbauzonen auftreten.
Bei der **monostotischen Form** finden sich solitäre Herde mit unterschiedlich stark sklerosiertem, scharf begrenztem Rand. Bei der **oligoostotischen Form** zeigen sich mehr mattglasartige Herde, die mit Deformierungen, Volumenzunahme oder stärkerer Verbiegung einhergehen.

Am **Schädel** entstehen gemischtförmige Veränderungen aus Abbau und Knochenneubildungen mit watteähnlichem Bild. Für die vordere Schädelbasis ist ein pagetoider Typ aus sklerosierenden Veränderungen mit Volumenzunahme charakteristisch. Bei einem schweren Befall des Gesichtsschädels entwickelt sich das Bild der Leontiasis ossea.

⊚ B-4.50   Fibröse Dysplasie

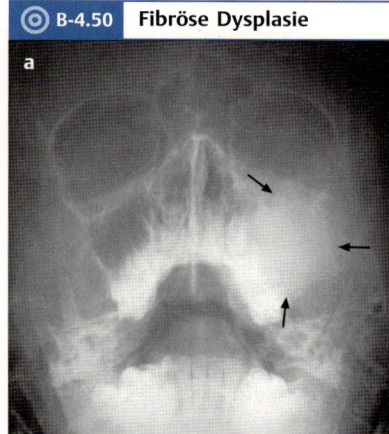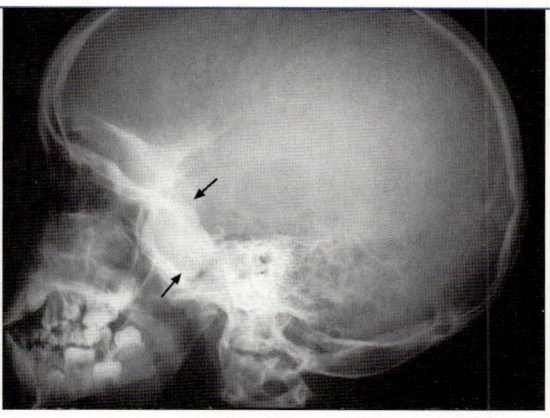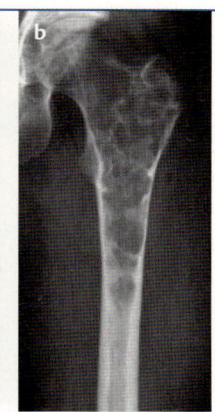

a Stark sklerosierte Raumforderung (Pfeile) im Bereich der linken vorderen Schädelbasis, die den linken Sinus maxillaris, das Keilbein und das Jochbein erfasst hat.
b Seifenblasenähnliche wabig-zystische Destruktionen im proximalen Femur. Die Läsion ist von einem scharf begrenzten Sklerosesaum umgeben.

Das **Szintigramm** spiegelt die Vaskularisation und den Grad der Knochenbildung wider, so dass die Mehrheit der Läsionen eine erhöhte Radionuklidanreicherung zeigt. Das Milchglasphänomen wird am besten in der **CT** erkannt.

4.3.10 Gelenkerkrankungen

Degenerative Gelenkerkrankung

▶ **Synonym:** Arthrosis deformans, Arthrose

▶ **Definition:** Bei der Arthrosis deformans handelt es sich um Verschleißerscheinungen in einem Gelenk durch ein Missverhältnis zwischen Belastung und Belastbarkeit des Gelenkknorpels.

Allgemeines: Man unterscheidet primäre und sekundäre Arthrosen (z. B. als Frakturfolge). Bevorzugte **Lokalisationen** sind Wirbelsäule (Spondylarthrosis deformans, s. S. 627), Hüftgelenk (Koxarthrose) und Kniegelenk (Gonarthrose). Häufig betroffen sind außerdem distale Interphalangealgelenke (Heberden-Arthrose), proximale Interphalangealgelenke (Bouchard-Arthrose), Daumensattelgelenk (Rhizarthrose), Metakarpophalangealgelenk, Talonavikulargelenk, Akromioklavikulargelenk und Schultergelenk (Omarthrose).
Klinik: Die klinische Symptomatik wird bestimmt durch bewegungsabhängige Schmerzen. In fortgeschrittenen Stadien findet sich eine Bewegungseinschränkung.
Diagnostisches Vorgehen: Zur Diagnosebestätigung und Verlaufskontrolle wird die Bildgebung eingesetzt. Die röntgenologischen Veränderungen hinken der klinischen Symptomatik oft Jahre hinterher. Eine eindeutige Korrelation zwischen röntgenologischem und klinischem Befund ist nicht immer gegeben. Die initialen im Rahmen der Arthrose auftretenden Knorpelschäden können mit knorpelsensitiven Sequenzen in der MRT nachgewiesen werden. Auch die Mehrphasen-Knochenszintigraphie zeigt in der Frühphase infolge der erhöhten reaktiven Durchblutung eine Mehranreicherung.
Radiologische Diagnostik: Die Destruktion und Degeneration des Knorpels führt zu typischen Zeichen auf der **Röntgenaufnahme** (Abb. **B-4.51**). Hierzu zählt v. a. die **Gelenkspaltverschmälerung**, besonders in den am stärksten belasteten Gelenkanteilen. In der Folge entwickeln sich subchondrale Spongiosaverdich-

Im **Szintigramm** zeigen die meisten Läsionen eine erhöhte Radionuklidanreicherung. Das Milchglasphänomen wird in der **CT** erkannt.

4.3.10 Gelenkerkrankungen

Degenerative Gelenkerkrankung

◀ Synonym

◀ Definition

Allgemeines: Man unterscheidet primäre und sekundäre Arthrosen (z. B. als Frakturfolge). Bevorzugte **Lokalisationen** sind Wirbelsäule (Spondylarthrosis deformans, s. S. 627), Hüftgelenk (Koxarthrose) und Kniegelenk (Gonarthrose).

Klinik: Bewegungsabhängige Schmerzen, später Bewegungseinschränkung.

Diagnostisches Vorgehen: Die röntgenologischen Veränderungen hinken der klinischen Symptomatik oft Jahre hinterher. Die initialen Knorpelschäden können mit knorpelsensitiven Sequenzen in der MRT nachgewiesen werden. Auch die Mehrphasen-Knochenszintigraphie zeigt in der Frühphase eine Mehranreicherung.

Radiologische Diagnostik: Die Destruktion und Degeneration des Knorpels führt zu typischen Zeichen auf der **Röntgenaufnahme** (Abb. **B-4.51**), v. a.: **Gelenkspaltverschmälerung**, in deren Folge sich sub-

⊙ B-4.51   Radiologische Befunde bei Arthrose

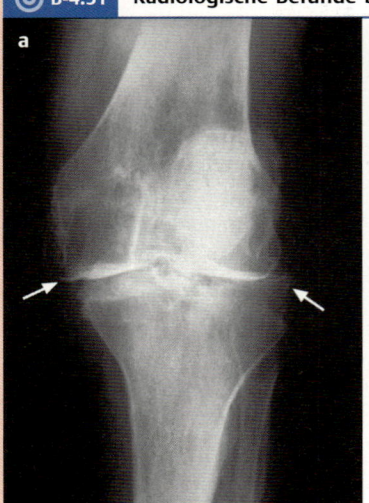
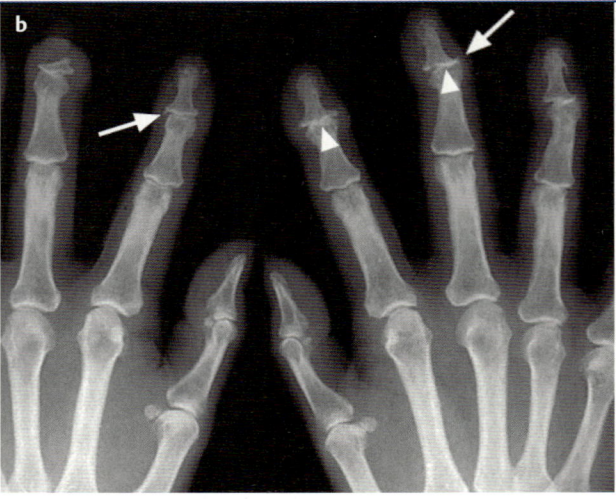

a Gonarthrose und Patellofemoralarthrose: Verschmälerung des Gelenkspaltes mit deutlichen Osteophyten (Pfeil) an den Kanten der Gelenkflächen. Die Patella ist subluxiert und weist eine vermehrte Sklerosierung in den gelenknahen Knochenabschnitten auf.

b „Heberden Polyarthrose": Verschmälerung der Gelenkspalte der distalen Interphalangealgelenke beidseits mit ausladend verbreiterten und begradigten Gelenkflächen. Es finden sich marginale Osteophyten (Pfeile) und bandförmige subchondrale Spongiosaverdichtungen (Pfeilspitzen). In den distalen Interphalangealgelenken zeigt sich eine Deviation der artikulierenden Knochen nach radial. Die Veränderungen sind rechts stärker ausgeprägt als links.

chondrale Spongiosaverdichtungen (**Sklerosen**) und Aufhellungen (**Geröllzysten**) entwickeln. An den Gelenkrändern entstehen **Osteophyten**. Schließlich kommt es zur **Verformung der Artikulationsflächen** bis hin zum knöchernen Durchbau des Gelenks (**Ankylose**).

Auch **Synovialmembran** und **Gelenkkapsel** sind betroffen. Abgeschilferter Knorpeldetritus verursacht eine Entzündung der Synovialmembran (aktivierte Arthrose): Es kommt zur Verdickung und Schrumpfung der Gelenkkapsel.

▶ Merke

tungen (**Sklerosen**) und subchondrale Aufhellungen (**Geröllzysten**). An den Gelenkrändern entwickeln sich **Osteophyten**, d. h. reaktive knöcherne Randwülste und Randausziehungen in den Bereichen der Druckentlastung. Schließlich kommt es zur **Verformung der Artikulationsflächen**. Durch die zunehmende Destruktion des Gelenkknorpels entstehen an den Knochen Schliffflächen, die die Artikulation übernehmen. Folge hiervon können Gelenkinstabilitäten und -subluxationen sein. In besonders schweren Fällen werden die Gelenke knöchern durchbaut (**Ankylose**).

Auch **Synovialmembran** und **Gelenkkapsel** sind betroffen. Abgeschilferter und abgeschliffener Gelenkknorpeldetritus verursacht eine entzündliche Reaktion der Synovialmembran (Synovialitis chondrodetritica, aktivierte Arthrose). Es kommt zur Fibrosierung und Verdickung der Gelenkkapsel, die meist exzentrisch schrumpft und dadurch zu Gelenkfehlstellungen und Bewegungsbehinderungen beiträgt.

▶ **Merke:** Die wichtigsten Zeichen der Arthrose im Röntgenbild sind: asymmetrische Verschmälerung des Gelenkspalts, subchondrale Sklerose, osteophytäre Ausziehungen und Geröllzysten.

Arthritis urica

Arthritis urica

▶ Definition

▶ **Definition:** Reizerscheinungen im Gelenk sowie im periartikulären Gewebe durch Urateinlagerungen.

Allgemeines: Zu Grunde liegende Erkrankung ist die Gicht. Sie wird durch die primäre oder sekundäre Hyperurikämie verursacht. Es erkranken vorwiegend Männer nach dem 40. Lebensjahr. Das Großzehengrundgelenk ist in 50 % als Erstmanifestation betroffen.

Allgemeines: Zu Grunde liegende Erkrankung der Arthritis urica ist die Gicht. Sie wird durch die Hyperurikämie verursacht, die als primäre Form bei erhöhter Harnsäureproduktion oder verminderter renaler Ausscheidung familiär gehäuft zu finden ist oder – sekundär – durch einen gesteigerten Blutzellumsatz (z. B. bei Leukämie), chronische Nierenerkrankungen oder bestimmte Medikamente hervorgerufen wird. Es erkranken vorwiegend Männer (m : w = 10 : 1) nach dem 40. Lebensjahr. Das Großzehengrundgelenk ist in 50 % als Erstmanifestation und insgesamt in 75 % aller Fälle betroffen. Weitere Lokalisationen sind Zehen- und Fingergelenke, Fuß- und Handwurzelgelenke, obere Sprunggelenke, Ellbogen- und Kniegelenk.

◎ **B-4.52**   Arthritis urica   ◎ **B-4.52**

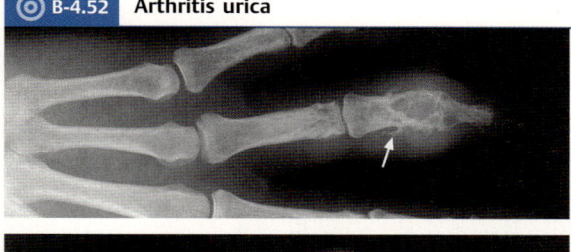
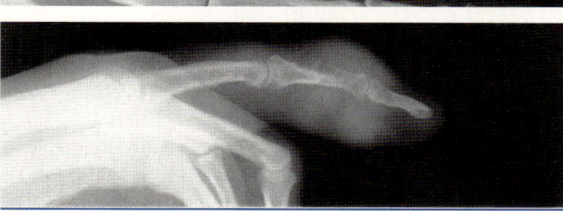

Scharf begrenzte, polygonale Osteolyse in der Epi- und Metaphyse bis in die Diaphyse reichend an der Mittelphalanx des Ringfingers. Tophusstachel (Pfeil) am proximalen Rand der Läsion nach radial hin. Außerdem ausgedehnte umgebende Weichteilschwellung und Gelenkspaltverschmälerung als Ausdruck der Entzündung.

Klinik: Die Erkrankung beginnt anfallsartig mit **Überwärmung und schmerzhafter Schwellung des Großzehengelenkes** (Podagra). In fortgeschrittenen Fällen sind schwere Gelenkdeformierungen möglich. Die Uratablagerungen können sich bis in das Weichteilgewebe ausdehnen und zu Hautulzerationen führen.

Diagnostisches Vorgehen: Die Diagnose Gicht wird bei typischem Gelenkbefall und einer laborchemisch nachweisbaren Hyperurikämie vermutet. Radiologische Skelettveränderungen sind meist erst nach mehreren Gichtanfällen nachweisbar.

Radiologische Diagnostik: Charakteristika im **Röntgenbild** (Abb. **B-4.52**) sind die durch intraossäre Uratablagerungen (**Tophi**) verursachten, zumeist **scharf begrenzten, polygonalen Osteolysen** in der Epi- und Metaphyse, die bis in die Diaphysen reichen können. Weiterhin charakteristisch sind der sog. **überhängende Knochenrand** im Randbereich eines eingebrochenen Tophus, becherförmige artikuläre Mutilationen und der sog. **Tophusstachel**, bei dem es sich um eine periostale Reaktion am Tophusrand handelt. Daneben finden sich die **Zeichen der Entzündung**:
- exzentrische Weichteilschwellung
- Gelenkspaltverschmälerung
- Zerstörung der subchondralen Grenzlamelle und
- Usuren.

In der **MRT** zeigt der Tophus in der T_2-Wichtung zentral hohe Signalintensitäten, in der T_1-Wichtung nach KM-Gabe ein Enhancement im umgebenden Granulationsgewebe.

Klinik: Anfallsartiger Beginn mit **Überwärmung und schmerzhafter Schwellung des Großzehengelenkes** (Podagra). Schwere Gelenkdeformierungen und Hautulzerationen sind möglich.

Diagnostisches Vorgehen: Typischer Gelenkbefall und laborchemisch nachweisbare Hyperurikämie führen zur Diagnose.

Radiologische Diagnostik: Charakteristika im **Röntgenbild** (Abb. **B-4.52**) sind die durch intraossäre Uratablagerungen (**Tophi**) verursachten **scharf begrenzten, polygonalen Osteolysen** in der Epi- und Metaphyse, der **überhängende Knochenrand** und der **Tophusstachel. Zeichen der Entzündung** sind:
- exzentrische Weichteilschwellung
- Gelenkspaltverschmälerung
- Zerstörung der subchondralen Grenzlamelle
- Usuren.

In der **MRT** zeigt der Tophus in der T_2-Wichtung zentral hohe Signalintensitäten.

▶ **Merke:** Kennzeichen der Arthritis urica sind epi- und metaphysäre Osteolysen, die durch intraossäre Uratablagerungen (Tophi) entstehen. Prädilektionsort ist das Großzehengrundgelenk.

◀ **Merke**

Chondrokalzinose   **Chondrokalzinose**

▶ **Synonym:** Pyrophosphatarthropathie, Pseudogicht   ◀ **Synonym**

▶ **Definition:** Der Chondrokalzinose liegt eine Ablagerung von Kalziumpyrophosphatkristallen in den Gelenken zu Grunde, die zu einer Entzündung der Synovia und zu einer Knorpelschädigung führen kann.

◀ **Definition**

Allgemeines: Die Erkrankung befällt bevorzugt Knie, Handgelenk, Schulter, Hüfte und Symphyse. Auch Bursen und Sehnenscheiden können betroffen sein.

Allgemeines: Bevorzugt befallen sind Knie, Handgelenk, Schulter, Hüfte und Symphyse.

Klinik: Charakteristisch ist der akute Schmerz und die Schwellung im Bereich des betroffenen Gelenks. Durch wiederholte Anfälle kann die klinische Symptomatik der Gicht simuliert werden (Pseudogicht).

Klinik: Akuter Schmerz und Schwellung im betroffenen Gelenk (Pseudogicht).

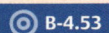

B-4.53   **Chondrokalzinose der Menisci**

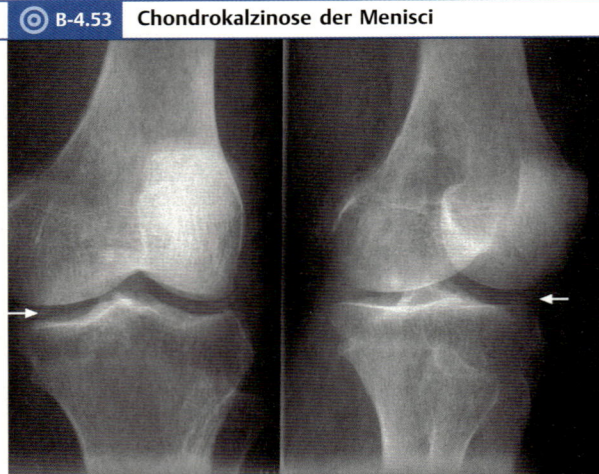

Punktförmige und streifige Verkalkungen im Bereich der Menisci des linken Kniegelenks (Pfeile).

Diagnostisches Vorgehen: Nachweis von Kalziumpyrophosphatkristallen in der Synovia, Diagnosesicherung röntgenologisch.

Radiologische Diagnostik: Im **Röntgenbild** (Abb. **B-4.53**) weist der Faserknorpel (Menisci und Disci) punktförmige, grobschollige oder lineare **Verkalkungen** auf. Im hyalinen Gelenkknorpel entstehen strich- und bandförmige, parallel zur Gelenkkontur sich anordnende Kalkeinlagerungen.

Diagnostisches Vorgehen: Der Nachweis von Kalziumpyrophosphatkristallen in der Synovia erhärtet die Diagnose. Der Harnsäurespiegel im Serum ist normal. Die typischen radiologischen Zeichen sichern die Diagnose.

Radiologische Diagnostik: Im **Röntgenbild** (Abb. **B-4.53**) weist der Faserknorpel (Menisci und Disci) punktförmige, grobschollige oder lineare **Verkalkungen** auf, während im hyalinen Gelenkknorpel strich- und bandförmige, parallel zur Gelenkkontur sich anordnende Kalkeinlagerungen entstehen. Daneben können Verkalkungen in Gelenkkapsel, Bursen und Sehnenscheiden gefunden werden. In fortgeschrittenen Krankheitsstadien entwickeln sich degenerative Gelenkveränderungen. In seltenen Fällen können reaktionslose Destruktionen größerer Skelettanteile (z. B. Hüftkopf) auftreten.

Rheumatoide Arthritis

▶ **Synonym**

Rheumatoide Arthritis

▶ **Synonym:** Chronische Polyarthritis.

▶ **Definition**

▶ **Definition:** Chronisch-entzündliche Erkrankung mit bevorzugtem Befall der Synovialmembran der Gelenke.

Allgemeines: Die Synovia bildet ein Granulationsgewebe (Pannus), das den Gelenkknorpel zerstört. Häufig besteht ein **bilateral-symmetrischer, meist polyartikulärer Befall**. Betroffen sind bevorzugt die **Finger- und Handgelenke.**

Allgemeines: Die Synovia proliferiert und bildet ein Granulationsgewebe (Pannus), das Gelenkknorpel, angrenzende Knochenstrukturen, Gelenkkapsel, Sehnen, Sehnenscheiden und Bursen zerstört. Häufig besteht ein **bilateral-symmetrischer, meist polyartikulärer Befall**. Betroffen sind bevorzugt die **Finger- und Handgelenke**, besonders Metakarpophalangeal-, distale und proximale Interphalangealgelenke.

▶ **Merke**

▶ **Merke:** Typischerweise beginnt die Erkrankung an den kleinen Gelenken, besonders der Hand, und schreitet zentripetal fort. Im Verlauf sind dann zunehmend die großen Gelenke und auch die HWS betroffen.

Klinik: Die betroffenen Gelenke sind schmerzhaft geschwollen und in der Bewegung eingeschränkt. Es können schwere Fehlstellungen, Subluxationen und fibröse Ankylosen entstehen. Die ulnare Deviation der Finger ist kennzeichnend. Typisch für den Verlauf sind Exazerbationen und Remissionen.

Klinik: Meist stehen unspezifische Allgemeinsymptome und die Gelenkbeschwerden im Vordergrund. Die betroffenen Gelenke sind schmerzhaft geschwollen und in der Bewegung eingeschränkt. Es können schwere Fehlstellungen, Subluxationen und fibröse Ankylosen entstehen. Die ulnare Deviation der Finger durch Subluxationen in den Metakarpophalangealgelenken ist klinisch kennzeichnend. Der Krankheitsverlauf ist von Exazerbationen und Remissionen gekennzeichnet. Die rheumatoide Arthritis kann selten auch mit schweren allgemeinen Krankheitszeichen, Fieber und Beteiligung innerer Organe einhergehen.

☰ B-4.8	Diagnostische Kriterien der ACR (American College of Rheumatology)
▪ **Morgensteifigkeit**	mindestens 1 Stunde andauernd
▪ **Arthritis (Schwellung) an mindestens 3 Gelenkregionen**	14 Gelenkregionen (bds.): Metakarpophalangealgelenke, proximale Interphalangealgelenke, Hand-, Ellenbogen-, Knie-, Sprung- und Metatarsophalangealgelenke
▪ **Arthritis (Schwellung) an Hand- und Fingergelenken**	Befall mindestens eines Hand-, Metakarpophalangeal- oder proximalen Interphalangealgelenks
▪ **symmetrische Arthritis**	bds. Befall der gleichen Gelenkregion
▪ **subkutane Rheumaknoten**	über Knochenvorsprüngen oder gelenknahen Streckseiten
▪ **Rheumafaktornachweis**	im Serum
▪ **typische Röntgenveränderungen**	dorsovolare Handaufnahme: gelenknahe Osteoporose und/oder Erosionen der betroffenen Gelenke
Rheumatoide Arthritis: mindestens 4 der 7 Kriterien erfüllt, wobei die Kriterien 1–4 über 6 Wochen bestehen müssen.	

Diagnostisches Vorgehen: s. Tab. **B-4.8.**

Radiologische Diagnostik: Initial fehlen radiologisch nachweisbare Skelettveränderungen. Nach W. Dihlmann werden die röntgenologischen Befunde entzündlicher Gelenkerkrankungen in drei Gruppen eingeteilt:

▪ **unspezifische Zeichen der Weichteilschwellung** (Gelenkerguss, Synovitis)
▪ **arthritische Kollateralphänomene** (bandförmige, gelenknahe Osteoporosen)
▪ **Direktzeichen:** Hierzu zählen Gelenkspalterweiterungen und symmetrische Gelenkspaltverschmälerungen, Erosionen (kleine Konturdefekte am Gelenkrand) und Destruktionen. Ankylosen sind als Endzustand der Arthritis zu werten und zählen ebenfalls zu den Direktzeichen.

Synoviale Proliferationen und Gelenkerguss können mit der **MRT** direkt dargestellt werden. Daneben ermöglicht auch die **Sonographie** eine nähere Differenzierung der intraartikulären Strukturen. Die Schädigung des Gelenkknorpels spiegelt sich in einer symmetrischen Verschmälerung des radiologischen Gelenkspalts wider. Frühe Zeichen der knöchernen Destruktionen im Röntgenbild sind Unterbrechungen der subchondralen Grenzlamelle.

Die synovialen Proliferationen führen im weiteren Verlauf zu **marginalen Usuren**, die durch Arrosion der intraartikulären, nicht von Knorpel bedeckten Knochenanteile entstehen (Abb. **B-4.54**). **Fortschreitende Destruktion der gelenknahen Knochenabschnitte** verursachen teilweise ausgedehnte Mutilationen, die zusammen mit der Schädigung des Kapselbandapparates zu **Luxationen und Subluxationen** führen können. Aus den Gelenkdestruktionen können **fibröse oder knöcherne Ankylosen** resultieren. Bei langsam progredientem Verlauf entwickeln sich bisweilen Veränderungen, die denen der Arthrose entsprechen (s.S. 357).

Der **Befall der HWS** ist durch die rheumatische Diszitis mit Verschiebung der HWK (**Treppenleiter-Phänomen**), atlanto-axiale Dislokation und pseudobasiläre Impression gekennzeichnet. Die Kompression der Medulla oblongata und des oberen Zervikalmarkes, die sensitiv in der MRT darstellbar ist, kann zu schwerwiegenden neurologischen Komplikationen und sogar zum plötzlichen Tod führen.

Die 3-Phasen-Skelettszintigraphie gibt einen Überblick über die Befallstopik von Entzündungsherden und kann damit bei Verdacht auf eine rheumatoide Arthritis und noch nicht erfüllten ACR-Kriterien und negativem Röntgenbefund wichtige differenzialdiagnostische Kriterien liefern. Darüber hinaus können andere, den Knochen betreffende Zweiterkrankungen ausgeschlossen werden.

▶ **Merke:** Bei der rheumatoiden Arthritis entwickelt sich ein spezifisches Granulationsgewebe der Synovia, sog. Pannus, der zur Destruktion der Gelenkstrukturen bevorzugt an den kleinen Gelenken der Hand führt. Typische Röntgenzeichen sind gelenknahe Osteoporosen, marginale Usuren, subchondrale Zysten, Subluxationen mit ulnarer Deviation der Finger sowie im Endstadium Ankylosen (Abb. **B-4.54**).

Diagnostisches Vorgehen: s. Tab. **B-4.8.**

Radiologische Diagnostik: Initial fehlen radiologisch nachweisbare Skelettveränderungen. Die Befunde werden in drei Gruppen eingeteilt:
▪ **Weichteilschwellung**
▪ **arthritische Kollateralphänomene**
▪ **Direktzeichen**

Synoviale Proliferationen und Gelenkerguss können mit der **MRT** direkt dargestellt werden. Auch die **Sonographie** ermöglicht eine nähere Differenzierung der intraartikulären Strukturen.

Die synovialen Proliferationen führen zu **marginalen Usuren** (Abb. **B-4.54**). **Fortschreitende Destruktion der gelenknahen Knochenabschnitte** verursachen ausgedehnte Mutilationen, Luxationen und Subluxationen. Aus den Gelenkdestruktionen können **fibröse oder knöcherne Ankylosen** resultieren.

Der **Befall der HWS** ist durch die rheumatische Diszitis mit Verschiebung der HWK (**Treppenleiter-Phänomen**), atlanto-axiale Dislokation und pseudobasiläre Impression gekennzeichnet.

Die 3-Phasen-Skelettszintigraphie gibt einen Überblick über die Befallstopik von Entzündungsherden und kann bei negativem Röntgenbefund wichtige Hinweise liefern.

◀ Merke

B-4.54   Radiologische Befunde bei rheumatoider Arthritis

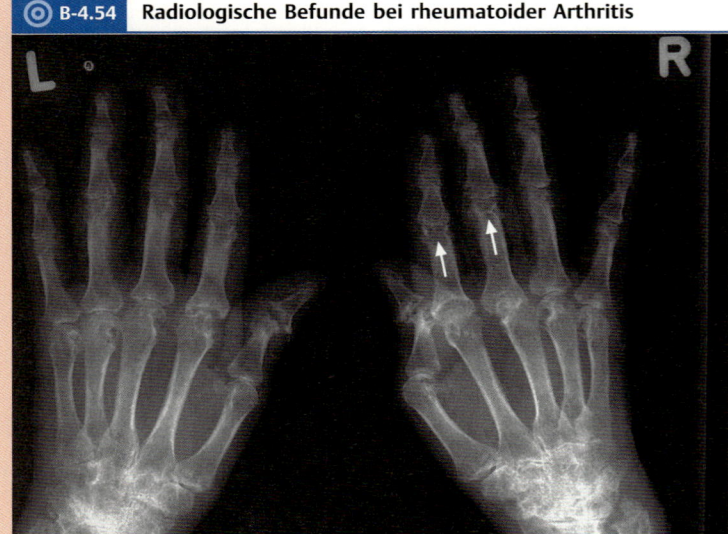

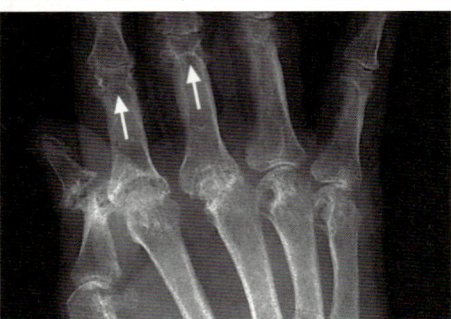

Deutliche Gelenkspaltverschmälerungen mit gelenknahen Osteoporosen (Pfeile). Die Gelenkflächen weisen teilweise marginale Usuren auf. Ausgedehnte Mutilationen der Gelenkflächen der distalen Interphalangealgelenke von D I beidseits, rechts besteht eine Subluxationsstellung. An den Phalangen V, rechts deutlicher als links, finden sich ulnare Deviationen.

Arthritis psoriatica

Arthritis psoriatica

▶ **Definition**

▶ **Definition:** Die Arthritis psoriatica kann sowohl zusammen mit Hautveränderungen als auch bei minimalen oder fehlenden Zeichen der Psoriasis auftreten. Die Erkrankung ist charakterisiert durch das Nebeneinander von erosiv-destruktiven Gelenk- und proliferativen Knochenveränderungen.

Klinik: Bevorzugt betroffen sind die tubulären Knochen von Händen und Füßen, die ISG und die Wirbelsäule. Typisch sind schmerzhafte Schwellungen und Bewegungseinschränkungen.

Diagnostisches Vorgehen: Das charakteristische Befallsmuster zeigt sich an den **distalen Interphalangealgelenken** der Finger **(Transversaltyp)** oder an den **Interphalangeal- und Metakarpophalangealgelenken** eines Strahls **(Axialtyp).**

Radiologische Diagnostik: Das **Röntgenbild** zeigt initial periartikuläre **Weichteilschwellungen** und Erosionen der Gelenkflächen. **Im Gegensatz zur rheumatoiden Arthritis fehlt meist eine gelenknahe Osteoporose.** Dafür treten **Mutilation** und **Ankylose** rascher auf.

Häufig entstehen **periostale Verknöcherungen und proliferative Veränderungen im Kapsel-, Band- und Sehnenansatzbereich**, die eine **kolbenförmige Auftreibung an der Basis der Phalangen** hervorrufen (Abb. **B-4.55**). Der Befall der **Iliosakralgelenke** zeigt ein „buntes Bild" (s.S. 629).

▶ **Merke**

Klinik: Bevorzugt betroffen sind die tubulären Knochen von Händen und Füßen, das Handgelenk, die Iliosakralgelenke und die Wirbelsäule. Typisch sind schmerzhafte Schwellungen und Bewegungseinschränkungen. In Spätstadien kommt es zu schweren Gelenkdeformierungen.

Diagnostisches Vorgehen: Typisch ist ein charakteristisches und diagnostisch wegweisendes Befallsmuster. An Händen und Füßen treten die Veränderungen besonders an den **distalen Interphalangealgelenken** mehrerer oder aller Finger **(Transversaltyp)** oder an den **Interphalangeal- und Metakarpophalangealgelenken** eines Strahls **(Axialtyp)** auf. Daneben gibt es auch Mischformen.

Radiologische Diagnostik: Das **Röntgenbild** zeigt initial periartikuläre **Weichteilschwellungen** und Erosionen der Gelenkflächen. **Im Gegensatz zur rheumatoiden Arthritis fehlt meist eine gelenknahe Osteoporose.** Rascher als bei der rheumatoiden Arthritis tritt eine Destruktion der Gelenkflächen mit **Mutilation** oder knöcherner **Ankylose** auf. Eine bleistiftartige Destruktion der Epiphyse einer Phalanx in Kombination mit einer konkaven Verformung der benachbarten Phalanx wird als „Pencil-in-cup-Konfiguration" bezeichnet.
Häufiger entstehen **periostale Verknöcherungen und proliferative Veränderungen im Kapsel-, Band- und Sehnenansatzbereich**, die eine **kolbenförmige Auftreibung an der Basis der Phalangen** hervorrufen (Abb. **B-4.55**). Die **Iliosakralgelenke** sind überwiegend bilateral und symmetrisch betroffen. Die Veränderungen ähneln dem „bunten Bild" der ankylosierenden Sakroiliitis (s.S. 629). Bei Befall der Wirbelsäule **(Psoriasisspondylitis)** imponieren Parasyndesmophyten wie beim Reiter-Syndrom (s.S. 363).

▶ **Merke:** Für die Arthritis psoriatica ist das Befallsmuster charakteristisch: Transversal- oder Axialtyp. Im Vergleich zur rheumatoiden Arthritis verlaufen die Destruktionen rascher und es entstehen ausgedehnte Mutilationen und Ankylosen. Ossifizierende Periostitiden und Fibroostitiden sowie ein Befall von Sakroiliakalgelenken und Wirbelsäule weisen auf die Psoriasisarthritis hin.

⊙ **B-4.55**   **Arthritis psoriatica**

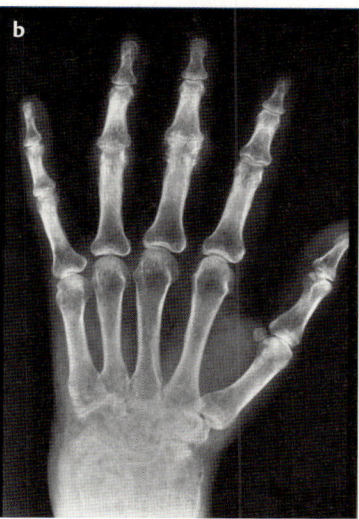

a Psoriasis, axialer Typ: deutliche Einengung und Destruktion der Gelenkflächen der Interphalangealgelenke von D II. Periostale Verknöcherungen (Pfeil) sowie knöcherne Anbauten (Doppelpfeile) im Bereich der Kapsel- und Bandansätze haben zu einer kolbenförmigen Auftreibung der Basen von Mittel- und Endphalanx geführt.
b Psoriasis, transversaler Typ: verschmälerte proximale Interphalangealgelenke von D II bis V. Knöcherne Anbauten im Kapsel- und Bandansatzbereich bei D IV und deutlicher noch bei D III. Im Bereich der Handwurzelknochen sowie der distalen Radius- und Ulnaepiphysen inhomogene Sklerosierungen, die zu einer Aufhebung der normalen knöchernen Struktur geführt haben. Die Gelenke sind erheblich verschmälert.

Reiter-Syndrom

▶ **Definition:** Entzündliche Gelenkerkrankung, die als Zweiterkrankung nach gastrointestinalen oder urogenitalen Infektionen auftritt.

Klinik: Die klinische Trias besteht aus **unspezifischer Urethritis, Konjunktivitis und Arthritis**. Betroffen sind fast ausschließlich Männer. Die arthritischen Symptome setzen meist akut oder subakut ein und verlaufen in der Regel milder als bei der rheumatoiden Arthritis. Der Verlauf ist häufig selbstlimitierend. Die mono-, oligo- oder polyarthritische Erkrankung **befällt bevorzugt die untere Extremität**: Interphalangeal- und Metatarsophalangealgelenke der Füße, Fußwurzelgelenke und Kniegelenk. Die Hände sind seltener betroffen.
Diagnostisches Vorgehen: Laborchemisch besteht eine unspezifische Erhöhung der Entzündungsparameter. Das HLA-B27 ist in 80 % der Fälle nachweisbar. Ggf. gelingt der Erregernachweis. Radiologisch nachweisbare Gelenkveränderungen finden sich bei 60–80 % der Patienten.

Radiologische Diagnostik: Im **Röntgenbild** (Abb. B-4.56) ist meist eine **asymmetrische Verteilung des Gelenkbefalls** nachweisbar. Wie bei rheumatoider Arthritis (s.S. 360) und Arthritis psoriatica (s.S. 362) finden sich die typischen Arthritiszeichen. An den Metatarsalia und an den Phalangen sind jedoch häufig deutliche **periostale Knochenappositionen** nachweisbar. In den gelenknahen Knochenabschnitten besteht nur eine **geringe Osteoporose**. Gelenkdestruktionen werden nur bei chronischem Verlauf beobachtet. Im Spätstadium kann es zu einer oft **einseitigen Sakroiliitis** mit Gelenkspaltverschmälerung, marginalen Erosionen und Sklerosen kommen. Bei Befall der Wirbelsäule finden sich Parasyndesmophyten.

▶ **Merke:** Häufig entwickelt sich eine Calcaneopathia rheumatica mit Erosionen und Spornbildungen am Ansatz des Lig. plantare longum am Kalkaneus.

Reiter-Syndrom

◀ **Definition**

Klinik: Klinische Trias aus **unspezifischer Urethritis, Konjunktivitis und Arthritis.** Betroffen sind fast nur Männer. Der Verlauf ist selbstlimitierend. Die mono-, oligo- oder polyarthritische Erkrankung **befällt bevorzugt die untere Extremität.**

Diagnostisches Vorgehen: Unspezifische Erhöhung der Entzündungsparameter; HLA-B27 ist in 80 %, radiologisch sichtbare Gelenkveränderungen bei 60–80 % nachweisbar.

Radiologische Diagnostik: Im **Röntgenbild** (Abb. **B-4.56**) zeigt sich meist eine **asymmetrische Verteilung des Gelenkbefalls**. Es finden sich die typischen Arthritiszeichen. An den Metatarsalia und an den Phalangen sind häufig **periostale Knochenappositionen** nachweisbar. In den gelenknahen Knochenabschnitten besteht nur eine **geringe Osteoporose**. Im Spätstadium oft **einseitige Sakroiliitis.**

◀ **Merke**

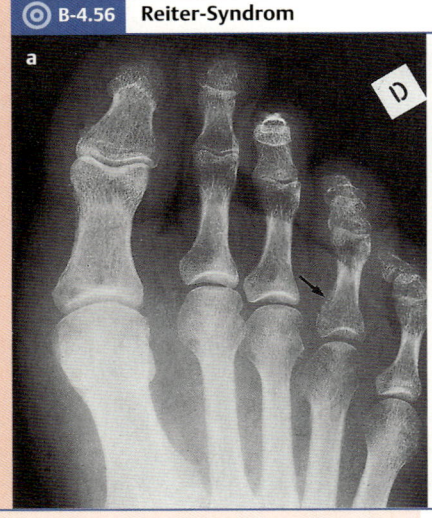

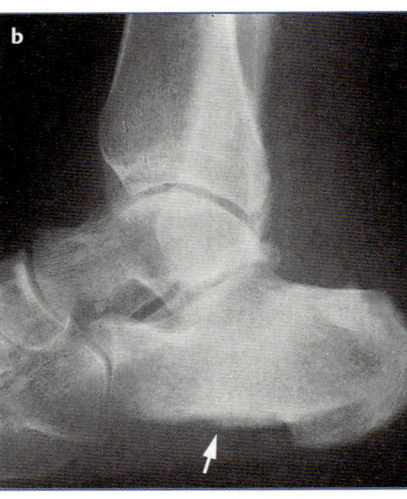

a Periostale Knochenneubildung und
   Weichteilschwellung an der Grund-
   phalanx D IV (Pfeil).
b Sklerose, Arrosion und periostale
   Knochenneubildung (Pfeil) im Kalkaneus.

Spondylitis ankylosans s.S. 629

4.3.11 Allgemeine Traumatologie

Frakturen

Frakturformen

Durch **direkte Gewalteinwirkung** (Schlag,
Stoß, Schuss) entsteht die Fraktur am Ort
der Gewalteinwirkung. Bei **indirekten
Gewalteinwirkungen** durch Biegung, Drehung oder Stauchung kommt es zu einem
Wechselspiel zwischen Zug- und Kompressionskräften, die zu einer Knochenver-
formung führen.

Nach dem **Verlauf der Frakturlinie** werden
folgende **komplette Frakturformen**
unterschieden: **Schräg-, Quer-, Spiral-,
Längs-, Y-, T- oder V-Frakturen** (Abb.
B-4.57). Weiterhin wird zwischen **Splitter-,
Stück-** (> 2 Fragmente) und **Trümmerfrakturen** (> 6 Fragmente) differenziert.

Daneben gibt es **inkomplette Frakturen:**
- **Fissur:** längs zur Knochenachse verlau-
  fender Frakturspalt
- **Infraktion:** die Fraktur verläuft durch die
  Kompakta einer Seite und durch die
  Spongiosa, die gegenüberliegende
  Kompakta wird nicht erreicht.

Bei komplizierten Brüchen werden die
umgebenden Weichteile verletzt. Bei diesen **offenen Frakturen** ist das Risiko einer
Osteomyelitis erhöht (s.S. 332).

Zwei **Sonderformen** von Frakturen sind:
- **Ermüdungsfrakturen (Stressfrakturen)**
  entstehen, wenn ein gesunder Knochen

Spondylitis ankylosans s.S. 629

4.3.11 Allgemeine Traumatologie

Frakturen

Wirbelsäule s.S. 633, Schädel s.S. 660

Frakturformen

Werden bei direkter oder indirekter Gewalteinwirkung die Elastizitätsgrenzen
des Knochens überschritten, so resultiert eine Kontinuitätsunterbrechung des
Knochens, eine Fraktur. Durch **direkte Gewalteinwirkung** (Schlag, Stoß, Schuss)
entsteht die Fraktur am Ort der Gewalteinwirkung. Bei **indirekten Gewalteinwirkungen** durch Biegung, Drehung oder Stauchung kommt es zu einem Wechselspiel zwischen Zug- und Kompressionskräften, die zu einer Knochenverfor-
mung führen. An der Stelle, an der die größte Differenz zwischen Stabilität
und Verformungskräften auftritt, bricht der Knochen. Ort und Art der Fraktur
werden vom Traumamechanismus und dem Zustand des Knochens bestimmt.
Nach dem **Verlauf der Frakturlinie** werden folgende **komplette Frakturformen**
unterschieden: **Schräg-, Quer-, Spiral-, Längs-, Y-, T- oder V-Frakturen** (Abb.
B-4.57). Weiterhin wird zwischen **Splitter-, Stück-** (> 2 Fragmente) und **Trümmerfrakturen** (> 6 Fragmente) differenziert. Bei einer **Impressionsfraktur** werden Fragmente einer Kalottenfraktur des Schädels nach innen verlagert. Eine
Stauchungs- oder Kompressionsfraktur liegt vor, wenn die Spongiosa durch
eine axiale Druckkraft komprimiert wird. Diese Frakturform findet sich besonders an Wirbelkörpern, die meist keilförmig deformiert werden.
Neben den beschriebenen kompletten Frakturformen gibt es auch **inkomplette
Frakturen**:
- Eine **Fissur** ist ein längs zur Knochenachse verlaufender Frakturspalt, der
  weder eine vollständige Trennung noch eine Dislokation der Fragmente verursacht.
- Bei einer **Infraktion** verläuft die Fraktur durch die Kompakta der einen Seite
  und durch die Spongiosa, ohne die gegenüberliegende Kompakta zu erreichen.
Bei komplizierten Brüchen werden zusätzlich zur Knochenfraktur die umgebenden Weichteile verletzt. Dabei kann ein Gegenstand von außen eindringen oder
ein Knochenfragment durchspießt von innen die Haut. Diese sog. **offenen Frakturen** gelten immer als bakteriell kontaminiert, so dass das Risiko einer Osteomyelitis erhöht ist (s.S. 332).
Von den traumatisch bedingten Frakturen müssen zwei **Sonderformen** differenziert werden:

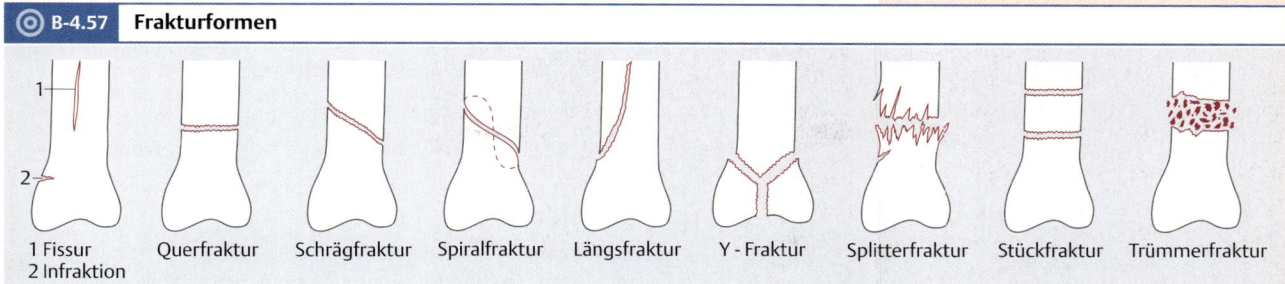

B-4.57   Frakturformen

1 Fissur
2 Infraktion   Querfraktur   Schrägfraktur   Spiralfraktur   Längsfraktur   Y - Fraktur   Splitterfraktur   Stückfraktur   Trümmerfraktur

B-4.58   Stressfraktur

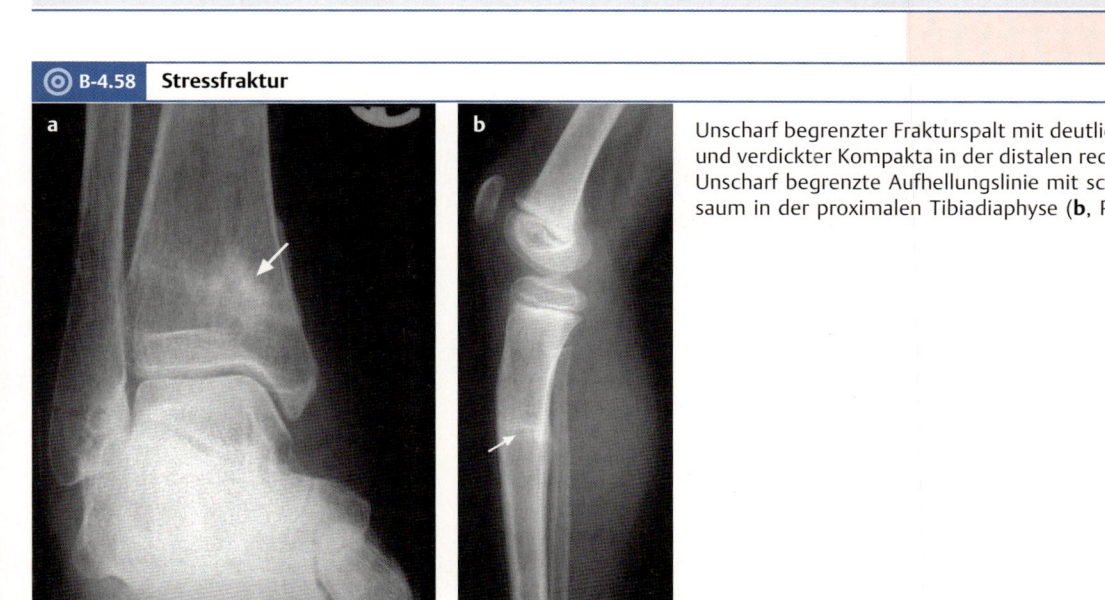

Unscharf begrenzter Frakturspalt mit deutlichem Sklerosesaum und verdickter Kompakta in der distalen rechten Tibia (**a**, Pfeil). Unscharf begrenzte Aufhellungslinie mit schmalem Sklerosesaum in der proximalen Tibiadiaphyse (**b**, Pfeil).

- **Ermüdungsfrakturen (Stressfrakturen)**: Sie entstehen, wenn ein gesunder Knochen über längere Zeit innerhalb der Elastizitätsgrenzen belastet wird. Das Röntgenbild (Abb. **B-4.58**) zeigt im Bereich der Spannungs- und Druckspitzen einen **unscharf begrenzten Frakturspalt mit Sklerosesaum, verdickter Kompakta und unterschiedlich starker endostaler und periostaler Kallusbildung**. Typische Beispiele sind die so genannten Marschfrakturen des II. oder III. Os metatarsale.
- **Pathologische Frakturen**: Sie entstehen im erkrankten Knochen, z. B. bei metabolischen und endokrinen Erkrankungen, primären Knochentumoren oder Metastasen. Die Stabilität des Knochens ist so stark reduziert, dass er durch Bagatelltraumen oder die physiologische Belastung bereits frakturiert. Im Röntgenbild (Abb. **B-4.14a**, S. 315 und Abb. **B-4.40**, S. 345) finden sich neben den typischen Frakturzeichen die Veränderungen der Grunderkrankung. Looser-Umbauzonen sind Ermüdungsfrakturen im erkrankten Knochen (z. B. bei renaler Osteopathie, Morbus Paget oder Osteomalazie).

Besonderheiten im Kindesalter

Der kindliche Knochen zeichnet sich durch eine hohe Elastizität aus. Bei einem Kompressionstrauma langer Röhrenknochen in der Längsachse findet sich eine umschriebene Vorwölbung des Periosts und der Kortikalis in Metaphysennähe (sog. **Wulstbruch**). Eine **Grünholzfraktur** ist durch einen Bruch der Kortikalis auf der Spannungsseite der Röhrenknochens und Verbiegung auf der Kompressionsseite (Konkavität) bei intaktem Periost charakterisiert (Abb. **B-4.59**). Bei **Biegungsfrakturen** ist die Kortikalis auch auf der Spannungsseite nicht unterbrochen, es kommt nur zu einer traumatischen Verbiegung des Röhrenknochens.

lange innerhalb der Elastizitätsgrenzen belastet wird. Das Röntgenbild (Abb. **B-4.58**) zeigt einen **unscharf begrenzten Frakturspalt mit Sklerosesaum, verdickter Kompakta und endostaler und periostaler Kallusbildung**

- **Pathologische Frakturen** (Abb. **B-4.14a**, S. 315 und Abb. **B-4.40**, S. 345) entstehen, wenn die Stabilität des kranken Knochens so stark reduziert ist, dass er durch Bagatelltraumen oder physiologische Belastung frakturiert.

Besonderheiten im Kindesalter

Bei einem Kompressionstrauma langer Röhrenknochen in der Längsachse findet sich eine Vorwölbung des Periosts und der Kortikalis in Metaphysennähe (sog. **Wulstbruch**). Eine **Grünholzfraktur** ist durch einen Bruch der Kortikalis auf der Spannungsseite und Verbiegung auf der Kompressionsseite (Konkavität) bei intaktem Periost charakterisiert (Abb. **B-4.59**).

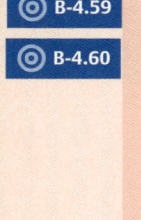

B-4.9	Fraktureinteilung nach Salter-Harris und Aitken
Typ I	Epiphysenlösung ohne Knochenbeteiligung
Typ II (= Aitken I)	partielle Epiphysenlösung mit einem metaphysären Fragment
Typ III (= Aitken II)	partielle Epiphysiolyse mit Fraktur durch den Epiphysenkern
Typ IV (= Aitken III)	durch die Epiphysenfuge ziehende Fraktur der Epi- und Metaphyse
Typ V	Kompressionsverletzung der Epiphysenfuge

B-4.59

B-4.60

B-4.59   Frakturen im Kindesalter

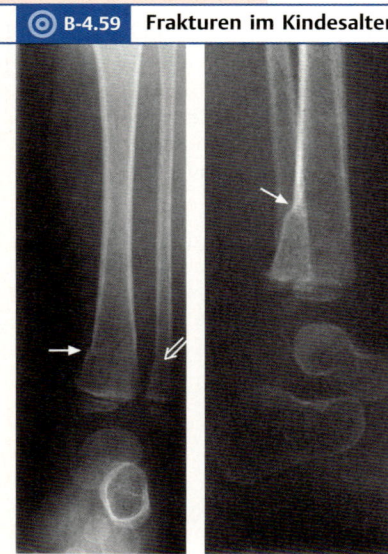

1-jähriger Junge mit Grünholzfraktur der distalen Tibia (Pfeil) und Wulstfraktur der distalen Fibula (Doppelpfeil).

B-4.60   Einteilung der Frakturen mit Beteiligung der Wachstumsfuge

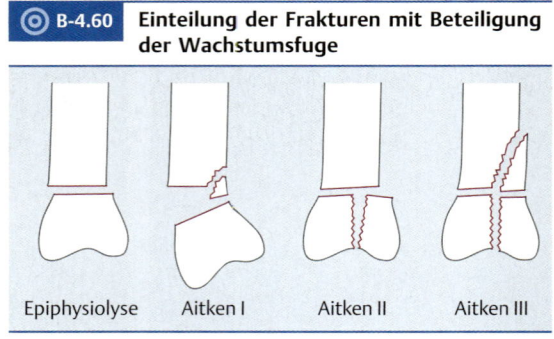

Epiphysiolyse   Aitken I   Aitken II   Aitken III

Eine Abtrennung der Epiphyse wird als **Epiphysiolyse** bezeichnet. Sie führt zu einer abnormen Erweiterung der Epiphysenfuge oder/und zu einer Dislokation der Epiphyse. **Der Nachweis gelingt oft nur im direkten Seitenvergleich.**

Zur **Fraktureinteilung mit Epiphysenbeteiligung** s. Abb. **B-4.60** und Tab. **B-4.9**.

Frakturen Typ Aitken II und III erfordern eine exakte Reposition der Knochenfragmente, um Wachstumsstörungen zu verhindern.

Bei der radiologischen Frakturdiagnostik im Kindesalter erlaubt die Sonographie einen sensitiven Nachweis von Frakturen und ermöglicht so bei unklarer Schmerzlokalisation gezielte Röntgenuntersuchungen. Unnötige Aufnahmen lassen sich vermeiden.

Schon **geringfügige Traumen** können bei Kindern periostale Kontusionen verursachen, die zu **subperiostalen Blutungen** führen. Häufig sind diese Verletzungen bei **Kindesmisshandlungen (Battered-Child-Syndrom,** Abb. **B-4.61).** Weitere Hinweise sind: **metaphysäre Kantenabsprengungen, unterschiedliches Alter** der Skelettverletzungen, **typische Lokalisationen.**

Eine Abtrennung der Epiphyse wird als **Epiphysiolyse** bezeichnet. Sie führt zu einer abnormen Erweiterung der Epiphysenfuge oder/und zu einer Dislokation der Epiphyse. **Der Nachweis gelingt oft nur im direkten Seitenvergleich.** Wachstumsstörungen entstehen in der Regel nicht. Dagegen sind Kompressionsverletzungen der Epiphysenfuge durch Stauchung fast immer mit Wachstumsstörungen und konsekutiven Fehlstellungen verbunden.

Frakturen mit Epiphysenbeteiligung werden nach Aitken oder Salter-Harris eingeteilt (Abb. **B-4.60** und Tab. **B-4.9**).

Bei Frakturen Typ Aitken II und III ist eine besonders exakte Reposition der Knochenfragmente erforderlich, um eine vorzeitiger Verknöcherung der Epiphysenfuge mit Wachstumsstörungen und Fehlstellungen zu verhindern.

Die radiologische Frakturdiagnostik im Kindesalter entspricht der bei Erwachsenen. Allerdings ist es häufig schwierig, klinisch eine exakte Schmerzlokalisation vorzunehmen. In diesen Fällen stellt die Sonographie eine wertvolle Ergänzung zum Röntgen dar. Sie erlaubt ähnlich sensitiv den Nachweis von Frakturen und ermöglicht dadurch eine gezielte Röntgenuntersuchung der Fraktur. Unnötige Röntgenaufnahmen lassen sich vermeiden.

Schon **geringfügige Traumen** können bei Kindern periostale Kontusionen verursachen, die zu **subperiostalen Blutungen** mit konsekutiv ausgedehnten Ossifikationen führen. Diese Verletzungsform findet sich häufig bei **Kindesmisshandlungen (Battered-Child-Syndrom,** Abb. **B-4.61**). Hinweise auf Misshandlung sind außerdem:

- **metaphysäre Kantenabsprengungen** durch ruckartiges Zerren oder Verdrehen einer Extremität
- **unterschiedliches Alter** der Skelettverletzungen
- **typische Lokalisationen** der Frakturen (z. B. Rippen, Skapula, Sternum).

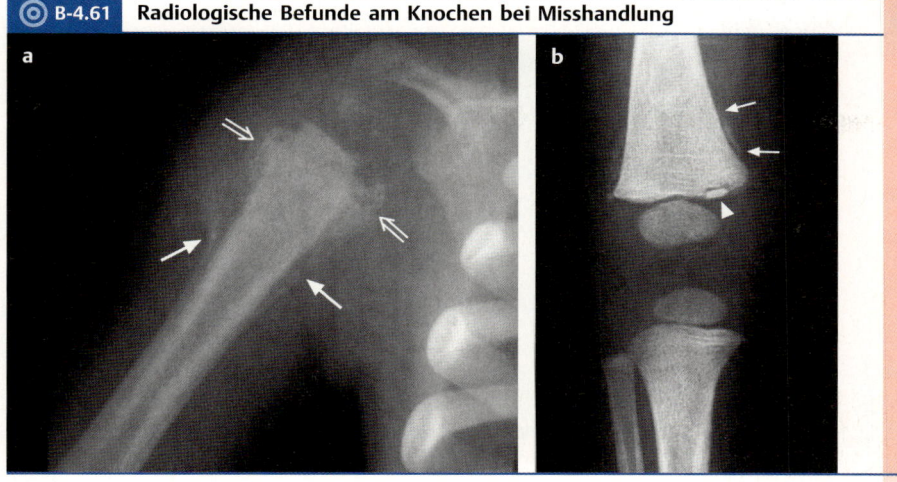
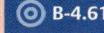

B-4.61 Radiologische Befunde am Knochen bei Misshandlung

B-4.61

▶ **Klinischer Fall.** Ein 9 Monate altes Baby wird von seinen Eltern in der Ambulanz vorgestellt, es sei nach Angaben der Eltern vom Wickeltisch gefallen. Die Röntgenaufnahme der rechten Schulter (Abb. **B-4.61a**) zeigt eine deutliche Periostabhebung im Bereich der proximalen Humerusmetaphyse (Pfeile). Im proximalen Anteil sind unregelmäßig begrenzte Verkalkungen zu erkennen (Doppelpfeile). Im Bereich der distalen Femurmetaphyse rechts (Abb. **B-4.61b**) finden sich ebenfalls periostale Ossifikationen mit Abhebung des Periosts nach subperiostalen Blutungen (Pfeile). In der medialen Hälfte der Wachstumsfuge stellt sich eine frische knöcherne Absprengung aus der Metaphyse dar (Pfeilspitze).

Der Arm wird mittels einer Gipsbehandlung ruhig gestellt, um ein Ausheilen der Fraktur zu ermöglichen. Das Baby wird stationär aufgenommen, um neuen Verletzungen vorzubeugen. Mit einer Skelettszintigraphie wird nach weiteren knöchernen Verletzungen gefahndet, daraufhin angefertigte Röntgenbilder zeigen mehrere unterschiedlich alte Rippenfrakturen und subperiostale Blutungen am linken Humerus und rechten distalen Femur. Eine Misshandlung durch die Mutter kann nachgewiesen werden, das Kind wird deshalb in einer Pflegefamilie untergebracht.

◀ Klinischer Fall

Fraktursymptomatik

Man unterscheidet sichere und unsichere Frakturzeichen. Zu den **sicheren Frakturzeichen** gehören Fehlstellung, abnorme Beweglichkeit, Krepitationen (Knochenreiben) und – bei offenen Frakturen – die erkennbaren Knochenfragmente. Schmerzen, Hämatombildung, Schwellung und eingeschränkte Funktion zählen hingegen zu den **unsicheren Frakturzeichen**.

Fraktursymptomatik

Sichere Frakturzeichen: Fehlstellung, abnorme Beweglichkeit, Krepitationen, erkennbare Knochenfragmente bei offenen Frakturen. **Unsichere Frakturzeichen:** Schmerzen, Hämatombildung, Schwellung, eingeschränkte Funktion.

▶ **Merke:** Bei jeder Fraktur ist es notwendig, Sensibilität, Motorik und Durchblutung der entsprechenden Extremität zu überprüfen!

◀ Merke

Radiologische Diagnostik

Radiologische Diagnostik

▶ **Merke:** Zur Diagnostik von Frakturen sind **grundsätzlich Röntgenaufnahmen in 2 senkrecht aufeinander stehenden Ebenen** anzufertigen (Abb. **B-4.62**), um Art und Ausmaß möglicher Dislokationen beurteilen zu können und Frakturen, die manchmal in einer Ebene nur als Verdichtungslinie erkennbar sind, nicht zu übersehen.

◀ Merke

Ist dies nicht möglich (z. B. Schulter und Becken), werden Aufnahmen in **schrägen Projektionen** angefertigt. Fehlen bei klinischem Verdacht auf den Übersichtsaufnahmen Zeichen einer frischen Fraktur, werden ergänzende Untersuchungen durchgeführt oder Kontrollaufnahmen nach einer Woche Ruhigstellung angefertigt. Durch Resorption an den Frakturrändern demarkiert sich der Frakturspalt besser.

Ist dies nicht möglich (z. B. Schulter und Becken), werden Aufnahmen in **schrägen Projektionen** angefertigt. Bei Kontrollaufnahmen nach einer Woche Ruhigstellung demarkiert sich der Frakturspalt oft besser.

B-4.62

B-4.62   **Röntgenologische Darstellung einer Fraktur in 2 Ebenen**

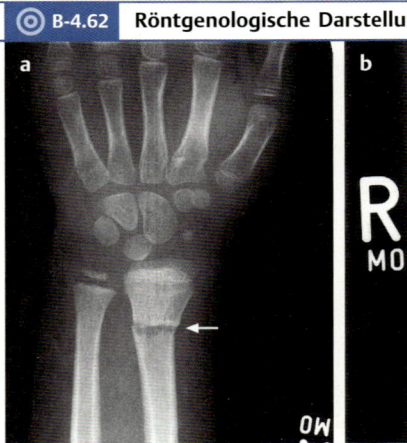
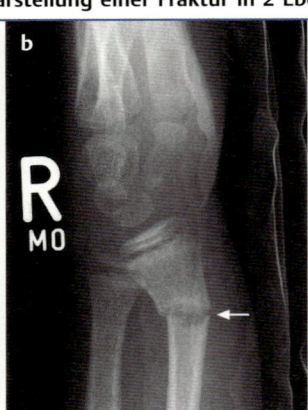

7-jähriger Junge mit distaler Radiusfraktur (Pfeil), Achsknick um 30° nach dorsal und 5° nach radial.

B-4.63   **Darstellung von Frakturen im MRT**

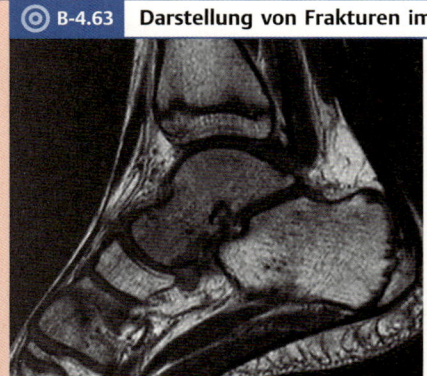
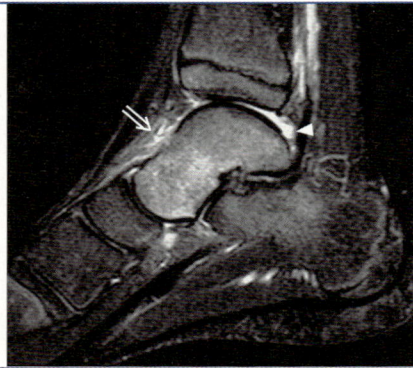

MRT einer Talusfraktur. In T$_1$-Wichtung Signalminderung im Talus. In T$_2$-Wichtung mit Fettsättigung Talus signalreich als Zeichen des Ödems. Zusätzlich Hämatom (Doppelpfeil) in den umgebenden Weichteilen und geringer Erguss im OSG (Pfeilspitze).

▶ Merke

▶ **Merke:** Bei Frakturen der langen Röhrenknochen bedarf es immer der Darstellung der benachbarten Gelenke zum Ausschluss von Rotationsfehlern oder Kombinationsfrakturen (Monteggia-Fraktur, distale Tibia- und proximale Fibulafraktur).

Bei **komplexen anatomischen Verhältnissen** wird die CT primär zum Frakturnachweis eingesetzt (z. B. Schädelbasis). Bei anderen Lokalisationen wird ergänzend zum Röntgen ein CT (Gesichtsschädel, Wirbelsäule, Becken, Fußwurzel) angefertigt. Mit der **MRT** (Abb. **B-4.63**) können radiologisch okkulte Frakturen und Knochenkontusionen nachgewiesen werden.

Die **Knochenszintigraphie** zeigt unmittelbar nach dem Trauma eine **erhöhte Nuklidspeicherung**.

Bei **komplexen anatomischen Verhältnissen** wird die CT primär zum Frakturnachweis eingesetzt (z. B. Schädelbasis). Bei anderen Lokalisationen (Gesichtsschädel, Wirbelsäule, Becken, Fußwurzel) wird ergänzend zum konventionellen Röntgen ein CT angefertigt, um den exakten Frakturverlauf und die Stellung der einzelnen Fragmente zueinander beurteilen zu können.

Mit Hilfe der **MRT** (Abb. **B-4.63**) können sowohl radiologisch okkulte Frakturen als auch Knochenkontusionen (bone bruises) duch ihr Ödem (erhöhtes Signal in T2-gewichteten Bildern) sensitiv nachgewiesen werden.

Die **Knochenszintigraphie** zeigt bereits unmittelbar nach dem Trauma eine **erhöhte Nuklidspeicherung**, die noch über mehrere Jahre persistieren kann.

▶ Merke

▶ **Merke:** Röntgenologische Kriterien der Fraktur sind:
- Die Kontinuität der Knochenkontur ist unterbrochen. Dabei entsteht häufig eine Aufhellungslinie im Knochen, oft auch eine Stufe in der Kortikalis.
- Die trabekuläre Zeichnung der Spongiosa ist zerstört.
- Knochenteile können abgetrennt sein und dabei scharf begrenzte oder irreguläre Fragmente bilden, die sich überlagern oder verkeilen können.
- Die Fragmente können gegeneinander verschoben, verdreht oder verkippt sein (Dislokation).
- Bei Einstauchung von Fragmenten entstehen Spongiosaverdichtungen.
- Ein Hämatom im Frakturbereich ist an einer Weichteilschwellung und -verdichtung erkennbar.

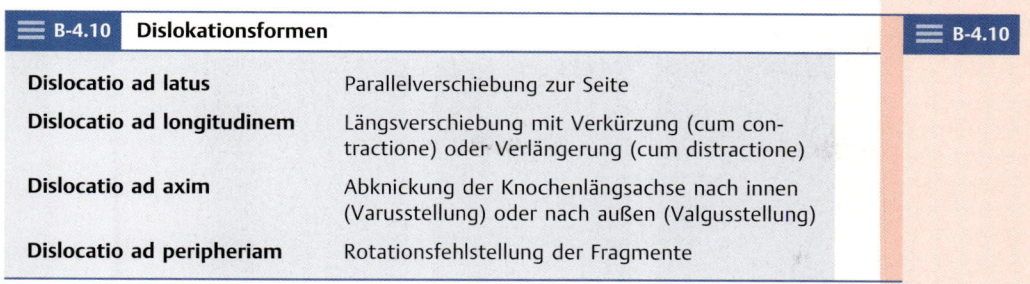

☰ B-4.10	Dislokationsformen	☰ B-4.10
Dislocatio ad latus	Parallelverschiebung zur Seite	
Dislocatio ad longitudinem	Längsverschiebung mit Verkürzung (cum contractione) oder Verlängerung (cum distractione)	
Dislocatio ad axim	Abknickung der Knochenlängsachse nach innen (Varusstellung) oder nach außen (Valgusstellung)	
Dislocatio ad peripheriam	Rotationsfehlstellung der Fragmente	

Der radiologische Befund muss auch die Stellung der einzelnen Fragmente (Dislokation) beschreiben. Die Art der Dislokation wird durch die Stellung des distalen gegenüber dem proximalen Fragment charakterisiert (Tab. **B-4.10**).

Der radiologische Befund beschreibt die Stellung der einzelnen Fragmente (Dislokation) (Tab. **B-4.10**).

▶ **Merke:** Bei der Beschreibung von Dislokationen und Luxationen ist die Stellung des distalen gegenüber dem proximalen Fragment bzw. Knochen maßgeblich.

◀ **Merke**

Frakturheilung

Verlauf und Art der Knochenbruchheilung werden durch die Lokalisation der Fraktur, das Ausmaß der Knochen- und Weichteilverletzungen, den Grad der Dislokation, das Alter und den klinischen Zustand des Patienten, die Nebenverletzungen und die Art der Frakturversorgung (konservativ oder operativ) bestimmt.

Frakturheilung

Die Frakturheilung wird durch Lokalisation, Ausmaß der Verletzung, Grad der Dislokation, Alter und Zustand des Patienten, Nebenverletzungen und Art der Frakturversorgung bestimmt.

Primäre Frakturheilung:
Kennzeichen der primären Frakturheilung ist die **knöcherne Durchbauung des Frakturspaltes** ohne Bildung von Ersatz- oder Überbrückungsknochen (Kallus). Voraussetzung ist eine exakte Adaptation der Fragmente sowie die Ausschaltung von Bewegungen durch eine stabile Osteosynthese. Im **Röntgenbild** zeigt sich eine **zunehmende Verdichtung und Unschärfe des Frakturspaltes**. Knöcherne Resorptionen und Kallusbildungen fehlen weitgehend.

Primäre Frakturheilung:
Kennzeichen ist die **knöcherne Durchbauung des Frakturspaltes** ohne Kallusbildung. Voraussetzung ist eine exakte Fragmentadaptation sowie eine stabile Osteosynthese. Im **Röntgenbild** zeigt sich eine **zunehmende Verdichtung und Unschärfe des Frakturspaltes**

Sekundäre Frakturheilung:
Verbleibt eine geringe Instabilität, wie bei konservativer Behandlung, Stabilisierung durch Marknagelung oder Fixateur externe, kommt es zur **sekundären Frakturheilung**. Zwischen beiden Frakturenden entsteht initial ein Frakturhämatom. Innerhalb der ersten Woche tritt eine zelluläre Proliferation ein, die einen bindegewebigen Kallus bildet.
Das **Röntgenbild** (Abb. **B-4.64**) zeigt eine **Entkalkung und Auflockerung der Fragmentenden**, der **Frakturspalt tritt deutlicher in Erscheinung**. Innerhalb der nächsten Wochen wird der bindegewebige Kallus in einen provisorischen Kallus aus Geflechtknochen umgebaut (sog. **Fixationskallus**). Der **Frakturspalt wird zunehmend unschärfer** und im weiteren Verlauf knöchern überbrückt. Durch periostale Knochenbildungen entsteht der sog. Spindel- oder Kugelkallus, der jedoch nur eine untergeordnete Bedeutung für die Stabilisierung der Fraktur besitzt. Er wird später wieder resorbiert. Für die Stabilisierung der Fraktur ist primär der endostale Kallus verantwortlich, der im Röntgenbild oft vom normalen Knochen und periostalen Kallus überlagert wird. Unter mechanischer Belastung wird der Kallus aus Geflechtknochen zunehmend durch lamellären Knochen ersetzt.
Je nach betroffenem Knochen ist der Frakturspalt nach etwa **6–12 Wochen** mit lamellärem Knochen vollständig durchbaut und die **Heilung abgeschlossen**.

Sekundäre Frakturheilung:
Verbleibt eine geringe Instabilität (bei konservativer Behandlung, Marknagelung und Fixateur externe), kommt es zur **sekundären Frakturheilung** mit Frakturhämatom und Kallusbildung innerhalb der ersten Woche.

Das **Röntgenbild** (Abb. **B-4.64**) zeigt eine **Entkalkung und Auflockerung der Fragmentenden**, der **Frakturspalt tritt deutlicher in Erscheinung**. Innerhalb der nächsten Wochen wird der bindegewebige Kallus in einen provisorischen Kallus aus Geflechtknochen umgebaut (sog. **Fixationskallus**). Der **Frakturspalt wird zunehmend unschärfer** und im weiteren Verlauf knöchern überbrückt.

Der Frakturspalt ist nach etwa **6–12 Wochen** mit lamellärem Knochen durchbaut und die **Heilung abgeschlossen**.

▶ **Merke:** Die definitive Frakturheilung ist im Röntgenbild an der Ausbildung einer trabekulären Spongiosazeichnung im Frakturbereich erkennbar.

◀ **Merke**

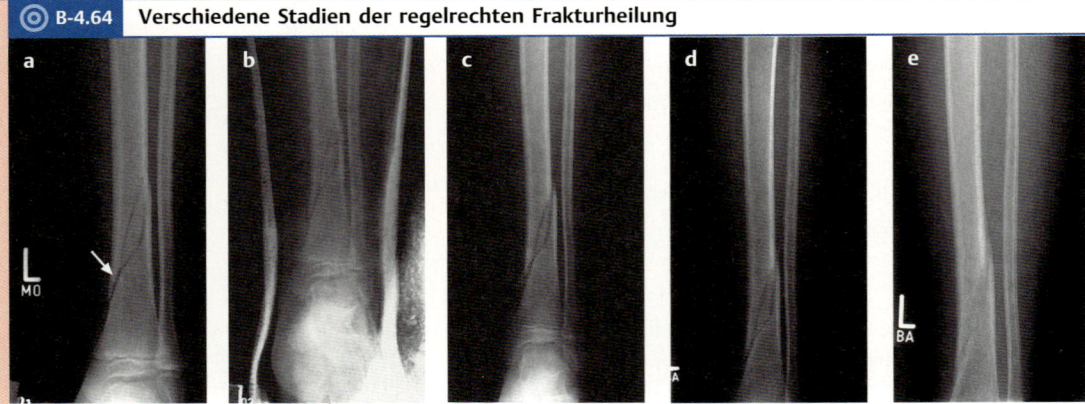

8-jähriger Junge mit distaler Tibiaschaftspiralfraktur:
a Unfallaufnahme: die Fraktur (Pfeil) zeigt sich ohne signifikante Dislokation.
b Aufnahme im Gips 5 Tage später: der Frakturspalt ist infolge der Entkalkung an den Fragmentenden deutlicher erkennbar.
c Aufnahme 4 Wochen nach Trauma: der Frakturspalt ist durch die endostale Kallusbildung unscharf begrenzt, am medialen Frakturrand hat sich periostaler Kallus gebildet.
d Aufnahme 7 Wochen nach Trauma: zunehmende knöcherne Durchbauung des Frakturspalts, der jetzt flau zur Darstellung kommt.
e 3 Monate nach Trauma: die Fraktur ist knöchern konsolidiert, der Frakturspalt ist nur noch an einzelnen Stellen schemenhaft abgrenzbar.

Die **operative Osteosynthese** ermöglicht eine schnelle mechanische Stabilisierung von Frakturen. Die Fragmente können exakt adaptiert werden. Wichtig ist dies bei Frakturen mit Beteiligung der Gelenkflächen.

Die **Röntgenuntersuchung** dient der Kontrolle der Stellungsverhältnisse und der Heilung der Fraktur. Zu typischen Zeichen für eine Lockerung der Osteosynthese s. Abb. **B-4.65**.

Von **verzögerter Frakturheilung** spricht man, wenn nach 3 Monaten noch keine Heilung eingetreten ist. Im Röntgenbild ist sie an einer **Abrundung** und **zunehmenden Diastase der Fragmentenden** durch Resorptionen zu erkennen. Bei ungenügender Ruhigstellung entsteht ein **Reizkallus** durch vermehrte periostale Knochenneubildung.

Die **operative Osteosynthese** ermöglicht eine schnelle mechanische Stabilisierung von Frakturen. Die Fragmente können exakt adaptiert werden. Dies ist insbesondere bei Frakturen mit Beteiligung der Gelenkflächen wichtig, um eine vorzeitige Arthrose zu vermeiden. Das Risiko einer iatrogenen Osteomyelitis und der erforderliche Zweiteingriff zur Materialentfernung sind Nachteile der operativen Frakturbehandlung.
Die **Röntgenuntersuchung** dient der Kontrolle der Stellungsverhältnisse und der Heilung der Fraktur sowie ggf. dem Nachweis einer Lockerung (Abb. **B-4.65**), Dislokation oder Fraktur des Osteosynthesematerials oder auch einer Infektion.

Tritt nach 3 Monaten noch keine Frakturheilung ein, spricht man von einer **verzögerten Frakturheilung**. Sie droht bei ungenügender Stabilisierung der Fraktur, Infektionen, Osteoporose oder Einnahme von Medikamenten (z.B. Kortikoide, Zytostatika oder Antikoagulanzien). Eine verzögerte oder fehlende Frakturheilung ist im **Röntgenbild** zunächst an einer **Abrundung** und **zunehmenden Diastase der Fragmentenden** durch Resorptionen zu erkennen. Bei ungenügender Ruhigstellung entsteht ein **Reizkallus** durch vermehrte periostale Knochenneubildung. Um das Osteosynthesematerial finden sich knöcherne Resorptionen.

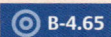

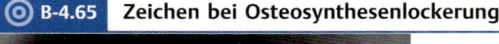

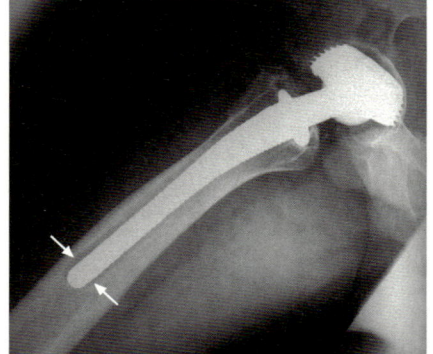

Typische radiologische Zeichen bei Osteosyntheselockerung sind: Aufhellungen (Resorptionen) entlang des Osteosynthesematerials, Dislokationen des Osteosynthesematerials, Kallusbildungen, persistierende Frakturlinien und im Szintigramm intensive Nuklidanreicherung entlang der Implantate.
Röntgenaufnahme der rechten Hüfte in Lauensteinstellung: schmale Resorptionszone um die Spitze der Prothese im Femurschaft (Pfeile) als Zeichen einer Prothesenlockerung.

⊚ B-4.66

⊚ B-4.66 **Radiologische Befunde bei verzögerter Frakturheilung**

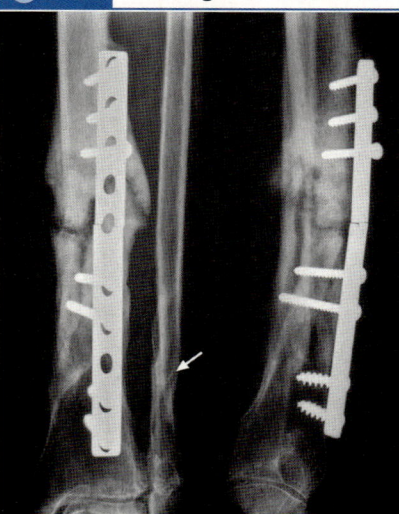

Hypertrophische Pseudarthrose: 70-jährige Patientin, die sich vor 7 Monaten den distalen linken Unterschenkel gebrochen hat. Die Tibiafraktur wurde mittels Plattenosteosynthese stabilisiert. Auf der Kontrollaufnahme ist der Frakturspalt noch immer deutlich zu erkennen. Die Frakturenden sind verbreitert und vermehrt sklerosiert. Ursache dafür ist eine mangelnde Ruhigstellung der Fraktur infolge eines Bruchs der Osteosyntheseplatte in Höhe der Fraktur. Die Fibulafraktur (Pfeil) ist bei minimaler Dislokation knöchern durchbaut. Der ehemalige Frakturspalt imponiert als schmale Sklerosierungslinie.

Von einer **Pseudarthrose** spricht man, wenn nach 6 Monaten noch keine knöcherne Durchbauung eingetreten ist. Es werden verschiedene Formen unterschieden:

- **Hypertrophe Pseudarthrosen** (Abb. B-4.66) beruhen auf einer mangelnden Ruhigstellung und sind durch elefantenfußartige Verbreiterung der Frakturenden, Pseudogelenkspalt und Randsklerosen gekennzeichnet. Konsequente Ruhigstellung führt meist zur Ausheilung.
- **Atrophische Pseudarthrosen** sind die Folge von ausgedehnten Knochennekrosen oder Mangeldurchblutungen (z. B. nach großflächiger Denudierung bei Osteosynthese). Sie zeichnen sich durch verjüngte Knochenenden, ossäre Defekte und fehlende Kallusbildung aus. Fehlt auch eine bindegewebige Überbrückung des Frakturspaltes und bildet sich ein Gelenk aus, liegt ein sog. Neoarthros vor.

Bei Schädigung der den Knochen versorgenden Gefäße kann es zur **Nekrose einzelner Fragmente** kommen (s.S. 328).

Beim komplexen regionalen Schmerzsyndrom (CRPS) Typ I (**Morbus Sudeck**, Reflexdystrophie) besteht eine schwere, schmerzhafte Osteoporose, die von einer Weichteilschwellung oder -atrophie begleitet wird. Meist tritt sie nach Frakturen in den distalen, gelenknahen Extremitätenknochen auf, ein adäquates Trauma kann jedoch auch fehlen. Zu Beginn werden eine ödematöse Weichteilschwellung, eine blaulivide verfärbte, überwärmte Haut und ein starker Dauerschmerz beobachtet. Nach etwa 2–4 Monaten treten trophische Störungen auf, die im chronischen Stadium zu einer Dys- und Atrophie aller beteiligten Strukturen führen. In frühen Stadien steht im **Röntgenbild** eine fleckige Demineralisation der gelenknahen Knochenabschnitte im Vordergrund. Im chronischen Stadium entwickelt sich in diesen Bereichen eine diffuse, schwere Osteoporose mit bleistiftartiger Konturzeichnung der Kortikalis. Oft schwindet die subchondrale Grenzlamelle, während die Gelenkspaltweite unverändert bleibt. In der **MRT** sind das Weichteilödem und eine KM-Anreicherung in den Weichteilen nachzuweisen, Knochenmarkveränderungen sind dagegen selten. Die CRPS Typ II (Kausalgie) ist eine Sonderform der Reflexdystrophie mit besonders ausgeprägter Schmerzsymptomatik.

Von einer **Pseudarthrose** spricht man, wenn nach 6 Monaten noch keine knöcherne Durchbauung eingetreten ist:
- **Hypertrophe Pseudarthrosen** (Abb. B-4.66) beruhen auf einer mangelnden Ruhigstellung
- **Atrophische Pseudarthrosen** sind die Folge von ausgedehnten Knochennekrosen oder Mangeldurchblutungen.

Eine Schädigung knochenversorgender Gefäße kann zur **Nekrose einzelner Fragmente** führen (s.S. 328).

Beim komplexen regionalen Schmerzsyndrom (CRPS) Typ I (**Morbus Sudeck**, Reflexdystrophie) besteht eine schwere, schmerzhafte Osteoporose, die von einer Weichteilschwellung oder -atrophie begleitet wird. Meist tritt sie nach Frakturen in den distalen, gelenknahen Extremitätenknochen auf, ein adäquates Trauma kann jedoch auch fehlen. In frühen Stadien steht im **Röntgenbild** eine fleckige Demineralisation der gelenknahen Knochenabschnitte im Vordergrund, im chronischen Stadium entwickelt sich eine diffuse Osteoporose mit bleistiftartiger Zeichnung der Kortikalis. In der **MRT** sind das Weichteilödem und eine KM-Anreicherung in den Weichteilen nachweisbar.

Luxationen

▶ Definition

Luxationen

▶ **Definition:**
- **Vollständige Luxation:** Zwischen den Gelenkflächen der artikulierenden Knochen besteht kein Kontakt mehr.
- **Subluxation:** Es besteht noch partieller Kontakt der Gelenkflächen.
- **Diastase:** Abnorme Trennung von normalerweise nur gering beweglichen Gelenken wie distale tibiofibulare Syndesmose, Symphysis pubis oder Sakroiliakalgelenke.
- **Luxationsfraktur:** Kombination von Luxation und Fraktur.
- **Offene Luxation:** Der Gelenkraum wird durch Weichteilverletzungen eröffnet und erhält Verbindung zur Hautoberfläche.

Die Luxationsrichtung und begleitende Frakturen werden mit **Röntgenaufnahmen in 2 Ebenen** nachgewiesen.
Man unterscheidet: **kongenitale, habituelle** (ohne adäquaten Anlass), **pathologische** (Folge einer Gelenkerkrankung), **paralytische** und **traumatische Luxationen.**

Die Luxationsrichtung und begleitende Frakturen werden an Hand von **Röntgenaufnahmen in 2 Ebenen** nachgewiesen. Die Art bzw. Richtung der Luxation wird immer durch die Stellung des distalen Gliedes bestimmt. Man unterscheidet folgende Formen
- **kongenitale Luxation** (z. B. kongenitale Hüftgelenksluxation)
- **habituelle Luxation** (rezidivierende Luxationen ohne adäquaten Anlass bei dysplastischer Gelenkanlage oder nach Verletzungen)
- **pathologische Luxation** (Folge einer Gelenkerkrankung)
- **paralytische Luxation** (bei Muskelparesen)
- **traumatische Luxation**.

Bevorzugt betroffen sind **Schulter-, Ellbogen-, Sprung-, Hüft-** und **Interphalangealgelenke**.

Prinzipiell kann es bei entsprechendem Trauma in allen Gelenken zu einer Luxation kommen. Bevorzugt betroffen sind **Schulter-, Ellbogen-, Sprung-, Hüft-** und **Interphalangealgelenke**.

Radiologische Diagnostik: Luxationen (Abb. **B-4.67**) werden häufig von Verletzungen der Bänder und der Gelenkkapsel begleitet, die im Röntgenbild an einem **verbreiterten Weichteilschatten** oder einer **Verlagerung von Fettstreifen** durch ein Hämatom oder einem Gelenkerguss zu erkennen sind.
Weichteilverletzungen können im Röntgenbild als Verdichtung und Volumenzunahme, später als Verkalkung imponieren (s.S. 315). Läsionen des Gelenkknorpels und der Menisci können invasiv mit der Arthrographie, nichtinvasiv mit der MRT nachgewiesen werden.

Radiologische Diagnostik: Luxationen (Abb. **B-4.67**) werden häufig von Verletzungen der Bänder und der Gelenkkapsel begleitet, die im **Röntgenbild** an einem **verbreiterten Weichteilschatten** oder einer **Verlagerung von Fettstreifen** durch ein Hämatom oder einen Gelenkerguss zu erkennen sind. Band- und Kapselläsionen lassen sich mit gehaltenen Aufnahmen, Arthrographie, CT und MRT nachweisen. Unter **Zugbelastung** des verletzten Bandes kommt es zum **Aufklappen des Gelenks**.
Verletzungen der Weichteile verursachen im Röntgenbild eine Verdichtung und Volumenzunahme und können später als Weichteilverkalkungen imponieren (s.S. 315). Läsionen des Gelenkknorpels und der Menisci können mit der Arthrographie nach Luft- und KM-Injektion diagnostiziert werden. Nichtinvasiv können diese Verletzungen sowie die übrigen Gelenkbinnenstrukturen mit der MRT sicher nachgewiesen werden.

◉ B-4.67

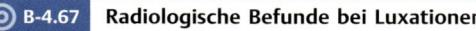

| ◉ B-4.67 | Radiologische Befunde bei Luxationen |

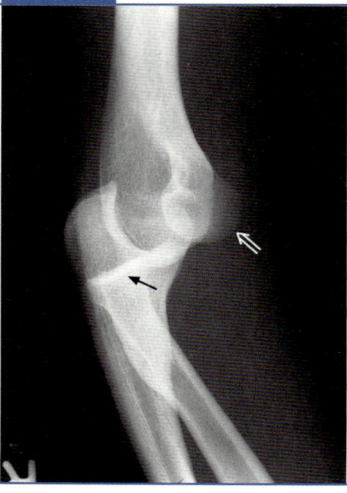

28-jähriger Patient mit Luxation des Radiusköpfchens. Zwischen Radiusköpfchen (Pfeil) und Capitulum humeri (Doppelpfeil) besteht kein Kontakt mehr.

4.3.12 Spezielle Traumatologie

Klavikulafraktur

Allgemeines: Klavikulafrakturen werden mehrheitlich durch ein indirektes Trauma verursacht und treten **am häufigsten im mittleren Drittel der Klavikula** auf, seltener im akromialen Drittel und kaum im sternalen Drittel.

Radiologische Diagnostik: Dislokationen um mehr als Schaftbreite, typischerweise in Bajonettstellung, lassen sich röntgenologisch am besten im **kaudokranial gekippten Strahlengang** darstellen. Durch den Zug des M. sternocleidomastoideus wird das proximale Fragment nach dorsal und oben gezogen, das distale Fragment durch den Zug des M. pectoralis und die Schwerkraft nach unten (Abb. **B-4.68**).

Akromioklavikularluxation

Allgemeines: Das laterale Klavikulaende wird durch ein direktes oder indirektes Trauma nach kranial, seltener nach dorsal verlagert. Das Gelenk ist auf Druck und die Elevation des Armes über die Horizontale schmerzhaft. Die Einteilung erfolgt nach Tossy (Tab. **B-4.11**).

Radiologische Diagnostik: Zum Ausschluss einer Fraktur werden initial Röntgenaufnahmen der betroffenen Schulter in 2 Ebenen angefertigt. Zum Nachweis bzw. Ausschluss einer Schultergelenksverletzung werden anschließend beide Gelenke seitenvergleichend mit einer Belastung von 5–10 kp in beiden Händen geröntgt (Abb. **B-4.69**). Charakteristische Befunde zeigt Tab. **B-4.11**.

Schultergelenkluxation

Allgemeines: Es wird unterschieden zwischen der **vorderen** Luxation (Luxatio subcoracoidea, häufigste Form), der **hinteren** Luxation (Luxatio posterior) sowie der Luxation nach **unten** (Luxatio erecta).

Klinik: Klinisch bestehen massive Schmerzen im Bereich des Schultergelenks mit Bewegungsunfähigkeit und federnd fixierter Zwangshaltung des Armes.

Radiologische Diagnostik: Basis der radiologischen Abklärung sind die **a. p.-Aufnahme** (mit zur erkrankten Schulter gedrehtem Patienten) und die **Aufnahme nach Neer** (Scapula seitlich).

4.3.12 Spezielle Traumatologie

Klavikulafraktur

Allgemeines: Klavikulafrakturen werden meist durch ein indirektes Trauma verursacht und treten **am häufigsten im mittleren Drittel** auf.

Radiologische Diagnostik: Dislokationen lassen sich am besten im **kaudokranial gekippten Strahlengang** darstellen (Abb. **B-4.68**).

Akromioklavikularluxation

Allgemeines: Das laterale Klavikulaende ist nach kranial, seltener nach dorsal verlagert. Einteilung nach Tossy (Tab. **B-4.11**).

Radiologische Diagnostik: Initial werden Aufnahmen in 2 Ebenen angefertigt. Anschließend werden beide Gelenke mit einer Belastung von 5-10 kp in beiden Händen geröntgt (Abb. **B-4.69**). Charakteristische Befunde zeigt Tab. **B-4.11**.

Schultergelenkluxation

Allgemeines: Unterschieden wird zwischen **vorderer** (häufigste Form) und **hinterer** Luxation und Luxation nach **unten.**

Klinik: Massive Schmerzen mit Bewegungsunfähigkeit und federnd fixierter Zwangshaltung des Armes.

Radiologische Diagnostik: Basis sind die **a. p.-Aufnahme** (mit zur erkrankten Schulter gedrehtem Patienten) und die **Aufnahme nach Neer** (Scapula seitlich). Bei

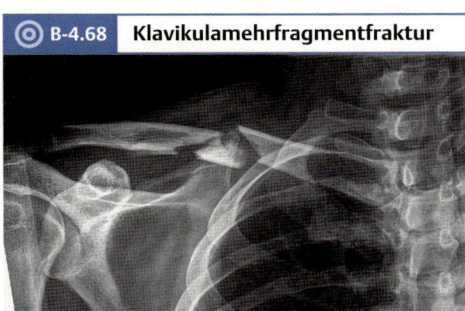

B-4.68 Klavikulamehrfragmentfraktur

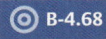

B-4.68

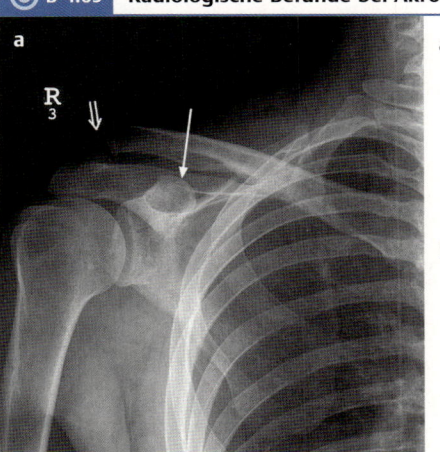
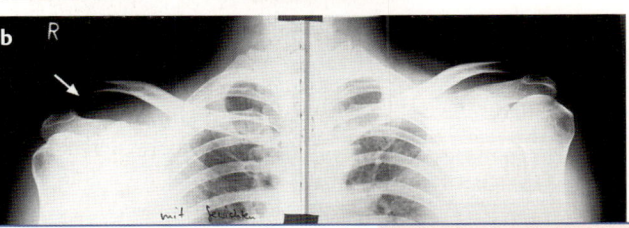

B-4.69 Radiologische Befunde bei Akromioklavikularluxation

B-4.69

a Bereits ohne Belastung Hochstand der Klavikula (Doppelpfeil) sowie geringe Vergrößerung des Abstands zum Korakoid (Pfeil).
b Gehaltene Aufnahmen der Akromioklavikulargelenke im Seitenvergleich. Tossy III Verletzung im rechten Akromioklavikulargelenk (Pfeil).

B-4.11

B-4.11	Einteilung nach Tossy und Befunde bei Akromioklavikularluxation
Tossy I (= Kapselläsion ohne Bandruptur)	normaler Röntgenbefund auch unter Belastung (AC-Gelenk-Spaltbreite 0,3–0,8 cm, AC-Gelenkstufe < 0,8 cm, Spaltbreite Coracoid-Clavicula 1,0–1,4 cm)
Tossy II (= Zerreißung von Gelenkkapsel und Lig. acromioclaviculare)	Dehiszenz im Akromioklavikulargelenk (1,0–1,5 cm) mit **Hochstand der Klavikula** um maximal eine halbe Gelenkhöhe (> 0,8 cm) und Vergrößerung des Abstandes zum Korakoid um bis zu 50 %
Tossy III (= zusätzlich Ruptur des Lig. coracoclaviculare)	Schulterhochstand mit größerer Dehiszenz als beim Typ II (> 1,5 cm) sowie Vergrößerung des Abstandes zum Korakoid um mehr als 50 % (Abb. **B-4.69b**)

B-4.70

B-4.70   Schultergelenkluxation

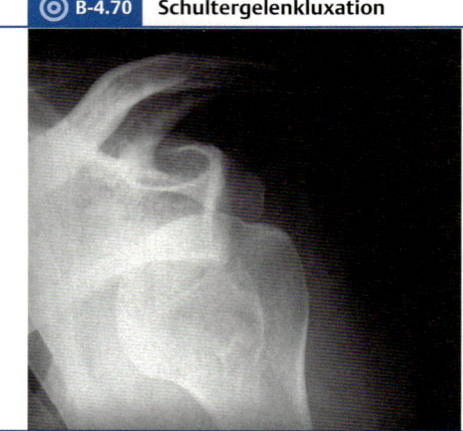

Die Gelenkfläche des linken Humeruskopfes hat den Kontakt zur Gelenkfläche des Glenoids vollständig verloren. Es handelt sich um eine vordere (infrakorakoidale) Luxation des Schultergelenkes.

der Beurteilung des Röntgenbildes (Abb. **B-4.70**) ist zu achten auf:
- Richtung der Luxation
- Impressionsfraktur (**Hill-Sachs-Läsion**)
- Abriss des Labrums (**Bankart-Läsion**).

Bei der **Beurteilung des Röntgenbildes** (Abb. **B-4.70**) ist auf folgenden Befunde zu achten:
- Richtung der Luxation (z. B. subkorakoidal, subglenoidal)
- Impressionsfraktur: Sie entsteht bei der vorderen Luxation durch die Impression des dorsolateralen Humeruskopfes durch den vorderen Pfannenrand (**Hill-Sachs-Läsion**)
- Abriss des Labrums im Sinne einer **Bankart-Läsion** (Verletzung des vorderen Kapsel-Labrum-Komplexes bzw. Abrissfraktur des vorderen unteren Glenoidrandes).

Mit Hilfe der **CT** können **Hill-Sachs- und Bankart-Läsion sowie weitere ossäre Verletzungen nachgewiesen werden.** Noch aussagekräftiger ist die **Arthro-CT.** Alternativ kann die **MRT** eingesetzt werden. Bei Fehlen eines Gelenkergusses ist die Beurteilung des Labrums und der Gelenkkapsel eingeschränkt. In diesen Fällen kann eine **MR-Arthrographie** durchgeführt werden.

Mit Hilfe der **CT** können **Hill-Sachs- und Bankart-Läsion sowie weitere ossäre Verletzungen nachgewiesen werden**. Noch aussagekräftiger ist die **Arthro-CT,** da sie auch eine Darstellung der relevanten Weichteilstrukturen (Labrum, Gelenkkapsel, glenohumerale Ligamente) gestattet. Alternativ kann die **MRT** eingesetzt werden. Üblicherweise sollten axiale und koronare (senkrecht zum glenohumeralen Gelenk) Ebenen verwendet werden. Gradienten-Echo-Sequenzen und T_2-gewichtete Sequenzen (vor allem beim akuten Trauma) werden bevorzugt eingesetzt. Bei Fehlen eines Gelenkergusses ist die Beurteilung des Labrums und der Gelenkkapsel eingeschränkt. In diesen Fällen kann eine **MR-Arthrographie** durchgeführt werden.

Humerusfrakturen

Proximale Humerusfraktur

Allgemeines: Die Fraktur tritt v. a. nach Sturz auf die ausgestreckte Hand oder den Ellbogen auf. Bei älteren Menschen entsteht meist eine subkapitale Humerusfraktur mit Verlauf durch das Collum chirurgicum und Abriss des Tuberculum majus.

Humerusfrakturen

Proximale Humerusfraktur

Allgemeines: Die Fraktur tritt v. a. nach Sturz auf die ausgestreckte Hand oder den Ellbogen auf. Relativ häufig kommt es zum Abriss des Tuberculum majus. Bei älteren Menschen tritt meist eine subkapitale Humerusfraktur auf, die durch das Collum chirurgicum verläuft und mit einem Abriss des Tuberculum majus kombiniert sein kann. Der Schweregrad der Fraktur wird durch den Grad der Dislokation und Fragmentrotation sowie die Anzahl der Fragmente bestimmt (nach Neer).

Klinik: Schmerzen im Schulterbereich und schmerzhafte Bewegungseinschränkung.

Radiologische Diagnostik: Erforderlich ist eine Darstellung aller Fragmente in 2 Ebenen. Üblicherweise wird eine a. p. und eine axiale Aufnahme der Schulter mit proximalem Oberarm angefertigt (Abb. **B-4.71a**). Ggf. kann ergänzend eine transthorakale Aufnahme erforderlich sein.

Humerusschaftfraktur

Allgemeines: Es handelt sich um diaphysäre Frakturen. Die Klassifikation erfolgt nach dem Frakturverlauf mit Beschreibung der Dislokation, die abhängt von der Frakturhöhe und den ansetzenden Muskeln. In ca. 25 % finden sich Begleitverletzungen der Schulter und des Unterarms.

Radiologische Diagnostik: Röntgenaufnahme des Humerus mit angrenzenden Gelenken in 2 Ebenen (Abb. **B-4.71b**).

Distale Humerusfraktur

Allgemeines: Bei Erwachsenen ist in 90 % der Fälle das Ellenbogengelenk beteiligt. Bei Kindern ist die häufigste Form die suprakondyläre Humerusfraktur. Bei nicht dislozierten Frakturen sind indirekte Frakturzeichen – Abhebung des vorderen und hinteren Fettpolsters am distalen Humerus als Zeichen des Hämarthros – oft die einzigen Hinweise auf eine Fraktur. Bei Kindern sind die Verletzungen oft nur an Hand der Verlagerung der Knochenkerne zu differenzieren (s.S. 306).

Radiologische Diagnostik: Röntgenaufnahmen a. p. und seitlich mit Beugung im Ellenbogengelenk um 90° sind obligat (Abb. **B-4.71c,d**).
In Zweifelsfällen kann die **MRT** oder eine Vergleichsaufnahme der Gegenseite angefertigt werden. Zur Ermittlung der korrekten Stellung des Capitulum

Klinik: Schmerzen im Schulterbereich, schmerzhafte Bewegungseinschränkung.

Radiologische Diagnostik: Darstellung aller Fragmente in 2 Ebenen mit einer a. p. und einer axialen Aufnahme der Schulter mit proximalem Oberarm (Abb. **B-4.71a**).

Humerusschaftfraktur

Allgemeines: Es handelt sich um diaphysäre Frakturen. In ca. 25 % finden sich Begleitverletzungen der Schulter und des Unterarms.

Radiologische Diagnostik: Röntgenaufnahme des Humerus mit angrenzenden Gelenken in 2 Ebenen (Abb. **B-4.71b**).

Distale Humerusfraktur

Allgemeines: Bei Erwachsenen ist in 90 % der Fälle das Ellenbogengelenk beteiligt. Bei Kindern ist die häufigste Form die suprakondyläre Humerusfraktur.

Radiologische Diagnostik: Röntgenaufnahmen a. p. und seitlich mit Beugung im Ellenbogengelenk um 90° sind obligat (Abb. **B-4.71c,d**). Im Zweifelsfall **MRT**.

⊙ **B-4.71**   **Radiologische Befunde bei Humerusfraktur**

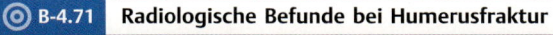
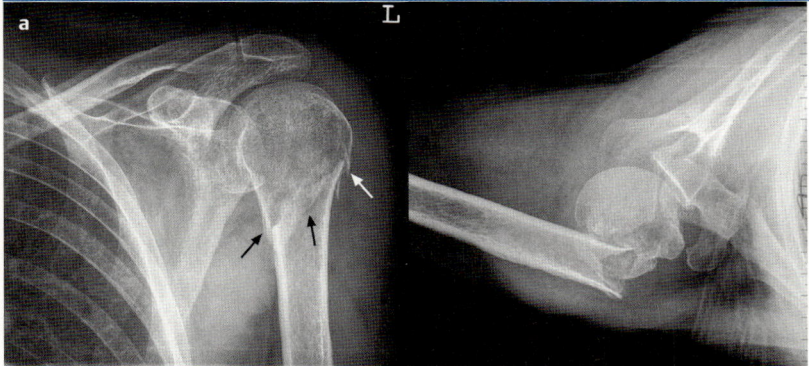
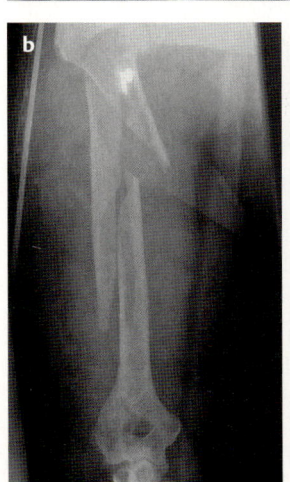
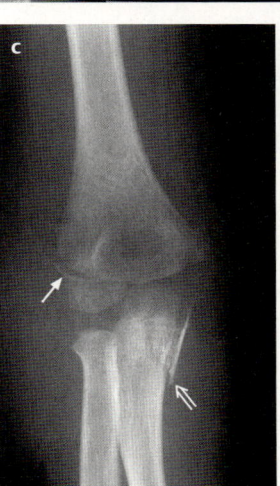
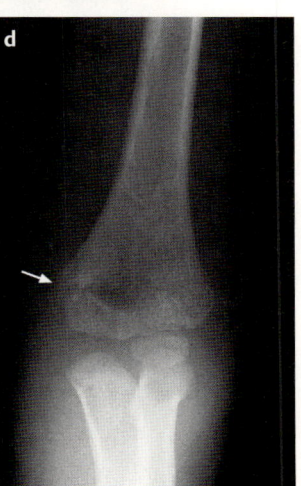

a Proximale (subkapitale) Humerusfraktur (Pfeile) (a.p. und axial): Humeruskopf nach dorsal abgekippt.
b Humerusschaftfraktur: spiralförmige Fraktur mit 3 Fragmenten.
c Distale Humerusfraktur (Pfeil): schalenförmige Absprengung am radialen Humeruskondylus mit Einstrahlung in die Epiphysenfuge im Sinne einer Aitken I transkondylären Humerusfraktur. Zusätzlich Olekranonfraktur (Doppelpfeil).
d Nicht dislozierte suprakondyläre Humerusfraktur (Pfeil).

Subluxation des Radiusköpfchens (Chassaignac)

Häufig bei Kindern bis zum 5. Lebensjahr. Durch abrupten Zug am Unterarm disloziert das Radiusköpfchen aus dem Lig. anulare radii mit konsekutiver Blockade der Pronation. Das Röntgenbild ist unauffällig.

Unterarmfrakturen

Proximale Unterarmfraktur

Allgemeines:
- Bei **Olekranonfrakturen** tritt meist eine Dehiszenz bzw. Dislokation der Fraktur durch den Zug des M. triceps brachii auf
- Frakturen des **Proc. coronoideus** ulnae entstehen meist bei dorsaler Ellenbogenluxation
- **Radiusköpfchen- und -halsfrakturen** treten meist nach Sturz auf den ausgestreckten Arm auf und sind die häufigsten Ellenbogenverletzungen des Erwachsenen.

Radiologische Diagnostik: Röntgenaufnahmen des Ellenbogengelenks a. p. und seitlich mit 90° Beugung im Ellenbogengelenk (Abb. **B-4.72a,b**); evtl. ergänzend Radiusköpfchenzielaufnahmen.

humeri kann die anteriore Humeruslinie hilfreich sein, die das Capitulum im mittleren Drittel schneiden sollte. Bei einer Epiphysiolyse ist das Capitulum meist nach dorsal disloziert.

Subluxation des Radiusköpfchens (Chassaignac)

Diese Verletzung tritt häufig bei Kindern bis zum 5. Lebensjahr auf. Durch abrupten Zug am Unterarm disloziert das Radiusköpfchen aus dem Lig. anulare radii mit konsekutiver Blockade der Pronation. Die Reposition ist normalerweise leicht. Das Röntgenbild zeigt keinen pathologischen Befund und dient dem Ausschluss einer Fraktur.

Unterarmfrakturen

Proximale Unterarmfraktur

Allgemeines:
- Bei **Olekranonfrakturen** tritt meist eine Dehiszenz bzw. Dislokation der Fraktur durch den Zug des M. triceps brachii auf. Die Patella cubiti, ein Sesambein in der Trizepssehne, ist von einer Olekranonfraktur zu differenzieren.
- Frakturen des **Proc. coronoideus** ulnae entstehen meist bei dorsaler Ellenbogenluxation.
- **Radiusköpfchen- und -halsfrakturen** sind die häufigsten Ellenbogenverletzungen der Erwachsenen. Sie treten meist nach Sturz auf den ausgestreckten Arm auf. Neben Impressionsfrakturen mit geringer Gelenkstufe finden sich sagittale Frakturen durch Köpfchen und Hals (sog. Meißelfrakturen). Radiushalsfrakturen sind extraartikulär. Trümmerfrakturen können mit einer Achsenverkürzung einhergehen. Bei Radiusköpfchenfrakturen können zusätzlich kleine Absprengungen aus dem Capitulum humeri auftreten.

Radiologische Diagnostik: Röntgenaufnahmen des Ellenbogengelenks a. p. und seitlich mit 90° Beugung im Ellenbogengelenk (Abb. **B-4.72a,b**). Bei Radiusköpfchen- und -halsfrakturen werden üblicherweise ergänzend Radiusköpfchenzielaufnahmen (45°-Schrägaufnahme) angefertigt.

⊚ **B-4.72** **Radiologische Befunde bei Unterarmfrakturen**

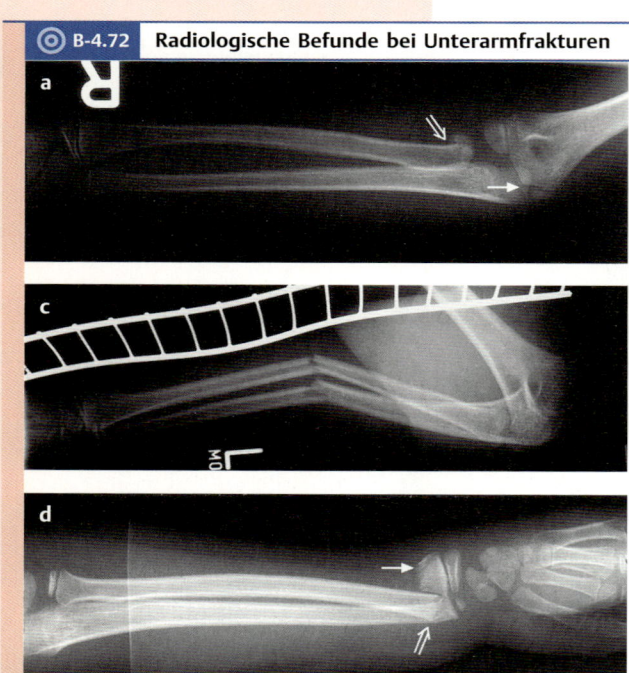
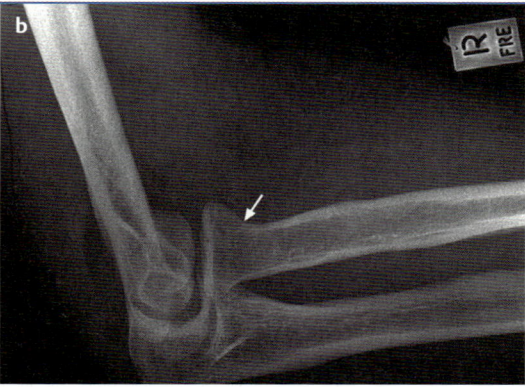

a Proximale Unterarmfraktur: nicht dislozierte Olekranonfraktur (Pfeil) sowie nach radial abgekippte proximale Radiusfraktur (Doppelpfeil).

b Proximale Unterarmfraktur: nicht dislozierte Radiusköpfchenmeißelfraktur (Radiusköpfchenzielaufnahme, Pfeil).

c Komplette Unterarmschaftfraktur: Achsknick um 30° nach dorsal.

d Distale Unterarmfraktur: Radiusfraktur mit Versatz um Schaftbreite nach radial und Verkürzung, distales Fragment mit zusätzlicher Längsfraktur (Pfeil), die in die Epiphysenfuge einstrahlt (Aitken I). Ulnafraktur mit Achsknick nach radial (Doppelpfeil).

Unterarmschaftfraktur

Allgemeines: Meist handelt es sich um eine komplette Unterarmschaftfraktur (Ulna + Radius), seltener eine isolierte Fraktur von Ulna oder Radius. Die Luxationsfrakturen angrenzender Gelenke werden unterteilt in:

- **Monteggia-Fraktur:** Proximale Ulnaschaftfraktur mit Radiusköpfchenluxation.
- **Galeazzi-Fraktur:** Isolierte Radiusschaftfraktur mit Ruptur der Membrana interossea und Ulnasubluxation oder -luxation im distalen Radioulnargelenk.

Radiologische Diagnostik: Röntgenaufnahmen des Unterarms mit angrenzenden Gelenken a. p. und exakt seitlich (Abb. **B-4.72c**).

Distale Unterarmfraktur

Allgemeines: Es handelt sich um distale Radiusfrakturen mit oder ohne Beteiligung der Ulna, isolierte Frakturen der Ulnaepiphyse werden fast nie beobachtet. In 85 % der Fälle handelt es sich um eine Hyperextensionsverletzung.

Sichere Instabilitätskriterien sind Fraktur des Proc. styloideus ulnae, radioulnare (Sub-)Luxation, Fraktur im distalen Radioulnargelenk, metaphysäre Trümmerzone und Abscher- bzw. Luxationsfraktur. **Unsichere Instabilitätskriterien** stellen eine Verkürzung des Radius um mehr als 3mm und eine dorsale Abkippung des distalen Radiusfragmentes um mehr als 20° dar.
In der alten Einteilung der Frakturen wird im Wesentlichen nach der Art der Gewalteinwirkung und der Dislokationsrichtung klassifiziert. Ein Hyperextensionstrauma führt typischerweise zu einer **Colles-Fraktur** mit dorsaler Fragmentabkippung. Bei der **Barton-Fraktur** findet sich ein dorsales, intraartikuläres Kantenfragment. Folge eines Hyperflexionstraumas ist die **Smith-Fraktur** mit volarer Fragmentabkippung. Ein volares, intraartikuläres Kantenfragment wird als **Reversed Barton-Fraktur** bezeichnet.

Radiologische Diagnostik: Röntgenaufnahmen des Handgelenks a. p. und seitlich (Abb. **B-4.72d**).

Kahnbeinfraktur

Allgemeines: Die **Fraktur des Os scaphoideum** ist die häufigste Handwurzelfraktur. Ursache ist meist der Sturz auf das extendierte Handgelenk. Meist handelt es sich um Querfrakturen (zu 80 % im mittleren Drittel). Scaphoidfrakturen können mit Frakturen v. a. des Proc. styloideus radii, des Os lunatum oder Os capitatum sowie mit ligamentären Verletzungen wie scapholunärer Dissoziation oder perilunärer Luxation kombiniert sein.
Radiologische Diagnostik: Radiologisch wird neben der **Röntgenaufnahme des Handgelenks in 2 Ebenen** oft die sog. Scaphoidserie angefertigt (Carpalia d. v., 45° radial, 45° ulnar, 15° distal angehoben, Abb. **B-4.73**). Da die Fraktur trotz der Spezialeinstellungen häufig nicht erkannt wird, ist bei klinischem Verdacht und negativem Röntgenbefund eine weitere Abklärung zwingend erforderlich. Mit der hochauflösenden **CT** können radiologisch oft nur **schwer nachweisbare Frakturen** dargestellt werden. Auch kleinste intraartikuläre Fragmente sowie (Sub-)Luxationsfehlstellungen sind diagnostizierbar. Die CT ist zudem Methode der Wahl zur Diagnostik komplexer Verletzungen der Handwurzelknochen. Auch mit der **MRT** lassen sich Frakturen sicher diagnostizieren. Sie erlaubt zusätzlich den Nachweis ligamentärer Begleitverletzungen und die Überprüfung der Vitalität der proximalen Scaphoidfragmente.

Karpometakarpale Verletzungen

Allgemeines: Meist handelt es sich um karpometakarpale, intraartikuläre Luxationsfrakturen oder Luxationen. Eine Sonderstellung nehmen die Frakturen am Sattelgelenk des Metakarpale I ein:

Unterarmschaftfraktur

Allgemeines: Meist liegt eine komplette Unterarmschaftfraktur (Ulna + Radius), seltener eine isolierte Fraktur vor. Sonderformen:

- **Monteggia-Fraktur:** Proximale Ulnaschaftfraktur mit Radiusköpfchenluxation.
- **Galeazzi-Fraktur:** Isolierte Radiusschaftfraktur mit Ruptur der Membrana interossea und Ulnasubluxation oder -luxation im distalen Radioulnargelenk.

Radiologische Diagnostik: Röntgenaufnahmen des Unterarms a. p. und exakt seitlich (Abb. **B-4.72c**).

Distale Unterarmfraktur

Allgemeines: Es handelt sich um distale Radiusfrakturen mit oder ohne Beteiligung der Ulna. Häufig besteht eine Hyperextensionsverletzung.

Es werden **sichere und unsichere Instabilitätskriterien** unterschieden.

Ein Hyperextensionstrauma führt typischerweise zu einer **Colles-Fraktur** mit dorsaler Fragmentabkippung. Bei der **Barton-Fraktur** findet sich ein dorsales, intraartikuläres Kantenfragment. Folge eines Hyperflexionstraumas ist die **Smith-Fraktur** mit volarer Fragmentabkippung. Ein volares, intraartikuläres Kantenfragment wird als **Reversed Barton-Fraktur** bezeichnet.

Radiologische Diagnostik: Röntgenaufnahmen des Handgelenks a. p. und seitlich (Abb. **B-4.72d**).

Kahnbeinfraktur

Allgemeines: Die **Fraktur des Os scaphoideum** ist die häufigste Handwurzelfraktur. Ursache ist meist der Sturz auf das extendierte Handgelenk. Meist handelt es sich um Querfrakturen (zu 80 % im mittleren Drittel).

Radiologische Diagnostik: Neben der **Röntgenaufnahme des Handgelenks in 2 Ebenen** wird oft die sog. Scaphoidserie angefertigt (Carpalia d. v., 45° radial, 45° ulnar, 15° distal angehoben, Abb. **B-4.73**).

Mit der **CT** können radiologisch oft nur **schwer nachweisbare Frakturen** dargestellt werden. Sie ist Methode der Wahl zur Diagnostik komplexer Verletzungen der Handwurzelknochen. Auch mit der **MRT** lassen sich Frakturen sicher diagnostizieren.

Karpometakarpale Verletzungen

Allgemeines: Meist handelt es sich um karpometakarpale, intraartikuläre Luxationsfrakturen oder Luxationen.

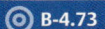

B-4.73

B-4.73 | **Frakturen der Handwurzelknochen**

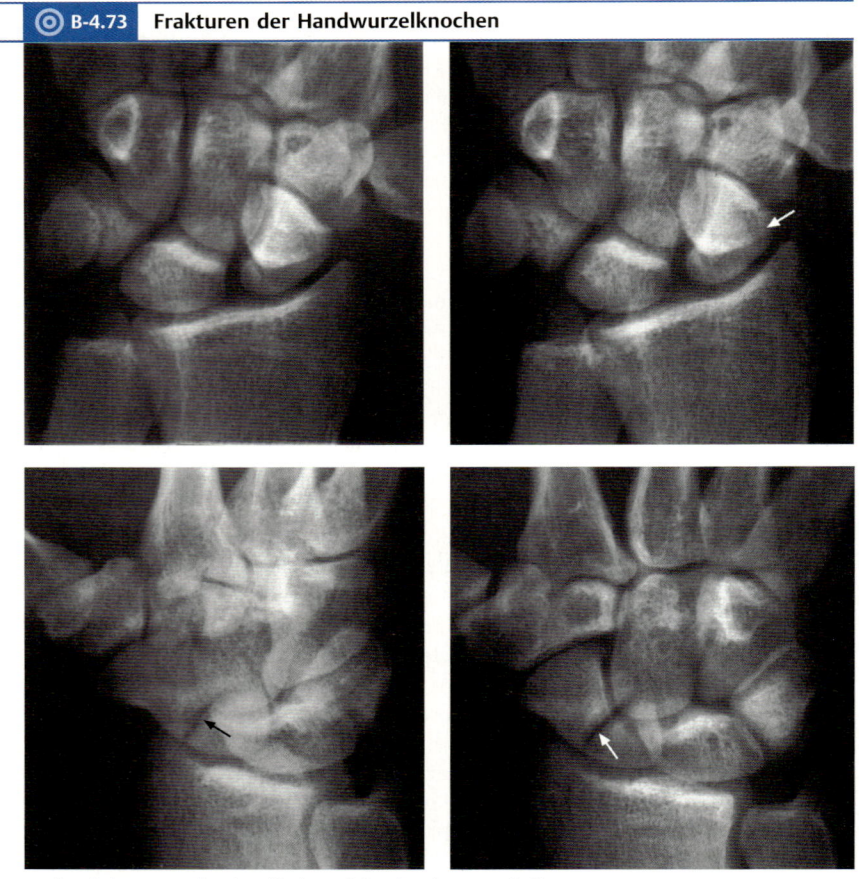

Nicht dislozierte Skaphoidfraktur (Skaphoidserie, Pfeil).

B-4.74 | **Karpometakarpale Verletzungen**

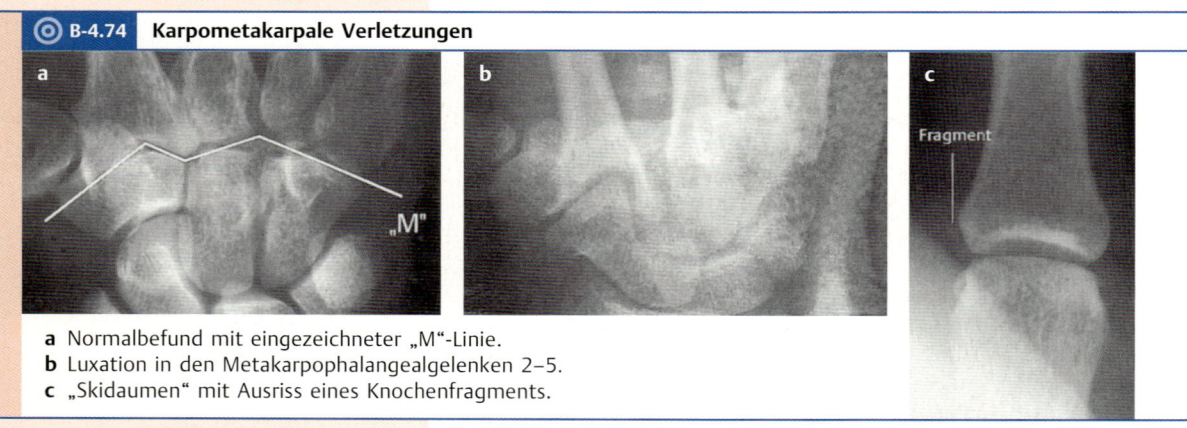

a Normalbefund mit eingezeichneter „M"-Linie.
b Luxation in den Metakarpophalangealgelenken 2–5.
c „Skidaumen" mit Ausriss eines Knochenfragments.

■ **Bennett-Fraktur:** Intraartikuläre Luxationsfraktur mit schräg verlaufender Fraktur
■ **Rolando-Fraktur:** Intraartikuläre Luxationsfraktur mit Y-förmiger oder Trümmerfraktur
■ **Winterstein-Fraktur:** Extraartikuläre Fraktur.

Radiologische Diagnostik: Röntgenaufnahmen der Mittelhand in 2 Ebenen (d. v. und schräg) bzw. am ersten Strahl der Daumen in 2 Ebenen (Abb. **B-4.74**). Im Röntgenbild kann das Ausmaß der Verletzungen durch die unvermeidbaren Überlagerungen durch die benachbarten Metakarpalia unterschätzt werden. Wichtiges Kriterium der regelrechten Artikulation ist die „M"-förmige Verbindungslinie der karpometakarpalen Gelenkflächen in der d. v.-Projektion. Bei komplexeren Verletzungen gibt die **CT** eine exaktere Darstellung der Läsionen.

Radiologische Diagnostik: Röntgenaufnahmen der Mittelhand (d. v. und schräg) bzw. am ersten Strahl der Daumen in 2 Ebenen (Abb. **B-4.74**). Das Ausmaß der Verletzungen kann durch die Überlagerung durch die Metakarpalia unterschätzt werden. Bei komplexeren Verletzungen gibt

Neben basisnahen Frakturen werden an den Metakarpalia Schaft-, subkapitale, intraartikuläre und Metakarpalköpfchenfrakturen differenziert. Der „Skidaumen" bildet eine Sonderform, bei der eine Ruptur des ulnaren Kollateralbandes, auch mit knöchernem Ausriss, im Metakarpophalangealgelenk I vorliegt.

Becken und Hüftgelenk

Beckenfraktur

Allgemeines: Die Klassifikation erfolgt durch eine Einteilung nach Vorhandensein und Richtung der Instabilität.
- **Typ A:** Beckenring stabil
- **Typ B:** Beckenring partiell instabil (rotationsinstabil)
- **Typ C:** dorsaler Beckenring komplett instabil (rotations- und vertikal instabil). Bevorzugte Frakturstellen sind die Iliosakralgelenke und die Foramina sacralia.

Radiologische Diagnostik: In der radiologischen Diagnostik muss die **obligate Beckenübersichtsaufnahme** (Abb. **B-4.75**) oft durch Ala- und Obturatoraufnahmen (gesunde bzw. frakturierte Seite um 45° angehoben) sowie durch Inlet- und Outletaufnahmen (Röntgenröhre um 40° kranial oder kaudal gekippt) ergänzt werden.

Die **CT** (Abb. **B-4.75b**) ist in vielen Fällen als Ergänzung zur konventionellen Röntgendiagnostik erforderlich, da z. B. 50 % der Sakrumfrakturen und $^2/_3$ der Iliosakralgelenkverletzungen primär auf Röntgenübersichtsaufnahmen nicht erkannt werden.

Schwere Beckenringfrakturen werden oft durch begleitende intraabdominelle und retroperitoneale Organverletzungen sowie Gefäßverletzungen kompliziert. Deshalb wird routinemäßig eine Sonographie des Abdomens durchgeführt.

Azetabulumfraktur

Allgemeines: Knöcherne Verletzungen der Hüftpfanne entstehen in der Regel durch schwere Gewalteinwirkung (Verkehrsunfälle).
Es besteht eine schmerzhafte Einschränkung der Hüftbeweglichkeit, das Bein kann nicht belastet werden. Die Klassifikation erfolgt nach Judet und Letournel.

die **CT** eine exaktere Darstellung der Läsionen.

Becken und Hüftgelenk

Beckenfraktur

Allgemeines: Die Klassifikation erfolgt nach der Instabilität:
- **Typ A:** Beckenring stabil
- **Typ B:** Beckenring partiell instabil
- **Typ C:** dorsaler Beckenring komplett instabil.

Radiologische Diagnostik: Die **obligate Beckenübersichtsaufnahme** (Abb. **B-4.75**) muss oft durch Ala- und Obturatoraufnahmen sowie durch Inlet- und Outletaufnahmen ergänzt werden. Die **CT** (Abb. **B-4.75b**) ist oft erforderlich, da viele Frakturen auf Übersichtsaufnahmen nicht erkannt werden. Bei schweren Ringfrakturen wird eine Sonographie des Abdomens durchgeführt, um begleitende Organverletzungen zu erkennen.

Azetabulumfraktur

Allgemeines: Knöcherne Verletzungen der Hüftpfanne entstehen meist durch schwere Gewalteinwirkung (Verkehrsunfälle).

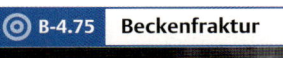 **B-4.75** **Beckenfraktur**

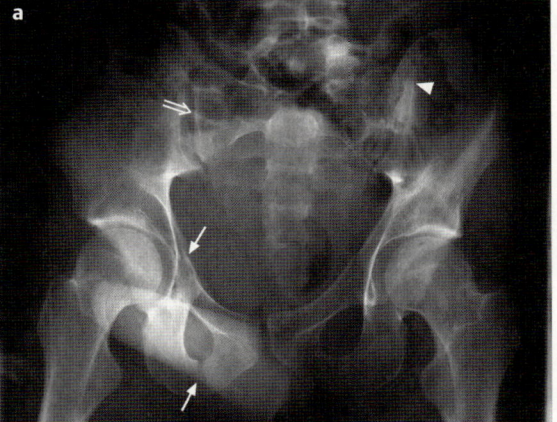
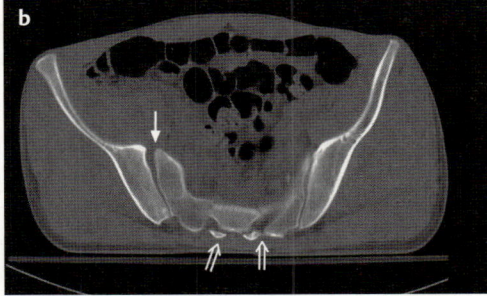
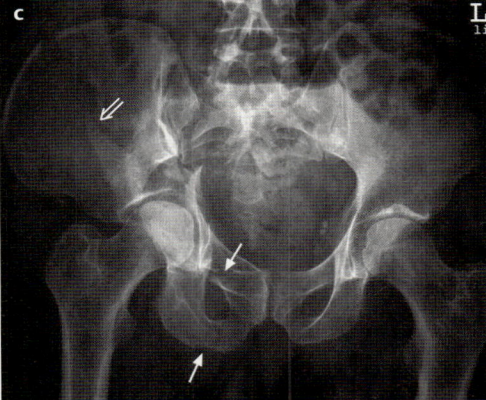

a Beckenfraktur Typ C: Frakturverlauf durch den Ramus ossis ischii und medial des Azetabulums durch das Corpus ossis ischii rechts (Pfeile). Sprengung des rechten Iliosakralgelenkes (ISG) (Doppelpfeil) sowie Fraktur durch die Massa lateralis des Os sacrum in Höhe der Foramina sacralia beidseits. Zusätzlich Fraktur durch den dorsalen Anteil der linken Beckenschaufel (Pfeilspitze).
b CT-Schnitt zu **a** (Sprengung ISG rechts, Pfeil; Frakturen durch die Foramina sacralia, Doppelpfeile).
c Vordere Beckenringfraktur rechts (Pfeile) und Fraktur der rechten Beckenschaufel (Doppelpfeil).

⊚ **B-4.76**　**Azetabulumfraktur (Pfeil)**

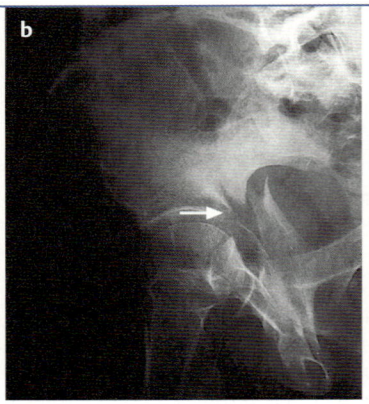
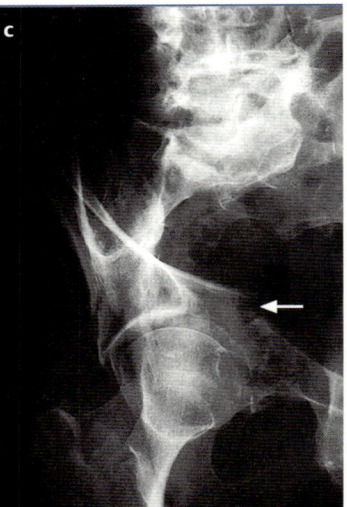

a Beckenübersichtsaufnahme.
b Ala-Aufnahme, kontralaterale Seite um 45° angehoben.
c Obturator-Aufnahme, ipsilaterale Seite um 45° angehoben.

Radiologische Diagnostik: Neben der a.-p.-Beckenübersichtsaufnahme sind Ala- und Obturatoraufnahmen erforderlich (Abb. **B-4.76**). Die CT erlaubt eine exaktere Diagnostik.

Radiologische Diagnostik: Zur Beurteilung sind neben der a.-p.-Beckenübersichtsaufnahme Ala- und Obturatoraufnahmen erforderlich (Abb. **B-4.76**). Eine exaktere Diagnostik ist mit der CT möglich. Sie erlaubt den Nachweis von kleinen freien knöchernen Dissekaten im Gelenkspalt, Frakturen in der gewichtstragenden Zone des Gelenkes, Femurkopffrakturen und Größe und Dislokationsgrad eines dorsalen Pfannenrandfragmentes.

Hüftgelenkluxation

Allgemeines: Hüftluxationen entstehen in der Regel durch Einwirkung massiver Gewalt (z. B. bei Sturz aus großer Höhe). Sie werden in dorsale und ventrale Formen eingeteilt. Klinisch bestehen starke Schmerzen, eine Fehlstellung des Beines und die Unfähigkeit dieses aktiv zu bewegen.
Radiologische Diagnostik: In der Regel ist eine Beckenübersicht ausreichend (Abb. **B-4.77**).

Hüftgelenkluxation

Allgemeines: Hüftluxationen entstehen in der Regel durch Einwirkung massiver Gewalt (z. B. bei Sturz aus großer Höhe). Sie werden in dorsale und ventrale Formen eingeteilt. Die zentrale Form in Richtung kleines Becken erfolgt durch den frakturierten Pfannengrund. Klinisch bestehen starke Schmerzen, eine Fehlstellung des Beines und die Unfähigkeit dieses aktiv zu bewegen. Häufig sind Hüftgelenkluxationen mit Azetabulumfrakturen, insbesondere mit Absprengungen des dorsalen Pfannenrandes, kombiniert.
Radiologische Diagnostik: In der Regel ist eine Beckenübersicht ausreichend (Abb. **B-4.77**). Ggf. kann eine Obturator-Aufnahme ergänzend angefertigt werden.

⊚ **B-4.77**

⊚ **B-4.77**　**Hüftgelenkluxation**

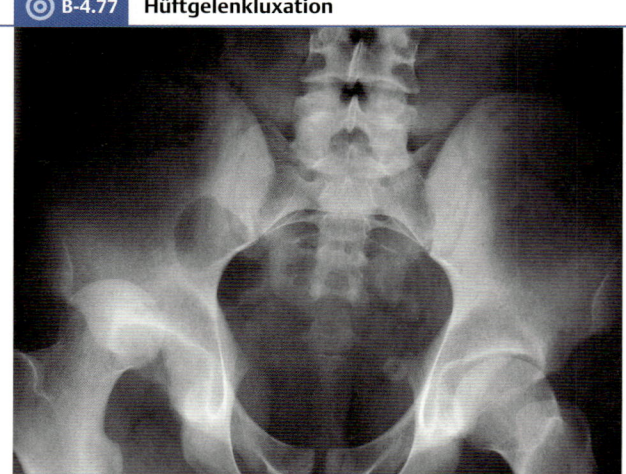

Hüftgelenkluxation nach ventral kranial rechts. Im Seitenvergleich steiler stehendes Pfannendach rechts als Zeichen der angeborenen Hüftgelenksdysplasie, die eine Hüftgelenkluxation erleichtert.

Femurfrakturen

Proximale Femurfraktur

Allgemeines: Die mediale Schenkelhalsfraktur ist im Gegensatz zur lateralen Schenkelhalsfraktur noch intrakapsulär gelegen und die häufigste proximale Femurfraktur. Sie entsteht meist durch Sturz auf die Hüfte v. a. bei älteren Menschen. Nach dem Neigungswinkel der Fraktur gegenüber der Horizontalen erfolgt die Einteilung nach **Pauwels** (Typ I 0-30°, Typ II 30-70°, Typ III > 70°). Je steiler der Winkel umso größer ist die Gefahr der Pseudarthrose oder Hüftkopfnekrose. Bei der Einteilung nach Garden ist das Kriterium die Fragmentdislokation:

- Garden I: eingestauchte Fraktur
- Garden II: vollständige Fraktur ohne Dislokation
- Garden III: Fragmentdislokation, aber noch partieller Kontakt der Fragmente
- Garden IV: komplette Dislokation.

Radiologische Diagnostik: Dislozierte Frakturen sind in der Regel bereits auf **Röntgenbildern** der Hüfte a. p. leicht zu diagnostizieren (Abb. **B-4.78a**). Falls erforderlich, kann als 2. Ebene eine axiale Aufnahme mit seitlich angestellter Kassette angefertigt werden. Nicht dislozierte und Ermüdungsfrakturen können oft nur an einer Unterbrechung der Trabekel oder einer zarten Verdichtungslinie erkannt werden. In diesen Fällen gelingt der Frakturnachweis am sichersten mit der **MRT**.

Femurschaftfraktur

Allgemeines: Diese Frakturen entstehen unter erheblicher Gewalteinwirkung und werden meist von zusätzlichen Verletzungen und erheblichem Blutverlust begleitet. Häufig bestehen sog. Mehretagenfrakturen. Subtrochantäre Frakturen stehen durch Zug der pelvitrochantären Muskulatur meist in Varusfehlstellung. Frakturen im mittleren und distalen Schaftdrittel können durch die Adduktoren eine Valgusfehlstellung aufweisen. Durch die Wadenmuskulatur wird das distale Fragment bei suprakondylären Frakturen nach dorsal rotiert.

Radiologische Diagnostik: Röntgenaufnahmen des Femur a. p. und seitlich (Abb. **B-4.78b**).

Distale Femurfraktur

Allgemeines: Als distale Femurfrakturen werden alle Frakturen im Bereich der Oberschenkelgelenkrollen mit oder ohne Beteiligung des Kniegelenks bezeichnet. **Suprakondyläre Frakturen** liegen extraartikulär, zeigen einen queren oder leicht schrägen Verlauf und können aus vielen Fragmenten bestehen. **Interkondyläre Frakturen** bestehen aus suprakondylären Frakturen in Kombination mit einer vertikalen ins Kniegelenk verlaufenden Frakturlinie (T- oder Y-Form) oder aus einer ausschließlich vertikalen Frakturlinie. Sagittale oder koronare Frakturen durch einen Kondylus werden als **kondyläre Frakturen** bezeichnet. Ursache ist meist eine erhebliche Gewalteinwirkung, z. B. bei Verkehrsunfall.

Radiologische Diagnostik: Röntgenaufnahme des Kniegelenks mit distalem Femur a. p. und seitlich (Abb. **B-4.78c**).

Verletzungen des Kniegelenks

- **Patellafraktur:** Ursache ist meist ein direktes Anpralltrauma. Die häufigste Form ist die **Querfraktur**, gefolgt von der Längsfraktur. Auch Mehrfragment- und Trümmerfrakturen sind möglich. Differenzialdiagnostisch abzugrenzen ist die Patella bipartita. Zur **Diagnostik** werden Röntgenaufnahmen des Knies a. p. und seitlich sowie eine tangentiale Aufnahme der Patella angefertigt (Abb. **B-4.78c**).
- **Meniskusläsionen:** Sie entstehen primär traumatisch vor allem durch Körperdrehung auf einem Bein bei gebeugtem Kniegelenk und fixiertem Fuß. Der Innenmeniskus ist häufiger betroffen als der Außenmeniskus, Längsrisse sind häufiger als Querrisse (v. a. **Korbhenkelriss**). Untersuchungsmethoden der Wahl sind die **MRT** (Abb. **B-4.79a**) und die **Arthroskopie**.

Femurfrakturen

Proximale Femurfraktur

Allgemeines: Die mediale Schenkelhalsfraktur ist intrakapsulär gelegen und die häufigste proximale Femurfraktur. Sie entsteht meist durch Sturz auf die Hüfte v. a. bei älteren Menschen. Die Einteilung nach Pauwels erfolgt nach dem Neigungswinkel gegenüber der Horizontalen, die Einteilung nach Garden nach der Fragmentdislokation.

Radiologische Diagnostik: Dislozierte Frakturen sind bereits auf Röntgenbildern der Hüfte a. p. leicht zu diagnostizieren (Abb. B-4.78a). Bei nicht dislozierten oder Ermüdungsfrakturen gelingt der Nachweis mit der MRT.

Femurschaftfraktur

Allgemeines: Diese Frakturen entstehen unter erheblicher Gewalteinwirkung und werden meist von zusätzlichen Verletzungen und erheblichem Blutverlust begleitet. Häufig bestehen sog. Mehretagenfrakturen.

Radiologische Diagnostik: Röntgenaufnahmen des Femur a. p. und seitlich (Abb. B-4.78b).

Distale Femurfraktur

Allgemeines: Als distale Femurfrakturen werden alle Frakturen im Bereich der Oberschenkelgelenkrollen mit oder ohne Beteiligung des Kniegelenks bezeichnet. Man unterscheidet suprakondyläre, interkondyläre und kondyläre Frakturen. Ursache ist meist eine erhebliche Gewalteinwirkung, z. B. bei Verkehrsunfall.

Radiologische Diagnostik: Röntgenaufnahme des Kniegelenks mit distalem Femur a. p. und seitlich (Abb. B-4.78c).

Verletzungen des Kniegelenks

- Patellafraktur: Meist durch direktes Anpralltrauma; häufigste Form ist die Querfraktur. Zur Diagnostik werden Röntgenaufnahmen des Knies a. p. und seitlich und eine tangentiale Aufnahme angefertigt (Abb. B-4.78c).
- Meniskusläsionen: Primär traumatisch v. a. durch Körperdrehung auf einem Bein bei gebeugtem Kniegelenk und fixiertem Fuß. Untersuchungsmethoden der Wahl: MRT (Abb. B-4.79a) und Arthroskopie.

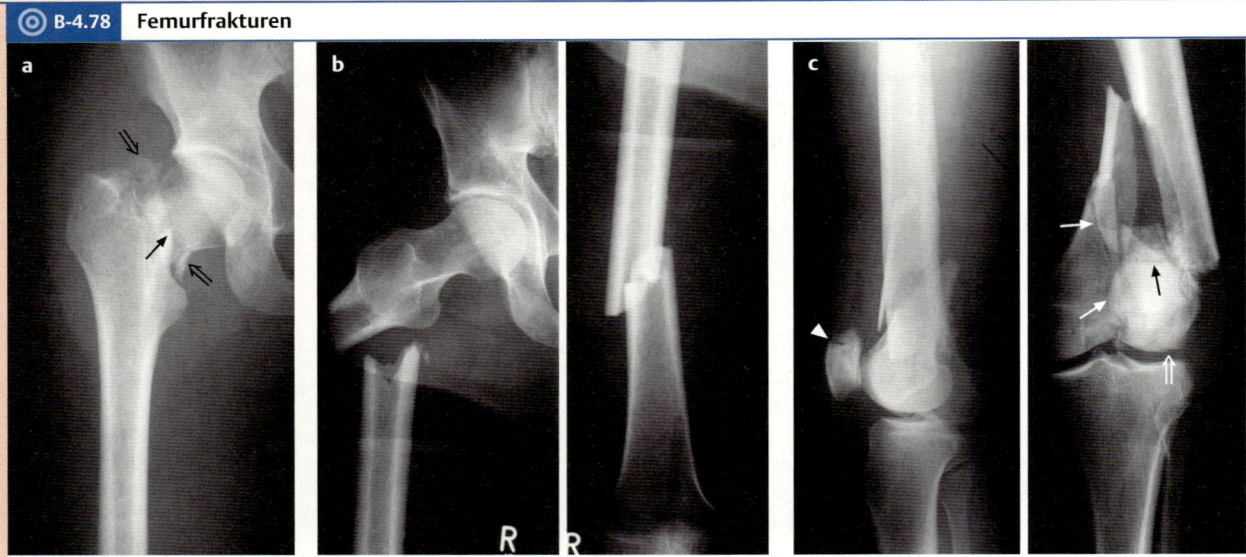

a Proximale Femurfraktur: laterale Schenkelhalsfraktur mit Dislocatio ad latus (Pfeil). Zusätzlich Absprengung von zwei knöchernen Fragmenten (Doppelpfeile).

b Stückfraktur des Femurschaftes (proximal subtrochantär und mittleres Schaftdrittel).

c Distale Femurfraktur: Y-förmige interkondyläre Femurtrümmerfraktur (Pfeile). Zusätzlich Längsfraktur durch den lateralen Femurkondylus (Doppelpfeil) sowie Querfraktur durch den oberen Patellapol (Pfeilspitze).

■ **Läsionen der Kreuzbänder** sind oft mit Meniskus-, Kollateralbandläsion, osteochondralen oder Impressionsfrakturen kombiniert.

Die Darstellung erfolgt mit der **MRT** (Abb. **B-4.79b**). Zeichen der Ruptur sind komplette Kontinuitätsunterbrechung, abnormer Verlauf und Hämatom im Verlauf des Bandes.

■ **Läsionen der Kreuz- und Kollateralbänder:** Das **vordere Kreuzband** zieht vom vorderen Kreuzbandhöcker der Tibia zum lateralen Femurkondylus, das **hintere Kreuzband** verläuft vom hinteren Kreuzbandhöcker zum medialen Femurkondylus. Verletzungen sind häufig mit Meniskus-, Kollateralbandläsion, osteochondralen oder Impressionsfrakturen kombiniert. Die **medialen bzw. lateralen Kollateralbänder** verhindern ein medial- bzw. lateralseitiges Aufklappen des Kniegelenkes.

Die Darstellung erfolgt mit der **MRT** (Abb. **B-4.79b**). Die Kreuzbänder werden am besten in schräg koronarer Schichtführung abgebildet. Zeichen der Ruptur sind komplette Kontinuitätsunterbrechung, abnormer Verlauf und Hämatom im Verlauf des Bandes.

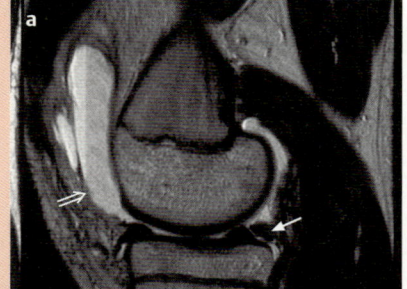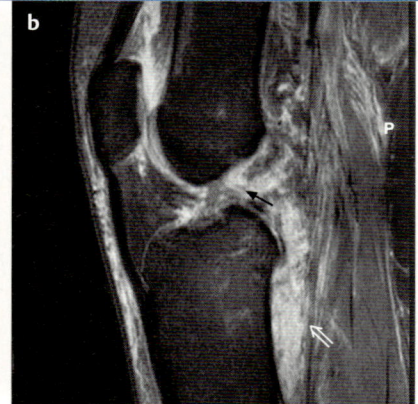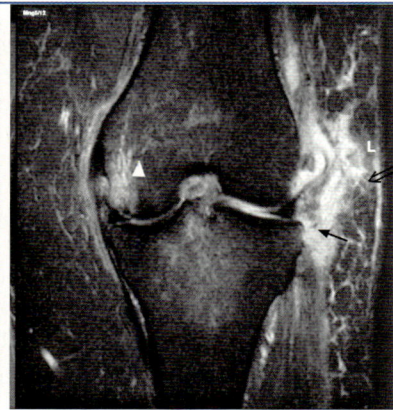

a Korbhenkelriss: Längsriss durch das Hinterhorn des Innenmeniskus (Pfeil). T_2-gewichtetes MRT in sagittaler Schichtrichtung. Zusätzlich Hämarthros im Kniegelenk (Doppelpfeil), erkennbar an signalreichem Material mit Schichtung im vorderen Gelenkrezessus.

b Riss beider Kreuz- und Kollateralbänder: die T_2-gewichteten MRT mit Fettsättigung in sagittaler und koronarer Schichtung zeigen neben dem Riss der Bänder (Pfeil) eine ausgedehnte Einblutung in die umgebenden Weichteile (signalreich, Doppelpfeil), wenig Hämarthros im Kniegelenk sowie bone bruise (Pfeilspitze) im medialen Femurkondylus und Tibiakopf.

Unterschenkelfrakturen

Tibiakopffraktur

Allgemeines: Ursache kann eine Kombination aus axialer Kompression durch die Femurkondylen und Valgus- oder Varusstress oder ein direktes Anpralltrauma sein. Frakturen ohne Luxation werden in monokondyläre Formen – Spaltfraktur, Impressionsfraktur, Kombination aus Impressions- und Spaltfraktur -, bei denen in der Regel der laterale Kondylus betroffen ist, und bikondyläre Formen – Y- oder T-Frakturen – unterschieden. Daneben gibt es Luxationsfrakturen, die von knöchernen Ausrissen der Kniebänder begleitet werden können und zum Zeitpunkt der Röntgenuntersuchung meist bereits spontan reponiert sind.

Radiologische Diagnostik: In der Primärdiagnostik sind **Röntgenaufnahmen in zwei Ebenen** normalerweise ausreichend (Abb. **B-4.80a**). Konventionelle Tomographie, CT oder MRT werden in schwierigen Fällen ergänzend eingesetzt, insbesondere auch präoperativ zur genauen Bestimmung der Lage und des Depressionsgrads der Fragmente.

Unterschenkelschaftfraktur

Allgemeines: Meist liegen gemeinsame Frakturen von Tibia und Fibula vor. Als Ursache kommen direkte und indirekte Traumen aller Art in Frage (z.B. Sportunfall, Verkehrsunfall).

Radiologische Diagnostik: Röntgenaufnahmen des Unterschenkels a.p. und seitlich (Abb. **B-4.80b,c**).

Unterschenkelfrakturen

Tibiakopffraktur

Allgemeines: Ursache kann eine Kombination aus axialer Kompression durch die Femurkondylen und Valgus- oder Varusstress oder ein direktes Anpralltrauma sein. Frakturen ohne Luxation werden in monokondyläre und bikondyläre Formen unterschieden, daneben gibt es Luxationsfrakturen.

Radiologische Diagnostik: In der Primärdiagnostik sind normalerweise **Röntgenaufnahmen in zwei Ebenen** ausreichend (Abb. **B-4.80a**).

Unterschenkelschaftfraktur

Allgemeines: Meist liegen gemeinsame Frakturen von Tibia und Fibula vor. Ursachen sind z.B. Sport- oder Verkehrsunfälle.

Radiologische Diagnostik: Röntgenaufnahmen des Unterschenkels a.p. und seitlich (Abb. **B-4.80b,c**).

⊚ **B-4.80**   **Frakturen des Unterschenkels**

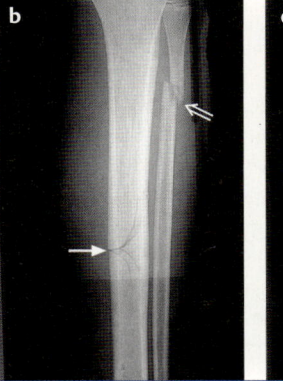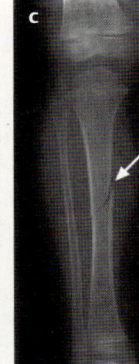

a Tibiakopffraktur: Ausriss der Eminentia interkondylaris (Pfeil).
b Komplette Unterschenkelfraktur links: Tibiafraktur im mittleren Schaftdrittel (Pfeil) und proximale Fibulafraktur (Doppelpfeil). Aufnahmen mit noch anliegender Vakuumschiene angefertigt.
c Unterschenkelschaftspiralfraktur (Pfeil).

Distale intraartikuläre Tibiafraktur (Pilon-Tibial-Fraktur)

Allgemeines: Es handelt sich um eine Fraktur der distalen Tibiametaphyse mit Gelenkbeteiligung. Ursache ist ein axiales Stauchungstrauma. Meist besteht ein ausgeprägter Weichteilschaden. Bei dieser Verletzung besteht immer die Gefahr der posttraumatischen Arthrose.

Radiologische Diagnostik: Eine Röntgenaufnahme des Unterschenkels und Sprunggelenks in 2 Ebenen ist anzufertigen (Abb. **B-4.81**), evtl. ist die Durchführung einer CT nötig.

Frakturen von Sprunggelenk und Fuß

Sprunggelenkfrakturen

Allgemeines: Frakturen des oberen Sprunggelenks zählen zu den häufigsten knöchernen Verletzungen und entstehen aus einer Außenrotation oder Adduktion/Abduktion des Talus gegenüber der Malleolengabel. Nach Danis-Weber erfolgt die Einteilung nach der Höhe der Fibulafraktur in Relation zur Syndesmose (s. Tab. **B-4.12**):

Radiologische Diagnostik: Neben der a.-p. und seitlichen Röntgenaufnahme kommt der a.-p. Aufnahme mit 20° Innenrotation, bei der die Trochlea tali und die Gelenkflächen beider Malleolen überlagerungsfrei projiziert werden, eine besondere Bedeutung zu (Abb. **B-4.82**).

Distale intraartikuläre Tibiafraktur (Pilon-Tibial-Fraktur)

Allgemeines: Es handelt sich um eine Fraktur der distalen Tibiametaphyse mit Gelenkbeteiligung. Ursache ist ein axiales Stauchungstrauma.

Radiologische Diagnostik: Röntgenaufnahme des Unterschenkels und Sprunggelenks in 2 Ebenen (Abb. **B-4.81**).

Frakturen von Sprunggelenk und Fuß

Sprunggelenkfrakturen

Allgemeines: Frakturen des oberen Sprunggelenks entstehen aus einer Außenrotation oder Adduktion/Abduktion des Talus gegenüber der Malleolengabel. Die Einteilung erfolgt nach Danis-Weber (s. Tab. **B-4.12**).

Radiologische Diagnostik: a.-p. und seitliche Röntgenaufnahme; dazu a.-p. Aufnahme mit 20° Innenrotation (Abb. **B-4.82**).

⊙ B-4.81

⊙ **B-4.81**   **Pilon-Tibial-Fraktur**

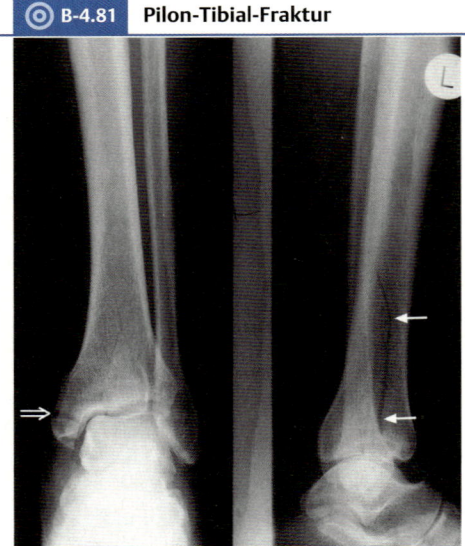

Längsspaltung der distalen Tibia mit Einstrahlung in die distale Gelenkfläche (Pfeile) sowie Abriss des Malleolus medialis (Doppelpfeil).

≡ **B-4.12**   **Klassifikation der Sprunggelenksfrakturen nach Weber**

Fraktureinteilung	Verletzungsart	Syndesmosenruptur	Verletzungsmechanismus
Weber A	Außenknöchelfraktur infrasyndesmal, evtl. Innenknöchelfraktur	nein	Supinations-Adduktions-Trauma
Weber B	Außenknöchelfraktur transsyndesmal, evtl. Innenknöchelfraktur	meist Teilruptur	Pronations-Eversions-Trauma
Weber C	suprasyndesmale Außenknöchelfraktur, Ruptur der Membrana interossea bis zur Fibulafraktur, evtl. Innenknöchelfraktur	ja	Pronations-Eversions-Trauma
Maisonneuve-Fraktur (Sonderform der Weber-C-Fraktur)	Innenknöchelfraktur mit subkapitaler Fibulafraktur, dadurch auch Syndesmosen- und Längsruptur der Membrana interossea	ja	Distorsions-Trauma bimalleolar
trimalleolare Fraktur	bimalleolare Sprunggelenksfraktur mit Fraktur der Tibiahinterkante (Volkmann-Dreieck)	meist ja	Pronations-Hyperflexions-Trauma

⊙ **B-4.82**   **Frakturen des oberen Sprunggelenks**

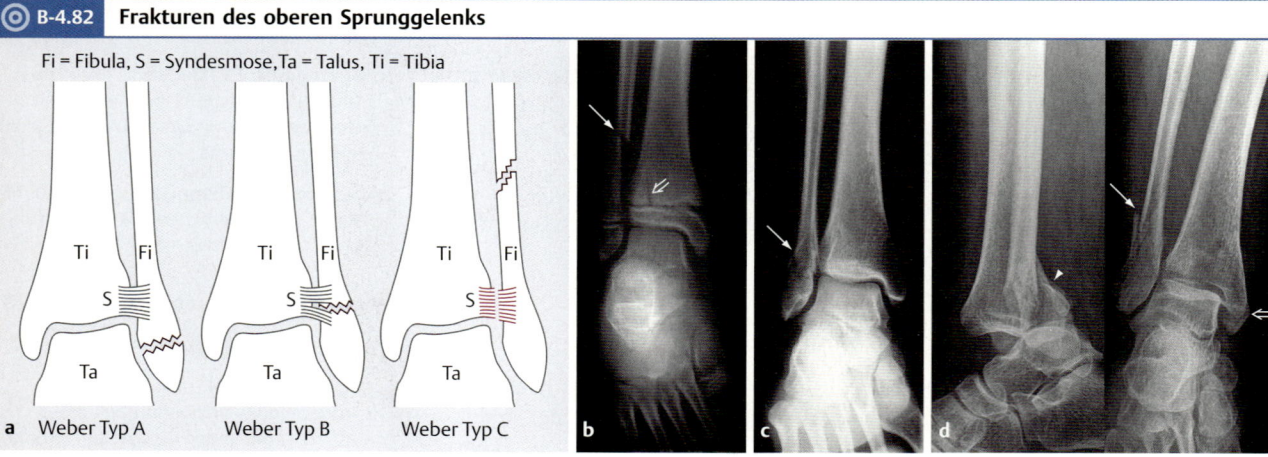

Fi = Fibula, S = Syndesmose, Ta = Talus, Ti = Tibia

a   Weber Typ A   Weber Typ B   Weber Typ C

b   c   d

a Einteilung der Sprunggelenksfrakturen nach Weber.
b Distale Fibulafraktur (Pfeil) und Aitken I Fraktur der distalen Tibia (Doppelpfeil).
c Weber B Fraktur der distalen Fibula (Pfeil).
d Weber C Fraktur (Pfeil), Fraktur des Malleolus medialis (Doppelpfeil), Absprengung eines Volkmann-Dreiecks (Pfeilspitze) sowie Luxation der Talusrolle nach dorsal.

Frakturen des Fußes

- **Talusfrakturen**: Man unterscheidet **zentrale** (Taluskopf, -hals, -körper) und **periphere** Frakturen (z. B. Processus lateralis). Die häufigste Form ist die Talushalsfraktur durch Dorsalextension im oberen Sprunggelenk. Bei dislozierten Halsfrakturen und Talusluxationen besteht die **Gefahr der Talusnekrose**. **Röntgenologische Standarduntersuchungen** sind a.-p. und seitliche Röntgenaufnahme (Abb. **B-4.83a**). In Zweifelsfällen und zur genaueren Beurteilung des Frakturverlaufs werden **CT und MRT** eingesetzt.

- **Kalkaneusfrakturen** werden in der Regel durch eine axiale Stauchung verursacht (z. B. Sturz aus großer Höhe). In $^2/_3$ der Fälle strahlt die Fraktur in die subtalare Gelenkfläche ein. Bei den intraartikulären Frakturen wird der Proc. lateralis tali in den Kalkaneuskörper eingetrieben, der in zwei Hauptfragmente (anteromediale, posterolaterale) zerbricht (primäre Frakturlinie). Bei höherer Krafteinwirkung entsteht zusätzlich eine sekundäre Frakturlinie, die vom posterolateralen Fragment ein posteriores Facettenfragment abtrennt, das zusätzlich in sich frakturiert sein kann. Die sekundäre Frakturlinie verläuft entweder im Bogen um die subtalare Gelenkfläche nach kranial („joint depression type") oder horizontal bis in den Tuber calcanei („tongue type"). Folge ist eine Verbreiterung und Höhenminderung des Kalkaneus. Die Einteilung der Kalkaneusfrakturen erfolgt an Hand seitlicher und axialer Röntgenaufnahmen (Abb. **B-4.83b**). Eine **exakte Beurteilung der subtalaren Gelenkfläche** erlaubt jedoch nur die **CT**.

- **Metatarsalfrakturen:** Ursache der Fraktur ist die direkte Gewalteinwirkung auf den Fuß, meist sind mehrere Mittelfußknochen betroffen. Isolierte Frakturen kommen seltener vor. Außerdem können Ermüdungsfrakturen (sog. **Marschfrakturen**) auftreten. Sie betreffen meist den mittleren oder distalen Schaft der Metatarsalia II und III. Zur Diagnose werden **Röntgenaufnahmen** im dorsoplantaren, seitlichen und schrägen Strahlengang angefertigt (Abb. **B-4.83c**). Im **Röntgenbild** ist ein queres, breites und unscharf begrenztes Skleroseband zu erkennen.

Frakturen des Fußes

- **Talusfrakturen:** Man unterscheidet **zentrale** (Taluskopf, -hals, -körper) und **periphere** Frakturen (z. B. Processus lateralis).

Röntgenologische Standarduntersuchungen sind a.-p. und seitliche Röntgenaufnahme (Abb. **B-4.83a**), **CT** und **MRT** zur genaueren Beurteilung.

- **Kalkaneusfrakturen** werden meist durch eine axiale Stauchung verursacht (z. B. Sturz aus großer Höhe). Die Einteilung der Kalkaneusfrakturen erfolgt an Hand seitlicher und axialer Röntgenaufnahmen (Abb. **B-4.83b**).

Eine **exakte Beurteilung der subtalaren Gelenkfläche** erlaubt nur die **CT**.

- **Metatarsalfrakturen** entstehen durch direkte Gewalteinwirkung auf den Fuß. Zur Diagnose von Marschfrakturen werden **Röntgenaufnahmen** im dorsoplantaren, seitlichen und schrägen Strahlengang angefertigt (Abb. **B-4.83c**). Im **Röntgenbild** ist ein queres, breites und unscharf begrenztes Skleroseband zu erkennen.

⊙ **B-4.83** Frakturen des Fußes

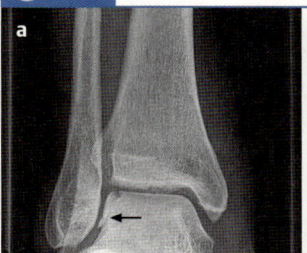
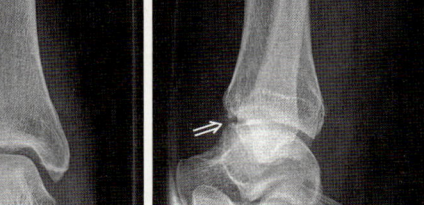
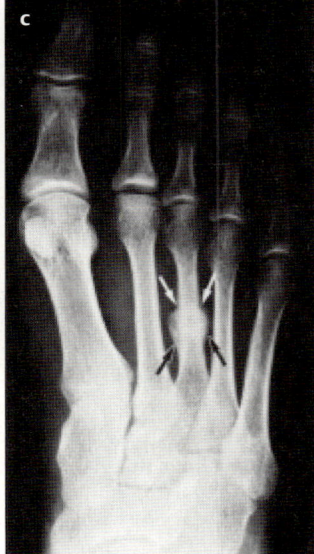
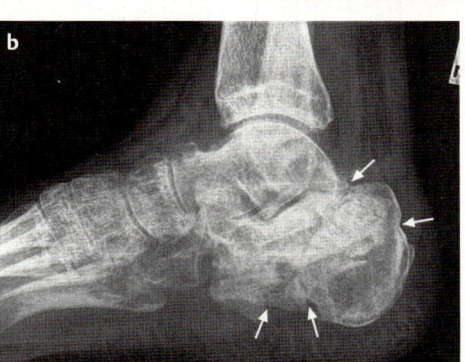

a Taluskopffraktur: Absprengung eines knöchernen Fragmentes aus der lateralen Talusrolle (Pfeil). Zusätzlich kleine knöcherne Absprengung aus der ventralen Tibiagelenkfläche (Doppelpfeil).
b Kalkaneustrümmerfraktur vom „joint depression type" (Pfeile). Einbruch des Fußgewölbes. Schwere Osteoporose.
c Ermüdungsfraktur des Os metatarsale III (Pfeile).

5   Gefäßsystem und
      interventionelle Radiologie

5.1   Arterien

5.1.1 Radiologische Methoden

Konventionelle Röntgendiagnostik

Sie zeigt lediglich **Verkalkungen** der
Gefäßwände und Lymphknoten sowie Hin-
weise auf ein **Aortenaneurysma** (s.S. 400).
Zu angiographischen Methoden s.S. 426 ff.

Sonographie

Methode und Beurteilung (s. a. S. 88): Mit
der **B-Scan-Sonographie** werden Gefäß-
weite und -verlauf zweidimensional im
Echtzeitverfahren abgebildet. Mit ihr können abdominelle Gefäße orientierend
beurteilt werden.

▶ Merke

Beurteilt werden **Gefäßverlauf** und -mor-
phologie. Nachteilig ist die **Anfälligkeit
gegenüber Artefakten** und die **fehlende
Beurteilbarkeit der
Blutströmungsrichtung**.

Mit der **Dopplersonographie** (s.S. 558)
können die **Strömungsrichtung** des Blutes
und **Strömungsveränderungen** nachgewiesen werden. Diese zeigen sich als
Flussbeschleunigung und **poststenotische
Strömungsturbulenzen** (Abb. **B-5.1a**).

Die **Duplexsonographie** stellt eine Kombination aus B-Scan-Sonographie mit einer
integrierten Dopplereinheit dar. Das Strömungsprofil wird in einem gewünschten
Messvolumen abgebildet (Abb. **B-5.1b**).
Dadurch kann die Untersuchung auf standardisierte Punkte im Gefäß und
Abschnitte mit suspekten Veränderungen
beschränkt werden.

5   Gefäßsystem und interventionelle Radiologie

5.1 Arterien

5.1.1 Radiologische Methoden

Konventionelle Röntgendiagnostik

Konventionelle Röntgenaufnahmen liefern lediglich Hinweise auf pathologische
Gefäßveränderungen. Ihre Aussagekraft beschränkt sich auf den Nachweis von
Verkalkungen der Gefäßwände und der Lymphknoten. Thorax- und Abdomenübersichtsaufnahmen geben z. B. Hinweise auf das Vorliegen eines **Aortenaneurysmas** (s.S. 400). Zu angiographischen Methoden s.S. 426 ff.

Sonographie

Methode und Beurteilung (s. a. S. 88): Die **B-Scan-Sonographie** liefert ein zweidimensionales Bild mit dem der Verlauf und die Weite der Gefäße im Längs-
und im Querschnitt abzubilden sind. Im Echtzeitverfahren erlaubt sie die orientierende Beurteilung eines Großteils der abdominellen Gefäße sowie ihrer
pathologischen Veränderungen. Domäne sind die Darstellung der großen retroperitonealen Gefäße und der Gefäßversorgung von Leber, Nieren und Milz.

▶ **Merke:** Eine Unterscheidung von Arterien und Venen ist einerseits durch
die topographische Beziehung zu anatomischen Leitstrukturen (z. B. Pankreas
und V. lienalis) möglich. Andererseits können die Arterien anhand der typischen Gefäßpulsationen erkannt werden, während Venen durch leichten
Druck mit dem Schallkopf komprimierbar sind und sich durch ein Valsalva-
Pressmanöver entfalten.

Beurteilt werden der **Gefäßverlauf** sowie dessen Verlagerung oder Kompression
(z. B. durch Raumforderungen). Auch erhält man Informationen über die Gefäß-
morphologie wie Verkalkungen, Stenosierungen und Erweiterungen. **Einschränkungen** erfährt diese Technik durch die **Anfälligkeit gegenüber Artefakten** und
die **fehlende Beurteilbarkeit der Blutströmungsrichtung**. Darüber hinaus beeinträchtigen Überlagerungen von Luft aus dem Gastrointestinaltrakt und eine
Adipositas die Untersuchungsqualität erheblich.
Die Aussagefähigkeit der Ultraschalluntersuchung wird durch die Verfahren der
Dopplersonographie erhöht (s.S. 558). Die Dopplersonographie beruht auf dem
Doppler-Effekt, wonach es zu einer Frequenzverschiebung zwischen den aus-
gesendeten und vom fließenden Blut reflektierten Ultraschallwellen kommt.
Diese Verschiebung verhält sich proportional zur Strömungsgeschwindigkeit.
Damit kann einerseits die **Strömungsrichtung** erkannt werden, andererseits
werden insbesondere durch Gefäßeinengungen verursachte **Strömungsveränderungen** nachgewiesen, die sich als **Flussbeschleunigung** und in Form von
poststenotischen Strömungsturbulenzen bemerkbar machen (Abb. **B-5.1a**).
Die **Duplexsonographie** stellt eine Kombination aus B-Scan-Sonographie mit
einer integrierten Dopplereinheit dar. Neben dem morphologischen Schnittbild
wird hierbei das Strömungsprofil in einem gewünschten Messvolumen abgebildet (Abb. **B-5.1b**). Dieses Messvolumen kann mit Hilfe des B-Bildes durch entsprechende Einstellung des Dopplerstrahles gewählt werden. Simultan werden
dann das Gefäßschnittbild, das Messvolumen und das Dopplerspektrum auf
dem Monitor dargestellt. Das Dopplerbild unterscheidet sich hierbei nicht
grundsätzlich von dem der einfachen Doppleruntersuchung, jedoch wird der
Untersuchungsgang durch die B-Scankontrolle erleichtert und die Untersuchung kann somit auf standardisierte Punkte im Gefäß und auf Abschnitte
mit suspekten morphologischen Veränderungen beschränkt werden.

Prinzip der einfachen Doppler(a)- und der Duplexsonographie (b)

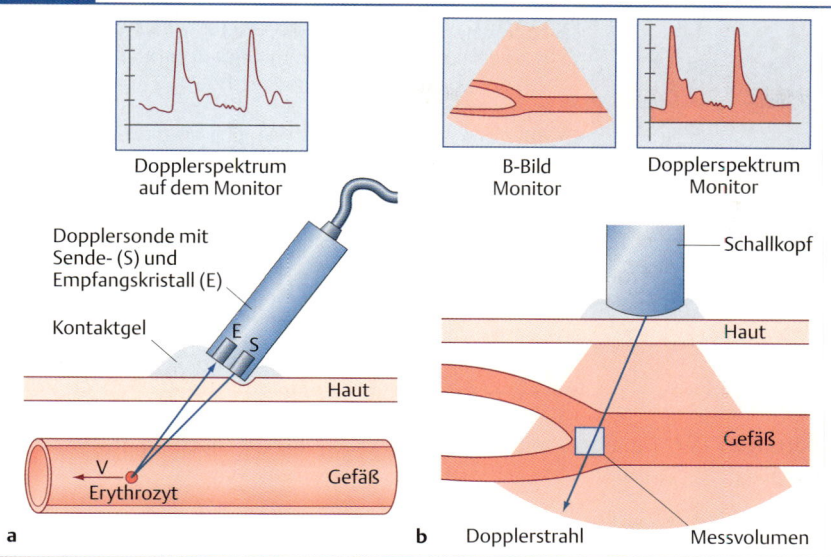

a Die Dopplersonographie beruht auf dem Doppler-Effekt. Danach kommt es zu einer Frequenzverschiebung zwischen der ausgesendeten und empfangenen Ultraschallwelle bei einer Reflexion durch ein sich bewegendes Objekt (z. B. Zellen des fließenden Blutes).

b Die Duplexsonographie stellt eine Kombination aus B-Scan-Sonographie mit einer integrierten Dopplereinheit dar. Der Untersuchungsgang wird durch die anatomische Kontrolle auf dem B-Bild erleichtert.

Mit der **farbkodierten Duplexsonographie (FKDS)** werden wie bei der herkömmlichen Duplexsonographie simultan Bild- und Flussinformationen aufgezeichnet. Jedoch ist das Strömungsbild nicht auf ein kleines Messvolumen beschränkt, sondern es werden alle im B-Bild vorhandenen Flussinformationen in einer Farbskala kodiert. Phasenverschiebung und Frequenzdifferenz zwischen ausgesendetem und reflektiertem Signal geben Richtung und Geschwindigkeit der Blutströmung an. So werden lokale Befunde mit Strömungsveränderungen wie Verwirbelungen und Flussbeschleunigungen direkt anschaulich abgebildet (Abb. **B-5.2**).
Für die Untersuchung der intrakraniellen Gefäße wurde die **transkranielle Dopplersonographie (TCD)** entwickelt (s.S. 558). (Abb. **B-5.3**).

Indikationen: Die Ultraschallverfahren stellen als nichtinvasive und risikofreie Methoden ein geeignetes **Screening-Verfahren** für pathologische Gefäßverän-

Mit der **farbkodierten Duplexsonographie (FKDS)** werden alle im B-Bild vorhandenen Flussinformationen in einer Farbskala kodiert (Abb. **B-5.2**).

Die **transkranielle Dopplersonographie (TCD)** dient der Untersuchung intrakranieller Gefäße (Abb. **B-5.3**).

Indikationen: Ultraschallverfahren sind als Screening-Verfahren und zur Ver-

Normalbefund einer farbkodierten Duplexsonographie der Karotisgabel

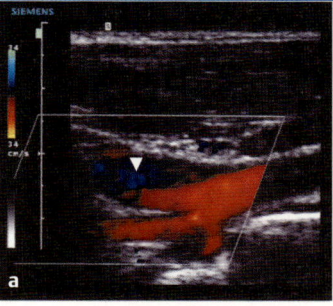
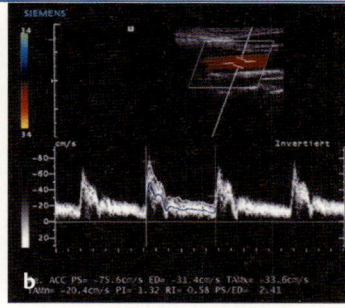
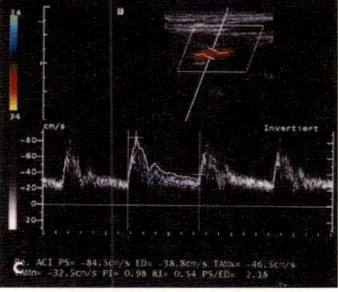
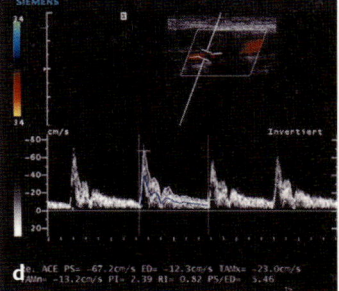
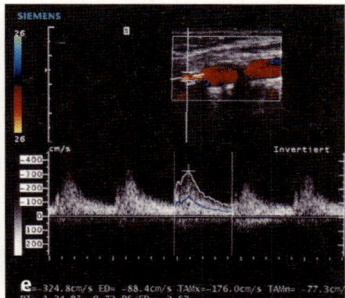

a Im Abgangsbereich der A.carotis interna (ACI) finden sich physiologische Strömungsturbulenzen (Pfeilspitze). Die ergänzenden Dopplerspektren zeigen die typischen Flussprofile für die A. carotis communis (**b**), interna (**c**) und externa (**d**).

e FKDS einer hochgradigen Tandemstenose der A. carotis interna (ACI): An der proximalen Stenose zeigt sich eine Lumeneinengung der ACI mit einer dorsalen Schallauslöschung durch einen Kalkplaque. Die Ableitung der Dopplerkurve in der distalen Stenose ergibt einen Anstieg der maximalen systolischen Flussgeschwindigkeit auf 324 cm/s.

⊙ B-5.3   TCD nach Subarachnoidalblutung

a Nach Operation eines Aneurysmas der linken A. cerebri media sind Gefäßspasmen mit einem mittleren Fluss (MEAN) von 112 cm/sec in einer Tiefe (DEPTH) von 60 mm nachweisbar.
b Auf der Gegenseite findet sich eine normale Flussgeschwindigkeit in der A. cerebri media von 60 cm/sec.

laufskontrolle nach Operationen einsetzbar.

Computertomographie und Magnetresonanztomographie

Methode (s. a. S. 79): Die **CT** erfolgt primär axial und erlaubt die Beurteilung insbesondere der großen Gefäße. Sekundär ist die multiplanare oder dreidimensionale Abbildung von Gefäßen möglich. Durch i. v.-Kontrastmittelgabe wird die Darstellung erheblich verbessert.

Mit der **CT-Angiographie (CTA)** kann durch Spiraltechnik eine Datenerfassung in der arteriellen Bolusphase erreicht werden.

Die **MRT** bietet den Vorteil einer primären Schichtuntersuchung in jeder gewünschten Raumebene. Mit der **Magnetresonanzangiographie (MRA)** wird eine isolierte dreidimensionale Gefäßdarstellung erzeugt. Bei der **„Time-of-Flight" (TOF)-MRA** liefern konstante anatomische Strukturen nur ein schwaches Signal, während mit dem Blutfluss senkrecht in die Schichtebene einströmende Spins ein kräftiges Signal geben. Dadurch entsteht ein hoher Kontrast zwischen Gefäßen und Hintergrund ohne Gabe eines Kontrastmittels (s. Abb. **B-5.5** und **B-5.6**).

Durch **Kontrastmittel verstärkte Angiographien (CE-MRA)** sind Untersuchungen in einer Atemanhaltephase möglich. Grundlage der Technik sind schnelle 3D-Gradientenechosequenzen, die vor und nach Kontrastmittelgabe an identischer Position durchgeführt werden. Daraus wird ein 3D-Datensatz erzeugt, der nur noch die Gefäßinformation enthält. Dadurch sind dynamische Serien z. B. der Lungendurchblutung mit einer Zeitauflösung von wenigen Sekunden möglich.

derungen dar. Daneben sind sie zur **Verlaufskontrolle nach Operationen** am Gefäßsystem einsetzbar.

Computertomographie und Magnetresonanztomographie

Methode (s. a. S. 79): Die **CT** erfolgt primär in einer axialen Schichtung und erlaubt eine Beurteilung insbesondere der großen Gefäße. Durch den Einsatz von Geräten der neuesten Generation mit Mehrdetektorzeilen-Spiraltechnik, Volumenerfassung und einer kurzen Untersuchungszeit wird eine hohe räumliche Auflösung auch in der Längsachse erreicht. Sekundär können somit die Gefäße in beliebigen Ebenen (multiplanar) oder dreidimensional abgebildet werden. Die Darstellung der Gefäße wird durch die Dichteanhebung nach einer i. v. Kontrastmittelgabe erheblich verbessert.

Das Prinzip der **CT-Angiographie (CTA)** beruht auf der Dichteanhebung der Gefäße durch i. v.-Gabe von jodhaltigem Kontrastmittel. Erst durch die Entwicklung der Spiraltechnik konnte die Untersuchungszeit so stark verkürzt werden, um eine Datenerfassung in der arteriellen Bolusphase zu erreichen.

Neue CT-Scanner mit Mehrzeilentechnik sind in der Lage, große Untersuchungsregionen abzudecken.

Im Vergleich zur CT bietet die **MRT** den Vorteil einer primären Schichtuntersuchung in jeder gewünschten Raumebene (axial, sagittal oder coronar und schräg). Der Blutfluss in den Gefäßen führt dabei zu einer Signalauslöschung. Mit der **Magnetresonanzangiographie (MRA)** wird durch Herausfiltern der umgebenden anatomischen Strukturen eine isolierte dreidimensionale Gefäßdarstellung erzeugt. Das Prinzip der sog. **„Time-of-Flight" (TOF)-MRA** besteht in einer schnellen Folge von Einzelimpulsen, durch die eine Absättigung der Spins und damit eine Abnahme der maximal möglichen Signalstärke in einem definierten Volumen bewirkt wird (Abb. **B-5.5**). So liefern konstante anatomische Strukturen lediglich ein schwaches Signal und tragen kaum zur Bildgebung bei, während mit dem Blutfluss senkrecht in die Schichtebene einströmende frische ungesättigte Spins ein kräftiges Signal geben. Dadurch entsteht ein hoher Kontrast zwischen blutdurchströmten Gefäßen und dem konstanten Hintergrund. Die Gefäßdarstellung erfolgt hier ohne die Gabe eines Kontrastmittels (Abb. **B-5.6**).

Die Weiterentwicklung der MR-Technologie, insbesondere die Einführung von noch leistungsfähigeren Gradientensystemen, haben den Einsatz von **Kontrastmittel verstärkten Angiographien** (**CE-MRA**) möglich gemacht. Hiermit können Messzeiten von weniger als 25 sec erreicht werden, so dass Untersuchungen in einer Atemanhaltephase möglich sind. Grundlage dieser Technik sind schnelle 3D-Gradientenechosequenzen, die vor und nach intravenöser Gabe von Kontrastmittel an identischer Position durchgeführt werden. Durch eine anschließende Bildsubtraktion wird ein 3D-Datensatz erzeugt, welcher nur noch die Gefäßinformation enthält. Durch den Verzicht auf räumliche Auflösung sind sogar dynamische Serien z. B. der Lungendurchblutung ähnlich der DSA mög-

---

⊚ **B-5.4** | **CE-MRA der Aorta und der Becken-Bein-Arterien in Schrittverschiebetechnik**

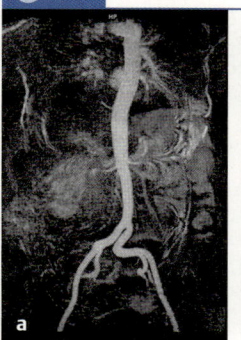 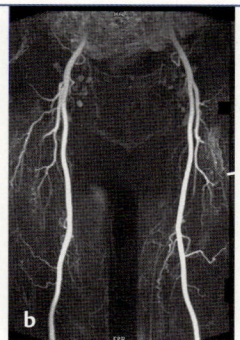 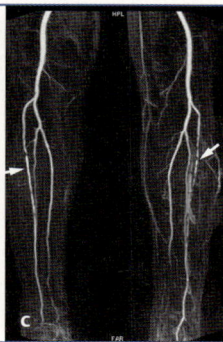

a, b Normale Gefäßanatomie von der Aorta bis zur A. poplitea.
c Darstellung von hochgradigen kurzstreckigen Stenosen (Pfeile) der A. tibialis anterior beidseits.

---

lich, mit einer zeitlichen Auflösung von wenigen Sekunden. Allerdings werden hohe Anforderungen an die Hardware gestellt, um eine ausreichend hohe Auflösung und Bildqualität erzielen zu können. Geeignet sind nur Hochfeldgeräte (mind. 1 Tesla) mit leistungsfähigen Gradientensystemen und speziellen Oberflächenspulen.

Die CE-MRA der Becken-Bein-Arterien wird in Schrittverschiebetechnik durchgeführt (Abb. **B-5.4**). Während der i. v.-Kontrastmittelinjektion werden zunächst die Aorta und das Becken untersucht, danach erfolgt automatisch eine Verschiebung der Tischposition zum Oberschenkel und abschließend zum Unterschenkel. Bei einer Dauer der Einzelmessungen von ca. 20 sec. können alle Regionen in einem Untersuchungsdurchgang abgebildet werden. Beim Vorliegen von AV-Fisteln oder einer beschleunigten Kontrastmittelpassage, z. B. bei Ulcus cruris, können allerdings störende Überlagerungen insbesondere in der Unterschenkelregion entstehen.

Bildbearbeitung: Unabhängig von der eingesetzten Methode erzeugen CTA und MRA jeweils einen Stapel von dünnen Primärschichten, der zur weiteren Bildverarbeitung genutzt wird.

Das einfachste Darstellungsverfahren ist die **„Maximum-Intensity-Projektion"** **(MIP)- Methode**. Dabei werden durch den dreidimensionalen Datensatz Projektionsbilder erzeugt, wobei jeweils der Punkt entlang des Projektionsstrahles mit der höchsten Signalintensität auf der Projektionsebene abgebildet wird (Abb. **B-5.5**, **B-5.6**).

Eine dreidimensionale Ansicht erhält man mit der **3D-Oberflächenrekonstruktion** („Shaded-Surface-Display"). Durch Festlegen eines Schwellenwertes für den Dichtewert, werden die Gefäße von ihrem Hintergrund getrennt. Dieser als Segmentation bezeichnete Vorgang erzeugt ein Bildobjekt, welches mit einer virtuellen Lichtquelle beleuchtet wird und so einen dreidimensionalen Eindruck vermittelt (Abb. **B-5.7**).

Die CE-MRA der Becken-Bein-Arterien wird in Schrittverschiebetechnik durchgeführt (Abb. **B-5.4**).

Bildbearbeitung: CTA und MRA erzeugen einen Stapel dünner Primärschichten für die weitere Bildverarbeitung. Mit der **„Maximum-Intensity-Projektion" (MIP)-Methode** wird jeder Punkt entlang des Projektionsbildes mit der höchsten Signalintensität abgebildet (Abb. **B-5.5**, **B-5.6**).

Mit der **3D-Oberflächenrekonstruktion** („Shaded-Surface-Display") erhält man eine dreidimensionale Ansicht der Gefäße (Abb. **B-5.7**).

⊚ **B-5.5** | **Prinzip der MRA und der „Maximum-Intensity-Projektion" (MIP)**

eingeströmte ungesättigte Spins mit kräftigem Signal

Schichtebene

gesättigte Spins

Gefäß

a

Projektion a. p.

seitlich

b

a In der Phase der Bildaufnahme wird durch eine Vorsättigung in der Schichtebene das Bildsignal der konstanten anatomischen Strukturen unterdrückt. Nur neu eingeströmte ungesättigte Spins der Gefäße ergeben ein kräftiges Signal (dunkel hervorgehoben).
b Aus den Einzelschichten wird ein dreidimensionaler Datensatz erzeugt. Entlang eines Projektionsstrahles werden dann nur die Punkte mit dem größten Signalwert (maximum intensity) für das Projektionsbild verwendet und so ein übersichtliches Gefäßbild erzeugt.

⊙ **B-5.6**   **Normalbefund der MRA**

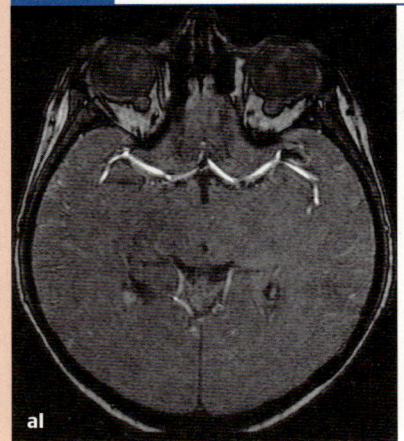

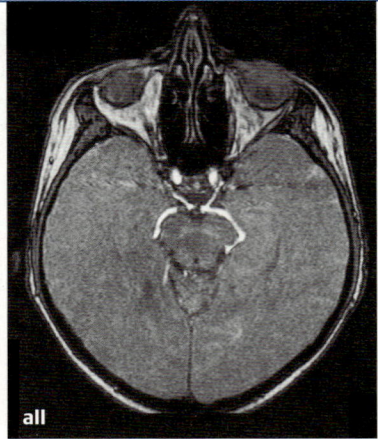

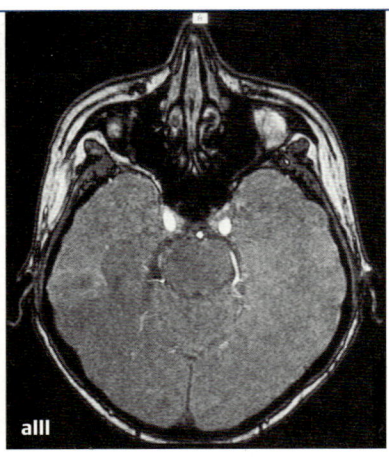

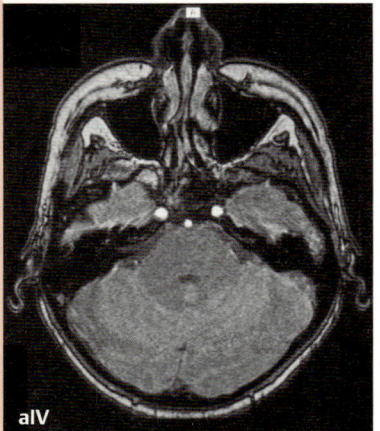

a, b Aus dem Primärdatensatz (a) der TOF-Sequenz, der z. B. aus 64 Einzelschichten besteht, werden MIP-Rekonstruktionen (b) in der axialen und coronaren Ebene erzeugt.
1 A. carotis interna. **2** Karotissyphon. **3** A. cerebri media. **4** A. cerebri anterior.
5 A. cerebri posterior. **6** A. vertebralis. **7** A. basilaris. **8** A. carotis externa.
c Pathologischer Befund. Fehlende Darstellung der rechten ACI (Stern) in der TOF-MRA (cI). Die korrespondierende selektive Angiographie zeigt eine hochgradige Stenose (Pfeil) an der Schädelbasis bei einer Gefäßdissektion mit noch geringem Restfluss (cII). Die MRA überschätzt die Obstruktion und täuscht einen Verschluss vor.

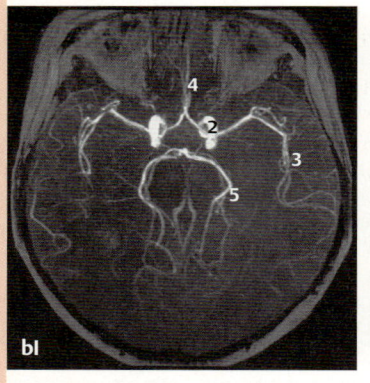

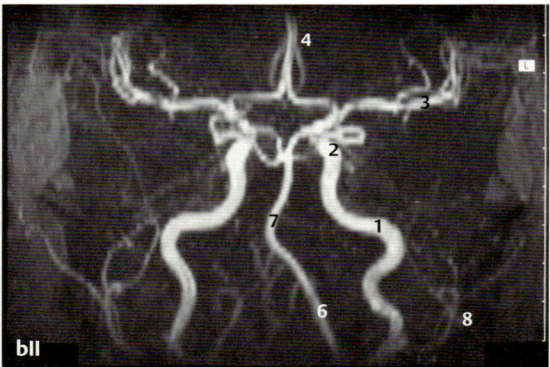

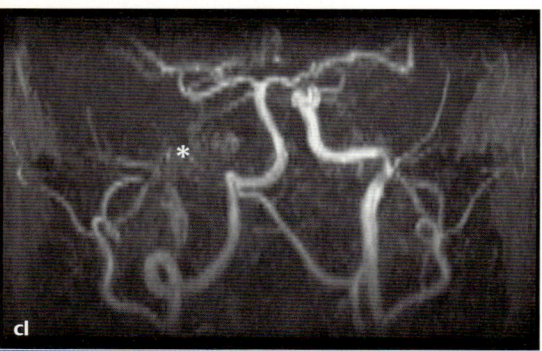

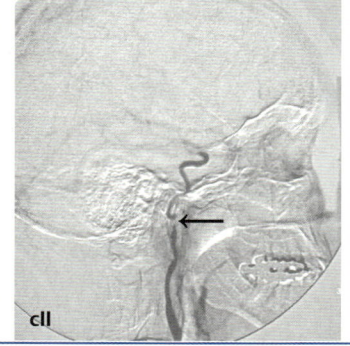

B-5.7   CT-Angiographie der Bauchaorta bei einem Patienten mit einem rupturierten infrarenalen Aortenaneurysma

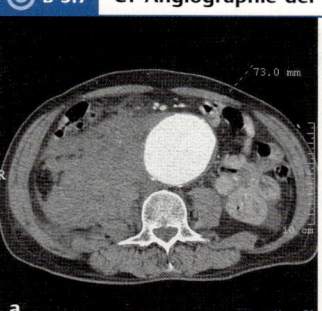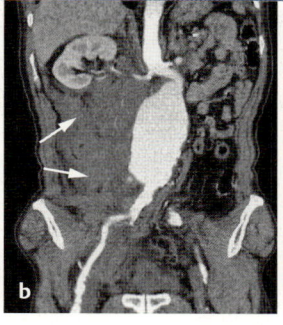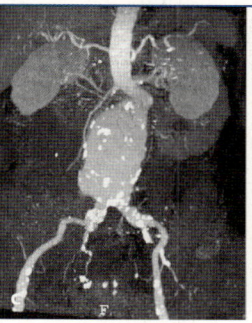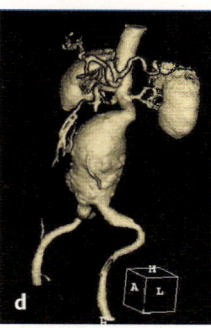

a Die Untersuchung mit i. v.-Gabe eines Kontrastmittel-Bolus liefert innerhalb einer Atemanhaltephase eine vollständige Darstellung der Aorta und Beckenarterien. Aus dem Datensatz von axialen Dünnschichtaufnahmen ergeben sich unterschiedliche Darstellungsmöglichkeiten.
b Mit der multiplanaren Rekonstruktion (MPR) erhält man hochaufgelöste Projektionen in jeder beliebigen Raumebene, so dass z. B. die Ausdehnung des retroperitonealen Hämatoms (Pfeile) und die Verlagerung der rechten Niere optimal beurteilt werden können.
c Die MIP-Projektion gibt einen guten Überblick über alle abdominellen Gefäße und stellt Gefäßstenosen und -verkalkungen dar.
d Mit der 3D-Darstellung (SSD) wird ein räumlicher Eindruck vermittelt, wodurch die Aneurysmaausdehnung und die Beziehung zu den angrenzenden Gefäßen gut erkennbar ist.

Bei der **Volumen-Rendering-Technik (VRT)** entfällt die Segmentation und der Volumendatensatz kann direkt sichtbar gemacht werden. Über eine sogenannte Transferfunktion werden an der Bearbeitungsworkstation den anatomischen Strukturen unterschiedliche Transparenz- und Helligkeitswerte zugewiesen. Auf diese Weise bleibt die gesamte Bildinformation erhalten, aber die abzubildenden Gewebe werden hervorgehoben. Diese Technik erfordert allerdings hohe Rechnerkapazitäten.

Indikationen: CTA und MRA haben zu einem erheblichen Wandel in der Gefäßdiagnostik geführt und treten in Konkurrenz zur Katheterangiographie. Beide Verfahren ermöglichen eine detaillierte Darstellung vieler Gefäßregionen ohne invasive Arterienpunktion, wobei die Einsatzgebiete stark überlappen. Die **CTA** besitzt die **höhere räumliche Auflösung**, sie kann bei Patienten mit Herzschrittmacher oder ferromagnetischen Implantaten eingesetzt werden und ist weniger anfällig gegenüber Bewegungsstörungen. Etabliert ist sie in der **Diagnostik der Lungen- und Abdominalgefäße**, z. B. zur Abklärung einer Lungenembolie oder von Aortenaneurysmen oder Dissektionen.

Die **MRA** kommt ohne ionisierende Strahlung und ohne Gabe von jodhaltigem Kontrastmittel aus und ist deshalb bei vorbestehender Nieren- oder Schilddrüsenerkrankung vorzuziehen. Haupteinsatzgebiet der **TOF-Angiographie** ist die Darstellung der intrakraniellen Gefäße, da eine hohe räumliche Auflösung ohne Kontrastmittelgabe erzielt werden kann. In anderen Körperregionen, wo mit Atembewegungen zu rechnen ist, wird wegen der kürzeren Untersuchungszeiten die CE-MRA bevorzugt.

Angiographie

Methode

Die übersichtlichste Darstellung der Arterien gelingt mit der Angiographie durch die Injektion von Kontrastmitteln in das Gefäßsystem. Hierzu kommen fast ausschließlich jodhaltige Substanzen zum Einsatz, die als **positive Kontrastmittel** wirken. Die höhere Absorption der Röntgenstrahlen im Gefäß führt so zu einer geringeren Schwärzung des Röntgenfilms. Bei DSA-Anlagen werden die unterschiedlichen Dichtewerte mit Hilfe eines Bildverstärkersystems digital umgewandelt.

Das Kontrastmittel kann entweder intraarteriell oder intravenös appliziert werden. Die jodhaltigen Kontrastmittel haben eine Reihe von **Kontraindikationen** (s.S. 94). In diesen Fällen bieten sich als alternative Untersuchungsmethoden

Bei der **Volumen-Rendering-Technik (VRT)** kann der Volumendatensatz direkt sichtbar gemacht werden.

Indikationen: CTA und MRA treten in Konkurrenz zur Katheterangiographie. Beide ermöglichen eine detaillierte Darstellung vieler Gefäßregionen ohne invasive Arterienpunktion. Die **CTA** besitzt die **höhere räumliche Auflösung**. Sie ist für Patienten mit Herzschrittmacher geeignet und v. a. in der **Diagnostik der Lungen- und Abdominalgefäße** etabliert.

Die **MRA** kommt ohne ionisierende Strahlung und jodhaltiges Kontrastmittel aus und ist deshalb bei Nieren- oder Schilddrüsenerkrankung vorzuziehen. Die **TOF-Angiographie** wird v. a. zur Darstellung der intrakraniellen Gefäße eingesetzt.

Angiographie

Methode

Die Angiographie erlaubt durch Injektion von jodhaltigen, **positiven Kontrastmitteln** eine übersichtliche Darstellung des Gefäßsystems.

Bei jodhaltigen Kontrastmitteln bestehen **Kontraindikationen** (s.S. 94). Als Alternativen bei Hochrisikopatienten bieten sich

⊚ B-5.8   Arterielle Gefäßzugänge

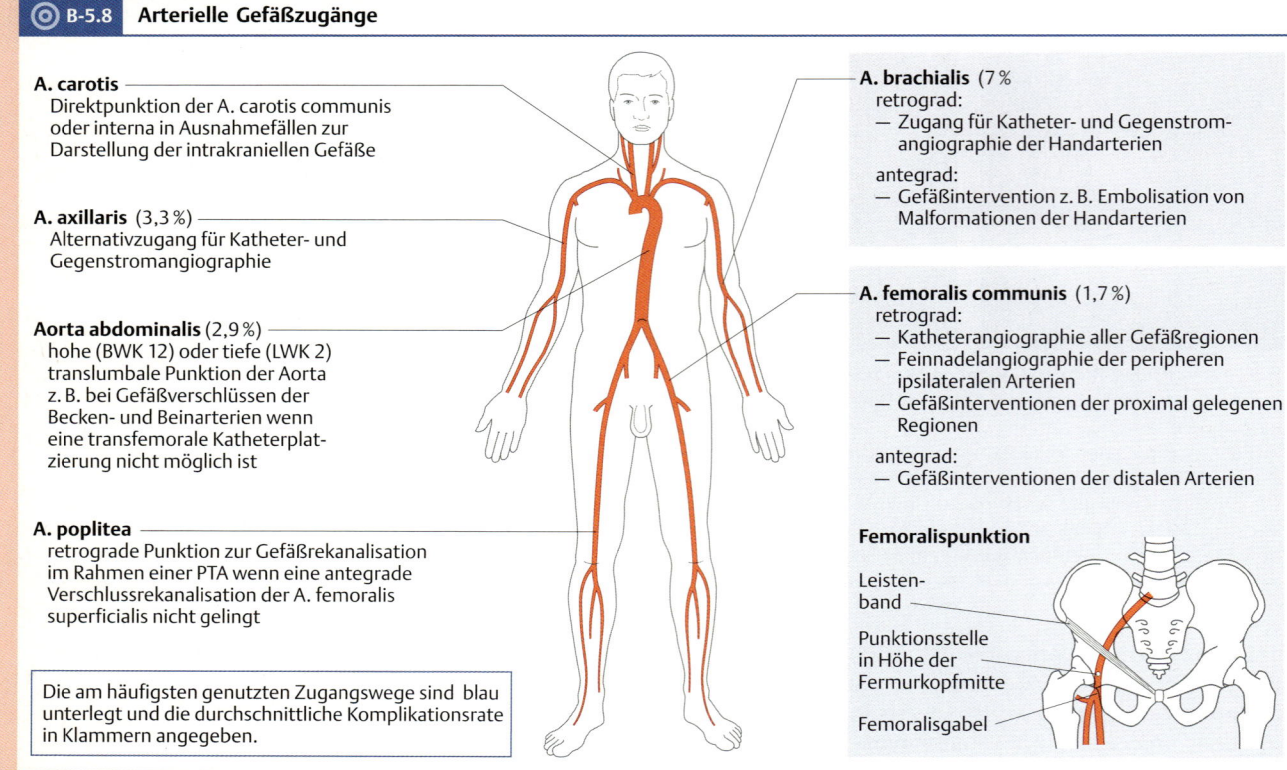

A. carotis
Direktpunktion der A. carotis communis
oder interna in Ausnahmefällen zur
Darstellung der intrakraniellen Gefäße

A. axillaris (3,3 %)
Alternativzugang für Katheter- und
Gegenstromangiographie

Aorta abdominalis (2,9 %)
hohe (BWK 12) oder tiefe (LWK 2)
translumbale Punktion der Aorta
z. B. bei Gefäßverschlüssen der
Becken- und Beinarterien wenn
eine transfemorale Katheterplat-
zierung nicht möglich ist

A. poplitea
retrograde Punktion zur Gefäßrekanalisation
im Rahmen einer PTA wenn eine antegrade
Verschlussrekanalisation der A. femoralis
superficialis nicht gelingt

Die am häufigsten genutzten Zugangswege sind blau
unterlegt und die durchschnittliche Komplikationsrate
in Klammern angegeben.

A. brachialis (7 %
retrograd:
— Zugang für Katheter- und Gegenstromangiographie der Handarterien

antegrad:
— Gefäßintervention z. B. Embolisation von
   Malformationen der Handarterien

A. femoralis communis (1,7 %)
retrograd:
— Katheterangiographie aller Gefäßregionen
— Feinnadelangiographie der peripheren
   ipsilateralen Arterien
— Gefäßinterventionen der proximal gelegenen
   Regionen

antegrad:
— Gefäßinterventionen der distalen Arterien

Femoralispunktion

Leisten-
band

Punktionsstelle
in Höhe der
Fermurkopfmitte

Femoralisgabel

die CO_2-Angiographie oder Gadolinium-
DTPA an.

Die **Punktion einer Arterie** wird in Lokalanästhesie durchgeführt. Mehrere Gefäßzugänge stehen zur Auswahl (Abb. **B-5.8**).
Meist wird der **transfemorale** Zugang
gewählt. Wichtige Kontraindikationen für
eine Arterienpunktion sind Gerinnungsstörungen, Infektionen an der Punktionsstelle
und sackförmige Aneurysmen.

Bei schwierigen Verhältnissen wird das
Gefäß unter Durchleuchtung in Höhe der
Femurkopfmitte punktiert.

Die Kontrastmittelinjektion erfolgt in **Seldinger-Technik** (Abb. **B-5.9**) oder direkt
mittels **Feinnadelangiographie** (s.S. 393).

Durch das Kontrastmittel kommt es in ca.
3 % der Punktionen zu **allergischen und
allergieähnlichen Reaktionen** (s.S. 95).

**Punktions- und katheterassoziierte Risi-
ken** sind beim transfemoralen Zugang am
niedrigsten. Typische Komplikationen sind:

▪ **lokale Nachblutung**

bei Hochrisikopatienten die CO_2-Angiographie (negatives Kontrastmittel) oder
die Verwendung von Gadolinium-DTPA (positives Kontrastmittel) an.
Die **Punktion einer Arterie** zur Angiographie wird in Lokalanästhesie durchgeführt. Mehrere Gefäßzugänge stehen dabei zur Auswahl (Abb. **B-5.8**). Für
die meisten Übersichts- und selektiven Angiographien wird der **transfemorale**
Zugang gewählt. Die A. femoralis communis ist in der Regel einfach zu punktie-
ren und die Komplikationsrate mit unter 2 % niedriger als bei den übrigen
Gefäßzugängen (s.S. 428).
Die wichtigsten **Kontraindikationen** für eine Arterienpunktion sind eine nicht
korrigierbare Gerinnungsstörung, eine Infektion an der Punktionsstelle und
sackförmige Aneurysmen.
Bei schwierigen Punktionsverhältnissen wird unter Durchleuchtung der Femurkopf als anatomische Leitstruktur aufgesucht und das Gefäß in Höhe der Femurkopfmitte punktiert. Damit ist normalerweise ein ausreichender Abstand zur
Femoralisgabelung und zum Leistenband gewährleistet.
Die Kontrastmittelinjektion erfolgt in der Regel über spezielle Katheter nach
einer Punktion in **Seldinger-Technik** (Abb. **B-5.9**). In einigen Fällen reicht auch
eine direkte Injektion über eine schmalkalibrige Punktionsnadel (**Feinnadelangiographie,** s.S. 393).
Bei den **Komplikationen** der Angiographie muss zwischen den kontrastmittel-
und den punktionsbedingten Risiken unterschieden werden. Durch das Kontrastmittel kommt es in ca. 3 % zu **allergischen und allergieähnlichen** Reaktionen (s.S. 95).
Die **punktions- und katheterassoziierten Komplikationen** hängen vom arteriellen Zugangsweg ab. Der bevorzugte transfemorale Zugang hat dabei das nied-
rigste Risiko. Typische Komplikationen sind:
▪ Eine **lokale Nachblutung** tritt häufig als banales subkutanes Hämatom auf.
  Selten ist eine Nachblutung operationspflichtig.

◉ B-5.9   **Arterielle Punktion in Seldinger-Technik**

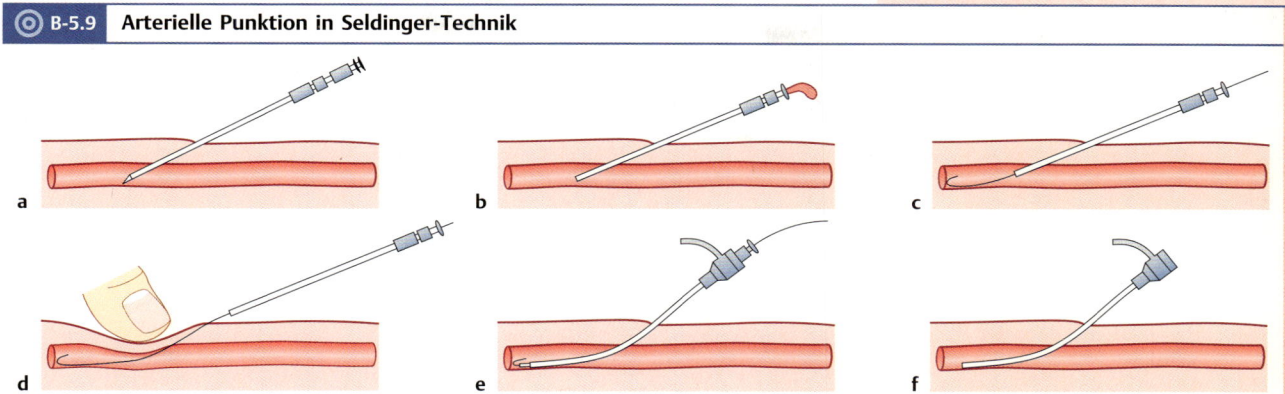

a   Nach örtlicher Betäubung mit ca. 10 ml Lokalanästhetikum wird der Gefäßverlauf palpiert. Anschließend wird eine Punktionsnadel in einem Winkel von etwa 45° zur Hautoberfläche in Richtung des Arterienpulses vorgeschoben, bis der Puls von der Nadel übertragen wird. Im Idealfall wird nur die vordere Arterienwand durchstochen.
b   Wird dann die Innennadel entfernt, zeigt ein pulsierender Blutaustritt die richtige intraluminale Lage an.
c   Im nächsten Schritt wird ein Führungsdraht in die belassene Außenkanüle eingeführt.
d   Unter manueller Kompression der Punktionsstelle wird die Außenkanüle entfernt.
e   Über den weiterhin im Gefäß liegenden Draht wird nun die Gefäßschleuse eingeführt. Die relativ flexible Schleuse wird durch einen koaxial liegenden Dilatator stabilisiert. Dieser besitzt eine sich verjüngende Spitze, verhindert damit Gefäßverletzungen und erweitert den Punktionskanal wahlweise auf zwischen etwa 4 und 10 F (1 French = 0,33 mm).
f   Dilatator und Draht können jetzt entfernt werden, wobei ein Hämostaseventil einen ungewollten Blutaustritt verhindert. Ein Seitenarm gestattet das Spülen der Schleuse und die Gabe von Kontrastmittel oder Medikamenten.

▶ **Merke:** Gefährlich sind Einblutungen in das Retroperitoneum (z. B. bei einer femoralen Punktion oberhalb des Leistenbandes), die unerkannt zu massiven Blutverlusten und zu einem Volumenmangelschock führen.

◀ **Merke**

- Ein **Aneurysma spurium** entsteht bei fehlendem Verschluss der Punktionsstelle an der Gefäßwand mit Ausbildung eines durchströmten Hämatoms.
- Als **arterio-venöse Fistel** bezeichnet man eine iatrogen verursachte Verbindung von Arterie und Vene.
- Die **Gefäßdissektion** entsteht durch Ablösung der Gefäßintima durch die Punktionsnadel, den Führungsdraht oder den Katheter.
- Eine **arterielle Thrombose** oder ein peripherer **embolischer Gefäßverschluss** bleiben oft asymptomatisch oder führen je nach Lokalisation zu einer Organ- oder Extremitätenischämie. Klinisch bedeutsam sind zum Beispiel transitorische ischämische Attacken (TIA) und Hirninfarkte durch Kathetermanipulationen in den Halsgefäßen.

- **Aneurysma spurium**

- **arterio-venöse Fistel**

- **Gefäßdissektion**

- **arterielle Thrombose** oder **peripherer embolischer Gefäßverschluß** (z. B. TIA durch Kathetermanipulationen in den Halsgefäßen)

Feinnadelangiographie

Für angiographische Kontrolluntersuchungen oder zur Abklärung spezieller Fragestellungen wird oft eine **i. a.-Feinnadelangiographie** durchgeführt. Gefäßzugänge sind die A. femoralis communis und die A. brachialis zur Darstellung der gleichseitigen Bein- bzw. Unterarm- und Handarterien. Die Kontrastmittelgabe erfolgt über eine arteriell gelegene dünnlumige Kanüle mit einem Durchmesser von weniger als 1 mm. Durch den kleinkalibrigen Gefäßzugang besteht bei dieser Technik nur ein geringes Nachblutungsrisiko, so dass diese Untersuchung eine einfache und schnell (auch ambulant) durchführbare Alternative zur Katheterangiographie darstellt.

Feinnadelangiographie

Für Kontrolluntersuchungen oder spezielle Fragestellungen vor allem an den Extremitäten wird oft eine **i. a.-Feinnadelangiographie** durchgeführt. Durch den kleinkalibrigen Zugang besteht nur geringes Nachblutungsrisiko.

Katheterangiographie

Die meisten Angiographien werden mit Hilfe von speziellen Kathetern durchgeführt. Zunächst wird nach arterieller Punktion in Seldinger-Technik ein Schleusensystem eingeführt. Diese Gefäßschleuse besitzt ein Hämostaseventil,

Katheterangiographie

Sie wird meist mit Hilfe spezieller Katheter durchgeführt. Nach der Punktion wird ein Schleusensystem in die Arterie eingeführt.

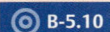

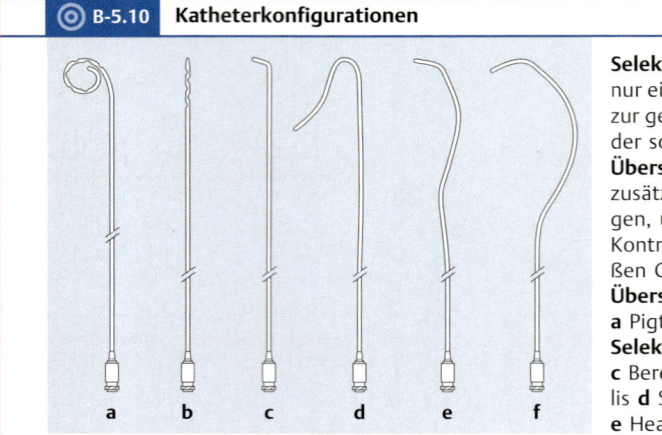

⊙ B-5.10   **Katheterkonfigurationen**

Selektivkatheter besitzen nur ein endständiges Lumen zur gezielten Kontrastierung der sondierten Gefäße.
Übersichtskatheter haben zusätzlich seitliche Öffnungen, um eine gleichmäßige Kontrastierung in dem großen Gefäß zu erreichen.
Übersichtskatheter:
a Pigtail **b** Aortic Flush.
Selektivkatheter:
c Berenstein bzw. Vertebralis **d** Sidewinder
e Headhunter **f** Cobra.

Dieses verhindert Blutverlust und ermöglicht den Katheterwechsel. Bei einer **selektiven Sondierung** wird der Katheter im Hauptversorgungsgefäß eines Organs platziert (Abb. **B-5.10**). Bei Platzierung in einer peripheren Organarterie spricht man von **superselektiver Positionierung**.

welches einen unkontrollierten Blutverlust verhindert und einen Seitenarm („Sideport"), über den Kontrastmittel oder Medikamente injiziert werden können. Die Gefäßschleuse ermöglicht mehrfache Katheterwechsel bei schwierigen und langwierigen Gefäßsondierungen ohne zusätzliches Trauma an der Punktionsstelle. Zahlreiche Katheterkonfigurationen und Führungsdrähte stehen zur Verfügung. Mit ihnen ist eine **selektive Sondierung** nahezu aller Gefäßareale möglich (Abb. **B-5.10**), d. h. die gezielte Platzierung des Katheters im Hauptversorgungsgefäß des zu untersuchenden Organs. Eine noch gezieltere Positionierung in einer peripheren Organarterie wird als **superselektiv** bezeichnet.

Als Steuerungshilfe dienen **spezielle Führungsdrähte** mit unterschiedlich geformten Drahtspitzen.

Als Steuerungshilfen dienen **spezielle Führungsdrähte** mit unterschiedlichen Konfigurationen der Drahtspitze (z. B. gerade, gebogen, J-förmig). Diese Drähte zeichnen sich durch eine besondere Beschaffenheit der Oberfläche aus, um die Gleitfähigkeit zu erhöhen (hydrophile Beschichtung) und die Thrombogenität zu reduzieren (Heparinbeschichtung).

Gegenstromangiographie

Sie wird gelegentlich zur Darstellung der Kopf- und Halsgefäße eingesetzt. Mit einer Kontrastmittelinjektion in die A. brachialis werden durch Strömungsumkehr die A. vertebralis und A. carotis (nur rechtsseitig) retrograd gefüllt und darstellbar.

Gegenstromangiographie

In der Neuroradiologie (s. a. S. 560) wird zur Darstellung der Kopf- und Halsgefäße gelegentlich die **Gegenstromangiographie** eingesetzt. Nach Punktion der A. brachialis wird Kontrastmittel mit einer mechanischen Druckspritze über eine Kanüle injiziert. Durch den erzeugten Überdruck kommt es zu einer Strömungsumkehr und zu einer retrograden Füllung der Armgefäße bis zum Abgang am Aortenbogen. Während bei einer linksseitigen Kontrastmittelinjektion aufgrund der anatomischen Gegebenheiten nur die gleichseitige A. vertebralis gefüllt wird, stellen sich bei einer Untersuchung der rechten Seite über den Truncus brachiocephalicus die gleichseitige A. vertebralis und A. carotis dar. Es handelt sich um eine risikoarme Technik, da eine selektive Gefäßsondierung hierbei nicht erforderlich ist.

Blattfilmangiographie

Hierbei werden nach Kontrastmittelinjektion in rascher Folge konventionelle Röntgenaufnahmen angefertigt. Die Blattfilmangiographie ist inzwischen durch die DSA abgelöst worden.

Blattfilmangiographie

Bei der Blattfilmangiographie werden nach Kontrastmittelinjektion in rascher Folge konventionelle Röntgenaufnahmen der interessierenden Körperregion angefertigt. Dadurch kommt es zu einer Summationsaufnahme mit Darstellung der kontrastmittelgefüllten Gefäße und den umgebenden röntgendichten Strukturen.
Es gibt keine speziellen Indikationen zur Blattfilmangiographie, die inzwischen praktisch vollständig durch die DSA abgelöst ist. Sie wird nur dort eingesetzt, wo keine DSA verfügbar ist.

Bei der **Verschiebetischangiographie** wird der Untersuchungstisch dem Blutfluss entgegen unter der Röntgenröhre bewegt (Abb. **B-5.11**).

Bei der **Verschiebetischangiographie** wird nach Kontrastmittelgabe in die Aorta abdominalis der Untersuchungstisch automatisch dem Blutfluss entgegen unter der Röntgenröhre bewegt (Abb. **B-5.11**). So kann das gesamte arterielle Gefäßsystem von der Aorta abdominalis bis zu den Fußarterien mit einer einmaligen Gabe von etwa 80 ml Kontrastmittel abgebildet werden.

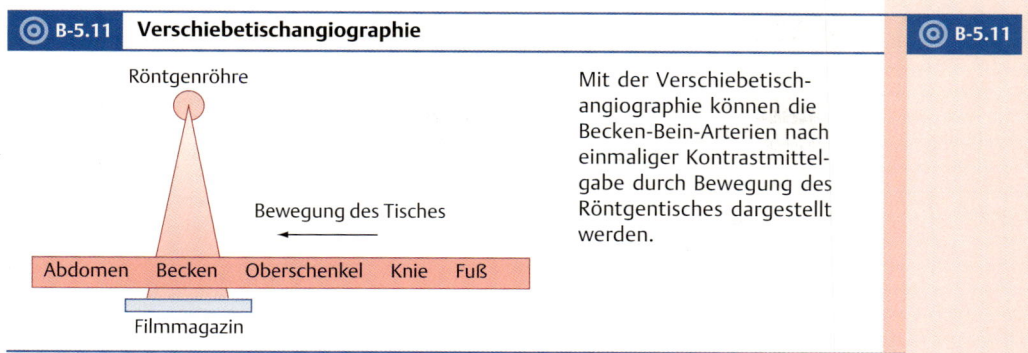

⊙ **B-5.11** Verschiebetischangiographie

⊙ **B-5.11**

Röntgenröhre

Bewegung des Tisches

Abdomen   Becken   Oberschenkel   Knie   Fuß

Filmmagazin

Mit der Verschiebetisch-
angiographie können die
Becken-Bein-Arterien nach
einmaliger Kontrastmittelgabe durch Bewegung des
Röntgentisches dargestellt
werden.

Digitale Subtraktionsangiographie (DSA)

Bei der **digitalen Subtraktionsangiographie** werden die Dichteunterschiede
nicht auf einem Röntgenfilm abgebildet, sondern von einem Bildverstärkersys-
tem auf einen Analog/Digital-Konverter übertragen. Die unterschiedlichen
Dichtewerte werden als Zahlenwerte registriert und die hierdurch erzeugten
digitalen Aufnahmen in einem Rechnersystem gespeichert (Abb. **B-5.12**).
Die Bilderzeugung erfolgt durch Differenzbildung von zwei digitalen Aufnahmen. Dabei wird ein sog. „Maskenbild" von einem „Füllungsbild" nach Gefäß-
kontrastierung subtrahiert. Grundsätzlich kann jede gespeicherte Aufnahme
sowohl als Masken- oder Füllungsbild verwendet werden. Um ein möglichst
kontrastreiches Subtraktionsbild zu erhalten, welches nur die Gefäßstrukturen
zeigt, wird eine Leeraufnahme vor Eintreffen des Kontrastmittel-Bolus als
Maske gewählt. Die verschiedenen Phasen der Kontrastmittelpassage (z. B. früharteriell, arteriell, kapillär, venös) können durch entsprechende Auswahl von
Füllungsbildern dargestellt werden.
Moderne DSA-Anlagen verfügen über Auswertekonsolen, die dem Untersucher
zahlreiche Möglichkeiten der elektronischen Bildbearbeitung erlauben. So lassen sich Bewegungsartefakte durch Verschieben von Masken- und Füllungsbildern (Pixel-Shift) ausgleichen. Die Bildkontraste können elektronisch verstärkt
werden und zur besseren Orientierung kann zusätzlich der anatomische Hintergrund (Knochenbild) mit eingeblendet werden. Allerdings kann die elektronische Bildbearbeitung auch Artefakte produzieren und so zu Fehlinterpretationen führen.
Weitere **Vorteile** der DSA gegenüber der konventionellen Blattfilmtechnik
bestehen in der frühzeitigen Erkennung der Katheterposition während der Kontrastmittelinjektion und der sofortigen Verfügbarkeit der Aufnahmen auf dem
Monitor, wodurch die zeitraubende Entwicklung der Bilder entfällt.

Digitale Subtraktionsangiographie (DSA)

Bei der DSA werden die Bildinformationen
in ein digitales Signal umgewandelt und in
einem Rechnersystem gespeichert (Abb.
B-5.12).

Die Bilderzeugung erfolgt durch Subtraktion eines **„Maskenbildes"** von einem
„Füllungsbild". Dadurch werden alle konstanten Strukturen eliminiert und es resultiert ein reines „Gefäßbild". So können die
verschiedenen Phasen der Kontrastmittelpassage (z. B. frühharteriell, arteriell, kapillär, venös) dargestellt werden.

Die elektronische Bildbearbeitung erlaubt
den Ausgleich von Artefakten, kann aber
auch zu Fehlinterpretationen führen.

Vor -und Nachteile der DSA gegenüber
der konventionellen Blattfilmtechnik
s. Tab. **B-5.1**:

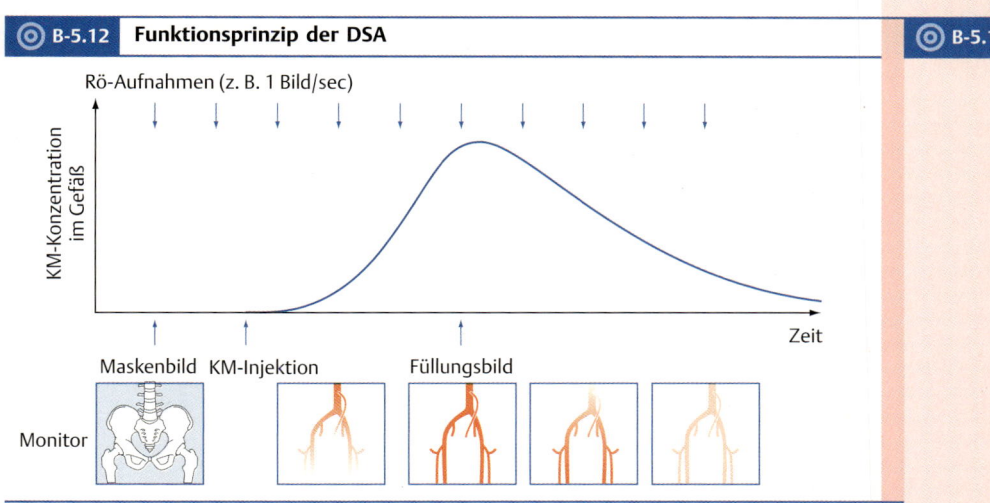

⊙ **B-5.12** Funktionsprinzip der DSA

⊙ **B-5.12**

Rö-Aufnahmen (z. B. 1 Bild/sec)

KM-Konzentration
im Gefäß

Zeit

Maskenbild   KM-Injektion   Füllungsbild

Monitor

≡ B-5.1

≡ B-5.1	Vor- und Nachteile der DSA
Vorteile	elektronische Bildbearbeitung
	sofortige Verfügbarkeit der Angiogramme auf dem Monitor
	häufig Kontrastmitteleinsparung durch hohe Kontrastauflösung
	„road-map"-Technik
Nachteil	geringeres räumliches Auflösungsvermögen

Durch das hohe Kontrastauflösungsvermögen kann häufig Kontrastmittel eingespart werden. Darüber hinaus steht die sog. Pfadfindertechnik („road-map") zur Verfügung, bei der dem aktuellen Durchleuchtungsbild ein zuvor angefertigtes Subtraktionsangiogramm in Echtzeit unterlegt wird. Dies gewährleistet die selektive Gefäßsondierung unter Sichtkontrolle und ist von besonderer Wichtigkeit bei Gefäßinterventionen.

Ein **Nachteil** gegenüber der Blattfilmangiographie ist das niedrigere räumliche Auflösungsvermögen, das bei der DSA durch eine fest vorgegebene Bildmatrix begrenzt wird (Tab. **B-5.1**).

■ **Intraarterielle DSA:** Der Untersuchungsverlauf entspricht dem der Blattfilmangiographie. Die Möglichkeiten der Bildsubtraktion und der elektronischen Kontrastanhebung erlauben jedoch Dichtedifferenzierungen und überlagerungsfreie Gefäßdarstellungen, die mit der konventionellen Angiographie nicht erreichbar sind. Die Kontrastmittelmenge und damit auch der Querschnitt der verwendeten Katheter kann gegenüber der Blattfilmangiographie reduziert werden.

Indikationen: Die i. a.-DSA ist das Standardverfahren zur gezielten Darstellung der Körperarterien. Sie wird eingesetzt bei stenosierenden oder aneurysmatischen Gefäßveränderungen, zur Lokalisation von arteriellen Blutungen und gelegentlich zur Beurteilung der Tumorversorgung. Im Gegensatz zu den nicht invasiven Verfahren (Sonographie, CTA, MRA) kann direkt eine endovaskuläre Therapie angeschlossen werden.

■ **Intravenöse DSA:** Die hohe Empfindlichkeit der DSA gegenüber Dichteunterschieden wird ausgenutzt, um Gefäße nach einer i. v.-Kontrastmittel-Applikation darzustellen. Hierzu wird das Kontrastmittel über einen Venenkatheter injiziert, der bis in die V. cava superior oder den rechten Herzvorhof vorgeschoben wird. Nach Passage des Lungenkreislaufes können die großen Arterien für eine Reihe von Fragestellungen beurteilt werden. Die **Vorteile** des Verfahrens liegen in der ambulanten Durchführbarkeit, der geringen Invasivität und der niedrigen Komplikationsrate.

Hauptnachteile gegenüber der intraarteriellen DSA sind der deutlich erhöhte Kontrastmittelbedarf und die damit verbundene Kreislaufbelastung. Die Untersuchungsqualität wird durch Bewegungsartefakte, z. B. bei unruhigen Patienten, oder durch die Darmperistaltik bei abdominellen Untersuchungen zum Teil erheblich reduziert. Beeinträchtigt wird sie daneben durch eine Verzögerung des Kontrastmittelbolus bei einer Herzinsuffizienz oder einer Erkrankung der Lungenstrombahn.

Die i. v.-DSA hat die anfänglich auf sie gesetzten Hoffnungen nicht erfüllt. Soweit verfügbar, ist diese Methode fast vollständig durch die CTA und MRA ersetzt worden. Bei speziellen Fragestellungen, die keine maximale räumliche Auflösung erfordern, wird sie gelegentlich verwendet, insbesondere wenn auf eine arterielle Punktion verzichtet werden soll, z. B. bei postoperativen Kontrollen (Abb. **B-5.13**).

■ **Intraarterielle DSA:** Der Untersuchungsverlauf entspricht dem der Blattfilmangiographie, jedoch werden feinere Dichtedifferenzierungen und eine überlagerungsfreie Darstellung erreicht. **Indikationen:** Stenosierende oder aneurysmatische Gefäßveränderungen, Lokalisation arterieller Blutungen, Beurteilung der Tumorversorgung. Eine endovaskuläre Therapie kann direkt angeschlossen werden.

■ **Intravenöse DSA:** Das Kontrastmittel wird über einen Katheter im rechten Herzvorhof injiziert. Nach Passage des Lungenkreislaufs können die großen Arterien beurteilt werden. **Vorteile** sind geringe Invasivität, niedrige Komplikationsrate und ambulante Durchführbarkeit. **Hauptnachteile** sind hoher Kontrastmittelbedarf mit entsprechender Kreislaufbelastung. Die i. v.-DSA ist fast vollständig durch CTA und MRA ersetzt worden. Gelegentlich wird sie zur postoperativen Kontrolle eingesetzt (Abb. **B-5.13**).

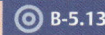 B-5.13

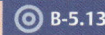 B-5.13 | **i. v.-DSA zur postoperativen Kontrolle einer aortobifemoralen Gefäßprothese**

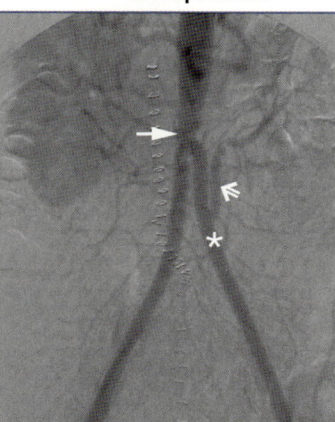

Erkennbar ist eine geringe Einschnürung an der proximalen Anastomose (Pfeil) und eine durchflossene A. mesenterica inferior (offener Pfeil), die am linken Prothesenschenkel (Stern) reinseriert wurde.

5.1.2 Leitbefunde – vom radiologischen Befund zur Diagnose

Aufgrund der möglichen, vor allem auch von der Lokalisation abhängigen Symptomenvielfalt bei Erkrankungen von Arterien und Venen gibt es keine typischen Leitbefunde, die hier sinnvoll beschrieben/dargestellt werden könnten.

5.1.3 Wichtige Krankheitsbilder – von der Diagnose zum Befund

Anatomische Varianten und Anomalien

Anlagevarianten der Gefäße sind häufig und meist Residuen der Embryonalentwicklung. Der überwiegende Anteil ist klinisch symptomlos und wird als Zufallsbefund angiographisch oder intraoperativ entdeckt. Nur wenige Formen treten im Laufe der ersten Lebensjahre mit einer klinischen Symptomatik in Erscheinung. Die Kenntnis einiger Varianten ist jedoch im Zusammenhang mit Operationen und Katheteruntersuchungen erforderlich (Abb. **B-5.14**).

- **Abgangsvarianten der supraaortalen Arterien:** Am häufigsten sind ein gemeinsamer Abgang von Truncus brachiocephalicus und linker A. carotis communis (etwa 22 %) und ein Direktabgang der linken A. vertebralis aus dem Aortenbogen (etwa 4–6 %).
- **Linksseitiger Aortenbogen mit aberrierender rechter A. subclavia:** Die rechte A. subclavia geht hierbei als letzter Ast der supraaortalen Gefäße aus dem Aortenbogen ab und wird als **A. lusoria** bezeichnet. Sie kreuzt in der Regel retroösophageal, seltener präösophageal zur rechten Seite und ist gelegentlich Ursache von Schluckbeschwerden. Dem Verlauf durch das Mediastinum entsprechend ist sie auf dem seitlichen Ösophagogramm als dorsal- oder ventral gelegene Impression zu erkennen. Die exakte Abklärung erfolgt durch Angiographie oder CT (Abb. **B-5.15**).
- Beim sog. **rechten Aortenbogen** verläuft die Aorta ascendens ventral des rechten Hauptbronchus nach kranial und setzt sich meist in eine rechts deszendierende Aorta fort. Die supraaortalen Gefäße sind hierbei entweder spiegelbildlich angeordnet, und dann fast immer mit einem kongenitalen Herzfehler (meist Fallot-Tetralogie, s.S. 251) verbunden, oder es findet sich eine aberriende linke A. subclavia mit links gelegenem Ductus arteriosus.
- Die **Aortenisthmusstenose** ist eine umschriebene Einengung der thorakalen Aorta an der Ansatzstelle des Lig. arteriosum (s.S. 252).

5.1.2 Leitbefunde – vom radiologischen Befund zur Diagnose

5.1.3 Wichtige Krankheitsbilder – von der Diagnose zum Befund

Anatomische Varianten und Anomalien

Anlagevarianten der Gefäße sind häufig und meist Residuen der Embryonalentwicklung. Sie treten nur selten klinisch in Erscheinung. Für Operationen und Katheteruntersuchungen wichtige Varianten sind (s. Abb. **B-5.14**).

- **Abgangsvarianten der supraaortalen Arterien**

- **Linksseitiger Aortenbogen mit aberrierender rechter A. subclavia**. Diese wird auch als A. lusoria bezeichnet (Abb. **B-5.15**).

- **rechter Aortenbogen**

- **Aortenisthmusstenose**

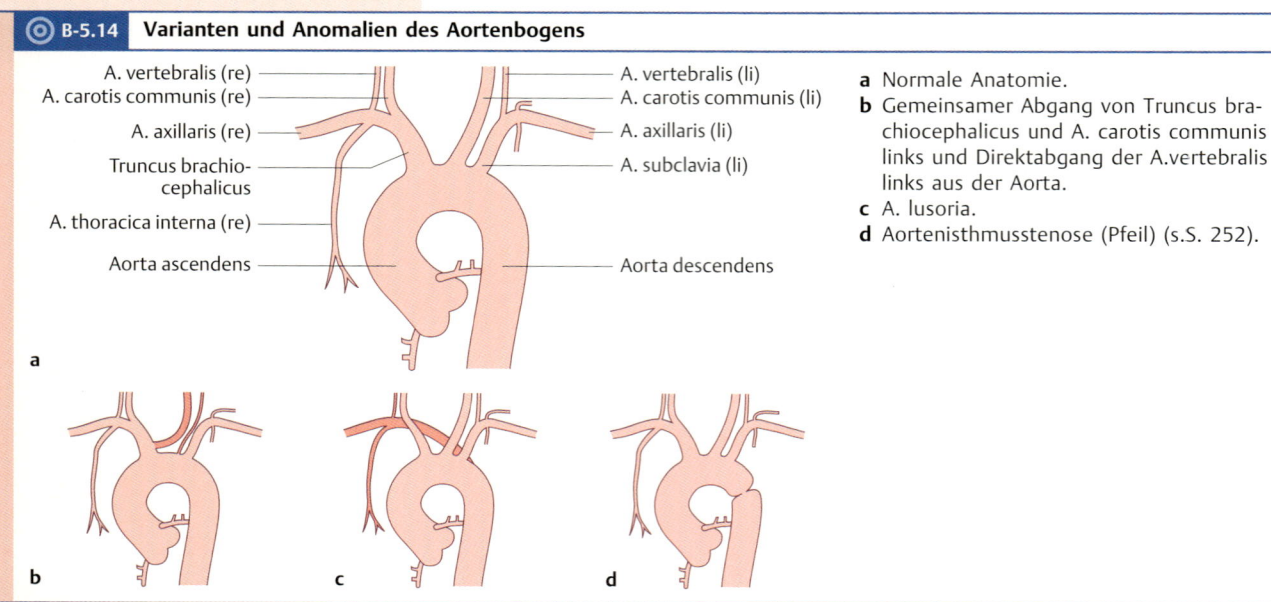

B-5.14 Varianten und Anomalien des Aortenbogens

A. vertebralis (re)
A. carotis communis (re)
A. axillaris (re)
Truncus brachio-cephalicus
A. thoracica interna (re)
Aorta ascendens

A. vertebralis (li)
A. carotis communis (li)
A. axillaris (li)
A. subclavia (li)
Aorta descendens

a Normale Anatomie.
b Gemeinsamer Abgang von Truncus brachiocephalicus und A. carotis communis links und Direktabgang der A. vertebralis links aus der Aorta.
c A. lusoria.
d Aortenisthmusstenose (Pfeil) (s. S. 252).

a
b   c   d

B-5.15
B-5.16

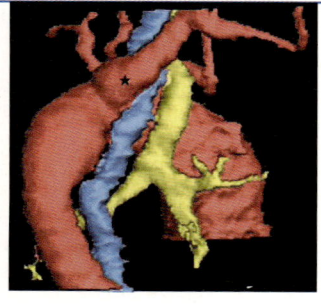

B-5.15 A. lusoria in der 3D-Oberflächenrekonstruktion

Die 3D-Oberflächenrekonstruktion (SSD) einer CT-Untersuchung der thorakalen Aorta zeigt in der Ansicht von dorsal eine sog. A. lusoria (Stern). Die ektatische rechte A. subclavia entspringt distal der linken A. subclavia aus dem Aortenbogen und verläuft dorsal von Trachea (gelb) und Ösophagus (blau).

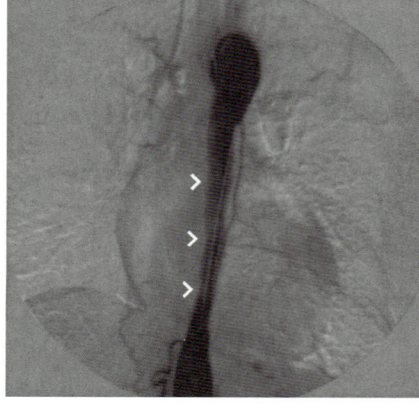

B-5.16 Langstreckige Einengung der Aorta descendens

Die Übersichtsangiographie der Aorta zeigt eine langstreckige Einengung (Pfeilspitzen) der Aorta descendens, hervorgerufen durch eine Gefäßwandverdickung. Ursache ist in diesem Fall ein Takayasu-Syndrom. Es handelt sich hierbei um eine Arteriitis unklarer Ätiologie.

■ **Aortenkoarktation** (s. Abb. **B-5.16**)

■ Der Begriff der **Aortenkoarktation** wird häufig als Synonym zur Aortenisthmusstenose gebraucht. Als Koarktation bezeichnet man jedoch allgemein eine segmentale Lumeneinengung der Aorta. Die Erkrankung tritt z. B. als Folge einer Rötelnembryopathie, einer Neurofibromatose oder auch einer Aortitis (Abb. **B-5.16**) auf. Am häufigsten findet sich diese Anomalie im Bereich der thorakalen Aorta.

Angiomatöse Malformationen

Angiomatöse Malformationen

▶ **Definition**

▶ **Definition:** Es handelt sich um eine Gruppe von kongenitalen Gefäßveränderungen, die auf einer Fehldifferenzierung des primitiven Gefäßsystems beruhen und durch eine Fehlentwicklung der arteriovenösen Verbindung mit fehlender oder pathologisch veränderter kapillärer Strombahn charakterisiert sind (Abb. **B-5.17**).

⊙ B-5.17   Typen der Gefäßmalformation

Fehlentwicklung von Arterie oder Vene	fehlendes Kapillargebiet mit arteriovenösen Shunts	Hamartom

arterielle Malformation

arteriovenöse Malformation

kapilläres oder kavernöses Hämangiom

arterieller   venöser
Schenkel   Schenkel

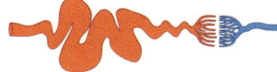

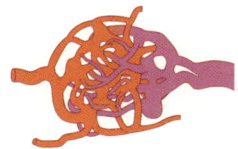

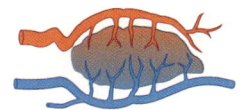

erweiterte und geschlängelt verlaufende Arterien mit normalem Kapillargebiet

Gefäßnidus mit multiplen arterio-venösen Kurzschlussverbindungen

geschwulstähnliche Gefäßneubildung mit normalem arteriellen Schenkel ohne av-Shunt

venöse Malformation

arteriovenöse Fistel

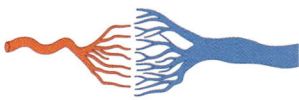

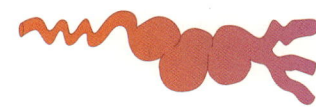

normaler arterieller Zufluss mit venösem Fieder und erweiterter Sammelvene

direkte Kurzschlussverbindung zwischen geschlängelt verlaufenden Arterien und erweiterten Venen

---

Die kongenitalen Malformationen lassen sich in drei größere Gruppen unterteilen: Die **einfachen arteriellen und venösen Malformationen** weisen keine bedeutsamen arteriovenösen Kurzschlussverbindungen (Shunts) auf und haben nur geringe klinische Bedeutung.

Die **komplexen arteriovenösen Malformationen und Fisteln** können dagegen eine beträchtliche Ausdehnung mit hämodynamisch wirksamen Shuntvolumina haben und bei intrakranieller Lokalisation Ursache einer Blutung sein. Entsprechend der Größe des Shuntvolumens sind **erhebliche Gefäßvergrößerungen** möglich. Meist treten die arteriovenösen Kurzschlüsse multipel auf und erreichen besonders an den Extremitäten entstellende Ausmaße. Ein großes Shuntvolumen kann zu einer Minderversorgung der peripher gelegenen Abschnitte mit **ischämischen Störungen** führen. Bei Kindern sind sowohl **Wachstumsstörungen** als auch eine **Größenzunahme der betroffenen Extremitäten** möglich. Bestehen die Kurzschlussverbindungen über längere Zeit, sind Auswirkungen auf die Herzfunktion mit Herzmuskelhypertrophie und Herzinsuffizienz möglich. Durch den erhöhten Druck im venösen Gefäßsystem kann sich besonders an der unteren Extremität eine venöse Stase und Insuffizienz mit Stauungsulkus entwickeln.

Hämangiome sind echte vaskuläre Tumoren und werden in die Gruppe der Hamartome eingeordnet. Sie sind klinisch meist asymptomatisch, an der Haut können sie zu kosmetischen Störungen führen.

Davon abzugrenzen sind die **erworbenen AV-Fisteln.** Ursachen sind Traumen mit Gefäßbeteiligung, iatrogene Fisteln nach einer Gefäßpunktion oder einer Operationen. Insbesondere an der Niere tritt nach einer Punktion gehäuft diese Komplikation auf.

Radiologische Diagnostik: Die **Angiographie** ist erforderlich zur Diagnostik und Therapieplanung bei Gefäßmalformationen. Die Frage nach der **genauen Ausdehnung und Lokalisation** stellt sich im Zusammenhang mit einer geplanten Operation. Es werden zu- und abführende Gefäße dargestellt und Informationen über die Größe des Shuntvolumens gewonnen. In den arteriovenösen Shunts ist der Blutfluss oft erheblich beschleunigt, so dass gezielte Aufnahmeserien mit erhöhter Bildfrequenz (mind. 3 Bilder/Sekunde) erforderlich sind.

Das **angiographische Bild** von Hämagiomen ist sehr variabel.

- **Kapilläre Hämangiome** zeichnen sich durch eine Hypervaskularisation und ein Ansammeln („pooling") von Kontrastmittel in den erweiterten Gefäßen aus.
- Die durch eine stärkere Ausweitung der Bluthohlräume gekennzeichneten **kavernösen Hämangiome** sind wegen des geringen Blutflusses mitunter nur in Spätaufnahmen nachzuweisen. Arteriovenöse Shunts fehlen in der Regel.

Einfache arterielle und venöse Malformationen haben nur geringe klinische Bedeutung.

Komplexe arteriovenöse Malformationen und Fisteln können dagegen hämodynamische Auswirkungen haben: Ein großes Shuntvolumen kann zu **ischämischen Störungen** peripher gelegener Abschnitte führen. Bei Kindern sind sowohl **Wachstumsstörungen** als auch eine **Größenzunahme der betroffenen Extremitäten** möglich. Länger bestehende Shunts können auch zu Herzinsuffizienz und Herzmuskelhypertrophie führen. An der unteren Extremität können sich venöse Stase und Insuffizienz mit Stauungsulkus entwickeln.

Hämangiome sind echte vaskuläre Tumoren, die klinisch meist asymptomatisch sind.

Erworbene AV-Fisteln entstehen durch Traumen oder iatrogen nach Punktion oder OP (vor allem an der Niere).

Radiologische Diagnostik. Die Angiographie zeigt die **genaue Ausdehnung und Lokalisation** der Gefäßmalformation vor einer geplanten Operation.

Das angiographische Bild ist variabel:

- **Kapilläre Hämangiome** sind hypervaskularisiert. In ihnen sammelt sich Kontrastmittel an („pooling").
- In **kavernösen Hämangiomen** fließt wenig Blut, doch die Gefäße sind stärker ausgeweitet.

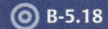 B-5.18

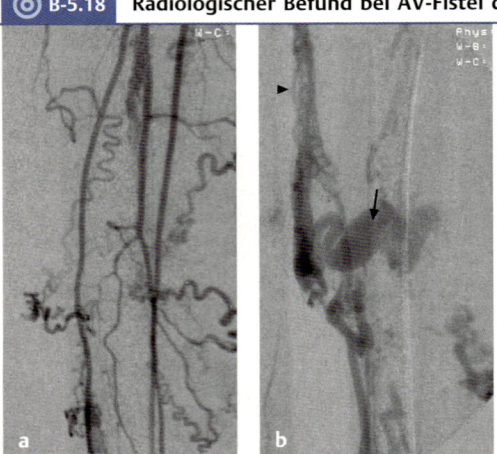

B-5.18   Radiologischer Befund bei AV-Fistel des Unterschenkels

Multiple hereditäre AV-Fisteln des Unterschenkels mit stark geschlängelten zuführenden Arterien (**a**), aneurysmatischer Erweiterung der arteriovenösen Verbindung (Pfeil) und rascher Kontrastierung der dilatierten Venen (Pfeilspitze) (**b**)

AV-Fisteln und **Malformationen** lassen sich oft mit der farbkodierten Doppler-sonographie gut darstellen.

▶ **Klinischer Fall**

▶ **Klinischer Fall.** Bei der 45-jährigen Patientin (Abb. **B-5.18**) besteht eine ausgeprägte Varikose beider Ober- und Unterschenkel. Im Bereich der Varizen ist ein Schwirren tastbar und Strömungsgeräusche hörbar. In der Familie sind ähnliche Fälle bekannt. Angiographisch stellen sich multiple AV-Fisteln mit einem großen Shuntvolumen in beiden Extremitäten dar. Die hämodynamisch bedeutsamen Fisteln werden durch eine Embolisationsbehandlung verschlossen (s.S. 433).

Aneurysmen

Aneurysmen

▶ **Definition**

▶ **Definition:** Als Aneurysma wird eine krankhafte Erweiterung des Gefäß-lumens bezeichnet. Die Einteilung erfolgt nach Kriterien der Morphologie (Abb. **B-5.19**) und des Entstehungsmechanismus.

Klassifikation:
- **Echtes Aneurysma** (Aneurysma verum): Erweiterung des Gefäßlumens unter Beteiligung aller Wandschichten. Man unterscheidet fusiforme von sack-förmigen Aneurysmen.

- **Aneurysma dissecans**
- **Falsches Aneurysma** (Aneurysma spurium oder falsum). Nach einer Gefäß-verletzung entsteht eine neben dem Lumen liegende Aneurysmahöhle, in der Blut zirkuliert (Abb. **B-5.20**).

Klassifikation:
- **Echtes Aneurysma** (Aneurysma verum): Erweiterung des Gefäßlumens unter Beteiligung aller Wandschichten. Morphologisch werden fusiforme Aneurysmen mit einer zirkulären Einbeziehung der gesamten Gefäßwand von sack-förmigen Aneurysmen, die nur einen umschriebenen Bezirk betreffen, unter-schieden.
- **Aneurysma dissecans** s.S. 404.
- **Falsches Aneurysma** (Aneurysma spurium oder falsum): Es entsteht durch eine Gefäßverletzung (v. a. nach arteriellen Punktionen). Durch den fehlenden Verschluss der Gefäßöffnung kommt es zur Blutzirkulation in der neben dem Lumen liegenden Aneurysmahöhle, die mehr oder weniger von thromboti-

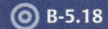 B-5.19

B-5.19   Schematische Darstellung der Aneurysmaformen

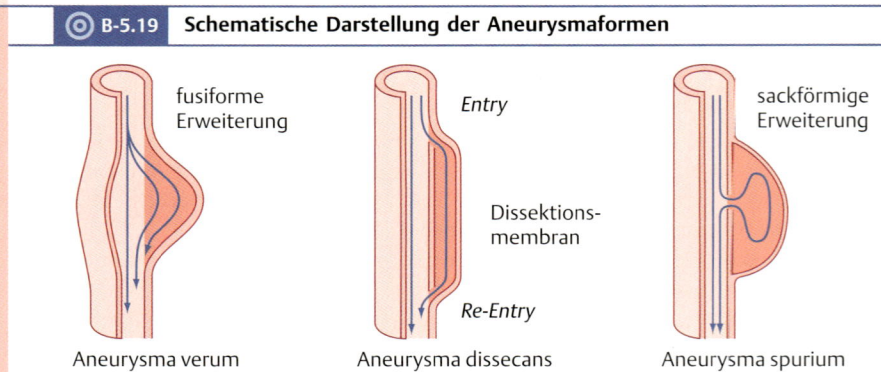

fusiforme Erweiterung

Entry

sackförmige Erweiterung

Dissektions-membran

Re-Entry

Aneurysma verum   Aneurysma dissecans   Aneurysma spurium

schem Material ausgekleidet ist. Meist führt eine äußere Kompression des Aneurysmas zu einer Thrombosierung und schließlich zum Verschluss der Punktionsstelle, andernfalls muss der Defekt operativ verschlossen werden (Abb. **B-5.20**).

Ferner werden nach der Pathogenese unterschieden:

- **Arteriosklerotische Aneurysmen** entstehen als Folge einer gestörten Gefäßwanddurchblutung durch Verschluss der Vasa vasorum und durch Strömungsturbulenzen im Bereich atheromatöser Plaques. Es handelt sich überwiegend um echte Aneurysmen mit fusiformer Wanderweiterung. Häufig bilden sich wandständige Thromben. Oft ist hier der angiographische Nachweis eines Aneurysmas schwierig, weil das durchströmte Lumen normal weit erscheinen kann (Abb. **B-5.21**).
- **Infektiöse Aneurysmen** treten im gesamten arteriellen Gefäßsystem als Folge einer bakteriellen Endokarditis oder einer mykotischen Infektion auf. Bevorzugt ist eine Lokalisation im Bereich der Aorta und der viszeralen Gefäße zu finden.
- **Traumatische Aneurysmen** entstehen in den Extremitäten bevorzugt nach einem scharfen Trauma, während ein stumpfes Thoraxtrauma zu einer Verletzung der Aorta führen kann. **Prädilektionsstelle** für die Aortenruptur ist die **Region des Isthmus aortae**. Die meisten Aortenverletzungen verlaufen schon in der initialen Phase tödlich. Bleibt diese Verletzung unbehandelt, besteht in den folgenden Tagen die Gefahr einer zweizeitigen freien Ruptur, die durch den massiven Blutverlust innerhalb von wenigen Minuten zum Tod führt.

Unterscheidung nach der Pathogenese:
- **Arteriosklerotische Aneurysmen** entstehen bei gestörter Gefäßdurchblutung. Meist handelt es sich um echte fusiforme Aneurysmen. Der angiographische Nachweis ist schwierig (Abb. **B-5.21**).

- **Infektiöse Aneurysmen** nach bakterieller Endokarditis oder mykotischer Infektion.

- **Traumatische Aneurysmen** entstehen in den Extremitäten nach scharfem Trauma, an der Aorta nach stumpfem Thoraxtrauma. **Prädilektionsstelle** für die Aortenruptur ist die **Region des Isthmus aortae**. Sie verläuft meist tödlich.

◉ **B-5.20** **Aneurysma spurium**

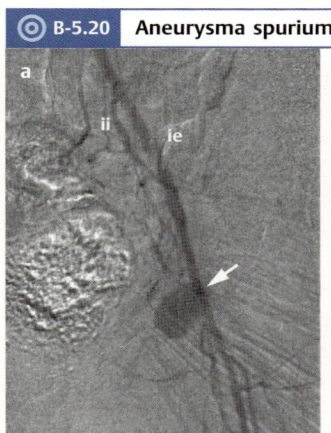
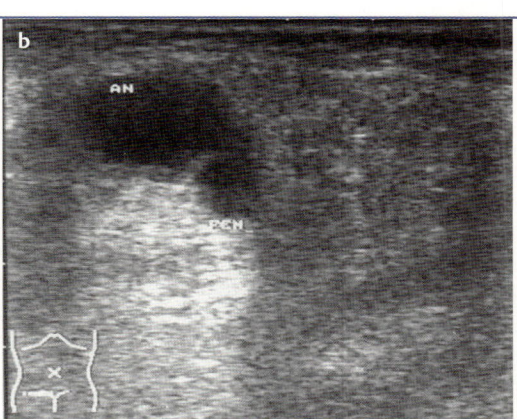

a Die i. v.-DSA zeigt ein Aneurysma spurium der A. femoralis communis (Pfeil) nach vorangegangener antegrader Punktion (ie = A. iliaca externa, ii = A. iliaca interna).
b Sonographisch sind zwei echofreie Areale mit dorsaler Schallverstärkung zu erkennen, wobei die A. fem. com. (**FEM**) anhand ihres Verlaufs eindeutig zu differenzieren ist. Ventrolateral daran angrenzend stellt sich das Aneurysma spurium (**An**) dar.

◉ **B-5.21** **Infrarenales Aortenaneurysma** 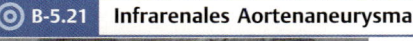 ◉ **B-5.21**

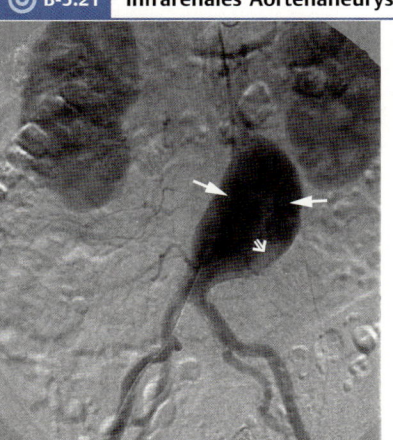

In der DSA Nachweis einer sackförmigen Erweiterung (Pfeile) der infrarenalen Aorta ohne Beteiligung der Nieren- oder Beckenarterien. An der Gefäßwand sind thrombotische Auflagerungen (offener Pfeil) erkennbar.

- **Kongenitale Aneurysmen** bei angeborener Schwäche der Media (Abb. **B-5.22**).
- Aneurysma bei **Arteriitis**.

Klinik: Arteriosklerotisch bedingte **thorakale Aneurysmen** treten bevorzugt in der **Aorta descendens** auf. Sie sind asymptomatisch oder führen zu **uncharakteristischen thorakalen Schmerzen.**

Abdominelle Aneurysmen liegen meist infrarenal. Erst kurz vor oder bei Ruptur kommt es zu **intermittierenden oder konstanten abdominellen Schmerzen.** Zu **zerebralen Aneurysmen** s. S. 592.

Diagnostisches Vorgehen: Ein abdominelles Aortenaneurysma wird durch Palpation und Sonographie häufig als Zufallsbefund diagnostiziert.

Radiologische Diagnostik: Auf konventionellen Übersichtsaufnahmen stellen sich thorakale Aortenaneurysmen als **Mediastinalverbreiterung mit schalenförmigen Verkalkungen** dar. Bei **Aortenruptur** nach Thoraxtrauma zeigen sich **Mediastinalverbreiterung** und eine **unscharfe Aortenkontur** (Abb. **B-5.23**).

Sonographische Zeichen eines Aneurysmas sind eine Erweiterung der Aorta über 3 cm sowie Schallschatten durch Verkalkungen. Weitergehende Diagnostik erfolgt mit **CT**, **MRT** und **Angiographie**.

- **Kongenitale Aneurysmen** entwickeln sich auf dem Boden einer angeborenen Wandschwäche der Gefäßmedia (Abb. **B-5.22**).
- Auch im Rahmen einer **Arteriitis** ist die Entstehung eines Aneurysmas möglich (z. B. Takayasu- und Riesenzellarteriitis).

Klinik: Arteriosklerotisch bedingte **thorakale Aneurysmen** treten bevorzugt in der **Aorta descendens** auf. Klinisch sind sie meist asymptomatisch oder führen zu **uncharakteristischen thorakalen Schmerzen,** die retrosternal oder in den Rücken ausstrahlen und selten zu Kompressionserscheinungen benachbarter Organe (Einflussstauung, Stridor, Dysphagie, Stimmbandparese) führen.

Abdominelle Aneurysmen sind zu über 90 % unterhalb der Nierenarterien (infrarenal) gelegen und beziehen in etwa 70 % die Iliakalarterien mit ein. Symptome treten meist erst bei einer Ruptur oder einer drohenden Ruptur auf in Form von **intermittierenden oder konstanten abdominellen Schmerzen.** Zur Klinik **zerebraler Aneurysmen** s. S. 592.

Diagnostisches Vorgehen: Bei Verdacht auf ein **abdominelles Aortenaneurysma** kann bei der Untersuchung häufig eine pulsierende abdominelle Raumforderung getastet werden. Die Diagnostik wurde durch die Einführung der **Sonographie** entscheidend verändert. Sie stellt ein ideales nichtinvasives Verfahren zum Screening und zur Verlaufskontrolle dar. Ein Großteil der abdominellen Aneurysmen wird als Zufallsbefund im Rahmen einer Ultraschalluntersuchung des Abdomens entdeckt.

Radiologische Diagnostik: Auf der **konventionellen Übersichtsaufnahme** können bei einem Aneurysma der Aorta thoracalis eine **Mediastinalverbreiterung mit schalenförmigen Verkalkungen** sowie ein ektatischer und geschlängelter Verlauf in der Thoraxübersichtsaufnahme nachweisbar sein.

Im Rahmen der Diagnostik eines Thoraxtraumas sind die **röntgenologischen Zeichen einer Aortenruptur** zu beachten. Neben einer **Mediastinalverbreiterung** und einer **unscharfen Kontur der Aorta** sind Verlagerungen von Trachea und Ösophagus sowie knöcherne Begleitverletzungen wegweisend (Abb. **B-5.23**).

Sonographische Zeichen eines Aortenaneurysmas sind eine umschriebene Erweiterung der Aorta über 3 cm, häufig kombiniert mit Schallschatten durch Wandverkalkungen und randständigem echoreicherem thrombotischem Material. Insbesondere unter Verwendung der **Duplexsonographie** können dann sowohl der durchströmte als auch der thrombosierte Anteil sicher beurteilt werden.

◉ B-5.22

◉ B-5.23

◉ B-5.22   Kongenitale Aneurysmen

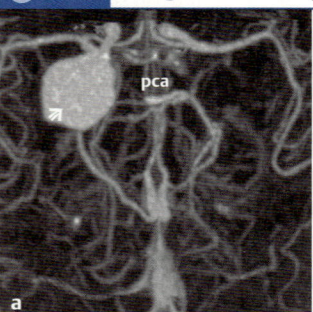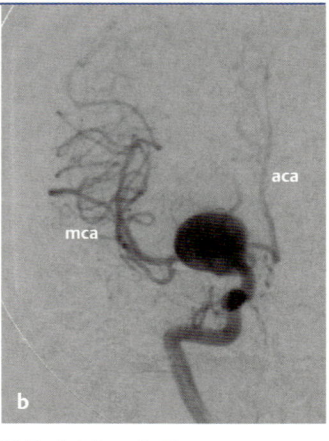

a Die CT-Angiographie einer Patientin mit Kopfschmerzen und zunehmendem Meningismus zeigt in der kraniokaudalen MIP-Projektion ein Riesenaneurysma (offener Pfeil) der ACI am Abgang der A. cerebri posterior (pca).
b In der Regel wird präoperativ weiterhin eine selektive DSA aller Hirngefäße (zerebrale Panangiographie) durchgeführt, um nach weiteren Aneurysmen zu suchen.
mca = A cerebri media; aca = A. cerebri anterior

◉ B-5.23   Traumatisches Aortenaneurysma

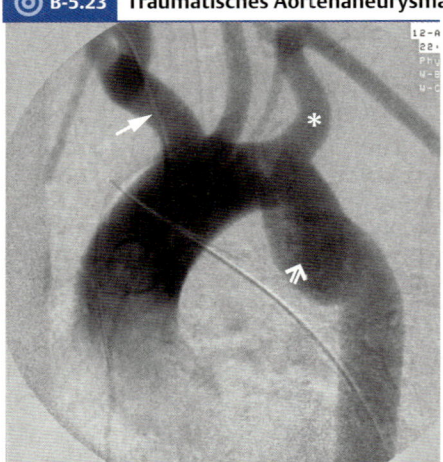

Traumatisches Aortenaneurysma (offener Pfeil) an typischer Stelle nach dem Abgang der linken A. subclavia (Stern) bei einer jungen Patientin nach Motorradunfall. Katheter von rechts axillär (Pfeil).

Eine weitergehende Diagnostik ist mit **CT** und **MRT** sowie der **Angiographie** möglich.

> ▶ **Merke:** Das Verfahren der Wahl, insbesondere in der Notfalldiagnostik, ist die CT nach intravenöser Kontrastmittelgabe. Sie erlaubt die genaue Bestimmung der Ausdehnung sowie der Relation von durchströmtem Lumen und Wandthrombosierung. Als Grenzwert für die Weite der Aorta wurden thorakal 4 cm und abdominal 3 cm definiert.

◀ **Merke**

Die **Indikation zur Therapie** wird bestimmt durch den Grad der Rupturgefährdung. Sie ergibt sich insbesondere bei Aneurysmen, die innerhalb eines Jahres um mehr als einen Zentimeter an Durchmesser zunehmen, oder bereits einen **Durchmesser von mehr als 5 cm** aufweisen. Während die Breite des thrombotischen Randsaumes eine untergeordnete Bedeutung hat, weist eine exzentrische Ausprägung auf eine erhöhte Rupturgefährdung hin.

Beim Nachweis **gedeckter Rupturen** mit Mediastinal- oder Retroperitonealhämatom ist die **CT** der Angiographie deutlich überlegen (Abb. **B-5.24**).

Ungedeckte Rupturen gelangen hingegen nur selten zur weiteren Diagnostik. Nach einer notfallmäßigen Ultraschalluntersuchung und Nachweis von freier intraabdomineller Flüssigkeit erfolgt in der Regel die sofortige Laparatomie.

Die **intraarterielle Angiographie** (Abb. **B-5.25**) ist ein **wichtiger Bestandteil in der präoperativen Abklärung** im Hinblick auf die Ausdehnung und Beziehung zu den abgehenden Gefäßen. Aufgrund der meist arteriosklerotischen Aneurysmagenese bestehen häufig zusätzlich stenosierende Gefäßveränderungen. Darüber hinaus werden Normvarianten wie akzessorische Nierenarterien miterfasst. Als Alternative zur intraarteriellen Angiographie in der präoperativen Diagnostik steht neuerdings die **CT-Angiographie** in Spiraltechnik als nichtinvasive Untersuchungsmethode zur Verfügung.

Die **Indikation zur Therapie** besteht bei Aneurysmen, die innerhalb eines Jahres um mehr als 1 cm Durchmesser zunehmen oder bereits einen **Durchmesser von mehr als 5 cm** aufweisen.

Beim Nachweis **gedeckter Rupturen** ist die CT der Angiographie überlegen.

Bei **ungedeckten Rupturen** erfolgt die sofortige Laparatomie (Abb. **B-5.24**).

Die **intraarterielle Angiographie** (Abb. **B-5.25**) ist ein wichtiger Bestandteil in der präoperativen Abklärung. Neuerdings steht die **CT-Angiographie** in Spiraltechnik als nichtinvasive Methode zur Verfügung.

◉ **B-5.24** **Gedeckte Perforation bei einem infrarenalen Aortenaneurysma**

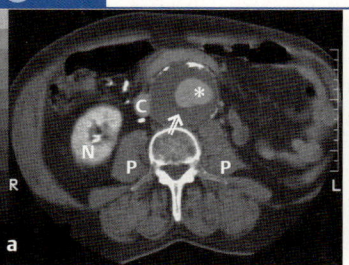 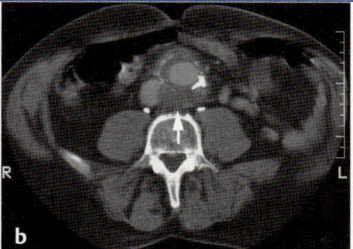

a Die KM-unterstützte CT zeigt die typischen Aneurysmazeichen mit einer Erweiterung der Aorta auf 5 cm Gesamtdurchmesser, wobei das perfundierte Lumen (Stern) durch exzentrische Wandthrombosierungen (offener Pfeil) annähernd normal weit erscheint.
b In Höhe der Aortenbifurkation Nachweis einer gedeckten Perforation in das Retroperitoneum (Pfeil).
N = Niere, P = M. psoas, C = V. cava. inferior

◉ **B-5.25** **i. a.-DSA eines infrarenalen Aortenaneurysmas**

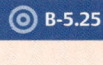 ◉ **B-5.25**

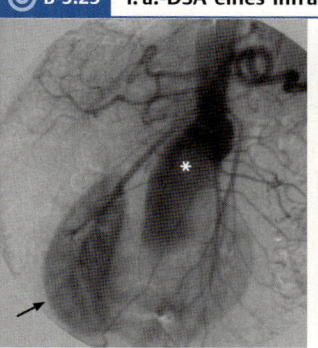 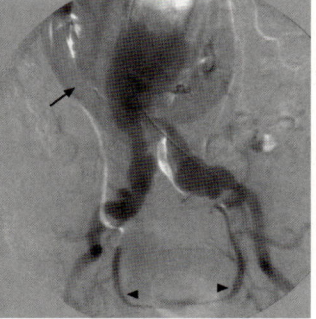

Die i.-a.-DSA eines infrarenalen Aortenaneurysmas (Stern) mit Ausdehnung in die Beckenarterien. Als Nebenbefund findet sich eine Hufeisenniere (Pfeil) mit einer Parenchymbrücke in Höhe der Aortenbifurkation. Es besteht eine Flussverzögerung durch turbulenten Fluss im Aneurysma und verzögerter Kontrastierung der Beckenarterien. Die Ureteren (Pfeilspitzen) sind bereits kontrastiert.

Aortendissektion

Das **Aneurysma dissecans** tritt meist in der thorakalen Aorta auf. Einteilung s. Abb. **B-5.26**.

Klinik: Typische Symptome der akuten Aortendissektion sind starke thorakale Schmerzen, Strömungsgeräusche und eine periphere Pulsdifferenz. Nicht selten sind neurologische Symptome wie Hemiplegie oder Paraparese. Es handelt sich um eine Notfallsituation mit dringlicher Indikation zur Operation.

Diagnostisches Vorgehen: Die **Thorax-übersichtsaufnahme** und **transösopha-geale Echokardiographie (TEE)** können direkt auf der Intensivstation durchgeführt werden. Danach erfolgt eine **CT.**

Radiologische Diagnostik: Die kontrast-mittelangehobene CT ist das Verfahren der Wahl (Abb. **B-5.27**). Eine DSA zeigt die proximale Eintrittsstelle „Entry" und die distale Austrittsstelle „Re-Entry". Sie wird nur bei speziellen Fragestellungen durch-geführt (Abb. **B-5.28**).

Aortendissektion

Das **Aneurysma dissecans** tritt überwiegend in der thorakalen Aorta auf (s.S. 400). Zur Einteilung siehe Abb. **B-5.26**.

Klinik: Das klinische Bild ist sehr variabel. Typische Symptome der akuten tho-rakalen Aortendissektion sind plötzlich auftretende starke thorakale Schmer-zen, Strömungsgeräusche und eine periphere Pulsdifferenz. Nicht selten kommt es zu neurologischen Symptomen mit einer Hemiplegie oder Paraparese aufgrund einer ischämischen Schädigung des Rückenmarks oder peripherer Nerven.

Wegen der drohenden **Komplikationen,** wie Ruptur des Aneurysmas mit Peri-kardtamponade, Aortenklappeninsuffizienz mit akutem Herzversagen, Media-stinalhämatom und Hämatothorax, besteht eine Notfallsituation und eine dringliche Indikation zur Operation.

Diagnostisches Vorgehen: Die Notfalldiagnostik besteht zunächst in einer **Tho-raxübersichtsaufnahme** und einer **transösophagealen Echokardiographie (TEE)**, da beide Untersuchungen direkt am Patientenbett auf der Intensivstation durchgeführt werden können. Die weitergehende Diagnostik erfolgt durch **CT** und in seltenen Fällen durch MRT.

Radiologische Diagnostik: Die Thoraxaufnahme gibt eventuell schon Hinweise auf das Vorliegen einer Dissektion in Form einer Mediastinalverbreiterung oder dem Nachweis von Komplikationen wie Hämatothorax oder Hämatoperi-kard. Die Dissektion kann mit der TEE direkt dargestellt werden. Die kontrast-mittelangehobene CT ist das Verfahren der Wahl, um den Typ und die Ausdeh-nung der Dissektion sowie die Beziehung zu den Hals- und Viszeralgefäßen dar-zustellen (Abb. **B-5.27**).

Eine DSA ist in den meisten Fällen nicht mehr erforderlich und wird lediglich bei speziellen Fragestellungen, z.B. bei Durchblutungsstörungen der Abdomi-nalorgane, durchgeführt. Die proximale Eintrittsstelle **„Entry"** und die distale Austrittsstelle **„Re-Entry"** können sicher abgebildet werden (Abb. **B-5.28**).

⊚ **B-5.26**   Aortendissektion

a Einteilung des Aneurysma dissecans nach de Bakey und gemäß der Stanford-Klassifikation: In 80 % der Fälle befindet sich der Einriss im proximalen Anteil der Aorta ascendens (De Bakey Typ I und II, Stanford A). Seltener findet die Dissektion im Bereich des Aorta descendens statt und kann sich dann bis in die Aorta abdominalis, die Beckenarterien oder die Nieren- und Viszeralgefäße fortsetzen.

b CT einer Aortendissektion Typ I nach De Bakey (Stanford A) mit Beteiligung von Aorta ascendens (weißer Pfeil) und descendens (offener Pfeil): Das falsche Lumen wird verzögert gefüllt und stellt sich deshalb weniger dicht als das wahre Lumen dar.

B-5.28

B-5.27 Spiral-CT bei Aortendissektion

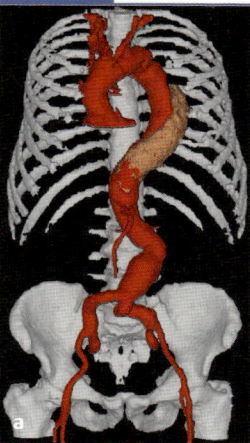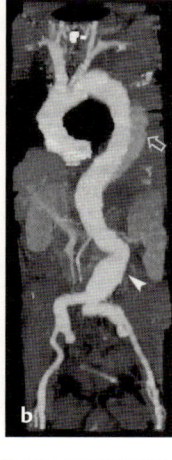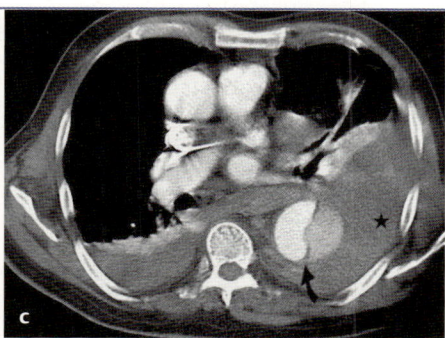

a, b In einer Atemanhaltephase kann die gesamte thorako-abdominelle Aorta untersucht werden. Die 3D-(a) und MIP(b)-Rekonstruktion zeigen übersichtlich die Ausdehnung der Typ B Dissektion (Pfeilspitze) und des infrarenalen Aorten-aneurysmas (weißer Pfeil).
c In der axialen Primärschicht ist die Dissektionsmembran (gebogener Pfeil) direkt erkennbar, die das stärker kontrastierte wahre vom weniger dichten falschen Lumen trennt. Zusätzlich Nachweis eines Hämatothorax (Stern) nach vorausgegangener Ruptur.

B-5.28 i. a.-DSA eines dissezierenden Aortenaneurysmas Typ III nach De Bakey (Stanford B)

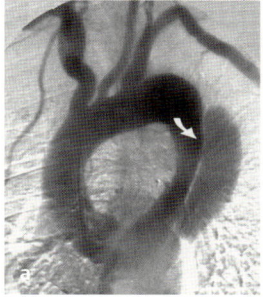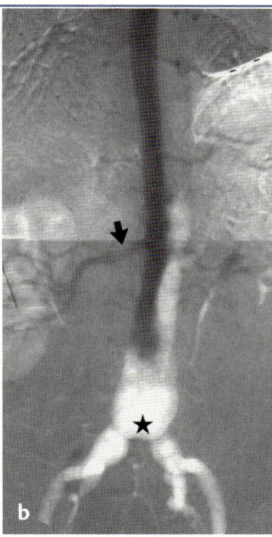

Die Eintrittsstelle (gebogener Pfeil) der Dissektion in der Aorta descendens und die Dissektionsmembran sind in Abb. **a** erkennbar. Das falsche Lumen ist schwächer kontrastiert und komprimiert das wahre Lumen. Durch Maskenverschiebung ist im Bildabschnitt **b** das wahre Lumen hell (frühe Phase) und das falsche Lumen dunkel (späte Phase) dargestellt. Die Dissektion überschreitet die Aortenbifurkation (Stern). Die rechte Nieren-arterie entspringt aus dem falschen Lumen (schwarzer Pfeil) und die linke ist nur schwach kontrastiert.

Akuter arterieller Gefäßverschluss

▶ **Merke:** Der akute arterielle Gefäßverschluss ist eine Notfallsituation mit einer vitalen Gefährdung des Patienten.

Hauptursachen sind die arterielle Embolie und die arterielle Thrombose. Die **arterielle Embolie** entsteht durch Verschleppung von thrombotischem Material, wobei die Emboliequellen sich in etwa 80–90 % der Fälle im linken Herzen befinden (Vorhofflimmern, KHK). Im Gegensatz dazu entsteht die **arterielle Thrombose** auf dem Boden einer Störung der Hämodynamik (z. B. durch eine vorbestehende arteriosklerotische Stenose).
Klinik: Die klinische Symptomatik ist abhängig von der Lokalisation. Ein bedeutender Anteil betrifft die hirnversorgenden Arterien und äußert sich hier als ischämischer Hirninfarkt oder als transitorische ischämische Attacke (TIA) (s. S. 578).

▶ **Merke:** Prädilektionsstellen für Embolien sind Gefäßaufzweigungen, wobei der größte Anteil auf die unteren Extremitäten, insbesondere die Femoralisgabel, entfällt (Abb. **B-5.29**).

Akuter arterieller Gefäßverschluss

◀ Merke

Die **arterielle Embolie** entsteht durch Verschleppung von thrombotischem Material, meist aus dem linken Herzen (Vorhofflimmern, KHK). Die **arterielle Thrombose** entsteht durch gestörte Hämodynamik, z. B. bei arteriosklerotischer Stenose.

Klinik: Verschlüsse hirnversorgender Arterien äußern sich als ischämischer Infarkt oder transitorische ischämische Attacke (TIA).

◀ Merke

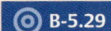

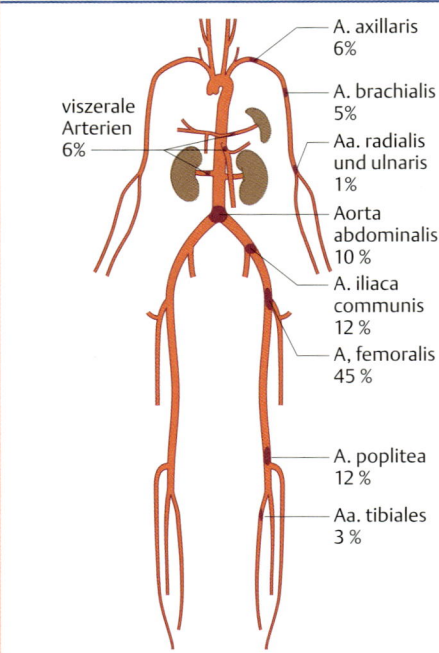

B-5.29   Häufigkeitsverteilung arterieller Embolien (mit Ausnahme zerebraler Embolien)

- viszerale Arterien 6%
- A. axillaris 6%
- A. brachialis 5%
- Aa. radialis und ulnaris 1%
- Aorta abdominalis 10 %
- A. iliaca communis 12 %
- A, femoralis 45 %
- A. poplitea 12 %
- Aa. tibiales 3 %

Die Beschwerden beginnen schlagartig mit der **Ausbildung eines akuten Ischämiesyndroms**, das durch die 6 „P" nach Pratt charakterisiert ist: **pain, pulselessness, paleness, paresthesia, paralysis** und **prostration.**

Der klinische Befund ist durch einen schlagartigen Beschwerdebeginn mit **Ausbildung eines akuten Ischämiesyndroms** charakterisiert und kann durch die **6 „P"** nach Pratt beschrieben werden: Schmerzen (**pain**), Pulsverlust (**pulselessness**), Hautblässe (**paleness**) und Gefühlsstörungen (**paresthesia**). Treten zusätzlich motorische Störungen (**paralysis**) und eine Schocksymptomatik (**prostration**) hinzu, spricht man von einer **kompletten Ischämie**.

▶ **Merke**

▶ **Merke:** Wegen der Gefahr einer irreversiblen Gewebeschädigung nach Überschreiten der Ischämietoleranzzeit von etwa 6–8 Stunden besteht eine dringliche Behandlungsindikation.

Bei der **arteriellen Thrombose** entwickeln sich Beschwerden eher subakut, meist ist eine chronische AVK bekannt.

Bei der **arteriellen Thrombose** entwickeln sich die Beschwerden eher subakut. In den meisten Fällen ist eine chronische arterielle Verschlusskrankheit in der Vorgeschichte bekannt. Die Ischämiezeichen sind weniger stark ausgeprägt, da größtenteils eine Kompensation durch Kollateralgefäße besteht.

Eine **Mesenterialischämie** entsteht durch den akuten Verschluss der A. mesenterica superior. Klinisch zeigt sich ein akutes Abdomen mit blutiger Diarrhö, paralytischem Ileus und Schockzustand. Bis etwa 6 Stunden ist eine Revaskularisation möglich, danach nur noch die Darmresektion.

Eine **Mesenterialischämie** entsteht durch den akuten Verschluss der A. mesenterica superior. Klinisch steht die Symptomatik des akuten Abdomens im Vordergrund. Nach einem plötzlichen abdominellen Schmerz kommt es zur Diarrhö mit zunehmend blutigem Stuhlabgang. Unbehandelt entwickelt sich im weiteren Verlauf ein paralytischer Ileus und Schockzustand. Während in der Frühphase (bis etwa 6 Stunden) noch eine Revaskularisation möglich ist, kommen danach aufgrund von Darminfarzierungen nur noch ausgedehnte Darmresektionen in Frage.

Diagnostisches Vorgehen: Die Diagnose wird **primär klinisch** gestellt. Der Palpationsbefund der Gefäße erlaubt meist eine Höhenlokalisation.

Diagnostisches Vorgehen: Die Diagnose wird aufgrund der typischen Anamnese und des Untersuchungsbefundes **primär klinisch** gestellt. Der Palpationsbefund der Gefäße erlaubt in der Regel eine Höhenlokalisation, wobei jedoch die Fortleitung der Pulsationen im Bereich des Verschlusses zu einer Fehlinterpretation führen kann. So ist typischerweise bei einer Embolie der Femoralisgabel ein anschlagender Puls in der Leiste zu tasten.

Bei eindeutigem klinischem Befund genügt eine **orientierende Doppleruntersuchung.**

Bei eindeutigen klinischen Befunden und dringlicher Behandlungsindikation ist eine diagnostische Angiographie nicht unbedingt erforderlich, und es genügt eine **orientierende Doppleruntersuchung.** In zweifelhaften Fällen, bei peripheren Gefäßverschlüssen oder einer arteriellen Thrombose ist die Angiographie jedoch empfehlenswert.

Die Behandlung von arterieller Embolie und Thrombose ist zunächst identisch und besteht in der Einleitung von Sofortmaßnahmen wie der intravenösen Gabe von 5.000–10.000 IE Heparin zur Vermeidung eines Appositionsthrombus, Analgesie, Beintieflagerung und Wärmeisolierung der Extremität. Bei der Embolie ist durch eine **frühzeitige Entfernung des Embolus** in etwa 80–90 % eine erfolgreiche Revaskularisation möglich. Hierzu stehen die **Ballonembolektomie** mit dem Fogarty-Katheter und bei peripherer Embolielokalisation auch **perkutane Aspirationstechniken** zur Verfügung. Weniger günstig ist die Prognose bei der Thrombose. In diesen Fällen sind wegen der arteriosklerotischen Veränderungen häufig aufwendige Gefäßrekonstruktionen erforderlich und ein langfristiger Erfolg kann seltener erreicht werden.

Radiologische Diagnostik: Typische **angiographische Befunde** bei **Embolie** sind: (Abb. **B-5.30**)

- ein konvexbogiger Füllungsdefekt im Gefäßlumen,
- eine meist gering ausgeprägte Kollateralisierung und
- die Bevorzugung von Gefäßaufzweigungen.

Im Vergleich dazu sprechen **arteriosklerotische Veränderungen** in den angrenzenden Gefäßabschnitten und deutlich sichtbare **Kollateralen**, die sich aufgrund der vorbestehenden Stenosen entwickeln, eher für einen **thrombotischen Verschluss**.

Der Verdacht auf ein **Gefäßtrauma** ergibt sich meist aus dem Unfallhergang und der klinischen Symptomatik (abgeschwächte oder fehlende Pulse, eventuell mit Ischämie distal der Verletzung, zunehmendes Hämatom, Gefäßgeräusch).

Angiographische Befunde beim Gefäßtrauma sind **segmentale Gefäßengstellungen** durch Spasmus oder eine **äußere Kompression durch ein Hämatom**. **Gefäßrupturen** können entweder komplett sein oder sich auf einen Intimaeinriss beschränken (Abb. **B-5.31**). Darüber hinaus finden sich arterielle Verschlüsse, arteriovenöse Fisteln, Pseudoaneurysmen und selten eine angiographisch nachweisbare Kontrastmittelextravasation.

Zunächst werden arterielle Embolie und Thrombose mit der Gabe von Heparin, Analgesie, Beintieflagerung und Wärmeisolierung der Extremität behandelt. Bei der Embolie ist durch eine **frühzeitige Entfernung des Embolus** häufig eine Revaskularisation möglich, z. B. mittels **Ballonembolektomie** oder **perkutaner Aspirationstechniken.** Die Prognose der Thrombose ist weniger günstig (Abb. **B-5.30**).

Radiologische Diagnostik: Typische angiographische Befunde bei Embolie sind ein konvexbogiger Füllungsdefekt im Gefäßlumen, gering ausgeprägte Kollateralisierung und Bevorzugung von Gefäßaufzweigungen (Abb. **B-5.30**).

Arteriosklerotische Veränderungen und deutliche **Kollateralen** sprechen eher für einen **thrombotischen Verschluss.**

Der Verdacht auf ein **Gefäßtrauma** ergibt sich meist aus Unfallhergang und klinischer Symptomatik.

Angiographische Befunde beim Gefäßtrauma sind **Gefäßengstellungen, äußere Kompression durch ein Hämatom, Gefäßrupturen,** arterielle Verschlüsse, Fisteln, Pseudoaneurysmen und selten Kontrastmittelextravasation (Abb. **B-5.31**).

▶ **Klinischer Fall.** Ein 46 Jahre alter Patient kommt notfallmäßig in die Klinik. Seit etwa sechs Stunden bestehen zunehmende Schmerzen mit Kältegefühl und Parästhesien im rechten Unterschenkel und Fuß. Bei der Inspektion ist das Bein ab Kniehöhe blass und zeigt eine beginnende livide Verfärbung. Pulse sind rechts distal der Leiste nicht mehr tastbar. Auf beiden Seiten ist in der Kniekehle eine Raumforderung palpabel, wobei diese links pulsiert. Sonogra-

◀ **Klinischer Fall**

| B-5.30 | **Multiple Embolien der Beckenarterien** | B-5.31 | **Unterschenkelfraktur mit Gefäßverletzung** | | B-5.30 |

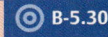
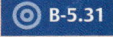

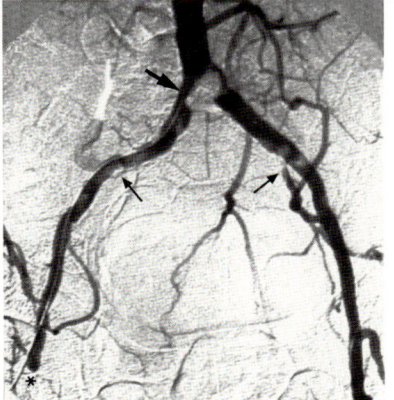

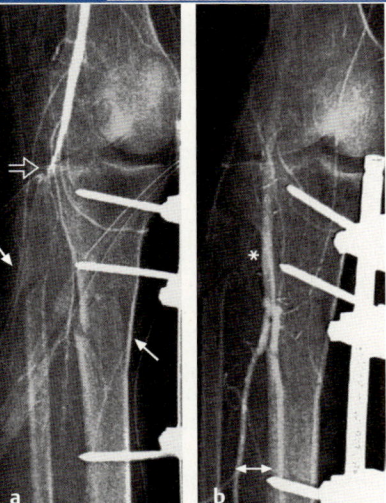

a Die Angiographie in Feinnadeltechnik wurde nach Versorgung der Fraktur (weiße Pfeile) mit einem Fixateur externe wegen einer Unterschenkelischämie durchgeführt und bestätigt den Verdacht auf eine Gefäßruptur (offener Pfeil).

b Nach Überbrückung der A. poplitea mit einem Gefäßinterponat (Stern) sind die A. fibularis und A. tibialis posterior wieder durchblutet (dünner weißer Pfeil).

Die i. a. DSA zeigt einen „reitenden" Embolus der Aortenbifurkation (dicker schwarzer Pfeil) und multiple umflossene Embolien der Beckenarterien (dünne schwarze Pfeile) sowie einen Verschluss der A. iliaca interna und der Femoralisgabel (Stern) rechts.

phisch bestätigt sich der V. a. bilaterale Popliteaaneurysmen. Der angiographische Befund (Abb. **B-5.32**) zeigt rechts einen aszendierenden thrombotischen Verschluss der A. femoralis superficialis bis in Oberschenkelmitte. Auf der Gegenseite ist die femoropopliteale Strombahn durchgängig, es finden sich aber zahlreiche arteriosklerotische Stenosen und eine fusiforme aneurysmatische Gefäßerweiterung unterhalb des Adduktorenkanals. Wegen der progredienten Ischämie wird notfallmäßig eine operative Revaskularisation versucht, die aber misslingt und eine Amputation erforderlich macht.

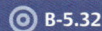 B-5.32

⊙ B-5.32   **Kritische Ischämie des Unterschenkels bei akuter arterieller Thrombose**

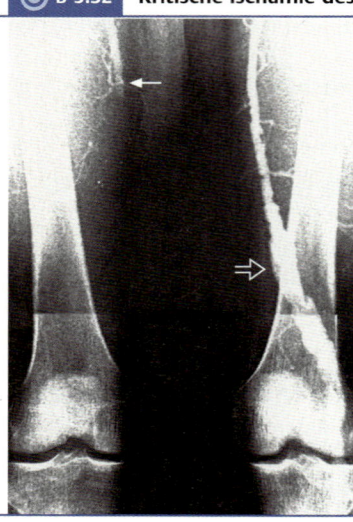

Bilaterales femoropopliteales Aneurysma, rechts mit thrombotischem Verschluss (weißer Pfeil), links stellt sich das Aneurysma als Gefäßerweiterung dar (offener Pfeil).

Chronische arterielle Verschlusskrankheit

Häufigste Ursache der AVK ist die Arteriosklerose, bei der es zu fortschreitender Intimaschädigung, Bindegewebsvermehrung und Verkalkungen im Bereich nekrotischer Areale kommt.

Untere Extremitäten

▶ **Merke**

Bei langsam zunehmender Gefäßstenosierung bildet sich ein Kollateralkreislauf.

Der größte Anteil der Stenosen und Verschlüsse entfällt auf den **Oberschenkeltyp** (Abb. **B-5.33a**). Betroffen ist besonders die **A. femoralis superficialis** (Abb. **B-5.33b**). Die **A. femoralis profunda** ist dann ein **wichtiges Kollateralgefäß.**

Klinik: Die Lumeneinengung äußert sich zunächst als **Claudicatio intermittens** („Schaufensterkrankheit"). Bei Progredienz kann sich eine **Ruheischämie** entwickeln (Tab. **B-5.2**).

Chronische arterielle Verschlusskrankheit

Häufigste Ursache der AVK ist die Arteriosklerose, bei der es zu einer fortschreitenden Intimaschädigung, Bindegewebsvermehrung und Verkalkungen im Bereich nekrotischer Areale kommt. Sie betrifft vorwiegend die großen Arterien mit Bevorzugung der dichotomen Aufzweigungen und der Gefäßabgänge.

Untere Extremitäten

▶ **Merke:** Die Becken- und Beinarterien sind der Hauptmanifestationsort der arteriellen Verschlusskrankheit (AVK).

In der Regel kommt es zu einer langsam zunehmenden Gefäßstenosierung, so dass genügend Zeit zur Ausbildung eines teilweise kompensierenden Kollateralkreislaufes besteht.

Der größte Anteil der Stenose- und Verschlusslokalisationen entfällt auf den **Oberschenkeltyp** (Abb. **B-5.33a**). Besonders die **A. femoralis superficialis** weist im Adduktorenkanal oft multiple und längerstreckige Stenosen auf. Durch eine aszendierende Thrombose kommt es häufig zu einem Gefäßverschluss bis in Höhe der Femoralisgabelung (Abb. **B-5.33b**). Die **A. femoralis profunda** ist dann ein **wichtiges Kollateralgefäß.** Besondere Bedeutung kommt deshalb dem Abgangsbereich der A. femoralis profunda zu, da Stenosen in diesem Bereich eine ausreichende Kollateralisierung verhindern. Präoperativ ist deshalb eine übersichtliche angiographische Darstellung dieser Region mit zusätzlichen Schrägaufnahmen wichtig, da durch einen kleinen chirurgischen Eingriff (Profundaplastik) die Funktionsfähigkeit des Kollateralkreislaufes wiederhergestellt werden kann.

Klinik: Klinisch äußert sich die Lumeneinengung zunächst in Form einer Minderdurchblutung unter Belastung in den distal gelegenen Muskelgruppen als sog. **Claudicatio intermittens** („Schaufensterkrankheit"). Bei Progredienz der Stenosen mit zusätzlichen Gefäßverschlüssen kann sich eine **Ruheischämie** mit Kälte, Blässe, Dysästhesie und trophischen Störungen bis zur Gangrän entwickeln (Tab. **B-5.2**).

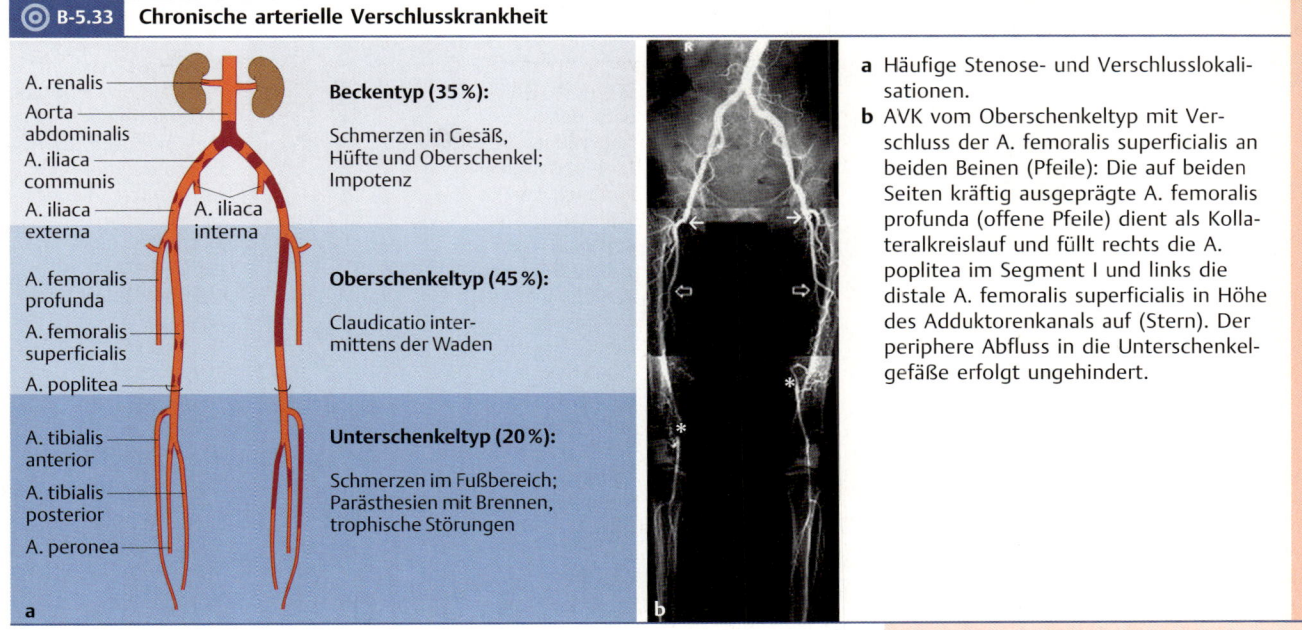

B-5.33   Chronische arterielle Verschlusskrankheit

A. renalis
Aorta abdominalis
A. iliaca communis
A. iliaca externa
A. iliaca interna
A. femoralis profunda
A. femoralis superficialis
A. poplitea
A. tibialis anterior
A. tibialis posterior
A. peronea

Beckentyp (35 %):

Schmerzen in Gesäß, Hüfte und Oberschenkel; Impotenz

Oberschenkeltyp (45 %):

Claudicatio intermittens der Waden

Unterschenkeltyp (20 %):

Schmerzen im Fußbereich; Parästhesien mit Brennen, trophische Störungen

a

b

a Häufige Stenose- und Verschlusslokalisationen.
b AVK vom Oberschenkeltyp mit Verschluss der A. femoralis superficialis an beiden Beinen (Pfeile): Die auf beiden Seiten kräftig ausgeprägte A. femoralis profunda (offene Pfeile) dient als Kollateralkreislauf und füllt rechts die A. poplitea im Segment I und links die distale A. femoralis superficialis in Höhe des Adduktorenkanals auf (Stern). Der periphere Abfluss in die Unterschenkelgefäße erfolgt ungehindert.

B-5.2   Einteilung der chronischen AVK nach Fontaine   **B-5.2**

Stadium	Symptomatik
I	Gefäßeinengungen ohne klinische Symptomatik
II	Claudicatio intermittens (Minderdurchblutung unter Belastung)
IIa	schmerzfreie Gehstrecke > 200 m
IIb	schmerzfreie Gehstrecke ≤ 200 m
III	Minderperfusion in Ruhe (Ruheschmerzen, Dysästhesie)
IV	Trophische Störungen (Nekrose, Ulkus, Gangrän)

Eine spezielle Form der AVK vom Beckentyp ist das **Leriche-Syndrom**. Es handelt sich hierbei um eine hochgradige arteriosklerotische Stenose oder einen Verschluss der distalen Aorta, typischerweise im Bereich der Bifurkation. Wegen der langsamen Entstehung können sich ausgedehnte Umgehungskreisläufe, insbesondere aus den Lumbalarterien, der A. mesenterica superior und inferior, zu den Beckenarterien ausbilden. Klinisch äußert sich das Leriche-Syndrom als Claudicatio intermittens beider Beine mit Schmerzen in der Glutealregion und im Oberschenkel. Aufgrund der Minderdurchblutung der Beckengefäße kommt es bei Männern häufig zu Erektionsstörungen. Die angiographische Darstellung erfolgt über einen transaxillären oder transbrachialen Zugang (Abb. **B-5.34**).

Bei Diabetikern kommt es im Rahmen einer **diabetischen Makroangiopathie** bevorzugt zu einer AVK vom Unterschenkeltyp. Hierbei findet sich angiographisch oft eine diffuse Beteiligung aller Unterschenkelarterien mit multiplen segmentalen Stenosen und Verschlüssen (Abb. **B-5.35**).

Diagnostisches Vorgehen, radiologische Diagnostik: Aufgabe der Diagnostik ist es, die Lokalisation und das Ausmaß der Gefäßeinengungen übersichtlich darzustellen und so die Grundlage für eine gezielte Therapie zu liefern.

Als einfache orientierende Methode eignet sich die **Verschlussdruckmessung** mit Hilfe der Dopplersonographie. Durch Anlegen einer Blutdruckmanschette am Ober- bzw. Unterschenkel werden die Verschlussdrücke der Unterschenkelarterien bestimmt, die einen ersten Hinweis auf eine vorgeschaltete hämodynamisch wirksame Einengung geben. Die **Duplexsonographie** erfasst sicher Steno-

Beim **Leriche-Syndrom** handelt es sich um eine hochgradige Stenose oder Verschluss der distalen Aorta, meist in der Bifurkation. Klinisch äußert es sich als Claudicatio intermittens beider Beine mit Schmerzen in der Glutealregion und im Oberschenkel, bei Männern häufig als Erektionsstörungen (Abb. **B-5.34**).

Bei **diabetischer Makroangiopathie** kommt es bevorzugt zu einer AVK vom Unterschenkeltyp (Abb. **B-5.35**).

Diagnostisches Vorgehen, radiologische Diagnostik:

Zur einfachen Orientierung dient die **Verschlussdruckmessung** mittels Dopplersonographie. Die **Duplexsonographie** wird zur Prüfung der Durchgängigkeit nach Gefäßbehandlungen eingesetzt.

◉ B-5.34

◉ B-5.35

◉ B-5.34   **Transbrachiale DSA bei einem Patienten mit Leriche-Syndrom**

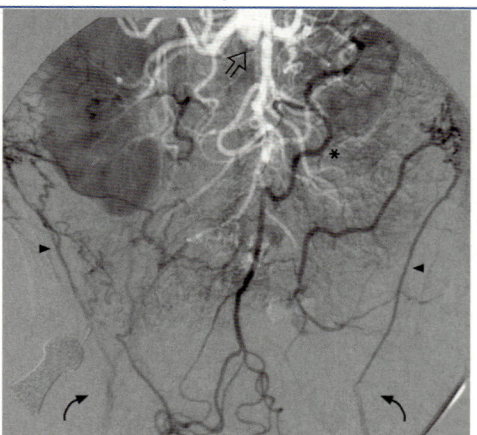

Die Aorta ist nach dem Abgang der Nierenarterien komplett verschlossen (offener Pfeil). Über ein verzweigtes Kollateralnetz kontrastieren sich verzögert die Femoralgefäße (gebogene Pfeile). Die wichtigsten Kollateralen sind eine Riolan-Anastomose (Stern), die Lumbalarterien und die Aa. circumflexae ileum profundae (Pfeilspitzen).

◉ B-5.35   **Diabetische Makroangiopathie**

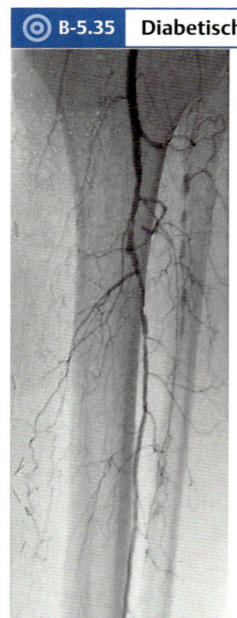

Verschluss der A. tibialis posterior und kettenförmigen filiformen Stenosen der A. tibialis anterior. Einziges durchgehendes Gefäß ist die A. fibularis, die proximal ebenfalls Wandunregelmäßigkeiten aufweist.

◉ B-5.36   **Chronische AVK vom Beckentyp**

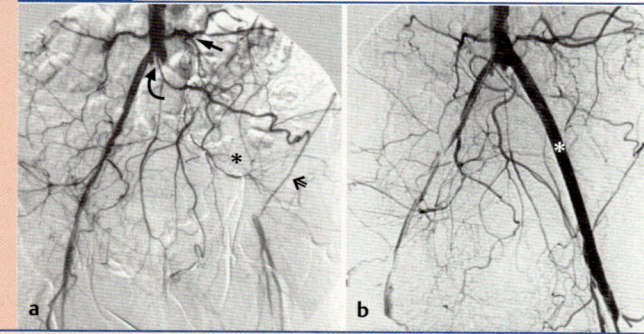

a In der präoperativen DSA stellt sich ein langstreckiger Verschluss der linken Iliakalarterien (Stern) dar mit Kollateralen über die Lumbalarterien (Pfeil), die A. sacralis mediana (gebogener Pfeil) und die A. circumflexa iliaca profunda (offener Pfeil).
b Die postoperative Kontrolle zeigt einen frei durchgängigen aortofemoralen Bypass (Stern).

Mit der **i. a.-Angiographie** können Stenosegrad, Längenausdehnung, Umgehungskreisläufe und Abflusssituation über die Fußarterien sicher beurteilt werden (Abb. **B-5.36**). Als Alternative bietet sich die **CE-MRA** an.

Supraaortale Gefäße

Arteriosklerotische Veränderungen betreffen in erster Linie die **Karotisbifurkation**, seltener die Abgänge der A. carotis communis und A. vertebralis (Abb. **B-5.37a**).

sen der Oberschenkelarterien und wird in erster Linie zur Prüfung der Durchgängigkeit nach Gefäßbehandlungen eingesetzt. Wegen der eingeschränkten Darstellbarkeit der Becken- und Unterschenkelarterien ist der Einsatz als Screeningmethode limitiert.

Für die übersichtliche und vollständige Darstellung des peripheren Gefäßsystems ist die **i. a.-Angiographie** weiterhin die Methode der Wahl (Abb. **B-5.36**). Mit ihr können Stenosegrad, Längenausdehnung, Umgehungskreisläufe und die Abflusssituation über die Fußarterien sicher beurteilt werden. Als Alternative bietet sich insbesondere für ambulante Untersuchungen inzwischen die **CE-MRA** an (s. Abb. **B-5.34**), mit der durch eine intravenöse KM-Gabe die peripheren Arterien in Schrittverschiebetechnik komplett erfasst werden können. Dadurch wird die **i. v.-DSA** weiter an Bedeutung verlieren.

Supraaortale Gefäße

Arteriosklerotische Veränderungen der supraaortalen Gefäße betreffen in erster Linie die **Karotisbifurkation** mit dem Bulbus der A. carotis interna und seltener die Gefäßabgänge der A. carotis communis und der A. vertebralis (Abb. **B-5.37a**). Klinische Bedeutung bekommen sie vor allem durch die Entwicklung von Stenosen, die bei stärkerer Ausprägung hämodynamisch bedeutsam werden (z. B. Amaurosis fugax, TIA, Hirninfarkt).

⊚ B-5.37   Radiologische Untersuchung der supraaortalen Gefäße

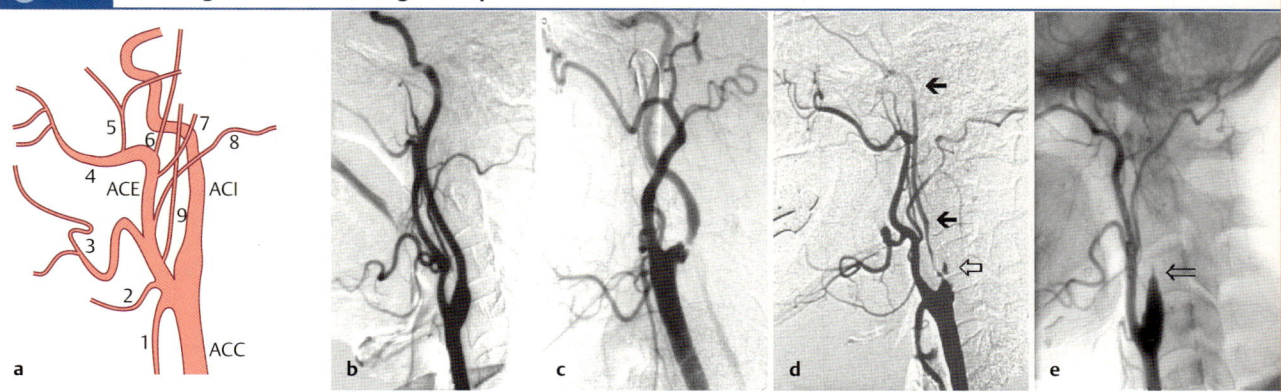

a Anatomie der extrakraniellen A. carotis: ACC = A. carotis communis. ACI = A. carotis interna. ACE = A. carotis externa, 1 A. thyroidea superior. 2 A. lingualis. 3 A. facialis. 4 A. maxillaris. 5 A. meningea media. 6 A. temporalis superficialis. 7 A. auricularis posterior. 8 A. occipitalis. 9 A. pharyngea ascendens.
b Normalbefund.
c Hochgradige zirkuläre arteriosklerotische Stenose der ACI an typischer Stelle.
d Hochgradige Stenosierung der ACI mit stark verzögertem Fluss (Pseudookklusion) (schwarzer Pfeil). Ulkus an der Gefäßhinterwand (offener Pfeil).
e Typisches Angiogramm einer Dissektion (offener Pfeil).

Die **bildgebende Diagnostik** dient der Erkennung von Gefäßveränderungen und der Operationsplanung. Studien belegen, dass Patienten mit einer symptomatischen hochgradigen Stenose (> 70 %) der A. carotis interna von einer Operation (Thrombendarteriektomie) profitieren. Wichtig ist deshalb die korrekte Bewertung von Morphologie, Länge und Stenosegrad der Läsion sowie die Erfassung von Kollateralkreisläufen (Abb. **B-5.37**).

Die **Ultraschalldiagnostik** hat sich in der Diagnostik der Halsgefäße als **Screening-Verfahren** durchgesetzt. Insbesondere die **Duplexsonographie** erlaubt eine Erfassung von klinisch bedeutsamen Stenosen der extrakraniellen A. carotis mit hoher Treffsicherheit.

Eine exakte präoperative Beurteilung ist mit der **i. a.-Angiographie** (meist als Katheterangiographie in DSA-Technik, Abb. **B-5.38**) möglich. Insbesondere bei höchstgradigen Stenosen und Gefäßverschlüssen ist sie der Sonographie überle-

Patienten mit einer Stenose der A. carotis interna profitieren von einer Operation (Thrombendarteriektomie). Deshalb ist die **bildgebende Diagnostik** zur OP-Planung wichtig (Abb. **B-5.37**).

Die **Ultraschalldiagnostik** – vor allem die **Duplexsonographie** – dient als **Screening-Verfahren**.

Die **i. a.-Angiographie** ist der Sonographie besonders bei höchstgradigen Stenosen und Verschlüssen überlegen (Abb. **B-5.38**).

⊚ B-5.38   Hirninfarkt bei einer jungen Patientin

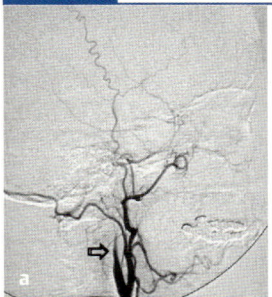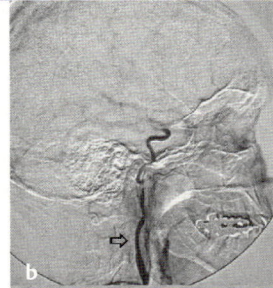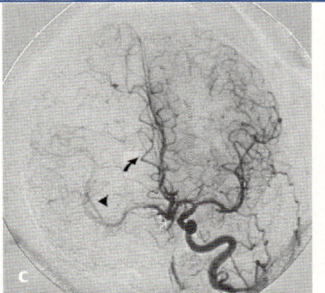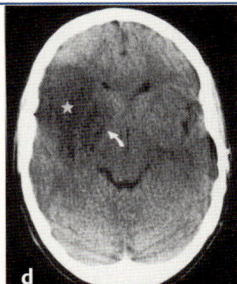

a In der selektiven DSA-Darstellung inkomplette Füllung der rechten A. carotis interna (ACI) mit spitz zulaufendem Gefäßlumen (offener Pfeil).
b Ein späteres DSA-Bild der gleichen Serie zeigt die verzögerte Kontrastierung der ACI (offener Pfeil). Dieser Befund wird als Pseudookklusion bezeichnet.
c Mit einer Angiographie der Gegenseite wird ein „Crossfilling" nachgewiesen, d. h. Füllung der kontralateralen intrakraniellen Arterien (ACA gebogener Pfeil, ACM Pfeilspitze) über die A. communicans ant.
d In der kranialen CT ist der frische Hirninfarkt im Mediaversorgungsgebiet (Stern) mit Beteiligung des Linsenkerns (gebogener Pfeil) sichtbar.
ACA = A. cerebri anterior; ACM A. cerebri media

⊙ **B-5.39**   **CE-MRA der Halsgefäße**

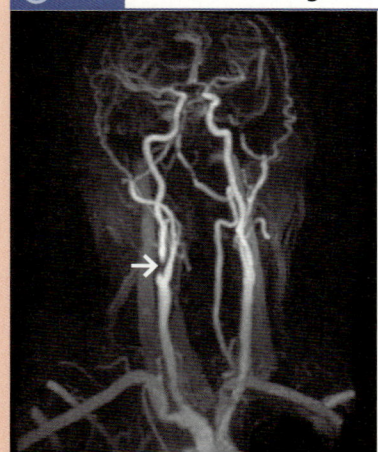 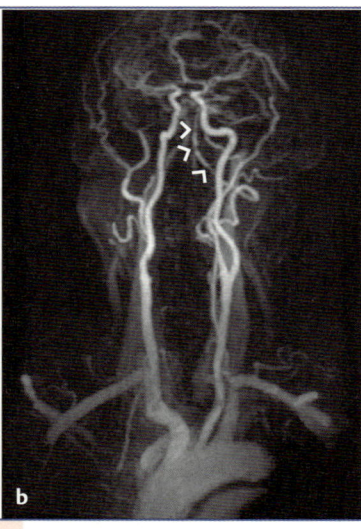

MIP-Darstellung der supraaortalen Gefäße vom Aortenbogen bis zu den intrakraniellen Aufzweigungen. In der Schrägprojektion von rechts (**a**) ist eine hochgradige Abgangsstenose der rechten ACI (Pfeil) erkennbar. In Abbildung **b** ist die unauffällige linke Carotisgabel freigedreht.
Zusätzlich finden sich ein Verschluss der rechten A. vertebralis und Stenosen der A. vertebralis links und der A. basilaris (Pfeilspitzen).

Sie erlaubt die Bestimmung der genauen Verschlusslänge, den Ausschluss einer „Pseudookklussion" sowie eine Beurteilung der intrakraniellen Gefäße.

Die **CE-MRA** stellt ein alternatives nicht-invasives Verfahren dar (Abb. **B-5.39**).

gen. Hierbei sind zur Klärung der Operabilität unter Umständen lange Untersuchungsserien erforderlich, um eine verzögerte oder retrograde Füllung zu erkennen und damit die genaue Verschlusslänge zu bestimmen und um eine sog. „Pseudookklusion" auszuschließen. Darüber hinaus ist eine Beurteilung der intrakraniellen Gefäße möglich.
Die **CE-MRA** kann die supraaortalen Arterien vom Abgang aus dem Aortenbogen bis zu den intrakraniellen Aufzweigungen abbilden und stellt als nichtinvasives Verfahren eine Alternative zur i. a.-Angiographie dar (Abb. **B-5.39**). Vorteil dieser Methode ist eine vollständige Erfassung aller Gefäße inklusive des vertebrobasilären Kreislaufes sowie die Möglichkeit, aus dem Bilddatensatz sekundär Projektionen in jeder beliebigen Ebene zu erzeugen. Wegen der im Vergleich zur DSA etwas reduzierten Auflösung ist die Stenosegraduierung allerdings ungenau und deshalb ihr Stellenwert in der präoperativen Diagnostik noch nicht endgültig geklärt.

Subclavian-Steal-Syndrom

Beim **Subclavian-steal-Syndrom** besteht eine hochgradige Stenose oder Verschluss der A. subclavia vor dem Abgang der A. vertebralis. Es kommt zur Flussumkehr in der gleichseitigen A. vertebralis, die von der Gegenseite gespeist wird. Dies kann zu Durchblutungsstörungen des Armes, Schwindelanfällen und Sehstörungen führen (Abb. **B-5.40**).

Subclavian-Steal-Syndrom

In den armversorgenden Arterien führt eine Arteriosklerose nur selten zu symptomatischen Veränderungen. Sie betrifft dann meist den abgangsnahen Bereich der supraaortalen Gefäße. Bei einer hochgradigen Stenose oder einem Verschluss der A. subclavia vor dem Abgang der A. vertebralis besteht die Möglichkeit eines sog. Anzapf- bzw. Steal-Phänomens. Bei diesem sog. **Subclavian-steal-Syndrom** kommt es zu einer Flussumkehr in der gleichseitigen A. vertebralis, die von der Gegenseite gespeist wird. Neben den Durchblutungsstörungen des Armes kann es so zu Symptomen der vertebrobasilären Minderdurchblutung mit Schwindelanfällen und Sehstörungen kommen (Abb. **B-5.40**).

Kompressionssyndrome

Beim **Thoracic-outlet-Syndrom** kommt es durch eine knöcherne oder bindegewebige Einengung zu einer Kompression des Gefäßnervenbündels in der oberen Thoraxapertur (Abb. **B-5.41**). Die Folgen sind Durchblutungs-und Abflussstörungen sowie neurologische Ausfälle.

Seltene Ursache einer peripheren Ischämie ist das **Entrapment-Syndrom.** Hierbei wird die A. poplitea durch einen abnormen

Kompressionssyndrome

Von den unterschiedlichsten Möglichkeiten einer nichttumorösen Gefäßkompression ist das **Thoracic-outlet-Syndrom** die häufigste Form. Hierbei kommt es durch eine knöcherne (z. B. Halsrippe) oder bindegewebige (z. B. fibröses Band des M. scalenus) Einengung zu einer Kompression des Gefäßnervenbündels im Bereich der oberen Thoraxapertur (Abb. **B-5.41**). Folge ist ein neurovaskulärer Symptomenkomplex, der sich als arterielle Minderdurchblutung, venöse Abflussstörung oder neurologische Funktionsstörung äußern kann.
Als seltene Ursache einer peripheren Ischämie, vor allem bei jungen Patienten, kommt das sog. **Entrapment-Syndrom** in Frage (Abb. **B-5.42**). Die A. poplitea wird durch einen abnormen Ansatz des medialen Kopfes des M. gastrocnemius

⊚ B-5.40 | Subclavian-steal-Syndrom

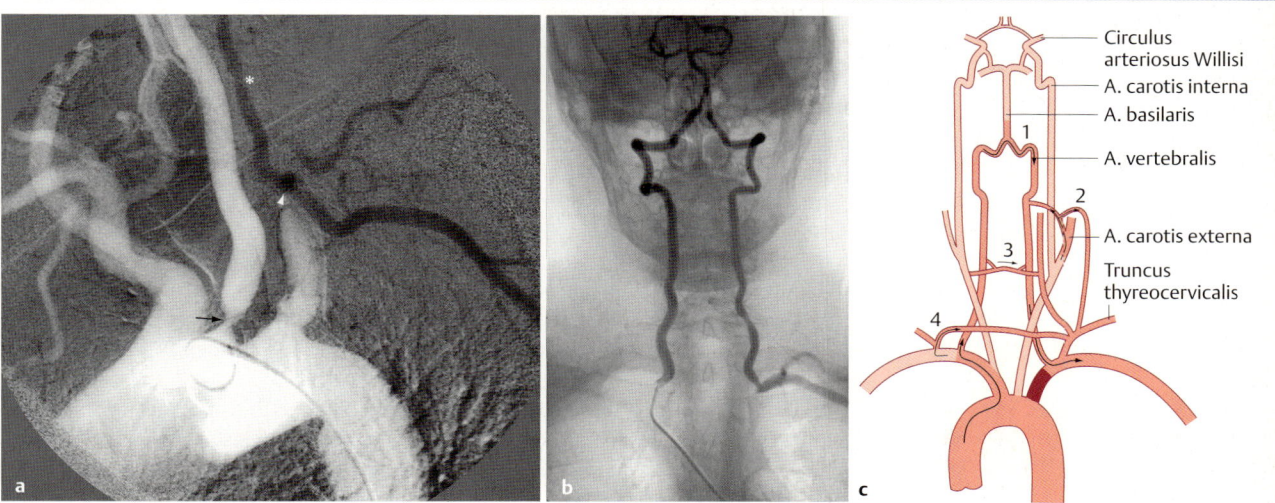

a Die i. a. Übersichtsangiographie des Aortenbogens zeigt eine mittelgradige Abgangsstenose der ACC links (Pfeil) und eine filiforme Stenose der linken A. subclavia (Pfeilspitze). Durch Verschiebung der Bildmaske sind die früh kontrastierten Gefäße hell abgebildet. Die A. vertebralis links (Stern) füllt sich verzögert retrograd mit später Kontrastierung auch der A. axillaris
b Durch selektive Kontrastmittel-Injektion in die rechte A. vertebralis kann der vertebro-vertebrale Überlauf direkt dargestellt werden.
c Kollateralwege beim Subclavian-steal-Syndrom (1 kontralaterale A.vertebralis, 2 A. carotis ext. zur A. vertebralis und zum TTC, 3 radikuläre Arterien, 4 thyreoidale Gefäße).
ACC = carotis communis; TTC = Truncus thyreocervicalis

⊚ B-5.41 | Thoracic-outlet-Syndrom

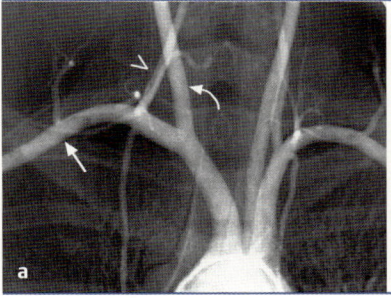
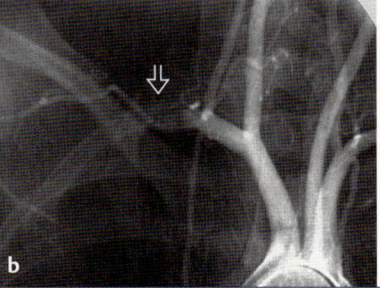

a Die Übersichtsangiographie in Neutral-stellung zeigt einen unauffälligen Befund der supraaortalen Gefäße (gerader Pfeil = A. subclavia, gebogener Pfeil = A. carotis communis, Pfeilspitze = A. vertebralis.
b In Provokationsstellung mit Abduktion und Elevation des rechten Armes findet sich eine Kompression der A. subclavia (offener Pfeil) am kostoklavikulären Durchtritt.

⊚ B-5.42 | Entrapment-Syndrom der A. poplitea   **⊚ B-5.42**

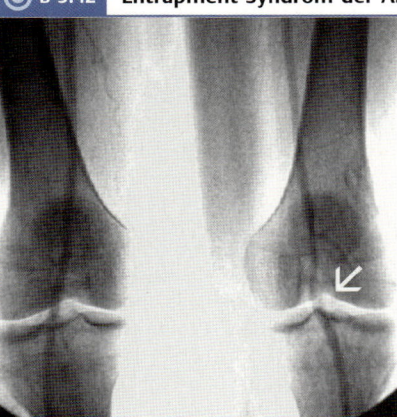

Nachweis einer Verlagerung und Kompression der linken A. poplitea (Pfeil), die zu einem thrombotischen Verschluss geführt hatte und durch eine lokale Lyse-therapie behandelt werden konnte.

Muskelansatz komprimiert, was bis zu einem thrombotischen Verschluss führen kann (Abb. **B-5.42**).

Tumordiagnostik

Diagnostisches Vorgehen: Zur Diagnose und Stadieneinteilung werden **Sonographie, CT und MRT** eingesetzt. Die Angiographie wird für spezielle Fragestellungen und die OP-Planung eingesetzt (Abb. **B-5.43**).

Radiologische Diagnostik: Es gibt relativ typische Gefäßveränderungen, die bei der Differenzierung von benignen und malignen Tumoren helfen:

Benigne Tumoren sind häufig **hypovaskularisiert** und führen im Angiogramm zu einer Kontrastmittelaussparung. Hypervaskularisierte Tumoren zeigen homogene Tumoranfärbung.

Maligne Tumoren sind oft **hypervaskularisiert** mit verschiedenen Merkmalen nebeneinander:

- Verlagerungen, Kompression und Tumoreinbruch ins Gefäßsystem
- pathologische Gefäßneubildungen mit unregelmäßigen Konturen

- Korkenziehergefäße
- arteriovenöse Shunts mit frühzeitiger Venenfüllung
- Tumoranfärbung („Blush") durch vermehrte Gefäße
- „parasitäre Blutversorgung".

oder des M. popliteus verlagert und komprimiert. Typische Komplikation dieser Veränderung ist ein thrombotischer Verschluss der A. poplitea. Differenzialdiagnostisch ist eine **Synovialzyste** des Kniegelenks (Baker-Zyste) abzugrenzen.

Tumordiagnostik

Diagnostisches Vorgehen: Die Diagnose und Stadieneinteilung einer tumorösen Raumforderung erfolgt in der Regel nichtinvasiv durch die bildgebenden Verfahren **Sonographie, CT und MRT**. Obwohl die Bedeutung der Angiographie deshalb bei der Diagnosestellung in der Tumordiagnostik abgenommen hat, hat sie dennoch für spezielle Fragestellungen und die Operationsplanung ihre Berechtigung. Sie erlaubt die genaue Darstellung der Lagebeziehung zu den großen Gefäßen und die Beurteilung des Risikos eines größeren intraoperativen Blutverlusts bei stark hypervaskularisierten Tumoren. Die Angiographie kann die Möglichkeit einer präoperativen Tumorembolisation und der selektiven intraarteriellen Chemotherapie klären (Abb. **B-5.43**).

Radiologische Diagnostik: Die **Gefäßveränderungen bei Tumoren** sind zwar grundsätzlich unspezifisch und können in ähnlicher Weise auch bei nichttumorösen Veränderungen wie z.B. bei einer Arteriitis vorkommen. Dennoch gibt es relativ typische Merkmale zur Differenzierung von benignen und malignen Tumoren.

Benigne Tumoren sind häufig **hypovaskularisiert** und führen im Angiogramm zu einer Kontrastmittelaussparung. Es finden sich indirekte Zeichen der Raumforderung mit Gefäßverlagerungen. Hypervaskularisierte benigne Tumoren zeichnen sich durch eine homogene Tumoranfärbung aus, wobei die Gefäßstrukturen überwiegend einen normalen Aufbau zeigen.

Maligne Tumoren sind oft **hypervaskularisiert**. Der Gefäßaufbau ist durch ein „anarchisches Bild" charakterisiert. Nebeneinander können verschiedene Merkmale nachweisbar sein:

- Verlagerungen, Kompression und Tumoreinbruch in das Gefäßsystem (z.B. Invasion in die Nierenvene oder V. cava bei Nierenzellkarzinomen),
- pathologische Gefäßneubildungen mit unregelmäßigen Konturen, Kaliberschwankungen, Abbrüchen und atypischem Verlauf der Gefäße mit fehlenden Aufzweigungen,
- Korkenziehergefäße durch vermehrte Schlängelungen,
- arteriovenöse Shunts mit Darstellung sog. früher Venen durch frühzeitige Venenfüllung bereits in der arteriellen und kapillären Phase,
- Tumoranfärbung („Blush") durch zahlenmäßig vermehrte Gefäße und zusätzliches Kontrastmittel-Pooling,
- „parasitäre Blutversorgung" durch Anzapfen von benachbarten Arterien bei schnell wachsenden großen Tumoren.

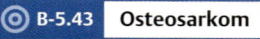

◎ **B-5.43**   **Osteosarkom**

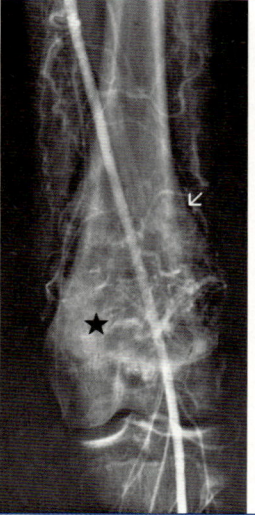 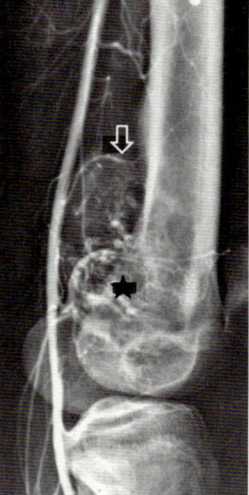

Die Blattfilmangiographie zeigt einen osteolytisch-osteoplastischen Knochenumbau (Stern) mit Auflösung der Kompakta und Periostabhebung (weißer Pfeil = Codman Dreieck). Im Tumor sind atypische irreguläre und korkenzieherartige Gefäße mit Kontrastmittelpooling dargestellt. Die angrenzenden Arterien werden verlagert (offener Pfeil).

5.2 Venen

5.2.1 Radiologische Methoden

Phlebographie

Untere Extremität

Als Standarduntersuchungsmethode der Venen der **unteren Extremität** gilt die **aszendierende Phlebographie**. Normalerweise erfolgt der venöse Rückstrom überwiegend durch das tiefe (subfasziale) Venensystem. Die oberflächlichen (epifaszialen) Venen, die Muskelvenen und die Verbindungsvenen (Vv. perforantes) haben eine Zubringerfunktion (Abb. **B-5.44**, Abb. **B-5.45**).

Methode: Der Patient wird auf einem kippbaren Untersuchungstisch in halbaufrechter (30–70°) Position mit entspannt herabhängendem Bein gelagert. Dadurch wird ein zu rasches Abfließen des Kontrastmittels und eine muskuläre Venenkompression vermieden. Nach Anlegen eines Stauschlauchs in Knöchelhöhe wird eine möglichst periphere Vene (z. B. V. hallucis dorsalis) punktiert. Durch ein warmes Fußbad für einige Minuten kommt es zu einer verbesserten Venenfüllung und die Haut wird weicher, wodurch die Punktion erleichtert wird.

Bei erwachsenen Untersuchungspersonen werden etwa 50 ml Kontrastmittel injiziert und aufgrund des Staus der oberflächlichen Venen in das tiefe Venensystem des Unterschenkels geleitet, wobei eine möglichst periphere Venenpunktion einen gleichmäßigen Abstrom in alle drei Unterschenkelvenengruppen begünstigt.

Unter orientierender **Durchleuchtung** wird die Gefäßfüllung beobachtet und es werden Zielaufnahmen vom Unterschenkel bis zum Einfluss in die V. cava inferior angefertigt. Wegen der Überlagerung der einzelnen Venengruppen im Unterschenkel- und Kniebereich sind hier zwei bis drei Projektionen erforderlich.

Mit dem **Valsalva-Pressversuch** wird die Funktionsfähigkeit der Venenklappen geprüft (Abb. **B-5.46**). Durch den erhöhten abdominellen Druck kommt es hierbei kurzzeitig zu einer Strömungsumkehr. Bei einer Stammvarikose der

5.2 Venen

5.2.1 Radiologische Methoden

Phlebographie

Untere Extremität

Die Venen der **unteren Extremität** werden mit der **aszendierenden Phlebographie** dargestellt (Abb. **B-5.44**, Abb. **B-5.45**).

Methode: Der Patient wird in halbaufrechter Position mit entspannt herabhängendem Bein gelagert. Nach Anlegen eines Stauschlauchs in Knöchelhöhe wird eine möglichst periphere Vene punktiert.

Bei Erwachsenen werden etwa 50 ml Kontrastmittel injiziert und aufgrund des Staus der oberflächlichen Venen in die tiefen Venen des Unterschenkels geleitet.

Unter **Durchleuchtungskontrolle** werden Zielaufnahmen vom Unterschenkel bis zum Einfluss in die V. cava inferior angefertigt.

Mit dem **Valsalva-Pressversuch** wird die Funktionsfähigkeit der Venenklappen, besonders der V. saphena parva und magna, geprüft (Abb. **B-5.46**).

B-5.44 Schematische Darstellung des Venensystems am Bein

Tiefe subfasziale Venen und Muskelvenen mit den häufigsten Varianten

- V. femoralis produnfa
- V. femoralis superficialis
- V. poplitea
- Vv. tibiales anteriores
- Vv. fibulares
- Vv. tibiales posteriores
- gedoppelte V. femoralis superficialis
- distale Femoralis-anastomose
- gedoppelte V. poplitea
- Gastroknemius-venen
- Soleus-venen
- einfach oder dreifach angelegte Unterschenkelvenen
- Brücken-venen

Oberflächliche Venen mit Perforansvenen

- Dodd-Perforantes
- V. saphena magna
- Linton-Linie
- Boyd-Perforans
- Ramus anterior der V. saphena magna
- Ramus posterior der V. saphena magna
- Soleuspunkt
- Shermann-Vene (24 cm)
- Cockett III (18,5 cm)
- Cockett II (13,5 cm)
- Cockett I (6 - 7 cm)
- V. poplitea
- V. saphena parva
- Gastroknemius-punkt
- laterale Perforans
- 12 cm Perforans
- Bassi Perforans

Unter normalen physiologischen Verhältnissen ist der Blutfluss von den oberflächlichen in die tiefen Venen gerichtet. Ein Rückfluss des Blutes wird durch den Ventilmechanismus der Taschenklappen verhindert.

Probleme bei der Interpretation und **Fehlerquellen** ergeben sich aus unzureichender Untersuchungstechnik.

Indikationen: s. Abb. **B-5.47**; typische Befunde s.S. 421 ff.

V. saphena parva oder magna kommt es zu einem Reflux des Kontrastmittels in die oberflächlichen Venen.

Probleme bei der Interpretation ergeben sich meist aus einer unzureichenden Untersuchungstechnik, insbesondere durch eine unvollständige Füllung der tiefen Leitvenen und einem Abfluss des Kontrastmittels über die oberflächlichen Venen. **Fehlerquellen** sind eine falsche Patientenlagerung, aktive Anspannung der Beinmuskulatur, zu weit proximale Venenpunktion, falsche Position des Stauschlauchs mit zu fester oder zu geringer Kompression, zu geringe Kontrastmittelmenge oder zu niedriger Injektionsdruck.

Indikationen: Nachweis von Abflussbehinderungen (Thrombosediagnostik Abb. **B-5.47**). Zu typischen Befunden s.S. 421 ff.

◎ B-5.45

◎ B-5.46

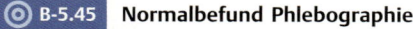

| ◎ B-5.45 | Normalbefund Phlebographie |

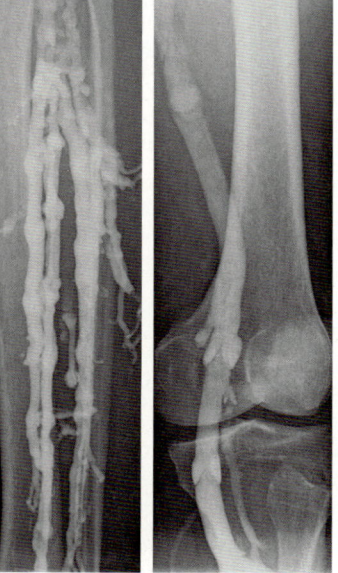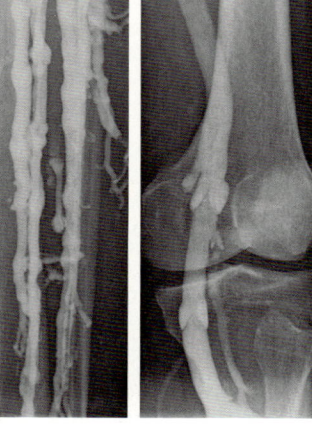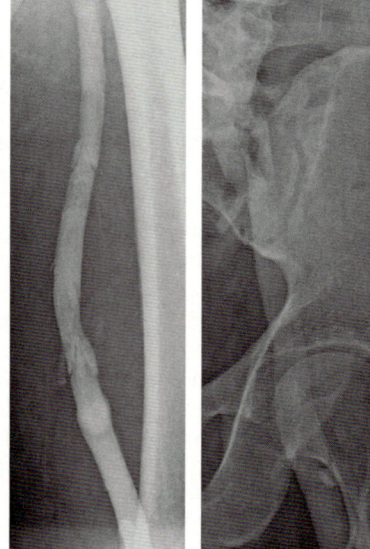

| ◎ B-5.46 | Valsalva-Pressversuch |

Normale Mündungsregion der V. saphena magna. In der Phlebographie mit Valsalva-Pressversuch nur geringer Reflux mit positivem Teleskopzeichen (offener Pfeil, s.S. 420) aufgrund der regelrechten Funktion von Mündungs- und Schleusenklappen.

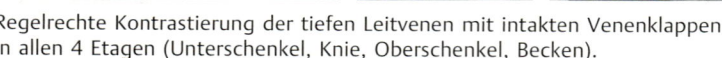

Regelrechte Kontrastierung der tiefen Leitvenen mit intakten Venenklappen in allen 4 Etagen (Unterschenkel, Knie, Oberschenkel, Becken).

| ◎ B-5.47 | Radiologische Diagnostik bei Beckenvenenkompression |

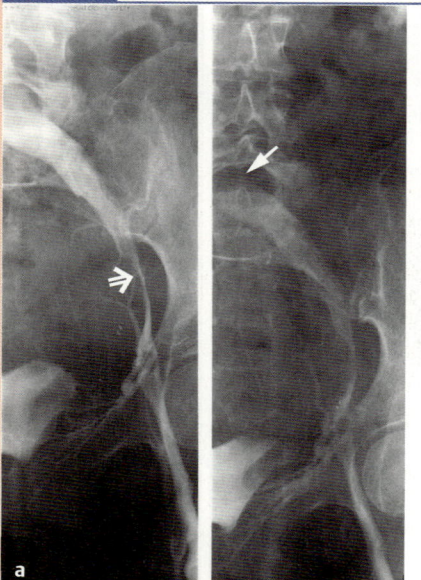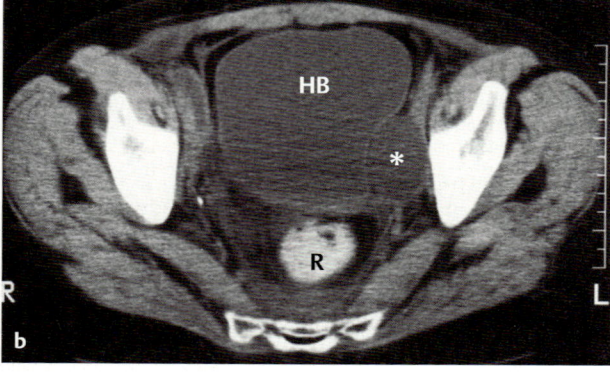

a **Aszendierende Phlebographie**: Glatt begrenzte, konvexbogige Kompression der V. iliaca externa (offener Pfeil) mit schmalem Restlumen. Der Einfluss in die V. cava inferior (Pfeil) ist regelrecht.

b **CT des Beckens**: Ursache der Beckenvenenkompression ist eine ovale Raumforderung (Stern), die an die Harnblase (HB) grenzt und zu einer geringen Impression führt. Die Dichte ist flüssigkeitsäquivalent. Es handelt sich um eine Lymphozele. R = Rektum.

Die Beckenvenen sind normalerweise im Rahmen der aszendierenden Beinphle-bographie ausreichend beurteilbar. Eine detailliertere Darstellung inklusive der unteren Hohlvene gelingt mit der sog. **Cavographie**. Hierzu wird die V. femora-lis communis medial des tastbaren Leistenpulses lokalisiert und punktiert. Auf diese Weise kann durch bolusartige Kontrastmittelgabe eine Untersuchung in DSA-Technik durchgeführt werden (Abb. **B-5.48**).

Die Cavographie zur Abklärung der Beckenvenen und der V. cava inf. ist weit-gehend durch die Schnittbildverfahren ersetzt worden. Sie wird heute fast aus-schließlich im Zusammenhang mit einer Cavafilterimplantation durchgeführt (s. Abb. **B-5.71**).

Komplikationen sind bei der Phlebographie selten. Durch die thrombogene Wir-kung des Kontrastmittels ist in weniger als 1 % mit einer Thrombose oder Thrombophlebitis zu rechnen. Lokale Hautnekrosen an der Punktionsstelle durch ein Paravasat sind bei ionischen Kontrastmitteln möglich, die aber kaum noch Verwendung finden.

Neben den allgemeinen **Kontraindikationen** des jodhaltigen Kontrastmittels, wie Schilddrüsenüberfunktion, Kontrastmittelallergie und Niereninsuffizienz, muss auf eine Phlebographie verzichtet werden bei einer ausgedehnten Infek-tion (z. B. Erysipel) oder einem chronischen Lymphödem an dem betroffenen Bein sowie der Phlegmasia coerulea dolens.

Nieren- und Nebennierenvenen s.S. 280, S. 300
Pfortader (Portographie) s.S. 479
Obere Extremität

Methode: Bedeutendste Untersuchungsmethode ist die **Armphlebographie**, die möglichst in DSA-Technik durchgeführt werden sollte (s.S. 391 ff.). Mit angeleg-ter Staubinde am Oberarm erfolgt eine bolusartige Kontrastmittelinjektion über eine Handrückenvene. Damit werden zunächst die Armvenen und nach Öffnung der Oberarmstauung die Venen der Schulterregion bis zur V. cava superior dar-gestellt.

Eine detaillierte Darstellung der Becken-venen gelingt mit der **Cavographie** (Abb. **B-5.48**).

Sie wird heute fast ausschließlich bei einer Cavafilterimplantation durchgeführt (Abb. **B-5.71**).

Komplikationen: Sie treten nur in weniger als 1 % der Fälle auf.

Kontraindikationen sind ausgedehnte Infektionen (z. B. Erysipel), chronisches Lymphödem oder Phlegmasia coerulea dolens.

Nieren- und Nebennierenvenen s.S. 280, S. 300.
Pfortader (Portographie) s.S. 479.
Obere Extremität

Methode: Bei der **Armphlebographie** wird mit Staubinde am Oberarm über eine Handrückenvene ein Kontrastmittelbolus injiziert.

⊚ **B-5.48   Cavographie in DSA-Technik bei Kavathrombose**

⊚ **B-5.48**

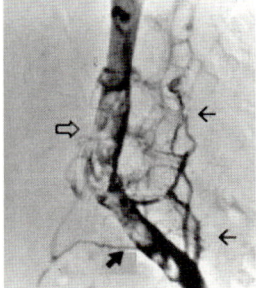

Darstellung mehrerer kontrastmittelumspülter Thromben in der V. iliaca communis (dicker schwarzer Pfeil) links und in der V. cava inferior (offener Pfeil). Die Vv. lumbales ascendentes dienen als Kollateralen (dünne schwarze Pfeile).

⊚ **B-5.49   Paget-van-Schroetter-Syndrom**

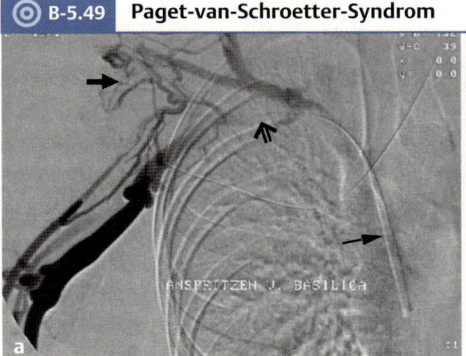
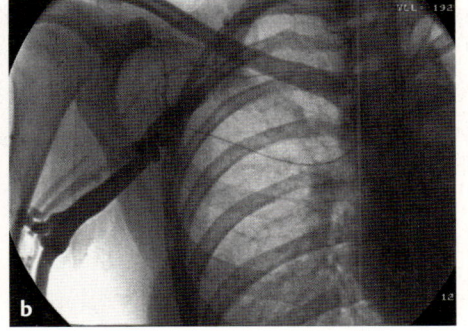

a Die Armphlebographie in DSA-Technik zeigt eine Thrombose der rechten V. subclavia (offener Pfeil), verursacht durch einen zentralen Venenkatheter (Gro-shong-Katheter) für die Chemo-therapie eines Osteosarkoms. Die Katheterspitze liegt im rechten Vorhof (schwarzer schmaler Pfeil). Über zervikale Kollateralen (schwarzer dicker Pfeil) wird ein verzögerter venöser Abfluss gewährleistet.
b Darstellung mit anatomischem Hintergrund.

Indikationen: Nachweis von Abflussbehinderungen (s. Abb. **B-5.49**), Venendarstellung vor Anlage eines Dialyseshunts.

Farbkodierte Duplexsonographie

Methode: s. S. 386 ff.

Indikationen: Die FKDS ist gut als Screeningverfahren zur Abklärung von Erkrankungen wie tiefe Beinvenenthrombose, Varikose oder postthrombotischem Syndrom geeignet (Abb. **B-5.50**).

Indikationen: Nachweis von Abflussbehinderungen, z. B. bei Armvenenthrombose oder Paget-von-Schroetter-Syndrom (Thrombose der V. axillaris oder V. subclavia, Abb. **B-5.49**) sowie Darstellung der Venenanatomie vor Anlage eines Dialyseshunts.

Farbkodierte Duplexsonographie

Methode: s. S. 386 ff.

Indikationen: Die Ultraschallverfahren und insbesondere die **farbkodierte Duplexsonographie** (FKDS) werden als Screeningverfahren zur Abklärung von Venenerkrankungen eingesetzt, da diese Verfahren ohne Strahlenbelastung oder Kontrastmittelgabe auskommen. Die FKDS ist gut geeignet bei der Fragestellung nach einer tiefen Beinvenenthrombose, den verschiedenen Formen der Varikose und beim postthrombotischen Syndrom (Abb. **B-5.50**).

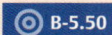

⊚ B-5.50   **FKDS bei tiefer Beinvenenthrombose**

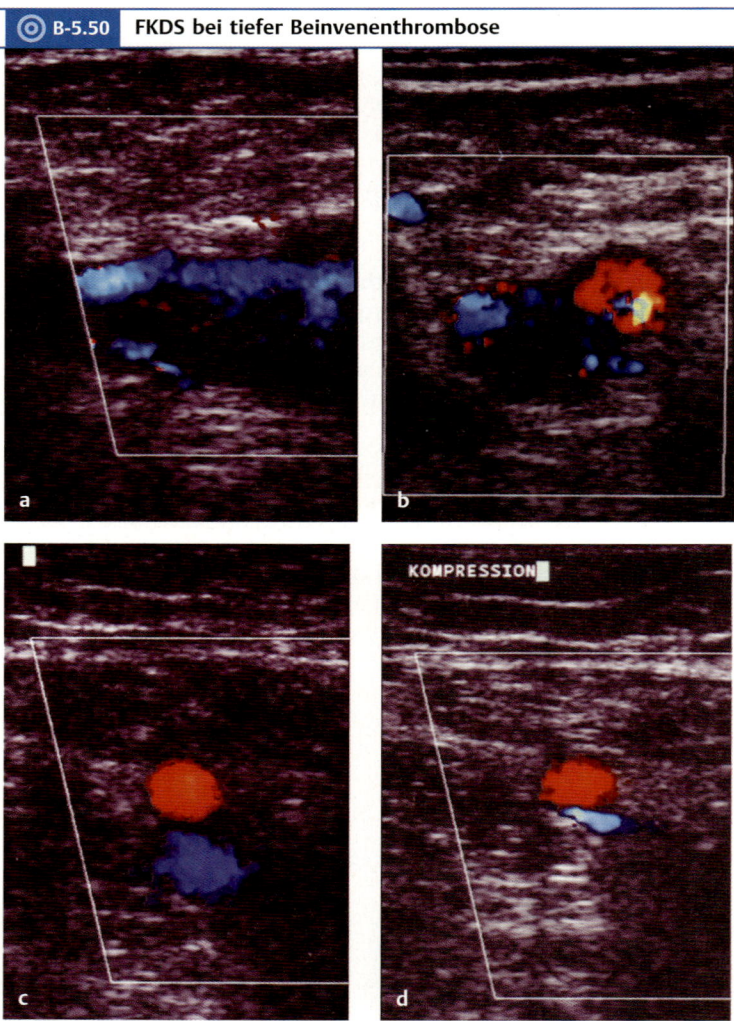

a, b Nachweis einer partiell umflossenen Thrombose der V. femoralis superficialis im Längs- (**a**) und Querschnitt (**b**). Die benachbarte Arterie zeigt ein kräftiges Flusssignal in entgegengesetzter Richtung (rot).

c, d Normalbefund der Gegenseite mit unauffälligem Flusssignal von Venen und Arterien ohne (**c**) und mit Kompression (**d**).

5.2.2 Wichtige Krankheitsbilder – von der Diagnose zum Befund

Primäre Varikose

5.2.2 Wichtige Krankheitsbilder – von der Diagnose zum Befund

Primäre Varikose

▶ **Definition:** Sackförmig oder zylindrisch erweiterte, oberflächliche epifasziale Venen, wobei die Venenerweiterung umschrieben oder langstreckig sein kann. Die primäre Varikose (95 %) entsteht idiopathisch ohne fassbare Ursache, die sekundäre Varikose ist erworben und entsteht meist als Folge eines Abflusshindernisses (Z. n. Phlebothrombose).

◀ **Definition**

Nach der Lokalisation unterscheidet man:
- **Stamm- und Seitenastvarizen** (am häufigsten): v. a. im Bereich der V. saphena magna und V. saphena parva
- **Retikuläre Varizen:** netzartige, lokalisierte, oberflächliche Venektasien mit einem Durchmesser von 2–4 mm, v. a. in der Kniekehle und an der Außenseite von Ober- und Unterschenkel
- **Perforansvarikose:** entweder anlagebedingte Schlussunfähigkeit der Venenklappen der Vv. perforantes oder sekundär entstanden durch ein erhöhtes Strömungsvolumen bei primärer Stammvarikose oder bei einem postthrombotischen Syndrom.

Klinik: Typische Symptome sind Müdigkeits-, Schwere- und Spannungsgefühl in den Beinen sowie eine Neigung zu abendlichen Knöchelödemen. Im Verlauf kommt es zu den Symptomen der chronisch-venösen Stauung mit indurierten Ödemen, Pigmentierungen, Stauungsdermatosen und schließlich Ulcera cruris.

Diagnostisches Vorgehen: Bei der klinischen Untersuchung fallen die erweiterten und oft geschlängelt verlaufenden Gefäße auf. Mit der **Dopplersonographie** lassen sich die Venen aufgrund des langsamen Blutstroms eindeutig von den Arterien differenzieren. Eine Klappeninsuffizienz der V. saphena magna und der distale Insuffizienzpunkt können durch die **Flussumkehr beim Valsalva-Pressversuch** mit hoher Sicherheit nachgewiesen werden (Abb. **B-5.51**).

Radiologische Diagnostik: Diagnostisches Merkmal einer **Stammvarikose**, z. B. der V. saphena magna, ist die Insuffizienz der Schleusenregion (Abb. **B-5.46**, Abb. **B-5.52**). Die letzte Venenklappe vor der Einmündung in die V. femoralis wird als Mündungsklappe bezeichnet, nach distal folgen zwei sog. Schleusen-

Man unterscheidet:
- **Stamm- und Seitenastvarizen:** im Bereich der Vv. saphenae magna et parva
- **Retikuläre Varizen:** netzartige oberflächliche Ektasien in Kniekehle und Schenkelaußenseite
- **Perforansvarikose:** bedingt durch Schlussunfähigkeit der Venenklappen der Vv. perforantes.

Klinik: Schweregefühl in den Beinen und abendliche Knöchelödeme. Im Verlauf kommt es zu Pigmentierungen, Stauungsdermatosen und Ulcera cruris.

Diagnostisches Vorgehen: Durch **Flussumkehr beim Valsava-Pressversuch** können eine Klappeninsuffizienz der V. saphena magna und der distale Insuffizienzpunkt nachgewiesen werden (Abb. **B-5.51**).

Radiologische Diagnostik: Kennzeichen der **Stammvarikose** der V. saphena magna ist die Insuffizienz der Schleusenregion (Abb. **B-5.46**, Abb. **B-5.52**). Sie zeigt sich in der Phlebographie als fehlendes **Teleskop-**

⊙ **B-5.51** | **Phlebographischer Befund einer Stammvarikose der V. saphena magna Stadium II**

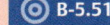

⊙ **B-5.51**

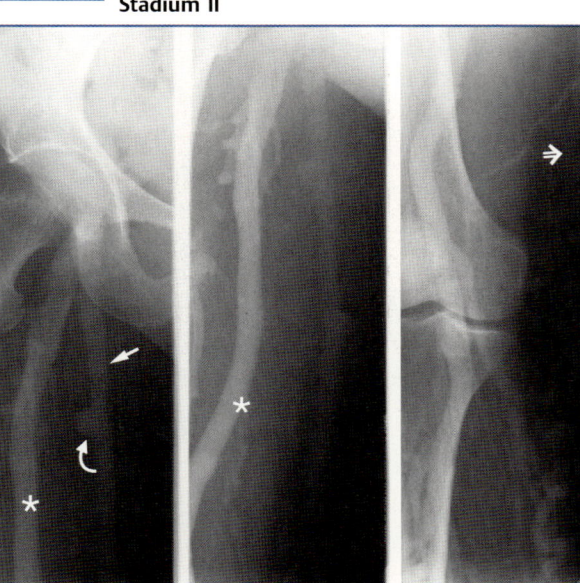

Das Gefäßlumen ist erweitert mit fehlendem Teleskopzeichen (gerader Pfeil). Weiter distal ist ein infravalvuläres Aneurysma (gebogener Pfeil) erkennbar. Am distalen Insuffizienzpunkt (offener Pfeil) oberhalb des Knies findet sich der Übergang in eine Seitenastvarikose. V. femoralis superficialis (Stern).

Zeichen, **infravalvuläre Dilatation** und kleinere venöse **Aneurysmen.** Die Mündungsinsuffizienz führt zu einer **retrograden Füllung** der V. saphena magna bis zum **distalen Insuffizienzpunkt** (Tab. **B-5.3**).

Die **Perforansinsuffizienz** ist phlebographisch an einer **Strömungsumkehr** in den Vv. perforantes und **fehlenden Venenklappen** erkennbar. Dies führt zu einer **Vergrößerung des Mündungswinkels**. Die Perforansvenen nehmen eine **zylindrische Gestalt** an (Abb. **B-5.53**).

klappen. Physiologisch kommt es zu einer teleskopartigen Verjüngung der V. saphena magna (**Teleskopzeichen**). Zeichen der Insuffizienz in der Phlebographie sind ein **fehlendes Teleskop-Zeichen**, eine **infravalvuläre Dilatation** und kleinere venöse **Aneurysmen**. Durch die Mündungsinsuffizienz kommt es zu einer Flussumkehr und einer **retrograden Füllung** der V. saphena magna bis zur nächsten intakten Venenklappe. Diese Stelle wird als **distaler Insuffizienzpunkt** bezeichnet (Tab. **B-5.3**).

Die **Perforansinsuffizienz** ist phlebographisch an einer **Strömungsumkehr** in den Vv. perforantes und **fehlenden Venenklappen** erkennbar. Die Blutströmung ist von den tiefen Venen in die äußeren Venen zur Leiste hin gerichtet, was zu einer **Vergrößerung des Mündungswinkels** führt. Durch den Gefäßumbau verlieren die Perforansvenen ihre ursprüngliche Spindelform und nehmen eine **zylindrische Gestalt** mit **Wandunregelmäßigkeiten** an. Klinisch ist die Varikose der Cockett-Venen am bedeutsamsten (Abb. **B-5.53**).

⊚ **B-5.52**   **Schematische (a) und klinische (b) Darstellung bei Varikose**

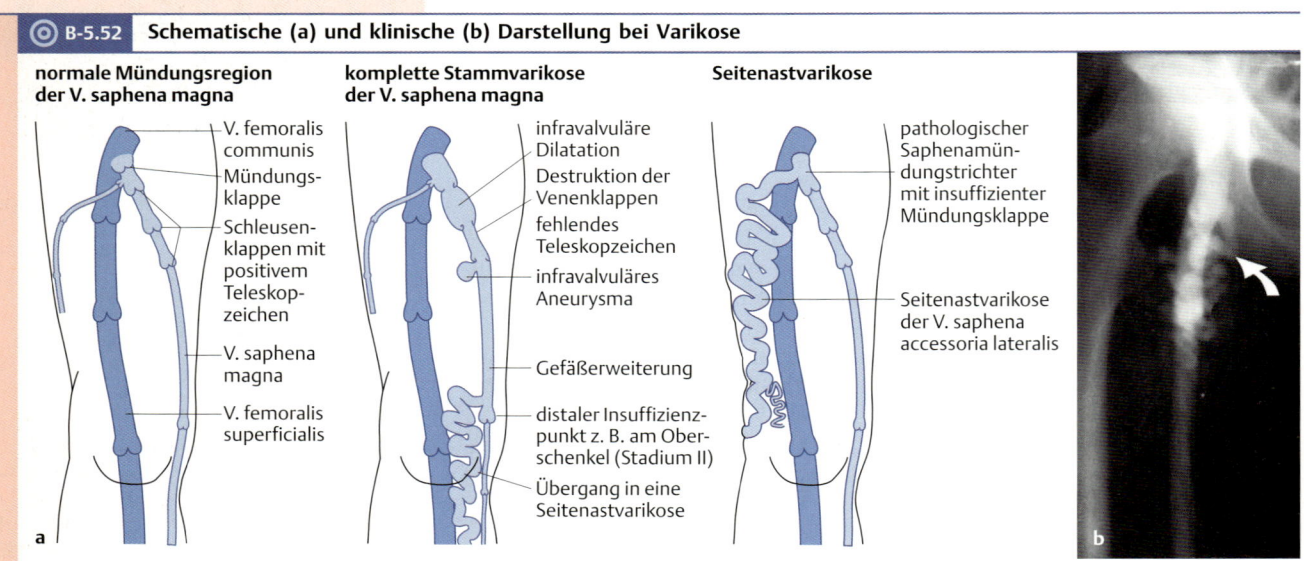

normale Mündungsregion der V. saphena magna
- V. femoralis communis
- Mündungsklappe
- Schleusenklappen mit positivem Teleskopzeichen
- V. saphena magna
- V. femoralis superficialis

komplette Stammvarikose der V. saphena magna
- infravalvuläre Dilatation
- Destruktion der Venenklappen
- fehlendes Teleskopzeichen
- infravalvuläres Aneurysma
- Gefäßerweiterung
- distaler Insuffizienzpunkt z. B. am Oberschenkel (Stadium II)
- Übergang in eine Seitenastvarikose

Seitenastvarikose
- pathologischer Saphenamündungstrichter mit insuffizienter Mündungsklappe
- Seitenastvarikose der V. saphena accessoria lateralis

a Schematische Darstellung der Mündungsregion der V. saphena magna und der pathologischen Veränderungen bei der Stamm- und Seitenastvarikose.
b Seitenastvarikose der V. saphena accessoria lateralis: Im Valsava-Manöver füllt sich der varikös erweiterte und geschlängelt verlaufende Seitenast (Pfeil).

≡ **B-5.3**   **Stadieneinteilung der Stammvarikose nach Lage des distalen Insuffizienzpunktes (nach Hach)**

	V. saphena magna			V. saphena parva
Stadium	**Insuffizienzpunkt**	**Gefäßerweiterung**	**Klinische Symptomatik**	**Insuffizienzpunkt**
I	proximales Oberschenkeldrittel	keine	keine	Insuffizienz der Schleusenregion ohne Symptome
II	Handbreit oberhalb vom Knie	Bleistiftdicke	leichte Varikose an Ober- und Unterschenkel	mittlerer Unterschenkel
III	Handbreit unterhalb vom Knie	Fingerdicke	mittelgradige Varikose mit peripherer Ödemneigung und leichten Symptomen der venösen Stauung	distaler Unterschenkel
IV	Fuß	über Fingerdicke	ausgeprägte Varizen, häufig mit schwerem chronisch-venösen Stauungssyndrom	

⊚ **B-5.53** | Perforansinsuffizienz

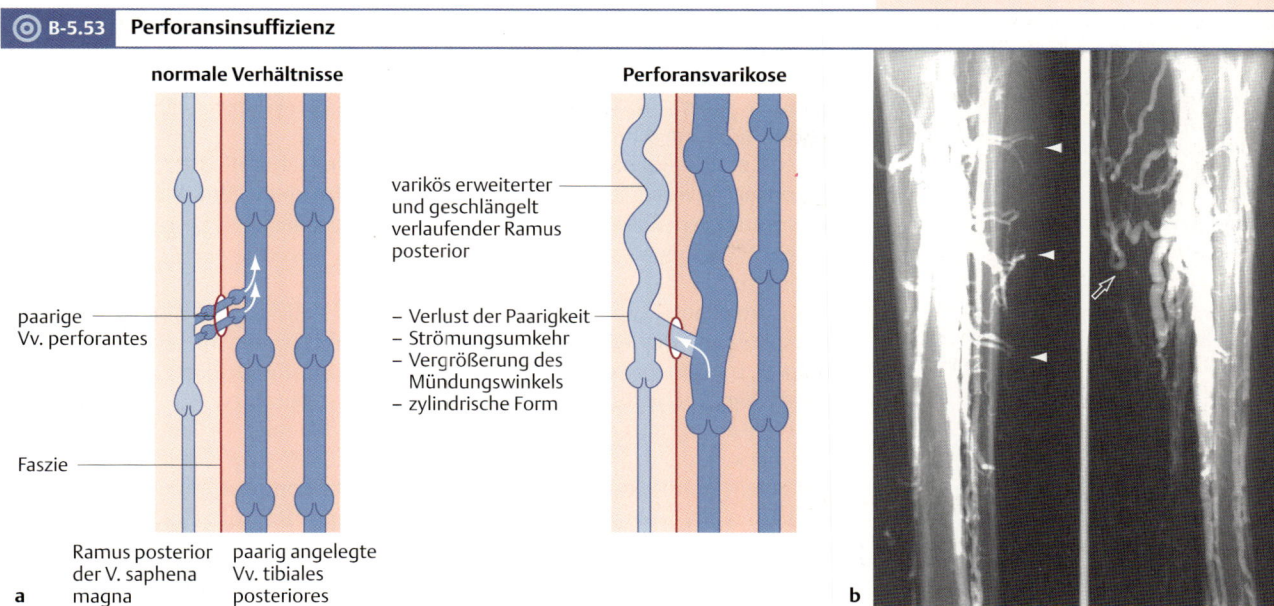

a Normale Anatomie der Perforansvenen.
b Insuffizienz der oberen Cockett-Perforansgruppe mit Strömungsumkehr in der unpaaren Perforansvene (Pfeilspitzen) und
retrograder Füllung der hinteren Bogenvene (offener Pfeil).

Phlebothrombose

Phlebothrombose

▶ **Definition:** Thrombose der tiefen Beinvenen mit Gefahr der Lungenembolie.

◀ **Definition**

Klinik: Die wichtigsten klinischen Zeichen sind **Schmerz**, **Ödem** und **Zyanose**
der betroffenen Extremität. Hinzu kommt gelegentlich eine auffällige Zeichnung der oberflächlichen Venen, die als **Signalvenen** bezeichnet werden. Insgesamt bleiben jedoch etwa 50 % der Thrombosen unerkannt, weil sie klinisch
symptomlos sind. Prädisponierende Faktoren sind maligne Erkrankungen, Operationen, länger dauernde Bettlägerigkeit und ein zurückliegendes Trauma
(Frakturruhigstellung im Gips).
Eine Phlebothrombose findet sich überwiegend in den tiefen Bein- und Beckenvenen, wobei die **V. femoralis** als Ursprungsort mit etwa 50 % dominiert.
Diagnostisches Vorgehen: Die **Dopplersonographie** ist geeignet, eine Thrombose, insbesondere in den femoralen und poplitealen Leitvenen, mit hoher Sicherheit nachzuweisen und wird deshalb als primäres Verfahren eingesetzt. Die
übersichtliche Darstellung aller Venengruppen gelingt aber weiterhin nur mit
der **aszendierenden Phlebographie**, die bei unklaren sonographischen Befunden
erforderlich ist.

Klinik: Wichtigste klinische Zeichen sind
Schmerzen, Ödem, Zyanose und gelegentlich auffällig gezeichnete oberflächliche Venen (**Signalvenen**). Etwa die Hälfte
der Thrombosen bleibt klinisch symptomlos. Häufigste Lokalisation sind die tiefen
Bein- und Beckenvenen, besonders die
V. femoralis.

**Diagnostisches Vorgehen: Die Doppler-
sonographie** weist eine Thrombose sicher
nach, die **aszendierende Phlebographie**
dient der übersichtlichen Darstellung aller
Venengruppen.

▶ **Merke:** Die Treffsicherheit der Ultraschallverfahren ist in der Oberschen-
kel- und Poplitealregion relativ hoch, während die Diagnostik im Bereich
des Unterschenkels mit einer höheren Fehlerrate behaftet ist. Die Beurteilung
der Beckenvenen ist zudem durch Darmgasüberlagerungen oder eine Adipositas limitiert. Die Sonographie ist zwar ein geeignetes Screeningverfahren,
jedoch bleibt die Phlebographie vor jeder Fibrinolyse oder operativen
Behandlung die diagnostische Methode der Wahl.

◀ **Merke**

Einen Spezialfall stellt die **Phlegmasia coerulea dolens** dar (vollständiger Verschluss aller Leitvenen mit Stillstand der venösen Zirkulation). Hier muss die
Diagnose klinisch oder sonographisch erfolgen. Eine Kontrastmittelinjektion
würde durch die lokale Gefäßwandschädigung aufgrund der fehlenden Blutzirkulation zu einer Verschlechterung der Symptomatik führen.

Bei der **Phlegmasia coerulea dolens** liegt
ein vollständiger Verschluss aller Leitvenen
mit Stillstand der venösen Zirkulation vor.
Eine Kontrastmittelgabe ist kontraindiziert!

Radiologische Diagnostik: Typische Phlebographie-Befunde:
- umspülte Thromben in den Venenklappen **(Monokel- oder Brillenzeichen)**
- Auslöschung der Venenstruktur **(Radiergummiphänomen)**
- **Kontur-** bzw. **Kuppelzeichen** (Abb. B-5.54).
- **Kollateralkreisläufe.**

Eine Thrombose kann antegrad oder retrograd fortschreiten. Die **aszendierende Form** entsteht in den distalen Venen und ist am Kuppel- und Konturzeichen erkennbar. Die seltenere **deszendierende Form** geht von den Beckenvenen aus und ist am **Stalaktitenzeichen** mit einem nach distal gerichteten Thrombusschwanz erkennbar.

Häufigste Fehlerquellen sind **Überlagerungseffekte** und eine unzureichende Darstellung der **Beckenetage. Indirekte Thrombosezeichen** sind nur in Kombination mit direkten Zeichen beweiskräftig.

Die **fehlende Komprimierbarkeit** einer thrombosierten Vene ist in der B-Bild-Sonographie das sicherste diagnostische Zeichen.

▶ Merke

In der **Duplexsonographie** zeigt sich ein **fehlendes Strömungssignal** sowie eine

Radiologische Diagnostik: Die typischen Befunde in der **Phlebographie** sind:
- Nachweis kleinster umspülter Thromben in den Venenklappen **(Monokel- oder Brillenzeichen)**
- durch einen Verschluss kommt es zur Auslöschung der Venenstruktur **(Radiergummiphänomen)**
- der Gerinnungsthrombus wird von Kontrastmittel umflossen und führt zum **Kontur-** bzw. am Thrombuskopf zum **Kuppelzeichen** (Abb. **B-5.54**)
- es entstehen **Kollateralkreisläufe** vorwiegend über die extrafaszialen Venen (z. B. V. saphena magna oder parva) und die Muskelvenen (z. B. V. profunda femoris).

Eine Thrombose kann sowohl in antegrader als auch in retrograder Richtung fortschreiten. Die **aszendierende Form** entsteht in den distalen Venen und setzt sich in die proximalen Venen fort. Sie ist am Kuppel- und Konturzeichen erkennbar. Der Thrombuskopf ist nach proximal gerichtet.

Hiervon abzugrenzen ist die seltenere **deszendierende Verlaufsform,** die von den Beckenvenen ausgeht und nach distal fortschreitet. Sie beruht häufiger auf einem Abflusshindernis (z. B. tumorbedingte Kompression). Hauptkennzeichen sind die Aussparung der peripheren Venen und das **Stalaktitenzeichen** mit einem nach distal gerichteten Thrombusschwanz.

Häufigste Fehlerquellen in der Thrombosediagnostik sind **Überlagerungseffekte** im Bereich der Unterschenkelvenen und eine unzureichende Darstellung der **Beckenetage** durch eine zu geringe Kontrastmitteldichte, insbesondere bei Vorliegen einer distalen Thrombose. **Indirekte Thrombosezeichen** (Radiergummiphänomen oder Kollateralen) können auf einer fehlerhaften Untersuchungstechnik beruhen und sind nur in Kombination mit direkten Zeichen beweiskräftig.

In der B-Bild-Sonographie ist die **fehlende Komprimierbarkeit** einer thrombosierten Vene das sicherste diagnostische Zeichen. Der **direkte Thrombusnachweis** und eine **Zunahme des Venendurchmessers** sind dagegen weniger verlässliche Kriterien.

▶ **Merke:** Die diagnostische Sicherheit wird durch die Dopplerverfahren erhöht.

Mit der **Duplexsonographie** werden zusätzliche Informationen über die hämodynamischen Veränderungen gewonnen. Zeichen der Thrombose sind ein **feh-**

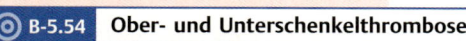
⊙ **B-5.54**　**Ober- und Unterschenkelthrombose**

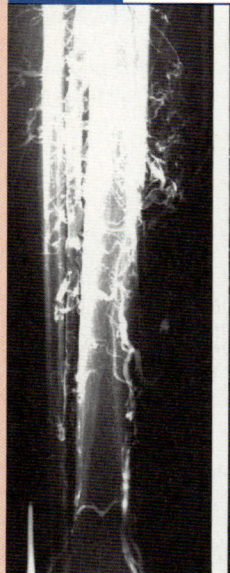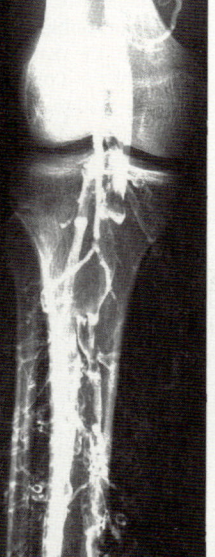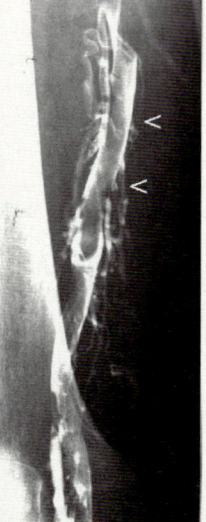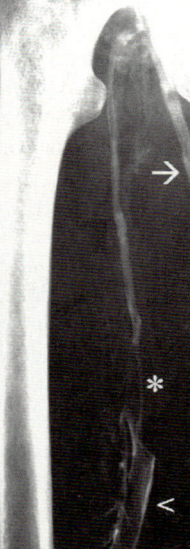

In der aszendierenden Phlebographie sind die typischen Befundkriterien einer Phlebothrombose dargestellt mit Konturzeichen (Pfeilspitzen) und nachgeschaltetem Radiergummiphänomen (Stern) der V. femoralis superficialis sowie einer sekundären Perforansinsuffizienz und Umgehungskreislauf über die V. saphena magna (Pfeil).

lendes Strömungssignal in der thrombosierten Vene und eine **verringerte Fluss-geschwindigkeit** proximal der Thrombose. Bei distaler Kompression der Extremität fehlt eine **Flussbeschleunigung** proximal der Thrombose und beim Valsalva-Manöver ist die **Flussvariabilität** distal herabgesetzt oder aufgehoben. Die **farbkodierte Duplex-Sonographie (FKDS)** erleichtert den Untersuchungsablauf und verkürzt die Untersuchungszeit. Sie erlaubt auch eine schnellere Differenzierung zwischen einem komplett das Lumen verschließenden oder frei flottierenden Thrombus (s. Abb. **B-5.50**).

verringerte Flussgeschwindigkeit proximal der Thrombose. Bei distaler Kompression der Extremität fehlt eine **Flussbeschleunigung** proximal der Thrombose. Beim Valsalva-Manöver ist die **Flussvariabilität** distal herabgesetzt bzw. aufgehoben. Die **FKDS** erleichtert den Untersuchungsablauf (s. Abb. **B-5.50**).

Postthrombotisches Syndrom

Postthrombotisches Syndrom

▶ **Definition:** Das postthrombotische Syndrom (PTS) ist die häufigste Spätkomplikation nach einer Phlebothrombose der Bein- und Beckenvenen. Es entsteht durch Flussveränderungen und Umbauvorgänge im Venensystem, die bereits in den ersten Tagen nach Beginn einer Thrombose einsetzen.

◀ Definition

Klinik: s. Tab. **B-5.4**.
Radiologische Diagnostik: Das **phlebographische** Bild des postthrombotischen Syndroms ist sehr variabel und hängt vom Ausmaß der Rekanalisation und der Kollateralisation ab. Auch bei vollständiger Rekanalisation sind **Destruktionen der Venenklappen** und **Veränderungen der Strömungsdynamik** nachweisbar. Bei partieller Rekanalisation ist die Venenwand verändert. Röntgenologische Zeichen dafür sind **unregelmäßige Gefäßkonturen** mit **Septierungen** und eine **Wandstarre**. Fehlt eine Rekanalisation, ist der betroffene Abschnitt nicht abgebildet und ein **Umgehungskreislauf** darstellbar. Bei ausgeprägten Thrombosen des Unterschenkels findet sich oft das Bild einer „**wirren Rekanalisation**" durch Ausbildung zahlreicher zarter Kollateralen innerhalb der Muskulatur, die völlig ungeordnet verlaufen (Abb. **B-5.55**).
Methode der ersten Wahl ist heute allerdings die **Duplexsonographie,** die eine ausreichende Abklärung der genannten Veränderungen des oberflächlichen und tiefen Venensystems erlaubt. Die Phlebographie kommt nur noch bei unklaren Befunden und vor geplanter operativer Sanierung oder bei der Frage nach einer frischen Thrombose zum Einsatz.

Klinik: s. Tab. **B-5.4**.
Radiologische Diagnostik: Phlebographische Zeichen des PTS sind **Destruktionen der Venenklappen** und **Veränderungen der Strömungsdynamik.** Bei partieller Rekanalisation zeigen sich **unregelmäßige Gefäßkonturen, Septierungen** und **Wandstarre.** Bei fehlender Rekanalisation sind **Umgehungskreisläufe** darstellbar. Im Unterschenkel findet sich oft das Bild einer „**wirren Rekanalisation**" (Abb. **B-5.55**).

Methode der ersten Wahl ist heute die **Duplexsonographie.**

Cavathrombose

Cavathrombose

Eine Thrombose der V. cava entsteht meist aszendierend durch eine Fortsetzung einer tiefen Beckenvenenthrombose in die V. cava inferior (Pfropfthrombose) oder eine tumorbedingte extravasale Kompression. Beim fortgeschrittenen Nierenzellkarzinom findet sich häufiger ein Tumorthrombus, der sich zunächst in die Nierenvene und dann in die Hohlvene ausbreitet.
Klinik: Das klinische Bild ist abhängig vom Ausmaß der Einengung und Ausdehnung nach proximal. Beim tiefen Verschlusstyp (unterhalb der Nierenvenen) gleicht die Symptomatik einer Beckenvenenthrombose (s.S. 415). Sind die Nieren- oder Lebervenen mit beteiligt, kommt es zu organbezogenen Funktionsstörungen evtl. mit lebensbedrohlicher abdomineller Symptomatik.

Eine Cavathrombose entsteht aszendierend durch Fortsetzung einer tiefen Beckenvenenthrombose oder durch eine tumorbedingte Kompression.

Klinik: Bei Verschluss unterhalb der Nierenvenen gleicht die Symptomatik einer Beckenvenenthrombose (s.S. 415), beim suprarenalen Verschluss kommt es zu organbezogenen Störungen.

≡ B-5.4	Verlauf des postthrombotischen Syndroms				
	Peripheres Ödem	*Gefäßverschlüsse*	*Rekanalisation*	*Kollateralen*	*Symptomatik*
akute Thrombose (> 4 Wochen)	+++	+++	0	(+)	Schmerz, Ödem, Zyanose
postthrombotisches Frühsyndrom (= 1 Jahr)	++	++	+	+	persistierende Ödemneigung
postthrombotisches Syndrom (= 5–20 Jahre)	+	+	++(+)	+++	sekundäre Varikosis, indurierte Ödeme
postthrombotisches Spätsyndrom (> 20 Jahre)	+++	+	++(+)	dekompensiert	Stauungsekzeme, Atrophie blanche, Ulzerationen

⊚ B-5.55   **Postthrombotisches Syndrom**

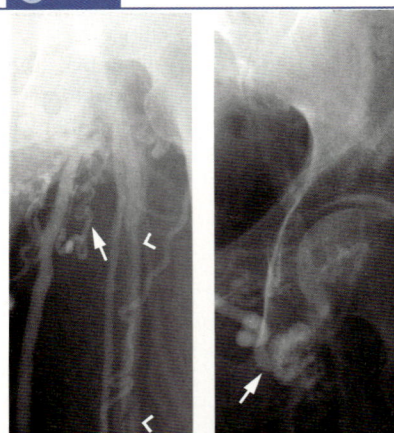

Man sieht die Destruktion von Venen-
klappen und unregelmäßig konturierte
Gefäßwände (Pfeilspitzen). Im Bereich des
Oberschenkels und des Beckens sind
Umgehungskreisläufe nachweisbar (Pfeile).

▶ Merke

▶ **Merke:** Wegen des großen Gefäßdurchmessers besteht ein hohes Risiko für
eine fulminante Lungenembolie, welches durch die Einlage eines Cavaschir-
mes in den infrarenalen Abschnitt der V. cava inferior gemindert werden
kann (s.S. 436), sofern nicht eine operative Behandlung im Frühstadium möglich ist.

Diagnostisches Vorgehen: Die **CT** hat die
Cavographie weitgehend abgelöst (Abb.
B-5.56).

**Radiologische Diagnostik: Thrombosezei-
chen in der CT sind eine Lumenerweiterung** der Vene und ein umflossener
konstanter **Füllungsdefekt. Umgehungskreisläufe** finden sich bei komplettem
Verschluss häufig über die Vv. lumbales
ascendentes (s. Abb. **B-5.48**).

Diagnostisches Vorgehen: Für die Diagnostik der Becken- und Cavathrombose
bietet sich die **CT** mit i.v.-Kontrastmittelinjektion als nichtinvasive Alternative
zur Cavographie an (Abb. **B-5.56**). Die CT trägt zudem zur Abklärung der Throm-
boseursache bei, weil sie Raumforderungen mit Venenkompressionen darstellt.
Radiologische Diagnostik: In der **CT** ist der thrombosierte Venenabschnitt an
einer **Lumenerweiterung** und einem umflossenen konstanten **Füllungsdefekt**
der randständig kontrastierten Vene erkennbar. Bei einem kompletten Verschluss ist der entsprechende Abschnitt nicht kontrastiert und es finden sich
Umgehungskreisläufe (Ausbildung ausgedehnter Kollateralkreisläufe, vorwiegend über die Vv. lumbales ascendentes, welche die Lumbalvenen verbinden
und meist mit den Becken- und Nierenvenen kommunizieren, s. Abb. **B-5.48**).
Oberhalb des Zwerchfells setzen sich die Kollateralen in die V. azygos und
hemiazygos fort und münden in die V. cava superior.

⊚ B-5.56   **Radiologischer Befund bei Cavathrombose**

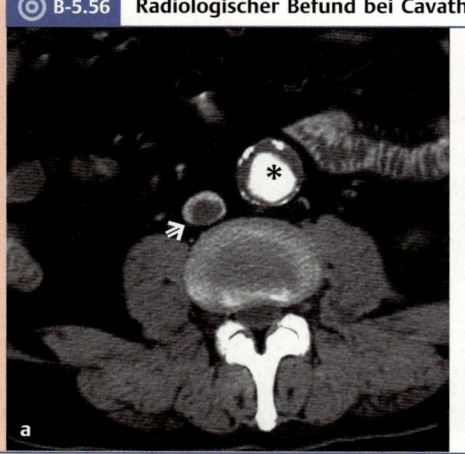
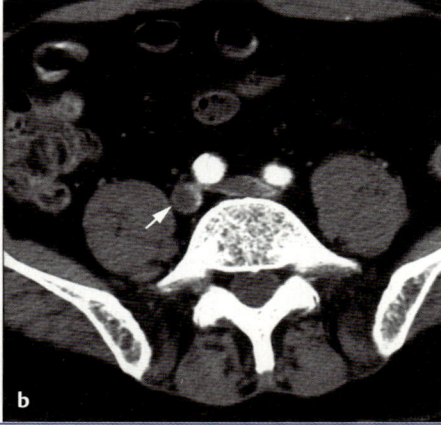

Die kontrastmittelunterstützte
CT zeigt auf Höhe des Unter-
bauchs (**a**) einen
kontrastmittelumspülten Thrombus der V. cava inferior (offener
Pfeil), der sich bis in die V. iliaca
communis (Pfeil) beidseits (**b**)
fortsetzt.
Stern = Aorta abdominalis.

5.2.3 Lymphsystem

Radiologische Methoden und Befunde

Die **Hauptindikation** zur Untersuchung des Lymphsystems ist die **Suche nach Metastasen** oder **primär malignen Erkrankungen der Lymphknoten**. Zum Einsatz kommen heute fast ausschließlich **Schnittbildverfahren**, die **Sonographie** wird als Screeningverfahren verwendet. Die größte Bedeutung kommt aber der **CT** zu, die eine Beurteilung aller Lymphknotenstationen ermöglicht (Abb. **B-5.57**).

Lymphographie

Methode: Zur Kontrastmitteldarstellung des Lymphsystems der unteren Körperhälfte werden die Lymphgefäße zunächst durch eine intrakutane Injektion eines Farbstoffs (Methylenblau) in den 1. und 3. Interdigitalraum markiert. Nach wenigen Minuten sind die angefärbten Lymphgefäße sichtbar. In lokaler Anästhesie wird jeweils ein Gefäß am Fußrücken, meist zwischen dem 1. und 2. Os metatarsale, freipräpariert und mit einer speziellen Nadel kanüliert. Mit Hilfe einer automatischen Perfusorspritze werden dann etwa 5–7 ml öliges, jodhaltiges Kontrastmittel mit einer Infusionsgeschwindigkeit von 0,1 ml/min injiziert.

Komplikationen: Allergische Reaktionen auf das Kontrastmittel oder den Farbstoff, **Ölembolie** bei versehentlicher i.v.-Injektion des Kontrastmittels.

Beurteilung: Die **Befunddokumentation** erfolgt in **zwei Phasen** durch Röntgenübersichtsaufnahmen des Beckens, der LWS und des Thorax (Abb. **B-5.58**). Nach 2 bis 3 Stunden sind die Lymphgefäße dargestellt (Füllungsphase, Lymphangiogramm), und nach etwa 24 Stunden können die Lymphknoten beurteilt werden (Speicherphase, Lymphadenogramm).

Die Lymphographie ermöglicht eine **Beurteilung der Lymphknotenbinnenstruktur**. So gelingt der Nachweis auch von kleineren Metastasen, die als Füllungsdefekte in der Speicherphase imponieren. Bei einem ausgedehnteren Befall kommt es zur Abflussblockade der Lymphdrainage mit fehlender Kontrastierung der Lymphknoten und Ausbildung von Kollateralen.

Indikationen: Nur noch selten indiziert zur Abklärung von Lymphangiektasien, lymphogenen Zysten, Lymphfisteln sowie Verletzungen und Fehlanlagen des Ductus thoracicus.

Computertomographie und Magnetresonanztomographie

Der Vorteil der Schnittbilddiagnostik liegt in der Erfassung aller Lymphknotenstationen inklusive der mesenterialen, mediastinalen oder zervikalen Lymphknoten, die der Lymphographie methodisch bedingt nicht zugänglich sind. **Wichtigstes diagnostisches Kriterium** bei den Schnittbildverfahren ist die **Lymphknotengröße**, die als einziger Dignitätsparameter herangezogen werden kann. Dabei wird in Abhängigkeit von der Lokalisation in der Regel ein **Durchmesser > 8–10 mm** als **pathologische Vergrößerung** angesehen. Bei einem ausgedehnten Befall finden sich nicht selten große Lyphknotenkonglomerate (z. B. sog. bulky tumor bei Hodenkarzinom). Eine Beurteilung der Binnenarchitektur der Lymphknoten wie bei der Lymphographie ist nicht möglich.

5.2.3 Lymphsystem

Radiologische Methoden und Befunde

Hauptindikation zur Untersuchung ist die **Suche nach Metastasen** oder **primär malignen Erkrankungen der Lymphknoten**. Die **Sonographie** gilt als Screeningmethode, die größte Bedeutung kommt der **CT** zu (Abb. **B-5.57**).

Lymphographie

Methode: Für die Lymphographie der unteren Körperhälfte werden die Lymphgefäße zuerst mit Farbstoff markiert. Danach wird ein Lymphgefäß am Fußrücken freipräpariert und darüber ein öliges, jodhaltiges Kontrastmittel injiziert.

Komplikationen: Allergische Reaktionen und **Ölembolie**.

Beurteilung: Sie erfolgt in **zwei Phasen**: Nach 2–3 h sind die Lymphgefäße dargestellt (Lymphangiogramm), nach 24 h können die Lymphknoten beurteilt werden (Lymphadenogramm) (s. Abb. **B-5.58**).

Die Lymphographie ermöglicht eine **Beurteilung der Lymphknotenbinnenstruktur**.

Indikationen: Nur noch selten indiziert.

Computertomographie und Magnetresonanztomographie

Mit der Schnittbilddiagnostik können alle Lymphknotenstationen nichtinvasiv beurteilt werden. Wichtigstes diagnostisches Kriterium ist die **Lymphknotengröße** als einziger Dignitätsparameter. Ein **Durchmesser > 8–10 mm** gilt in der Regel als **pathologische Vergrößerung**.

⊙ **B-5.57** **CT-Befund bei Lymphknotenmetastasen**

⊙ **B-5.57**

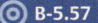

Retroperitoneale Lymphknotenmetastasen (weiße Pfeile) bei einem Patienten mit Sigmakarzinom und Z. n. Leberteilresektion wegen einer Lebermetastase (Gefäßclips = gebogener Pfeil) Aorta (Stern), V. cava inferior (offener Pfeil)

B-5.58   Lymphographie

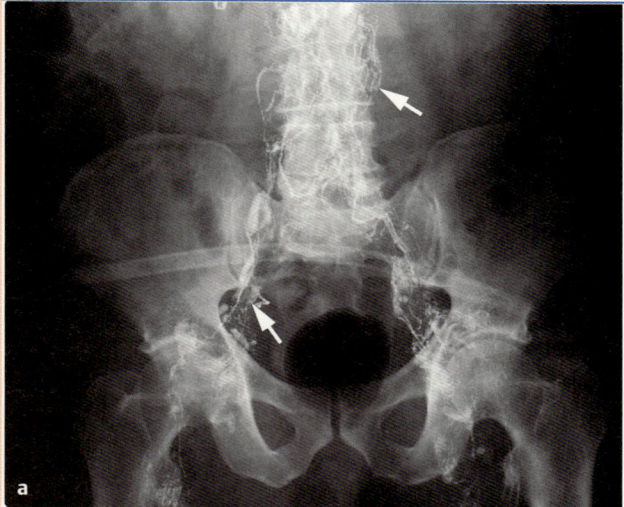
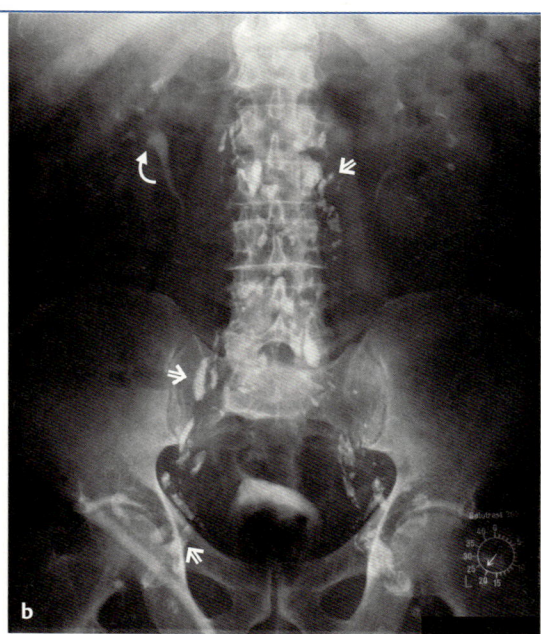

Abdomenübersichtsaufnahmen 2 Stunden nach Kontrastmittelinjektion (**a**) mit Darstellung der Lymphgefäße (weiße Pfeile) (Füllungsphase) und nach 24 Stunden (**b**) mit Darstellung der Lymphknoten (offene Pfeile) (Speicherphase). Kontrastierung der ableitenden Harnwege durch intravenöse Kontrastmittelgabe (gebogener Pfeil).

5.3 Interventionelle Radiologie

5.3 Interventionelle Radiologie

Die interventionelle Radiologie gilt als **minimal invasives Therapieverfahren.**

Das gesamte Spektrum der interventionellen Radiologie stellt heute einen Teilaspekt der sog. **minimal invasiven Therapieverfahren** dar. Unterschieden werden **Eingriffe am Gefäßsystem** (arteriell und venös) sowie nicht **vaskuläre Interventionen**.

5.3.1 Gefäßrekanalisation

5.3.1 Gefäßrekanalisation

Perkutane transluminale Angioplastie (PTA)

Perkutane transluminale Angioplastie (PTA)

Methode

Methode

1964 wurde die erste perkutane Gefäßrekanalisation von **Dotter** und **Judkins** beschrieben. Erst mit Einführung der Ballondilatationskatheter durch **Grüntzig** konnte sich die PTA zur Behandlung der chronischen AVK etablieren. Ballonkatheter zeichnen sich durch **hohe Druckbelastbarkeit** bei geringer Dehnbarkeit aus (Abb. **B-5.59**).

Pathomorphologisch handelt es sich bei der PTA um eine **kontrollierte Verletzung** der Gefäßintima mit Sprengung der Gefäßplaques und Überdehnung der Intima und Media. In der **Heilungsphase von etwa 6 Wochen** Dauer kommt es zu einer Reendothelialisierung und Glättung der Gefäßwand.

Die erste perkutane Gefäßeröffnung wurde 1964 von **Dotter** und **Judkins** beschrieben. Erst mit der Einführung der Ballondilatationskatheter durch **Grüntzig** 1974 konnte sich die PTA jedoch in der Behandlung der chronischen AVK etablieren. Seitdem wurde die Methode immer weiter verfeinert und spezielle Dilatationskatheter entwickelt. Das Instrumentarium ist nach Konfiguration, Materialbeschaffenheit, Länge und Durchmesser des Ballons der jeweiligen Gefäßregion und der Obstruktion angepasst. Die Haupteigenschaften der Ballonkatheter sind eine **hohe Druckbelastbarkeit** bei gleichzeitig nur geringer Dehnbarkeit des entfalteten Ballons. Dadurch können auch derbe Stenosen mit einem geringen Rupturrisiko dilatiert werden (Abb. **B-5.59**).
Pathomorphologischer Hintergrund der PTA ist eine **kontrollierte Verletzung** der Gefäßintima mit Sprengung der Gefäßplaques und Überdehnung der Gefäßintima und -media. Die stabile Adventitia verhindert eine vollständige Gefäßruptur. Methodisch bedingt kommt es somit immer zu mehr oder weniger ausgedehnten Endothelschädigungen, die in der Kontrollangiographie als Gefäßunregelmäßigkeiten mit Intimaeinrissen erkennbar sind. In der anschließenden **Heilungsphase von etwa sechs Wochen** Dauer kommt es durch reparative Vorgänge zu einer Reendothelialisierung und Glättung der Gefäßwand. Andererseits kann sich auf dem Boden einer intimalen Gefäßwandhyperplasie eine Restenosierung entwickeln.

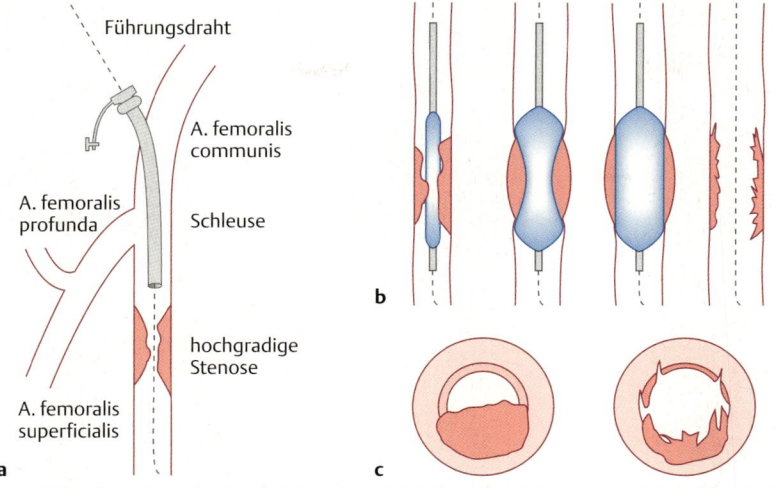

B-5.59 Schematische Darstellung der Dilatationsbehandlung einer Femoralarterienstenose

Führungsdraht

A. femoralis communis

A. femoralis profunda

Schleuse

hochgradige Stenose

A. femoralis superficialis

a Antegrade Punktion der A. femoralis communis, Einlage einer Gefäßschleuse und Sondierung der Stenose mit einem Führungsdraht mit flexibler Spitze.
b Über den Führungsdraht wird ein geeigneter Ballonkatheter über die Stenose geschoben und durch Injektion von verdünntem Kontrastmittel entfaltet. Nach Entleerung wird der Katheter zurückgezogen und das Resultat bei liegendem Führungsdraht angiographisch kontrolliert.
c Im Querschnitt ist der obstruierende Gefäßplaque (links) zu erkennen. Nach PTA (rechts) sind sowohl Plaque als auch Gefäßendothel eingerissen. Die Stenose ist aber fast vollständig beseitigt.

Indikationen

Haupteinsatzgebiete der PTA sind **Stenosen** und kurzstreckige **Verschlüsse** (bis etwa 5 cm Länge) der Becken- und Beinarterien sowie Stenosen der Nierenarterien. In ausgewählten Fällen werden auch Stenosen der Aorta abdominalis, der A. mesenterica superior (Angina abdominalis) sowie der supraaortalen Arterien (A. carotis, A. vertebralis, A. subclavia) behandelt.

Die Indikationsstellung ergibt sich aus der **klinischen Symptomatik** (Minderdurchblutung aufgrund einer nachgewiesenen Gefäßobstruktion). Grundsätzlich ist zu beachten, dass eine hämodynamische Wirksamkeit der Gefäßstenose erst ab einer etwa 75 %igen Einengung zu erwarten ist. **Methodisch** wird die Indikation durch die Lokalisation, die Länge, den Stenosegrad und die Morphologie der Gefäßveränderung beeinflusst.

Kontraindikationen für die PTA sind eine schwere Gerinnungsstörung mit erhöhter Blutungsgefahr, Kontrastmittelunverträglichkeit und evtl. eine Schilddrüsenüberfunktion. Stark kalzifizierte Stenosen ergeben öfter ein schlechtes Behandlungsergebnis und sind mit einem höheren Risiko für eine ausgedehnte Wanddissektion und Gefäßperforation verbunden.

Technik

Die meisten Angioplastien werden über einen **transfemoralen Zugang** durchgeführt. Je nach Lokalisation wird zunächst eine Gefäßschleuse antegrad oder retrograd in Seldinger-Technik (s.S. 392) gelegt und ein Angiogramm der betreffenden Region angefertigt. Die **medikamentöse Begleittherapie** besteht aus der intraarteriellen Gabe von Heparin und im Bedarfsfall (d.h. beim Auftreten von Gefäßspasmen) zusätzlich von spasmolytisch wirksamen Substanzen (z.B. Nitroglyzerin, Nifedipin).

Der nächste Schritt ist die **Rekanalisation.** Darunter versteht man die Sondierung und Überwindung der Gefäßobstruktion. Im einfachsten Fall gelingt eine direkte Passage der Stenose mit einem Führungsdraht. Bei Gefäßverschlüssen wird in den meisten Fällen eine Kombination aus Sondierungskatheter und Führungsdraht eingesetzt. In schwierigen Situationen ist die Road-Map-Technik (s.S. 395) eine große Hilfe, da diese eine direkte visuelle Kontrolle der Rekanalisation ermöglicht (Abb. **B-5.60**).

Nach erfolgreicher Passage folgt die eigentliche **Angioplastie**. Dazu wird ein geeigneter Ballondilatationskatheter über den Draht vorgeschoben und in die Gefäßenge platziert. Der Ballon wird mit einem Kontrastmittel-Kochsalzgemisch unter Durchleuchtungskontrolle aufgefüllt. Angestrebt wird dabei eine geringe Überdilatation des Gefäßdurchmessers von etwa 20 %. Ein wesent-

Indikationen

Haupteinsatzgebiete der PTA sind **Stenosen** und kurzstreckige **Verschlüsse** der Becken- und Beinarterien sowie Nierenarterienstenosen.

Für die Indikationsstellung sind **klinische Symptomatik** und **methodische Aspekte** entscheidend.

Kontraindikationen sind schwere Gerinnungsstörungen und Kontrastmittelunverträglichkeit. Stark kalzifizierte Stenosen ergeben oft ein schlechtes Behandlungsergebnis.

Technik

Die meisten Angioplastien werden über einen antegraden oder retrograden **transfemoralen Zugang** nach Punktion in Seldinger-Technik durchgeführt.

Die **Rekanalisation** erfolgt mit einer Kombination aus Sondierungskatheter und Führungsdraht. Die Road-Map-Technik ermöglicht eine direkte visuelle Kontrolle (Abb. **B-5.60**).

Zur eigentlichen **Angioplastie** wird ein Ballondilatationskatheter in der Gefäßenge platziert. Unter Durchleuchtung wird der Ballon mit verdünntem Kontrastmittel entfaltet. Das sicherste Kriterium für eine

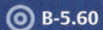

B-5.60

B-5.60   **PTA der A. femoralis superficialis**

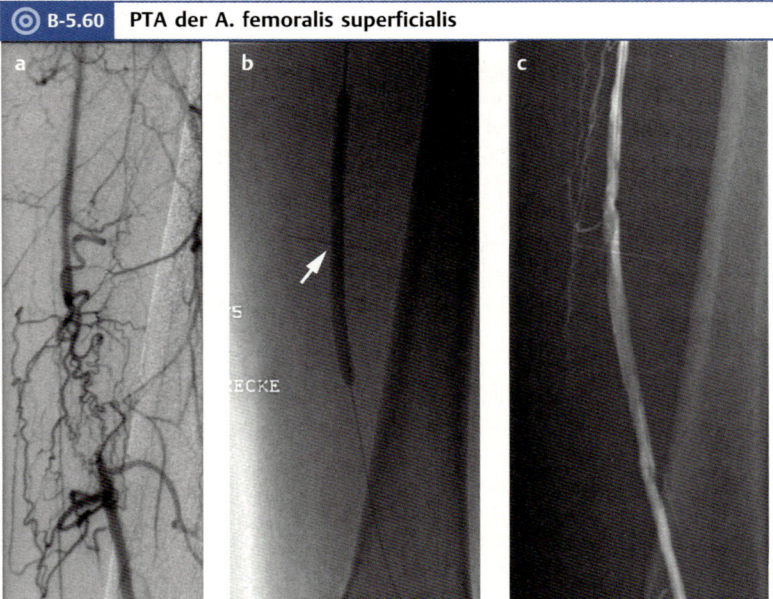

a Das Ausgangsangiogramm zeigt einen 6 cm langen Verschluss im Adduktorenkanal.
b Nach Rekanalisation mit einem Führungsdraht erfolgt die Dilatation mit einem
Ballonkatheter von 5 mm Durchmesser. Die Verschlussmitte wurde markiert (Pfeil).
c Die abschließende Kontrolle bestätigt ein gutes Ergebnis ohne Nachweis hämodynamisch relevanter Reststenosen.

ausreichende Dilatation ist das **subjektive
Druck-oder Dehnungsempfinden beim
Patienten.** Bei entleertem Ballon wird das
Behandlungsergebnis angiographisch
kontrolliert.

liches Kriterium für eine ausreichende Dilatation ist das **subjektive Druck- oder
Dehnungsempfinden beim Patienten.** Ein starker Schmerz ist jedoch ein Warn-
zeichen für eine Überdehnung und sollte wegen der Gefahr einer Gefäßruptur
unbedingt vermieden werden. Der Ballon wird anschließend entleert und ein
Kontrollangiogramm angefertigt. Der Führungsdraht sollte bis zum Ende des
Eingriffs in der behandelten Region belassen werden, um bei einer eventuell
erforderlichen Nachdilatation eine erneute Sondierung zu vermeiden. Angestrebt wird eine **Lumenerweiterung auf mindestens 70–80 %** des regulären
Gefäßdurchmessers.

Komplikationen

Häufigste Komplikationen sind **Blutungen**
(selten kreislaufrelevant) bzw. eine **Hämatombildung** an der Punktionsstelle.

Komplikationen

Die häufigste Komplikation ist eine **Blutung** bzw. **Hämatombildung** im Bereich
der Punktionsstelle, die durch eine sorgfältige manuelle Kompression nach
Schleusenentfernung weitgehend vermieden werden kann. Nur selten sind
die Blutungen kreislaufrelevant oder müssen operativ versorgt werden.

Eine **Dissektion** kann durch eine subintimale Passage des Führungsdrahtes oder
Katheters entstehen und im Falle einer
Öffnung des Ballonkatheters zu einem
irreversiblen Gefäßverschluss führen.

Bei der Rekanalisation besteht das Risiko einer **Dissektion** der Arterie, die durch
subintimale Passage des Führungsdrahtes oder Katheters entstehen kann. Wird
ein Ballonkatheter in einer solchen Fehllage entfaltet, führt dies meist zu einem
irreversiblen Gefäßverschluss. Die Rekanalisation muss deshalb mit größter
Sorgfalt erfolgen und die richtige intraluminale Lage durch Kontrastmittelinjek-
tionen bestätigt werden.

Die **Gefäßruptur** ist zwar eine seltene,
aber gravierende Komplikation, die meist
eine operative Behandlung erfordert.

Die **Gefäßruptur** im Rahmen einer Angioplastie ist eine zwar selten auftretende
aber gravierende Komplikation, die fast immer eine operative Behandlung
erfordert. Sie kann z. B. durch die Wahl eines zu großen Ballons, durch die Perforation eines verkalkten Gefäßplaques oder durch eine Ballonruptur entstehen.
Klinisch macht sie sich durch einen heftigen Schmerz bemerkbar.

Durch die Dilatation hervorgerufene
Endothelverletzungen und **Gefäßspasmen**
sind für ein erhöhtes **Thromboserisiko**
verantwortlich.

In dem dilatierten Gefäßabschnitt besteht aufgrund einer vermehrten Thrombogenität der verletzten Gefäßwand ein erhöhtes **Thromboserisiko** (s. o.). Ursachen sind einerseits die entstehenden Intimaeinrisse und andererseits Gefäßspasmen. **Gefäßspasmen** können in der Regel durch die i. a.-Injektion spasmo-
lytischer Medikamente (Nitroglyzerin, Nifedipin) durchbrochen werden.

Insbesondere bei der Rekanalisation von Verschlüssen besteht ein erhöhtes Risiko für die Entstehung **peripherer Embolien** durch Ablösung von Plaques oder wandständigen Thromben. Wichtig ist deshalb eine sorgfältige Beurteilung der Gefäßperipherie im Kontrollangiogramm. In den meisten Fällen kann eine Embolisation durch eine perkutane Katheteraspiration und im Bedarfsfall durch eine zusätzliche lokale Thrombolyse behandelt werden.

Ergebnisse

Die Ergebnisse sind abhängig vom Stadium der AVK vor Behandlung, der Lokalisation, dem angiographischen Bild der Gefäßveränderung (Grad, Länge und Morphologie der Stenose), dem Behandlungserfolg der Risikofaktoren und der Langzeittherapie.

Der **Primärerfolg** der PTA bei Stenosen der femoropoplitealen und der Beckenarterien beträgt stadienabhängig etwa 85–95 %. Das Rezidivrisiko nach PTA ist in den ersten sechs Monaten am größten. Nach drei Jahren bleibt die Offenheitsrate nahezu konstant (65–85 %.). Die Behandlungsergebnisse bei kompletten Gefäßverschlüssen sind allerdings schlechter und stark von der Verschlusslänge abhängig. So gelingt eine Gefäßeröffnung bei femoropoplitealen Verschlüssen von weniger als 7 cm Länge in etwa 85 % der Fälle, während die Erfolgsrate bei längeren Verschlüssen auf unter 50 % sinkt.

Zur **Langzeitprophylaxe** hat sich eine Thrombozytenaggregationshemmung mit ASS in einer Dosierung von 100 mg/die durchgesetzt. Nur in einzelnen Fällen mit schlechten Strömungsverhältnissen besteht die Indikation zu einer oralen Antikoagulation mit Kumarinderivaten (z. B. Marcumar).

Nierenarterien-PTA

In der Regel gelingt eine Dilatation von Nierenarterienstenosen über einen retrograden transfemoralen Zugang (Abb. **B-5.61**). Die besten Ergebnisse werden bei Stenosen im mittleren Gefäßdrittel erzielt. Ostiumnahe Stenosen, die durch Plaques der Aortenwand hervorgerufen werden, sind prognostisch ungünstiger und mit einer höheren Komplikationsrate verbunden. In Abhängigkeit von der Ätiologie sind Stenosen auf dem Boden einer fibromuskulären Dysplasie günstiger als die häufigere arteriosklerotische Genese zu bewerten (s.S. 278).

Die seitengetrennte selektive Blutentnahme aus den Nierenvenen ist heute nur noch in Einzelfällen erforderlich und wurde durch den Captopriltest ersetzt (Anstieg von Renin nach Gabe eines ACE-Hemmers).

Eine Angioplastie der Nierenarterien ist indiziert bei einer renovaskulären Hypertonie, einer vaskulär bedingten Niereninsuffizienz oder bei solitären, hochgradigen Stenosen.

Periphere Embolien können, v. a. bei der Rekanalisation von Verschlüssen, durch Ablösung von Plaques oder wandständigen Thromben entstehen. Sie können meist direkt durch eine perkutane Katheteraspiration behandelt werden.

Ergebnisse

Sie sind abhängig vom Stadium der AVK, der Lokalisation, dem angiographischen Bild und der Nachbehandlung.

Der **Primärerfolg** der PTA bei Stenosen der femoropoplitealen und der Beckenarterien beträgt etwa 85–95 %. Die Ergebnisse bei kompletten Gefäßverschlüssen sind stark von der Verschlusslänge abhängig.

Zur **Langzeitprophylaxe** hat sich eine Thrombozytenaggregationshemmung mit 100 mg ASS/die durchgesetzt.

Nierenarterien-PTA

Eine Angioplastie der Nierenarterien ist indiziert bei renovaskulärer Hypertonie, vaskulär bedingter Niereninsuffizienz oder solitären, hochgradigen Stenosen. Die Dilatation erfolgt über einen retrograden transfemoralen Zugang (Abb. **B-5.61**). Ostiumnahe Stenosen durch Plaques der Aortenwand sind prognostisch ungünstiger als Stenosen im mittleren Gefäßdrittel.

⊙ B-5.61   **Nierenarterien-PTA**

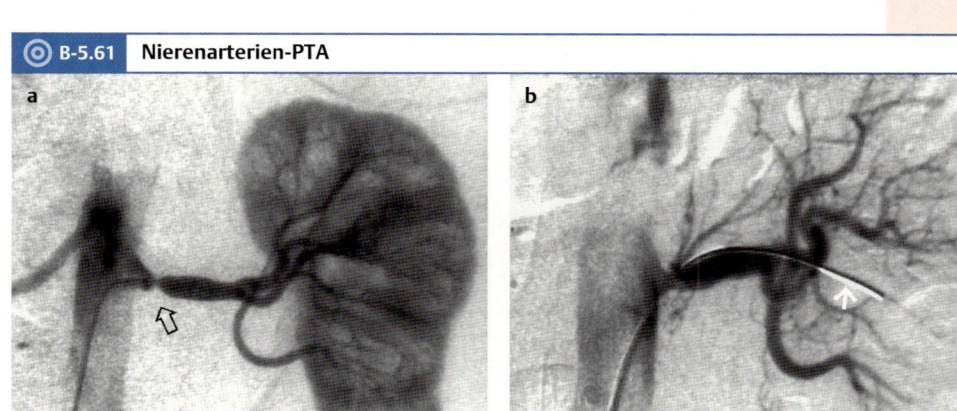

Das Ausgangsangiogramm (**a**) zeigt eine hochgradige Stenose des linken Nierenarterienhauptastes (offener Pfeil). Der Diagnostikkatheter (schwarzer Pfeil) ist am Nierenarterienabgang platziert. Das Kontrollangiogramm nach Dilatation (**b**) bei liegendem Führungsdraht (Pfeil) zeigt eine technisch erfolgreiche Dilatation mit einer Restenose von weniger als 30 %.

Lokale intraarterielle Fibrinolyse

Bei der Fibrinolysetherapie unterscheidet man **systemische** und **lokale Thrombolyse**. Arterienverschlüsse werden meist durch eine **lokale intraarterielle Fibrinolyse** behandelt. Dabei wird die fibrinolytische Substanz durch einen Katheter direkt in das betroffene Gefäß appliziert.

Als Fibrinolytika werden **Urokinase** oder **rt-PA** eingesetzt.

Lokale intraarterielle Fibrinolyse

Die fibrinolytische Therapie ist ein etabliertes Verfahren zur Behandlung akuter Gefäßverschlüsse. Unterschieden wird zwischen einer systemischen und einer lokalen Thrombolyse. Die **systemische Lysetherapie** mit venöser Infusion von Thrombolytika spielt bei der Behandlung arterieller Verschlüsse eine untergeordnete Rolle. Hierzu hat sich die **lokale intraarterielle Fibrinolyse** durchgesetzt. Dabei wird die fibrinolytische Substanz durch einen Katheter direkt in das betroffene Gefäß appliziert. So wird eine wesentlich effektivere Dosis am Zielort erreicht und das Risiko systemischer Nebenwirkungen (erhöhte Blutungsgefahr) weitgehend vermieden.

Neben der ursprünglich angewandten **Streptokinase** werden inzwischen **Urokinase** oder rekombinante Gewebe-Plasminogenaktivator (**rt-PA**) eingesetzt. Eine zusätzliche Wirkungsbeschleunigung durch Thrombusfragmentierung und Oberflächenvergrößerung wird durch den Einsatz verschiedener Instrumente erreicht.

▶ **Merke**

▶ **Merke:** Haupteinsatzgebiete für die lokale Lysetherapie sind Verschlüsse der Extremitätenarterien.

Mitunter werden auch andere Verschlusslokalisationen behandelt, wie z. B. die **Basilaristhrombose**, die eine schlechte Prognose besitzt. Eine notfallmäßige Wiedereröffnung durch lokale Fibrinolyse ist innerhalb der ersten Stunden zu erwägen (Abb. **B-5.62**).
Auch Verschlüsse der **A. cerebri media** werden manchmal innerhalb der ersten 6 Stunden lokal lysiert.

In ausgewählten Fällen werden andere Verschlusslokalisationen behandelt. Bei den intrakraniellen Gefäßen kommt hier der **Basilaristhrombose** die größte Bedeutung zu, die bei einem vollständigen Verschluss eine extrem schlechte Prognose besitzt. In Abhängigkeit vom klinischen Zustand ist eine notfallmäßige Wiedereröffnung durch eine lokale Fibrinolyse innerhalb der ersten Stunden zu erwägen (Abb. **B-5.62**). Nach selektiver Sondierung der A. vertebralis und angiographischer Bestätigung der Basilaristhrombose wird ein dünner Lysekatheter (Durchmesser 1 mm) in dem Verschluss platziert und Urokinase oder rt-PA injiziert.

Unter bestimmten Voraussetzungen werden auch Verschlüsse der **A. cerebri media** innerhalb der ersten 6 Stunden nach Infarktbeginn lokal lysiert.

Perkutane Aspirations-Thromboembolektomie (PAT)

Die **PAT** kommt in erster Linie bei älteren thrombotischen Verschlüssen und peripheren Embolien zum Einsatz. Über spezielle weitlumige Absaugkatheter können festere thrombotische Partikel aus dem Gefäßsystem entfernt werden.

Perkutane Aspirations-Thromboembolektomie (PAT)

Die Lysetherapie wird insbesondere bei nicht mehr ganz frischen thrombotischen Verschlüssen und bei peripheren Embolien mit der **PAT** kombiniert oder durch diese ersetzt. Über einen antegraden Gefäßzugang werden spezielle weitlumige Absaugkatheter mit einem Durchmesser von 5–8 F (French = 1/3 mm) bis zum proximalen Verschlussende vorgeschoben. Durch einen manuell erzeugten Sog können frische Thromben und festere organisierte Partikel aus dem Gefäßsystem entfernt werden. Dieses Vorgehen beschleunigt die Gefäßeröffnung und erlaubt zusätzlich die Entfernung von nicht lysierbaren, organisierten thromboembolischen Partikeln. Damit stellt die PAT für die Behandlung von

⊙ **B-5.62**   **Basilarislyse**

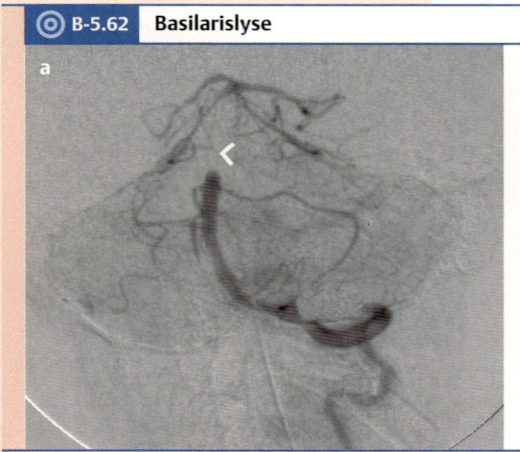
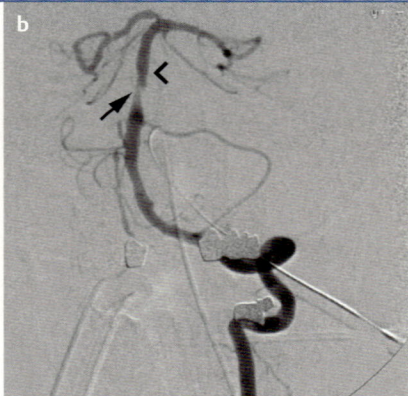

a Verschluss der Basilarisendstrecke (Pfeilspitze) nach dem Abgang der Aa. cerebelli anteriores inferiores.
b Nach lokaler Lysetherapie mit 1.000.000 IE Urokinase ist das Gefäß rekanalisiert (Pfeilspitze) und es demarkiert sich eine ursächliche arteriosklerotische Stenose der A. basilaris (Pfeil).

peripheren Embolien unterhalb der Femoralisgabelung eine Alternative zur chirurgischen Embolektomie mit dem Fogarty-Ballonkatheter dar.

◀ Klinischer Fall

▶ **Klinischer Fall.** Ein 40-jähriger Patient wird notfallmäßig in die Klinik eingewiesen, nachdem er zwei Stunden zuvor ein plötzliches Schmerzereignis im Bein bemerkt hatte. Bei der Untersuchung findet sich ein inkomplettes Ischämiesyndrom mit Ruheschmerz, Hautblässe und Unterkühlung distal des Knies. Der Leistenpuls ist kräftig, der Popliteapuls deutlich abgeschwächt und die Fußpulse nicht mehr tastbar. Anamnestisch ist eine alkoholtoxische dilatative Kardiomyopathie als mögliche Emboliequelle bekannt. Die Angiographie zeigt einen frischen embolischen Verschluss der A. poplitea, der in der gleichen Sitzung durch eine perkutane Aspirationsembolektomie eröffnet werden konnte (Abb. **B-5.63**). Der Patient ist nach der Behandlung beschwerdefrei und wird zur Rezidivprophylaxe auf eine orale Antikoagulation mit Phenprocoumon (Marcumar) eingestellt.

◀ Merke

▶ **Merke:** In Abhängigkeit von der Lokalisation, der Länge und der Beschaffenheit des Verschlussmaterials ist in vielen Fällen eine Kombination der verschiedenen Methoden sinnvoll. Oft ist eine arteriosklerotische Stenose die Ursache des thrombotischen Verschlusses, sodass nach Lysetherapie und Aspiration eine Ballondilatation der zugrundeliegenden Gefäßeinengung erforderlich ist (Abb. **B-5.64**).

Gefäßendoprothesen (Stents)

Nach der Implantationsweise werden **ballonexpandierbare** (z. B. Streckerstent, Palmaz-Stent) und **selbstexpandierbare** (z. B. Wall-Stent, Abb. **B-5.65**) Systeme unterschieden. Sie bestehen aus unterschiedlich aufgebauten Metallgittern und halten durch ihre Form das Gefäß offen. Durch Einsprossung von Bindegewebe kommt es zu einer Reendothelialisierung.

Indikationen zur Implantation von Stents sind **hämodynamisch wirksame Reststenosen** oder **Rezidivstenosen nach Ballondilatation** insbesondere im Beckenbereich (Abb. **B-5.66**). Desweiteren werden sie zur Behandlung von Komplikationen der PTA wie obstruierenden Intimasegeln oder größeren Dis-

Gefäßendoprothesen (Stents)

Man unterscheidet **ballonexpandierbare** und **selbstexpandierbare Stents** (Abb. **B-5.65**). Sie bestehen aus Metallgittern und halten durch ihre Form das Gefäß offen.

Indikationen sind **hämodynamisch wirksame Reststenosen** oder **Rezidivstenosen nach Ballondilatation** besonders im Beckenbereich (Abb. **B-5.66**). Beckenarte-

◉ **B-5.63**   **Perkutane Aspirations-Thromboembolektomie**

◉ B-5.63

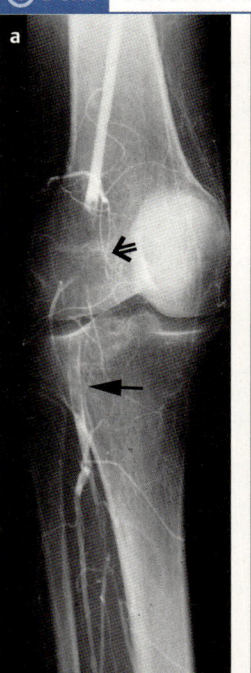
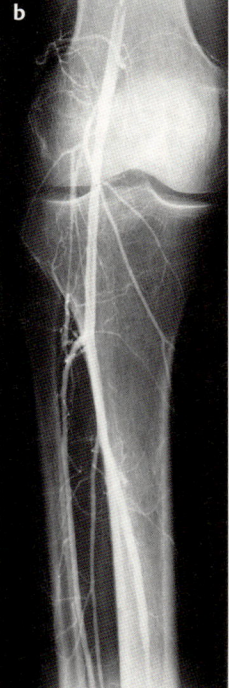

a Verschluss der rechten A. poplitea (offener Pfeil) bei einem Patienten mit Kardiomyopathie mit partiell umflossenem Embolus im distalen Anteil (schwarzer Pfeil).
b Die Kontrollangiographie nach Aspirationsbehandlung zeigt eine vollständige Rekanalisation.

◎ **B-5.64**   **Kombinierter Einsatz der lokalen intraarteriellen Fibrinolyse, der PAT/RAT und der Ballondilatation zur Wiedereröffnung eines akuten Verschlusses eines femorokruralen in-situ-Bypasses**

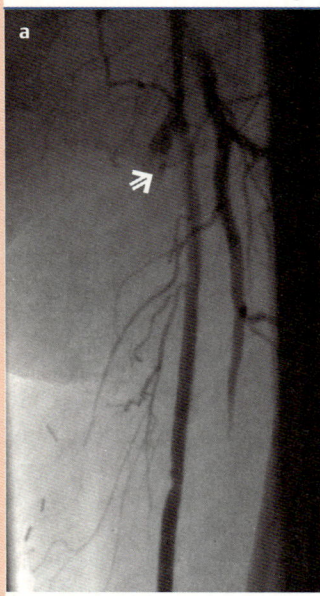
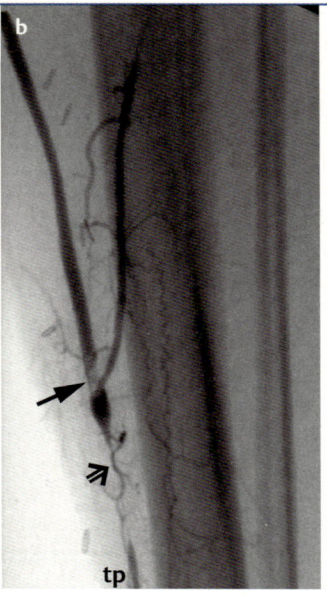
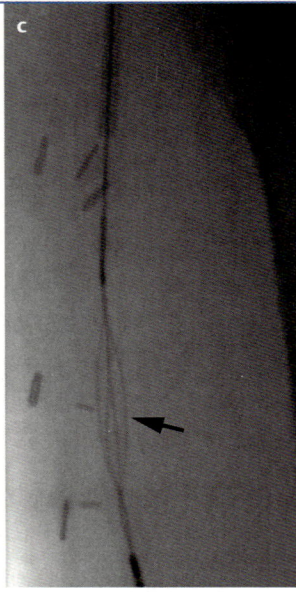
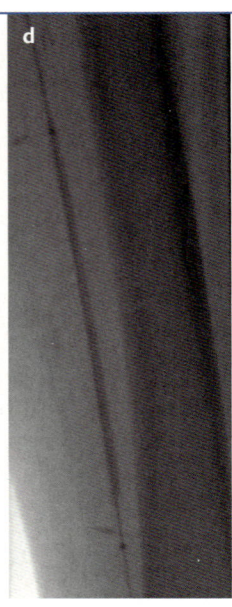

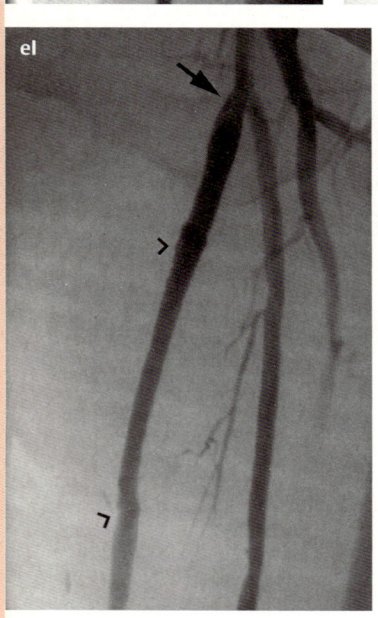
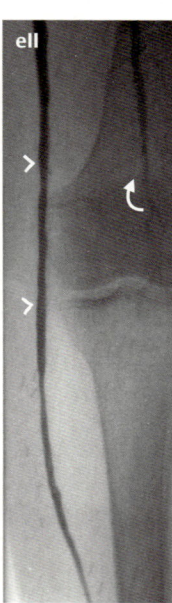
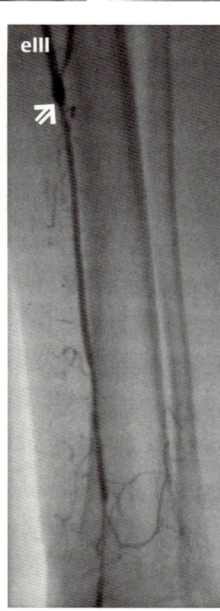
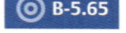

a Das Ausgangsangiogramm zeigt einen kompletten Bypassverschluss mit kuppelförmigem Abbruch (offener Pfeil) der noch kurzstreckig dargestellten proximalen Anastomose. Das überwiegend frische thrombotische Verschlussmaterial wurde durch lokale Urokinase-Infiltration lysiert und z. T. durch PAT abgesaugt.

b Nach erfolgreicher Bypasseröffnung findet sich distal noch ein Thrombus (schwarzer Pfeil) und distal der Anastomose eine hochgradige filiforme Stenose (offener Pfeil) der A. tibialis posterior (tp) als Ursache des Gefäßverschlusses.

c, d Der Thrombus wird mit Hilfe eines RAT-Körbchens (Pfeil) abgesaugt und die Stenose mit einem 3 mm Ballonkatheter dilatiert (d).

e Das Abschlussangiogramm zeigt einen vollständig durchgängigen Bypass (Pfeilspitzen) mit gutem Fluss in der proximalen (schwarzer Pfeil) und distalen Anastomose (offener Pfeil). Hier ist auch der Popliteaverschluss (gebogener Pfeil), der zur Bypassimplantation führte, erkennbar.

◎ **B-5.65**

◎ **B-5.65**   **Selbstexpandierbarer Stent (Wallstent), der nach Zurückziehen einer dünnen Hülle bereits zum Teil entfaltet ist** (mit freundlicher Genehmigung der Firma Boston Scientific Corporation)

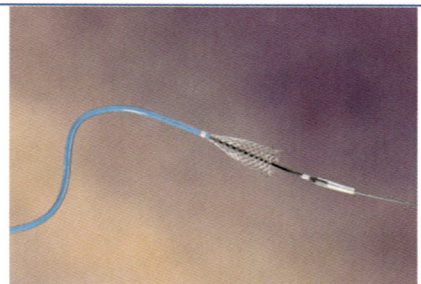

B-5.66 **Patient pAVK Stadium IIb rechts**

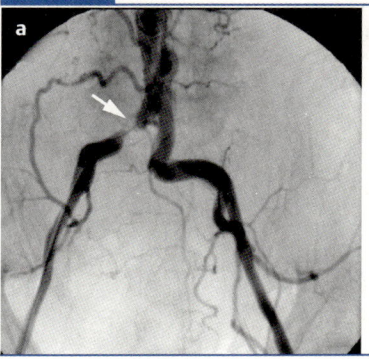
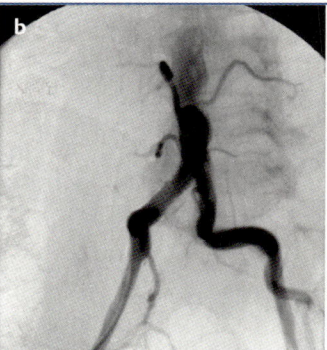

a Nach retrograder Punktion und Einlage eines Pigtail-katheters in die distale Aorta stellt sich eine kurz-streckige hochgradige Stenose der rechten A. iliaca communis dar (Pfeil).
b Über den gleichen Zugang wird ein selbstexpandier-barer Stent von 10 mm Durchmesser und 4 cm Länge implantiert. Das Ergebnis nach zusätzlicher Ballondi-latation zeigt ein normales Gefäßkaliber.

B-5.67 **Beckenarterienverschluss**

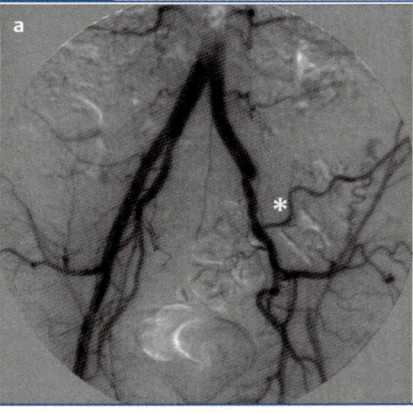
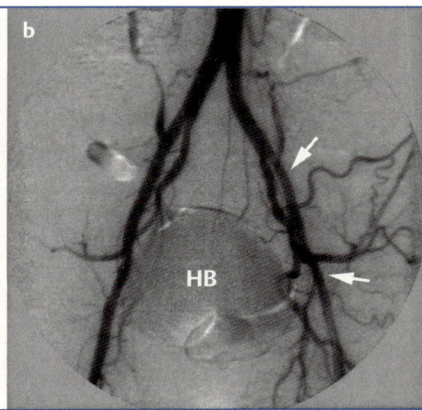

a In der DSA bei einem Patienten mit einer AVK vom Beckentyp ist ein langstreckiger Verschluss der A. iliaca externa links erkennbar (Stern).
b Nach Stentimplantation (Pfeile) ist das Gefäß wieder durchgängig und die Gehstreckeneinschränkung vollstän-dig zurückgebildet. HB = Harnblase.

sektionen eingesetzt. Wegen des erhöhten Embolisationsrisikos der Ballondila-tation von Beckenarterienverschlüssen werden diese bevorzugt durch eine pri-märe Stentimplantation therapiert (Abb. **B-5.67**).

Die **Primär- und Langzeitergebnisse** sind in den größeren Gefäßen mit einem hohen Blutfluss sehr gut. So beträgt die Offenheitsrate im Beckenbereich nach vier Jahren etwa 90 % und ist damit der PTA deutlich überlegen. Dagegen ist die Indikation in den peripheren Gefäßen wegen der höheren Restenoserate streng zu stellen.

Neben den unbeschichteten Stents zur Behandlung von Stenosen und Gefäßver-schlüssen, stehen inzwischen **beschichtete Endoprothesen** zur Verfügung. Diese auch als „Stentgraft" bezeichneten Prothesen werden zur Behandlung von Aneurysmen der Aorta und der Beckenarterien eingesetzt.

5.3.2 Arterielle Katheterembolisation

Methode: Unter einer Embolisationsbehandlung versteht man einen iatrogen in therapeutischer Absicht herbeigeführten Gefäßverschluss. Die Embolisation erfolgt immer durch eine selektive Sondierung der zu embolisierenden Gefäße. Je nach Zielsetzung stehen **verschiedene Embolisate** zur Auswahl (Tab. **B-5.5**). Der gewünschte Gefäßverschluss kann so entweder zentral im Bereich der ver-sorgenden Hauptarterien oder peripher im Kapillargebiet erfolgen. Für die prä-operative Therapie reicht ein temporärer Verschluss, während in der palliativen Tumortherapie ein permanenter Gefäßverschluss notwendig ist.

Indikationen: Die Katheterembolisation wird durchgeführt zur **Unterbrechung der arteriellen Blutzufuhr** bei gefäßreichen Tumoren, zur **Ausschaltung von AV-Malformationen** oder **blutenden Gefäßen** (Abb. **B-5.68**). Die Embolisation kann in kurativer Absicht (z. B. Blutungen, AVM) oder als palliative Maßnahme (z. B.

rienverschlüsse werden bevorzugt durch eine primäre Stentimplantation therapiert (Abb. **B-5.67**).

Die **Primär- und Langzeitergebnisse** sind in größeren Gefäßen mit hohem Blutfluss sehr gut. Nach vier Jahren beträgt die Offenheitsrate im Beckenbereich etwa 90 %.

Inzwischen stehen **beschichtete Endopro-thesen** zur Verfügung. Diese „Stentgrafts" werden bei Aneurysmen der Aorta und der Beckenarterien eingesetzt.

5.3.2 Arterielle Katheterembolisation

Methode: Der Gefäßverschluss erfolgt iatrogen in therapeutischer Absicht.

Verschiedene Embolisate stehen zur Aus-wahl (Tab. **B-5.5**).

Indikationen: Unterbrechung der arte-riellen Blutzufuhr bei gefäßreichen Tumoren und **Ausschaltung von AV-Mal-formationen** oder **blutenden Gefäßen** (Abb. **B-5.68**).

≡ **B-5.5** | **Embolisate**

	Prinzip	Verschlussart	Lokalisation	Einsatzgebiete
flüssig				
absoluter Alkohol	je nach Konzentration perivaskuläre Nekrose oder Eiweißdenaturierung	permanent	kapillär	maligne Nierentumoren
IBCA (Isobutyl-2-Cyanoacrylat)	Polymerisation bei Kontakt mit Blut, Schattengebung und Verlängerung der Polymerisationszeit durch öliges Kontrastmittel (Lipiodol)	permanent	zentral/kapillär	Tumoren, AV-Malformationen
Ethibloc	Präzipitation, Verzögerung der Präzipitation durch Injektion von Glukose-Lösung	permanent	zentral/kapillär	maligne Nierentumoren
mechanisch				
absetzbarer Ballon (Latex, Silikon)	direkter Verschluss	permanent	zentral	präoperativ, große AV-Malformationen
Spirale (Stahl, Platin, Wolfram)	Thrombose	permanent	zentral	Blutungen, AV-Malformationen
Partikel				
Gelfoam	Gelatinepulver, Mikropartikel 40–60 μm oder von Hand angefertigt	temporär	zentral/peripher (Partikelgröße)	präoperativ, traumatische Blutungen, Uterusmyome
Ivalon	gehärteter Kunststoff, Mikropartikel 150–1000 μm	permanent	zentral/peripher (Partikelgröße)	präoperativ, Tumorblutung, AV-Malformationen

◎ **B-5.68** | **Embolisationsbehandlung bei akuter Blutung**

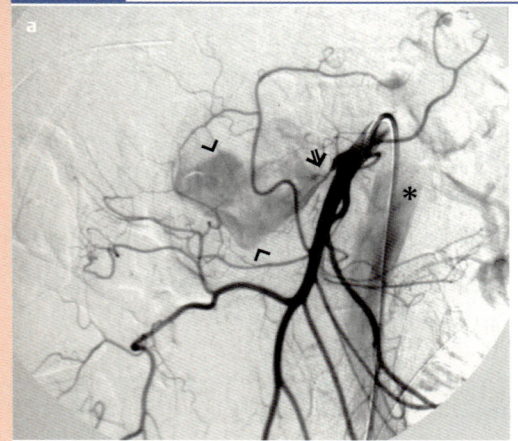
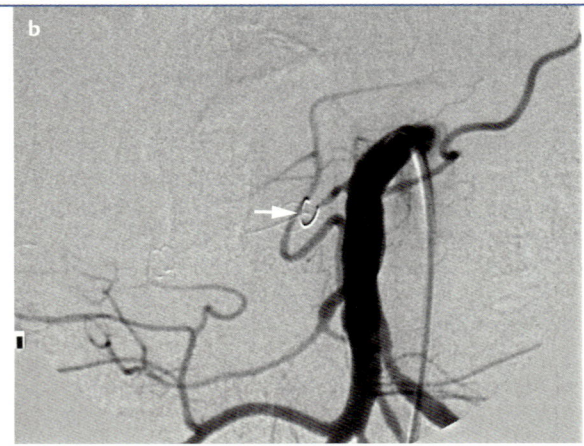

a Die selektive DSA zeigt eine akute Blutung in eine Pankreaspseudozyste (Pfeilspitzen) aus einem proximalen Seitenast (offener Pfeil) der A. mesenterica superior. Die Aorta (Stern) wird retrograd gering kontrastiert.
b Nach der Embolisation mit einer Metallspirale (Pfeil) ist die Blutung gestoppt.

Komplikationen: Gefürchtet wird eine **Organnekrose** durch die Verschleppung von Embolisationsmaterial oder den Verschluss zu großer Versorgungsareale. Bei Eingriffen im Bereich der viszeralen Arterien besteht z. B. das Risiko einer **Darmischämie**. Auch **Hirninfarkte** oder eine **Claudicatiosymptomatik** können durch verschlepptes Material entstehen. Weitere

inoperable Tumoren) erfolgen. Darüber hinaus wird sie bei hypervaskularisierten Tumoren präoperativ zur Reduktion der intraoperativen Blutung eingesetzt (z. B. Nierenzellkarzinom).
Komplikationen: Neben den allgemeinen Komplikationsmöglichkeiten der Kontrastmittelgabe und der Angiographie existieren spezielle Risiken der Embolisationsbehandlung. Am meisten gefürchtet wird eine **Organnekrose** durch Verschleppung von Embolisationsmaterial oder den Verschluss zu großer Versorgungsareale. So besteht das Risiko einer **Darmischämie** bei Eingriffen im Bereich der viszeralen Arterien mit möglicherweise letalem Ausgang und einer **Querschnittslähmung** bei der Embolisation von Wirbelkörper- und Bronchialarterien. Wegen der Gefahr von **Hirninfarkten** erfordern Behandlungen in den

◉ B-5.69 | **Intraarterielle Chemoembolisation**

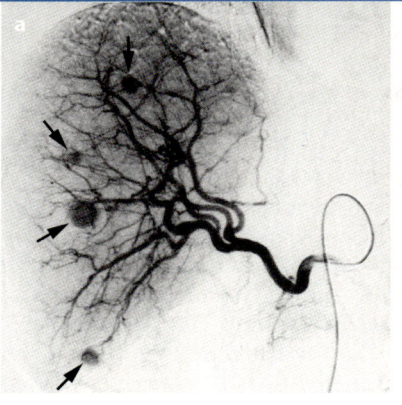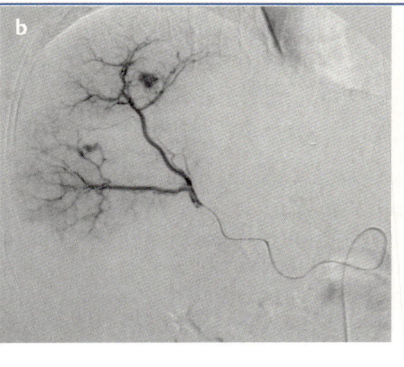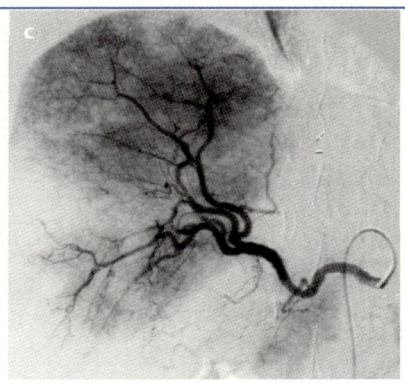

a DSA einer Patientin mit vier Metastasen eines Karzinoids im rechten Leberlappen, die sich in der arteriellen Phase hypervaskularisiert darstellen (Pfeile).
b Über den 5F-Diagnostikkatheter, der in der A.hepatica dextra platziert ist, wird ein 3F-Koaxialkatheter in die tumorversorgenden Lebersegmentarterien vorgeschoben und das Embolisat verabreicht.
c In der Kontrollangiographie sind die Metastasen devaskularisiert und somit nicht mehr abgrenzbar.

supraaortalen Gefäßen eine besondere Sorgfalt und Erfahrung des behandelnden Arztes. Die Verschleppung von Embolisat in die Becken-Bein-Arterien kann zu einer **Claudicatiosymptomatik** führen. Weitere Risiken sind **Einblutungen** und **Abszedierungen** im nekrotischen Gewebe sowie ein **Festkleben des Katheters** bei Verwendung von schnell aushärtendem Histoacryl.
Durch die Devaskularisation häufig auftretende **Schmerzen** können in der Regel durch analgetische Medikamente kontrolliert werden.

5.3.3 Intraarterielle Chemotherapie

Methode: Das Prinzip beruht auf einer Dosiserhöhung durch **selektive Gabe** des Chemotherapeutikums **in die tumorversorgenden Arterien**. So kann eine hohe Konzentration am Zielort erzeugt werden bei gleichzeitiger Reduktion der Nebenwirkungen.
Methodisch sind die **Chemoperfusion** und die **Chemoembolisation** zu unterscheiden. In beiden Fällen werden die tumorversorgenden Arterienäste primär möglichst superselektiv katheterisiert. Die **richtige Katheterlage** ist **angiographisch** an dem **typischen Tumorblush** erkennbar (s.S. 414).
Bei der **Chemoperfusion** wird das Zytostatikum anschließend über mehrere Stunden infundiert. Als Chemotherapeutika kommen unter anderen Mitoxantron, 5-FU und Cisplatin zum Einsatz.
Die **Chemoembolisation** der Leber nutzt die duale Blutversorgung: Die Blutversorgung von gesundem Parenchym erfolgt überwiegend portalvenös, das hepatozelluläre Karzinom (HCC) oder Lebermetastasen werden dagegen in erster Linie arteriell versorgt. Der Vorteil dieser Therapie ist ein **synergistischer Effekt** durch die Kombination von **lokaler Chemotherapie und Tumorembolisation**. Verwendet wird z. B. ein Gemisch aus dem Chemotherapeutikum Epirubicin und dem öligen Kontrastmittel Lipiodol, das als Embolisat wirkt (s.S. 433). Die Behandlung wird meist ein- bis zweimal im Abstand von einigen Wochen wiederholt.
Komplikationen: Fehlembolisationen in die Milz- oder Mesenterialarterien, Leberabszedierungen, Entwicklung eines Leberkomas oder Nierenversagens.

Indikationen: Die Behandlung wird einerseits **präoperativ zur Tumorreduktion** oder als **palliative Maßnahme** eingesetzt.
Indikationen für die **Chemoperfusion** sind z.B. fortgeschrittene Mammakarzinome oder -rezidive, Bronchialkarzinome und Karzinome der Beckenorgane.

Risiken sind **Einblutungen** und **Abszedierungen** im nekrotischen Gewebe.

5.3.3 Intraarterielle Chemotherapie

Methode: Dosiserhöhung durch **selektive Gabe** des Chemotherapeutikums **in die tumorversorgenden Arterien**.

Die **richtige Katheterlage** ist **angiographisch** an dem **typischen Tumorblush** erkennbar (s.S. 414).

Bei der **Chemoperfusion** wird das Zytostatikum über mehrere Stunden infundiert.

Die **Chemoembolisation** der Leber nutzt die duale Blutversorgung: Gesundes Parenchym wird portalvenös, HCC und Lebermetastasen arteriell versorgt. Durch die Kombination von **lokaler Chemotherapie und Tumorembolisation** entsteht ein **synergistischer Effekt**.

Komplikationen. Fehlembolisationen, Leberabszedierungen, Leberkoma, Nierenversagen.

Indikation. Die Behandlung wird **präoperativ zur Tumorreduktion** oder als **palliative Maßnahme** eingesetzt. Die **Chemoperfusion** wird bei fortgeschrittenen Karzinomen (Mamma, Lunge, Beckenorgane) eingesetzt. Die **Chemoembolisation** (Abb. **B-5.69**) dient der **palliativen Behandlung des primär nicht operablen** HCC.

Die **Chemoembolisation** hat ihr Haupteinsatzgebiet bei Tumoren der Leber. Im Vordergrund steht die **palliative Behandlung des primär nicht operablen hepatozellulären Karzinoms** (HCC), des weiteren werden endokrin aktive Tumoren (z. B. Karzinoid) und in Einzelfällen Metastasen so behandelt (Abb. **B-5.69**).

5.3.4 Kava-Filter

Methode: Funktionsprinzip ist die **Verhinderung von Lungenembolien durch ein Metallgitter** (Abb. **B-5.71**). Die Filterimplantation erfolgt entweder über die V. jugularis interna oder transfemoral. Unterschieden werden **permanente** und **temporäre Filter** (Abb. **B-5.70**).

5.3.4 Kava-Filter

Methode: Gemeinsames Funktionsprinzip der Kava-Filter ist die **Verhinderung von Lungenembolien durch ein Metallgitter**, wobei der Blutstrom durch die V. cava inferior jedoch erhalten werden soll. Die eingefangenen Thromben werden durch die fibrinolytische Eigenaktivität des Blutes wieder aufgelöst. Zunächst erfolgt die Durchführung einer Cavographie zur Darstellung der Thrombose und des Durchmessers der V. cava sowie zur Bestimmung der Lage des Katheters in Relation zur Nierenveneneinmündung. Die Filter werden in der Regel unterhalb der Nierenvenen platziert, um eine Abflussbehinderung der Nierenvenen zu vermeiden (Abb. **B-5.71**). Die **Filterimplantation** erfolgt entweder über die **V. jugularis interna**, wodurch eine Ablösung von Thromben der Beckenvenen verhindert wird, oder – bei freier Durchgängigkeit der Beckenvenen – auch transfemoral. Unterschieden werden **permanente Filter**, die dauerhaft im Gefäß verbleiben und **temporäre Filter**, die spätestens nach zwei Wochen entfernt werden müssen (Abb. **B-5.70**).

Indikation sind **rezidivierende Lungenembolien** trotz effektiver oder kontraindizierter Antikoagulation (Abb. **B-5.72**).

Indikationen zur Implantation eines Kavafilters sind **rezidivierende Lungenembolien** (Abb. **B-5.72**), die trotz effektiver Antikoagulation entstehen oder wenn eine Antikoagulation kontraindiziert ist. Selten wird bei einem hohen Embolierisiko oder unter fibrinolytischer Therapie einer Phlebothrombose eine prophylaktische Filterimplantation durchgeführt.

Komplikationen sind Perforation mit Blutung durch die Metallstreben oder thrombotischer Verschluss der V. cava.

Komplikationen ergeben sich durch Fehlplatzierung oder Dislokation des Filters. Bei dauerhafter Behandlung mit einem permanenten Filter kann es durch die Metallstreben zu einer Perforation mit Blutung oder zu einem thrombotischen Verschluss der V.cava kommen.

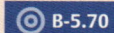 **B-5.70**

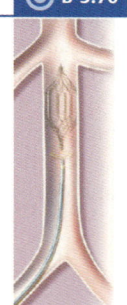

⊚ **B-5.70**   **Beispiele für Kavafilter**

Temporärer und permanenter Kavafilter (OptEase) (mit freundlicher Genehmigung der Firma Cordis, a Johnson & Johnson Company).

B-5.71 **Implantation eines Kimray-Greenfield-Filters über die V. jugularis**

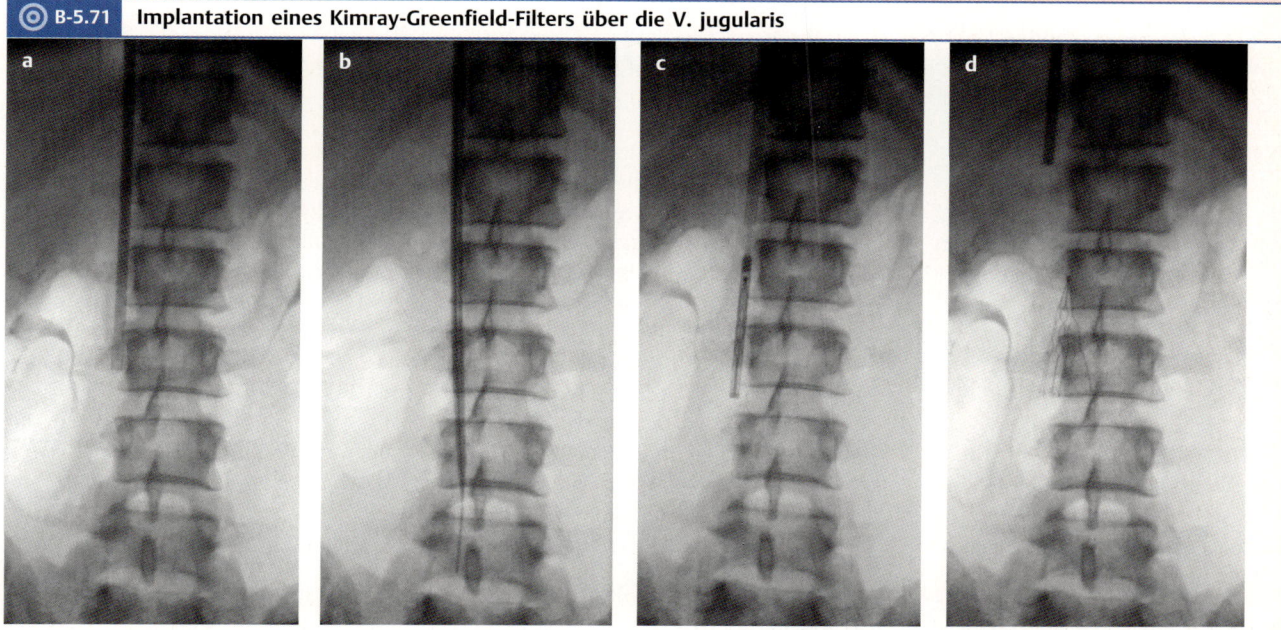

Zunächst wird die Einführhülle bis in die V. cava inferior vorgeschoben (**a**). Dann wird die Ladekapsel mit dem Filter eingeführt (**b**) und korrekt unterhalb der Nierenvene positioniert (**c**). Schließlich wird durch Rückzug der Ladekapsel der Filter entfaltet (**d**).

B-5.72 **Kavafilter bei Beckenvenen- und Kavathrombose**   **B-5.72**

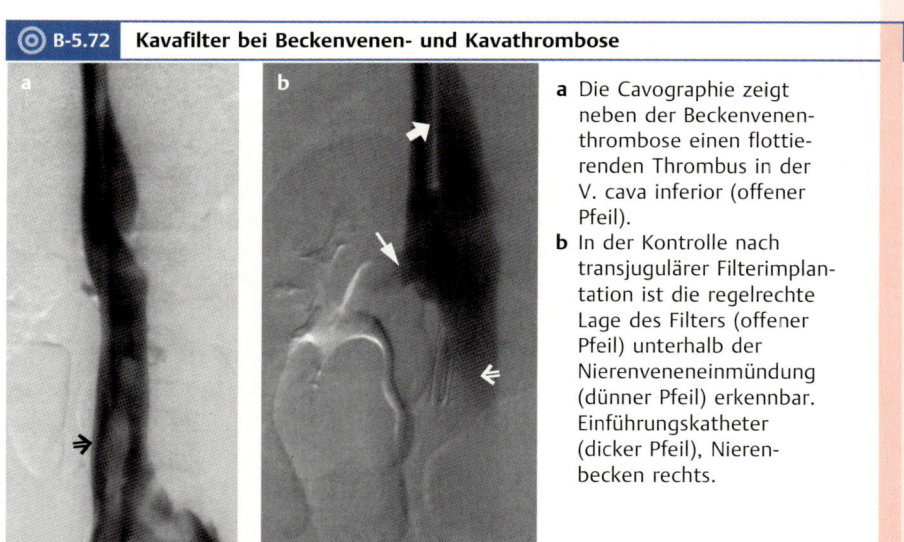

a Die Cavographie zeigt neben der Beckenvenenthrombose einen flottierenden Thrombus in der V. cava inferior (offener Pfeil).

b In der Kontrolle nach transjugulärer Filterimplantation ist die regelrechte Lage des Filters (offener Pfeil) unterhalb der Nierenveneneinmündung (dünner Pfeil) erkennbar. Einführungskatheter (dicker Pfeil), Nierenbecken rechts.

6   Ösophagus, Magen, Dünn-
     und Dickdarm

6   Ösophagus, Magen, Dünn- und Dickdarm

▶ Merke

▶ **Merke:** Neben der Beurteilung morphologischer Varianten gestattet die Endoskopie die Schleimhaut unter Sicht zu beurteilen und die Durchführung einer gezielten Gewebsentnahme zur histologischen Aufarbeitung. Die Möglichkeit endoskopischer interventioneller Maßnahmen, wie Unterspritzung, Bougierung und Übernähung von Perforationen liefern einen gleitenden Übergang zur Therapie. Im Anschluss an eine endoskopische Untersuchung des Magen-Darm-Trakts werden häufig weitere radiologische Untersuchungsverfahren durchgeführt.

6.1   Radiologische Methoden

6.1.1 Konventionelle Röntgendiagnostik

Abdomenübersichtsaufnahme

Methode: Sie erfolgt nativ standardisiert in Rückenlage und Linksseitenlage.

Indikationen: Sie dient dem Nachweis von Ileus, Fremdkörpern und Konkrementen, der Lagekontrolle eingebrachter Materialien und der Abklärung freier Luft.

6.1.2 Sonographie

Methode (s. a. S. 88): Zur abdominellen Sonographie werden hochauflösende Schallköpfe im Real-time-Verfahren benötigt. Mit der **Endosonographie** können gezielt einzelne Darmabschnitte untersucht werden.

Indikationen:

- **Ösophagus, Magen und proximaler Dünndarm:** Die Endosonographie ermöglicht die Differenzierung zwischen Tumoren und Gefäßmissbildungen (Abb. **B-6.1**)

6.1 Radiologische Methoden

6.1.1 Konventionelle Röntgendiagnostik

Abdomenübersichtsaufnahme

Methode: Sie erfolgt nativ standardisiert in Rückenlage und Linksseitenlage. Ergänzende Projektionen sind Aufnahmen im Stehen, Rechtsseitenlage, Bauchlage und Zielaufnahmen.

Indikationen: Neben der Abklärung freier Luft als Hinweis auf eine Perforation, dient die Abdomenübersichtsaufnahme dem Nachweis eines Ileus, von Fremdkörpern, Konkrementen (z. B. Gallen- oder Nierensteine) und zur Lagekontrolle verschiedener eingebrachter Materialien.

6.1.2 Sonographie

Methode (s. a. S. 88): Zur abdominellen Sonographie werden hochauflösende Schallköpfe (ab 3,5 MHz) im Real-time-Verfahren benötigt. Unter endoskopischer und radiologischer Lagekontrolle kann über eine intraluminal vorgeführte Sonde mit hochauflösenden Schallköpfen (ab 11 MHz) gezielt eine Sonographie einzelner Darmabschnitte erfolgen. Dieses Verfahren wird als **Endosonographie** bezeichnet.

Indikationen:

- **Ösophagus, Magen und proximaler Dünndarm:** Die Endosonographie ermöglicht bei gezieltem Einsatz intramural wachsende Tumoren, Gefäßmissbildungen oder der Darmwand unmittelbar benachbarte tumoröse bzw. entzündliche Prozesse in einem frischen Stadium zu differenzieren (Abb. **B-6.1**).

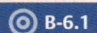

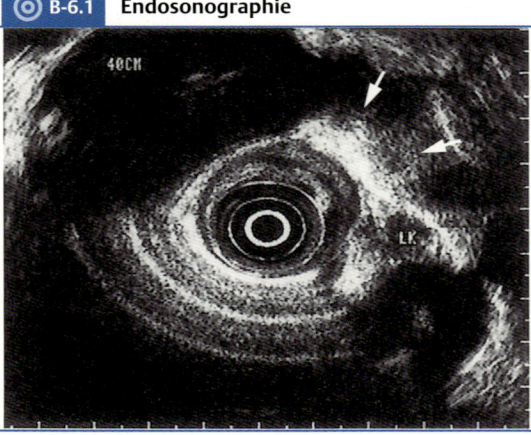

B-6.1   Endosonographie

Endosonographie eines infiltrativ wachsenden Ösophaguskarzinoms (Pfeile). LK = Lymphknoten

- **Kolon:** Die bildgebende Diagnostik des Dickdarms beginnt nichtinvasiv mit der **Sonographie** des Abdomens. Wesentliches Augenmerk wird hierbei auf Veränderungen im Bereich der parenchymatösen Organe und der Darmwandstrukturen, wie Kokarden, sowie auf das Vorliegen freier oder umschriebener abdomineller Flüssigkeit gelegt. Ergänzende Verfahren zur Endoskopie stellen die **Endosonographie** und die **Hydrosonographie** zur Beurteilung der Wandstrukturen und deren unmittelbarer Nachbarschaft dar.

- **Kolon:** Die Untersuchung beginnt mit der **Sonographie** des Abdomens, ergänzend werden **Endosonographie** und **Hydrosonographie** durchgeführt.

6.1.3 CT und MRT

Methode: s.S. 79.
Indikationen: Neben der CT ermöglicht die MRT als multidirektionales Verfahren eine verbesserte Beurteilung der topographischen Lagebeziehungen zu den Organen. Mit der **MRT** ist eine genauere artdiagnostische Gewebedifferenzierung, bei in der Regel bereits stattgehabter CT, möglich.

- **Ösophagus:** Mit der **CT** kann die Ausdehnung von Tumoren im Ösophagus und in Nachbarstrukturen beurteilt werden. Außerdem leistet sie einen Beitrag zum Staging durch den Nachweis von metastatisch befallenen mediastinalen Lymphknoten und Fernmetastasen (u. a. Leber, Nebennieren).
- **Magen:** Die **CT** liefert Aussagen bezüglich pathologischer Begleitreaktionen in Nachbarschaft des Magens. Bei malignen Prozessen ist die CT zur Stadieneinteilung und damit zur Einstufung des weiteren therapeutischen Vorgehens unumgänglich.
- **Dünndarm:** Die **CT** ermöglicht die Erfassung entzündlicher und tumoröser Prozesse in ihrer Ausdehnung in die Nachbarschaft. Häufig ist jedoch ein Verbund mehrerer diagnostischer Verfahren nicht zu umgehen.
- **Kolon:** Der **CT** kommt gegenüber der Endoskopie und konventionellen Diagnostik bezüglich pathologischer Wandveränderungen des Dickdarms nur eine eingeschränkte Aussagekraft zu. Sie liefert jedoch weitere Informationen über Veränderungen der Nachbarstrukturen, dem Auftreten von Lymphknoten- und/oder Fernmetastasen.

6.1.4 Spezielle Untersuchungen

Ösophagus-Breischluck

Methode: Die radiologische Darstellung des Ösophagus erfolgt in der Regel durch einen sog. **Breischluck** unter Verwendung eines positiven **KM** (Bariumsulfat) (Abb. **B-6.2**).

6.1.3 CT und MRT

Methode: s.S. 79.
Indikationen: Mit der **MRT** ist nach einer bereits durchgeführten CT eine genauere Differenzierung von Geweben und Lagebeziehungen möglich.

- **Ösophagus:** Mit der **CT** kann die Ausdehnung von Tumoren sowie die Anwesenheit von Metastasen beurteilt werden.
- **Magen:** Die **CT** zeigt pathologische Begleitreaktionen und dient der Stadieneinteilung bei malignen Prozessen.
- **Dünndarm:** Die **CT** ermöglicht die Erfassung entzündlicher und tumoröser Prozesse.
- **Kolon:** Der **CT** kommt nur eingeschränkte Aussagekraft zu. Sie liefert jedoch Informationen über Nachbarstrukturen und kann Metastasen nachweisen.

6.1.4 Spezielle Untersuchungen

Ösophagus-Breischluck

Methode: Der Ösophagus wird mit einem **Breischluck** mit positivem **KM** (Bariumsulfat) dargestellt (Abb. **B-6.2**).

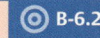

⊚ B-6.2	**Kontrastmitteluntersuchung des Ösophagus**

⊚ B-6.2

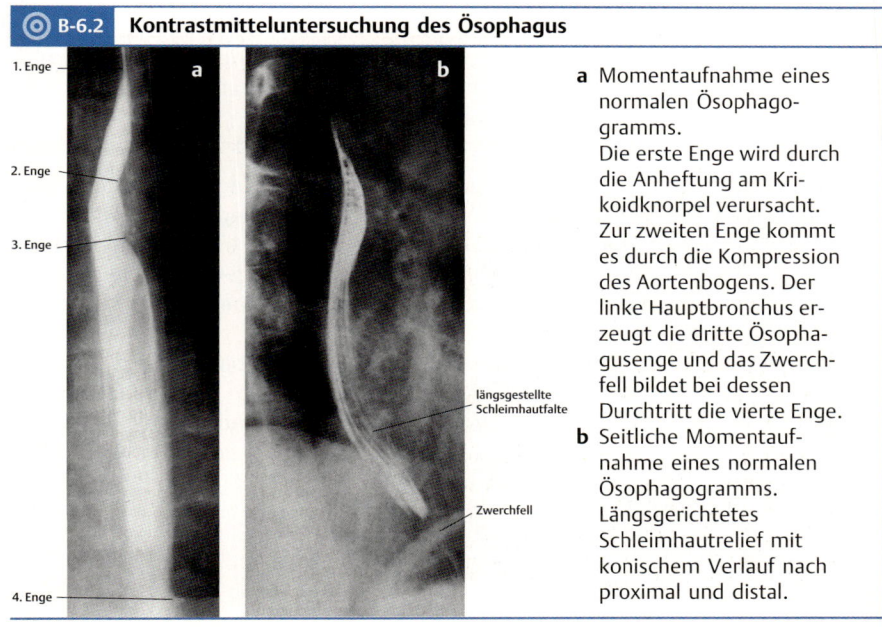

a Momentaufnahme eines normalen Ösophagogramms.
Die erste Enge wird durch die Anheftung am Krikoidknorpel verursacht. Zur zweiten Enge kommt es durch die Kompression des Aortenbogens. Der linke Hauptbronchus erzeugt die dritte Ösophagusenge und das Zwerchfell bildet bei dessen Durchtritt die vierte Enge.
b Seitliche Momentaufnahme eines normalen Ösophagogramms. Längsgerichtetes Schleimhautrelief mit konischem Verlauf nach proximal und distal.

(Bildbeschriftung: 1. Enge, 2. Enge, 3. Enge, 4. Enge, längsgestellte Schleimhautfalte, Zwerchfell)

▶ **Merke:** Ausgetretenes oder aspiriertes Bariumsulfat kann schwerste Entzündungen und Fremdkörperreaktionen bewirken. Das schwer lösliche Bariumsulfat ist daher bei Verdacht auf eine Ösophagusperforation, eine Mediastinalfistel oder Aspiration absolut kontraindiziert. In diesem Fall dürfen nur wasserlösliche ionische bzw. nichtionische Kontrastmittel eingesetzt werden (s.S. 94).

Einen Doppelkontrast und damit eine bessere Darstellung des Schleimhautreliefs erzielt man durch das Schlucken von Luft oder eines CO_2-Bildners. Diese Untersuchung erfolgt **im Stehen**.

Neben der **Passage** müssen das **Faltenrelief**, die **Lumenweite** und der **Ösophagusverlauf** beurteilt werden.

Indikationen: Mit dem Breischluck kann die kraniokaudale Ausdehnung eines Tumors erfasst werden. Funktioneller Ablauf, Flussverzögerungen und Reflux sind unmittelbar sichtbar.

Zusätzlich kann zur besseren Darstellung des Schleimhautreliefs Luft oder ein Gasbildner (CO_2-Bildner) geschluckt oder über einen Katheter in das Ösophaguslumen eingebracht und damit ein Doppelkontrast erzielt werden. Zur optimalen Darstellung des Schleimhautreliefs erfolgt die Doppelkontrastuntersuchung des Ösophagus **im Stehen**. Eine Verzögerung der Kontrastmittelpassage zur besseren Beobachtung kann durch eine halbliegende oder liegende Position erreicht werden.

Die Darstellung des Ösophagus und der pathologischen Veränderungen muss in mehreren Ebenen erfolgen. Neben der **Passage** müssen das **Faltenrelief**, die **Lumenweite** und der **Ösophagusverlauf** beurteilt und dokumentiert werden.

Indikationen: Im Gegensatz zur Endoskopie kann mit dem Ösophagus-Breischluck die kraniokaudale Ausdehnung eines tumorösen Prozesses erfasst werden. Der funktionelle Ablauf, Flussverzögerungen und ein Reflux sind unmittelbar sichtbar. Divertikel und Einflüsse aus der Nachbarschaft werden häufig besser als mit endoskopischen Verfahren erkannt.

Magen-Darm-Passage (MDP)

Magen-Darm-Passage (MDP)

Methode: Die MDP sollte **am Morgen bei nüchternem Patienten erfolgen.**

Methode: Die MDP sollte **am Morgen bei nüchternem Patienten** erfolgen, da die zunehmende Magensäureproduktion einen optimalen Kontrastmittelbeschlag der Magenschleimhaut verhindert.

▶ **Merke:** Vor Beginn jeder MDP sollte zum Ausschluss freier intraabdomineller Luft als Hinweis auf eine Perforation und zur Darstellung schattengebender Überlagerungen eine kurze Durchleuchtung des Thorax und Abdomens erfolgen. Ggf. werden native Aufnahmen (Leeraufnahme) angefertigt.

Die Untersuchung wird in **Hypotonie** der Magenwand – erzielt durch ein **Spasmolytikum** – und **Doppelkontrast** durchgeführt. Als **positives KM** dient eine **Bariumsulfat-Suspension**, als **negatives KM** ein CO_2-Granulat.

Die optimierte Untersuchung wird in **Hypotonie** und **Doppelkontrast** durchgeführt. Als **positives KM** wird oral eine **Bariumsulfat-Suspension** verabreicht. Unmittelbar anschließend sollte das **negative KM** (Gasbildner) in Form eines CO_2-**Granulats** eingenommen werden. Die **Hypotonie** der Magenwand wird durch die zusätzliche i. v. Applikation eines **Spasmolytikums** (z. B. Butylscopolamin) erzielt.

▶ **Merke:** Bei bekanntem Engwinkelglaukom ist die Injektion von Butylscopolamin streng kontraindiziert. Mögliches **Ausweichpräparat** ist Glukagon, das allerdings bei Diabetes mellitus kontraindiziert ist.

Die Dokumentation erfolgt durch **standardisierte Aufnahmen** (Abb. B-6.3) und ergänzende **Zielaufnahmen**.

Durch mehrfaches Drehen des Patienten um die eigene Achse wird ein gleichmäßiger KM-Beschlag sowohl der Vorder- wie Hinterwand des Magens erzielt. Durch Tischkippung und Umlagerung des Patienten sind unter Durchleuchtung Form, Lage und pathologische Veränderungen des Magens nachweisbar. Die Dokumentation erfolgt durch **standardisierte Aufnahmen** (Abb. **B-6.3**) und ergänzende **Zielaufnahmen** der pathologischen Befunde.

In Einzelfällen muss auf eine **Monokontrast-Untersuchung** übergegangen werden. Ergänzend werden Aufnahmen in **Prallfüllung** vorgenommen.

Zur besseren Beurteilung des **Faltenreliefs**, der **Wandmotilität** oder der **Magenpassage** muss in einzelnen Fällen auf die Darstellung im Doppelkontrast verzichtet werden und auf eine **Monokontrast-Untersuchung** ohne Gasbildner und ohne Spasmolytikum übergegangen werden. Aufnahmen in **Prallfüllung** und unter dosierter Kompression können die Diagnostik (z. B. bei Linitis plastica) sinnvoll ergänzen.

⊙ **B-6.3** **Standardisierte Bilddokumentation in der MDP** ⊙ B-6.3

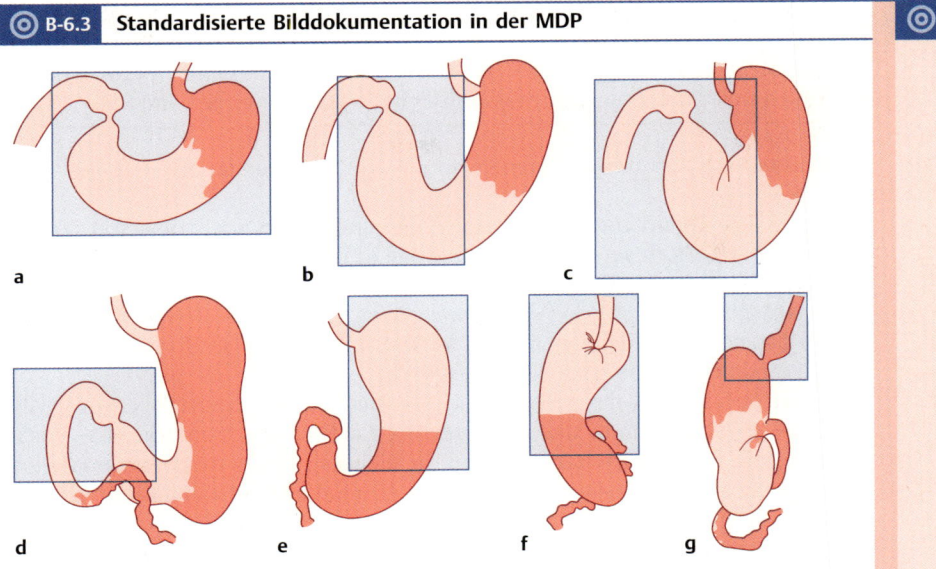

a b c

d e f g

Liegende Projektion des Corpus ventriculi (a), Antrum (b), Pylorus (c) und Duodenums (d). Stehende p.-a. (e) und seitliche (f) Projektion sowie Projektion in Kopftieflage (g).

▶ **Merke:** Bei V. a. das Vorliegen einer **Perforation** oder eines **Ileus** muss auf ein wasserlösliches, resorbierbares KM (Gastrografin oder besser nicht-ionisches KM) ausgewichen werden. ◀ Merke

Die weiter aborale **Verfolgung des KM** kann im Anschluss an die Diagnostik des Magens und Duodenums in Abhängigkeit von der individuellen Passagedauer in entsprechenden zeitlichen Abständen erfolgen.

Beurteilung: Die Wandstrukturen sind auf ein homogenes Faltenrelief, Motilität und Ulzerationen zu beurteilen, weiterhin sind tumoröse Konturunterbrechungen abzugrenzen. Hernierungen, Divertikel und Reflux sind zu differenzieren.

Indikationen: Die MDP dient im Wesentlichen der Klärung entzündlicher und tumoröser Wandprozesse. Weitere wichtige Indikationen zur Durchführung einer MDP liegen bei V. a. Reflux, Hernierungen, Perforationen und Varizen vor.

Fraktionierte Dünndarmpassage und Kontrastmitteluntersuchung nach Sellink

Methode: Höchsten Stellenwert in der Dünndarmdiagnostik nehmen zur Zeit die antegraden KM-Untersuchungen ein. Der direkten oralen KM-Applikation mit Darstellung einer **fraktionierten Dünndarmpassage (FDP)** wird häufiger die **Dünndarmuntersuchung nach Sellink (Enteroklysma)** vorgezogen.

Für die **optimale Vorbereitung des Patienten** zur Dünndarmuntersuchung nach Sellink sollte dieser bereits am Vortag der Untersuchung und bis zum eigentlichen Eingriff nüchtern bleiben.

Zusätzlich müssen die Patienten am Vortag entsprechend abgeführt werden (z. B. mit X-Prep). Für die KM-Applikation wird eine Dünndarmsonde unter Röntgenkontrolle antegrad bis zum Treitz-Band vorgeschoben. Über die Sonde werden im Wechsel eine **Bariumsulfat-Suspension** (ca. 200–700 ml) und eine **Methylzellulose-Lösung** (ca. 500–2000 ml) appliziert (Einlaufgeschwindigkeit 70–140 ml/min). Der Dünndarm kann dadurch abschnittsweise im Mono- und Doppelkontrast beurteilt und dokumentiert werden. Ggf. müssen bei Amotilität des Darmes Metoclopramid (z. B. Paspertin) oder bei verstärkter Peristaltik Butylscopolamin (z. B. Buscopan) i. v. verabreicht werden.

Die weiter aborale **Verfolgung des KM** kann in entsprechenden zeitlichen Abständen erfolgen.

Beurteilung: Die Wandstrukturen sind auf ein homogenes Faltenrelief, Motilität und Ulzerationen zu beurteilen.

Indikationen: Klärung entzündlicher und tumoröser Wandprozesse, Reflux, Hernierungen, Perforationen und Varizen.

Fraktionierte Dünndarmpassage und Kontrastmitteluntersuchung nach Sellink

Methode: Höchsten Stellenwert nehmen die **antegraden KM-Untersuchungen** ein, allen voran die **Dünndarmuntersuchung nach Sellink (Enteroklysma).**

Für die **optimale Vorbereitung des Patienten** sollte dieser bereits am Vortag nüchtern bleiben und abgeführt haben. Eine Dünndarmsonde wird antegrad bis zum Treitz-Band vorgeschoben. Über diese werden im Wechsel eine **Bariumsulfat-Suspension** und eine **Methylzellulose-Lösung** appliziert. Der Dünndarm kann dadurch abschnittsweise im Mono- und Doppelkontrast beurteilt werden.

▶ **Merke**

▶ **Merke:** Zur präoperativen Diagnostik oder bei einem V. a. das Vorliegen eines mechanischen Ileus sind zur Lokalisation des Darmverschlusses bzw. der Obstruktion orale KM aus Bariumsulfat streng kontraindiziert. In diesen Fällen muss immer auf ein wasserlösliches KM ausgewichen werden.

Beurteilung: Es werden Lumenweite und Darmwanddicke beurteilt (Abb. **B-6.4**).
- Der Lumendurchmesser sollte im Jejunum 4,5, im Ileum 3 cm betragen.
- Die Dünndarmwanddicke sollte 2 mm nicht überschreiten.
- Beurteilt wird auch das **Faltenrelief (Kerckring-Falten)** (Abb. **B-6.4b**). Im Jejunum sind die Falten 2 mm breit und ragen bis zu 7 mm in das Lumen hinein. In Richtung Ileum nehmen sie an Höhe und Breite ab.
- Erfasst werden auch **Füllungsdefekte, Pelotteneffekte, Verziehungen, Distanzierungen** und **Motilitätsstörungen** (Abb. **B-6.4**).

Indikationen: Akute entzündliche Dünndarmveränderungen können ebenso erfasst werden wie **Fistelungen, Abszedierungen, Verziehungen** und **Stenosen.** Weiterhin ist die Klärung eines Ileus, einer Motilitätsstörung sowie der Nachweis von Divertikeln und Tumoren möglich.

Beurteilung: Es werden **Lumenweite** und **Darmwanddicke** beurteilt (Abb. **B-6.4**).
- Der Lumendurchmesser sollte im Jejunum 4,5 cm nicht überschreiten. In Richtung Ileum verjüngt er sich bis auf 3 cm.
- Die Darmwanddicke sollte bei einem Dünndarmabschnitt mit parallelem Verlauf über eine Strecke von 4 cm gemessen werden. Gemessen wird der Abstand zwischen den beiden Außenkonturen. Die Hälfte entspricht der Wanddicke. Diese sollte 2 mm nicht überschreiten.
- Weiterhin muss das **Faltenrelief (Kerckring-Falten)** beurteilt werden (Abb. **B-6.4b**). Im Jejunum sind die Kerckring-Falten 2 mm breit und ragen bis zu 7 mm in das Darmlumen hinein. In Richtung Ileum nehmen sie an Höhe und Breite ab. Gleichzeitig nimmt der Abstand zwischen den Falten zu (Zwischenfaltenabstand).
- Zusätzlich müssen **Füllungsdefekte, Pelotteneffekte, Verziehungen** und **Distanzierungen** der Darmschlingen sowie Veränderungen in der **Umgebung der Darmschlingen** (Fisteln etc.) und **Motilitätsstörungen (Hyper- oder Hypomotilität)** erfasst werden (Abb. **B-6.4**).

Indikationen: Akute entzündliche Dünndarmveränderungen, ihre Ausdehnung und der Befall einzelner Darmabschnitte stellen die wesentlichen Indikationen zur Dünndarmpassage dar. Komplikationen wie **Fistelungen, Abszedierungen, Darm-Verziehungen** sowie **Stenosen** können mit dieser Untersuchung erfasst werden.

Weiterhin ist die Klärung eines Ileus (Ursache und Höhe des Passagehindernisses) oder einer Motilitätsstörung (Hypo- oder Hypermotilität), wie auch ein Divertikelnachweis (intra-/bzw. extraluminal) und die Erfassung tumoröser Wandveränderungen durch diese Untersuchung möglich.

◎ **B-6.4**   **Beurteilungskriterien in der Dünndarmdiagnostik**

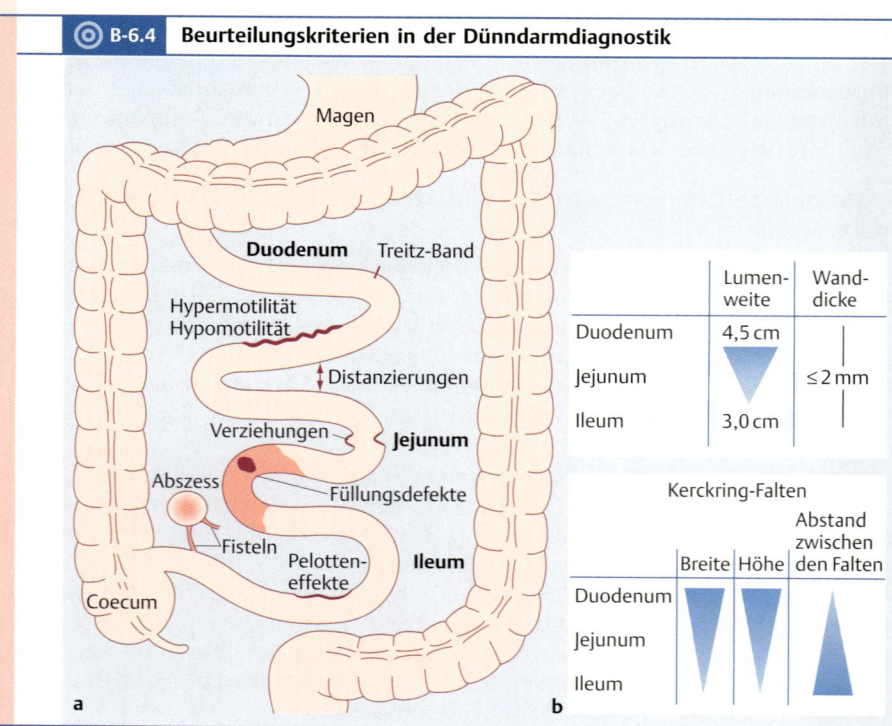

◎ **B-6.4**

Kontrastmitteldarstellung des Kolons

Methode: Eine detaillierte Beurteilung der Dickdarmschlingen und -schleimhaut gelingt mit einem **retrograden KM-Einlauf** in **Mono-** oder wann immer möglich in **Doppelkontrasttechnik**.

Zur **retrograden Doppelkontrastuntersuchung** muss der Patient durch eine schonende Abführung und Reinigungseinläufe 1 bis 2 Tage vor der Untersuchung vorbereitet werden. Über ein Darmrohr erfolgt bei gereinigtem Dickdarm ein retrograder Kontrasteinlauf mit einer Bariumsulfat-Suspension. Bei Vorliegen z. B. einer Sphinkterinsuffizienz muss das Darmrohr ggf. mit einem Ballon geblockt werden.

▶ **Merke:** In der **Akutdiagnostik** oder **präoperativ** darf nur wasserlösliches KM (z. B. Gastrografin) verwendet werden.

Der KM-Einlauf beginnt in der Regel in Linksseitenlage oder Bauchlage und wird meist so lange durchgeführt bis das Kontrastmittel das Colon transversum oder die rechte Kolonflexur erreicht hat. Im Anschluss wird zur Ruhigstellung der Darmperistaltik ein **Spasmolytikum** (z. B. Butylscopolamin) oder bei anamnestisch bekanntem Glaukom alternativ Glukagon (nicht bei Diabetes mellitus) i. v. appliziert. Nach Abfließen der Bariumsulfat-Suspension wird unter Durchleuchtung Luft dosiert insuffliert und alle Dickdarmabschnitte werden im Doppelkontrast dokumentiert (Abb. **B-6.5**). Pathologische Darmveränderungen müssen zusätzlich gezielt herausgearbeitet und dokumentiert werden. Physiologischerweise ist die homogene durchgehende Wandstruktur mit kräftiger Haustrierung eindeutig.

Indikationen: Trotz der weit verfügbaren und aussagekräftigen Koloskopie wird gerade bei **Passagehindernissen** für das Endoskop (z. B. hochgradige Stenose, extrem geschlängelter Dickdarmverlauf) heute eine besondere diagnostische Anforderung an die rötgenologische Dickdarmdiagnostik bezüglich der Beurteilung nicht einsehbarer Darmabschnitte gestellt. Die Umtersuchung ist vor allem bei V. a. entzündliche Darmveränderungen, Divertikel und ihre möglichen Komplikationen (z. B. Divertikulitis, Perforation) sowie tumorösen Wandveränderungen indiziert.

Kontrastmitteldarstellung des Kolons

Methode: Der Dickdarm wird mit einem **retrograden KM-Einlauf** in **Mono-oder Doppelkontrasttechnik** beurteilt.

Dazu muss der Patient 1 bis 2 Tage zuvor mit Abführung und Reinigungseinläufen vorbereitet werden. Über ein Darmrohr erfolgt dann ein Einlauf mit Bariumsulfat-Suspension.

◀ **Merke**

Der KM-Einlauf beginnt in Linksseiten- oder Bauchlage. Er wird so lange durchgeführt, bis das KM das Colon transversum oder die rechte Flexur erreicht hat. Im Anschluss wird ein **Spasmolytikum** i. v. appliziert. Nach Abfließen der Bariumsulfat-Suspension wird Luft insuffliert. Alle Darmabschnitte werden im Doppelkontrast dokumentiert (Abb. **B-6.5**).

Indikationen: Bei **Passagehindernissen** für das Endoskop (z. B. hochgradige Stenose, extrem geschlängelter Dickdarmverlauf) ist die KM-Darstellung der Koloskopie überlegen.

◉ **B-6.5** **Standardisierte Dokumentationsfolge des Dickdarms im retrograden Kontrastmitteleinlauf unter Doppelkontrasttechnik**

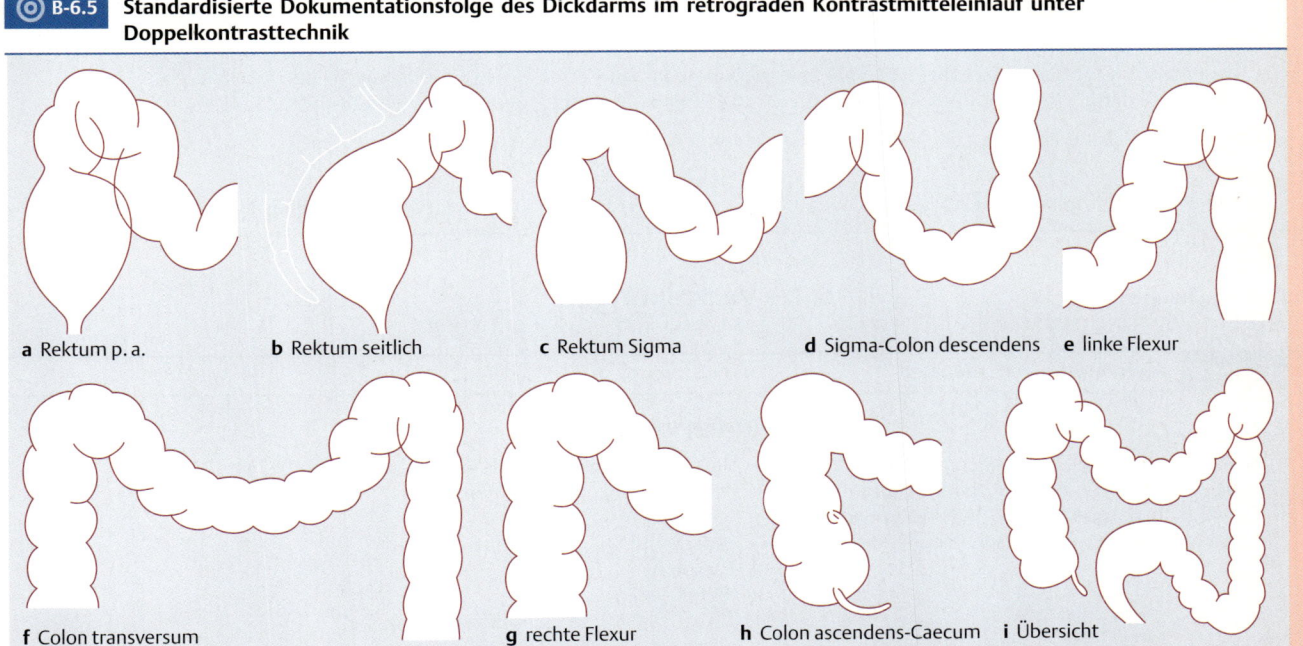

a Rektum p. a.   **b** Rektum seitlich   **c** Rektum Sigma   **d** Sigma-Colon descendens   **e** linke Flexur

f Colon transversum   **g** rechte Flexur   **h** Colon ascendens-Caecum   **i** Übersicht

6.2 Leitbefunde – vom radiologischen Befund zur Diagnose

6.2.1 Freie Luft im Abdomen

☰ B-6.1   Freie Luft im Abdomen

Lokalisation und typischer radiologischer Befund	*häufige Ursachen*
freie Luft intraperitoneal	
▪ Luftsichel unter dem Zwerchfell (Abdomenübersicht im Stehen)	Perforation bei z.B.: – Ulkus – Tumoren – entzündlichen Prozessen (z.B. Appendizitis, Divertikulitis, chronische Darmerkrankungen) – Traumen (z.B. Messerstichverletzungen) – iatrogen (z.B. endoskopisch, Z.n. Reanimation)
freie Luft retroperitoneal	
▪ streifige Aufhellungen entlang des lateralen Psoasrandes	Perforation einer retroperitoneal gelegenen Darmschlinge z.B. bei – Ulcus duodeni – Trauma – Entzündung – postoperativ – iatrogen
Luft in der Darmwand	
▪ oft perlschnurartig	– Z.n. Mesenterialinfarkt (Darmnekrose) – Entzündungen – Pneumatosis intestinalis – Volvulus – Invagination – nach Traumen – iatrogen

6.2.2 Spiegelbildung

☰ B-6.2   Spiegelbildungen im Abdomen (Luft-/Flüssigkeitsspiegel)

typischer radiologischer Befund	*häufige Ursachen*
▪ viele meist im mittleren Abdomen liegende Spiegel, Kolonrahmen frei, „Arkadenbildung" (mehrere übereinander angeordnete Dünndarmschlingen)	Dünndarmileus (mechanisch) (s. Abb. **B-6.43a**, S. 474)
▪ dem Verlauf des Dickdarms entsprechende Lokalisation der Spiegel, gefüllter Kolonrahmen	Dickdarmileus (s. Abb. **B-6.42d**, S. 473)
▪ Luft-/Flüssigkeitsspiegel im Dick- und Dünndarm	paralytischer Ileus (s. Abb. **B-6.43b**, S. 474)

6.2.3 Verkalkungen

☰ B-6.3   Abdominelle Verkalkungen

	häufige Ursachen
▪ viele Verkalkungen lassen sich aufgrund ihres radiologischen Erscheinungsbildes zuordnen (Ort, Form, Größe, Anzahl, Verteilung und Dichte) (Näheres vgl. entsprechende Kapitel)	– Harnleiter-, Nierenbecken-, Blasen- und Prostatasteine – Arteriosklerose, Aneurysmen – Tbc, Lymphknoten – Pankreatitis – Tumoren – Nierenzysten – ältere Hämatome (Z.n. Blutung, Trauma) – Abszesse, chronische Entzündungen

6.3 Wichtige Krankheitsbilder – von der Diagnose zum Befund

6.3.1 Ösophagus

Achalasie

6.3   Wichtige Krankheitsbilder – von der Diagnose zum Befund

6.3.1 Ösophagus

Achalasie

▶ **Definition:** Engstellung des distalen vestibulären Ösophagus mit Unfähigkeit zur Erschlaffung und konsekutiver Dilatation des unteren Ösophagussphinkters.

◀ **Definition**

Klinik: Typische Symptome sind eine **Dysphagie** sowie die **Regurgitation** von Speisen.

Diagnostisches Vorgehen: Zum Ausschluss eines Ösophagus- oder Magentumors wird eine Endoskopie durchgeführt. Der **Röntgen-Ösophagusbreischluck** weist die Motilitätsstörung nach (dilatierter, distal filiform verengter Ösophagus). Die größte diagnostische Aussagekraft hat die **Ösophagusmanometrie**, die jedoch eine aufwendige Methode darstellt.

Radiologische Diagnostik: Im **Ösophagusbreischluck** findet sich eine glatte, spindelförmig-konzentrische **Engstellung des distalen Ösophagus** (Abb. **B-6.6**). Der **proximale Ösophagus** weist mit zunehmendem Schweregrad eine fortschreitende **Dilatation** auf. Das längsgerichtete Faltenrelief ist nicht unterbrochen und läuft konzentrisch auf die Ösophagusenge zu. Häufig kommt es zu einer Durchmischung des KMs mit Speiseresten im dilatierten Ösophagusabschnitt mit Spiegelbildung. Auf der **Thorax- oder Abdomenübersichtsaufnahme** kann eine besonders kleine oder **fehlende** Magenblase ein wichtiger Hinweis auf eine Achalasie sein.

Klinik: Typisch sind **Dysphagie** und **Regurgitation** von Speisen.

Diagnostisches Vorgehen: Der **Röntgen-Ösophagusbreischluck** weist eine Motilitätsstörung nach. Die größte Aussagekraft hat die **Ösophagusmanometrie.**

Radiologische Diagnostik: Im **Ösophagusbreischluck** findet sich eine Engstellung des distalen Ösophagus (Abb. **B-6.6**). Der **proximale Ösophagus** weist eine **Dilatation** auf. Auf der **Thorax- oder Abdomenübersichtsaufnahme** kann eine kleine oder fehlende Magenblase ein Hinweis auf Achalasie sein.

▶ **Merke:** Das Ösophaguskarzinom muss immer von der Achalasie abgegrenzt werden. Als filiforme Engstellung im distalen Ösophagus kann dieses im Breischluck vergleichbar imponieren, beim Ösophaguskarzinom kommt es aber in der Regel zu einem unregelmäßigen Schleimhautrelief und zu Faltenabbrüchen.

◀ **Merke**

⊙ **B-6.6**   **Achalasie**

⊙ **B-6.6**

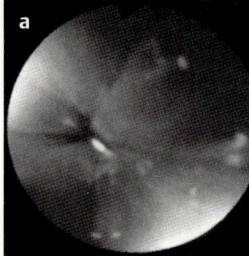
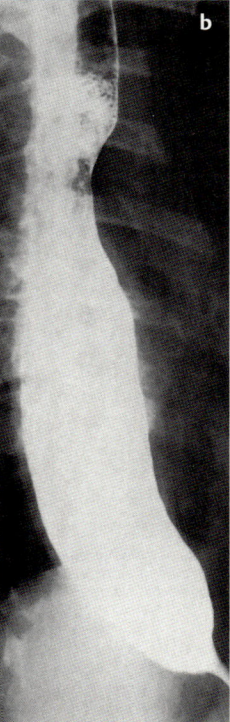

a Endoskopischer Nachweis einer hochgradigen Einengung des distalen Ösophagus durch eine Achalasie: Die Schleimhautfalten laufen konzentrisch auf die Ösophagusenge zu.

b Im Breischluck Nachweis einer filiformen Engstellung im Bereich des distalen Ösophagus bei Achalasie mit erheblicher Lumenaufweitung des proximalen Ösophagus (Stadium III).

Stadieneinteilung:
Stadium I: Leichte Dilatation des Ösophagus.
Stadium II: Deutliche Dilatation des Ösophagus, deutliche Entleerungsstörung.
Stadium III: Erhebliche Dilatation des Ösophagus auf 6–10 cm, s-förmige Elongation des Ösophagus, erhebliche Entleerungsverzögerung mit Speiseresten und Flüssigkeitsspiegel.

Ösophagusdivertikel

▶ Definition

Ösophagusdivertikel

▶ **Definition:** Umschriebene Ausstülpung einer oder mehrerer Wandschichten des Ösophagus. Als **echtes Divertikel** wird hierbei die Ausstülpung aller Wandschichten, als **falsches oder Pseudodivertikel** die Ausstülpung der Schleimhaut durch Lücken in der Muskelschicht bezeichnet. **Pulsionsdivertikel** werden durch erhöhten intraluminalen Druck verursacht. **Traktionsdivertikel** entstehen postentzündlich durch Narbenzug von außen (z. B. nach Tuberkulose).

Sonderformen (Abb. **B-6.7**):
- **Zenker-Divertikel** (70 %): Pseudo- und Pulsionsdivertikel an der Hinterwand des M. cricopharyngeus (Abb. **B-6.8c** und **d**).
- **Epibronchiales Divertikel** (20 %): Echtes Divertikel und Traktionsdivertikel in Höhe der Trachealbifurkation (Abb. **B-6.8b**).
- **Epiphrenisches Divertikel** (10 %): Pseudo- und Pulsionsdivertikel proximal des ösophagogastralen Übergangs (Abb. **B-6.8a**).

Klinik: Evtl. bestehen eine **Dysphagie** und eine **Regurgitation** unverdauter Nahrungsreste.

Diagnostisches Vorgehen: Ösophagusbreischluck (Abb. **B-6.8a–c**) und Endoskopie (Abb. **B-6.8d**).

Radiologische Diagnostik: Der **Ösophagusbreischluck** zeigt in der Seitansicht eine Aussackung der Ösophaguswand. Von vorne ist ein KM-Depot erkennbar. Speisereste führen zu KM-Aussparungen.

Große Divertikel werden auch mit der **CT** erfasst.

Sonderformen (Abb. **B-6.7**):
- **Zenker-Divertikel** (70 %): Pseudodivertikel und Pulsionsdivertikel (s. o.) an der Übergangsstelle des Pharynx in den Ösophagus, das im Bereich einer muskelschwachen Stelle an der Hinterwand des M. cricopharyngeus (sog. Laimer-Dreieck) entstehen kann (Abb. **B-6.8c** und **d**).
- **Epibronchiales Divertikel** (20 %): Echtes Divertikel und Traktionsdivertikel typischerweise in Höhe der Trachealbifurkation und paratracheal, etwa auf BWK 4 projiziert (Abb. **B-6.8b**).
- **Epiphrenisches Divertikel** (10 %): Pseudodivertikel und Pulsionsdivertikel, das unmittelbar proximal des ösophago-gastralen Übergangs häufiger rechts als links vorkommt (Abb. **B-6.8a**).

Klinik: Bei kleinen Divertikeln handelt es sich häufig um einen symptomlosen Zufallsbefund, evtl. besteht eine **Dysphagie** sowie eine vor allem nachts auftretende **Regurgitation** unverdauter Nahrungsreste.

Diagnostisches Vorgehen: Der **Ösophagusbreischluck** stellt die sicherste und aussagekräftigste Untersuchungsmethode dar (Abb. **B-6.8a–c**). Die Endoskopie dient dem Ausschluss anderer Ursachen (z. B. Karzinom), (Abb. **B-6.8d**).

Radiologische Diagnostik: Der **Ösophagusbreischluck** zeigt im Profil (Seitansicht) eine Aussackung der Ösophaguswand mit engem Divertikelhals bei Pulsionsdivertikeln und breitem Divertikelhals bei Traktionsdivertikeln. In der Aufsicht von vorne lässt sich ein KM-Depot erkennen. Die Entleerung des Divertikels ist oft verzögert. Speisereste in Divertikeln führen zu KM-Aussparungen. Große Divertikel werden auch mit der **CT** erfasst. Eine Differenzierung von KM-Paravasaten ist jedoch nur unter Berücksichtigung der klinischen Angaben möglich.

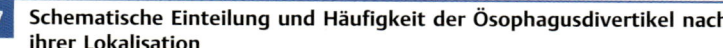

◎ **B-6.7**   **Schematische Einteilung und Häufigkeit der Ösophagusdivertikel nach ihrer Lokalisation**

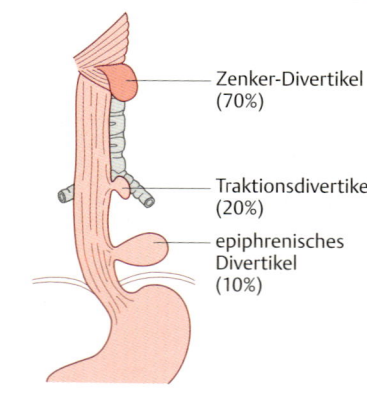

Zenker-Divertikel (70 %)

Traktionsdivertikel (20 %)

epiphrenisches Divertikel (10 %)

◎ **B-6.7**

⊚ **B-6.8**   **Divertikelnachweis durch Ösophagusbreischluck (a–c) und Endoskopie (d)**

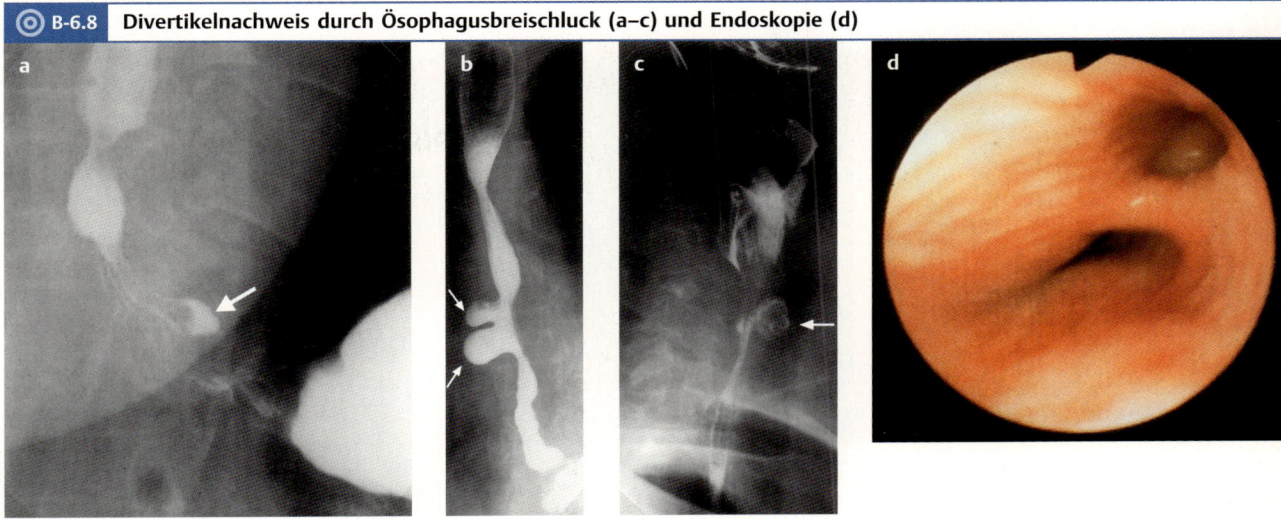

a Epiphrenisches Divertikel mit kleinem KM-Depot (Pfeil) unmittelbar oberhalb des Zwerchfells.
b Traktionsdivertikel (gedoppelt, Pfeile) in Höhe der Trachealbifurkation.
c Zenkerdivertikel unmittelbar unterhalb des Krikoidknorpels als KM-Depot (Pfeil) nachweisbar (Breischluck seitlich).
d Endoskopisch ist das Ösophagusdivertikel an seiner zusätzlichen Öffnung in der Ösophaguswand zu erkennen.

Ösophagusvarizen

▶ **Definition:** Durch portale Hypertension hervorgerufene Erweiterung der Venen des Ösophagus, die submukös, peri- und paraösophageal verlaufen können.

Als **Downhill-Varizen** bezeichnet man variköse Erweiterungen des Venenplexus im oberen Ösophagusdrittel bei Obstruktion der V. cava superior (Abb. **B-6.9c**). Diese Varizen weisen einen umgekehrten Fluss in Richtung auf das Pfortadersystem auf.
Klinik: Gefahr der oberen gastrointestinalen Blutung.

Diagnostisches Vorgehen: Der **endoskopische** Nachweis von Ösophagusvarizen ist der radiologischen Diagnostik eindeutig überlegen. Die Varizen sind an ihrem typischen gewundenen Verlauf und einer oft bläulichen Verfärbung sicher nachweisbar (Abb. **B-6.10a**). Ein wesentlicher Aspekt der endoskopischen

Ösophagusvarizen

◀ **Definition**

Unter **Downhill-Varizen** versteht man einen varikös erweiterten Venenplexus im oberen Ösophagusdrittel (Abb. **B-6.9c**).

Klinik: Gefahr der oberen gastrointestinalen Blutung.

Diagnostisches Vorgehen: Endoskopisch sind die Varizen an ihrem typischen gewundenen Verlauf und einer oft bläulichen Verfärbung sicher nachweisbar (Abb. **B-6.10a**).

⊚ **B-6.9**   **Ösophagusvarizen als Kontrastmittelaussparungen im Breischluck**

⊚ **B-6.9**

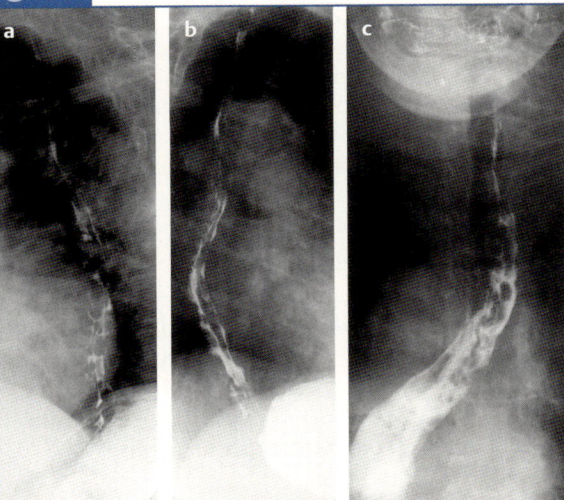

a Breischluck rechtsgedreht.
b Breischluck linksgedreht.
c Durch einen mediastinalen raumfordernden Prozess verursachte obere Einflussstauung mit konsekutiver Ausbildung von Downhill-Varizen (Breischluck p.-a.).

⊙ B-6.10   Endoskopisches und computertomographisches Bild bei Ösophagusvarizen

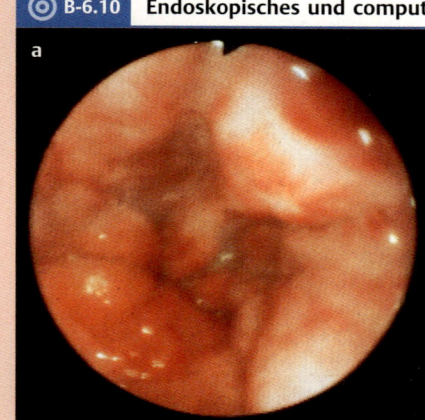
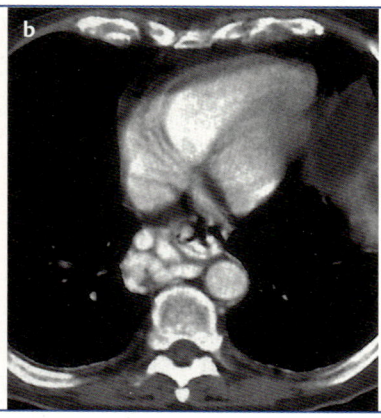

a Die varikös erweiterten Venen wölben sich blau tingiert ins Ösophaguslumen vor.
b Anderer Patient: Ausgedehnter Umgehungskreislauf erweiterter paraösophagealer Venen als computertomographisches Korrelat von Ösophagusvarizen.

Radiologische Diagnostik: Ösophagusvarizen lassen sich im **Breischluck** in Kopftieflage, Exspiration und gleichzeitiger Bauchpresse darstellen. Sie imponieren als perlschnurartige Wulstung der KM-Aussparung (Abb. **B-6.9a,b**).

In der **CT** werden erweiterte Umgehungsgefäße sichtbar (Abb. **B-6.10b**).

Hiatushernien

▶ **Definition**

Klinik: Häufig symptomlos, evtl. Zeichen der Refluxösophagitis.

Diagnostisches Vorgehen: Breischluck und Endoskopie.

Radiologische Diagnostik: Die Herniendarstellung mittels **Breischluck** (Abb. **B-6.12c**) erfolgt bei liegendem Patienten. In der **Thoraxübersichtsaufnahme** können rundliche basale Verschattungen mit Flüssigkeitsspiegel auftreten (Abb. **B-6.12a,b**).

Axiale Gleithernien (Abb. **B-6.13a**) lassen zusätzlich zu den zwei physiologischen Engstellen des distalen Ösophagus eine dritte zwischengeschaltete Einschnürung erkennen (Abb. **B-6.14a,b**).

Bei **paraösophagealen Hernien** fließt das KM in den hernierten Magenanteil (Abb. **B-6.13b**).

Beim **Upside-down-stomach** lässt sich die KM-Passage in den intrathorakalen Magenanteil verfolgen (s. Abb. **B-6.12c**).

In der **CT** ist der Nachweis von thorakal verlagertem abdominellen Fettgewebe richtungsweisend (Abb. **B-6.15**).

Überlegenheit liegt in der Darstellung und möglichen unmittelbaren Sklerosierung von Blutungsquellen.

Radiologische Diagnostik: Ösophagusvarizen lassen sich im **Ösophagusbreischluck** am besten in Kopftieflage, Exspiration und gleichzeitiger Bauchpresse (Valsalva-Manöver) darstellen. Sie führen zu KM-Aussparungen und weisen bevorzugt im distalen Ösophagus eine längsgeschlängelte zum Teil tropfenförmige Konfiguration auf. Eine ausgeprägte Varikosis imponiert als perlschnurartige Wulstung der KM-Aussparung (Abb. **B-6.9a,b**).

In der **CT** werden nach i. v. KM-Gabe ausgedehnte erweiterte Umgehungsgefäße in Richtung und entlang des Ösophagus sichtbar (Abb. **B-6.10b**).

Hiatushernien

▶ **Definition:** Wiederholte oder dauernde intrathorakale Verlagerung von Magenanteilen. Zur Einteilung s. Abb. **B-6.11**.

Klinik: Häufig handelt es sich um einen asymptomatischen Zufallsbefund, evtl. bestehen Zeichen der Refluxösophagitis (Sodbrennen, epigastrische Schmerzen).

Diagnostisches Vorgehen: Röntgen-Ösophagusbreischluck und Endoskopie sichern die Diagnose.

Radiologische Diagnostik: Die Darstellung der Hernien im **Ösophagusbreischluck** (Abb. **B-6.12c**) gelingt am besten bei liegendem Patienten und oraler KM-Gabe. Kopftieflage und intraabdominelle Druckerhöhung (Bauchpresse, Valsalva-Manöver) begünstigen die Hernierung. In der **Thoraxübersichtsaufnahme** können rundliche basale Verschattungen mit Flüssigkeitsspiegel als Zeichen einer Hernie auftreten (Abb. **B-6.12a,b**).

Axiale Gleithernien (Abb. **B-6.13a**) lassen zusätzlich zu den zwei physiologischen Einschnürungen des distalen Ösophagus (Übergang distaler Ösophagus zum Vestibulum und Übergang Vestibulum zur Kardia = **Schatzki-Ring**) eine dritte zwischengeschaltete Einschnürung erkennen (Abb. **B-6.14a,b**). Das Faltenrelief der Magenschleimhaut ist nach intrathorakal zu verfolgen. Oft findet sich ein gastroösophagealer Reflux des KM.

Bei **paraösophagealen Hernien** fließt das KM nach vollständiger Passage des Ösophagus in den hernierten Magenanteil (Abb. **B-6.13b**).

Beim **Upside-down-stomach** lässt sich die KM-Passage über die intraabdominell gelegene Kardia in den intrathorakal gelegenen Magenanteil (Fundus und Korpus) und schließlich in den intraabdominell gelegenen Pylorus verfolgen (s. Abb. **B-6.12c**).

In der **CT** ist neben den verlagerten Magenanteilen regelmäßig der Nachweis von thorakal verlagertem abdominellen Fettgewebe richtungsweisend auf das Vorliegen einer Hernie (Abb. **B-6.15**).

⊚ B-6.11   **Verschiedene Formen der Hiatushernien**   ⊚ B-6.11

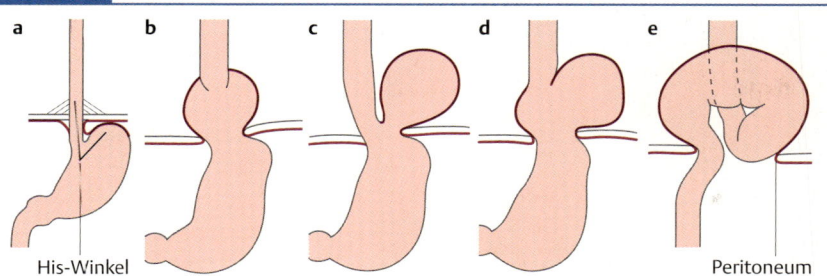

His-Winkel   Peritoneum

a Normale Situation mit spitzem His-Winkel.
b Axiale Gleithernie: Reversible Verlagerung des gastroösophagealen Übergangs durch
   den Zwerchfellhiatus in den Thorax unter Mitnahme des Peritoneums.
   Der spitze His-Winkel ist aufgehoben.
c Paraösophageale Hernie: Thorakale Verlagerung des Magenfundus mit peritonealem
   Bruchsack, lateral und dorsal des Ösophagus durch das Zwerchfell.
d Gemischte Hernienform: Gleithernie und parakardiale Hernie.
e Upside-down-stomach: Der gesamte Magen prolabiert in den Thorax.

⊚ B-6.12   **Radiologische Befunde bei Upside-down-stomach**

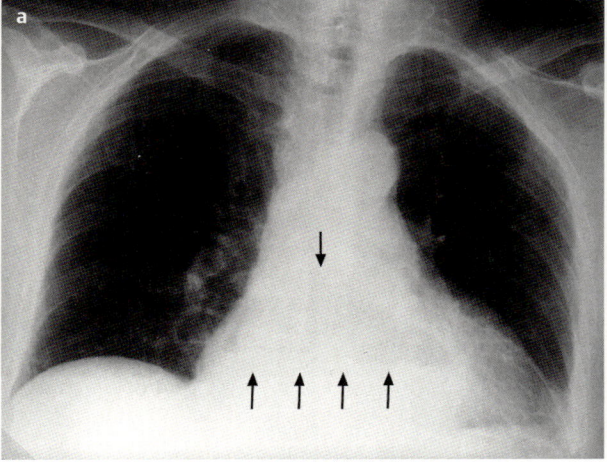

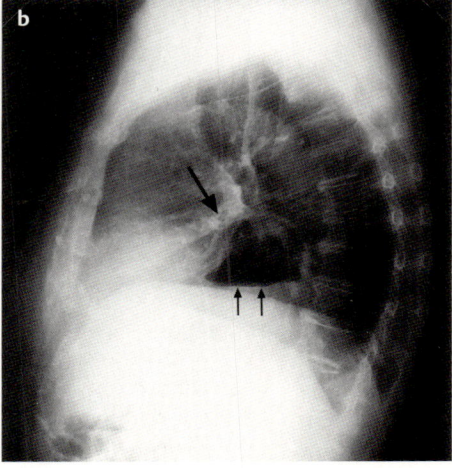

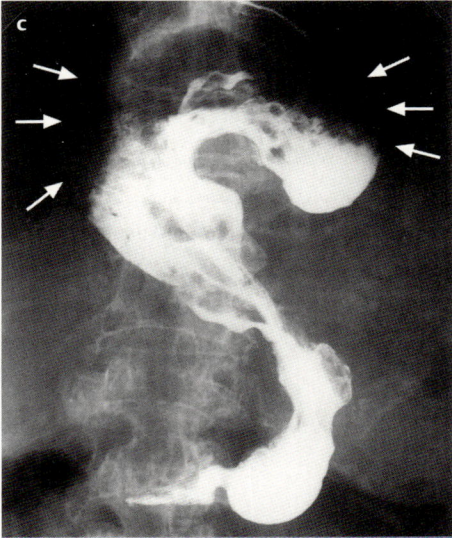

a, b In den Thoraxübersichtsaufnahmen (p.-a. und seitlich) Nachweis einer retrokardialen rundlichen Aufhellungszone (Pfeil) mit deutlichem Flüssigkeitsspiegel
   (kleine Pfeile) verursacht durch einen Upside-down-stomach.
c Im Ösophagusbreischluck eindeutige intrathorakale Lage des verlagerten
   Magenanteils (Pfeile).

⊙ B-6.13   Weitere radiologische Befunde bei Hiatushernien

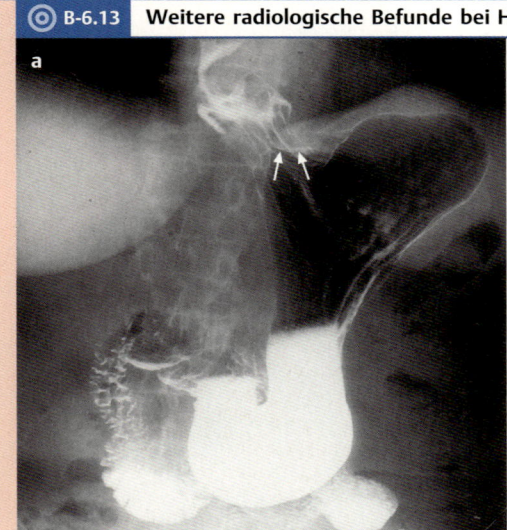
a

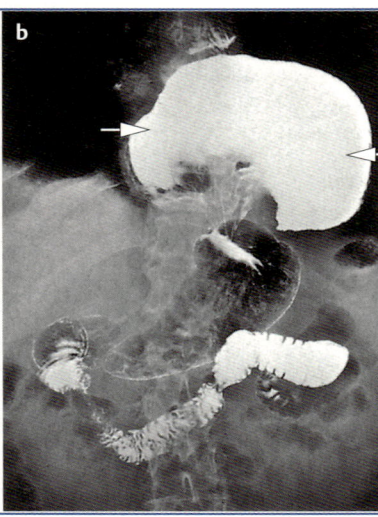
b

a Axiale Gleithernie an dem vor-
gewölbten Magenschleimhaut-
relief (Pfeile) zu erkennen
(Breischluck).

b Große **paraösophageale Hernie**
(Pfeile) eindeutig als Ausstülpung
sichtbar.

⊙ B-6.14

⊙ B-6.14   Schatzki-Ring

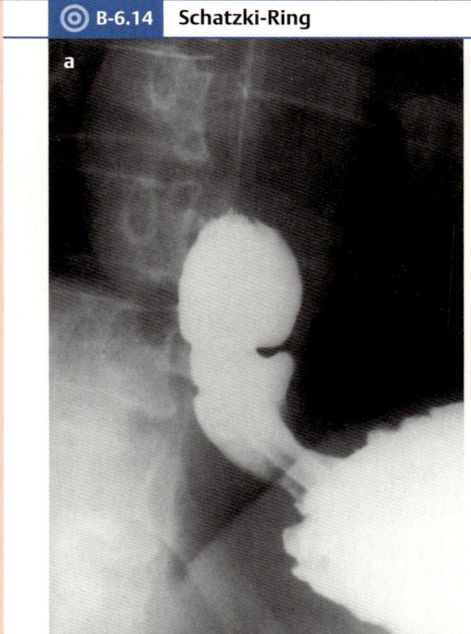
a

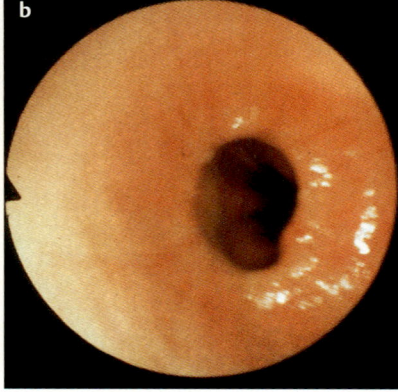
b

a Schatzki-Ring im Ösophagusbreischluck.

b Endoskopisch Nachweis einer konzen-
trischen Engstellung im distalen
Ösophagus als Korrelat eines
Schatzki-Ringes.

⊙ B-6.15

⊙ B-6.15   CT-Nachweis einer axialen Magenhernie

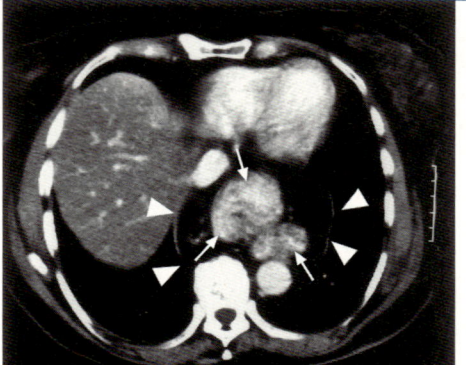

Intrathorakal, mediastinal prolabiertes abdominelles Fettgewebe (Pfeilspitzen) und Magenanteile (Pfeile).

6.3.2 Ösophaguskarzinom

Der häufigste maligne Tumor des Ösophagus ist das **Plattenepithelkarzinom**. Risikofaktoren sind Alkohol- und Tabakabusus.

▶ **Merke:** Die meisten Ösophaguskarzinome sind in den distalen zwei Dritteln des Ösophagus lokalisiert (Abb. **B-6.16** und **B-6.18**).

Klinik: Bereits im **frühen Tumorstadium** kommt es zu lokalen oder ausstrahlenden Schmerzen (Odynophagie) und Beschwerden beim Schluckakt (Dysphagie) sowie einer deutlichen Gewichtsreduktion. Im **fortgeschrittenen Tumorstadium** treten Passagebehinderungen und Komplikationen wie Aspirationspneumonien und ösophagobronchiale Fisteln auf.

Diagnostisches Vorgehen: Endoskopie und Biopsie sichern die Diagnose (Abb. **B-6.17**). Der Ösophagus-Röntgenbreischluck liefert Hinweise auf die Längenausdehnung. Im Rahmen des Staging werden bei gesichertem Ösophaguskarzinom außerdem Endosonographie (Bestimmung der Tiefenausdehnung), Bron-

6.3.2 Ösophaguskarzinom

Der häufigste maligne Tumor ist das **Plattenepithelkarzinom.**

◀ **Merke**

Klinik: Bereits im **frühen Tumorstadium** kommt es zu Schmerzen (Odynophagie) und Beschwerden beim Schluckakt (Dysphagie). Im **fortgeschrittenen Stadium** treten Passagebehinderungen auf.

Diagnostisches Vorgehen: Endoskopie und Biopsie sichern die Diagnose (Abb. **B-6.17**). Der Breischluck liefert Hinweise auf die Längenausdehnung.

◉ **B-6.16**   **Ösophaguskarzinom des distalen Ösophagusdrittels im Ösophagusbreischluck und CT**

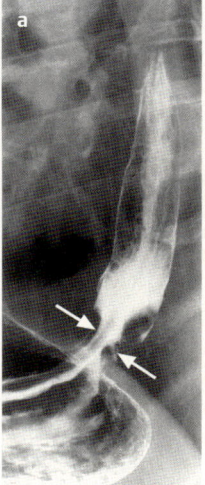 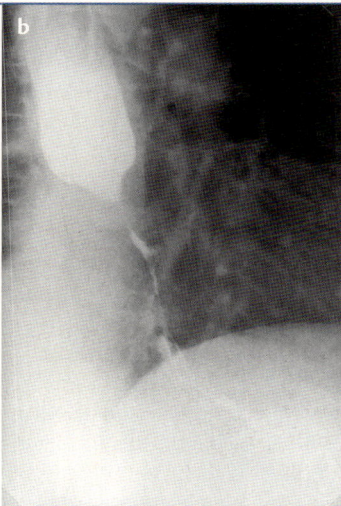 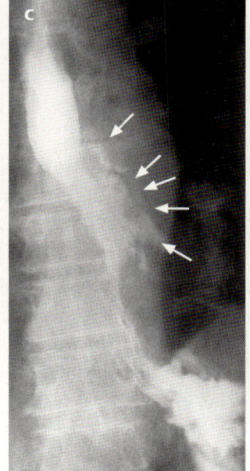 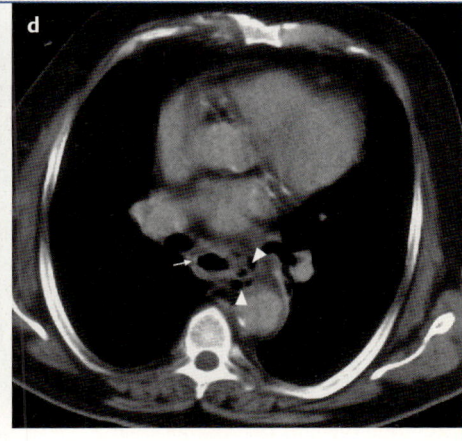

a Nachweis eines distalen Ösophaguskarzinoms; Unterbrechung des Faltenreliefs mit deutlicher Lumeneinengung (Pfeile).
b Fortgeschrittenes Ösophaguskarzinom im distalen Drittel mit massiver Zerstörung des Faltenreliefs, filiformer Lumeneinengung und prästenotischer Dilatation.
c Nach pneumatischer Dilatation der Stenose Nachweis eines KM-Paravasats paraösophageal (Pfeile).
d In der CT periösophageale Weichteilverdichtung und Lufteinschlüsse (Pfeilspitzen) als Korrelat der Ösophagusperforation. Das distal gelegene Ösophaguskarzinom ist in der CT einzig als Verdickung der Ösophaguswand zu erkennen (Pfeil).

◉ **B-6.17**   **Endoskopisches Bild eines Ösophaguskarzinoms**

◉ **B-6.17**

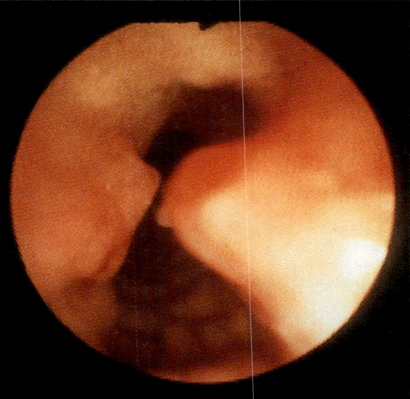

Polypoide Vorwölbung des Tumors in das Ösophaguslumen.

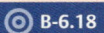

B-6.18   Ösophaguskarzinom des mittleren Ösophagusdrittels im Breischluck

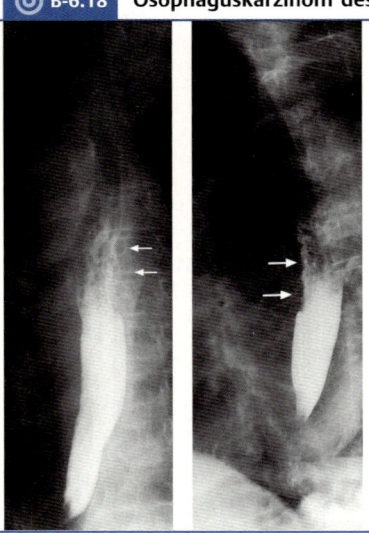

Frühe Form eines Ösophaguskarzinoms im mittleren Drittel mit oberflächlicher Zerstörung des Faltenreliefs (Pfeile). Keine wesentliche Lumeneinengung nachweisbar (p.-a. und seitlich).

choskopie (Ausdehnung auf das Bronchialsystem), Thorax-CT (Invasion von Nachbarstrukturen, Lymphknotenmetastasen), Abdomen-CT (Metastasierung, OP-Planung) und ggf. Rö.-Thorax, Abdomensonographie und Skelettszintigraphie durchgeführt.

Radiologische Diagnostik: Frühe Zeichen sind Faltenabbrüche und Füllungsdefekte im Ösophagusbreischluck (Abb. **B-6.16a** und Abb. **B-6.18**). Beim **fortgeschrittenen Karzinom** zeigen sich eine ausgedehnte Faltenzerstörung und Wandstarre (Abb. **B-6.16b**).

Der intraluminale Tumoranteil imponiert als **Füllungsdefekt** und weist eine erhebliche **Konturunregelmäßigkeit** auf. Er kann zu **Stenosen mit prästenotischer Dilatation** führen (Abb. **B-6.16b**). Durch die Infiltration des paraösophagealen Gewebes kann es zur **Ausbildung von Fisteln** kommen (Abb. **B-6.16c**).

Radiologische Diagnostik: Als **frühe Zeichen** des tumorösen Wanddefektes lassen sich im **Ösophagusbreischluck** lokale Änderungen des Faltenreliefs in Form von Faltenabbrüchen und flachen polypösen Füllungsdefekten zumeist mit zentralen Ulzerationen erkennen (Abb. **B-6.16a** und Abb. **B-6.18**). Hinweise auf ein **fortgeschrittenes Karzinom** sind eine ausgedehnte Faltenzerstörung und Wandstarre (Abb. **B-6.16b**).

Der intraluminale Tumoranteil imponiert als **Füllungsdefekt** und weist in der Regel eine erhebliche **Konturunregelmäßigkeit** mit zerklüfteter Oberfläche auf. Das intraluminale Tumorwachstum kann zu **Stenosen mit prästenotischer Dilatation** führen (Abb. **B-6.16b**). Durch das infiltrative Fortschreiten des Tumors in die Umgebung kommt es nicht selten zu einer Perforation der Ösophaguswand und zur **Ausbildung von Fisteln** in das Mediastinum oder das Tracheobronchialsystem. Derartige Komplikationen lassen sich mittels eines wasserlöslichen oralen KMs an KM-Straßen in das paraösophageale Gewebe nachweisen (Abb. **B-6.16c**).

Diffus infiltrierende, szirrhöse Karzinome weisen eine verdickte starre Ösophaguswand auf. Die **Endosonographie** zeigt die Infiltrationstiefe (s. Abb. **B-6.1**, S. 438).

Diffus infiltrierende, szirrhöse Karzinome weisen eine Verdickung und Starre der Ösophaguswand mit resultierender Stenose auf. Gerade bei diesem Tumor-Typ liefert die **Endosonographie** wesentliche Zusatzinformationen bezüglich der Infiltrationstiefe (s. Abb. **B-6.1**, S. 438).

6.4 Magen

6.4.1 Ulcus ventriculi

▶ **Definition**

▶ **Definition:** Geschwür des Magens mit lokalisiertem Oberflächendefekt der Schleimhaut, der bis in die Muscularis mucosae reicht und mit Granulationsgewebe ausgekleidet wird.

Prädilektionsort des **akuten Magengeschwürs** ist das Antrum.

Das **chronische Magengeschwür** wird meist an der kleinen Kurvatur des Corpus ventriculi gefunden.

Prädilektionsort des **akuten Magengeschwürs (z. B. Stressulzera nach Verbrennungen)** ist das Antrum gefolgt vom Corpus ventriculi.

Das **chronische Magengeschwür** wird meist an der kleinen Kurvatur des Corpus ventriculi sowohl an der Vorder- als auch Hinterwand in Höhe des Angulus ventriculi gefunden. Die Manifestation eines Ulkus im Fundus ventriculi gilt als Rarität.

B-6.4	Differenzialdiagnose des benignen und malignen Ulcus ventriculi	
	benignes Ulcus ventriculi	**malignes Ulcus ventriculi**
Seitansicht (Profil)	– nischenförmiges KM-Depot (Abb. **B-6.19**) – schmale Aufhellungslinie (Hampton-line) – Ulkuskragen (ulcer collar) oder bikonvexer Ulkuswall (ulcer mound) am Geschwürsrand (Abb. **B-6.19**)	– Vorwölbung in das Magenlumen
Aufsicht (en face)	– KM-Depot (Abb. **B-6.19**) – strahlige Faltenkonvergenz zum Ulkus (Ulkusfinger, Abb. **B-6.19**) – die gegenüberliegende Magenwand ist häufig zum Ulkus eingezogen – evtl. Halodefekt (das Ulkus symmetrisch umgebendes Aufhellungsband verursacht durch das Randwallödem)	– unregelmäßige Begrenzung – Magenfalten unterbrochen und deformiert

Klinik: Klinisch imponieren wechselnd starke, gehäuft **postprandial auftretende Oberbauchschmerzen**. Als Komplikationen können freie oder gedeckte Perforationen und heftige Blutungen aus arrodierten Arterien des Geschwürsgrundes auftreten. Hämatemesis (Bluterbrechen), Teerstühle, hämorrhagischer Schock und Peritonitis können lebensbedrohliche Folgen sein.

Diagnostisches Vorgehen: Die Diagnose erfolgt durch Endoskopie und Biopsie. Außerdem muss eine Helicobacter-pylori-Infektion ausgeschlossen werden. Die MDP spielt nur noch eine untergeordnete Rolle.

Radiologische Diagnostik: Die Röntgenzeichen des **benignen Ulcus ventriculi** in der **MDP** werden in **direkte** und **indirekte Zeichen** eingeteilt.

Direkte Zeichen sind der **Wanddefekt** und das **Loch** der Magenwand. In der Doppelkontrastuntersuchung sollte das Ulkus möglichst in **Seitenansicht (Profil)** und in **Aufsicht (en face)** dargestellt werden (Abb. **B-6.19**).

Als **indirekte Zeichen** gelten **Formveränderungen** des Magens, **Funktionsstörungen der Peristaltik und Motilität** sowie **sekretorische Störungen**.

Nach Abheilung des Ulcus ventriculi sind in späteren KM-Darstellungen des Magens evtl. eine deutlich herabgesetzte Wandmotilität, narbige Verziehungen und eine erhebliche Passageverzögerung erkennbar (Tab. **B-6.4**).

Magenkarzinom

Frühkarzinome des Magens beschränken sich auf die Mukosa und Submukosa, **fortgeschrittene Karzinome** überschreiten die Mukosa. Zur Einteilung s. Abb. **B-6.20**.

Klinik: Neben **Abgeschlagenheit, rezidivierenden Oberbauchbeschwerden** und **Kachexie** kann das Magenkarzinom einen anfänglich klinisch blanden Verlauf nehmen.

Diagnostisches Vorgehen: Diagnostisches Verfahren der Wahl ist die **Endoskopie mit Biopsie** und histologischem Nachweis des Karzinoms (Abb. **B-6.23e**). Die **MDP** kann evtl. als Ergänzung der Endoskopie eingesetzt werden (z. B. zur Darstellung diffus infiltrierender Karzinome). Mithilfe der **Endosonographie** ist eine genauere Einschätzung der Tiefenausdehnung möglich.

Radiologische Diagnostik: Die **diskreten Veränderungen** des **Frühkarzinoms** sind fast nur in der Doppelkontrast-Technik fassbar. Ggf. können eine **leichte Zu- und Abnahme der Schleimhautfalten** erkannt werden (Abb. **B-6.21**). Benigne flache Erosionen oder Ulzerationen sind kaum zu differenzieren. Die Kriterien der Wandstarre lassen sich auf Grund der fehlenden Infiltration der Tunica muscularis nicht verwerten.

Die klassischen Röntgenzeichen in der MDP des **fortgeschrittenen Magenkarzinoms** sind **Füllungsdefekte, Wandstarre, Abbruch der Schleimhautfalten** und **Ulzerationen mit fehlender Faltenkonvergenz** (Abb. **B-6.22**).

- Das **polypoide Magenkarzinom** lässt einen **unregelmäßig begrenzten Füllungsdefekt** erkennen (Abb. **B-6.23a**).

Klinik: Es kommt zu wechselnd starken, gehäuft **postprandial auftretenden Oberbauchschmerzen**. Komplikationen sind Perforationen und Blutungen.

Diagnostisches Vorgehen: Endoskopie, Biopsie und Ausschluss einer Helicobacter-pylori-Infektion.

Radiologische Diagnostik: Man unterscheidet **direkte** und **indirekte Zeichen** in der **MDP**.

Direkte Zeichen sind der **Wanddefekt** und das **Loch** der Magenwand (Abb. **B-6.19**).

Als **indirekte Zeichen** gelten **Formveränderungen** sowie **Störungen** von **Peristaltik, Motilität** und **Sekretion**.

Nach Abheilung sind evtl. herabgesetzte Wandmotilität und erhebliche Passageverzögerung erkennbar.

Magenkarzinom

Man unterscheidet **Frühkarzinome** von **fortgeschrittenen Karzinomen** (Abb. **B-6.20**).

Klinik: **Abgeschlagenheit, rezidivierende Oberbauchbeschwerden** und **Kachexie**.

Diagnostisches Vorgehen: Verfahren der Wahl ist **die Endoskopie mit Biopsie**. Als Ergänzung dienen **MDP** und **Endosonographie**.

Radiologische Diagnostik: Die **diskreten Veränderungen** des **Frühkarzinoms** sind mit der Doppelkontrast-Technik fassbar. Ggf. können eine **leichte Zu- und Abnahme der Schleimhautfalten** erkannt werden (Abb. **B-6.21**).

Klassische Röntgenzeichen des **fortgeschrittenen Karzinoms** in der MDP: s. Abb. **B-6.22**.

- Das **polypoide Magenkarzinom** lässt einen **unregelmäßig begrenzten Füllungsdefekt** erkennen (Abb. **B-6.23a**).

B-6.19   **Ulcus ventriculi**

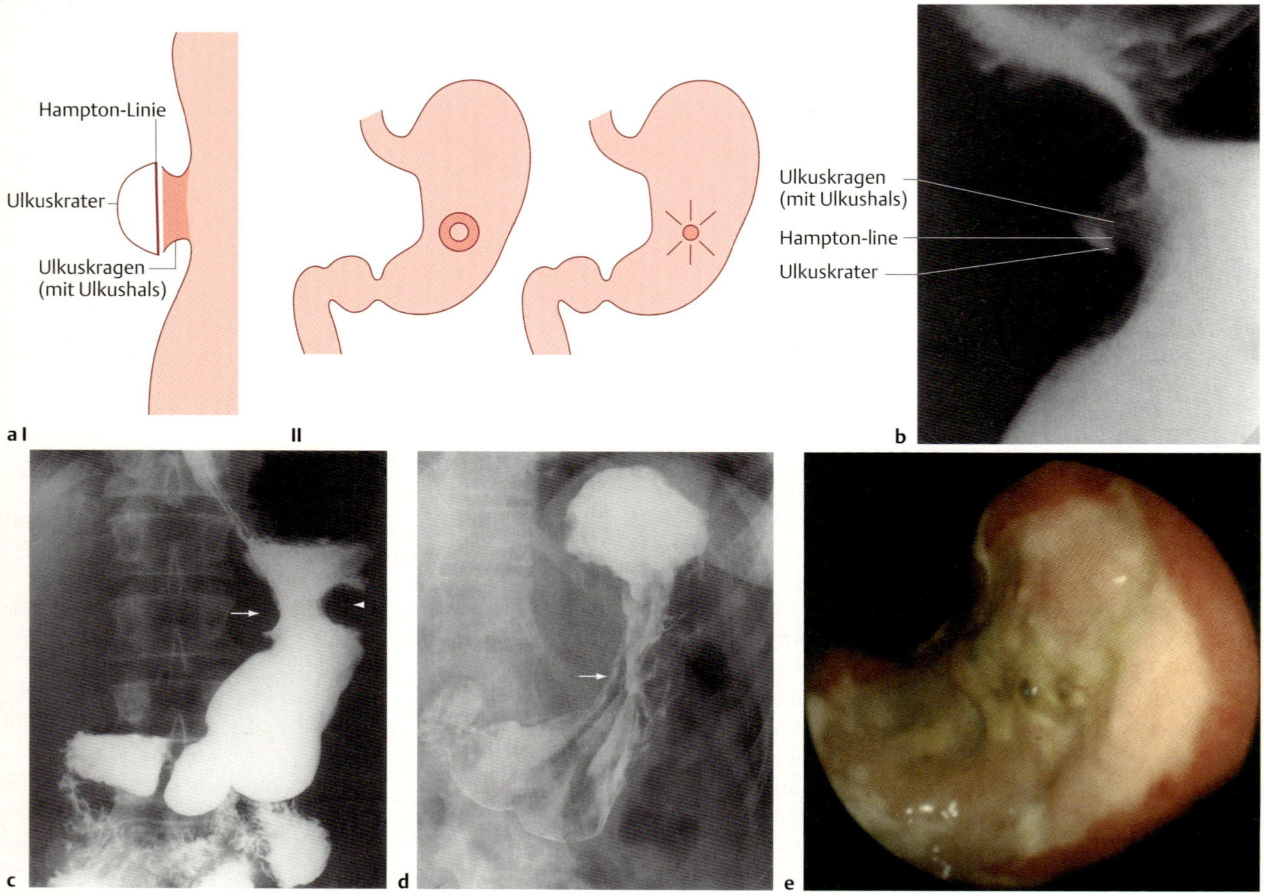

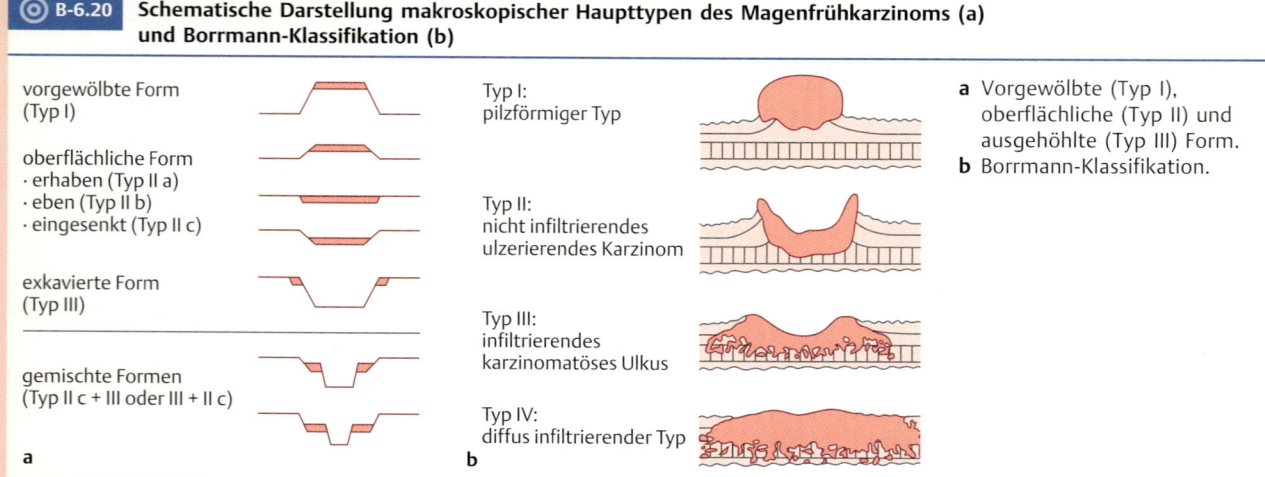

Hampton-Linie

Ulkuskrater

Ulkuskragen
(mit Ulkushals)

a I   II

b

Ulkuskragen
(mit Ulkushals)

Hampton-line

Ulkuskrater

c   d   e

a Schematische Darstellung im Profil (I) und in der Aufsicht (II).
b Ulcus ventriculi im Profil.
c Kleinkurvaturseitiges Ulkus (Pfeil) mit Formverziehung der kontralateralen Magenwand (Pfeilspitze).
d Radiärförmige Verziehung der Magenschleimhaut zum Ulkus (Pfeil).
e Endoskopisches Bild eines Ulcus ventriculi.

B-6.20   **Schematische Darstellung makroskopischer Haupttypen des Magenfrühkarzinoms (a)
und Borrmann-Klassifikation (b)**

vorgewölbte Form
(Typ I)

oberflächliche Form
· erhaben (Typ II a)
· eben (Typ II b)
· eingesenkt (Typ II c)

exkavierte Form
(Typ III)

gemischte Formen
(Typ II c + III oder III + II c)

a

Typ I:
pilzförmiger Typ

Typ II:
nicht infiltrierendes
ulzerierendes Karzinom

Typ III:
infiltrierendes
karzinomatöses Ulkus

Typ IV:
diffus infiltrierender Typ

b

a Vorgewölbte (Typ I),
oberflächliche (Typ II) und
ausgehöhlte (Typ III) Form.
b Borrmann-Klassifikation.

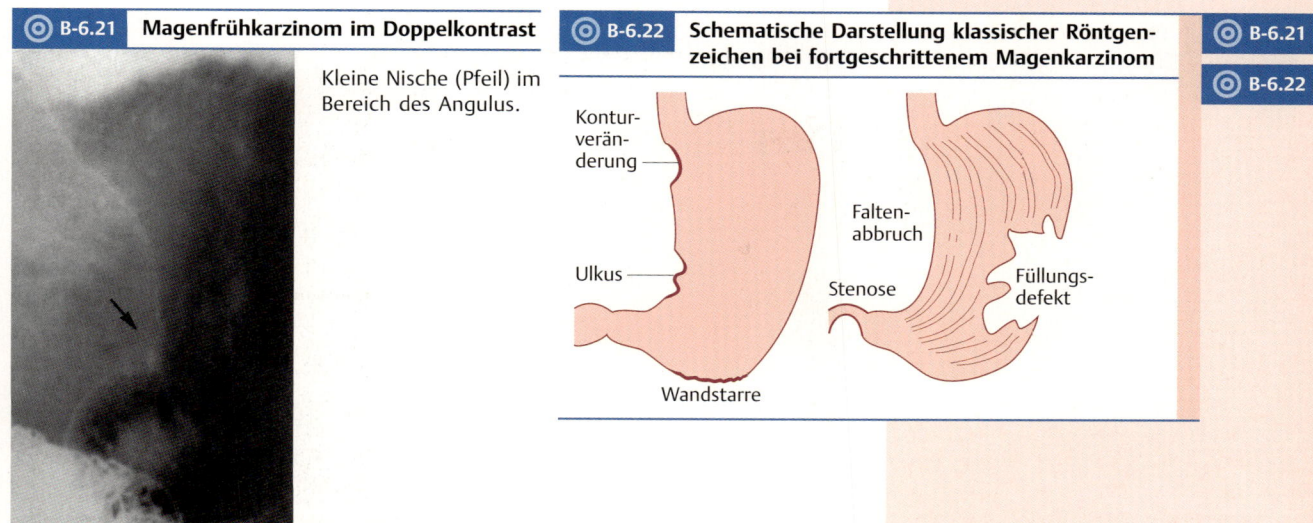

B-6.21

B-6.22

B-6.21 | Magenfrühkarzinom im Doppelkontrast

Kleine Nische (Pfeil) im Bereich des Angulus.

B-6.22 | Schematische Darstellung klassischer Röntgen-zeichen bei fortgeschrittenem Magenkarzinom

Kontur-verän-derung

Ulkus

Wandstarre

Falten-abbruch

Stenose

Füllungs-defekt

- Das **ulzeröse Magenkarzinom** zeichnet sich durch einen **Ringwall** und eine **KM-Nische** ggf. unter Ausbildung einer **Faltenkonvergenz** aus (Abb. **B-6.23b**).

- Beim **diffus infiltrierenden Magenkarzinom** findet sich eine ausgeprägte **Wandstarre** mit **fehlender bzw. herabgesetzter Dehnbarkeit** (Abb. **B-6.23c**). Unter Befall des distalen Magens kommt es zu dem Bild einer **Magenaus-gangsstenose** (Abb. **B-6.23c**). Bei Befall des mittleren Magens kann es zu einer Lumeneinengung unter dem Aspekt eines **Sanduhrmagens** kommen. In seiner ausgeprägten Form mit Befall der gesamten Magenwand wird es als **Linitis plastica** bezeichnet (Abb. **B-6.23d**). Hier liegt eine massive rigide Schrumpfung des gesamten Magens vor.

Das fortgeschrittene Magenkarzinom kann in der **CT** an einer **Wandverdickung**, einer **unregelmäßigen Wandbegrenzung**, einer **streifigen Infiltration in das umgebende Fettgewebe** vermutet werden (Abb. **B-6.24**). Richtungsweisend für das Vorliegen eines malignen Geschehens sind der Nachweis von **Lymph-knoten-** oder **Organmetastasen** (z. B. Leber, Lunge, Nebennieren).

Der operierte Magen

Bei Patienten mit Zustand nach Magenoperation besteht am häufigsten eine **Billroth-I- (B-I)** oder **Billroth-II-Anastomose (B-II)** (Abb. **B-6.25**).

- **Billroth-I**: Antrumresektion mit End-zu-End-Gastroduodenostomie.
- **Billroth-II**: Blindverschluss des Duodenums und Durchführung einer Gastro-enterostomie.

Um einen Reflux von Gallensäuren zu vermeiden, wird zunehmend die **modifi-zierte Gastroenterostomie** unter Anlegung einer **Roux-Y-Schlinge** angewendet.

Bei **Zustand nach Ösophagus-Resektion** liegt häufig ein **Magenhochzug** vor. Hierbei liegen Teile des Magens nach Hochzug wegen Ösophagusteilresektionen intrathorakal.

Die postoperative Diagnostik des Restmagens, mittels Endoskopie und MDP, dient zur **Beurteilung pathologischer Veränderungen der Magenschleimhaut** und der **Anastomosenregion**. Im frühen postoperativen Verlauf ist besonders auf Anastomoseninsuffizienzen zu achten. Im Langzeitverlauf müssen die Anastomosen auf Stenosen, Narbenrezidive und Entartungen eingehend unter-sucht werden. Nach totaler Gastrektomie, z. B. mit Anlage einer Roux-Y-Schlinge, sollte keine Magenschleimhaut mehr nachweisbar sein.

- Das **ulzeröse Magenkarzinom** zeigt **Ringwall, KM-Nische** und **Faltenkon-vergenz** (Abb. **B-6.23b**).

- Beim **diffus infiltrierenden Magenkar-zinom** findet sich eine ausgeprägte **Wandstarre** mit **fehlender bzw. herab-gesetzter Dehnbarkeit**. Es kann zur **Magenausgangsstenose** (Abb. **B-6.23c**), zum **Sanduhrmagen** und zur **Linitis plastica** (Abb. **B-6.23d**) kommen.

Das fortgeschrittene Magenkarzinom kann in der **CT** an einer **Wandverdickung**, einer **unregelmäßigen Wandbegrenzung**, einer **streifigen Infiltration in das umgebende Fettgewebe** vermutet werden (Abb. **B-6.24**).

Der operierte Magen

Bei Patienten mit Zustand nach Magen-operation bestehen **Billroth-Anastomosen** (Abb. **B-6.25**):

- **Billroth-I**: Antrumresektion mit End-zu-End-Gastroduodenostomie.
- **Billroth-II**: Blindverschluss des Duode-nums mit Gastroenterostomie.

Zunehmend wird die **modifizierte Gastro-enterostomie** mit **Roux-Y-Schlinge** ange-wendet.

Bei **Zustand nach Ösophagus-Resektion** liegt häufig ein **Magenhochzug** vor.

Die postoperative Diagnostik des Restma-gens dient zur **Beurteilung pathologischer Veränderungen der Magenschleimhaut** und der **Anastomosenregion**.

⊙ B-6.23   Radiologische Befunde bei Magenkarzinom

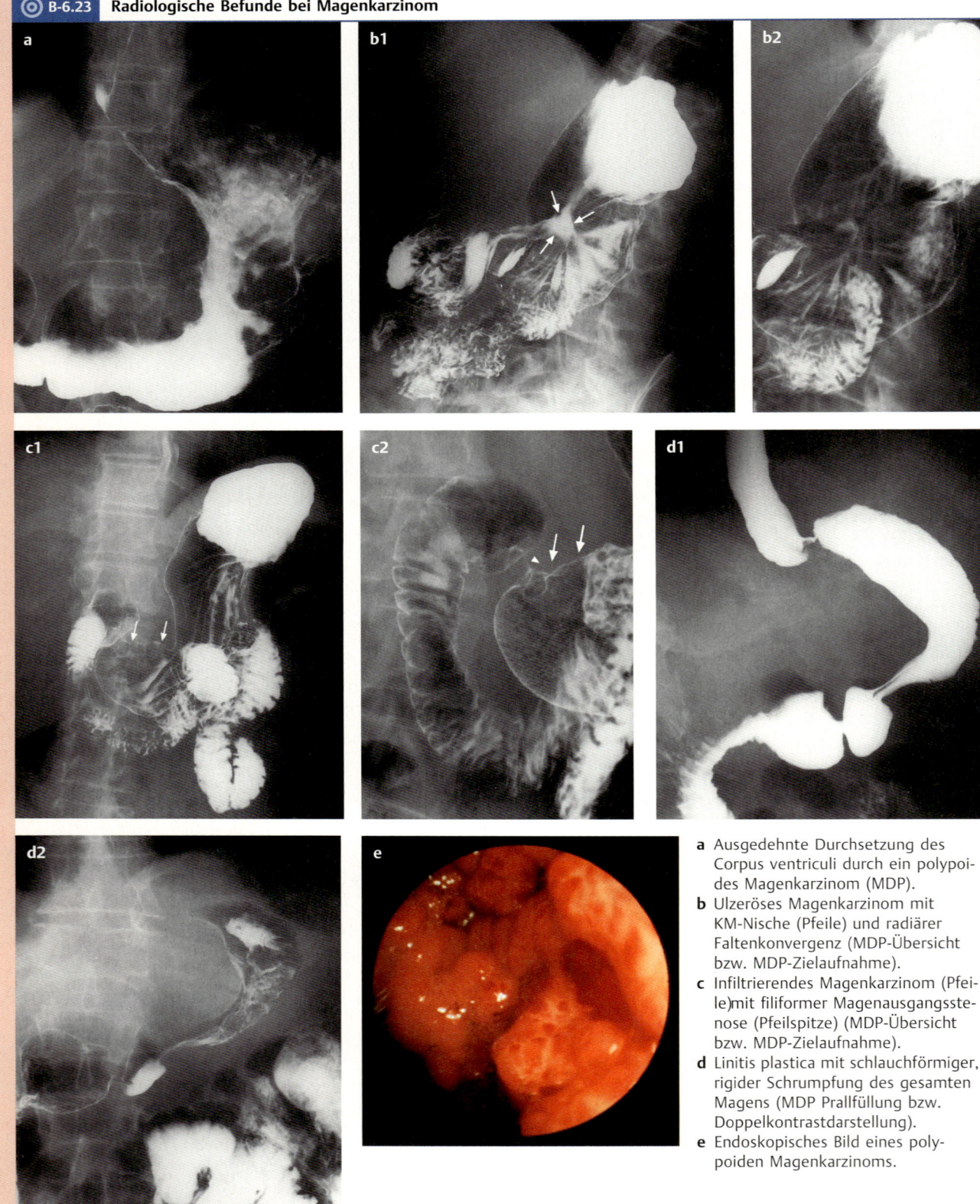

a Ausgedehnte Durchsetzung des
   Corpus ventriculi durch ein polypoi-
   des Magenkarzinom (MDP).
b Ulzeröses Magenkarzinom mit
   KM-Nische (Pfeile) und radiärer
   Faltenkonvergenz (MDP-Übersicht
   bzw. MDP-Zielaufnahme).
c Infiltrierendes Magenkarzinom (Pfeile) mit filiformer Magenausgangsstenose (Pfeilspitze) (MDP-Übersicht
   bzw. MDP-Zielaufnahme).
d Linitis plastica mit schlauchförmiger,
   rigider Schrumpfung des gesamten
   Magens (MDP Prallfüllung bzw.
   Doppelkontrastdarstellung).
e Endoskopisches Bild eines polypoiden Magenkarzinoms.

B-6.24

B-6.24   CT-Bild eines Magenkarzinoms

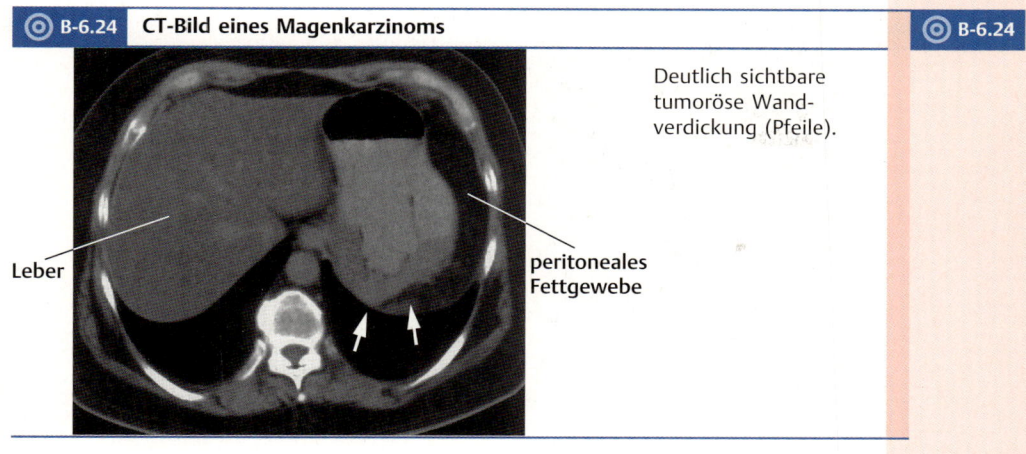

Deutlich sichtbare
tumoröse Wand-
verdickung (Pfeile).

Leber

peritoneales
Fettgewebe

B-6.25   Magenresektion nach Billroth I, Billroth II und modifiziert nach Roux Y

B-6.25

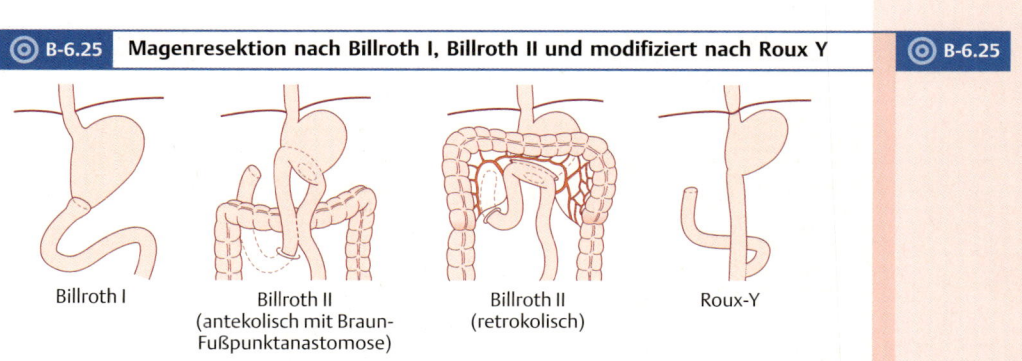

Billroth I

Billroth II
(antekolisch mit Braun-
Fußpunktanastomose)

Billroth II
(retrokolisch)

Roux-Y

6.4.2 Dünn- und Dickdarm

Dünndarmdivertikel

▶ **Definition:** Angeborene oder erworbene Ausstülpung der Dünndarmwand.

Am häufigsten treten erworbene Divertikel an der konkaven Mesenterialseite auf. **Prädilektionsstellen** sind die Vasa recta der Mesenterialgefäße als Loca minores resistentiae. Erworbene Divertikel sind häufig multipel und im oberen Jejunum lokalisiert.

Das **Meckel-Divertikel** ist als Sonderform eines angeborenen Divertikels einzustufen. Es stellt ein Überbleibsel des Ductus omphaloentericus (Dottersack) dar. Mit einer Länge von ca. 2–8 cm ist es im Ileum gegenüber der mesenterialen Darmwandseite lokalisiert. Der oralseitige Abstand zur Valvula ileocaecalis (Bauhin-Klappe) beträgt ca. 40–50 cm. Es werden 3 Typen des Meckel-Divertikels unterschieden (Abb. **B-6.26**).

Klinik: Oft handelt es sich bei Dünndarmdivertikeln um einen Zufallsbefund. In der Nachbarschaft zur Papilla vateri können sie als **juxtapapilläre Divertikel** (Abb. **B-6.27a**) den Ductus choledochus komprimieren und einen **Aufstau der Gallengänge** mit resultierender **Cholangitis** und **Pankreatitis** verursachen. Dünndarmdivertikel können sich entzünden und das klinische Bild einer **Divertikulitis** hervorrufen. **Multiple Divertikel** (Abb. **B-6.27b**) können zu einem **Malabsorptionssyndrom** führen, da Anteile der funktionstüchtigen Dünndarmschleimhaut in den Ausstülpungen lokalisiert sind und zum Teil bei der Nahrungspassage im Kurzschluss umgangen werden.

Ein **Meckel-Divertikel** kann bei Typ B und Typ C mit rudimentärer Verbindung zum Nabel einen **Volvulus** und eine **Obstruktion** verursachen. Heterotope Magenschleimhaut im Meckel-Divertikel kann auf Grund der Säureproduktion zu **peptischen Ulzera** führen. Diese sind dann häufig Sitz rezidivierender **gastrointestinaler Blutungen, Perforation** und **Adhäsionen**.

6.4.2 Dünn- und Dickdarm

Dünndarmdivertikel

◀ Definition

Prädilektionsstellen für erworbene Divertikel sind die Vasa recta der Mesenterialgefäße.

Das **Meckel-Divertikel** stellt ein Überbleibsel des Ductus omphaloentericus dar. Es ist 2–8 cm lang und im Ileum gegenüber der mesenterialen Darmwandseite lokalisiert (Abb. **B-6.26**).

Klinik: Juxtapapilläre Divertikel (Abb. **B-6.27a**) können den Ductus choledochus komprimieren und einen **Aufstau der Gallengänge** mit **Cholangitis** und **Pankreatitis** verursachen. Entzündete Divertikel führen zu einer **Divertikulitis.** Multiple Divertikel (Abb. **B-6.27b**) können zu einem **Malabsorptionssyndrom** führen.

Ein **Meckel-Divertikel** kann einen **Volvulus** und eine **Obstruktion** verursachen. Heterotope Magenschleimhaut im Divertikel führt zu **peptischen Ulzera.**

⊙ **B-6.26** **Typen des Meckel-Divertikels**

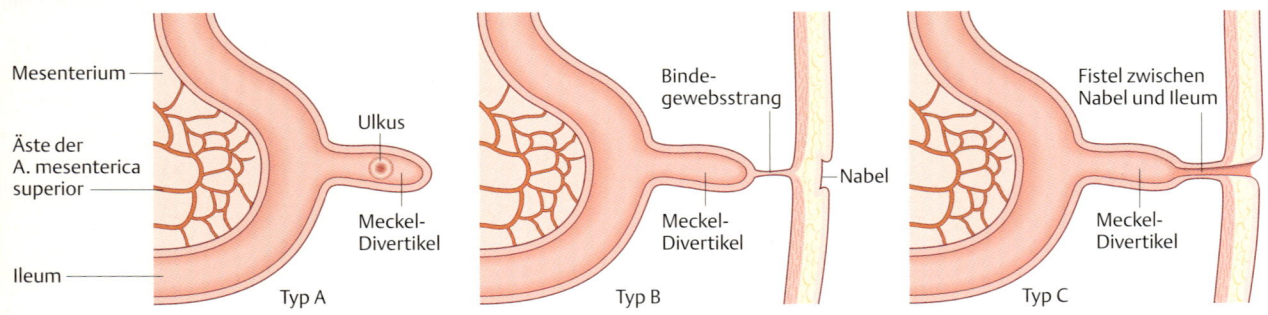

Typ A: reiner Blindsack, keine Verbindung zum Nabel.
Typ B: Blindsack, fibröses Band zum Nabel.
Typ C: kein Blindsack, offener Kanal zum Nabel.

⊙ **B-6.27** **Radiologische Befunde bei Dünn- (und Dick-)darmdivertikeln**

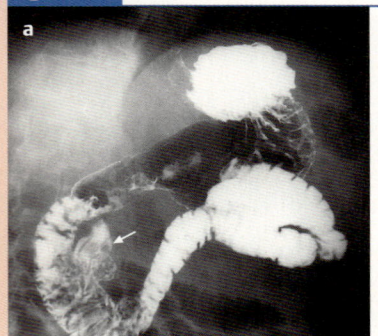

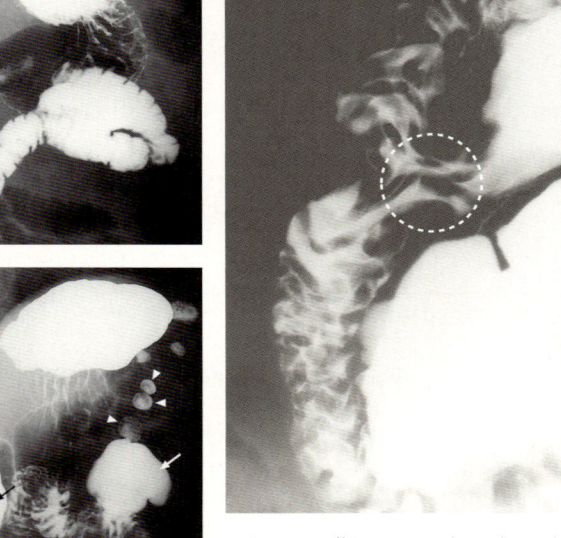

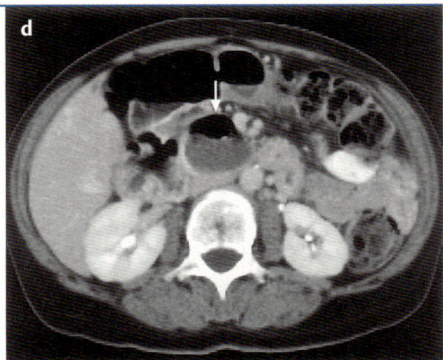

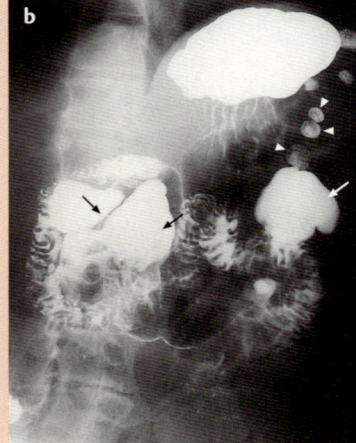

a Juxtapapilläres Dünndarmdivertikel (Pfeil).
b Multiple Dünn- (Pfeile) und Dickdarmdivertikel (Pfeilspitzen).
c Großes Dünndarmdivertikel (Pfeile) mit Verlauf der Schleimhautfalten in den Divertikelhals
(gestrichelte Linie).
d CT eines Dünndarmdivertikels mit hypodensem KM-Spiegel (Pfeil).

Diagnostisches Vorgehen: Endoskopisch lassen sich duodenale Divertikel sicher nachweisen. Im Jejunum und beim Meckel-Divertikel ist die Sellink-Untersuchung Methode der Wahl.

Radiologische Diagnostik: Das Auftreten eines **KM-Depots** und der **Verlauf der Schleimhautfalten in den Divertikelhals** sind eindeutig beweisend für das Vorliegen eines Dünndarmdivertikels (Abb. **B-6.27c**).

Diagnostisches Vorgehen: Endoskopisch lassen sich duodenale Divertikel sicher nachweisen. Im weiteren jejunalen Verlauf entgehen sie jedoch der endoskopischen Diagnostik. Hier gilt die Dünndarmuntersuchung nach Sellink als Methode der Wahl. Auch Meckel-Divertikel sind, im Gegensatz zur Untersuchung mittels Magen-Darm- bzw. Dünndarmpassage endoskopisch kaum fassbar.
Radiologische Diagnostik: In der Dünndarmuntersuchung nach Sellink sind Dünndarmdivertikel meistens etwas länger als das benachbarte Darmlumen mit KM gefüllt. Echte Divertikel können sich jedoch auf Grund der vollständigen Muskelschichtung kontrahieren und frühzeitig entleeren. Das Auftreten eines **KM-Depots** und der **Verlauf der Schleimhautfalten in den Divertikelhals** sind eindeutig beweisend für das Vorliegen eines Dünndarmdivertikels (Abb. **B-6.27c**).

In der **CT** lassen sich große Dünndarmdivertikel an ihrem **KM-Depot** abgrenzen (Abb. **B-6.27d**). Eine sichere Diagnostik ist jedoch bei kleinen Divertikeln mit diesem Verfahren kaum möglich.

Angiographisch kann ggf. bei rezidivierenden gastrointestinalen Blutungen ein ulzeröses Meckel-Divertikel an einem KM-Depot nachgewiesen werden. Als besonderes nuklearmedizinisches Untersuchungsverfahren bei gastrointestinalen, rezidivierenden Blutungen wird in seltenen Fällen die **Erythrozyten-Pool-Szintigraphie** eingesetzt, die eine Nuklidmehrbelegung im Blutungsareal des befallenen Darmabschnittes oder in akut entzündlichen Darmabschnitten nachweisen kann.

In der **CT** lassen sich große Divertikel an ihrem **KM-Depot** abgrenzen (Abb. **B-6.27d**).

Angiographisch kann ein ulzeröses Meckel-Divertikel nachgewiesen werden.

Bei der Suche nach Blutungsquellen im Darm wird selten die **Erythrozyten-Pool-Szintigraphie** eingesetzt.

Ulcus duodeni

Ulcus duodeni

▶ **Definition:** Umschriebener Substanzdefekt im Bulbus duodeni, der über die Schleimhaut hinausreicht und mindestens auch die Lamina muscularis mucosae betrifft.

◀ Definition

Klinik: Klassisches Symptom sind **postprandiale Schmerzen** im Epigastrium. Als lebensbedrohliche Komplikationen können Ulcera duodeni zu Ulkusblutung, Peritonitis und Perforation führen.

Klinik: Klassisches Symptom sind **postprandiale Schmerzen** im Epigastrium. Komplikationen sind Blutung, Peritonitis und Perforation.

Diagnostisches Vorgehen: Die **Endoskopie** stellt heute in der Diagnostik und der Verlaufskontrolle benigner Ulzera duodeni die Methode der Wahl dar. Eine maligne Entartung ist eine Rarität.
Radiologische Diagnostik: Die klassischen Kriterien der Ulkusdiagnostik mittels der KM-Untersuchung entsprechen denen der Ulcera ventriculi (s.S. 452).

Diagnostisches Vorgehen: Die Endoskopie ist die Methode der Wahl.

Radiologische Diagnostik: Die Beurteilung erfolgt wie bei den Ulcera ventriculi (s.S. 452).

In **Aufsicht (en face)** stellt sich der **Ulkuskrater** als **KM-Depot** und der **Ulkuswall** als umgebende **Aufhellungszone** dar. In der **Seitansicht (Profil)** imponieren die Ulzera als **Kragenknopfulzera.**

In **Aufsicht** stellt sich der **Ulkuskrater** als **KM-Depot** und der **Ulkuswall** als **Aufhellungszone** dar. In der **Seitansicht** imponieren **Kragenknopfulzera.**

Als **Ulkusfinger** wird die konzentrische Anordnung der Schleimhautfalten bezeichnet, welche typischerweise zum Ulkuskrater hinziehen.

Als **Ulkusfinger** wird die konzentrische Anordnung der zum Krater ziehenden Falten bezeichnet.

Charakteristische Zeichen eines **Riesenulkus** (Abb. **B-6.28a**) sind die **fehlende Kontraktibilität und Schleimhautauskleidung** in der befallenen Region. Häufig liegt eine **postulzeröse Verengung** des Darmlumens vor.
Die **Abheilung** des Ulkus führt zu einer **Narbenbildung** mit **Verziehung, Deformierung** und **Schrumpfung** hauptsächlich des Bulbus duodeni (Phthisis bulbi) (Abb. **B-6.28b**).

Zeichen eines **Riesenulkus** (Abb. **B-6.28a**) sind **fehlende Kontraktibilität und Schleimhautauskleidung.**

Die **Abheilung** führt zu einer **Narbenbildung mit Verziehung, Deformierung** und **Schrumpfung** des Bulbus (Abb. **B-6.28b**).

⊚ **B-6.28** **Ulcus duodeni**

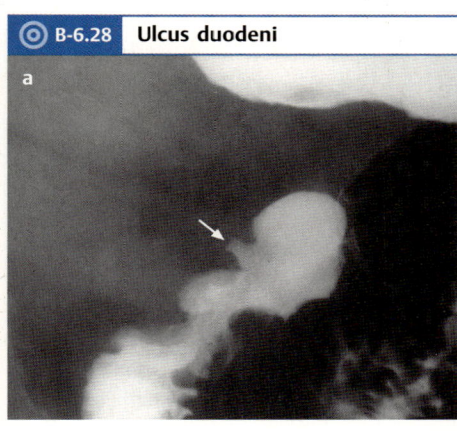
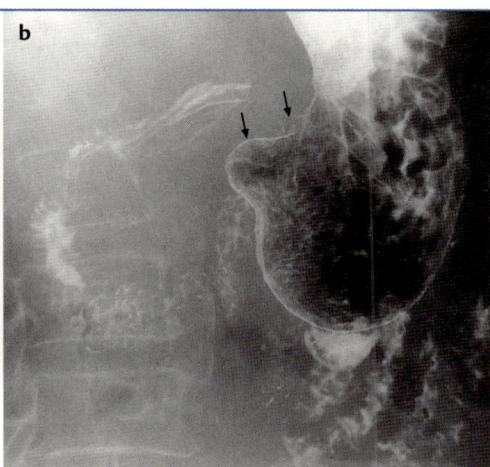

a Riesenulkus mit ausgeprägtem Ulkuskrater (Pfeil) und narbiger Verziehung der benachbarten Darmwand.
b Z. n. Ulcus duodeni mit narbigen Verziehungen (Pfeile).

Eine **CT** ist nur als weiterführende Diagnostik indiziert.

Eine **CT** ist allenfalls als weiterführende Diagnostik bei kompliziertem klinischen Verlauf (Perforation, Peritonitis) indiziert.

Einheimische Sprue (Zöliakie)

▶ **Definition**

▶ **Definition:** Unverträglichkeitsreaktion gegenüber der Gliadinfraktion des Glutens (Getreideprotein), die zu schweren Schäden an der Dünndarmschleimhaut führt. Die proximalen Dünndarmschlingen, Duodenum und Jejunum sind am stärksten betroffen.

Klinik: Meteorismus, Diarrhö und Steatorrhö.

Klinik: Die Patienten klagen über Meteorismus, Diarrhö und Steatorrhö.

Diagnostisches Vorgehen: Die Dünndarmbiopsie mit Histologie sichert die Diagnose.

Diagnostisches Vorgehen: Neben den typischen klinischen Zeichen (Diarrhö, Zeichen der Malabsorption) sichert die Dünndarmbiopsie mit Histologie die Diagnose.

Radiologische Diagnostik: In der **Dünndarmuntersuchung nach Sellink** zeigt sich eine **beschleunigte Passage und eingeschränkte Haftung des KM**. Die **Dünndarmschlingen** sind **dilatiert,** die Kerckring-Falten im Ileum vermehrt (Abb. **B-6.29**).

Radiologische Diagnostik: In der **Dünndarmuntersuchung nach Sellink** steht die **beschleunigte Passage und eingeschränkte Haftung des KM** im Vordergrund. Dies führt zu einer Verdünnung, Schummerung (feingranuläre Zeichnung) und Halbschattenbildung der Bariumsäule, bedingt durch die fehlende Haftung des KM an der Darmwand. Die **Dünndarmschlingen** sind **dilatiert**. Im Ileum ist die Zahl der Kerckring-Falten vermehrt (Jejunisation des Ileums) (Abb. **B-6.29**). Häufig finden sich zusätzlich unter dem Bild eines paralytischen Ileus **gasgefüllte Dünndarmschlingen**. Die Schleimhaut ist **geschwollen und verplumpt**. Abschnittsweise lassen sich **sackartige und konturlose Darmschlingen** nachweisen. Das Gesamtbild ähnelt einer ausgedrückten Zahnpastatube **(moulage sign)**. Im **weiteren Stadium** entwickeln sich eine **Passageverlangsamung und Abnahme der Peristaltik**. Schließlich entsteht das klassische Bild des **Schneeflockenphänomens** (klecksige KM-Füllung).

Es finden sich **gasgefüllte, sackartige** und **konturlose** Darmschlingen. Das Gesamtbild ähnelt einer ausgedrückten Zahnpastatube **(moulage sign)**.

Es entwickeln sich eine **Passageverlangsamung** und **Abnahme der Peristaltik** bis hin zum **Schneeflockenphänomen**.

Maligne Dünndarmtumoren

Sie sind sehr selten. Am häufigsten sind **maligne Lymphome, Adenokarzinome** und **Leiomyosarkome**.

Maligne Dünndarmtumoren sind sehr selten. Als häufigste maligne Tumoren werden **maligne Lymphome**, gefolgt vom **Adenokarzinom** und **Leiomyosarkom** gefunden.

Klinik: **Abdominelle Schmerzen, Übelkeit, Erbrechen, Diarrhö,** Blutungen, unklare Ileus-Symptomatik.

Klinik: Maligne Dünndarmtumoren führen zu **abdominellen Schmerzen, Übelkeit, Erbrechen** und **Diarrhö**. Oft kommt es zu gastrointestinalen Blutungen mit Anämie und einer unklaren Ileussymptomatik.

◉ **B-6.29**

◉ **B-6.29**   **Radiologische Befunde bei einheimischer Sprue**

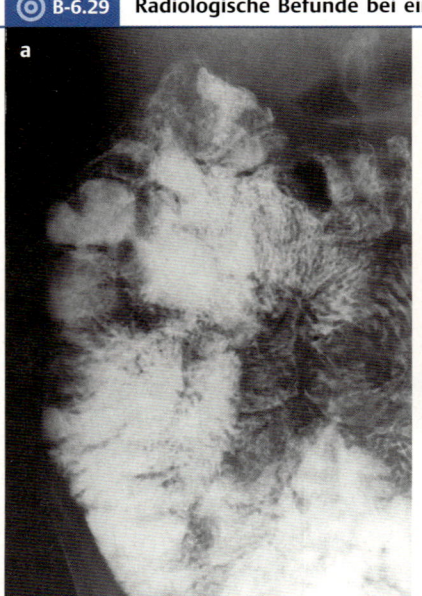
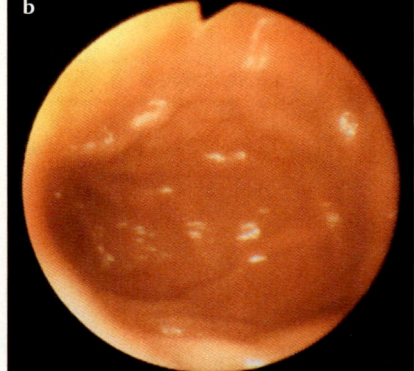

a Ödematöses Schleimhautrelief mit schummeriger, eingeschränkter KM-Haftung (Zielaufnahme im Sellink-Doppelkontrast).

b Endoskopisch sichtbare ödematös, entzündlich angeschwollene Schleimhaut.

Diagnostisches Vorgehen: Die häufig unklare abdominelle Symptomatik führt schnell zur sono-und computertomographischen Untersuchung. Zur Beurteilung des oberen Dünndarmabschnittes (Duodenum) ist die Endoskopie Methode der Wahl, wohingegen weiter aboral die Dünndarmpassage nach Sellink eingesetzt wird.

Radiologische Diagnostik: Maligne Dünndarmtumoren **zerstören** das reguläre **Faltenrelief** – meistens imponiert jedoch ein scharfer, wallartiger Rand. Der Tumor führt zu **KM-Aussparungen** und **Füllungsdefekten** (Abb. **B-6.30**). Im **fortgeschrittenen Stadium** treten isolierte, zirkuläre **Stenosen** mit einer **prästenotischen Dilatation** auf (Abb. **B-6.30**).

Diagnostisches Vorgehen: Im Duodenum wird die Endoskopie eingesetzt, weiter aboral die Sellink-Untersuchung.

Radiologische Diagnostik: Maligne Tumoren führen zu **KM-Aussparungen** und **Füllungsdefekten** (Abb. **B-6.30**). Im **fortgeschrittenen Stadium** treten **Stenosen** mit einer **prästenotischen Dilatation** auf (Abb. **B-6.30**).

⊚ **B-6.30** | **Radiologische Befunde bei malignen Dünndarmtumoren**

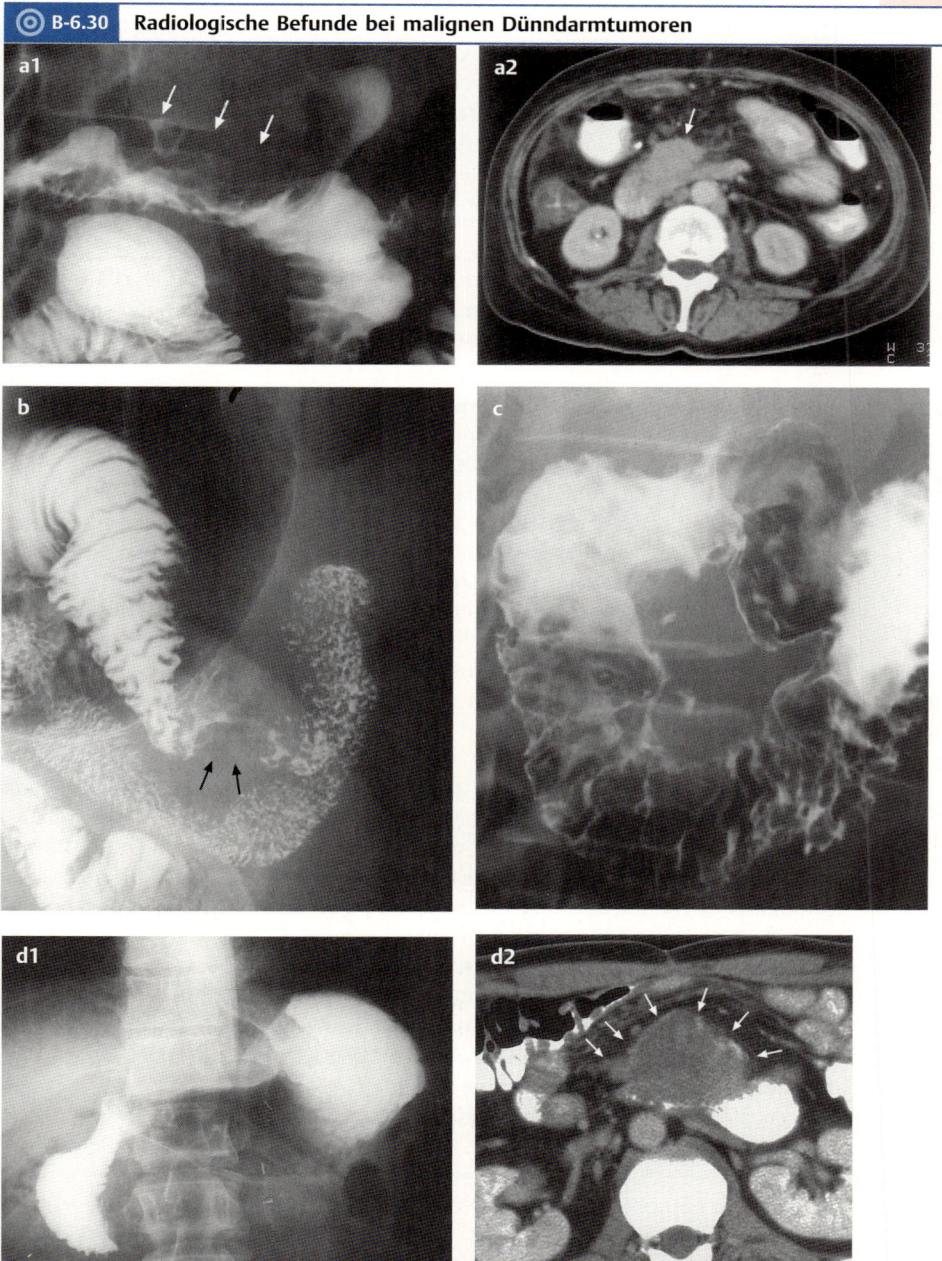

a **Malignes Karzinoid** mit hochgradiger, langstreckiger Engstellung des Duodenums (Pfeile) in der Zielaufnahme und der CT.

b **Dünndarmkarzinom** des Duodenums mit Füllungsdefekt und hochgradiger Stenose (Pfeile) (Zielaufnahme).

c **Kaposi-Sarkom** des Duodenums: vollständige Strukturauflösung des Kerckring-Faltenreliefs.

d **Hochmalignes NHL** mit Passageabbruch (Pfeil) im Duodenum (KM-Passage) durch den lymphatischen Konglomerattumor (CT, Pfeil).

Adhäsionen führen zu einer eingeschränkten Verschieblichkeit des Darmes.

Bei **malignen Lymphomen** kommt es zu einer **Verdickung der Schleimhautfalten und der Darmwand.**

Raumforderungen in der Nachbarschaft führen zu einer **Pelottierung, Verlagerung und sägezahnartigen Starre der angrenzenden Darmschlingen.**

In der **CT** können sich maligne Dünndarmtumoren allein durch ein Wandödem oder eine Aufweitung proximaler Schlingen bemerkbar machen. Eine gleichzeitige Darmwandverdickung gibt weitere Hinweise auf Malignität (Abb. **B-6.30**).

Adhäsionen führen zu einer eingeschränkten Verschieblichkeit des Darmes, Abnahme der Peristaltik, Tonusstörung und zu Konglomerattumoren.
Bei **malignen Lymphomen** kommt es durch eine diffuse Plasmazellinfiltration primär zu einer **Verdickung der Schleimhautfalten und der Dünndarmwand.** Eine Infiltration des Mesenteriums führt zu einer **Kompression und Abknickung der Darmwand.**
Raumverdrängende Prozesse in der Nachbarschaft führen zu einer **Pelottierung, Verlagerung und sägezahnartigen Starre der angrenzenden Darmschlingen.**

In der **CT** können sich maligne Dünndarmtumoren allein durch ein Darmwandödem und/oder Aufweitung der proximalen Darmschlingen bemerkbar machen. Der gleichzeitige Nachweis einer umschriebenen Darmwandverdickung – meist asymmetrisch lokalisiert – mit segmentaler Einengung des Darmlumens ist ein Hinweis auf einen Darmwandprozess (Abb. **B-6.30**). Ein besonderes Durchmustern der Darmschlingen sollte bei pathologisch vergrößerten abdominellen Lymphknoten, Aszites oder Fernmetastasen (z. B. Leber, Lunge, Nebennieren) bei zunächst unklarem Primärtumor erfolgen.

Morbus Crohn

▶ Definition

▶ **Definition:** Segmental auftretende chronische Entzündung aller Darmwandschichten ungeklärter Ätiologie, meist im Bereich der unteren Ileumsegmente. Prinzipiell kann der gesamte Gastrointestinaltrakt befallen werden.

Klinik: Abdominalschmerzen, intermittierende Diarrhö und **Gewichtsverlust.** Bevorzugt im rechten Unterbauch kommt es zu **Konglomerattumoren** und **Fistelgängen (Fuchsbau).** Eine **Abszedierung** führt zu **Eiterungen** und **Fieberschüben.**

Diagnostisches Vorgehen: Das gesamte Spektrum bildgebender Verfahren wird eingesetzt.

Zur **Differenzialdiagnose** zwischen Colitis ulcerosa und Morbus Crohn s. Tab. **B-6.5**, S. 466.

Radiologische Diagnostik: Die **Dünndarmuntersuchung nach Sellink** lässt eine **Abnahme, Verbreiterung und Distanzierung des Kerckring-Faltenreliefs** sowie eine **Elastizitätsminderung der Darmwand** erkennen (Abb. **B-6.31a**).

Meist liegt ein **segmentaler Befall** mit Wechsel zwischen **befallenen, stenotischen (skip lesion)** und **gesunden Darmabschnitten** vor (Abb. **B-6.31a**).

Das Erscheinungsbild des **Pflastersteinreliefs (cobblestone pattern)** (Abb. **B-6.31b**) entsteht durch den Wechsel zwischen gesunder und erkrankter Schleimhaut.

Fissuren und **Ulzerationen** führen zu **Nischen (Kragenknopfulzera)** und **Taschen (Pseudodivertikel).** Es entwickelt sich ein **verkürzter und starrer Mesenterialansatz (Omega-Zeichen)** (Abb. **B-6.31c**).

Klinik: Die Patienten klagen über **Abdominalschmerzen, intermittierende Diarrhö** und **Gewichtsverlust.** Es kommt bevorzugt im rechten Unterbauch zu **Konglomerattumoren** und **Fistelgängen (Fuchsbau).** Eine **Abszedierung** (Abb. **B-6.32c**) führt zu **Eiterungen** und **Fieberschüben.** Selbst nach medikamentöser aber auch chirurgischer Therapie sind Rezidive häufig. Als Hinweis auf ein immunologisches Geschehen können zudem **Osteoarthropathien** (bevorzugt der Ileosakralgelenke) und eine **Iridozyklitis** auftreten.
Diagnostisches Vorgehen: Aufgrund des chronischen Krankheitsverlaufs mit rezidivierenden Schüben werden symptombezogene Ansprüche an das gesamte Spektrum der bildgebenden Diagnostik gestellt.
Zur **Differenzialdiagnose** zwischen Colitis ulcerosa und Morbus Crohn s. Tab. **B-6.5**, S. 466.

Radiologische Diagnostik: In der **Frühphase** des entzündlichen Geschehens kommt es aufgrund der ödematösen Wandverdickung zu einer Schleimhautschwellung und einer eingeschränkten Dehnbarkeit des befallenen Darmabschnitts. Die **Dünndarmuntersuchung nach Sellink** lässt als Korrelat eine **Abnahme, Verbreiterung und Distanzierung des Kerckring-Faltenreliefs** sowie eine **Elastizitätsminderung der Darmwand** erkennen (Abb. **B-6.31a**). Zusätzlich besteht eine deutliche **Konturunschärfe der KM-Säule.**
In der Regel liegt ein **segmentaler Befall** mit Wechsel zwischen **befallenen, stenotischen (skip lesion)** und **gesunden, nicht stenotischen Darmabschnitten (skip areas, Intermediärsegment)** vor (Abb. **B-6.31a**). Hiervon sind **spastische Engstellungen (string sign)** zu unterscheiden.
Das Erscheinungsbild des **Pflastersteinreliefs (cobblestone pattern)** wird durch den Wechsel zwischen gesunder Schleimhaut, ulzerativer und ödematöser Schleimhautinseln sowie vergrößerter Lymphfollikel verursacht. Es entsteht dabei der Eindruck eines polypoiden Reliefaufbaus (Abb. **B-6.31b**).
Fissuren und **Ulzerationen** führen meist asymmetrisch zu **Nischen (Kragenknopfulzera)** und **Taschen (Pseudodivertikel).** Diese **KM-Ausziehungen** und **Reliefzerstörungen** sind meist **mesenterialseitig betont.** Im Rahmen dieser chronischen Entzündung entwickelt sich im Laufe der Zeit ein **verkürzter und starrer Mesenterialansatz (Omega-Zeichen)** (Abb. **B-6.31c**).

⊙ B-6.31 | **Typische Zeichen bei Morbus Crohn**

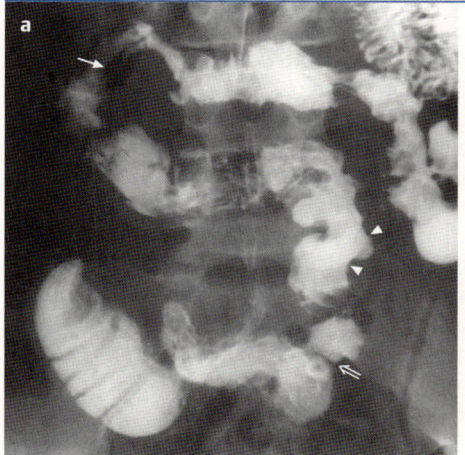

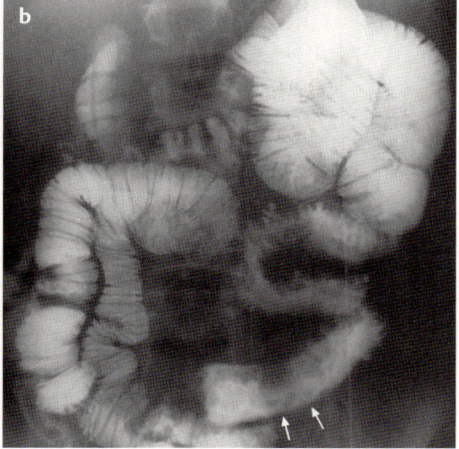

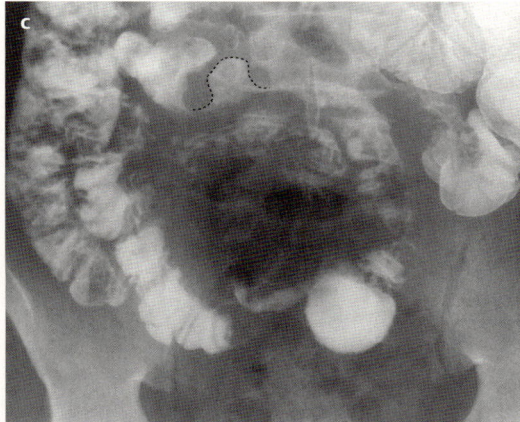

a Skip lesion (Pfeil), Skip areas (Pfeilspitzen), String sign (offener Pfeil).
b Pflastersteinrelief (Pfeile).
c Omega-Zeichen (punktierte Linie).

⊙ B-6.32 | **Morbus Crohn des Dünndarms**

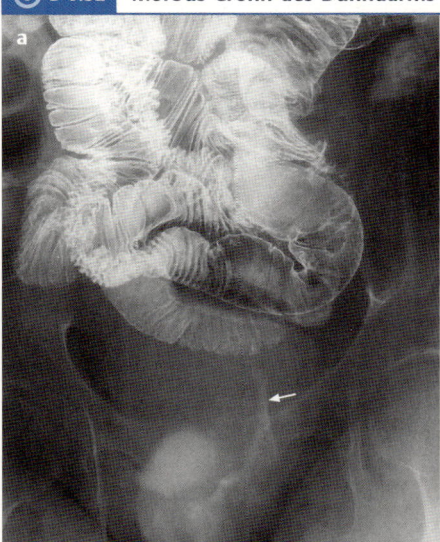

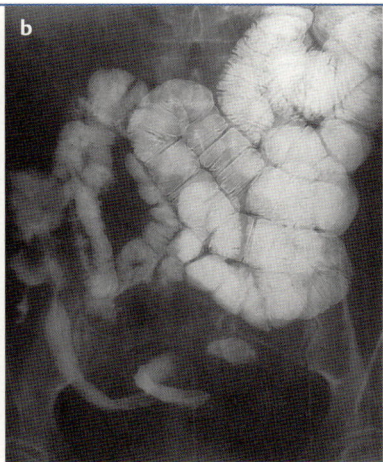

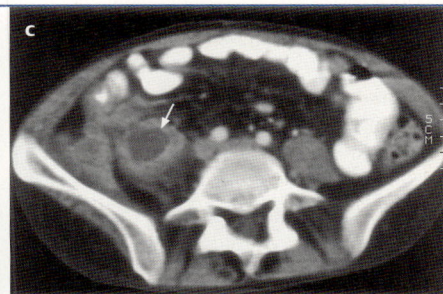

a Fistelgang (Pfeil).
b Ausgebrannter Morbus Crohn mit
narbiger Engstellung des befallenen
Darmabschnittes.
c Abszess (Pfeil): Wandverdickung mit
zentral liquidem Anteil.

Die **fuchsbauähnlichen Fistelgänge** sind in der Dünndarmuntersuchung nach
Sellink an **KM-Straßen** in die Umgebung zu erkennen (Abb. **B-6.32a**). Die KM-
Passage ist in den betroffenen Darmsegmenten häufig schmerzhaft und die
Darmabschnitte oft erheblich druckdolent.

Die **fuchsbauähnlichen Fistelgänge** sind
an **KM-Straßen** in die Umgebung zu
erkennen (Abb. **B-6.32a**).

In der **Spätphase** entwickeln sich eine **Fibrose** und **Fibrosklerose** der befallenen Abschnitte. Die gesunden Schlingen werden **distanziert und verdrängt**.

Der **ausgebrannte Morbus Crohn** hinterlässt ein **verkürztes, starres Darmrohr** (Abb. **B-6.32b**).

Bei Befall des Kolons finden sich in der **Barium-Doppelkontrastuntersuchung enggestellte Segmente (string sign)**. Die Darmzirkumferenz ist oft nicht im Ganzen befallen **(exzentrischer Befall)** (Abb. **B-6.33a**). Hinzu kommen **Darmsteifigkeit** und **Stenosen** mit dem Auftreten **prästenotischer Dilatationen** (Abb. **B-6.33b**).

Die **CT** ermöglicht die Abklärung von Komplikationen und eine Verlaufskontrolle (Abb. **B-6.32c**).

In der **Spätphase** entwickeln sich eine **Fibrose** und **Fibrosklerose** der befallenen Darmabschnitte und des benachbarten Gewebes. Durch die verdickte Mesenterialwurzel werden die benachbarten gesunden Darmschlingen **distanziert**, **verdrängt** und durch **Konglomerattumoren** imprimiert.

Der **ausgebrannte Morbus Crohn** hinterlässt in der Kontrastuntersuchung ein **verkürztes, starres Darmrohr** (Abb. **B-6.32b**). Die **irreversiblen Stenosen** führen zu einer **Passagebehinderung** und einer **prästenotischen Darmdilatation**.

Bei Befall des Kolons finden sich in der **Barium-Doppelkontrastuntersuchung enggestellte Segmente (string sign)**. Es lassen sich befallene Darmabschnitte mit zwischengeschalteten gesunden Darmabschnitten abgrenzen **(skip lesions)**. Die Darmzirkumferenz ist oft nicht im Ganzen befallen **(exzentrischer Befall)** (Abb. **B-6.33a**). Hinzu kommen **Darmsteifigkeit** und **Stenosen** mit dem Auftreten **prästenotischer Dilatationen** (Abb. **B-6.33b**). Der Wechsel von tiefen Ulzerationen mit ödematösen oder reparativen Veränderungen verursacht das Bild der **Pseudodivertikel** und der **knötchenförmigen Defekte (Pseudopolypen)** mit dem Gesamteindruck eines **Pflastersteinreliefes** (Abb. **B-6.33c**).

Die **CT** ermöglicht eine weitere diagnostische Klärung von Komplikationen. So können Konglomerattumoren auf dem Boden fuchsbauähnlicher Fistelgänge, Abszesse und ausgedehnte Wandverdickungen computertomographisch sicher nachgewiesen und im klinischen Verlauf unter Therapie kontrolliert werden (Abb. **B-6.32c**).

Colitis ulcerosa

▶ Definition

Colitis ulcerosa

▶ **Definition:** Meist im Rektum beginnende, chronisch entzündliche Dickdarmerkrankung der Mukosa und Submukosa ungeklärter Ätiologie mit kontinuierlicher proximaler Ausbreitung.

Klinik: Leitsymptome sind Abdominalschmerzen, Tenesmen und **blutig-schleimige Diarrhöen.**

Klinik: Die Erkrankung verläuft meist schubweise und beginnt in der Regel im jüngeren Erwachsenenalter. Leitsymptome sind Abdominalschmerzen, Tenesmen und **blutig-schleimige Diarrhöen**. Extraintestinale Manifestationen sind häufig (z. B. Iridozyklitis, Polyarthritis).

▶ Merke

▶ **Merke:** Es besteht ein erhöhtes Risiko für die Entwicklung eines Kolonkarzinoms.

Ein retrogrades Übergreifen auf das terminale Ileum nennt man **Backwash-Ileitis.**

Diagnostisches Vorgehen: Methode der Wahl ist die Koloskopie, bei Passagehindernissen erfolgt eine retrograde Kolondoppelkontrast-Darstellung.

Zur Differenzialdiagnose zwischen Colitis ulcerosa und Morbus Crohn s. Tab. **B-6.5.**

Radiologische Diagnostik: In der **Barium-Doppelkontrastuntersuchung** des Kolons kommt es zu einer **Zähnelung der Randkonturen (samtartiger Effekt)** ggf. mit Ausbildung von **Spikulae (sägezahnartige Kontur)** (Abb. **B-6.34**). Das Schleimhautödem führt zu einer **Abflachung der Haustrierung** (Abb. **B-6.34**).

Die **akute fulminante Verlaufsform** zeichnet sich durch ein **toxisches Megakolon** mit **extremer Dilatation** bei **völligem Fehlen des Haustrierung** aus.

Ein retrogrades Übergreifen der Colitis ulcerosa auf das terminale Ileum wird als **Backwash-Ileitis** bezeichnet.

Diagnostisches Vorgehen: Methode der Wahl ist die Koloskopie. Diese wird bei Passagehindernissen durch eine retrograde Kolondoppelkontrast-Darstellung vervollständigt. Extraluminale Veränderungen und Komplikationen können neben der Sonographie durch die CT und ggf. MRT erfasst werden.

Zur Differenzialdiagnose zwischen Colitis ulcerosa und Morbus Crohn s. Tab. **B-6.5**.

Radiologische Diagnostik: In der **Barium-Doppelkontrastuntersuchung** des Kolons kommt es **bei allen Formen der Colitis ulcerosa** aufgrund der kleinen Schleimhautulzerationen zu einer **Zähnelung der Randkonturen (samtartiger Effekt)** ggf. mit Ausbildung von **Spikulae (sägezahnartige Kontur)** (Abb. **B-6.34**). Das Schleimhautödem führt zu einer **Abflachung der Haustrierung**. Gleichzeitig weist die Schleimhaut eine **feingranuläre Zeichnung (sog. Schummerung)** auf (Abb. **B-6.34**). Die Ulzerationen (Kragenknopfulzera) lassen sich als **KM-Flecken (Depots)** erfassen. Durch den Wechsel von Ulzerationen und erhaltenen Schleimhautinseln entsteht das Bild der **Pseudopolyposis** (Abb. **B-6.34a**).

Die **akute fulminante Verlaufsform der Colitis ulcerosa** zeichnet sich in der **Barium-Doppelkontrastuntersuchung** zusätzlich durch ein **toxisches Megakolon** aus. Hierbei kommt es zu einer **extremen Dilatation** des luftgefüllten Dickdarms bei **völligem Fehlen der Haustrierung**.

a1
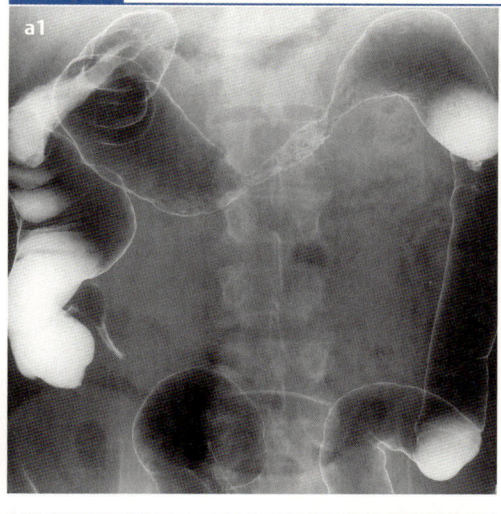

a2
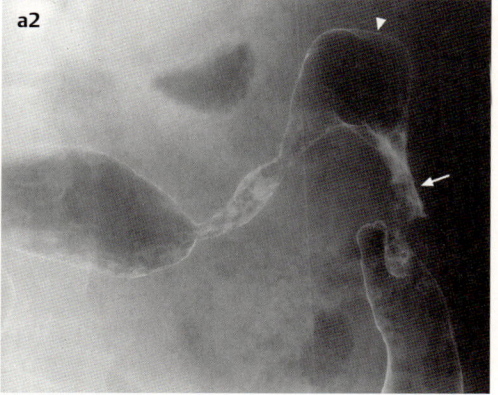

b1
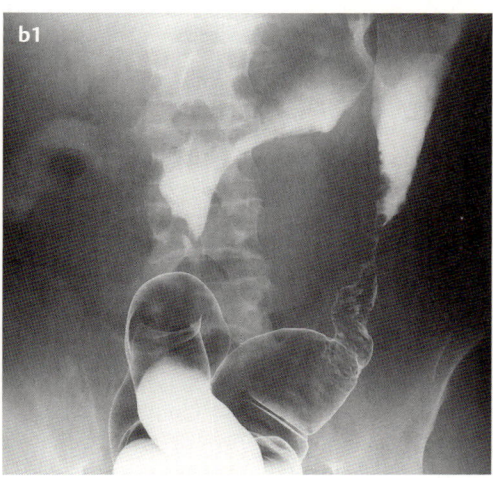

b2
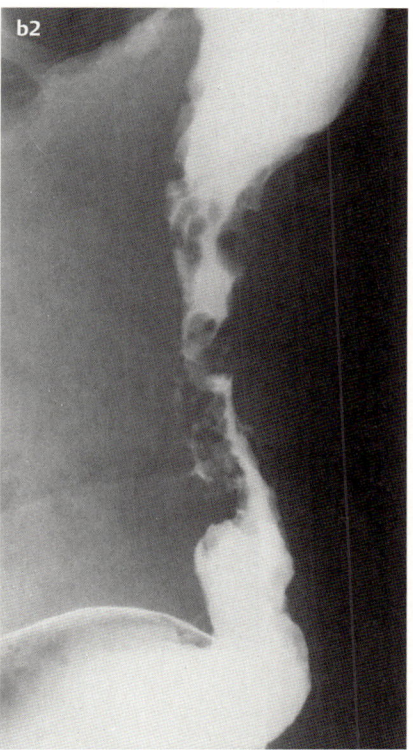

c1
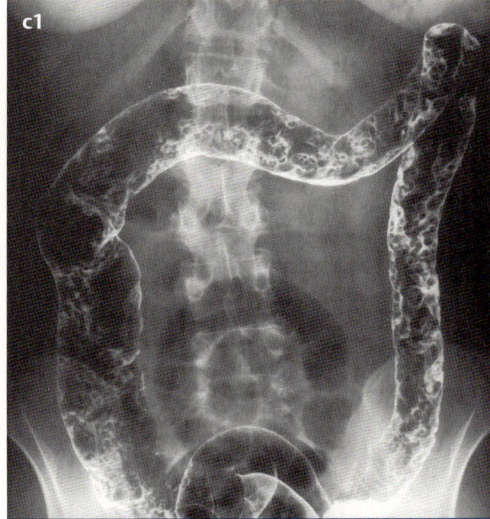

c2
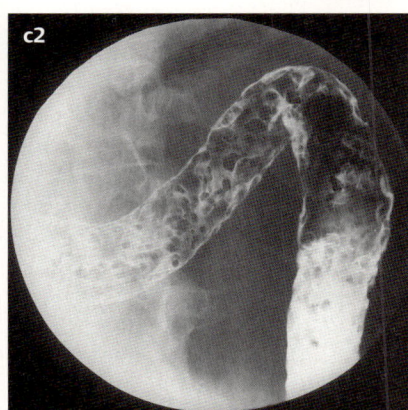

a Exzentrischer stenoti-
scher Befall des Dick-
darms in Höhe der
linken Kolonflexur
(string sign [Pfeil],
skip lesion [Pfeil-
spitze]) in Übersicht-
und Zielaufnahme.
b Subtotale Stenose mit
prästenotischer Dila-
tation in Übersicht
und Zielaufnahme.
c Aufhebung der Haus-
trierung unter Ausbil-
dung eines Pflaster-
steinreliefs (Über-
sichts- und Zielauf-
nahme).

☰ B-6.5

☰ B-6.5   **Differenzialdiagnostische Kriterien zwischen Colitis ulcerosa und Morbus Crohn**

Colitis ulcerosa	Morbus Crohn (s.S. 462)
– beschränkt auf Kolon	– gesamter Gastrointestinaltrakt kann betroffen sein
– diffuser oder totaler Befall	– segmentärer Befall
– Befall der gesamten Zirkumferenz	– exzentrischer Befall
– terminales Ileum selten beteiligt (ca. 10 %)	– terminales Ileum oft beteiligt (ca. 90 %)
– Rektum meist betroffen	– Rektum meist frei
– Distanzvergrößerung häufig	– Distanzvergrößerung selten
– Entzündung zu tieferen Wandschichten abnehmend	– transmurale Entzündung
– retrograde Ausbreitung	– antegrade Ausbreitung
– Haustrierungsverlust („Fahrradschlauch")	– Stenosen (string sign)
– Pseudopolypen	– Pseudodivertikel, Pflastersteinrelief
– Wandfibrose, Lumeneinengung	– Wandfibrose, Lumeneinengung
– keine Mesenterialraffung	– Mesenterialraffung
– Fisteln und Abszesse selten	– Fisteln und Abszesse häufig

◉ B-6.34   **Radiologische Befunde bei Colitis ulcerosa**

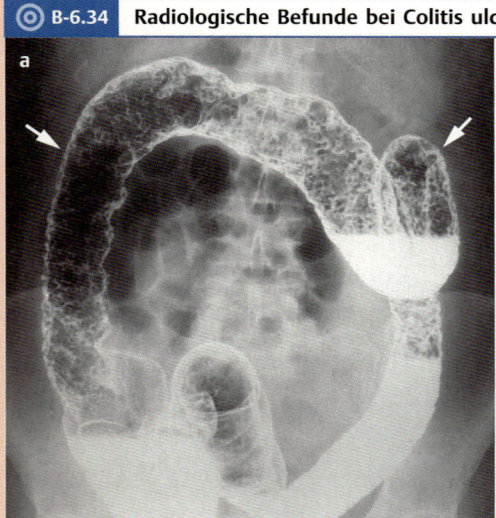

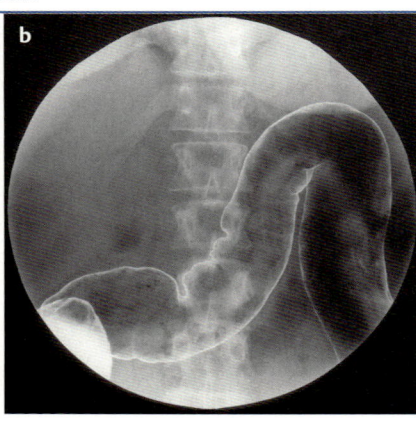

a Floride Form einer Colitis ulcerosa mit sägezahnartigen Ausziehungen des Schleimhautreliefs (Pfeile).
b Ausgebrannte Form einer Colitis ulcerosa (Fahrradschlauch-Aspekt).

▶ Merke

▶ **Merke:** Ein retrograder KM-Einlauf ist beim toxischen Megakolon wegen der Perforationsgefahr streng kontraindiziert.

Bei der **fortgeschrittenen Colitis ulcerosa** sind **Pseudopolypen** nachweisbar.

Bei der **fortgeschrittenen Colitis ulcerosa** sind **Pseudopolypen** als Ausdruck stehen gebliebener Schleimhautinseln nachzuweisen. Diese können den Eindruck von karzinomatösen Veränderungen erwecken.

▶ Merke

▶ **Merke:** Auf Grund der potenziellen Gefahr der karzinomatösen Entartung ist bei fortgeschrittener Colitis ulcerosa zur Dignitätseinstufung eine wiederholte **Schlingenbiopsie** oder **Makropartikelbiopsie** (Epithelabschilferung) unerlässlich.

Das **Endstadium der Colitis ulcerosa (ausgebrannte Colitis ulcerosa)** zeichnet sich röntgenologisch durch einen **Verlust der Haustrierung** und durch die Ausbildung eines **starrwandigen engen und geschrumpften Darmrohrs ("Fahrradschlauch")** aus.
Endoskopisch ist das **Endstadium** durch eine **atrophische Schleimhaut** bei **aufgehobener Haustrierung** gekennzeichnet. Der Dickdarm ist **verkürzt** und das Darmlumen **enggestellt**.

Ischämische Darmerkrankungen

▶ **Definition:** Akute oder chronische Durchblutungsstörungen des Darmes.

Klinik: Bei der ischämischen Kolitis kommt es zu akut auftretenden, kolikartigen, abdominellen Schmerzen mit Übelkeit, Erbrechen und (blutiger) Diarrhö. **Sekundär** entsteht aufgrund der bakteriellen Besiedelung des Darmes eine **Entzündung** in den minderperfundierten Darmabschnitten. Schließlich führt die Darmischämie zu einer entzündlichen **Darmnekrose** bis hin zur **Gangrän**. Früh kommt es zu den klinischen Zeichen einer **Peritonitis** und **Darmperforation**.
Diagnostisches Vorgehen: Bei der akuten Symptomatik mit massiver peranaler Blutung und dem klinischen Bild des akuten Abdomens ist eine **rasche Abklärung** erforderlich. Neben den klinischen und laborchemischen Parametern (Anämie) sind die **Sonographie** und die **Abdomenübersichtsaufnahme** in Rücken- und Linksseitenlage die primären radiologischen Untersuchungsverfahren. Mithilfe der **Angiographie** kann ein arterieller Verschluss der Viszeralarterien durch den direkten Nachweis eines Gefäßabbruches gesichert werden.

▶ **Merke:** Eine enge interdisziplinäre Zusammenarbeit von Internisten, Chirurgen und Radiologen ist zur optimalen Diagnostik entscheidend für den weiteren Verlauf.

Radiologische Diagnostik: Die Abdomenübersichtsaufnahme liefert ein gleitendes Bild des Subileus bis Ileus mit ödematös verdickten Darmschlingen (Klaviertasten-Phänomen). Die abdominelle Sonographie lässt das Wandödem in den ischämischen Darmabschnitten und die peritonitischen Zeichen wie z. B. Aszites frühzeitig erkennen.
Der **retrograde Kolon-KM-Einlauf** sollte bei der akuten abdominellen Symptomatik – wenn überhaupt – nur mit löslichen KM erfolgen. Die Darmischämie führt zu Schleimhautschwellungen und/oder submukösen Hämatomen. Im **Doppelkontrast** lassen diese Darmveränderungen **randständige, daumendruckartige Phänomene (thumbprintings)** erkennen. Die Minderperfusion der Darmwand führt reflektorisch zu **langgestreckten, enggestellten Darmsegmenten**. Im weiteren Krankheitsverlauf sind in der nekrotisierenden Darmwand **Ulzerationen** abgrenzbar.
Die **CT** des Abdomens wird in der radiologischen Diagnostik des akuten Abdomens frühzeitig eingesetzt. Diese liefert jedoch in der Diagnostik der Darmischämie neben stark flüssigkeitsgefüllten, weitgestellten und verdickten Darmschlingen keine wesentlichen Zusatzinformationen.
Richtungsweisende Befunde für das Vorliegen chronischer Gefäßschäden sind in der **Angiographie Gefäßrarefizierungen und Kalibersprünge** in den Gefäßkaskaden der Viszeralarterien (Abb. **B-6.35**).

Kolondivertikel

▶ **Definition:** Unter **Divertikeln** versteht man umschriebene Ausstülpungen der Darmwandschichten (zu Definitionen s.S. 446). Bei der **Divertikulose** ist eine Vielzahl von Divertikeln über den gesamten Dickdarm verteilt. Als **Divertikulitis** bezeichnet man entzündliche Veränderungen der Divertikel und des betroffenen Darmabschnittes.

⊚ **B-6.35**   Angiographische Befunde bei Colitis ischaemica

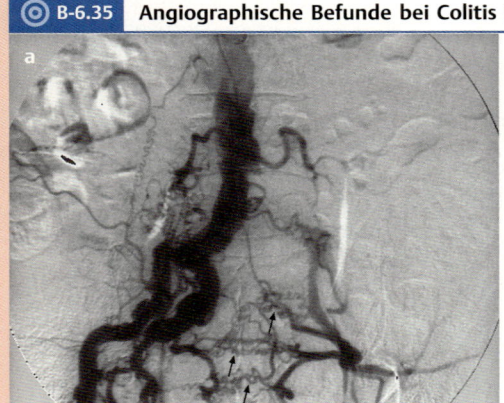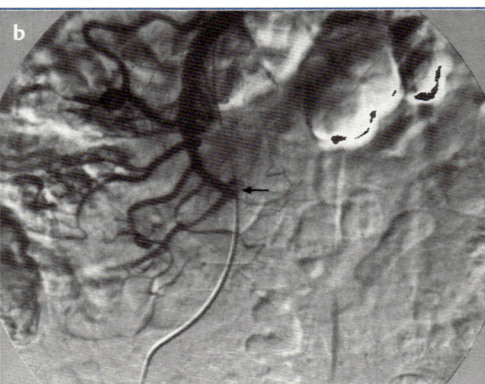

a,b Ausgedehnte arteriosklerotische Wandveränderungen der abdominellen Aorta und der iliakalen Gefäßverläufe. Ausbildung kokardenförmiger Umgehungskreisläufe (a, Pfeile). Gefäßabbruch der A. mesenterica superior in der selektiven Darstellung (b, Pfeil).

Klinik: Gelegentlich bestehen intermittierende abdominelle Schmerzen, eine **Temperaturerhöhung** sowie eine **schmerzhaft tastbare Walze** im linken Unterbauch bei Befall des Colon sigmoideum.

Diagnostisches Vorgehen: Methode der Wahl ist die Endoskopie. Die Gesamtausdehnung kann mit der Kolonkontrastuntersuchung erfasst werden.

▶ **Merke**

Radiologische Diagnostik: Bereits in **Monokontrast-** und noch besser in **Doppelkontrast-Technik** fallen **Divertikel** in Aufsicht (en face) als KM-Flecken und im Profil (seitlich) als kontrastierte Anhangsgebilde auf (Abb. **B-6.36a**). Die **Divertikulose** stellt ein eindrucksvolles Bild dar (Abb. **B-6.36b**)

Bei der **akuten Divertikulitis** zeigen sich **verbreiterte Schleimhautfalten**. Im **Doppelkontrast** imponieren die Divertikel als **KM-Ausziehungen (Spikulae)** (Abb. **B-6.36c**). Nachweisbare Komplikationen sind **Fisteln, perikolitische Abszesse** und eine **Perforation**.

Die **chronische Divertikulitis** führt zu **Engstellungen, Schwielenbildungen** und **Stenosen**.

▶ **Merke**

Klinik: Häufig handelt es sich um einen Zufallsbefund. Gelegentlich treten intermittierende abdominelle Schmerzen (meist im linken Unterbauch) auf. Bei der **Divertikulitis** beginnt der entzündliche Prozess im Divertikel und breitet sich dann auf die benachbarte Schleimhaut des Dickdarms aus. Neben den bereits genannten Symptomen finden sich klinisch eine **Temperaturerhöhung** und bei Befall des Colon sigmoideum fast immer eine **schmerzhaft tastbare Walze** im linken Unterbauch.

Diagnostisches Vorgehen: Methode der Wahl ist die Endoskopie. Die Abdomenübersicht dient dem Ausschluss einer Perforation (freie Luft). Die Gesamtausdehnung des Befundes kann mit der Kolonkontrastuntersuchung erfasst werden. Sonographie und CT liefern ergänzende Informationen, insbesondere bei Auftreten von Komplikationen.

▶ **Merke:** Endoskopisch besteht im Stadium der **akuten Divertikulitis** bei hochgradigen Einengungen des Darmlumens **erhöhte Perforationsgefahr**.

Radiologische Diagnostik: Bereits in **Monokontrast-** und noch besser in **Doppelkontrast-Technik** fallen **Divertikel** in Aufsicht (en face) als KM-Flecken und im Profil (seitlich) als kontrastierte Anhangsgebilde mit einem schmalen Hals zum Darmlumen auf (Abb. **B-6.36a**). Divertikel sind glatt begrenzt. Die Darmwand weist ein regelrechtes Lumen und eine unauffällige Haustrierung auf. Die **Divertikulose** mit dem Nachweis multipler Divertikel über den gesamten Dickdarmrahmen verteilt, stellt ein eindrucksvolles Bild dar (Abb. **B-6.36b**). Nach Entleerung des Dickdarms bleiben KM-gefüllte Divertikel oft über Tage nachweisbar.

Bei der **akuten Divertikulitis** kommt es zu einer entzündlichen Schleimhautschwellung mit **verbreiterten Schleimhautfalten**. Es resultiert eine Engstellung der Divertikelhälse, wodurch es nur zu einer unvollständigen KM-Füllung der Divertikel kommen kann. Im **Doppelkontrast** imponieren sie als **KM-Ausziehungen (Spikulae)** (Abb. **B-6.36c**). Mitunter lassen sich Komplikationen nachweisen: **Fisteln** als KM-Straßen, **perikolitische Abszesse** als Pelottierung der Darmwand, eine **Perforation** durch freie intraabdominelle Luft (ggf. unter Ausbildung einer Peritonitis und/oder eines Ileus).

Die **chronische Divertikulitis** führt zu **Engstellungen, Schwielenbildungen** und **Stenosen** im befallenen Darmabschnitt.

▶ **Merke:** Die weitere Abklärung **suspekter Befunde** in der Monokontrast- oder Doppelkontrast-Untersuchung erfolgt endoskopisch, sonographisch und/oder computertomographisch.

⊚ **B-6.36**   **Radiologische Befunde bei Kolondivertikeln**

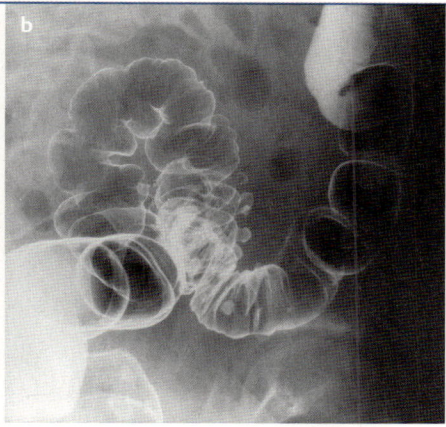
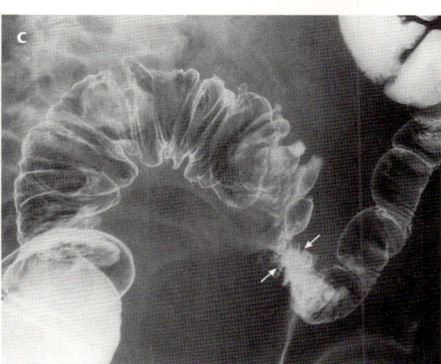

a Typisches Bild des Divertikels im Profil (Pfeil) und in Aufsicht (Pfeilspitze) in Doppelkontrast-technik.
b Multiple Ausstülpungen bei Sigmadivertikulose.
c Hochgradig umschriebene Einengung des Sigmas bei Divertikulitis unter Ausbildung von Spikulae (Pfeile).

Endoskopisch sind die **Divertikel** an ihrer Öffnung in der Schleimhaut zu erkennen (vgl. auch Abb. **B-6.8d**). Bei breiten Divertikelhälsen kann es versehentlich zu einem Verschieben des Endoskops in das Divertikel kommen. Es besteht die Gefahr einer unbeabsichtigten Perforation (via falsa). Die entzündlichen Schleimhautveränderungen der **akuten Divertikulitis** sind endoskopisch gut zu sehen und Abszesse als Schleimhautpolster oder auf Grund putriden Flüssigkeitsaustritts in das Darmlumen abgrenzbar.
In der **CT** lassen sich Divertikel als KM-Depots nur in Einzelfällen vermuten. Wesentlicher Zugewinn des Computertomogramms liegt jedoch bei bereits bekannter Divertikulitis in der Beurteilbarkeit von Komplikationen, wie Abszessen und Fisteln.
Die radiologischen Abgrenzungskriterien zwischen Polypen und Divertikeln sind in Abb. **B-6.37** schematisch gezeigt.

Endoskopisch sind die **Divertikel** an ihrer Öffnung in der Schleimhaut zu erkennen (vgl. Abb. **B-6.8d**). Die entzündlichen Schleimhautveränderungen der **akuten Divertikulitis** sind endoskopisch gut zu sehen.

In der **CT** lassen sich Divertikel als Kontrastmitteldepots nur vermuten. Sie dient der Beurteilung von Komplikationen.

Radiologische Abgrenzungskriterien zwischen Polypen und Divertikeln s. Abb. **B-6.37**).

Kolonpolypen

Kolonpolypen

▶ **Definition:** Polypen sind gutartige, umschriebene, gestielte oder wandständige Vorwölbungen der Darmschleimhaut.

◀ Definition

Nach der **Wachstumsform** können die Polypen **stielförmig (polypös)**, **flächig (sessil)** oder **rasenartig** auftreten. Grundsätzlich unterscheidet man das Auftreten **solitärer Polypen** und **multipler Polypen** (> 5 Polypen). Bei dem Nachweis von mehr als 100 Polypen im Dickdarm spricht man von einer **familiären adenomatösen Polyposis** (Abb. **B-6.38**).

Polypen können **stielförmig (polypös)**, **flächig (sessil)** oder **rasenartig** wachsen sowie **multipel** oder **solitär** auftreten. Bei >100 Polypen besteht eine **familiäre adenomatöse Polyposis** (Abb. **B-6.38**).

▶ **Merke:** Das Risiko der Entartung steigt mit zunehmendem Durchmesser der Polypen an.

◀ Merke

◎ **B-6.37**

◎ **B-6.38**

◎ **B-6.37**   **Schematische Darstellung radiologischer Abgrenzungskriterien von Polypen und Divertikeln im Röntgenbild**

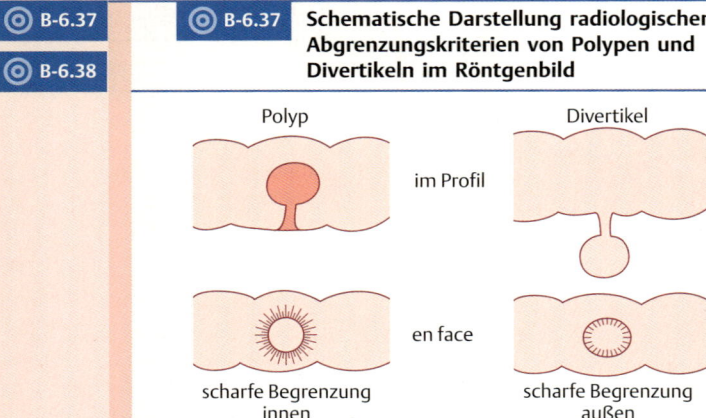

Polyp   Divertikel

im Profil

en face

scharfe Begrenzung   scharfe Begrenzung
innen   außen

◎ **B-6.38**   **Familiäre Polyposis coli**

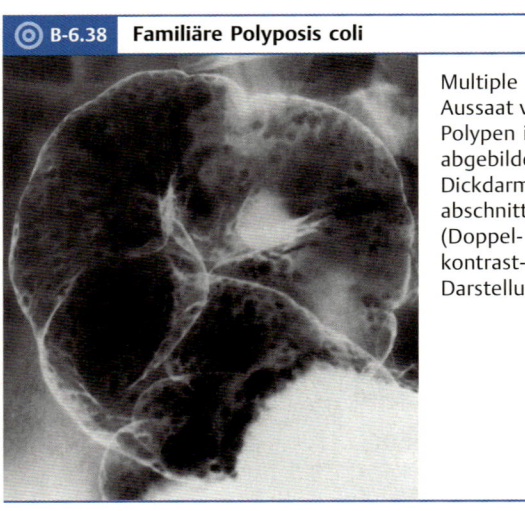

Multiple Aussaat von Polypen im abgebildeten Dickdarmabschnitt (Doppelkontrast-Darstellung).

◎ **B-6.39**

◎ **B-6.39**   **Kolonpolyp**

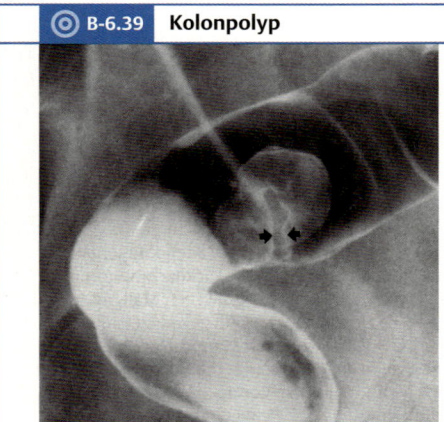

Solitärer, gestielter Polyp (Pfeile) als intraluminale, bariumbeschlagene Aussparung (Doppelkontrast).

Klinik: Meist symptomlos, größere Polypen können peranale Blutungen und Obstipation verursachen.

Diagnostisches Vorgehen: Endoskopisch können Polypen vollständig abgetragen werden („heiße Biopsie"). Bei Polypen im Rektum sollte der gesamte Dickdarm koloskopiert werden.

Radiologische Diagnostik: Im **Monokontrasteinlauf** fallen Polypen als **Füllungsdefekte** auf. Im **Doppelkontrast** sind sie als intraluminale **Aussparungen** nachweisbar (Abb. **B-6.39**).

Ähnliche Bilder können auch durch **Stuhlreste** oder **Luftblasen** verursacht werden.

Kolorektales Karzinom

Prädilektionsstellen sind Rektum, Colon sigmoideum und Zäkum.

Klinik: Die Mehrzahl der Patienten mit Dickdarmpolypen sind symptomlos. Größere Polypen können rezidivierende peranale Blutungen und Obstipation verursachen. Schleimabgang mit starkem Flüssigkeits- und Elektrolytverlust kann vorkommen.

Diagnostisches Vorgehen: Endoskopisch sind Polypen sicher abgrenzbar. Durch eine endoskopisch gesteuerte vollständige Abtragung der Dickdarmpolypen mittels Schlinge oder Koagulations-Biopsie („heißer Biopsie") ist eine weitere Dignitätseinstufung durch die histologische Aufarbeitung möglich. Bei Nachweis von Polypen im Rektum sollte immer der gesamte Dickdarm koloskopisch untersucht werden.

Radiologische Diagnostik: Bereits im **Monokontrasteinlauf** fallen Polypen als **Füllungsdefekte** auf. Im **Doppelkontrast** sind sie als intraluminale bariumbeschlagene **Aussparungen** nachweisbar (Abb. **B-6.39**). Die Oberfläche imponiert glatt bis unregelmäßig. Gestielte Polypen lassen im Profil (seitlich) einen **Stiel** und in Aufsicht (en face) ein **Kokardenzeichen** bzw. einen sog. **Mexikanerhut** erkennen.

Differenzialdiagnostisch ist zu beachten, dass ähnliche Doppelkontrastbilder auch durch **Stuhlreste** oder **Luftblasen** verursacht werden können. Diese können jedoch durch Lagewechsel des Patienten eindeutig als solche differenziert werden, weil sie ihre Position verändern.

Kolorektales Karzinom

Prädilektionsstellen des Dickdarmkarzinoms sind der Häufigkeit nach das Rektum (35 %), Colon sigmoideum (25 %) und Zäkum (20 %) gefolgt von den anderen Dickdarmabschnitten (20 %). Synchrone Zweittumoren treten in ca. 5–10 % der Fälle auf.

Klinik: Die Symptome sind anfangs oft spärlich oder uncharakteristisch. Schmerzen, Tenesmen und Änderungen der Stuhlgewohnheiten mit Wechsel von Obstipation und Diarrhö sind verdächtig. Spätsymptom sind Gewichtsverlust, Leistungsknick und Kachexie.

Diagnostisches Vorgehen: Die Koloskopie als Methode der Wahl wird durch die Kolon-Doppelkontrast-Darstellung ergänzt. Zur Bestimmung des Tumor-Staging erfolgt die abdominelle Sonographie und die CT. Der Stellenwert der CT liegt in der Beurteilung wandüberschreitender Prozesse mit infiltrativem Wachstum in die Nachbarorgane (Abb. **B-6.41**). Die Abgrenzung von Leber-, Lungen- und Lymphknotenmetastasen dient dem prä- und postoperativen Staging.

Radiologische Diagnostik: In der **Frühphase** imponiert die Zerstörung der Schleimhautfalten im **Doppelkontrast** als umschriebener **Faltenabbruch** unter gleichzeitiger Ausbildung einer **Wandstarre**. In der **Spätphase** wird ein wandständiger **Füllungsdefekt** sichtbar. Die Unterbrechung der Wandkontur lässt sich an einer **Vorwölbung des Tumors** in das Darmlumen (**„abgebissener Apfel"**) erkennen. Schließlich kommt es zu **Einengung** und **Stenose** des Darmlumens (Abb. **B-6.40**). Oralwärts entwickelt sich eine **prästenotische Dilatation**.

Klinik: Schmerzen, Tenesmen und Wechsel von Obstipation und Diarrhö sind verdächtig.

Diagnostisches Vorgehen: Die Koloskopie als Methode der Wahl wird durch die Kolon-Doppelkontrast-Darstellung ergänzt. Mit der CT werden wandüberschreitende Prozesse beurteilt (Abb. **B-6.41**).

Radiologische Diagnostik: In der **Frühphase** zeigen sich im **Doppelkontrast** ein **Faltenabbruch** und eine **Wandstarre**. In der **Spätphase** zeigt sich eine Unterbrechung der Wandkontur mit Vorwölbung des Tumors in das Lumen (**„abgebissener Apfel"**) (Abb. **B-6.40**).

◎ B-6.40 **Radiologische Befunde bei Kolonkarzinom**

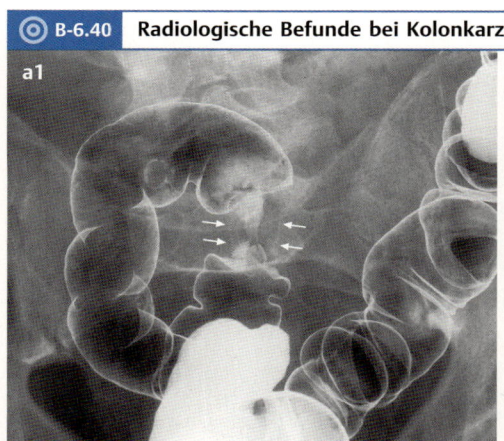
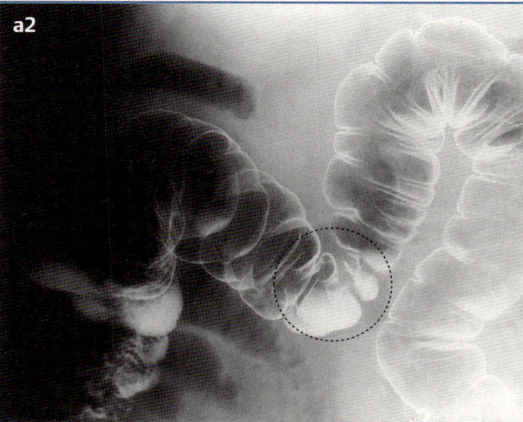
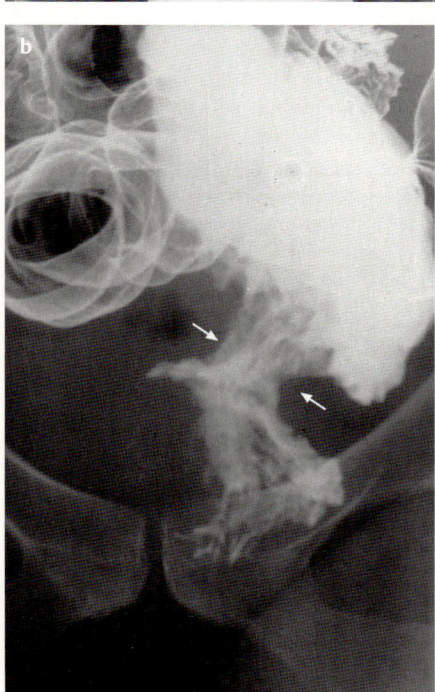
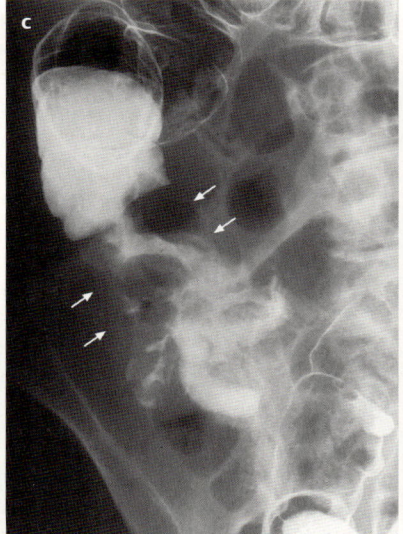
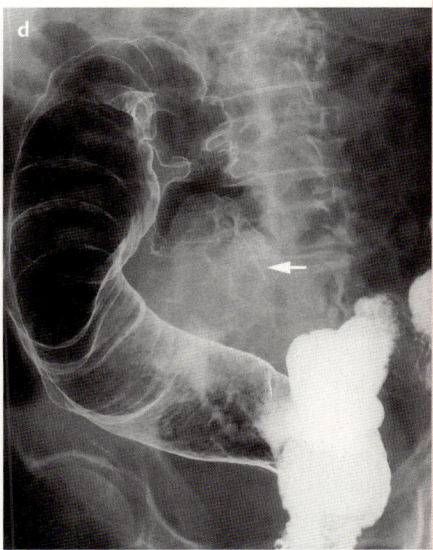

a Kolonkarzinom mit doppelter Lokalisation im Sigma (Pfeile) und Colon transversum (gestrichelte Linie). Typische „Apfelbiss"-Konfiguration.
b Rektumkarzinom mit tumoröser Lumeneinengung (Pfeile) und prästenotischer Dilatation.
c Karzinombedingte Konturaufhebung des Zäkums (Pfeile).
d Sigmakarzinom mit Obstruktion (Pfeil).

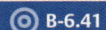

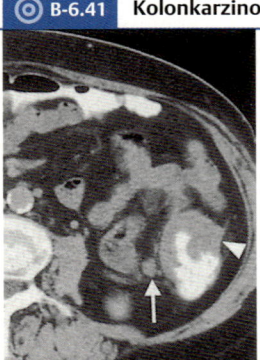

◉ B-6.41   **Kolonkarzinom im CT**

Karzinombedingte Wandverdickung des Colon descendens (Pfeilspitze). Pathologischer parakolischer Lymphknoten (Pfeil).

In der **CT** sind tumoröse Wandveränderungen im Frühstadium nicht immer fassbar. Der Nachweis von Aszites ist verdächtig auf eine Peritonealkarzinose.

In der **CT** sind tumoröse Wandveränderungen bei noch frühem Tumorstadium nicht immer fassbar. Der Nachweis von freier intraabdomineller Flüssigkeit (Aszites) ist bei bekanntem Dickdarmkarzinom immer dringend verdächtig auf das Vorliegen einer Peritonealkarzinose.

6.4.3 Ileus

▶ **Definition**

▶ **Definition:** Mechanischer oder funktioneller Darmverschluss, mit vital bedrohlicher Unterbrechung der Darmpassage, bedingt durch eine Verengung oder Verlegung der Darmlichtung oder durch eine Darmlähmung.

Formen: Man unterscheidet **hohen** und **tiefen** Ileus. Eine unvollständige Ausprägung nennt man **Subileus**.

Ätiologie:
- **mechanischer Ileus:** Er wird durch **Obstruktionen** (z. B. Tumoren, Fremdkörper) oder **Strangulationen** (z. B. Briden, Adhäsionen, Invagination, Volvulus) hervorgerufen.

- **paralytischer Ileus:** Die **primäre** Form entsteht durch **Gefäßverschlüsse**. Die **sekundäre** Form kann reflektorisch, metabolisch oder toxisch bedingt sein.

Klinik: Symptome siehe Tab. **B-6.6.**

Formen: In Abhängigkeit von der Verschlusslokalisation werden ein **hoher** (Duodenal- oder Dünndarmileus) bzw. ein **tiefer** (Dickdarmileus) Ileus unterschieden. Eine unvollständige Ausprägung des Darmverschlusses bezeichnet man als **Subileus.**
Ätiologie:
- **mechanischer Ileus:** Der mechanische Ileus wird durch **Obstruktionen** (z. B. Tumoren [Kolon-Karzinom!], Fremdkörper, Lymphome) oder **Strangulationen** (z. B. Briden, Adhäsionen, Inkarzerationen, Invagination, Volvulus) hervorgerufen. Bei der Strangulation geht die Abschnürung des Darmabschnittes mit einer Durchblutungsstörung der Darmwand einher. Der mechanische Ileus kann in einen paralytischen Ileus übergehen.
- **paralytischer Ileus:** Der **primär** paralytische Ileus entsteht durch **Gefäßverschlüsse** der Mesenterialgefäße. Die häufigere **sekundäre** Form kann reflektorisch (z. B. postoperativ, nach Koliken, Bauchtraumen), metabolisch (z. B. Diabetes mellitus) oder toxisch (z. B. Endstadium eines mechanischen Ileus) bedingt sein.
Klinik: Die führenden Symptome der Ileuskrankheit sind, in Abhängigkeit von Ursache und Lokalisation in Tab. **B-6.6** dargestellt.

▶ **Merke**

▶ **Merke:** Beim paralytischen Ileus ist nicht die bildgebende Diagnostik, sondern der Auskultationsbefund über dem Abdomen (Grabesstille) wichtigstes diagnostisches Kriterium!

Diagnostisches Vorgehen: Der Sonographie folgen Abdomenübersichtsaufnahme und evtl. KM-Passage zur Verschlusslokalisation.

Diagnostisches Vorgehen: Bei bestehenden klinischen Symptomen beginnt die differenzierte Abklärung bei V. a. Ileus mit der **Sonographie** des Abdomens. Gefolgt von der **Abdomenübersichtsaufnahme** in Rücken- und Linksseitenlage, kann die Verschlusslokalisation durch eine **KM-Passage** mittels wasserlöslichem KM erfolgen.

B-6.6 Führende Symptome bei unterschiedlichen Ileusformen

	Schmerz	Erbrechen	Stuhl-/Windverhalt	Meteorismus	Peristaltik
Obstruktion					
• hoher Dünndarmileus	eher gering	sofort, voluminös	fehlt	fehlt	regelrecht
• tiefer Dünndarmileus	kolikartig	vorhanden	vorhanden	vorhanden	hochgestellt, klingend,
• Dickdarmileus	krampfartig	spät	vorhanden	vorhanden	Durchspritzgeräusche
Strangulation	oft plötzlicher Beginn	oft anfangs		zunehmend	zunächst gesteigert, später fehlend
Paralyse	fehlt	vorhanden	vorhanden	vorhanden	fehlt (Grabesstille)

▶ **Merke:** Kein bariumhaltiges KM bei Ileus-Symptomatik wegen evtl. notwendig werdender Operation bzw. Gefahr der Durchwanderungsperitonitis oder Perforation!

◀ Merke

Bei tiefsitzender Ileuslokalisation kann ein **retrograder KM-Einlauf** wesentliche Informationen liefern. Bei Invagination oder Volvulus – insbesondere im Kleinkindesalter – kann eine **Untersuchung der Dünndarmpassage ohne bariumhaltige Kontrastmittel** neben der Diagnostik auch therapeutisch zur Passagewiederherstellung sinnvoll sein. Die Schnittbildverfahren (CT und MRT) liefern wesentliche Zusatzinformationen.

Radiologische Diagnostik:
- **mechanischer Ileus:** In der **Abdomenübersichtsaufnahme** oder in **Linksseitenlage** zeigen sich proximal der Stenose geblähte Darmabschnitte mit unterschiedlich hohen Luft-Flüssigkeits-Spiegeln (Abb. **B-6.43a**). Je nach Verteilungsmuster kann auf die Verschlusslokalisation geschlossen werden (Abb. **B-6.42**).
- **paralytischer Ileus:** In der **Abdomenübersichtsaufnahme** im Stehen oder in **Linksseitenlage** zeigen sich stehende Darmschlingen und geblähte Dick- und Dünndarmabschnitte mit Luft-Flüssigkeits-Spiegeln. Die Spiegel benachbarter Darmschlingen befinden sich hierbei in annähernd gleicher Höhe (Abb. **B-6.43b**).

Bei tiefem Ileus kann ein **retrograder KM-Einlauf** wesentliche Informationen liefern. Bei Invagination oder Volvulus kann eine **Dünndarmuntersuchung ohne bariumhaltige Kontrastmittel** sinnvoll sein.

Radiologische Diagnostik:
- **mechanischer Ileus:** In der **Abdomenübersicht** oder **in Linksseitenlage** zeigen sich geblähte Darmabschnitte mit Luft-Flüssigkeits-Spiegeln (Abb. **B-6.42**, Abb. **B-6.43a**).
- **paralytischer Ileus:** Es zeigen sich stehende Darmschlingen und geblähte Darmabschnitte. Die Spiegel benachbarter Darmschlingen befinden sich in gleicher Höhe (Abb. **B-6.43b**).

◉ B-6.42 Schematische Darstellung radiologischer Befunde bei mechanischem Ileus

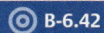

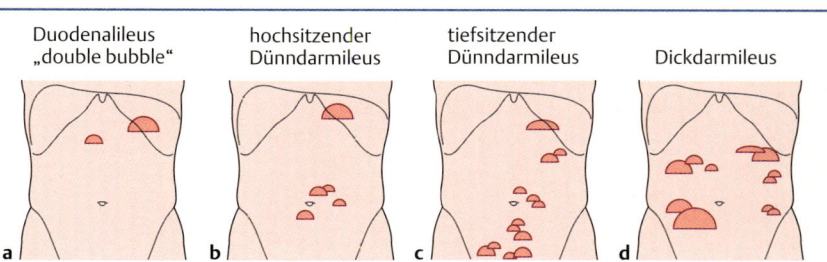

Duodenalileus „double bubble" hochsitzender Dünndarmileus tiefsitzender Dünndarmileus Dickdarmileus

a   b   c   d

a Duodenalileus mit dem typischen „Double-bubble"-Phänomen.
b, c Hochsitzender (b) und tiefsitzender (c) Dünndarmileus. Die in der Regel multiplen Spiegel befinden sich im mittleren Abdomen, der Kolonrahmen ist frei (poststenotisch gasfreier Abschnitt).
d Dickdarmileus mit entsprechend dem Verlauf des Kolons (Kolonrahmen) lokalisierten Spiegeln.

B-6.43   Radiologische Befunde bei mechanischem (a) und paralytischem (b) Ileus

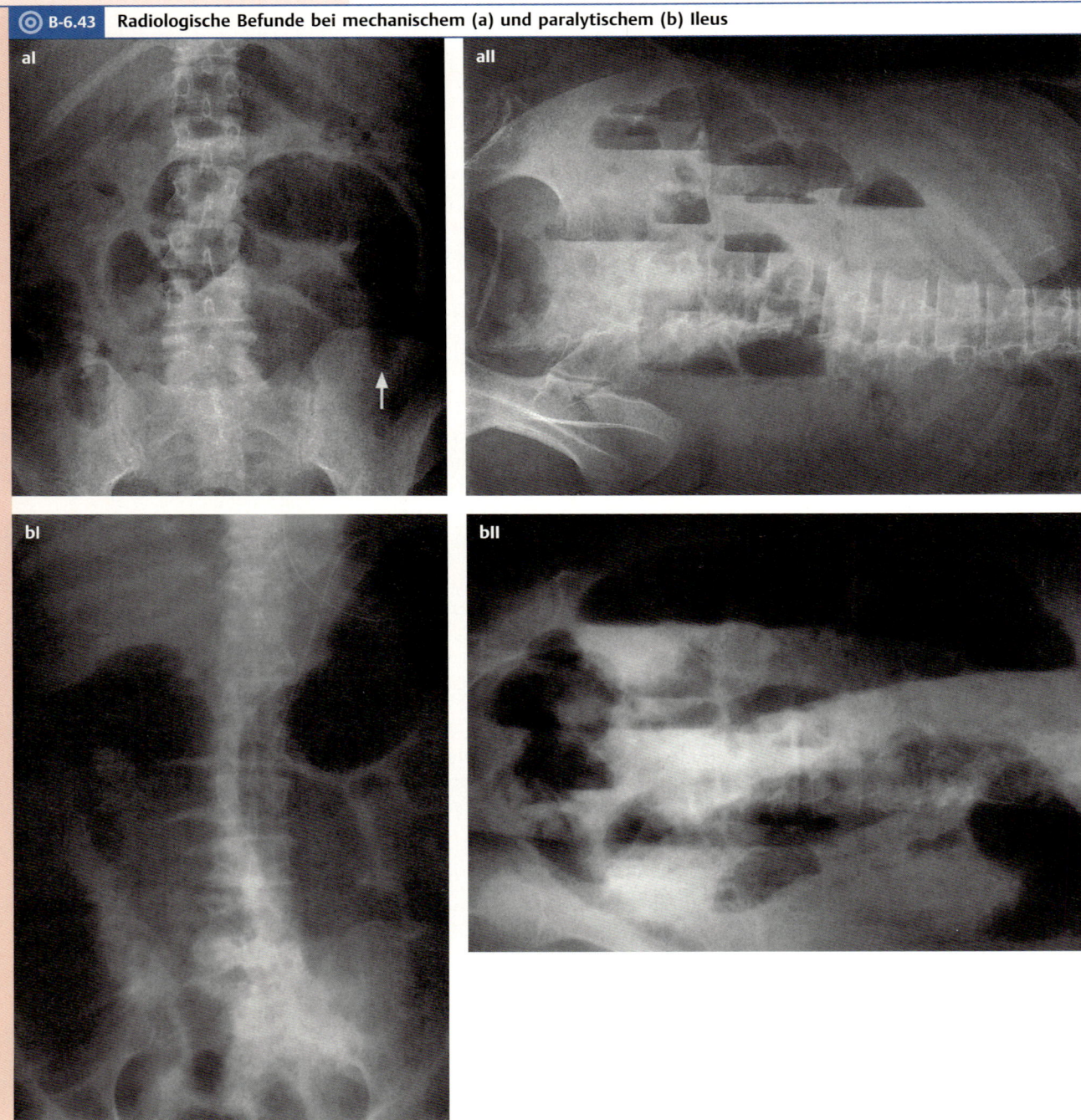

a Mechanischer Ileus durch Bride im Dünndarm
   aI Rückenlage: Hochgestellte Dünndarmschlinge (Pfeil) bei leerem Kolonrahmen
   aII Linksseitenlage: Ausgedehnte Spiegel im Verlauf des Dünndarms.
b Paralytischer Ileus durch Enterokolitis
   bI Rückenlage: Massive Aufweitung der Dünn- **und** Dickdarmschlingen
   bII Linksseitenlage: Spiegelbildungen die gesamte Darmabschnitte betreffend.

7   Leber, biliäres System, Pankreas, Milz

7.1 Leber

Für die Abklärung von Lebererkrankungen stehen eine Vielzahl invasiver und nicht invasiver diagnostischer Verfahren zur Verfügung. Wenn auch Sensitivität und Spezifität relativ niedrig liegen, wird die Sonographie immer noch als erste Screeningmethode sowohl bei fokalen als auch diffusen Lebererkrankungen eingesetzt. Ist eine potenzielle Läsion oder sonstige Leberveränderung sonographisch artdiagnostisch nicht einzuordnen, ist die CT zur weiteren Abklärung indiziert. Die biphasische CT nach Kontrastmittelgabe erlaubt vielfach die Differenzierung lebereigener Läsionen aufgrund spezifischen Kontrastverhaltens. Bei weiterhin unklarem Befund kann mit der MRT durch den zunehmenden Einsatz gewebespezifischer Kontrastmittel oft die Klärung herbeigeführt werden. Angiographie und Szintigraphie sind nur noch in Ausnahmefällen indiziert.
Ist eine definitive Diagnose allein bildgebend nicht zu erreichen, ist die Diagnosesicherung durch eine Biopsie unter Ultraschall- oder CT-Kontrolle anzustreben.

7.1.1 Radiologische Methoden

Abdomenübersichtsaufnahme

Methode: s.S. 438

Indikation: Zur primären Diagnostik der Leber ist die Abdomenübersichtsaufnahme nicht mehr indiziert.

Beurteilung: Gelegentlich zeigen sich auf Aufnahmen des Abdomens, die aus anderen Gründen angefertigt werden, Verkalkungen oder Luft in Projektion auf die Leber, die durch vielfältige Ursachen bedingt sein können (Verkalkungen z. B. durch Infektion mit Echinoccocus alveolaris, ältere Hämatome, seltene Tumoren wie das fibrolamelläre Karzinom; Luft in den Gallenwegen z. B. bei Z. n. biliodigestiver Anastomose).

Sonographie

Indikation: Die Sonographie steht am Anfang der bildgebenden Diagnostik der Leber.

Methode: Zur Untersuchung soll der Patient nüchtern sein und nicht geraucht haben, um eine maximale Füllung der Gallenblase zu gewährleisten. Üblicherweise werden Real-time-Ultraschallscanner verwendet mit Parallel- oder Curved-Array Schallköpfen, Sendefrequenzen von 3,5–5 MHz und Doppleroption für Flussmessungen. Je nach ihrer Lage werden die Oberbauchorgane von ventral, in rechts- oder linksangehobener Seitenlage oder von interkostal in tiefer Inspiration erfasst. Die Dokumentation erfolgt mittels Schallkopforientierung in Standardschnittebenen, bzw. bei pathologischen Befunden möglichst in zwei Ebenen. Pulse-wave- (PW) bzw. Farb-Doppler-Optionen gestatten die Detektion und Quantifizierung von Gefäßströmungen, können jedoch durch die begrenzte Eindringtiefe des Ultraschalls sowie bei langsamen Flussraten limitiert sein. Die diagnostische Aussagekraft der Ultraschalluntersuchung der Leber lässt sich durch sog. Ultraschallkontrastmittel deutlich erhöhen, wobei die aktuelle Studienlage noch keine endgültige Beurteilung des Stellenwertes dieser Kontrastmittel im Vergleich zu anderen Untersuchungsmethoden wie Computer- und Magnetresonanztomographie erlaubt.

Beurteilung: Zur Beurteilung wird die Echogenität, die Organbegrenzung, die Lagebeziehung zu anderen Organen, sowie u.U. die Atemverschieblichkeit herangezogen. Die Echostruktur der Leber (und auch der Milz, s. auch S. 532)

7   Leber, biliäres System, Pankreas, Milz

7.1   Leber

Die Sonographie ist die erste Screening-Methode bei fokalen oder diffusen Lebererkrankungen. Lassen sich bestehende Leberveränderungen sonographisch nicht einordnen, ist die CT bzw. bei weiterem unklarem Befund die MRT indiziert.

Kann der Befund mit Bildgebung nicht eindeutig geklärt werden, wird eine Biopsie notwendig.

7.1.1 Radiologische Methoden

Abdomenübersichtsaufnahme

Methode: s.S. 438

Indikation: Keine Routineindikation.

Beurteilung: Gelegentlich zeigen sich als Nebenbefund einer Abdomenübersichtsaufnahme Verkalkungen oder Luft in Projektion auf die Leber.

Sonographie

Indikation: Meist Eingangsuntersuchung.

Methode: Üblicherweise werden Real-time-Ultraschallscanner verwendet. Je nach ihrer Lage werden die Oberbauchorgane von ventral, in rechts- oder linksangehobener Seitenlage oder von interkostal in tiefer Inspiration erfasst.

Beurteilung: Limitierte Aussagekraft. Die Echostruktur der Leber soll homogen sein und scharfe Organgrenzen zeigen. Die

Echogenität liegt etwas über der von Milz und Niere und steigt mit zunehmender Verfettung.
Hohe Untersucherabhängigkeit.

soll homogen, lediglich von Gefäßen unterbrochen sein und scharfe Organgrenzen zeigen. Die Echogenität liegt etwas über der von Milz und Niere und steigt mit zunehmender Verfettung. Die Gallenblase (s. auch S. 493) zeigt sich als echoarme scharf begrenzte Struktur. Die normalen Gallenwege sind in der Leberpforte gut erkennbar und liegen hier ventral der Pfortader. Der normale Durchmesser des Ductus choledochus beträgt bis 6 mm und darf nach Cholezystektomie bis 10 mm sein.

Obwohl die Ortsauflösung des Ultraschall der der anderen Schnittbildverfahren gleich kommt bzw. sogar höher ist, ist die diagnostische Sensitivität und Spezifität bei der Beurteilung hepatischer Veränderungen limitiert. Dies liegt im Wesentlichen an der begrenzten Auflösung von Reflexionsunterschieden verschiedener Gewebe, der hohen Abhängigkeit von der Erfahrung der Untersucher sowie der eingeschränkten Reproduzier- und Standardisierbarkeit der Dokumentation.

Computertomographie

Indikation und Methode: Differenzierung normaler Organstrukturen von pathologischen Gewebeveränderungen durch Dichteunterschiede, die durch jodhaltige KM noch verstärkt werden.
Einzel- und Mehrschicht Spiral-CT's scannen das Abdomen in 10–30 sec, während der Patient den Atem anhält.

Biphasischer Scan = State-of-the-art zur Untersuchung der Leber (Abb. **B-7.1**).
Durch diese Untersuchungstechnik wird die Rate an entdeckten Läsionen sowie die artdiagnostische Einordnung deutlich verbessert.

Computertomographie

Indikation und Methode: Die Differenzierung normaler Organstrukturen von pathologischen Gewebeveränderungen gelingt durch die Dichteunterschiede der verschiedenen Gewebekomponenten, wobei diese Unterschiede durch i. v. applizierte jodhaltige Kontrastmittel noch verstärkt werden.
Moderne Einzel- und Mehrschicht-Spiral-CT's scannen das gesamte Abdomen in einem Scandurchgang vom Zwerchfell bis zur Symphyse in 10–30 Sekunden, während der Patient den Atem anhält. Hierdurch wird das Abdomen lückenlos erfasst und Bewegungsartefakte weitgehend ausgeschlossen.
Um der komplexen hepatischen Perfusion gerecht zu werden, soll die Leber sowohl in der arteriell-dominanten (ca. 15–20 sec nach Kontrastmittelinjektion) sowie der portalvenösen Phase (ca. 50–70 sec nach Kontrastmittelinjektion) untersucht werden. Da sich die meisten Tumoren der Leber in ihrem Perfusionsverhalten vom umgebenden normalen Lebergewebe unterscheiden, wird durch diese Untersuchungstechnik die Rate an entdeckten Läsionen sowie die artdiagnostische Einordnung deutlich verbessert. Diese sog. **biphasische, Kontrastmittel-verstärkte CT** der Leber gilt derzeit als die Standard-CT Untersuchung (Abb. **B-7.1**). Zusätzliche Untersuchungsphasen wie ein nativer oder später Scan bleiben seltenen Fragestellungen vorbehalten (z. B. Nachweis von Verkalkungen oder Blutungen, interstitiellem Spätenhancement z. B. bei cholangiozellulären Karzinomen).

⊙ **B-7.1**   **Biphasischer CT-Scan**

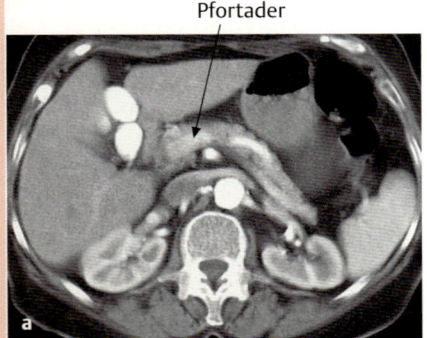

Im biphasischen Scan nach i. v. Kontrastmittelgabe lassen sich die Leberarterien (**a,** arteriell-dominante Phase) und die Lebervenen mit Pfortader (**b,** portalvenöse Phase) einschließlich pathologischer Veränderungen (s. hypervaskularisierte Metastase S.487) optimal abgrenzen. Beachte die hypodense Läsion im arteriell-dominanten Scan, die in portalvenösen Scan ein kräftiges Enhancement aufweist und damit der rechten Lebervene entspricht.

Beurteilung: Die normale Leber weist Dichtewerte zwischen 40–60 HE auf. In der früharteriellen Kontrastierungsphase erscheinen die Leberarterien hyperdens (d.h. hell), die Portalgefäße noch hypodens (d.h. dunkel). In der portalvenösen Phase zeigen sich die Pfortaderäste dann hyperdens, während Leberarterien und Parenchym nahezu isodens erscheinen (Abb. **B-7.1**).

Beim nüchternen Patienten ist die Gallenblase als scharf begrenzte, rundlich-oväläre, hypodense Struktur erkennbar. Die Gallenblasenwand darf ein zartes Kontrastmittelenhancement und eine maximale Dicke von 2 mm zeigen. Die intrahepatischen Gallenwege kommen normalerweise nicht zur Darstellung, wohingegen der Ductus choledochus als hypodense Struktur im Pankreaskopfbereich erkennbar ist (s. auch S. 497).

Magnetresonanztomographie

Indikation und Methode: Die MRT wird zur Problemlösung unklarer Befunde herangezogen. Die ursprünglichen Limitationen der MRT in der Abdomendiagnostik wie Herz-, Gefäß-, Darm- und Atembewegungen wurden mittlerweile durch „schnelle" Sequenzen, die Bildakquisitionen während einer Atemanhaltephase erlauben, sowie Atem- und Herztriggerungen überwunden.

Der Gewebekontrast lässt sich durch die Verwendung intravaskulärer, extrazellulärer (Gadolinium-Chelate) sowie gewebespezifischer Kontrastmittel (Mangan-Chelate, superparamagnetische Eisenoxidpartikel) steigern bis hin zu initialen Funktionsaussagen, da sich diese Kontrastmittel durch die Affinität zu den Hepatozyten bzw. dem retikuloendothelialen System (Kupffer-Zellen) der Leber auszeichnen.

Beurteilung: Die Signalintensität der Leber auf nativen T_1w und T_2w Aufnahmen entspricht in etwa der der Milz. Je nach verwendeter Sequenz können Gefäße dunkel oder hell zur Darstellung kommen. Auch die nicht dilatierten Gallenwege zeigen sich schon auf stark T_2w Aufnahmen mit kräftigem Signal. Nach der i.v. Gabe von extrazellulären Kontrastmitteln entspricht das Kontrastverhalten der Leber auf T_1w Aufnahmen dem der Leber in der CT nach Kontrastmittelgabe. Durch die Verwendung von gewebespezifischen Kontrastmitteln können bestimmte Zellpopulationen der Leber kontrastiert werden. So kommt es z.B. durch die selektive Aufnahme sog. superparamagnetischer Eisenoxidpartikel in das retikuloendotheliale System der Leber (Kupffer-Zellen) zu einem deutlichen Signalabfall auf T_2w Aufnahmen.

7.1.2 Leitbefunde – vom radiologischen Befund zur Diagnose

Typische bildgebende Befunde hepatischer Erkrankungen und mögliche Differenzialdiagnosen zeigt Tab. **B-7.1**.

7.1.3 Wichtige Krankheitsbilder – von der Diagnose zum Befund

Lage- und Formanomalien

Lage- und Formanomalien der Leber, die in der Regel als Zufallsbefund in der Sono- oder Computertomographie erhoben werden, sind selten und kommen z.B. als Sinistroposition beim Situs inversus vor. Neben der klinisch belanglosen hepatodiaphragmalen Koloninterposition (Chilaiditi-Syndrom) lassen sich mehrere Varianten der Größenausprägung der Leberlappen finden, angefangen von einer vollständigen Rechtslage der Leber bis hin zu einem im Vergleich zum rechten Leberlappen deutlich vergrößerten linken Leberlappen.

Von diesen Formvarianten werden die echten morphologischen Anomalien unterschieden, zu denen die Agenesie des rechten oder linken Leberlappens und akzessorische Lappen gehören (Riedel-Lappen).

Magnetresonanztomographie

Indikation und Methode: Sie dient der Problemlösung unklarer Befunde.

Gewebespezifische Kontrastmittel mit Aufnahme in Kupffer-Zellen oder Hepatozyten erhöhen die Aussagekraft.

Beurteilung: Die Signalintensität der Leber auf nativen T_1w und T_2w Aufnahmen entspricht in etwa der der Milz. Durch die Verwendung von gewebespezifischen Kontrastmitteln können bestimmte Zellpopulationen der Leber kontrastiert werden.

7.1.2 Leitbefunde – vom radiologischen Befund zur Diagnose

7.1.3 Wichtige Krankheitsbilder – von der Diagnose zum Befund

Lage- und Formanomalien

Sie sind selten. Unterschieden werden Formvarianten von echten morphologischen Anomalien.

| B-7.1 | Typische bildgebende Befunde und Differenzialdiagnosen |

Sonographie	CT	MRT	typische Diagnose	Differenzialdiagnose
normal bis homogen echoreich	normale bis verminderte Dichte, normale KM-Aufnahme	normales Signalverhalten, mäßig erhöhtes Signal in T_1- und T_2w	Fettleber	normale, altersabhängige Leberzellverfettung
normale bis inhomogene Echotextur	normale bis inhomogene, teils nodulär erscheinende Dichte, inhomogene KM-Aufnahme	inhomogene Signalintensität in T_1- und T_2w, inhomogen KM-Aufnahme	Zirrhose	Morbus Wilson, sonstige Speicherkrankheiten, beachte Zeichen der portalen Hypertension
normale Echotextur	erhöhte Dichte	deutlicher Signalverlust in T_1- und T_2w	Hämochromatose	
echoreich, scharf berandet, gelappt	peripher noduläre Kontrastierung, von peripher nach zentral zunehmend (sog. Irisblenden-Phänomen)	signalarm in T_1w, signalreich in T_2w, nach KM wie in CT	Hämangiom	bei atypischen Hämangiomen (ca. 30 %) DD Metastase
echofrei, scharf begrenzt mit dorsaler Schallverstärkung	wasseräquivalente Dichtewerte, keine KM-Aufnahme	signalarm in T_1w, sehr signalreich in T_2w, KM-Verhalten wie in CT	Zyste	in nativer CT und MRT Hämangiom
isoechogen gegenüber normalem Lebergewebe	isodens im nativen Scan, Pseudokapsel möglich, kräftige arterielle KM-Aufnahme, Auswaschen und nur noch geringe KM-Aufnahme im portalvenösen oder späteren Scan, Nidus dichtegemindert erkennbar	nur geringer Signalunterschied in T_1- und T_2w, KM-Verhalten wie in CT, Speicherung von lebergewebespezifischen KM	FNH	HCA Fibrolamelläres Karzinom (selten) beachte Multifokalität, begleitendes Vorkommen von Hämagiomen möglich
isoechogen gegenüber normalem Lebergewebe	isodens bis leicht hypodens im nativen Scan, sehr frühe, kräftige arterielle KM-Aufnahme (sog. Blush), rascheres Auswaschen als bei FNH und nur noch geringe KM-Aufnahme im portalvenösen oder späteren Scan	relativ hohes Signal in T_1- und T_2w (abh. von Fettgehalt), Signalverlust in T_1w bei „fettunterdrückenden" Sequenzen, KM-Verhalten wie in CT, Speicherung von lebergewebespezifischen KM	HCA	makroregenerativer Knoten, FNH, HCC
echoinhomogen, meist schwer detektierbar in Zirrhose	im arteriell-dominanten Scan hypervaskularisiert, geringer oder fehlender Dichteunterschied in portalvenöser Phase	inhomogene Signalintensitäten in T_1- und T_2w (abhängig von Differenzierung und Degeneration) und inhomogene KM-Aufnahme (wie in CT)	HCC	Varianten des HCC, fibrolamelläres Karzinom, in nichtzirrhotischer Leber Metastase
normal bis inhomogen echoarm/echoreich, dilatierte Gallenwege	normale bis „unruhige" Dichte, mäßige KM-Aufnahme auf späten Scans, dilatierte Gallenwege	normale bis „inhomogene" Signalintensitäten in T_1- und T_2w, späte KM-Aufnahme, meist dilatierte Gallenwege in MR Cholangiographie Sequenzen	Cholangiozelluläres Karzinom	Metastase, selten HCC beachte: Klatskin-Tumoren manchmal nur in MRCP erkennbar
normale Echogenität, echoarm/echoreich, tumorunspezifische Muster: z. B. „Target"	hypo-, iso-, hypervaskularisiert im arteriell oder portalvenösen Scan, KM-Auswaschen auf späten Scans typisch	mäßig signalarm in T_1w, signalreich in T_2w (weniger als Zyste oder Hämangiom), KM-Verhalten wie in CT, keine Aufnahme von lebergewebespezifischen KM	Metastasen	HCC in nichtzirrhotischer Leber

HCA hepatozelluläres Adenom, HCC hepatozelluläres Karzinom, FNH fokalnoduläre Hyperplasie, MRCP Magnetresonanz-Cholangiopankreatikographie

Diffuse Lebererkrankungen

Fettleber

Ätiologie: Eine diffuse oder fokale Leberzellverfettung kann Ausdruck einer altersbedingten vermehrten Fettspeicherung in der Leberzelle sein oder sich infolge verschiedener toxischer (Alkohol), ischämischer, infektiöser (Hepatitis) oder metabolischer (Diabetes mellitus) Schädigungen ausbilden.

Klinik: Bei der Fettleber fehlen klinische Beschwerden.

Diagnostisches Vorgehen: Häufig sono- oder computertomographisch nicht erkennbar oder Zufallsbefund.

Radiologische Diagnostik: Sonographisch fällt, im Vergleich zur angrenzenden Niere, eine erhöhte Echogenität auf (Abb. **B-7.2**), während **computertomographisch** die Leber im Vergleich zur Milz hypodens erscheint und sich intrahepatische Gefäße schon im Nativscan abgrenzen.

Leberzirrhose

▶ **Definition:** Chronische Lebererkrankung, die mit diffuser Parenchymnekrose und reaktiver Fibrose und nodulärer Regeneration einhergeht. In bis zu 70 % ist Alkoholabusus ursächlich.

Klinik: Für das Vorliegen einer Leberzirrhose sprechen Leistungsabfall, Gewichtsab- und Bauchumfangszunahme, charakteristische Hautveränderungen (z. B. Spider nävi), evtl. Ikterus und Pruritus. Neben den die Klinik bestimmenden Allgemeinveränderungen, erfährt die Leber einen strukturellen und morphologischen Wandel. Letztlich steigt, durch die intrahepatische Abflussbehinderung, der Druck im Pfortadersystem (s. auch S. 542). Eröffnung und variköse Erweiterung von Pfortaderkollateralen, Splenomegalie, Aszites sowie arterio-portale Kurzschlussverbindungen sind die Folge.

Diagnostisches Vorgehen: Da die Leberzirrhose bei offensichtlichen klinischen Zeichen im Regelfall keine radiologische Diagnose ist (der eigentliche Parenchymumbau ist mit den bildgebenden Verfahren nur bedingt erfassbar), besteht die Hauptaufgabe der bildgebenden Diagnostik darin, insbesondere mittels CT und MRT, Komplikationen auf dem Boden der Zirrhose (z. B. hepatozelluläre Karzinome, komplette Flussumkehr in der Pfortader) festzustellen (Abb. **B-7.3**). Die Angiographie ist zur reinen Diagnostik der vaskulären Situation innerhalb der Leber vielfach nicht mehr nötig. Vielmehr wird sie gezielt interventionell therapeutisch im Rahmen einer Varizenokklusion und portosystemischen Shuntanlage (Transjugulärer intrahepatischer portosystemischer Shunt = TIPS) eingesetzt. Bei der letztgenannten Intervention wird minimal-invasiv eine „Kurz-

Diffuse Lebererkrankungen

Fettleber

Ätiologie: Altersbedingte vermehrte Fettspeicherung in den Leberzellen oder durch toxische, ischämische, infektiöse oder metabolische Schädigungen bedingt.

Klinik: keine

Diagnostisches Vorgehen: Häufig nicht erkennbar oder Zufallsbefund.

Radiologische Diagnostik: Sonographisch erhöhte Echogenität im Vergleich zur angrenzenden Niere (Abb. **B-7.2**). In der **CT** ist die Leber im Vergleich zur Milz hypodens.

Leberzirrhose

◀ **Definition**

Klinik: Leistungsabfall, Gewichtsab- und Bauchumfangszunahme, evtl. Ikterus und Pruritus.
Durch den strukturellen Wandel der Leber entwickelt sich letztlich eine portale Hypertension mit all ihren Folgen (s. a. S. 542).

Diagnostisches Vorgehen: Die Diagnose wird primär klinisch gestellt. Die Sonographie ist diagnostisch nicht ausreichend. CT und MRT dienen insbesondere zur Detektion des HCC als Komplikation der Zirrhose (Abb. **B-7.3**).

⊙ **B-7.2** **Fettleber in der Sonographie**

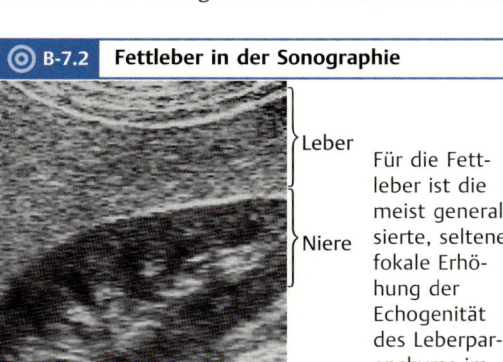
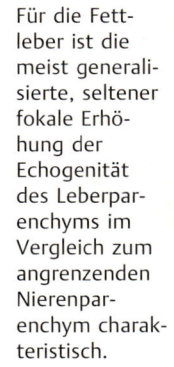

Leber

Niere

Für die Fettleber ist die meist generalisierte, seltener fokale Erhöhung der Echogenität des Leberparenchyms im Vergleich zum angrenzenden Nierenparenchym charakteristisch.

⊙ **B-7.3** **Leberzirrhose**

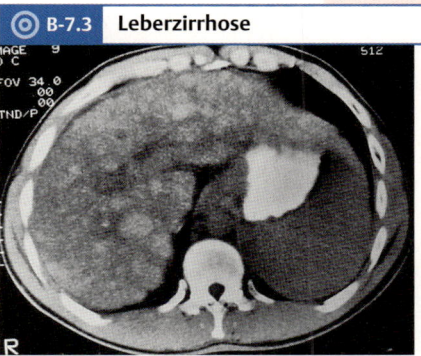

Morbus Wilson mit ausgeprägter grobknotiger Zirrhose der gesamten Leber. Beachte die unterschiedliche Dichte der Knoten, die durch einen unterschiedlichen Gehalt an Fett, Bindegewebe, Eisen und Kupfer hervorgerufen werden kann.

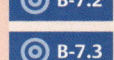
⊙ B-7.2

⊙ B-7.3

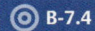

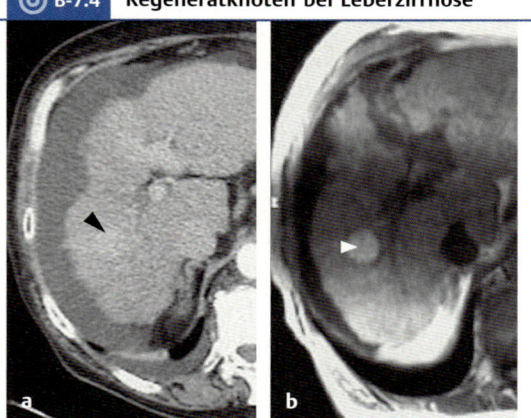

B-7.4   Regeneratknoten bei Leberzirrhose

Fortgeschrittene Zirrhose mit Aszites. In der CT **(a)** war ein hypervaskularisierter Herd bei Verdacht auf ein hepatozelluläres Karzinom (Pfeilspitze) aufgefallen, der sich in der T_1w MRT **(b)** deutlich hyperintens präsentierte (Pfeilspitze), was auf einen erhöhten Fettgehalt hinweist und sowohl bei Regeneratknoten als auch bei gut differenzierten hepatozellulären Karzinomen vorkommen kann.

Radiologische Diagnostik: In der **Sonographie** stellt sich das Parenchym echoreicher dar. In der **CT** können die nodulären Veränderungen erkennbar sein. Perfusionsbedingt finden sich oft ein hypertrophischer Lobus caudatus und linker Leberlappen (Abb. **B-7.4**).

schlussverbindung" zwischen einer Lebervene und dem intrahepatischen Pfortaderhauptstamm durch eine Katheter-gesteuerte Punktion hergestellt und durch einen Stent stabilisiert. Durch diese Maßnahme wird der Pfortaderfluss über die Lebervene in die Vena cava abgeleitet, wodurch sich der Druck im Pfortadersystem senkt.

Radiologische Diagnostik: Während sich in der **Sonographie** das Leberparenchym allenfalls gering echoreicher als physiologischer Weise (im Vergleich zum angrenzenden Nierenparenchym) und unruhig darstellt, sind die nodulären Veränderungen gelegentlich **computertomographisch** erkennbar. Durch den mikro- oder makronodulären Umbau wird die Leberoberfläche höckrig. Perfusionsbedingt hypertrophiert der Lobus caudatus und der linke Leberlappen, während Lobus quadratus und rechter Leberlappen atrophieren. Durch Fetteinlagerung treten Leberpforte und Fissuren prominent hervor. Makroregeneratknoten können differenzialdiagnostische Schwierigkeiten bezüglich der Abgrenzung zu hepatozellulären Adenomen oder Karzinomen bereiten. Diese makrostrukturellen Veränderungen sowie mögliche Aszitesbildungen bei fortgeschrittenem Leberfunktionsverlust sind mit allen bildgebenden Verfahren erfassbar (Abb. **B-7.4**).

Speicherkrankheiten

Meist Zufallsbefund, CT und MRT zur Detektion des HCC als Komplikation der im Verlauf auftretenden Zirrhose (Abb. **B-7.5**).

Speicherkrankheiten

Die Eisenablagerungen bei der primären und sekundären **Hämochromatose** führen in der CT zu signifikanten Dichteerhöhungen des Leberparenchyms und in der MRT (unabhängig von der Wichtung) zu typischen Signalverlusten (Abb. **B-7.5**). Demgegenüber finden sich beim **Morbus Wilson** (Kupferspeicherkrankheit, s. Abb. **B-7.3**), bei den **Glykogenspeicherkrankheiten** und dem **Morbus Gaucher** nur unspezifische bzw. in den Spätstadien zirrhoseäquivalente Veränderungen (s.S. 479). Gleiches gilt für die seltene **Amyloidose** der Leber, bei der lediglich die Szintigraphie die Amyloidablagerungen im Sulfurkolloid-Scan als Speicherdefekte, die im ^{99m}Tc-Scan aufgefüllt werden, detektieren kann.

B-7.5   Hämochromatose

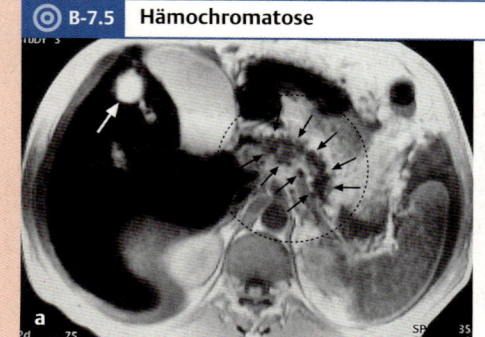

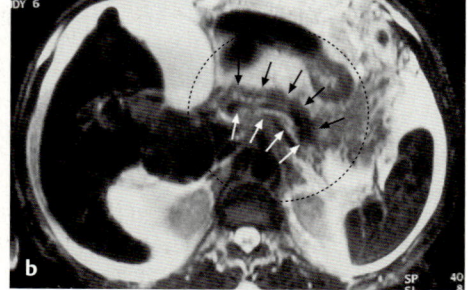

Durch die hohe Eisenbeladung kommt es auf T_1w **(a)** und T_2w **(b)** MRT Aufnahmen zu einem signifikanten „Signalverlust", wobei auf der T_1w Aufnahme noch eine helle Läsion zu erkennen ist (Pfeil), die einem HCC entspricht. Typisch für die primäre Hämochromatose ist die Eisenbeladung des Pankreas (kleine Pfeile), das sich ebenfalls sehr signalarm darstellt.

☰ B-7.2	**Differenzialdiagnose von Lebertumoren**	
Ursprung	*benigne*	*maligne*
hepatozellulär	▪ hepatozelluläres Adenom (Typ I- VII) ▪ hepatozelluläre Hyperplasie: – fokal nodulär (FNH) – nodulär regenerativ (NRH) – makroregenerative Knoten	▪ hepatozelluläres Karzinom (HCC): – typisches HCC – klarzell HCC – Riesenzell HCC – juveniles HCC ▪ Karzinosarkom ▪ fibrolamelläres Karzinom ▪ Hepatoblastom ▪ sklerosierendes Leberkarzinom
cholangiozellulär	▪ Leberzysten: – einfache Zysten – kongenitale Leberfibrose – polyzystische Leber ▪ biliäre Zystadenome ▪ Gallengangsadenom	▪ Cholangiokarzinom ▪ Zystadenokarzinom
mesenchymal	▪ Hämangiom ▪ Hamartom ▪ infantiles Hämangioendotheliom ▪ mesenchymales Hamartom (kindlich) ▪ Lymphangiom ▪ Lipom, Angiomyolipom, Myelolipom, Leiomyom, Fibrom ▪ heterotopes Gewebe: – von Nebenniere – von Pankreas	▪ Angiosarkom ▪ epitheloides Hämangioendotheliom (kindlich) ▪ Leiomyosarkom ▪ Fibrosarkom ▪ malignes fibröses Histiozytom ▪ primäres Lymphom ▪ primäres Leberzellosteosarkom
sekundär		▪ Metastasen ▪ Lymphom

Benigne Tumoren

Hämangiome

Kavernöse Hämangiome sind die häufigsten benignen Lebertumore im Erwachsenenalter mit einer Inzidenz bis zu 15 %. Sie treten solitär oder multipel auf mit Bevorzugung von subkapsulärer oder septennaher Lage. Die aus großen vaskulären Höhlen und Bindegewebe zusammengesetzten Tumoren sind meist nicht größer als 5 cm, wobei Riesenhämangiome mit einem Durchmesser von bis zu 30 cm vorkommen können.

Klinik: Häufig Zufallsbefund ohne Krankheitswert bei Staging- oder Screening-Untersuchungen. Einblutungen, Thrombosierungen, Verkalkungen und Fibrosierungen sind möglich.

Diagnostisches Vorgehen: Da mit den Schnittbildverfahren eine so hohe diagnostische Sicherheit erreicht wird, sind die Angiographie, die lakunenartige Kontrastmitteldepots (sog. „Cotton-whool-Muster") ohne maligne Gefäßtransformationen und arteriovenöse Shunts zeigt, ebenso wie nuklearmedizinische Verfahren zur Hämangiomdiagnostik kaum noch indiziert.

Radiologische Diagnostik:
Sonographie: Sonographisch erscheinen Hämagiome in ca. 80 % echoreich, rundlich bis gelappt, scharf berandet, ohne Gefäßverdrängung, und ohne bzw. mit nur geringer dorsaler Schallverstärkung. Differenzialdiagnostisch kommen Metastasen, hepatozelluläre Karzinome oder Lipome in Betracht (Abb. **B-7.6a**).
Computertomographie: Typisch peripher noduläres Enhancement in der früharteriellen Perfusionsphase nach bolusartiger Kontrastmittelapplikation mit zunehmender „Kontrastauffüllung" der Läsion im portalvenösen Scan. In der dynamisch-sequenziellen CT ist in etwa 60 % eine zum Zentrum der Läsion hin gerichtete Kontrastmittelaufnahme (sog. **Irisblenden-Phänomen**) zu finden, was als beweisend für ein Hämangiom gilt. Abhängig vom Grad der thromboti-

Benigne Tumoren

Hämangiome

Klinik: Häufiger Zufallsbefund ohne Krankheitswert.

Diagnostisches Vorgehen: Schnittbildverfahren bieten eine hohe diagnostische Sicherheit, so dass auf weitere diagnostische Maßnahmen in der Regel verzichtet werden kann.

Radiologische Diagnostik:
Sonographisch meist echoreich, rundlich bis gelappt und scharf berandet (Abb. **B-7.6a**).

In der **CT** zeigt sich in ca. 60 % das sog. **Irisblenden-Phänomen**, das beweisend für ein Hämangiom ist.

⊚ B-7.6   Hämangiom in der Sonographie, CT und MRT

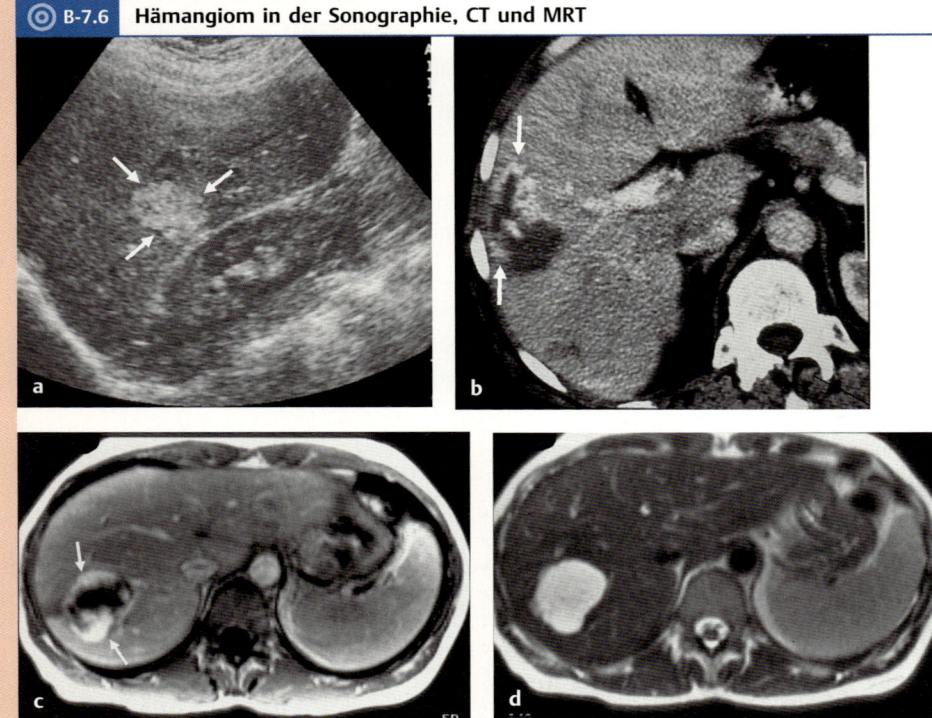

Das in der Sonographie (a) typisch echoreich, scharf und etwas gelappt begrenzte Hämangiom (Pfeile) zeigt sich in der Kontrast-verstärkten CT (b) als hypodense Läsion mit typischem peripheren, nodulären Enhancement (Pfeile). Das in der T$_1$w MRT typisch hypointense und in der T$_2$w (d) leuchtend hyperintense Hämangiom, zeigt auch in der Kontrast-verstärkten MRT (Gd-Chelat) im arteriellen Scan (c) das von der CT her bekannte periphere Enhancement (Pfeile), das in einer späteren Aufnahme deutlich nach zentripetal fortschreitet (sog. Irisblenden-Phänomen).

schen Degeneration können Hämangiome jedoch auch nach Kontrastmittelapplikation hypodens bleiben, was die Abgrenzung zu malignen Läsionen erschweren kann.

Lassen Sonographie und CT keine eindeutige Schlussfolgerung zu, kann die **MRT** die Diagnose sichern: T$_2$-w Aufnahmen zeigen ein **charakteristische helle Läsion** (Abb. **B-7.6**).

Lassen Sonographie und CT keine eindeutige Schlussfolgerung zu, so kann häufig schon die native **MRT** die Diagnose sichern. Auf T$_2$-gewichteten Aufnahmen zeigt das Hämangiom ein **charakteristisches, leuchtend helles Signal,** das im Gegensatz zu malignen Läsionen mit längeren Echozeiten zunimmt. Das dynamische Kontrastverhalten nach bolusartiger Kontrastmittelgabe entspricht dem bei der CT (Abb. **B-7.6**).

Fokal noduläre Hyperplasie (FNH)

Die FNH ist der häufigste benigne Leberzelltumor.

Fokal noduläre Hyperplasie (FNH)

Die fokal noduläre Hyperplasie ist der zweithäufigste benigne Lebertumor. Seine Inzidenz beträgt etwa 8 % mit Prädilektion für das weibliche Geschlecht. Die Assoziation mit der Einnahme oraler Kontrazeptiva wurde beschrieben, wird jedoch aktuell bezweifelt. Histopathologisch handelt es sich um eine regionäre Hyperplasie aller Lebergewebebestandteile, die durch eine Gefäßanomalie im Zentrum der Läsion initiiert wird. Bemerkenswert ist das assoziierte Vorkommen mit Hämangiomen.

Klinik: Meist Zufallsbefund, selten Einblutungen evtl. Oberbauchschmerzen.

Klinik: Die FNH stellt meist einen Zufallsbefund dar. Äußerst selten kommt es zu Einblutungen oder Nekrosen, die mit unspezifischem Oberbauchschmerz verbunden sein können.

Diagnostisches Vorgehen: Der meist aus einer Sonographie resultierende Befund einer „unklaren" Raumforderung der Leber kann meist durch das typische Kontrastverhalten einer FNH in der CT oder MRT geklärt werden, ansonsten ggf. Biopsie.

Diagnostisches Vorgehen: Der meist aus einer Sonographie resultierende Befund einer „unklaren" Raumforderung der Leber, typischerweise bei einer jüngeren Patientin, kann in 80 bis 90 % der Fälle durch das typische Kontrastverhalten einer FNH in der CT oder MRT geklärt werden. Sollten dennoch Unklarheiten bestehen bleiben, ist die Klärung durch Biopsie anzustreben. Angiographie und nuklearmedizinische Verfahren bleiben in ihrer diagnostischen Aussagekraft hinter den genannten Verfahren zurück, so dass sie zur Differenzialdiagnostik nicht notwendig sind.

⊚ B-7.7

⊚ B-7.7 **FNH**

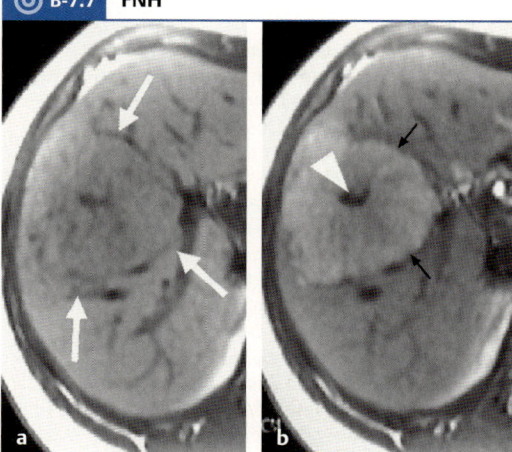

In der nativen T_1w **(a)** MRT fällt die FNH (Pfeile) durch ihre veränderte „Textur" im Vergleich zum umgebenden Lebergewebe auf. Nach Kontrastmittelgabe kommt es schon früh zu einem kräftigen Enhancement (Pfeile) **(b),** das eine zentrale Aussparung zeigt, beachte die dezente radiäre Zeichnung der Läsion, bedingt durch Bindegewebsstränge die von zentral nach peripher verlaufen und aus dem Gefäßnabel (Nidus, s. Pfeilspitze) entspringen.

Radiologische Diagnostik:

Sonographie: Aufgrund der Ähnlichkeit mit normalem Lebergewebe ist die FNH sonographisch nur schwer oder gar nicht zu erkennen. Durch Kompression angrenzender normaler Leberstrukturen ist gelegentlich eine echoreiche Pseudokapsel zu sehen. Dopplersonographisch kann der Nachweis von Strömungsphänomenen im gefäßreichen Nabel (Nidus) der Läsion wegweisend sein.

Computertomographie: Im Nativ-Scan zeigt sich eine gering hypodense Raumforderung, die mitunter nicht von normalem Lebergewebe zu unterscheiden ist. Beweisend ist die **kräftige, früharterielle Kontrastmittelaufnahme** (sog. „Blush"), wenige Sekunden nach bolusartiger Kontrastmittelgabe, die ein hypodenses zentrales Areal ausspart, das dem zentralen Gefäßnidus entspricht. Auf späteren Aufnahmen kommt es zu einem Kontrastausgleich zwischen FNH und übrigem Lebergewebe.

In der **MRT** ist die Aufnahme von lebergewebespezifischen (z. B. Mn-DPDP, superparamagnetischen Eisenoxid-Partikel) Kontrastmitteln in den Tumor in der Regel beweisend für eine FNH, so dass weitere diagnostische Maßnahmen (Angiographie, Punktion) überflüssig sind (Abb. **B-7.7**).

Angiographisch präsentiert sich die FNH als hypervaskularisierter Tumor, mit zentrifugalem Perfusionsmuster (sog. „Radspeichenphänomen"), ohne maligne Gefäßtransformation.

Hepatozelluläres Adenom (HCA)

Hepatozelluläre Adenome sind eher seltene Tumoren mit Durchmessern bis über 10 cm. Die Klassifikation der Lebertumoren unterscheidet 7 Adenomtypen. Adenome sind echte Neubildungen, die fettreiche Hepatozyten und Kupffer-Zellen enthalten und in ein niedriggradiges hepatozelluläres Karzinom übergehen können (s.S. 485). Daher wird nicht zuletzt auch wegen möglicher Komplikationen (bei größeren Tumoren Blutungen, Nekrosen und Rupturen) die Adenom-Resektion empfohlen.

Diagnostisches Vorgehen: Die sonographisch häufig nicht erkannten Adenome zeigen in der CT und MRT nur in etwa 60 – 70 % das unten beschriebene Kontrastverhalten, so dass relativ häufig eine Punktion zur diagnostischen Klärung erforderlich ist.

Radiologische Diagnostik:

Sonographie: Adenome unterscheiden sich kaum von normalem Lebergewebe und werden deshalb oft übersehen.

Computertomographie: Aufgrund ihres Fettgehaltes sind Adenome hypodens, zeigen jedoch ähnlich den Hämangiomen ein kräftiges Enhancement nach Kontrastmittelgabe, das jedoch bedingt durch arteriovenöse Shunts schnell aus-

---

Radiologische Diagnostik:
Sonographisch kann die FNH dem Nachweis entgehen.

In der **CT** ist die **kräftige, früharterielle Kontrastmittelaufnahme,** in der **MRT** die Aufnahme von lebergewebsspezifischen Kontrastmitteln beweisend (Abb. **B-7.7**).

Hepatozelluläres Adenom (HCA)

HCA sind eher selten, bergen aber die Gefahr der Entartung.

Diagnostisches Vorgehen: Entgehen oft dem sonographischen Nachweis, aber in 30–40 % keine sichere Diagnose in CT oder MRT, daher häufig Punktion erforderlich.

Radiologische Diagnostik:
Sonographisch kaum von normalem Lebergewebe zu unterscheiden.

In der **CT** hypodens, nach KM-Gabe kräftiges Enhancement, dass jedoch schnell ausgewaschen wird.

⊙ **B-7.8**   **HCA in der CT und MRT**

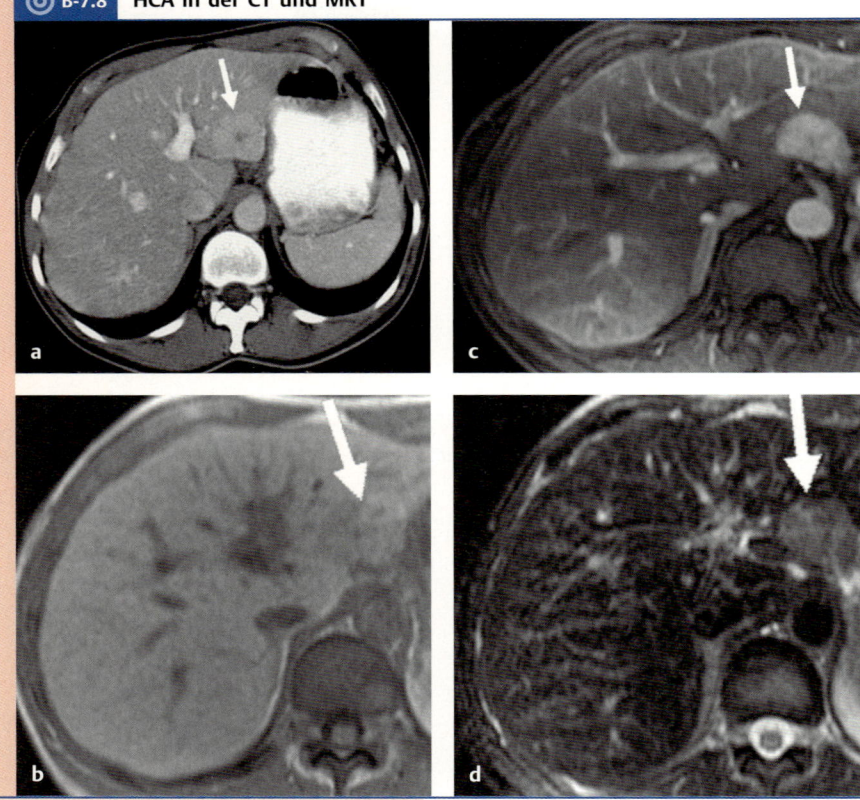

Das am linken Leberrand gelegene HCA zeigt im portalvenösen Scan der CT **(a)** noch ein mäßiges Enhancement und demarkiert sich scharf zur restlichen Leber (Pfeil). In der nativen T_1w MRT **(b)** zeigt sich die Läsion nahezu isointens zum umgebenden Lebergewebe (Pfeil), nach i. v. Kontrastmittelgabe **(c)** ist ein kräftiges Enhancement (Pfeil) zu erkennen ähnlich wie in der CT. In der T_2w Aufnahme nach Gabe von Eisenoxidpartikeln **(d)** kommt es aufgrund des Kupfferzell-Gehaltes im Adenom zu einem Signalabfall wie in der übrigen Leber, so dass der Tumor (Pfeil) fast nicht mehr erkennbar ist.

Sicherste Diagnose mit **MRT.** Gelegentlich Abgrenzung von FNH oder HCC schwierig (Abb. **B-7.8**).

gewaschen wird (evtl. späterer Scan hilfreich: Adenom hypodens, Hämangiom noch hyperdens).

MRT: Auf T_1-gewichteten Aufnahmen hyperdens. Die intrinsischen Veränderungen, wie Nekrosen und Blutungen, sind häufiger besser zu detektieren als mit der CT. Das Kontrastverhalten der Adenome in der Gd-Chelat verstärkten MRT entspricht ansonsten dem der Kontrastmittel-verstärkten CT (Abb. **B-7.8**). In der Eisenoxidpartikel-verstärkten MRT weisen die Adenome, abhängig von ihrem Gehalt an Kupffer-Zellen, einen mehr oder weniger starken Signalabfall auf.

Angiographie: Der Befund ähnelt einer FNH, jedoch ohne zentralen Nidus. Abhängig von Nekrosen und Einblutung können Adenome allerdings auch minderdurchblutet erscheinen.

Szintigraphie: Aufgrund des Fehlens von Gallengängen zeigt sich in der Sulfur-Kolloid-Szintigraphie ein Speicherdefekt, während der Tc99-Leberfunktions-Scan (Hepatobida) die Aufnahme des hepatozytenspezifischen Tracers in das Tumorgewebe ohne Exkretion aufgrund der fehlenden Gallenwege zeigt.

Kindliche benigne Tumoren

Formen: Infantiles Hämangioendotheliom (IHE) und **mesenchymales Hamartom** (MH).

Klinik: Das IHE kommt meist multilokulär vor und ist bereits bei Geburt vorhanden. Die Tumoren machen sich schon innerhalb der ersten Lebensmonate bemerkbar.

Kindliche benigne Tumoren

Formen: Kindliche benigne Lebertumoren sind das **infantile Hämangioendotheliom** (IHE) und das **mesenchymale Hamartom** (MH).

Klinik: Das meist multilokulär vorkommende und bis 15 cm große **IHE** ist aus Gefäßkavernen mit Hämorrhagien, Thrombosen, Fibrosen und Verkalkungen aufgebaut. Typisch für die multifokale Form sind zusätzliche Angiome in Haut und anderen Organen. Die Tumoren liegen schon bei Geburt vor und machen innerhalb der ersten Lebensmonate durch die Raumforderungszeichen auf sich aufmerksam.

Das **MH** wird erst im frühen Kindesalter durch Raumforderungen klinisch auffällig.

Im Gegensatz zum IHE wird das **MH** erst im frühen Kindesalter (ca. 3. Lebensjahr) durch Raumforderungszeichen klinisch auffällig. Das MH ist eine zystische Entwicklungsstörung der Leber, die Durchmesser größer als 15 cm erreicht.

◎ B-7.9

◎ B-7.9   **Mesenchymales Hamartom (MH)**

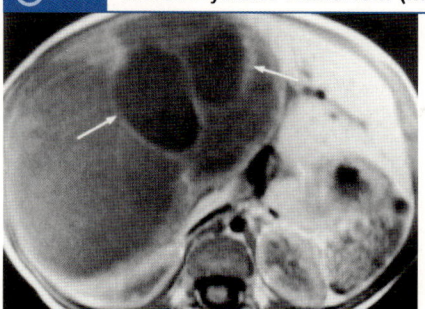

1 ½ jähriger Junge mit schmerzloser Bauchumfangsvermehrung. Die T_1-gewichtete MRT zeigt eine glatt berandete, mehrfach gekammerte Raumforderung mit bindegewebigen Septen (Pfeile, MH mit zystischer Prädominanz), häufig als „Schweizer-Käse-Muster" beschrieben und typisch für ein mesenchymales Hamartom. Tumoren mit mehr soliden Anteilen (MH mit stromaler Prädominanz) sind u. U. schwer von anderen kindlichen Lebertumoren zu unterscheiden.

Radiologische Diagnostik: Die Raumforderungszeichen des IHE sind schon auf **Abdomenübersichtaufnahmen** zu erkennen. Klassischer Befund sind die fleckigen Verkalkungen in Projektion auf den rechten oberen Abdominalquadranten. **Sonographisch** zeigt sich das IHE als komplexe hypo- und hyperreflexive Raumforderung. In der **CT** sind ein inhomogenes, kräftiges Kontrastmittelenhancement sowie Verkalkungen der häufigste Befund. **Kernspintomographisch** wird das Bild des Tumors von den unterschiedlichen Blutungs-, Nekrose- und Fibrosearealen bestimmt, wodurch sowohl auf T_1- als auch T_2-gewichteten Aufnahmen ein sehr „bunter" Aspekt entsteht.

Beim **MH** ist das sono-, computertomo- und kernspintomographische Erscheinungsbild durch den zystischen Aufbau mit Septierungen gekennzeichnet (Abb. **B-7.9**).

Maligne Tumoren

Hepatozelluläres Karzinom (HCC)

Die malignen Tumoren der Leber werden nach ihrem zellulären Urspung klassifiziert. Der häufigste maligne Lebertumor ist das hepatozelluläre Karzinom, das in Asien sogar zu den häufigsten viszeralen Malignomen zählt. Begünstigende Faktoren für die Entstehung eines HCC sind neben der chronischen Entzündung in der westlichen Welt insbesondere die Leberzirrhose auf dem Boden einer Hepatitis B/C, Alkoholabusus, Hämochromatose oder langjährige Steroideinnahme. Im Gegensatz zu den asiatischen ist in den westlichen Ländern ein multifokales bis diffuses Tumorwachstum des HCC typisch, was durch die höhere Inzidenz an Leberzirrhosen erklärt wird.

Klinik: Unabhängig von einer eventuell begleitenden Grunderkrankung der Leber (z. B. Zirrhose, chronische Hepatitis) macht das Leberzellkarzinom erst in sehr fortgeschrittenem Stadium auf sich aufmerksam (z. B. Gewichtsabnahme, Zeichen der Leberinsuffizienz). Ein Ikterus ist bei Leberzellkarzinom eher ungewöhnlich, die häufig den Tumor begleitenden Zeichen der portalen Hypertension (Aszites, Enzephalopathie) sind meist Ausdruck der zugleich vorhanden diffusen Leberfunktionsstörung. Bei sehr großen Tumoren kann es zum kompletten Leberversagen kommen.

Diagnostisches Vorgehen: Bei klinischem oder laborchemischem Verdacht auf ein HCC reicht die Sonographie in der Regel nicht aus, um den Tumor oder die Tumoren ausreichend zu detektieren bzw. zu charakterisieren, so dass sich in der Regel eine CT oder insbesondere bei sehr zirrhotisch veränderter Leber die MRT anbietet. Gerade in letztgenannten Fällen weist die MRT die höchst diagnostische Sicherheit auf. Auch wenn üblicherweise die histologische Sicherung eines Herdbefundes vor eventuellen Therapiemaßnahmen gefordert wird, gilt beim HCC der Nachweis eines fokalen Leberbefundes zusammen mit signifikant erhöhten Alfa-Fetoprotein Werten (> 400 ng/dl) als beweisend, so dass dann auf eine Biopsie verzichtet werden kann.

Radiologische Diagnostik: Beim IHE zeigen sich auf der **Abdomenübersichtaufnahme** fleckige Verkalkungen in Projektion auf den rechten oberen Abdominalquadranten. **Sonographisch** ist eine hypo- und hyperreflexive Raumforderung zu sehen, in der **CT** sind ein inhomogenes, kräftiges KM-Enhancement sowie Verkalkungen die häufigsten Befunde. In der **MRT** wird das Bild von den unterschiedlichen Blutungs-, Nekrose- und Fibrosearealen bestimmt.

Beim **MH** zeigt sich in Sono, CT und MRT der zystische Aufbau (Abb. **B-7.9**).

Maligne Tumoren

Hepatozelluläres Karzinom (HCC)

Das HCC ist der häufigste maligne Lebertumor mit zunehmender Inzidenz. In Europa häufig mit Zirrhose assoziiert.

Klinik: Das Leberzellkarzinom macht erst in sehr fortgeschrittenem Stadium auf sich aufmerksam (z. B. Zeichen der Leberinsuffizienz).

Diagnostisches Vorgehen: Die Sonographie ist oft nicht ausreichend, so dass in der Regel eine CT oder MRT zur Diagnosesicherung durchgeführt wird. Beim Nachweis eines fokalen Leberbefundes in Verbindung mit signifikant erhöhten AFP-Werten gilt ein HCC als bewiesen, in diesen Fällen kann auf die sonst vor Therapiemaßnahmen geforderte Biopsie verzichtet werden.

B-7.10   **HCC in der MRT**

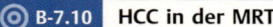

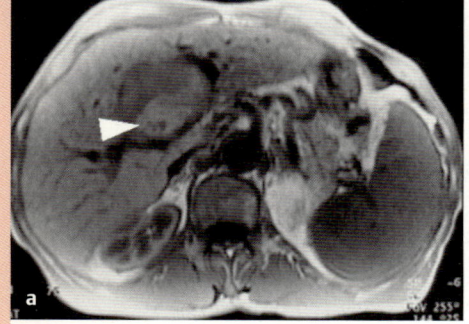
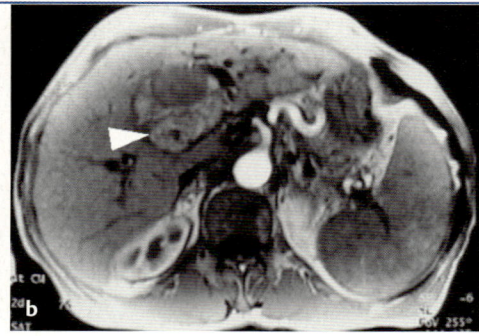
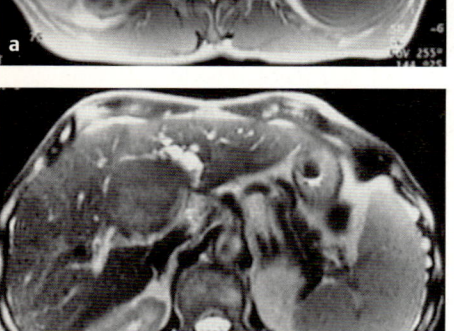

Typisch für HCC ist die unterschiedliche Differenzierung, so dass unterschiedlich entartete Komponenten in ein und demselben Tumor gefunden werden. So zeigt das zentral gelegene HCC schon in der nativen T_1w MRT ein inhomogenens Muster (**a, Pfeilspitze**), das sich auch nach Gd-Gabe bestätigt (**b, Pfeilspitze**), wobei sich der Aspekt des „Knotens im Knoten" ergibt. In der T_2w Aufnahme (**c**) weist der Tumor keine wesentlichen Signalunterschiede zum übrigen Lebergewebe auf, was für einen relativ hohen Differenzierungsgrad spricht.

Radiologische Diagnostik: Das HCC ist gelegentlich schwer zu detektieren. **Sonographisch** lassen sich mitunter echoinhomogene, gefäßüberschreitende Bezirke ausmachen. In der **CT** zeigt sich häufig ein inhomogenes KM-Verhalten.

Die höchste Sensitivität wird durch Einsatz lebergewebsspezifischer KM in der **MRT** erzielt (Abb. **B-7.10**).

Die **Angiographie** ist zum Nachweis maligner Gefäßtransformationen oder eines tumorbedingten Pfortaderverschlusses nicht mehr indiziert. Sie kommt aber z. B. zur Therapie in Form der selektiven Embolisation tumortragender Gefäße zum Einsatz (Abb. **B-7.11**).

Sonstige Leberkarzinome

Das **FLC** betrifft vorwiegend jüngere Patienten (< 30 Jahre) ist gut abgegrenzt und fibrotisch solide aufgebaut. Das **aggressive Hepatoblastom** ist ein Tumor des frühen Kindesalters. Die Tumoren

Radiologische Diagnostik: Allein bildgebend können die meisten hepatozellulären Tumoren untereinander nicht unterschieden werden.

Sonographisch gelingt in der Zirrhoseleber die Identifizierung des eigentlichen Tumors häufig nicht. Die Dopplersonographie kann wichtige Zusatzinformationen bzgl. Gefäßinfiltration (z. B. Pfortaderthrombose) liefern. In der **CT** sind die Tumoren überwiegend schlecht abgrenzbar, inhomogen strukturiert, mit Zeichen der Hypervaskularisation in nicht nekrotischen Arealen während der frühharteriellen Perfusionsphase nach Kontrastmittelbolusapplikation. In der portalvenösen Phase ist der Tumor häufig schlechter abgrenzbar. Allerdings ist dann das räumliche Verhältnis des Tumors zur Pfortader am besten zu beurteilen. Abgesehen von zirrhosebedingten Veränderungen (portale Kollateralen, Splenomegalie, Aszites) finden sich meist keine extrahepatischen Auffälligkeiten.

In der **MRT** kann das HCC signalarm oder -reich auf T_1- und T_2-gewichteten Aufnahmen erscheinen, abhängig von Fettgehalt, Nekrose, Fibrose, Hämorrhagie und dem Grad der umgebenden Zirrhose. Gewebespezifische Kontrastmittel (Superparamagnetic Particles of Iron Oxid = SPIO) ermöglichen eine deutlich erhöhte Tumordetektionsrate, da das Tumorgewebe keine Kupfer-Zellen enthält, die in der normalen Leber für die KM-Aufnahme verantwortlich sind. Das Kontrastverhalten nach Gabe von extrazellulären Kontrastmitteln entspricht dem bei der CT (Abb. **B-7.10**).

Die **Angiographie** ist zum Nachweis maligner Gefäßtransformationen oder eines tumorbedingten Pfortaderverschlusses nicht mehr nötig, da sie gegenüber den oben genannten Verfahren keine Zusatzinformation erbringt. Sie kommt aber zur Therapie in Form der selektiven Embolisation tumortragender Gefäße oder regionärer Chemotherapieperfusion und im Rahmen der Transplantationsvorbereitung zum Einsatz (Abb. **B-7.11**).

Sonstige Leberkarzinome

Das **Fibrolamelläre Karzinom (FLC)** ist etwas weniger bösartig als das HCC und betrifft vorwiegend junge Erwachsene. Es ist fibrotisch solide aufgebaut, gut abgegrenzt und mitunter schwer von einer FNH, einem Adenom oder fokalem HCC zu differenzieren. Das **aggressive Hepatoblastom** ist ein epithelialer oder gemischt epithelial-mesenchymaler hepatozellulärer Tumor des frühen Kindes-

---

B-7.11 Chemoembolisation eines HCC

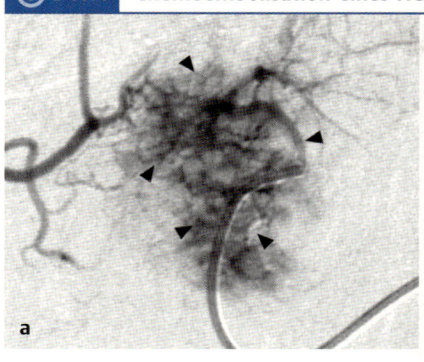
a

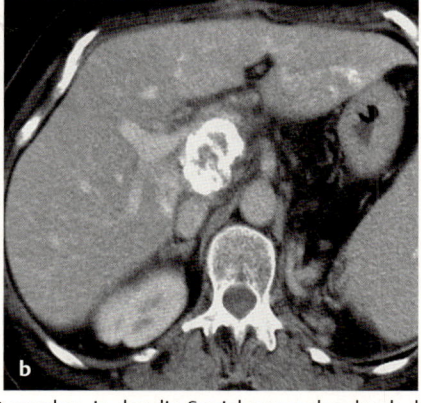
b

a Bei nicht resektablen hepatozellulären Karzinomen hat sich die transarterielle Chemoembolisation (TACE) als palliative Therapiemaßnahme in vielen Zentren etabliert. Bei diesem Verfahren wird der hypervaskularisierte Tumor (Pfeilspitzen) in der Regel selektiv über die A. hepatica mit einem Katheter aufgesucht. Anschließend wird eine Emulsion aus okkludierenden Substanzen (z. B. Mikropartikel, öliges KM [Lipiodol]) und Chemotherapeutikum (z. B. Mitomycin, Farmarubicin) in den Tumor injiziert.

b Die Behandlung kann mit der CT kontrolliert werden, in der die Speicherung des durch das ölhaltige KM markierten Embolisates die erfolgreiche Ausschaltung der Tumordurchblutung repräsentiert.

B-7.12 Cholangiozelluläres Karzinom

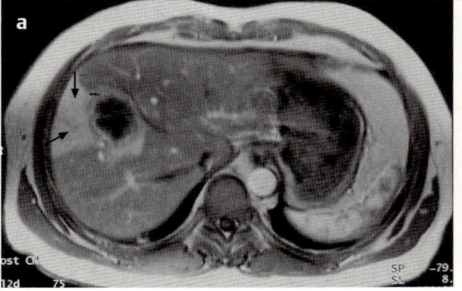
a

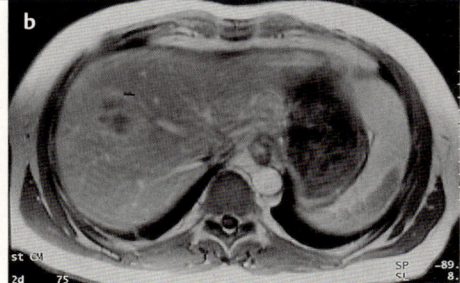
b

Auf T_1w Aufnahmen stellen sich cholangiozelluläre Karzinome meist als mehr oder weniger gut abgrenzbare Tumoren dar. Aufgrund des hohen Bindegewebeanteils dieser Tumoren führen sie zu niedrigen Signalintensitäten auf T_1w Aufnahmen (a). Dabei weist die segmentale Hyperkontrastierung (Pfeile), als Ausdruck einer Perfusionsstörung

in der Peripherie des Tumors, in der arteriell-betonten Sequenz auf eine Gefäßinvasion durch den Tumor hin. In einer späteren Aufnahme (b, ca. 80 sec nach KM-Gabe) haben sich die Kontrastunterschiede ausgeglichen, es ist sogar KM in das Tumorinterstitium übergetreten, wodurch der Tumor kleiner erscheint.

---

alters. Die Tumoren erreichen beträchtliche Größen und erscheinen bildgebend als bindegewebereiche, hypervaskularisierte Raumforderungen. Häufig sind bei Diagnosestellung schon Lungenmetastasen vorhanden.

Das **cholangiozelluläre Karzinom** zeigt sich in allen Bildgebungsmodalitäten grundsätzlich ähnlich dem HCC. Die umschriebene Dilatation von intrahepatischen Gallenwegen im Tumorareal kann jedoch ein wichtiges differenzialdiagnostisches Kriterium sein (Abb. **B-7.12**).

Lebermetastasen

Metastasen der Leber kommen 30–40 mal häufiger vor als primäre Lebertumoren. Neben der hämatogenen Absiedelung von primären Malignomen des Magen-Darm-Traktes, der Brust, Nieren, Lungen und des Urogenitaltraktes, ist auch die lymphogene Aussaat bzw. die direkte Infiltration von Pankreas-, Gallengangs- und Magentumoren möglich.

Klinik: Die klinischen Symptome bei Patienten mit Lebermetastasen werden üblicherweise durch den Primärtumor bestimmt, so dass der Befund von metastasenverdächtigen Läsionen der Leber erst im Rahmen von Staging-Untersuchungen gestellt wird. Sehr ausgedehnte Metastasierungen, die zu einem signifikanten Ersatz von Leberfunktionsgewebe führen (< 30 % erhaltenes normales Leberparenchym), enden schließlich im Leberfunktionsverlust.

Diagnostisches Vorgehen: Aufgabe der bildgebenden Verfahren ist es, den eventuellen Primärtumor zu identifizieren, und zur weiteren Therapieplanung

werden sehr groß und haben bei Diagnosestellung oft schon Lungenmetastasen verursacht.

Das **cholangiozelluläre Karzinom** ist mit bildgebenden Verfahren schwer vom HCC zu unterscheiden (Abb. **B-7.12**).

Lebermetastasen

Metastasen ca. 30–40 mal häufiger als HCC.

Klinik: Die klinischen Symptome bei Patienten mit Lebermetastasen werden üblicherweise durch den Primärtumor bestimmt, so dass der Befund von metastasenverdächtigen Läsionen der Leber häufig erst im Rahmen von Staging-Untersuchungen gestellt wird.

B-7.13   Lebermetastasen in der Sonographie

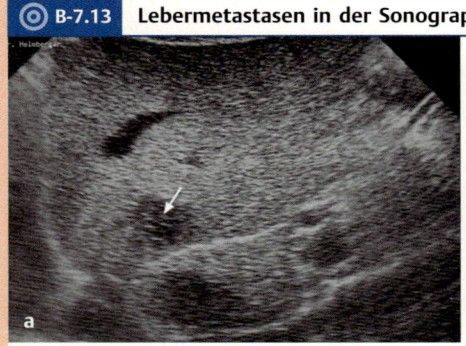
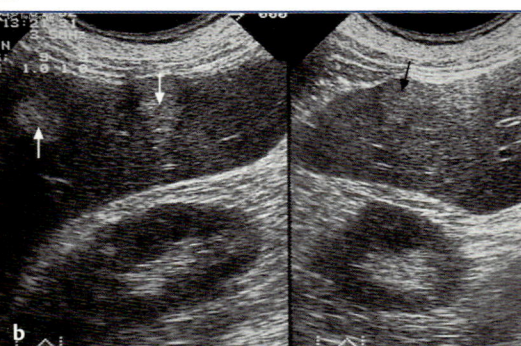

Metastasen (Pfeile) können echoarm **(a)** bis echoreich **(b)** in der Sonographie erscheinen, ohne dass hieraus sicher auf den Primärtumor zurückgeschlossen werden kann. Die hier gezeigten Metastasen entstanden alle in Folge eines kolorektalen Karzinoms.

(z. B. Operation versus Chemotherapie) eine Lebermetastasierung auszuschließen bzw. zu quantifizieren.

Radiologische Diagnostik:
Sonographie: Echomuster unspezifisch für Primärtumor (Abb. **B-7.13**).

CT: Die biphasische Kontrastmittelverstärkte CT ist Standardstagingmethode: hohe Detektionsrate (Abb. **B-7.14**).

Radiologische Diagnostik:
Sonographie: Die solitären, multipel oder gelegentlich diffus auftretenden Metastasen zeigen sich sonographisch echoreich bis echoarm, teils zystisch. Zielscheibenartige Läsionen (sog. bulls eye oder target-Läsion, häufiger bei Adenokarzinomen) sind ebenso möglich wie Verkalkungen, die durch ihren Schallschatten auffallen. Ein eindeutiger Rückschluss von der Echogenität einer Läsion auf den Primärtumor ist nicht möglich (Abb. **B-7.13**).
CT: Für Lebermetastasen wird durch die früharterielle und portalvenöse CT nach bolusartiger Kontrastmittelgabe eine Detektionsrate von 65–85 % erzielt, da mit diesem Verfahren sowohl hyper- als auch hypovaskularisierte Läsionen entdeckt werden. **Hypervaskularisierte** Metastasen sind während der früharteriellen Perfusionsphase am besten zu erkennen, während späterer Scans sind sie ggf. nicht mehr von normalem Lebergewebe zu unterscheiden. **Hypovaskularisierte** Läsionen sind dagegen während der portalvenösen Perfusion am besten zu ermitteln (Abb. **B-7.14**).

B-7.14   Lebermetastasen in der CT und MRT: Klinischer Fall

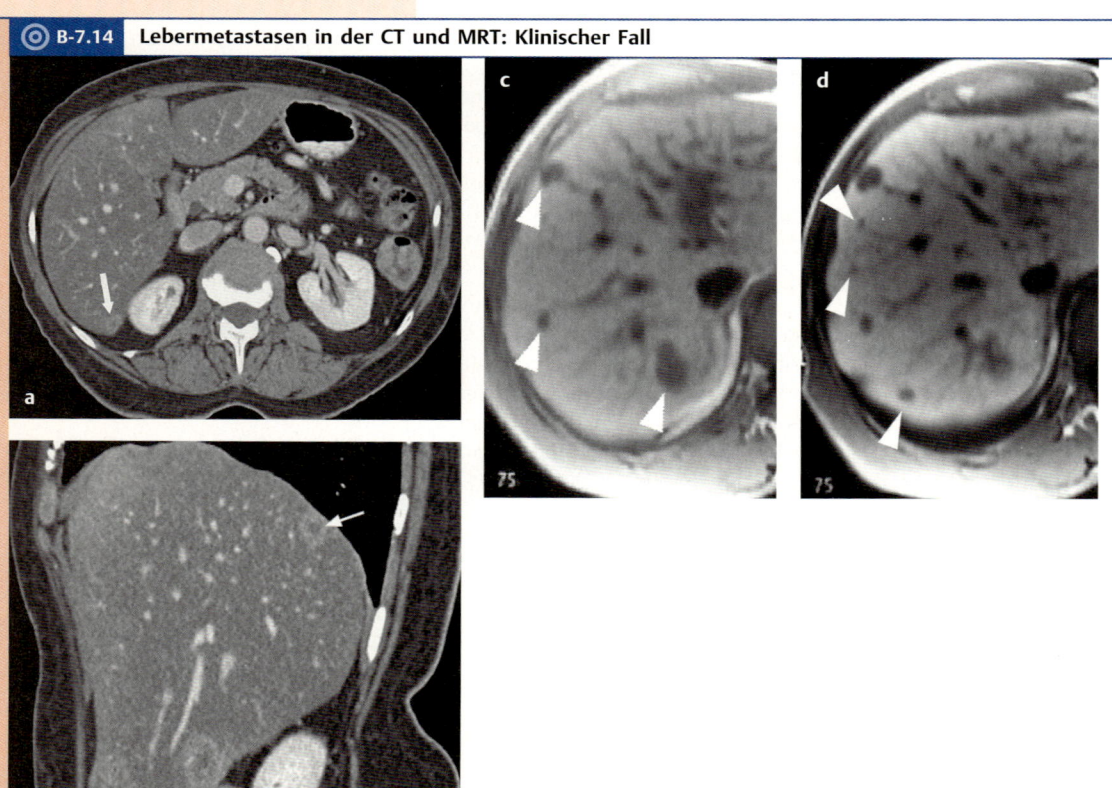

MRT: Die Kernspintomographie bietet gegenüber der CT nicht nur Vorteile bezüglich der Artdiagnose einer Läsion, sondern weist insbesondere unter Einsatz gewebespezifischer Kontrastmittel, eine deutlich erhöhte Detektionsrate auf (Abb. **B-7.14**).

MRT: Sensitivität und Spezifität der MRT sind höher als bei der CT (Abb. **B-7.14**).

▶ **Merke:** Lebermetastasen imponieren in bildgebenden Verfahren äußerst vielfältig.

◀ Merke

▶ **Klinischer Fall.** Der 54-jährige Patient wurde vor 2 Jahren an einem Karzinom des Colon descendens operiert. In der aktuellen Tumornachsorge fielen erhöhte Tumormarker auf. Die deswegen durchgeführte Sonographie erbrachte keinen Befund, so dass der Patient zu einer CT-Untersuchung überwiesen wurde. In der kontrast-verstärkten Mehrzeilen-CT zeigen sich zwei subkapsulär gelegene Metastasen mit zartem Randenhancement (Abb. **B-7.14a**, Pfeil). Dabei erlaubt die dünnschichtige Datenakquisition multiplanare Rekonstruktionen, wodurch die hier unterhalb des Zwerchfells gelegenen Metastasen besonders gut zu erkennen sind (Abb. **B-7.14b**, Pfeil). Da von der exakten Anzahl und Art der Leberherde, das evtl. operative Vorgehen abhängig gemacht wird, wurde zusätzlich eine MRT-Untersuchung, die eine signifikant höhere Läsionsdetektionsrate aufweist, durchgeführt. In dieser wurden durch die KM-Gabe zu den schon im nativen Scan (Abb. **B-7.14c**, Pfeilspitzen) erkennbaren Metastasen, noch zahlreiche weitere Metastasen (Abb. **B-7.14d**, Pfeilspitzen) entdeckt. Deshalb wurde die ursprünglich geplante Metastasenresektion abgesetzt und eine Chemotherapie eingeleitet.

◀ Klinischer Fall

Abgesehen vom Ganzkörperscreening mit der Positronenemissionstomographie (PET) spielt die Szintigraphie ebenso wie die Angiographie bei der Metastasendiagnostik der Leber keine Rolle. Wird eine definitive Diagnostik angestrebt, so gilt die sono- und computertomographisch, und gelegentlich durchgeführte kernspintomographisch gesteuerte Punktion als die schonendste Methode zur Histologiegewinnung.

PET insbesonder zur Detektion extrahepatischer Metastasierung.

Sonstige Lebererkrankungen

Leberzysten

Einfache Zysten der Leber kommen sehr häufig, solitär oder multipel vor. Sie können von **dysontogenetischen Zysten** im Rahmen einer Hamartose (multiples Vorkommen einer während der Embryonalentwicklung entstehenden tumorartigen Fehlbildung) meist aufgrund der Mitbeteiligung von Pankreas und Nieren differenziert werden.

Klinik: In der Regel sind die Zysten asymptomatisch und werden im Rahmen der Sonographie zufällig diagnostiziert.

Diagnostisches Vorgehen: Die meist zufällig in der Sonographie oder anlässlich einer anderen Fragestellung in der CT oder MRT entdeckten Zysten bedürfen nur in den allerseltensten Fällen einer weiteren Abklärung.

Radiologische Diagnostik: Sonographisch sind Zysten als glatt begrenzte, reflexfreie Raumforderungen mit dorsaler Schallverstärkung zu identifizieren. **Computertomographisch** sind für die scharf berandeten Läsionen Dichtewerte zwischen 0–20 HE typisch, ohne dass es nach Kontrastmittelgabe zu einem Dichteanstieg kommt. Die **MRT** kann gelegentlich hilfreich bei der Differenzierung zwischen kleiner Zyste und Hämangiom sein (Abb. **B-7.15**).

Echinokokkuszysten

▶ **Definition:** Echinokokkuszysten sind Folge einer Infektion mit dem Hundebandwurm (Echinococcus granulosus – Krankheitsbild der zystischen Echinokokkose) oder dem Fuchsbandwurm (Echinococcus multilocularis – Krankheitsbild der alveolären Echinokokkose).

Sonstige Lebererkrankungen

Leberzysten

Einfache Zysten kommen sehr häufig, solitär oder multipel vor.

Klinik: In der Regel Zufallsbefund ohne Krankheitswert.

Diagnostisches Vorgehen: Meist sonographischer Zufallsbefund, der in der Regel keiner weiteren Abklärung bedarf.

Radiologische Diagnostik: Sonographisch glatt begrenzte, reflexfreie Raumforderungen mit dorsaler Schallverstärkung. In der **CT** sind für die scharf berandeten Läsionen Dichtewerte zwischen 0–20 HE typisch (Abb. **B-7.15**).

Echinokokkuszysten

◀ Definition

⊙ B-7.15   **Leberzyste in der Sonographie, CT und MRT**

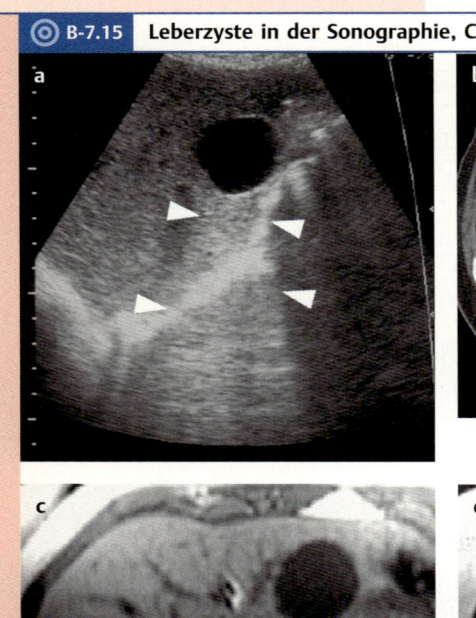
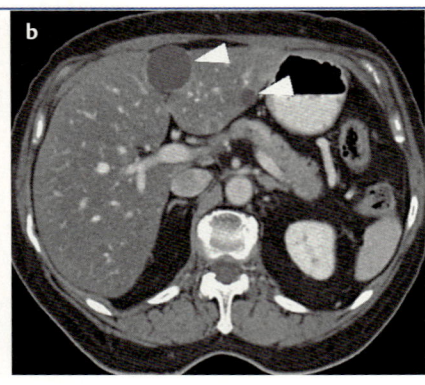

a Zysten stellen sich in der Sonographie typischerweise echofrei mit dorsaler Schallverstärkung (Pfeilspitzen) dar.
b In der CT ist die scharfe Begrenzung und die geringe (Wasser-äquivalente) Dichte charakteristisch (Pfeilspitzen).
c, d In der MRT ist das fehlende Signal in T_1w (c) und das leuchtend helle Signal in T_2w Aufnahmen (d) kennzeichnend.

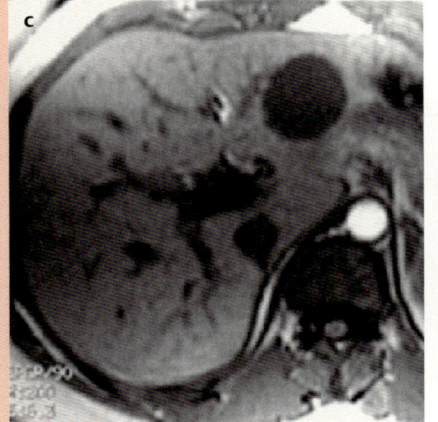
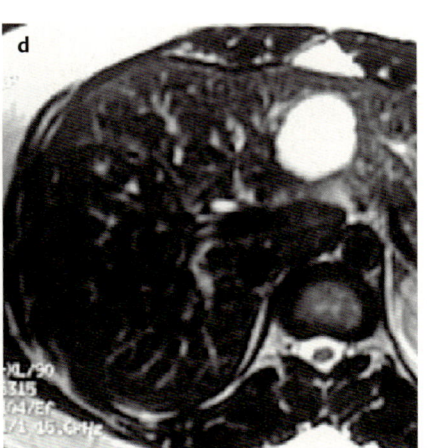

Klinik: Lange Zeit unspezifische Symptome.

Diagnostisches Vorgehen: Sonographie, ggf. CT und MRT, serologische Untersuchungen.
Radiologische Diagnostik: Beim Befall durch **Echinococcus granulosus** (unilocularis) entstehen Zysten bis Kindskopfgröße, die Verkalkungen aufweisen und **sono- und computertomographisch** nachweisbar sind. In der **MRT** zeigt sich meist ein multilokuläres Gebilde mit wasserähnlichem Signal. Die Septen zeigen kein Enhancement nach Kontrastmittelgabe (Abb. **B-7.16**).

Bei der **alveolären Echinokokkose** wird die Differenzierung von malignen Prozessen durch das infiltrative Wachstum erschwert.

Leberabszess

Ätiologie: Hämatogene Streuung oder abszedierende Infektion.

Klinik: Über lange Zeit keine oder nur unspezifische Symptome (rechtsseitige Oberbauchbeschwerden), bei Kompression des Gallengangssystems evtl. ikterische Episoden.

Diagnostisches Vorgehen: Zunächst sonographische Abklärung, bei Unklarheiten CT oder MRT, ergänzt durch serologische Untersuchungen.

Radiologische Diagnostik: Beim Befall durch **Echinococcus granulosus** (unilocularis) entstehen Zysten bis Kindskopfgröße. Durch die Tochterzysten erscheint die Binnenstruktur sono-, computertomo- und kernspintomographisch septiert. Auf der **Abdomenübersichtsaufnahme** sichtbare Verkalkungen können wegweisend sein. In der **Sonographie** imponieren Verkalkungen der Zystenwände als Schallauslöschungen, bzw. in der **CT** als hyperdense Strukturen. Der Zysteninhalt kann abhängig von Cholesterinkristallausfällung und Zelldetritus wasseräquivalent bis inhomogen dichter erscheinen (Abb. **B-7.16**). In der **MRT** zeigt sich meist ein multilokuläres Gebilde mit wasserähnlichem Signal. Die Septen zeigen, ähnlich wie in der CT kein Enhancement nach Kontrastmittelgabe. Verkalkungen sind, anders als in der CT, in der MRT nicht erkennbar.
Bei der **alveolären Echinokokkose** wird die Abgrenzung zum normalen Lebergewebe und die Differenzierung von malignen Prozessen durch die fehlende Zystenwand und das infiltrative und multilokuläre Wachstum erschwert, so dass in der CT wie MRT das Bild eines malignen Tumors vorgetäuscht wird.

Leberabszess

Ätiologie: Leberabszesse entstehen durch hämatogene Streuung oder abszedierende Infektionen.

⊙ **B-7.16** | **Echinokokkus-Zyste in der MRT**

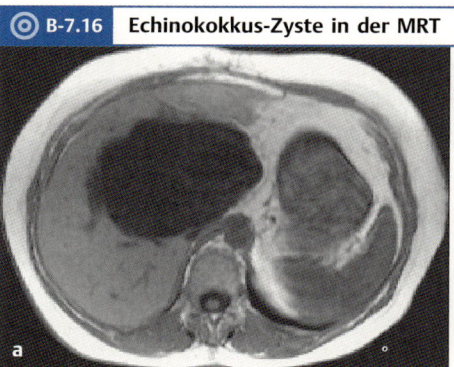 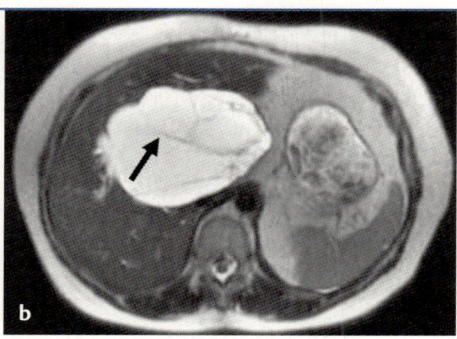

Während die Leberveränderungen beim Echinococcus alveolaris in der Regel wie ein schlecht abgrenzbarer Tumor imponieren, präsentiert sich der Echinococcus granulosus wie eine große, einfache oder mehrfach gekammerte Zyste, wobei die Zystenwände besonders gut in der MRT zu erkennen sind. Vergleiche das niedrige Signal in der T_1w (a) und das hohe Signal und die zarten Septen auf der T_2w Aufnahme (b, Pfeil) mit Abb. **B-7.15c,d**.

⊙ **B-7.17** | **Leberabszesse und Abszessdränage in der CT**

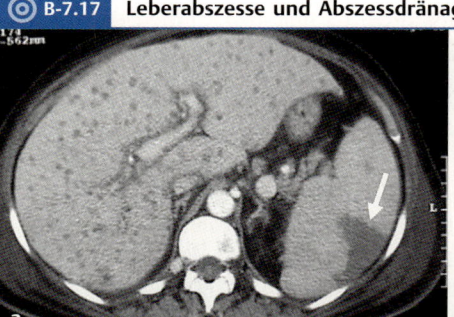 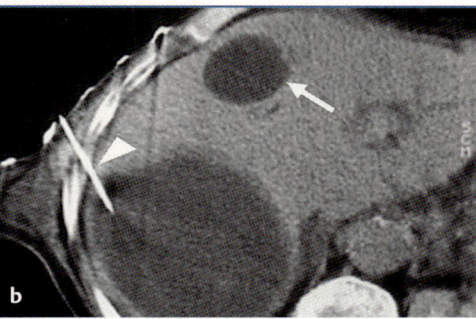

a Septikämien können zu einer diffusen Abszedierung multipler Organe führen, wie hier am Beispiel einer Staphylokokken-Sepsis mit zahllosen kleinen Leberabszessen gezeigt. Beachte den keilförmigen Milzinfarkt (Pfeil), vermutlich durch einen septischen Embolus verursacht.

b Umschriebene Abszesse, wie hier nach einer Gallengangsoperation, lassen sich mit Hilfe bildgebender Verfahren wie Sonographie oder CT sicher drainieren (Pfeilspitze). Beachte die ventral des Abszesses gelegene Zyste (Pfeil), die sich nur gering in ihrer Dichte vom Abszess unterscheidet.

Diagnostisches Vorgehen: Meist steht ein septikämisches oder cholangitisches Krankheitsbild im Vordergrund, bei dessen diagnostischer Aufarbeitung dann sono- oder computertomographisch eine Abszess-verdächtige Raumforderung identifiziert wird. Wird der Verdacht auf einen Abszess geäußert, stellt die Drainagebehandlung gleichzeitig Befundbestätigung und Therapie dar, sofern der Abszess eine ausreichende Größe hat.

Radiologische Diagnostik: Sonographisch stellt sich der Abszess echoarm bis echofrei dar, gelegentlich mit echoarmem Randsaum. Abhängig vom Abszessinhalt ist das Erscheinungsbild in der **CT** hypodens bis wasseräquivalent. Ein **KM-Enhancement im Randbereich** gilt als nahezu beweisend für einen Abszess. Aufgrund der einfachen und sicheren Durchführbarkeit hat sich die interventionell radiologische Dränage von Abszessen unter Ultraschall- oder CT-Kontrolle im klinischen Alltag etabliert (Abb. **B-7.17**).

Budd-Chiari-Syndrom

▶ **Definition:** Primäre (angeborene Membranen oder Agenesie der Lebervenen) oder sekundäre Okklusion (Chemotherapie, post radiatio, post partum, Kontrazeptiva, Polycytemia vera, okkludierende Raumforderungen, chron. Arsenvergiftung) der intrahepatischen oder suprahepatischen Venen.

Klinik: Die klinischen Symptome werden in der Regel durch die zugrunde liegende Erkrankung bestimmt, sind jedoch bei den spontanen Formen des Budd-Chiari-Syndroms ansonsten eher unspezifisch.

Diagnostisches Vorgehen: Bei meist septikämischem oder cholangitischem Krankheitsbild, folgt zur Klärung der Diagnose eine sono- oder computertomographische Untersuchung, die eine Abszess-verdächtige Raumforderung zeigt.

Radiologische Diagnostik: Sonographisch stellt sich der Abszess echoarm bis echofrei dar, in der **CT** je nach Abszessinhalt hypodens bis wasseräquivalent. Ein **KM-Enhancement im Randbereich** gilt als nahezu beweisend (Abb. **B-7.17**).

Budd-Chiari-Syndrom

◀ Definition

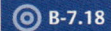

⊚ **B-7.18**

⊚ **B-7.18**   **Leberhämatom in der CT**

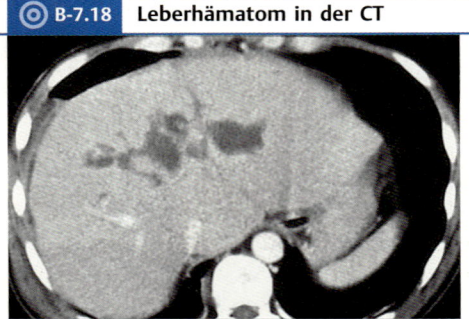

Im Akutstadium zeigen sich Leberhämatome typischerweise als unregelmäßig begrenzte Areale verminderter Dichte. Bei der Beurteilung ist darauf zu achten, wohin sich das Hämatom in der Leber ausdehnt. Oberflächlich gelegene Hämatome gehen mit einem höheren Risiko für einen Kapseleinriss einher. Abhängig vom Stadium der Blutung können sich Hämatome sehr unterschiedlich darstellen.

Diagnostisches Vorgehen: Die Diagnose wird häufig übersehen. Zu beachten ist die fehlende Darstellung der Lebervenen (inkomplett bis komplett).

Diagnostisches Vorgehen und radiologische Diagnostik: Die Diagnose wird häufig übersehen, lässt sich dopplersonographisch aber aufgrund der fehlenden Strömung in den Lebervenen stellen. Mit der CT und MRT ist die Diagnose aufgrund der fehlenden Kontrastierung bzw. fehlender Strömungsphänomene zu stellen. Der gestörte venöse Abfluss führt zusätzlich zu einer fleckigen Kontrastierung der Leber bei Kontrastmitteluntersuchungen.

Perforierende Leberverletzung

Diagnostisches Vorgehen: Meist sonographische Diagnose. Im **Akutstadium** kann dabei die Leber noch intakt erscheinen, die Gefäßarchitektur allerdings maskiert sein. Bei einer Kapselverletzung findet sich subhepatisch oder intraperitoneal Flüssigkeit. Beim **perakuten** Geschehen erlaubt die CT die Differenzierung zwischen frischeren und älteren Blutungen (Abb. **B-7.18**).

Perforierende Leberverletzung

Diagnostisches Vorgehen und radiologische Diagnostik: Zum Ausschluss einer perforierenden Leberverletzung mit akuter intraperitonealer Hämorrhagie ist die sofort durchgeführte Sonographie ausreichend. Im **Akutstadium** kann dabei die Leber noch intakt erscheinen, die Gefäßarchitektur allerdings maskiert sein (Ausdruck der diffusen Parenchymeinblutung und des Ödems). Ist die Kapsel verletzt, findet sich subhepatisch oder intraperitoneal Flüssigkeit, die sich auch bei zweizeitigem Geschehen leicht mit der Sonographie identifizieren lässt. Beim **perakuten** Geschehen erlaubt die CT die Differenzierung frischerer (sog. zweizeitiges Geschehen) oder älterer Blutungen, sowie die Beurteilung des Leberparenchyms anhand der Kontrastierung nach Kontrastmittelgabe (Abb. **B-7.18**).

7.2 Biliäres System

7.2 Biliäres System

Diagnostischer Grundpfeiler für die Untersuchung der Gallenwege ist die Sonographie, zur weiterführenden Diagnostik werden CT und MRT eingesetzt. Als invasive Methoden bieten ERCP und PTC die höchste Detailgenauigkeit. Für die Funktionsdiagnostik kommen Sonographie, Szintigraphie und MRT in Frage.

Die Gallenwege werden bei entsprechendem klinischen Anfangsverdacht zunächst sonographisch untersucht. Für die weiterführende Diagnostik werden verfeinerte Verfahren der CT und MRT genutzt. Die invasiveren Methoden der ERCP (Endoskopisch retrograde Cholangio-Pankreatikographie) und seltener PTC (Perkutane transluminale Cholangiographie) bieten die höchste Detailgenauigkeit und wichtige Interventionsoptionen, sind dafür jedoch auch mit Risiken verbunden. Für die Funktionsdiagnostik kommen die Sonographie, Szintigraphie und MRT in Frage.

7.2.1 Radiologische Methoden

Konventionelle Röntgendiagnostik

Methode: s.S. 438.

Indikation: Sie hat stark an Bedeutung verloren; ggf. orientierende Bestimmung des Kalkgehaltes und der Größe verkalkter Gallensteine.

Beurteilung: Durchmesser, Anzahl und Transparenz der Steine und ggf. der Gallenblasenwand (Abb. **B-7.19**).

7.2.1 Radiologische Methoden

Konventionelle Röntgendiagnostik

Methode: Röntgenaufnahme des rechten Oberbauches, Technik s.S. 438.

Indikation: Die Röntgendiagnostik hat durch die Verfeinerung der übrigen Verfahren stark an Bedeutung verloren. Sie kommt ggf. zur orientierenden Bestimmung von Größe und Kalkgehalt von Gallensteinen, vor Lithotripsie und medikamentöser Behandlung der Cholezystolithiasis, in Frage.

Beurteilung: Durchmesser, Anzahl und Transparenz der Steine und ggf. der Gallenblasenwand (sog. Porzellangallenblase). Bei der Aerobilie demarkieren sich die intrahepatischen Gallenwege als verzweigte Aufhellungen in der Leber (Abb. **B-7.19**).

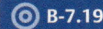

◉ B-7.19   Rechtsseitiges Hemi-Abdomen mit Darstellung von Gallensteinen   **◉ B-7.19**

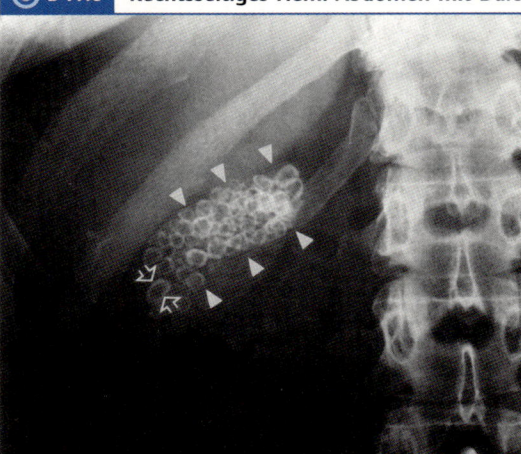

Komplett mit Steinen gefüllte Gallenblase (Steingallenblase, Pfeilspitzen) in einem rechtsseitigen Hemi-Abdomen. Die Steine sind randständig verkalkt (offene Pfeile).

Orale Cholezystographie

Die orale Cholezystographie, bei der Röntgenaufnahmen des rechten Oberbauches nach oraler Gabe (Tabletten) eines biliär auszuscheidenden Kontrastmittels angefertigt werden, ist heute durch die Verfeinerung übriger Verfahren praktisch bedeutungslos geworden.

Orale Cholezystographie

Sie hat heute praktisch ihre Bedeutung verloren.

Intravenöse Cholezystographie

Methode: Röntgenaufnahmen nach intravenöser Verabreichung eines wasserlöslichen, gallengängigen jodhaltigen Kontrastmittels (KM), das im Blut an Albumin gebunden und zum größten Teil über die Leber ausgeschieden wird. Es kontrastieren sich neben der Gallenblase auch die größeren Gallengänge. Die Verabreichung erfolgt in einer ca. 15–20-minütigen Kurzinfusion. Die großen Gallenwege sind ca. 20–30 min, die Gallenblase etwa 45–90 min nach Infusionsbeginn kontrastiert. Ergänzend zur Röntgenaufnahme können durchleuchtungsgezielte Aufnahmen oder eine Computertomographie angefertigt werden, z.B. wenn die i.v. Cholezystographie Hinweise auf eine Pathologie bietet, ohne dass diese exakt zu sichern ist. Die Kontraktilität der Gallenblase lässt sich durch eine Reizmahlzeit (z.B. Schokolade) überprüfen.

Intravenöse Cholezystographie

Methode: Röntgenaufnahmen nach i.v. Gabe eines wasserlöslichen, gallengängigen jodhaltigen KM. Neben der Gallenblase kontrastieren sich auch die großen Gallengänge.
Die Kontraktilität der Gallenblase lässt sich durch eine Reizmahlzeit im Zeitintervall überprüfen.

Indikation: Bei den gallengängigen KM treten weitaus häufiger allergoide KM-Reaktionen auf als bei nierengängigen KM. Aus diesem Grunde und da leistungsfähige Alternativmethoden existieren, wird die i.v. Cholezystocholangiographie nur noch selten und dann vor allem vor endoskopischen Gallenblasenoperationen durchgeführt.

Indikation: Heute seltener indiziert; überwiegend vor endoskopischer Cholezystektomie zur Überprüfung der Steinfreiheit des Ductus choledochus.

Beurteilung: Letztlich gelten hier die gleichen Beurteilungskriterien wie für die ERCP. Steine stellen sich als Aussparungen der kontrastierten Gallenwege dar, indirekt sind Gangerweiterungen und morphologische Gangveränderungen weitere diagnostische Kriterien. Gangabbrüche und Gallenaufstau können dagegen ebenso wie eine fehlende Gallenblasendarstellung Hinweis auf ein mögliches tumoröses Geschehen sein.

Beurteilung: Steine stellen sich als Aussparungen der kontrastierten Gallenwege dar. Gangabbrüche, Gallenaufstau oder fehlende Gallenblasendarstellung können auf ein tumoröses Geschehen hinweisen.

Sonographie

Methode: Die Reflexion der Schallwellen an den anatomischen Grenzflächen und im Parenchym ergibt ein deutliches anatomisches Bild, das allerdings durch Luftüberlagerungen und eine tiefe anatomische Lage beeinträchtigt sein kann. Dadurch ist nicht selten die Beurteilbarkeit des Ductus choledochus beeinträchtigt.

Sonographie

Methode: Die Sonographie ergibt ein deutliches anatomisches Bild, das durch Luftüberlagerungen und eine tiefe anatomische Lage beeinträchtigt sein kann.

Der Patient sollte in nüchternem Zustand sonographiert werden, da nur eine gefüllte Gallenblase eine ausreichende Beurteilung der Wand und des Gallenblaseninhaltes zulässt.

Üblicherweise wird die Gallenblase in Rücken- und Linksseitenlage untersucht.

Indikation: Die Sonographie ist bei der Diagnostik der Gallenwege erste bildgebende Methode.

Beurteilung: Die **Gallenblasenwand** zeigt sich beim nüchternen Patienten als glatt begrenzte, echoreiche Struktur von 1–2 mm Dicke. Die **Gallenflüssigkeit** ist echofrei mit dorsaler Schallverstärkung. Das normale **intrahepatische Gallengangssystem** lässt sich sonographisch in der Regel kaum abgrenzen. Beim Gesunden beträgt der Maximaldurchmesser des Ductus choledochus ca. 7 mm, kann jedoch nach Cholezystektomie bis 9 mm betragen (Tab. **B-7.3**, Abb. **B-7.20**).

Der Patient sollte in nüchternem Zustand sonographiert werden, da nur eine gefüllte Gallenblase eine ausreichende Beurteilung der Wand und des Gallenblaseninhaltes zulässt. Postprandial ist die Gallenblase in der Regel kontrahiert und zudem ist eine vermehrte Luftfüllung des Darmes zu erwarten.

Üblicherweise wird die Gallenblase in Rücken- und Linksseitenlage untersucht. Die Gallenblase wird hierbei durch Aufsetzen des Schallkopfes im Bereich des unteren rechten Rippenbogens in der Medioklavikularlinie aufgesucht und im Längsschnitt, im subkostalen Schrägschnitt und im Interkostalschnitt untersucht.

Indikation: Die Sonographie wird als nichtinvasives und einfach durchführbares Verfahren, das nicht mit einer Stahlenexposition verbunden ist, häufig als Eingangsuntersuchung eingesetzt.

Beurteilung: Beim nüchternen Patienten mit gut gefüllter Gallenblase lässt sich die Gallenblasenwand als schmale, glatt begrenzte echoreiche Struktur von 1 bis 2 mm Dicke abgrenzen. Postprandial bzw. nach einer Reizmahlzeit erreicht die Gallenblasenwand durch die Kontraktion der Gallenblase eine Dicke von 3 bis 4 mm.

Nach einer Reizmahlzeit sollte sich das Volumen der Gallenblase um mindestens 30 % reduzieren.

Beurteilt werden sollte die variable Form und Lage der Gallenblase. Neben der typischen Lokalisation im Bereich der Unterseite der Leber kann sie auch intrahepatisch liegen oder nur locker an der Leber fixiert sein.

Bei nüchternem Patienten stellt sich die Gallenflüssigkeit echofrei dar. Magen- und Darmgasüberlagerungen können die Beurteilung der Gallenblase beeinträchtigen.

≡ **B-7.3**

≡ B-7.3	**Sonographische Normkriterien des biliären Systems**
Gallenblase	▪ glatte Organbegrenzung ▪ echoleeres Lumen ▪ Gallenblasenwanddicke < 4 mm ▪ bis zu 3 Wandschichten abgrenzbar ▪ durch Palpation imprimierbar ▪ Volumen sehr variabel
Gallengänge	▪ intrahepatische Gallengänge nicht sichtbar ▪ zentrale Abschnitte des Ductus hepatocholedochus ventral der Pfortader sichtbar ▪ Wandbegrenzung durch helle Reflexbänder dargestellt ▪ Ganglumen echoleer ▪ Durchmesser des Ductus hepatocholedochus (DHC) < 7 mm (≤ 9 mm bei Z. n. Cholezystektomie)

⊙ **B-7.20**

⊙ B-7.20	**Sonographischer Normalbefund einer Gallenblase**

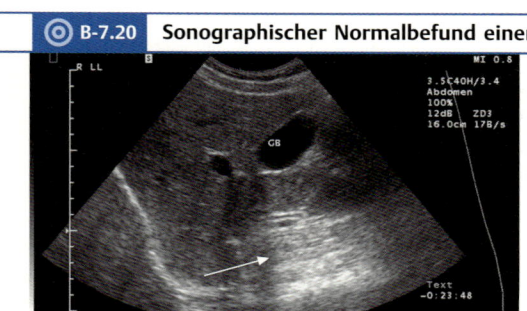

Sonographischer Normalbefund einer Gallenblase mit der typischen dorsalen Schallverstärkung als echoreiches Band (Pfeil).

Die normalen intrahepatischen Gallenwege sind in der Regel so schmal, dass sie sonographisch kaum abgrenzbar sind. Der normale Durchmesser des Ductus hepaticus communis beträgt beim Gesunden maximal 4 mm, der des Ductus choledochus 7 mm. Bei funktionsloser Schrumpfgallenblase bzw. nach einer Cholezystektomie ist ein Durchmesser des D. choledochus bis 9 mm als normal zu werten (Tab. **B-7.3**, Abb. **B-7.20**).

Endoskopisch retrograde Cholangiographie (ERC)

Endoskopisch retrograde Cholangiographie (ERC)

> ▶ **Merke:** Bei der ERC wird im Unterschied zur ERCP (S. 516) nur das Gallengangsystem dargestellt, nicht dagegen das Pankreasgangsystem (dafür steht das „P" in der Abkürzung ERCP). Vielfach wird die Abkürzung ERCP aber synonym verwendet.

◀ **Merke**

Methode: Unter endoskopischer Kontrolle wird die Papilla Vateri, die in die Pars descendens des Duodenums mündet, sondiert. Die Papille stellt bei rund 75 % der Patienten die gemeinsame Mündung von D. choledochus und D. pancreaticus dar. Es gibt jedoch Mündungsvarianten, die die Diagnostik erschweren können. Nach Sondierung der Papille wird unter Durchleuchtungskontrolle KM eingespritzt. Dabei muss vermieden werden, dass das Pankreas „überspritzt" wird, da dies zu einer Pankreatitis führen kann.

Methode ERC: Nach endoskopisch kontrollierter Sondierung der Papilla Vateri wird unter Durchleuchtungskontrolle KM zur Darstellung des Gallengangsystems injiziert.
Methode ERCP: s. o., aber zusätzlich Darstellung des Pankreasgangsystems.

Indikationen: Wegen der Gefahr einer Pankreatitis, einer septischen Cholangitis oder anderer Komplikationen (0,5–2 % der Fälle) sollte die ERCP vor allem dann angewendet werden, wenn wahrscheinlich ist, dass mit der diagnostischen ERCP gleichzeitig eine therapeutische Intervention, wie eine Papillotomie und Steinextraktion oder die Einlage eines Stents zur Ableitung der gestauten Gallenwege durchgeführt wird. Die ERCP kann auch mit einer Biopsie aus der Papille, dem D. hepatocholedochus oder aus dem Duodenum kombiniert werden.

Indikationen: Wegen der Gefahr einer Pankreatitis, einer septischen Cholangitis oder anderer Komplikationen sollte die ERCP vor allem dann angewendet werden, wenn gleichzeitig eine therapeutische Intervention, durchgeführt wird. Die ERCP kann auch mit einer Biopsie kombiniert werden.

Beurteilung: Das mit KM gefüllte Gallenwegssystem wird hinsichtlich seiner Weite (Stenosen, Dilatationen), Obstruktionen (Strikturen, Tumorstenosen) und Füllungsdefekte (Konkremente) analysiert. Liegen Abflussbehinderungen vor, so kann deren Lokalisation und wahrscheinliche Ursache festgestellt werden. Das meist gleichzeitig dargestellte Gangsystem des Pankreas kann differenzialdiagnostisch wichtige Anhaltspunkte (chronische Pankreatitis, Pankreaskopftumor) liefern (Abb. **B-7.21**).

Beurteilung: Das Gallenwegssystem wird hinsichtlich seiner Weite, Obstruktionen und Füllungsdefekte analysiert. Lokalisation und Ursache von Abflussbehinderungen können festgestellt werden (Abb. **B-7.21**).

 B-7.21 | **Normalbefund ERC**

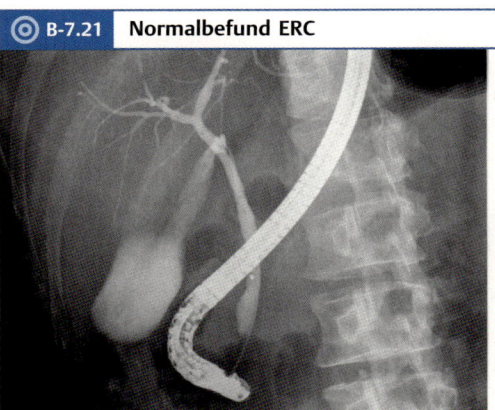

◎ B-7.21

Die post-KM-Darstellung zeigt das Endoskop mit Seitoptik (Spitze in der Pars descendens des duodenalen-C und Sondierung der Papilla Vateri). (Wir danken Herrn Dr. med. J. Holl, Med. Klinik II, Klinikum Großhadern für die freundliche Überlassung der Abbildung).

Perkutane transluminale Cholangiographie (PTC)

Perkutane transluminale Cholangiographie (PTC)

Methode: Nach Leberpunktion in der rechten Axillarlinie Sondierung eines Gallenastes in Seldingertechnik, Kontrastierung der Gallenwege unter Durchleuchtungskontrolle und Erfassung von Abflussstörungen.

Methode: Nach Lokalanästhesie wird die Leber von rechts lateral mit einer dünnen Punktionskanüle (22 G) unter Durchleuchtungs- und Sonographiekontrolle punktiert. Dabei ist streng darauf zu achten, dass die Punktionsstelle auch bei tiefer Inspiration sicher subphrenisch liegt, um das Auftreten eines Pneumothorax zu vermeiden. Um eine Punktion großer zentraler Gefäße zu verhindern, sollte die Kanüle nicht bis in den Leberhilus vorgeschoben werden. Unter Aspiration bzw. vorsichtiger Injektion von KM wird die Kanüle langsam zurückgezogen bis sich ein zur Sondierung geeigneter Gallengang darstellt. Durch langsame KM-Injektion werden die Gallengänge kontrastiert.

▶ **Merke**

▶ **Merke:** Es ist streng darauf zu achten, dass die Punktionsstelle auch bei tiefer Inspiration sicher subphrenisch liegt, um das Auftreten eines Pneumothorax zu vermeiden.

Meist erfolgt eine gleichzeitige Dränage- oder Stenteinlage zur Therapie, es sind aber auch ERCP-ähnliche Interventionen möglich.

Nach perkutaner Darstellung des Gallengangsystems (PTC) kann eine perkutane transhepatische Gallenwegsdränage (PTCD) oder die perkutane Implantation einer Gallenwegsendoprothese (Stent) erfolgen.

Gelingt es, den stenotischen Bezirk mit dem Führungsdraht zu passieren, so kann eine kombinierte interne/externe Gallengangsdränage eingelegt werden. Ein Teil der Galle fließt dann über die im Duodenum platzierte Dränagenspitze in das Duodenum, der andere Teil der Galle über die Dränage extrakorporal in einen Beutel (Abb. **B-7.22**).

Im Rahmen der PTC kann eine Obstruktion durch einen Stent überbrückt werden. Wenn dieser Versuch scheitert, kann eine reine externe Gallenableitung (PTCD) eingebracht werden (Abb. **B-7.22**).

In der gleichen Sitzung oder in einem zweiten Gang kann eine Obstruktion durch einen Plastik- oder Metallgitterstent überbrückt werden. Damit erspart man den Patienten einen nach außen geführten Dränagekatheter.

Gelingt es nicht, die Engstelle zu überwinden, kann eine reine externe Gallenableitung eingebracht werden, um die Symptome wie Schmerz (stauungsbedingt), Pruritus und Ikterus zu mildern.

Über den externen Zugang im Rahmen einer PTC/PTCD kann mit einem Angioskop die Ursache des Abflusshindernisses (z. B. Tumor) genau lokalisiert und mit einer Biopsiezange Material für die Histologie gewonnen werden.

Indikationen: Die PTC dient zur Abklärung einer intra- oder extrahepatischen Cholestase.

Indikationen: Die PTC dient zur Abklärung einer intra- oder extrahepatischen Cholestase. Sie wird meist dann eingesetzt, wenn die ERCP nicht durchführbar ist.

Kontraindikationen: Gerinnungsstörungen, Kontrastmittelunverträglichkeit. Komplikationen: Sepsis, biliäre Peritonitis, intraperitoneale bzw. intrahepatische Blutungen.

Kontraindikationen/Komplikationen: Um gefährliche Blutungen zu vermeiden, müssen die Gerinnungsparameter vor einer PTC/PTCD kontrolliert werden. Wichtig ist auch die Frage nach einer evtl. Kontrastmittelunverträglichkeit. Komplikationsmöglichkeiten sind Sepsis, biliäre Peritonitis und intraperitoneale bzw. intrahepatische Blutungen. In seltenen Fällen kommt es zur Ausbildung einer Fistel zwischen dem Gallengangsystem und arteriellen bzw. portal-

◉ **B-7.22**

◉ **B-7.22**   **PTCD**

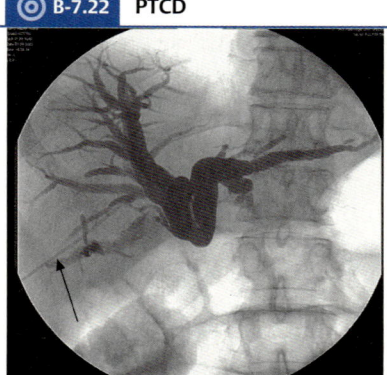

PTCD (Pfeil) bei Cholestase infolge eines Verschlusses des Ductus hepatocholedochus durch einen Klatskintumor.

venösen Gefäßen. Mit den heute zur Verfügung stehenden Instrumentarien treten nur noch sehr selten Komplikationen auf.

Beurteilung: Das Gallenwegssystem wird mit den gleichen Kriterien wie bei der ERCP beurteilt, um Höhe und Ursache einer Abflussstörung zu bestimmen und möglichst gleichzeitig zu behandeln (s.S. 516)

Beurteilung: s. bei ERCP (s.S. 516)

Computertomographie

Methode: Mit der CT können die Gallenwege überlagerungsfrei dargestellt werden. Um eine sichere Identifizierung des Darmes zu erreichen, werden etwa 1 Stunde vor der Untersuchung ca. 400–600 ml wasserlösliches KM in 1%iger Verdünnung oral verabreicht. Zusätzlich wird KM zur Abgrenzung der Gefäße intravenös injiziert. Die Patienten sollten nüchtern untersucht werden. Die Schichtdicke beträgt in der Regel 5 mm. Zur Differenzierung von Gallensteinen vor ESWLK (extrakorporale Stoßwellenlithotripsie) bzw. zum Nachweis kleinerer intraduktaler bzw. intravesikaler Tumoren kann eine enge Schichtführung und eine koronare Rekonstruktion notwendig sein. Zur Abklärung der intrahepatischen Gallenwege sollte immer die gesamte Leber mit Pankreas untersucht werden.

Indikationen: Unklare Sonographie, Tumorausbreitungsdiagnostik, Erfassung von Komplikationen bei bekannter Grunderkrankung, Bestimmung des Kalkgehalts von Gallenblasensteinen.

Kontraindikationen: Kein KM bei Hyperthyreose, Plasmozytom, schweren Nierenfunktionsstörungen.

Beurteilung: Die normalen intrahepatischen Gallengänge sind im CT nicht erkennbar. Gestaute intrahepatische Gallengänge werden als hypodense Strukturen parallel zu den intrahepatischen Gefäßen dargestellt.
D. hepaticus und D. choledochus verlaufen parallel zur A. hepatica und V. portae. Der D. choledochus ist im Bereich des Pankreaskopfes, wo er meist senkrecht zu seiner Längsachse angeschnitten wird, als hypodense rundliche Struktur mit einem Durchmesser bis ca. 7 mm nachweisbar. Die Gallenblase ist in ihrer Größe und Form sehr variabel. Die Gallenflüssigkeit hat eine Dichte von 0–20 HE. Eingedickter Gallenblaseninhalt (sog. Sludge) kann Dichtewerte über 20 HE haben. Abhängig von ihrem Kalkgehalt sind die Dichtewerte der Konkremente sehr variabel (Abb. **B-7.23**).

Computertomographie

Methode: 1 h vor der Untersuchung werden 400–600 ml wasserlösliches KM in 1%iger Verdünnung oral verabreicht. Zusätzlich wird KM zur Abgrenzung der Gefäße intravenös injiziert. Die maximale Schichtdicke beträgt in der Regel 8 mm. Ggf. kann eine enge Schichtführung und eine koronare Rekonstruktion notwendig sein.

Indikationen: Unklare Sonographie, Tumorausbreitungsdiagnostik, Kalkgehaltbestimmung bei Gallenblasensteinen.

Kontraindikationen: Hyperthyreose, Plasmozytom, schwere Nierenfunktionsstörungen.
Beurteilung: Normale intrahepatische Gallengänge sind im CT nicht nachweisbar, gestaute intrahepatische Gallengänge zeigen sich als hypodense Strukturen parallel zu den intrahepatischen Gefäßen. Die Gallenflüssigkeit hat in der Regel eine Dichte von 0–20 HE. Bei eingedicktem Gallenblaseninhalt (Sludge) können diese Werte auf > 20 HE ansteigen (Abb. **B-7.23**).

Magnetresonanztomographie

Methode: Neben der üblichen morphologischen Darstellung durch die MRT spielt die MR-Cholangiopankreatikographie (MRCP) eine wichtige Rolle, in der die (stehende) Flüssigkeit in den Gallenwegen und im Pankreasgang signalreich abgebildet wird, während alle übrigen Gewebe eine niedrige Signalgebung erreichen. Daraus können 2- und 3-dimensionale Bilder rekonstruiert werden,

Magnetresonanztomographie

Methode: Für die Gallenwege kommt die MR-Cholangiopankreatikographie (MRCP) als zusätzliches Aufnahmeverfahren in Frage. Die MRCP basiert auf einer reinen Flüssigkeitsdarstellung der Galle (Abb. **B-7.24**).

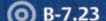 **B-7.23** **Computertomographischer Normalbefund einer Gallenblase (schwarzer Pfeil)**

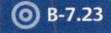 **B-7.23**

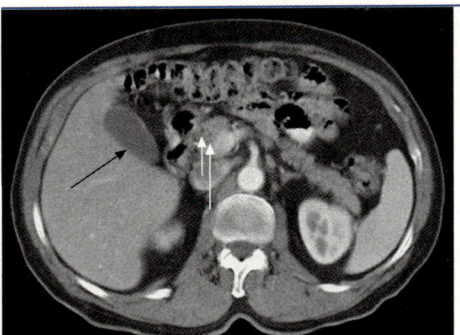

Mitdargestellt sind der normal weite Ductus choledochus (kurzer weißer Pfeil) sowie der Ductus pancreaticus (langer weißer Pfeil).

⊙ **B-7.24** | **MRT und MRCP**

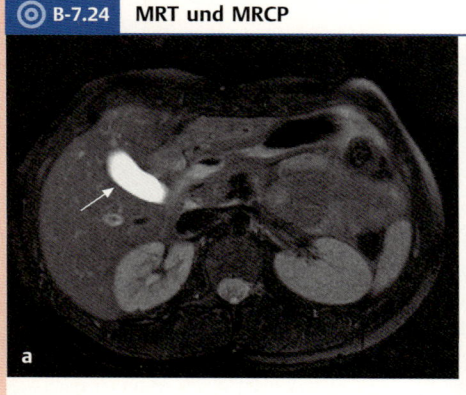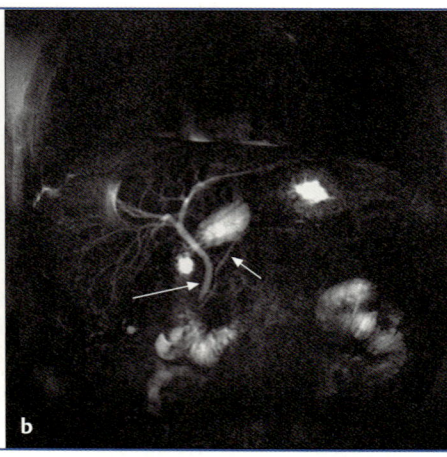

a MRT-Normalbefund einer Gallenblase (Pfeil) in einer axialen,
T2-gewichteten Schicht.
b MRCP-Normalbefund (koronare T2w „RARE") mit Darstellung der Gallenwege mit
Ductus choledochus (langer
Pfeil), sowie des Ductus pancreaticus (kurzer Pfeil) und der
Mündung im Duodenum.

die denen der ERCP sehr ähnlich sind. Kontrastmittel sind für die MRCP nicht
erforderlich. Direkte Projektionsbilder sind in etwa 4 Sekunden, hochauflösende
Dünnschichten in Sekundenabständen zu messen (Abb. **B-7.24**).

Indikation: Unklare Sonographie, v. a. bei
Tumorverdacht.

Indikation: Unklare Sonographie, wenn nicht primär eine ERCP mit therapeutischer Intention in Frage kommt sowie vor allem bei Tumor- oder Konkrement-
verdacht.

Kontraindikationen: Kritisch positionierte
ferromagnetische und metallische
Implantate.

Kontraindikationen: Kürzlich eingebrachte ferromagnetische Implantate, die
meisten Herzschrittmacher, manche künstlichen Herzklappen sowie Insulin-
pumpen oder Kochleaimplantate.

Beurteilung: Die MRCP bietet ERCP-ähnliche, hochauflösende Projektionsbilder des
Gallenwegssystems in einer nicht belas-
tenden Untersuchung.

Beurteilung: Die flüssige Galle ergibt in der MRCP-Bildgebung ein der ERCP vergleichbares Projektionsbild aus unterschiedlichen Richtungen. In diesen können
Formveränderungen und Dilatationen leicht erkannt und mit den dünnschichtigen Einzelbildern genauer analysiert werden. Steine kommen als Aussparungen in der Säule der Gallenflüssigkeit zur Darstellung, meist mit gleichzeitiger
Abflussstörung der Galle. Wenn Stenosen vorliegen, kann die morphologische
MRT mit detailgenauer Darstellung des Parenchyms zur differenzialdiagnostischen Klärung (z. B. Tumor, Entzündung) beitragen.

**7.2.2 Leitbefunde – vom radiologischen
Befund zur Diagnose**

7.2.2 Leitbefunde – vom radiologischen Befund zur Diagnose

**Größen-und Formveränderungen
der Gallenblase**

Größen-und Formveränderungen der Gallenblase (Tab. B-7.4)

Gallengangsveränderungen

Gallengangsveränderungen (Tab. B-7.5)

**7.2.3 Wichtige Krankheitsbilder – von der
Diagnose zum Befund**

7.2.3 Wichtige Krankheitsbilder – von der Diagnose zum Befund

Cholezystolithiasis

Cholezystolithiasis

Für Gallensteine prädisponiert sind adipöse
Frauen über 40 Jahre. Die Konkremente
bestehen in unterschiedlicher Zusammensetzung aus Cholesterinkristallen bzw. Bilirubin und Kalk.

90 % der Gallensteine finden sich in der Gallenblase, die übrigen in den extra- und
intrahepatischen Gallenwegen. Sie sind nur dann röntgendicht, wenn sie Kal-
ziumbilirubinate enthalten (etwa 30 %). In Mitteleuropa leiden ca. 10 % der Männer und 20 % der Frauen zwischen 40 und 70 Jahren an Gallensteinen. Prädisponie-
rend sind hierbei Adipositas, Alter, weibliches Geschlecht und Multipara. 10–20 %
der Patienten mit Gallenblasensteinen haben gleichzeitig Steine im Ductus
choledochus (zu extra- und intrahepatischen Gallengangssteinen s.S. 503).

☰ B-7.4	Veränderungen der Gallenblase			
Erkrankung	*Sonographie*	*CT*	*MRT*	*ERCP*
Veränderungen im Gallenblasenlumen				
Cholezystolithiasis	echoreiche Strukturen im Gallenblasenlumen mit dorsalem Schallschatten und lagerungsabhängiger Position (s. Abb. **B-7.25a**)	kalkhaltige Konkremente stellen sich dicht dar; haben sie die gleiche Dichte wie die Gallenflüssigkeit, sind sie nicht zuverlässig darstellbar (s. Abb. **B-7.26**)	Aussparungen in der Gallenblase, v. a. in T2 gewichteten Sequenzen und der MRCP (s. Abb. **B-7.27**)	lagerungsabhängige Aussparungen im kontrastmittelgefüllten Lumen der Gallenblase (s. Abb. **B-7.28**)
Steingallenblase	bei komplett steingefüllter Gallenblase gesamtes Organ echoreich mit deutlichem dorsalen Schallschatten (nicht sicher von einer Porzellangallenblase, s. u., differenzierbar) (s. Abb. **B-7.25b**)	komplett steingefüllte Gallenblase	komplett steingefüllte Gallenblase, v. a. in T2 gewichteten Sequenzen und der MRCP	komplett steingefüllte Gallenblase
Gallenblasen-Sludge (eingedicktes Gallenblasensekret)	echoreiche, lagerungsabhängige Spiegelbildung in der Gallenblase (s. Abb. **B-7.25d**)	lagerungsabhängige Spiegelbildung in der Gallenblase	lagerungsabhängige Spiegelbildung in der Gallenblase	lagerungsabhängige Spiegelbildung in der Gallenblase
Gallenblasenpolyp	die wandständigen Polypen sind, im Gegensatz zu lageabhängigen Konkrementen, ortsständig und ohne dorsale Schallauslöschung (s. Abb. **B-7.25c**)	die wandständigen Polypen respektieren die Grenzen der Gallenblasenwand, im Gegensatz zu Karzinomen	die wandständigen Polypen respektieren die Grenzen der Gallenblasenwand (im Gegensatz zu Karzinomen)	lagerungsstabile wandständige Füllungsdefekte; eine Differenzierung zu Karzinomen ist nicht möglich
Gallenblasenkarzinome	in der Regel gleiche Echogenität wie Gallenblasenwand; keine dorsale Schallauslöschung und keine lageabhängige Positionsveränderung im Gegensatz zu Konkrementen; eine Differenzierung von Polypen ist schwierig	isodense oder inhomogene, exzentrische Wandverdickungen; nach KM-Applikation meist inhomogene KM-Aufnahme, wodurch sich eine Infiltration des Lebergewebes abgrenzen lässt (s. Abb. **B-7.31**)	die MRCP bietet die Möglichkeit einer Lokalisation sowie der zusätzlichen Darstellung von Stenosen und Obstruktionen der Gallenwege; bei der MRT ist durch die KM-Sensitivität das Tumorgewebe oft direkt darstellbar	Füllungsdefekte in der KM-gefüllten Gallenblase; der Tumor selbst kommt somit nur indirekt zur Darstellung; eine sichere Diagnose ist nicht möglich
Veränderungen der Gallenblasenwand				
Cholezystitis	bei akuter Cholezystitis Verdickung der Gallenblasenwand auf über 4 mm mit charakteristischer Dreischichtung (bei nüchternem Patienten) (s. Abb. **B-7.29**)	Verdickung und kräftiges Enhancement der Gallenblasenwand nach i. v. KM-Gabe; zusätzliche Flüssigkeitsansammlung im Gallenblasenbett stellt sich hypodens dar (s. Abb. **B-7.30**)	prinzipiell gleiche Aussagekraft wie Sonographie oder CT; verdickte Gallenblasenwand mit kräftigem KM-Enhancement	zur Diagnosestellung nicht indiziert, da die veränderten Wandstrukturen nicht zur Darstellung kommen
Porzellangallenblase	bei kompletter Verkalkung der Gallenblasenwand gesamtes Organ echoreich mit deutlichem dorsalen Schallschatten (nicht sicher von einer Steingallenblase, s. o., differenzierbar)	im Verlauf einer chronischen Cholezystitis kann eine ringförmige Verkalkung der Gallenblasenwand auftreten	ringförmige Verkalkung der Gallenblasenwand	ringförmige Verkalkung der Gallenblasenwand
Gallenblasenkarzinome	s. o.	s. o.	s. o.	s. o.

☰ B-7.5	Veränderungen im Bereich der Gallenwege			
Erkrankung	*Sonographie*	*CT*	*MRT*	*ERCP*
Choledocholi-thiasis	ein direkter Nachweis von Gallengangssteinen ist nur unzuverlässig möglich; indirektes Zeichen bei Abflussstörungen ist die Dilatation proximaler Gangabschnitte; kleine Steine sind schwer von Verkalkungen in der Leber zu unterscheiden	insbesondere mit dünn-schichtiger Spiral- oder Mehrzeilen-CT können ver-kalkte Konkremente sicher lokalisiert werden; nicht verkalkte Gallenwegs-steine (ca. 50 %) können eher schießscheibenartig weichteildicht imponieren	mit der MRT können Gal-lenwegssteine unabhängig von ihrer Zusammenset-zung empfindlich in allen Gangabschnitten dar-gestellt werden; sie wer-den bei der MRCP signal-frei abgebildet und sind als Aussparungen erkennbar	Konkremente werden bei der ERCP zuverlässig indirekt als Aussparun-gen in den kontrastmit-telgefüllten Gallengän-gen dargestellt, sind sie verkalkt kommen sie direkt zur Abbildung (s. Abb. **B-7.28**)
Cholangitis	bei Infektion mit Anaero-biern Gasbildung in den Gallenwegen, die sich sonographisch in Form multipler lageabhängiger, echoreicher bzw. streifen-förmiger Reflexschatten manifestieren kann	pericholangitische Abs-zesse in der Leber, als Komplikation der eitrigen Cholangitis, sind im CT als hypodense Formation, ggf. mit randständiger KM-Auf-nahme nachzuweisen	mit MRT und MRCP sind Obstruktionen der Gallen-wege und pericholangiti-sche Abszesse gleichfalls nachzuweisen	die einer akuten Cholan-gitis zugrundeliegenden Gallenwegskonkremente können verifiziert und ggf. endoskopisch ent-fernt werden
Primär sklerosierende Cholangitis (PSC)	Veränderungen im Rah-men der PSC sind sono-graphisch schwierig dar-zustellen; bisweilen zeigt sich ein buntes Bild von engen und dilatierten Gal-lenwegssegmenten	eine PSC ist relativ schwierig zu sichern; seg-mentale Erweiterungen des intra- und extrahepati-schen Gallengangsystems mit diffus oder segmental nachweisbaren zylinder- oder spindelförmigen Hypodensitäten; nur im akut entzündlichen Schub ist ein umgebendes KM-Enhancement nachweisbar	in früheren Stadien kurz-streckige Stenosen in den intrahepatischen Gallen-wegen; im weiteren Ver-lauf Entwicklung von seg-mentalen Gangdilatatio-nen, z. T. mit divertikel-artigen Aussackungen, die mit einer Verengung der peripheren Abschnitte der intrahepatischen Gallen-wege einhergehen	im Frühstadium nur dis-krete Gangveränderun-gen; die hohe räumliche Auflösung der ERCP er-möglicht in dieser Phase als erste Methode die Diagnose
Gallenwegs-tumoren	häufig nur indirekt an plötzlichen Gangabbrü-chen, umschriebenen Gal-lengangserweiterungen oder fehlender Darstell-barkeit zentraler Gallen-wegsabschnitte erkennbar	die Erweiterung des vor-geschalteten Gallengang-systems steht im Vorder-grund; die Tumoren selbst sind nur erkennbar, wenn sie größer als 1,5 cm sind	MRT und MRCP bieten für die Diagnostik wichtige Vorteile: mit der MRCP lassen sich Stenosen und Obstruktionen der Gallen-wege darstellen, mit der MRT ist in der Regel das Tumorgewebe direkt abgrenzbar	Füllungsdefekte in der KM-gefüllten Gallenblase beziehungsweise dem Gallengangssystem; der Tumor selbst kommt somit nur indirekt zur Darstellung

Klinik: Häufig symptomlos und Zufalls-befund. Durch Wanderung der Steine kann es zu Gallengangsverschlüssen und kon-sekutiver Cholestase kommen.

Klinik: Insbesondere größere Gallenblasenkonkremente bleiben häufig symp-tomlos und werden, z. B. bei einer Oberbauchsonographie als Zufallsbefund ent-deckt.

In der Regel bestehen die Gallenblasenkonkremente in unterschiedlicher Zusammensetzung aus Cholesterinkristallen bzw. Bilirubin und Kalk. Durch Wanderung der Steine kann es zu Gallengangsverschlüssen mit konsekutiver Cholestase kommen. Konkremente in der Gallenblase können Koliken und Ent-zündungen (Cholezystitis, s.S. 504) verursachen. Die Symptome treten in der Regel erst bei Komplikationen auf.

Diagnostisches Vorgehen: Auch bei der Cholezystolithiasis ist die Sonographie zunächst die erste diagnostische Methode. Für die weiterführende Diagnostik werden CT und MRT genutzt. Die ERCP (Endoskopisch retrograde Cholangio-Pankreatikographie) und seltener PTC (Perkutane transluminale Cholangiographie) bieten neben diagnostischen auch therapeutische Möglichkeiten, sind dafür jedoch auch mit Risiken verbunden.

Radiologische Diagnostik:

Im **Röntgenbild** sind nur verkalkte Konkremente erkennbar. Vor Lithotripsie kann es sinnvoll sein den Kalkgehalt der Konkremente durch eine Röntgenaufnahme zu erfassen. Die Cholezystcholangiographie vor laparoskopischer Cholezystektomie zum Ausschluss von Konkrementen im D. choledochus sollte durch die MRCP ersetzt werden (Abb. **B-7.19**, S. 493).

Sonographie:

> ▶ **Merke:** Die Sonographie ist wegen ihrer einfachen Handhabung Methode der ersten Wahl zum Nachweis von Gallenblasenkonkrementen und zeigt eine (untersucherabhängige) Sensitivität von bis zu 98 %.

Sonographisch sind Gallenblasenkonkremente ab einer Größe von ca. 1 mm nachweisbar. Sie stellen sich echoreich und entsprechend ihrem Kalkgehalt mit einem dorsalen Schallschatten dar (Abb. **B-7.25a**). Kleinste Konkremente (unter 3 mm) zeigen oft keinen Schallschatten.
Sonographische Differenzialdiagnosen: Bei kompletter Füllung der Gallenblase mit Konkrementen (**Steingallenblase**) bzw. bei Verkalkung der Gallenblasenwand (**Porzellangallenblase**) ist das gesamte Organ echoreich mit deutlichem dorsalen Schallschatten (Abb. **B-7.25b**).

Muss ein kleines Gallenblasenkonkrement von einem Polypen (Cholesterol-Polyp bzw. Schleimhautfalte) differenziert werden, ist eine Untersuchung nach Umlagerung des Patienten, z. B. in Seitenlage bzw. im Stehen hilfreich. Während Gallenblasenkonkremente meist ihre Lage ändern, bleiben Polypen und Schleimhautfalten ortsständig (Abb. **B-7.25c**). Im Infundibulum fixierte Konkremente lassen sich nicht verlagern. Bei multiplen kleinen Gallenblasenkonkrementen ist eine genaue Angabe der Anzahl häufig nicht möglich. Aus dem sonographischen Bild kann nicht sicher auf die Zusammensetzung der Konkremente geschlossen werden.
Nach längerer Nahrungskarenz ist in der Gallenblase häufig ein eingedicktes Sekret (sog. Sludge), nachzuweisen, der relativ echoreich ist und sich am Boden der Gallenblase befindet, wo meist eine Spiegelbildung auftritt. Diese Veränderung findet sich auch häufig bei Patienten, die lange parenteral ernährt wurden (Abb. **B-7.25d**).
CT: Kalkhaltige Konkremente stellen sich in der CT sehr dicht, cholesterinhaltige Konkremente mit Dichtewerten bis unter –50 HE dar (Abb. **B-7.26**). Die Nachweisgrenze für kalkhaltige Konkremente liegt bei ca. 2 mm. Auch im CT kann der Nachweis von intra- und extrahepatischen Gallengangskonkrementen abhängig von ihrer Lokalisation und Dichte schwierig sein. Die Gallenflüssigkeit hat je nach Eindickungsgrad Dichtewerte zwischen 0 und ca. 80 HE. Besitzen Konkremente die gleiche Dichte wie die Galle, so sind sie im CT nicht nachweisbar. Sludge, Hämobilie und heterotope KM-Ausscheidung führen zu einer erhöhten Dichte der Gallenblasenflüssigkeit.
MRT: Mit der MRCP können Konkremente in der Gallenblase und den Gallenwegen detailgenau und nichtinvasiv dargestellt werden. Sehr kleine Konkremente sind durch die MRCP nachweisbar, indem die Betrachtung aus multiplen Projektionen genutzt wird. So ist auch eine Differenzierung zu möglichen Flow-Artefakten der MRCP möglich. Insbesondere im extrahepatischen Bereich können sowohl die Obstruktionshöhe als auch die Obstruktionsursache mithilfe der MRT besser als mit der Sonographie bestimmt und andere Ursachen aus-

Diagnostisches Vorgehen: Die Sonographie ist zunächst Methode der Wahl, für weiterführende Diagnostik CT und MRT. Bei der Indikation zur ERCP oder PTC muss deren Invasivität beachtet werden.

Radiologische Diagnostik:
Röntgen: Hier sind nur verkalkte Konkremente erkennbar.

Sonographie:

◀ **Merke**

Gallengangs- bzw. Gallenblasenkonkremente sind ab ca. 1 mm nachweisbar. Sie sind echoreich und zeigen ab ca. 3 mm einen dorsalen Schallschatten (Abb. **B-7.25a**).

Sonographische DD: Eine komplett steingefüllte Gallenblase und eine komplette Verkalkung der Gallenblasenwand (**Porzellangallenblase**) sind schwer differenzierbar (Abb. **B-7.25b**).

Zur Unterscheidung von wandständigen **Polypen** ist eine Untersuchung nach Umlagerung des Patienten hilfreich (Abb. **B-7.25c**).

Eingedicktes Gallenblasensekret (sog. **Sludge**) führt zu einer echoreichen, lagerungsabhängigen Spiegelbildung in der Gallenblase (Abb. **B-7.25d**).

CT: Kalkhaltige Konkremente stellen sich in der CT sehr dicht, cholesterinhaltige mit Dichtewerten < 50 HE dar (Abb. **B-7.26**). Die Nachweisgrenze für Konkremente liegt bei ca. 2 mm. Haben sie die gleiche Dichte wie die Gallenflüssigkeit, so sind sie durch die CT nicht nachweisbar.

MRT: Die MRCP kann eine Cholezystolithiasis (wie auch eine Choledocholithiasis) detailgenau darstellen. Sie sollte zum Einsatz kommen, wenn die Sonographie allein nicht die Indikation für eine ERCP oder PTC sowie ein operatives Vorgehen stellen kann (Abb. **B-7.27a + b**).

B-7.25   Sonographische Befunde

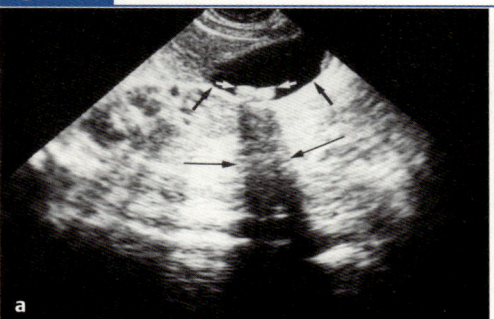

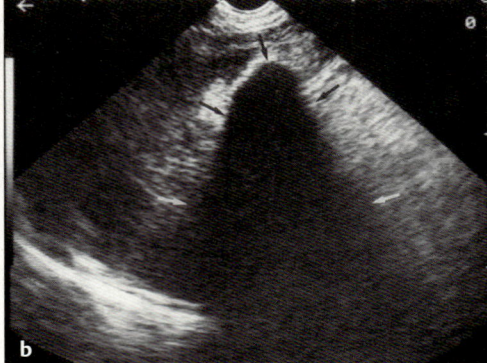

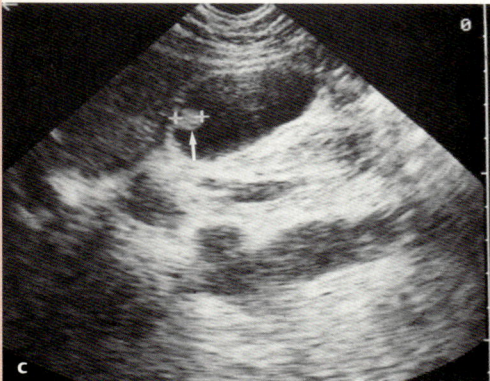

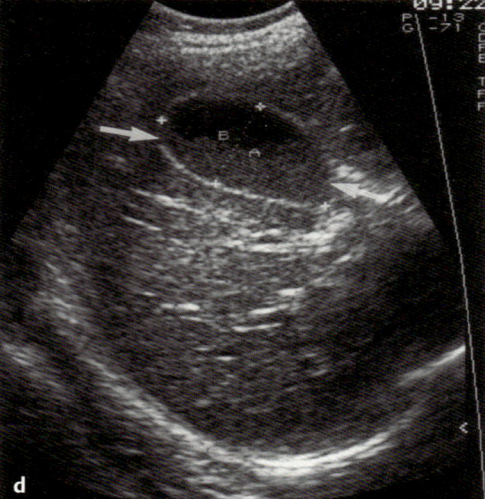

a Cholezystolithiasis. In der Oberbauchsonographie zeigen sich zwei ca. 1 cm große Konkremente (weiße Pfeile) innerhalb der flüssigkeitsgefüllten Gallenblase (kurze, schwarze Pfeile). Dabei typische dorsale Schallschatten (lange Pfeile).

b Komplett mit Steinen gefüllte Gallenblase (Steingallenblase). Die Gallenblase selbst bzw. einzelne Konkremente sind nicht abgrenzbar. Es zeigt sich lediglich ein großer dorsaler Schallschatten (Pfeile). Differenzialdiagnostisch ist eine Porzellangallenblase nicht auszuschließen, welche sonographisch ein vergleichbares Bild zeigen würde.

c Gallenblasenpolyp (Zufallsbefund). Es findet sich eine wandständige, lageunabhängige, echoreiche Struktur (Pfeil) ohne dorsale Schallauslöschung. Die Gallenblasenwand wird nicht überschritten.

d Gallenblasen-Sludge nach langer parenteraler Ernährung. Oberbauchsonographie eines Intensivpatienten mit Nachweis einer spiegelbildenden, echoreichen Formation in der normal großen Gallenblase (Pfeile). Bei Umlagerung des Patienten kommt es zu einer lageabhängigen Änderung des Schichtungsphänomens. Eine dorsale Schallauslöschung findet sich nicht.

B-7.26

B-7.26   CT-Befund bei Cholezystolithiasis

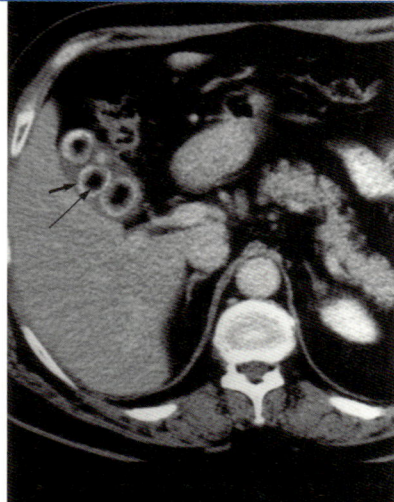

CT-Befund einer Cholezystolithiasis mit geschichteten, randständig verkalkten Gallenblasenkonkrementen (kurzer Pfeil) sowie hypodensem zentralen Cholesterinkern (langer Pfeil)

⊙ B-7.27 MRT und MRCP bei Cholezystolithiasis

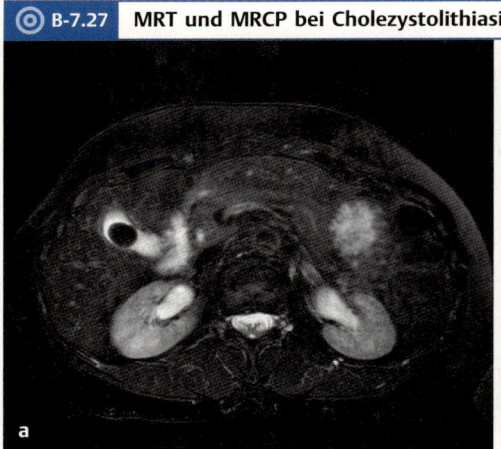

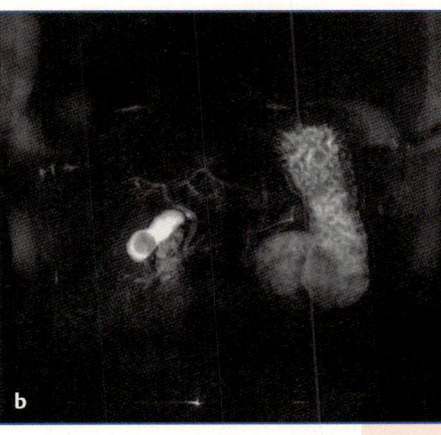

a T2-gewichtete axiale MRT-Schicht: Das große Konkrement kommt als hypointense Aussparung im Lumen der Gallenblase zur Darstellung.
b MRCP (koronare T2w „RARE"): Das große Konkrement stellt sich als Aussparung im Lumen der Gallenblase dar.

⊙ B-7.28 Choledocholithiasis in einer ERCP

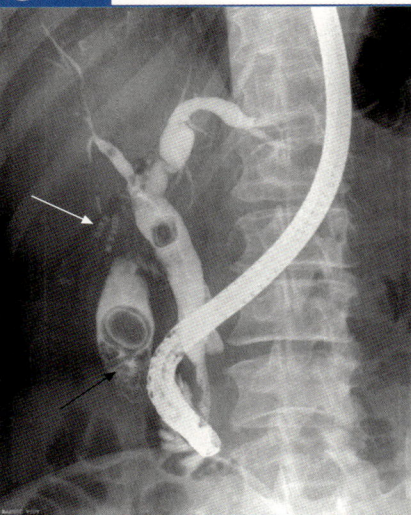

Cholezystolithiasis und Choledocholithiasis in einer ERCP. Die geschichteten, randständig verkalkten Konkremente kommen als Aussparung im KM-gefüllten Lumen zur Darstellung. In der Gallenblase finden sich zusätzlich multiple kleine Konkremente (schwarzer Pfeil). Im Bereich der intrahepatischen Gallenwege kommen Luftbläschen als Aussparung im kontrastierten Lumen zur Darstellung (weißer Pfeil).
(Wir danken Herrn Dr. med. J. Holl, Med. Klinik II, Klinikum Großhadern für die freundliche Überlassung der Abbildung.)

⊙ B-7.28

---

geschlossen werden (Abb. **B-7.27a + b**). Die MRCP sollte zum Einsatz kommen, wenn die Sonographie allein nicht die Indikation für eine ERCP oder PTC sowie ein operatives Vorgehen stellen kann.

ERCP: Da die Gallenblase bei der ERCP nicht immer ausreichend kontrastiert wird, ist die ERCP für den Nachweis von Konkrementen in der Gallenblase weniger geeignet. Im Rahmen der ERCP können Konkremente fragmentiert und transpapillär extrahiert werden. Eine Papillotomie erleichtert den spontanen Abgang von Konkrementen in den Darm (Abb. **B-7.28**).

ERCP: Wegen möglicher unzureichender Kontrastierung der Gallenblase eher ungeeignetes Verfahren (Abb. **B-7.28**).

Choledocholithiasis

Choledocholithiasis

▶ **Definition:** Dabei handelt es sich meist um, über den D. cysticus aus der Gallenblase in das extrahepatische Gallenwegssystem gelangte Cholesterinkonkremente oder primäre Pigmentsteine.

◀ **Definition**

Klinik: Auch Gallengangssteine können, ebenso wie Gallenblasensteine, lange klinisch asymptomatisch bleiben (s.S. 498). Komplikationen treten in etwa 3 % der Fälle auf, dann in Form eines Verschlussikterus, akuter Pankreatitis oder Cholangitis. 10–20 % der Patienten mit Gallenblasensteinen entwickeln im Verlauf eine Cholangiolithiasis. Bedeutung erlangen die Steine im Gangsystem, wenn über eine Einklemmung eine Kolik oder chronische Abflussbehinderung

Klinik: Gallengangssteine können klinisch lange asymptomatisch bleiben. Komplikationen sind in 3 % Ikterus, akute Pankreatitis und Cholangitis. Steineinklemmungen im Gangsystem können Koliken oder chronische Abflussbehinderungen verursachen.

Diagnostisches Vorgehen: S. 505.

Radiologische Diagnostik:
Röntgendiagnostik: Evtl. Zufallsbefund in der Röntgenübersicht.

Sonographie: Ein direkter Nachweis von Gallengangssteinen ist sonographisch nur unzuverlässig möglich. Als indirektes Zeichen von Gallengangsteinen sind Abflussstörungen an der Dilatation proximaler Abschnitte leicht zu erkennen.

Kleine Steine im Bereich der Gallenwege sind schwer von **Verkalkungen in der Leber** zu unterscheiden und häufig nur indirekt an erweiterten Gallengängen zu erkennen.

CT: Insbesondere mit dünnschichtigen Spiral- oder Mehrzeilen-Computertomographien können verkalkte Konkremente sicher lokalisiert werden. Nicht verkalkte Gallenwegsteine können dem CT-Nachweis jedoch entgehen.

MRT: Mit der MRCP können Gallenwegssteine unabhängig von ihrer Zusammensetzung empfindlich in allen Gangabschnitten dargestellt werden.

ERCP/PTC: Diese Verfahren kommen in der Regel zum Einsatz, wenn gleichzeitig eine therapeutische Intervention (z. B. Papillotomie und anschließende Steinextraktion) möglich ist (Abb. **B-7.28**).

Cholezystitis

▶ **Definition**

Klinik: Oberbauchbeschwerden rechts, Peritonismus.

---

eintritt. Dann ist die Gefahr einer aszendierenden bakteriellen Entzündung oder bei papillärer Lokalisation eine biliäre Pankreatitis möglich.

Diagnostisches Vorgehen: s. Cholezystitis S. 505.

Radiologische Diagnostik:
Röntgendiagnostik: Gallenwegssteine können als Zufallsbefund in der Röntgenübersicht auffallen, ohne dass damit die anatomische Lagebeziehung genau bestimmt werden kann.
Sonographie: Mit der Sonographie sind Konkremente in den Gallengängen, anders als die in der Gallenblase, nur schwer direkt nachweisbar. Verursachen die Konkremente eine Abflussbehinderung, so weist die Dilatation der proximal davon gelegenen Gangabschnitte indirekt auf das Konkrement hin. Auch intrahepatische Steine können dem Nachweis entgehen, wenn kein ausreichender Impedanzunterschied vorliegt oder ein Schallschatten fehlt, was insbesondere bei kleinen Konkrementen oft der Fall ist. Eine Aerobilie verursacht gleichfalls eine Schallauslöschung und kann Konkremente vortäuschen.
Wenn intrahepatische Gallengangskonkremente nicht zu einer Cholestase führen, sind sie kaum von Verkalkungen in der Leber zu unterscheiden. Einem Konkrement vorgeschaltete, erweiterte Gallengänge verlaufen typischerweise parallel zu den intrahepatischen Ästen der Pfortader (sog. Zeichen der doppelläufigen Flinte).
CT: Mit modernen CT-Systemen, insbesondere Mehrzeilen-Spiral-CT, können dünne Schichten akquiriert werden, aus denen multiplanare und gekrümmte Reformatierungen errechnet werden können, deren Ebenen dem Verlauf der Gallenwege angepasst werden, so dass diese in ihrer ganzen Ausdehnung dargestellt werden. Dadurch können bei Steinleiden die Obstruktionen der Gallenwege, prästenotische Dilatationen, die Lokalisation und Höhe der Obstruktion sowie Komplikationen und Differenzialdiagnosen abgeklärt werden.
Da jedoch viele Gallenwegssteine nicht verkalkt sind, können sie die gleiche Dichte wie die Umgebung aufweisen und dem Nachweis entgehen. Ein sicherer Steinausschluss bei Gangdilatation mittels CT ist daher nicht immer möglich.
MRT: Die MRCP stellt Gallenwegssteine unabhängig von deren Zusammensetzung in allen Gangabschnitten dar. Die Konkremente wie auch die Weichteilstrukturen werden bei der MRCP signalfrei abgebildet und sind durch den Kontrast zu der signalreichen Gallenflüssigkeit als Aussparungen erkennbar.
ERCP/PTC: Die ERCP sollte dann zum Einsatz kommen, wenn es wahrscheinlich ist, dass in gleicher Sitzung mit der Diagnostik auch eine interventionelle Therapie zum Einsatz kommt. Mit der Papillotomie und anschließender Steinextraktion bzw. mechanischer Zerkleinerung der Konkremente stehen effektive und schonende Verfahren zur Verfügung. Wenn sie nicht erfolgreich sind können die Stoßwellenlithotripsie, die PTCD und operative Verfahren erhoben werden (Abb. **B-7.28**).

Cholezystitis

▶ **Definition:** Akute Entzündung der Gallenblasenwand mit Wandverdickung, bakterieller Durchwanderung und Gefahr von entzündlichen Komplikationen in die Nachbarschaft, meist (bis zu 95 %) im Zusammenhang mit einer Cholezystolithiasis. Bei der chronischen Cholezystitis wird die Wand der Gallenblase bindegewebig-fibrotisch umgebaut und es kommt zu einer Verkleinerung im Sinne einer Schrumpfgallenblase. Bei Kalkeinlagerung in die Gallenblasenwand kann eine Porzellangallenblase entstehen. Die Differenzierung zum Karzinom ist dann oft nur mittels Histologie sicher möglich.

Klinik: Akute oder chronische Beschwerden im rechten Oberbauch, Entzündungszeichen und Peritonismus.

B-7.29

B-7.29   Sonographie bei akuter Cholezystitis

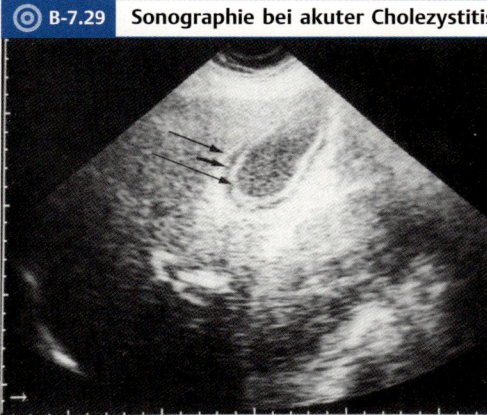

Dreischichtung der auf über 4 mm verdickten Gallenblasenwand. Die Gallenblasenwand stellt sich hierbei als echoarme Zone (kurzer Pfeil) dar, die innen und außen von einem echoreichen Saum (lange Pfeile) begrenzt wird.

Diagnostisches Vorgehen: Die akute Cholezystitis ist in der Regel eine klinisch sonographische Diagnose. In einigen Fällen ist eine CT zur Erkennung von Abzedierungen und Ausräumung von Differenzialdiagnosen nützlich. Die chronische Cholezystitis weist zwar typische nativradiologische und sonographische Bilder auf, meist ist jedoch ein Schnittbildverfahren zum Ausschluss eines schwer differenzierbaren Tumorprozesses indiziert.

Radiologische Diagnostik:
Röntgendiagnostik: Im Röntgenbild ggf. Darstellung von verkalkten Konkrementen. Bei chronischem Verlauf schalig verkalkte Gallenblase (Porzellangallenblase).
Sonographie: Neben der klinischen Untersuchung ist die Sonographie Methode der ersten Wahl bei Verdacht auf eine Cholezystitis (Abb. **B-7.29**).
Bei der akuten Cholezystitis sind sonographisch häufig Gallenblasenkonkremente nachweisbar. Eine pathologische Verdickung der Gallenblasenwand liegt vor, wenn bei einem nüchternen Patienten die Wand der Gallenblase eine Dicke von mehr als 4 mm erreicht. Bei der akuten Cholezystitis ist charakteristischerweise eine 3-Schichtung nachweisbar, wobei die verdickte mittlere Schicht echoreich ist und nach innen und außen von einem reflexarmen Saum umgeben ist. Diese Zeichen sind nicht erkennbar, wenn die Sonographie postprandial durchgeführt wird. Bei der akuten Cholezystitis ist häufig eine Flüssigkeitsansammlung im Gallenblasenbett festzustellen.
Ein weiteres diagnostisches Kriterium ist die deutliche Vergrößerung der Gallenblase mit einem Querdurchmesser über 4 cm (Gallenblasenhydrops), ein Befund, der funktionsabhängig auch bei nüchternen Patienten nachweisbar sein kann.
Eine vermehrte Echogenität des Gallenblaseninhalts spricht zusammen mit den oben genannten Kriterien für ein Gallenblasenemphysem. Andere Ursachen einer sog. „echogenen Gallenblase", wie Sludge, Kalkmilchgalle, Mukoviszidose bzw. Eindickung der Galle bei mechanischem Abflusshindernis, müssen ausgeschlossen sein.
Liegen die klinischen Zeichen einer akuten Cholezystitis vor und ist bei der Sonographie eine Unterbrechung der Wandkontur der Gallenblase erkennbar, so spricht dies für eine Perforation der Gallenblase.
Im Verlauf einer chronischen Cholezystitis kann sich eine Verkalkung der Gallenblasenwand (Porzellangallenblase) entwickeln, die sich sonographisch echoreich mit deutlichem dorsalen Schallschatten darstellt. Differenzialdiagnostisch ist die Steingallenblase abzugrenzen. Gelegentlich kommt es zu einer Schrumpfung der Gallenblase.
CT: Es gelten die gleichen Kriterien wie bei Sonographie, jedoch bei besserer Übersicht mit Erfassung von möglichen Differenzialdiagnosen oder gleichzeitig vorliegenden Befunden, wie z. B. Gallengangssteinen, Abszessen oder peritonitischen Begleitbefunden.

Diagnostisches Vorgehen: Die akute Cholezystitis ist eine klinisch sonographische Diagnose. In einigen Fällen ist eine CT zur Erkennung von Abzedierungen und Ausräumung von Differenzialdiagnosen nützlich.

Radiologische Diagnostik:
Röntgendiagnostik: ggf. sind Verkalkungen sichtbar.

Sonographie: Standardverfahren (Abb. **B-7.29**).

Sonographie: Bei nüchternen Patienten zeigt sich bei der **akuten Cholezystitis** eine Verdickung der Gallenblasenwand über 4 mm mit einer charakteristischen Dreischichtung. Flüssigkeitsansammlungen im Gallenblasenbett sowie ein Gallenblasenhydrops weisen auf eine Cholezystitis hin.

Eine verstärkte Echogenität des Gallenblaseninhaltes kann für ein Gallenblasenemphysem sprechen und muss differenzialdiagnostisch von anderen Ursachen (z. B. Sludge) abgegrenzt werden.

Für eine Gallenblasenperforation sprechen klinische Zeichen und eine Unterbrechung der Gallenblasenwandkontur (Sono).

Im Verlauf einer **chronischen Cholezystitis** kann eine Verkalkung der Gallenblasenwand auftreten (Porzellangallenblase).

CT: Neben einer Verdickung, zeigt die i. v. KM-Gabe ein kräftiges Enhancement der Gallenblasenwand. Flüssigkeitsansammlungen im Gallenblasenbett stellen sich hypodens dar.

B-7.30

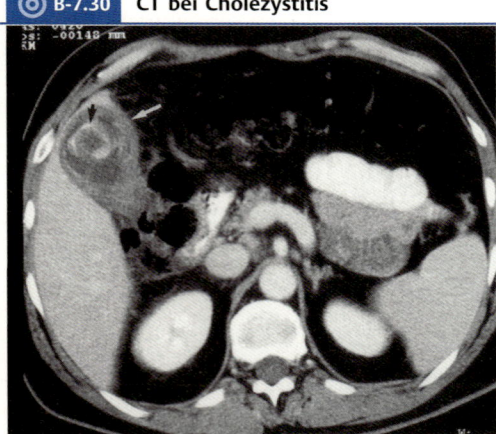

B-7.30   **CT bei Cholezystitis**

CT-Befund eines klinisch akuten Schubes einer chronisch rezidivierenden Cholezystitis. Dabei verdickte, KM-aufnehmende Gallenblasenwand (weißer Pfeil). Intraluminal Nachweis eines randständig verkalkten Gallenblasenkonkrementes (schwarzer Pfeil).

Die Porzellangallenblase wird als kalkdichte Ringstruktur dargestellt (Abb. **B-7.30**).

Bei der akuten Cholezystitis ist im CT eine Verdickung und ein kräftiges Enhancement der Gallenblasenwand feststellbar. Flüssigkeitsansammlungen um die Gallenblasenwand stellen sich hypodens dar.

Bei einer Infektion mit Anaerobiern kann es zu Gasansammlungen im Gallenblasenlumen, gelegentlich auch in der Gallenblasenwand kommen (emphysematöse Cholezystitis).

Die Porzellangallenblase ist durch eine kalkdichte Ringstruktur in der Gallenblasenwand gekennzeichnet.

Mit der CT können auch die angrenzenden Organe genau erfasst werden. So können nach einer Gallenblasenperforation Abszesse in der Leber oder in der Peritonealhöhle auftreten (Abb. **B-7.30**).

MRT: Die MRT hat prinzipiell die gleiche Aussagekraft wie die Sonographie oder CT.

MRT: Die MRT hat prinzipiell die gleiche Aussagekraft wie die Sonographie oder CT. Da diese Verfahren im Zusammenhang mit der klinischen Symptomatik eine eindeutige Diagnose erlauben kommt die MRT bei der akuten und chronischen Cholezystitis üblicherweise nicht zum Einsatz.

ERCP/PTC: ERCP und PTC sind bei der akuten und chronischen Cholezystitis nicht indiziert. Bei Risikopatienten (z. B. Intensivtherapie) mit Cholezystitis ohne Konkremente kann eine perkutane Dränage mit einem Dränagenkatheter gelegt werden.

ERCP/PTC: ERCP und PTC sind bei der akuten und chronischen Cholezystitis nicht indiziert.

Bei Risikopatienten (z. B. Intensivtherapie) mit Cholezystitis ohne Konkremente ist eine perkutane Dränage mit Einbringen eines Dränagenkatheters jedoch möglich. Dabei wird die Gallenblase unter Sonographiekontrolle punktiert. Die primär gewonnene Galle sollte mikrobiologisch untersucht werden. Intrahepatische Abszesse sind meist ebenfalls einer perkutanen Dränage zugänglich.

Cholangitis

Primäre und sekundäre Cholangitiden können durch Steinleiden (bis zu 95 %), nach Operationen, Verletzungen, Tumoren oder Parasitenbefall auftreten.

Folge kann eine Fibrosierung und Obliteration der abführenden Gallenwege sein.

Das Mirizzi-Syndrom bezeichnet die durch einen Zystikusstein verursachte Entzündung, die auf den D. choledochus übergreift und zu rezidivierenden Cholangitiden führen kann.

Das Caroli-Syndrom ist eine seltene, kongenital bedingte segmentale Erweiterung der intrahepatischen Gallengänge, die häufig mit rezidivierenden Cholangitiden, periportaler Leberfibrose und portaler Hypertension einhergeht.

Cholangitis

Primäre und sekundäre Cholangitiden können als Folge eines Steinleidens, von Operationen, Verletzungen, Tumoren oder Parasitenbefall auftreten.

Sie können zu einer (partiellen) Fibrosierung und Obliteration der Gallenwege und zu einem zirrhotischen Umbau des Leberparenchyms führen (PBC, primäre biliäre Zirrhose).

Im Krankheitsverlauf der Cholezystitis kann es zu einem Übergreifen der Infektionen auf die Gallenwege oder zur Perforation der Gallenblasenwand mit Peritonitis und Abszessen kommen.

Das Mirizzi-Syndrom bezeichnet die durch einen Zystikusstein verursachte Entzündung, die auf den D. choledochus übergreift und zu narbigen Strukturen und rezidivierenden Cholangitiden führen kann. Diese führen zu Vernarbungen mit Abflussbehinderung bis zur sklerosierenden Cholangitis, die durch segmentale Gallengangserweiterungen gekennzeichnet ist.

Das Caroli-Syndrom ist eine seltene, kongenital bedingte segmentale Erweiterung der intrahepatischen Gallengänge, die häufig mit rezidivierenden Cholangitiden, periportaler Leberfibrose und portaler Hypertension einhergeht und mit polyzystischer Nierendegeneration und der kongenitalen hepatischen Fibrose assoziiert ist.

Radiologische Diagnostik:

Sonographie: Intra- und extrahepatische Cholangitiden sind sonographisch nur schwer erkennbar. Gelegentlich ist eine Hyperreflexion im Bereich der Wandstrukturen nachweisbar.

Die Infektion mit Anaerobiern führt zur Gasbildung in der Gallenblase bzw. in den Gallenwegen, die sich sonographisch in Form von multiplen echoreichen bzw. streifenförmigen Reflexschatten manifestiert. Durch Umlagerung des Patienten lassen sich die lageabhängigen Reflexschatten der Luft von lageunabhängigen intrahepatischen Verkalkungen abgrenzen. Bei biliodigestiver Anastomose und Z. n. Papillotomie bzw. unmittelbar nach ERCP findet sich häufig Luft im Gallengangsystem.

Differenzialdiagnostisch muss die Aerobilie von Luft im Pfortadersystem abgegrenzt werden, die aus intramuralen Gasansammlungen in der Darmwand, z. B. bei Mesenterialinfarkt oder toxischem Megakolon, stammt. Bei biliodigestiver Anastomose und Z. n. Papillotomie bzw. unmittelbar nach ERCP findet sich häufig pathologisch nicht wertbare Luft im Gallengangsystem.

CT: Pericholangitische Abszesse in der Leber als Komplikation der eitrigen Cholangitis sind als hypodense Formationen, ggf. mit randständiger KM-Aufnahme zu identifizieren.

Rezidivierende Cholangitiden führen zu narbigen Strikturen mit Abflussbehinderung bis hin zur sklerosierenden Cholangitis, die durch eine segmentale Erweiterung der Gallenwege gekennzeichnet ist und die sich im CT in Form von gewundenen bzw. spindelförmigen Hypodensitäten manifestiert.

MRT: Mit MRT und MRCP sind Obstruktionen der Gallenwege und pericholangitische Abszesse gleichfalls nachzuweisen. Die primär biliäre Zirrhose (PBC) ist durch eine typische Rarefizierung der Gallenwege in der Peripherie (tree in winter), multiple Kaliberschwankungen und Zeichen des zirrhotischen Umbaus der Leber gekennzeichnet.

ERCP/PTCD: Durch die ERCP können für eine akute Cholangitis ursächliche Gallenwegskonkremente erkannt und endoskopisch entfernt werden.

Die häufig bei chronischen Cholangitiden auftretenden Strikturen können nachgewiesen und durch interventionelle Maßnahmen (z. B. Dilatation/Stent) behandelt werden.

Primär sklerosierende Cholangitis (PSC)

▶ **Definition:** Die PSC ist eine chronisch destruierende Entzündung mit primärem Befall des Gallengangssystems. Dabei zeigen sich perlschnurartige Kaliberunregelmäßigkeiten der intra- und extrahepatischen Gallenwege mit Ulzerationen, Dilatationen und Stenosen als buntes Bild. 70 % der betroffenen Patienten sind unter 45 Jahre, Männer sind häufiger betroffen. Häufig ist eine Assoziation mit Colitis ulcerosa und seltener mit dem Morbus Crohn.

Ätiologie: Es handelt sich um eine ätiologisch unklare chronisch entzündliche Erkrankung der Gallenwege, die schubförmig verläuft.

Klinik: Im Frühstadium asymptomatisch. Bei Patienten mit PSC ist häufig anamnestisch eine entzündliche Darmerkrankung bekannt. Die Cholestaseparameter im Blut sind erhöht. Nicht selten manifestiert sich die PSC primär mit Ikterus, Cholangitis oder sogar einem cholangiozellulären Karzinom.

Verlauf: Entzündliche Komplikationen, intra- und extrahepatische Konkremente und eine maligne Entartung in bis zu 30 % sind im Verlauf möglich, ebenso die Entwicklung einer biliären Zirrhose. In ca. 15 % ist die Gallenblase, in ca. 8 % der D. pancreaticus mitbefallen. Wegen der sich laufend verschlechternden Leberfunktion und der Gefahr einer malignen Entartung ist eine Lebertransplantation zu erwägen. Interventionelle Eingriffe zur Entfernung von Konkrementen und Dilatation von Stenosen sollten zurückhaltend eingesetzt werden.

Radiologische Diagnostik: **Sonographie:** Intra- und extrahepatische Cholangitiden sind sonographisch nur schwer erkennbar. Die Infektion mit Anaerobiern führt zur Gasbildung in der Gallenblase bzw. in den Gallenwegen, die sich sonographisch in Form multipler lageabhängiger, echoreicher bzw. streifenförmiger Reflexschatten manifestiert. Differenzialdiagnostisch muss Luft im Pfortadersystem (z. B. bei Mesenterialinfarkt oder toxischem Megakolon) abgegrenzt werden. Nach biliodigestiver Anastomose und Papillotomie findet sich häufig Luft im Gallengangsystem. **CT:** Pericholangitische Abszesse in der Leber, als Komplikation der eitrigen Cholangitis, sind im CT als hypodense Formation, ggf. mit randständiger KM-Aufnahme nachweisbar. **MRT:** Mit MRT und MRCP sind Obstruktionen der Gallenwege und pericholangitische Abszesse gleichfalls nachzuweisen. **ERCP/PTCD:** Einer akuten Cholangitis zugrunde liegende Gallenwegskonkremente können verifiziert und endoskopisch entfernt werden. Entzündliche Strikturen können durch interventionelle Maßnahmen (Dilatation/Stent) behoben werden. **Primär sklerosierende Cholangitis (PSC)** ◀ Definition **Ätiologie:** Unklar; gehäuft mit Colitis ulcerosa assoziiert. **Klinik:** Im Frühstadium asymptomatisch (zufälliger Laborbefund), später Ikterus. Ggf. Erstmanifestation durch Cholangitis oder cholangiozelluläres Karzinom. **Verlauf:** Gefahr der malignen Entartung (in bis zu 30 %) und der Entwicklung einer biliären Zirrhose. Im Terminalstadium wird eine Lebertransplantation erforderlich.

Diagnostisches Vorgehen: MRT mit MRCP und/oder ERCP sind Methoden der Wahl.

Radiologische Diagnostik:
Sonographie: Buntes Bild enger und dilatierter Gallenwegssegmente.

CT: Mit der CT ist die PSC schwierig zu sichern. Es zeigen sich segmentale Erweiterungen des Gallengangssystems. Eine Umgebungsreaktion ist häufig nicht darstellbar.

MRT: MRT und MRCP sind für die Diagnostik der PSC überlegene Verfahren. Typisch sind in früheren Stadien einzelne kurzstreckige Stenosen, im weiteren Verlauf segmentale Gangdilatationen.

ERCP/PTC: Im Frühstadium der PSC sind nur diskrete Gangveränderungen nachweisbar, hier besser als MRCP!

Gallenwegstumoren

Bei den **benignen Tumoren** der Gallenwege handelt es sich meist um **Papillome**. Der häufigste **maligne Tumor** ist das **Cholangiokarzinom**. Als **Klatskin-Tumor** bezeichnet man Cholangiokarzinome im Bereich der Hepatikusgabel.

Klinik: Zunächst unspezifische Symptome, später meist Verschlussikterus.
Häufig sind die Tumoren schon inoperabel, wenn sie entdeckt werden.

Radiologische Diagnostik:
Sonographie: Raumforderungen im Bereich der Gallengänge sind sonographisch oft nur indirekt erkennbar: plötzliche Gangabbrüche, umschriebene Gallengangserweiterungen oder fehlende Darstellbarkeit zentraler Gallenwegsabschnitte.

CT: Bei Gallengangstumoren steht die Erweiterung des Gallengangsystems im Vordergrund. Der Beitrag der CT ist vor allem im Staging zu sehen.

MRT: Die MRT und MRCP bieten für die Diagnostik von Tumoren der Gallenwege wichtige Vorteile. Mit der MRCP stellt man die Stenosen und Obstruktionen der Gallenwege dar, bei der MRT ist in der Regel das Tumorgewebe direkt abgrenzbar.

Diagnostisches Vorgehen: Bei Verdacht auf eine PSC sind MRT mit MRCP sowie die ERCP die Methoden der Wahl da die Sonographie und CT eher indirekte bzw. unspezifische Bilder zeigen.

Radiologische Diagnostik:
Sonographie: Veränderungen im Rahmen der PSC sind sonographisch schwierig darzustellen. Bisweilen zeigt die Sonographie eine buntes Bild mit engen und dilatierten Gallenwegssegmenten.
CT: Auch mit der CT ist die PSC relativ schwierig zu sichern. Es zeigen sich segmentale Erweiterungen des intra- und extrahepatischen Gallengangssystems, wobei sich zylinder- oder spindelförmige Hypodensitäten diffus oder segmental nachweisen lassen. Eine Umgebungsreaktion ist häufig nicht darstellbar. Nur wenn ein akut entzündlicher Schub vorliegt ist ein Kontrastmittelenhancement nachweisbar.
MRT: MRT und MRCP sind für die Diagnostik der PSC den anderen bildgebenden Verfahren überlegen. In den früheren Stadien der Erkrankung sind mit der MRCP einzelne kurzstreckige Stenosen in den intrahepatischen Gallenwegen nachweisbar. Im weiteren Verlauf entwickeln sich segmentale Gangdilatationen, z. T. mit divertikelartigen Aussackungen, die mit einer Verengung der peripheren Abschnitte der intrahepatischen Gallenwege einhergehen.
ERCP/PTC: Im Frühstadium der PSC sind nur diskrete Gangveränderungen nachweisbar. Da die räumliche Auflösung der ERCP der der MRCP überlegen ist kann in dieser Situation erst mit der ERCP die Diagnose zu sichern sein. Zudem können im Zuge der ERCP segmentale Stenosen dilatiert werden.

Gallenwegstumoren

Benigne Tumoren der Gallenwege sind sehr selten, meist handelt es sich um Papillome. Diese können mit bildgebenden Methoden nicht sicher von malignen Tumoren unterschieden werden.
Der häufigste maligne Tumor der Gallenwege ist das cholangiozelluläre Karzinom. Die ersten klinischen Symptome sind unspezifisch, während im fortgeschrittenen Stadium meist ein Verschlussikterus auftritt.
Oft sind die Tumoren schon inoperabel, wenn sie entdeckt werden. Cholangiokarzinome im Bereich der Hepatikusgabel, die häufig zu einer Cholestase in beiden Leberlappen führen, werden als Klatskin-Tumoren bezeichnet.

Klinik: Die ersten klinischen Symptome sind unspezifisch, während im fortgeschrittenen Stadium meist ein Verschlussikterus auftritt.
Oft sind die Tumoren aufgrund einer diffusen Infiltration in die Leber bzw. Fernmetastasierung schon inoperabel, wenn sie entdeckt werden.

Radiologische Diagnostik:
Sonographie: Tumoren der Gallengänge sind sonographisch meist nur indirekt nachweisbar. Periphere Gallengangserweiterungen, plötzliche Gangabbrüche oder fehlende Darstellbarkeit eines zentralen Gallenwegabschnittes (z. B. D. choledochus) sind verdächtige Befunde. Cholangiokarzinome haben eine ähnliche Echogenität wie das normale Leberparenchym. Große Tumoren sind sonographisch als echoreiche Infiltrationen in der Leber abgrenzbar.
CT: Bei Gallengangstumoren steht die Erweiterung des vorgeschalteten Gallengangsystems im Vordergrund. Die Tumoren selbst sind nur erkennbar, wenn sie größer als 1,5 cm sind. Der Beitrag der CT ist vor allem in der Beurteilung der lokalen Tumorinfiltration, der regionären Lymphstationen und der Fernmetastasierung zu sehen.
MRT: Die MRT und MRCP bieten für die Diagnostik von Tumoren der Gallenwege wichtige Vorteile. Dabei spielen die Möglichkeiten der MRCP, die Stenosen und Obstruktionen der Gallenwege sowie die vorgeschaltete Dilatation zeigen, eine wichtige Rolle. Bei der MRT ist die Möglichkeit der multiplanaren Darstellung und die hohe Kontrastmittel-Sensitivität vorteilhaft, so dass das Tumorgewebe direkt dargestellt wird. Zur Beurteilung der Infiltration in die Leber kann die Anwendung leberspezifischer Kontrastmittel vorteilhaft sein.

ERCP/PTC: Tumoren der Gallenwege imponieren als Füllungsdefekte in der KM-gefüllten Gallenblase beziehungsweise dem Gallengangssystem. Der Tumor selbst kommt somit nur indirekt zur Darstellung. Wichtige Aufgabe der ERCP ist neben der Gradeinteilung nach Bismuth zur Klärung der Operabilität die Möglichkeit einer Intervention mit Stenteinlage im Bereich von tumorbedingten Gallengangsstenosen. Kann die Stenose im Rahmen der ERCP nicht überwunden werden ist die PTCD mit externer oder interner Dränage meist dennoch möglich.

Gallenblasentumoren

Zu den benignen Tumoren der Gallenblase zählen neben den häufigen, meist unter 1cm messenden Cholesterinpapillomen und hyperplastischen Gallenblasenwandveränderungen (Adenomyomatose) die echten Adenome und die Papillome.

Bei den malignen Tumoren der Gallenblase steht das Adenokarzinom an erster Stelle, das häufig mit einer Cholelithiasis vergesellschaftet ist, wobei ein kausaler Zusammenhang zwischen Steinleiden und Karzinom noch nicht endgültig belegt ist. Gallenblasenkarzinome infiltrieren frühzeitig, meist schon vor Auftreten klinischer Symptome per continuitatem oder lymphogen die Umgebung (Leber, Lig. hepato-duodenale).

Klinik: s. Gallenwegstumoren S. 508 (zunächst unspezifisch, später Verschlussikterus).

Radiologische *Diagnostik:*
Sonographie: Malignome im Bereich der Gallenblase entsprechen in ihrer Echointensität der Gallenblasenwand und stehen mit ihr kontinuierlich in Verbindung. Sie sind echoreich und mehr oder weniger unregelmäßig begrenzt im Gallenblasenlumen nachweisbar, wobei kein dorsaler Schallschatten nachweisbar ist. Im Gegensatz zu Konkrementen zeigen Malignome der Gallenblase keine dorsale Schallauslöschung und sind bei Umlagerung in ihrer Lokalisation konstant.

Sonographisch lassen sich exophytische, polypös wachsende Malignome der Gallenblase nicht von benignen polypösen Tumoren unterscheiden. Bei diffus infiltrativ wachsenden Tumoren ist die Wand der Gallenblase nicht mehr abgrenzbar. Durch Ablagerung von Cholesterinkristallen in der Gallenblasenwand kann es gelegentlich zu multiplen kleinen polypösen Vorwölbungen (Cholesterinpolypen) kommen, die sonographisch als wandständige echoreiche Herde imponieren (sog. Stippchen-Gallenblase)..

CT: Gallenblasenkarzinome stellen sich im CT als isodense oder inhomogene Wandverdickungen dar, die im fortgeschrittenen Stadium das gesamte Gallenblasenlumen einnehmen können. Sie zeigen eine inhomogene KM-Aufnahme, wodurch sie sich von dem umgebenden Lebergewebe abgrenzen lassen (Abb. **B-7.31**).

ERCP/PTC: Tumoren der Gallenwege imponieren als Füllungsdefekte. Wichtige Aufgabe der ERCP ist die Klärung der Operabilität sowie die Möglichkeit einer Stenteinlage. Kann die Stenose nicht überwunden werden ist eine Dränage mittels PTCD meist dennoch möglich.

Gallenblasentumoren

Zu den **benignen Tumoren** zählen das **Cholesterinpapillom**, **echte Adenome** und **Papillome**.

Häufigster **maligner Tumor** ist das **Adenokarzinom**, das nicht selten mit einer Cholelithiasis vergesellschaftet ist.

Klinik: zunächst unspezifisch, später Verschlussikterus (S. 508).

Radiologische Diagnostik:
Sonographie: Die Echointensität von Malignomen der Gallenblase entspricht der der Gallenblasenwand. Im Gegensatz zu Konkrementen zeigt sich keine dorsale Schallauslöschung und die Strukturen sind konstant.

Exophytische polypös wachsende Malignome der Gallenblase lassen sich nicht von benignen polypösen Tumoren unterscheiden.

CT: Gallenblasenkarzinome sind als isodense oder inhomogene Wandverdickungen sichtbar. Nach KM-Applikation kommt es meist zu einer inhomogenen verzögerten KM-Aufnahme, wodurch sich Infiltrationen in das Lebergewebe abgrenzen lassen (Abb. **B-7.31**).

⊙ **B-7.31**   **CT eines Gallenblasenkarzinoms**   ⊙ **B-7.31**

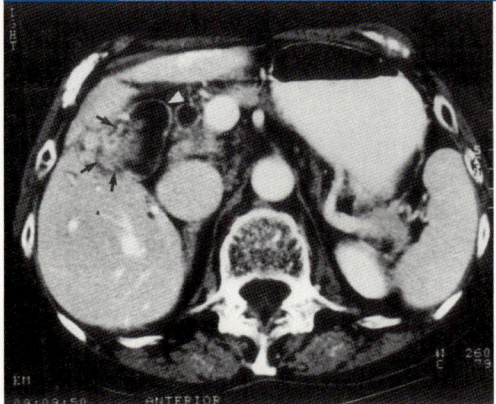

CT eines histologisch gesicherten Gallenblasenkarzinoms. Darstellung eines KM-aufnehmenden weichteildichten Tumors, der die Gallenblasenwand zur Leber hin überschreitet (Pfeile). Die tumorfreien Bereiche der Gallenblasenwand zeigen eine regelrechte Wanddicke (Pfeilspitze).

MRT: Mit der MRT gelingt häufig die direkte Darstellung des Tumorgewebes.

ERCP/PTC: Gallenblasentumoren imponieren als Füllungsdefekte (indirekte Darstellung des Tumors). Mit der ERCP sind Biopsie und Intervention möglich, mit der PTCD externe oder interne Dränagen.

Kleinere Gallenblasenadenome und -papillome sind computertomographisch häufig schwer nachzuweisen.
Ist die Begrenzung der Gallenblasenwand zur Leber unscharf, so spricht dies für einen malignen Tumor.
MRT: Bei der MRT ist durch die Kontrastmittel-Sensitivität das Tumorgewebe oft direkt darstellbar. Die MRCP bietet die Möglichkeiten einer Lokalisation sowie der zusätzlichen Darstellung von Stenosen und Obstruktionen der Gallenwege.
ERCP/PTC: Tumoren der Gallenblase imponieren als Füllungsdefekte in der KM-gefüllten Gallenblase. Der Tumor selbst kommt somit nur indirekt zur Darstellung. Wichtige Aufgabe der ERCP ist neben der Biopsie die Intervention. Die PTC bietet die Möglichkeit einer externen oder internen Dränage.

7.3 Pankreas

7.3　Pankreas

Bei der **bildgebenden Diagnostik** von Pankreaserkrankungen stehen gegenwärtig Schnittbildverfahren wie die Sonographie, die Computertomographie (CT) und die Magnetresonanztomographie (MRT) im Vordergrund.

Für die **bildgebende Diagnostik** von Pankreaserkrankungen stehen verschiedene nichtinvasive und invasive Untersuchungsverfahren zur Verfügung. Im Vordergrund stehen gegenwärtig Schnittbildverfahren wie die Sonographie, die Computertomographie (CT) und die Magnetresonanztomographie (MRT), die auch zur Steuerung von Biopsie-Entnahmen eingesetzt werden können. Oft ergänzen sich die Befunde der Schnittbildverfahren gegenseitig; manchmal ist zusätzlich der Einsatz der Angiographie, der Nuklearmedizin (SPECT und PET) oder der ERCP notwendig. Die konventionelle Röntgendiagnostik spielt in der Pankreasdiagnostik heute keine wesentliche Rolle mehr (s. auch Tab. **B-7.6**).

7.3.1 Radiologische Methoden

7.3.1 Radiologische Methoden

Konventionelle Röntgendiagnostik

Konventionelle Röntgendiagnostik

Methode: Abdomen-Übersicht im Liegen.

Methode: Abdomenübersichts-Aufnahme im Liegen (s. a. S. 438).

Indikation: Sie spielt seit Einführung der Schnittbildverfahren keine wesentliche Rolle mehr.

Indikationen und Beurteilung: Seit Einführung der Schnittbildverfahren spielt die konventionelle Röntgendiagnostik bei der Pankreas-Diagnostik keine wesentliche Rolle mehr, sie kann aber auf eine Pankreaserkrankung hinweisen. So können sich z. B. Verkalkungen des Pankreas bei chronischer Pankreatitis und Lufteinschlüsse im Weichteilgewebe des Pankreas bei Abszessen zeigen. Peripankreatische Dünndarmschlingen können durch große Pseudozysten oder Pankreastumoren verdrängt werden.

≡ B-7.6	Diagnostischer Wert bildgebender Verfahren bei Pankreaserkrankungen						
	konventionelles Röntgen	Sonographie	CT	MRT/MRCP	Angiographie	Nuklearmedizin	ERCP
allgemeine Wertigkeit	heute geringe Bedeutung	häufig erstes diagnostisches Verfahren; oft gefolgt von CT oder MRT/MRCP	als erstes diagnostisches Verfahren oder nach Sonographie	vor allem bei Tumorerkrankungen und speziellen Fragen (endokrin aktive Tumoren; Pankreasgangsystem)	abnehmende Bedeutung	bei speziellen Fragen	hoher Wert durch Therapieoptionen
akute Pankreatitis	+	++	+++	+ (+)	-	-	+++
chronische Pankreatitis	+	++	+++	+++	-	-	+++
Tumoren	+	++	+++	+++	+ (+)	+ (+)	+++
Trauma	+	++	+++	+ (+)	+ (+)	-	+ (+)

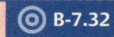

B-7.32

B-7.32   Normales Pankreas in der Sonographie

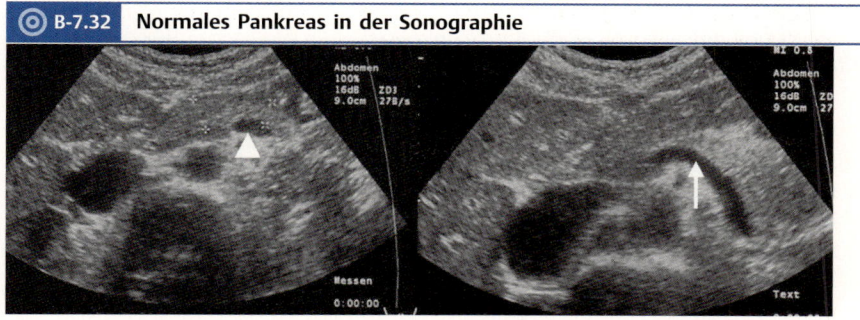

Die Kontur des Pankreaskorpus ist im linken Bild durch Kreuze markiert. Das normale Pankreasgewebe ist echoreich und homogen feinkörnig dargestellt. Leitstrukturen zum Auffinden des Pankreas in der Sonographie sind vor allem die Milzvene (weißer Pfeil) und die Vena mesenterica superior an ihrer Einmündung in die Pfortader (weiße Pfeilspitze), die dem Pankreas von dorsal anliegen. Der normal weite Pankreasgang lässt sich oft nicht abgrenzen.

Sonographie

Methoden: Es kommt vor allem die zweidimensionale Echtzeitsonographie (B-Mode) zum Einsatz, die eine flächenhafte Grauwertdarstellung des Pankreas in jeder beliebigen Bildebene ermöglicht (Abb. **B-7.32**). Aufgrund der sekundär retroperitonealen und tiefen Lage des Pankreas erfolgt die Sonographie im B-Mode vorwiegend bei einer Schallfrequenz von 3,5 MHz. Dabei werden meistens transversale und sagittale Aufnahmen dokumentiert. Eindringtiefe und Bildfeld sind bei der Sonographie allerdings auf ca. 15–20 cm begrenzt und Bildrauschen und Anfälligkeit für Artefakte sind hoch. Manchmal ist die ergänzende Farbduplex-Untersuchung mit gleichzeitiger Darstellung des zweidimensionalen B-Mode-Bildes und des farbkodierten Doppler-Signals (Kodierung von Flussrichtung und Flussgeschwindigkeit) sinnvoll. Mithilfe der Farb-Doppler-Untersuchung können die großen Blutgefäße um das Pankreas dargestellt (v. a. Truncus coeliacus, A. und V. lienalis, A. und V. mesenterica sup. und V. portae) und von den Gallen- und Pankreasgängen sowie ggf. vorhandenen flüssigkeitsgefüllten Läsionen unterschieden werden.
Bei der **Endosonographie** des Pankreas werden hochauflösende Aufnahmen mit einer Ultraschallsonde angefertigt, die auf die Spitze eines Endoskops montiert ist. Bei der **intraoperativen Sonographie** wird die Ultraschallsonde dem Pankreas am offenen Situs unmittelbar aufgesetzt.

Indikationen: Beurteilung von Größe, Lage, Kontur und Echotextur des Pankreas. Nachweis oder Ausschluss von peripankreatischen Flüssigkeitssammlungen und zystischen Raumforderungen. Die Sonographie zählt zu den Standardverfahren bei der Untersuchung des Pankreas. Sie stellt im Ablauf der Diagnostik oft das erste bildgebende Verfahren dar, da sie meistens vom Hausarzt, Internisten oder Chirurgen selbst durchgeführt wird. Oft werden Patienten mit Pankreaserkrankungen im Anschluss zur CT oder MRT an den Radiologen überwiesen.

Beurteilung: Das normale Pankreas stellt sich homogen feinkörnig und von gleicher oder gering höherer Echogenität als der ventral des Pankreas liegende linke Leberlappen dar. Darmgasüberlagerungen, v. a. im Colon transversum, können die sonographische Beurteilung beeinträchtigen. Bei adipösen Patienten kann die Untersuchung durch die maximale Eindringtiefe des Ultraschalls eingeschränkt sein.

Computertomographie

Methode: In der Regel wird ein jodhaltiges **Röntgenkontrastmittel** (KM) injiziert (i. v.; beachte Kontraindikationen!). Die Zeitverzögerung („delay") zwischen Beginn der KM-Injektion und Beginn der CT-Untersuchung richtet sich nach dem Untersuchungsziel. Stark vaskularisierte Tumoren (z. B. neuroendo-

Sonographie

Methode: Standardverfahren ist die Sonographie im B-Mode mit einer Schallfrequenz von 3,5 MHz (Abb. **B-7.32**). Ggf. ist die ergänzende Farbduplex-Untersuchung zur Darstellung von Blutgefäßen (grauwertkodierter B-Mode und farbkodierte Doppler-Untersuchung) sinnvoll.

Die **Endosonographie** erfolgt mit einer Ultraschallsonde, die an der Spitze des Endoskopes angebracht ist. Die **intraoperative Sonographie** erfolgt am offenen Situs.

Indikationen: Beurteilung von Größe, Lage, Kontur und Echotextur. Nachweis oder Ausschluss von Flüssigkeitssammlungen und zystischen Läsionen.

Beurteilung: Das normale Pankreas stellt sich homogen feinkörnig und von gleicher oder gering höherer Echogenität als der ventral des Pankreas liegende linke Leberlappen dar.

Computertomographie

Methode: In der Regel mit intravenös appliziertem **Röntgenkontrastmittel** (KM; Kontraindikationen beachten!). Die Zeitverzögerung zwischen Beginn der KM-

Injektion und Beginn der CT-Aufnahme bestimmt den Bildkontrast:
20–25s: arterielle Phase
40–45s: Parenchymphase
70–75s: venöse Phase (zur begleitenden Darstellung der Leber).
Meist wird zusätzlich ein orales KM gegeben.

Patientenvorbereitung: Nach Nahrungskarenz > 4 h erfolgt die Gabe eines oralen KM 15 min und unmittelbar vor der Untersuchung zur positiven oder negativen Darmkontrastierung.
Bei Untersuchung des gesamten Abdomens empfiehlt sich eine längerfristige orale KM-Gabe.

Ggf. kann eine Hemmung der gastrointestinalen Peristaltik durch Spasmolytika (Kontraindikationen beachten!) sinnvoll sein.

Mit modernen CT-Geräten **(MDCT)** sind Mehrphasenuntersuchungen möglich.

Die ideale Dicke der axialen (transversalen) Bildschichten beträgt 3–5 mm (Abb. **B-7.33**).

Bei Multidetektor-CT (MDCT) ist eine Befunddarstellung in zusätzlichen Ebenen möglich.

Indikationen: Die **CT mit KM-Gabe** ist Standardverfahren der Pankreas-Diagnostik, vor allem zur Abklärung von Entzündungen, Tumoren und Verletzungen.
Native CT-Aufnahmen des Pankreas können ggf. zum Nachweis von Kalk, Fett oder Blut eingesetzt werden.

krine Pankreastumoren) und aktive Blutungen werden oft in der arteriellen Phase (20–25s delay) untersucht. Die Parenchymphase des Pankreas zeigt meistens 40–45s nach i. v. KM-Injektion die stärkste Anreicherung. Bei Mituntersuchung der Leber (z. B. zum Ausschluss einer Metastasierung bei V. a. Adenokarzinom) wird meistens eine Zeitverzögerung von 70–75s gewählt. Außer in Fällen von akuter Pankreatitis (Nahrungskarenz!) ist es günstig, Magen, Duodenum und Jejunum mit oralem KM zu füllen, damit sie sich besser gegen das Pankreas und seine unmittelbare Umgebung abgrenzen lassen.

Patientenvorbereitung: Der Patient sollte möglichst nüchtern (> 4 h Nahrungskarenz) sein. Das orale KM wird dann ca. 15 min und unmittelbar vor Untersuchungsbeginn verabreicht (je ca. 300 ml verdünntes KM; z. B. Gastrografin oder Micropaque-CT als „positives" KM; „negatives" KM wie z. B. Wasser, Methylzellulose-Lösung oder Mannitol-Lösung, bei der Suche nach stark vaskularisierten Tumoren). Soll das gesamte Abdomen untersucht werden, so empfiehlt sich eine längerfristige orale KM-Gabe, z. B. 2 l verdünntes KM über 2 h vor Untersuchungsbeginn.
Bei Einsatz von CT-Geräten mit Röntgenröhren-Rotationszeiten > 2 s kann die Gabe von Spasmolytika (z. B. 20–40 mg Buscopan i. v. oder 1–2 mg Glukagon i. v., beachte Kontraindikationen!) zur Hemmung der gastrointestinalen Peristaltik sinnvoll sein. Moderne CT-Geräte mit Rotationszeiten < 1 s erfordern diese Maßnahme im Allgemeinen nicht.
Bei Einsatz moderner **Multi-Detektor-(MD-)Spiral-CT-Geräte** können nach einmaliger i. v. KM-Injektion auch Untersuchungen in mehreren Phasen nacheinander durchgeführt werden. Dabei ist jedoch im Einzelfall die zusätzliche Strahlenexposition des Patienten gegen die zusätzliche Aussagekraft der Untersuchung abzuwägen.
CT-Aufnahmen des Pankreas (Abb. **B-7.33**) werden normalerweise in transversaler (axialer) Schichtführung rekonstruiert, wobei die Schichtdicke meistens bei 3–5 mm liegt. Größere Schichtdicken führen zu einem Verlust von anatomischen Details. Geringere Schichtdicken können mit der MDCT erzielt werden, sind aber nur selten erforderlich. Mit der MDCT ist eine Bilddatendarstellung in zusätzlichen Ebenen (z. B. koronar, sagittal oder entlang des Ductus pancreaticus) möglich.

Indikationen: Die CT zählt, wie die Sonographie, zu den Standardverfahren in der Pankreasdiagnostik. **Native CT-Aufnahmen** des Pankreas werden selten angefertigt, da sich das Pankreas hierbei nur schwer von anatomischen Begleitstrukturen (z. B. Darm) unterscheiden lässt. Sie können aber ggf. die Charakterisierung von kalk- oder fetthaltigen Läsionen oder von Blutungsresiduen erleichtern. Meistens wird eine **CT mit intravenöser und oraler KM-Gabe** durchgeführt, insbesondere zur Abklärung von Entzündungen, Tumorerkrankungen und abdominellen Verletzungen.

◉ B-7.33   **Normales Pankreas in der Computertomographie**

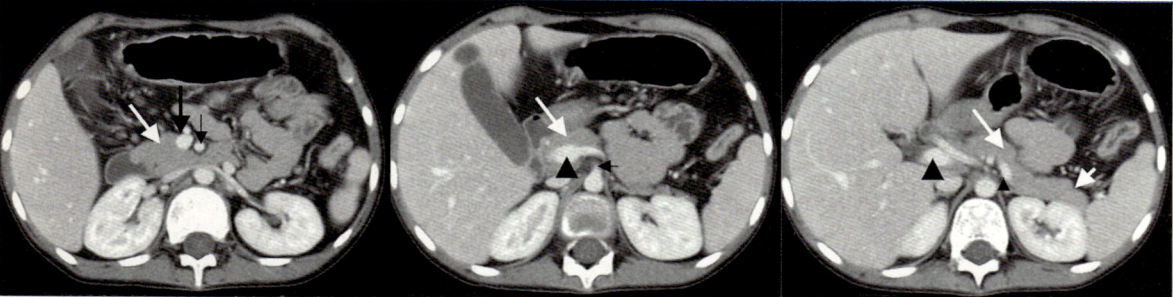

CT bei einem 13-jährigen Mädchen mit entzündlicher Darmerkrankung. Die Pankreaskontur ist am Pankreaskopf und Pankreaskorpus glatt (große weiße Pfeile), eine beginnende Lobulierung ist nur am Pankreasschwanz nachweisbar (rechts, kleiner weißer Pfeil). Die Arteria mesenterica superior (kleiner schwarzer Pfeil), die Vena mesenterica superior (großer schwarzer Pfeil), die Vena lienalis (kleine schwarze Pfeilspitze) und die Vena portae (große schwarze Pfeilspitze) sind klar gegen das Pankreas abgrenzbar.

CT-gesteuerte Punktionen und Dränagen

Methode: Aufgrund der retroperitonealen Lage des Pankreas ist es bei diagnostischen Punktionen unter Umständen unvermeidlich, den Zugangsweg durch ein anderes Organ zu wählen. Eine Punktion durch den Dickdarm (Infektionsgefahr) und die Milz (Blutungsgefahr) sollte vermieden werden.

Bei CT-gesteuerten Interventionen (s. Abb. **B-7.40**, S. 523 und Abb. **B-7.43b**, S. 527) im Pankreasbereich werden zunächst CT-Aufnahmen des Zielgebietes angefertigt, wobei der Patient meist in Rückenlage untersucht wird. In Abhängigkeit vom Umfang der Voraufnahmen und der Erkenn- und Abgrenzbarkeit der Zielstruktur sind native oder KM-verstärkte Aufnahmen erforderlich. Anhand dieser Aufnahmen wird der Zugangsweg am CT-Monitor geplant. Dann wird die Schichtposition mit dem günstigsten Zugangsweg am Untersuchungstisch eingestellt und die geplante Einstichstelle – meist mithilfe des Lichtvisiers am CT-Gerät – auf der Haut des Patienten markiert. Nach Hautdesinfektion, Lokalanästhesie (Kontraindikationen und ggf. vorangegangene allergische Reaktionen sollten im Rahmen des Aufklärungsgespräches ausgeschlossen worden sein; die Eingriff-spezifischen Risiken und Nebenwirkungen sollten mit dem Patienten besprochen und das Ergebnis einschließlich der Einwilligung oder Ablehnung sollte schriftlich festgehalten sein) und steriler Abdeckung erfolgt die Punktion entweder mit nachfolgender Lagekontrolle der Punktionsnadel oder unter CT-Durchleuchtung. Nach Abschluss der Biopsie oder Dränageanlage empfiehlt sich die Anfertigung von Kontrollaufnahmen, um frühe Komplikationen wie Pleuraverletzung (Pneumothorax), Darmverletzung (freie abdominelle Luft) oder Einblutungen (neue Raumforderung, ggf. Kontraständerung) ggf. sofort zu erkennen.

Indikationen: Punktionen im Pankreasbereich werden vor allem zur Abklärung von Raumforderungen (Malignitäts-Ausschluss) oder Flüssigkeitssammlungen (Infektions-Ausschluss) durchgeführt, um eine diagnostische Laparotomie zu vermeiden. **Dränagen** dienen vor allem der Ableitung von peripankreatischen Flüssigkeitssammlungen. Seltener werden Pankreaszysten oder Pseudozysten drainiert, da zum Infektionsausschluss die Punktion meist ausreicht.

Kontraindikationen: Blutgerinnungsstörungen, deutlich erhöhte Infektgefährdung (z. B. Herzklappenersatz mit erhöhter Endokarditis-Gefahr), sehr große Pankreaszysten oder Pseudozysten (werden bei Infektionsnachweis oft chirurgisch entlastet) und kleinere Pseudozysten ohne Anhalt für Infektion stellen relative Kontraindikationen dar.

Magnetresonanztomographie

Methode und Beurteilung: Meistens wird, wie auch bei der CT, i. v. KM eingesetzt. Die verschiedenen zugelassenen Gadolinium- (Gd-)Verbindungen bewirken über eine lokale Verkürzung der T_1-Relaxationszeit eine deutliche Signalanhebung in T_1-gewichteten Aufnahmen. Ähnlich wie bei der CT heben T_1-gewichtete Aufnahmen zu verschiedenen Zeitpunkten nach i. v. KM-Injektion verschiedene anatomische Strukturen am und um das Pankreas hervor.

Wie bei der CT erfolgt die orale KM-Gabe (ca. 300 ml orales KM) jeweils ca. 15 Minuten und unmittelbar vor der Untersuchung, wenn nur der Oberbauch untersucht werden soll. Bei Untersuchung des gesamten Abdomens sollte – ebenfalls wie bei der CT – eine längerfristige orale Kontrastierung eingeplant werden. Bei der Suche nach Pseudozysten, Zysten und Karzinomen können positive KM mit Verkürzung der T_1-Relaxationszeit (z. B. Gd-Verbindungen) die Abgrenzung gegen Magen und Darm verbessern. Bei der Suche nach stark vaskularisierten Tumoren (z. B. endokrine Pankreas- und Duodenal-Tumoren) oder bei der MRCP kann die Gabe eines negativen KMs (z. B. Ferritpartikel oder Aluminiumsilikat) sinnvoll sein.

Ersatzweise kann Wasser zur Füllung des oberen Gastrointestinaltraktes verwendet werden. Zu beachten ist, dass Wasser und positive orale KM aufgrund

---

CT-gesteuerte Punktionen und Dränagen

Methode: Zugangswege führen unter Umständen durch Nachbarorgane (Kontaminationsmöglichkeiten beachten!).

Vorgehensweise:
- Planungsaufnahmen (CT)
- Hautmarkierung
- Hautdesinfektion
- Lokalanästhesie
- sterile Abdeckung
- Punktion
- Lagekontrolle (CT)
- Biopsie oder Dränage
- Abschlusskontrolle (CT) (s. Abb. **B-7.40**, S. 523 und Abb. **B-7.43b**, S. 527).

Indikationen: Punktionen werden v. a. zur Gewinnung von Gewebeproben (Biopsien), Zellmaterial oder Flüssigkeitsproben durchgeführt (Kontraindikationen beachten!). **Dränagen** dienen vor allem der Ableitung peripankreatischer Flüssigkeitssammlungen und von Abszessen, seltener zur Entlastung von Pseudozysten.
Kontraindikationen: Blutgerinnungsstörungen, erhöhte Infektgefährdung, sehr große Pankreaszysten oder Pseudozysten und kleinere Pseudozysten ohne Anhalt für Infektion stellen relative Kontraindikationen dar.

Magnetresonanztomographie

Methode: Meistens wird i. v. KM verwendet, was eine deutliche Signalanhebung in T_1-gewichteten Aufnahmen bewirkt.

Bei der Suche nach Pseudozysten, Zysten und Karzinomen sollten positive orale KM eingesetzt werden.
Bei der Suche nach stark vaskularisierten Tumoren und bei der MRCP sollten entweder negative orale KM verabreicht oder auf orale Kontrastierung verzichtet werden.

Ggf. kann Wasser als Ersatz für orale KM eingesetzt werden (nicht bei MRCP!).

Dauern die Aufnahmen lange, ist der Einsatz von Spasmolytika sinnvoll.

Die „dynamische" KM-MRT verbessert den Nachweis von **Pankreastumoren**. Diese zeigen eine **verzögerte und geringere** KM-Aufnahme im Vergleich zu gesundem Pankreasgewebe, wohingegen **neuroendokrine Tumoren** oft eine **rasche, stärkere** KM-Aufnahme aufweisen.

T_1-gewichtete MRT-Aufnahmen mit Fettsignalunterdrückung werden zur **Tumor-Lokalisation** eingesetzt.

Stark T_2-gewichtete MRT-Aufnahmen heben das **Pankreassekret** sowie die Flüssigkeit in **Zysten und Abszessen** hervor.

Schnelle, stark T_2-gewichtete Aufnahmen bilden die Grundlage der MR-Cholangio-Pankreatographie **(MRCP)**, die keine KM-Gabe erfordert und nicht invasiv ist. Oft werden zusätzlich schräg-koronare Aufnahmen angefertigt.

Indikationen: Die MRT gilt in der Diagnostik von Pankreastumoren als gleichwertig zur CT.
Bei endokrin aktiven Pankreastumoren ist sie das überlegene Schnittbildverfahren. Ihr Einsatz wird durch die erschwerte Patientenüberwachung während der Untersuchung eingeschränkt.
Verkalkungen sind in der CT, Fibrosierungen in der MRT besser nachweisbar.

Die **MRCP** stellt das Pankreasgangsystem nicht invasiv dar und ist besonders geeignet zur Diagnostik von Pankreasgang-Unregelmäßigkeiten (Abb. **B-7.34**).

ihres hohen Signals in T_2-gewichteten Aufnahmen die Aussagefähigkeit der MRCP einschränken können.

Dauern einzelne MRT-Aufnahmen länger als eine Minute, ist die i. v. Injektion von Spasmolytika (z. B. 30–40 mg Buscopan oder 2-3 mg Glukagon) zur Hemmung der Darmperistaltik sinnvoll.

Bei der Suche nach Pankreastumoren, die in den nativen MRT-Aufnahmen nicht schon deutlich abgrenzbar sind, kann die so genannte „dynamische" KM-MRT helfen. Mit einer zeitlichen Auflösung von ca. 25–30 s pro Aufnahme und einer Schichtdicke von ca. 5 mm wird dabei das gesamte Pankreas mit T_1-gewichteten Gradienten-Echo-(FLASH-)Aufnahmen in Atemanhaltetechnik untersucht. Nacheinander werden mehrere Kontrastierungsphasen des Pankreas untersucht, z. B. nativ (0 s), arteriell (30 s nach Beginn der i. v.-KM-Injektion), venös (60 s) und spät (120 s, 180 s und 300 s). Neuroendokrine Tumoren zeigen dabei oft eine rasche, stärkere KM-Aufnahme als gesundes Pankreasgewebe. Viele Pankreastumoren sind reich an Bindegewebe (vor allem Kollagen) und zeigen eine verzögerte und geringere KM-Aufnahme im Vergleich zu gesundem Pankreasgewebe.

Fettsignal-gesättigte, T_1-gewichtete MRT-Aufnahmen sind insbesondere bei der Lokalisationsdiagnostik endokrin aktiver Pankreastumoren vorteilhaft, da ein Teil dieser Tumoren bereits in nativen T_1-gewichteten Aufnahmen ein hohes Signal aufweist, das sich ohne Fettsignalsättigung schlechter gegen das peripankreatische Fettgewebe abhebt. Stark vaskularisierte Pankreastumoren mit hoher Kontrastaufnahme heben sich nach i. v. Kontrastierung oft besser gegen das peripankreatische Fettgewebe ab, wenn das Fettsignal unterdrückt wird.

Komplementär werden **stark T_2-gewichtete MRT-Aufnahmen** angefertigt, die das stark wasserhaltige Pankreassekret im Gangsystem und in ggf. vorhandenen Pseudozysten sowie die Flüssigkeit in Zysten und Abszessen mit hohem Signal hervorheben.

Schnelle, stark T_2-gewichtete Aufnahmen, die in einem Atemanhalt angefertigt werden können, bilden die Grundlage der **MR-Cholangio-Pankreatographie (MRCP)**. Die MRCP beruht auf dem sehr deutlichen Kontrast zwischen wässrigen Lösungen (hohes Bildsignal) wie dem Pankreassekret im Pankreasgangsystem und Weichgeweben (niedriges Bildsignal) in sehr stark T_2-gewichteten MRT-Aufnahmen. Die MRCP erfordert keine KM-Gabe (der Vorteil einer negativen oralen Kontrastierung ist nicht abschließend belegt) und ist nicht invasiv. Während bei der MRT des Pankreas vorwiegend transversale (axiale) Aufnahmen angefertigt werden, ist es bei der MRCP oft vorteilhaft, zusätzlich schräg-koronare Aufnahmen aufzuzeichnen, deren Bildebene an den Verlauf des Pankreas- und Gallengangsystems angepasst wird.

Indikationen: In der Diagnostik von Pankreastumoren gilt die MRT als ein der CT gleichwertiges bildgebendes Verfahren. Bei der Diagnostik endokrin aktiver Pankreastumoren, die oft sehr klein sind, gilt sie aufgrund des höheren Weichteilkontrastes als das überlegene Verfahren. Die im Vergleich zur CT und Sonographie deutlich längeren Untersuchungszeiten und die begrenzten Zugangsmöglichkeiten zum Patienten während der Untersuchung schränken den Einsatz der MRT bei akuten entzündlichen Erkrankungen des Pankreas ein. Da Verkalkungen in der MRT erst ab einer Größe von ca. 5 mm sicher als eigene, signalfreie Strukturen erkannt werden, ist deren Nachweis bei Patienten mit Verdacht auf chronische Pankreatitis in der MRT schwieriger als in der CT. Andererseits werden die fibrotischen Umbauten des Pankreasgewebes im Rahmen der chronischen Pankreatitis mit der MRT oft besser dargestellt als mit der CT.

Bei der Routine-Diagnostik von Pankreasgang-Unregelmäßigkeiten, die infolge von Entzündungen, Konkrementen und Tumoren auftreten können, hat sich die **MR-Cholangiopankreatikographie (MRCP)** in den letzten Jahren weitgehend gegen die anderen bildgebenden Verfahren durchgesetzt (Abb. **B-7.34**).

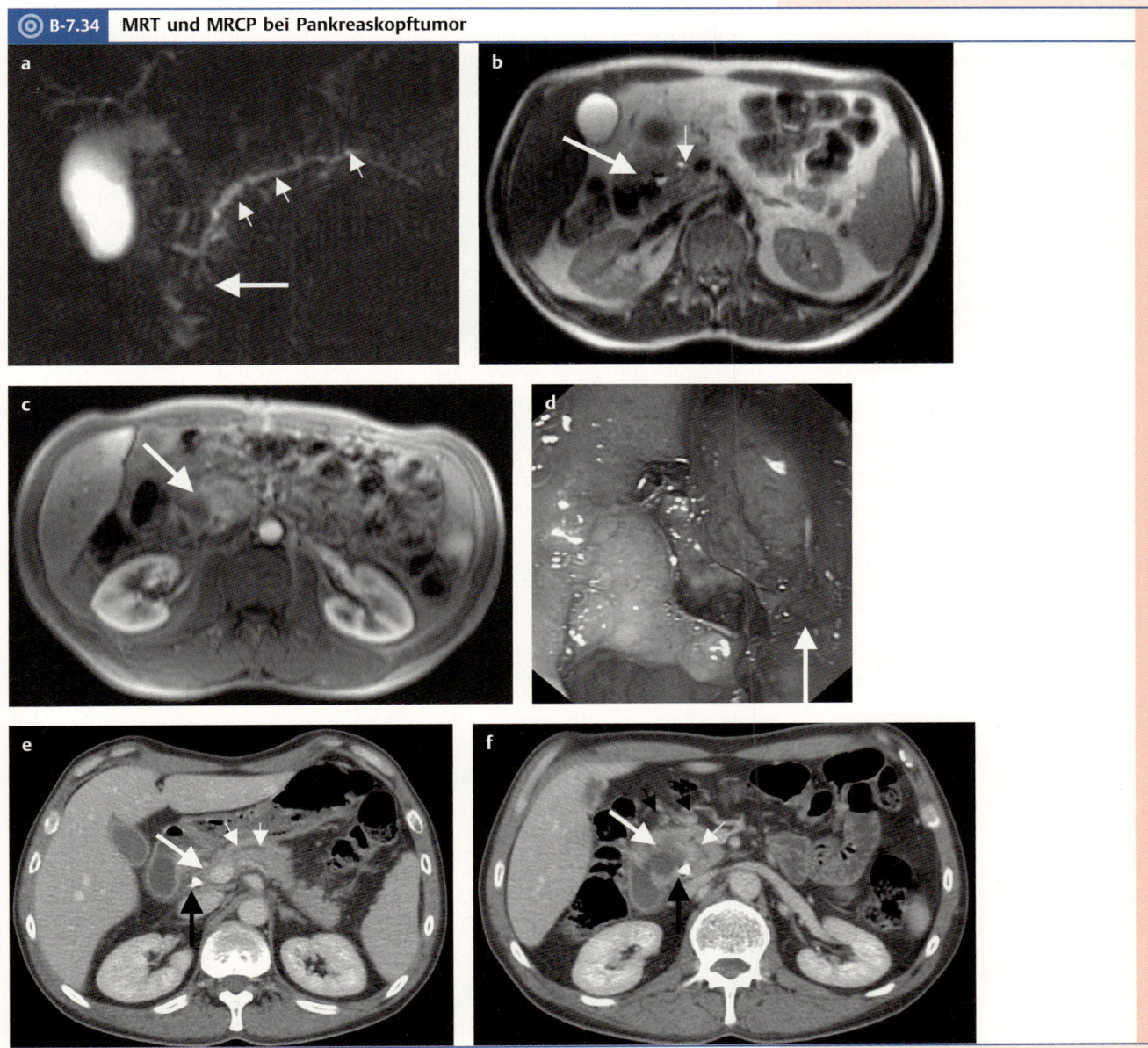

⊚ B-7.34   **MRT und MRCP bei Pankreaskopftumor**

▶ **Klinischer Fall.** Der 53-jährige Patient stellt sich mit seit 4 Wochen zunehmenden, diffusen Oberbauchschmerzen in der internistischen Sprechstunde vor. Sonographisch (nicht dargestellt) ergibt sich ein V. a. Raumforderung im Pankreaskopf. Die **MRCP** (Abb. **B-7.34a**) zeigt einen erweiterten Pankreasgang mit geringen Unregelmäßigkeiten (kleine Pfeile) und einen Abbruch des Pankreasganges im Bereich des Pankreaskopfes (großer Pfeil). Die **MRT in Atemanhaltetechnik** (Abb. **B-7.34b**: T_2-gewichtet, Abb. **B-7.34c**: T_1-gewichtet mit Fettsignalsättigung nach i. v. KLM) zeigt einen schlecht abgrenzbaren Pankreaskopftumor mit großer Exulzeration im Bereich der Papille (großer Pfeil) und eine Pankreasgangerweiterung (kleiner Pfeil). Die **endoskopische Aufnahme** (Abb. **B-7.34d**, mit freundlicher Genehmigung von Herrn Prof. Dr. med. W. Heldwein, Medizinische Klinik Innenstadt der Ludwig-Maximilians-Universität, München) blickt auf die exulzerierte Raumforderung, aus deren Randbereich eine Biopsie entnommen wird (Pfeil), bevor der Pankreasgang durch Einlegen eines Kunststoff-Stents entlastet wird. Die in der Folge zur OP-Planung angefertigte **CT** (Abb. **B-7.34e** und **f**) zeigt den Stent im distalen Pankreasgang nahe der Papille (großer schwarzer Pfeil), den noch gering erweiterten Pankreasgang (kleiner Pfeil), den exulzerierten, papillennahen Pankreaskopftumor (großer Pfeil) und metastasenverdächtige, peripankreatische Lymphknoten (kleine schwarze Pfeile). Die großen Oberbauchgefäße grenzen sich durch Fettlamellen vom Pankreas ab.

◀ **Klinischer Fall**

Angiographie

Methode: Die Angiographie der Oberbauchorgane wird als Katheterangiographie in Seldinger-Technik durchgeführt.
Arterieller Zugang: Meist von der A. femoralis communis aus in die Aorta bzw. selektiv in die A. mesenterica superior und in den Truncus coeliacus sowie in die A. lienalis und die A. gastroduodenalis. Die KM-Injektion erfolgt meist mithilfe einer elektrischen Pumpe.
Venöser Zugang zur Pfortader: Transhepatisch durch einen Pfortaderast in die V. lienalis bzw. V. mesenterica superior. Über diesen Katheter erfolgt die selektive Venenblutentnahme.

Indikationen: Ihre Bedeutung hat seit Einführung der Schnittbildverfahren abgenommen. Sie kann mitunter bei der Suche nach endokrin aktiven Pankreastumoren hilfreich sein.

Die venöse Angiographie dient der gezielten Blutprobenentnahme aus pankreasnahen Venen.

Nuklearmedizinische Verfahren

Methode: Mit der Positronen-Emissionstomographie (PET) werden Aufnahme und Umsatz von Fluorodesoxyglukose (FDG) bestimmt.
Somatostatin-Rezeptorszintigraphie und Octreotid-Scan (s. Abb. **B-7.44c**, S. 529) werden bei der Suche nach neuroendokrin aktiven Insulinomen eingesetzt. Tumorgewebe mit hohem Stoffwechsel nimmt das radioaktive KM schneller und stärker auf als gesundes Pankreasgewebe.

Indikationen: Lokalisation von stoffwechselselektivem Tumorgewebe.

Endoskopische retrograde Cholangio-Pankreatographie (ERCP)

Methode: Mit einem flexiblen Endoskop wird der Pankreasgang sondiert. Nach Röntgen-KM-Injektion werden Röntgenaufnahmen des Pankreasgangsystems angefertigt.

Angiographie

Methode: Die Angiographie der Oberbauchorgane wird heute als **Katheterangiographie** durchgeführt. Dazu wird ein geeigneter Katheter (heute meistens 4F-Katheter in Pigtail-Form für die Übersichtsangiographie und z. B. in Cobra-Form für die Selektivangiographie) in **Seldinger-Technik** mithilfe eines Führungsdrahtes bei der arteriellen Angiographie meistens von der A. femoralis communis aus in die Aorta bzw. selektiv in die A. mesenterica superior und in den Truncus coeliacus sowie in die A. lienalis und die A. gastroduodenalis (Pankreasarkaden-Darstellung) eingebracht. Für die KM-Injektion in die jeweilige Arterie wird meistens eine elektrische Pumpe eingesetzt, die den KM-Bolus mit der passenden Geschwindigkeit injiziert (z. B. 25–30 ml mit 6–16 ml/s in der Aorta und 20–30 ml mit 3–4 ml/s im Truncus coeliacus und in der A. mesenterica superior). Bei superselektiver Katheterangiographie von kleineren Arterien wird das KM oft von Hand injiziert. Der venöse Zugang zur Pfortader verläuft transhepatisch über die Punktion eines Pfortaderastes, durch den ein Katheter in Seldinger-Technik in die V. lienalis bzw. in die V. mesenterica superior eingebracht wird. Über diesen Katheter erfolgt die selektive Venenblutentnahme zur Bestimmung von Hormonkonzentrationen bei V. a. einen neuroendokrin aktiven Tumor. Die jeweilige Vorgehensweise bei der Angiographie ist untersucherabhängig und kann daher variieren.

Indikationen: Durch den zunehmenden Einsatz der Schnittbilddiagnostik hat die Bedeutung der Angiographie in der Pankreasdiagnostik stark abgenommen. Die für die Operabilität von Pankreastumoren oft entscheidende Frage nach der Ummauerung oder Invasion pankreasnaher großer Arterien und Venen wird durch die Schnittbilddiagnostik meistens hinreichend beantwortet. Bei der Suche nach endokrin aktiven Pankreastumoren (v. a. Insulinomen, die häufig sehr klein sind) kann die Angiographie mitunter hilfreich sein, wenn bei starkem klinischen Verdacht die Schnittbilduntersuchungen keinen Tumor nachweisen.
Die arterielle Angiographie kann eine frühe Tumorkontrastierung bei erhöhter Gefäßdichte darstellen. Die venöse Angiographie dient der gezielten Blutprobenentnahme aus pankreasnahen Venen; eine erhöhte Hormon-Konzentration in der venösen Blutprobe kann auf die Tumorlokalisation hinweisen.

Nuklearmedizinische Verfahren

Methode: Mit der Positronen-Emissionstomographie (PET) werden Aufnahme und Umsatz von Fluorodesoxyglukose (FDG) bestimmt. Bei der Suche nach neuroendokrin aktiven Insulinomen werden Somatostatin-Rezeptorszintigraphie und Octreotid-Scan eingesetzt (s. Abb. **B-7.44c**, S. 529). Stark perfundiertes Tumorgewebe mit hohem Stoffwechsel, wie z. B. bei Tumoren neuroendokriner Zellen, nimmt das radioaktive KM schneller und stärker auf als gesundes Pankreasgewebe und kann im Szintigramm oder in der Tomographie anhand der stärkeren Emission lokalisiert werden. Die optische Bildinformation lokalisiert den Tumor. Der spezifische Aufnahmewert (specific uptake value oder SUV) stellt nur eine zusätzliche Information dar. Die Unterscheidung von Adenokarzinomen des Pankreas und chronischer Pankreatitis mit mäßig erhöhtem Stoffwechsel ist oft nicht möglich.

Indikationen: Insbesondere hilfreich bei der Lokalisation von stoffwechselaktivem Tumorgewebe.

Endoskopische retrograde Cholangio-Pankreatographie (ERCP)

Methode: Zur Sondierung des Pankreasganges wird ein flexibles Endoskop mit einem Arbeitskanal (durch Mund, Ösophagus, Magen und Duodenum) bis zur Pankreaspapille vorgeschoben, der Pankreasgang wird mit einem Katheter sondiert und wasserlösliches, jodhaltiges Röntgen-KM injiziert. Dabei werden unter Röntgendurchleuchtung Röntgenaufnahmen des Pankreasgangsystems angefertigt.

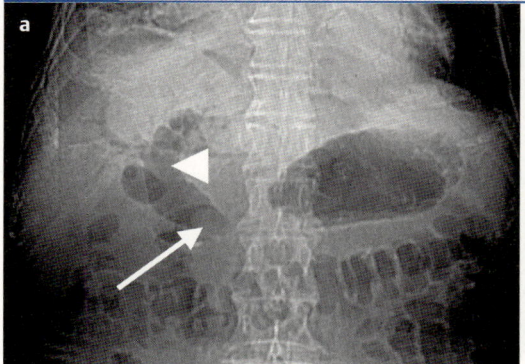

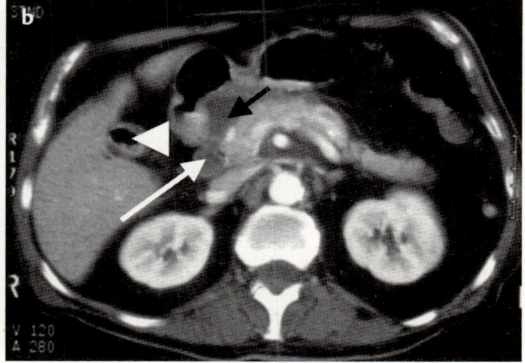

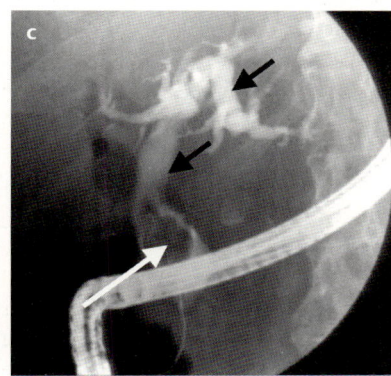

Gallenstein-Pankreatitis mit großem, papillennahem Gallengangstein ohne Nachweis von Verkalkungen (weißer Pfeil), Aerobilie (weiße Pfeilspitze) und Gallengang-Dilatation (schwarze Pfeile) in der CT-Planungsaufnahme (**a**), der kontrastverstärkten **CT** (**b**) und der **ERCP** (**c**).

Indikationen: Die ERCP ermöglicht eine Beurteilung des Pankreasgangsystems (Abb. **B-7.35**). In Kombination mit der Endosonographie (s.S. 527) kann das periduktale Pankreasparenchym dargestellt werden. Aufgrund der höheren räumlichen Auflösung ist die ERCP der MRCP bei der Beurteilung des Pankreasgangsystems prinzipiell überlegen. Allerdings werden viele krankhafte Veränderungen des Pankreasgangsystems auch schon mit der MRCP hinreichend dargestellt. Da die ERCP im Vergleich zur MRCP mit einem deutlich höheren Personal- und Sachmittelaufwand, einer meist aufwändigeren Patientenvorbereitung und -überwachung und einem höheren Nebenwirkungsrisiko (vor allem Pankreatitis, selten Magen- oder Darmperforation) verbunden ist, wird sie häufig erst unter der Maßgabe einer unmittelbar anschließenden Therapiemaßnahme durchgeführt.

In dieser Form hat sie noch immer einen hohen Stellenwert: Die Duodenalpapille kann durch die ERCP-gesteuerte Papillotomie erweitert, der Pankreasgang sondiert und ggf. von Debris und Steinen gesäubert, Engstellen im Pankreasgang durch das Einlegen von Stents erweitert oder durch Dränageeinlage überwunden werden.

Indikationen: Die ERCP (Abb. **B-7.35**) zeigt eine höhere räumliche Auflösung als die MRCP, ist aber invasiver, mit höherem Personal- und Sachmittel-Aufwand und einem erhöhten Nebenwirkungsrisiko (Pankreatitis!) verbunden.
Die ERCP wird meist bei Kombination von Diagnostik und therapeutischen Maßnahmen angewandt.

Mögliche Therapiemaßnahmen sind die Papillotomie, die Säuberung des Pankreasganges und das Einlegen von Stents oder Dränagen.

7.3.2 Leitbefunde – vom radiologischen Befund zur Diagnose

Physiologische Befunde

Das Pankreas ist beim Erwachsenen ca. 12–15 cm lang und wiegt 60–100 g. In der **Sonographie** stellt sich das normale Pankreas homogen feinkörnig und von gleicher oder gering höherer Echogenität als der ventral des Pankreas liegende linke Leberlappen dar (s. Abb. **B-7.32**, S. 511). In der **CT** (Abb. **B-7.33**, S. 512) beträgt die Dichte des normalen Pankreasgewebes im nativen Bild ca. 40 HE (25–55 HE). Da das Pankreas besonders bei Kindern und schlanken Patienten mit wenig mesenterialem Fett im nativen CT-Bild oft nicht gegen die Nachbarstrukturen abgegrenzt werden kann, ist meist die i. v. Kontrastierung notwen-

7.3.2 Leitbefunde – vom radiologischen Befund zur Diagnose

Physiologische Befunde

Das Pankreas des Erwachsenen ist ca. 12–15 cm lang und 60–100 g schwer.
Sonographie und CT (nativ): Das Pankreas stellt sich homogen feinkörnig, ungefähr wie Leberparenchym dar.
Die Außenkontur des Pankreas ist bei Menschen unter 30 Jahren glatt, bei älteren lobuliert (s. Abb. **B-7.32**, S. 511 und Abb. **B-7.33**, S. 512).

MRT: Das Pankreas zeigt in T_1-gewichteten Aufnahmen ein mittleres Signal, in T_2-gewichteten ein niedriges.
MRCP: Die Pankreasgänge zeigen ein hohes Signal (Abb. **B-7.34**, S. 515).

Der **Pankreasgang** ist glatt begrenzt, hat einen Durchmesser von ca. 1–3 mm und liegt normalerweise ventral oder kranial im Parenchym. Die höchste räumliche Auflösung ist mit der ERCP (s. Abb. **B-7.35**) möglich.

Altersbedingte Veränderungen

Zu den physiologischen Altersveränderungen zählen die physiologische Organatrophie, die interlobuläre Fetteinlagerung und die Bindegewebevermehrung (Abb. **B-7.36**).

Wichtige pathologische Veränderungen des Pankreas

Richtungweisende Gewebeveränderungen um das Pankreas

Das Pankreas liegt sekundär retroperitoneal zwischen Bursa omentalis, Aorta abdominalis, V. cava inferior, den Gerota-Faszien und dem Duodenum.

▶ **Merke**

- entzündlich-ödematöse Einlagerungen im peripankreatischen und mesenterialen Fettgewebe

dig. Die Außenkontur ist bei Kindern und jungen Erwachsenen bis ca. 30 Jahre überwiegend glatt, die Binnenstruktur dabei homogen. In T_1-gewichteten **MRT**-Aufnahmen zeigt das normale Pankreas eine mittlere Signalhöhe, in stark T_2-gewichteten Aufnahmen ist das Signal niedrig und die mit wässriger Lösung gefüllten Pankreasgänge treten mit hohem Signal hervor. Dieses Signalverhalten wird bei der **MRCP** mit sehr stark T_2-gewichteten Aufnahmen genutzt (s. Abb. **B-7.34**, S. 515).

Der normale **Pankreasgang** weist bei glatter Begrenzung einen Durchmesser von 1–3 mm ohne Kalibersprünge auf. Er kann mit neueren, hochauflösenden Ultraschallgeräten, mit der CT bei i. v. Kontrastierung des Pankreasparenchyms, mit der MRT und MRCP und mit der ERCP (höchste räumliche Auflösung!, s. Abb. **B-7.35**) dargestellt werden. Der Pankreasgang verläuft meistens ventral- oder kranialseitig und nur selten mitten im Pankreasparenchym und sollte nicht mit der dorsalen Magenwand verwechselt werden.

Altersbedingte Veränderungen

Als physiologische Altersveränderungen gelten am Pankreas die Organatrophie (Abb. **B-7.36**) mit Abnahme der Parenchymbreite, die zunehmende interlobuläre Fetteinlagerung und die Bindegewebevermehrung (Fibrosierung). Diese Veränderungen können allein, aber auch in Kombination auftreten. Die Abnahme der Parenchymbreite führt bei allen bildgebenden Verfahren zu einer schlechteren Abgrenzbarkeit des Pankreas. Fetteinlagerungen steigern die Echogenität in der Sonographie und erhöhen das Organsignal in T_1- und T_2-gewichteten MRT-Aufnahmen, während die Organdichte in der CT abnimmt. Da das Pankreas von mesenterialem und retroperitonealem Fett umgeben ist, führen Fetteinlagerungen zu einer schlechteren Abgrenzbarkeit. Fibrotische Veränderungen dehnen sich oft auf das umgebende Fettgewebe aus und beeinträchtigen ebenfalls die Abgrenzbarkeit des Pankreas.

Wichtige pathologische Veränderungen des Pankreas

Richtungweisende Gewebeveränderungen um das Pankreas

Das Pankreas liegt sekundär retroperitoneal, zwischen der Bursa omentalis, der Aorta abdominalis und V. cava inferior, den Gerota-Faszien und dem Duodenum, nahe an der A. und V. mesenterica superior, der Pfortader, der Milzarterie und Milzvene (Leitstruktur!) und dem Truncus coeliacus.

▶ **Merke:** Das Pankreas hat keine eigene Organkapsel, so dass Entzündungsprozesse und Tumoren die umgebenden Strukturen unmittelbar beeinflussen können.

Das peripankreatische und mesenteriale Fettgewebe kann bei akuter Pankreatitis ödematöse Einlagerungen aufweisen. Entzündliche Flüssigkeit kann die Bursa omentalis füllen und entlang der Mesenterialwurzel, der Gerota-Faszien

---

⊚ **B-7.36**   **Altersbedingte Veränderungen**

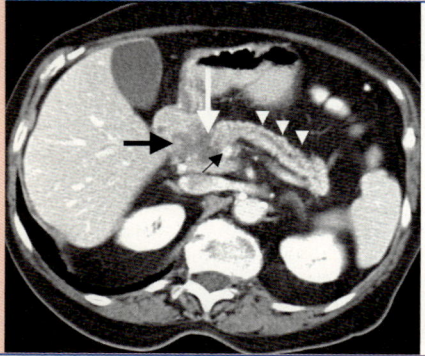 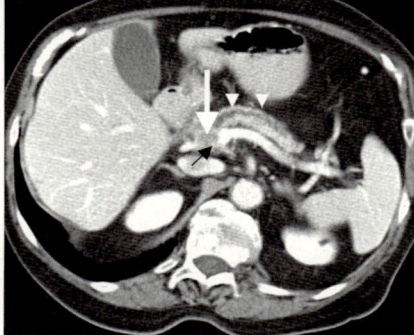

CT bei Pankreaskopftumor von ca. 4 cm Durchmesser mit zentral nekrotischen, dichtegeminderten Anteilen, der die Pankeaskontur nach ventral vorwölbt (großer weißer Pfeil) und Tumoreinbruch in das Duodenum (großer schwarzer Pfeil). **Pankreaskorpus und Pankreasschwanz** zeigen eine **alterstypische Atrophie** (weiße Pfeilspitzen). Die kleinen schwarzen Pfeile markieren die Konfluenz der Portalvene.

und der parakolischen Rinnen ins Becken gelangen. Die Duodenalwand und die Wände der großen Blutgefäße können an entzündlichen oder tumorösen Prozessen beteiligt sein. Tumorinfiltration in die Wand eines großen abdominellen Blutgefäßes kann zur Inoperabilität des Tumors führen. Pankreas-Pseudozysten können sich bis in das Leberparenchym ausdehnen.

Veränderungen der Form

Die fettige Involution des Pankreas im Erwachsenenalter lässt die Pankreaskontur in den Schnittbildverfahren lobuliert erscheinen, da in die Septen zwischen den einzelnen Lobuli Fett eingelagert wird. Die Pankreasatrophie – durch Alterung oder Krankheit bedingt – macht das Pankreasparenchym schmaler und kann den Pankreasgang deutlicher hervortreten lassen. Die akute, ödematös-exsudative Pankreatitis führt zu einer fokalen oder diffusen Pankreasvergrößerung, bei der die Lobulierung des Pankreas in Schnittbildaufnahmen verstreichen kann. Die nekrotisierende Pankreatitis kann deutliche Substanzdefekte im Pankreasparenchym hinterlassen. Tumoröse Raumforderungen, Zysten oder Pseudozysten können bei hinreichender Größe die Pankreaskontur erheblich verändern und benachbarte Organe und Blutgefäße verdrängen. Daneben können auch postoperative Zustände eine erhebliche Formveränderung des Pankreas bedingen.

Zystische Veränderungen am Pankreas

Echte Pankreaszysten kommen selten vor (z. B. bei der von-Hippel-Lindau-Erkrankung, Abb. **B-7.37**). Pseudozysten (ohne eigentliche, epithelialisierte Zystenwand) entstehen infolge einer akuten Pankreatitis, wenn Drüsenausführungsgänge oder Sammelgänge durch Narbenbildung oder Fibrosierung eingeengt oder verschlossen werden (Abb. **B-7.38**). Pankreastumoren können zystische oder zystisch erscheinende Anteile aufweisen; auch eine Tumornekrose

- entzündliche Flüssigkeit in der Bursa omentalis, entlang der Mesenterialwurzel, der Gerota-Faszien und der parakolischen Rinnen bis ins Becken
- Läsion der Duodenalwand und der Blutgefäßwände bei entzündlichen und tumorösen Prozessen.

Veränderungen der Form

- fettige Involution – Lobulierung
- Pankreasatrophie – Verschmächtigung
- akute, ödematös-exsudative Pankreatitis – gleichmäßige Vergrößerung
- akute, nekrotisierende Pankreatitis – Substanzdefekte möglich
- tumoröse Raumforderungen – ggf. fokale Auftreibung
- Zysten oder Pseudozysten – fokale Vorwölbung
- postoperative Zustände – meistens Substanzdefekte.

Zystische Veränderungen am Pankreas

- Pankreaszysten (selten, Abb. **B-7.37**)
- Pseudozysten (Abb. **B-7.38**)
- Pankreastumoren mit zystischen Anteilen
- mikrozystische Tumoren/makrozystische Tumoren (s. Abb. **B-7.45**, S. 530).

⊚ B-7.37 | **Pankreaszysten**

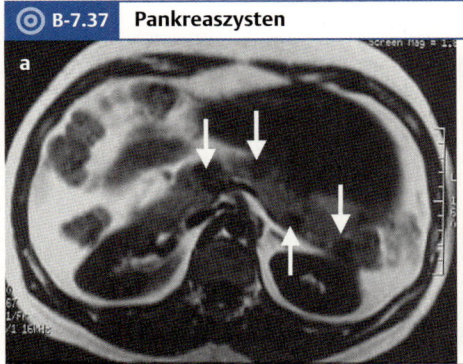
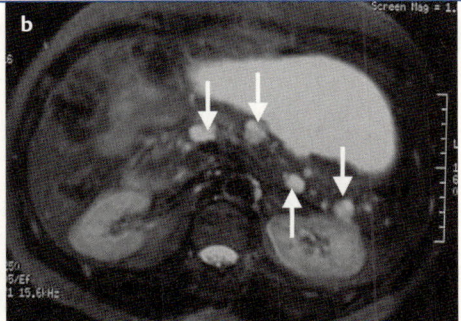

MRT des Pankreas mit T_1-gewichteten (**a**) und T_2-gewichteten (**b**) Aufnahmen mit Nachweis multipler, disseminierter **Pankreaszysten** (weiße Pfeile) bei einem Patienten mit von-Hippel-Lindau-Erkrankung.

⊚ B-7.38 | **CT bei Pancreas divisum**

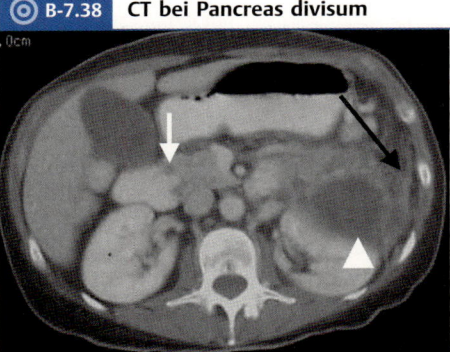
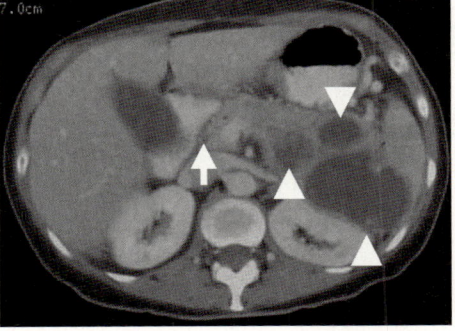

Pancreas divisum mit separaten Anlagen von kaudalem Pankreaskopf und Processus uncinatus mit eigenem Ausführungsgang (linkes Bild, schmaler weißer Pfeil) und Pankreasschwanz, Pankreaskorpus und kranialem Pankreaskopfanteil mit eigenem Ausführungsgang (rechtes Bild, breiter weißer Pfeil). Das Pankreas divisum begünstigt chronisch rezidivierende Pankreatitiden. Hier liegen mehrere **Pankreas-Pseudozysten** als Zeichen

abgelaufener Pankreatitiden (weiße Pfeilspitzen) neben frischen, entzündlichen, peripankreatischen Infiltraten (schwarzer Pfeil) vor.

kann bei recht glatter Berandung zystenähnlich erscheinen. Mikrozystische und makrozystische Pankreastumoren stellen eigene Tumorentitäten dar (s. Abb. **B-7.45**, S. 530).

Verkalkte Veränderungen am Pankreas

Verkalkte Veränderungen am Pankreas

Verkalkungen treten auf bei chronischer Pankreatitis, bei mikrozystischen Tumoren und bei verkalkenden Konkrementen im Pankreasgangsystem.

Kalkeinlagerungen in das Pankreasparenchym treten vor allem bei der chronischen oder chronisch rezidivierenden Pankreatitis auf. Mikrozystische und makrozystische Pankreastumoren kommen insgesamt selten vor, können aber ebenfalls Verkalkungen aufweisen. Mikrozystische Tumoren können dabei charakteristische, radiäre oder sternförmige, septale Verkalkungen zeigen. Verkalkende Konkremente können den Pankreasgang verlegen und aufstauen und eine Pankreatitis auslösen.

Verfettungen am Pankreas

Verfettungen am Pankreas

Verfettungen treten bei Pankreasinvolution, Mukoviszidose und anderen seltenen Syndromen auf.

Interlobuläre Verfettungen treten im Rahmen der Pankreasinvolution ein. Die vollständige fettige Atrophie oder Lipomatose des Pankreas ist selten und wird bei Mukoviszidose (Zystische Fibrose, CF) und bei den sehr selten vorkommenden Schwachman-Diamond- und Johanson-Blizzard-Syndromen beobachtet.

Einblutungen am Pankreas

Einblutungen am Pankreas

Einblutungen finden sich bei traumatischen Pankreasläsionen, hämorrhagischer Pankreatitis und Tumoreinbruch in ein Blutgefäß.

Einblutungen können bei traumatischen Pankreasläsionen, aber auch bei der hämorrhagischen Pankreatitis und bei Tumoreinbruch in ein Blutgefäß auftreten und Form und Kontrast des Pankreasgewebes in den Schnittbildverfahren verändern.

Veränderungen am Pankreasgang

Veränderungen am Pankreasgang

Entzündungen, Tumoren, Konkremente oder Fremdkörper können Gangabbrüche, unregelmäßiges Kaliber des Pankreasganges und/oder Aufstauung bedingen.

Manchmal ist der Pankreasgang in Schnittbildern gar nicht abzugrenzen. Entzündliche oder tumoröse Läsionen, Konkremente oder Fremdkörper im Pankreasgang können einen Gangabbruch, ein unregelmäßiges Kaliber des Pankreasganges oder eine Aufstauung bedingen. Beim Pankreas divisum können zwei getrennte Pankreasganganlagen nachgewiesen werden. Beim Pankreas anulare können Pankreasganganlagen beidseits des Duodenums, ventral und dorsal, auftreten.

7.3.3 Wichtige Krankheitsbilder – von der Diagnose zum Befund

7.3.3 Wichtige Krankheitsbilder – von der Diagnose zum Befund

Wichtige Entwicklungsstörungen

Pancreas anulare und divisum

Wichtige Entwicklungsstörungen

Pancreas anulare und divisum

Ätiologie: Da das Pankreas aus einer ventralen und einer dorsalen Anlage entsteht, die nach gegenläufigen Bewegungen um die lange Achse des Gastro-Intestinalschlauches miteinander verschmelzen, ist ein fehlerhafter Ablauf der Verschmelzung Auslöser wichtiger Entwicklungsstörungen.

Ätiologie: Auslöser ist ein fehlerhafter Ablauf der Verschmelzung der ventralen und dorsalen Anlage.

Pathogenese: Beim **Pancreas anulare** (ringförmige Pankreasanlage) ist das Duodenum ganz oder teilweise von Pankreasgewebe umschlossen.
Beim **Pancreas divisum** bleibt die Verschmelzung der beiden Pankreasanlagen und ihrer jeweiligen Gangsysteme aus oder verläuft unvollständig. Der Ductus pancreaticus major (D. Wirsungianus) leitet die ventrale Pankreasanlage (Processus uncinatus und kaudaler Pankreaskopfanteil) ab, während der Ductus pancreaticus minor (Ductus Santorini) die dorsale Pankreasanlage (kranialer Pankreaskopfanteil, Korpus und Pankreasschwanz) drainiert.

Pathogenese:
Pancreas anulare: Das Duodenum ist ganz oder teilweise von Pankreasgewebe umschlossen.
Pancreas divisum: Die Pankreasanlagen verschmelzen nicht oder nur unvollständig.

Klinik: Bei ausgeprägter Duodenalstenosierung kann das **Pancreas anulare** schon ab dem 1. Lebenstag durch andauerndes Erbrechen auffallen; bei geringerer Ausprägung können uncharakteristische Oberbauchschmerzen oder gelegentlicher Ikterus im Kindes- oder Erwachsenenalter auftreten. Eine chronische Pankreatitis ist eine seltenere Langzeitfolge. Das **Pancreas divisum** kommt bei

Klinik:
Pancreas anulare: Bei ausgeprägter Duodenalstenosierung andauerndes Erbrechen, selten chronische Pankreatitis.
Pancreas divisum: Meist klinisch stumm.

ca. 5–10 % der Bevölkerung vor, ist aber in aller Regel klinisch stumm. Zu beachten ist nur, dass aufgrund der getrennten Gangsysteme beim Pancreas divisum eine Erkrankung des einen Gangsystems und des umgebenden Pankreasgewebes ohne gleichzeitige Erkrankung des anderen Gangsystems und seiner Umgebung vorliegen kann (z. B. akute und chronische Pankreatitis und Pankreatolithiasis).

Diagnostisches Vorgehen: Wichtigster Hinweis auf ein Pancreas anulare ist die ringförmige Einengung des Duodenums auf Höhe der Pankreasanlage bei der Magen-Darm-Passage. In Abhängigkeit von der Ausprägung des Geweberinges kann das **Pancreas anulare** mit der Sonographie, CT und MRT nachgewiesen werden.
Da beim **Pancreas divisum** die getrennten Pankreasanlagen meistens unmittelbar aneinander angrenzen, lässt sich diese Entwicklungsstörung oft nicht sono- oder computertomographisch oder anhand der MRT erkennen (Abb. **B-7.38**). Die MRCP bzw. ERCP führen meist zur Diagnose, da sich so die getrennten Gangsysteme darstellen lassen.

Radiologische Diagnostik:
Beim **Pancreas anulare** können die Sonographie, CT oder MRT den Gewebering um die Pars descendens duodeni (Pars II) nachweisen, wenn die Gewebebreite dazu ausreicht.
Das **Pancreas divisum** ist meistens nur mithilfe der MRCP oder ERCP nachweisbar.

Akute Pankreatitis

▶ **Definition:** Akut entzündlicher Prozess am Pankreas mit verschieden stark ausgeprägter Beteiligung anderer umgebender Gewebe oder entfernter Organsysteme.

Ätiologie: Ursächlich sind vor allem Gallenwegserkrankungen (ca. 45 %, z. B. durch Choledochussteine, Stenose der Papilla Vateri) und Alkoholmissbrauch (ca. 35 %); in ca. 15 % der Fälle wird keine auslösende Ursache gefunden.

Verlauf: Die akute Pankreatitis verläuft in ca. 80–85 % der Fälle als interstitiell-ödematöse Entzündung, sie endet nicht letal, sofern keine Komplikation eintritt. Die seltenere akute, nekrotisierende Pankreatitis (ca. 15–20 % der Fälle) ist bei Pankreasteilnekrose mit einer Letalität von ca. 15 %, bei Totalnekrose von über 50 % verbunden.

Klinik: Leitsymptome sind heftige, oft gürtelförmige, Oberbauchschmerzen mit Übelkeit, Erbrechen, Meteorismus und Darmparesen. Die Differenzialdiagnosen des akuten Oberbauchschmerzes sind zahlreich und schließen Nieren- und Gallenkoliken, Hohlorganperforation, mechanische Darmobstruktion, akute Appendizitis und Mesenterialinfarkt ebenso ein wie Erkrankungen von Thoraxorganen (Herzinfarkt, Lungenembolie) und großen Blutgefäßen (Aortendissektion).

Komplikationen: Abhängig vom Schweregrad der akuten Pankreatitis können Peritoneal- und Pleuraergüsse, Pseudozysten und Abszesse (bei Infektion) auftreten. Ggf. kann es auch zu einer konkrementbedingten Dilatation der Gallenwege kommen.
Zu den Komplikationen zählen bakterielle Infektionen von Nekrosen (septische Komplikationen!), Schocklunge bei Kreislaufschock und Blutungen bei Gefäßarrosion oder Verbrauchskoagulopathie.

Diagnostisches Vorgehen: Anamnese (Alkohol, Gallenwegserkrankungen, Medikamente?) und Klinik (s. o.) können wegweisend sein, charakteristisch ist der Anstieg von Pankreasenzymen in Serum und Urin. Bei der nekrotisierenden Pankreatitis kommt es zum Anstieg von Laktatdehydrogenase (LDH), C-reaktivem Protein (CRP, auch bei ausgedehnter ödematös-exsudativer Pankreatitis)

Im Falle einer Erkrankung (z. B. Pankreatitis) kann evtl. nur ein Gangsystem betroffen sein.

Diagnostisches Vorgehen:
Pancreas anulare: Bei klinischem Verdacht erfolgt die Magen-Darm-Passage und nachfolgend die Schnittbilddiagnostik.

Pancreas divisum: Die getrennten Pankreasanlagen lassen sich meist mithilfe der MRCP oder ERCP darstellen (Abb. **B-7.38**).

Radiologische Diagnostik:
Pancreas anulare: Sonographie, CT oder MRT.
Pancreas divisum: MRCP oder ERCP.

Akute Pankreatitis

◀ Definition

Ätiologie: V.a bei Gallenwegserkrankungen (z. B. Choledochussteine) und Alkoholmissbrauch.

Verlauf: In ca. 80–85 % interstitiell-ödematöse Entzündung, in ca. 15–20 % nekrotisierende Pankreatitis.

Klinik: Heftige Oberbauchschmerzen mit Übelkeit, Erbrechen und Darmparese.

Komplikationen: Peritoneal- und Pleuraergüsse, Pseudozysten, Abszesse, bakterielle Infektionen von Nekrosen, Schocklunge, Blutungen.

Diagnostisches Vorgehen:
- Anamnese
- Klinik (Oberbauchschmerzen)
- Labordiagnostik (Enzyme)
- Sonographie, CT, ggf. ERCP.

Radiologische Diagnostik:

- **Sonographie und CT:** Mögliche Veränderungen sind ein Pankreasödem, eine prästenotische Pankreasgangerweiterung, Pankreasgang-Konkremente (Abb. **B-7.39**), eine Pankreas-(teil-)nekrose, peripankreatische Infiltrate, entzündliche Flüssigkeit, Flüssigkeitsverhalt oder Abszessbildung.
Die **CT** bietet höhere Untersuchungsgeschwindigkeit, besseren Überblick und überlegene Befunddokumentation (Abb. **B-7.40**).

und Alpha-1-Antitrypsin. Bei Obstruktion des Ductus choledochus infolge der Entzündung steigen die Cholestase-anzeigenden Enzyme (Gamma-GT, GOT, GPT) an. Die weitere Diagnostik erfolgt mit Sonographie, CT und ggf. ERCP.

Radiologische Diagnostik:

- **Abdomenübersicht:** Die Abdomenübersichtsaufnahme spielt keine wesentliche Rolle mehr.
- **Sonographie und CT:** Das Pankreas ist **ödematös vergrößert** und durch entzündliche Infiltrate unscharf gegen die Nachbargewebe begrenzt. Bei Obstruktion des Pankreasgangsystems kann die **prästenotische Gangerweiterung** in Sonographie und CT nachgewiesen werden. **Kalkhaltige Konkremente** können ggf. mit beiden Methoden dem Pankreasgang zugeordnet werden, sofern nicht bereits infolge vorangehender Pankreasentzündungen auch Parenchymverkalkungen vorliegen (Abb. **B-7.39**). In der CT stellen sich, nach i. v. KM-Injektion, vorhandene **Nekroseareale** als Substanzdefekte mit fehlender Kontrastierung dar. Das peripankreatische Fettgewebe zeigt in der CT eine entzündliche Streifenzeichnung. Bei exsudativer Pankreatitis sammelt sich entzündliche Flüssigkeit vor allem entlang der Gerota-Faszien und der Mesenterialwurzel, in der Bursa omentalis, in den parakolischen Rinnen lateral sowie im kleinen Becken (Douglas-Raum). **Flüssigkeitssammlungen** können sich mit einer entzündlichen Membran abkapseln, die bei entsprechender Dicke in der CT abgrenzbar ist und KM aufnehmen kann. Bei der Abkapselung entzündlicher Sekretverhaltungen im Pankreasgewebe entstehen **Pseudozysten**, die sich auch vom Pankreasgewebe abschnüren können. Eine gefährliche Komplikation der Flüssigkeitssammlung ist deren sekundäre Infektion bei Kontakt mit Infekterregern. Daraus entstandene **Abszesse** sind in der CT oft am breiten, unregelmäßig begrenzten Abszesssaum erkennbar. Mitreaktionen wie **Pleuraergussbildung** und Komplikationen wie z. B. **Blutungen** bei Gefäßarrosion (bei Einwirken von Elastase aus dem Pankreassekret) oder Verbrauchskoagulopathie sowie Schocklunge bei Blutverlust oder ausgeprägter Sepsis mit Kreislaufschock, aber auch **Thrombosen** in Milzvene oder Portalvenensystem sind in ihrer Ausdehnung mittels CT besser zu erfassen als mittels Sonographie. Steht ein CT-Untersuchungsgerät unmittelbar zur Verfügung, ist eine langwierige sonographische Abklärung zum Nachweis oder Ausschluss pankreatitischer Veränderungen und ihrer Differenzialdiagnosen verzichtbar. Die CT-Diagnostik hat die Vorteile der höheren Geschwindigkeit, des besseren Überblicks über das Abdomen (und ggf. den Thorax) und der überlegenen Befunddokumentation (Abb. **B-7.40**).

⊙ **B-7.39**   **Akute Pankreatitis bei Konkrement**

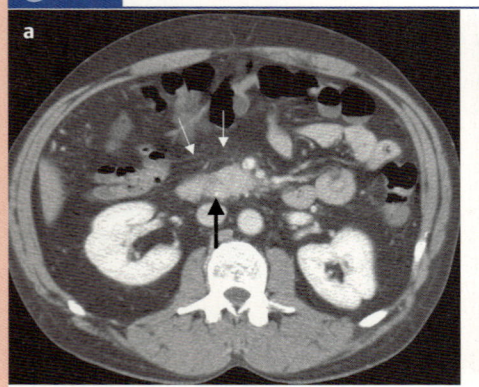
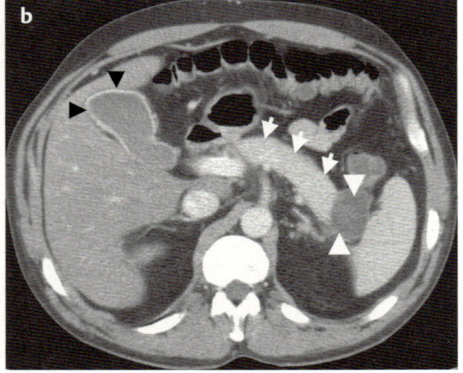

CT des Abdomens mit Nachweis eines ca. 1–1,5 mm großen, röntgendichten Konkrementes in der papillennahen Ampulle des distalen Gallenganges (**a**, schwarzer Pfeil). Um den Pankreaskopf beginnende, entzündliche Streifenzeichnung im mesenterialen Fettgewebe (**a**, dünne, weiße Pfeile). Pankreaskorpus und Pankreasschwanz gering ödematös verändert bei aufgehobener Lobulierung (**b**, kurze, weiße Pfeile). Gering ausgeprägte, möglicherweise entzündliche Verdickung der Gallenblasenwand mit verstärkter Kontrastierung (**b**, schwarze Pfeilspitzen). Außerdem Pankreaspseudozyste am Pankreasschwanz (**b**, weiße Pfeilspitzen), die am ehesten im Rahmen einer vorangehenden Pankreatitis entstanden ist.

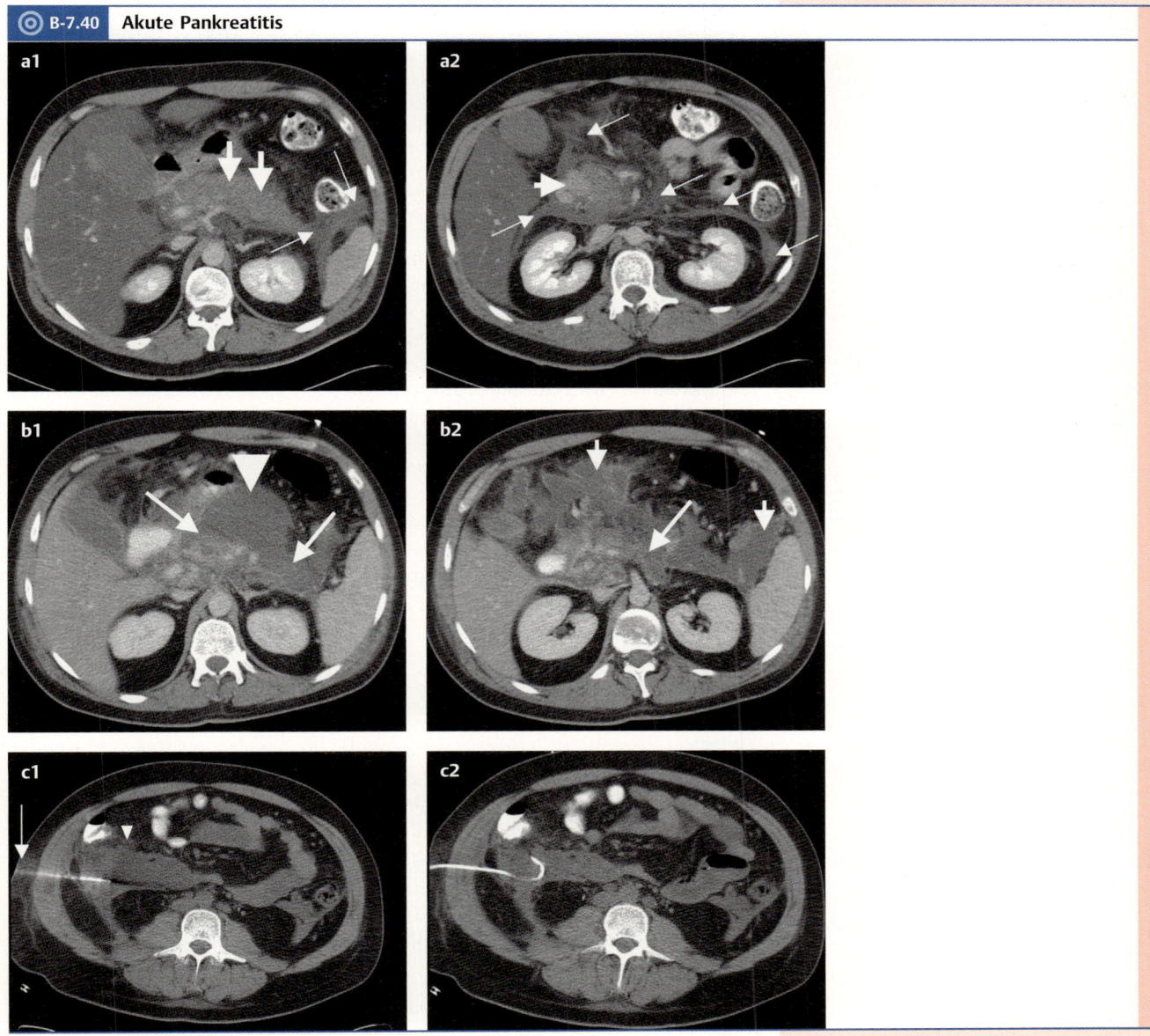

⊙ B-7.40 Akute Pankreatitis

■ MRT mit MRCP sowie ERCP: Die MRT mit MRCP spielt in der Diagnostik der akuten Pankreatitis keine wesentliche Rolle. Die ERCP (Abb. **B-7.35**) ist dann sinnvoll, wenn durch Intervention eine Entlastung des Pankreas- und/ oder Gallengangsystems erreicht werden kann (z. B. Papillotomie und Stein-extraktion).

■ MRCP und ERCP: Die MRCP ist ohne Bedeutung. Die ERCP (Abb. **B-7.35**) kann zur Intervention und Entlastung des Gangsystems dienen.

▶ **Klinischer Fall.** Der 25-jährige Mann mit chronischem Alkoholmissbrauch in der Vor-geschichte wird bei plötzlich einsetzenden, heftigen, nicht kolikartigen Oberbauchschmerzen, die nach allen Seiten ausstrahlen, Übelkeit und Kreislaufzusammenbruch vom Notarzt in die Klinik gebracht. Im Serum sind Amylase und Lipase deutlich erhöht. Bei normalem Kreatinin-wert erfolgt primär die CT des Abdomens nach oraler und intravenöser KM-Injektion. Klinisch und radiologisch **akute Pankreatitis**.
Tag 1: CT des Abdomens nach oraler und intravenöser Kontrastierung. Entzündliches Ödem des Pankreasschwanzes und Pankreaskorpus (Abb. **B-7.40a1**, große weiße Pfeile), des Pankre-askopfes und des Processus uncinatus (Abb. **B-7.40a2**, große weiße Pfeile) mit entzündlicher Streifenzeichnung um das Pankreas und die Oberbauchgefäße sowie im Mesenterium. Ent-zündliches Pankreas-Exsudat in der Bursa omentalis (Abb. **B-7.40a1**, kleine weiße Pfeile), ent-lang der Mesenterialwurzel und der Gerota-Faszien (Abb. **B-7.40a2**, kleine weiße Pfeile) und entlang der parakolischen Rinnen beidseits (Abb. **B-7.40a2**, kleine weiße Pfeile).

◄ **Klinischer Fall**

Tag 16: CT des Abdomens nach i. v. Kontrastierung. Pankreasschwanz und Teile des Pankreaskorpus sind nekrotisch geworden (Abb. **B-7.40b1** und **2**, lange weiße Pfeile). Eine fast 10 cm messende Pseudozyste füllt die Bursa omentalis zwischen Pankreaskorpus und Magen (Abb. **B-7.40b1**, weiße Pfeilspitze). In der Bursa omentalis, entlang der Mesenterialwurzel, um die rechte Kolonflexur und entlang der rechten Gerota-Faszie haben sich Flüssigkeits-Sammlungen mit entzündlicher Kapsel gebildet (Abb. **B-7.40b**, kurze weiße Pfeile).

Tag 16: CT-gesteuerte Punktion und Dränage des großen Flüssigkeitsverhaltes ventral der rechten Gerota-Faszie (Abb. **B-7.40c1**, weiße Pfeilspitze). Nach entsprechender Vorbereitung mit Lokalanästhesie (Abb. **B-7.40c1**, Pfeil) wird ein koaxiales Dränagesystem (innen Hohlnadel mit geschliffenem Trokar aus Metall, außen 8-French-Pigtail-Dränage aus Kunststoff) in den Verhalt eingestochen (Abb. **B-7.40c1**). Nach Zurückziehen von Trokar und Hohlnadel nimmt die Pigtail-Dränage die vorgesehene Hakenform ein und drainiert den Verhalt über Spitzen- und Seitenlöcher (Abb. **B-7.40c2**).

Chronische Pankreatitis

Chronische Pankreatitis

▶ Definition

▶ **Definition:** Die chronische Pankreatitis stellt – im Gegensatz zur akuten Pankreatitis – eine Erkrankung mit prolongiertem Entzündungs- und Fibroseverlauf dar.

Charakteristisch sind fokale Nekrosen, segmentale oder diffuse Fibrosen, Kalzifizierungen und Pankreasatrophie.

Charakteristisch sind irreversible morphologische und/oder funktionelle Veränderungen des Pankreas. Der Übergang einer akuten in eine chronische Pankreatitis gilt als Seltenheit. Der Marseille-Klassifikation von 1984 zufolge treten chronische Pankreatitiden mit fokalen Nekrosen, mit segmentalen oder diffusen Fibrosen, mit Kalzifizierungen oder als Sonderform mit Pankreasatrophie durch Obstruktion des Gangsystems auf.

Ätiologie: In ca. 80 % chronischer Alkoholmissbrauch.

Ätiologie: Ursächlich ist vor allem chronischer Alkoholmissbrauch (ca. 80 %); in ca. 15 % der Fälle wird keine auslösende Ursache gefunden.

Klinik: Leitsymptom ist der rezidivierende, nicht kolikartige Oberbauchschmerz.

Klinik: Leitsymptom ist der rezidivierende, oft Stunden bis Tage anhaltende, nicht kolikartige Oberbauchschmerz. Weitere mögliche Symptome sind Nahrungsintoleranz (vor allem Fett), Maldigestion, Insulinmangeldiabetes bei fortgeschrittener Erkrankung sowie evtl. rezidivierender Ikterus.

Komplikationen: Pankreaspseudozysten, Thrombosen (Milzvene, Pfortader), Stenosen und/oder Fisteln des Pankreasgangsystems, Pankreatolithiasis.

Komplikationen: Pankreaspseudozysten (ggf. in Verbindung mit Einblutungen), Abszesse, Thrombosen der Milzvene oder Pfortader, Stenosen und/oder Fisteln des Pankreasgangsystems, Pankreatolithiasis. Bei entsprechender Krankheitsausdehnung kann es auch zu Stenosen im distalen Ductus choledochus und im Duodenum kommen.

Diagnostisches Vorgehen:
- Anamnese
- Labordiagnostik
- Bildgebende Diagnostik.

Diagnostisches Vorgehen: Die Anamnese (z. B. Fragen nach Alkoholkonsum, Nahrungsmittelverträglichkeit [Fette], Stuhlqualität [Fettstühle?]) liefert erste wichtige Hinweise. Erhöhte Pankreasenzyme (Lipase, Elastase, Amylase) deuten auf einen akuten Pankreatitis-Schub hin. Die bildgebende Diagnostik weist morphologische Pankreasveränderungen (Verkalkungen, postentzündliche Pankreasgangveränderungen) und Komplikationen (s. o.) der chronischen Pankreatitis nach.

Radiologische Diagnostik:
- **Sonographie und Farbduplex:** Es finden sich eine unregelmäßige Organbegrenzung, vergröberte Binnenreflexe, ggf. Verkalkungen (Abb. **B-7.41**), Pseudozysten oder Thrombosen (Milzvene, Pfortader).
- **CT und MRT:** Mögliche Veränderungen sind eine unregelmäßige Organbegrenzung, Organatrophie, Pseudotumoren, Verkalkungen und Konkremente (CT), Zeichen eines akuten Pankreatitis-Schubes, Pseudozysten, Abszesse, Einblutungen, Thrombosen in Pfortader und Milzvene oder eine Duodenalstenose (Abb. **B-7.42**).

Radiologische Diagnostik:
- **Sonographie:** Es findet sich eine unregelmäßige Organbegrenzung und ein vergröbertes Binnenreflexmuster. Ggf. lassen sich auch Verkalkungen (dorsale Schallauslöschung) und Pseudozysten sonographisch darstellen (Abb. **B-7.41**). Thrombosen von Pfortader oder Milzvene können mittels Farbduplex-Ultraschalluntersuchung (aber auch mit der CT oder MRT) dargestellt werden.
- **CT und MRT:** Neben der unregelmäßigen Organbegrenzung und Organatrophie sowie entzündlichen Pseudotumoren, können in der CT v. a. Pankreasverkalkungen und verkalkende Pankreaskonkremente (Differenzialdiagnose zur altersbedingten Atrophie!) gut nachgewiesen werden. Komplikationen wie ein akuter Pankreatitis-Schub, Pseudozysten, Einblutungen und Abszesse sowie Thrombosen in Pfortader und Milzvene sind mittels CT und MRT gut darstellbar (Abb. **B-7.42**). Ebenfalls nachweisbar ist eine möglicherweise aufgetretene Duodenalstenose (auch mit MDP unter Durchleuchtung).

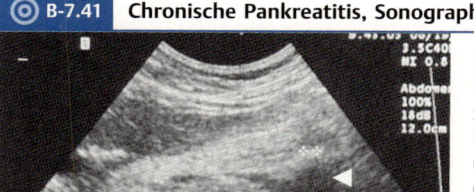

⊚ B-7.41 | **Chronische Pankreatitis, Sonographie**

⊚ B-7.41

Sonographie eines Pankreas mit Verkalkungen mit dorsalen Schallauslöschungen (weiße Pfeilspitzen) in Pankreaskopf und Pankreaskorpus und gering dilatiertem Pankreasgang mit Kaliberschwankungen (markiert durch Kreuze) im Rahmen einer chronischen Pankreatitis.

⊚ B-7.42 | **Chronische Pankreatitis, CT**

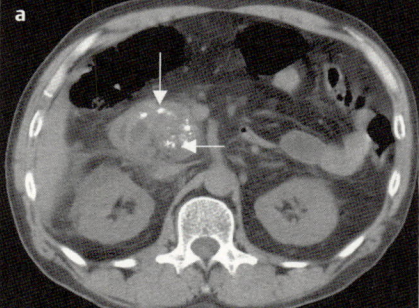
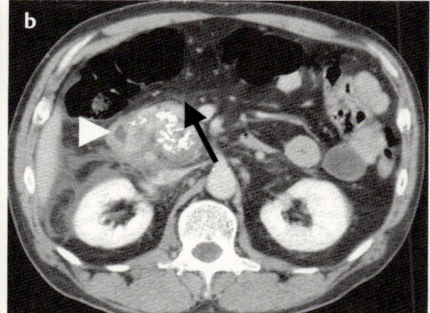
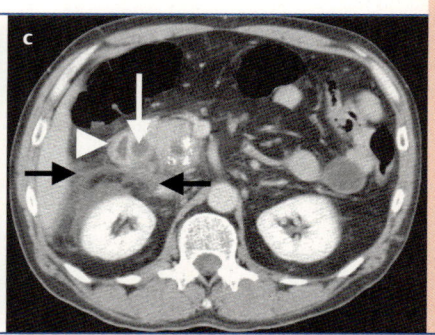

▶ **Merke:** Chronisch entzündliche Pseudotumoren sind differenzialdiagnostisch oft schwierig von einem Pankreaskarzinom zu unterscheiden (auch mit CT und MRT)! Bei Karzinomverdacht wird die Biopsie angestrebt, die durch eine CT-gesteuerte Punktion (s. S. 513), aber auch im Zuge einer ERCP mit Punktion oder Bürstenabstrich erfolgen kann. Kann bei starkem Tumorverdacht in der Biopsie kein Karzinom nachgewiesen werden, besteht die Möglichkeit einer offenen, chirurgischen Exploration.

◀ **Merke**

- **MRCP und ERCP:** Kaliberunregelmäßigkeiten, kurzstreckige Stenosen und Dilatationen sowie Verlegungen des **Pankreasganges** werden durch die MRCP und ERCP dargestellt. Mit diesen Verfahren kann auch eine Choledochusstenose als mögliche Komplikation der chronischen Pankreatitis nachgewiesen werden.

- **MRCP und ERCP:** Es lassen sich Pankreasgangveränderungen (Stenosen, Dilatationen), eine Choledochusstenose oder Konkremente darstellen.

▶ **Klinischer Fall.** Der 49-jährige Patient mit bekannter **chronischer Pankreatitis** stellt sich mit heftigen Oberbauchschmerzen mit gürtelförmiger Ausstrahlung, rechts mehr als links, in der Notaufnahme vor. Die CT-Untersuchung mit nativen Aufnahmen (Abb. **B-7.42a**) und kontrastverstärkten Aufnahmen in der venösen Phase (Abb. **B-7.42b** und **c**) zeigt eine Auftreibung des Pankreaskopfes mit multiplen, zum Teil grobschollligen Verkalkungen als Zeichen der chronischen Pankreatitis (Abb. **B-7.42a**, kleine weiße Pfeile). Medial der Pars descendens duodeni (Abb. **B-7.42b** und **c**, weiße Pfeilspitzen) wird eine Pankreaspseudozyste dargestellt (Abb. **B-7.42c**, großer weißer Pfeil). Entlang der rechten Gerota-Faszie sowie ventral des Pankreaskopfes werden streifenförmige, entzündlich-exsudative Gewebeveränderungen nachgewiesen, die durch die rechte Gerota-Faszie und bis an die rechte Niere reichen und auf eine akute Pankreatitis hinweisen (Abb. **B-7.42b** und **c**, schwarze Pfeile). Im Serum werden Konzentrationserhöhungen für C-reaktives Protein (CRP, Entzündungsmarker, hier 11,0 mg/dl, Norm <0,5 mg/ml), Bilirubin (Gallengangstauung, hier 1,6 mg/dl, Norm bis 1,1 mg/dl), Amylase (Pankreasenzym, hier 529 U/l, Norm 40-100 U/l) und Lipase (Pankreasenzym, hier 1093 U/l, Norm <55 U/l) nachgewiesen, die ebenfalls auf einen akuten Schub bei chronischer Pankreatitis hinweisen.

◀ **Klinischer Fall**

Pankreastumoren

Pankreastumoren gehen meistens vom Epithel der Pankreasgänge aus; sie können solide, zystisch oder gemischt sein und sind mittels Schnittbildverfahren darstellbar.

Adenokarzinom

Adenokarzinome finden sich in ca. 70 % im Pankreaskopf. Etwa 90 % sind duktale Karzinome, ca. 10 % gehen aus Azinusepithel hervor.

Klinik: Frühsymptome fehlen meist oder sind unspezifisch, so dass die Diagnose oft erst in fortgeschrittenen Stadien gestellt wird.
Eine mögliche Komplikation ist die Begleitpankreatitis.

Stadieneinteilung:
I: intrapankreatisch
II: Befall von benachbarten Blutgefäßen oder Organen
III: lymphogene Streuung
IV: Fernmetastasierung.

Diagnostisches Vorgehen: Im Vordergrund stehen die bildgebenden Verfahren. Besonders günstig ist die Kombination aus Sonographie, CT und ERCP oder die Kombination aus MRT und MRCP.

Radiologische Diagnostik: Wichtige Merkmale von Pankreaskarzinomen sind: Veränderungen von Form und Kontur des Pankreas, veränderte Gangstrukturen, Bindegewebseinlagerung, Verlust trennender Fettschichten, Thrombose oder Tumorinvasion von Pfortader oder Milzvene, Lymphadenopathie oder Fernmetastasen.

- **Sonographie:** Ein Pankreaskarzinom (Abb. **B-7.43a**) kann auffallen durch Konturveränderungen des Pankreas, als echoarmer Tumor, durch zystische oder

Pankreastumoren

Pankreastumoren nehmen ihren Ausgang meistens vom Epithel der Pankreasgänge, seltener von neuroendokrinen oder anderen Gewebeanteilen. Pankreastumoren können solide, zystisch oder gemischt sein und charakteristische morphologische Merkmale zeigen, die vor allem in Schnittbildverfahren darstellbar sind.

Adenokarzinom

Bei Pankreaskarzinomen handelt es sich meist um Adenokarzinome, die bevorzugt den Pankreaskopf betreffen (70 %). In ca. 90 % der Fälle gehen sie vom Epithel der kleinen Pankreasgänge aus (duktale Karzinome); die übrigen 10 % entspringen dem Azinusepithel.

Klinik: Frühsymptome fehlen meistens, daher werden Adenokarzinome des Pankreas oft erst in fortgeschrittenen Stadien nachgewiesen. Symptome wie Appetitverlust, unspezifische Beschwerden oder Schmerzen im Oberbauch, Verdauungsstörungen, Übelkeit und Gewichtsverlust bereiten differenzialdiagnostische Schwierigkeiten. Seltene Symptome sind Thrombosen, Thrombophlebitiden und die Thrombophlebitis migrans sowie eine pathologische Glukosetoleranz oder ein Diabetes mellitus. Als Komplikation eines Pankreastumors kann vor allem bei Kompression oder Invasion des Pankreasgangsystems eine Pankreatitis (s. o.) auftreten, deren Folgen den Patienten zum Arzt bringen. Die Pankreatitis kann dabei akut, aber auch chronisch verlaufen. Die chronische Pankreatitis kann insbesondere bei einem Pancreas divisum lange subklinisch bleiben, wenn sie nur eine der beiden Pankreasanlagen erfasst.

Stadieneinteilung: Auf das Pankreas beschränktes Tumorwachstum (Stadium I) ist zum Zeitpunkt der Diagnose selten. Charakteristisch sind die Ummauerung oder Infiltration benachbarter Blutgefäße und Organe (Stadium II) und die frühe lymphogene (Stadium III) und hämatogene (Stadium IV bei Fernmetastasen) Metastasierung.

Diagnostisches Vorgehen: Aufgrund der unspezifischen Symptome und Zeichen des Pankreaskarzinoms sind Anamnese und körperliche Untersuchung oft nicht richtungweisend. Die Tumormarker CA 19-9 und CA 50 ermöglichen keine Frühdiagnose, sondern eignen sich vor allem zur postoperativen Kontrolle auf Rezidivfreiheit. Im Vordergrund der Diagnostik stehen die bildgebenden Verfahren. Die Kombination aus Sonographie, CT und ERCP gilt mit einer Trefferquote von 85–90 % als besonders günstig. Da die MRT inzwischen die Anfertigung dünnschichtiger Aufnahmen in Atemanhaltetechnik (Artefaktreduktion) und die Kombination mit der MRCP erlaubt, ist auch durch den Einsatz der MRT und MRCP eine hohe Trefferquote erzielbar.

Radiologische Diagnostik: Tumoren sind erst ab einem Durchmesser von ca. 1 cm diagnostisch nachweisbar, wenn sie nicht an der Oberfläche des Pankreas liegen und eine Konturveränderung aufweisen oder das Pankreasgangsystem verlegen.
Wichtige Merkmale von Pankreaskarzinomen sind Veränderungen von Form und Kontur des Pankreas, unregelmäßig dilatierte und stenosierte Pankreasgangstrukturen und der Verlust der trennenden Fettschicht zu benachbarten Blutgefäßen und Organen, die jedoch bei der chronischen Pankreatitis auch vorkommen können. Ebenso wie bei der chronischen Pankreatitis kann es zu Thrombosen von Pfortader oder Milzvene (DD: Tumorinvasion, Tumorzapfen) und zur Zunahme von peripankreatischen Lymphknoten an Zahl und Größe kommen. Fernmetastasen, vor allem in der Leber, weisen auf eine maligne Erkrankung hin, die sich dann allerdings schon in einem weit fortgeschrittenen Stadium befindet.

- **Sonographie:** Die Sonographie (Abb. **B-7.43a**) weist vor allem Konturveränderungen des Pankreas nach, die durch ein Karzinom bedingt sein können. Bei fettreichem Pankreas kann das Pankreaskarzinom unter Umständen als

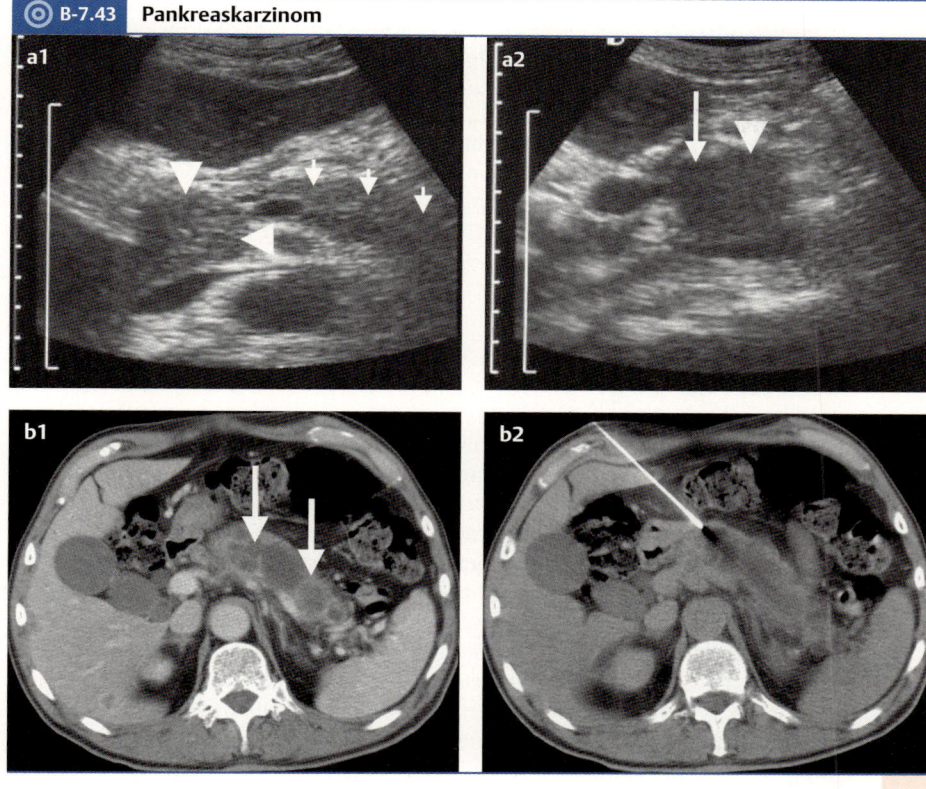

B-7.43 Pankreaskarzinom

a **Sonographie** eines großen **Pankreaskopfkarzinoms** mit Vorwölbung der Pankreaskontur in der transversalen (1) und sagittalen (2) Schichtführung (weiße Pfeilspitzen) sowie verminderter Echogenität im kranialen Anteil des Tumors (2, großer weißer Pfeil). Pankreaskorpus und Pankreasschwanz stellen sich unauffällig dar (kleine weiße Pfeile).

b Ausgeprägte Pankreasgangerweiterung in Pankreasschwanz und Pankreaskorpus mit deutlichen Kalibersprüngen (weiße Pfeile). Bei Verdacht auf **Pankreaskarzinom** erfolgt die CT-gesteuerte Pankreas-Stanzbiopsie im Bereich des Pankreaskorpus mit einem Zugangsweg, der durch den Magen führt (Verlauf der Biopsienadel in Bild 2). Histopathologisch Adenokarzinom.

echoarme Struktur auffallen, die das fettreiche Gewebe verdrängt. Auch zystische oder nekrotisch zerfallende Tumoren weisen echoarme Areale auf. Ist das Pankreasgangsystem durch den Tumor verlegt, kann die Sonographie die prästenotische Dilatation darstellen. Lebermetastasen sind der Sonographie zugänglich. Thrombosen von Pfortader oder Milzvene (DD: Tumorinvasion, Tumorzapfen) können mit der Farbduplex-Untersuchung dargestellt werden. Die Abgrenzung insbesondere zur chronischen Pankreatitis ist oft schwierig, selbst wenn Schallauslöschungen auf Pankreasverkalkungen hinweisen.

- **CT und MRT:** Die sonographisch feststellbaren Veränderungen (s. o.) werden auch durch die CT (Abb. **B-7.43b** und Abb. **B-7.36**, s. S. 518) und die MRT nachgewiesen (s. Abb. **B-7.34**, S. 515). Weiterführend sind bei CT und MRT in gleichem Maße Untersuchungen nach i. v. KM-Injektion. Pankreaskarzinome sind oft reich an Bindegewebe und nehmen im Vergleich zu gesundem Pankreasgewebe häufig verzögert i. v. injiziertes, interstitielles KM auf. Dieser Umstand kann die Tumorerkennung in der frühharteriellen CT und der KM-dynamischen MRT deutlich erleichtern. Die MRT wird durch T_2-gewichtete und Fettsignal-unterdrückte, T_1-gewichtete Aufnahmen ergänzt.

- **Weitere bildgebende Diagnostik:** Die **Endosonographie** ist besonders empfindlich für Pankreastumoren und peripankreatische Lymphknotenveränderungen, stellt aber ein invasives Untersuchungsverfahren dar. Sie kann mit der ERCP zusammen durchgeführt werden, wenn Sonographie, CT und MRT bei starkem Tumorverdacht keine Raumforderung nachweisen. Da die Endosonographie den Tumorbefall eines erkannten Lymphknotens ebenso wenig beweisen kann wie die anderen Schnittbildverfahren, im Vergleich jedoch ein deutlich geringeres Bildfeld aufweist, sollte sie nicht allein zur Abklärung der Lymphknotensituation eingesetzt werden. Die **ERCP** kann Kompression oder Invasion des Pankreasgangsystems mit hoher Empfindlichkeit nachweisen und erlaubt das Einbringen eines Stents, der die Obstruktion entlastet. Die **MRCP** sollte bei Verdacht auf Pankreastumor zusammen mit der MRT durchgeführt werden und kann – wie die ERCP – Kompression oder Invasion des Pankreasgangsystems, Pankreasgangabbrüche, prästeno-

nekrotische Tumoranteile, durch prästenotische Pankreasgangdilatation, Lebermetastasen oder Thrombosen von Pfortader und Milz (DD: Tumorinvasion, Tumorzapfen).

- **CT und MRT:** Es lassen sich dieselben Veränderungen wie in der Sonographie nachweisen (s. o.).
Zusätzlich können Untersuchungen mit i. v. KM (verzögerte Aufnahme im Tumor) vorgenommen werden (Abb. **B-7.43b**, Abb. **B-7.34**, S. 515 und Abb. **B-7.36**, S. 518).

- **Weitere bildgebende Diagnostik:** Die **Endosonographie** (invasiv!) ist besonders empfindlich für Pankreastumoren und peripankreatische Lymphknotenveränderungen.
Die **ERCP** (invasiv!) kann Kompression oder Invasion des Pankreasgangsystems nachweisen und erlaubt das Einbringen eines Stents.
Die **MRCP** kann Kompression oder Invasion des Pankreasgangsystems, Pankreasgang-Abbrüche, prästenotische Gangdilatationen und ggf. Stenosen des Ductus choledochus darstellen.

tische Gangdilatationen und ggf. Stenosen des Ductus choledochus mit hoher Empfindlichkeit nachweisen.

Neuroendokrine Tumoren

Neuroendokrine Tumoren

▶ **Definition**

▶ **Definition:** Die hormonaktiven und hormoninaktiven neuroendokrinen Pankreastumoren stammen von Zelllinien des diffusen neuroendokrinen Systems (DNES) ab, zu dem Hypophsenvorderlappen, C-Zellen der Schilddrüse, Nebennierenmark, G-Zellen des Magens, entero-chromaffine Zellen des Darms und der Bronchien und Inselzellen des Pankreas zählen.

Inzidenz ca. 5–10-mal geringer als bei Pankreaskarzinomen. Meistens handelt es sich um Karzinoide, Insulinome oder Gastrinome.

Die Inzidenz neuroendokriner Pankreastumoren ist ca. 5–10-mal niedriger als die von Pankreaskarzinomen. Meistens handelt es sich um Karzinoide, Insulinome oder Gastrinome; VIPome, Glukagonome, PPome und Somatostatinome kommen sehr selten vor.

Klinik: Maligne **Karzinoide** metastasieren. Klinisch können sie durch Flush-Symptomatik, Asthmaanfälle, Durchfälle mit Gewichtsverlust und Zeichen der Endokardfibrose des rechten Herzens auffallen.

Gastrinome treten in ca. 20 % in Verbindung mit einer MEN-I auf. Klinisch fallen sie durch Diarrhöen, Steatorrhöen und therapieresistente Ulzera auf.

Klinik: Maligne neuroendokrine Pankreastumoren sind oft **hormoninaktiv** und fallen aufgrund der zunächst unspezifischen Symptome meist erst bei erheblicher Größe durch raumfordernde Wirkung auf. Maligne **Karzinoide** metastasieren wie Pankreaskarzinome und befallen oft die Leber. Karzinoide können sich durch Flush-Symptomatik, Asthmaanfälle, Durchfälle mit Gewichtsverlust und Zeichen der Endokardfibrose des rechten Herzens (Trikuspidalinsuffizienz) bemerkbar machen. **Gastrinome** sind in ca 60 % der Fälle maligne, die Hälfte ist bei Diagnosestellung bereits metastasiert. Sie finden sich zu 80 % im Pankreas, sonst v. a. im Duodenum, Magenantrum oder Lig. hepatoduodenale. Ca. 20 % der Gastrinome treten im Rahmen einer multiplen endokrinen Neoplasie (MEN-I) auf. Hormonaktive Gastrinome fallen oft durch therapieresistente Ulzera in Magen, Duodenum und sogar Jejunum, durch Diarrhöen und Steatorrhöen auf.

Insulinome sind die häufigsten neuroendokrinen Pankreastumoren. Sie sind oft **hormonaktiv** (Whipple-Trias), in ca. 90 % **gutartig** und zu ca. 90 % solitär. Die Insulinome sind bei Diagnose meistens klein und oft schwierig zu lokalisieren.

Insulinome sind die häufigsten neuroendokrinen Pankreastumoren. Sie sind meist **hormonaktiv** (ca. 50 % nur Insulin, sonst auch andere gastrointestinale Hormone), **gutartig** (90 %) und treten in der Regel solitär auf (90 %). Nur selten kommen sie im Rahmen einer MEN-I vor. Typisch für die autonome Insulinproduktion ist die Whipple-Trias mit Spontanhypoglykämie bei Nahrungskarenz, autonomen Symptomen (Heißhunger, Übelkeit, Schwäche, Schwitzen, Hitzegefühl, Zittern, Angst, Herzrhythmusstörungen) und zentralnervösen Symptomen (Kopfschmerzen, Schwindel, Sehstörung, Aphasie, Hemiplegie, Parästhesie, Krampfanfall, Verwirrtheit, Verhaltensänderung, Koma). Aufgrund der erheblichen klinischen Symptome sind Insulinome bei Diagnosestellung meistens noch sehr klein und daher schwierig zu lokalisieren.

Diagnostisches Vorgehen:
Karzinoid: Serotonin im Blut, 5-Hydroxyindolessigsäure i. U.
Gastrinom: Magensaftanalyse, Gastrin im Blut
Insulinom: Fastentest, Insulinsuppressionstest, Provokationstest.
Bei Tumorverdacht erfolgt die Bildgebung.

Diagnostisches Vorgehen: Sind Anamnese und Klinik richtungweisend, wird bei V. a. ein **Karzinoid** das Blut auf Serotonin und der Urin auf 5-Hydroxyendolessigsäure untersucht (beide erhöht). Bei **Gastrinom**-Verdacht erfolgen Magensaftanalyse (basal acid output und peak acid output) und Bestimmung des Gastrinspiegels im Blut vor und nach Provokation mit Sekretin (stark erhöht). Bei Verdacht auf ein **Insulinom** können der Fastentest (Provokation einer Hypoglykämie), der Insulinsuppressionstest (Zufuhr von exogenem Insulin verringert eigene Insulinproduktion nicht) und der Provokationstest (Bestimmung des Glukoseverbrauchs pro Zeiteinheit, bei gesteuerter exogener Zufuhr deutlich erhöht) durchgeführt werden.

Radiologische Diagnostik: Da die Tumorresektion bei kleinen hormonaktiven Tumoren Heilung verspricht, ist die Lokalisationsdiagnostik wichtig!

Präoperativ: Kontrastverstärkte CT und MRT (Abb. **B-7.44a,b**); ggf auch Nuklearmedizin (Abb. **B-7.44c**), Endosonographie,

Radiologische Diagnostik: Da die Tumorresektion bei kleinen, hormonaktiven Tumoren Heilung verspricht, kommt der Lokalisationsdiagnostik eine sehr hohe Bedeutung zu. Zunächst sollte die nichtinvasive Abklärung angestrebt werden.
Präoperativ werden **kontrastverstärkte CT** mit früharteriellen Aufnahmen (hohe Perfusion bei neuroendokrin aktiven Geweben), **MRT** mit T_2-gewichteten und Fettsignal-unterdrückten, T_1-gewichteten Aufnahmen und Gradientenecho-

⊙ **B-7.44** | **Neuroendokrine Tumoren**

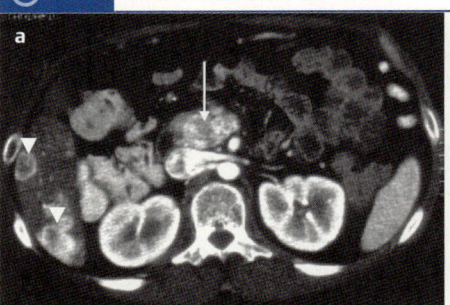
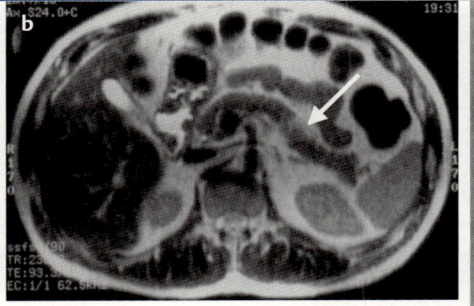
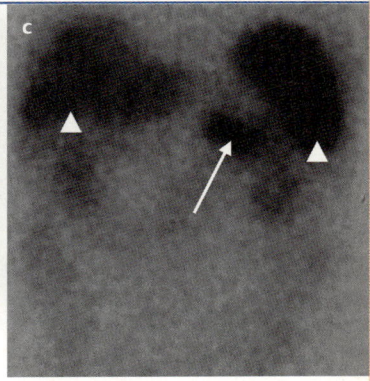

a **VIPom des Pankreaskopfes** (weißer Pfeil) und Lebermetastasen (weiße Pfeilspitzen) mit starker, inhomogener Kontrastaufnahme in der arteriellen Phase der CT.

b T_2-gewichtete MRT-Aufnahme des Pankreas in Atemanhaltetechnik (Aufnahmezeit 20s) mit Nachweis einer signalreichen Raumforderung am Pankreasschwanz ventral (weißer Pfeil) bei klinischem Verdacht auf **Insulinom** (operativ bestätigt).

c Octreotid-Szintigramm mit Mehrbelegung im Bereich des Pankreasschwanzes (weißer Pfeil) bei einem Patienten mit klinischem Verdacht auf **Insulinom**. Physiologische Octreotid-Aufnahme in Leber und Milz (weiße Pfeilspitzen).

Aufnahmen angefertigt (Abb. **B-7.44a,b**). Insbesondere die MRT zeigt bei hormonaktiven Pankreastumoren unter 2 cm Durchmesser eine hohe Empfindlichkeit (ca. 75 %). Das Signalverhalten in der MRT hängt vom Gehalt des Tumors an kollagenösem Bindegewebe ab, welches zu einer Signalminderung führt.

Zeigen die nativen MRT-Aufnahmen keinen Tumor, wird mit der KM-dynamischen MRT nach verstärkt durchbluteten Raumforderungen gesucht. Bleiben CT und MRT ohne Tumornachweis, suchen die nuklearmedizinische Somatostatin-Rezeptorszintigraphie oder der Octreotid-Scan (Abb. **B-7.44c**) nach verstärkt speichernden Gewebeanteilen. Invasive Untersuchungen wie die Endosonographie, die arterielle Pankreas-Angiographie und die selektive, angiographische Venenblutentnahme in der Pfortader zur Bestimmung des Hormonspiegels oder gar die explorative Laparotomie zur Tumorlokalisation werden bei zuvor erfolgloser Tumorsuche durchgeführt.

Intraoperativ werden Sonographie, Palpation und ggf. selektive Insulinspiegelbestimmung im Pfortaderblut eingesetzt.

arterielle Pankreas-Angiographie, selektive Pfortader-Blutentnahme (als transhepatische transportale Katheterblutentnahme).

Intraoperativ: Palpation, Sonographie, selektive Pfortader-Blutentnahme.

Zystische Tumoren

Zystische Pankreastumoren kommen selten vor und machen ca. 5–15 % aller zystischen Raumforderungen am Pankreas aus. Zu unterscheiden sind mikrozystische und makrozystische Adenome. Eine eindeutige Symptomatik fehlt ebenso wie beim Pankreaskarzinom.

Mikrozystische Adenome (Syn.: seröse Zystadenome) sind gutartige Tumoren, die vor allem bei über 60-jährigen Patienten und bei der von-Hippel-Lindau-Erkrankung gefunden werden und in jedem Pankreas-Abschnitt, bei geringer Größe jedoch bevorzugt im Pankreaskopf, vorkommen können. Sie messen bei Diagnose ca. 1–12cm, haben eine glatte oder lobulierte Oberfläche und weisen multiple (typischerweise > 6), oft winzige (< 1 cm Durchmesser) Zysten auf. Manche mikrozystischen Adenome zeigen eine charakteristische zentrale Narbe mit sternförmig verlaufenden Bindegewebesträngen, die auch verkalken können. **Radiologische Diagnostik: Sonographisch** können die Zysten echoarm, aber auch echoreich imponieren. In der **MRT** sind die Zysten am besten mit schnellen, T_2-gewichteten Aufnahmen in Atemanhaltetechnik darzustellen. In der **CT** und in der **MRT** hebt sich die zentrale, sternförmige Narbe besonders nach i. v. KM-Gabe deutlich gegen die kleinen Zysten ab. Die **CT** weist zudem ggf. vorhandene, feine, radiäre Verkalkungen im Bereich der zentralen Narbe nach (Abb. **B-7.45a**).

Sind die einzelnen Zysten sehr klein, ist eine Verwechslung mit soliden Tumoren möglich, sind sie entsprechend groß, können sie mit anderen zystischen Prozessen verwechselt werden.

Zystische Tumoren

Sie machen ca. 5–15 % aller zystischen Raumforderungen am Pankreas aus.

Mikrozystische Adenome (seröse Zystadenome) bestehen typischerweise aus >6 Zysten mit < 1 cm Durchmesser und sternförmiger zentraler Narbe mit Verkalkungen (CT!).
Radiologische Diagnostik: Sonographisch erscheinen die Zysten mit unterschiedlicher Echogenität.
In der **MRT** stellen sich die Zysten am besten mit T_2-gewichteten Aufnahmen in Atemanhaltetechnik dar.
Die **kontrastverstärkte CT** oder MRT zeigt die zentrale, sternförmige Narbe. Die **CT** weist Verkalkungen nach (Abb. **B-7.45a**).

B-7.45   Zystische Tumoren

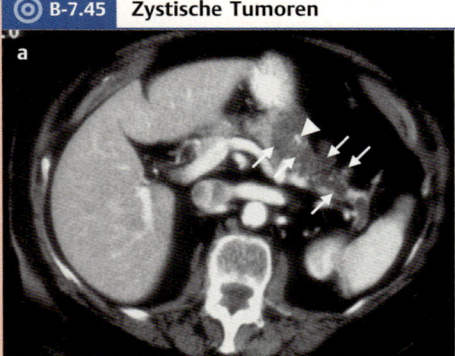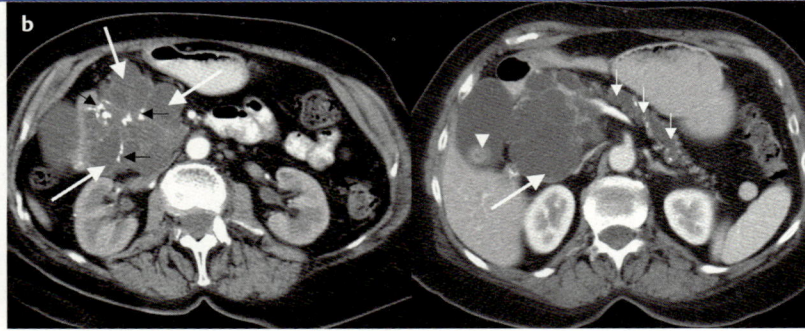

a **Mikrozystischer Pankreastumor** (Adenom) im Pankreasschwanz mit multiplen kleinen Zysten um 1 cm Durchmesser (weiße Pfeile) und feiner Verkalkung in Septen (weiße Pfeilspitze).
b CT des Abdomens mit ausgeprägten, zystischen Veränderungen am Pankreaskopf (große weiße Pfeile), deren Septen zum Teil Verkalkungen aufweisen (kleine schwarze Pfeile). Pankreaskorpus und Pankreasschwanz sind atrophisch, der Pankreasgang ist dilatiert (kleine weiße Pfeile). Differenzialdiagnostisch kommt neben einem **makrozystischen Pankreastumor** auch eine ausgedehnte Pseudozystenbildung mit Verkalkungen bei chronischer Pankreatitis infrage. Nebenbefundlich Gallenblasenstein (weiße Pfeilspitze).

Makrozystische Adenome (muzinöse Zystadenome und Zystadenokarzinome) sind oft maligne Tumoren. Sie treten typischerweise in Pankreaskorpus und -schwanz, mit großem Durchmesser (Zysten >2 cm) und bindegewebigen Septen (DD: Pseudozyste) auf.
Radiologische Diagnostik: Die **Sonographie** zeigt das echoreiche Tumorareal und zum Teil septierte Zysten.
In **CT und MRT** erscheinen kontrastaufnehmende Septen und oft irregulär begrenzte Zysten. Die **MRT** zeigt die Zysten vor allem auf T$_2$-gewichteten und Fettsignal-unterdrückten, T$_1$-gewichteten Aufnahmen. Septale Verkalkungen stellen sich in der **CT** am besten dar (Abb. **B-7.45b**).
CT, MRT, MRCP und ggf. auch **ERCP** werden zur Abklärung der Malignität eingesetzt.

Makrozystische Adenome (Syn.: muzinöse Zystadenome und Zystadenokarzinome) sollten bis zum Beweis des Gegenteils als maligne Tumoren betrachtet werden. Sie treten bevorzugt bei Frauen zwischen dem 40. und 60. Lebensjahr auf. Die Tumoren sind meist im Pankreaskorpus und -schwanz lokalisiert, groß (Durchschnitt 10 cm), eingekapselt und multilokulär. Bindegewebige Septen trennen die einzelnen Zysten, deren Durchmesser meistens > 2 cm beträgt. Die Septen können auch sehr schmal sein, so dass sie in der CT nicht nachweisbar sind und der Eindruck einer Pseudozyste entsteht. **Radiologische Diagnostik:** In der **Sonographie** weist das im Vergleich zum gesunden Pankreasgewebe oft echoreichere Tumorareal mehrere, zum Teil septierte Zysten auf. **CT und MRT** zeigen die oft irregulär geformten, zystischen Anteile zwischen den Septen, die im Vergleich zu normalem Pankreasgewebe durch eine verstärkte Kontrastaufnahme nach i. v. KM-Applikation auffallen. In der MRT zeigen sich die zystischen Anteile vor allem auf T$_2$-gewichteten und Fettsignal-unterdrückten, T$_1$-gewichteten Aufnahmen. Dabei kann das Muzin in den Zysten auf T$_1$- und T$_2$-gewichteten MRT-Aufnahmen ein hohes Signal aufweisen. Septale Verkalkungen können auftreten und werden am besten in der CT dargestellt (Abb. **B-7.45b**).
Die Obstruktion des Pankreashauptganges (MRCP, ERCP), die Invasion in Nachbarstrukturen und die Metastasierung (CT, MRT) sind Merkmale der Malignität. Die operative Resektion gilt als erstrebenswert, da die 5-Jahres-Überlebensrate von ca. 50 % im Vergleich zum duktalen Pankreaskarzinom hoch ist.

Mukoviszidose

Mukoviszidose

▶ **Definition**

▶ **Definition:** Durch eine Fehlfunktion der exokrinen Drüsen kommt es zu chronischen bronchopulmonalen Infekten, durch eine exokrine Pankreas-Insuffizienz zur Malabsorption und zu einer verstärkten Natrium-Ausscheidung der Schweißdrüsen.

Klinik:
Am Pankreas können 3 Formen unterschieden werden:
1. lobulierte Pankreasvergrößerung mit vollständiger Verfettung
2. Atrophie mit teilweiser Verfettung
3. diffuse Atrophie ohne Verfettung.

Klinik:
Am Pankreas können drei Formen von Veränderungen unterschieden werden:
1. lobulierte Pankreasvergrößerung mit vollständiger Verfettung
2. Atrophie mit teilweiser Verfettung
3. diffuse Atrophie ohne Verfettung.
In seltenen Fällen kommt es zu einer makrozystischen Atrophie des Pankreas.

Radiologische Diagnostik: Die CF-typischen Pankreasveränderungen der Verfettung und Atrophie des Pankreas können mit der **CT**, aber auch mit der **MRT** (besonders geeignet sind Fettsignal-unterdrückte, T_1-gewichtete Aufnahmen) besser dargestellt werden als mit der **Sonographie**.

Radiologische Diagnostik: CT und **MRT** zeigen Verfettung und Atrophie des Pankreas.

Hämochromatose

Bei der erblichen primären Hämochromatose wird im Parenchym verschiedener Organe Eisen abgelagert. Besonders betroffen sind Leber, Pankreas und Herz. Während zunächst meistens die Leber Eisen einlagert, kommt es nach irreversibler Leberschädigung zur Eisenablagerung im Pankreas.

Hämochromatose

Bei der primären Hämochromatose kommt es nach irreversibler Leberschädigung zur Eisenablagerung im Pankreas.

Radiologische Diagnostik: In der **CT** führt die vermehrte Eisenablagerung im Pankreas und in der Leber zu einem Anstieg der Dichtewerte im nativen Bild, der proportional zum Eisengehalt ist. T_2-gewichtete **MRT**-Aufnahmen weisen bei Eisenablagerung ein vermindertes Signal im Pankreas nach.

Radiologische Diagnostik: Die vermehrte Eisenablagerung führt im nativen **CT** zu einer Dichteerhöhung und im **MRT** zu einer T_2-Signalminderung.

Pankreasverletzungen

Formen: Sowohl stumpfe als auch spitze oder penetrierende Bauchtraumen können das Pankreas treffen, das mit seiner relativ fixierten Lage vor der Aorta und V. cava inferior und der Wirbelsäule insbesondere einer von ventral einwirkenden Kraft kaum nachgeben oder ausweichen kann. Pankreasverletzungen können auch iatrogen, vor allem im Rahmen von Operationen benachbarter Organe oder Tumoren, entstehen.

Pankreasverletzungen

Formen: Stumpfe und spitze oder penetrierende Bauchtraumen (auch iatrogen!).

Klinik: Bei Eröffnung oder Durchtrennung von Pankreasgängen kommt es zum Austritt von Pankreas-Sekret mit Verdauungsenzymen und in der Folge zu einer akuten Pankreatitis (s.S. 521).

Klinik: Bei Eröffnung oder Durchtrennung von Pankreasgängen kommt es zur akuten Pankreatitis (s.S. 521).

Radiologische Diagnostik: In der **CT** nachweisbare Flüssigkeitssammlungen am Ort der Gangverletzung gelten als typisch. Bei stumpfen, von ventral entstandenen Traumen wird oft eine Flüssigkeitssammlung zwischen der Milzvene und dem Pankreasparenchym nachgewiesen. Bei schlanken Patienten können diese Veränderungen auch in der **Sonographie** nachgewiesen werden, wenn keine Darmgasüberlagerung besteht. Sofern aufgrund des Verletzungsmusters nicht eine operative Versorgung notwendig ist, erfolgen bildgebende Diagnostik und ggf. bildgesteuerte Therapie wie bei der akuten Pankreatitis (s.S. 521).

Radiologische Diagnostik: Als typisch gelten in der **CT** (und ggf. in der **Sonographie**) nachweisbare Flüssigkeitssammlungen am Ort der Gangverletzung.
Ist keine operative Therapie erforderlich, erfolgen bildgebende Diagnostik und Therapie wie bei der akuten Pankreatitis (s.S. 521).

Pankreastransplantation

Ziel der Pankreas-Transplantation ist die Übertragung der endokrinen Pankreasfunktionen auf den Empfänger. Die meisten Pankreastransplantationen werden in Kombination mit Nierentransplantationen durchgeführt. Bei gemeinsamer Nieren-Pankreas-Transplantation ist die Überlebenszeit der Transplantat-Organe am längsten. Pankreastransplantate werden meistens an die rechte oder linke A. und V. iliaca communis angeschlossen. Während das exokrine Pankreassekret in den Anfängen der Pankreastransplantation frei nach intraperitoneal abgeleitet wurde, wird das Spender-Pankreas gegenwärtig meistens mit einer Duodenalmanschette transplantiert, die an ein Hohlorgan (meistens die Harnblase des Empfängers) angeschlossen wird.
Das Transplantat stellt sich als Weichteilmasse im Becken, rechts oder links der Mittellinie dar.

Pankreastransplantation

Sie erfolgt meistens in Kombination mit einer Nierentransplantation, Anschluss meistens an rechte oder linke A. und V. iliaca communis. Ziel ist die Übertragung der endokrinen Pankreasfunktionen.
Das Spender-Pankreas wird meistens mit einer Duodenalmanschette transplantiert und an ein Empfänger-Hohlorgan (z. B. Harnblase) angeschlossen.
Das Pankreas-Transplantat liegt im Becken.

Radiologische Diagnostik: Vor allem die **CT** ist beim Erkennen auch kleiner Anastomosen-Insuffizienzen hilfreich. Mit der CT kann die Lage des Pankreas festgestellt und peripankreatische Flüssigkeitssammlungen nach Transplantation nachgewiesen werden. Diese weisen meistens auf den Austritt exokriner Pankreassekrete durch die insuffiziente Anastomose hin.
Gepulste Farbduplex-**Ultraschalluntersuchungen** stellen ein nicht-invasives Verfahren zur Beurteilung der arteriellen und venösen Transplantatversorgung dar. Bei Verdacht auf hämodynamisch wirksame Abknickung, Kompression oder Verschluss der Transplantat-versorgenden Blutgefäße wird auch die

Radiologische Diagnostik: Die **CT** ist beim Erkennen von Anastomosen-Insuffizienzen hilfreich.

Farbduplex-Sonographie und ggf. **Angiographie** dienen zur Beurteilung der arteriellen und venösen Transplantatversorgung.

Eine Transplantatabstoßung ist in Schnittbildern nicht sicher darzustellen.

Angiographie mit hoher räumlicher und zeitlicher Bildauflösung eingesetzt. Die
MRT bietet zwar ebenfalls die Möglichkeit zur Flussdarstellung, gilt aber immer
noch als Methode in Erprobung.
Eine Abstoßung des Pankreastransplantates kann durch Schnittbildverfahren
nicht sicher nachgewiesen werden.

7.4 Milz

7.4 Milz

Zahlreiche internistische Erkrankungen und Verletzungen können zu morphologischen und funktionellen Veränderungen der Milz führen. Die Sonographie
dient meist der Primärdiagnostik, CT und MRT ermöglichen eine weiterführende Diagnostik, v. a. dann, wenn die sonographische Untersuchung nur eingeschränkt möglich ist. Die nuklearmedizinischen Verfahren können zur gezielten
Funktionsdiagnostik eingesetzt werden.

7.4.1 Radiologische Methoden

7.4.1 Radiologische Methoden

Konventionelle Röntgendiagnostik

Konventionelle Röntgendiagnostik

Methode: Abdomen-Übersichtsaufnahme
in Links-Seitenlage.

Methode: Abdomen-Übersicht im Liegen und Links-Seitenlage (s. a. S. 438).

Indikationen: Zur Beurteilung der Milz
nicht indiziert, nebenbefundlich können
sich aber indirekte Zeichen einer Milzerkrankung zeigen.

Indikationen: Die konventionelle Röntgenaufnahme des Abdomens ist zur Beurteilung der Milz nicht indiziert, sie kann jedoch die indirekten Zeichen einer
Milzerkrankung als Nebenbefund zeigen.

Beurteilung:
Indirekte Zeichen einer Milzerkrankung
sind z. B. linksseitiger Zwerchfellhochstand,
Ergussbildung im linken Recessus
phrenicocostalis.

Beurteilung: Im Abdomen-Übersichtsbild ist die Milz als ovale, weichteildichte
Struktur links unter dem Zwerchfell nachweisbar.
Ein linksseitiger Zwerchfellhochstand mit Deformierung der Zwerchfellkontur,
eine eingeschränkte Zwerchfellbeweglichkeit, sowie Ergussbildung im linken
Recessus phrenicocostalis sind unspezifische, **indirekte Zeichen** einer Milzerkrankung.
Eine Splenomegalie führt zur Abdrängung des luftgefüllten Magens und Dünndarmes nach rechts unten. Auch die linke Kolonflexur und die linke Niere können nach kaudal verlagert werden. Milzverkalkungen sind im konventionellen
Röntgenbild erkennbar, wenngleich sie im CT weitaus empfindlicher nachweisbar sind.

Sonographie

Sonographie

Methode: Die Milz kann, bei Verwendung
eines 3,5 MHz-Schallkopfes, am besten in
Rechts-Seitenlage und in Inspiration eingesehen werden.

Methode (s. a. S. 88): Die Ultraschalluntersuchung der Milz ist Teil des so
genannten Oberbauchstatus. Bei Verwendung eines 3,5-MHz-Schallkopfes
kann sie am besten in Rechts-Seitenlage und in Inspiration eingesehen werden
(dabei tritt die Milz, die im Verlauf der 9./10. Rippe zu liegen kommt, unter den
Rippenbogen).

Indikationen: Beurteilung von Größe und
Strukturläsionen (fokal/diffus).

Indikationen: Beurteilung von Größe, Lage, Form und Strukturläsionen (fokal/
diffus) der Milz.

Beurteilung: Diffuse Milzveränderungen
sind meist durch eine **Splenomegalie**
(Milzgröße > 12 cm x 5 cm, Abb. **B-7.46**)
gekennzeichnet.

Beurteilung: Diffuse Milzveränderungen sind meist durch eine **Splenomegalie**
gekennzeichnet, von der man bei einer Milzgröße über 12 cm (Länge) x 5 cm
(Breite) spricht. Meist ist die Splenomegalie durch eine homogene Echotextur,
eine Verplumpung der Milzpole sowie betonten Milzgefäßen gekennzeichnet
(Abb. **B-7.46**).

Beurteilungskriterien **fokaler Stukturläsionen** zeigt Tab. **B-7.7**.

Beurteilungskriterien **fokaler Stukturläsionen** zeigt Tab. **B-7.7**. Zur definitiven
Beurteilung sind häufig Verlaufskontrollen oder auch weiterführende bildgebende Verfahren (z. B. CT) notwendig.
Klinische Befunde (z. B. laborchemische Entzündungszeichen und die Diagnose
lymphatischer oder hämatologischer Systemerkrankungen oder Lebererkrankungen) können bei der Bewertung der echomorphologischen Befunde richtungsweisend sein.

☰ B-7.7	Sonographische Beurteilungskriterien fokaler Milzläsionen
Echogenität	echofrei, echoarm, echoreich
Größe	kleinnodulär, großnodulär
Begrenzung	glatt, irregulär
Form	rund, oval, keilförmig, sichelförmig
dorsales Schallverhalten	abgeschwächt, verstärkt
bewegte Binnenechos	ja, nein
Vaskularität	verstärkt, abgeschwächt
Anzahl	solitär, multipel

☰ B-7.7

◉ B-7.46 **Milzvergrößerung (Splenomegalie)**

a Linker Flankenschnitt. Es zeigt sich eine deutlich vergrößerte Milz (Länge 18,5 cm; gestrichelte Linie) mit Abrundung der Milzpole (Pfeile) und einer homogenen Echostruktur. Der Patient litt an einer portalen Hypertension, Aszites kann perisplenisch jedoch nicht nachgewiesen werden.
b Normal große Milz ($< 12 \times 5$ cm).

Computertomographie

Indikationen: Größe- und Volumenbestimmung, Differenzierung von Milzläsionen.

Methode und Beurteilung (s. a. S. 79): Die **CT** der Milz bedarf keiner speziellen Vorbereitung des Patienten. Der native Scan (ohne i. v. Kontrastmittel) ist erforderlich, um Verkalkungen nachzuweisen und um ggf. die Dichte fokaler Milzläsionen im Vergleich zu normalem Milzgewebe zu bestimmen (Dichte erhöht oder erniedrigt).

Bei der **nativen CT** zeigt die Milz eine homogene Dichte von ca. 46 ±12 HE, die etwa der der Leber entspricht. Im **Kontrastmittel-CT** färbt sich die Milz früharteriell (ca. 25 sec nach Bolus-Injektion) sehr inhomogen an (sog. **Tiger-Milz**, Abb. **B-7.47**), um nach ca. 1 Minute (portal-venöse Phase) in eine homogene Dichte-Erhöhung überzugehen.

Nach Kontrastmittelinjektion sind Milzarterie und -vene abgrenzbar, wobei die verschiedenen Abschnitte der Gefäße in der Regel über mehrere konsekutive Schichten zu verfolgen sind. Die A. lienalis zeigt meist einen geschlängelten Verlauf. In der CT wird die Milz überlagerungsfrei dargestellt, so dass eine exakte **Größen- und Volumenbestimmung** möglich ist. Anhand der Dichte und der Kontrastmittelanreicherung können **diffuse und fokale Milzveränderungen** näher charakterisiert werden.

Magnetresonanztomographie

Methode: Mit der MRT (s. a. S. 83) kann die Milz in mehreren Ebenen (transversal, koronar und/oder sagittal) überlagerungsfrei dargestellt werden. Die Gefäße sind auch ohne Kontrastmittel eindeutig abgrenzbar.

Im Vergleich zur Leber (s. S. 477) hat die Milz längere T_1- und T_2-Relaxationszeiten, so dass sie im T_1-gewichteten Bild ein niedrigeres (dunkleres) Signal und im T_2-gewichteten Bild ein höheres (helleres) Signal als Lebergewebe hat.

Computertomographie

Indikationen: Größe- und Volumenbestimmung, Differenzierung von Milzläsionen.

Methode und Beurteilung:
- überlagerungsfreie Darstellung
- Differenzierung von Milzläsion durch Analyse des Kontrastmittelverhaltens.

Magnetresonanztomographie

Methode: Überlagerungsfreie Darstellung, Gefäße auch ohne Kontrastmittel abgrenzbar.

⊙ **B-7.47**   **Tiger-Milz**

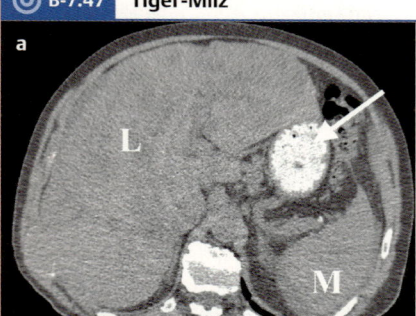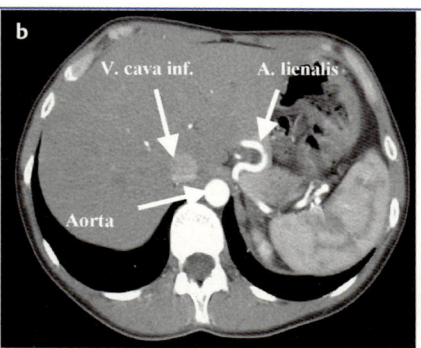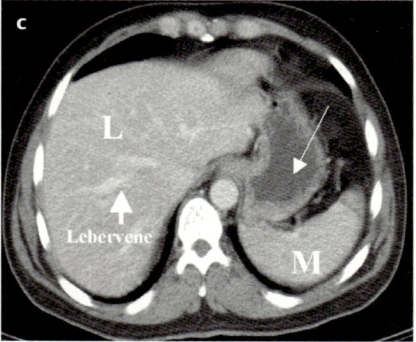

Der Nativ-Scan **(a)** zeigt die Milz mit einer Dichte von ca. 46 ± 12HE, er wird benötigt, um beispielsweise Verkalkungen nach-zuweisen. Der Pfeil kennzeichnet den KM-gefüllten Magen, L = Leber, M = Milz.
In der früh-arteriellen Phase **(b)**, die ca. 15–25 sec nach Bolus-Injektion des KM erreicht wird, ist die Milz inhomogen kontrastiert. Dies kann zu einer Maskierung von fokalen Milzveränderungen führen. In der portal-venösen Perfusionsphase **(c)**, ca. 70–90 sec nach KM-Injektion, ist ein homogenes Enhancement festzustellen. Der Magen ist bei dieser Untersuchung mit Wasser gefüllt (dünner Pfeil).

Dynamische kontrastmittelverstärkte Untersuchungen erleichtern die Differenzierung fokaler Veränderungen.

Die Differenzierung fokaler Veränderungen wird durch Kontrastmittelgabe deutlich erleichtert, insbesondere bei Verwendung dynamischer kontrastmittelverstärkter Untersuchungen. Darunter versteht man mehrfache, kurz aufeinander folgende Messungen der gleichen Region nach i. v. KM-Gabe, um das KM-Verhalten der Veränderung zu analysieren. Dies ermöglicht häufig eine präzisere Diagnose.

Indikationen: Bei Milzveränderungen selten nötig.

Indikationen: Die MRT ist bei Milzveränderungen selten nötig. Insbesondere hypovaskularisierte Veränderungen können jedoch gut erfasst werden.

Beurteilung: Milzzysten sind im T_1-gewichteten Bild homogen signalarm, im T_2-gewichteten Bild homogen signalreich.
Hämatome sind im subakuten Stadium signalintensiv, im chronischen Stadium erscheinen sie häufig inhomogen.

Beurteilung: Milzzysten sind im T_1-gewichteten Bild homogen signalarm und im T_2-gewichteten Bild homogen signalreich und zeigen keine Kontrastverstärkung nach i. v. KM-Applikation. Die Signalgebung von **Hämatomen** ist entscheidend vom Alter des Hämatoms abhängig. In den ersten Tagen kommt es durch Abbauprodukte wie Methämoglobin, das paramagnetisch wirksam ist, zu einer deutlichen Verkürzung der T_1-Relaxationszeit. Daher sind subakute Hämatome im T_1-gewichteten Bild sehr signalintensiv. Im chronischen Stadium erscheinen sie häufig inhomogen, wobei das Erscheinungsbild von den unterschiedlichen Abbauprodukten des Hämoglobins bestimmt wird.

Die **dynamisch kontrastmittelverstärkte Untersuchung** erleichtert v. a. die Erkennung hypovaskularisierter Veränderungen.

Die **dynamisch-kontrastmittelverstärkte Untersuchung** erleichtert v. a. die Erkennung hypovaskularisierter Veränderungen, während hypervaskularisierte Läsionen in der früh-arteriellen Phase aufgrund der inhomogenen Kontrastierung der Milz maskiert werden können.
Im Vergleich zur Sonographie und der kontrastmittelunterstützten CT besitzt die native MRT eine geringere Sensitivität im Nachweis fokaler Läsionen.

Angiographie

Methode: Arteriographie und indirekte Splenoportographie.

Angiographie

Methode: Die Darstellung der A. lienalis erfolgt in ähnlicher Weise wie die der A. hepatica communis über den Truncus coeliacus oder über eine selektive Sondierung des Gefäßes. Nach der arteriellen und der parenchymatösen Phase kommt die V. lienalis zur Darstellung (indirekte Splenoportographie).

Indikationen: V. a. im Rahmen interventioneller Verfahren (z. B.Milzembolisation beim Hypersplenie-Syndrom).

Indikationen: Die Angiographie kommt bei der Diagnostik von Milzveränderung nur noch selten zum Einsatz. Sie spielt aber eine wichtige Rolle im Zusammenhang mit interventionellen Verfahren, wie dem Stenting bzw. der Embolisation von Milzarterienaneurysmen oder der Milzembolisation beim Hypersplenie-Syndrom.

Nuklearmedizinische Verfahren

Methode: Von den vielfältigen Funktionen der Milz wird zur nuklearmedizinischen Untersuchung v. a. die Fähigkeit zur Phagozytose von Partikeln im RES und der Abbau von Erythrozyten in der roten Pulpa genutzt. Die Milz kann isoliert durch Radionuklid-markierte Erythrozyten dargestellt werden.

Indikationen: Durch die Schnittbildgebung sind nuklearmedizinische Verfahren weitgehend verdrängt worden. Ggf. zum Nachweis von Nebenmilzen vor Splenektomie oder zum Nachweis einer funktionellen Asplenie.

7.4.2 Leitbefunde – vom radiologischen Befund zur Diagnose

Umschriebene Milzveränderungen

Zystische Veränderungen (Tab. B-7.8, Abb. B-7.48)

Nuklearmedizinische Verfahren

Methode: Funktionsdiagnostik.

Indikationen: Durch Schnittbildgebung weitgehend verdrängt. Ggf. z. B. zum Nachweis von Nebenmilzen.

7.4.2 Leitbefunde – vom radiologischen Befund zur Diagnose

Umschriebene Milzveränderungen

Zystische Veränderungen

≡ B-7.8	Zystische Veränderungen und mögliche Differenzialdiagnosen		
typische Diagnose	**Sonographie**	**CT**	**Bemerkungen**
dysontogenetische Zyste (anlagebedingte) (Abb. **B-7.48a**)	homogen echoarm, glatt begrenzt, dorsale Schallverstärkung	homogen hypodens, glatt begrenzt, keine KM-Aufnahme, ungekammert	Rarität, in 30 % multipel oft subkapsulär
Pseudozyste (erworben)	s. dysontogenetische Zyste	s. dysontogenetische Zyste	nicht von echten Zysten zu unterscheiden, ohne Krankheitswert, sofern keine Verdrängungserscheinungen auftreten (Kapselspannung → Schmerz)
zystische Echinokokkose	meist echoarm, nicht echofrei, bewegte Binnenechos möglich, oft gekammert, oft multilokulär (Leber), Zystenwand kräftiger evtl. mit echoreichen Verkalkungen, glatt begrenzt	hypodens, oft gekammert, oft multilokulär, keine KM-Aufnahme, evtl. schalige Wandverkalkungen, speichenradartige Binnenstrukturen	häufigste zystische Milzerkrankung oft Tochterzysten\n\nDD zur echten Zyste oder Pseudozyste: kräftigere Wand
Abszess	echoarm, nicht echofrei, Binnenechos, unscharf begrenzt, Reflexmuster abhängig vom Einschmelzungsgrad	Dichte vom Einschmelzungsgrad abhängig, meist hypodens, kräftige KM-Aufnahme des entzündlichen Randwalls	Druckschmerzhaftigkeit, Kapselspannungsschmerz, systemische Entzündungszeichen, DD zur Zyste: KM aufnehmende, kräftige, unscharf begrenzte Wand
nekrotischer Tumor/Metastasen	unscharf begrenzt, unregelmäßige Form, häufig nekrotisches, echoarmes Zentrum, solitär oder multipel	Nekrosezentrum hypodens mit wenig KM-Aufnahme, Rand unscharf begrenzt mit KM-Aufnahme, solitär oder multipel, unregelmäßige Form	Morphologie lässt keinen Rückschluss auf Histologie zu, 60 % der Metastasen sind zentral nekrotisch, 30 % zeigen keine Nekrosen (echoreiches/hyperdenses Zentrum mit echoarmem/hypodensem Randwall)
Hämatom	Reflexmuster abhängig vom Alter, meist echoarm, Binnenechos, v. a. bei bereits organisierten Hämatomen, unregelmäßige Form, unscharf begrenzt, bei Kapselriss perisplenisch freie Flüssigkeit	Dichte abhängig vom Alter, meist hypodens im Vergleich zum KM aufnehmenden Umgebungsparenchym, Läsion zeigt keine KM-Aufnahme unregelmäßige Form, unscharf begrenzt (Abb. **B-7.48b**)	alte Hämatome werden durch fibrotischen Umbau dichter und neigen zu Verkalkungen
Milzinfarkt	zunächst isoechogene, später zystisch (echoarm/-frei), keilförmige, meist subkapsuläre Verkalkungen möglich, Einziehung der Milzoberfläche	hypodens, keilförmig, subkapsulär, keine KM-Aufnahme, evtl. Verkalkungen	durch Verschluss intralienaler, arterieller Gefäße kleinere Milzinfarkte entgehen meist dem sonographischen Nachweis

⊙ **B-7.48** | **Milzzysten**

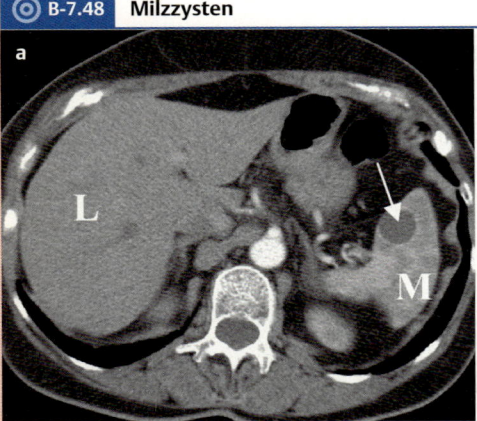 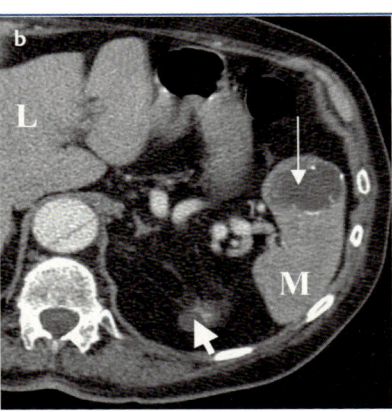

a Echte Milzzyste: Die Aufnahme in der früh-arteriellen KM-Phase zeigt eine glatt abgrenzbare, ca. 2cm große, hypodense, umschriebene Läsion der Milz (Pfeil). Da bei der Patientin ein Mammakarzinom in der Vorgeschichte bekannt war, wurde differenzialdiagnostisch auch eine nekrotische Metastase erwogen. Im Verlauf mehrerer Monate zeigte sich keinerlei Größenveränderung, so dass auch wegen der Flüssigkeits-äquivalenten Dichte-Werte von ca. 10 HE von einer echten, dysontogenetischen Milzzyste ausgegangen werden kann.

b Parasitäre Zyste: Der ventro-kraniale Milzpol zeigt in der CT (portal-venöse Verstärkungs-Phase) eine rundliche Hypodensität (Pfeil), mit einer partiellen Verkalkung der Wand. Die mediale Begrenzung der Läsion wirkt unscharf. Derartige Veränderungen können einer Echinokokkus-Zyste entsprechen. Da keine Leberläsionen nachweisbar sind, muss jedoch auch an ein teilweise resorbiertes, älteres Hämatom der Milz gedacht werden, welches dann ebenfalls zystisch imponieren kann und gelegentlich Verkalkungen der Randbegrenzung zeigt. Die Echinokokkus-Serologie war im gezeigten Fall negativ. Die unscharfe Begrenzung der Veränderung und die Wandverkalkungen sprechen für ein älteres Hämatom. Nebenbefundlich ist eine zystische Veränderung des linken, kranialen Nierenpols erkennbar (dicker Pfeil).

Solide Veränderungen   **Solide Veränderungen (Tab. B-7.9, Abb. B-7.49 + B-7.50)**

≡ **B-7.9** | **Solide Veränderungen und mögliche Differenzialdiagnosen**

typische Diagnose	Sonographie	CT	Bemerkungen
benigne Tumoren:			meist asymptomatisch
– **Splenom**	echreich, nodulär	leicht hyperdens, glatt begrenzt, nodulär	Milzknoten (fokale Hyperplasien)
– **Hämangiom** (Abb. **B-7.49**)	gefäßreich, echoreich, glatt begrenzt, lobuliert (abhängig von der Größe)	Irisblendenphänomen, häufig multipel, glatt begrenzt, lobuliert, v. a. große Hämangiome	Gefäßfehlbildung
– **Hamartom**	Reflexmuster abhängig von der Zusammensetzung, meist echoreich, glatt begrenzt	meist leicht hyperdens glatt begrenzt	Gewebsfehlbildung, meist angeboren, z. B. Hippel-Lindau-Syndrom
primär maligne Tumoren (z. B. Angiosarkom, Endotheliom)	unscharf begrenzt, unregelmäßig konfiguriert, meist echoarm	unregelmäßig begrenzt, infiltrierend, unscharf begrenzt, inhomogene KM-Aufnahme	sehr selten
sekundäre maligne Tumoren			
– **Hodgkin- und Non-Hodgkin-Lymphom** (Abb. **B-7.50**)	echoarm, die Oberfläche vorwölbend, meist multipel, unscharf begrenzt	nach KM-Gabe hypodens, nativ meist schlecht abgrenzbar, unregelmäßig konfiguriert, unscharf begrenzt	im Sono werden Größe und Anzahl oft unterschätzt, für Stadieneinteilung und Therapieentscheidung relevant
– **Metastasen**	meist inhomogenes Reflexmuster, meist echoarm, unregelmäßig konfiguriert, unscharf begrenzt, solitär oder multipel	oft isodens, dann schlecht abgrenzbar, inhomogene KM-Aufnahme Sensitivität 50–90 %	bei nekrotischer Einschmelzung s. Tab. **B-7.8** v. a. bei Melanom und kleinzelligem Bronchialkarzinom

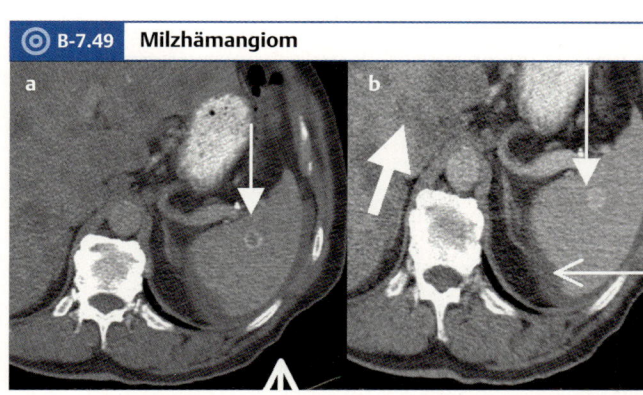
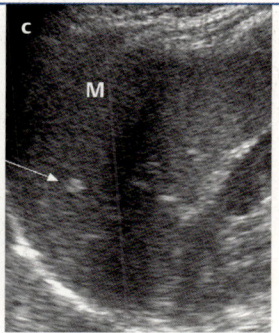

◎ **B-7.49** | **Milzhämangiom**

a, b Bei einem Patienten mit Kolonkarzinom zeigt die CT in der Leber multiple, hypodense, unscharf abgrenzbare Metastasen (dicker Pfeil). Die Milz ist von einem schmalem Flüssigkeitssaum umgeben (offener Pfeil). In der früh-arteriellen Phase (a) ist in der Milz eine kreisförmige Anreicherung erkennbar (Pfeil). In der portal-venösen Phase (b) ist eine von außen nach innen gerichtete (zentripedale) KM-Aufnahme festzustellen. Dieses Verhalten wird als Irisblenden-Phänomen bezeichnet und ist charakteristisch für Hämangiome.
c Im Sonogramm sind Hämangiome echoreich und glatt abgrenzbar (Pfeil), während nekrotische Metastasen sonographisch eher echoarm sind.

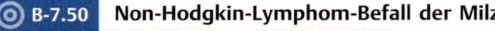

◎ **B-7.50** | **Non-Hodgkin-Lymphom-Befall der Milz**   ◎ **B-7.50**

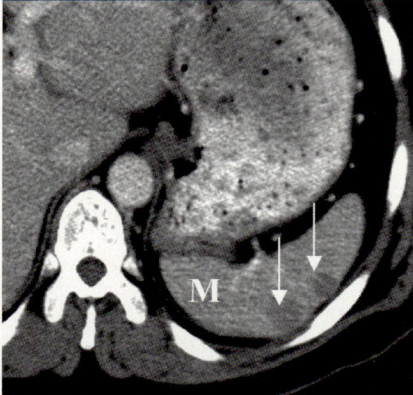

Ein 50-jähriger Patient leidet an einem Non-Hodgkin-Lymphom und wird derzeit mit einer Chemotherapie behandelt. Bei der Verlaufskontrolle zeigen sich in der CT in der Milz (M) zwei neu aufgetretene, rundliche Hypodensitäten (Pfeile), diese wölben die Milzoberfläche nach lateral vor und sind unscharf begrenzt. Ihre Dichte liegt mit ca. 30 HE über der von Flüssigkeit, so dass Zysten ausgeschlossen werden können und ein Befall der Milz im Rahmen der Grunderkrankung anzunehmen ist.

Diffuse Milzveränderungen

Erkrankungen, die das gesamte Milzparenchym befallen, führen meist zu einer **Splenomegalie**, die auch als klinischer Befund im Vordergrund stehen kann. Mögliche Differenzialdiagnosen zeigt Tab. **B-7.10**.
Sonographisch lassen sich drei Reflexmuster unterscheiden:
- echoarm (z. B. bei malignen Erkrankungen wie Hodgkin- oder Non- Hodgkin-Lymphom-Befall [Abb. **B-7.46**, S. 533])
- mittelgradig echogen (z. B. bei Pfortaderhochdruck, Myelofibrose, essenzieller Thrombozytopenie)
- stark echoreich (z. B. chronische Infektionen, Lipidspeicherkrankheiten).

▶ **Merke:** 12 % aller sonographierten Patienten zeigen eine Splenomegalie. Bei einer Milzdicke zwischen 4,5–5 cm und sonst unauffälligem sonographischen Befund (auch der Leber) genügt eine Verlaufskontrolle nach 6–12 Monaten. Eine Milzdicke > 5cm ist als sehr wahrscheinlich pathologisch zu werten. Milzdicken > 6 cm sind fast immer pathologisch, so dass eine weitere Abklärung erforderlich wird.

Mit der **CT** ist der Nachweis diffuser Milzerkrankungen oft schwierig, da die Splenomegalie einerseits unspezifisch ist, andererseits auch normal große Milzen einen Befall aufweisen können (Abb. **B-7.51**). Meist müssen andere Manifestationen einer Grunderkrankung bzw. laborchemische Veränderungen

Diffuse Milzveränderungen

Diffuse Milzveränderungen führen meist zur **Splenomegalie**. Mögliche Differenzialdiagnosen zeigt Tab. **B-7.10**.

Sonographische Reflexmuster:
- echoarm (z. B. Hodgkin-Lymphom)
- mittelgradig echogen (z. B. Pfortaderhochdruck)
- stark echoreich (z. B. chron.-infektiöse Ursachen).

◀ **Merke**

Mit der **CT** ist der Nachweis diffuser Milzerkrankungen oft schwierig (Abb. **B-7.51**).

≡ B-7.10	**Mögliche Differenzialdiagnosen bei Splenomegalie**	
Milz-vergrößerung	***mit Lymphknoten-Vergrößerung***	***mit Ikterus***

mäßig	▪ Mononukleose
	▪ Toxoplasmose
	▪ Sepsis
	▪ HIV-Infektion
	▪ Leptospirose
	▪ Kollagenosen
	▪ maligne Lymphome
	▪ ALL (akute lymphatische Leukämie)
	▪ Sarkoidose
		▪ portale Hypertension
		  – bei Pfortaderthrombose
		  – bei Leberzirrhose
		▪ hämolytische Anämie
		▪ Hämochromatose

stark	▪ CML (chronisch myeloische Leukämie) ▪ Osteomyelosklerose ▪ Polycythaemia vera ▪ NHL (Non-Hodgkin-Lymphom)/ Morbus Hodgkin ▪ Speicherkrankheiten ▪ Sichelzellanämie ▪ Thalassämie	

◉ **B-7.51** **Splenomegalie**

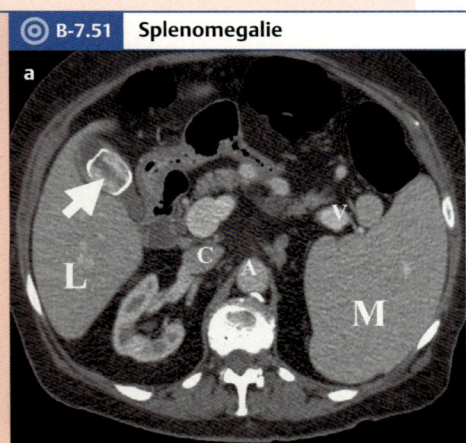
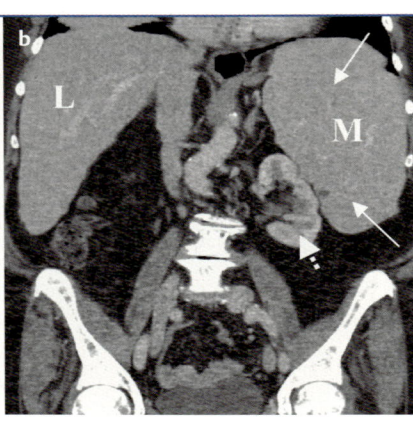

Ein Patient mit bekannter essenzieller Thrombozytopenie klagt über diffuse, neu aufgetretene, abdominelle Schmerzen.
a Axiales CT in der portal-venösen KM-Phase
b Koronare Rekonstruktion des primären Datensatzes.
Es zeigt sich eine deutliche Vergrößerung der Milz (M) (dünne Pfeile). Die linke Niere ist nach kaudal verdrängt (gestrichelter Pfeil). Nebenbefundlich fällt ein quaderförmiges, verkalktes Gallenblasenkonkrement auf (dicker Pfeil). L = Leber.

herangezogen werden, um die endgültige Diagnose zu stellen. Die Splenomegalie kann sonographisch ausreichend gut diagnostiziert werden. Die CT wird jedoch bei der Ursachen-Abklärung oder zum Staging eingesetzt, um weitere Manifestationen zu suchen, beispielsweise intra-abdominelle Lymphknoten-Vergrößerungen oder Lymphome in anderen Organen.
Erhöhte Dichtewerte des Milzparenchyms in der CT finden sich bei der Hämochromatose oder aufgrund einer chronischen Eisenüberladung infolge gehäufter Bluttransfusionen (z. B. bei hämolytischer Anämie).

7.4.3 Wichtige Krankheitsbilder – von der Diagnose zum Befund

7.4.3 Wichtige Krankheitsbilder – von der Diagnose zum Befund

Anomalien, Lage- und Normvarianten

Anomalien, Lage- und Normvarianten

Milzanomalien sind mit Ausnahme der Nebenmilzen selten. **Nebenmilzen** imponieren sonographisch und im CT als **kuglige, glatt berandete , homogene Gebilde**, meist im Milzhilus (Abb. **B-7.46**).

Milzanomalien sind mit Ausnahme der Nebenmilzen (= akzessorische Milzen) selten. **Nebenmilzen** befinden sich als separate Inseln von Milzgewebe mit Durchmessern zwischen 1–5 cm meist in der Nähe des Milzhilus, können aber auch ohne jeden Bezug zur Hauptmilz auftreten. Das Kontrastmittel-Verhalten von Nebenmilzen ist mit dem der Milz identisch. Sie imponieren im

Sonogramm, wie auch in der CT, als **kugelige, glatt berandete und homogene Gebilde**, meist im Milzhilus (Abb. **B-7.46**). Diese Veränderungen müssen einerseits vom Vorkommen mehrerer Milzen bei Polysplenie-Syndrom (traumatische Milzruptur, artefizielle Versprengung des Milzgewebes) andererseits aber von echten Neubildungen abgegrenzt werden.

Die Milzaplasie (**Asplenie**) ist meist mit anderen Anomalien (Herz- und Gefäßmissbildungen, Situsanomalien) kombiniert. Ein Zustand nach Splenektomie ist anamnestisch auszuschließen.

Die Milzaplasie (**Asplenie**) ist meist mit anderen Anomalien kombiniert.

Vaskuläre Milzerkrankungen

Als vaskuläre Erkrankungen der Milz sind der Milzinfarkt, die portale Hypertension und Aneurysmen der A. lienalis zu nennen (Tab. **B-7.11**).

Sonographisch ist die Darstellung der arteriellen und venösen Gefäße vom Truncus coeliacus bis zum Milzhilus unter Verwendung der farbkodierten Duplexsonographie möglich. Die CT-Angiographie (früh-arterielle KM-Phase) kann neben dem erweiterten Lumen auch den evtl. thrombotischen Randsaum und die Gefäßwandverkalkungen erfassen. Die Datensätze können nachträglich verarbeitet werden und zu koronaren oder sagittalen Schnittbildern rekonstruiert werden, um die Veränderung möglichst anschaulich darzustellen (Abb. **B-7.52** + **B-7.53**).

Vaskuläre Milzerkrankungen

Hier sind der Milzinfarkt, die portale Hypertension und Aneurysmen der A. lienalis zu nennen (Tab. **B-7.11**).

☰ B-7.11	**Vaskuläre Milzerkrankungen**	
typische Diagnose	*bildgebende Verfahren*	*Bemerkungen*
Milzinfarkt	**Sonographie:** anfangs keilförmiger, echoarmer Bezirk, später durch fibrotischen Umbau echoreich (kleinere Milzinfarkte entgehen meist dem sonographischen Nachweis) **CT:** hypodenser, keilförmiger, subkapsulärer Bezirk; keine KM-Aufnahme (Abb. **B-7.52**)	– akute oder chronische Verschlüsse der Milzarterienäste führen zu Infarkten; ein embolischer Verschluss der A. lienalis kann zur Organnekrose führen – Milzinfarkte sind bei Patienten mit Sichelzellanämie häufig, da die Aggregation der verformten Erythrozyten zu peripheren Gefäßverschlüssen führt.
portale Hypertension	s.S. 542	– kann durch thrombotische Verschlüsse der V. lienalis oder venöse Stauung zu Milzveränderungen (z. B. Splenomegalie) führen.
Aneurysma der A. lienalis	**Sonographie:** lokale Gefäßerweiterung, im Duplex-/Dopplersonogramm Turbulenzen nachweisbar **CT:** Aussackung der A. lienalis, evtl. sichelförmiger, hypodenser Randsaum intraluminal (Thrombus), evtl. Gefäßwandverkalkungen (Abb. **B-7.53**)	– oft **sichelförmige Verkalkungen** der Gefäßwand (Abdomen-Übersichtsaufnahme!)

⊙ B-7.52   **Milzinfarkt**

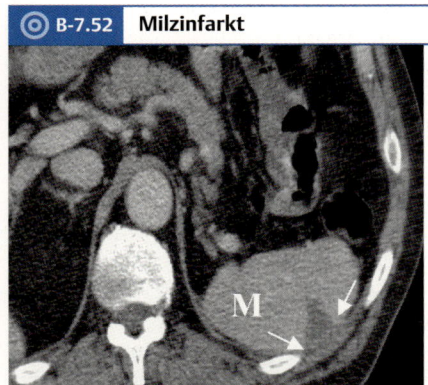

Bei einer Staging-Untersuchung eines Patienten mit malignem Melanom findet sich eine keilförmige Hypodensität (Pfeile) in der Milz (M). Sie zeigt nach KM-Gabe keinen Dichteanstieg und ist peripher in der Milz lokalisiert. Dies ist das typische Bild eines kleinen Milzinfarktes.

⊙ B-7.52

Milzverletzungen

▶ **Definition**

Die **traumatische Milzruptur** ist die häufigste intraabdominelle Organverletzung.

Spontane Milzrupturen sind selten.

▶ **Merke**

⊙ **B-7.53** **Aneurysma der A. lienalis**

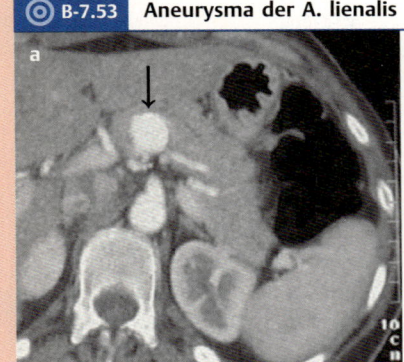
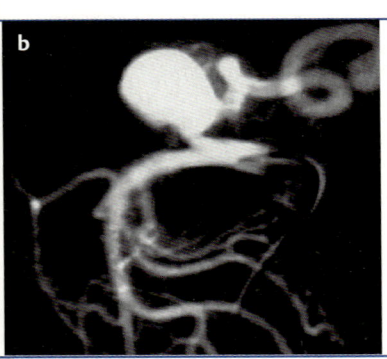

a Die früh-arterielle KM-Phase in der CT zeigt eine kugelige Aussackung der A. lienalis im Bereich des Milzhilus mit kräftiger KM-Aufnahme (Pfeil, gleiche Kontrastierung wie die A. lienalis selbst). Dieser Befund entspricht einem Aneurysma der A. lienalis. Ein Thrombussaum innerhalb der Aussackung lässt sich nicht abgrenzen.
b Das arterielle Angiogramm zeigt das Aneurysma mit einem schmalen Aneurysmahals ausgehend von der A. lienalis.

Milzverletzungen

▶ **Definition:** Meistens durch stumpfes Oberbauchtrauma verursachter Einriss des Milzparenchmys mit oder ohne Kapselverletzung.

Die *traumatische* **Milzruptur** ist die häufigste intraabdominelle Organverletzung. Bei der akuten, **einzeitigen** Ruptur liegt ein kompletter Parenchymkapselriss vor. Bei stumpfen Traumen finden sich oft gleichzeitig linksseitige Rippenfrakturen.
Spontane Milzrupturen (= Ruptur ohne adäquates Trauma) sind selten und kommen bei Splenomegalie infolge systemischer Erkrankungen oder Infektionen vor.

▶ **Merke:** Die Milz kann infolge eines Traumas auch **zweizeitig** rupturieren, d. h. nach einem Parenchymriss ohne Kapselverletzung kommt es zur Ausbildung eines subkapsulären Hämatoms, das Tage oder Wochen nach dem Trauma in die freie Bauchhöhle rupturiert.

Klinik:
- Schmerzen linker Oberbauch
- Kehr-Zeichen
- Rippenfrakturen links.

Klinik: Nach einem Trauma weisen Schmerzen im linken Oberbauch, manchmal mit Ausstrahlung in die linke Schulter durch Phrenikusreizung (sog. Kehr-Zeichen), meist frühzeitig auf eine Milzläsion hin. Die klinische Diagnose einer zweizeitigen Milzruptur bereitet hingegen Schwierigkeiten (symptomfreies Intervall). Bei linksseitigen Rippenfrakturen sollte immer an die Möglichkeit einer Milzläsion gedacht werden.

Diagnostisches Vorgehen:
- genaue Anamnese: Unfallhergang, Vorerkrankungen
- klinische Untersuchung: Schockzeichen, Blutverlust, Abwehrspannung

Diagnostisches Vorgehen: Ausführliche Anamnese (Unfallhergang, vorbestehende Erkrankungen mit einer Splenomegalie) und klinische Untersuchung; hier sollte v. a. auf eine peritoneale Abwehrspannung bei intraabdomineller Blutung geachtet werden. Es finden sich auch meist Zeichen einer Hypovolämie, wie Hypotonie und Tachykardie.
Besteht der Verdacht auf eine intraabdominelle Blutung, ist die **Sonographie** des Abdomens primäres Diagnostikum. Ist sonografisch eine Organläsion/-blutung, ein subkapsuläres Hämatom oder freie Flüssigkeit nachweisbar ist eine **CT** indiziert, um die genaue Lokalisation und das Ausmaß der Verletzung genauer beschreiben zu können und evtl. Begleitverletzungen zu finden.

Radiologische Diagnostik:
- **Sonographie** (Abb. **B-7.54**): inhomogene Milz, unterschiedliches Echoverhalten, freie intra-abdominelle Flüssigkeit, weitere Organläsionen.

Radiologische Diagnostik:
- **Sonographie:** Das **Milzhämatom** stellt sich in der Sonographie als unterschiedlich konfigurierte, in oder um die Milz gelegene, echofreie bis echoarme, verstärkt Schall leitende Zone dar (Abb. **B-7.54**). Kleinere subkapsuläre Hämatome können bei der sonographischen Untersuchung verborgen bleiben, wenn die kraniale subdiaphragmale Milzkontur betroffen ist. Besteht der klinische Verdacht auf ein sonographisch nicht erfassbares Hämatom, so sollte 5–6 Stunden nach dem Trauma oder bei Änderung des klinischen

◎ B-7.54

⊙ **B-7.54** Milzhämatom

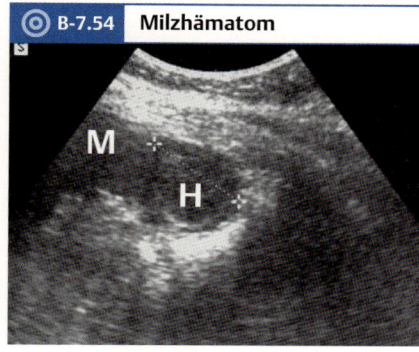

Dieses Sonogramm stellt ein subkapsuläres Hämatom (H) der Milz (M) dar. Der Patient war mit dem Fahrrad gestürzt. Das Röntgenbild des Rippenthorax links bestätigte den V. a. Rippenfrakturen, betroffen waren die linke 9. und 10. Rippe. Zum Nachweis oder Ausschluss einer Milzverletzung wurde die abdominelle Sonographie durchgeführt. Aufgrund des Befundes wurde der Patient stationär aufgenommen und überwacht, da eine zweizeitige Ruptur mit Kapselverletzung nicht selten ist.

Zustandes eine Kontrolluntersuchung erfolgen. Bei **Milzrupturen** mit profuser Blutung ist das Milzhämatom meist gut fassbar. Zusätzlich findet sich perisplenisch eine echofreie oder echoarme, sichelförmig konfigurierte, mehr oder weniger breite Zone, welche freier, intraabdomineller Flüssigkeit, respektive Blut, entspricht. Nach freier Flüssigkeit ist auch in der Excavatio recto-vesicalis bzw. -uterina und perihepatisch zu suchen.

- **CT:** Der Nachweis subkapsulärer, intra- und perilienaler Hämatome gelingt mit der CT ohne Schwierigkeiten. Das frische Hämatom zeigt gegenüber dem Milzparenchym niedrige Dichtewerte (Abb. **B-7.55**). Nach etwa 1–2 Tagen werden die Dichtewerte von Milz und Hämatom isodens. Nach Kontrastmittelinjektion zeigen die traumatisierten Areale keinerlei Dichte-Anstieg.

- **Konventionelle Röntgendiagnostik:** Auf der **Abdomen-Übersichtsaufnahme** können Hinweise auf eine Milzverletzung, eine Splenomegalie, der Verlust der Organkontur, eine Verlagerung benachbarter Organe und ein Zwerchfellhochstand links erfasst werden. Finden sich linksseitige Frakturen der unteren Rippen, so ist dies als Hinweis auf eine mögliche Milzverletzung zu werten. Die konventionelle Röntgenaufnahme im Rahmen der Schockraum-Versorgung wurde weitgehend durch die CT ersetzt.

- **MRT:** Aufgrund der längeren Untersuchungszeiten im Vergleich zur CT und der eingeschränkten Überwachungsmöglichkeiten des Patienten im hohen Magnetfeld (Spezial-Beatmungs- und Überwachungseinheiten) ist die MRT in der Akutdiagnostik polytraumatisierter Patienten nicht geeignet.

- **CT:** Der Nachweis subkapsulärer, intra- und perilienaler Hämatome gelingt mit der CT ohne Schwierigkeiten. Das frische Hämatom zeigt gegenüber dem Milzparenchym niedrige Dichtewerte (Abb. **B-7.55**).

- **Konventionelle Röntgendiagnostik:** Die Abdomenübersicht zeigt eine Splenomegalie, Verlust der Organkontur, Zwerchfellhochstand links und eine Verlagerung benachbarter Organe.

- **MRT:** ist in der Akutdiagnostik polytraumatisierter Patienten nicht indiziert.

▶ **Klinischer Fall.** Ein 16 Jahre alter Patient wird nach einem Mopedunfall mit dem Hubschrauber eingeliefert. Er wird im Schockraum erstversorgt. Die klinische Untersuchung ergibt eine Abwehrspannung des Abdomens. Der Blutdruck ist mit 90/50 mmHg erniedrigt, die Herzfrequenz beträgt 120/Minute. Klinische Zeichen einer Fraktur liegen nicht vor. Die neurologische Untersuchung ist unauffällig. Die bereits im Schockraum durchgeführte Sonographie zeigt massiv freie Flüssigkeit im Abdomen, v. a. um Leber und Milz. Leber und Milz sind vergrößert und partiell inhomogen strukturiert. Am kaudalen Pol der Milz und im rechten Leberlappen kommen unscharf abgrenzbare, echoarme Läsionen zur Darstellung. Die laborchemische Untersuchung ergibt einen Hb-Wert von 7g/dl. Die CT von Schädel, Thorax und Abdomen, die bei polytraumatisierten Patienten routinemäßig durchgeführt wird, bestätigen den Verdacht auf eine Milz- und Leberruptur (Abb. **B-7.55**). Im weiteren Verlauf wird der Patient intensivmedizinsch versorgt. Auf eine Operation wurde aufgrund der Kreislaufstabilität des Patienten und des nicht weiter sinkenden Hb-Wertes verzichtet. 2 Tage später kommt es zu einem Anstieg der Lipase- und Amylasewerte im Blut. Eine CT- Kontrolle zeigt eine unscharfe Abgrenzung des Pankreas, das umgebende Fettgewebe ist ödematös imbibiert (zusätzlich hatte sich der Patient durch Anprall des Oberbauches an der Lenkstange des Mopeds eine Pankreaskontusion zugezogen). Die freie Flüssigkeit hat nicht zugenommen, die Rupturen von Leber und Milz kommen unverändert zur Darstellung.

◀ **Klinischer Fall**

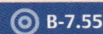

B-7.55

B-7.55 Milzruptur

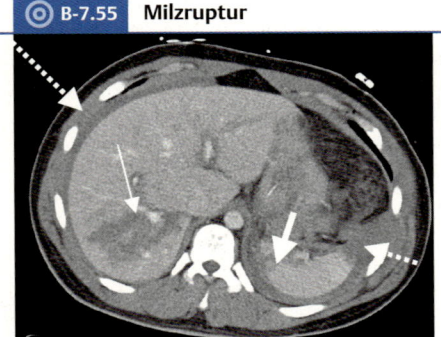

Die CT eines polytraumatisierten Patienten nach Verkehrsunfall ergibt den Befund einer Leber- (dünner Pfeil) und Milzruptur (dicker Pfeil). Die Aufnahmen zeigen im Bereich des rechten Leberlappens und der Milz unscharf abgrenzbare Hypodensitäten, sowie perisplenisch und perihepatisch freie intraabdominelle Flüssigkeit (gestrichelte Pfeile). Diese ist relativ dicht, so dass von einer intraabdominellen Blutung auszugehen ist.

Portale Hypertension

▶ **Definition**

▶ **Definition:** Der Druck in der Pfortader beträgt normalerweise 3–6 mmHg. Ab einer Erhöhung auf 12 mmHg spricht man von portaler Hypertension.

Nach dem Ort der Widerstandserhöhung wird die portale Hypertension in prä-, intra- und posthepatisch unterteilt. Häufigste Ursache ist die Leberzirrhose (intrahepatischer Block). Nur in seltenen Fällen liegt ein Verschluss oder eine Kompression der Pfortader oder eine Lebervenenthrombose (Budd-Chiari-Syndrom, s.S. 491 zugrunde.

Klinik:
- Splenomegalie
- Kollateralkreisläufe
- Zeichen der Leberzirrhose: Aszites, Leberfunktionsstörungen.

Klinik: Außer einer Splenomegalie finden sich häufig Hinweise auf portokavale Anastomosen mit (vorwiegend periumbilikal gelegenen) Kollateralvenen, gastroösophagealen Varizen (gefährliche Komplikation: Varizenblutung!), ausgeprägten Hämorrhoiden, Aszites oder die allgemeinen Zeichen einer Leberzirrhose.

Diagnostisches Vorgehen: Anamnese und klinische Untersuchung liefern wichtige Hinweise.

Diagnostisches Vorgehen: Anamnese (z. B. Fragen nach Alkoholkonsum, Medikamenteneinnahme, chronischen Lebererkrankungen) und klinische Untersuchung (s. o.) liefern wichtige Hinweise. Ist die portale Hypertension gesichert, muss die Ursache geklärt werden. Laboruntersuchungen (Leberenzyme, Leberfuntionsparameter, Hepatitisserologie u. a.) stehen an erster Stelle des diagnostischen Vorgehens.
Besteht der Verdacht einer portalen Hypertension, ist die **Sonographie** primäres Diagnostikum. Die **CT** spielt zum Nachweis von Komplikationen der Leberzirrhose und eines evtl. bestehenden hepatozellulären Karzinoms eine wichtige Rolle.

Radiologische Diagnostik:
- **Sonographie:** Primärdiagnostikum zur Größenbestimmung und Analyse der Binnenstruktur.
  Eine Pfortadererweiterung auf > 13 mm lässt auf eine Druckerhöhung schließen.

Radiologische Diagnostik:
- **Sonographie:** Sie dient der Größenbestimmung der Milz und der Analyse ihrer Binnenstruktur. Eine Erweiterung der Pfortader auf > 13 mm weist auf eine Druckerhöhung in der Pfortader hin. Auch variköse Veränderungen der V. lienalis sind sonographisch gut darstellbar. Entlang der kleinen Kurvatur, im Lig. teres und hepatoduodenale, sowie zwischen Milzhilus und linker Niere können evtl. Umgehungskreisläufe sichtbar werden, die sich besonders gut mit der farbcodierten Duplexsonographie darstellen lassen. Zusätzlich sollte nach Zeichen der Leberzirrhose gesucht werden. Die Leber kann vergrößert oder verkleinert sein, wobei der Lobus caudatus und der linke Leberlappen häufig relativ vergrößert sind. Oft findet sich eine fein- bis grobhöckrige Leberoberfläche. Die Leberränder erscheinen abgerundet. Die Binnenstruktur erscheint aufgrund des zirrhotischen Umbaues inhomogen und vergröbert, die Echodichte nimmt zu.

- **CT** und **MRT:** Nachweis von Komplikationen der Leberzirrhose und v. a. zum Nachweis oder Ausschluss eines hepatozellulären Karzinoms (Abb. **B-7.56**),

- **CT** und **MRT:** Bei bekannter Leberzirrhose spielt die CT zum Nachweis von Komplikationen der Leberzirrhose (z. B. Aszites, Kollateralen, Thrombosen) und vor allem zum Nachweis oder Ausschluss eines hepatozellulären Karzinoms (HCC) eine wichtige Rolle. Das HCC tritt auf dem Boden einer Leberzirrhose deutlich häufiger auf als spontan (Abb. **B-7.56**). Insbesondere bei Verwendung von speziellen Kontrastmitteln (RES-spezifischen oder hepatozytenspezifischen Kontrastmitteln) sind sie mit der **MRT** sensitiver als mit der CT nachzuweisen.

Fehlen Zeichen einer Leberzirrhose, kann eine Kompression der V. lienalis und/oder der Pfortader durch eine extrahepatische Raumforderung Ursache einer portalen Hypertension sein.

das mit der **MRT** sensitiver nachweisbar ist.

⊚ **B-7.56** | **Portaler Hypertonus**

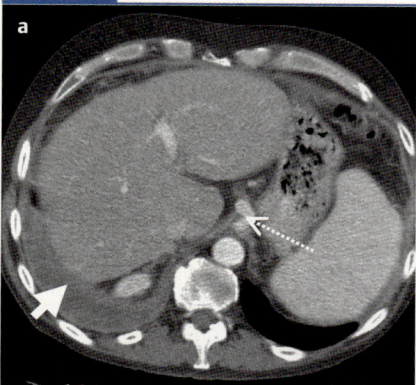
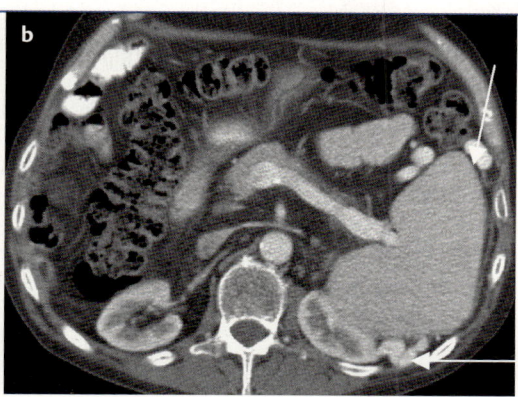

a Die Leberzirrhose ist die häufigste Ursache einer portalen Hypertension. Durch den erhöhten Druck im Pfortadersystem kommt es zu einer venösen Stauung. Folge ist eine Splenomegalie und ein Aszites (dicker Pfeil). Die zirrhotisch veränderte Leber hat abgerundete Ränder. Ösophagusvarizen (gestrichelter Pfeil) können zu der gefürchteten Komplikation einer oberen gastrointestinalen Blutung führen, insbesondere wenn zusätzlich die Leberfunktion durch den fibrotischen Umbau beeinträchtigt ist und infolgedessen die Gerinnungsfaktoren nicht mehr ausreichend produziert werden können.

b Zusätzlich bilden sich Kollateralkreisläufe aus, hier perisplenisch (dünne Pfeile).

8   Mamma

8.1 Radiologische Methoden

8.1.1 Mammographie

Methode: Die Mammographie wird in **Weichstrahltechnik** mit einem **Streustrahlenraster** durchgefürt. Die Auflösung wird durch einen **kleinen Röhrenfokus** und einen Film-Fokus-Abstand von ≥ 60 cm verbessert. **Dosissparende Film-Folien-Kombinationen** sind obligat.

Methode: Die Absorptionsunterschiede der verschiedenen Weichteilstrukturen in der Brust sind gering. Um dennoch eine kontrastreiche Darstellung zu erzielen, wird die Mammographie in **Weichstrahltechnik** mit 25–30 kV Spannung und mit einem dafür konzipierten **Streustrahlenraster** durchgeführt. Die Auflösung wird durch einen **kleinen Röhrenfokus** (0,3 mm Kantenlänge) und einen ausreichenden Film-Fokus-Abstand (≥ 60 cm) verbessert. **Dosissparende Film-Folien-Kombinationen** sind obligat zu fordern. Unter diesen Bedingungen liegt die Parenchymdosis ≤ 3 m Gy für zwei Aufnahmen. Dies bedeutet eine Dosisreduktion um den Faktor 20 gegenüber der früheren Technik mit einem folienlosen Film.

▶ Merke

▶ **Merke:** Durch jährliche Mammographien über 20 Jahre würde sich das Brustkrebsrisiko im schlechtesten Fall von 10 auf 10.06 erhöhen. Gleichzeitig kann aber die Mortalität durch Früherkennung um 30–70 % gesenkt werden.

Die **Durchführung der Aufnahmen** erfolgt im Stehen oder im Sitzen. Standard ist je eine Aufnahme im 45° schrägen und im kraniokaudalen Strahlengang (Abb. **B-8.1**).

Die **Durchführung der Aufnahmen** erfolgt im Stehen oder im Sitzen. Standard ist je eine Aufnahme im 45° schrägen und im kraniokaudalen Strahlengang (Abb. **B-8.1**). In suspekten Fällen und präoperativ werden ergänzend Aufnahmen in mediolateralem Strahlengang angefertigt. Die Mamille muss bei allen Aufnahmen im Profil getroffen sein.

▶ Merke

▶ **Merke:** Sehr wichtig ist auch die ausreichende Kompression der Mamma während der Aufnahme, um die Dicke und damit die Strahlendosis zu reduzieren. Zudem wird die Streustrahlung vermindert und damit die Bildqualität verbessert.

Indikationen: Diagnostische Abklärung unklarer klinischer Befunde und Auffinden okkulter Karzinome beim Krebs-Screening. Als Grundregel gilt eine Basismammographie zwischen 35. und 40. Lebensjahr, ab 40 wird sie in 1–2-jährigen Abständen durchgeführt.

Indikationen: Zu den Aufgaben der Mammographie zählt die diagnostische Abklärung unklarer klinischer Befunde (z. B. tastbarer Knoten, Einziehung der Mamille oder der Haut, Schmerzen) und das Auffinden okkulter Karzinome im Rahmen der Krebsvorsorge (Screening). Als Grundregel gilt eine Basismammographie (als Ausgangsbefund und zum Vergleich für folgende Untersuchungen) zwischen dem 35. und 40. Lebensjahr, ab dem 40. Lebensjahr wird die Mammographie bei Frauen ohne Risikofaktoren dann in 1–2-jährigen Abständen durchgeführt.

Beurteilung: Die Veränderungen des Parenchyms zeigen eine erhebliche röntgenologische Variationsbreite. Bei der jugendlichen Brust zeigt sich ein homogener, dichter Drüsenkörper (Abb. **B-8.2**).

Beurteilung: Die alters- und funktionsbedingten Veränderungen des Parenchyms haben eine **erhebliche röntgenologische Variationsbreite** zur Folge. Generell resultiert im Mammogramm bei der jugendlichen Brust wegen des Überwiegens des Drüsengewebes ein homogener, dichter Drüsenkörper. Die Drüsenläppchen sind im Bindegewebe nicht zu differenzieren (Abb. **B-8.2**).

◉ B-8.1

◉ B-8.1   **Strahlengang bei der Mammographie**

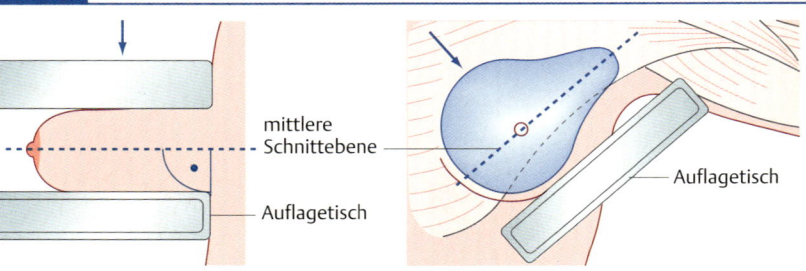

mittlere Schnittebene

Auflagetisch

Auflagetisch

links: Längsachse filmparallel bei kraniokaudaler (c/c-) Projektion.
rechts: Längsachse filmparallel bei Schrägprojektion (oblique).

⊚ B-8.2   **Normalbefunde Mammographie (schräger Strahlengang)**

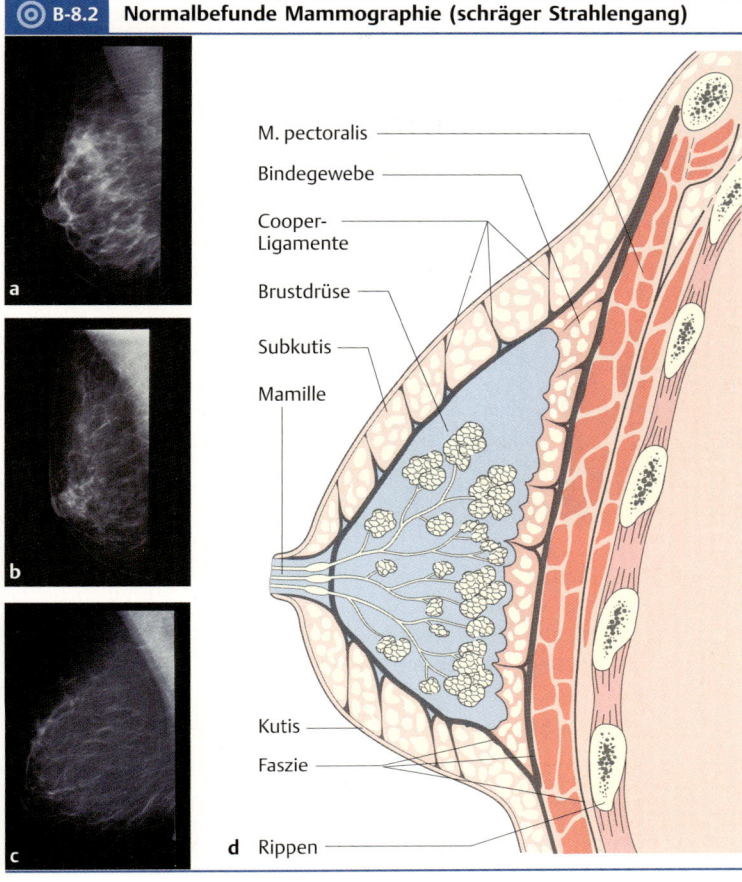

M. pectoralis

Bindegewebe

Cooper-Ligamente

Brustdrüse

Subkutis

Mamille

Kutis

Faszie

d Rippen

a Junge Frau mit homogenem Brustdrüsengewebe.
b 40-jährige Patientin: Die Involution, d. h. der Ersatz von Drüsengewebe (hell) durch Fettgewebe (dunkel), hat bereits begonnen. Vor allem in den unteren Quadranten ist die Mamma deutlich transparenter (d. h. dunkler).
c 60-jährige Patientin: Es ist bereits zu einer weitgehenden Involution gekommen, Drüsengewebe ist nicht mehr nachweisbar. Die weißen „Streifen" entsprechen Bindegewebsfasern.
d Anatomische Schemazeichnung der Brust.

Mit zunehmendem Alter kommt es zu einer physiologischen Involution des Drüsengewebes durch Fettgewebe. Dadurch wird das Mammogramm transparenter und einzelne Drüsenläppchen lassen sich als fleckige Verschattungen abgrenzen. Ihre Größe ist abhängig von der Zahl und Weite der Azini sowie der Menge und Anordnung des Bindegewebes und misst annähernd 2–3 mm. Mit zunehmender Transparenz werden die dreidimensional die Brust durchziehenden Bindegewebssepten (Cooper-Ligamente) als radiäre Streifenschatten sichtbar, die von der Kutis bis zur Fascia praepectoralis ziehen. Retromamillär sind die Sinus und Ductus lactiferi als bandförmige Schatten erkennbar, während periphere Milchgänge auch in der involutierten Brust nicht sichtbar sind (Abb. **B-8.2**).

Da sich Tumoren in der Brustdrüse röntgendichter als z. B. Fettgewebe darstellen, wird deutlich, dass tumoröse Veränderungen in der involutierten (also transparenten) Brust mammographisch besser sichtbar sind.

Mit zunehmenden Alter kommt es zu einer Involution des Drüsengebewebes durch Fettgewebe. Dadurch wird das Mammogramm transparenter. Einzelne Drüsenläppchen lassen sich als fleckige, 2–3 mm große Verschattungen abgrenzen. Bindegewebssepten sowie retromamilläre Sinus und Ductus lactiferi lassen sich abgrenzen, periphere Milchgänge dagegen nicht (Abb. **B-8.2**).

Tumoren stellen sich röntgendichter als Fettgewebe dar. Sie sind in der involutierten Brust besser sichtbar.

▶ **Merke:** Da ein hoher Kontrast im Mammogramm zwischen Fett und Bindegewebe, der geringste aber zwischen Drüsenparenchym und Bindegewebe auftritt, wird die Brust umso transparenter, je mehr Fettgewebe sie enthält: Mit zunehmender Altersinvolution nimmt daher die mammographische Beurteilbarkeit zu (Abb. **B-8.2**).

◀ **Merke**

Die **Beurteilung einer Mammographie** muss in systematischer Weise erfolgen.
■ Zunächst ist zu prüfen, ob alle Abschnitte beider Mammae vollständig dargestellt sind und ob die Bildqualität ausreicht (korrekte Belichtung, ausreichende Kompression, symmetrische Darstellung im Seitenvergleich).
■ Die Suche nach pathologischen Veränderungen muss durch systematisches Durchmustern der Mammogramme erfolgen, wobei der Seitenvergleich sehr wichtig ist (Abb. **B-8.3**).

Die **Beurteilung einer Mammographie** erfolgt systematisch:
■ Prüfung der Vollständigkeit und Bildqualität
■ systematisches Durchmustern auf pathologische Veränderungen (Abb. **B-8.3**)

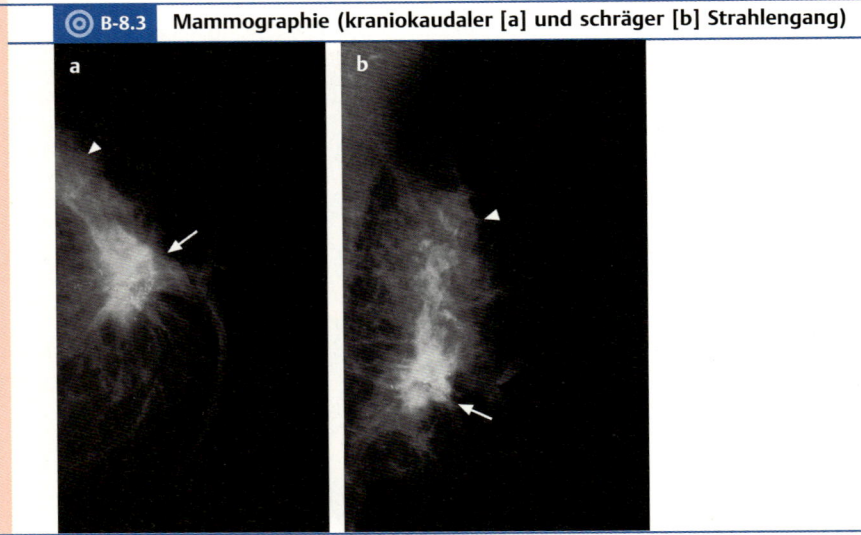

B-8.3   Mammographie (kraniokaudaler [a] und schräger [b] Strahlengang)

- Beurteilung von Begrenzung, Form und Schattendichte eines auffälligen Befundes
- Analyse von Verkalkungen nach Größe, Form, Anzahl und Verteilung (Tab. **B-8.1**).
- Vergleich mit Voraufnahmen.

- Liegt ein auffälliger Befund vor, so muss auf seine **Begrenzung, Form** und **Schattendichte** geachtet werden.
- Besonders bedeutsam sind **Verkalkungen**, deren Größe, Form, Anzahl und Verteilung genau analysiert werden müssen (Tab. **B-8.1**).
- Liegen Voraufnahmen vor, so ist die aktuelle Untersuchung mit diesen zu vergleichen, da v. a. neu aufgetretene Verdichtungen tumorsuspekt sind.

B-8.1   Unterscheidungsmerkmale gut- und bösartiger Tumoren

Klinische Zeichen:

benigne Tumoren	**maligne Tumoren**	
– gut abgrenzbar	– schlecht abgrenzbar	
– glatt	– knotig	
– derbelastisch	– hart	
– verschieblich	– fixiert	
	– Einziehung der Haut und/oder der Mamille „Orangenhaut"	

Mammographie:

benigne Tumoren	**maligne Tumoren**	
– scharfe, glatte Randkontur	– unscharfe Begrenzung	
– Halozeichen: Aufhellungsring um die Verschattung	– streifige Ausläufer („Kometenschweif")	
– uniforme, disseminiert stehende Mikroverkalkungen	– polymorphe, gruppiert stehende Verkalkungen	
– grobschollige Verkalkungen		

Sonographie:

Zyste	**solide Tumoren**	
	benigne	**maligne**
– echofrei	– echoarm	– echoarm
	– homogen	– inhomogen
– distale Schallverstärkung	– keine oder mäßige Schallverstärkung	– distale Schallauslöschung

Magnetresonanztomographie:

keine KM-Aufnahme	normales Drüsengewebe, alte Narben
diffuse KM-Aufnahme	proliferierende Mastopathie, chronische Entzündung
fokale KM-Aufnahme	Karzinome, Fibroadenome, frische Narben, Abszesse

◀ Klinischer Fall

▶ **Klinischer Fall.** Die 54-jährige Patientin stellte sich zur Untersuchung vor, da sie eine einge-zogene Mamille bemerkt hat. Die Mammographien (Abb. **B-8.3**) zeigen eine beginnende Involution, es findet sich noch Restdrüsengewebe in den äußeren Quadranten (Pfeilspitzen). Die Involution schreitet von unten innen nach oben außen fort. Es fällt eine Verdichtung links außen auf, die unscharf begrenzt ist und strahlenförmige Ausläufer in die Peripherie auf-weist (weißer Pfeil). Dies sind Kriterien, die für einen malignen Tumor sprechen. Die Patientin wurde operiert und die Verdachtsdiagnose eines Mammakarzinoms bestätigte sich.

8.1.2 Galaktographie

Methode: Bei der Galaktographie wird der Milchgang mit einer dünnen Kanüle sondiert und wasserlösliches Kontrastmittel injiziert (0,1–0,2 ml). In der anschließend durchgeführten Mammographie stellt sich dann das kontrastierte Milchgangsystem dar (Abb. **B-8.4**).

Indikation: Sekretion aus der Mamille, v. a. ein- oder beidseitige blutige Abson-derung.

8.1.3 Pneumozystographie

Methode: Bei einer Pneumozystographie wird der Inhalt einer Zyste abpunk-tiert, danach wird das gleiche Volumen Luft insuffliert. Bei der anschließenden Mammographie kann die **Zystenwand** genau beurteilt werden (Abb. **B-8.5**).

Indikationen: Weitere Abklärung von Zysten.
Die Methode der ersten Wahl zur Darstellung von Zysten und ihrer Abgrenzung zu Weichteiltumoren ist der Ultraschall. In Zweifelsfällen kommt die Pneumo-zystographie zur Anwendung, um die Zystenwand und ihre Dicke sowie intra-zystische Tumoren zu beurteilen.

8.1.2 Galaktographie

Methode: In den Milchgang wird über eine Kanüle Kontrastmittel injiziert. In der Mammographie stellt sich das kontras-tierte Milchgangsystem dar (Abb. **B-8.4**).

Indikation: Sekretion aus der Mamille (v. a. blutig).

8.1.3 Pneumozystographie

Methode: Der Inhalt einer Zyste wird abpunktiert, danach Luft insuffliert. Bei der Mammographie wird die Zystenwand beurteilt (Abb. **B-8.5**).

Indikation: Weitere Abklärung von Zysten. Die Methode der ersten Wahl ist jedoch der Ultraschall.

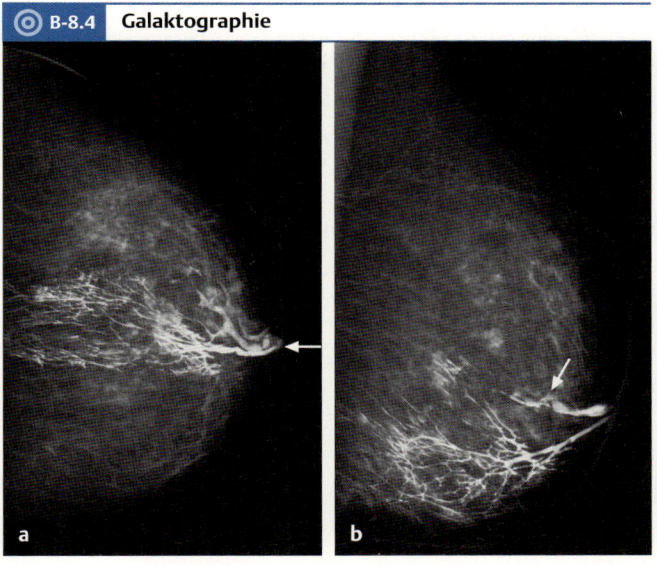

B-8.4   Galaktographie

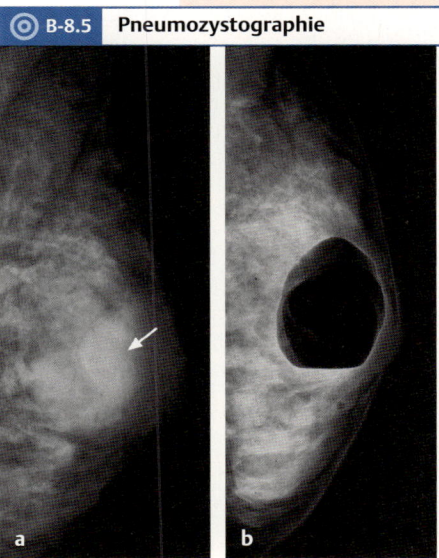

B-8.5   Pneumozystographie

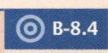
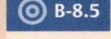

a Kraniokaudaler Strahlengang: Nach Injektion von Kontrastmittel in den Milchgang stellt sich das Milchgangsystem links unten regel-recht dar (Pfeil = Mamille).
b Schräger Strahlengang: links zentral Gangabbruch (Pfeil) bei intraduktalem Papillom.

a Mammographische Darstellung der Zyste (Pfeil) vor Punktion.
b Die Zyste wurde punktiert und anschlie-ßend über die liegende Nadel mit Luft gefüllt. In der Mammographie stellt sich die Zystenwand glatt und zart dar.

8.1.4 Sonographie

Methode: Die Frequenz des Schallkopfs sollte nicht unter 7,5 MHz liegen. Die Patientin wird in leichter Seitenlage untersucht und so gelagert, dass die Mamille das Zentrum der Mamma bildet.

Indikation: Die Sonographie dient der **Differenzierung von soliden und zystischen Raumforderungen.** Auch zur **sonographisch gesteuerten Punktion** und der **Verlaufskontrolle benigner Veränderungen** wird sie eingesetzt.

▶ **Merke**

Beurteilung: s. Abb. **B-8.6** und Tab. **B-8.1**.

8.1.5 Magnetresonanztomographie

Methode: Die MRT-Untersuchung der Brust beurteilt die Anreicherung des Kontrastmittels im Gewebe in ihrem zeitlichen Verlauf. Deshalb wird sie als **dynamische MRT** durchgeführt. Ihr Vorteil ist die sehr hohe Sensitivität. Sie darf aber nicht ohne vorhergehende Mammographie angewendet werden, da die Nachweisrate für In-situ-Karzinome niedrig ist.

B-8.6

8.1.4 Sonographie

Methode: Für die Ultraschalluntersuchung der Brust sollte die Frequenz des Schallkopfes nicht unter 7,5 MHz liegen (je höher die Frequenz, desto höher die Auflösung). Die Patientin wird in leichter Links- bzw. Rechtsseitenlage untersucht und so gelagert, dass die Mamille das Zentrum der Mamma bildet. Zur Dokumentation sind die Quadrantenangabe und die Angabe der Schallkopfstellung unerlässlich.

Indikation: Zur **Differenzierung von soliden und zystischen Raumforderungen** ist die Sonographie eine wertvolle Zusatzuntersuchung. Palpable Läsionen, insbesondere wenn sie in der Mammographie kein Korrelat haben, können so näher bestimmt werden. Bei sehr jungen oder schwangeren Frauen kann im Einzelfall auf die Mammographie verzichtet und die bildgebende Untersuchung auf die Sonographie beschränkt werden. Weitere Indikationen sind die **sonographisch gesteuerte Punktion** oder die **Verlaufskontrolle benigner Veränderungen**.

▶ **Merke:** Als alleinige Screening-Untersuchung ist die Sonographie nicht geeignet.

Beurteilung: s. Abb. **B-8.6** und Tab. **B-8.1**.

8.1.5 Magnetresonanztomographie

Methode: Für die MRT-Untersuchung der Brust wurden spezielle Oberflächenspulen und Messsequenzen entwickelt. Da bei dieser Untersuchung die Anreicherung des Kontrastmittels im Gewebe in ihrem zeitlichen Verlauf beurteilt wird, muss sie als **dynamische MRT** durchgeführt werden, d. h. als wiederholte Messung der gleichen Schichten vor und in definierten Zeitabständen nach der Kontrastmittelinjektion. Vorteil der MRT ist ihre sehr hohe Sensitivität, v. a. im Nachweis invasiver Karzinome. Sie kann wichtige Zusatzinformationen bringen, wenn Mammo- und Sonographie nicht eindeutig sind. Ohne eine vorhergehende Mammographie oder gar als deren Ersatz, darf die MRT aber nicht angewandt werden, da die Nachweisrate für Mikrokalk enthaltende In-situ-Karzinome niedrig ist.

B-8.6   **Sonographie der Mamma: Normalbefund (a), Schemazeichnung (b), Zyste (c)**

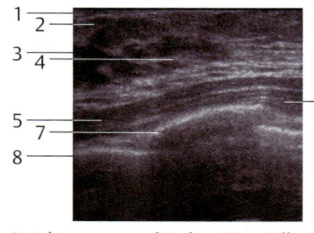

1 Haut
2 subkutanes Fettgewebe
3 Drüsengewebe (hier bereits weitgehend involutiert, daher echoarm; die jugendliche Brustdrüse stellt sich echoreicher, d. h. heller dar)
4 Cooper-Ligamente
5 retromammäres Fettgewebe
6 Mm. pectorales mit Faszien
7 Rippen
8 Pleura

a Bei der sonographischen Darstellung der Brust erkennbare Strukturen (Normalbefund).

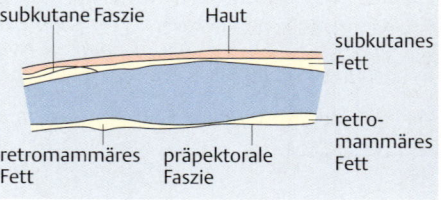

b Schematische Darstellung

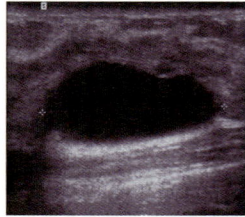

c Typisches Bild einer Zyste im Ultraschall: echoarme glatt begrenzte Raumforderung mit dorsaler Schallverstärkung.

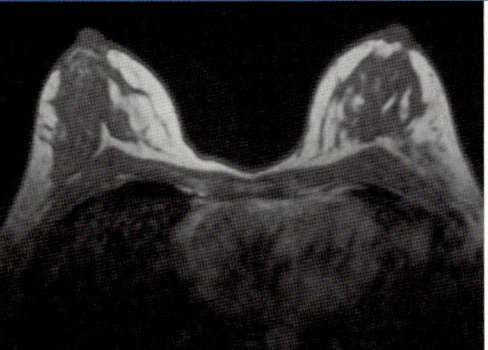

B-8.7   Normalbefund der Mamma in der MRT (T1 nach Kontrastmittel)

Das Fettgewebe erscheint hell, das Brustdrüsengewebe homogen. Keine fokale Kontrastmittelaufnahme.

◉ B-8.7

Indikationen:
- Ausschluss von Karzinomen bei Silikonprothese, z. B. nach Wiederaufbauplastik, da hier die Aussagefähigkeit der Mammographie eingeschränkt ist
- deutliche Vernarbungen und damit eingeschränkte mammographische Beurteilbarkeit
- präoperativ bei sehr dichtem Drüsengewebe zum Ausschluss von Zweitherden
- bei axillären Lymphknotenmetastasen und negativer Mammographie.

Indikationen:
- Ausschluss von Karzinomen bei Silikonprothese
- deutliche Vernarbungen
- präoperativ bei sehr dichtem Drüsengewebe zum Ausschluss von Zweitherden
- bei axillären Lymphknotenmetastasen und negativer Mammographie.

▶ **Merke:** Wird nach einer Mastektomie eine Rekonstruktion der Brust durch die Implantation einer Silikonprothese durchgeführt, ist die Aussagekraft der Mammographie eingeschränkt. Zum Ausschluss eines Lokalrezidivs ist hier die MRT Methode der Wahl.

◀ Merke

Beurteilung: Es wird die Kontrastmittelanreicherung nach ihrer Höhe, Form und Geschwindigkeit beurteilt, wobei eine deutliche und frühe Kontrastmittelanreicherung der wichtigste Malignomhinweis ist (Abb. **B-8.7**).

Beurteilung: Deutliche und frühe Kontrastmittelanreicherung ist der wichtigste Malignomhinweis (Abb. **B-8.7**).

8.2 Leitbefunde – vom radiologischen Befund zur Diagnose

Nachfolgend sind in Tab. **B-8.1** wichtige Leitbefunde aufgeführt.

8.2   Leitbefunde – vom radiologischen Befund zur Diagnose

s. Tab. **B-8.1**.

8.3 Wichtige Krankheitsbilder – von der Diagnose zum Befund

8.3.1 Mastitis

Akute Mastitis puerperalis und non-puerperalis

8.3   Wichtige Krankheitsbilder – von der Diagnose zum Befund

8.3.1 Mastitis
Akute Mastitis puerperalis und non-puerperalis

▶ **Definition:** Die Mastitis ist eine Entzündung der weiblichen Brustdrüse. Die **Mastitis puerperalis** ist die häufigste Form und wird meist durch Staphylokokken hervorgerufen. Sie tritt während der Laktationsperiode auf.
Die **Mastitis non-puerperalis** entspricht in ihrem klinischen und mammographischen Erscheinungsbild der Mastitis puerperalis, tritt aber außerhalb der Stillperiode auf.

◀ Definition

Klinik: Die Mastitis ist durch Schmerzen, Schwellung und Rötung der Brust gekennzeichnet. Bei der Mastitis puerperalis besteht zudem ein ausgeprägtes Krankheitsgefühl, die Körpertemperatur beträgt meist > 38 °C.

Klinik: Die Mastitis ist durch Schmerzen, Schwellung und Rötung der Brust gekennzeichnet.

Diagnostisches Vorgehen: Anamnese und Labor geben eindeutige Hinweise. Die Sonographie zeigt die Ausdehnung des Befundes und dient der Therapiekontrolle. Mammographie und MRT sind nur in Ausnahmefällen indiziert.

Diagnostisches Vorgehen: Anamnese (klassische Entzündungszeichen) und Laboruntersuchungen (BSG↑, Leukozyten↑) sind i.d.R. eindeutige Hinweise auf eine Mastitis. Bei einer Mastitis ist die Sonographie für die Beurteilung der Morphologie und Ausdehnung des Befundes sowie zur Therapiekontrolle indiziert. Eine Mammographie ist nur in unklaren oder therapieresistenten Fällen indiziert, da sie gerade im frühen Stadium mammographisch stumm ablaufen kann. Eine MRT kommt nur in Sonderfällen (z.B. präoperativ) zur Anwendung.

▶ **Merke**

▶ **Merke:** Das inflammatorische Mammakarzinom kann klinisch und mammographisch der Mastitis ähneln. Sind Anamnese und Laboruntersuchungen nicht eindeutig, so muss nach antibiotischer Therapie eine kurzfristige Kontrolluntersuchung durchgeführt werden. Im Zweifelsfall hat eine bioptische Klärung zu erfolgen.

Radiologische Diagnostik: Sonographisch sind unscharf begrenzte Areale mit verminderter Echodichte nachweisbar. Ein Abszess stellt sich als echofreie Zone mit echoreichem Randsaum dar. In der MRT ist ein Abszess zentral flüssigkeitsisointens mit stark KM-anreichernder Kapsel.

Radiologische Diagnostik: Sonographisch sind unscharf begrenzte Areale mit verminderter Echodichte nachweisbar. Ein Abszess stellt sich als vollständig oder weitgehend echofreie Zone mit echoreichem Randsaum dar. Die Mammographie kann eine Verdickung der Kutis, eine Verdichtung des subkutanen Fettgewebes und eine Transparenzminderung der gesamten Brust zeigen. In der MRT ist ein Abszess zentral flüssigkeitsisointens mit einer stark und frühzeitig Kontrastmittel anreichernden Kapsel.

Plasmazellmastitis

Plasmazellmastitis

▶ **Definition**

▶ **Definition:** Die Plasmazellmastitis ist eine chronisch abakterielle Mastitis. Sie beruht auf einer Sekretretention in ektatischen Milchgängen, die zu einer chronischen Entzündungsreaktion führt.

Klinik: Blutige Mamillensekretion und Mamillenretraktion.

Klinik: Klinische Zeichen können eine blutige Mamillensekretion und eine Mamillenretraktion sein. Differenzialdiagnostisch muss ein Mammakarzinom ausgeschlossen werden.

Diagnostisches Vorgehen: Die Mammographie ist meist pathognomonisch.

Diagnostisches Vorgehen: Sind die mammographischen Veränderungen pathognomonisch, ist eine weiterführende Diagnostik meist nicht notwendig.

Radiologische Diagnostik: Lanzettförmige Verkalkungen und retromamilläre Fibrose (Abb. **B-8.8**).

Radiologische Diagnostik: Die Mammographie zeigt lanzettförmige, radiär zur Mamille angeordnete Verkalkungen sowie eine retromamilläre Fibrose (Abb. **B-8.8**).

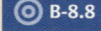 **B-8.8**

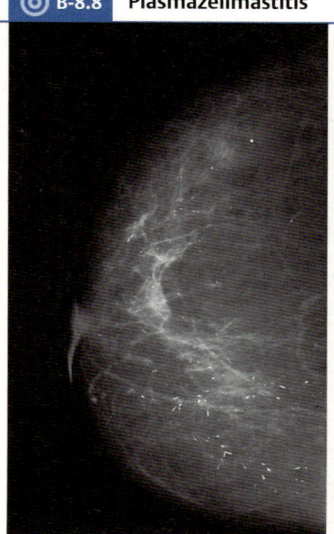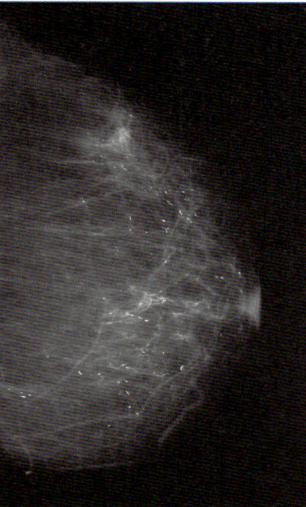

◉ **B-8.8   Plasmazellmastitis**

Kraniokaudaler Strahlengang (rechte und linke Brust): Lanzettförmige Verkalkungen.

▶ Klinischer Fall

▶ **Klinischer Fall.** Eine 70-jährige Patientin stellt sich zur Screening-Untersuchung vor. In der Mammographie stellen sich lanzettförmige Verkalkungen dar. Diese Verkalkungen sind pathognomonisch für eine Plasmazellmastitis und müssen nicht weiter abgeklärt werden.

8.3.2 Mastopathie

8.3.2 Mastopathie

▶ **Definition:** Der Begriff der Mastopathie umfasst vom altersentsprechenden Regelbild abweichende nicht-neoplastische Umbauprozesse des Drüsenkörpers und beinhaltet auch physiologische Involutionsvorgänge und die Grenzformen des Normalen. Es können **involutive** und **hyperplastische Umgestaltungen** auftreten, die herdförmig oder diffus, uni- oder bilateral verteilt sind.

◀ Definition

Klassifikation: Die histopathologische Klassifikation nach Prechtel unterscheidet drei Mastopathie-Grade (Häufigkeit in Klammern):
- Mastopathie I: einfache Parenchymdysplasie ohne Epithelproliferationen (ca. 70 %)
- Mastopathie II: wie Typ I zusätzlich mit Epithelproliferation (ca. 20 %)
- Mastopathie III: wie Typ II zusätzlich mit Atypien (ca. 5 %).

Nur für die Mastopathie III wurde ein signifikant erhöhtes Risiko für den Übergang in ein Mammakarzinom festgestellt.

Zwei Beispiele aus dem mastopathischen Formenkreis sind im Folgenden näher erläutert.

Klinik: Die Patientinnen klagen häufig über eine Mastodynie (Spannungs- u. Schwellungsgefühl in den Brüsten, Schmerzen), die typischerweise prämenstruell besonders ausgeprägt ist. Palpatorisch finden sich knotige Veränderungen, die glatt begrenzt und verschieblich sind. Bei ausgeprägten zystisch-knotigen Veränderungen spricht man von einer Schrotkugelmamma.

Diagnostisches Vorgehen: Zur Abklärung eines suspekten Tastbefundes ist zunächst die Mammographie einzusetzen. Sie wird v. a. bei sehr dichtem Drüsenkörper durch die Sonographie ergänzt. In Zweifelsfällen kann eine MRT durchgeführt werden.

Radiologische Diagnostik: Die Veränderungen in der **Mammographie** korrelieren nicht eindeutig mit den patho-histologischen Unterschieden. Es finden sich klein- bis grobknotige Fleckschatten (durch die noduläre und zystische Umstrukturierung, Abb. **B-8.9**) und Streifenschatten (durch die fibrotischen Veränderungen). Mastopathische Mikroverkalkungen (z. B. bei der sklerosierenden Adenose) sind typischerweise uniform, rund und eher diffus verteilt.

Mit der **Sonographie** ist die Unterscheidung zwischen zystischen und soliden Veränderungen möglich.

Klassifikation: Drei Grade nach Prechtel:
- Mastopathie I: einfache Dysplasie (ca. 70 %)
- Mastopathie II: wie I zusätzlich mit Epithelproliferationen (ca. 20 %)
- Mastopathie III: wie II zusätzlich mit Atypien (ca. 5 %), erhöhtes Risiko für den Übergang in ein Mammakarzinom.

Klinik: Besonders prämenstruell besteht eine Mastodynie. Palpatorisch finden sich glatt begrenzte, verschiebliche, knotige Veränderungen.

Diagnostisches Vorgehen: Die Mammographie wird durch Sonographie und evtl. MRT ergänzt.

Radiologische Diagnostik: In der **Mammographie** finden sich klein- bis grobknotige Fleckschatten (Abb. **B-8.9**) und Streifenschatten. Mastopathische Mikroverkalkungen sind uniform, rund und eher diffus verteilt. Mit der **Sonographie** ist die Unterscheidung zwischen zystischen und soliden Veränderungen möglich. In der

◉ **B-8.9   Radiologische Befunde bei Mastopathie**

◉ B-8.9

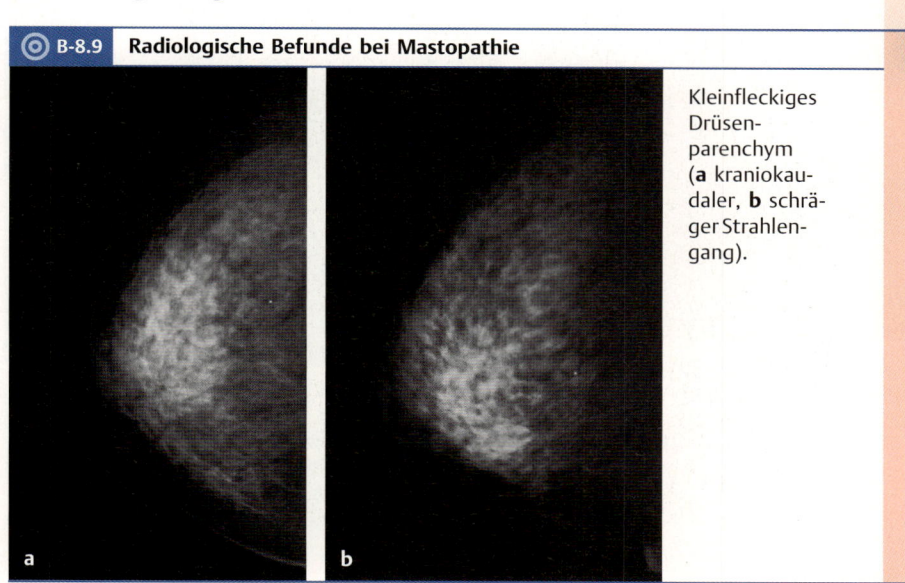

Kleinfleckiges Drüsenparenchym (**a** kraniokaudaler, **b** schräger Strahlengang).

MRT ist eine diffuse und protrahierte KM-Anreicherung feststellbar.

In der **MRT** ist eine eher diffuse und protrahierte Kontrastmittelaufnahme feststellbar. Eine verlässliche Korrelation zwischen der KM-Anreicherung und den Masthopathien mit und ohne Atypien besteht allerdings nicht.

▶ Merke

▶ **Merke:** Da sowohl bei der Mastopathie als auch beim Mammakarzinom Mikroverkalkungen beobachtet werden, ist die Abgrenzung zum Mammakarzinom wichtig.

Bleiben Zweifel an der Dignität des Befundes, ist eine Biopsie unumgänglich.

Bleiben nach exakter Analyse der Mammograhie und der weiterführenden Untersuchungen (Sonographie, MRT) Zweifel an der Dignität des Befundes, ist eine histologische Sicherung durch Biopsie unumgänglich.

8.3.3 Fibroadenom

8.3.3 Fibroadenom

▶ Definition

▶ **Definition:** Das Fibroadenom ist eine fibroepitheliale Mischgeschwulst und stellt den häufigsten gutartigen Tumor der Mamma dar.

Klinik: Palpatorisch nicht schmerzhaft, gut abgrenzbar, verschieblich und elastisch.

Klinik: Der Altersgipfel liegt in der Mitte des 3. Dezenniums. Bei der Palpation ist das Fibroadenom meist nicht schmerzhaft, gut abgrenzbar, verschieblich und elastisch.

Diagnostisches Vorgehen: An erster Stelle steht die Mammographie. Durch die Sonographie erfolgt die Abgrenzung von Zysten oder malignen Tumoren. Im Zweifelsfall muss der Befund durch MRT oder Biopsie abgeklärt werden.

Diagnostisches Vorgehen: Bei V. a. ein Fibroadenom muss eine eindeutige Differenzierung zu einem malignem Tumor erfolgen. An erster Stelle der diagnostischen Maßnahmen steht meist die Mammographie (bei sehr jungen Patientinnen kann im Ausnahmefall zuerst eine Sonographie durchgeführt werden). Durch die Sonographie erfolgt die Abgrenzung von Zysten oder von Tumoren in sehr dichtem Drüsenkörper. Im Zweifelsfall muss der Befund durch die MRT oder Biopsie weiter abgeklärt werden.

Radiologische Diagnostik: In der Mammographie zeigt sich eine glatt begrenzte rundliche oder ovaläre Verschattung. Die **glatte Randbegrenzung an der ganzen**

Radiologische Diagnostik: In der **Mammographie** imponiert das Fibroadenom als glatt begrenzte rundliche oder ovaläre Verschattung. Die **glatte Randbegrenzung an der ganzen Zirkumferenz** ist ein wichtiges differenzialdiagnostisches

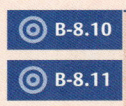

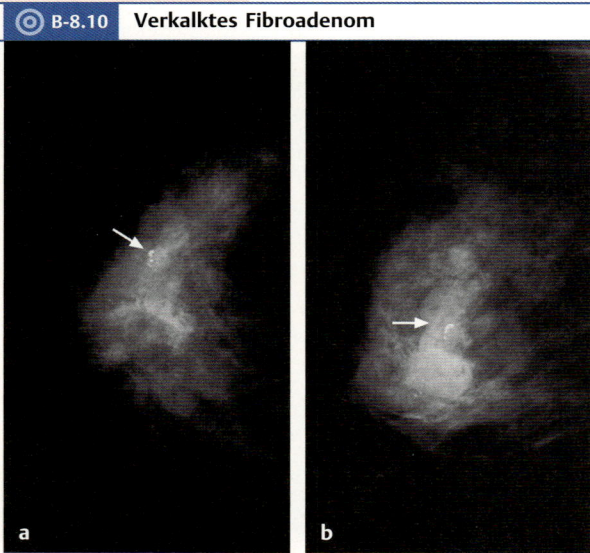

B-8.10 Verkalktes Fibroadenom

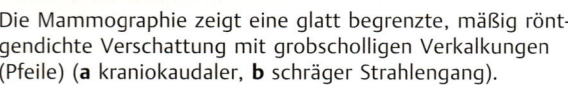

a   b

Die Mammographie zeigt eine glatt begrenzte, mäßig röntgendichte Verschattung mit grobscholligen Verkalkungen (Pfeile) (**a** kraniokaudaler, **b** schräger Strahlengang).

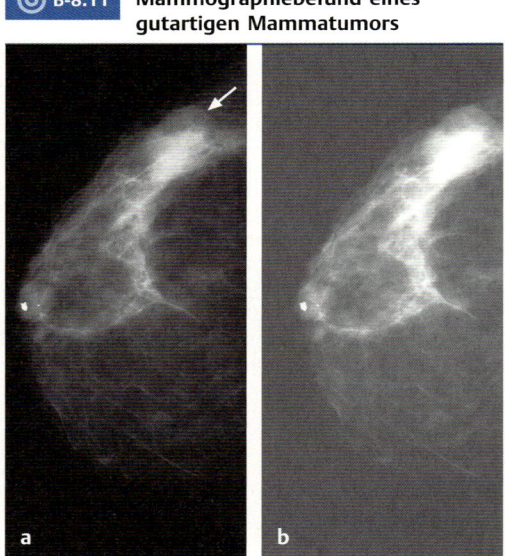

B-8.11 Mammographiebefund eines gutartigen Mammatumors

a   b

55-jährige Patientin mit einem verschieblichen Tumor rechts oben. Mammographisch Nachweis zweier glatt begrenzter Raumforderungen (rechts oben, Pfeil, sowie retromamillar) mit grobscholliger Verkalkung und Halozeichen (**a** kraniokaudaler, **b** schräger Strahlengang).

◉ B-8.12

◉ B-8.12 **Fibroadenom**

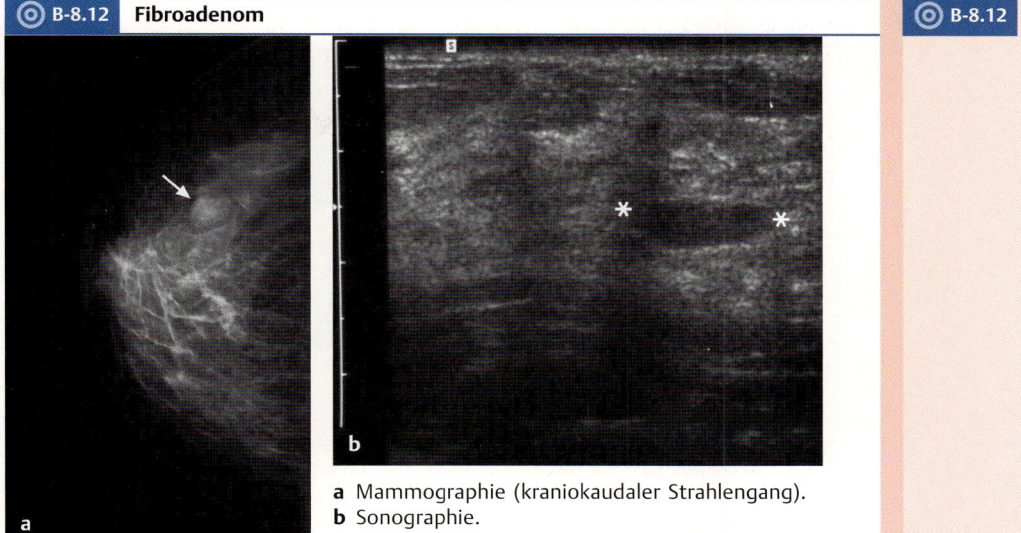

a Mammographie (kraniokaudaler Strahlengang).
b Sonographie.

Kriterium für die Differenzierung vom Mammakarzinom (s.S. 554). Durch die Verdrängung von umgebendem Fettgewebe kann ein **„Halo-Phänomen"** verursacht werden, eine die Verschattung umgebende Aufhellungszone (Abb. **B-8.11**). **Grobschollige Verkalkungen** sind charakteristisch für das Fibroadenom und erlauben eine sichere Diagnose (Abb. **B-8.10**).

Differenzialdiagnostisch sind bei glatt begrenzten Verschattungen im Mammogramm Zysten (s.S. 553) in Erwägung zu ziehen. Diese sind in der Sonographie echofrei und zeigen eine deutliche distale Schallverstärkung, während sich das Fibroadenom als echoarme solide Raumforderung darstellt mit einer allenfalls mäßigen distalen Schallverstärkung (Abb. **B-8.12**).

Zirkumferenz ist ein wichtiges Differenzierungskriterium zum Mammakarzinom. Charakteristisch sind auch das **„Halo-Phänomen"** und **grobschollige Verkalkungen** (Abb. **B-8.10**, und **B-8.11**).

In der Sonographie stellt sich das Fibroadenom echoarm mit allenfalls mäßiger Schallverstärkung dar (Abb. **B-8.12**).

▶ **Merke:** Fehlen die diagnostisch eindeutigen Kriterien einer gutartigen Raumforderung oder ist eine Wachstumstendenz feststellbar, so muss eine bioptische Abklärung erfolgen.

◀ **Merke**

▶ **Klinischer Fall.** Eine 30-jährige Patientin stellt sich beunruhigt zu einer Mammographie vor, nachdem sie in der rechten Brust einen Knoten getastet hat. Dieser Knoten ist palpatorisch glatt begrenzt, derb-elastisch und verschieblich. In der Mammographie (Abb. **B-8.12a**, kraniokaudaler Strahlengang) Nachweis eines glatt begrenzten Tumors mit Halozeichen (Pfeil). In diesen Fällen ist die Sonographie äußerst hilfreich, da sich das Drüsengewebe echoreich (hell), die meisten Tumoren jedoch echoarm (dunkel) darstellen. Das Sonogramm zeigt (Abb. **B-8.12b**) eine 16 x 7 mm große ovale, glatt begrenzte, echoarme Raumforderung mit homogenem Echomuster (Kreuze). Palpatorisch, sono- und mammographisch zeigt dieser Tumor Kriterien, die für eine gutartige Veränderung sprechen. Zudem ist die häufigste Geschwulst in dieser Altersgruppe das Fibroadenom. Es wird zunächst auf die Exzisionsbiopsie verzichtet und eine kurzfristige sonographische Kontrolle empfohlen.

◀ **Klinischer Fall**

8.3.4 Zysten

Klinik, diagnostisches Vorgehen: Zysten treten im Rahmen der fibrozystischen Mastopathie gehäuft zwischen dem 30. und 50. Lebensjahr auf. Die Palpation der glatt begrenzten, elastischen Resistenzen kann sehr schmerzhaft sein.

Radiologische Diagnostik: In der **Mammographie** sind die Zysten meist scharf konturiert, homogen und dichter als das umgebende Drüsengewebe. Häufig findet sich ein Halozeichen.

Sonographisch kann ein solider Tumor ausgeschlossen werden, denn nur die Zysten sind **echofrei**. Sie zeigen eine deutliche **distale Schallverstärkung** und eine **glatte, dünne Wand** (Abb. **B-8.13**).

8.3.4 Zysten

Klinik, diagnostisches Vorgehen: Die Palpation der glatt begrenzten, elastischen Resistenzen kann schmerzhaft sein.

Radiologische Diagnostik: Zysten sind scharf konturiert, homogen und dichter als das umgebende Drüsengewebe.

Sonographisch sind Zysten **echofrei** mit distaler Schallverstärkung und **glatter dünner Wand** (Abb. **B-8.13**).

◎ B-8.13

◎ B-8.13   **Zyste**

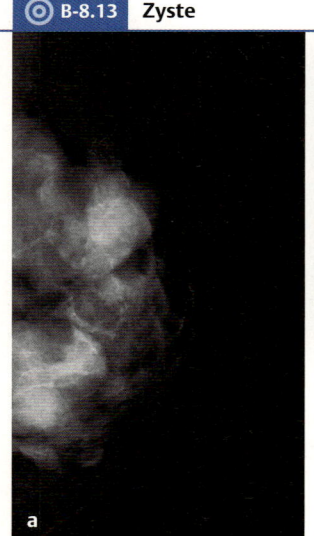
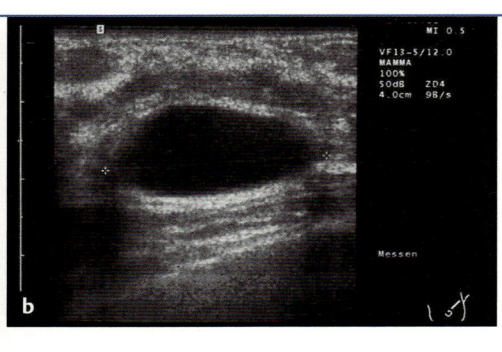

a Die Mammographie zeigt glatt begrenzte homogene Verdichtungen (schräger Strahlengang).
b Sonographischer Nachweis einer glatt begrenzten echofreien Raumforderung.

▶ **Merke**

▶ **Merke:** Jede nicht eindeutig differenzierbare Zyste muss punktiert und der Inhalt zytologisch untersucht werden (intrazystisches oder nekrotisches Karzinom? Abszess? eingeblutete Zyste?).

Im **Pneumozystogramm** stellt sich die Kontur einer Zyste glatt und zart dar (s. Abb. **B-8.5**, S. 547).

Die Zyste wird nach der Punktion über die liegende Nadel mit Luft gefüllt und es wird ein **Pneumozystogramm** durchgeführt (s.S. 547). Die Kontur einer Zyste stellt sich dabei glatt und zart dar, während beim intrazystischen oder nekrotischen Karzinom noduläre Wandverdickungen nachweisbar sind (s. Abb. **B-8.5**, S. 547).

▶ **Klinischer Fall**

▶ **Klinischer Fall.** Die 55-jährige Patientin ist in der mammographischen Abteilung bereits bekannt. Wiederholt wurden bei ihr Zysten punktiert, ohne dass sich ein Anhalt für Malignität ergab. Jetzt klagt die Patientin über eine druckschmerzhafte Schwellung im linken oberen äußeren Quadranten. In der Mammographie (Abb. **B-8.13a,** schräger Strahlengang) stellen sich relativ glatt begrenzte, homogene Verdichtungen beidseits dar, die z.T. konfluieren. In der Sonographie (Abb. **B-8.13b**) zeigen sich multiple große Zysten. Diese sind echofrei, glatt begrenzt und mit einer deutlichen distalen Schallverstärkung. Therapeutisch kann bei Schmerzen eine Punktion durchgeführt werden.

8.3.5 Mammakarzinom

8.3.5 Mammakarzinom

▶ **Definition**

▶ **Definition:** Das Mammakarzinom ist ein bösartiger, vom Epithel der Drüsenlobuli oder der Milchgänge ausgehender Tumor.

Das Mammakarzinom ist die häufigste bösartige Erkrankung der Frau. Das Gesamtüberleben wird durch eine **Früherkennung** verbessert. Alle Frauen sollten für das **Screening** motiviert werden. Darunter versteht man die regelmäßige mammographische und klinische Untersuchung asymptomatischer Patientinnen. Wichtig ist auch die monatliche Selbstuntersuchung der Brust durch die Frauen selbst.

Das Mammakarzinom ist die häufigste bösartige Erkrankung der Frau und die häufigste Todesursache bei Frauen zwischen 40 und 60 Jahren. Derzeit erkrankt jede 10. Frau in Deutschland an einem Mammakarzinom.
Chemo- und Hormontherapie konnten das Langzeitüberleben verbessern. Es ist jedoch inzwischen erwiesen, dass das Gesamtüberleben in noch stärkerem Maße durch eine **Früherkennung** verbessert wird. Aus diesem Grund sollten alle Frauen für das sog. **Screening** motiviert werden. Darunter versteht man die regelmäßige mammographische Untersuchung asymptomatischer Patientinnen. Die Mammographie sollte mit der klinischen Untersuchung und je nach Befund gegebenenfalls mit weiterführenden Untersuchungen kombiniert werden. An die monatliche Selbstuntersuchung der Brust durch die Frauen ist immer wieder zu erinnern. Vorteile des Screenings sind eine kleinere Tumorgröße, eine geringere Zahl von Metastasen in den axillären Lymphknoten bei Diagnosestellung und die Reduktion der Mortalität.

Klinik: Klinisch imponiert das Mammakarzinom als derber, unscharf begrenzter und nicht verschieblicher Knoten.

▶ **Merke:** Die bevorzugte Lokalisation ist der obere äußere Quadrant. Retraktion der Haut oder der Mamille und die sog. Orangenhaut lassen bereits inspektorisch eine Infiltration der Haut vermuten (Abb. **B-8.14**). Die axillären und supraklavikulären Lymphknoten müssen immer untersucht werden.

Sonderformen des Mammakarzinoms:
- Der **Morbus Paget** ist ein duktales Karzinom mit intraepithelialer Ausbreitung in der Mamillenregion. Klinisch zeichnet sich der Morbus Paget durch eine nässende, ekzematös veränderte Mamille aus. Bevor eine Hauterkrankung angenommen und als solche behandelt wird, muss eine Mammographie zum Ausschluss eines Morbus Paget durchgeführt werden.
- Beim **inflammatorischen Karzinom** breiten sich die Tumorzellen diffus in der Mamma und in den subepidermalen Lymphspalten und Kapillaren aus. Es ist eine Rötung und Schwellung der Brust festzustellen. Mammographisch sieht man eine diffuse Transparenzminderung der Brust, eine Verdickung der Kutis, eine Verdichtung des subkutanen Fettgewebes und ggf. Mikrokalk. Die wichtigste und entscheidende Differenzialdiagnose stellt hier die Mastitis dar.

Klinik: Derber, unscharf begrenzter, nicht verschieblicher Knoten.

◀ **Merke**

Sonderformen:
- Der Morbus Paget ist ein duktales Karzinom mit intraepithelialer Ausbreitung in der Mamillenregion. Kennzeichen ist eine nässende, ekzematöse Mamille.
- Beim **inflammatorischen Karzinom** ist die Brust gerötet und geschwollen. Mammographisch ist eine diffuse Transparenzminderung der Brust feststellbar. Die wichtigste Differenzialdiagnose ist die Mastitis.

◎ B-8.14   **Mammakarzinom**

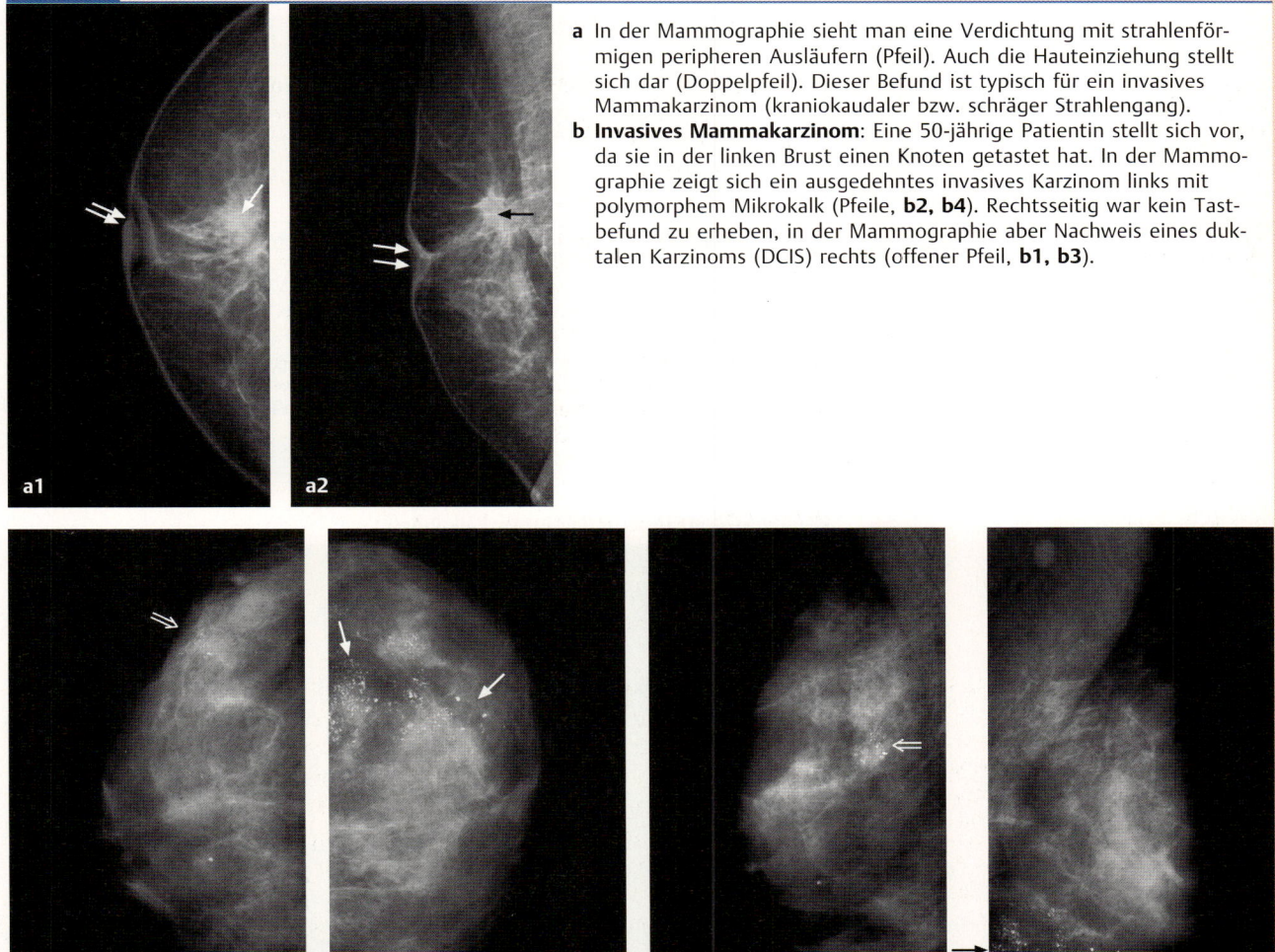

a In der Mammographie sieht man eine Verdichtung mit strahlenförmigen peripheren Ausläufern (Pfeil). Auch die Hauteinziehung stellt sich dar (Doppelpfeil). Dieser Befund ist typisch für ein invasives Mammakarzinom (kraniokaudaler bzw. schräger Strahlengang).
b **Invasives Mammakarzinom:** Eine 50-jährige Patientin stellt sich vor, da sie in der linken Brust einen Knoten getastet hat. In der Mammographie zeigt sich ein ausgedehntes invasives Karzinom links mit polymorphem Mikrokalk (Pfeile, **b2, b4**). Rechtsseitig war kein Tastbefund zu erheben, in der Mammographie aber Nachweis eines duktalen Karzinoms (DCIS) rechts (offener Pfeil, **b1, b3**).

a1   a2   b1   b2   b3   b4

re   kraniokaudaler Strahlengang   li   re   schräger Strahlengang   li

≣ B-8.2

≣ B-8.2   **Mammographische Befunde, die auf ein Mammakarzinom hinweisen**

- gruppiert stehende, polymorphe Mikroverkalkungen v. a. wenn sie in Dreiecksform angeordnet sind (Tab. **B-8.3**, Abb. **B-8.14**)
- unscharf begrenzter Tumorschatten mit streifigen peripheren Ausläufern („Krebsfüßchen") (Abb. **B-8.16**)
- verdickte und retrahierte Kutis bzw. Mamille (Abb. **B-8.16**)
- umschriebene Gefäßerweiterung
- umschriebene Parenchymdichte mit Seitenasymmetrie

Diagnostisches Vorgehen: Mammographie sowie zusätzlich Sonographie und MRT führen zur Diagnose; im Zweifelsfall erfolgt eine Biopsie.

Diagnostisches Vorgehen: Anamnese und klinische Untersuchung liefern erste diagnostische Hinweise. Das wichtigste bildgebende Verfahren ist die Mammographie. Wichtigste Zusatzuntersuchung ist die Sonographie gefolgt von der MRT. Im Zweifelsfall muss eine histologische Sicherung erfolgen.

▶ Merke

▶ **Merke:** Sofern ein Mammatumor nicht zweifelsfrei als gutartig zu identifizieren ist, muss er durch Biopsie oder Operation definitiv abgeklärt werden. Eine Verlaufsbeobachtung ist nur in Ausnahmefällen gerechtfertigt. Die Prognose des Mammakarzinoms ist entscheidend vom Tumorstadium und dem Ausmaß der lymphogenen Metastasierung abhängig, so dass die Frühdiagnose besonders wichtig ist (s.S. 554).

Radiologische Diagnostik: s. Tab. **B-8.2**.

Radiologische Diagnostik: Mammographische Befunde, die auf ein Mammakarzinom hinweisen zeigt Tab. **B-8.2**.

▶ Merke

▶ **Merke:** Mikroverkalkungen sind verdächtig auf ein Mammakarzinom und müssen daher genau analysiert werden (Tab. **B-8.3** + Abb. **B-8.15**).

≣ B-8.3

≣ B-8.3   **Differenzialdiagnose von Mikroverkalkungen**

	benigne	*maligne*
Form	• uniform, punktförmig	• polymorph, linien- oder astförmig
Größe	• homolog, grobschollig	• heterolog
Verteilung	• diffus oder einzelstehend	• gruppiert
Anordnung	• oval	• dreieckig

◎ B-8.15

◎ B-8.15   **Analyse von Mikroverkalkungen**

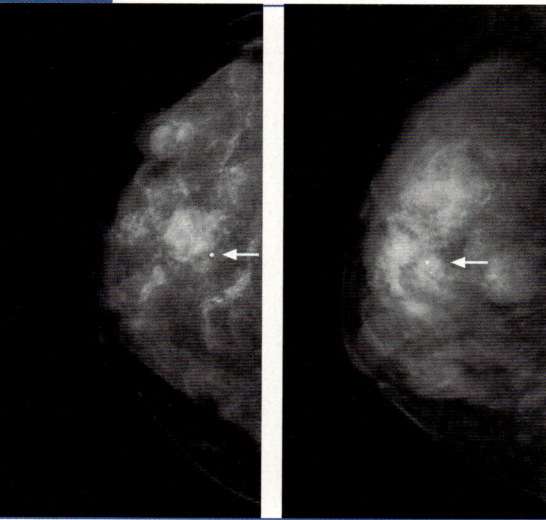

Gleichförmige, rundliche Verkalkungen, die in kleinen Gruppen stehen (Pfeil). Vom Aspekt her sind diese Verkalkungen als benigne einzustufen (kraniokaudaler bzw. schräger Strahlengang). Im Vergleich dazu sind die ausgedehnten Verkalkungen bei einer Patientin mit einem invasiven Karzinom polymorph und irregulär angeordnet (vgl. Abb. **B-8.14b**, linke Mamma).

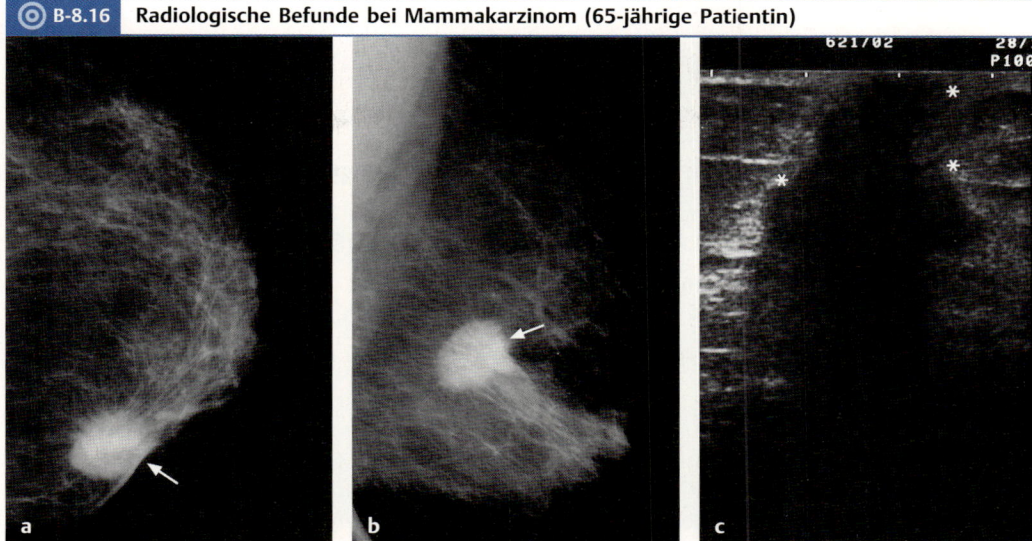

⊙ **B-8.16** | **Radiologische Befunde bei Mammakarzinom (65-jährige Patientin)**

a, b Mammographie (kraniokaudaler und schräger Strahlengang): Bei ausgeprägter Involution fällt links innen eine Verdichtung (Pfeil) mit streifigen Ausläufern nach peripher auf. Es besteht der Verdacht auf einen malignen Tumor.
c In der Sonographie stellen sich kleine gezackte Randausläufer, sog. „Krebsfüßchen" (Kreuze), dar (vgl. hierzu Abb. **B-8.12b**, S. 553 die die glatte Randkontur eines gutartigen Tumors zeigt).
Die Patientin wird biopsiert und die Verdachtsdiagnose eines Karzinoms bestätigt.

Sonographisch (Abb. **B-8.16c**) stellt sich das Mammakarzinom meist **echoarm, unscharf begrenzt** und **mit inhomogener Binnenstruktur** dar (Abb. **B-8.16c**). Das wichtigste Kriterium für maligne Mammatumoren in der Ultraschalluntersuchung ist die **breite distale Schallauslöschung**.
In der **MRT** zeigen Karzinome im Vergleich zum übrigen Drüsengewebe überwiegend eine sehr schnelle und intensive Kontrastmittelaufnahme.

Sonographisch stellt sich das Mammakarzinom meist **echoarm, unscharf begrenzt** und **mit inhomogener Binnenstruktur** (Abb. **B-8.16c**), sowie **breiter distaler Schallauslöschung** dar. In der **MRT** zeigen Karzinome eine schnelle, intensive KM-Aufnahme.

▶ **Klinischer Fall.** Eine 60-jährige Patientin hatte nach brusterhaltender Therapie (BET) bei Z. n. Mammakarzinom rechts, erneut selbst einen Knoten in der rechten Brust getastet. Palpatorisch ist der rechte untere äußere Quadrant hart. In der Mammographie (Abb. **B-8.17a** und **b**) zeigen sich verkalkte Ölzysten (Pfeile) und kleine Fettgewebsnekrosen (Doppelpfeile) bei einer narbig veränderten Mamma bei Z. n. BET. Es besteht kein Anhalt für ein Rezidiv.

◀ **Klinischer Fall**

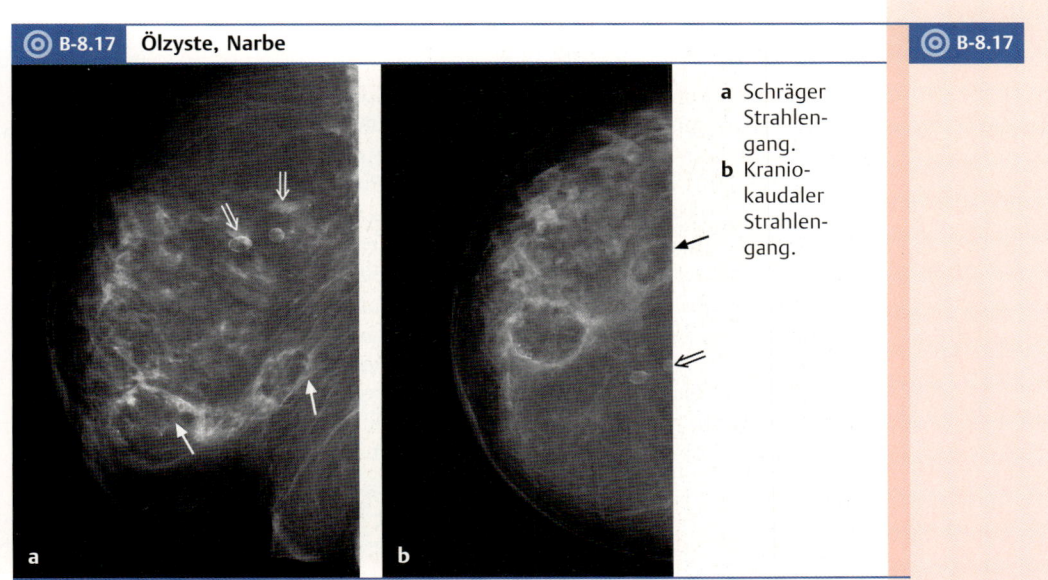

⊙ **B-8.17** | **Ölzyste, Narbe**   ⊙ **B-8.17**

a Schräger Strahlengang.
b Kraniokaudaler Strahlengang.

Methode: Basis ist das B-Mode-Verfahren, ein Grauwertbild. Des Weiteren kommt die farbkodierte Duplex-Sonographie (FDKS) zur Anwendung, bei der sich der Blutfluss farbig darstellt. Mit der CW-Doppler-Sonographie wird die Geschwindigkeit des Blutflusses aufgezeichnet.

Indikationen und Beurteilung: Die morphologische Darstellung hirnzuführender Gefäße erfolgt mit dem B-Mode-Verfahren. Mit dem CW-Doppler oder der farbkodierten Duplexsonographie kann die hämodynamische Relevanz einer Gefäßverengung, die Flussrichtung in einem Gefäß und die Art der Stenosen beurteilt werden. Die FKDS dient insbesondere der Darstellung intrakranieller Strukturen (s. Abb. **B-5.2**, S. 387).

9   ZNS

→ **Spinalkanal s.S. 639, Schädel s.S. 647**

9.1 Radiologische Methoden

9.1.1 Konventionelle Röntgendiagnostik

Zur Röntgenuntersuchung des Schädels s.S. 647.

9.1.2 Sonographie

Methode: Die Basis der Ultraschalldiagnostik ist das B-Mode-Verfahren (Brightness-Mode = Helligkeits-Methode). Es handelt sich um ein Grauwertbild. Die Grauwerte entsprechen den Amplituden der jeweiligen Ultraschallechos. Je größer die Amplitude, desto heller das Bild. Als weiteres Verfahren kommt die Farbkodierte Duplex-Sonographie (FDKS) zur Anwendung. Dieses Verfahren kodiert die Stellen im Bild farbig, wo Blutfluss nachweisbar ist. Es handelt sich um die Kombination eines B-Bildes mit einer farbigen Anzeige bewegter Strukturen, wobei nur die Bewegung in die Messung aufgenommen wird, die vom Schallkopf weg oder zum Schallkopf hin erfolgt. Die unterschiedliche Flussrichtung wird rot oder blau kodiert ausgespielt. Die Flussgeschwindigkeit drückt sich in der Helligkeit der Farbe aus: Je heller die Farbe, desto größer die Flussgeschwindigkeit. Eine weitere andere Art, Ultraschallechos auszuwerten ist die Doppler-Spektralanalyse, die besonders in Form des CW-Dopplers (CW = continuus wave) Anwendung findet. Es wird das Frequenzspektrum bewegter Teile (Blut) aufgezeichnet. Zur Abbildung gelangen keine morphologischen Strukturen, sondern Kurven, die eine zeitliche Intensitäts-Frequenzkurve darstellen. Auf der Abszisse erfolgt die zeitliche Erfassung, die Ordinate gibt die Intensität mit entsprechenden Auslenkungen wieder. Beim CW-Doppler wird kontinuierlich gesendet und die Doppler-Verschiebung gemäß der Flussgeschwindigkeit erfasst. Beim CW-Doppler existiert keine Tiefendiskriminierung.

Indikationen und Beurteilung: Als Indikationen existieren: morphologische Darstellung der hirnzuführenden Gefäße zwecks Nachweis oder Ausschluss von Wandveränderungen, Stenosen, Verschlüssen, Dissektionen, ebenso Gefäßelongationen, Erweiterungen, Kompressionen (von außen) und Fehlbildungen. Hierzu eignet sich das B-Mode-Verfahren. Die quantifizierende und semiquantifizierende Untersuchung der Flussgeschwindigkeit wird zusätzlich mit dem CW-Doppler und/oder der farbkodierten Duplexsonographie vorgenommen. Diese Verfahren lassen eine Aussage über die hämodynamische Relevanz einer Gefäßverengung zu, die Duplexsonographie mit dem Vorteil der gleichzeitigen bildmorphologischen Darstellung. Insofern kann mit der FKDS auch die Frage beantwortet werden, welcher Art stenosierende Plaques sind, ob hart, verkalkt, fibrosiert oder weich (thrombotisch bedingt). Im Fall von AV-Fisteln oder Stealeffekten kann die Flussrichtung exakt angegeben werden. Die FKDS lässt sich auf intrakranielle Strukturen anwenden. Sie dient der Abbildung von Gefäßstrukturen in Lagebeziehung zu Leitstrukturen wie dem mesenzephalen Hirnstamm, den basalen Zisternen, dem 3. Ventrikel, Thalamus, Corpus pineale und ähnlichem. Besonders gut geeignet ist das Verfahren zur Darstellung der A. cerebri media proximal, der A. vertebralis, gut geeignet auch zur Abbildung proximaler Abschnitte der A. cerebri anterior und posterior sowie von Abschnitten der A. carotis interna (s. Abb. **B-5.2**, S. 387). Eingeschränkte Aussagen lassen sich zu den venösen Strukturen vornehmen.

9.1.3 Computertomographie

Methode: Die Computertomographie basiert auf der Verwendung von Röntgenstrahlen, deren Einsatz mit Hilfe eines Rotationsverfahrens und unter Verwendung eines ebenfalls rotierenden Detektors erfolgt. Die von dem Detektor aufgezeichneten Schwächungswerte des menschlichen Gewebes werden im Rahmen einer 360 Grad Rotation mit Hilfe des mathematischen Verfahrens der Rückprojektion einzelnen Punkten im Körper zugeordnet, wobei sich die Auflösung aus der verwendeten Matrix ergibt (üblicherweise 512 × 512). Während anfangs jeweils eine einzelne Rotation erfolgte und anschließend die Tischverschiebung zwecks lückenloser Erfassung des interessierenden Körpervolumens, wird heute mit Hilfe eines kontinuierlichen Rotationsverfahrens und einem gleichzeitigen Tischvorschub gearbeitet, was als sog. Spiraltechnik bezeichnet wird. Neue Geräte sind in der Lage, während einer Rotation mehrere Schichten gleichzeitig zu erfassen, wobei bis zu 16 Schichten aufgezeichnet werden können, was die Untersuchungszeit dramatisch reduziert. Näheres zur Methodik und Technik der Computertomographie ist in Teil A dieses Buches ausgeführt. Mit Hilfe der CT wird in Schichtdicken zwischen 3 und 7 mm eine lückenlose Darstellung des Hirnschädels zumeist in einer Kippung entlang der Orbito-Meatal-Linie vorgenommen. Bei unklaren Befunden wird die Untersuchung durch eine 2. Serie nach KM-Gabe ergänzt. Diese erlaubt in Einzelfällen die bessere Abgrenzung und Differenzierung von pathologischen Veränderungen. Die KM-Gabe kann auch artdiagnostisch hilfreich sein. Die CT besitzt den Vorteil, dass die Bilder sowohl im Weichteil- als auch im Knochenkontrast ausgespielt werden können (s. auch S. 79).

Indikationen: Das Verfahren wird im Rahmen der Untersuchung des ZNS nach wie vor für alle Fragestellungen eingesetzt. Dabei hat sich aber gerade auch in Abgrenzung zum Einsatz der MRT eine differenzierte Indikationsliste ergeben. Die CT ist bei allen Fragestellungen im Rahmen von Erkrankungen des Gehirns dem MRT unterlegen, mit Ausnahme der frischen Blutungen (Abb. **B-9.35**, S. 589 und Abb. **B-9.40**, S. 594), der Erkrankungen mit Beteiligung des Knochens und bei Vorliegen von Verkalkungen, wobei die MRT auch bei diesen Fragestellungen mithilfe spezieller Sequenzen sinnvoll eingesetzt werden kann. Die Indikationen sind in den einzelnen Unterkapiteln spezifiziert.

9.1.4 Magnetresonanztomographie

Methode: Das Verfahren beruht auf der Anregung der Wasserstoffkerne des menschlichen Körpers. Der Patient wird in ein starkes äußeres Magnetfeld eingeführt, was zu einer bestimmten Ausrichtung der Protonen im Körper führt, die mit parallel und antiparallel beschrieben werden kann. Durch das Einstrahlen einer definierten Hochfrequenz werden die Protonen in ihrer Lage verändert und in ihrer Beziehung zueinander gleichgerichtet. Diese Veränderungen bilden sich mit Entfernung der Hochfrequenz wieder zurück, was mit der Abgabe einer messbaren Energie verbunden ist. Diese Energieabgabe wird über mathematische Transformationen bestimmten Stellen im menschlichen Körper zugeordnet, was die Erstellung von Matrizen mit entsprechenden morphologischen Informationen erlaubt. Welche weiteren physikalisch-technischen Voraussetzungen für das Verfahren existieren, damit es in der Bildgebung einsetzbar ist, wird im Kapitel A 4.5 ausgeführt. Methodisch bedingt handelt es sich um ein Verfahren, was eine relativ lange Untersuchungszeit zur Folge hat, die bei etwa 15 bis 20 Minuten liegt. Dies bedeutet, dass eine gewisse Kooperation des Patienten Voraussetzung zur Erstellung guter Bilder ist. Zunehmend lassen sich zwar auch Bilder mit sog. Schnellbildsequenzen erzeugen, dabei ist allerdings die Qualität eingeschränkt. Als Standard in der Kernspintomographie gilt es mittlerweile, dünne Schichten von 2–3 mm in einer hohen Auflösung mit einer Matrix von 512 × 512 zu erstellen. Möglich sind allerdings auch 3D-Untersuchungen mit Schicktdicken von weniger als 1 mm. Durch geeignete

9.1.3 Computertomographie

Methode (s. auch S. 79): Basierend auf der Verwendung von Röntgenstrahlen werden mittels eines Rotationsverfahrens Schnittbilder erzeugt. Dabei arbeitet man mit einem kontinuierlichen Rotationsverfahren und einem gleichzeitigen Tischvorschub (Spiraltechnik). In Schichtdicken zwischen 3 und 7 mm wird eine lückenlose Darstellung des Hirnschädels vorgenommen, bei unklaren Befunden ergänzt durch eine 2. Serie nach KM-Gabe.

Indikationen: Die CT ist bei allen Erkrankungen des Gehirns dem MRT unterlegen, mit Ausnahme der frischen Blutungen (Abb. **B-9.35**, S. 589 und Abb. **B-9.40**, S. 594), der Erkrankungen mit Beteiligung des Knochens und bei Vorliegen von Verkalkungen.

9.1.4 Magnetresonanztomographie

Methode (s. auch S. 83): Ein starkes äußeres Magnetfeld führt zu einer bestimmten Ausrichtung der Protonen im Körper. Nach Einstrahlung und anschließender Entfernung einer definierten Hochfrequenz wird eine messbare Energie abgegeben, woraus über mathematische Transformationen die Bilderstellung erfolgt.
Aufgrund der relativ langen Untersuchungszeit ist eine gewisse Kooperation des Patienten Voraussetzung. Wasserbetonte Sequenzen erlauben die Früherkennung von Infarkten.
In der Regel wird bei Vorliegen von pathologischen Prozessen mit KM gearbeitet.

≡ B-9.1

≡ B-9.1   **Differenzierter Einsatz von CT und MRT**

Fragestellung	Methode
intrazerebrale Blutung	CT Verfahren der Wahl MRT mit Hilfe geeigneter Spezialsequenzen aussagefähig
SAB	CT, MRT nur eingeschränkt geeignet
Ischämie	CT und MRT nur optimal einsetzbar, wenn spezielle Software vorhanden ist
knöcherne Prozesse	CT, zur weiteren Abklärung ggf. MRT, zuvor immer konventionelles Röntgen
Verkalkungsherde	CT, MRT nur mit Hilfe von Spezialsequenzen aussagekräftig
Tumoren, Entzündungen	MRT weit überlegen
angeborene Fehlbildungen	MRT weit überlegen
Angiographie	MRT, CT bei Stents überlegen

Sequenzen lassen sich sehr unterschiedliche Bildeindrücke erzeugen, die bestimmte Gewebebereiche besonders hervorheben, wie beispielsweise das Marklager oder die Hirnrinde. Wasser-betonte Sequenzen erlauben die Darstellung geringster Ödemreaktionen, was besonders bei der Früherkennung von Infarkten oder der Darstellung kleinster frischer Infarkte von Vorteil ist. Die Gabe von Kontrastmittel ist bei Bestehen von pathologischen Prozessen die Regel, um evtl. weitergehende besonders differenzialdiagnostische Aussagen zu erhalten.

Indikationen: Die MRT ist für nahezu alle Fragestellungen der Neuroradiologie indiziert (s. Tab. **B-9.1**).

Indikationen: Die MRT besitzt in der Neuroradiologie eine überragende Bedeutung und ist daher für nahezu alle Fragestellungen indiziert. Es existieren wenige Indikationen (s. Tab. **B-9.1**), wo eine Überlegenheit der CT gegenüber dem MRT vorliegt. Die MRT ist das deutlich überlegene Verfahren in Fällen mit Tumorverdacht, entzündlichen Veränderungen, chronischen zerebro-vaskulären Erkrankungen und dem akuten Schlaganfall, sofern eine spezielle Software (Diffusion und Perfusion) zur Verfügung steht. Darüber hinaus bestehen Vorteile bei der Verwendung der Angiographie-Technik, das Verfahren ist einzigartig einsetzbar zur Funktionsdiagnostik und konkurrenzlos in der Verwendung der Spektroskopie.

Kontraindikationen: Patienten mit Herzschrittmacher und anderen Metallteilen im Körper.

Kontraindikationen: Patienten mit Herzschrittmachern können nicht untersucht werden, da sich die Schrittmacher-Einstellungen verändern und Verletzungen des Gewebes auftreten können. Als weitere Kontraindikationen gelten: frisch eingesetzte Gefäßclips, Granatsplitter in kritischer Lage (z.B. in Augen- oder Aortennähe), ältere Herzklappenprothesen, Kochlearimplantate, ICD (implantierbarer automatischer Kardioverter-Defibrillator).

9.1.5 Angiographie

Methode (s. auch S. 391; Abb. **B-5.12**): Die digitale Subtraktionsangiographie ist eine invasive Methode, bei der jodhaltiges KM in die Gefäße appliziert wird.

9.1.5 Angiographie

Methode: Sie wird heute nur noch in Form der digitalen Subtraktionsangiographie ausgeführt. Es handelt sich um eine röntgenologische Untersuchungsmethode, die invasiv erfolgt und die Applikation eines jodhaltigen Kontrastmittels in die Gefäße erfordert. Hierzu ist die Einbringung eines Katheters in das interessierende Gefäß Voraussetzung. Zuvor wird röntgenologisch eine Maske nicht bewegter Strukturen erstellt, nach der Kontrastmittelinjektion werden Maskenaufnahme und Füllungsbild voneinander subtrahiert, so dass die Gefäße überlagerungsfrei abgebildet werden können (s. Abb. **B-5.12** und S. 391).

Indikationen: Routinemäßig wird heute die angiographische Diagnostik mit der MRT oder CT erstellt. Dies gilt sowohl für die Darstellung hirnzuführender als auch intrakranieller Gefäße und schließt Arterien und Venen mit ein. Soll aber eine subtile, hochauflösende Diagnostik insbesondere auch in Planung intrakranieller Eingriffe erfolgen, ist häufig noch die Katheterangiographie indiziert. Sie besitzt den Vorteil, dass die Flussdynamik besser dargestellt, und darüber hinaus superselektiv eine interessierende Gefäßstruktur überlagerungsfrei herausgearbeitet werden kann. Dies ist besonders zur Abbildung von Gefäßfehlbildungen von Vorteil und lässt sich mit den Verfahren der CT respektive MRT zumeist nicht erreichen.

Kontraindikationen: KM-Allergie, Niereninsuffizienz, dekompensierte Herzinsuffizienz, Gerinnungsstörungen, Hyperthyreose. Hierbei handelt es sich allerdings zum Teil um relative Kontraindikationen, die durch eine geeignete Prämedikation aufgehoben werden können.

9.1.6 Nuklearmedizinische Diagnostik

Methode: Die nuklearmedizinische Untersuchung beruht darauf, mit Hilfe von Strahlen-emittierenden Nukliden, die in der Regel i.v. injiziert werden und sich im Körper sammeln, Aufnahmen interessierender Organbereiche zu erstellen. Neben Summationsbildern lassen sich mit modernen Geräten auch Schichtaufnahmen anfertigen, was überlagerungsfreie Abbildungen erlaubt und somit eine höhere Aussagekraft besitzt. Diese Schnittbildverfahren werden in Form der „Single-Photonen-Emissions-Computertomograpie" (SPECT), und der „Positronen-Emissions-Computertomographie" (PET) eingesetzt. Dies verlangt unterschiedliche technische Geräte und differierende Nuklide. Für die Erstellung der PET-fähigen Nuklide ist eine Zyklotron Voraussetzung. Die Halbwertszeit dieser zumeist an Glukose gekoppelten Nuklide ist ausgesprochen gering, was zusammen mit den meist langen Transportwegen den Einsatz weiter verkompliziert (s. auch S. 141).

Nachteile und Limitationen: Das Verfahren verlangt kooperationsbereite Patienten, da eine lange Untersuchungszeit erforderlich ist. Kontraindikationen bestehen keine, dennoch sollten Schwangere wegen der zwar geringen aber nicht ganz zu vernachlässigenden Strahlenbelastung nicht untersucht werden (vgl. auch Tab. **A-6.3**, S. 144).

Indikationen: Differenzialdiagnose zwischen Tumorrezidiv und Behandlungsfolgen (nach Bestrahlung oder Operation), Grading eines Tumors, Differenzialdiagnose zwischen Tumor und anderen Erkrankungen, Differenzierte Diagnostik der Demenz, Differenzialdiagnose psychiatrischer Erkrankungen, Abklärung von Krampfanfällen mit Herdnachweis.

9.2 Leitbefunde – vom CT-Befund zur Diagnose

In der nachfolgenden Tab. **B-9.2** sind einige typische Befunde und ihre Differenzialdiagnosen aufgeführt.

Indikationen: Routinemäßig wird heute die angiographische Diagnostik mit der MRT oder CT erstellt. Für eine superselektive Darstellung z. B. von Gefäßfehlbildungen ist häufig noch die Katheterangiographie indiziert.

Kontraindikationen: KM-Allergie, Niereninsuffizienz, dekompensierte Herzinsuffizienz, Gerinnungsstörungen, Hyperthyreose.

9.1.6 Nuklearmedizinische Diagnostik

Methode (s. auch S. 141): Mithilfe von strahlenemittierenden Nukliden werden Aufnahmen interessierender Organbereiche erstellt. Hierauf beruhende Schnittbildverfahren sind die „Single-Photonen-Emissions-Computertomographie" (SPECT) und die „Positronen-Emissions-Computertomographie" (PET).

Nachteile und Limitationen: Die Patienten sollten kooperativ sein. Schwangere sollten nicht untersucht werden (vgl. Tab. **A-6.3**, S. 144).

Indikationen: Differenzialdiagnose zwischen Tumorrezidiv und Behandlungsfolgen (nach Bestrahlung oder Operation).

9.2   Leitbefunde – vom CT-Befund zur Diagnose

☰ B-9.2   Radiologische Leitbefunde in der CT (nativ)

Befund	mögliche Ursache	Bemerkungen
intrazerebrale Verkalkungen	▪ Hirntumor	gilt nur für einen Teil der Hirntumoren, beim Meningeom und Oligodendrogliom relativ charakteristisch
	▪ Z. n. Entzündung (z. B. Toxoplasmose, Zystizerkose, Tuberkulose)	vor allem granulomatöse und parasitäre Entzündungen
	▪ Morbus Fahr	symmetrisch, beginnt zumeist im Globus pallidus, ausgedehnte Fälle unter Einbeziehung des Nucleus lentiformis und Nucleus dentatus möglich
	▪ Stoffwechselstörungen (z. B. Hyperparathyreoidismus)	
hyperdense Läsionen	▪ Blutung	gilt für akute und subakute Blutungen, im Rahmen des Hämoglobinabbaues wird die Blutung zunächst isodens, anschließend hypodens
	▪ Verkalkung	
	▪ Gefäßstrukturen	vor allem Hirnsinus- und Gefäßfehlbildungen
hypodense Läsionen	▪ Hirninfarkt	in der Phase des sog. Fogging-Effektes (10.–14 Tag) isodense Dichte möglich
	▪ Entzündung	Schwach hypodens, schlecht abgrenzbar
	▪ Abszess	zentral hypodens mit isodensem Ring, ringförmige KM-Anreicherung
supratentorielle Raumforderungen	▪ Tumor	verlangt vor allem die Abgrenzung vom frischen Infarkt
	▪ Blutung	Massenblutungen können massive Verschiebungen zur Folge haben
	▪ frischer Infarkt	gilt vor allem für den Territorialinfakrt der A. cerebri media
infratentorielle Raumforderungen	▪ Tumor	infratentorielle Tumoren sind vor allem bei Kindern häufig (z. B. Medulloblastom)
	▪ Blutung	zumeist Kleinhirnblutung, nicht selten auch Pons auf Basis einer Gefäßfehlbildung, Subduralhämatome werden manchmal im CT schlecht erfasst
	▪ frischer Infarkt	kann rasch zur Einklemmung im Bereich des Foramen magnum führen, deshalb nicht selten Notfallsituation
	▪ Fehlbildungen (z. B. Dandy-Walker-Malformation)	Abgrenzung zu zystischen Tumoren wichtig (z. B. Hämangioblastom)
Hirnatrophie		
generalisiert	▪ physiologisch	physiologischer Altersabbau ist nicht streng vom demenziellen Hirnabbau getrennt (es gibt keine festen Normwerte)
	▪ Morbus Alzheimer	beginnt lokal symmetrisch in den mesio-basalen Abschnitten des Temporallappens
	▪ toxische Enzephalopathie (z. B. Alkoholmissbrauch)	häufig Kleinhirn-betonter Beginn, vor allem Kleinhirnoberwurm
	▪ subkortikale arteriosklerotische Enzephalopathie	etwas innen-betonte Hirnatrophie
regional-symmetrisch	▪ Morbus Pick	nicht selten auch fronto-temporal asymmetrisch
	▪ Chorea Huntington	betonte Atrophie des Nucleus caudatus mit entsprechender Erweiterung der Vorderhörner
fokal	▪ Z. n. Hirninfarkt	lokale Narbenbildung bzw. auch zystischer Defekt mit entsprechendem Gewebsabbau
	▪ Z. n. Enzephalitis	fokale Defekte, manchmal mit Zuordnung zu Gefäßterritorien, daneben auch diffuser Hirnabbau möglich

9.3 Wichtige Krankheitsbilder – von der Diagnose zum Befund

9.3.1 Intrakranielle Tumoren

Allgemeines

Es werden **primäre Neoplasien** von Gehirn, Rückenmark, Hypophyse und Hirnhäuten von **sekundären Neoplasien** (Metastasen) unterschieden. Die Dignität wird entsprechend den Empfehlungen der WHO in vier Grade eingeteilt (Tab. **B-9.3**): In Tab. **B-9.4** sind die, abgesehen von Hirnmetastasen (s.S. 570), am häufigsten vorkommenden Hirntumoren aufgeführt.

9.3 Wichtige Krankheitsbilder – von der Diagnose zum Befund

9.3.1 Intrakranielle Tumoren

Allgemeines

Man unterscheidet **primäre Neoplasien** von **sekundären** (Metastasen). Die Dignität wird in vier Grade eingeteilt.

Häufigste Hirntumoren s. Tab. **B-9.4** (für Hirnmetastasen s.S. 570).

≡ B-9.3	Gradeinteilung der Dignität intrakranieller Tumoren (nach WHO)
Grad I	gutartiges Wachstum mit einer postoperativen Überlebenszeit von 5 oder mehr Jahren
Grad II	semibenigne Tumoren mit einer postoperativen Überlebenszeit von 3–5 Jahren
Grad III	semimaligne Tumoren mit einer postoperativen Überlebenszeit von 2–3 Jahren
Grad IV	maligne Tumoren, postoperative Überlebenszeit 6–15 Monate

≡ B-9.4 Häufige Hirntumoren

	bevorzugte Lokalisation	Häufigkeit (in % aller primären Hirntumoren)	Geschlechtsverteilung	bevorzugtes Erkrankungsalter	Histologie	Grading
Astrozytom	supratentoriell	ca. 9 %	m > w	30.–60. Lj.	Tumoren der Astroglia	II + III
Glioblastoma multiforme = Astrozytom Grad IV	Großhirnhemisphären, Balken	ca. 18–22 %	m > w (2:1)	50.–70. Lj.	entdifferenzierte Gliazellen	IV
Oligodendrogliom	Frontallappen, Stammganglien d. Großhirnhemisphären	ca. 4 %	m > w	40.–60. Lj.	Tumoren der Oligodendroglia	II + III
Ependymom	Seitenventrikel, 3. u. 4. Ventrikel, paraventrikulär	ca. 1–4 %	m >> w	10.–20. Lj.	Tumoren der Ependymzellen	I–III
Medulloblastom	Kleinhirn, Dach des 4. Ventrikels, Metastasen im Liquorraum	ca. 5 %	m >> w	10. Lj.	undifferenzierte Zellen, Tumorzellen mit neuronaler oder glialer Differenzierung	IV
Neurinom	Kleinhirnbrückenwinkel: Pars vestibularis des 8. Hirnnervs; 4., 5., 7., 10. Hirnnerv	5–8 %	w > m (2:1)	40.–70. Lj.	Tumoren der Schwann-Zellen, anaplastische Form	I + III
Meningeom	parasagittal im Sinus-Durawinkel, von der Falx ausgehend, entlang der Hirnkonvexität, Olfaktoriusrinne, Tuberculum sellae, Keilbeinflügel, Kleinhirnbrückenwinkel, Foramen magnum, diffus (Meningeomatose)	14–18 %	w > m (2:1)	40.–70. Lj.	endotheliomatös, fibroblastisch, psammomatös, angiomatös, hämangioblastisch, hämangioperizytisch, papillär, anaplastisch	I–III
Hypophysenadenom	Hypophyse (Ausbreitung nach parasellär, nach kaudal oder rostral)	10 %	m > w	20.–60. Lj.	Adenom d. Hypophysenvorderlappens	I
Kraniopharyngeom	suprasellär, intrasellär, Einbruch in den Hypothalamus und 3. Ventrikel	etwa 2–3 %	m >> w	10.–20. Lj.	epithelialer Tumor mit mesenchymalem Stoma, Zelldetritus, Cholesterinkristalle	I

- Häufigste Tumoren bei Kindern unter 2 Jahren: primitiv-neuroektodermaler Tumor (PNET), anaplastisches Astrozytom, Glioblastom, Teratom, Plexuspapillom.
- Häufigste Tumoren bei älteren Kindern: Astrozytom, Kraniopharyngeom, Optikusgliom, Tumoren der Pinealisregion, Medulloblastom, primitiv-neuroektodermaler Tumor (PNET).

Die **klinische Symptomatik** ist sehr variabel, häufig besteht jedoch eine **Hirndrucksymptomatik.**

Die **klinische Symptomatik** der Hirntumoren ist sehr **variabel** (je nach Lokalisation des Tumors), häufig besteht jedoch eine **Hirndrucksymptomatik** (u. a. mit unspezifischen Kopfschmerzen, Übelkeit, morgendlichem Erbrechen, Sehstörungen und Schwindel) sowie fokalen Ausfallerscheinungen und epileptischen Anfällen.

Radiologische Diagnostik

Die **CT** ist das primäre Untersuchungsverfahren.

Radiologische Diagnostik

Die **CT** ist wegen der breiten Verfügbarkeit und der relativ hohen Nachweisrate von 90 bis 95 % heute meist noch das primäre Untersuchungsverfahren. Die **MRT** hat allerdings Vorteile bei kleineren Tumoren und sie vermag auch computertomographisch nicht nachweisbare isodense Tumoren noch kontrastreich darzustellen.

▶ **Merke**

▶ **Merke:** Die Nachweisrate von kleineren Hirntumoren und Metastasen ist in der MRT höher als in der CT.

Durch den hohen Weichteilkontrast können Ausdehnung, Beziehung zu benachbarten Strukturen und ggf. Tumorödem mit der MRT besonders gut dargestellt werden.

Durch die gemeinsame Anwendung von **CT, MRT und gelegentlich PET bzw. Angiographie** kann die **Artdiagnose eines Tumors** oft erheblich eingeengt werden.

Die Ausdehnung des Tumors, seine Beziehung zu den benachbarten normalen Strukturen und das ggf. vorliegende Tumorödem werden durch die MRT besonders übersichtlich dargestellt. Dies resultiert aus dem hohen Weichteilkontrast des Verfahrens und der Möglichkeit der Abbildung in allen drei Raumebenen. Im Gegensatz zur CT treten in der hinteren Schädelgrube keine Artefakte auf.

Durch die gemeinsame Anwendung von **CT, MRT und gelegentlich PET bzw. Angiographie** kann die **Artdiagnose eines Tumors** oft erheblich eingeengt werden. So zeigen rasch wachsende maligne Gliome typischerweise ausgedehnte Nekrosen und ein inhomogenes Bild mit unregelmäßiger KM-Aufnahme. In der Angiographie finden sich Tumorgefäße oder zumindest eine kapilläre Tumoranfärbung.

Langsam wachsende, niedrig maligne Gliome sind dagegen weitgehend avaskulär und nehmen kein KM auf, zeigen aber in der TZW-Sequenz im MRT häufig eine Signalanhebung (= Ödem bzw. niedrigmaligne Tumoranteile). Oligodendrogliome zeigen häufig charakteristische Verkalkungen. Die Angiographie zeigt bei niedrig malignen Tumoren nur die Folgen der raumfordernden Wirkung mit einer Gefäßverlagerung und Aufspreizung.

☰ B-9.5	Vorteile und Nachteile einzelner radiologischer Verfahren in der Diagnostik von Hirntumoren	
	Vorteile	*Nachteile*
Röntgen-Schädel (s. S. 647)	▪ gute Darstellung von größeren Knochendestruktionen und größeren, kompakten Tumorverkalkungen ▪ Zeichen des chronisch gesteigerten Schädelinnendruckes (Impressiones digitatae, Exkavation der Sella)	▪ häufig negativ ▪ keine direkte Darstellung der Tumoren
CT	▪ erfasst werden etwa 95 % aller Tumoren ▪ hohe Sensitivität für Tumorverkalkungen und Tumoren mit Knochendestruktionen	▪ Artefakte in der hinteren Schädelgrube (Hounsfield-Balken) ▪ teilweise kontrastarme Tumorabgrenzung ▪ jodhaltiges KM erforderlich
MRT	▪ Nachweis aller Tumoren, die im CT erfasst werden und zusätzlich von sehr kleinen Tumoren (z. B. Hypophysenadenom, Neurinom) ▪ exakte Darstellung der Lokalisation und Ausdehnung ▪ gute Verträglichkeit der paramagnetischen KM	▪ schlechte Darstellung von Verkalkungen und Knochendestruktionen ▪ relativ teuer
SPECT/PET	▪ Differenzierung zwischen Tumoren mit hohem und niedrigem Malignitätsgrad. Differenzierung zwischen Tumorrezidiv und postradiären bzw. postoperativen Veränderungen	▪ zeitaufwändiges Verfahren ▪ wenig artdiagnostische Aussagekraft ▪ PET sehr teuer
Angiographie	▪ Darstellung größerer Tumoren direkt (durch Nachweis pathologischer Gefäße) oder indirekt (durch Gefäßverdrängungen) ▪ Artdiagnose manchmal möglich (z. B. Meningeome bevorzugt von Ästen der A. carotis externa versorgt) ▪ präoperative Embolisation	▪ invasives Verfahren ▪ wenig artdiagnostische Aussagekraft ▪ versagt bei kleinen Tumoren ▪ schwer wiegende neurologische Komplikationen möglich

B-9.6	**Indikationen für die einzelnen radiologischen Verfahren**
Röntgen-Schädel (s. S. 647)	▪ bei größeren Knochendestruktionen ▪ bei Vorliegen eines Makroadenoms der Hypophyse ▪ bei Hirndruckzeichen (z. B. Verschlusshydrozephalus) ▪ bei Meningeomen
CT	▪ genereller Einsatz bei Tumorverdacht wegen der hohen Nachweisrate ▪ zur artdiagnostischen Abklärung bei Tumoren, die zu Verkalkungen neigen ▪ bei allen Knochendestruktionen ▪ zur Abklärung bei Verdacht auf Hirndruckzeichen ▪ zur stereotaktischen Biopsieplanung/Neuronavigation
MRT	▪ bei suspekter Klinik und negativem CT ▪ zur genaueren Bestimmung der Tumorausdehnung ▪ präoperativ wegen der Möglichkeit, Schichten in allen drei Ebenen anfertigen zu können ▪ zur artdiagnostischen Abklärung
SPECT/PET	▪ Ausschluss/Nachweis eines Tumorrezidivs ▪ Grading eines Hirntumors ▪ Abgrenzung Tumor versus andere Erkrankung
Angiographie	▪ präoperativ zur Bestimmung der Gefäßversorgung eines Tumors (in Absprache mit dem Chirurgen) ▪ präoperativ zur Embolisation

Die Vor- und Nachteile der einzelnen Verfahren sind in Tab. **B-9.5** zusammengestellt; in Tab. **B-9.6** sind die Indikationen aufgeführt.

Vor- und Nachteile s. Tab. **B-9.5**, Indikationen s. Tab. **B-9.6**.

Astrozytom

Der **radiologische Befund** des Astrozytoms in der **CT** oder **MRT** ist **abhängig vom Malignitätsgrad.**

Astrozytom

Der **radiologische Befund** ist **abhängig vom Malignitätsgrad**.

> ▶ **Merke:** Ein Astrozytom Grad II ist im CT homogen hypodens und im T2-gewichteten MRT-Bild hyperintens. Der Tumor weist einen raumfordernden Charakter auf und nimmt überwiegend im CT und MRT kein KM auf.

◀ **Merke**

Im Hinblick auf die Gesamtausdehnung des Tumors sowie den Nachweis der Raumforderung ist die **MRT der CT überlegen** (Abb. **B-9.2**). Liegt ein Grad-III-Tumor vor (anaplastisches Astrozytom), findet sich eher ein inhomogenes Bild mit zum Teil kräftigem **Umgebungsödem** und einer zumeist deutlichen Raumforderung (Abb. **B-9.1**). Die vitalen Anteile des Tumors zeigen meist eine kräftige KM-

Im Hinblick auf die Gesamtausdehnung des Tumors sowie den Nachweis der Raumforderung ist die **MRT der CT überlegen** (Abb. **B-9.2**). Bei einem Grad-III-Tumor findet sich ein inhomogenes Bild mit Umgebungsödem (Abb. **B-9.1**).

⊙ **B-9.1 Astrozytom, Grad III**	⊙ **B-9.2 Niedrig malignes Astrozytom, Grad II**	

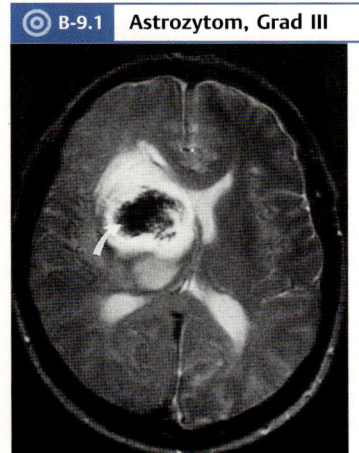
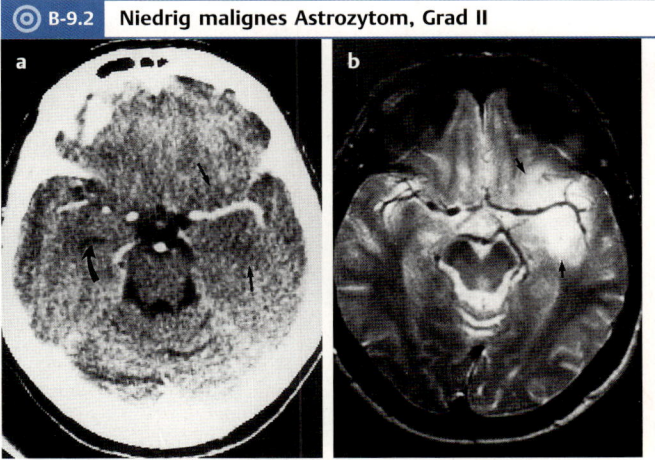

⊙ **B-9.1**

⊙ **B-9.2**

T_2-betontes MRT-Bild: Großer Tumor in Höhe des Vorderhorns rechts. Kompression des Vorderhorns sowie Mittellinienverlagerung nach links. Tumor und Umgebungsödem sind nicht sicher differenzierbar. Die zentrale Signalauslöschung ist Folge einer relativ frischen Einblutung in den Tumor (Pfeil).

a CT nach i. v. KM-Gabe: Diskrete Hypodensität links temporal (Pfeile). Das Unterhorn des linken Seitenventrikels ist nicht abgrenzbar, rechts ist es normal abgebildet (gebogener Pfeil).
b MRT-Bild des gleichen Patienten: Hyperintense Raumforderung mit homogenem Signalverhalten (Pfeil). Kontrastreiche Abgrenzung zum gesunden Gewebe.

Aufnahme. Vom Glioblastom (Astrozytom Grad IV) kann das Astrozytom Grad III nicht sicher differenziert werden. In der Angiographie zeigt das Astrozytom Grad II keine Tumoranfärbung, beim Grad-III-Tumor wird eine Darstellung des Tumorgefäßnetzes in der kapillären Phase gesehen.

▶ **Klinischer Fall.** Ein 24-jähriger Patient bemerkte in den letzten Wochen eine leichte Schwäche im rechten Bein, die ihm besonders beim Treppensteigen auffiel. Außerdem blieb er beim Überschreiten von Bordsteinkanten häufig mit dem rechten Fuß „hängen". Sein Hausarzt hatte zunächst unter der Annahme eines Bandscheibenvorfalls eine CT der LWS veranlasst. Diese ergab einen negativen Befund. Da sich die Beschwerden nicht zurückbildeten, erfolgte eine neurologische Konsiliaruntersuchung, bei der sich der Verdacht auf eine zentrale Parese ergab. Die daraufhin durchgeführte CT des Gehirns wies einen Tumor nach (Abb. **B-9.2**). Mithilfe einer Gewebeprobe konnte ein Astrozytom Grad II festgestellt werden.

Glioblastoma multiforme

Es handelt sich um einen **rasch wachsenden, hochmalignen Tumor mit ausgedehnten Nekrosen** und **Einblutungen.** In CT und MRT ist das Glioblastom durch **deutliche Inhomogenitäten** gekennzeichnet. In vitalen Tumoranteilen findet sich ein **kräftiges KM-Enhancement** (Abb. **B-9.3**). Typisch ist auch die **girlandenbzw. ringförmige KM-Aufnahme.**

Angiographisch ist eine ausgeprägte Hypervaskularisation erkennbar.

Oligodendrogliom

In der CT weisen Oligodendrogliome nicht selten **schollige Verkalkungen** auf (Abb. **B-9.4**). Unverkalkte Oligodendrogliome sind von anderen Gliomen in **CT** oder **MRT** nicht zu unterscheiden. **Angiographisch** kann ein „Tumorblush" erkennbar sein.

Glioblastoma multiforme

Es handelt sich um einen **rasch wachsenden, hochmalignen Tumor,** der zu **ausgedehnten Nekrosen, Einblutungen** und einer deutlichen Raumforderung neigt, die zudem durch ein breites Umgebungsödem noch verstärkt wird.

In **CT und MRT** ist das Glioblastom durch **deutliche Inhomogenitäten** (Nekrose, Blutung, Ödem) gekennzeichnet, in den vitalen Tumoranteilen findet sich ein **kräftiges KM-Enhancement,** durch das der Tumor oft erst abgrenzbar wird (Abb. **B-9.3**). Recht typisch ist auch die **girlanden- bzw. ringförmige KM-Aufnahme**. In CT und MRT ist das Glioblastom nicht sicher von einem anaplastischen Astrozytom oder Oligodendrogliom Grad III zu unterscheiden.

Angiographisch ist eine ausgeprägte Hypervaskularisation mit sinusoidalen Gefäßektasien und arterio-venösen Kurzschlüssen erkennbar, was bei weitgehender Tumornekrose allerdings fehlen kann.

Oligodendrogliom

Im CT handelt es sich zumeist um einen schlecht abgrenzbaren Tumor, dessen nicht verkalkte Anteile überwiegend hypodens, seltener isodens erscheinen. Allerdings weisen die Oligodendrogliome in etwa zwei Drittel der Fälle charakteristische, zumeist ausgedehnte **schollige Verkalkungen** auf (Abb. **B-9.4**), die computertomographisch als hyperdense Bezirke imponieren. Im CT lassen sich die Verkalkungen besser als im MRT nachweisen. Unverkalkte Oligodendrogliome sind von anderen Gliomen in **CT** oder **MRT** nicht zu unterscheiden. Im MRT handelt es sich um Tumoren, die im T1-gewichteten Bild hypointens, im T2-gewichteten deutlich hyperintens erscheinen, wobei Signalabweichungen durch Verkalkungen bedingt sein können. Das Umgebungsödem ist zumeist gering. Oligodendrogliome niedrigen Malignitätsgrads (Grad II) nehmen kein KM auf, anaplastische Oligodendrogliome (Grad III) typischerweise immer.

Angiographisch handelt es sich um gefäßarme Tumoren. In der kapillären Phase, also der Phase mit einem KM-Enhancement der Kapillaren, kann ein „Tumorblush" (zarte, homogene KM-Aufnahme) erkennbar sein.

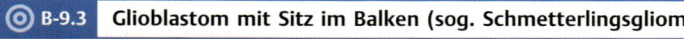

B-9.3   **Glioblastom mit Sitz im Balken (sog. Schmetterlingsgliom)**

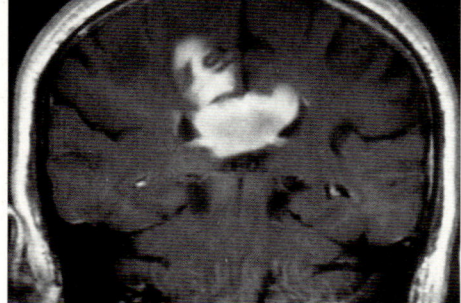

Im frontalen MRT-Schnitt nach Gadolinium-DTPA i. v. relativ homogene und kräftige KM-Aufnahme der vitalen Tumoranteile. Deutliche Verlagerung der Seitenventrikel. Das Umgebungsödem ist in dieser T1-betonten Aufnahme nicht klar zu erkennen (nach KM-Gabe).

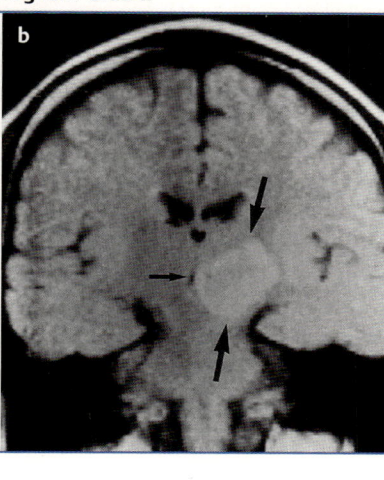

a CT: Umschriebene dichte Verkalkung linksseitig im Thalamus mit einer lateral angrenzenden kleinen Hypodensität (Pfeile).

b Koronares T1-gewichtetes MRT: Großer raumfordernder Thalamustumor (große Pfeile) mit Verlagerung des 3. Ventrikels nach rechts (kleiner Pfeil). Die Verkalkung grenzt sich nicht ab (nativ).

Ependymom

Das Ependymom zeigt in der nativen **CT** häufig nur eine leicht erhöhte Dichte. Bei bis zu 50 % finden sich Kalkeinlagerungen und größere zystische Anteile. In der **MRT** ist, wie bei der Mehrzahl der Hirntumoren, eine niedrige Signalintensität im T1- und eine hohe Signalintensität im T2-gewichteten Bild erkennbar. Die vitalen Tumoranteile zeigen nach KM-Injektion ein mäßiges und inhomogenes Enhancement (Abb. **B-9.5**). Die Ergebnisse der **Angiographie** sind sehr variabel.

Medulloblastom

Das Medulloblastom dehnt sich vorzugsweise nach **intraventrikulär** in der Mittellinie aus. Es ist meist in der **hinteren Schädelgrube** lokalisiert, nur ausnahmsweise supratentoriell (Abb. **B-9.6**). In der nativen **CT** ist das Medulloblastom häufig **hyperdens**. Blutungen und Nekrosen können zu einem inhomogenen Bild führen. In der kontrastverstärkten **CT oder MRT** ist ein deutliches Enhancement feststellbar, ggf. kann eine meningeale Aussaat dargestellt werden.

Neurinom

Der wichtigste Tumor aus dieser Gruppe ist das **Akustikusneurinom** (VIII. Hirnnerv) mit Sitz im **Kleinhirnbrückenwinkel bzw. intrameatal.** Neurinome sind meist homogen und zeigen ein **intensives KM-Enhancement.** Durch ausgedehnte Nekrosen kann ein zystisches Bild entstehen. Mithilfe der **MRT** können auch kleine innerhalb des Meatus acusticus internus gelegene Neurinome als intensiv KM aufnehmende Knoten dargestellt werden (Abb. **B-9.7**).

Ependymom

Das Ependymom zeigt in der nativen **CT** häufig nur eine leicht erhöhte Dichte. In der **MRT** zeigt sich nach KM-Gabe ein mäßiges, inhomogenes Enhancement (Abb. **B-9.5**). Die **Angiographie** ist meist negativ.

Medulloblastom

Das Medulloblastom dehnt sich nach **intraventrikulär** in der Mittellinie aus. Es ist meist in der **hinteren Schädelgrube** lokalisiert. In der nativen **CT** ist es **hyperdens**. In der kontrastverstärkten **CT** oder **MRT** ist ein deutliches Enhancement feststellbar (Abb. **B-9.6**).

Neurinom

Das **Akustikusneurinom** sitzt im **Kleinhirnbrückenwinkel bzw. intrameatal.** Neurinome zeigen ein **intensives KM-Enhancement.** Mit der **MRT** können auch kleine Neurinome innerhalb des Meatus acusticus internus dargestellt werden (Abb. **B-9.7**).

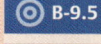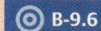

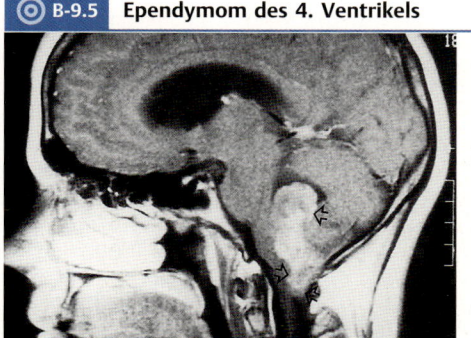

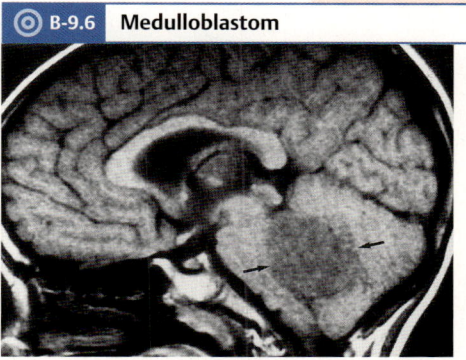

Der KM aufnehmende Tumor setzt sich im sagittalen MRT-Schnitt über das Foramen Magendii nach kaudal in den Spinalkanal fort (nach KM-Gabe) (Pfeile).

MRT: Im nativen T1-betonten Sagittalschnitt ist eine intraventrikuläre Raumforderung nachweisbar, die gegenüber dem angrenzenden Hirngewebe hypointens ist (Pfeile). Der Tumor breitet sich vorwiegend in der Mittellinie des Gehirns aus.

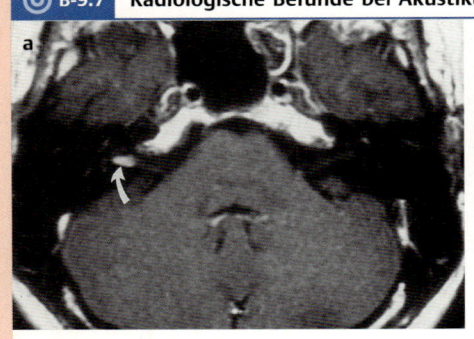

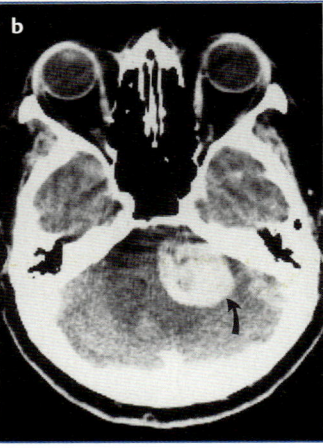

a MRT transversal nach KM-Gabe: Intrameatales Akustikusneurinom rechts: Die nach KM-Applikation angefertigte T1-gewichtete Aufnahme zeigt ein Enhancement des im inneren Gehörgang gelegenen Tumors (Pfeil). Unauffälliger N. vestibulocochlearis auf der linken Seite (nach KM-Gabe).

b CT nach KM-Gabe: Großes extrameatales Akustikusneurinom links; ca. 3,5 cm großer Tumor im Kleinhirnbrückenwinkel links, der weitgehend homogen KM aufnimmt (Pfeil). Die große Raumforderung hat einen Verschluss des 4. Ventrikels mit konsekutivem Hydrozephalus verursacht (hier nicht dargestellt).

Meningeom

Meningeome können in den Schädelknochen einwachsen. Dann zeigen sich auf der **Röntgenaufnahme** spiculaartige Knochenneubildungen.

▶ Merke

Häufig sind Meningeome in der **CT** hyperdens. In der **CT und MRT** ist eine intensive KM-Anreicherung charakteristisch (Abb. **B-9.8**), die in der CT durch **Verkalkungen** verdeckt sein kann. In der nativen T1- und T2-gewichteten **MRT** sind Meningeome meist **isointens.**

Meningeom

Meningeome können in den angrenzenden Schädelknochen einwachsen und/oder zu einer reaktiven Knochenneubildung mit Verdickung des Knochens führen. Durchwächst das Meningeom die Schädelkalotte, zeigen sich auf der **Röntgenaufnahme des Schädels** häufig typische spiculaartige reaktive Knochenneubildungen.

▶ **Merke:** Eine knöcherne Verdichtung des Schädels auf der Röntgenaufnahme kann auf ein Meningeom hinweisen und muss durch CT oder MRT abgeklärt werden.

Darüber hinaus finden sich manchmal auf der Schädel-Übersichtsaufnahme erweiterte Gefäßkanäle als Ausdruck betonter Venen, was Hinweis auf die starke Vaskularisation des Meningeoms ist.

Etwa 75 % der Meningeome sind in der CT hyperdens gegenüber dem Hirngewebe. Bei 20–50 % finden sich dichte Verkalkungen.

In der **CT und MRT** ist eine intensive KM-Anreicherung charakteristisch (Abb. **B-9.8**), die in der CT durch **Verkalkungen** verdeckt sein kann. In der nativen T1- und T2-gewichteten **MRT** sind Meningeome meist **isointens**, so dass sie oft erst im KM-Scan eindeutig identifiziert werden können. Ein Umgebungsödem ist erst dann zu beobachten, wenn die Tumoren Kontakt zur weißen Hirnsubstanz finden. Dies ist der Fall, wenn die langsam wachsenden Tumoren eine Druckatrophie oder Nekrose der angrenzenden Hirnrinde verursacht haben.

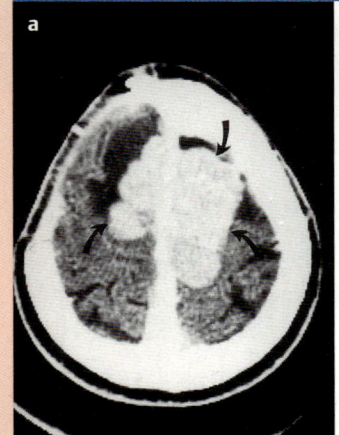

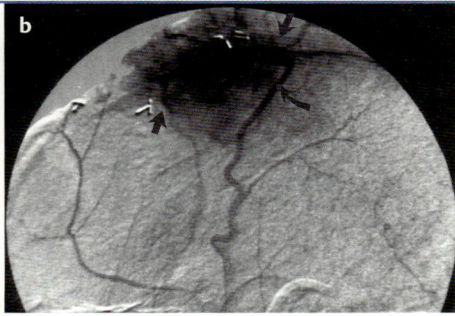

a CT-Bild nach KM-Gabe: Homogen anreichernder Tumor mit scharfer Randbegrenzung beidseits der Falx (Pfeile). Rechts frontal Trepanationsdefekt bei Z. n. vorausgegangener Meningeomoperation.

b Angiographie (A. carotis ext): Kräftige Tumoranfärbung, so dass die Ausbreitung des Tumors gut abgrenzbar ist (Pfeile). Selektive Versorgung des Tumors über die A. meningea media (gebogener Pfeil).

Auch bei den höhergradigen Meningeomen findet sich gehäuft ein bisweilen großes Umgebungsödem.
In der **Angiographie** stellen sich Meningeome meist deutlich **hypervaskularisiert** dar.
Abhängig von ihrer Lokalisation werden die meisten Meningeome ausschließlich oder teilweise über Äste der A. carotis externa versorgt (z. B. Falx- und Konvexitätsmeningeome). Dadurch ist das Meningeom oft eindeutig zu charakterisieren (Abb. **B-9.8**). Bei Frontobasistumoren ist meist eine gemischte Versorgung feststellbar (Abb. **B-9.9**). Meningeome des Sinus cavernosus und intraventrikuläre Meningeome können auch ausschließlich von der A. carotis interna aus vaskularisiert sein. Typisch ist eine kräftige Tumorvaskularisation, die sternförmig in die Peripherie verläuft. Um den intraoperativen Blutverlust zu verringern, ist eine präoperative superselektive Embolisationsbehandlung im Rahmen der Angiographie sinnvoll.

In der **Angiographie** stellen sich Meningeome meist deutlich **hypervaskularisiert** dar. Sie werden über Äste der A. carotis externa und interna versorgt (Abb. **B-9.8**, Abb. **B-9.9**).

Hypophysenadenom

Tumoren, die kleiner als 10 mm sind, werden als Mikroadenome, die größeren als Makroadenome bezeichnet. Ca. 25 % aller Hypophysenadenome sind hormoninaktiv. Zu den hormonaktiven Tumoren zählen das Prolaktinom (40–50 % aller Hypophysenadenome), das STH- (15–20 %), ACTH- (ca. 5 %), TSH- und LH-/FSH- (zusammen 1–2 %) produzierende Adenom.
Auf der **Röntgenaufnahme des Schädels** kann der Tumor eine Doppelkontur der Sella verursachen sowie eine Kaudalverlagerung des Sellabodens, eine Ausdünnung des Dorsum sellae oder eine weitgehende Destruktion der knöchernen Konturen bewirken.

Hypophysenadenom

Tumoren < 10 mm werden als Mikroadenome, größere als Makroadenome bezeichnet. 25 % sind hormoninaktiv.

Auf der **Röntgenaufnahme des Schädels** kann der Tumor eine Doppelkontur der Sella verursachen.

▶ **Merke:** Zur genauen morphologischen Beurteilung des Hypophysenadenoms ist die **MRT heute Methode der Wahl**. Die Untersuchung erfolgt in der koronaren und sagittalen Bildebene vor und nach KM-Injektion.

◀ **Merke**

Bei kleinen Tumoren stehen die **indirekten Zeichen** der Raumforderung im Vordergrund:
- Verlagerung des Hypophysenstiels zur kontralateralen Seite
- lokale Impression des Sellabodens und Anhebung des Diaphragma sellae

Bei kleinen Tumoren finden sich **indirekte Zeichen** der Raumforderung:
- Verlagerung des Hypophysenstiels zur kontralateralen Seite

⊙ **B-9.9** **Meningeom rechts frontal**

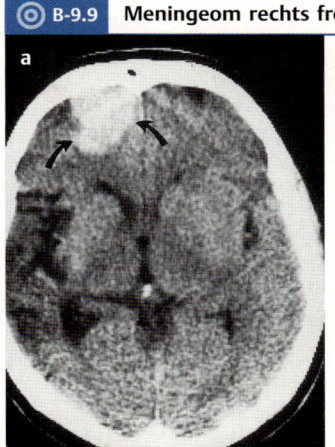 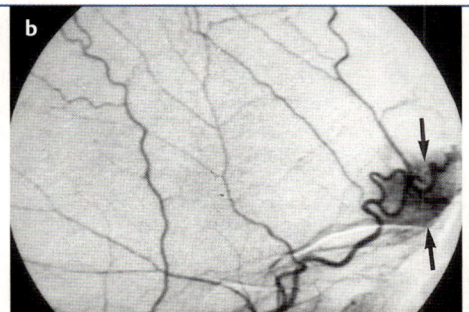 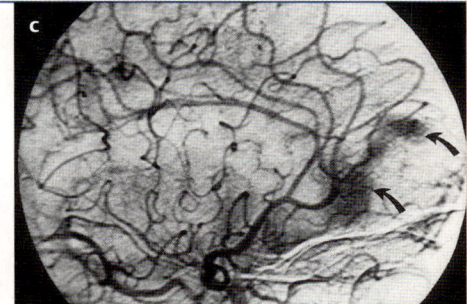

a CT (nativ): Der Tumor stellt sich hyperdens dar (Pfeile). Nebenbefundlich Z. n. altem rechtsseiten A. cerebri media-Insult.
b Selektive Angiographie A. carotis ext. (RAO 90°): Lediglich Anfärbung der kalotten- und schädelbasisnahen Tumoranteile (Pfeile) über die A. zygomatico-orbitalis (Ast der A. temporalis superficialis).
c Selektive Angiographie A. carotis int.: Anfärbung der übrigen Tumoranteile (Pfeile). Die Versorgung erfolgt durch Äste der A. cerebri ant. und die A. meningea ant. (Abgang aus der A. ophthalmica).

- lokale Impression des Sellabodens und Anhebung des Diaphragma sellae
- verminderte KM-Aufnahme.

Beim Makroadenom ist die Raumforderung deutlicher ausgeprägt. V. a. während der Schwangerschaft kann es zu akuten Einblutungen in die Hypophyse kommen (Abb. **B-9.10**).

Metastasen

▶ **Merke**

Die **Großhirnhemisphären** sind bevorzugt betroffen (Abb. **B-9.11**). Charakteristisch ist ein **ausgeprägtes Umgebungsödem**.

▶ **Merke**

- im kontrastverstärkten Bild zeigt sich auf den frühen Aufnahmen oft eine verminderte KM-Aufnahme des Tumors, auf Spätaufnahmen eine erhöhte Signalintensität (verminderter Auswascheffekt).

Beim Makroadenom ist die supra- und intraselläre Raumforderung deutlicher ausgeprägt. Besonders bedeutsam für die Planung der Operation ist das Einwachsen in den Sinus cavernosus und die Kompression des Chiasma opticum. V. a. während der Schwangerschaft kann es zu akuten Einblutungen in die Hypophyse kommen, was mit dramatischen Visusstörungen und Kopfschmerzen einhergehen kann (Abb. **B-9.10**).

Metastasen

▶ **Merke:** Hirnmetastasen treten am häufigsten bei Bronchial- und Mammakarzinom sowie beim malignen Melanom auf.

Die **Großhirnhemisphären** sind bevorzugt betroffen (v. a. subkortikale Lage), aber auch in allen anderen Hirnabschnitten können sich Metastasen ansiedeln (Abb. **B-9.11**). Sie können wenige Millimeter bis mehrere Zentimeter groß sein. Charakteristisch ist ein **ausgeprägtes Umgebungsödem**, das häufig bereits kleine Metastasen aufweist.

▶ **Merke:** Charakteristisch für Hirnmetastasen ist ihr multiples Auftreten, die runde Form, eine intensive KM-Aufnahme und ein ausgeprägtes Umgebungsödem (Abb. **B-9.12**).

⊚ B-9.10

⊚ B-9.10   **Hypophysenadenom**

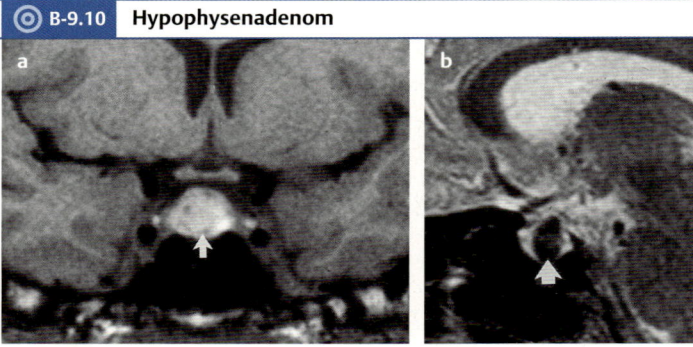

a In der koronaren MRT hyperintenser raumfordernder Tumor mit Anhebung des Diaphragma sellae. Der Tumor erreicht knapp das Chiasma opticum (Pfeil). Die hyperintense Signalintensität resultiert aus einer Tumoreinblutung (nativ).
b Im sagittalen T2-betonten Schnitt stellt sich die Einblutung aufgrund des paramagnetischen Effektes der Hämoglobinabbauprodukte dunkel (hypointens) dar (Pfeil).

⊚ B-9.11

⊚ B-9.11   **Lokalisation und relative Häufigkeit der Muttergeschwülste von Hirnmetastasen**

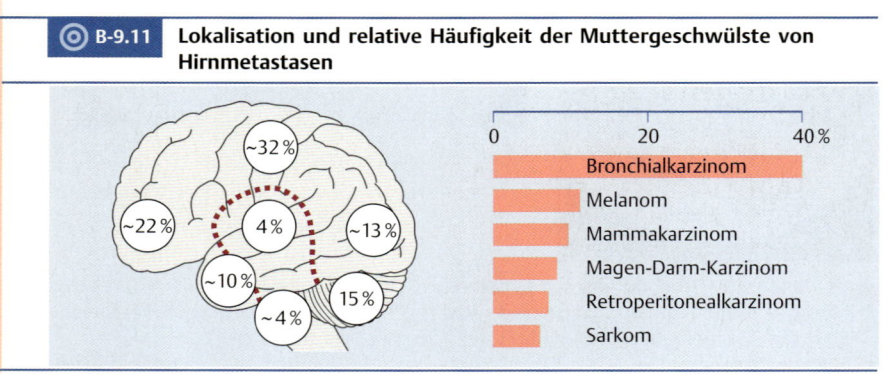

⊙ **B-9.12** | Radiologische Befunde bei Hirnmetastasen

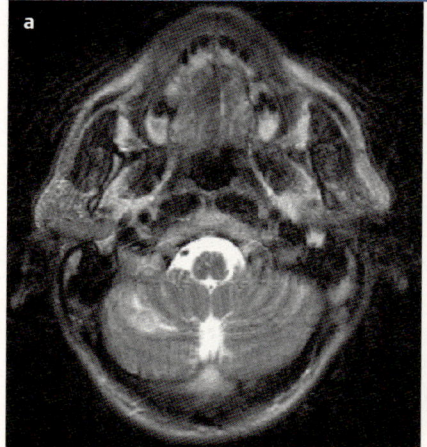

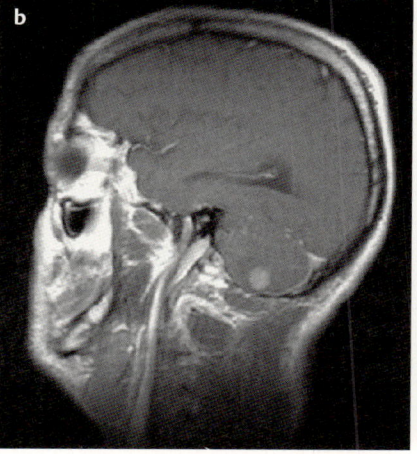

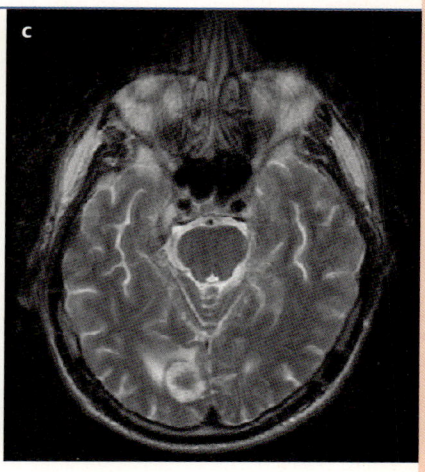

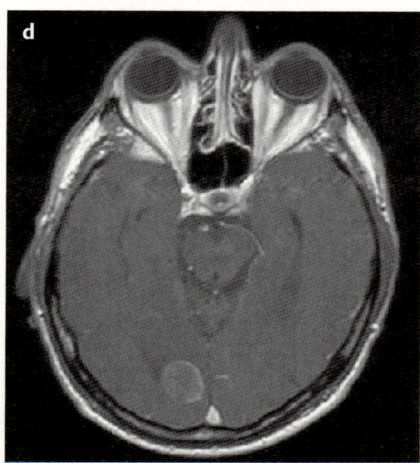

Patient mit metastasierendem Kolonkarzinom: Die Abbildungen **a** und **b** zeigen eine rechtsseitig gelegene Kleinhirnmetastase, die Abbildungen **c** und **d** eine rechts okzipital vorliegende Metastase. Bei den Aufnahmen **a** und **c** handelt es sich jeweils um T2-gewichtete Aufnahmen, auf denen die Metastase hyperintens zur Abbildung kommt, dabei umgeben von einem Ödem, die Abbildungen **b** und **d** sind nach KM-Gabe aufgenommen worden. Die kleinere Metastase im Kleinhirn weist eine homogene komplette KM-Aufnahme auf, die größere okzipital gelegene dagegen nur ein ringförmiges Enhancement.

Größere Metastasen neigen zur zentralen Nekrotisierung. In diesen Fällen ist die KM-Aufnahme ringförmig, was sich entsprechend in der Bildgebung wiederfindet.

Die höchste Sensitivität für den Nachweis von Hirnmetastasen besitzt das **kontrastverstärkte MRT**, mit dem auch sehr kleine leptomeningeale Metastasen dargestellt werden können (Abb. **B-9.13**). Eine erhöhte KM-Dosis kann dabei kleine Metastasen besser darstellen. Deshalb hat sich die Applikation einer doppelten bzw. dreifachen Dosis bewährt. Grundsätzlich gelten Metastasen jedoch als das Chamäleon unter den Hirntumoren, da sie sehr verschieden aussehen können.

Größere Metastasen neigen zur zentralen Nekrotisierung mit ringförmiger KM-Aufnahme.

Die höchste Sensitivität besitzt das **kontrastverstärkte MRT** (Abb. **B-9.13**).

⊙ **B-9.13** | Kleine Metastase rechts und links hochparietal

⊙ **B-9.13**

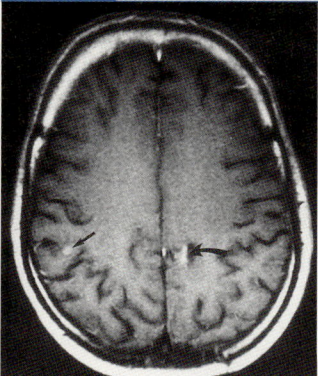

MRT nach Gadolinium-DTPA i. v.: Wenige Millimeter große Metastase (gerader Pfeil) eines Bronchialkarzinoms rechts mit zirkulärer KM-Aufnahme. Ein weiterer Herd stellt sich links dar (gebogener Pfeil).

▶ **Klinischer Fall**

▶ **Klinischer Fall.** Ein 42-jähriger Patient kommt mit Thorax-Röntgenaufnahmen in die Klinik, die den Verdacht auf das Vorliegen eines Bronchialkarzinoms nahelegen. Dieses wird auch bronchoskopisch bestätigt. In der zerebralen MRT ist eine klinisch asymptomatische größere Kleinhirnmetastase zu erkennen. Der Patient entschließt sich nach Ausschluss weiterer Metastasen zur Pneumonektomie und Entfernung der Kleinhirnmetastase mit anschließender Nachbestrahlung. Sechs Monate später zeigt sich ein Rezidiv im Kleinhirnbereich und eine weitere Metastase hochparietal rechts (Abb. **B-9.13**). Zunächst wird abgewartet. Als sich jedoch eine rasche Progredienz erkennen lässt, wird eine zweite Metastasenoperation vorgenommen. Auch ein Jahr später ist der Patient nach diesem Eingriff rezidiv- und metastasenfrei.

9.3.2 Demenzielle Erkrankungen

9.3.2 Demenzielle Erkrankungen

▶ **Definition**

▶ **Definition:** Bei der Demenz handelt es sich um eine progrediente Funktionsstörung des Gehirns mit intellektuellem Abbau, einer Reduktion der Merkfähigkeit, Störungen des Denkens und Kritikvermögens sowie des sozialen Verhaltens mit Wesensveränderung.

Ätiologie: Erkrankungen verschiedenster Genese können in eine Demenz münden. Die häufigsten Formen sind:
- Vaskuläre Demenz
- Degenerative Demenz
- Demenz bei Normaldruck-Hydrozephalus
- Alkoholtoxische Demenz
- Chorea Huntington.

Ätiologie: Eine Fülle von traumatischen, entzündlichen, toxisch-metabolischen und Stoffwechselerkrankungen münden letztlich häufig in einer Demenz. Die häufigsten und charakteristischen Formen der Demenz sind:
- Vaskuläre Demenz (s.S. 573)
- Degenerative Demenz (s.S. 575)
- Demenz bei Normaldruck-Hydrozephalus (s.S. 576)
- Alkoholtoxische Formen der Demenz (s.S. 577)
- Chorea Huntington (s.S. 578).

Klinik: Störungen von Merkfähigkeit, Gedächtnis, Konzentration, Urteilsvermögen und Persönlichkeit.

Klinik: Die klinische Symptomatik ist abhängig vom Demenztyp. **Kernsymptome** sind Störungen von Merkfähigkeit, Gedächtnis, Konzentration, Urteilsvermögen und Persönlichkeit.

Diagnostisches Vorgehen:

▶ **Merke**

▶ **Merke:** Mit bildgebenden Verfahren allein können die demenziellen Erkrankungen nicht diagnostiziert und voneinander abgegrenzt werden. Sie werden vor allem zum Ausschluss anderer zerebraler Prozesse, z.B. von Tumoren und Metastasen und für die Differenzierung vaskulär bedingter, metabolisch oder degenerativ bedingter Demenzformen eingesetzt.

Bei einer **Atrophie des Gehirns** müssen **physiologisch** ablaufende Alterungsprozesse von **pathologischen** Hirnatrophien unterschieden werden. Dazu müssen **anamnestische und klinische Daten einbezogen** werden.

Bei einer **Atrophie des Gehirns** müssen **physiologisch** ablaufende Alterungsprozesse von **pathologischen** Hirnatrophien unterschiedlichster Ätiologie unterschieden werden. Für die Auswertung der bildgebenden Verfahren ist eine exakte mathematisierende Betrachtungsform ungeeignet. Der Untersucher ist auf seine Erfahrung und die **Einbeziehung anamnestischer wie klinischer Daten** angewiesen. Die Diagnose erfolgt von daher mit einer gewissen Bandbreite und zumeist nicht exakt festlegend. Hilfreich sind folgende Kenntnisse:

Altersphysiologischer Hirnabbau:
- gleichmäßiger, diffuser Rückgang des Hirngewebes.
- ab 50 Jahren kleinherdige Signalalterationen in der MRT, **im periventrikulären Marklager, im Centrum semiovale und subkortikal.**

Altersphysiologischer Hirnabbau:
- gleichmäßiger, diffuser Rückgang des Hirngewebes, dabei etwas supratratentoriell betont
- ab einem Alter über 50 Jahren kleinherdige Signalalterationen in der MRT, **vorwiegend im periventrikulären Marklager**, im **Centrum semiovale und subkortikal.** Sie zeigen eine hohe Signalintensität im protonen- und T2-gewichteten Bild. Diese Herde sind gut abgrenzbar, immer klein, rundlich, nicht konfluierend und zahlenmäßig gering.

Pathologischer Hirnabbau:
- diffus das Altersmaß überschreitend
- kortikal oder subkortikal betont
- fokal betonte Substanzdefekte
- ausgeprägte Signalveränderungen in der MRT

Pathologischer Hirnabbau:
- diffus das Altersmaß überschreitend
- kortikal oder subkortikal betont, so dass ein Missverhältnis zwischen der Weite der inneren und äußeren Liquorräume besteht
- im Einzelfall stark fokal betonte Substanzdefekte

- ausgeprägtere Signalveränderungen in der MRT, wobei großflächige, konfluierende Herde in peri- oder paraventrikulärer Lage vorgefunden werden;
- zum Teil deutliche signalintense Polkappen im MRT;
- sog. „Dirty white matter disease", was eine diffuse Signalanhebung des Marklagers beider Großhirnhemisphären bedeutet.

Radiologische Diagnostik: In der Diagnostik demenzieller Erkrankungen bietet die MRT Vorteile gegenüber dem CT. Zum einen lassen sich Marklagerveränderungen, wie sie für die vaskulären Formen der Demenz typisch sind, wesentlich besser erfassen. Zum anderen bietet die Möglichkeit, Aufnahmen in den drei Raumebenen zu erstellen, weitere Vorteile. So ist die Mitbetrachtung des Balkens und die entsprechene Analyse von Atrophien des Balkens für die Einordnung einer dementiellen Form des Hirnabbaus wichtig, zum anderen lassen sich genauere Analysen beim Normal-Druck-Hydrozephalus vornehmen, wo eine exakte Beurteilung des Bodens des dritten Ventrikels und infundibulärer Anteile ebenso wie des Aquädukts wichtig sind.

Pathophysiologie morphologischer Veränderungen in der MRT (T2-gewichtete Aufnahmen):

Kleine umschriebene rundliche signalintense Herde in der T2-gewichteten MRT: perivaskuläre Demyelinisierung und/oder erweiterte Virchow-Robin-Räume. Die Differenzierung gelingt teils durch Anwendung von FLAIR-Sequenzen bzw. T1-gew. Aufnahmen.

Hyperintense Polkappen und signalintense periventrikuläre Saumbildung: Subependymale Gliose mit Demyelinisierung und/oder periventrikuläre Wasseransammlung, z. B. bei Normdruck-Hydrozephalus.

Ausgedehnte konfluierende Signalanhebungen: Postinfarzielle Gliose im Sinne von Teilinfarkten auf Basis einer Ischämie, differenzialdiagnostisch posttraumatische Gliose.

Die Bedeutung der gliomatösen Marklagerveränderungen liegt darin, dass sie mitunter mit einer Unterbrechung von Schaltkreisen einhergehen, die kortikale und subkortikale Areale miteinander verbinden. Dies führt je nach Ausmaß zu deutlichen kognitiven Beeinträchtigungen, zum Beispiel zu einer signifikanten Verlangsamung kognitiver Funktionen und zur Beeinträchtigung assoziativer Fähigkeiten.

- **Vaskuläre Demenz:**

Zu unterscheiden ist die **Multiinfarktdemenz** mit vornehmlicher Beteiligung der Hirnrinde und die **subkortikale arteriosklerotische Enzephalopathie** (SAE; Morbus Binswanger) bei der ischämische Veränderungen der subkortikalen Hirnstrukturen nachweisbar sind. Mischformen beider Erkrankungen können vorkommen.

- **Multiinfarktdemenz:** In **CT und MRT** zeigt sich eine **Hirnatrophie**, die weniger deutlich ausgeprägt ist als bei den degenerativen Demenzformen (z. B. Morbus Alzheimer). Typisch sind **multiple kortikale Infarkte**, deren Größe von wenigen Millimetern bis zu mehreren Zentimetern reichen kann. Sie betreffen vorwiegend das **Stromgebiet der A. cerebri media** und posterior beider Hirnhälften. Gelegentlich gehen sie mit großen Territorialinfarkten unter Beteiligung des Marklagers einher. In etwa 40 – 50 % sind die Basalganglien mit kleinen Infarkten eingeschlossen, in 20 % auch der Thalamus. Die Ventrikel, insbesondere Seitenventrikel und 3. Ventrikel, sind verbreitert (Abb. **B-9.14**).
- **Subkortikale arteriosklerotische Enzephalopathie** (SAE): Insbesondere in der **MRT** sind bereits frühzeitig **Demyelinisierungen des Marklagers** nachweisbar. Sie sind häufig mit kleinherdigen, lakunären Infarkten in den Stammganglien vergesellschaftet. Derartige lakunäre Infarkte können auch infratentoriell, insbesondere in der Pons auftreten. Sie weisen eine niedrige Signalintensität im T1- und eine hohe im T2-gewichteten Bild auf, so dass sie als flüssigkeitsgefüllte Substanzdefekte aufgefasst werden können (Abb. **B-9.15**).

- deutliche signalintense Polkappen im MRT
- diffuse Signalanhebung des Marklagers beider Hemisphären.

Radiologische Diagnostik: In der Diagnostik demenzieller Erkrankungen bietet die MRT Vorteile gegenüber dem CT, weil mit ihr Aufnahmen in den drei Raumebenen erstellt werden können.

Pathophysiologie morphologischer Veränderungen in der MRT (T2-gewichtete Aufnahmen):
Kleine signalintense Herde: perivaskuläre Demyelinisierung und/oder erweiterte Virchow-Robin-Räume.
Hyperintense Polkappen und periventrikuläre Saumbildung: Subependymale Gliose und periventrikuläre Wasseransammlung.
Ausgedehnte konfluierende Signalanhebungen: postinfarzielle Gliose bei Teilinfarkten.
Gliomatöse Marklagerveränderungen unterbrechen Schaltkreise, die kortikale und subkortikale Areale miteinander verbinden. Dies führt zu deutlichen kognitiven Beeinträchtigungen.

- **Vaskuläre Demenz:**
Zu unterscheiden ist die kortikale **Multiinfarktdemenz** und die **subkortikale arteriosklerotische Enzephalopathie**.
- **Multiinfarktdemenz:** In **CT und MRT** zeigt sich eine **Hirnatrophie**. Typisch sind multiple kortikale Infarkte, vorwiegend im **Stromgebiet der A. cerebri media** (Abb. **B-9.14**).

- **Subkortikale arteriosklerotische Enzephalopathie:** Besonders in der MRT sind frühzeitig **Demyelinisierungen des Marklagers** nachweisbar (Abb. **B-9.15**).

B-9.14

B-9.14

B-9.14   Multi-Infarkt-Demenz (73-jährige Patientin)

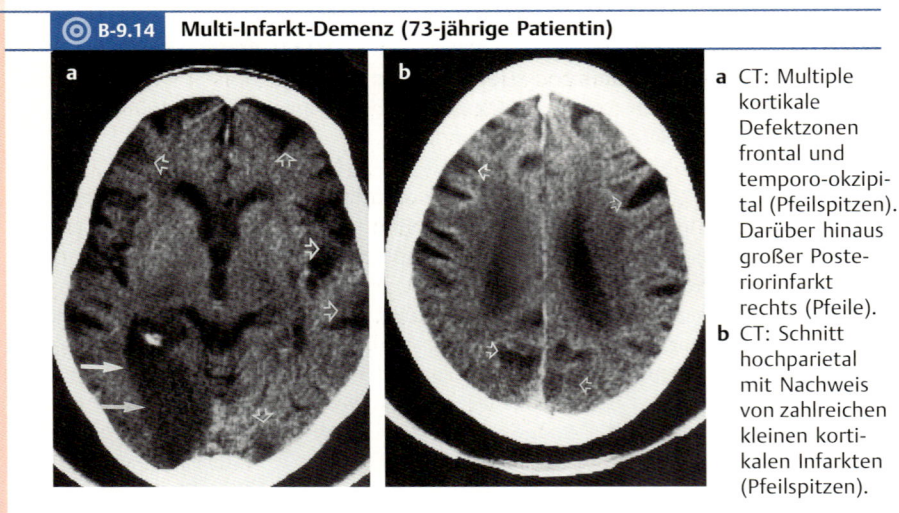

a CT: Multiple kortikale Defektzonen frontal und temporo-okzipital (Pfeilspitzen). Darüber hinaus großer Posteriorinfarkt rechts (Pfeile).
b CT: Schnitt hochparietal mit Nachweis von zahlreichen kleinen kortikalen Infarkten (Pfeilspitzen).

B-9.15   Subkortikale arteriosklerotische Enzephalopathie bei einem 69-jährigen Patienten

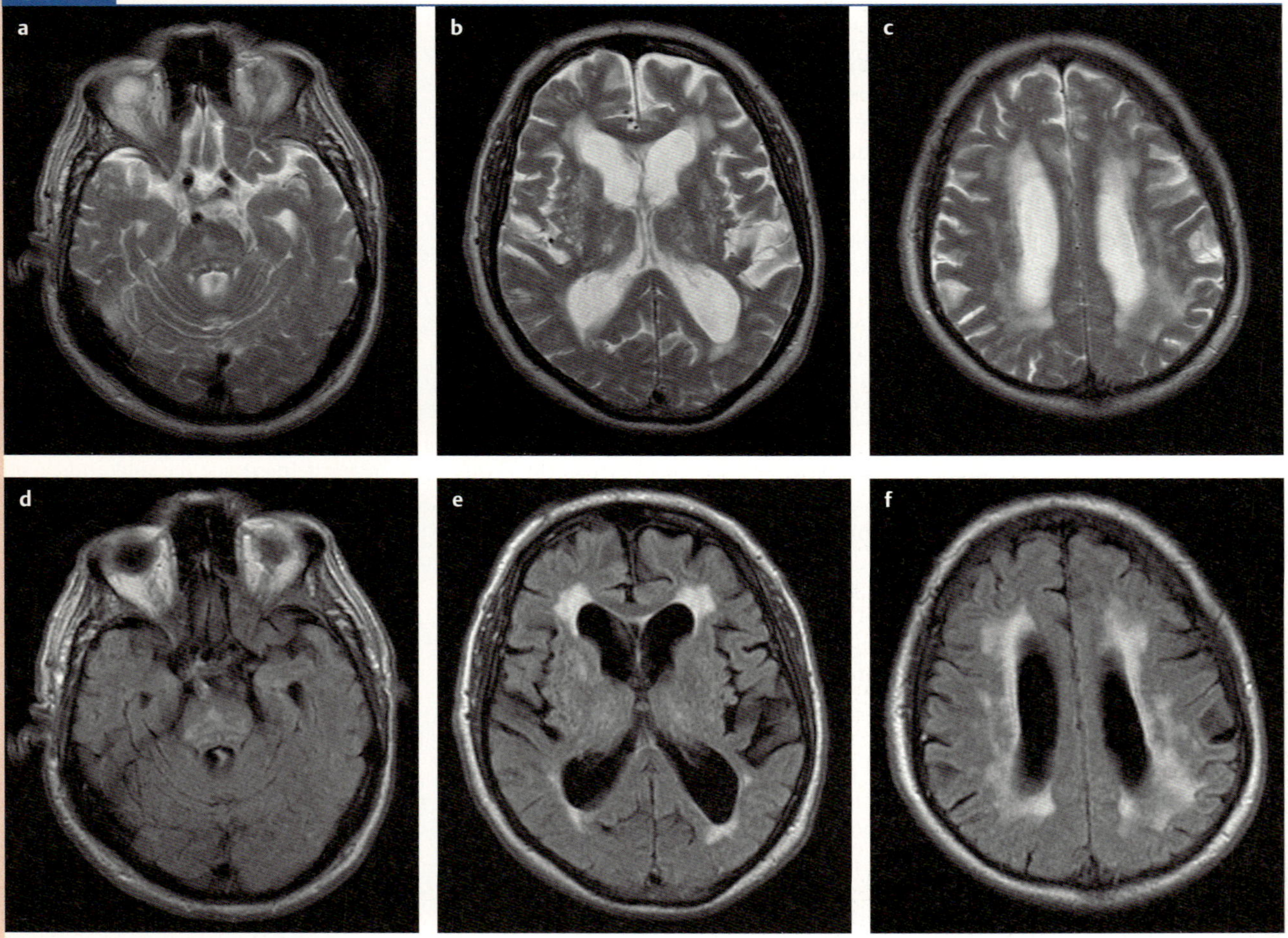

Kernspintomographische Untersuchung
a–c T2-gewichtete Bilder mit Signalanhebungen im Ponsbereich **(a)**, im Bereich der Stammganglien **(b)** und im Marklager **(c)**.
d–f FLAIR-Sequenz in gleicher Höhe wie **a–c**: die Läsionen grenzen sich noch besser ab als in der T2-Gewichtung.

▪ **Degenerative Demenz:**
Die degenerativen Demenzen sind gemäß dem „National Institute of Neurological and Communicative Disorders and Stroke and the Alzheimers Disease and Related Disorders Association (NINCDS-ADRDA) neu geordnet worden (Tab. **B-9.7**):

▪ **Demenz vom Alzheimer-Typ (DAT):**
In **CT und MRT** sind nur wenige morphologische und strukturelle Befunde aussagekräftig, so z. B. eine **Volumenminderung der grauen Substanz** der Hirnrinde, **v. a. im Temporal- und Parietallappen**. Gehäuft ist eine betonte Atrophie der medio-basalen Abschnitte des Temporallappens aufgrund eines Substanzverlustes des Hippokampus/Amygdala-Komplexes mit Erweiterung der Fissura parahippocampalis zu finden (Abb. **B-9.16**). Marklagerläsionen mit Signalerhöhungen im T2- und protonengewichteten MRT-Bild kommen häufiger vor als in altersentsprechenden Vergleichskollektiven.
Nuklearmedizin: Globale Reduktion des Glukose-Stoffwechsels, was mit der Schwere der Demenz korreliert.

▪ **Fronto-temporale Atrophie:**
CT und MRT: Im Gegensatz zur DAT treten **umschriebene Atrophien** auf, die v. a. **den Frontal- und Temporallappen** betreffen. Symmetrische Atrophien finden sich in etwa zwei Drittel der Fälle, bei asymmetrischem Befall ist die linke Hemisphäre häufiger betroffen als die rechte. Die Atrophie des Frontallappens betrifft insbesondere die medianen orbitalen Regionen einschließlich Gyrus rectus und setzt sich bis in die Pars opercularis fort. Die Temporallappenatrophie findet sich vornehmlich im Bereich des Temporalpols, erstreckt sich auf den gesamten inferioren und selten mittleren temporalen Gyrus, spart den superioren temporalen Gyrus und den Hippokampus/Amygdala-Komplex aus (Abb. **B-9.17**).

▪ **Degenerative Demenz:**
Einteilung s. Tab. **B-9.7**.

▪ **Demenz vom Alzheimer-Typ (DAT):**
In **CT und MRT** zeigt sich eine **Volumenminderung der grauen Substanz** der Hirnrinde, **v. a. im Temporal- und Parietallappen** (Abb. **B-9.16**).
Nuklearmedizin: Eine globale Reduktion des Glukose-Stoffwechsels korreliert mit der Schwere der Demenz.

▪ **Fronto-temporale Atrophie:**
In **CT und MRT** finden sich **umschriebene Atrophien** v. a. im **Frontal- und Temporallappen** (Abb. **B-9.17**). **Nuklearmedizin:** Fokale und asymmetrische Minderung der Durchblutung und Glukose-Utilisation fronto-temporal und in den Stammganglien.

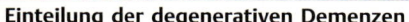

≣ **B-9.7** **Einteilung der degenerativen Demenzen**

≣ **B-9.7**

Demenz vom Alzheimer-Typ (DAT)	(ca 70 %)
Lewy-Body-Demenz (LBD)	(ca 10-25 %)
Frontotemporale Demenz (FTP) – klassischer Morbus Pick – kortikobasale Degeneration – fronto-temporale Degeneration – Assoziation von Demenz und Motoneuronenerkrankung	(ca. 10 %)

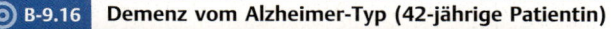

◎ **B-9.16** **Demenz vom Alzheimer-Typ (42-jährige Patientin)**

◎ **B-9.16**

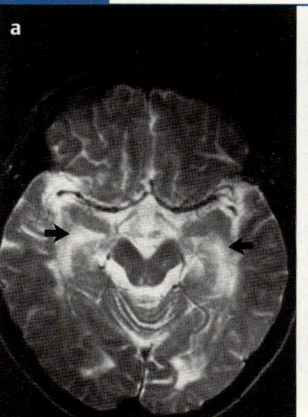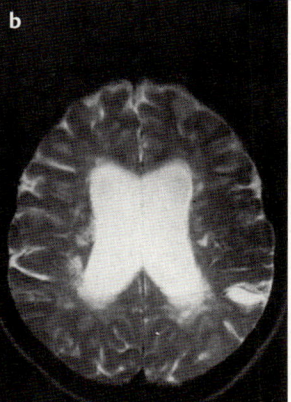

T2-gewichtete kernspintomographische Aufnahmen
a Im Transversalschnitt in Höhe der perimesenzephalen Zisterne ausgeprägte symmetrische Atrophie im Temporallappenbereich mit entsprechender Erweiterung der Liquorräume (Pfeile).
b Die Schicht in Höhe der deutlich erweiterten Seitenventrikel zeigt zahlreiche kleinfleckige herdförmige Signalanhebungen.

⊚ B-9.17　Fronto-temporale Atrophie (58-jährige Patientin)

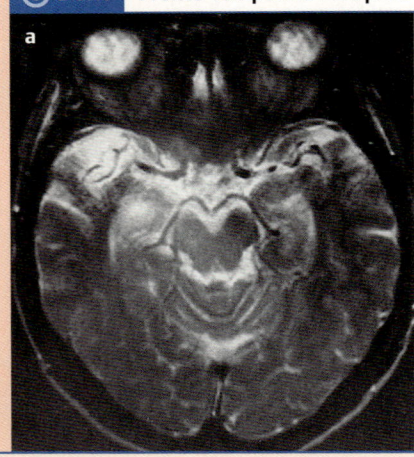

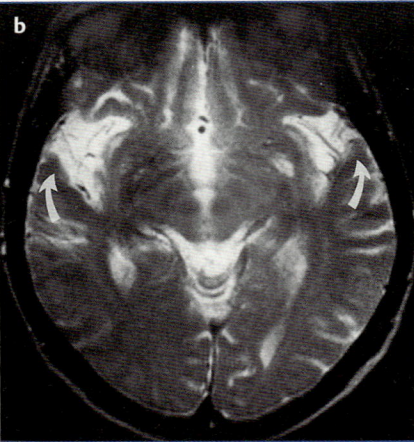

a,b Beide Transversalschnitte zeigen eine temporo-basal betonte Hirnatrophie unter weitgehender Aussparung des Gyrus temporalis superior (Pfeile). Einbezogen sind Anteile des Gyrus frontalis inferior, besonders die Pars opercularis.

Nuklearmedizin: Fokale und asymmetrische Minderung der Durchblutung und Glukose-Utilisation fronto-temporal und in den Stammganglien.

▪ Demenz beim Normaldruck-Hydrozephalus:

Die Erkrankung beruht auf einer Störung der Liquorzirkulation mit phasenweise auftretenden Druckspitzen, wobei eine verminderte Liquorresorption zumeist in Höhe der Pacchionischen Granulationen als ursächlich angesehen wird. Pathogenetisch gehen der Erkrankung häufig intrakranielle Blutungen, Entzündungen und Traumata voraus. Allerdings ist nicht immer ein pathogenetischer Zusammenhang mit zurückliegenden Erkrankungen auszumachen. Da die Druckerhöhungen nicht konstant vorliegen, gelingt der sichere Nachweis der Erkrankung mithilfe **der epiduralen Druckmessung** über einen Zeitraum von zumindest 24 Stunden. Ein weiteres probates Mittel der Diagnostik stellt die **Liquorpunktion** mit Entfernung von 15–20 ml Liquor dar, was bei positivem Befund mit einer deutlichen Verbesserung der Klinik einhergeht.

Die Klinik ist neben der Demenz vor allem durch eine Gangataxie und Harninkontinenz charakterisiert.

In der MRT finden sich folgende Zeichen (Abb. **B-9.18**):
- Weitstellung der Seitenventrikel und des 3. Ventrikels
- periventrikuläre bandförmige Signalanhebung in der protonen- und T2-gewichteten Messung
- leichte Absenkung des Bodens des dritten Ventrikels und Weitstellung des infundibulären Anteils
- Veringerung der mamillo-pontinen Distanz (gut messbar im Sagittalschnitt)

▪ Demenz beim Normaldruck-Hydrozephalus:

Die Erkrankung beruht auf einer Störung der Liquorzirkulation mit phasenweise auftretenden Druckspitzen. Nachweisen kann man die Druckerhöhungen mithilfe der **epiduralen Druckmessung** über 24 Stunden. Nach einer **Liquorpunktion** bessert sich der klinische Befund deutlich. Die Klinik ist durch Demenz, Gangataxie und Harninkontinenz charakterisiert.

Zeichen in der MRT sind (Abb. **B-9.18**):
- Weitstellung der Ventrikel
- periventrikuläre Signalanhebung in der T2-Messung
- leichte Absenkung des Bodens des dritten Ventrikels und Weitstellung des infundibulären Anteils
- Verringerung der mamillo-pontinen Distanz
- turbulenter Fluss im 4. Ventrikel, Aquädukt und 3. Ventrikel (sog. Flow-void-Zeichen).

⊚ B-9.18　71 Jahre alter Patient mit Normaldruck-Hydrozephalus

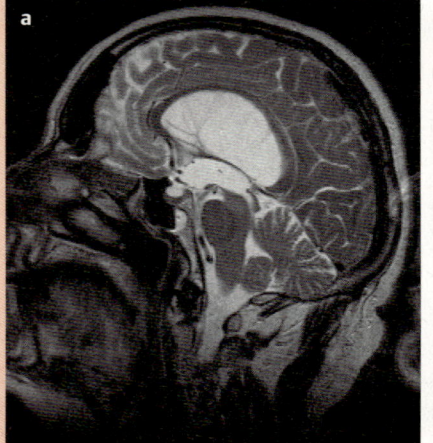

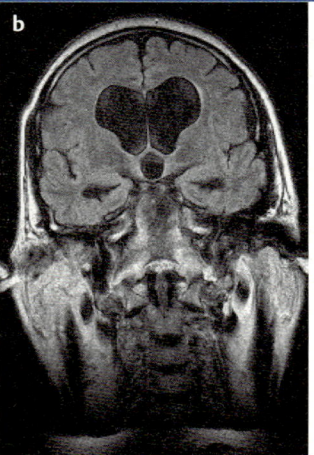

Die MRT-Aufnahmen zeigen in der sagittalen Schnittführung **(a)** als typische Kriterien die Absenkung des Bodens des 3. Ventrikels und Weitstellung des infundibulären Anteils, ebenso die Verringerung der mamillo-pontinen Distanz. In der koronaren Schnittführung **(b)** zarte bandförmige Signalanhebung entlang der Seitenventrikel.

– turbulenter Fluss im 4. Ventrikel, Aquädukt und 3. Ventrikel (sog. Flow-void-Zeichen).

Die Zeichen sind nicht immer einheitlich vorhanden. Sie sind auch nicht pathognomonisch, allerdings in der Summe hochverdächtig auf das Vorliegen eines Normaldruck-Hydrozephalus, zumal wenn die Klinik mit charakteristischer Trias dafür spricht.

■ **Wernicke-Enzephalopathie und alkoholtoxische Hirnatrophie:**

Die Wernicke-Enzephalopathie entsteht aufgrund eines Thiamin-(Vitamin-B_1-)Mangels, wobei meist ein chronischer jahrelanger Alkoholmissbrauch vorliegt. In **CT und MRT** sind bei der Wernicke-Enzephalopathie **Einblutungen** in den Hypothalamus, v. a. in die **Corpora mamillaria**, in die dorso-medialen Thalamuskerngebiete, in Teile des limbischen Systems (Uncus, Hippocampus, Gyrus parahippocampalis und Fornix) sowie in besonders schweren Fällen in Teile des Nucleus caudatus nachweisbar (Pseudoenzephalitis haemorrhagica superior). Selten sind auch Abschnitte der grauen Substanz um den Aquädukt und um den 3. und 4. Ventrikel herum betroffen. Im Verlauf der Erkrankung kann es zu einer ausgedehnten **Atrophie und Gliose** in diesen Abschnitten kommen, einhergehend mit einer **alkoholtoxischen Hirnatrophie**. Sie ist v. a. kortikal ausgeprägt, wobei **temporo-frontoparietale und infratentorielle Hirnregionen** (v. a. der Kleinhirnwurm) besonders betroffen sind (Abb. **B-9.19**).

■ **Wernicke-Enzephalopathie und alkoholtoxische Hirnatrophie:**

Die Wernicke-Enzephalopathie entsteht aufgrund eines Thiamin-Mangels nach chronischem Alkoholabusus. In **CT und MRT** sind Einblutungen u. a. in den Hypothalamus und die **Corpora mamillaria** nachweisbar. Im Verlauf kommt es zu einer **Atrophie und Gliose** dieser Abschnitte. Die alkoholtoxische Hirnatrophie ist v. a. kortikal in temporo-frontoparietalen und infratentoriellen Regionen ausgeprägt (Abb. **B-9.19**).

B-9.19   MRT bei Wernicke-Enzephalopathie

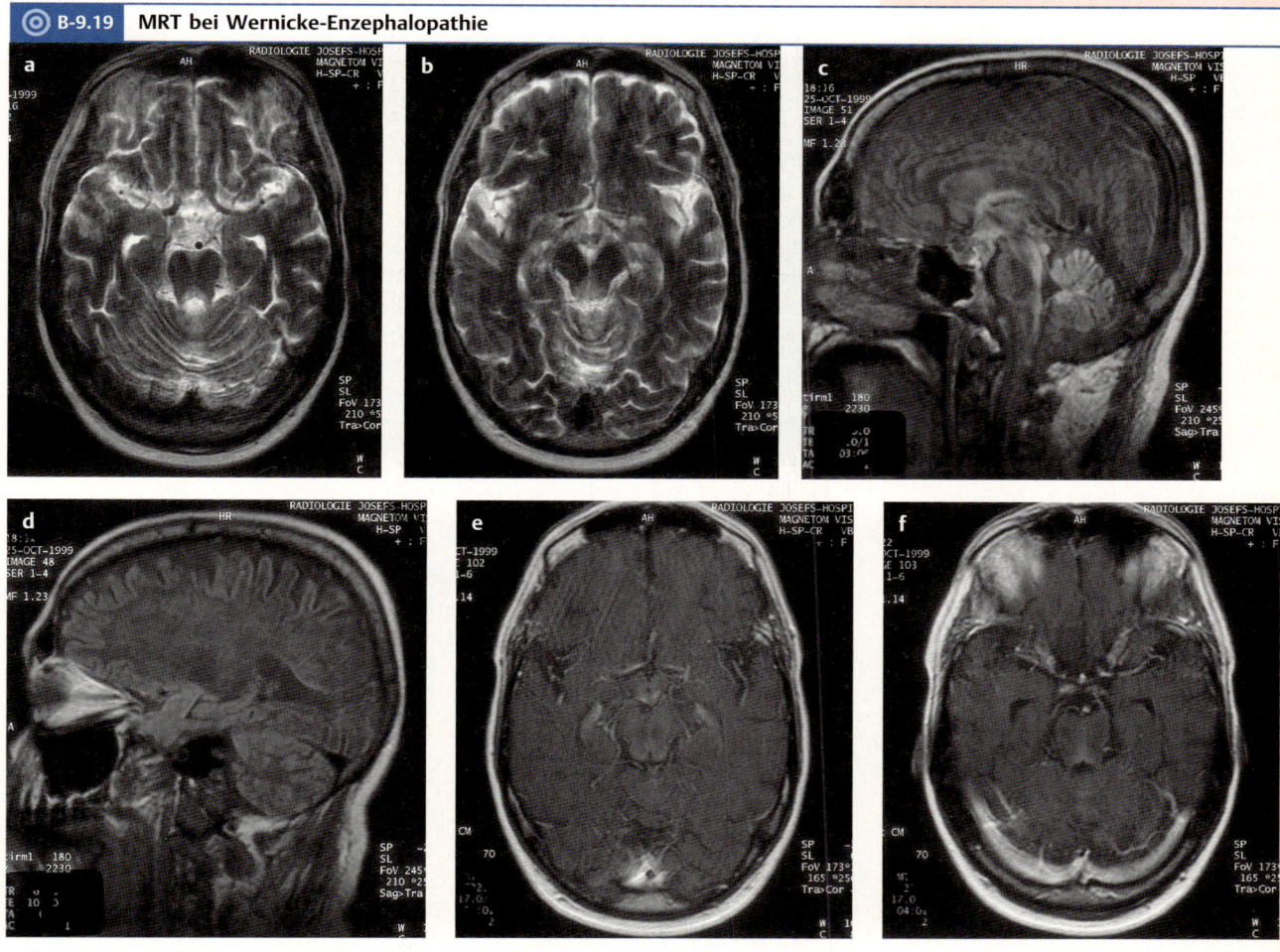

a, b: Transversale T2-gewichtete Aufnahmen mit typischer Signalanhebung periaquäduktal und periventrikulär entlang des 4. Ventrikels.
c, d: Sag FLAIR-Sequenz mit deutlichen Signalanhebungen entlang des Aquädukts, des Bodens und Daches des 4. Ventrikels, im Bereich des Kleinhirnoberwurms, der Lamina tecti, des Fornix sowie des Bodens des 3. Ventrikels einschließlich der Corpora mamillaria und weiterer Anteile des Hypothalamus. Darüber hinaus findet sich eine Signalanhebung im Verlauf des Hippokampus, des Uncus und Gyrus parahippocampalis.
e, f: Aufnahmen nach KM-Gabe mit einer Schrankenstörung im Verlauf der Corpora mamillaria und der periaquäduktalen grauen Substanz.

◎ B-9.20

◎ B-9.21

◎ B-9.20   **MRT bei alkoholtoxischer Enzephalopathie**

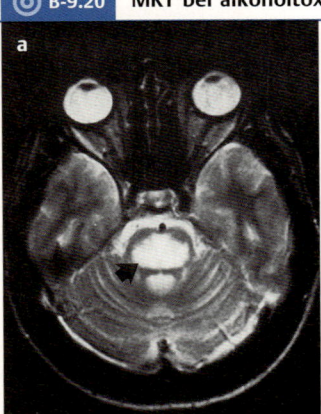 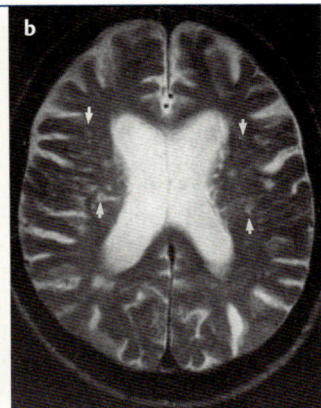

a   Ausgeprägte Kleinhirnatrophie sowie schwere pontine Myelinolyse (Pfeil).
b   Kortikale und subkortikale Atrophie sowie zahlreiche kleine peri- und paraventriulär gelegene signalintensive Demyelinisierungsherde (Pfeile).

◎ B-9.21   **Chorea Huntington (36-jähriger Patient)**

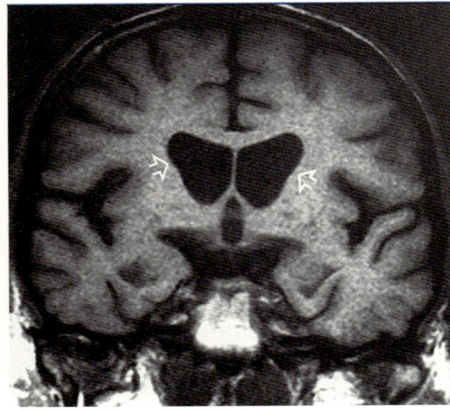

MRT: Im Koronarschnitt deutliche Erweiterung der Vorderhörner mit angedeutet konvexbogiger Verformung der lateralen Kontur beidseits (Pfeile).

In der **MRT** zeigen sich herdförmige Intensitätsveränderungen in der weißen Substanz (Abb. **B-9.20**). Wird der Alkoholmissbrauch eingestellt, ist die Hirnatrophie **teilweise rückbildungsfähig.**

■ **Chorea Huntington:**
Aufgrund von Nervenzelldegenerationen kommt es zu einer Atrophie vor allem im Nucleus caudatus und Putamen (Striatum). Dadurch erscheinen die Seitenventrikel erweitert. In der MRT zeigen sich **Eisenablagerungen in den Stammganglien** was zu deutlichen **Signalintensitätsabschwächungen** auf T2-betonten Aufnahmen führt (Abb. **B-9.21**).

9.3.3 Zerebrovaskuläre Erkrankungen

Akute zerebrale Ischämie

Sie entstehen aufgrund eines thrombembolischen Gefäßverschlusses oder durch Arteriosklerose an den Hauptgefäßen.

▶ Merke

Klinik: Man unterscheidet:
■ **TIA** (transitorisch ischämische Attacke): Rückbildung innerhalb von 24 Stunden.
■ **PRIND** (prolongiertes reversibles ischämisches neurologisches Defizit): Länger als 24 Stunden, weniger als 7 Tage.
■ **Progressive Stroke:** Allmähliche Verstärkung ohne völlig Rückbildung.
■ **Complete Stroke:** Vollständiges Defizit ohne Progredienz oder Reversibilität.

In der **MRT** zeigen sich herdförmige Intensitätsveränderungen in der weißen Substanz beider Hirnhemisphären als Ausdruck angiopathischer Veränderungen (Abb. **B-9.20**). Wenn der Alkoholmissbrauch eingestellt wird bzw. unter Vitamin-Therapie, sind die Zeichen der Hirnatrophie **teilweise rückbildungsfähig**.

■ **Chorea Huntington:**
Bei dieser autosomal-dominant vererbten Erkrankung kommt es aufgrund von Nervenzelldegenerationen zu einer Atrophie, die vor allem den Nucleus caudatus und das Putamen (Striatum) betrifft. Später entwickelt sich eine frontal und parietal betonte kortikale Atrophie, während Hirnstamm und Kleinhirn nur selten Veränderungen erleiden. Aufgrund der Atrophie des Striatums erscheinen die Seitenventrikel, v. a. im Bereich der Vorderhörner, in der **CT und MRT** erweitert. In der MRT zeigen sich vermehrte **Eisenablagerungen in den Stammganglien**, besonders im Nucleus caudatus und im Putamen, was zu deutlichen **Signalintensitätsabschwächungen** auf T2-betonten Aufnahmen führt (Abb. **B-9.21**).

9.3.3 Zerebrovaskuläre Erkrankungen

Akute zerebrale Ischämie

Meist entstehen akute zerebrale Ischämien aufgrund eines thrombembolischen Gefäßverschlusses (z. B. durch ulzerierte Plaques extra- oder intrakranieller Gefäße oder vom Herzen ausgehend) bzw. durch arteriosklerotische Veränderungen an den Hauptgefäßen, die zu einer hämodynamisch relevanten Minderversorgung des Hirngewebes führen.

▶ **Merke:** In 70 % der Fälle ist die A. cerebri media betroffen.

Klinik: Nach dem Verlauf werden unterschieden:
■ **TIA** (transitorisch ischämische Attacke): Reversibles ischämisches Defizit, das sich nach spätestens 24 Stunden vollständig zurückgebildet hat.
■ **PRIND** (prolongiertes reversibles ischämisches neurologisches Defizit): Vollständig reversibles Defizit, das länger als 24 Stunden und weniger als 7 Tage anhält.
■ **Progressive Stroke** (progredienter Hirninfarkt): Die Symptome verstärken sich allmählich oder schubförmig ohne vollständige Reversibilität.

- **Complete Stroke** (kompletter Hirninfarkt): Vollständiges neurologisches Defizit, das frühzeitig vorhanden ist und keine Progredienz aber auch keine nennenswerte Reversibilität im Verlauf aufweist.

Das klinische Bild ist abhängig vom betroffenen Gefäßstromgebiet:

- **Vertebro-basiläres Versorgungsgebiet:** Während Infarkte im Stromgebiet der A. carotis üblicherweise nicht mit einem Bewusstseinsverlust einhergehen, treten bei Infarkten im vertebro-basilären Stromgebiet häufig **Vigilanzstörungen** auf. V. a. der Verschluss der A. basilaris unter Einbeziehung von Pons und Mittelhirnabschnitten führt rasch zum progredienten Bewusstseinsverlust. Eine Besonderheit stellen Verschlüsse im vertebro-basilären Stromkreislauf mit Einbeziehung des Basilariskopfes dar. Hierdurch kann es auch zu Insulten im Versorgungsgebiet der A. cerebri posterior kommen, einschließlich des Thalamus-Kerngebietes (Abb. **B-9.22**).
- Das Ausmaß eines Infarktes innerhalb eines Gefäßterritoriums hängt sehr stark von der leptomenigealen Kollateralisierung ab (Abb. **B-9.23**).

Radiologische Diagnostik: Zerebrale Infarkte zeigen charakteristische Läsionsmuster. **Territorialinfarkte** werden i. d. R. durch intrazerebrale Embolien verursacht und können dem Versorgungsgebiet intrakranieller Gefäße zugeordnet werden (Abb. **B-9.24**). Davon zu unterscheiden sind hämodynamisch entstandene **Endstrom- oder Grenzzoneninfarkte** bei z. B. hochgradigen A-carotis-Stenosen oder -Verschlüssen. **Endstrominfarkte** entstehen im Stromgebiet eines oder mehrerer Hirngefäße (Pia mater- oder perforierende Marklagergefäße) und sind typischerweise in der Corona radiata gelegen (Abb. **B-9.25a**). **Grenzzoneninfarkte** befinden sich im Grenzzonenbereich von A. cerebri anterior, media und posterior (Abb. **B-9.25b**). Betroffen sind der Kortex und das benachbarte subkortikale Marklager.

Die Klinik ist abhängig vom betroffenen Stromgebiet:

- **Vertebro-basiläres Versorgungsgebiet:** Häufig treten Vigilanzstörungen auf, v. a. beim Verschluss der A. basilaris. Bei Verschlüssen im vertebro-basilären Stromkreislauf mit Einbeziehung des Basilariskopfes kann es zu Insulten im Thalamus-Kerngebiet kommen (Abb. **B-9.22**).

- Das Infarkt-Ausmaß hängt stark von der leptomeningealen Kollateralisierung ab (Abb. **B-9.23**).

Radiologische Diagnostik: Zerebrale Infarkte zeigen charakteristische Läsionsmuster. **Territorialinfarkte** können dem Versorgungsgebiet intrakranieller Gefäße zugeordnet werden (Abb. **B-9.24**). Davon zu unterscheiden sind hämodynamisch entstandene **Endstrom- oder Grenzzoneninfarkte** (Abb. **B-9.25a** und b).

⊚ **B-9.22**   **Posteriorinfarkt (a) und Thalamusinfarkt (b)**   ⊚ **B-9.22**

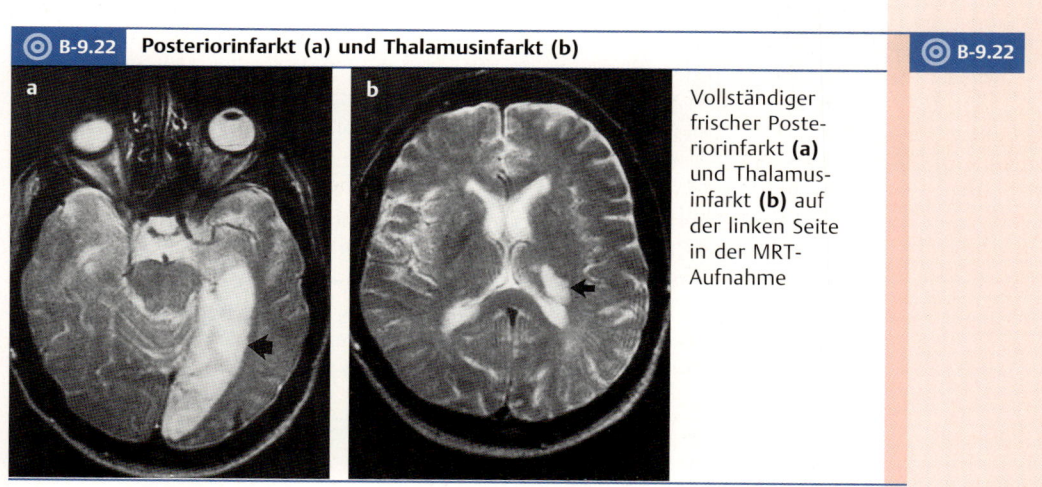

Vollständiger frischer Posteriorinfarkt **(a)** und Thalamusinfarkt **(b)** auf der linken Seite in der MRT-Aufnahme

---

⊚ **B-9.23**   **Häufigkeitsverteilung der supratentoriellen Infarkte in Zuordnung zu den Gefäßen sowie Verteilung der Territorialinfarkte entsprechend den zugrundeliegenden Stromgebieten in axialen CT/MRT-Schnitten**

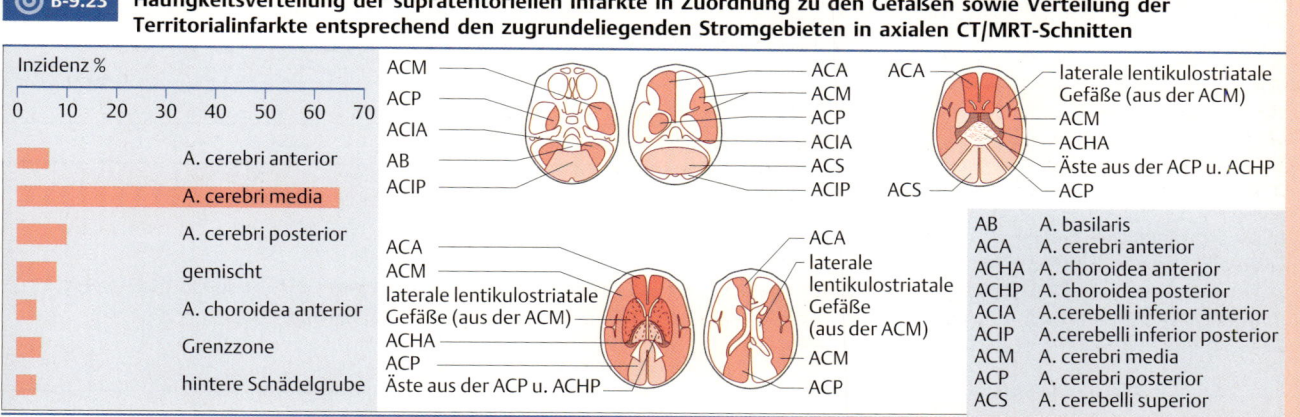

⊙ **B-9.24**   **Kompletter frischer Insult im Versorgungsgebiet der A. cerebri anterior und media auf der linken Seite**

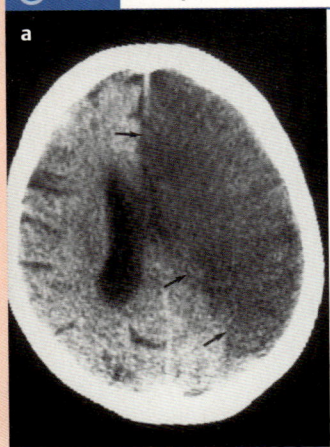
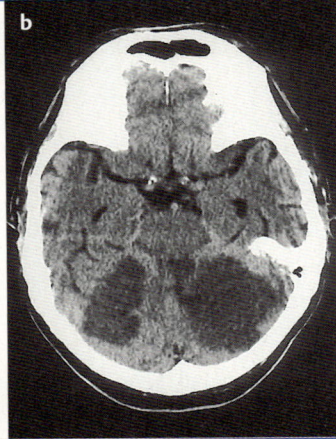

a In der CT scharf begrenzter hypodenser Bezirk (Pfeile), typischerweise gleichmäßige Einbeziehung von Rinde und Mark. Infolge des raumfordernden Charakters des Ödems verstrichene Hirnfurchen.

b Frische bilaterale Kleinhirninfarkte. In der CT deutliche Dichteminderung in beiden Kleinhirnhemisphären im Versorgungsgebiet der A. cerebelli superior.

⊙ **B-9.25**   **Endstrom- und Grenzzoneninfarkt**

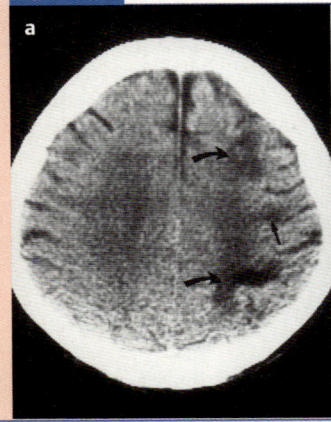
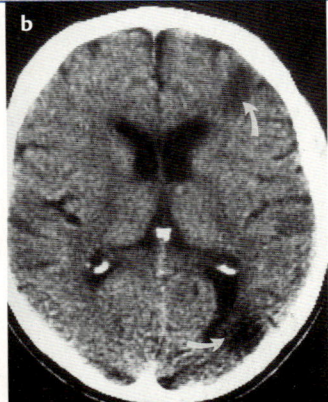

a Alte Endstrominfarkte links im Bereich der Corona radiata: Z. T. markieren diese Insulte gleichzeitig die Grenze zwischen dem Versorgungsgebiet der A. cerebri anterior und media. Computertomographisch finden sich fleckförmige hypodense Herde (Pfeile).

b Alte Grenzzoneninfarkte links zwischen Versorgungsgebieten der A. cerebri anterior und media sowie der A. cerebri media und posterior: In der CT finden sich entsprechend scharf begrenzte hypodense Areale (Pfeile).

Für die **Erstdiagnose** ist eine **CT-Untersuchung** ausreichend. Kriterien des akuten Infarktes und Kriterien zur Unterscheidung von Infarkt und Tumor s. Tab. **B-9.8** und **B-9.9**.

Damit die Therapie eingeleitet werden kann, ist es in der Regel ausreichend, wenn andere Ursachen für die klinische Symptomatik ausgeschlossen werden (v. a. intrazerebrale Blutungen). Ein positiver Infarktnachweis ist nicht zwingend erforderlich. Daher ist für die **Erstdiagnose** eine **CT-Untersuchung** ausreichend. Kriterien des akuten Infarktes im CT und Kriterien zur Unterscheidung zwischen Infarkt und Tumor listen Tab. **B-9.8** und Tab. **B-9.9** auf.

≣ **B-9.8**   **Kriterien des akuten Infarktes im CT**

- Aufhebung der Differenzierung zwischen Rinde und Mark mit einheitlich hypodensem Areal
- Raumfordernder Effekt des Infarktes mit Ventrikelengstellung
- Hyperdense media sign (Hyperdensität im Verlauf der A. cerebri media)
- Im Perfusions-CT Nachweis der Minderdurchblutung
- Im Angio-CT positiver Nachweis des Gefäßverschlusses

≣ **B-9.9**   **Kriterien zur Unterscheidung zwischen Infarkt und Tumor**

Infarkt	*Tumor*
akuter, plötzlicher Beginn	langsamer Beginn
Beteiligung von Rinde und Mark	Tumor spart meist die Rinde aus
Region ist den Gefäßversorgungsgebieten zuzuordnen	keine Begrenzung entsprechend den Gefäßversorgungsgebieten
gyriformes Enhancement	KM-Enhancement homogen, ringförmig oder girlandenförmig
	Lage vorzugsweise subkortikal
	Konfiguration eher rundlich

▶ **Merke:** Sichere Kriterien zur Unterscheidung zwischen Tumor und Infarkt gibt es nicht immer! Manchmal kann die Diagnose erst aus dem Verlauf heraus gestellt werden.

◀ **Merke**

▶ **Merke:** Die MRT ist der CT in mehrfacher Hinsicht überlegen:
- Der Nachweis eines frischen Infarktes gelingt leichter als mit dem CT. Bereits 2–3 h nach dem Eintreten des klinischen Ereignisses kann in der MRT eine Zunahme der Signalintensität auf T2-gewichteten Aufnahmen festgestellt werden. Mithilfe der diffusions- und perfusionsgewichteten Aufnahmen ist bereits 30 Minuten nach Infarkteintritt ein positiver Befund nachweisbar (Abb. **B-9.26** + **B-9.27**).
- Insulte im Bereich der hinteren Schädelgrube werden in der MRT artefaktfrei dargestellt.
- Die MRT zeigt besser als die CT kleine petechiale Einblutungen im Infarktbereich.
- Die Untersuchung kann in gleicher Sitzung durch die Anfertigung einer MR-Angiographie ergänzt werden.

◀ **Merke**

▶ **Klinischer Fall.** Ein 25-jähriger Patient bemerkt nach einer durchzechten Nacht eine linksseitige Schwäche der Gesichtsmuskulatur und kurze Zeit später auch eine Beinschwäche links. Anamnestisch ist ein langjähriger Nikotinabusus bekannt. Der Hausarzt überweist den Patienten sofort ins Krankenhaus, wo eine CT und anschließend zum sicheren Nachweis eines Infarktes auch eine MRT durchgeführt wird, was den Infarktverdacht bestätigt (Abb. **B-9.26**). Nach Ausheilung des Infarktes bleiben keine neurologischen Residuen zurück. Die Karotis-Angiographie ist unauffällig, was dafür spricht, dass es sich um einen thrombotischen oder thrombembolischen Verschluss mit Selbstauflösung gehandelt haben dürfte.

◀ **Klinischer Fall**

◉ **B-9.26**   **Drei Stunden alter rechtsseitiger A. cerebri media-Infarkt**

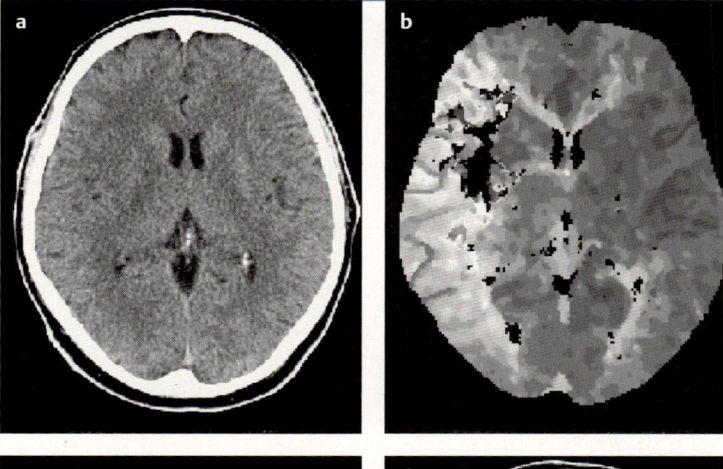
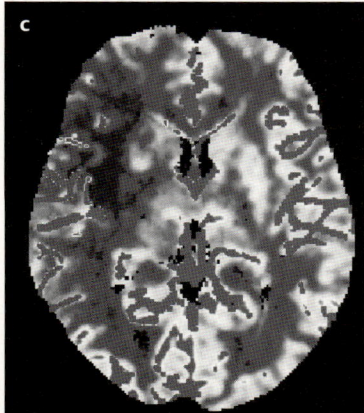
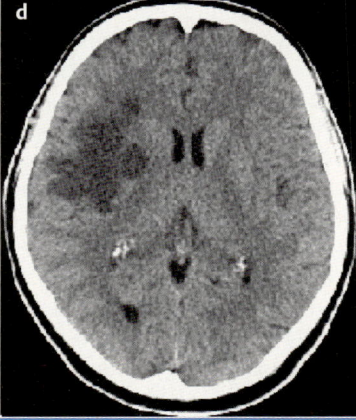

a In der CT noch keine Demarkierung des Insultareals.

b In der direkt anschließend ausgeführten Perfusions-CT zeigt die Time to peak-Aufnahme eine Minderperfusion auf der rechten Seite im Media-Stromgebiet.

c Die Blutfluss-Aufnahme zeigt ebenfalls eine deutliche Veränderung rechts.

d Die Spätaufnahme drei Tage nach Aufnahme des Patienten zeigt jetzt im CT die vollständige Infarkt-Demarkierung. Das Areal stimmt gut mit dem Bereich überein, der in den Perfusions-Aufnahmen frühzeitig zur Abbildung kam.

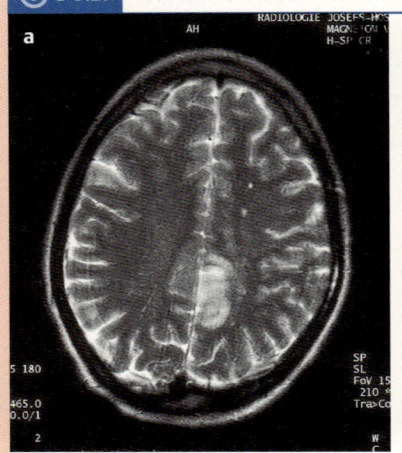
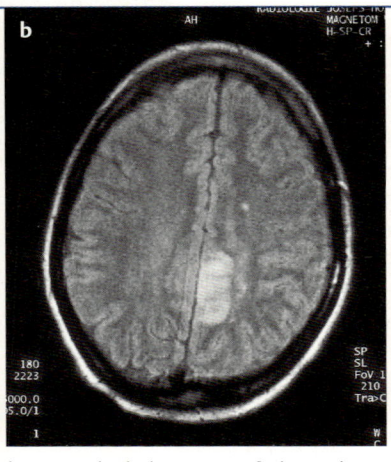
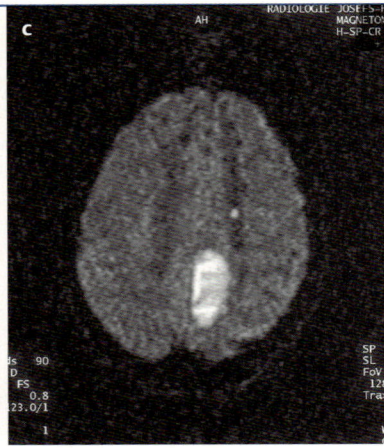

a T2-gewichtete Aufnahme mit schwacher Signalanhebung im Infarktareal.
b In der FLAIR-Sequenz ebenfalls schwache Signalanhebung.
c Die diffusionsgewichtete Aufnahme zeigt eine starke Signalanhebung einschließlich der kleinen punktförmigen Struktur, so dass für beide Areale ein frischer Infarkt nachgewiesen ist.

Die **Angiographie** ist indiziert, wenn eine lokale Lysetherapie angeschlossen werden soll. Dies betrifft v. a. Verschlüsse im vertebro-basilären Stromgebiet. Das Zeitfenster beträgt zumeist nicht mehr als 3 Stunden.

Die **Angiographie** ist bei einem akuten Insult vor allem dann indiziert, wenn eine lokale Lysetherapie angeschlossen werden soll. Dies betrifft insbesondere Verschlüsse im vertebro-basilären Stromgebiet. Basilarisverschlüsse können in den ersten Stunden mittels lokaler Thrombolyse (pharmazeutische Lyse und mechanische Lyse) behandelt werden, solange nicht irreversible strukturelle Schädigungen eingetreten sind. Die Lyse von Verschlüssen im Karotis-Stromgebiet ist nur in Einzelfällen indiziert. Bestehen irreversible Schädigungen der Stammganglien, muss unter der Lyse-Behandlung mit Einblutungen im Stammganglienbereich gerechnet werden. Das Zeitfenster beträgt zumeist nicht mehr als 3 Stunden, um eine lokale Lyse einsetzen zu können.

▶ **Merke**

▶ **Merke:** Typische angiographische Zeichen beim akuten Infarkt:
- Gefäßverschluss
- verlangsamter Fluss mit verzögerter Gefäßfüllung
- retrograde Füllung über leptomeningeale Anastomasen
- Parenchymabschnitte ohne KM-Anreicherung
- Blush-artige Anfärbung (Luxusperfusion).

Der akute Hirninfarkt wird in **drei Stadien** eingeteilt:

- **I. Ödemphase:** Sie dauert ca. eine Woche. Die **MRT** vermag bereits das zytotoxische Ödem nachzuweisen. Die **CT** ist erst nach 6–10 Stunden positiv. Ein **raumforderndes Ödem** entwickelt sich in den folgenden Tagen (Abb. **B-9.28**). Dieses ist bei Kontrastverstärkung in der MRT meist nach drei Tagen, in der CT nach sieben Tagen erkennbar.

Der akute Hirninfarkt wird in **drei Stadien** eingeteilt, die mit unterschiedlichen radiologischen Veränderungen einhergehen:

- **I. Ödemphase:** Die Ödemphase dauert ca. eine Woche. In den ersten Stunden nach Eintritt des Infarktes kommt es zur Ausbildung eines zytotoxischen Ödems mit Beeinträchtigung der Zellfunktion. Nach ca. 6 h tritt eine Störung der Gefäßpermeabilität ein, mit Entwicklung eines vasogenen interstitiellen Ödems. Die **MRT** vermag bereits das **zytotoxische Ödem** nachzuweisen. Die **CT** ist erst nach 6–10 h positiv. Zu dieser Zeit ist noch kein raumforderndes Ödem nachzuweisen. Erst in den folgenden Tagen entwickelt sich – abhängig von der Ausdehnung des Infarktes – ein bisweilen deutlich **raumforderndes Ödem** (Abb. **B-9.28**). In der Frühphase des Infarktes findet sich im kontrastverstärkten CT und MRT keine pathologische Anreicherung. Eine Störung der Blut-Hirn-Schranke mit KM-Anreicherung in oder um den Infarkt ist in der MRT meist nach drei Tagen, in der CT nach durchschnittlich sieben Tagen erkennbar. In der Akutphase ist mit Ausnahme der Perfusions- und Angio-CT-Untersuchung die KM-Gabe nicht indiziert. Darüber hinaus wird diskutiert, inwiefern auf die KM-Gabe verzichtet werden sollte, um das an den Infarktrand angrenzende mangelversorgte aber noch lebensfähige Gewebe (Penumbra) nicht unnötig zu belasten.

◉ B-9.28   **Frischer Infarkt links im Striatum und im vorderen und mittleren Drittel des Versorgungsgebietes der A. cerebri media**

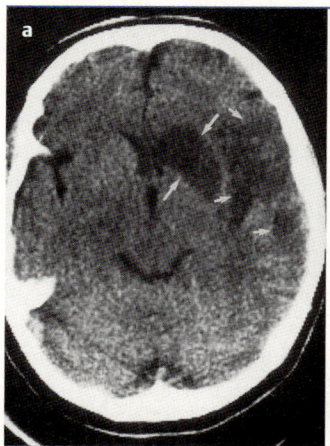 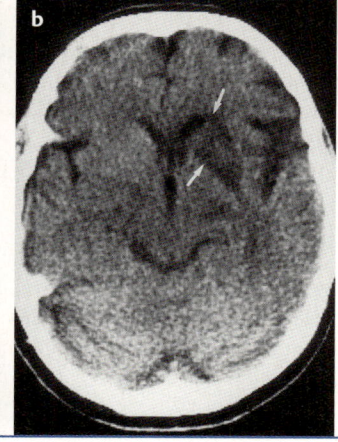

a CT: Die Infarkte demarkieren sich hypodens (Pfeile), der Striatuminfarkt komprimiert das Vorderhorn links.

b CT 3 Wochen später: Die hypodensen Bezirke sind deutlich kleiner geworden, der Rindeninfarkt wirkt infolge der Ödemresorption kleiner, die Raumforderung hat sich vollständig zurückgebildet.

◉ B-9.29   **Abräumphase (A. cerebri media-Infarkt rechts)**

◉ B-9.30   **Narbenphase (alter Infarkt links im Stammganglienbereich)**

◉ B-9.29

◉ B-9.30

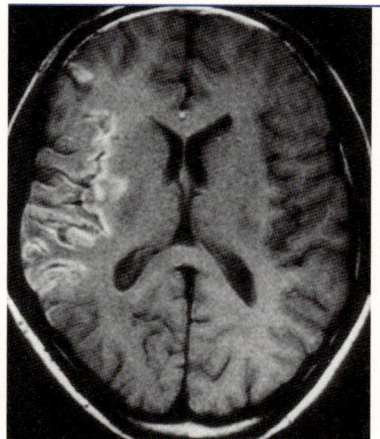 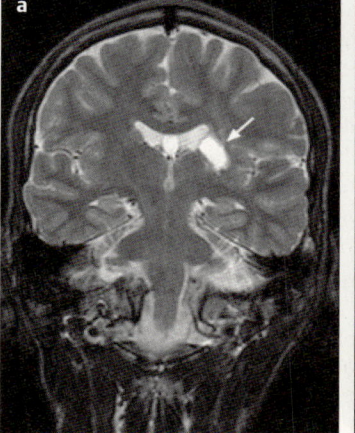 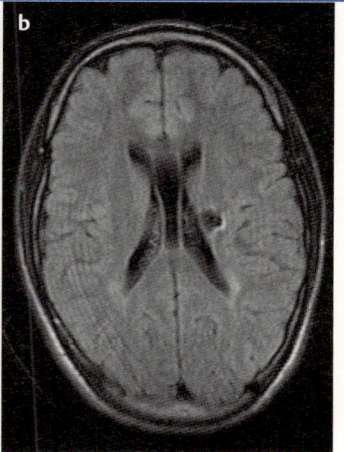

MRT: Der 14 Tage alte Infarkt zeigt eine gyrale und fleckige Signalanhebung als Ausdruck petechialer Einblutungen.

a Die koronare T2-gewichtete Aufnahme zeigt einen Herdbefund mit deutlicher Signalanhebung (Pfeil). Von einem frischen Infarkt ist dieser Befund nicht zu unterscheiden.

b Auch in der FLAIR-Sequenz findet sich überwiegend ein erniedrigtes Signal als Ausdruck des zystischen Abbaudefektes, einhergehend mit einer randständigen leichten Signalanhebung als Ausdruck der Narbenphase.

- **II. Abräumphase:** Sie dauert ca. 2–5 Wochen. Das Ödem bildet sich zurück und es erfolgt die Entfernung des nekrotischen Gewebes. In das Infarktareal sprossen Gefäße ein. Das raumfordernde Ödem bildet sich ebenso wie die Dichte- bzw. Signalveränderungen in der **CT und MRT** zurück. In der kontrast-mittelverstärkten MRT und CT ist jetzt eine **deutliche Störung der Blut-Hirn-Schranke** nachweisbar. Es finden sich gehäuft **petechiale Einblutungen**, die im MRT empfindlicher als im CT nachgewiesen werden können (Abb. **B-9.29**).

- **III. Narbenphase:** Ca. nach Abschluss der 5. Woche kommt es zur Ausbildung einer Narbe bzw. nach Entfernung der nekrotischen Areale zur **Entwicklung einer flüssigkeitsgefüllten Zyste.** Es entsteht ein **scharf demarkiertes Areal** mit deutlicher **Hypodensität** in der CT und Hypointensität im T1- bzw. Hyper-intensität im T2-betonten MRT-Bild. Im Randbereich des Infarktes kann noch eine geringe KM-Anreicherung vorliegen (Abb. **B-9.30**).

- **II. Abräumphase:** Sie dauert ca. 2–5 Wochen. Das raumfordernde Ödem bildet sich zurück. In der KM-verstärkten MRT und CT ist jetzt eine **deutliche Störung der Blut-Hirn-Schranke nachweisbar.** Es finden sich **petechiale Einblutungen** (Abb. **B-9.29**).

- **III. Narbenphase:** Nach Abschluss der 5. Woche **entwickelt sich eine flüssigkeitsgefüllte Zyste**. Es entsteht ein **scharf demarkiertes Areal** mit **Hypodensität** in der CT (Abb. **B-9.30**).

Sinus- und Hirnvenenthrombose

▶ Definition

Man unterscheidet **aseptische und septische** Ursachen. Ca. 25 % der Thrombosen sind idiopathisch.
Lokalisation der septischen Thrombosen ist v. a. der Sinus transversus bzw. sigmoideus. Die aseptischen Thrombosen entstehen bevorzugt im Sinus sagittalis superior.

Klinik: Initial bestehen häufig akute Kopfschmerzen sowie fokale neurologische Zeichen. In 50 % besteht eine Stauungspapille. Komplikationen sind Hämorrhagien oder venöse Infarkte.

▶ Merke

Diagnostisches Vorgehen: MRT in Kombination mit der MR-Angiographie der Hirnvenen und Sinus.

Radiologische Diagnostik: Nach **KM-Applikation** kann im CT eine **Aussparung** im Lumen des Sinus sichtbar sein (*„Empty-delta-Zeichen"*) (Abb. **B-9.31a**).

Das **MRT-Signal** des Thrombus verändert sich mit dem Hämoglobin-Abbau (Tab. **B-9.10**). Durch die **MRT-Angiographie** kann die Sinusvenenthrombose mit hoher Sicherheit diagnostiziert werden (Abb. **B-9.31**, Abb. **B-9.32**).

Zur **definitiven Sicherung** der Diagnose ist die **Angiographie** nur ausnahmsweise erforderlich. Diagnostische Kriterien sind:
■ verzögerte Durchblutungszeit
■ Füllungsdefekte in thrombosierten Sinus
■ dilatierte Kollateralvenen.

Sinus- und Hirnvenenthrombose

▶ **Definition:** Thrombose eines venösen Hirnsinus oder einer großen Hirnvene.

Es ist zwischen **aseptischen und septischen** Ursachen der Thrombose zu unterscheiden. Die aseptische Thrombose wird u. a. durch Dehydratation, Herzerkrankungen, Traumen oder Schwangerschaft begünstigt. Die septischen Thrombosen treten entweder infolge einer kontinuierlichen Fortleitung eines entzündlichen Prozesses oder einer hämatogenen Aussaat bei systemischer Infektion auf. Ca. 25 % der Thrombosen sind als idiopathisch anzusehen und lassen sich auf keine Ursache zurückführen.
Lokalisation der septischen Thrombosen ist v. a. der Sinus transversus bzw. sigmoideus. Die aseptischen Thrombosen entstehen bevorzugt im Sinus sagittalis superior bzw. in den oberflächlichen kortikalen Venen, die in den Sinus sagittalis superior drainieren. Von dort kann sich die Thrombose auf den Sinus transversus bzw. sigmoideus ausdehnen.

Klinik: Das klinische Bild ist sehr variabel und im Einzelfall sind die Beschwerden zu Beginn gering ausgebildet, was die Diagnose gravierend verzögern kann. Initial bestehen häufig akute Kopfschmerzen, zudem treten akut bis subakut fokale neurologische Zeichen und epileptische Anfälle auf. In schweren Fällen werden Eintrübungen bis zum Bewusstseinsverlust gesehen. In 50 % der Fälle besteht eine Stauungspapille. Als Komplikationen können sich infolge der venösen Stauung Hämorrhagien oder venöse Infarkte entwickeln.

▶ **Merke:** Die Sinus- und Hirnvenenthrombose kann relativ blande verlaufen. Im Einzelfall verursacht sie jedoch ein sehr schweres Krankheitsbild mit Koma und letalem Ausgang. Daher ist eine zügige und sichere Diagnostik dringend erforderlich.

Diagnostisches Vorgehen: Die Methode der Wahl ist die MRT in Kombination mit der MR-Angiographie der Hirnvenen und Sinus, wobei die Kernspintomographie nativ und mit KM-Gabe erfolgen sollte. In der MRT lassen sich insbesondere kleinere intrazerebrale Infarkte und Hämorrhagien besser nachweisen als im CT. Die CT-Angiographie stellt eine weitere Möglichkeit dar. Die Katheter-Angiographie bleibt unklaren Fällen vorbehalten.

Radiologische Diagnostik: In der nativen **CT** kann der frische Thrombus eine relativ erhöhte Dichte zeigen, nach **KM-Applikation** kann eine charakteristische **Aussparun**g im Lumen des Sinus nachweisbar sein (sog. **„Empty-delta-Zeichen"**) (Abb. **B-9.31a**). Sind kortikale Venen in die Thrombosierung mit einbezogen, können sie in der CT als hyperdense Steifen abgegrenzt werden (sog. Cord sign). Das Empty-delta-Zeichen wird auch in der kontrastverstärkten **MRT** gesehen. Das MRT-Signal des Thrombus selbst verändert sich mit dem biochemischen Abbau des Hämoglobins (Tab. **B-9.10**). Die venöse Stauung kann im kontrastverstärkten MRT anhand vergrößerter, signalintensiv abgebildeter Venen vermutet werden (Abb. **B-9.31**, Abb. **B-9.32**). Durch die **MRT-Angiographie** kann die Sinusvenenthrombose mit hoher Sicherheit diagnostiziert werden (Abb. **B-9.31b**). Die Ausführung und Interpretation der Bilder bedarf allerdings einer großen Erfahrung. Als Nachteil ist gegenüber der Katheter-Angiographie zu sehen, dass sich keine Aussagen über die KM-Kinetik erzielen lassen, was die Aussagekraft im Einzelfall erhöhen kann. Wichtig ist, dass die MR-Angiographie wegen der häufigen Asymmetrie in der Ausprägung des Sinus transversus und sigmoideus zusammen mit den MR-Bildern ausgewertet wird.
Zur **definitiven Sicherung** bzw. zum Ausschluss einer Sinusvenenthrombose, zur Beurteilung der genauen Ausdehnung und zum Nachweis einer Thrombose kleinerer Hirnvenen ist die **Angiographie** heute nur noch in Ausnahmefällen erforderlich. Diagnostische Kriterien sind:

◎ **B-9.31** | Sinusvenenthrombose im subakuten Stadium mit großer Einblutung links parietal

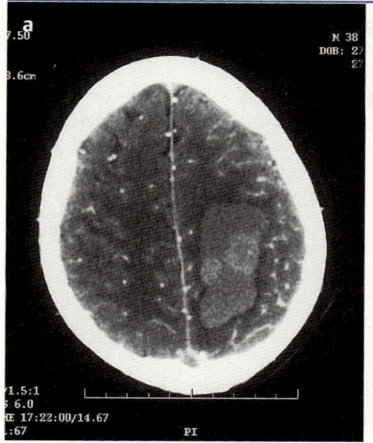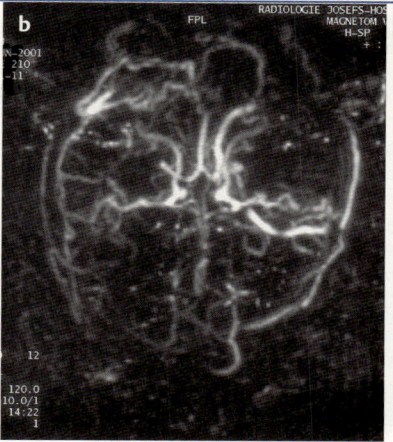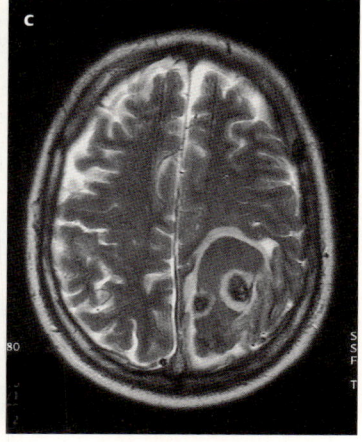

a Im CT (mit KM) zeigt sich die große Einblutung als hyperdenser Bezirk links parietal. KM-Aussparung im Sinus sagittalis superior.
b Die MR-Angiographie der venösen Bluthirnleiter und Sinus lässt einen kompletten Verschluss der großen venösen Gefäße erkennen. Erhebliche Kontrastierung von Nebenästen.
c In der T2-gewichteten MR-Aufnahme stellt sich der Thrombus im Sinus sagittalis superior und Sinus rectus schwach hyperintens dar.

≡ **B-9.10** | Abschätzung des Thrombusalters in der MRT   ≡ **B-9.10**

Alter der Thromben	Darstellung der Thromben	
	T_1-gewichtet	T_2-gewichtet
akut	isointens	hypointens
subakut (6–15 Tage)	hyperintens (erst in T_1-, später auch in T_2-gewichteten Aufnahmen)	(isointens) hyperintens
chronisch (mehrere Wochen)	isointens (zunehmend inhomogen)	hyperintens (zunehmend inhomogen)

◎ **B-9.32** | Radiologische Befunde bei Sinusvenenthrombose

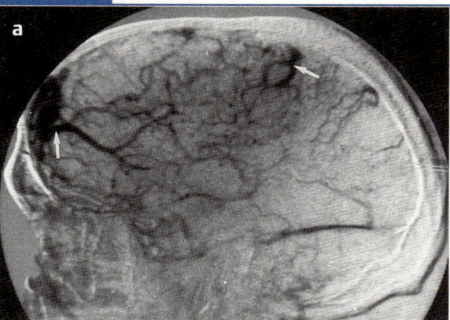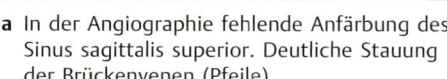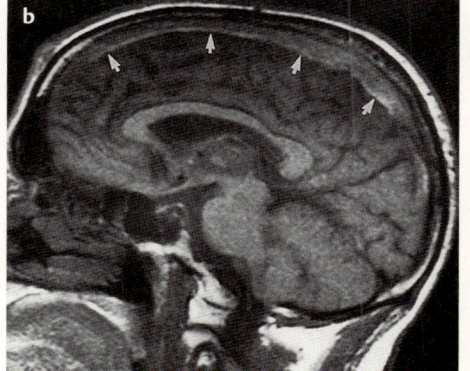

a In der Angiographie fehlende Anfärbung des Sinus sagittalis superior. Deutliche Stauung der Brückenvenen (Pfeile).
b Der T1-betonte Sagittalschnitt in der MRT zeigt eine Signalanhebung im Verlauf des Sinus sagittalis (Pfeile) als Zeichen der Thrombose (nativ).
c Nach KM-Applikation zeigt sich in der MRT eine vermehrte Anreicherung in den intrakraniellen Venen und eine KM-Aussparung im Sinus sagittalis superior und Sinus rectus (Pfeile).

- verzögerte arterielle und insbesondere venöse Durchblutungszeit
- Füllungsdefekte in den thrombosierten Venen bzw. Sinus oder deren fehlende Darstellung
- dilatierte und teilweise elongierte Kollateralvenen.

▶ **Klinischer Fall.** Ein 64-jähriger herzkranker Patient leidet seit zwei Tagen unter unerträglichen Kopfschmerzen. Eine Halbseitensymptomatik besteht nicht. Er wird stationär aufgenommen. Zum Zeitpunkt der CT- und MRT-Untersuchung ist er bereits somnolent.
Während in der CT kein sicherer Befund erhoben und insbesondere eine Subarachnoidalblutung ausgeschlossen wird, sind in der MRT Veränderungen im Sinne einer Sinusvenenthrombose zu sehen (Abb. **B-9.32b, c**). Der Radiologe legt sich allerdings nicht eindeutig fest. Deswegen entschließt man sich trotz des schlechten Allgemeinzustandes noch zur Angiographie (Abb. **B-9.32a**). Nach angiographischer Sicherung der Diagnose wird sofort mit einer Antikoagulationstherapie begonnen, unter der sich das klinische Bild des Patienten kontinuierlich bessert. Nach vierwöchiger Behandlung kann der Patient beschwerdefrei entlassen werden. Es ist nicht auszuschließen, dass die Sinusvenenthrombose durch die Herzerkrankung und die damit verbundene Verschlechterung der Kreislaufsituation mit ausgelöst worden ist.

Gefäßmissbildungen

Venöse Malformation

▶ **Definition:** Die venöse Malformation (venöses Angiom) stellt eine Venenanomalie dar, die einer persistierenden embryonalen Venenversorgung in einem umschriebenen Bezirk entspricht.

Klinik: Im Allgemeinen verursacht das venöse Angiom keine Klinik und extrem selten ist es Ursache einer intrazerebralen Blutung.

Diagnostisches Vorgehen: Es handelt sich häufig um einen Zufallsbefund in der CT oder MRT.

Radiologische Diagnostik: In der Angiographie finden sich zahlreiche stern- oder fächerförmig angeordnete Markvenen (Medusenhaupt), die in eine oder mehrere Sammelvenen münden.
Das venöse Angiom ist computertomographisch meist nur im kontrastverstärkten Bild nachweisbar. Die sternförmigen Venen und insbesondere die Sammelvene werden als gefäßäquivalente Dichteanhebungen abgebildet.
Im MRT zeigt sich abhängig von den Untersuchungssequenzen eine Signalauslöschung im Gefäßbereich (sog. Flow void) oder eine hohe Signalintensität, vor allem nach KM-Gabe. Nicht selten finden sich in Nachbarschaft einer venösen Fehlbildung andere Gefäßfehlbildungen, insbesondere das kavernöse Hämangiom.

Kavernöses Hämangiom

▶ **Definition:** Das kavernöse Hämangiom (Kavernom) besteht aus multiplen, miteinander kommunizierenden Räumen. Es ist durch langsamen oder fehlenden Blutfluss charakterisiert und neigt zu Thrombosierung und Verkalkung.

Einteilung: s. Tab. **B-9.11**.

Klinik: Das kavernöse Hämangiom kann sich klinisch durch Krampfanfälle und/oder Kopfschmerzen manifestieren. Selten liegt diesen Auffälligkeiten eine Blutung aus der Läsion bzw. periläsional zugrunde. Im Falle der Blutung sind, je nach Lage des Kavernoms, weitere Veränderung bis zur Hemisymptomatik vorstellbar.

B-9.11   Kavernöses Hämangiom – Typen

Typ	Merkmale
I	kavernöses Hämangiom (sog. Grundtyp)
II	kavernöses Hämangiom mit intraläsionaler Blutung
III	kavernöses Hämangiom mit extraläsionaler Blutung
IV	vollständig verkalktes Hämangiom

Diagnostisches Vorgehen: CT und MRT sind die Untersuchungsverfahren der Wahl (Abb. **B-9.33**).

Radiologische Diagnostik: Im CT und MRT hängt der Befund vom Typ des Hämangioms ab. Fehlen Verkalkungen oder Blutbestandteile, zeigen CT und MRT ein kräftiges, homogenes Enhancement. Der Grundtyp liegt aber nur selten vor. Zumeist bestehen Teilthrombosierungen und Verkalkungen, die zum typischen Bild einer hyperdensen Läsion im nativen CT führen. In der MRT zeigt sich eine inhomogene, unregelmäßig begrenzte, blumenkohlartige Struktur mit überwiegend niedriger Signalintensität im T2-gewichteten Bild als Zeichen der Hämosiderinablagerung und Verkalkung. Das MRT ist zumeist richtungweisend und stellt die Methode der Wahl zum Nachweis des Kavernoms dar.
Die **Angiographie** ist wegen der Einblutungen, Thrombosierungen und Verkalkungen zumeist negativ. Bei jungen Patienten kann eine KM-Aufnahme in der Spätphase gefunden werden.

Arterio-venöse Malformation (AVM)

▶ **Definition:** Die arterio-venöse Malformation stellt ein high-flow-Angiom dar, das auf einer arterio-venösen Kurzschlussverbindung beruht, in die ein oder mehrere Nidus eingeschaltet sind. Der Nidus stellt ein Netz abnormer Gefäße dar, die anstelle der normalen Arteriolen und Kapillaren vorliegen. Er bildet von daher die arterio-venöse Verbindung, die aufgrund der hohen Drücke in dem System in besonderem Maße zur Ruptur neigt.

Diagnostisches Vorgehen: CT und MRT (Abb. **B-9.33**).

Radiologische Diagnostik: Im nativen CT zeigt sich das typische Bild einer hyperdensen Läsion. In der MRT zeigt sich eine inhomogene, unregelmäßig begrenzte, blumenkohlartige Struktur mit überwiegend niedriger Signalintensität im T2-gewichteten Bild. Die **Angiographie** ist meist negativ.

Arterio-venöse Malformation (AVM)

◀ **Definition**

B-9.33 **Kavernöse Hämangiome**

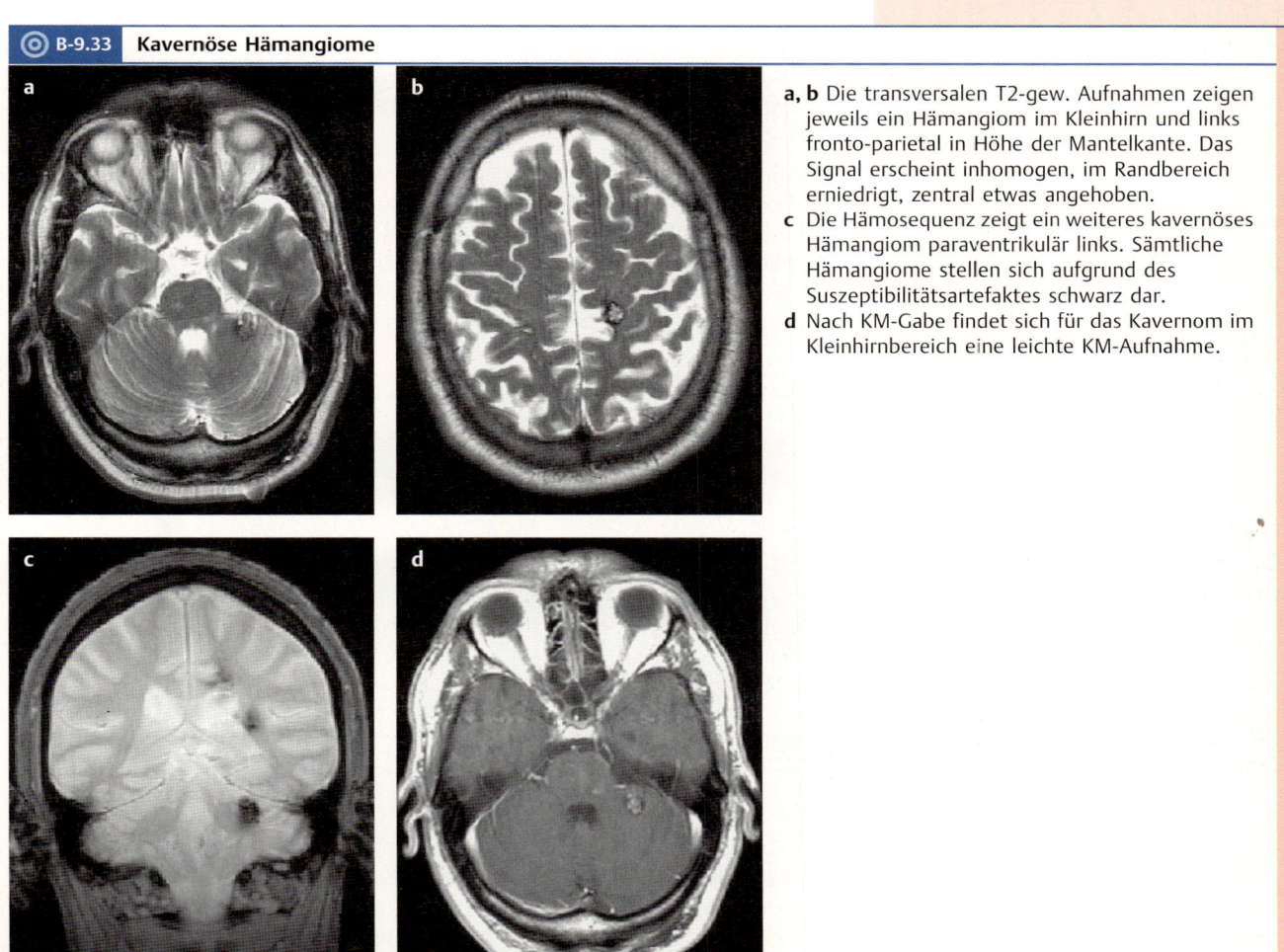

a, b Die transversalen T2-gew. Aufnahmen zeigen jeweils ein Hämangiom im Kleinhirn und links fronto-parietal in Höhe der Mantelkante. Das Signal erscheint inhomogen, im Randbereich erniedrigt, zentral etwas angehoben.
c Die Hämosequenz zeigt ein weiteres kavernöses Hämangiom paraventrikulär links. Sämtliche Hämangiome stellen sich aufgrund des Suszeptibilitätsartefaktes schwarz dar.
d Nach KM-Gabe findet sich für das Kavernom im Kleinhirnbereich eine leichte KM-Aufnahme.

Klinik: Man unterscheidet kortikale und tiefgelegene AVM. Sie können zu Krampfanfällen, Kopfschmerzen oder zerebraler Ischämie führen.

Diagnostisches Vorgehen: CT und/oder MRT; eine Angiographie ist unverzichtbar.

Radiologische Diagnostik: Mit der **Katheterangiographie** erfolgt eine genaue Darstellung der versorgenden Gefäße. In der nativen **CT** kann die AVM gering hyperdens sein und Verkalkungen sowie eine Atrophie der umgebenden Strukturen zeigen. In der **MRT** findet sich aufgrund des raschen Blutflusses in der AVM ein signalfreier Bezirk mit unregelmäßigen Gefäßstrukturen (Abb. **B-9.34**).

Therapie: Sie kann durch Operation, Embolisation oder Radiotherapie erfolgen.

Klinik: Es werden kortikale und tiefgelegene AVM unterschieden. Sie können durch eine lokal raumfordernde Wirkung, hämodynamische Veränderungen, oder intrazerebrale Blutungen symptomatisch werden. Arterio-venöse Angiome führen zu Krampfanfällen, Kopfschmerzen oder Zeichen des progressiven neurologischen Defizits aufgrund der begleitenden zerebralen Ischämie. Sie neigen in einem hohen Prozentsatz zu Blutungen, die Zahl wird mit etwa 3 % je Fall pro Jahr angegeben. In der überwiegenden Zahl der Blutungen kommt es zur Ausbildung bleibender Defekte und nicht selten ist der Ausgang letal.

Diagnostisches Vorgehen: Als geeignete diagnostische Methode sind CT und/oder MRT zu nennen. Das MRT zeigt Begleitveränderungen besser und erlaubt darüber hinaus eine klarere Abgrenzung des Nidus. Die Angiographie ist zur Therapieplanung häufig unverzichtbar und besitzt daher einen hohen Stellenwert.

Radiologische Diagnostik: Die Entscheidung über die definitive Therapie erfordert eine genaue Analyse der AVM, die über den Nachweis der Fehlbildung hinausgeht. So muss eine genaue Darstellung versorgender Gefäße erfolgen, wobei die Unterscheidung zwischen direkt und ausschließlich die AVM versorgenden Gefäßen und Passagegefäßen, die auch distale normale Hirnanteile versorgen, erfolgen muss. Der Nidus ist von anderen Gefäßerweiterungen abzugrenzen, in dem der Nachweis der arterio-venösen Verbindung erfolgt. Diese differenzierten Fragestellungen verlangen in der Regel die **Katheterangiographie.**

In der nativen **CT** kann die AVM gering hyperdens sein und Verkalkungen zeigen. Daneben kann eine Atrophie der umgebenden Hirnstrukturen vorliegen. Im Kontrast-CT zeigen die ab- und zuführenden Gefäße sowie der Nidus eine deutliche Hyperdensität, die der anderer Gefäße entspricht.

In der **MRT** findet sich aufgrund des raschen Blutflusses in der AVM ein signalfreier Bezirk mit unregelmäßigen, zum Teil deutlich verdickten Gefäßstrukturen. Das Hirnparenchym weist in der Umgebung Zeichen der Atrophie und Gliose auf (Abb. **B-9.34**).

Therapie: Sowohl die Operation, als auch die Embolisation und die Radiotherapie stellen definitive therapeutische Maßnahmen dar. Die Operation ist vornehmlich den kleineren AVMs vorbehalten, die größeren werden eher der neuroradiologischen Intervention zugeführt. Die Strahlentherapie ist bei Fehlbildungen bis zu einer Größe von 3 cm effektiv und kommt wegen des Operationsrisikos besonders bei einem Sitz in Nähe des Sprachzentrums zur Anwendung.

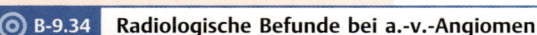

⊙ **B-9.34   Radiologische Befunde bei a.-v.-Angiomen**

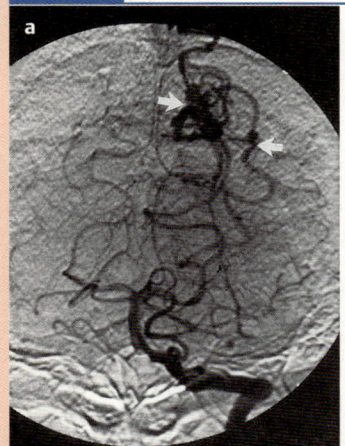
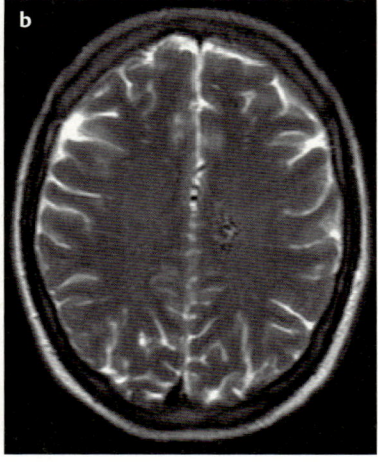
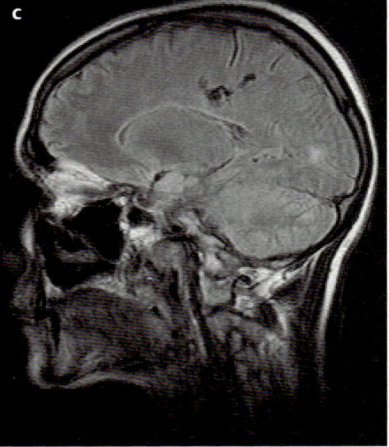

a Angiogramm (DSA) eines links okzipital gelegenen a.-v.-Angioms mit Versorgung über Äste der A. cerebri posterior (Pfeile).
b, c MRT eines a.-v.-Angioms links fronto-parietal im Bereich des Gyrus cinguli: Im T2 gewichteten Transversalschnitt zeigt das Angiom eine Signalabsenkung **(b)**, im Sagittalschnitt (FLAIR-Sequenz) ist die Ausdehnung nach rostral und dorsal gut abgrenzbar **(c)**.

Intrazerebrale Blutungen

Hypertensive Massenblutung

Pathogenese: Es ist eine Besonderheit des Gehirns, dass sich Gefäße nach langjähriger Hypertonie so verändern, dass eine spontane Blutung resultieren kann. Der genaue Entstehungsmechanismus ist noch nicht geklärt. Im Gefolge der Hypertonie können sich an kleinen Gefäßen mit einem Durchmesser von 100–300 μm Mikroaneurysmen entwickeln, deren Einreißen zur Blutung führen kann. Daneben wird eine Lipohyalinose der Gefäßwand als ursächlich angesehen.

Lokalisation und Einteilung: Hypertoniebedingte Massenblutungen befinden sich **in 2/3 der Fälle im Bereich der Stammganglien** und gehen meist von Gefäßen des Putamens aus. **Prädilektionsstelle** der Gefäßruptur ist der Abgang der lentikulostriären Arterien aus der A. cerebri media.

- **Stammganglienhämatome:** Totale Stammganglienhämatome reichen vom Inselkortex bis zur Ventrikelwand, so dass ihr Ausgangspunkt nicht mehr eindeutig bestimmt werden kann. Ca. 60 % der hypertensiven Massenblutungen gehen vom Putamen aus. Das kleine Typ-I-Hämatom ist linsenförmig und auf das Putamen begrenzt. Typ-II- und Typ-III-Hämatome greifen auf die Corona radiata über und können in das Ventrikelsystem einbrechen oder in das Marklager von Frontal- oder Parietallappen vordringen (Abb. **B-9.35**). Typ IV-Hämatome reichen über den vorderen Schenkel der Capsula interna bis zum Caput nuclei caudati.
  Die Thalamushämatome sind der zweithäufigste Typ der Stammganglienblutungen. Auch sie können sich bis zur Capsula interna (Typ II) in Richtung auf das Zentrum semiovale (Typ IIIa), das Mittelhirn (Typ IIIb) oder in den Ventrikel (Typ IV) ausdehnen (Abb. **B-9.36**). Selten sind Hämatome auf das Caput nuclei caudati und die Capsula interna beschränkt.

- **Lobärhämatome:** Sie treten v. a. im Grenzgebiet zwischen grauer und weißer Hirnsubstanz auf und sind in > 50 % der Fälle hypertoniebedingt.

- **Infratentorielle Blutungen:** Sie können das Kleinhirn betreffen und sich in die Hemisphären ausdehnen oder im Pons bzw. Hirnstamm lokalisiert sein. Sie sind erheblich seltener als die Stammganglien- oder Lobärhämatome.

Intrazerebrale Blutungen

Hypertensive Massenblutung

Pathogenese: Nach langjähriger Hypertonie verändern sich die Gefäße des Gehirns so, dass eine spontane Blutung resultieren kann.

Lokalisation und Einteilung: Massenblutungen befinden sich **in 2/3 der Fälle im Bereich der Stammganglien**.

- **Stammganglienhämatome:** Ca 60 % gehen vom Putamen aus. Das kleine Typ I-Hämatom ist auf das Putamen begrenzt. Typ II- und Typ III-Hämatome können in das Ventrikelsystem oder das Marklager einbrechen (Abb. **B-9.35**). Typ IV-Hämatome reichen bis zum Caput nuclei caudati. Thalamushämatome sind am zweithäufigsten (Abb. **B-9.36**).

- **Lobärhämatome:** Sie treten im Grenzgebiet zwischen grauer und weißer Substanz auf.

- **Infratentorielle Blutungen:** Sie können Kleinhirn, Hemisphären, Pons oder Hirnstamm betreffen.

B-9.35 **Frische Blutung rechts im Bereich des Putamens**

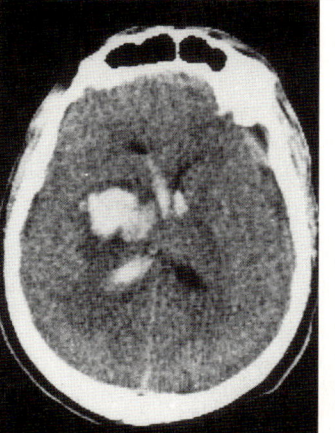

Das CT zeigt eine Ausdehnung der Blutung in die Corona radiata und einen Ventrikeleinbruch. In beiden Seitenventrikeln ist Blut nachweisbar.

B-9.36 **Große linksseitige von den Stammganglien ausgehende Massenblutung mit Ausdehnung nach frontal und Ventrikeleinbruch in der CT**

B-9.35

B-9.36

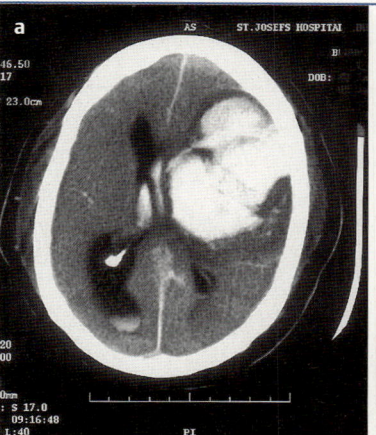
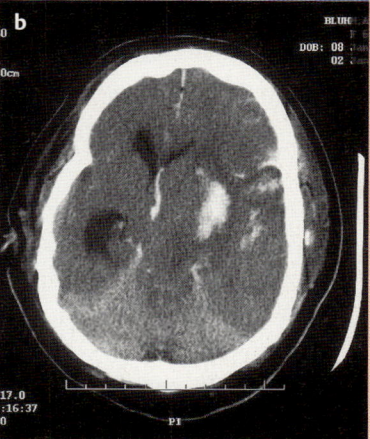

a,b Durch die ausgedehnte Blutung kommt es zu einer massiven Mittellinienverlagerung nach rechts **(a)**. Der raumfordernde Effekt führt zu einem Verschluss der Foramina Monroi mit Aufstau vor allem des rechten Seitenventrikels **(b)**.

Nicht-Hypertonie bedingte Parenchymblutungen

- **Angiomblutungen:** Ausdehnung und Lokalisation sind von der Lage des Angioms abhängig.

▶ **Merke**

- **Weitere Entstehungsursachen:** Tumore, entzündliche Gefäßerkrankungen, intravasale Gerinnungsstörungen oder zerebrale Amyloid-Angiopathie.

Radiologische Diagnostik bei Parenchymblutungen

Typische Befunde s. Tab. **B-9.12** und **B-9.13**.

- **CT** (Abb. **B-9.37**):
- **Akute Parenchymblutungen:** Im CT zeigen sich deutlich hyperdense Dichtewerte, bedingt durch die hohe Hämoglobin-Konzentration frischer Hämatome. Im weiteren Verlauf nimmt die Dichte mit dem Abbau des Hämoglobins ab. Nach ca. 6 Tagen wird das Hämatom von außen nach innen zunehmend hypodens.

- **Subakute Parenchymblutung:** Nach 3–8 Wochen ist das Hämatom isodens zum Hirngewebe.

- **Alte Blutung:** Sie zeigt sich als hypodenser Defekt.

B-9.12

Nicht-Hypertonie bedingte Parenchymblutungen

- **Angiomblutungen:** Ausdehnung und Lokalisation der Blutung sind entscheidend von der Lage des Angioms abhängig. Bei oberflächennaher Lage ist eine SAB und Parenchymblutung festzustellen, hingegen resultiert bei tiefer Lage eine deutliche intrazerebrale Raumforderung, ggf. mit Ventrikeleinbruch.

▶ **Merke:** Etwa 30–50 % aller nachweisbaren Angiome führen im Laufe des Lebens zu einer Blutung. Der Häufigkeitsgipfel liegt um das 40. Lebensjahr. Nicht selten ist die Blutung erstes Zeichen eines bis dahin asymptomatischen und unbekannten Angioms.

- **Weitere Entstehungsursachen:** Blutungen können auch von Tumoren, entzündlichen Gefäßerkrankungen wie der Wegener Granulomatose, der Panarteriitis nodosa oder dem Lupus erythematodes ausgehen. Sie können durch intravasale Gerinnungsstörungen oder die zerebrale Amyloid-Angiopathie hervorgerufen sein.

Radiologische Diagnostik bei Parenchymblutungen

Die typischen Befunde sind in Tab. **B-9.12** und **B-9.13** aufgeführt.

- **CT** (Abb. **B-9.37**):
- **Akute Parenchymblutung:** Die akuten Parenchymblutungen zeigen im CT deutlich hyperdense Dichtewerte, so dass sie sich sehr hell gegenüber dem Hirnparenchym abgrenzen. Die Hyperdensität der frischen Hämatome ist durch ihre hohe Hämoglobin-Konzentration bedingt. Liegt dagegen ein pathologisch erniedrigter Hämatokrit vor, können sie iso- oder hypodens sein. Auch wenn das Blut infolge eines Gerinnungsdefektes nicht koagulieren kann, sind niedrigere Dichtewerte zu erwarten. Im weiteren Verlauf wird das Hämoglobin abgebaut, was mit einer Abnahme der Dichte einhergeht – täglich durchschnittlich um 1,4 HE (Houndsfield-Einheiten). Nach ca. 6 Tagen wird das Hämatom von außen nach innen zunehmend hypodens, ohne dass der raumfordernde Effekt zunächst abnimmt.
- **Subakute Parenchymblutung:** Nach 3–8 Wochen ist das Hämatom isodens zum Hirngewebe. In der Peripherie kann über mehrere Monate eine ringförmige KM-Anreicherung nachweisbar sein (perifokale Hypervaskularisation bzw. perifokales Granulationsgewebe).
- **Alte Blutung:** Sie zeigt sich in Form eines hypodensen oder zystischen Defektes mit narbiger Retraktion im Randbereich.

☰ B-9.12	Parenchymblutungen in der CT	
Stadium	**CT-Befund**	**HE** (s.S. 82)
frische Parenchymblutung (0–28 Tage)	■ hyperdens, raumfordernd ■ Umgebungsödem hypodens ■ ringförmiges KM-Enhancement	60–80
subakute Parenchymblutung (Abb. **B-9.37**) (28–42 Tage)	■ isodens im Zentrum ■ hypodens im Randbereich ■ Rückgang der Raumforderung ■ ringförmiges KM-Enhancement	25–40
alte Parenchymblutung (älter als 42 Tage)	■ hypodens bis zystisch ■ narbige Reaktion ■ Randgliose	0–26

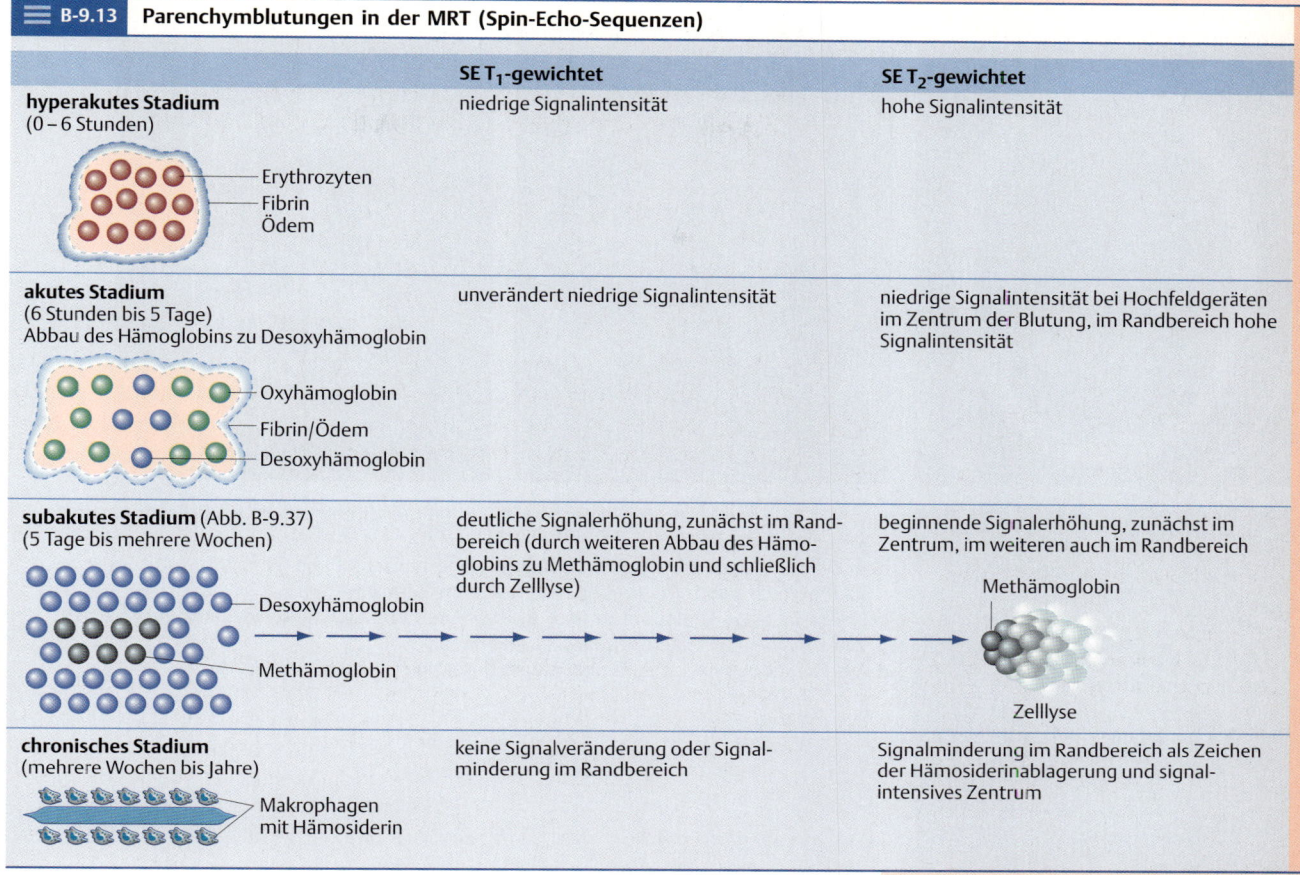

B-9.13	**Parenchymblutungen in der MRT (Spin-Echo-Sequenzen)**	
	SE T$_1$-gewichtet	**SE T$_2$-gewichtet**
hyperakutes Stadium (0–6 Stunden)	niedrige Signalintensität	hohe Signalintensität
Erythrozyten / Fibrin / Ödem		
akutes Stadium (6 Stunden bis 5 Tage) Abbau des Hämoglobins zu Desoxyhämoglobin	unverändert niedrige Signalintensität	niedrige Signalintensität bei Hochfeldgeräten im Zentrum der Blutung, im Randbereich hohe Signalintensität
Oxyhämoglobin / Fibrin/Ödem / Desoxyhämoglobin		
subakutes Stadium (Abb. B-9.37) (5 Tage bis mehrere Wochen) Desoxyhämoglobin / Methämoglobin	deutliche Signalerhöhung, zunächst im Randbereich (durch weiteren Abbau des Hämoglobins zu Methämoglobin und schließlich durch Zelllyse)	beginnende Signalerhöhung, zunächst im Zentrum, im weiteren auch im Randbereich — Methämoglobin — Zelllyse
chronisches Stadium (mehrere Wochen bis Jahre) Makrophagen mit Hämosiderin	keine Signalveränderung oder Signalminderung im Randbereich	Signalminderung im Randbereich als Zeichen der Hämosiderinablagerung und signalintensives Zentrum

MRT (Abb. **B-9.37**):
- **Hyperakutes und akutes Stadium:** Im hyperakuten Stadium ist das MR-Bild in Spin-Echo (SE) T1- und T2-gewichteten Aufnahmen nicht charakteristisch. In der T1-Gewichtung zeigt sich eine mäßige Signalabsenkung, in der T2-Gewichtung ein hyperintenses Signal; auch Tumoren können sich in ähnlicher Weise darstellen. Verwendet man allerdings suszeptibilitätsempfindliche Sequenzen, wie die EPI-Sequenz, fällt die Blutung durch ein sehr niedriges Signal auf. Die akute Blutung zeigt vor allem in der T2-Gewichtung eine Veränderung insofern, als sich eine Signalabsenkung einzustellen beginnt. Gradienten-Echo-Sequenzen (GE-Sequenzen) weisen durchgängig ein niedriges Signal auf.
- **Subakutes und chronisches Stadium:** Es kommt durch den weiteren Abbau des Hämoglobins zunächst zu einer Signalanhebung in der T1-Gewichtung und in der Folge auch in der T2-Gewichtung. In der GE-Sequenz bleibt das Signal niedrig. Im chronischen Stadium überwiegt allerdings wiederum eine Signalabsenkung, bedingt durch den Effekt des Abbauproduktes Hämosiderin, das letztlich entsteht. Im chronischen Stadium ist statt des vormals raumfordernden Effektes der Blutung nur noch eine narbige Reststruktur oder ein zystischer Defekt mit narbigem Randsaum vorhanden.

▶ **Merke:** Die CT leistet den Nachweis der **frischen** Blutung am sichersten. Die MRT ist besonders zur Darstellung **subakuter** und **alter** Blutungen geeignet. Die Angiographie kann besser Aufschluss über die **Ursache** einer Blutung geben.

MRT (Abb. **B-9.37**):
- **Hyperakutes und akutes Stadium (SE-Sequenz):** In der T1-Gewichtung zeigt sich eine mäßige Signalabsenkung, in der T2-Gewichtung ein hyperintenses Signal.

- **Subakutes und chronisches Stadium (SE-Sequenz):** Es kommt zunächst zu einer Signalanhebung sowohl in der T1- als auch in der T2-Gewichtung, im chronischen Stadium allerdings wiederum eine Signalabsenkung.

◀ **Merke**

⊙ B-9.37 | 10 Tage alte Blutung in der CT und MRT

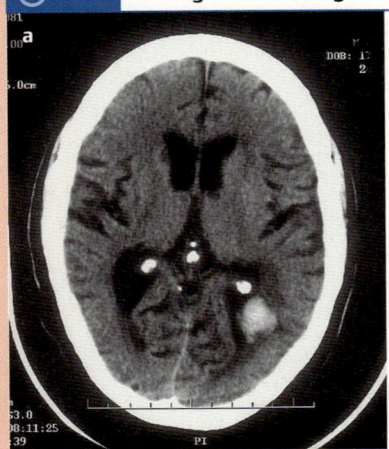
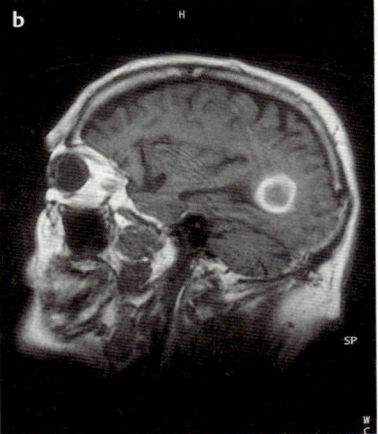
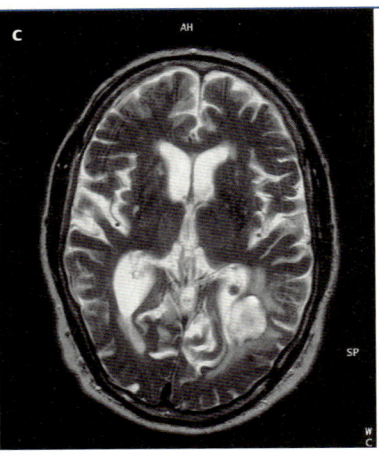
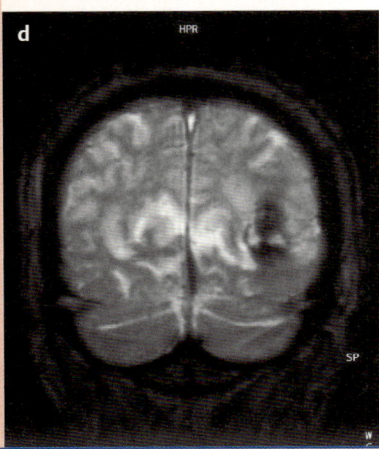

a In der CT findet sich eine hyperdense Blutung am Hinterhorn links mit leichtem Kompressionseffekt.
b In der MRT zeigt die T1-gew. Aufnahme eine typische hohe Signalintensität im Randbereich und mittlere Signalintensität im Zentrum.
c In der T2-gew. Aufnahme ist eine weitgehend hohe Signalintensität mit Aussparung eines kleinen zentralen Anteiles zu erkennen.
d Die GE-Sequenz zeigt eine überwiegend geringe Signalintensität.

Subarachnoidalblutung (SAB)

Die SAB ist die Folge von Aneurysma-Rupturen. Diese entstehen infolge einer angeborenen Schwäche der Arterienwand. Sie sind bevorzugt im Circulus arteriosus Willisii und der proximalen A. cerebri anterior lokalisiert.

▶ Merke

Radiologische Diagnostik: Die **CT** ist **Methode der Wahl.** Ergänzt wird sie durch eine **CT-Angiographie.**

Subarachnoidalblutung (SAB)

Die SAB ist die häufigste nicht-Hypertonie-bedingte Blutung. Sie entsteht infolge einer Ruptur von Aneurysmen und macht etwa 6–20 % aller spontanen intrazerebralen Blutungen aus. Die Hirnarterienaneurysmen entstehen infolge einer angeborenen Schwäche der Arterienwand und sind bevorzugt im Bereich des Circulus arteriosus Willisii und in den proximalen Abschnitten von A. cerebri anterior (hier v. a. Ramus communicans anterior) und media lokalisiert (Abb. **B-9.38**).

▶ **Merke:** Nicht selten liegen bei einem Patienten zwei oder mehrere Aneurysmen gleichzeitig vor. In ca. 30 % kommt es bei der Aneurysmaruptur nicht nur zur SAB, sondern auch zu einer intrazerebralen Einblutung. Die Blutung kann in das Ventrikelsystem, vornehmlich in den 3. Ventrikel, einbrechen.

Radiologische Diagnostik: Zum Nachweis einer SAB ist neben der Liquorpunktion die **CT-Methode der Wahl.** Wegen der Vermischung mit dem Liquor ist die SAB in der CT allerdings erst ab einer höheren Blutungsdichte nachweisbar. Aus der Lokalisation des Blutes im Subarachnoidalraum können Rückschlüsse auf die Lage des rupturierten Aneurysmas gezogen werden. In der Regel wird die Untersuchung mit einer **CT-Angiographie** zur weiteren Differenzierung des Aneurysmas ergänzt. Diese erlaubt bereits die Planung des therapeutischen Eingriffes. Die **MRT** besitzt ebenfalls eine begrenzte Aussagekraft. Durch den kombinierten Einsatz von photonengewichteten Sequenzen und der FLAIR-Sequenz lassen sich subarachnoidale Blutungen ebenfalls nachweisen.

◎ B-9.38

◎ B-9.38   Lokalisation und Verteilung der häufigsten Aneurysmen

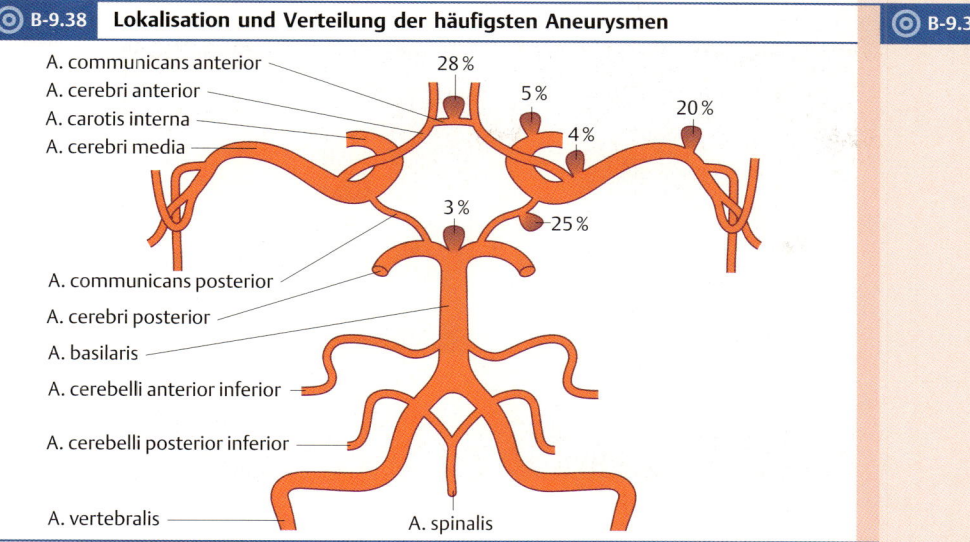

A. communicans anterior
A. cerebri anterior
A. carotis interna
A. cerebri media

28 %
5 %
4 %
20 %
3 %
25 %

A. communicans posterior
A. cerebri posterior
A. basilaris
A. cerebelli anterior inferior
A. cerebelli posterior inferior
A. vertebralis
A. spinalis

▶ **Merke:** Zum definitiven Nachweis eines Hirnarterienaneurysmas bzw. zum Nachweis weiterer Aneurysmen ist die Katheter-Angiographie (Abb. **B-9.40**) heute nicht mehr zwingend notwendig. Vielmehr erlauben **CT- oder MR-Angiographie** (Abb. **B-9.39**) in den meisten Fällen eine exakte Aussage und reichen für die Planung des therapeutischen Vorgehens aus. Sollte die Katheter-Angiographie notwendig sein, muss sie möglichst frühzeitig erfolgen, bevor ein blutungsbedingter Gefäßspasmus einsetzt (meist am 3.–4. Tag nach der Blutung). Da in 15 % der Fälle multiple Aneurysmen vorhanden sind, müssen alle vier hirnversorgenden Arterien (beide Karotiden und Vertebralarterien) selektiv dargestellt werden. Um die Lokalisation und Morphologie genau zu erfassen (Abgang, Richtung, Aneurysmahals), sind häufig Spezialprojektionen erforderlich (z. B. Rotationsangiographie + 3D-Bearbeitung).

◀ Merke

◎ B-9.39   Radiologische Befunde bei Hirnarterienaneurysmen

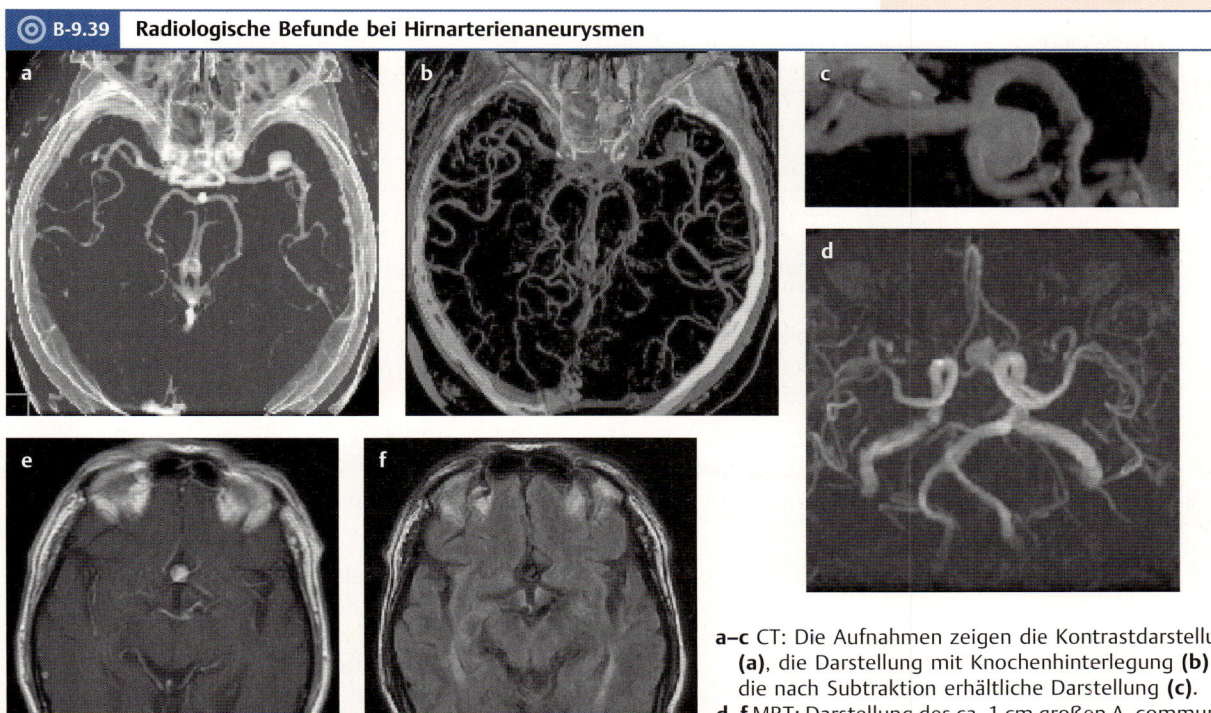

a–c CT: Die Aufnahmen zeigen die Kontrastdarstellung **(a)**, die Darstellung mit Knochenhinterlegung **(b)** und die nach Subtraktion erhältliche Darstellung **(c)**.

d–f MRT: Darstellung des ca. 1 cm großen A. communicans anterior-Aneurysmas in der MR-Angiographie **(d)**, Befund in der MRT nach KM-Gabe **(e)** und FLAIR-Sequenz mit schlecht abgrenzbarem Aneurysma **(f)**.

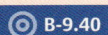

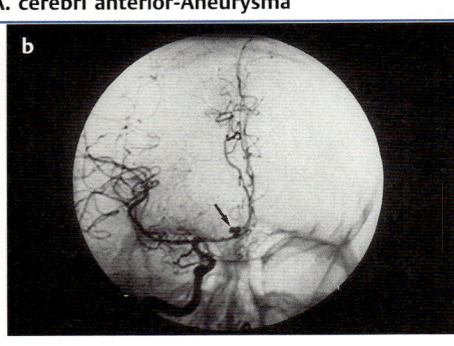

B-9.40   Blutung aus einem A. cerebri anterior-Aneurysma

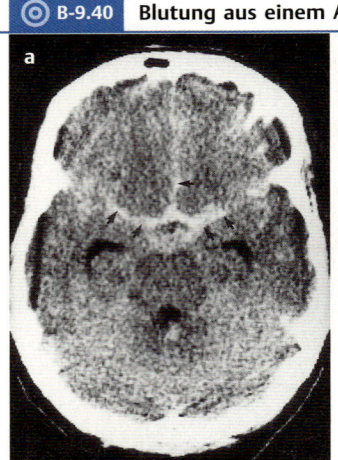

a CT: Subarachnoidalblutung mit hyperdensem Blut in der Fissura interhemisphaerica ventralis, der Cisterna suprachiasmatis, der Sylvi-Furche und der Inselzisterne (Pfeile).
b Angiographie: Nachweis eines rechts an der A. cerebri anterior (Pars horizontalis) gelegenen Aneurysmas (Pfeil).

Therapie: Operation mit der Clippung des Aneurysmas oder Coiling mittels Platinspiralen.

Therapie: Zwei Verfahren stehen zur Wahl: die Operation mit der Clippung des Aneurysmas und das Coiling mittels Platinspiralen. Letzteres Verfahren erfolgt durch den interventionellen Neuroradiologen und hat in den letzten Jahren zunehmend Verbreitung gefunden. Im Rahmen der Operation sollen gleichzeitig ggf. vorhandene weitere Aneurysmen versorgt werden.

9.3.4 Traumatische Schäden des Gehirns

Radiologische Verfahren:
- **Röntgen Schädel:** Frakturnachweis
- **CT:** Darstellung von frischer Blutung, Hirnödem und Fraktur
- **MRT:** Darstellung von Blutungen, Hygromen und Narbenbildungen.

9.3.4 Traumatische Schäden des Gehirns

Folgende **radiologische Verfahren** kommen zum Einsatz:
- **Röntgenaufnahme des Schädels:** Nachweis von Frakturen (s.S. 660)
- **CT:** Darstellung einer frischen Blutung, eines Hirnödems oder einer Fraktur
- **MRT:** Darstellung subakuter und alter Blutungen, Nachweis von Hygromen und Narbenbildungen.

Commotio cerebri

Commotio cerebri

▶ **Synonym**

▶ **Synonym:** Gehirnerschütterung

▶ **Definition**

▶ **Definition:** Traumatisch bedingte, reversible Schädigung des Gehirns i. S. einer Funktionsstörung ohne morphologisch fassbares Substrat.

Klinik: Kurzzeitige Bewusstseinsstörung, retrograde Amnesie, Übelkeit (Tab. **B-9.14**).

Klinik: Kurzzeitige Bewusstseinsstörung, retrograde Amnesie, posttraumatischer Dämmerzustand, Übelkeit und Erbrechen sind die typischen Symptome (Tab. **B-9.14**).

Radiologische Diagnostik: Keine Veränderungen nachweisbar.

Radiologische Diagnostik: Mit den verfügbaren radiologischen Verfahren sind **keine Veränderungen** nachweisbar.

Contusio cerebri

Contusio cerebri

▶ **Definition**

▶ **Definition:** Gedecktes schweres oder mittelschweres Schädel-Hirn-Trauma. Meist sind mehrere Läsionen in Form von Blutungen und Ödembezirken nachweisbar. Die Kontusionsherde entstehen entsprechend der Krafteinwirkung an den Stellen von **Coup** (Kompression) und **Contrecoup** (Zerrung), wobei die Kontusionsherde am Contrecoup meist ausgeprägter sind. Infolge von Scherkräften können auch an anderen Stellen des Gehirns Blutungen auftreten.

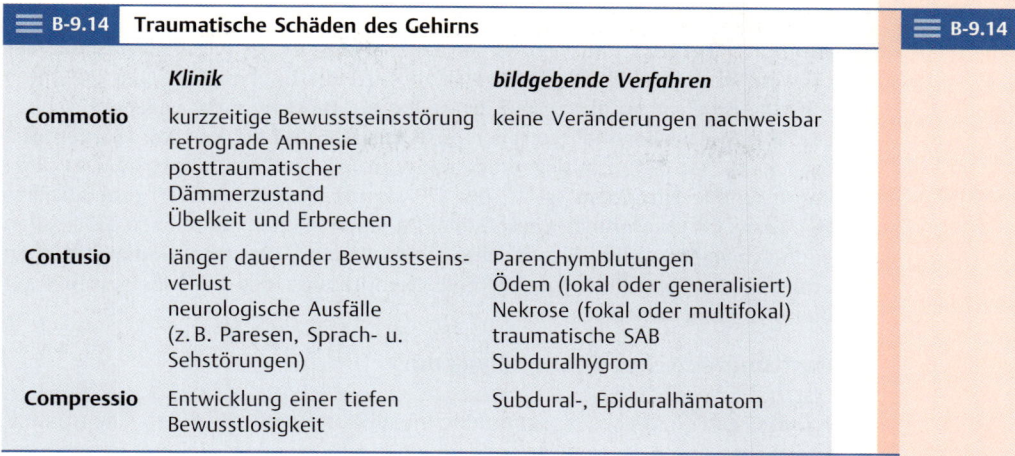

B-9.14	Traumatische Schäden des Gehirns	
	Klinik	*bildgebende Verfahren*
Commotio	kurzzeitige Bewusstseinsstörung retrograde Amnesie posttraumatischer Dämmerzustand Übelkeit und Erbrechen	keine Veränderungen nachweisbar
Contusio	länger dauernder Bewusstseins- verlust neurologische Ausfälle (z. B. Paresen, Sprach- u. Sehstörungen)	Parenchymblutungen Ödem (lokal oder generalisiert) Nekrose (fokal oder multifokal) traumatische SAB Subduralhygrom
Compressio	Entwicklung einer tiefen Bewusstlosigkeit	Subdural-, Epiduralhämatom

B-9.41 Radiologische Befunde bei Contusio cerebri

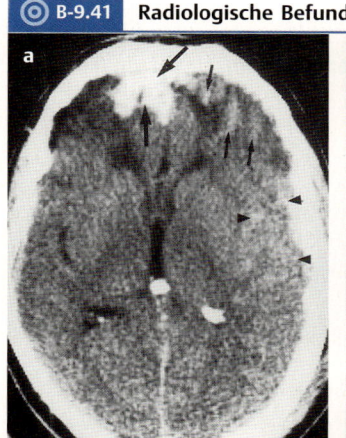 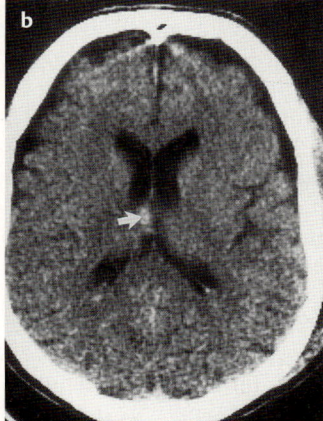

a CT wenige Stunden nach einem Schädel-Hirn-Trauma: Frontobasal große kortikale und subkortikale Blutung. Bilateral dazu hypodense Ödemzone, z. T. auch mit klein- fleckigen hyperdensen Blutungsherden (große und kleine Pfeile). Traumatische Subarachnoidalblutung links tempo- ral (Pfeilspitzen).
b Kleine posttraumatische Blutung im Thalamusbereich rechts subependymal (Pfeil). Der Herd stellt sich compu- tertomographisch schwach hyperdens dar.

Klinik: In der Regel bestehen ein länger dauernder Bewusstseinsverlust sowie neurologische Ausfälle (z. B. Paresen, Sprach- und Sehstörungen) (Tab. **B-9.14**).

Diagnostisches Vorgehen: Im akuten Stadium ist die **CT das Verfahren der Wahl** (Abb. **B-9.41**).

Radiologische Diagnostik: Die **CT** kann folgende Veränderungen zeigen, wobei nur in schweren Fällen sämtliche Faktoren gleichzeitig vorgefunden werden:
- frische hyperdense Blutungen
- ein lokales oder generalisiertes hypodenses Hirnödem
- eine traumatische Subarachnoidalblutung
- ein Subduralhygrom.

Typisch für die Veränderungen ist eine Verteilung im Bereich von Coup und Contre-Coup, wobei vor allem die der Prellung entgegengelegene Seite die aus- geprägtesten Veränderungen zeigt. Schwierig kann in der CT der Nachweis klei- ner punktförmiger Blutungen sein, wie sie besonders bei Scherbewegungen des Gehirns und dabei vornehmlich entlang der Mittellinie (im Bereich des Balkens und Hirnstammes) auftreten. Das Ausmaß dieser Veränderungen wird in der CT häufig übersehen, der Zustand dieser Patienten ist allerdings durch die Einblu- tungen erheblich eingeschränkt. Hier besitzt die **MRT** unter Verwendung von speziellen, Blutungs-sensitiven Sequenzen eine hohe Aussagekraft. Von daher sollte bei Patienten, bei denen eine Diskrepanz zwischen klinischer Beeinträch- tigung und den nur geringen Veränderungen in der CT besteht, die MRT ergän- zend angewandt werden. Dies trifft vor allem für die Patienten zu, bei denen eine axiale Scherverletzung aufgrund des Unfallherganges angenommen wer-

Klinik: Längerer Bewusstseinsverlust und neurologische Ausfälle (Tab. **B-9.14**).

Diagnostisches Vorgehen: Die **CT** ist Ver- fahren der Wahl (Abb. **B-9.41**).

Radiologische Diagnostik: Die CT kann zeigen:
- frische hyperdense Blutungen
- hypodenses Hirnödem
- traumatische SAB
- Subduralhygrom.

Die **MRT** sollte bei Patienten, bei denen eine Diskrepanz zwischen Klinik und sicht- baren Veränderungen im CT besteht, ergänzend angewandt werden. Sie kann kleine punktförmige Blutungen besser erfassen, die z. B. bei Scherbewegungen des Gehirns auftreten.

Die **Blutungsherde** sind **kortikal und subkortikal** gelegen. Das **Hirnödem** ist in der CT als **Hypodensität im Marklager** erkennbar. Eine **Verstreichung der Hirnwindungsfurchen** oder eine **Kompression des Ventrikelsystems** können auf das Hirnödem hinweisen.

den muss. Darüber hinaus können mit dem MRT auch die basalen Hirnabschnitte koronar und sagittal artefaktfrei abgebildet werden, was mit der CT weniger gut gelingt. Allerdings ist im MRT die Überwachung der Patienten schwieriger durchzuführen und die Kooperation häufig nicht gegeben.

Die **Blutungsherde** sind typischerweise **kortikal und subkortikal** gelegen und manchmal nur klein, sie liegen bevorzugt fronto- und temporobasal. Das postkontusionelle **Hirnödem** ist in der CT als umschriebene oder generalisierte **Hypodensität im Marklager** erkennbar. Daneben können als Zeichen der fokalen oder diffusen Raumforderung eine **Verstreichung der Hirnwindungsfurchen** und der basalen Zisternen oder eine **Kompression des Ventrikelsystems** auf das Hirnödem hinweisen.

Posttraumatisches Subduralhygrom

Posttraumatisches Subduralhygrom

▶ **Definition**

▶ **Definition:** Flüssigkeitsansammlung im Subduralraum, die durch eine traumatische Arachnoidalverletzung und einen nachfolgenden Liquoreinstrom entsteht.

Klinik: Es kann zu dumpfen, persistierenden Kopfschmerzen und deutlicher Verlangsamung kommen.

Klinik: Die Patienten zeigen nicht immer eine charakteristische Klinik, es kann aber zur Ausprägung von dumpfen persistierenden Kopfschmerzen kommen sowie zu einer deutlichen Verlangsamung.
Eine Entwicklung zum chronischen Subduralhygrom mit erneuten Einblutungen ist möglich.

Radiologische Diagnostik: In der CT stellt sich eine **hypodense, konkav-konvexe Raumforderung** dar.

Mit der **MRT** kann die Ausdehnung genauer beurteilt werden (Abb. **B-9.42**).

Radiologische Diagnostik: In der **CT** stellt sich eine **hypodense, konkav-konvexe Raumforderung** dar, deren Dichtewerte in Abhängigkeit vom Eiweißgehalt höher sein können als die von Liquor. Sie sind aber gegenüber dem Hirngewebe eindeutig hypodens.
Mithilfe der **MRT** ist die Ausdehnung genauer zu beurteilen als computertomographisch. Die Brückenvenen sind nach innen verlagert, so dass subdurale Hygrome eindeutig von einer Erweiterung des Subarachnoidalraumes differenziert werden können. Im T1-gewichteten Bild kann die Signalintensität etwas höher als die des Liquors sein (Abb. **B-9.42**).

⊙ **B-9.42**

⊙ B-9.42	**MRT-Befund bei Subduralhygrom links frontoparietal**

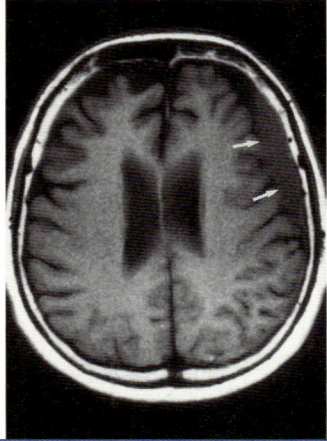

In der T1-betonten MRT zeigt das Hygrom (Pfeile) eine geringgradig höhere Signalintensität als Liquor (nativ).

Epiduralhämatom

Epiduralhämatom

▶ **Definition**

▶ **Definition:** Blutansammlung zwischen Schädelkalotte und dem äußeren Blatt der Dura mater, das normalerweise dem Knochen fest anliegt und das Periost bildet. Das epidurale Hämatom entsteht v. a. durch Einrisse meningealer Arterien (A. meningea media und ihre Äste).

☰ B-9.15	Radiologische Differenzialdiagnose (s. a. Tab. B-9.13)	
	Epiduralhämatom	*Subduralhämatom*
Lokalisation	meist temporoparietal, seltener frontal oder okzipital	meist frontoparietal, aber auch bis in den Interhemisphärenspalt und längs der Falx
Form	bikonvex (linsenförmig), respektiert die Falx nicht	sichelförmig, respektiert die Falx
Radiologisches Verfahren der Wahl	akutes Stadium: CT subakutes/chronisches Stadium: MRT	
CT nativ	**akut:** hyperdense Raumforderung mit Mittellinienverlagerung und Ventrikelkompression **subakut:** homogen isodens oder leicht hypodens mit hyperdensem Spiegel aufgrund einer zellulären Sedimentation in den dorsalen Partien **chronisch:** inhomogen, überwiegend hypodens, durch rezidivierende Nachblutungen hyperdense Anteile möglich, Kapselverdickungen, Septenbildung, Verkalkung	
CT nach KM	**akut:** keine Reaktion **subakut:** leichte KM-Aufnahme der Dura **chronisch:** deutliche KM-Aufnahme der Kapsel und einzelner Septen	
MRT	**akut:** hypointenses Signal im Vergleich zum umgebenden Hirngewebe in der T1- und T2-gewichteten Spin-Echo-Sequenz **subakut:** hohe Signalintensität in beiden Sequenzen **chronisch:** inhomogenes Signal und kräftige KM-Aufnahme der Kapsel und Septen	

Klinik: Der typische 3-phasige Verlauf (initiale Bewusstlosigkeit – freies Intervall – erneute Bewusstseinstrübung mit Auftreten neurologischer Herdsymptome) tritt nur in 30 % der Fälle auf. Oft besteht initial jedoch keine Bewusstlosigkeit!

Klinik: Der typische 3-phasige Verlauf tritt nur in 30 % der Fälle auf.

▶ **Merke:** Das epidurale Hämatom ist ein neurologischer Notfall, da es aufgrund des raumfordernden Charakters und einer zumeist raschen Progredienz eine vitale Bedrohung des Patienten darstellt.

◀ **Merke**

Diagnostisches Vorgehen: s. Tab. B-9.15.

Radiologische Diagnostik: In der **CT** stellt sich das frische epidurale Hämatom **hyperdens** dar. Entsprechend dem Verlauf der A. meningea media liegt das Hämotom **meist temporo-parietal**, seltener frontal. **Supratentoriell** gelegene Hämatome kommen ca. fünfmal häufiger vor als infratentorielle. Typischerweise ist die **Form bikonvex**, was sich aus der Konvexität der Schädelkalotte und der zum Teil vom Knochen abgehobenen Dura erklärt (Abb. **B-9.43**). Liegt dem Hämatom eine Fraktur zugrunde, dann zeigt sich diese meist auch in der CT.

Diagnostisches Vorgehen: s. Tab. **B-9.15**.

Radiologische Diagnostik: In der **CT** stellt sich das frische epidurale Hämatom **hyperdens** dar. Das Hämatom liegt **meist temporo-parietal** und **supratentoriell.** Die typische **Form** ist **bikonvex** (Abb. **B-9.43**).

▶ **Merke:** Hämatom und Frakturlinie sind nicht immer an gleicher Stelle zu sehen – ausnahmsweise kann das Hämatom auch von der Frakturlinie entfernt liegen. Bei Kindern werden Frakturen seltener gefunden als bei Erwachsenen.

◀ **Merke**

▶ **Klinischer Fall.** Ein 36-jähriger Patient wird nach einer Schlägerei mit starken Kopfschmerzen, einem Monokelhämatom und einer Kopfplatzwunde ins Krankenhaus eingeliefert. Dort wird eine CT angefertigt, die ein Subduralhämatom links fronto-parietal zeigt. Das Hämatom wird operativ ausgeräumt. In der postoperativ angefertigten CT findet sich ein großes raumforderndes epidurales Hämatom im Operationsgebiet. Offensichtlich wurde intraoperativ ein Ast der A. meningea media verletzt mit der Folge einer ausgedehnten epiduralen Einblutung (Abb. **B-9.43**). Erneut muss der Patient deshalb operiert werden. Nach der zweiten Operation treten keine Komplikationen mehr auf, so dass der Patient nach einigen Wochen ohne größere Beschwerden entlassen wird.

◀ **Klinischer Fall**

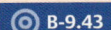

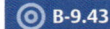 **B-9.43** **CT eines epiduralen Hämatoms bei Z. n. Ausräumung eines Subduralhämatoms**

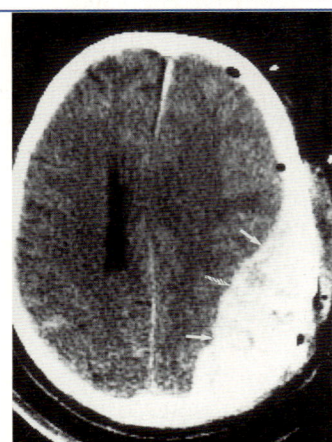

Postoperativ Entwicklung eines großen raumfordernden und typisch konfigurierten bikonvexen epiduralen Hämatoms (Pfeile). Kleine Lufteinschlüsse im Verlauf der Schädelkalotte.

Subduralhämatom

Subduralhämatom

▶ **Definition**

▶ **Definition:** Blutung aus Brückenvenen im Verlauf zwischen Hirnoberfläche und Drainage in die Sinus infolge einer traumatisch bedingten Zerrung und Zerreißung, wobei es zur Hämatombildung zwischen Dura und Arachnoidea kommt.

Klinik: Beim isolierten Subduralhämatom kann eine Symptomatik fehlen oder milde verlaufen. Aufgrund weiterer zerebraler Verletzungen kann es zu einer langsam zunehmenden Hirndrucksymptomatik kommen.

Klinik: Beim akuten Subduralhämatom hängt die Klinik sehr stark von den zerebralen Begleitverletzungen ab. Beim isolierten Subduralhämatom kann eine Symptomatik fehlen oder in Form von Kopfschmerzen milde verlaufen. Zumeist kommt es aufgrund weiterer zerebraler Verletzungen zu einer langsam zunehmenden Hirndrucksymptomatik mit Kopfschmerzen, Übelkeit sowie fokalneurologischen und neuropsychologischen Ausfällen, im Einzelfall auch zum Bewusstseinsverlust.

Diagnostisches Vorgehen: s. Tab. **B-9.15**.

Diagnostisches Vorgehen: s. Tab. **B-9.15**

Radiologische Diagnostik: Die typische Form ist **zur Hirnoberfläche hin konkav, zur Schädelkalotte konvex begrenzt.** Die häufigste Lage ist **temporo-parietal** und **hochparietal** (Abb. **B-9.44**).

Radiologische Diagnostik: Typischerweise ist das subdurale Hämatom **zur Hirnoberfläche hin konkav, zur Schädelkalotte konvex begrenzt.** Subdurale Hämatome sind besonders häufig **temporo-parietal** und **hochparietal** gelegen. Sie können sich in den Interhemisphärenspalt ausdehnen und entwickeln sich dann entlang der Falx. Selten sind subdurale Hämatome isoliert im Interhemisphärenspalt lokalisiert, während eine Ausdehnung auf dem Tentorium durchaus häufiger zu finden ist (Abb. **B-9.44**).

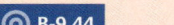

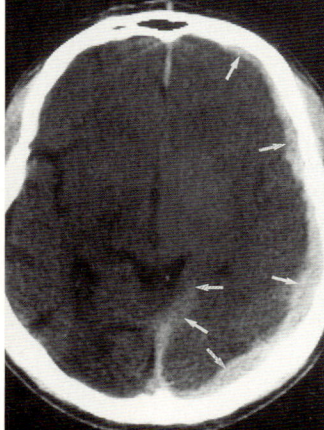 **B-9.44** **Flaches Subduralhämatom links frontotemporo-okzipital mit Übergreifen auf das Tentorium**

Das frische Hämatom stellt sich hyperdens dar (Pfeile) und wirkt gering raumfordernd.

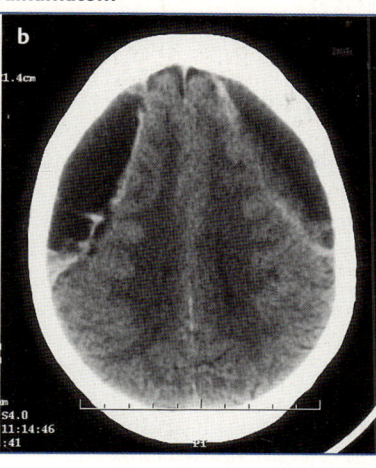

B-9.45   CT bei chronischem Subduralhämatom

Die bilateralen alten Blutungen stellen sich hypodens dar. Auf der rechten Seite findet sich eine Sedimentation von frischen Blutbestandteilen, so dass eine Spiegelbildung dorsal resultiert. Die Kapsel ist verdickt und hyperdens. Sie enthält frische Blutauflagerungen. Die Brückenvenen sind nach innen verlagert.

Im **akuten Stadium** ist das subdurale Hämatom in der **CT** durch **hohe Dichtewerte** gekennzeichnet und dadurch auch kontrastreich vom Hirngewebe abgrenzbar. In der **subakuten Phase** wird es **isodens** zum Hirngewebe, so dass nur die raumfordernde Wirkung auf die angrenzenden Hirnabschnitte hinweisend auf die Diagnose ist. Bei beidseitigen subduralen Hämatomen sind die Veränderungen schwer erkennbar, da Seitenunterschiede fehlen.
Im **chronischen Stadium** ist das subdurale Hämatom **hypodens,** wobei drei Formen unterschieden werden können:
- homogen-hypodense Dichtewerte
- inhomogene Dichtewerte (durch rezidivierende Einblutungen)
- Sedimentation von Blutbestandteilen mit hypodensen Dichtewerten rostral und einem isodensen oder hyperdensen Anteil dorsal (lageabhängig) (Abb. **B-9.45**).

Mithilfe der **MRT** sind auch sehr flache und im CT isodense Subduralhämatome eindeutig identifizierbar.
Subakute und chronische Hämatome können **ausgedehnte Kapselreaktionen** verursachen. Nach etwa zwei Wochen sind die Hämatome vollständig von einer Kapsel umgeben. Hierüber erfolgt die Organisation des Hämatoms. Dabei werden flache Blutungen vollständig organisiert, wobei sich eine bindegewebige Schwiele ausbildet. Bei ausgedehnten Hämatomen bleiben spaltförmige Hohlräume erhalten, die von bindegewebigen Membranen umgeben sind. Es kann zu **Verkalkungen** oder sogar Ossifikationen dieser Membranen kommen. Im kontrastmittelverstärkten CT oder MRT kommt es zu einem deutlichen KM-Enhancement der Dura, der Hämatomkapsel und zum Teil auch der den Hohlraum durchziehenden bindegewebigen Membrane.

9.3.5 Entzündliche Erkrankungen

Meningitis

▶ **Definition:** Unter einer Meningitis versteht man eine Entzündung der harten (**Pachymeningitis**) bzw. weichen Hirnhaut (**Leptomeningitis**).

Die **Leptomeningitis** (Entzündung von Pia mater und Arachnoidea) ist die häufigste Form der Meningitis. Sie entsteht durch Bakterien, Viren und selten durch physikalische Einwirkungen (z.B. nach Strahlentherapie). Infektionen erfolgen meist hämatogen oder per continuitatum (z.B. Übergreifen einer Infektion der Nebenhöhlen), seltener durch direkte Traumen. Je nach Erreger kann die Erkrankung akut, subakut oder chronisch verlaufen.

Im **akuten Stadium** ist das subdurale Hämatom in der **CT** durch **hohe Dichtewerte** gekennzeichnet. In der **subakuten Phase** wird es **isodens** zum Hirngewebe.

Im **chronischen Stadium** ist es **hypodens.** Man unterscheidet:
- homogen-hypodense Dichtewerte
- inhomogene Dichtewerte
- hypodense Dichtewerte rostral und isodenser oder hyperdenser Anteil dorsal (Abb. **B-9.45**).

Mit der **MRT** sind auch flache, isodense Hämatome identifizierbar.

Subakute und chronische Hämatome können **ausgedehnte Kapselreaktionen** verursachen. Es kann zu **Verkalkungen** oder sogar Ossifikationen dieser Membranen kommen.

9.3.5 Entzündliche Erkrankungen

Meningitis

◀ Definition

Die **Leptomeningitis** ist am häufigsten. Sie entsteht hämatogen oder per continuiutatem meist durch Bakterien oder Viren.

Die **Pachymeningitis** entsteht:
- durch das Übergreifen einer Osteomyelitis auf die Dura mater,
- durch Wundinfektion nach Schädeltraumen,
- durch das Übergreifen einer Leptomeningitis auf die Dura mater.

Die Meningitis wird weiter in eine virale oder bakterielle Form unterteilt. Sie kann auch als Folge einer Strahlenbehandlung oder einer intrathekalen Chemotherapie entstehen.

Hämatogene Leptomeningitiden breiten sich vorwiegend an der Konvexität des Gehirns aus (sog. **Haubenmeningitis**).

Klinik: Es kann sich ein schweres Krankheitsbild mit Kopfschmerzen, Nackensteife, Bewusstseinsstörungen und neurologischen Ausfällen zeigen. Virale Formen verlaufen milder.

Diagnostisches Vorgehen: Mit der Lumbalpunktion gelingt häufig ein exakter Erregernachweis.

Radiologische Diagnostik: In der **CT** (Abb. **B-9.46**) und **MRT** zeigt sich bei **bakterieller Meningitis** ein **kräftiges KM-Enhancement** der Meningen und der Zisternen (Abb. **B-9.47a**).

Die **Pachymeningitis** entsteht:
- durch das Übergreifen einer Osteomyelitis auf die Dura mater,
- die dabei auftretende zirkumscripte Pachymeningitis externa geht mit einem epiduralen Empyem einher,
- durch Wundinfektion nach Schädeltraumen,
- durch das Übergreifen einer Leptomeningitis auf die Dura mater, u.U. mit Ausbildung eines subduralen Empyems.

Die Meningitis wird weiter nach dem Erregertyp in eine virale oder bakterielle Form unterteilt, es finden sich granulomatös verursachte Formen (z.B. Morbus Boeck), daneben treten selten parasitär oder fungal ausgelöste Meningitiden auf. Nicht zuletzt kann es sich um die Folge einer Strahlenbehandlung (aktinische Form) oder einer intrathekalen Chemotherapie handeln.

Hämatogene Leptomeningitiden breiten sich vorwiegend an der Konvexität des Gehirns aus (sog. **Haubenmeningitis**), oft frontal deutlicher als okzipital. Der Eiter sammelt sich entlang der Hirnrinde und dehnt sich in die Sulci aus. Er kann in den Hemisphärenspalt übergreifen. Otogene Meningitiden betreffen vornehmlich den Temporallappen.

Die tuberkulöse Meningitis ist durch ausgeprägte entzündliche Infiltrationen der basalen Zisternen charakterisiert.

Klinik: Je nach Erregertyp kann es sich um ein klinisch schweres Krankheitsbild handeln, das mit starken Kopfschmerzen, Fieber, Nackensteife und z.T. Bewusstseinsstörungen bis hin zur Somnolenz einhergeht. Häufig werden auch neurologische Ausfälle gesehen. Insgesamt zeigen virale Leptomeningitiden meist einen weniger schweren Verlauf.

Diagnostisches Vorgehen: Neben der neurologischen Untersuchung und den bildgebenden Verfahren liefert vor allem auch die Lumbalpunktion zwecks Liquordiagnostik wertvolle Hinweise sowohl zum Ausmaß der Erkrankung als auch zum Erregertyp (viral oder bakteriell, spezifisch usw.). Häufig lässt sich hiermit ein exakter Erregernachweis vornehmen, was allerdings nicht immer der Fall ist.

Radiologische Diagnostik: In der **CT** (Abb. **B-9.46**) und **MRT** zeigt sich bei **bakterieller Meningitis** ein **kräftiges KM-Enhancement** der Meningen und der Zisternen (Abb. **B-9.47a**), wobei die MRT sensitiver als die CT ist. Im Verlauf entwickelt sich ein fibrovaskuläres Granulationsgewebe, das zu einer Obliteration der Zisternen führt und erst nach KM-Applikation deutlich erkennbar ist. Das Enhancement bleibt nach Abklingen der akuten Entzündungszeichen noch

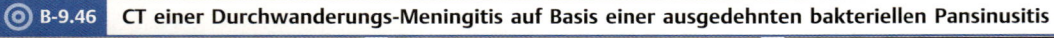

⊚ **B-9.46** | **CT einer Durchwanderungs-Meningitis auf Basis einer ausgedehnten bakteriellen Pansinusitis**

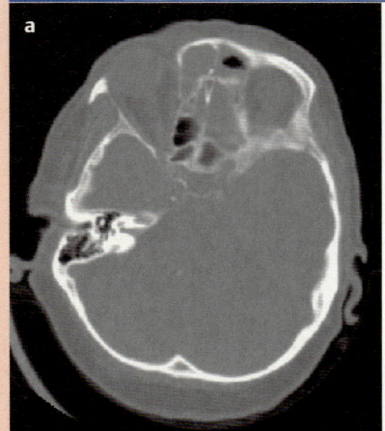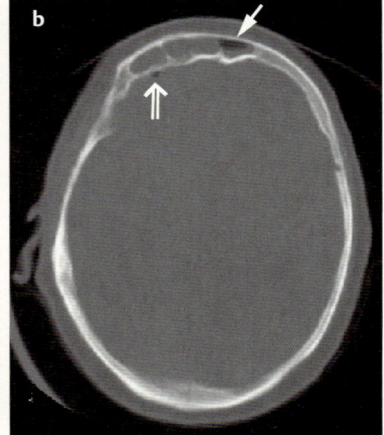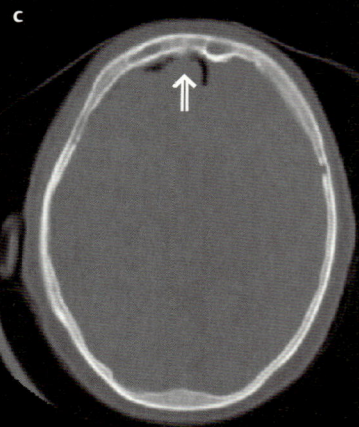

Schleimhautreaktion in den abgebildeten Nebenhöhlen zum Teil mit Spiegelbildung (Pfeil).
Darüber hinaus Lufteinschlüsse intrakraniell (offene Pfeile) als Beweis der Meningitis.

⊚ B-9.47   **Verschiedene radiologische Befunde bei Meningitis**

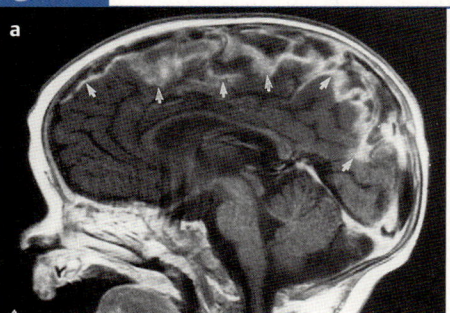
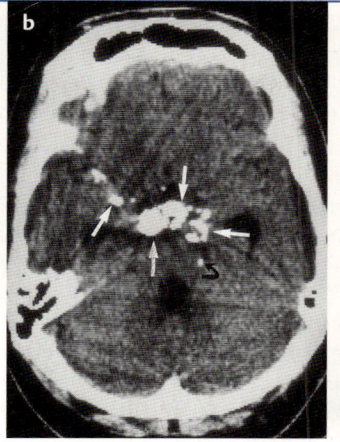
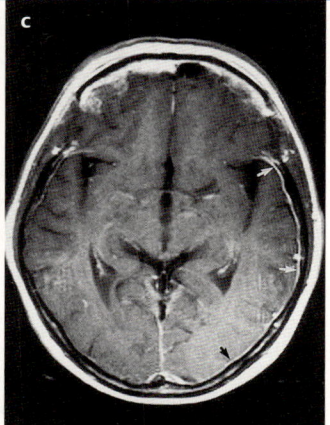

a Hämophilus influenzae-Meningitis: Im sagittalen kontrastverstärkten MRT massives Enhancement der Leptomeninx entlang der Hirnkonvexität (Pfeile). Bereiche mit einer Aussparung der Signalerhöhung entsprechen am ehesten eitrigen Exsudationen (nach KM).

b CT nach basaler tuberkulöser Meningitis: Ausgeprägte Verkalkungen entlang der basalen Zisterne, der Sylvischen Furche rechts (weiße Pfeile) und im Pedunculus cerebelli medius auf der linken Seite (gebogener schwarzer Pfeil).

c Virale Meningitis: Im kontrastverstärkten MRT diskretes Enhancement der Leptomeninx im gesamten Verlauf (Pfeile). Keine nodulären Veränderungen. Leichte Gefäßbetonungen im kortikalen und subkortikalen Bereich.

---

lange erhalten. Liquorzirkulationsstörungen mit Hydrozephalus können die Folge einer Meningitis sein.

Bei der **Meningokokkenmeningitis** finden sich in **MRT und CT** meist ein **diffuses Hirnödem** und ein obstruktiver Hydrozephalus. Oft entwickelt sich eine Beteiligung des Ependyms. Die Erkrankung kann über die Gefäße auf das Hirngewebe übergreifen und kortikale und subkortikale Infarkte verursachen.

Die **tuberkulöse Meningitis** ist vorwiegend **basal lokalisiert** und entsteht durch hämatogene Streuung, bei der meist auch disseminierte, zum Teil miliare Herde im Hirngewebe entstehen (tuberkulöse Meningoenzephalitis) (Abb. **B-9.47b**).

Virale Leptomeningitiden verursachen in der **CT** i. d. R. keine pathologischen Befunde, während in der kontrastverstärkten **MRT** ein **leichtes KM-Enhancement** der Leptomeninx auffallen kann (Abb. **B-9.47c**). Selten liegt ein leichtes Hirnödem vor.

Bei der **Meningokokkenmeningitis** findet sich in **MRT und CT** meist ein **diffuses Hirnödem.**

Die **tuberkulöse Meningitis** ist vorwiegend **basal lokalisiert** und entsteht durch hämatogene Streuung (Abb. **B-9.47b**).

Virale Leptomeningitiden können in der **MRT** ein **leichtes KM-Enhancement** der Leptomeninx zeigen (Abb. **B-9.47c**).

▶ **Klinischer Fall.** Ein 6 Monate alter Junge fällt den Eltern durch hohes Fieber, Essunlust und Schläfrigkeit auf. Passive Kopfbewegungen beantwortet er mit schrillem Schreien. In der Klinik wird bei einer Liquorpunktion eine Pleozytose mit mehr als 2000 Zellen/µl und eine Eiweißerhöhung gefunden. Die MRT erfolgt wegen des Verdachts auf eine Meningitis und wegen eines sonographisch diagnostizierten Hygroms. Intrazerebrale Herde werden nicht gesehen, aber durch die KM-Gabe kann die Verdachtsdiagnose einer Meningitis bestätigt werden (s. Abb. **B-9.47a**). Als Erreger wird Hämophilus influenzae nachgewiesen. Trotz adäquater antibiotischer Therapie behält das Kind schwere neurologische Ausfälle von der Erkrankung zurück.

◀ **Klinischer Fall**

Enzephalitis

Enzephalitis

▶ **Definition:** Bei der Enzephalitis handelt es sich um eine entzündliche Erkrankung des Hirngewebes, wobei pathophysiologisch eine Beteiligung der Meningen typisch ist (Meningoenzephalitis).

◀ **Definition**

Verlaufsformen und Erreger: Die Erreger entsprechen denen der Meningitis. Es werden milde Verlaufsformen mit geringer diffuser Ödembildung des Gehirns, wie auch schwere Verlaufsformen mit Ausbildung von Nekrosen und Hämorrhagien gefunden. Im weiteren Verlauf kann es zu umschriebenen oder diffusen Hirnatrophien, bedingt durch den Gewebeverlust und die neuronale Degeneration, kommen.

Verlaufsformen und Erreger: Die Erreger entsprechen denen der Meningitis. Es werden milde Verlaufsformen mit geringer diffuser Ödembildung und schwere Formen mit Nekrosen und Hämorrhagien gefunden.

Virale Enzephalitiden können vor allem durch das Herpes-simplex-Virus Typ I und II hervorgerufen werden. Bei Kindern können Enzephalitiden im Laufe einer Masern-erkrankung entstehen.

Eine der häufigsten und vom klinischen Bild sowie den bildgebenden Befunden her typische Veränderungen aufweisende virale Form der Enzephalitis stellt die Herpes-simplex-Enzephalitis Typ I und II dar (s. u.), bei der es sich um eine DNA-Virus-Infektion handelt. Typ I tritt typischerweise im Erwachsenenalter, Typ II im Neugeborenenalter auf. Weitere seltener im Zusammenhang mit der Entwicklung einer Enzephalitis auftretende DNA-Viren sind: Varizellen-Zoster-Virus, Zytomegalievirus, Epstein-Barr-Virus. Hiervon sind die RNA-Virus-Infektionen abzugrenzen, von denen die häufigsten die durch Enteroviren ausgelösten sind. Bei Kindern allerdings sind die durch Morbilliviren, den Erreger der Masern, hervorgerufenen Enzephalitiden besonders zu erwähnen.

Herpes-simplex-Enzephalitis-Typ I

Pathophysiologie: Beim Typ I erfolgt die Ausbreitung durch eine oropharyngeale Penetration. Von der Eintrittsstelle aus setzen sich die Viren im N. trigeminus fest.

Herpes-simplex-Enzephalitis-Typ I

Pathophysiologie: Beim Typ I erfolgt die Ausbreitung durch eine oropharyngeale Penetration. Von der Eintrittsstelle aus setzen sich die Viren in den Strukturen des N. trigeminus (v. a. im Ggl. trigeminale) fest. In den meisten Fällen besteht eine lange Latenz von Jahren zwischen dem entzündlichen Befall der peripheren Neuronen mit dem axonalen Transport und dem klinischen Ausbruch der Krankheit.

Klinik: In der Prodromalphase (1–4 Tage) bestehen unspezifische grippeartige Symptome, in der enzephalitischen Phase setzen dann neurologische und neuropsychologische Herdsymptome ein.

Klinik: Typischerweise verläuft die Erkrankung im Erwachsenenalter in 2 Phasen: In der Prodromalphase (1–4 Tage) bestehen unspezifische Symptome („grippaler Infekt"), in der anschließenden enzephalitischen Phase setzen dann neurologische und v. a. neuropsychologische Herdsymptome ein (häufig sensorische Aphasie, Psychose, epileptische Anfälle, Geruchs- oder Geschmackssensationen).

Diagnostisches Vorgehen: Im EEG zeigt sich temporal gesteigerte Aktivität neben einer erhöhten Krampfbereitschaft. Mit der PCR kann das Virus im Liquor nachgewiesen werden. Unabhängig hiervon muss die Therapie (Aciclovir i. v.) sofort bei Verdacht begonnen werden.

Diagnostisches Vorgehen: Die klinischen Symptome (Kopfschmerz, Fieber, Erbrechen) und Herdbefunde im EEG (temporal gesteigerte Aktivität neben einer erhöhten Krampfbereitschaft) sind bei primär negativen Befunden in der Bildgebung verdächtig auf eine HSV-Enzephalitis. Die Liquoruntersuchung ergibt i. d. R. ein unspezifisches Bild mit einer Pleozytose sowie einer Erhöhung des Gesamteiweißes. Mit der PCR (Polymerase chain reaction) ist allerdings ein relativ schneller Nachweis von Virus-DNA möglich, unabhängig hiervon muss die Therapie (Aciclovir i. v.) sofort bei Verdacht begonnen werden.

Radiologische Diagnostik: Die **CT** ist bei der Herpes-simplex-Enzephalitis **in den ersten drei Tagen meist negativ**, in der **MRT** ist dagegen **bereits nach 24 Stunden** ein positiver Befund nachweisbar. Dabei ist im T2-gewichteten Bild eine **erhöhte Signalintensität** in der grauen und weißen Substanz des **Temporallappens** nachweisbar (Abb. **B-9.48**).

Radiologische Diagnostik: Die **CT** ist bei der Herpes-simplex-Enzephalitis **in den ersten drei Tagen meist negativ**, in der **MRT** ist dagegen **bereits nach 24 Stunden** ein positiver Befund nachweisbar. Dabei ist im T2-gewichteten Bild eine **erhöhte Signalintensität** in der grauen und weißen Substanz des **Temporallappens** oder des Gyrus cinguli nachweisbar. Später können sich die Veränderungen auf die insuläre Rinde ausdehnen, während der Ncl. lentiformis ausgespart bleibt. Schließlich kann die Erkrankung auf die Gegenseite übergreifen und die frontobasalen und letztlich auch die hochparietalen Hirnabschnitte einbezie-

---

⊙ B-9.48   Herpes-simplex-Enzephalitis

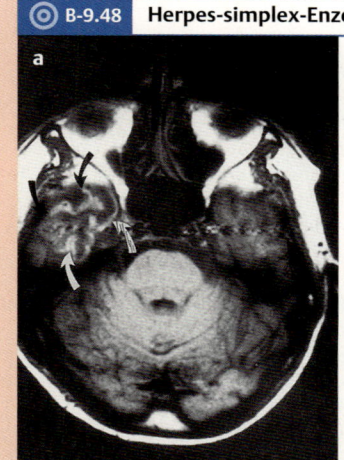
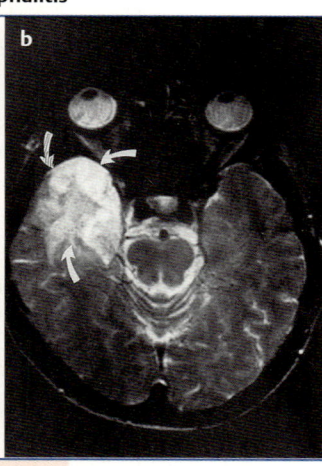

a In der transversalen T1-betonten MRT rechts temporal Defektzone mit ausgedehnten hypointensen Nekrosen kortikal und subkortikal, z. T. begrenzt durch hyperintense Randkonturen (= Blutungen, Pfeile) (nativ).
b In der transversalen T2-betonten MRT weitgehend homogene Signalanhebung im Temporallappen (Pfeile).

hen. Häufiger als im CT zeigt das MRT einen beidseitigen temporalen Befall. Im Erkrankungsverlauf kommt es häufig zur Ausprägung von Hämorrhagien des Temporallappens, die im subakuten Stadium deutlich besser in der Kernspintomographie nachgewiesen werden können. Meist kommt es zur Defektheilung mit Nekrosen, die große Anteile des betroffenen Temporallappens einbeziehen können (Abb. **B-9.48**).

> ▶ **Merke:** Das MRT ist dem CT sowohl im frühen Nachweis der Veränderungen als auch in der Verlaufsbeobachtung deutlich überlegen. Typisch für die Herpes simplex-Enzephalitis im Erwachsenenalter ist ein temporo-basaler Beginn, in einigen Fällen beidseits. Es entwickeln sich häufig Nekrosen und Blutungen, was zu ausgedehnten Defekten führen kann.

◀ **Merke**

Herpes-simplex-Enzephalitis Typ II (Neugeborenen-Typ

Pathophysiologie und Histopathologie: Beim Typ II (Neugeborenen-Typ) entwickelt sich die Kontamination zumeist im Geburtskanal, seltener hämatogen transplazentar in utero. Die Ausbreitung der Viren im Körper des Kindes erfolgt durch eine Virämie mit Durchbrechung der Blut-Hirn-Schranke oder durch eine Infiltration des Gefäßendothels mit entsprechendem Übertritt ins Hirngewebe. Histopathologisch stellt sich im Gegensatz zum Befund im Erwachsenenalter eine diffuse Reaktion des Hirngewebes in Form einer Ödembildung und Schwellung dar. Diese kann die hintere Schädelgrube aussparen. Es entwickelt sich eine multizystische Enzephalomalazie, die mit einer Mikrozephalie einhergeht, sofern das Kind überlebt.

Klinik: Die Infektion kann zu Krampfanfällen und schwerer Bewusstseinstrübung führen, im Verlauf auch zum Tode.

Radiologische Diagnostik: Sowohl im CT als auch im MRT sind frühzeitig Veränderung des periventrikulären Marklagers zu sehen. Im CT in Form einer periventrikulären Hypodensität, im MRT findet sich eine Signalanhebung des Marklagers in der T2-Gewichtung. Die Diagnosestellung ist allerdings mit beiden Untersuchungsmethoden aufgrund der fehlenden Markscheidenreifung und des physiologischerweise hohen Wassergehaltes des Marklagers schwierig zu erkennen. Im MRT hilft der Einsatz der Diffusionsgewichtung unter Einschluss von ADC-maps sowie die Spektroskopie weiter. Das MRT besitzt Vorteile in der Verlaufsbeobachtung.

Herpes-simplex-Enzephalitis Typ II (Neugeborenen-Typ

Pathophysiologie und Histopathologie: Die Kontamination entwickelt sich zumeist im Geburtskanal. Es kommt zur Virämie mit Durchbrechung der Blut-Hirn-Schranke. Histopathologisch stellt sich eine diffuse Reaktion des Hirngewebes in Form einer Ödembildung und Schwellung dar.

Klinik: Krampfanfälle und schwere Bewusstseinstrübung.

Radiologische Diagnostik: Sowohl im CT als auch im MRT sind frühzeitig Veränderung des periventrikulären Marklagers zu sehen. Im CT in Form einer periventrikulären Hypodensität, im MRT findet sich eine Signalanhebung des Marklagers in der T2-Gewichtung.

Toxoplasmose

> ▶ **Definition:** Nach Infektion mit dem Protozoon Toxoplasma gondii kommt es in der Regel nur bei unterentwickeltem Immunsystem (Feten, Frühgeborene) oder Immundefekten (AIDS, andere Infektionskrankheiten, Malignome) zum Befall des ZNS durch lymphogene und hämatogene Generalisation.

Toxoplasmose

◀ **Definition**

Übertragung: Der Erreger wird durch rohes Fleisch, Milch, Körperausscheidungen, Faeces der Katze, kontaminierte Nadeln, Transfusionen, Organtransplantationen und in utero übertragen.

Klinik: Bei **immunkompeteten Patienten** verläuft die Infektion meist inapparent, v. a. **bei Immunsuppression** kommt es hingegen zur Enzephalitis mit Kopfschmerzen, neurologischen Herdzeichen, Krampfanfällen und psychischen Veränderungen.
Bei der **konnatalen Toxoplamose** sind Abort-, Früh- und Mangelgeburten möglich. Die Kinder können Zeichen der floriden Enzephalitis oder postenzephalitische Folgeschäden (Hydrozephalus, intrazerebrale Verkalkungen, Retinochorioiditis) zeigen.

Diagnostisches Vorgehen: Beweisend für eine frische Toxoplasmose ist der Erregernachweis in Blut, Liquor oder Gewebe (auch durch PCR).

Übertragung: Rohes Fleisch, Milch, Körperausscheidungen, Faeces der Katze, kontaminierte Nadeln, Transfusionen, Organtransplantationen und in utero.
Klinik: Bei **immunkompeteten Patienten** verläuft die Infektion meist inapparent, v. a. **bei Immunsuppression** kommt es hingegen zur Enzephalitis. Bei der **konnatalen Toxoplamose** sind Abort-, Früh- und Mangelgeburten möglich.

Diagnostisches Vorgehen: Erregernachweis in Blut, Liquor oder Gewebe.

⊙ **B-9.49**   **Radiologische Befunde bei Toxoplasmose**

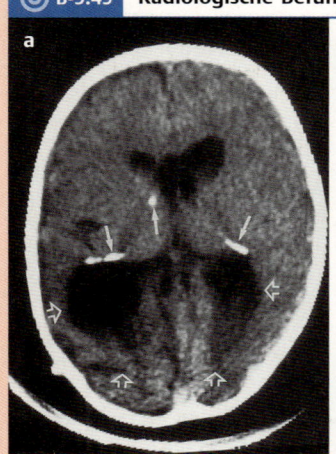

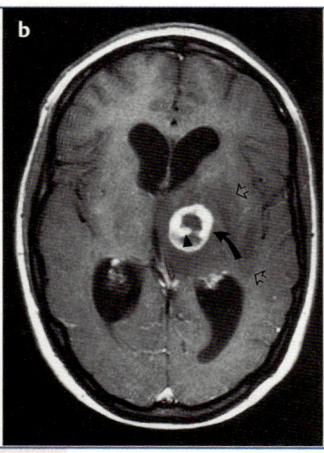

a Z. n. konnataler Toxoplasmose: Im CT ausgeprägte Parenchymnekrosen links lateral entlang der Hinterhörner mit unregelmäßiger Konturierung der Ventrikel und temporo-okzipitalen Kortikalisdefekten (offene Pfeile). Periventrikuläre Verkalkungen beidseits (Pfeile).

b AIDS-Patient mit zerebraler Toxoplasmose: Im transversalen MRT nach KM-Gabe rundliches, KM aufnehmendes Granulom links im Thalamusbereich (gebogener Pfeil), angedeutetes „Target-Phänomen" (Pfeilspitze), ausgeprägtes Umgebungsödem (offene Pfeile).

Radiologische Diagnostik: Die **konnatale Toxoplasmose** kann in der **CT und MRT** mit **zystischen Nekrosen** v. a. der **periventrikulären Strukturen** einhergehen, die oft zu **Verkalkungen** führen (Abb. **B-9.49a**).

Bei der **Toxoplasmose des Erwachsenen** sind **disseminierte kleine Herde** bis 3 cm nachweisbar. Häufig besteht ein ausgedehntes **perifokales Ödem**. Nach KM-Injektion ist im MRT ein „Target-Phänomen" zu beobachten (Abb. **B-9.49b**).

Hirnabszess

Pathogenese und Lokalisation: Hirnabszesse entstehen meist durch bakterielle Infektionen hämatogen oder per continuitatem. Sie finden sich häufig im **Frontal- und Temporallappen.**

Klinik: Subakut Kopfschmerzen, Fieber, fokal-neurologische Zeichen, Vigilanzminderung.

Radiologische Diagnostik: Sie erfolgt mit MRT und CT.

In der **Frühphase** findet sich in der CT eine **hypodense** Zone. Nach KM-Injektion ist in der MRT ein **ringförmiges Enhancement** feststellbar (Abb. **B-9.50**).

In der **Spätphase** (nach 2–3 Wochen) zeigt der reife Abszess in CT und MRT eine **ringförmige KM-Aufnahme** und ein aus-

Radiologische Diagnostik: Die **konnatale Toxoplasmose** des Gehirns kann in der **CT und MRT** mit ausgedehnten **zystischen Nekrosen** einhergehen, wobei meist beide Großhirnhemisphären betroffen sind (v. a. die **periventrikulären Strukturen**). Es können porenzephale Verbindungen zum Ventrikelsystem gefunden werden. In der Regel gehen die Nekrosen mit **Verkalkungen** einher, die zusammen mit der Hirnatrophie hinweisend auf die konnatale Toxoplasmose sind (Abb. **B-9.49a**).

Bei der **Toxoplasmose des Erwachsenen** sind **disseminierte kleine Herde** zumeist bis 3 cm nachweisbar, die bevorzugt an der Mark-Rinden-Grenze und in den Basalganglien lokalisiert sind. Häufig besteht ein ausgedehntes **perifokales Ödem**. Im Nativ-CT sind die Herde iso- bis hypodens. Im MRT finden sich im akuten Stadium Signalanhebungen in der T2-Gewichtung. Das T1-gewichtete Bild zeigt eine leichte Signalabsenkung. Nach KM-Injektion ist ein „Target-Phänomen" zu beobachten (ringförmiges peripheres Enhancement sowie punktförmige zentrale KM-Aufnahme, Abb. **B-9.49b**). Im Rahmen der Ausheilung finden sich häufig Verkalkungen, die im CT charakteristisch erscheinen, im MRT auch signalangehoben im T1-gewichteten Bild vorkommen können. Die T2-gewichteten Aufnahmen zeigen hingegen überwiegend eine Signalabsenkung.

Hirnabszess

Pathogenese und Lokalisation: Hirnabszesse entstehen überwiegend hämatogen, sie können aber auch über die Sinus oder otogen fortgeleitet sein. Seltener sind offene Schädelverletzungen die Ursache. Überwiegend handelt es sich um bakterielle Infektionen, seltene Erreger sind Protozoen oder Pilze. Die häufigsten Lokalisationen von Hirnabszessen sind frontal und parietal, bevorzugt an der Grenze zwischen grauer und weißer Substanz. Entsprechend der hämatogenen Streuung sind multiple Herde möglich.

Klinik: Die Symptome entwickeln sich häufig subakut u. a. mit Kopfschmerzen, Fieber, fokal-neurologischen Zeichen und Vigilanzminderung.

Radiologische Diagnostik: Die Befunde in der **MRT und CT** hängen vom Alter des Abszesses ab.

In der **Frühphase** (Zerebritis, Herdenzephalitis) findet sich in der CT eine **hypodense** unscharf begrenzte Zone, in der MRT eine veränderte Signalintensität (dunkel im T1-, hell im T2-gewichteten Bild). Nach KM-Injektion ist ein **ringförmiges Enhancement** mit zentripetaler oder -fugaler Ausbreitung feststellbar (Abb. **B-9.50**).

In der **Spätphase** (nach 2–3 Wochen) entwickelt sich der reife Abszess mit zentraler Nekrose und einer Kapsel von Granulationsgewebe, die in CT und MRT als **ringförmige KM-Aufnahme** imponiert. Überwiegend ist ein **ausgedehn-**

⊙ **B-9.50**   Abszess rechts okzipital

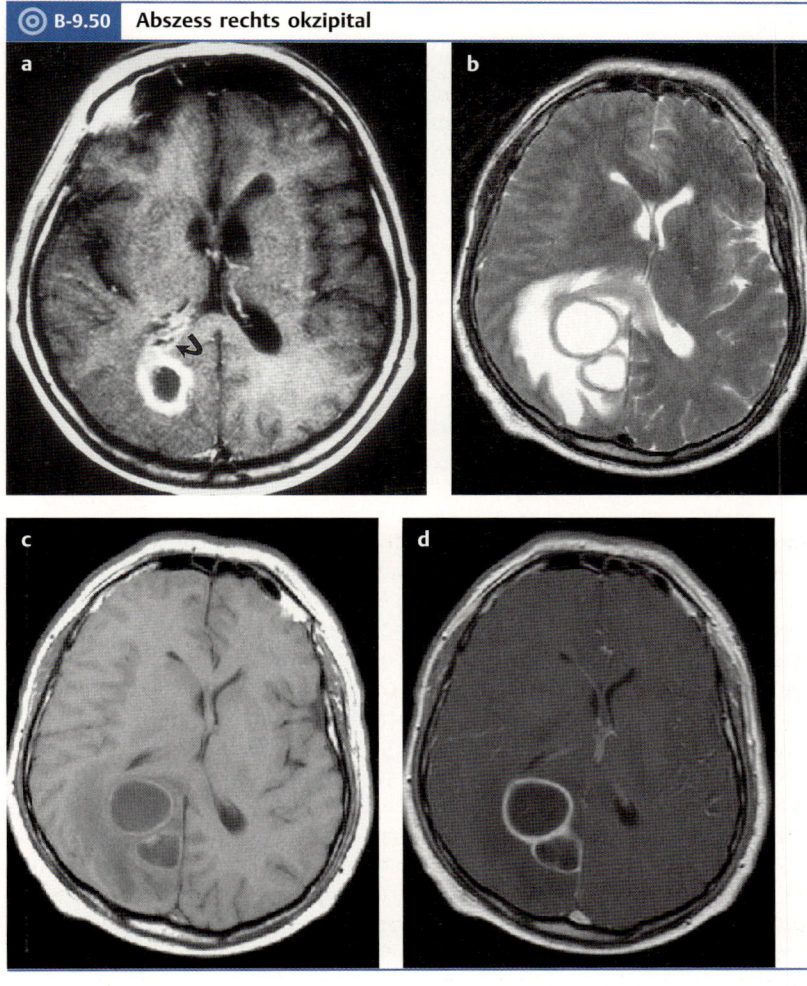

a Frühes Stadium: Die T1-gewichtete MRT zeigt ein ringförmiges Enhancement mit kräftiger Anfärbung und einer Mitbeteiligung des Ependyms des rechten Seitenventrikels (Pfeil). Der KM aufnehmende Rand erscheint etwas kräftiger und weniger glatt begrenzt als bei einer voll ausgebildeten Abszessmembran.

b–d Späteres Stadium (anderer Patient): Der große Abszess weist einen anliegenden kleineren Satelliten-Herd auf. Die T2-gew. Aufnahme zeigt ein niedriges Signal der Abszesskapsel. Die Kapsel weist eine glatte Begrenzung auf, sie ist gleichmäßig geformt. Der Abszess stellt sich signalintens dar **(b)**. Auf der T1-gew. Nativ-Aufnahme ist die Abszesskapsel relativ signalintens, etwa vergleichbar mit dem Signal des Marklagers **(c)**. Nach KM-Gabe findet sich ein homogenes Enhancement der Abszesskapsel **(d)**.

tes perifokales Ödem mit deutlich raumfordernder Wirkung festzustellen (Abb. **B-9.50**).

Nicht immer lässt sich mit einem bildgebenden Verfahren die Diagnose eindeutig stellen. Die Differenzierung zwischen Abszess und hirneigenem Tumor (z. B. Astrozytom Grad III oder Glioblastom) kann schwierig oder unmöglich sein. Weiteren Ausschluss kann man im Einzelfall durch die Anwendung der Spektroskopie oder durch eine PET-Untersuchung erwarten. Die bildgebenden Verfahren können hinweisend sein im Hinblick auf die Pathogenese (z. B. Nachweis einer Otitis media und Mastoidits oder einer Sinusitis frontalis), sie erlauben auch eine Aussage bei Vorliegen von Hirndruck in Bezug auf das Risiko einer Lumbalpunktion.

gedehntes perifokales Ödem (Abb. **B-9.50**).

Die Differenzierung zwischen Abszess und hirneigenem Tumor kann schwierig oder unmöglich sein.

9.3.6 Entmarkungs- und Speicherkrankheiten

Multiple Sklerose

▶ **Synonym:** Enzephalomyelitis disseminata

9.3.6 Entmarkungs- und Speicherkrankheiten

Multiple Sklerose

◀ **Synonym**

◀ **Definition**

▶ **Definition:** Die multiple Sklerose ist durch eine chronische Entmarkung des Gehirns und des Rückenmarkes gekennzeichnet. Sie beginnt überwiegend im jungen Erwachsenenalter, selten jenseits des 50. Lebensjahres. Ätiologisch wird ein Autoimmunprozess angenommen.

◉ B-9.51 **MRT einer Optikusneuritis als Erstmanifestation einer Enzephalomyelitis disseminata**

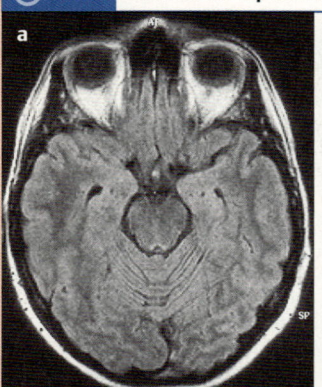
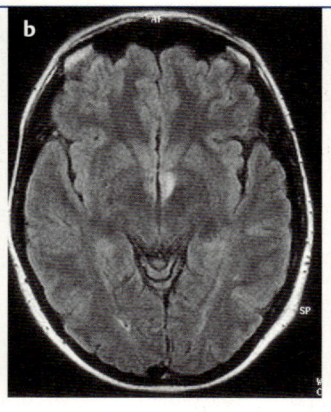
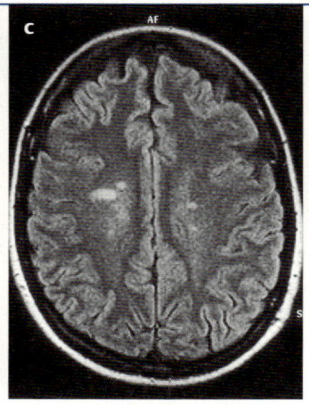
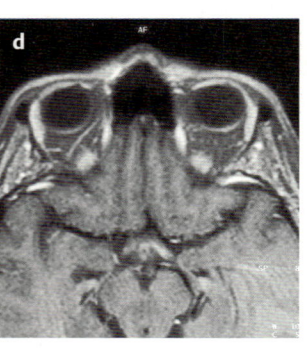

a Die mit einer FLAIR-Sequenz erstellte Aufnahme zeigt leichte Signalanhebungen des Chiasma opticum.
b, c Auf den ebenfalls mit einer FLAIR-Sequenz erstellten Aufnahmen sind typische periventrikuläre Herde zu erkennen.
d Nach KM-Gabe findet sich ein Enhancement am Chiasma.

Klinik: Defizite aller Hirnfunktionen sind möglich. Häufig sind Augensymptome (Abb. **B-9.51**), Sensibilitätsstörungen und zerebelläre Symptome.

▶ **Merke**

Klinik: Entsprechend der Lokalisation (50–90 % im Corpus callosum) der Herde können Defizite aller Hirnfunktionen beobachtet werden. Häufig sind Augensymptome (Visusverlust, Schleiersehen) (Abb. **B-9.51**), Sensibilitätsstörungen und zerebelläre Symptome (Ataxie, Dysarthrie, Nystagmus).

▶ **Merke:** Patienten mit multipler Sklerose zeigen im Einzelfall inadäquate psychische Reaktionen, die durch fehlende Krankheitseinsicht und Euphorie gekennzeichnet sind. Häufig sind allerdings Depressionen als Reaktion auf den Erkrankungsverlauf zu finden.

Diagnostisches Vorgehen: Elektrophysiologisch finden sich Leitungsstörungen mit verlängerten Latenzen. Im Liquor können oligoklonale Ig-Banden nachgewiesen werden. Die MRT ist das bildgebende Verfahren der Wahl.

Diagnostisches Vorgehen: Durch die neurologische Untersuchung können Defizite festgestellt bzw. verifiziert werden. Elektrophysiologisch finden sich Leitungsstörungen mit entsprechend verlängerten Latenzen. Besonders gilt dies für VEP und SSEP. Die Liquorpunktion zeigt typischerweise ein lymphozytäres Zellbild und eine erhöhte intrathekale Ig-Produktion (Nachweis oligoklonaler Ig-Banden). Radiologisches Untersuchungsverfahren der Wahl ist die MRT.

Radiologische Diagnostik:

▶ **Merke**

▶ **Merke:** In der **MRT** finden sich bei der klassischen Form multiple, unsymmetrisch über die weiße Substanz verteilte herdförmige Signalintensitätsanhebungen im T2-gewichteten Bild bzw. hypodense Areale in der **CT** mit unterschiedlicher KM-Aufnahme. Typischerweise sind diese herdförmigen Veränderungen **periventrikulär** angeordnet, sie finden sich bevorzugt entlang der Seitenventrikel, können allerdings auch im Bereich der Capsula interna oder externa gesehen werden (Abb. **B-9.53**).

Zur Rinde hin nehmen die Herde an Größe ab. Bei ausgedehntem supratentoriellen Befall wird häufig auch eine infratentorielle Beteiligung gefunden (Abb. **B-9.52a**).

Die Herde sind **meist rundlich** und relativ **scharf begrenzt**. Frische Herde zeigen in der T2-Gewichtung eine hohe Signalintensität, im T1-gewichteten Bild nur eine schwache Signalabsenkung. Alte Herde

Zur Rinde hin nehmen die Herde in der Regel an Größe ab, subkortikal gelegene Herde sind eher klein. Histologisch werden auch kortikale Herde gesehen, die radiologisch selten nachweisbar sind. Bei ausgedehntem supratentoriellen Befall wird häufig auch eine infratentorielle Beteiligung gefunden, v. a. entlang des 4. Ventrikels sowie im Pendunculus cerebelli medius, seltener in den Kleinhirnhemisphären (Abb. **B-9.52a**).
Die Herde sind **meist rundlich** und relativ **scharf begrenzt**. Insbesondere supratentoriell im periventrikulären Marklager können sie konfluieren und streifenförmige Ausziehungen nach subkortikal aufweisen. Frische Herde zeigen in der T2-Gewichtung eine hohe Signalintensität, im T1-gewichteten Bild nur eine schwache Signalabsenkung. Alte, sklerosierte Herde hingegen weisen im

◉ B-9.52   Radiologische Befunde bei Multipler Sklerose

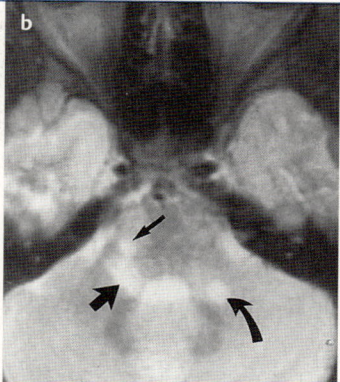 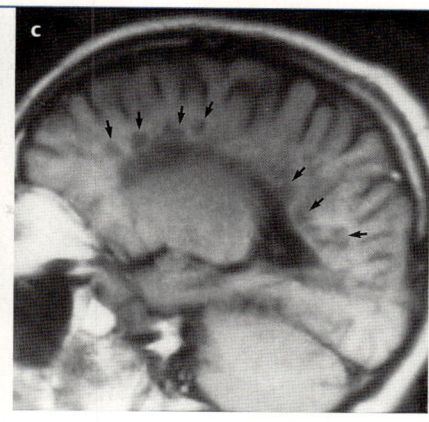

a Patientin mit langjähriger MS: Im transversalen T2-betonten MRT in Höhe der Seitenventrikel konfluierende Veränderungen. Die herdförmigen Strukturen treten demgegenüber deutlich zurück.
b Im Ponsbereich finden sich zahlreiche MS-Herde (Pfeile), zum Teil um den 4. Ventrikel herum gelegen.
c Andere Patientin mit langjährigem MS-Verlauf: Sagittale T1-gew. Aufnahme nativ. Multiple periventrikuläre hypointense Herde mit weitgehend scharfer Randbegrenzung (Pfeile). Diese Herde sind als sklerosierte „ausgebrannte" MS-Herde anzusehen.

T2-gewichteten Bild eine weniger deutliche Signalanhebung auf und stattdessen eine stärker ausgeprägte Signalabsenkung in der T1-Gewichtung. Die Randbegrenzung nimmt an Konturschärfe zu (Abb. **B-9.52b**). Im Laufe der Erkrankung können die Herde konfluieren, und es entwickelt sich infolge der Sklerose häufig eine deutliche innere und äußere Hirnatrophie.

weisen eine stärkere Signalabsenkung im T1-Bild auf (Abb. **B-9.52b**).

▶ **Merke:** Im akuten Stadium nehmen diese Herde KM auf. Dies ist in der MRT deutlicher als im CT, wo eine verzögerte KM-Anreicherung feststellbar ist.

◀ **Merke**

Die **KM-Aufnahme korreliert** histologisch **mit dem Grad der entzündlichen Veränderung**, während nicht KM aufnehmende Herde histologisch eine Sklerose zeigen.
Mit der MRT sind auch Herde im zervikalen, seltener auch im thorakalen Rückenmark nachweisbar. Diese Herde sind zumeist klein, überwiegend exzentrisch gelegen und auf eine Segmentlänge beschränkt.

Die **KM-Aufnahme korreliert** histologisch **mit dem Grad der entzündlichen Veränderung.**

Mit der MRT sind auch Herde im zervikalen, seltener auch im thorakalen Rückenmark nachweisbar.

▶ **Merke:** Der neurologische Befund korreliert nicht immer mit dem Ausmaß und der Schwere der Veränderungen im MRT.

◀ **Merke**

▶ **Klinischer Fall.** Eine 37 Jahre alte Krankenschwester wird notfallmäßig zur MRT angemeldet. Vom überweisenden Neurologen wird eine Schwäche im rechten Bein mit Kribbelparästhesien beschrieben, wobei sich das Bild in den letzten Tagen deutlich verschlechtert habe. Die Patientin kommt allein zur Untersuchung. Die Beinschwäche fällt beim Gehen durch ein Nachziehen des Beines auf. Trotz dieser Beeinträchtigung ist die Patientin ihren PKW selbst gefahren. Ihr sind die Gefahren, die damit zusammenhängen können, offensichtlich nicht bewusst. Die MRT-Untersuchung zeigt herdförmige Signalveränderungen des Marklagers, die hinweisend auf einen entzündlichen Prozess sind und mit einer Encephalomyelitis disseminata in Einklang gebracht werden können. Anamnestisch wird von der Patientin angegeben, dass sie schon vor sieben Jahren einmal vorübergehend auf einem Auge blind gewesen sei und sie damals darauf hingewiesen worden sei, dass es sich hierbei um den Beginn einer MS handeln könnte. Offensichtlich handelt es sich jetzt um den zweiten Schub der Erkrankung (Abb. **B-9.53**).

◀ **Klinischer Fall**

⊙ **B-9.53** **24 Jahre alte Patientin mit akutem Schub einer Multiplen Sklerose**

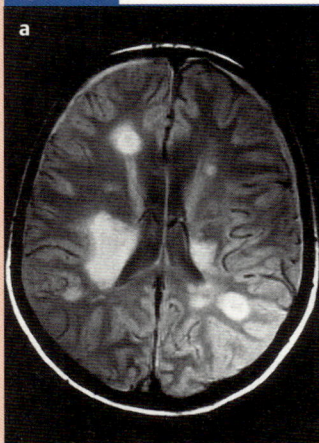
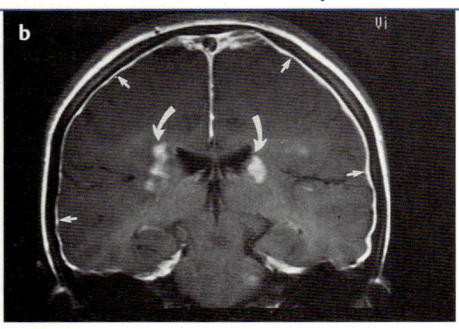

a Im protonengewichteten MRT zahlreiche rundlich konfigurierte periventrikuläre hyperintense Herde. Zusätzlich rechts parietal großer Ödembezirk am Trigonum gelegen (nativ).

b Im Koronarschnitt nach KM-Gabe zeigen die größeren periventrikulär gelegenen Herde (gebogene Pfeile) eine Schrankenstörung mit entsprechendem KM-Übertritt. Gleichzeitig findet sich ein diffuses leptomeningeales Enhancement (Pfeile) nach einer Liquorpunktion, was als Ausdruck der unspezifischen Meningenreaktion nicht selten nach Punktion gesehen wird.

Morbus Wilson

▶ **Synonym**

▶ **Definition**

Klinik: Lebermanifestationen sowie neurologisch-psychiatrische Symptome. Typisch ist der Kayser-Fleischer-Kornealring (goldbraun-grüne Verfärbung des Kornealrandes).

Diagnostisches Vorgehen: Die Kupferausscheidung im 24-h-Urin ist gesteigert, Gesamtkupferspiegel und Coeruloplasmin im Serum sind erniedrigt.

Morbus Wilson

▶ **Synonym:** Hepatolentikuläre Degeneration

▶ **Definition:** Der Morbus Wilson beruht auf einer autosomal-rezessiv vererbten Störung des Kupferstoffwechsels. Der Mangel an Coeruloplasmin führt zu einer gesteigerten Ablagerung von Kupfer in der Leber und im Gehirn, besonders in den Stammganglien. Dabei kommt es vor allem im Striatum zum Zelluntergang und einer Schrumpfung der Kerngebiete wie auch zu einer mäßiggradigen generalisierten Atrophie.

Klinik: Unterschiedliche Lebermanifestationen sind möglich (chronische Hepatitis, selten auch fulminante Verläufe), außerdem treten häufig neurologisch-psychiatrische Manifestationen auf i. S. e. parkinsonähnlichen Syndroms mit Rigor, Tremor, Dysarthrie und psychiatrischen Störungen. Eine typische Manifestation am Auge ist der Kayser-Fleischer-Kornealring (goldbraun-grüne Verfärbung des Kornealrandes).

Diagnostisches Vorgehen: Wichtig ist es vor allem, an die Erkrankung zu denken (z. B. bei unklaren Lebererkrankungen bei jungen Personen). Die Kupferausscheidung im 24-h-Urin ist gesteigert (> 100 µg). Gesamtkupferspiegel und Coeruloplasmin im Serum sind erniedrigt (< 70 µg/dl bzw. < 10-20 mg/dl).

⊙ **B-9.54**

⊙ **B-9.54** **Morbus Wilson**

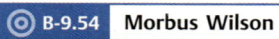
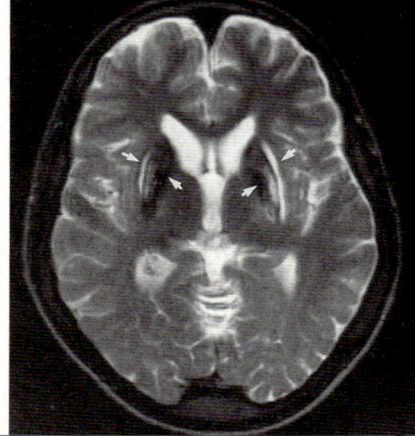

Im T_2-betonten MRT-Bild bilaterale Signalabsenkung im Striatum und Signalanhebungen im Verlauf der Capsula externa (Pfeile). Zum Teil finden sich auch Signalanhebungen im lateralen Teil des Putamen.

Radiologische Diagnostik: Die **CT** zeigt bilateral **symmetrische Hypodensitäten im Striatum** (v. a. im Ncl. lentiformis) und eine **Atrophie des frontalen Kortex**. Die Veränderungen in der **MRT** sind von der Feldstärke des Gerätes abhängig. Bei Hochfeldgeräten (1 – 1,5 Tesla) ist im T2-gewichteten Bild eine **zentrale Signalminderung mit peripherer Signalerhöhung** feststellbar (Abb. **B-9.54**). Auch der Thalamus kann beteiligt sein. Nieder- (bis 0,5 Tesla) und Mittelfeldgeräte (bis 1,0 Tesla) zeigen eine deutliche Signalerhöhung. Allerdings ist manchmal auch kein pathologischer cerebraler Befund nachweisbar.

9.3.7 Hydrozephalus

▶ **Definition:** Unter einem Hydrozephalus versteht man die Erweiterung der Liquorräume auf der Basis einer gestörten Liquorzirkulation.

Ätiologie: Die Zirkulationsstörung kann folgende Ursachen haben: Engstellung bzw. Okklusion der Liquorwege, verminderte Resorption des Liquors, fehlerhafte Produktion des Liquors (sehr selten). Hiervon abzugrenzen ist die Hirnatrophie, bei der es sich lediglich um eine Substanzminderung des Hirngewebes handelt, ohne ursächliche Beeinträchtigung der Liquorzirkulation.

Klassifikation:
- **Nach der Pathogenese:** Bei partieller oder totaler Blockade der Liquorwege entsteht ein **H. occlusus** (Verschlusshydrozephalus), bei vermehrter Produktion von Liquor ein **H. hypersecretorius** und bei unzureichender Resorption des Liquors durch die Pacchioni-Granulationen ein **H. nonresorptivus/aresorptivus**. Eine Sonderform des Hydrozephalus nonresorptivus stellt der Normaldruckhydrozephalus dar, der durch wechselnde intrakranielle Drücke gekennzeichnet ist, wobei als Grundlage eine verminderte Resorption des Liquors vorliegt. Dieser Befund führt zu phasenweise erhöhten Drücken, gefolgt von normalen Druckwerten.
- **Rein deskriptiv:** Bei einer Ventrikelerweiterung spricht man von einem **H. internus**, bei einer Erweiterung des Subarachnoidalraumes von einem **H. externus**. Eine Kombination beider Formen mit Kommunikation zwischen innerem und äußerem Liquorraum bezeichnet man als **H. communicans**. Der früher benutzte Begriff des **H. e vacuo** beschreibt lediglich eine Hirnatrophie ohne Störung der Liquordynamik und sollte aus systematischen Gründen nicht mehr verwandt werden (s. S. 572).

Pathophysiologie: Die häufigste Form ist der H. occlusus. Er kann primär infolge von Fehlbildungen (z. B. Aquäduktstenose) oder sekundär z. B. durch Blutungen oder Entzündungen verursacht werden. Nicht zuletzt entsteht der Okklusionshydrozephalus durch eine Kompression der Liquorwege (z. B. durch Tumoren). Dies gilt insbesondere für den Aquädukt und die Region der Foramina Monroi. Der Hydrozephalus nonresorptivus manifestiert sich am häufigsten in Form des Normaldruckhydrozephalus. Er tritt vor allem nach traumatisch bedingten und spontanen Subarachnoidalblutungen auf, seltener nach Meningitiden. Daneben handelt es sich in der idiopathischen Form um eine Erkrankung, die in höherem Alter gesehen wird.

Klinik: Im Falle des Okklusionshydrozephalus kann durch eine rasche und massive intrakranielle Druckerhöhung kurzfristig ein Bewusstseinsverlust auftreten. Vorausgehend findet man typischerweise ein Bild mit Kopfschmerzen, Übelkeit und Erbrechen. Je nach Ursache können weitere Symptome hinzukommen, die sich aus dem zugrunde liegenden Herdbefund ergeben. Der Normaldruckhydrozephalus ist durch die charakteristische Trias Ataxie, Harninkontinenz und Demenz gekennzeichnet.

Diagnostisches Vorgehen. Der Verschlusshydrozephalus lässt sich am schnellsten und sichersten durch die radiologischen bildgebenden Verfahren nachwei-

Radiologische Diagnostik: Die **CT** zeigt **symmetrische Hypodensitäten im Striatum** und eine **Atrophie des frontalen Kortex**.
Im **Hochfeld-MRT** ist im T2-Bild eine **zentrale Signalminderung mit peripherer Signalerhöhung** feststellbar (Abb. **B-9.54**).

9.3.7 Hydrozephalus

◀ **Definition**

Ätiologie: Enggestellte bzw. okkludierte Liquorwege können ebenso zum Hydrozephalus führen wie eine verminderte Resorption oder fehlerhafte Produktion des Liquors.

Klassifikation:
- Nach der Pathogenese: Bei Blockade der Liquorwege entsteht ein **H. occlusus**, bei vermehrter Liquorproduktion ein **H. hypersecretorius** und bei unzureichender Resorption des Liquors ein **H. nonresorptivus/aresorptivus**. Eine Sonderform ist der Normaldruckhydrozephalus.
- Rein deskriptiv: Bei einer Ventrikelerweiterung spricht man von einem **H. internus**, bei einer Erweiterung des Subarachnoidalraumes von einem **H. externus**. Eine Kombination beider Formen bezeichnet man als **H. communicans**. Der **H. e vacuo** beschreibt eine Hirnatrophie (s. S. 572).

Pathophysiologie: Die häufigste Form ist der H. occlusus. Er kann primär infolge von Fehlbildungen (z. B. Aquäduktstenose) oder sekundär z. B. durch Blutungen, Entzündungen oder Tumoren verursacht werden. Der Hydrozephalus nonresorptivus manifestiert sich am häufigsten als Normaldruckhydrozephalus. Er tritt vor allem nach Subarachnoidalblutungen auf.

Klinik: Beim Okklusionshydropzephalus kann kurzfristig ein Bewusstseinsverlust auftreten. Vorausgehend finden sich Kopfschmerzen, Übelkeit und Erbrechen. Der Normaldruckhydrozephalus ist durch die Trias Ataxie, Harninkontinenz und Demenz gekennzeichnet.

Diagnostissches Vorgehen: Der Verschlusshydrozephalus wird mit bildgebenden Verfahren nachgewiesen, der Normaldruckhydrozephalus mittels einer epiduralen 24-h-Druckmessung.

Radiologische Diagnostik: Bei einem Verschluss der Foramina Monroi (**Hydrozephalus occlusus**) kommt es zur Aufweitung der Seitenventrikel. Liegt der Verschluss in Höhe des 4. Ventrikels, ist auch der 3. Ventrikel aufgeweitet. Bei Verschlüssen in Höhe der äußeren Liquorwege sind alle Ventrikel weitgestellt. Bei Vorliegen eines akuten Verschlusses ist immer ein transependymaler Liquorübertritt festzustellen, was sich als hypodenses Band (CT) bzw. einer signalintensen Berandung (MRT) der Seitenventrikel zeigt. Die MRT ist dem CT dabei überlegen.

Der **Normaldruckhydrozephalus** zeigt sich im CT/MRT durch ein Missverhältnis in der Weite der inneren und äußeren Liquorräume. Die inneren Liquorräume sind gegenüber den äußeren betont. Hinzu kommt eine bandförmige Dichteminderung/Signalanhebung (CT/MRT) entlang der Seitenventrikel, betont in Höhe der Vorder- und Hinterhörner.

Das MRT ist aufgrund der Möglichkeit zu Erstellung von dünnschichtigen sagittalen Aufnahmen des Aquädukts sowie der Anfertigung von Phasenaufnahmen dem CT überlegen (Abb. **B-9.55**, Abb. **B-9.56**).

sen. Zum Nachweis eines Normaldruckhydrozephalus bedarf es einer epiduralen 24-h-Druckmessung. Ein erster Hinweis lässt sich durch eine Lumbalpunktion erhalten, indem nach Ablassen von 15–20 ml Liquor eine vorübergehende klinische Besserung eintritt.

Radiologische Diagnostik: Die radiologischen Befunde beim **Hydrozephalus occlusus** hängen davon ab, in welcher Region der Verschluss auftritt und über welchen Zeitraum er besteht. Ein einseitiger oder beidseitiger Verschluss der Foramina Monroi führt zu einer entsprechenden Aufweitung des/der Seitenventrikel(s). Liegt der Verschluss tiefer, etwa in Höhe des 4. Ventrikels, kommt zusätzlich eine Aufweitung des 3. Ventrikels hinzu (ggf. auch des 4. Ventrikels, wenn der Verschluss in Höhe der Schädelbasis zu finden ist). Nicht zuletzt kann der Verschluss in Höhe der äußeren Liquorwege vorliegen, zum Beispiel im Bereich der Zisterna ambiens. In diesem Fall sind alle Ventrikel weit gestellt. Bei Vorliegen eines akuten Verschlusses ist immer eine mehr oder minder ausgeprägte Form des transependymalen Liquorübertritts festzustellen, was sich in Form eines hypodensen Bandes (CT) bzw. einer signalintensen Berandung (MRT) der Seitenventrikel zeigt. Die äußeren Liquorräume sind zumeist weitgehend eingeengt oder verstrichen, die Suci von daher nicht mehr abgrenzbar. Der Kortex ist an der Schädelkalotte anliegend, die Gyri erscheinen abgeflacht. Die MRT ist dem CT im Nachweis des Liquorübertrittes überlegen. In Spätstadien entwickelt sich eine massive Hirnatrophie in Form eines Marklagerunterganges. In diesen Fällen ist bei Druckentlastung keine Rückbildung der Ventrikelweite mehr zu erwarten.

Der **Normaldruckhydrozephalus** zeigt sich im CT/MRT durch ein Missverhältnis in der Weite der inneren und äußeren Liquorräume, besonders in Höhe der Seitenventrikel. Die inneren Liquorräume sind gegenüber den äußeren betont. Hinzu kommt eine bandförmige Dichteminderung/Signalanhebung (CT/MRT) entlang der Seitenventrikel, betont in Höhe der Vorder-und Hinterhörner. Der 4. Ventrikel stellt sich zumeist normalweit dar. Im MRT zeigt sich ein vermehrter turbulenter Liquorfluss mit entsprechender Signalauslöschung im 3. Ventrikel. Der Aquädukt stellt sich im dünnschichtigen Sagittalschnitt im MRT etwas betont dar. Der Boden des 3. Ventrikels ist leicht abgesenkt, die mamillo-pontine Distanz hierdurch etwas vermindert. Im Phasenbild ist eine erhöhte Flussgeschwindigkeit im 4. Ventrikel und Aquädukt nachzuweisen, zusammen mit einer erhöhten Amplitude.

B-9.55 | **Chronischer Verschlusshydrozephalus mit leichtem Ventrikelaufstau bei einem Kind mit einem tektalen Gliom**

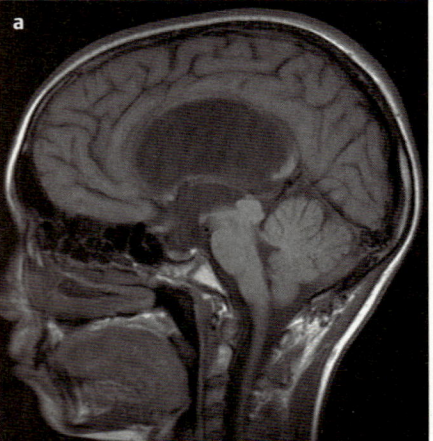 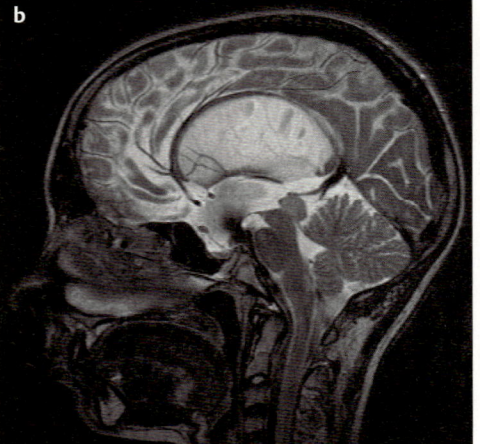 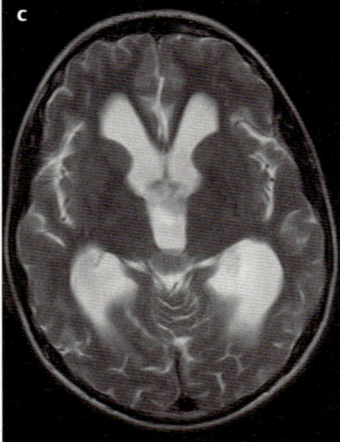

a Sagittale T1-gewichtete Aufnahme mit Darstellung des tektalen Glioms, einer deutlichen Anhebung und Ausdünnung des Balkens sowie einer Aufweitung des 3. Ventrikels mit Absenkung des Ventrikelbodens.
b Korrespondierende T2-gewichtete Aufnahme: der Aquädukt erscheint durch den Tumor verschlossen, der Tumor stellt sich leicht hyperintens dar.
c In der transversalen T2-gewichteten Aufnahme ist die Erweiterung der Ventrikel gut nachvollziehbar. Ein nennenswerter transependymaler Liquorübertritt ist nicht nachweisbar.

B-9.56 | **Verschlusshydrozephalus mit akuter Dekompensation**

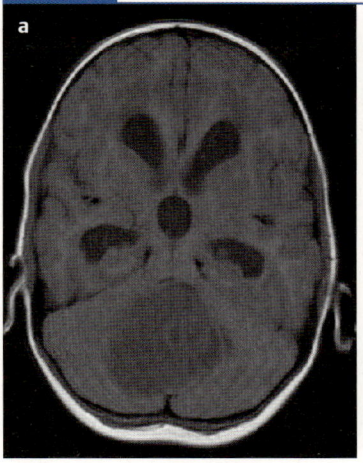
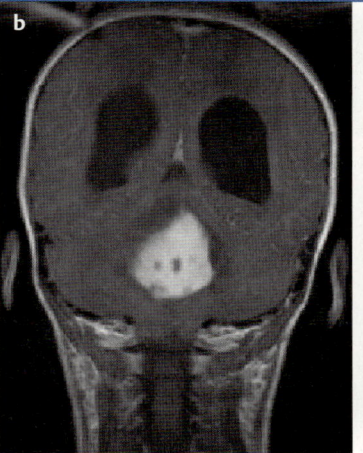
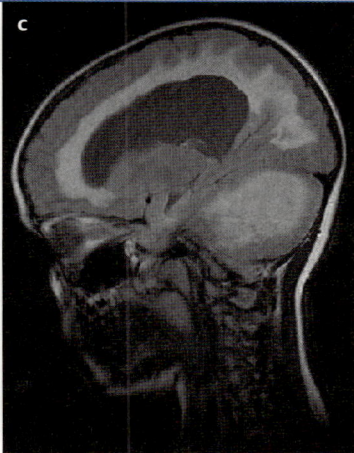
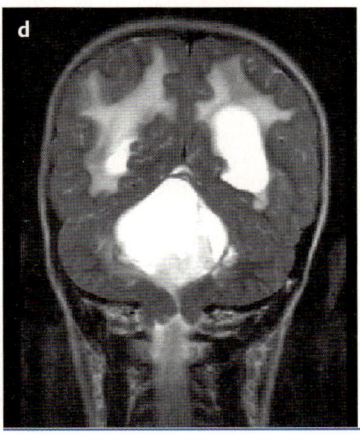

a Transversalschnitt mit Nachweis eines Kleinhirntumors, der aufgrund seiner massiven Raumforderung einen kompletten Verschluss des Aquädukts und des 4. Ventrikels zur Folge hat.
b Koronare Aufnahme nach KM-Gabe: Der Tumor nimmt kräftig KM auf.
c In der FLAIR-Sequenz (Sagittalschnitt) stellt sich der Tumor signalintens dar, ebenso der Liquor in periventrikulärer Lage nach transependymalem Liquorübertritt.
d Koronarer T_2-gewichteter Schnitt: Hohe Signalintensität des Tumors; Liquorübertritt periventrikulär.

Das MRT ist aufgrund der Möglichkeit zu Erstellung von dünnschichtigen sagittalen Aufnahmen des Aquädukts sowie der Anfertigung von Phasenaufnahmen dem CT überlegen. Hinzu kommt die Möglichkeit zur Darstellung von Flow void-Artefakten und die höhere Sensitivität für den Nachweis von transependymalem Liquorübertritt (Abb. **B-9.55**, Abb. **B-9.56**).

9.3.8 Neuropädiatrische Erkrankungen

Perinatale Blutungen

Die am häufigsten vorkommenden perinatalen Blutungen sind:
- extrakranial
  - Caput succedaneum
  - Subgaleahämatom
  - Zephalhämatom
- intrakranial
  - Subduralhämatom
  - intrazerebrale Blutung.

Das **Caput succedaneum** und das **Subgaleahämatom** bedürfen keiner radiologischen Abklärung und heilen folgenlos aus. Beim **Zephalhämatom** handelt es sich um eine subperiostale Blutung. Sie sollte ausgeräumt werden, da sich andernfalls ausgedehnte Hämatomverknöcherungen entwickeln können.

Subdurale Blutungen sind überwiegend durch Geburtstraumen mit Zerreißungen der Brückenvenen, der V. Galeni bzw. des Tentoriums oder der Falx bedingt.

9.3.8 Neuropädiatrische Erkrankungen

Perinatale Blutungen

Am häufigsten kommen vor:
- Caput succedaneum
- Subgaleahämatom
- Zephalhämatom
- Subduralhämatom
- intrazerebrale Blutung

Das **Caput succedaneum** und das **Subgaleahämatom** heilen folgenlos aus. Beim **Zephalhämatom** handelt es sich um eine subperiostale Blutung, die ausgeräumt werden sollte.

Subdurale Blutungen sind überwiegend durch Geburtstraumen bedingt.

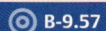
B-9.57

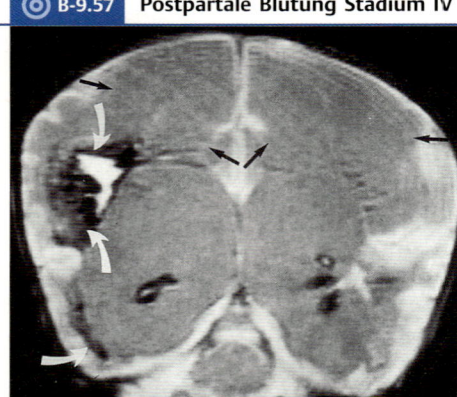

B-9.57   **Postpartale Blutung Stadium IV bei einem Frühgeborenen**

Ausgeprägte Blutung rechts parietal mit Ausdehnung ins Parenchym und Einbruch ins Ventrikelsystem (weiße Pfeile). Entwicklung eines Hydrozephalus communicans. Gleichzeitig ausgedehnte periventrikuläre Signalminderung als Ausdruck der Leukomalazie (schwarze Pfeile).

Bei **intrazerebralen Blutungen** unterscheidet man vier Schweregrade:
- **Stadium I:** Subependymale Blutung ohne Einbruch in das Ventrikelsystem
- **Stadium II:** Parenchymblutung mit Einbruch ins Ventrikelsystem aber ohne Ventrikelerweiterung
- **Stadium III:** Zusätzlich Ventrikelerweiterung
- **Stadium IV:** Zusätzlich Ausbreitung im ventrikelnahen Parenchym (Abb. **B-9.57**).

Bei reifen Neugeborenen treten Parenchymblutungen in den Stammganglien oder rindennah auf.

▶ Merke

Radiologische Diagnostik: Zunächst erfolgt die Sonographie, bei ausgedehnten Befunden ergänzt durch CT und/oder MRT. Dabei besitzt das CT Vorteile bei akuten Blutungen, das MRT bei älteren Blutungen und bei begleitenden Infarzierungen.

Hypoxisch-ischämisch bedingte Hirnschädigung

▶ Definition

Am häufigsten entsteht diese Hirnschädigung während der Geburtsphase. Ausmaß und Lokalisation der Veränderungen hängen vom Alter des Neugeborenen ab.

Die **intrazerebralen Blutungen** treten unterschiedlich auf, je nach dem Reifegrad des Kindes.
Sie werden bei Frühgeborenen vor allem im Bereich der germinalen Matrix entlang der Ventrikelseitenwände, insbesondere in Höhe des Thalamus gefunden. Man unterscheidet vier Schweregrade:
- **Stadium I:** Subependymale Blutung ohne Einbruch in das Ventrikelsystem
- **Stadium II:** Parenchymblutung mit Einbruch ins Ventrikelsystem aber ohne Ventrikelerweiterung
- **Stadium III:** Parenchumblutung mit Einbruch ins Ventrikelsystem und Ventrikelerweiterung
- **Stadium IV:** Parenchymblutung mit Einbruch ins Ventrikelsystem und Ventrikelerweiterung sowie Ausbreitung im ventrikelnahen Parenchym (Abb. **B-9.57**).

Bei reifen Neugeborenen treten Parenchymblutungen in den Stammganglien oder rindennah auf. Es werden unterschiedliche Ausdehnungen und Verteilungsmuster gefunden.

▶ **Merke: Perinatale Hirnblutungen** stellen sich bei Frühgeborenen anders als bei reifen Neugeborenen dar.

Radiologische Diagnostik: Die Diagnostik erfolgt in der Regel mit der Sonographie. So lässt sich das Zephalhämatom problemlos durch eine Ultraschalluntersuchung nachweisen. Auch die Darstellung des Subduralhämatoms und der intrazerebralen Veränderungen wird zunächst im Ultraschall vorgenommen, bei ausgedehnteren Befunden allerdings durch CT und/oder MRT ergänzt. Dabei besitzt das CT Vorteile bei akuten Blutungen, das MRT bei älteren. Darüber hinaus lassen sich mit dem MRT wesentlich besser als mit dem CT begleitende Infarzierungen nachweisen, wie sie häufiger bei unreifen Neugeborenen in Form der periventrikulären Leukomalazie auftreten.

Hypoxisch-ischämisch bedingte Hirnschädigung

▶ **Definition:** Es handelt sich um eine globale und zumeist kombinierte Reduktion der zerebralen Sauerstoff- und Blutversorgung mit entsprechender Infarzierung.

Am häufigsten entsteht diese Hirnschädigung während der Geburtsphase. Ausmaß und Lokalisation der Veränderungen hängen vom Alter des Neugeborenen ab. Unreife Neugeborene zeigen die ausgedehntesten Veränderungen in der germinalen Matrixzone periventrikulär (periventrikuläre Leukomalazie). Reife Neugeborene und ältere Kinder zeigen vornehmlich paraventrikulär und kortikal gelegene Infarzierungen.

⊙ B-9.58

⊙ B-9.58   **3 Jahre alter Junge bei Z. n. periventrikulärer Leukomalazie im Rahmen einer Frühgeburt**

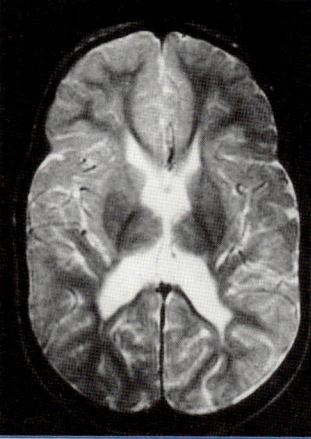

Unregelmäßige Begrenzung der Seitenventrikel, besonders im Hinterhornbereich mit beidseitigen Ventrikelerweiterungen. Das Marklager ist okzipital verschmälert. Es finden sich feine Ausziehungen von den Seitenhörnern ins Marklager.

Unreifes Neugeborenens: Die periventrikuläre Leukomalazie beruht auf multiplen kleinherdigen, teilweise konfluierenden ischämischen Insulten der weißen Substanz, vorwiegend entlang der Ventrikel. In ca. 25 % der Fälle sind Einblutungen festzustellen. Später entwickeln sich zystische Defekte entlang der Seitenventrikel, die zu größeren zystischen Läsionen konfluieren können. Die Ventrikelwand kann in die Destruktion mit einbezogen sein. Die Ausheilung erfolgt über eine Vernarbung, durch die die Zysten verschlossen werden. Es kommt zu einer Reduktion der periventrikulären weißen Substanz sowie zu Ausweitungen der Ventrikel insbesondere im Hinterhornbereich. Die graue Substanz kann bis an das Ventrikelsystem heranreichen. Die Konturen der Seitenventrikel können im Rahmen der Defektheilung unregelmäßig imponieren (Abb. **B-9.58**).

▶ **Merke:**
- **reifes Neugeborenes:** Die Schädigungen treten vornehmlich im Marklager und kortikal entlang des Sulcus centralis auf. Gleichzeitig bestehen Veränderungen im Thalamusbereich, den Stammganglien sowie entlang der Hinterhörner.
- **ältere Kinder:** Die Schädigungen betreffen Kortex und subkortikale Bereiche, insbesonders in den Grenzzonen der pialen Versorgungsgebiete (frontal, temporo-okzipital, parieto-okzipital). Miteinbezogen sind Ncl. caudatus und lentiformis. Weitgehend ausgespart bleiben Thalamus und perirolandische Hirnrinde.

Radiologische Diagnostik: Zwar wird in der Regel im ersten Schritt der Ultraschall eingesetzt, die Veränderungen lassen sich aber wesentlich genauer mit der MRT untersuchen. Hierbei sind FLAIR- und insbesondere diffusionsgewichtete Sequenzen von großem Vorteil. In der akuten Phase kommt es infolge der Ödembildung zu Signalanhebungen, im weiteren Verlauf zur Ausbildung von Substanzdefekten; bei der periventrikulären Leukomalazie mit Entwicklung zystischer Zonen. In den Spätstadien verbleiben entweder die Zysten, die randständig von einer Gliose umschlossen werden, oder aber sie schließen sich und es lässt sich lediglich eine Substanzverlust mit einer Gliosereaktion nachweisen. Bei schweren Verläufen kommt es zur Ausprägung einer diffusen Hirnatrophie.

Unreifes Neugeborenes: Die periventrikuläre Leukomalazie beruht auf multiplen kleinherdigen, teilweise konfluierenden ischämischen Insulten der weißen Substanz. Später entwickeln sich zystische Defekte entlang der Seitenventrikel, die zu größeren zystischen Läsionen konfluieren können (Abb. **B-9.58**).

◀ Merke

Radiologische Diagnostik: Zuerst Ultraschall, dann MRT: In der akuten Phase kommt es infolge der Ödembildung zu Signalanhebungen, im weiteren Verlauf zur Ausbildung von Substanzdefekten; bei der periventrikulären Leukomalazie mit Entwicklung zystischer Zonen. Bei schweren Verläufen kommt es zur diffusen Hirnatrophie.

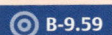

◉ B-9.59   **Schwere Hirnatrophie mit Ausbildung von Subduralhygromen und subduralen Einblutungen**

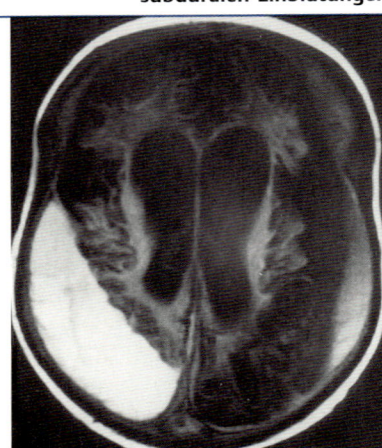

Ausgeprägte subkortikale Leukomalazie mit multiplen zystisch imponierenden Nekrosen.

▶ **Klinischer Fall**

▶ **Klinischer Fall.** Daniel P. wird zum vorausberechneten Termin mit einem Herzfehler geboren (Truncus arteriosus communis mit Ventrikelseptumdefekt und pulmonaler Hypertonie). Es erfolgt die Operation am Herzen, bei der es zu einem erheblichen Blutverlust mit Verminderung des Herzzeitvolumens kommt. Postoperativ ist Daniel komatös. In der Folgezeit entwickeln sich schwere zentrale Tonus- und Koordinationsstörungen und eine hochgradige Sehstörung. Das Kind leidet zudem unter tonischen Krämpfen. Im Ultraschall, der wiederholt im Verlauf durchgeführt wird, zeigen sich Schädigungen paraventrikulär und subkortikal, fraglich unter Einschluss der Stammganglien. Die abschließende Untersuchung wird mehrere Wochen nach dem Ereignis mit dem MRT ausgeführt. Hierbei findet sich eine schwere Hirnatrophie mit ausgeprägten subkortikalen Nekrosen (Abb. **B-9.59**). Diese Veränderungen müssen als Folgeerscheinung der Operationskomplikation eingestuft werden.

10   Wirbelsäule und Spinalkanal

10.1   Wirbelsäule

10.1.1 Radiologische Methoden

Konventionelle Röntgendiagnostik

Basis der radiologischen Diagnostik der Wirbelsäule sind **Röntgenaufnahmen in zwei Ebenen**. Sollten diese nicht ausreichen, müssen Spezialprojektionen angefertigt oder weitere Untersuchungen (CT, MRT) durchgeführt werden.

HWS und kranio-zervikaler Übergang

An der HWS stehen folgende Projektionen zur Verfügung:
- **HWS in 2 Ebenen** (a. p.- und seitliche Projektion): Wirbelkörper, Lagebeziehung der Wirbelkörper zueinander, Processi transversi et spinosi, Intervertebralgelenke sowie die umgebenden Weichteile können so beurteilt werden (s. Abb. **B-10.1**, S. 617). Um den 7. HWK ohne Überlagerung durch die Schultergelenke darzustellen, müssen ggf. die Schultergelenke des Patienten nach unten gezogen werden. Der Überlagerung des Dens axis und der oberen Halswirbelkörper in der a. p.-Projektion wird durch schnelles Öffnen und Schließen des Mundes während der Aufnahme, welches zu einer Verwischung des Unterkiefers führt, entgegengewirkt.
- **Dens-Zielaufnahme:** Diese wird mit offenem Mund im a. p.-Strahlengang angefertigt und dient zur Beurteilung des kranio-zervikalen Überganges, sofern dieser auf den Standardprojektionen in zwei Ebenen nicht ausreichend beurteilbar ist. Zwischen den Zahnreihen stellen sich der Dens in seiner Lagebeziehung zum Atlas, das atlanto-okzipitale Gelenk sowie der Atlas dar. Zur Abklärung einer Densfraktur kann eine CT mit sagittalen und koronaren Sekundärrekonstruktionen (s.S. 636) erforderlich sein.
- **Schrägaufnahmen** der HWS dienen zur Abbildung der Foramina intervertebralia. Wichtige Indikationen sind Frakturen der Wirbelbögen und ein Wurzelkompressionssyndrom infolge einer knöchernen Einengung der Foramina bei Unkovertebralarthrose.
- **Funktionsaufnahmen** in Retro- und Anteflexion werden zur Beurteilung einer segmentalen Instabilität oder Blockierung, z. B. nach Schleudertrauma angefertigt.

BWS

Standardmäßig werden **Übersichtsaufnahmen in 2 Ebenen** (a. p. und seitlich) angefertigt. Sollten diese zur Beurteilung traumatischer, degenerativer und tumoröser Veränderungen nicht ausreichend sein (z. B. im zerviko-thorakalen Übergangsbereich durch Überlagerung der Schultern), muss eine CT der entsprechenden Region durchgeführt werden.

LWS und Os sacrum

- Diagnostische Grundlage ist auch an der LWS und dem Os sacrum die **Übersichtsaufnahme in 2 Ebenen**.
- **Schrägaufnahmen** dienen zur Beurteilung der Intervertebralgelenke und der Wirbelbögen (z. B. Spondylolyse bei Spondylolisthesis, s.S. 624).
- **Funktionsaufnahmen** werden zum Nachweis von hypo- (z. B. bei Bandscheibenprolaps) oder hypermobilen Wirbelsegmenten (z. B. bei Spondylolisthesis) herangezogen. An der LWS können – wie an der HWS – auch Aufnahmen mit seitlicher Beugung sinnvoll sein.
- Für die Beurteilung der Sakroiliakalgelenke können **Zielaufnahmen** oder die **CT** oder **MRT** erforderlich sein.

10   Wirbelsäule und Spinalkanal

10.1   Wirbelsäule

10.1.1 Radiologische Methoden

Konventionelle Röntgendiagnostik

Zur radiologischen Wirbelsäulendiagnostik werden zunächst **Röntgenaufnahmen in zwei Ebenen** angefertigt.

HWS und kranio-zervikaler Übergang

- **HWS in 2 Ebenen** (a. p.- und seitliche Projektion): Beurteilung von Wirbelkörper, deren Lagebeziehung zueinander, Processi transversi et spinosi, Intervertebralgelenke sowie umgebender Weichteile (s. Abb. **B-10.1**, S. 617).

- **Dens-Zielaufnahme:** Zwischen den Zahnreihen stellen sich der Dens in seiner Lagebeziehung zum Atlas, das atlanto-okzipitale Gelenk sowie der Atlas dar.

- **Schrägaufnahmen** der HWS (Foramina intervertebralia)

- **Funktionsaufnahmen** in Retro- und Anteflexion

BWS

Normalerweise werden **Übersichtsaufnahmen in 2 Ebenen** (a. p. und seitlich) angefertigt.

LWS und Os sacrum

- Übersichtsaufnahme in 2 Ebenen

- **Schrägaufnahmen** (Beurteilung von Wirbelbögen, Intervertebralgelenken)

- **Funktionsaufnahmen** zum Nachweis von hypo- oder hypermobilen Wirbelsegmenten

- Zielaufnahmen oder **CT** bzw. **MRT**

- **Wirbelsäulenganzaufnahmen im Stehen** im Rahmen der Skoliose-Diagnostik (s.S. 620).

Computertomographie

Methode: s. auch S. 79. Sofern verfügbar, sollte die CT der Wirbelsäule mit einem Multidetektor-Spiral-CT (MD-CT) und enger Kollimation (≤ 1 mm) erfolgen.

Indikationen:
- Traumadiagnostik
- Wurzelkompressionssyndrome
- Tumor-/Metastasendiagnostik
- Kontraindikationen gegen MRT.

Magnetresonanztomographie

Methode: s.S. 83. Standardmäßig werden an der Wirbelsäule T1- und T2- gewichtete Schichten angefertigt. Die T2- Wichtung eignet sich v. a. zur Darstellung von Myelon, Spinalkanal und Bandscheiben. In den Höhen mit pathologischen Befunden werden die sagittalen Schichten durch transversale und ggf. koronare Schichten, meist in der T2-Wichtung ergänzt.

Indikationen:
- Diagnostik Myelon
- Tumor-/Metastasendiagnostik
- Spondylodiszitis
- Wurzelkompressionssyndrome
- osteoporotische Frakturen
- postoperative Veränderungen/ Komplikationen.

Nuklearmedizinische Verfahren

Methode: s.S. 141.
Indikationen: Knochenmetastasensuche.

10.1.2 Leitbefunde – vom radiologischen Befund zur Diagnose

Übergangswirbel

Relativ häufig kann eine sechsgliedrige **LWS** mit Lumbalisation des 1. SWK beobachtet werden.

- Für die Diagnostik der Skoliose (s.S. 620), die meist im thorakolumbalen Übergangsbereich am ausgeprägtesten ist, sind **Wirbelsäulenganzaufnahmen im Stehen** obligat.

Computertomographie

Methode: s. auch S. 79. Die CT der Wirbelsäule sollte, sofern verfügbar, mit einem Multidetektor-Spiral-CT (MD-CT) und enger Kollimation (≤ 1 mm) erfolgen. Die Schnelligkeit der MD-CT erlaubt einerseits die Abdeckung großer Bereiche in kurzer Zeit (wichtig für die Notfalldiagnostik). Andererseits können aus den dünnen Schichten qualitativ hochwertige sagittale und koronare Rekonstruktionen erzeugt werden.

Indikationen:
- Traumadiagnostik (Frakturen)
- Wurzelkompressionssyndrome
  - Bandscheibenvorfall
  - knöcherne Stenose der Foramina intervertebralia durch degenerative Veränderungen (besonders an der HWS)
- Tumor-/Metastasendiagnostik (z. B. Abklärung von Mehrspeicherungen in der Skelettszintigraphie)
- Kontraindikationen gegen MRT (z. B. Herzschrittmacher, Platzangst).

Magnetresonanztomographie

Methode: s. auch S. 83. Das Standardprotokoll besteht aus sagittalen T1- und T2-gewichteten Schichten. Die T1-Wichtung eignet sich besonders gut zur Beurteilung des Knochenmarks, während mit der T2-Wichtung besonders gut das Myelon, der Spinalkanal und die Bandscheiben zur Darstellung kommen. In den Höhen mit pathologischen Befunden werden die sagittalen Schichten durch transversale und ggf. koronare Schichten, meist in der T2-Wichtung ergänzt. Für postoperative, tumoröse und entzündliche Veränderungen sind kontrastverstärkte Schichten nach i. v. Injektion von Gadolinium-Chelaten obligat. Zur besseren Erkennung einer KM-Aufnahme sind T1-gewichtete Sequenzen mit Fettunterdrückung sehr wertvoll.

Indikationen:
- Diagnostik Myelon (s.S. 635)
- Tumor-/Metastasendiagnostik
- Spondylodiszitis
- Wurzelkompressionssyndrome
  - Bandscheibenvorfall
  - Foramenstenose durch degenerative Veränderungen (hier aber CT besser als MRT)
- osteoporotische Frakturen
- postoperative Veränderungen/Komplikationen (z. B. Narbenbildungen, Blutungen, Abszesse).

Nuklearmedizinische Verfahren

Methode: s.S. 141.
Indikationen: Knochenmetastasensuche.

10.1.2 Leitbefunde – vom radiologischen Befund zur Diagnose

Übergangswirbel

Besonders an der **LWS** kann die **Anzahl der Wirbelkörper variieren**. So kann eine viergliedrige LWS mit Sakralisation des 5. LWK beobachtet werden oder auch eine sechsgliedrige LWS, in der der 1. Sakralwirbel (SWK) einen eigenständigen Wirbelkörper bildet (Lumbalisation).
Neben diesen beiden Varianten gibt es **Teilsakralisationen** und **Teillumbalisationen**. Hierbei zeigt sich eine Bandscheibenanlage zwischen S1 und S2 bei erhal-

---

⊚ **B-10.1** | **Blockwirbel**

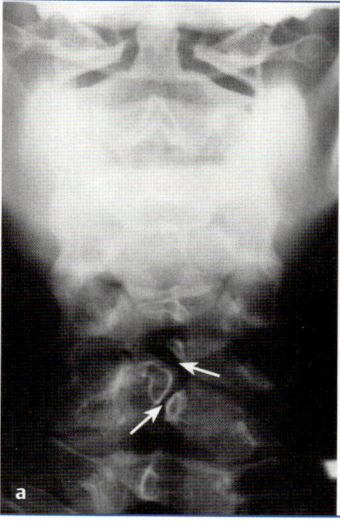
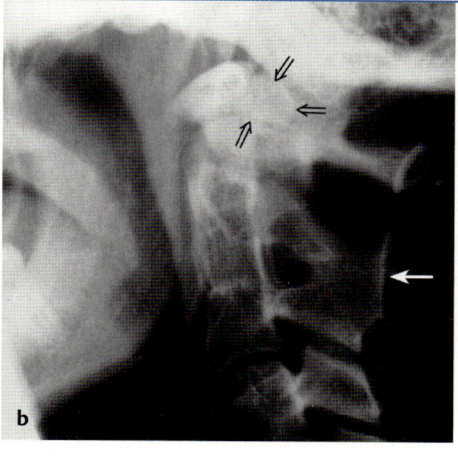

19-jährige Patientin mit HWS-Schleudertrauma bei Verkehrsunfall: Auf den Röntgenübersichtsaufnahmen in a. p.- **(a)** und seitlicher Projektion **(b)** dysontogenetischer Blockwirbel HWK 2/3 mit fusionierten Wirbelbögen (Pfeil, **b**) und rudimentärer Bandscheibe. Os odontoideum DD Densfraktur (offene Pfeile, **b**). In der MRT fanden sich jedoch keine Hinweise für eine Fraktur, wie Weichteilschwellung oder Frakturhämatom, so dass bei glatten Rändern, die ebenfalls gegen eine Fraktur sprechen, von einem Os odontoideum ausgegangen werden kann. Nebenbefundlich Bogenschlussanomalie an HWK 6 und 7 (Pfeile, **a**).

---

tener Massa lateralis oder eine Ausbildung von Procc. transversus bei fehlendem Zwischenwirbelraum. Auch können diese Übergangsanomalien nur einseitig in wechselnder Ausprägung auftreten. Entsprechendes gilt für die Sakralisation eines Lendenwirbels.

Eine weitere Variationsmöglichkeit ist die Ausbildung von ein- oder beidseitigen **Halsrippen** oder **Lendenrippen**.

Diese Variationen können zu Schwierigkeiten bei der Benennung von Wirbelkörpern führen. In solchen Fällen sollte in der Beschreibung des Röntgenbildes die Grundlage der Zählweise erwähnt werden (z. B. LWK 4 bei fünfgliedriger LWS und teilsakralisiertem LWK 5). Ist in Einzelfällen eine anatomisch korrekte Beschreibung erforderlich, so müssen alle Wirbelkörper von HWK 1 abwärts abgezählt werden.

Blockwirbel

Als Blockwirbel wird die angeborene oder erworbene Verschmelzung zweier Wirbelkörper unter teilweisem oder vollständigem Verlust des Zwischenwirbelraumes bezeichnet. Der angeborene oder dysontogenetische Blockwirbel kann Rudimente der Zwischenwirbelscheibe enthalten. **Beweisend** für die **dysontogenetisch** bedingte Blockwirbelbildung ist die **Synostose der Dornfortsätze** (Abb. **B-10.1**).

Hinweisend auf **erworbene Blockwirbel**, die nach Spondylitiden oder Traumata auftreten können, sind **Struktur- und Formunregelmäßigkeiten der Wirbelkörper**. Blockwirbel können auch bei juveniler rheumatoider Arthritis sowie beim Morbus Scheuermann (s.S. 623) beobachtet werden. Beim Morbus Scheuermann treten sie insbesondere im thorakalen Bereich mit Betonung der ventralen Wirbelkörperanteile auf. Auch infolge einer schweren Degeneration der Zwischenwirbelscheiben kann sich, vor allem an der HWS, ein Blockwirbel entwickeln.

Form- und Größenänderungen

- Aplasien oder Wirbelkörperhypoplasien können umschrieben auftreten und so zu **Keil-** (s. Abb. **B-10.3a**) **oder Halbwirbeln** führen, die eine Skoliose oder Kyphose verursachen. Hypoplasien der Wirbelbögen (Bogenschlussanomalien) verursachen segmentale dorsale Spaltbildungen.
- **Flach-, keil und ovoidförmige Wirbelkörper** treten bei konstitutionellen Skeletterkrankungen (Osteochondrodysplasien, Mukopolysaccharidosen) auf.
- Der **Vertebra plana** (Flachwirbel bei normalem Wirbelbogenbereich, Abb. **B-10.2**) wird im Kindesalter am häufigsten beim eosinophilen Granulom

Eine weitere Variationsmöglichkeit ist die Ausbildung von ein- oder beidseitigen **Halsrippen** oder **Lendenrippen**.

Blockwirbel

Angeborene oder erworbene Verschmelzung zweier Wirbelkörper unter teilweisem oder vollständigem Verlust des Zwischenwirbelraumes (Abb. **B-10.1**).

Erworbene Blockwirbel werden nach Trauma, Spondylitis, Morbus Scheuermann und bei altersbedingter Degeneration (HWS!) beobachtet.

Form- und Größenänderungen

- **Keil-** (s. Abb. **B-10.3a**) **oder Halbwirbel** können Ursache einer Kyphose oder Skoliose sein.
- **Flach-, keil und ovoidförmige Wirbelkörper** treten bei bestimmten Skeletterkrankungen auf.
- Ein Flachwirbel bei normalem Wirbelbogenbereich wird als **Vertebra plana** bezeichnet (Abb. **B-10.2**).

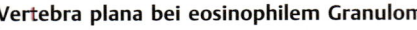
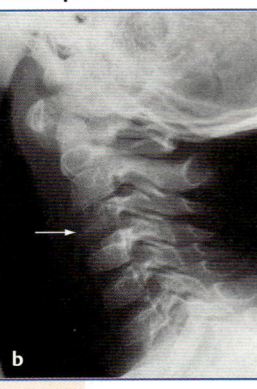
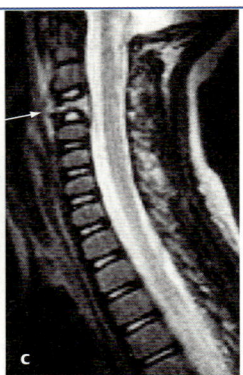

a Schematische Darstellung.
b Röntgenaufnahme in seitlicher Projektion (Pfeil).
c T2-gewichtete sagittale MRT mit Vertebra plana HWK 3 (Pfeil).

- **Kastenwirbel:** aufgehobene Konkavität der Wirbelkörpervorderkante
- **Tonnenwirbel:** konvexe Wirbelkörpervorderkante
- **Fischwirbel:** ausgeprägte Konkavität beider Abschlussplatten mit Höhenminderung des Wirbelkörpers (Abb. **B-10.3**).

- Die **Vergrößerung und Verdichtung** eines Wirbelkörpers mit Ausbildung einer **Rahmenstruktur** bei partieller oder kompletter Sklerosierung (Abb. **B-10.4**) ist kennzeichnend für den Morbus Paget (s.S. 619) und differenzialdiagnostisch wichtig bei der Abgrenzung zu osteoplastischen Metastasen.

beobachtet. Gelegentlich wird er auch beim Neuroblastom, bei Leukämien oder Metastasen gefunden.

- Bei aufgehobener Konkavität der Wirbelkörpervorderkante spricht man vom **Kastenwirbel**, der an den LWK auch als Formvariante auftreten kann.
- Ist die Formänderung so ausgeprägt, dass die Wirbelkörpervorderkante konvex ist, so wird dies als **Tonnenwirbel** bezeichnet. Tonnen- oder Kastenwirbel finden sich beim Morbus Bechterew (s.S. 629).
- **Fischwirbel** sind durch eine ausgeprägte Konkavität beider Abschlussplatten mit Höhenminderung des Wirbelkörpers gekennzeichnet. Sie entstehen u. a. bei Osteoporose (Abb. **B-10.3**) und Osteomalazie durch großbogige Impressionen der Grund- und Deckplatten, die auf einer verminderten mechanischen Stabilität der Wirbelkörperspongiosa beruhen. Bei der Sichelzellanämie können infolge von Knocheninfarkten die zentralen Anteile der Abschlussplatten einbrechen (H-förmige Wirbelkörper).
- Die **Vergrößerung und Verdichtung** eines Wirbelkörpers mit Ausbildung einer **Rahmenstruktur** bei partieller oder kompletter Sklerosierung ist kennzeichnend für den Morbus Paget (Abb. **B-10.4a**, s.S. 619) und differenzialdiagnostisch wichtig bei der Abgrenzung zu osteoplastischen Metastasen (Abb. **B-10.4b**, s.S. 619) und Wirbelhämangiomen (Abb. **B-10.4c**), die zwar eine vermehrte strähnige Zeichnung, aber keine Vergrößerung des Wirbelkörpers zeigen. Eine diffuse Sklerosierung mit vermehrter strähniger Zeichnung

---

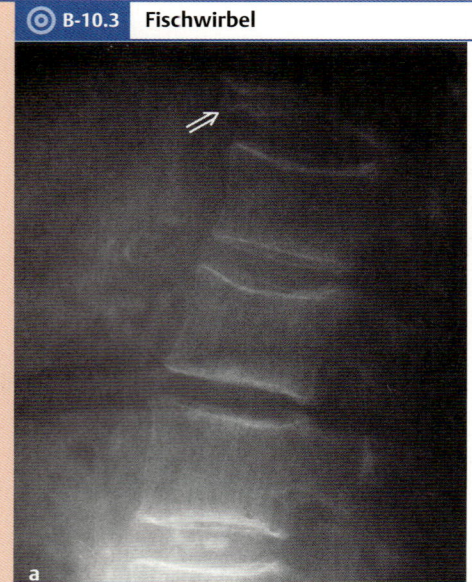
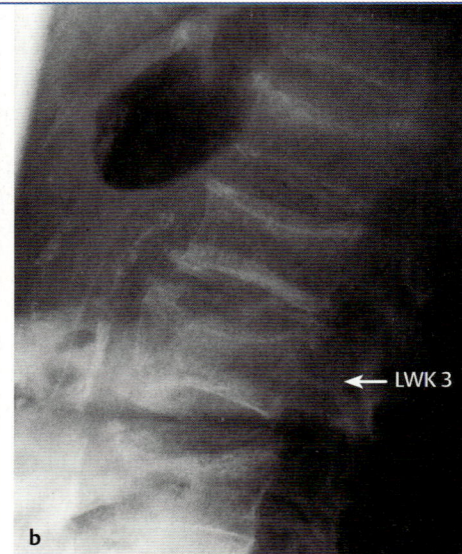

a **Osteoporose:** Durch den Mineralsalzverlust der Spongiosa kommt es zu einer Betonung der Grund- und Deckplatten, die vermehrt sklerosiert erscheinen. Osteoporotisch zusammengesinterter Keilwirbel BWK 12 (Pfeil).
b **Sekundärer Hyperparathyreoidismus:** bandförmige Verdichtung der Grund- und Deckplatten bei ansonsten diffuser Mineralsalzminderung, Fischwirbeldeformität LWK 3 (Pfeil).

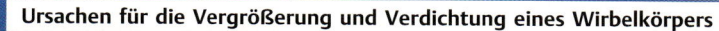
⊚ B-10.4 | **Ursachen für die Vergrößerung und Verdichtung eines Wirbelkörpers**

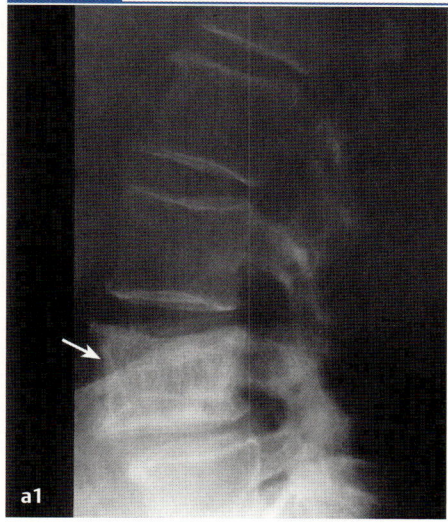

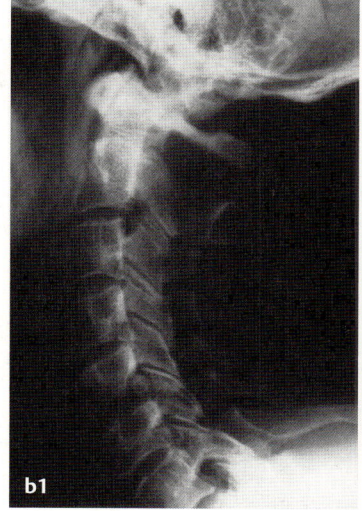

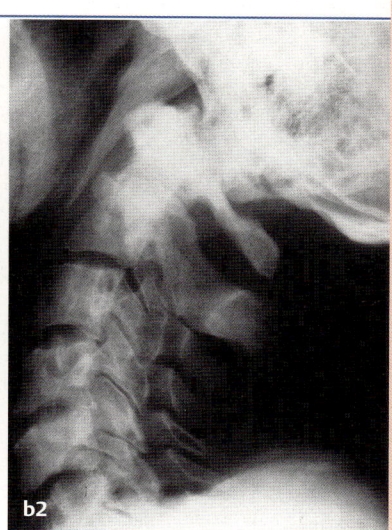

a1

b1

b2

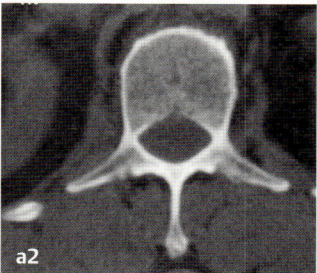

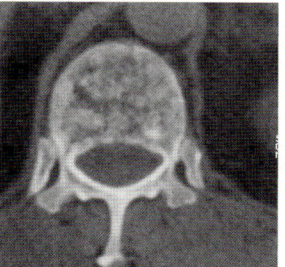

a2

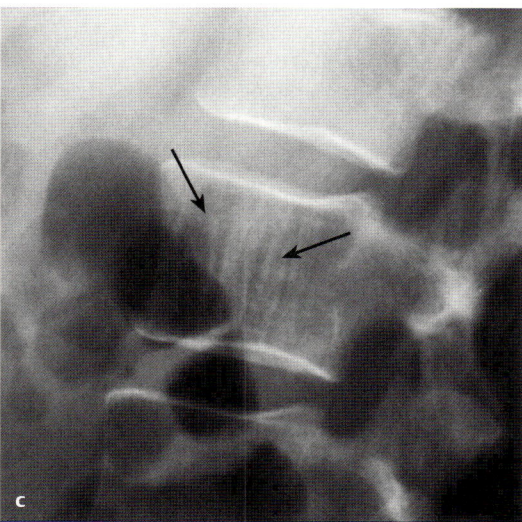

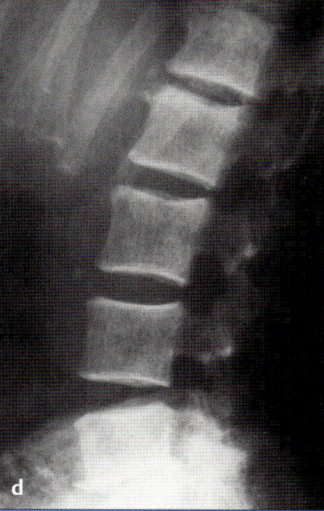

c

d

a Pagetwirbel: Strähnige, vermehrt sklerotische Spongiosastruktur mit typischer Vergrößerung des Wirbelquerdurchmessers als wichtigstes röntgenologisches Zeichen des Morbus Paget **(1)**. CT-Schnitt **(2)** durch einen Paget- (rechts) und einen normalen Wirbelkörper (links).

b Osteoplastische Metastasierung bei Prostatakarzinom: Unauffälliger Befund **(1)** und komplette Durchsetzung der HWS mit osteoplastischen Metastasen drei Jahre später **(2)**. Die Wirbelkörper sind nicht vergrößert und weisen keine vergröberte trabekuläre Struktur auf, so dass ein Morbus Paget differenzialdiagnostisch nicht infrage kommt.

c Wirbelhämangiom: Strähnige Trabekelstruktur ohne Vergrößerung des Wirbelkörpers (Pfeile).

d Fluorose: Diffus verteilte vermehrte Sklerosierung der Wirbelkörper.

kann auch alimentär (Fluorose, Abb. **B-10.4d**) oder bei Lymphombefall beobachtet werden.

Kyphose

▶ **Definition:** Vermehrte Krümmung der Wirbelsäule nach ventral. Im Gegensatz zur Skoliose, die immer pathologisch ist, kann die in der Seitaufnahme erkennbare Kyphose der BWS bis zu einem gewissen Grad physiologisch sein.

Kyphose

◀ **Definition**

Von der **arkuären Kyphose** wird die **anguläre segmentale Kyphose** unterschieden, bei der eine veränderte Wirbelkörperform (Keilwirbel) zu einer umschriebenen ventralen Knickbildung zweier benachbarter Wirbelkörper **(Gibbus)** geführt hat.

Normalwert des **Kyphosewinkels** = 25°.

Ursachen einer pathologisch vermehrten Kyphosierung einzelner Wirbelsäulenbereiche sind metabolische Erkrankungen (Osteoporose, häufigste Ursache!), posttraumatische und postoperative Folgezustände, entzündliche und tumoröse Veränderungen, Lähmungen und kongenitale Fehlbildungen. Von der **arkuären Kyphose** wird die **anguläre segmentale Kyphose** unterschieden, bei der eine veränderte Wirbelkörperform (Keilwirbel) zu einer umschriebenen ventralen Knickbildung zweier benachbarter Wirbelkörper **(Gibbus)** geführt hat (vgl. Abb. **B-10.8**, S. 624).

Der **Kyphosewinkel** wird nach Stagnara gemessen, indem an die Deckplatte von BWK 3 und die Grundplatte von BWK 11 Tangenten angelegt werden (Normalwert 25°).

10.1.3 Wichtige Krankheitsbilder – von der Diagnose zum Befund

Skoliose

▶ **Definition**

▶ **Definition:** Skoliosen sind angeborene oder erworbene Fehlstellungen der Wirbelsäule in der Frontalebene. Meistens sind sie mit einer Rotation der Wirbelkörper vergesellschaftet.

Die Einteilung der Skoliosen erfolgt nach ihrer Lokalisation, Biegungsrichtung, Ausgleichskrümmung und ggf. vorhandener Rotationskomponente. Auf Wirbelkörperfehlbildungen als mögliche Ursache ist zu achten.

Die meisten Skoliosen besitzen eine **Hauptkrümmung**, die nach ihrer **Lokalisation** (thorakal, thorako-lumbal) sowie nach ihrer **Biegungsrichtung** (links- oder rechts-konvex) unterschieden werden. Neben der Hauptkrümmung sind jedoch auch Ausgleichskrümmungen zu beobachten, diese überschreiten im Gegensatz zur Hauptkrümmung jedoch nicht die Mittellinie. In selteneren Fällen wird eine S-förmige Skoliose beobachtet.

Bei der röntgenologischen Erstuntersuchung einer Skoliose muss auf Anlageanomalien (z. B. partielle Blockwirbelbildung, s. S. 617) geachtet werden, die ursächlich sein können.

Scheitelwirbel: Wirbel, der am meisten rotiert und deformiert ist.
Neutralwirbel: Wirbel, die am wenigsten rotiert sind und parallele Abschlussplatten aufweisen.
Messmethode: Rotationsabschätzung nach Nash und Moe (Abb- **B-10.5b**)

Als **Scheitelwirbel** einer Krümmung wird derjenige Wirbel bezeichnet, der am meisten rotiert und deformiert ist. Die **Neutralwirbel** einer Krümmung sind die Wirbel, die am wenigsten rotiert sind und parallele Abschlussplatten aufweisen. Oft sind diese mit dem Endpunkt der Krümmung, dem Wirbel mit der stärksten Neigung, identisch. Zur Beschreibung des Ausmaßes der Skoliose wird der **Cobb-Winkel** (Abb. **B-10.5a**) bestimmt. Der Grad der **Wirbelkörperrotation** wird nach dem Schema von **Nash und Moe** (Abb. **B-10.5b**) abgeschätzt.

▶ **Merke**

▶ **Merke:** Zur Primärdiagnostik und Verlaufsbeurteilung sind **Wirbelsäulenganzaufnahmen im Stehen** im a. p.-Strahlengang erforderlich. Beinlängendifferenzen müssen vorher ausgeglichen werden (z. B. durch Unterlagen).

Die Messung des Skoliosewinkels und die Abschätzung der Rotationskomponente im Verlauf hat entscheidende Bedeutung für das weitere therapeutische Vorgehen, da bei Zunahme der Skoliose häufig eine operative Stabilisierung erforderlich ist. Um zu reproduzierbaren Werten zu gelangen, muss eine exakte Einstellung erfolgen und zur Winkelbestimmung müssen die gleichen Segmente wie in der Voraufnahme herangezogen werden.

Wirbelsäulenganzaufnahmen im Stehen sind zur Messung des Skoliosewinkels und für die Abschätzung der Rotationskomponente erforderlich.
Für die Diagnostik der Skoliose spielt auch die Skelettreife eine wichtige Rolle. Sie kann anhand des Fortschreitens der Fusion der Darmbeinapophysen abgeschätzt werden (Abb. **B-10.5c**).

Auf der **Wirbelsäulenganzaufnahme** sollten in jedem Fall die **Beckenkämme** abgebildet sein, da das weitere Fortschreiten der Skoliose von der Skelettreife abhängt und diese anhand der Ossifikation der Darmbeinapophysen gut abgeschätzt werden kann.

Nach **Risser** werden auf der a. p.-Aufnahme vier Segmente der Darmbeinapophysen unterschieden (Abb. **B-10.5c**). Noch genauer kann die Skelettreifung mit Aufnahmen der Hand beurteilt werden (s. S. 308).

⊚ **B-10.5**   **Radiologische Diagnostik bei Skoliose**

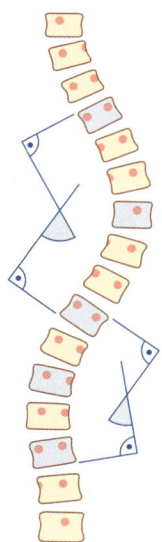

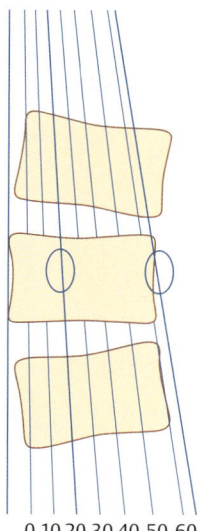

0 10 20 30 40 50 60

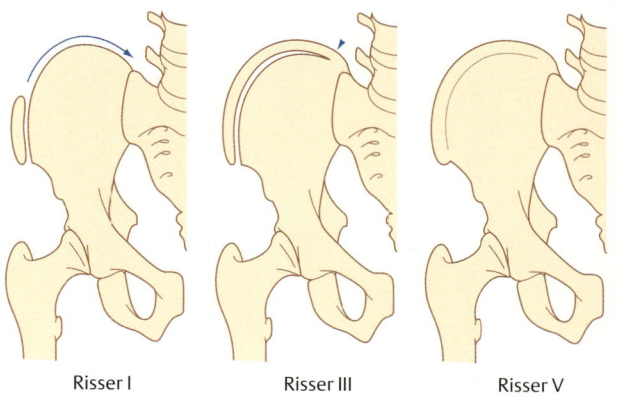

Risser I   Risser III   Risser V

a Die Messung der Seitausbiegung erfolgt nach Cobb. Hierbei werden zunächst die Neutralwirbel, d. h. die Wirbel, bei denen die Konvexität zur Konkavität umschlägt, aufgesucht. Die Parallelen zu den Wirbelkörperabschlussplatten der Neutralwirbel bilden in ihrem Schnittpunkt den Winkel der Wirbelsäulenseitausbiegung.

b Die Rotationsmessung erfolgt anhand der Stellung der inneren Pedikelbegrenzung in Relation zum Wirbelkörperrand mit Hilfe eines Normogramms (nach Drerup) oder wie in dem hier gezeigten Beispiel von 20° nach Perdriolle.

c Die Skelettreife wird anhand der Entwicklung der Darmbeinkammapophyse (Risser-Zeichen) beurteilt.
Stadium 0: Apophyse noch nicht sichtbar.
Stadium I: Beginn der lateralseitigen Ossifikation.
Stadium II: über hälftige Zirkumferenz des Beckenkammes.
Stadium III: beginnende Verschmelzung der Apophyse.
Stadium IV: hälftige Verschmelzung mit dem Os ilium.
Stadium V: vollständige Verschmelzung mit dem Os ilium.
Dementsprechend wird im Stadium 0 und Stadium V ein identischer Röntgenbefund erhoben.

Enger Spinalkanal

Klinik: Klinisch manifest wird ein konstitutionell enger Spinalkanal meist erst, wenn degenerative Veränderungen, wie dorsale Spondylophyten auftreten, die zu einer weiteren Einengung des Spinalkanals mit raumfordernder Wirkung auf das Myelon oder die Cauda equina führen (Abb. **B-10.6**). Die Patienten klagen über lumbalgiforme Schmerzen oder geben claudicatioartige Beschwerden an. Die **neurogene Claudicatio intermittens** im Lumbalbereich ist gekennzeichnet durch Schmerzen in den Beinen, die beim Gehen und Stehen auftreten und sich im Liegen und Sitzen beim Vornüberbeugen durch die Entlastung der Cauda equina bessern. Die Abgrenzung zur vasogenen Form der Claudicatio ist durch die Palpation der Fußpulse möglich (bei der neurogenen Form normal).

An der **HWS** führt eine Spinalkanalstenose zu einer Myelomalazie mit spastischer, nicht segmentaler Tetraparese, die von einer gering ausgeprägten Schwäche einzelner Muskelgruppen bis zur fast vollständigen Plegie reichen kann.

Radiologische Diagnostik: Schon auf den Übersichtaufnahmen können Hinweise auf eine **knöcherne Wirbelkanalstenose** gefunden werden. Der Abstand zwischen den Abgängen der Wirbelbögen (Interpedikulardistanz) soll auf der a. p.-Aufnahme an der LWS mindestens 2/3 des geringsten Wirbelkörperquerdurchmessers betragen.

Ist diese Distanz verringert, so besteht der Verdacht auf einen verengten Querdurchmesser des Spinalkanals.

Auf der Seitaufnahme kann die Länge der Pedikel durch eine Verbindungslinie zwischen Wirbelkörperhinterkante und einer Geraden zwischen den Gelenkfortsätzen bestimmt werden. Im Normalfall beträgt sie an der LWS zwischen 25 und 15 mm. An der HWS ist der Quotient zwischen dem Sagittaldurchmesser des Wirbelkanals und dem Wirbelkörpersagittaldurchmesser in der Regel größer 1. Bei Werten kleiner als 1 besteht der Verdacht auf eine knöcherne Enge des zervikalen Spinalkanals.

Enger Spinalkanal

Klinik: Symptome treten bei konstitutionell engem Spinalkanal meist erst dann auf, wenn degenerative Veränderungen hinzutreten (Abb. **B-10.6**). Typisch für die **neurogene Claudicatio intermittens** sind Schmerzen in den Beinen, die beim Gehen und Stehen auftreten und sich im Liegen und Sitzen beim Vornüberbeugen bessern.

Radiologische Diagnostik: Der Abstand zwischen den Abgängen der Wirbelbögen (Interpedikulardistanz) soll auf der a. p.-Aufnahme an der LWS mindestens 2/3 des geringsten Wirbelkörperquerdurchmessers betragen.

◉ **B-10.6** **Spinalkanalstenose LWK 4/5**

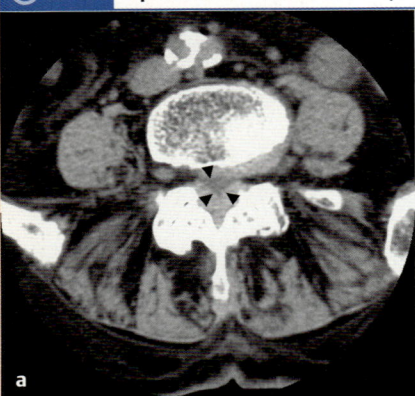
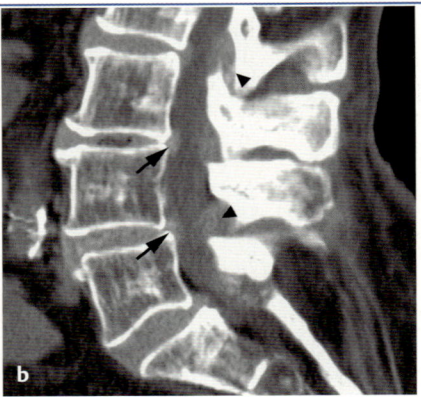
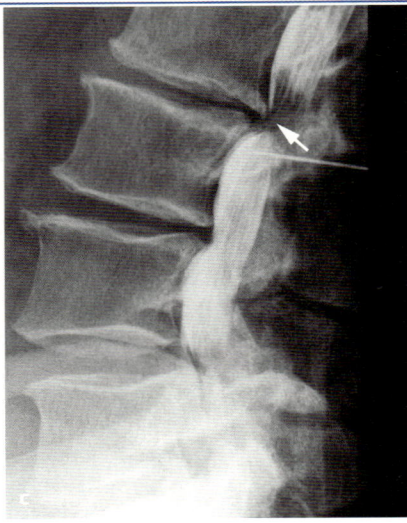

a, b Multischicht-CT transversal (**a**) und sagittale Reformation (**b**): Multisegmentale Spinalkanaleinengung (**b**), von ventral durch Bandscheibenprotrusionen (Pfeile) und von dorsal durch Spondylarthrose mit knöchernen Anbauten (Pfeilspitzen) und Hypertrophie der Ligg. flava. In transversaler Schichtführung (**a**) lässt sich am besten der Schweregrad der Einengung des Duralsackes feststellen (Pfeilspitzen). Wenn sich bei multisegmentalen Stenosen durch die klinisch-neurologische Untersuchung nicht die für die klinische Symptomatik relevante Segmenthöhe feststellen lässt, wird eine Myelographie (**c**) zur Bestimmung der Höhe mit der stärksten Einengung durchgeführt.
c Präoperative Myelographie zur Bestimmung der Höhe der stärksten Einengung (Pfeil). Die Myelographie wird zunehmend durch die MRT ersetzt.

Die **MRT** ist die bevorzugte Methode zur Diagnostik einer Spinalstenose und einer eventuell vorliegenden Myelomalazie.

Die **MRT** ist die bevorzugte Methode zur Diagnostik einer Spinalstenose und einer eventuell vorliegenden Myelomalazie. Die **CT** ist am besten geeignet um die Hypertrophie der kleinen Wirbelgelenke darzustellen. Mit der **Myelographie**, kombiniert mit der Postmyelo-CT, lässt sich die Einengung des Subarachnoidalraumes exakt erfassen.

Basiläre Impression

Basiläre Impression

▶ **Definition**

▶ **Definition:** Verschiebung der Halswirbelsäule nach kranial, so dass die Densspitze in Höhe des Foramen magnum oder kranial davon lokalisiert ist.

Die **primäre** basiläre Impression ist eine **zervikookzipitale Fehlbildung**. Zu einer **sekundären** basilären Impression kann es bei neoplastischen und entzündlich destruktiven Prozessen (z.B. rheumatoide Arthritis) kommen mit Zerstörung der Hinterhauptsgelenke und Kranialisation der Halswirbelsäule.
Klinik: Schwindel und Nackenkopfschmerzen können auftreten.
Diagnostisches Vorgehen: Die basiläre Impression kann auf **Röntgenaufnahmen** des kranio-zervikalen Übergangs im a.p.- und seitlichen Strahlengang anhand röntgenologischer Hilfslinien dokumentiert und quantitativ bestimmt werden (s. Tab. **B-10.1**, S. 625 und Abb. **B-10.7**).

Klinik: Schwindel, Nackenkopfschmerzen.
Diagnostisches Vorgehen: Röntgenaufnahmen des kranio-zervikalen Überganges (Röntgenologische Hilfslinien (s. Tab. **B-10.1** und Abb. **B-10.7**).

≡ **B-10.1** **Hilfslinien zur Bestimmung des Densstandes**

seitliche Aufnahme

- **McGregor-Linie** vom Oberrand des harten Gaumens zum tiefsten Punkt der Okzipitalschuppe (die Densspitze darf diese Linie um maximal 5 mm überragen)

- **Chamberlain-Linie** vom Hinterrand des Foramen magnum zum harten Gaumen (sie soll von der Densspitze nicht überragt werden)

- **McRae-Linie** Foramen magnum-Linie, die vom Vorder- bis zum Hinterrand des Foramen magnum gezogen wird (normalerweise liegt die Densspitze unter dieser Linie)

a. p.-Aufnahme

- **Bimastoidlinie** Verbindungslinie zwischen den Unterrändern des Mastoids (die Densspitze sollte die Verbindungslinie um nicht mehr als 10 mm überragen)

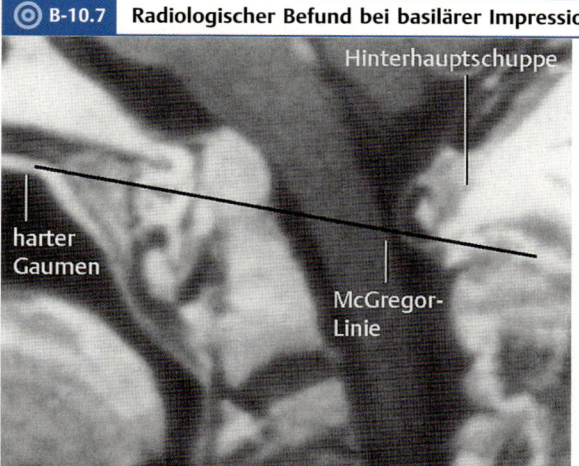

B-10.7

B-10.7   **Radiologischer Befund bei basilärer Impression**

Hinterhauptschuppe

harter
Gaumen

McGregor-
Linie

Patient mit rheumatoi-
der Arthritis und basiliä-
rer Impression durch
Gefügelockerung im
atlanto-dentalen Gelenk.
Eine pathologische
Vertikalverlagerung der
Densspitze liegt vor,
wenn die Mc. Gregor-
Linie > 5 mm überragt
wird.

Zur Klärung der Lagebeziehung zwischen Dens und Zervikalmark sowie
Medulla oblongata ist eine **MRT** in sagittaler Schichtführung indiziert.

Zur Klärung der Lagebeziehung zwischen
Dens und Zervikalmark ist die **MRT** indiziert.

Morbus Scheuermann

Morbus Scheuermann

▶ **Synonym:** Adoleszentenkyphose

◀ **Synonym**

▶ **Definition:** Wachstumsbedingte vermehrte Kyphose der Brustwirbelsäule
oder vermehrte Kyphosierung im thorakolumbalen Übergang oder lumbal mit
Wachstumsstörungen an den Deck- und Grundplatten der Wirbelkörper mit
den Folgen einer Bandscheibenverschmälerung, Keilwirbel- und Rundrücken-
bildung.

◀ **Definition**

Klinik: Die Symptomatik wird bestimmt durch die Ausprägung der Veränderungen. Führendes Symptom ist der Hohlrundrücken.
Diagnostisches Vorgehen: Das Röntgenbild im seitlichen Strahlengang zeigt die
Kyphose und die charakteristischen Veränderungen an Grund- und Deckplatten.
Radiologische Diagnostik: Röntgenologisch finden sich im **Frühstadium**
- eine ventral betonte Höhenminderung der Intervertebralräume und Wirbelkörper
- eine konvexe Wirbelkörpervorderkante (Tonnenwirbel) sowie
- eine Bewegungseinschränkung des betroffenen Wirbelkörpersegmentes auf
  den Funktionsaufnahmen in Reklination.
Der dorsoventrale Wirbeldurchmesser ist erhöht, ventrale Kantenabtrennungen
können auftreten.
In **fortgeschrittenen Stadien** zeigen sich keilförmige Wirbelkörper (Kyphose!),
eine vordere Blockwirbelbildung und insbesondere Unregelmäßigkeiten der
Abschlussplatten mit „Schmorl-Knötchen". Diese typischen, diagnostisch wegweisenden Knötchen finden sich vorwiegend in den vorderen Anteilen der Wirbelkörper und entsprechen umschriebenen Grund- und Deckplatteneinbrüchen,
die durch eine intraspongiöse Bandscheibenherniation infolge der Schwäche
der Abschlussplatten bedingt sind. Bei größeren Knötchen tritt gelegentlich
ein vermehrtes Knochenwachstum an der gegenüberliegenden Abschlussplatte
auf **(Edgren-Vaino-Zeichen)**, welches hilfreich zur Differenzierung zwischen
Morbus Scheuermann und spondylitisch bedingten Defekten ist (Abb. **B-10.8**).

Klinik: Führendes Symptom ist der
Hohlrundrücken.

Diagnostisches Vorgehen: Röntgenbild
(seitlicher Strahlengang).

**Radiologische Diagnostik: Röntgenfrüh-
zeichen** sind eine ventral betonte Höhenabnahme des Diskus und der Wirbelkörper,
tonnenförmige Wirbelkörpervorderkanten
und eine Bewegungseinschränkung in
Reklination.
Röntgenspätveränderungen:
- keilförmige Wirbelkörper
- BWS-Kyphose
- Schmorl-Knötchen.
Die typischen **Schmorl-Knötchen** sind in
den vorderen Abschnitten der Wirbelkörper lokalisiert (Abb. **B-10.8**).

◉ **B-10.8**   **Typische radiologische Befunde bei Morbus Scheuermann**

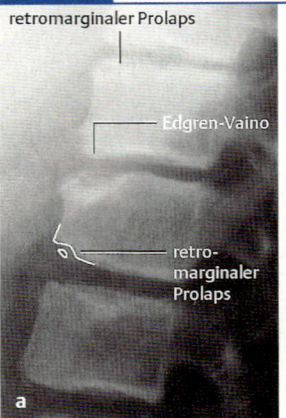
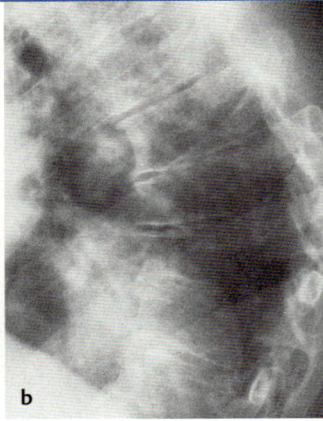

retromarginaler Prolaps

Edgren-Vaino

retro-marginaler Prolaps

a Durch die Schwäche der Endplatten kommt es zu Ablösungen der Randleisten (sog. retromarginaler Prolaps), die nicht mit einer Fraktur verwechselt werden dürfen. Vermehrtes Knochenwachstum an der gegenüberliegenden Abschlussplatte (Edgren-Vaino).

b Spätstadium mit verstärkter Kyphose bedingt durch die Keilform der Brustwirbelkörper.

Spondylolisthesis und Spondylolyse

Spondylolisthesis und Spondylolyse

▶ **Definition**

▶ **Definition:**
- **Spondylolyse:** Unterbrechung der Interartikularportion.
- **Spondylolisthesis:** Ventralverschiebung und Verkippung des kranialen Wirbels im erkrankten Segment (sog. Wirbelgleiten, Ventrolisthesis). Eine Verschiebung des kranialen Wirbelkörpers nach dorsal wird als Retrolisthesis bezeichnet.

Ätiologisch ist die **Spondylolyse** entweder angeboren oder Folge eines Überlastungsschadens (z. B. bei Kunstturnerinnen).

Bei der **„echten" Spondylolisthesis** aufgrund einer Spondylolyse kommt es nicht zu einer Einengung des Spinalkanals, da nur der Wirbelkörper nach ventral gleitet, aber nicht der Wirbelbogen und der Dornfortsatz. Die Spondylolisthesis ist daher häufig symptomarm.

Auch bei intakter Interartikularportion kann es beim älteren Menschen aufgrund degenerativer Veränderungen der Bandscheibe und der kleinen Wirbelgelenke zu geringgradigen Verschiebungen der Wirbelkörper zueinander kommen **(Pseudospondylolisthesis)**. Im Gegensatz zur „echten" Spondylolisthesis sind auf den LWS-Schrägaufnahmen keine Defekte oder Dysplasien der Wirbelbögen nachzuweisen.

Klinik: Patienten mit **„echter" Spondylolisthesis** klagen in der Regel lediglich über unspezifische lumboischialgieforme Beschwerden oder über Schmerzen, die durch den Überlastungsschaden bedingt sind.

Die **Pseudospondylolisthesis** verstärkt häufig eine durch arthrotische Veränderungen verursachte Spinalkanalenge. Heftige Schmerzen und neurologische Ausfälle machen nicht selten eine Laminektomie und operative Stabilisierung erforderlich. Am häufigsten findet sich eine Ventrolisthesis in den Segmenten L4 und L5.

Diagnostisches Vorgehen: Eine Spondylolyse lässt sich gelegentlich schon auf der seitlichen Übersichtsaufnahme als Defekt in der Interartikularportion darstellen. Meist sind aber **Schrägaufnahmen der LWS** zur eindeutigen Beurteilung erforderlich.

Radiologische Diagnostik: Kommt auf den **Schrägaufnahmen der LWS** die typische, projektorisch bedingte „Lachapèle-Hundefigur" (Abb. **B-10.9**) beidseits regelrecht zur Darstellung, so liegt keine Spondylolyse vor. „Trägt der Hund jedoch ein Halsband", d. h. ist der Hals der Hundefigur deutlich verdünnt oder unterbrochen, so handelt es sich um eine Dysplasie (Ausdünnung der Interartikularportion) oder um eine Spondylolyse.

Klinik: Patienten mit **„echter" Spondylolisthesis** klagen nur über unspezifische lumboischialgieforme Beschwerden.

Die **Pseudospondylolisthesis** kann zu einer Einengung des Spinalkanals mit heftigen Schmerzen und neurologischen Ausfällen führen.

Diagnostisches Vorgehen: Meist sind **Schrägaufnahmen der LWS** zur eindeutigen Beurteilung erforderlich.

Radiologische Diagnostik: Kommt auf den **Schrägaufnahmen der LWS** die typische, projektorisch bedingte „Lachapèle-Hundefigur" (Abb. **B-10.9**) beidseits regelrecht zur Darstellung, liegt keine Spondylolyse vor.

⊚ **B-10.9** | **Spondylolyse**

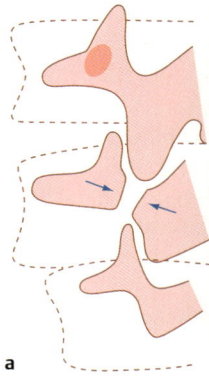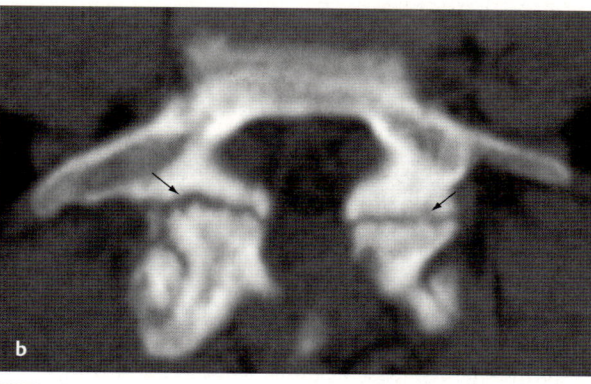

a Schematische Darstellung: Der Defekt in der Interartikularportion verursacht das „Hundehalsband" (Pfeile).
b CT: beidseitiger Defekt in der Interartikularportion (Pfeile).

⊚ **B-10.10** | **Einteilung der Spondylolisthesis nach Meyerding**

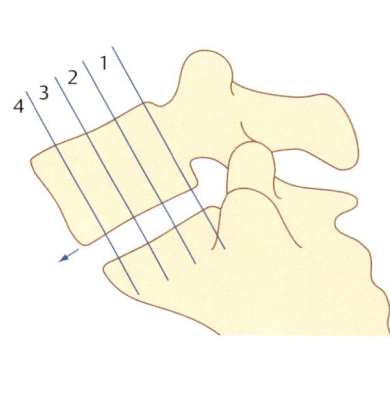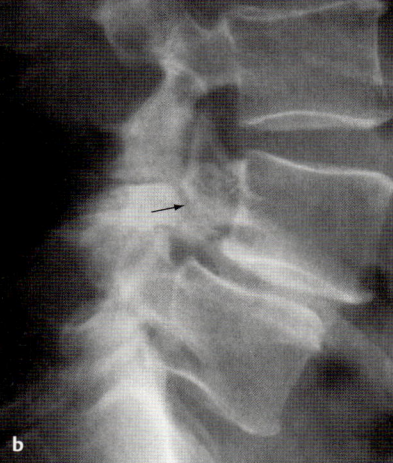

a Schematische Darstellung.
b Ventrolisthesis Grad I–II nach Meyerding von LWK 4 gegenüber LWK 5 bei Spondylolyse (Pfeil).

Die Spondylolisthesis ist im seitlichen Röntgenbild an einer Stufenbildung zwischen den Wirbelkörpern erkennbar.

Die ventrale Spondylolisthesis wird nach **Meyerding** (Abb. **B-10.10**) in vier Grade eingeteilt. Der kaudal des betroffenen Segmentes liegende Wirbelkörper wird auf dem **seitlichen Röntgenbild** in vier gleiche Teile unterteilt. Ist ein Wirbelkörper so weit nach ventral disloziert, dass er zumindest teilweise vor dem darunter liegenden Wirbelkörper liegt, spricht man von einer **Spondyloptose**. Zur Beurteilung der Stabilität werden **Funktionsaufnahmen in Retro- und Anteflexion** angefertigt. Hierbei kann beurteilt werden, ob in Funktionsstellung ein vermehrtes Gleiten zu beobachten ist.

Rheumatoide Arthritis (s. a. S. 360)

Bei etwa 60–70 % der Patienten tritt im Verlauf der Erkrankung eine Beteiligung der Wirbelsäule auf. Regelhaft betroffen sind kranio-zervikaler Übergang und HWS, während BWS und LWS meist ausgespart werden. Besonders häufig tritt ein HWS-Befall bei der juvenilen Form (Still-Syndrom) auf. Sehr selten führen epidurale Rheumaknötchen zur Kompression des Myelons.
Radiologische Diagnostik:
- **Kranio-zervikaler Übergang:** Etwa 25 % der Patienten mit rheumatoider Arthritis (RA) zeigen eine **ventrale atlanto-axiale Subluxation** infolge einer Lockerung oder Zerstörung des Lig. transversum atlantis, der Ligg. alaria und der Atlanto-Axial-Gelenke durch rheumatoides Granulationsgewebe. **Peridentale synoviale Proliferationen** führen häufig zu einer Arrosion des

Die ventrale Spondylolisthesis wird nach **Meyerding** (Abb. **B-10.10**) in vier Grade eingeteilt.

Zur Beurteilung der Stabilität werden **Funktionsaufnahmen in Retro- und Anteflexion** angefertigt (vermehrtes Gleiten in Funktionsstellung?).

Rheumatoide Arthritis (s. a. S. 360)

Bei etwa 60–70 % der Patienten tritt im Verlauf der Erkrankung eine Beteiligung der Wirbelsäule auf (v. a. kranio-zervikaler Übergang und HWS).

Radiologische Diagnostik:
- **Kranio-zervikaler Übergang:** 25 % der Patienten zeigen eine **ventrale atlanto-axiale Subluxation**. **Peridentale synoviale Proliferationen** führen häufig zu einer Arrosion des Dens axis, die durch

eine pathologische Fraktur kompliziert werden kann.

Die **Röntgendiagnostik** erfolgt mittels **a. p. und seitlicher Aufnahme**. Die **atlanto-dentale Distanz** zum Nachweis einer ventralen Atlasdislokation wird anhand der seitlichen Aufnahme bestimmt. Die **pseudobasiläre Impression** lässt sich über Hilfslinien im a. p. und seitlichen Bild feststellen.

Zur **Bestimmung des Densstandes** in Relation zu den Hinterhauptstrukturen werden **Hilfslinien** auf seitlichen Aufnahmen herangezogen (Tab. **B-10.1**, vgl. auch Abb. **B-10.7**).

- **Halswirbelsäule:** Bei der rheumatoiden Arthritis können **erosive Destruktionen an den Wirbelbogen- und Uncovertebralgelenken** sowie **eine (Spondylo) diszitis** auftreten. Folgezustände sind segmentale Instabilitäten und eine Ankylose der HWS (Abb. **B-10.11**).

Dens axis, der bis zu einem kleinen Rudiment zusammenschmelzen kann. Bei vollständiger Osteolyse des Dens ist eine posteriore Atlasluxation mit Abgleiten des Atlas nach dorsal möglich. Zusätzlich birgt die rheumatoide Densarrosion die Gefahr einer pathologischen Densfraktur.

Zur **röntgenologischen Diagnostik** dieser Veränderungen sind Aufnahmen in **a. p.- sowie in seitlicher Projektion** erforderlich. Die atlanto-dentale Subluxation ist manchmal erst auf den seitlichen Funktionsaufnahmen in Ante- und Retroflexion erkennbar. Aus der Verbreiterung der atlanto-dentalen Distanz, die zwischen der hinteren Begrenzung des vorderen Atlasbogens und der vorderen Kontur des Dens gemessen wird, lassen sich Hinweise für eine ventrale Atlasdislokation ableiten (Normwert beim Erwachsenen 3 mm, bei Kindern und Jugendlichen 4 mm).

Durch die Zerstörung der Gelenkverbindungen des kranio-zervikalen Übergangs kann es auch zu einer vertikalen Densdislokation (**pseudobasiläre Impression**) mit oder ohne Atlasluxation kommen. Zur **Bestimmung des Densstandes** in Relation zu den Hinterhauptstrukturen werden **Hilfslinien** auf seitlichen Aufnahmen herangezogen (Tab. **B-10.1**, vgl. auch Abb. **B-10.7**). Zur genauen Beurteilung des kranio-zervikalen Überganges können Funktionsaufnahmen und die MRT (vorzugsweise in sagittaler Schichtführung) beitragen, die die anatomische Beziehung zwischen den knöchernen Elementen des kranio-zervikalen Übergangs und der Medulla oblongata darstellt.

- **Halswirbelsäule:** Die rheumatoide Arthritis verursacht **erosive Destruktionen an den Wirbelbogen- und Uncovertebralgelenken** sowie eine **(Spondylo)diszitis**. Der Befall der Bandscheiben bei der rheumatoiden Arthritis (Diszitis) führt zu einer Höhenabnahme des Bandscheibenraumes sowie Unschärfe und Destruktion der Grund- und Deckplatten. Die entzündliche Zerstörung der kleinen Wirbelgelenke und die Schädigung der Ligamente führen zu segmentalen Instabilitäten, die sich in dem typischen „Treppenleiterphänomen", einer ventralen Pseudospondylolisthesis, äußert. Als besonderes Kennzeichen des Befalls der HWS können am Dornfortsatz von HWK 7 Osteolysen auftreten. Vor allem die juvenile Form führt im Spätstadium zu einer Ankylose der HWS (Abb. **B-10.11**).

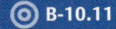

B-10.11

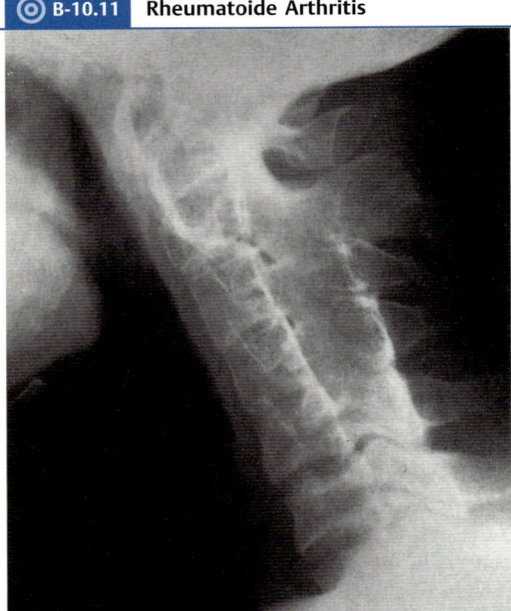

B-10.11   Rheumatoide Arthritis

Spätstadium einer juvenilen RA mit Verblockung (Ankylose) der Wirbelbogengelenke von HWK 2–5 und Entwicklungsstörungen der Bandscheiben. Differenzialdiagnostisches Unterscheidungsmerkmal zum Morbus Bechterew ist die fehlende Verkalkung des vorderen Längsbandes.

Degenerative Erkrankungen der Wirbelsäule

Degenerative Veränderungen der Bandscheiben nehmen nach dem 30. Lebensjahr deutlich zu. Der Discus intervertebralis des Jugendlichen besteht aus dem **Nucleus pulposus**, der von den Faserstrukturen des Anulus fibrosus umgeben wird. Durch die Abnahme des Wasserbindungsvermögens im Nucleus pulposus kommt es während des Lebens zu einer Reduktion seines Wassergehaltes. Im Bereich des Anulus fibrosus entstehen Risse (**Chondrose**). Die Chondrose führt zu einer **Instabilität** (pathologisch vermehrte Beweglichkeit) des Bewegungssegmentes.

Im weiteren Verlauf der Degeneration kommt es durch die Höhenabnahme der Bandscheibe und die dadurch reduzierte biomechanische Pufferfunktion zu vermehrter Belastung der Wirbelkörperabschlussplatten. Dies führt zu einer **Sklerosierung** mit röntgenologisch vermehrter Strahlendichte (**Osteochondrose**). Wie bei Arthrosen an peripheren Gelenken (s.S. 357) entstehen Randzacken (**Spondylophyten**) an den Wirbelkörpern. Im dorsalen Teil des Bewegungssegmentes kommt es durch die Gefüge-Lockerung zur Inkongruenz der Wirbelgelenke. Dies kann zu „**Blockierungen**" mit plötzlich einschießender lokaler Beschwerdesymptomatik führen. Die zunehmende Inkongruenz der Gelenkflächen ist die Ursache für deren Degeneration (**Spondylarthrose**). Die produktiven Veränderungen dieser Arthrose (**Osteophyten**) engen zunehmend den Spinalkanal und die Foramina intervertebralia ein, durch die die Nervenwurzeln den Wirbelkanal verlassen. Dies führt zum Krankheitsbild der **degenerativen Spinalkanalstenose**.

Diagnostisches Vorgehen: Die klinische Symptomatik ist entscheidend! Die Röntgenuntersuchung bei degenerativen Wirbelsäulenerkrankungen stellt lediglich eine Momentaufnahme dar. Die hierbei sichtbaren pathologischen Veränderungen haben ihren Ursprung oftmals viele Jahre vorher und müssen keinen aktuellen Krankheitswert besitzen.

Radiologische Diagnostik: Auf dem Röntgenbild ist zunächst eine **Verschmälerung eines oder mehrerer Bandscheibenräume** festzustellen, die vor allem im Vergleich mit den angrenzenden Zwischenwirbelräumen deutlich wird (**Chondrose**). Bei Vorliegen einer reaktionslosen singulären Verschmälerung des Diskus müssen differenzialdiagnostische Überlegungen angestellt werden. Auch bei bakteriellen Diszitiden oder bei der Scheuermann-Krankheit kann eine Verschmälerung des Bandscheibenraumes als erstes Röntgenzeichen auftreten. Bei fortschreitender Degeneration und Sklerosierung der Grund- und Deckplatten mit oder ohne Spondylophyten spricht man von einer **Osteochondrose** (Abb. **B-10.12**).

Über Spalten im Anulus fibrosus kann zudem Stickstoff in die Bandscheibe eintreten. Dieser Befund wird als „**Vakuumphänomen**" bezeichnet. Der Nachweis von Gas in Form einer umschriebenen Aufhellungslinie im Bandscheibenraum ist Zeichen für eine fortgeschrittene degenerative Diskopathie.

Degenerative Erkrankungen der Wirbelsäule

Der Bandscheibenraum verschmälert sich durch den Flüssigkeitsverlust der Bandscheibe. Im Bereich des Anulus fibrosus entstehen Risse (**Chondrose**).

Die Überlastung des Knochens führt zu einer Mitreaktion der Grund- und Deckplatten (**Sklerose**).

Wie bei Arthrosen an peripheren Gelenken (s.S. 357) entstehen Randzacken (**Spondylophyten**) an den Wirbelkörpern.

Diagnostisches Vorgehen: Die klinische Symptomatik ist entscheidend! Die Röntgenuntersuchung stellt lediglich eine Momentaufnahme dar.

Radiologische Diagnostik: Zunächst tritt eine Verschmälerung eines oder mehrerer Bandscheibenräume auf (**Chondrose**).

Bei fortschreitender Degeneration und Sklerosierung der Grund- und Deckplatten mit oder ohne Spondylophyten spricht man von einer **Osteochondrose** (Abb. **B-10.12**).

⊚ **B-10.12** | **Schematische Darstellung degenerativer Wirbelsäulenveränderungen** | ⊚ **B-10.12**

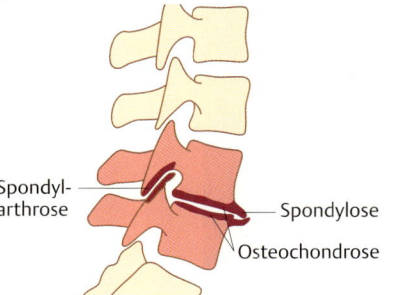

Spondyl-
arthrose

Spondylose

Osteochondrose

Schematische Darstellung einer Chondrose (≙ Höhenminderung des Bandscheibenraumes), Osteochondrose (≙ Chondrose mit bandförmiger Sklerosierung der Grund- und Deckplatten), Spondylose (ventrale und dorsale Randkantenausziehungen) sowie einer Spondylarthrose der Facettengelenke mit Gelenkspaltverschmälerung, vermehrter Sklerosierung der Gelenkflächen und Einengung des Foramen intervertebrale.

Bandscheibenvorfall

▶ **Definition**

Bandscheibenvorfall

▶ **Definition:** Verlagerung von Bandscheibengewebe nach dorsal, häufig verbunden mit neurologischen Ausfallsymptomen durch Kompression von Nervenstrukturen. Folgende Schweregrade der pathologischen Veränderungen werden unterschieden:

- **Protrusion:** Vorwölbung des Anulus fibrosus und des hinteren Längsbandes.
- **Prolaps:** Austritt von Bandscheibengewebe aus dem Anulus fibrosus.
- **Sequester:** Austritt von Bandscheibengewebe mit Verlust der Verbindung zur ursprünglichen Bandscheibe.

Je nach Lokalisation wird ein mediolateraler (90 %), medialer und lateraler Prolaps unterschieden.

Prädilektionsstellen sind HWK 4/5–HWK 7/BWK 1, LWK 3/4–LWK 5/SWK 1.

Klinik: Bei Druck von Bandscheibengewebe auf die Nervenwurzeln kommt es zur Ischialgie.

Prädilektionsstellen sind die Wirbelsäulensegmente mit der größten Beweglichkeit (HWK 4/5–HWK 7/BWK 1 und LWK 3/4–LWK 5/SWK 1). Ein Bandscheibenprolaps an der BWS ist eine Rarität.
Klinik: Zu Beginn stehen Symptome der degenerativen Bandscheibenerkrankung, meist in Gestalt einer Lumbalgie, im Vordergrund. Bei Druck von Bandscheibengewebe auf die Nervenwurzeln kommt es zur Ischialgie. Die Patienten klagen ggf. auch über Störungen der Sensibilität im betroffenen Dermatom sowie über Lähmungen der von den Nervenwurzeln versorgten Muskulatur (Abb. **B-10.13**).

▶ **Merke**

▶ **Merke:** Bei der selteneren Kompression der Cauda equina kommt es zum unwillkürlichen Stuhl- und Harnabgang sowie – entsprechend der Innervation der Sakralwurzeln – zu einer Reithosenanästhesie. Es handelt sich um eine Notfallindikation zur Operation.

▶ **Klinischer Fall**

▶ **Klinischer Fall.** Der 81-jährige Patient klagte über massive Rückenschmerzen und über einen Harnverhalt. Das Konus-/Kaudasyndrom mit neurogener Blasenstörung wurde zunächst vom Hausarzt fehlgedeutet als degenerative Wirbelsäulenerkrankung und als Harnverhalt aufgrund einer Prostatahyperplasie.
T2-gewichtete MRT in sagittaler Schichtführung (Abb. **B-10.13**): Erhebliche kaudale Sequestrierung eines Bandscheibenanteils mit deutlicher Einengung des Spinalkanals (Pfeile). Osteochondrose und Spondylose als Nebenbefund, besonders LWK 4/5 (offener Pfeil) mit Verschmälerung des Zwischenwirbelraumes, Signalminderung der Bandscheibe (vgl. normales Bandscheibensignal im T2-gewichteten Bild, z. B. Abb. **B-10.2c**) infolge des Flüssigkeitsverlustes des Nucleus pulposus und ventralen Spondylophyten.

⊙ B-10.13

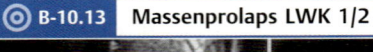
⊙ B-10.13   **Massenprolaps LWK 1/2**

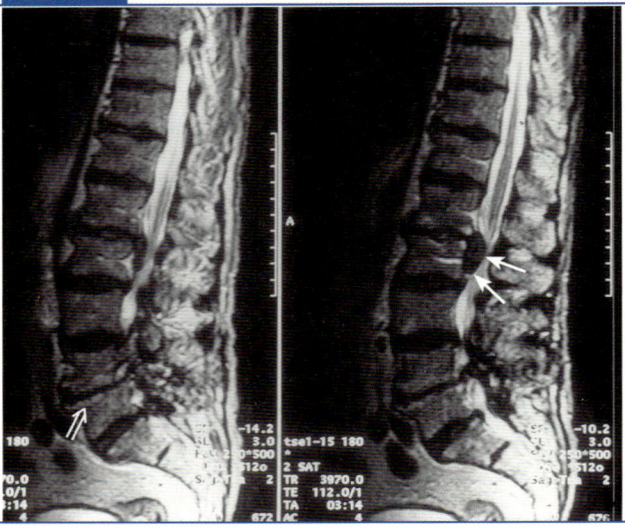

Diagnostisches Vorgehen: CT und **MRT** sind gleichermaßen zur Diagnostik der Lokalisation und das Ausmaß des Prolaps geeignet. Auch die Differenzierung zwischen Protrusion (Vorwölbung des Anulus) und Sequester ist so meist möglich.

Radiologische Diagnostik: Der Bandscheibenvorfall ist auf **konventionellen Röntgenbildern**, sofern er nicht verkalkt ist, nicht direkt darstellbar. Indirekte Hinweise sind

- Höhenminderung des Zwischenwirbelraumes,
- Fehlhaltung eines Wirbelsegmentes,
- eingeschränkte Beweglichkeit eines Segmentes in den Funktionsaufnahmen.

Röntgenübersichtsaufnahmen in zwei Ebenen sind bei klinischem Verdacht auf Bandscheibenvorfall zum Ausschluss von Fehlstellungen, Anomalien, degenerativer Knochenveränderungen und von Knochendestruktionen (z. B. Tumoren, Metastasen) für die Erstdiagnostik unverzichtbar. Zum Nachweis oder Ausschluss eines Bandscheibenvorfalls sind sie nicht geeignet.

In der **CT** werden die Prädilektionsstellen in Spiraltechnik mit dünner Kollimation (≤ 1 mm) untersucht. Aus dem Rohdatensatz werden transversale Schichten (parallel zu den Bandscheibenräumen) und sagittale Schichten mit einer Schichtdicke von 3 mm rekonstruiert.

Bei Verdacht auf einen lumbalen Prolaps sollten immer zumindest die drei Segmente LWK 3/4 bis LWK 5/SWK 1 untersucht werden. Prolabiertes Bandscheibenmaterial stellt sich im Spinalkanal als Formation mittlerer Dichte (> 50 HE) dar und ist von dem liquorhaltigen Subarachnoidalraum bzw. von dem epiduralen Fettgewebe eindeutig zu unterscheiden.

In der **MRT** können z. B. mit T2-gewichteten Sequenzen quasi „myelographische" Aufnahmen ohne KM-Applikation erstellt werden. Diese Vorteile und die Möglichkeit, große Wirbelsäulenbereiche ohne Strahlenbelastung zu untersuchen, hat zu einer weiten Verbreitung und Anwendung der MRT geführt. Als Nachteil des Verfahrens muss die relativ schlechte Beurteilbarkeit knöcherner Veränderungen erwähnt werden, da ossäre Strukturen kein Signal aussenden.

Die **Myelographie** erfolgt durch intrathekale Injektion von wasserlöslichem KM. Auf Röntgenübersichts- und Zielaufnahmen (a. p., seitlich, links- und rechtsschräg) ist der Bandscheibenvorfall als konvexe KM-Aussparung identifizierbar. Laterale Vorfälle mit Kompression der Nervenwurzel werden anhand einer „Amputation", d. h. einer fehlenden KM-Füllung der Wurzeltasche, identifiziert. Im Anschluss an die Myelographie kann bei unklaren Befunden eine CT angeschlossen werden (**Post-Myelo-CT**). Mit diesem Verfahren wird ein sehr guter Kontrast zwischen dem Subarachnoidalraum, den Nervenwurzeln und dem Myelon erreicht. Eine CT nach Myelographie ist zwingend zur Abklärung eines myelographischen KM-Stopps indiziert, d. h. wenn sich das KM nach lumbaler Punktion in Kopftieflage nicht frei nach zervikal verteilt.

Die Myelographie und die Postmyelo-CT kommen heute in der Regel nur noch zum Einsatz bei Diskrepanzen zwischen klinischer Symptomatik und dem CT- bzw. MRT-Befund, bei multisegmentalen Stenosen zur präoperativen Klärung, in welchem Segment der KM-Stopp liegt und nach Spondylodesen, wenn die MRT und CT durch das eingebrachte Osteosynthesematerial in ihrer Aussagekraft beeinträchtigt sind.

Spondylitis ankylosans

▶ **Synonym:** Morbus Bechterew

▶ **Definition:** Chronische entzündlich-rheumatische Erkrankung des Achsenskeletts, die häufig mit dem HLA-B27-Histokompatibilitätsantigen assoziiert ist. Männer sind bevorzugt betroffen.

Die Erkrankung beginnt mit einer gelenkknorpelnahen entzündlichen Ostitis und ist trotz ihres Namens nicht auf die Wirbelsäule und das Iliosakralgelenk beschränkt. Die Kombination von entzündlich-destruktiven, sklerosierenden

Diagnostisches Vorgehen: CT und **MRT** sind gleichermaßen zur Diagnostik geeignet.

Radiologische Diagnostik: Auf konventionellen Röntenbildern gibt es nur indirekte Zeichen
- Höhenminderung des Zwischenwirbelraumes
- Fehlhaltung eines Wirbelsegmentes
- eingeschränkte Beweglichkeit eines Segmentes in den Funktionsaufnahmen.
Röntgenübersichtsaufnahmen in zwei Ebenen sind bei V. a. Bandscheibenvorfall dennoch unverzichtbar.

In der **CT** stellt sich prolabiertes Bandscheibenmaterial im Spinalkanal als Formation mittlerer Dichte (> 50 HE) dar und ist von dem liquorhaltigen Subarachnoidalraum bzw. von dem epiduralen Fettgewebe eindeutig zu unterscheiden.

In der **MRT** können z. B. mit T2-gewichteten Sequenzen quasi „myelographische" Aufnahmen ohne KM-Applikation erstellt werden.

In der **Myelographie** ist der Bandscheibenvorfall als konvexe KM-Aussparung identifizierbar.

Spondylitis ankylosans

◀ Synonym

◀ Definition

Klinik: V. a. nachts auftretende Schmerzen in der Lumbosakralregion.

Diagnostisches Vorgehen: Entscheidend für die Diagnose ist eine **Röntgenuntersuchung der Iliosakralgelenke**, da die Erkrankung fast immer hier beginnt.

Radiologische Diagnostik:
- **Iliosakralgelenke:** Typisch ist ein Nebeneinander von **Destruktion, Sklerose** und **Ankylose. Röntgenologisch** findet sich zu Beginn eine **geringe subchondrale, periartikuläre und unscharf begrenzte Demineralisierung.** Oberflächliche Erosionen führen durch die Destruktion der gelenknahen Anteile zu einer **Pseudoerweiterung des sakroiliakalen Gelenkspaltes.**

- **Wirbelveränderungen: Frühzeichen** sind die sog. Romanus-Läsion, die „glänzende Ecke" und Syndesmophyten am thorakolumbalen Übergang. **Im Verlauf** resultiert aus der fortschreitenden Knochenapposition als Spätfolge der **Tonnenwirbel** mit konvexer Wirbelvorderkante.

Die typischen **Syndesmophyten** treten anfangs **bevorzugt am thorako-lumbalen Übergang** auf.

Das **Endstadium** des Morbus Bechterew ist die völlige Versteifung in Form der typischen „Bambusstab-Wirbelsäule" (Abb. **B-10.14**).

Der Verlauf der Erkrankung wird **kompliziert** durch Viszeralmanifestationen und **Wirbelsäulenfrakturen** bei Bagatelltraumen (v. a. untere HWS, betroffen, Abb. **B-10.14d**).

und ankylosierenden Veränderungen wird in ähnlicher Weise auch an der Symphyse, am Sternum und an den peripheren Gelenken gefunden.

Klinik: Initial klagen die Patienten über vor allem nachts auftretende Schmerzen und über Morgensteifigkeit in der Lumbosakralregion.

Diagnostisches Vorgehen: Entscheidend für die Diagnose ist eine **Röntgenuntersuchung der Iliosakralgelenke**, da die Erkrankung fast immer hier beginnt. In den Frühstadien kann eine CT erforderlich sein, um kleine Erosionen und Sklerosierungen sicher zu erfassen. Im Labor ist HLA-B27 in 90 % der Fälle positiv, die unspezifischen Entzündungsparameter (BKS, CRP) sind häufig erhöht.

Radiologische Diagnostik:
- **Iliosakralgelenke:** Bei 10 % der Patienten treten die ersten Röntgenzeichen am Iliosakralgelenk zunächst unilateral auf und gehen im Verlauf in eine bilaterale Sakroiliitis über. Typisch ist das sog. „bunte Bild" (nach Dihlmann) mit einem Nebeneinander von **Destruktion, Sklerose** und **Ankylose. Röntgenologisch** findet sich zu Beginn eine **geringe subchondrale, periartikuläre und unscharf begrenzte Demineralisierung** (arthritisches Kollateralphänomen, s. S. 361). Oberflächliche Erosionen führen durch die Destruktion der gelenknahen Anteile zu einer **Pseudoerweiterung des sakroiliakalen Gelenkspaltes.** Fokale Sklerosierungen und Proliferationen der subchondralen Knochenanteile zeigen sich vorwiegend an der zum Os ilium gehörenden Gelenkhälfte. Intraartikuläre Ossifikationen und eine fortschreitende Verknöcherung des Bandapparates führen zum Endstadium, der **Ankylose.** Diese kann bis zur völligen Durchbauung der Iliosakralgelenke führen.
- **Wirbelveränderungen:** Ein **frühes Zeichen** der ankylosierenden Spondylitis (Abb. **B-10.14**) im Röntgenbild ist die sog. **Romanus-Läsion**, die einem durch entzündliche Knochendestruktion entstandenen Konturdefekt an der vorderen (oberen oder unteren) Wirbelkörperrandleiste entspricht. Reaktive Heilungsvorgänge dieser marginalen Erosionen führen zu einer fokalen Spongiosaverdichtung, der sog. **glänzenden Ecke.** Außerdem treten Syndesmophyten am thorakolumbalen Übergang auf. Im Verlauf bilden sich bevorzugt an der LWS durch ostitische Knochenappositionen an der Wirbelkörpervorderkante **Kastenwirbel** aus. Bei weiterem Fortschreiten der Knochenapposition kommt es als Spätfolge zum **Tonnenwirbel** mit konvexer Wirbelvorderkante. Kapselossifikationen der Apophysengelenke und Verknöcherungen der supra- und interspinösen Bänder können zu drei vertikal verlaufenden Verdichtungsbändern im a. p.-Bild führen. Entzündliche Erosionen der kostovertebralen Gelenke sind oft erst im Tomogramm oder CT erkennbar.

Die typischen **Syndesmophyten** treten anfangs **bevorzugt am thorako-lumbalen Übergang** auf. Sie entstehen durch Ossifikationen der äußeren Anteile des Anulus fibrosus der Bandscheibe und des ventralen und ventro-lateralen prädiskalen Raumes unter dem vorderen Längsband. Anhand ihres Wachstums parallel zur Wirbelsäulenachse unter dem vorderen Längsband können sie von den degenerativ bedingten Spondylophyten unterschieden werden, die ebenfalls wirbelkörperüberschreitend auftreten können (z. B. bei der Spondylosis hyperostotica). Als Mixta-Osteophyten werden Mischformen von Spondylophyten und Syndesmophyten bezeichnet, die bei einer Kombination von degenerativen Wirbelsäulenveränderungen und Morbus Bechterew gefunden werden.

Das **Endstadium** des Morbus Bechterew ist die völlige Versteifung in Form der typischen „Bambusstab-Wirbelsäule" (Abb. **B-10.14**). Syndesmophyten führen an der gesamten Wirbelsäule zu knöchernen Intervertebralspangen, durch die die Zwischenwirbelräume ankylosieren. Die Wirbelsäulenversteifung erfolgt an der BWS in einer kyphotischen Fehlstellung, so dass sich ein Totalrundrücken ausbildet.

Der Verlauf der Erkrankung wird **kompliziert** durch Viszeralmanifestationen (z. B. Myokarditis, Aortitis mit Aortenklappeninsuffizienz, Nierenamyloidose) und **Wirbelsäulenfrakturen** bei Bagatelltraumen. Am häufigsten ist die **untere HWS** betroffen (Abb. **B-10.14d**). Durch die Versteifung und den insuffizienten, verknöcherten ligamentären Halteapparat kann die HWS wie ein Strohhalm abknicken. Die Frakturen führen häufig zu einer erheblichen Luxationsfehlstellung mit der Gefahr eines Querschnittsyndroms.

B-10.14 Befunde bei Morbus Bechterew an der Wirbelsäule (Spondylitis ankylosans)

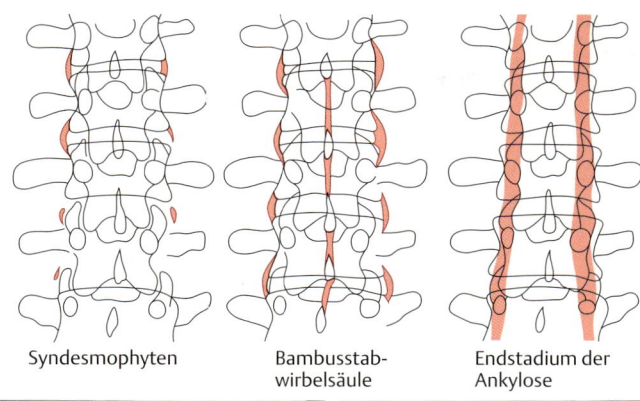

Syndesmophyten

Bambusstab-
wirbelsäule

Endstadium der
Ankylose

a

a Schematische Darstellung des zeitlichen Verlaufs.

b, c a. p.- (**b**) und seitliches (**c**) Röntgenbild einer Bambusstabwirbelsäule.

d Fraktur an HWK 6/7 nach einem Bagatelltrauma bei Bambusstabwirbelsäule. Auf den ersten Blick scheint nur der Dornfortsatz von HWK 6 (Pfeil) frakturiert zu sein. Bei genauerer Betrachtung wird aber deutlich, dass alle drei Säulen (nach Denis und McAfee) unter Einschluss des gesamten diskoligamentären Halte-apparates betroffen sind, erkennbar am dorsalen Auf-klappen des Bandscheibenraumes (offener Pfeil) und der Aussprengung eines Teils des sklerosierten vor-deren Längsbandes (Pfeilspitze). Aufgrund der Gefahr eines Querschnittsyndroms ist eine sofortige Ver-sorgung mit stiff-neck Halskrause und eine operative Stabilisierung erforderlich.

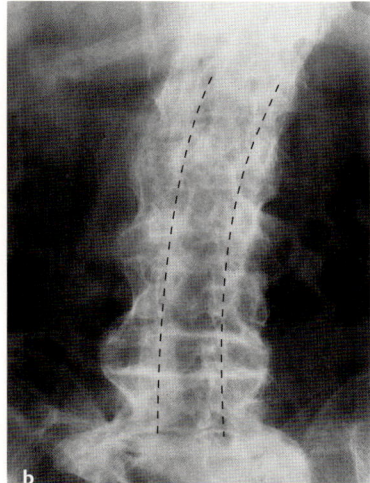

b

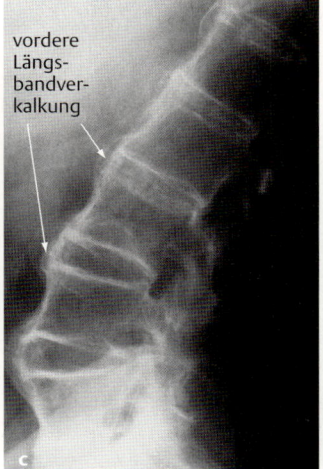

vordere Längs-bandver-kalkung

c

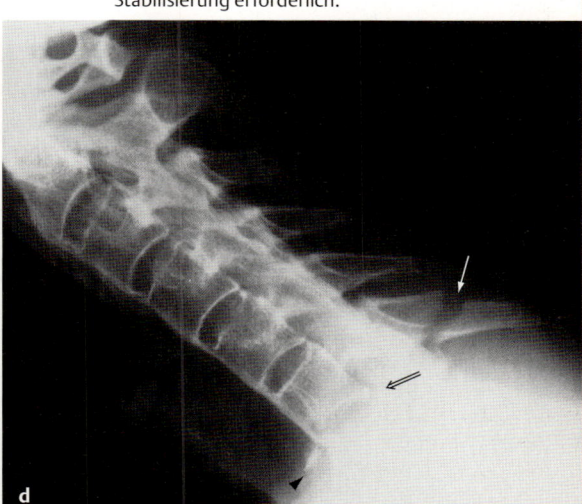

d

Arthritis psoriatica s.S. 362

Arthritis bei Morbus Reiter s.S. 363

Spondylitis und Spondylodiszitis

▶ **Definition:** Wirbelentzündung; bei Entzündung des Bandscheibenraums und des angrenzenden Wirbelknochens = Spondylodiszitis.

Ätiologie: Meist handelt es sich um eine bakterielle Infektion, die sich durch hämatogene Keimstreuung, nach Bandscheibenoperationen oder nach Punktio-nen entwickelt. Die hämatogene, unspezifische Spondylodiszitis siedelt sich zu 70 % in der LWS ab. Der häufigste Erreger ist Staphylococcus aureus.

Klinik: Klinisch äußert sich die Spondylodiszitis durch Schmerzen in einem Wir-belsäulensegment, begleitet von Fieber, BSG- und Leukozytenerhöhung.

Radiologische Diagnostik: Röntgenologisches Frühzeichen der Spondylodiszitis ist die **Höhenminderung eines Zwischenwirbelraumes.** Im Gegensatz zu den degenerativen Bandscheibenerkrankungen kommt es zu einer zunehmenden Unschärfe der angrenzenden Grund- und Deckplatten. Bei weiterem Fortschrei-ten finden sich **Destruktionen der Abschlussplatten** und der Wirbelkörpervorder-kante (Abb. **B-10.15**). Zur Unterscheidung von Wirbelmetastasen, die zu einer solitären oder multifokalen osteolytischen Destruktion führen, sind bei der Spondylodiszitis ganz überwiegend zwei benachbarte Wirbelkörper betroffen. Die progrediente Höhenminderung der Bandscheibe und die Destruktion der angrenzenden Wirbelkörperabschnitte können eine Fehlstellung (anguläre Kyphosierung) und Gibbusbildung verursachen. Überschreitet der entzündliche

Arthritis psoriatica s.S. 362

Arthritis bei Morbus Reiter s.S. 363

Spondylitis und Spondylodiszitis

◀ Definition

Ätiologie: Meist bakterielle Infektion durch hämatogene Streuung, nach Bandschei-benoperation oder nach Punktion.

Klinik: Schmerzen, Fieber, BSG und Leu-kozyten erhöht.

Radiologische Diagnostik: Röntgenologi-sches Frühzeichen der Spondylodiszitis ist die **Höhenminderung eines Zwischenwir-belraumes.** Bei weiterem Fortschreiten finden sich **Destruktionen der Abschluss-platten** und des Wirbelkörpers (Abb. **B-10.15**).

Überschreitet der entzündliche Prozess die Wirbelkörpergrenze, so bildet sich ein **Weichteilabszess.**

⊙ B-10.15   Spondylodiszitis im Verlauf

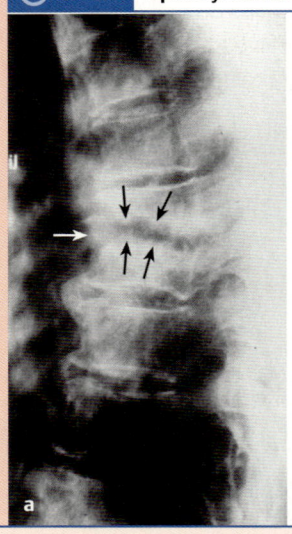
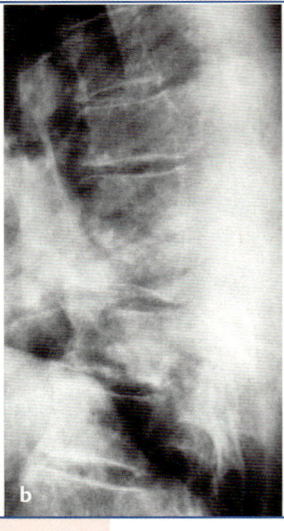
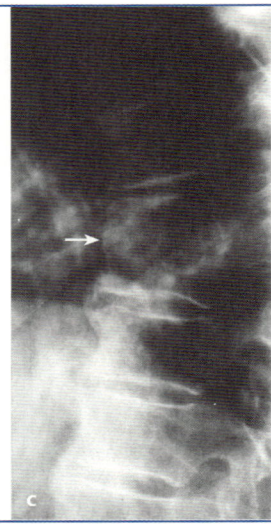

a Destruktion der dem Bandscheibenraum angrenzenden Grund- und
Abschlussplatten sowie der Wirbelkörpervorderkante (Pfeile) im Röntgenbild bei Diagnosestellung.
b Nach dreimonatiger antibakterieller
Therapie beginnende Wiederauffül-
lung der destruierten Wirbelkörper-
areale.
c Endstadium einer verheilten Spondylodiszitis: Ankylose der Wirbelkörper
mit völlig durchbautem Bandscheibenraum (Pfeil) und angulärer
Kyphosierung des betroffenen Wir-
belsäulenabschnittes.

⊙ B-10.16   Spondylodiszitis in der MRT

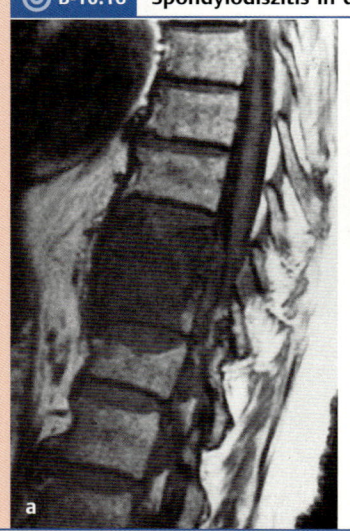
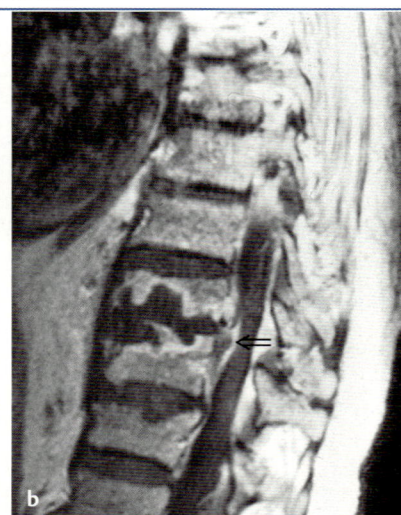

T1w-Bild vor **(a)** und nach i. v. Gadoliniumgabe **(b)**.
Der Abszess im ehemaligen Bandscheibenraum
grenzt sich nach KM deutlich ab. Dorsal kleiner
epiduraler Abszessanteil (Pfeil).

Bei unsicherem Röntgenbild sollte bei klinischem Verdacht **frühzeitig eine MRT**
durchgeführt werden (höchste Sensitivität). Mit der MRT sind auch **paravertebrale**
und **epidurale Abszesse** gut darstellbar
(Abb. **B-10.16**).

Prozess die Wirbelkörpergrenze, so bildet sich ein **Weichteilabszess**, der sich
paravertebral entlang des M. psoas ausdehnen kann. Im a. p.-Röntgenbild der
LWS kann eine Verbreiterung und Unschärfe des normalerweise dreieckig konfigurierten paravertebralen **Psoasrandschattens** erkennbar sein. Bei Spondylitiden der BWS führt ein paravertebraler Abszess zu einer Verlagerung der para-
spinalen Linien. Auf seitlichen HWS-Aufnahmen ist der Weichteilabszess als prä-
vertebrale Verdichtung mit Verlagerung der Trachea nach ventral abgrenzbar.
Lassen sich im Röntgenbild keine eindeutigen Zeichen nachweisen, so sollte bei
klinischem Verdacht **frühzeitig eine MRT** durchgeführt werden, da diese die
höchste Sensitivität aller bildgebenden Verfahren zur Diagnosestellung einer
Spondylodiszitis aufweist. **Paravertebrale** und **epidurale Abszesse** können in
ihrer genauen Lokalisation und Ausdehnung gleichfalls durch die MRT (Abb.
B-10.16) am genauesten dargestellt werden.

Frakturen der Wirbelsäule

Einteilung

Therapeutisches Vorgehen und Prognose bei Wirbelfrakturen werden durch den Grad der Instabilität und die Gefahr einer Schädigung des Myelons bestimmt. Die Einteilung beruht auf dem Drei-Säulen-Modell nach Denis und McAfee (Abb. **B-10.17**).

▶ **Merke:** Ist nur eine der 3 Säulen betroffen, gilt die Wirbelsäule in der Regel noch als stabil. Ist eine weitere Säule betroffen, ist von einer instabilen Fraktur auszugehen.

Nach dem Verletzungsmechanismus werden nach McAfee und Magerl verschiedene Frakturtypen unterschieden (Abb. **B-10.18**).

- **Kompressionsfrakturen** (Abb. **B-10.18**, Typ 1) bei Anteflexionstraumen führen zu einer keilförmigen Höhenminderung des Wirbelkörpers, während die Wirbelkörperhinterkante erhalten bleibt und der Spinalkanal nicht betroffen ist. Die dorsalen Wirbelelemente und der dorsale Kapselapparat bleiben unverletzt (**stabile Fraktur**).
- **Berstungsfrakturen** sind häufig und werden in inkomplette und komplette Formen unterteilt. Der Wirbelkörper wird durch axiale Krafteinwirkung zerstört und die Fragmente auseinander getrieben. Die Hinterkante ist partiell erhalten (**inkomplette Form** [Abb. **B-10.18**, Typ 2], **bedingt stabil** durch die

Frakturen der Wirbelsäule

Einteilung

Die Einteilung der Wirbelfrakturen beruht auf dem 3-Säulen-Modell nach Denis und McAfee (Abb. **B-10.17**).

◀ **Merke**

Weitere Frakturtypen s. Abb. **B-10.18**.

- **Kompressionsfrakturen** (Abb. **B-10.18**, Typ 1) (stabil) führen zu einer keilförmigen Höhenminderung des Wirbelkörpers. Die Wirbelkörperhinterkante bleibt erhalten.

- **Berstungsfrakturen** (Abb. **B-10.18**, Typ 2 und 3): Der Wirbelkörper wird durch axiale Krafteinwirkung zerstört und die Fragmente auseinander getrieben.

◉ **B-10.17**   **Drei-Säulen-Modell nach Denis und McAfee**

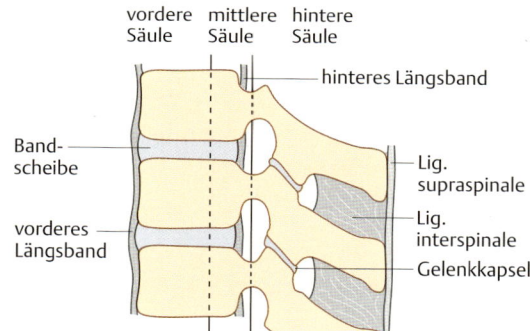

Hintere Säule: Wirbelbogen mit seinen Anhängen wie Dornfortsätze, kleine Wirbelgelenke und Bogenwurzeln, einschließlich der zwischen den Bögen und ihren Fortsätzen ausgespannten Bänder (Lig. supraspinale, Lig. interspinale, Lig. flavum, Gelenkkapseln).
Mittlere Säule: Wirbelkörperhinterwand, dorsaler Anteil des Anulus fibrosus, hinteres Längsband.
Vordere Säule: Ventraler Anteil des Wirbelkörpers, ventraler Teil des Anulus fibrosus, vorderes Längsband.

◉ **B-10.18**   **Klassifikation der Verletzungstypen bei Wirbelsäulenfrakturen (nach McAfee und Magerl)**

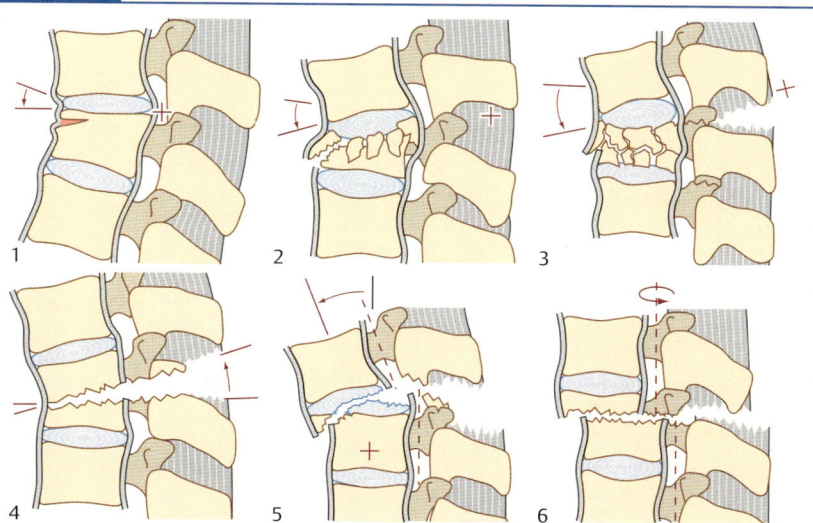

Typ 1: Kompressionskeilbruch mit Läsion der vorderen Säule.

Typ 2: Inkompletter Berstungsbruch mit Läsion der vorderen und mittleren Säule.

Typ 3: Kompletter Berstungsbruch mit Läsion aller drei Säulen.

Typ 4: Chance-Fraktur infolge Hyperflexion mit Verletzung aller drei Säulen.

Typ 5: Flexionsdistraktionsverletzung mit Flexion hinter dem vorderen Längsband mit Verletzung aller drei Säulen.

Typ 6: Translationsverletzung. Luxationsfraktur mit Verletzung aller drei Säulen, mit und ohne axialer Rotation.

- **Chance-Fraktur** (Abb. **B-10.18**, Typ 4)

- **Flexions-Distraktions-Frakturen** (Abb. **B-10.18**, Typ 5)

- **Translationsverletzung** (Abb. **B-10.18**, Typ 6).

Radiologische Zeichen bei Wirbelfrakturen

a. p.-Projektion: Achten auf
- Abstand und Form der Bogenwurzeln
- Querfortsätze.

Seitliche Projektion:
- Kontinuität von Wirbelkörpervorderkanten und Grund- und Deckplatte
- ventrale und dorsale Begrenzung des Spinalkanales (Abb. **B-10.19**), Kongruenz der Gelenkflächen der kleinen Wirbelgelenke.

a. p.- und seitliche Projektion:
- Höhe, Kontur und Anzahl der Wirbelkörper
- Abstand der Dornfortsätze und Dornfortsatzlinie.

Neben den **direkten Zeichen** einer Fraktur mit Unterbrechung der Kortikalis oder Dislokation der Fragmente kann eine Vielzahl **indirekter Frakturzeichen** diagnostisch genutzt werden (z. B. verbreiterter

---

Fixierung des hinteren Längsbandes, die kleinen Wirbelgelenke und den dorsalen Bandapparat) oder es sind zusätzlich zur Hinterkantenbeteiligung die Bogenwurzeln, die kleinen Wirbelgelenke und der dorsale Bandapparat betroffen **(komplette Form [Abb. B-10.18, Typ 3], instabil)**.

- **Chance-Fraktur** (Abb. **B-10.18**, Typ 4): Mittige Wirbelkörperzerreißung unter Einschluss der hinteren Säule mit dorsalem Bandapparat durch starke Distraktionskräfte (seltene, instabile Fraktur).

- **Flexions-Distraktions-Frakturen** (Abb. **B-10.18**, Typ 5): Bei dieser **instabilen Fraktur** ist die ventrale Verletzung des Wirbelkörpers mit einer Fraktur im Wirbelbogen bzw. einer Ruptur des posterioren Kapselbandapparates kombiniert. In diese Gruppe eingeordnet werden auch die diskoligamentären Verletzungen, bei denen eine komplette Zerstörung und Instabilität aller drei Säulen vorliegt (s. S. 637). Als knöcherne Verletzung liegt meist nur der Abriss eines Vorderkantenfragmentes (sog. teardrop-Läsion) vor (wird auch als Extensionsverletzung beobachtet, s. S. 638).

- **Translationsverletzung** (Abb. **B-10.18**, Typ 6): Rotationsverletzungen und Slice-Frakturen, die zu einer Abscherung und Versetzung der Spinalkanalachse führen, gehören in diese Gruppe.

- An der LWS werden auch isolierte Frakturen der Procc. transversus beobachtet. Diese gehen oft mit Verletzungen der inneren Organe, vor allem der Nieren, einher.

Radiologische Zeichen bei Wirbelfrakturen

Bei der Frage nach Wirbelfrakturen muss auf folgende Befunde besonders geachtet werden:

a. p.-Projektion:
- Abstand der Bogenwurzeln.
- Form der Bogenwurzeln.
- Querfortsätze.

Seitliche Projektion:
- Kontinuität der Wirbelkörpervorderkanten und der Grund- und Deckplatte.
- ventrale und dorsale Begrenzung des Spinalkanales (Abb. **B-10.19**).
- Kongruenz der Gelenkflächen der kleinen Wirbelgelenke.

a. p.- und seitliche Projektion:
- Höhe und Kontur der Wirbelkörper
- Anzahl der abgebildeten Wirbelkörper (sind überhaupt alle interessierenden Wirbelkörper abgebildet?)
- der Abstand der Dornfortsätze voneinander
- Dornfortsatzlinie.

Neben den **direkten Zeichen** einer Fraktur mit Unterbrechung der Kortikalis oder Dislokation der Fragmente kann eine Vielzahl **indirekter Frakturzeichen** diagnostisch genutzt werden. So können auf der seitlichen Aufnahme ein **verbreiterter retropharyngealer Raum** (Normalwerte: 1–7 mm in Höhe HWK 2, 9–22 mm

---

◉ B-10.19   Wichtige Hilfslinien zur Frakturdiagnostik an der HWS

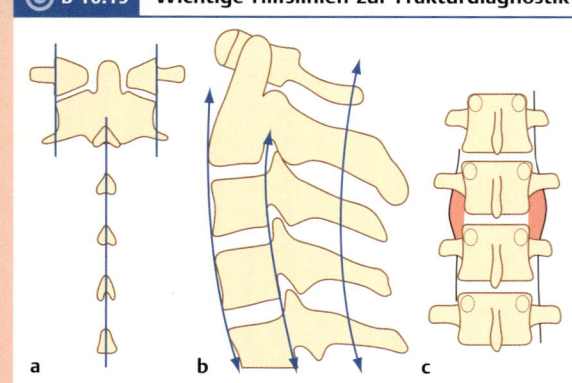

a a. p.-Projektion: Laterale Begrenzung von Atlas und Axis und Dornfortsatzlinie.

b Laterale Projektion: Wirbelkörpervorder- und -hinterkante sowie spinolamelläre Linie. Jeder Versatz oder eine Kontinuitätsunterbrechung der Linien ist ein Alarmzeichen, das – bei fehlendem Frakturnachweis in den Übersichtsprojektionen – unbedingt eine weitergehende Diagnostik (z. B. CT) nach sich ziehen muss.

c Wichtiges indirektes Frakturzeichen auf a. p.-Aufnahmen: Verbreiterung des Paravertebralschattens.

in Höhe HWK 6) oder eine **Tracheal- oder Larynxverlagerung** Ausdruck eines Hämatoms und damit hinweisend auf den Ort der Fraktur sein. Weitere indirekte Frakturzeichen sind z. B. Verlust der physiologischen HWS-/LWS-Lordose, kyphotische Knickbildung, Wirbelkörperrotation und Kranialverlagerung des Os hyoideums, das normalerweise in Höhe des HWK 3 steht. Das paravertebrale Frakturhämatom ist auf der a. p.-Aufnahme an einem verbreiterten paravertebralen Weichteilschatten zu erkennen (Abb. **B-10.19c**). Laterale Frakturen, die nur eine Wirbelkörperhälfte betreffen, führen zu einer skoliotischen Fehlstellung der Wirbelsäule.

retropharyngealer Raum, Kranialverlagerung Os hyoideum, paravertebraler Weichteilschatten als Ausdruck des Frakturhämatoms (Abb. **B-10.19c**).

Diagnostisches Vorgehen

Die notfallmäßige Wirbelsäulendiagnostik wird beim polytraumatisierten Patienten durch suboptimale Aufnahmebedingungen (Immobilität, Erdnussbett, stiff-neck Halskrause, Intubation) erheblich erschwert. Dennoch muss eine suffiziente **Röntgendiagnostik durch Standardaufnahmen in zwei Ebenen** des gesamten interessierenden Bereiches angestrebt werden. **Dens-Zielaufnahmen** sind beim HWS-Trauma obligat.

Der durch die Schulterüberlagerung häufig nicht einsehbare zerviko-thorakale Übergang kann durch **Schrägprojektionen** in zwei Ebenen oder eine „**Schwimmeraufnahme**" (ein Arm eleviert, der zweite Arm wird nach kaudal gezogen) beurteilt werden. Besteht Verdacht auf eine Instabilität oder Beteiligung des Spinalkanals, so sollte eine weitere Abklärung durch die CT erfolgen.

Durch die Entwicklung der ultraschnellen Multidetektor-Spiral-CT **(MD-CT)** wird das derzeitige Konzept der traumatologischen Röntgendiagnostik, d. h. zunächst Röntgen in 2 Ebenen mit Zielaufnahmen und danach ggf. CT, infrage gestellt. Mit der MD-CT kann ein Ganzkörperdatensatz mit 1 mm Kollimation in 90 Sekunden akquiriert werden. Aus diesem Datensatz werden qualitativ hochwertige sagittale und koronare Rekonstruktionen errechnet, die eine überlagerungsfreie Darstellung von Verletzungen an der Wirbelsäule erlauben.

Mittels **CT** können nach intraspinal verlagerte Fragmente, Frakturen der Wirbelbögen und der Wirbelgelenke genau dargestellt werden. Sagittale, koronare und schräge Rekonstruktionen sind gerade bei komplexen Wirbelfrakturen sehr hilfreich.

Die **MRT** ist die Methode der Wahl zur direkten Darstellung des Myelons und hat sich zum Nachweis von Myelonkontusionen, intramedullären und extramedullären Blutungen sowie von Zerreißungen des Myelons bewährt. Ein traumatischer Wurzelausriss kann myelographisch nachgewiesen werden.

Diagnostisches Vorgehen

- Grundsätzlich: Rö.-Übersichtsaufnahme in 2 Ebenen
- Denszielaufnahme bei HWS-Trauma.

- **Schräg-** oder **Schwimmeraufnahme** am zervikothorakalen Übergang.

Durch die Entwicklung der ultraschnellen Multidetektor-Spiral-CT **(MD-CT)** wird das derzeitige Konzept der traumatologischen Röntgendiagnostik, (Röntgen in 2 Ebenen mit Zielaufnahmen, ggf. CT) infrage gestellt.

- CT grundsätzlich notfallmäßig bei V. a. Instabilität und Spinalkanalbeteiligung.

- MRT bei V. a. intraspinale Blutung.
- Myelographie zum Nachweis eines Wurzelausrisses.

▶ **Merke:** Funktionsaufnahmen sind bis zum definitiven Ausschluss einer Fraktur oder einer instabilen diskoligamentären Verletzung streng kontraindiziert.

◀ **Merke**

Spezielle Frakturformen an der HWS

- **Jefferson-Fraktur**

Es handelt sich um eine **Berstungsfraktur des Atlas**. Durch massive axiale Stauchung werden der vordere und hintere Atlasbogen ein- oder beidseitig frakturiert (Abb. **B-10.20**), so dass die Massae laterales nach lateral auseinander getrieben werden und der Dens nach oben treten kann (basiläre Impression). Da sich bei dieser Fraktur der Spinalkanal erweitert, geht die Jefferson-Fraktur relativ selten mit neurologischen Komplikationen einher. Verläuft die Fraktur durch ein Foramen transversarium, kann es zu einer Läsion der A. vertebralis kommen (z. B. Dissektion der Intima mit Gefäßverschluss und daraus resultierender Ischämie im vertebrobasilären Stromgebiet).

Auf der **a. p.-Denszielaufnahme** durch den geöffneten Mund fällt ein lateraler Versatz („offset") der Atlasgelenkfortsätze zu den Procc. articulares des Axis auf. Bei einseitiger Fraktur des vorderen und hinteren Atlasbogens ist eine asymmetrische Stellung des Dens zu den Massae laterales des Atlas festzustellen.

Spezielle Frakturformen an der HWS

- **Jefferson-Fraktur**
Eine massive axiale Stauchung führt zur Fraktur des vorderen und hinteren Atlasbogens (Abb. **B-10.20**).

Das Auseinanderweichen der Massae laterales lässt sich auf der a. p.-Denszielaufnahme als lateraler „offset" der Gelenkfortsätze erkennen.

⊙ **B-10.20**   **Jefferson-Fraktur**

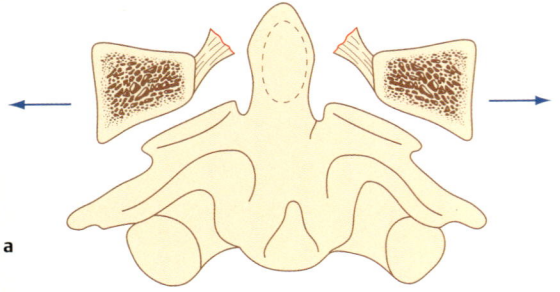
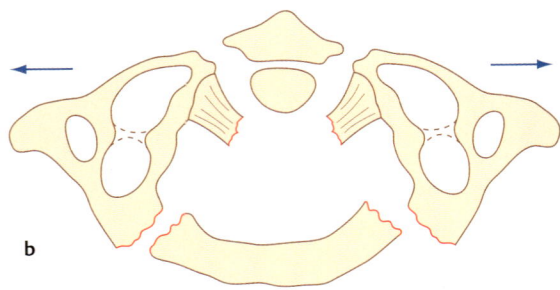

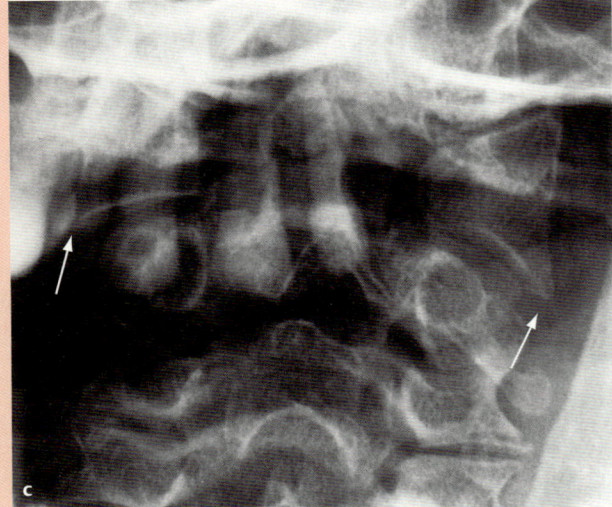
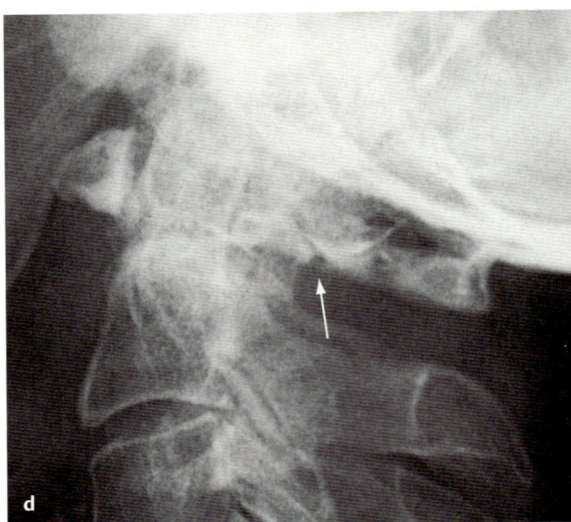

a, b Atlas-Berstungsbruch; schematische Darstellung a. p. (a) und Querschnitt (b): Lateraler „offset" der Atlasgelenkflächen durch Fraktur des vorderen und hinteren Atlasbogens mit Zerreißung des Lig. transversum.
c In der a. p.-Denszielaufnahme durch den geöffneten Mund, Lateralversatz der linken und rechten Atlasgelenkfläche (Pfeile).
d Darstellung der Bogenfraktur (Pfeil) in seitlicher Projektion.

■ **Hangman's fracture**
Bei dieser Fraktur liegt ein beidseitiger Abriss der Wirbelbögen von HWK 2 durch extreme Hyperextension vor.
Auf der seitlichen Aufnahme kann dieser Frakturtyp meist eindeutig diagnostiziert werden (Abb. **B-10.21**).

■ **Densfrakturen**
Ursache ist meist ein Hyperflexionstrauma. Die Einteilung erfolgt nach Anderson und D'Alonzo in drei Typen, wobei die **basisnahe Densfraktur (Typ II, Abb. B-10.22)** am häufigsten vorkommt. **Typ-II- und Typ-III-Frakturen** sind **primär instabil.**

Sollte die Fraktur auf der Denszielaufnahme nicht sicher zu diagnostizieren sein, gelingt der Nachweis am sichersten mit der **Dünnschicht-CT** und sagittalen und koronaren Rekonstruktionen.

Eine genaue Beurteilung der Fraktur und der Stellung der Fragmente erlaubt die CT.

■ **Hangman's fracture**
Erhängen mit submentaler Position des Seilknotens oder extreme Hyperextensionen anderer Genese (z. B. Verkehrsunfall) führen zu einem beidseitigen Abriss der Wirbelbögen von HWK 2 (Abb. **B-10.21**). Der Axiskorpus kann dadurch nach ventral luxieren mit der Gefahr der Zerreißung des Rückenmarks (tödlich).
Durch die tangential getroffenen Frakturlinien auf der **seitlichen Aufnahme** kann dieser Frakturtyp meist eindeutig diagnostiziert werden.

■ **Densfrakturen**
Ursache ist meist ein Hyperflexionstrauma. Die Einteilung erfolgt nach Anderson und D'Alonzo in drei Typen: Bei **Typ I** besteht eine Fraktur der **Densspitze**, dem **Typ II** entsprechen **basisnahe Densfrakturen** und bei **Typ III** ist die **Densbasis** im Axiskörper frakturiert. Die basisnahe Densfraktur (Typ II, Abb. **B-10.22**) kommt am häufigsten vor. Da der wichtigste Stabilisator des Atlantodentalgelenkes das Lig. transversum ist, welches die Densbasis umgreift und fixiert, sind **Typ-II- und Typ-III-Frakturen primär instabil.**
Die **a. p.- und Seitaufnahme** des Dens zeigt die Frakturlinie.
In Zweifelsfällen kann durch die **Dünnschicht-CT** mit koronaren und sagittalen Rekonstruktionen eine Klärung erreicht werden. Die Typ-II-Fraktur kann computertomographisch nicht oder nur in der sagittalen Rekonstruktion sichtbar sein, da die Frakturlinie parallel zur computertomographischen Schichtebene verläuft.

◉ B-10.21

◉ **B-10.21** **Hangman's fracture**

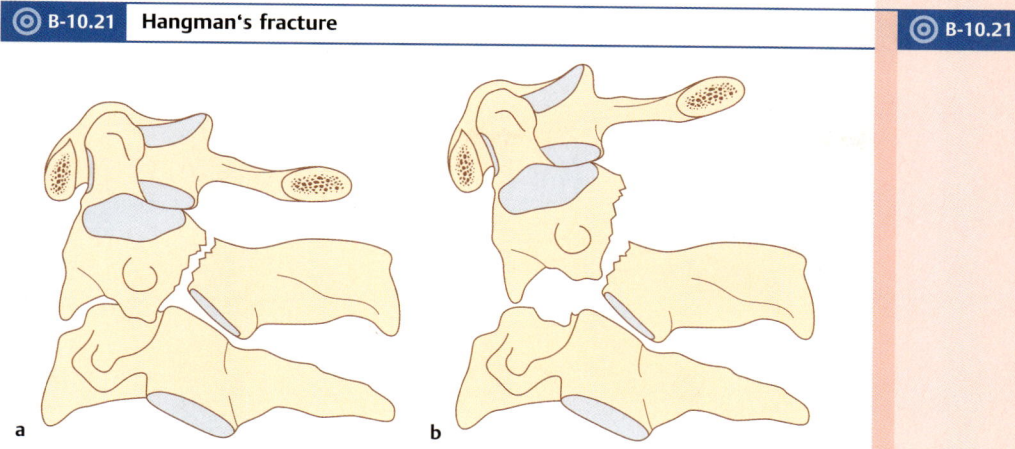

a   b

Schematische Darstellung: Frakturverlauf durch die anterioren Wirbelbögen von HWK 2 ohne (**a**) und mit (**b**) Luxation.

◉ **B-10.22** **Densfraktur Typ II (Densbasis)**

◉ B-10.22

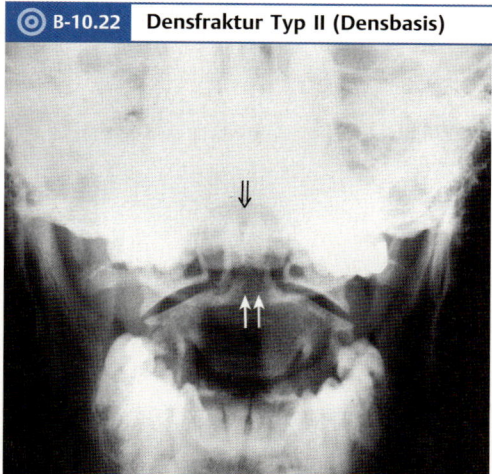

Denszielaufnahme a. p.: Es handelt sich hier um eine typische Querfraktur (Pfeile) der Densbasis. Die scheinbare Längsfraktur durch die Densspitze (offener Pfeil) auf der Denszielaufnahme entspricht einer Überlagerung durch die vorderen Schneidezähne.

Differenzialdiagnostisch muss ein Os odontoideum abgegrenzt werden (akzessorischer Knochen an der Spitze des Dens des 2. Halswirbels), was anhand der meist assoziierten Denshypoplasie und den abgerundeten „Frakturrändern" möglich ist. Die Abrundung der Frakturenden ist auch ein hilfreicher Befund zur Differenzierung älterer von frischen Frakturen. Als Folgezustand einer Densfraktur kann ein separiertes knöchernes Fragment persistieren oder eine Pseudarthrose vorliegen.

Die differenzialdiagnostische Abgrenzung zum Os odontoideum gelingt anhand der scharfen, nicht abgerundeten Frakturenden und der meist mit einem Os odontoideum assoziierten Denshypoplasie.

(Disko)ligamentäre Verletzungen

Bei schweren Traumen kann es zu einer **atlanto-okzipitalen Dislokation** kommen, die zu einer hohen Querschnittslähmung oder zum Tod führt. Die **anterioren atlanto-dentalen Luxationen** setzen eine Zerreißung der Lig. transversum voraus.

(Disko)ligamentäre Verletzungen

Bei schweren Traumen kann es zu einer **atlanto-okzipitalen Dislokation** kommen.

▶ **Merke:** Wenn die atlanto-dentale Distanz im Seitbild auf mehr als 3 mm vergrößert ist, liegt eine Instabilität vor.

◀ Merke

Luxationen der Zwischenwirbelgelenke aufgrund eines Flexions-Distraktions-Verletzungsmechanismus führen zu einer Verhakung der Procc. articulares gegeneinander (**„locked facets"**, Abb. **B-10.23**). Das vordere Längsband hat sich von der Wirbelkörpervorderfläche abgelöst, die Ligg. flava, inter- und

Luxationen der Zwischenwirbelgelenke aufgrund eines Flexions-Distraktions-Verletzungsmechanismus führen zu einer Verhakung der Procc. articulares gegeneinander (**„locked facets"**, Abb. **B-10.23**).

◉ B-10.23   **Facettengelenkverhakung**

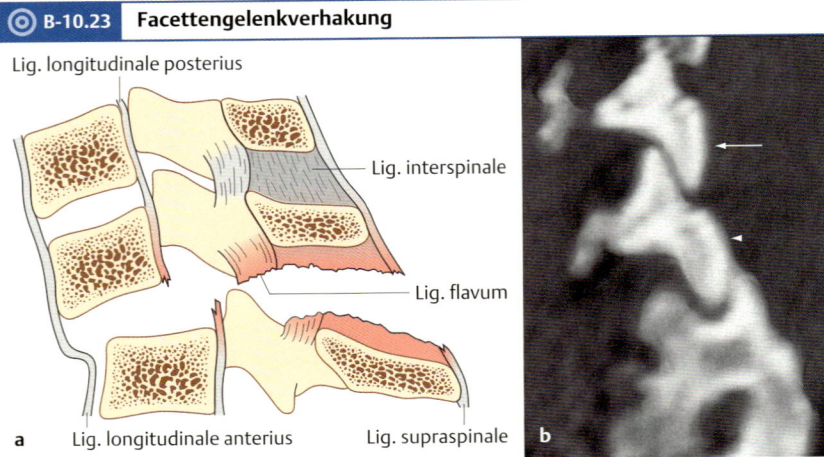

Lig. longitudinale posterius

Lig. interspinale

Lig. flavum

a   Lig. longitudinale anterius   Lig. supraspinale   **b**

a Schematische Darstellung des Pathomechanismus. Zerreißung der Ligg. longitudinale posterius, inter- und supraspinalia. Abscherung des Lig. longitudinale anterius vom Wirbelkörper.
b Sagittale CT-Sekundärrekonstruktion: regelrechte Stellung im Facettengelenk (Pfeil) und Ventralluxation des Proc. articularis inferior mit Verhakung im darunter liegenden Segment (Pfeilspitze).

◉ B-10.24   **Doppelte Fraktur des Wirbelbogens (HWK 5 links) und diskoligamentäre Zerreißung**

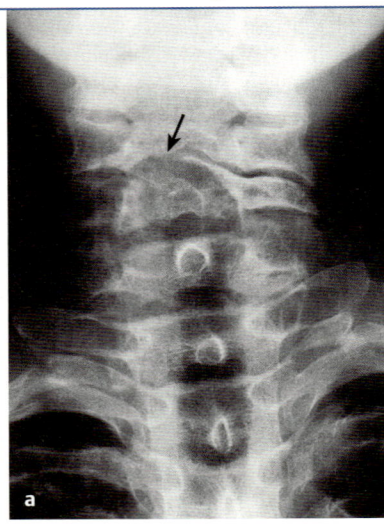
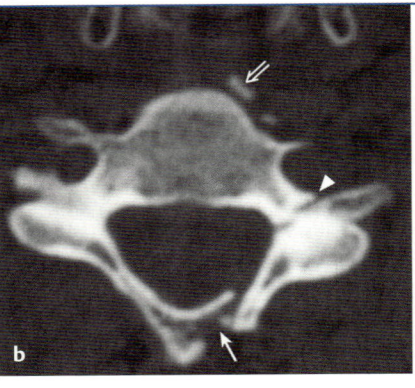

a,b Dorsale Fraktur des Wirbelbogens von HWK 5 (Röntgenbild a. p.-Projektion und CT-Schnitt, Pfeile). Eine zweite linksseitige Fraktur des Wirbelbogens ist nur auf der CT erkennbar (**b**, Pfeilspitze). Die diskoligamentäre Zerreißung ist am Abriss eines kleinen Knochenfragmentes an der Vorderkante erkennbar **(b)** (teardrop-Läsion, offener Pfeil).

„Teardrop-fracture": Ein auf der Seitaufnahme erkennbares, tropfenförmiges, an der Wirbelkörpervorderkante knöchern ausgerissenes Fragment (Abb. **B-10.24**).

supraspinosa sowie das hintere Längsband sind rupturiert. Die bei dieser Verletzung fehlende Kongruenz der Gelenkflächen lässt sich am besten auf Schrägprojektionen darstellen.

Ein auf der Seitaufnahme erkennbares, tropfenförmiges, an der Wirbelkörpervorderkante knöchern ausgerissenes Fragment ist ein Zeichen einer ausgedehnten diskoligamentären Läsion bei schweren Hyperflexionstraumen („**teardrop-fracture**", Abb. **B-10.24**). Das vordere Längsband zieht bei seiner Ruptur ein kleines Knochenstück mit. Die Ligg. flava und interspinosa sind rupturiert. Die tear-drop fracture ist primär instabil und das Spinalmark wird häufig verletzt.

10.2 Spinalkanal

10.2.1 Radiologische Methoden

> ▶ **Merke:** Bei klinischem Verdacht auf eine Läsion des Myelons ist die **MRT** heute die Methode der ersten Wahl.

Vor der MRT sollten Röntgenaufnahmen vom entsprechenden Wirbelsäulen-abschnitt angefertigt werden, um osteodestruktive Prozesse auszuschließen. Die **Myelographie** bleibt unklaren Befunden vorbehalten. Zur Durchführung der Myelographie s.S. 628 ff. Neben den dort genannten Indikationen ist eine Mye-lographie mit Postmyelo-CT nur noch bei Patienten indiziert, bei denen eine MRT nicht möglich ist (z.B. bei Herzschrittmacher).
Eine **Angiographie** der Spinalgefäße wird durchgeführt bei Verdacht auf Gefäß-malformationen oder intraspinale Tumoren.

Vor MRT sollten Röntgenaufnahmen des Wirbelsäulenabschnitts angefertigt werden.

10.2.2 Leitbefunde – vom radiologischen Befund zur Diagnose

Raumforderungen

Die Lokalisation und Beziehung einer spinalen Raumforderung zum Myelon und zur Dura ist der Schlüssel zur Diagnose. Bei jedem Tumor muss daher durch sagittale, axiale und ggf. kontrastverstärkte MRT-Sequenzen versucht werden, diesen einem der drei Kompartimente **extradural, intradural-extramedullär oder intradural-intramedullär** zuzuordnen (Abb. **B-10.25**).

Die Lokalisation und Beziehung einer spi-nalen Raumforderung zum Myelon und zur Dura ist der Schlüssel zur Diagnose (Abb. B-10.25).

Extradurale Raumforderungen

> ▶ **Merke:** Die häufigsten extraduralen Raumforderungen, die den **Spinalkanal einengen** und so zu einer Myelonläsion führen können, sind **Wirbelmetasta-sen** (Abb. **B-10.26**).

Weitere extradurale Ursachen sind
- entzündliche Veränderungen der Wirbelsäule und des paravertebralen Gewe-bes (z.B. epiduraler Abszess)
- Wirbelfrakturen (Fragment im Spinalkanal, Abscher-/Luxationsfraktion, epidurales Frakturhämatom) (s.S. 634)
- Bandscheibenvorfall (s.S. 628).

Weitere extradurale Ursachen:
- entzündliche Veränderungen
- Wirbelfrakturen (s.S. 634)
- Bandscheibenvorfall (s.S. 628).

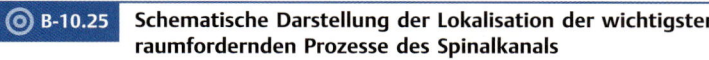

◎ **B-10.25** | **Schematische Darstellung der Lokalisation der wichtigsten raumfordernden Prozesse des Spinalkanals**

◎ **B-10.25**

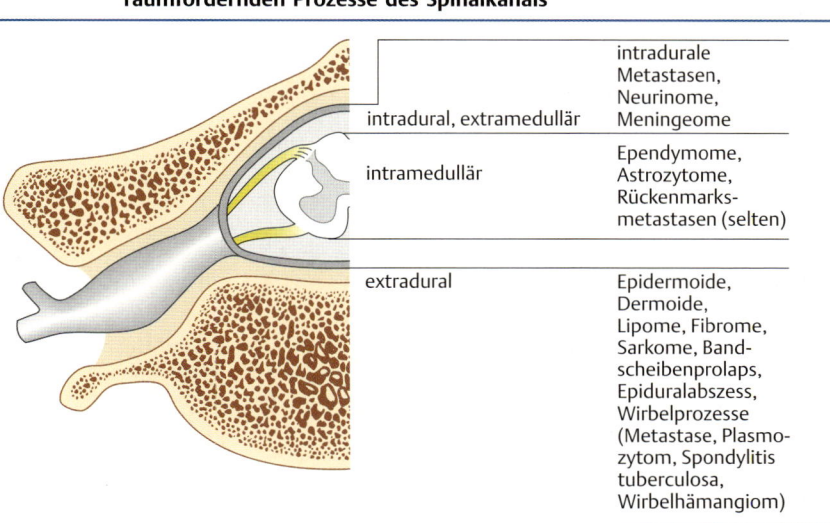

intradural, extramedullär	intradurale Metastasen, Neurinome, Meningeome
intramedullär	Ependymome, Astrozytome, Rückenmarks-metastasen (selten)
extradural	Epidermoide, Dermoide, Lipome, Fibrome, Sarkome, Band-scheibenprolaps, Epiduralabszess, Wirbelprozesse (Metastase, Plasmo-zytom, Spondylitis tuberculosa, Wirbelhämangiom)

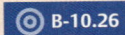 B-10.26

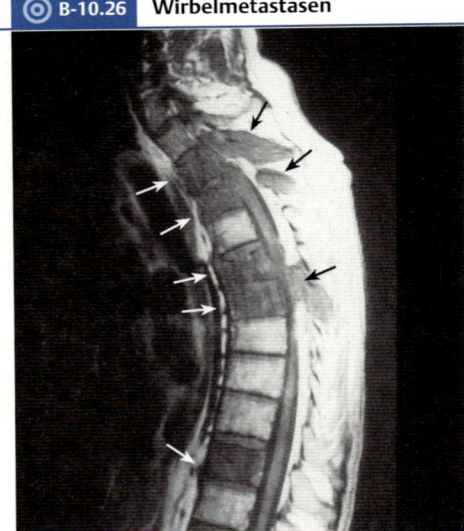

◎ B-10.26   **Wirbelmetastasen**

Wirbelmetastasen (Pfeile) in verschiedenen Höhen der BWS, die den Spinalkanal der oberen BWS deutlich einengen. Wirbelmetastasen erkennt man an der Signalminderung der befallenen Wirbelkörper im T1-gewichteten Bild, die durch die Verdrängung des fetthaltigen normalen Knochenmarks (Fett auf T1 = hell!) bedingt ist.

Intradural-extramedullär lokalisierte Raumforderungen

Intradural-extramedullär lokalisierte Raumforderungen

Die **gutartigen Nervenscheidentumoren** (Neurinome, Neurofibrome) und **Meningeome** bilden ca. 90 % aller intraduralen-extramedullären Raumforderungen (Tab. **B-10.2**, Abb. **B-10.27–B-10.30**).

≡ B-10.2   **Intradural-extramedullär lokalisierte Raumforderungen**

Raumforderung	typische Befunde	Bemerkungen
Neurinom	▪ **Rö.:** Aufweitung des Neuroforamens und Arrosion des Pedikels und der Wirbelkörperhinterkante, die halbmondförmig konfiguriert ist (dorsales „scalloping"). ▪ **MRT** (Methode der Wahl): Neurinome und Neurofibrome weisen in der MRT meist eine erhöhte Signalintensität im T2-gewichteten Bild auf und sind isointens zum Myelon auf T1-gewichteten Sequenzen. Nach KM-Gabe ist ein intensives Enhancement zu beobachten (Abb. **B-10.27**). Neurinome und Neurofibrome können in der MRT nicht zuverlässig unterschieden werden. ▪ **Myelographie:** intraspinaler Füllungsdefekt oder Wurzeltaschenamputation	In Abhängigkeit vom Ausgangspunkt liegen Neurinome entweder intradural (70 %), extradural (15 %) oder kombiniert intra- und extradural (15 %). **Merke:** Ein kontrastmittelaufnehmender Tumor mit sanduhrförmigem Aspekt sowie intra- und extraduraler Ausdehnung durch das Neuroforamen ist praktisch beweisend für ein Neurinom!
Meningeom	▪ **Rö.:** im Regelfall keine Auffälligkeiten, evtl. Verkalkungen ▪ **Myelographie:** indirekter Nachweis durch den Füllungsdefekt sowie die mögliche Verlagerung und Kompression des Myelons ▪ **MRT:** Meningeome sind auf T1- und T2-gewichteten Bildern meist von ähnlicher Signalintensität wie das Myelon. Nach Kotrastmittelgabe zeigen sie ein homogenes Enhancement (Abb. **B-10.28**), welches häufig geringer als bei Neurinomen ist. Stark verkalkte Meningeome sind von niedriger Signalintensität in der MRT und nehmen fast kein KM auf.	Spinale **Meningeome** sind hauptsächlich **thorakal** (80 % BWS, 15 % HWS) lokalisiert. Ein verlässliches Zeichen für die Differenzierung von Neurinomen ist die häufig sichtbare breitbasige durale Anheftungsstelle der Meningeome („menigeal tail", Abb. **B-10.28b**). Auch Meningeome können in Einzelfällen eine sanduhrförmige Konfiguration haben und sind dann nicht von Neurinomen zu unterscheiden.
leptomeningeale Tumorabsiedelung (bei Patienten mit fortgeschrittenem Tumorleiden, z. B. Bronchialkarzinom)	▪ **MRT:** multiple, noduläre Herde an der Cauda equina oder diffuse Verdickung der Meningen bzw. der lumbalen Wurzeln (Abb. **B-10.29**, und **B-10.30**). Die MRT sollte auf jeden Fall mit KM durchgeführt werden, da diese Herde sonst dem Nachweis entgehen können.	Die Tumoranamnese und Liquorzytologie sind meist zur Diagnosesicherung in Verbindung mit der MRT ausreichend.

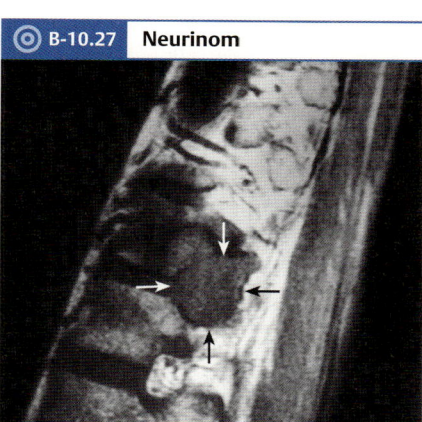
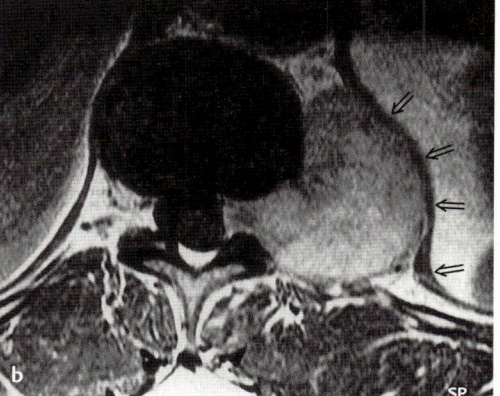

a Aufweitung des Neuro-
foramens (Pfeile) durch die
Tumormassen (T1 sagittal).
b Angedeutet sanduhrförmige
Tumorkonfiguration mit
deutlicher KM-Aufnahme
(T1 transversal nach Gd-
DTPA) und großem extra-
spinalen Anteil, der den
linken Zwerchfellschenkel
(Pfeile) nach lateral
verlagert.

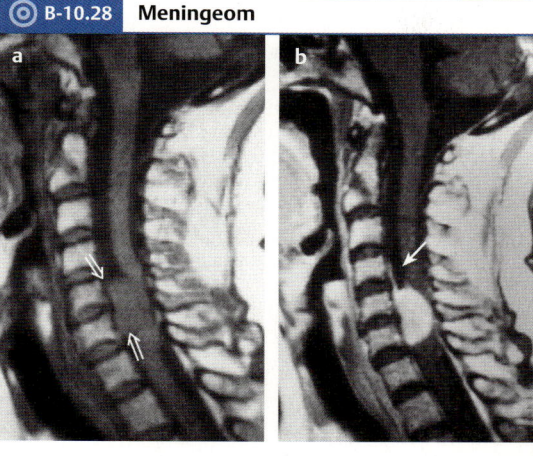

a Meningeom (Pfeile) im Bereich des Halsmarkes, welches
durch den Tumor komprimiert und verlagert wird.
b Deutliche KM-Aufnahme des Meningeoms mit Darstellung der meningealen Basis („meningeal tail", Pfeil).

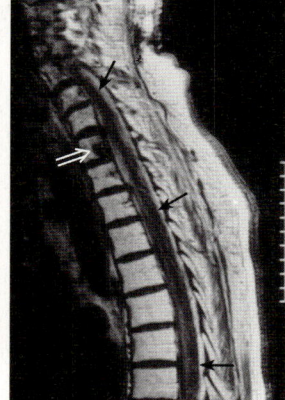

Diffuse meningeale Ver-
dickung mit deutlicher
KM-Aufnahme, die das
dunkle Myelon umschei-
det (Pfeile). Zusätzlich
Knochenmetastasen im
fokal signalgeminderten
Wirbelkörper HWK 7
(offener Pfeil).

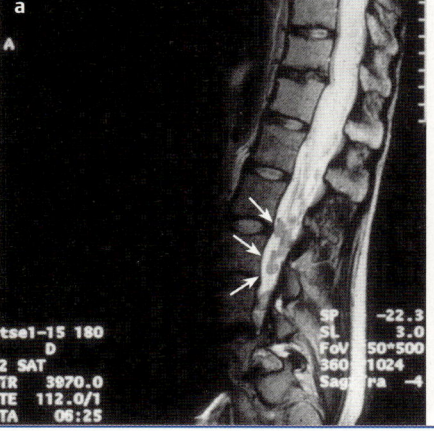
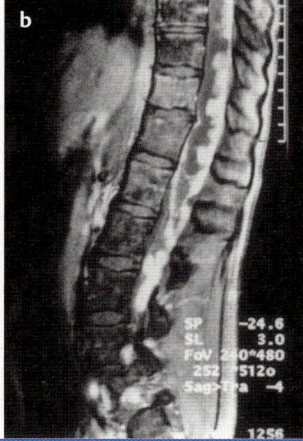

a Mehrere Tumorknoten (Pfeile), die an die
Cauda equina adhärent sind (T2-gewichtet,
sagittal).
b Die fettunterdrückte kontrastverstärkte
T1-gewichtete Sequenz zeigt das gesamte
Ausmaß der intraspinalen Tumorabsiedlun-
gen.

Intramedulläre Raumforderungen

Die häufigsten intramedullären Tumoren sind Gliome.

Intramedulläre Raumforderungen

90–95 % der intramedullären Tumoren sind Gliome (v. a. Ependymome und niedriggradige Astrozytome). Von nennenswerter Häufigkeit kommt daneben nur noch das Hämangioblastom vor (Tab. **B-10.3**, Abb. **B-10.31–B-10.33**).

B-10.3　Intramedulläre Raumforderungen

Raumforderung	typische Befunde	Bemerkungen
Ependymome	■ **Rö.:** evtl. erweiterter Spinalkanal oder Wirbeldestruktion (dorsales „scalloping", Tab. **B-10.2**) ■ **MRT:** Überwiegend sind die Ependymome isointens zum Myelon auf T1-gewichteten MRT-Sequenzen und hyperintens in T2-gewichteten Bildern (Abb. **B-10.31a**). Bei Einblutungen und zystischer Degeneration kann das Signalverhalten aber sehr variabel sein. Konstant nachweisbar ist eine inhomogene, sehr kräftige KM-Aufnahme, die eine Abgrenzung der soliden von den zystischen und eingebluteten Tumoranteilen erlaubt (Abb. **B-10.31b**). ■ **Myelographie:** symmetrische Auftreibung des Myelons oder KM-Aussparung am Filum terminale	Oft sind die Tumoren zystisch degeneriert und weisen Einblutungen auf.
spinales Astrozytom	■ **Rö.:** fast immer unauffällig ■ **Myelographie:** Auftreibung des Myelons. ■ **MRT:** Das Myelon ist diffus aufgetrieben. Auf T1-gewichteten Sequenzen (Abb. **B-10.32a**) stellen sich spinale Astrozytome isointens bis gering hypointens im Vergleich zum Myelon dar. Im T2-gewichteten Bild sind die Tumoren hyperintens (Abb. **B-10.32b** und **c**). Da praktisch alle spinalen Astrozytome deutlich KM aufnehmen, können daraus keine Rückschlüsse auf den Malignitätsgrad gezogen werden.	Meist langstreckiges, langsames Wachstum über mehrere Wirbelsegmente. Das Halsmark ist die bevorzugte Tumorlokalisation. Wichtigste Differenzialdiagnose ist das Ependymom des Halsmarks! (Ependymome sind schärfer abgegrenzt als Astrozytome und weisen im Gegensatz zu diesen häufiger Einblutungen auf).
Hämangioblastom	■ **Myelographie:** evtl. dilatierte Gefäße mit einer diffusen Myelonauftreibung ■ **MRT:** Die MRT stellt den intensiv KM aufnehmenden Tumor mit der begleitenden Zyste (Abb. **B-10.33a** und **b**) direkt dar. Die leptomeningealen Tumorgefäße sind aufgrund des schnellen Blutflusses nicht signalgebend und damit dunkel dargestellt. ■ **selektive spinale Angiographie:** Identifikation der zu- und abführenden Gefäße zum Tumornodulus	Das **Hämangioblastom** besteht aus einem stark vaskularisierten Nodulus, der aus prominenten leptomeningealen Gefäßen gespeist und dräniert wird, und einer begleitenden, benignen Zyste, die das Myelon diffus aufweitet. Der Tumor ist zu 50 % im Thorakalmark und zu 40 % im Zervikalmark lokalisiert.

⊚ B-10.31　Ependymom Höhe BWK 11/12

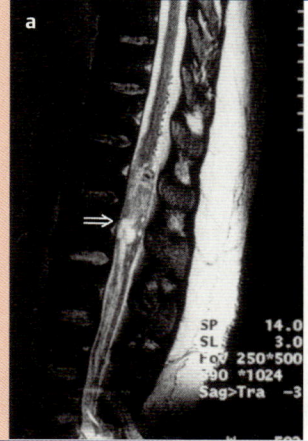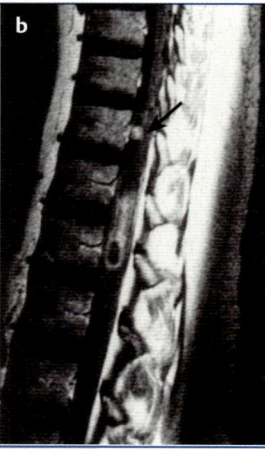

a Helles oväleres Areal auf dem T2-gewichteten Bild in den kaudalen Tumoranteilen (Pfeil), einer kleinen Tumorzyste entsprechend. Der solide Tumoranteil lässt sich auf der kontrastverstärkten Sequenz (b) klar identifizieren.

b Zusätzliche kleine intradural-extramedullär liegende, kontrastmittelaufnehmende Raumforderung oberhalb des Ependymoms (Pfeil), welches sich histologisch als kleines Neurinom herausstellte.

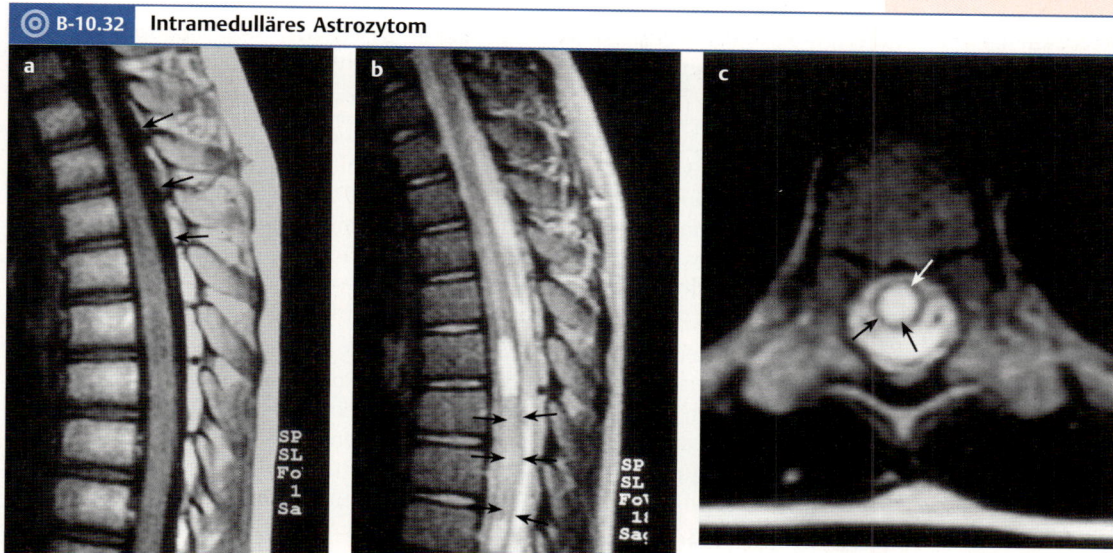

B-10.32   Intramedulläres Astrozytom

a   **b**   **c**

Im T1-gewichteten Bild (**a**) nahezu isointenser Tumor, der zu einer geringen spindelförmigen Auftreibung des Thorakalmarks geführt hat (Pfeile). Die T2-gewichtete Sequenz (**b**: sagittal, **c**: transversal) zeigt den soliden Tumoranteil (Pfeile), der nach kranial und kaudal von einer sehr signalintensen (= liquorhaltigen) tumorbedingten Aufweitung des Zentralkanals (Tumorsyrinx) begrenzt wird.

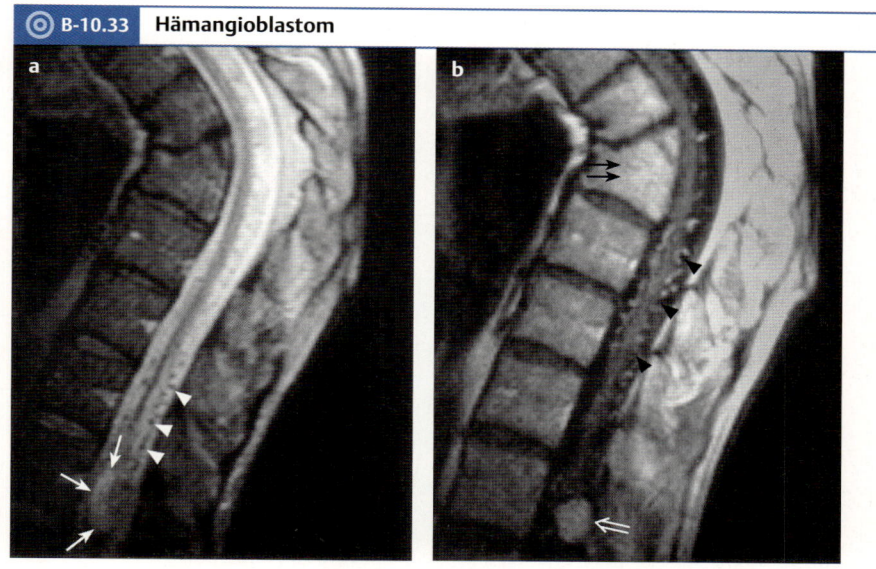

B-10.33   Hämangioblastom

B-10.33

a   **b**

a Im T2-gewichteten Bild zahlreiche Gefäßanschnitte (Pfeilspitzen), die das Myelon umgeben und sich aufgrund des schnellen Blutflusses dunkel abbilden. Tumorzyste am unteren Bildrand (Pfeile).
b Kräftige KM-Aufnahme des Tumorknotens (offener Pfeil) und der Gefäßkonvolute (Pfeilspitzen). Anguläre Kyphosierung durch Keilwirbel als Nebenbefund (Doppelpfeil).

10.2.3 Wichtige Krankheitsbilder –
von der Diagnose zum Befund

Hydro- und Syringomyelie

▶ **Definition**

10.2.3 Wichtige Krankheitsbilder – von der Diagnose zum Befund

Hydro- und Syringomyelie

▶ **Definition:** Unter einer **Hydromyelie** wird eine liquorhaltige Erweiterung des Zentralkanales des Myelons verstanden, die mit Ependym ausgekleidet ist. Bei einer **Syringomyelie** (auch „Syrinx") liegt dagegen eine parazentrale, liquorgefüllte Höhlenbildung durch transependymalen Liquorübertritt vor. Syringo- und Hydromyelie kommen häufig gemeinsam vor und sind auch histopathologisch oft schwer zu trennen.

Syringomyelien treten vor allem im Zervikalmark auf.

Syringomyelien können in jedem Abschnitt des Myelons auftreten. Am häufigsten werden sie im Zervikalmark beobachtet. Posttraumatische Syringomyelien treten in allen Höhen auf, während Tumor-assoziierte Erweiterungen des Zentralkanals bevorzugt im Zervikalmark zu finden sind.

Klinik: Steifheitsgefühl in den Beinen sowie Schwäche und/oder Steifheit der Arme ohne Seitenbetonung.

Klinik: Die Patienten klagen häufig über ein Steifheitsgefühl in den Beinen sowie Schwäche und/oder Steifheit der Arme ohne Seitenbetonung. Bei der klinischen Untersuchung zeigen sich eine spastische Paraparese, Muskelatrophien und abgeschwächte Muskeleigenreflexe an der oberen Extremität.

Methode der Wahl ist die MRT.
Radiologische Diagnostik: Die Syringomyelie stellt sich in der MRT mit einem liquoräquivalenten Signal dar (Abb. **B-10.34**).

Diagnostisches Vorgehen: Methode der Wahl ist die MRT.
Radiologische Diagnostik: In der **MRT** stellt sich die zentrale Höhlenbildung des Myelons mit einem liquoräquivalenten Signal dar, d. h. auf T1-gewichteten Bildern hypointens und in T2-gewichteten Sequenzen hyperintens (Abb. **B-10.34**). Durch eine **Myelographie** kann die Syringomyelie nur indirekt anhand einer Aufweitung des Myelons dargestellt werden.

Grundsätzlich müssen zum Ausschluss einer tumorbedingten Syrinx kontrastverstärkte Sequenzen angefertigt werden.

Gelegentlich werden Septen innerhalb der Syrinx beobachtet. Wichtig ist die Erfassung der gesamten kranio-kaudalen Syrinxausdehnung. Grundsätzlich müssen zum Ausschluss einer tumorbedingten Syrinx kontrastverstärkte Sequenzen angefertigt werden. Auf die Zeichen einer Arnold-Chiari-Malformation als häufige Syrinxursache muss geachtet werden.

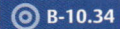

◉ B-10.34

◉ B-10.34   **Posttraumatische Syringomyelie (Pfeilspitzen) durch Myelonkompression nach inadäquater Versorgung einer BWK-12-Fraktur**

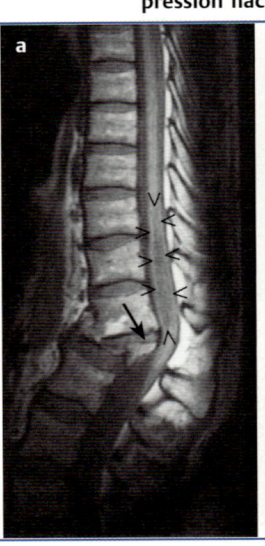
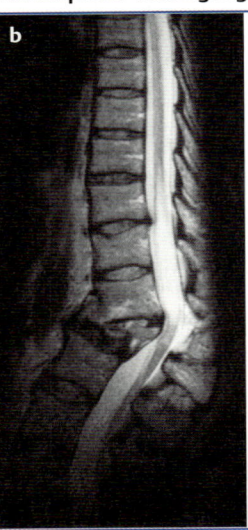

a   b

T1(**a**)- und T2(**b**)-gewichtetes MRT in sagittaler Schichtführung (Pfeil = BWK12).

Arnold-Chiari-Malformation

▶ **Definition:** Komplexe Missbildung mit Verschiebung von Kleinhirnteilen sowie Medulla oblongata durch das Foramen magnum in den Spinalkanal mit Gefahr der Entstehung eines Hydrozephalus. Man unterscheidet vier Subtypen (Chiari I–IV). Nur Typ I + II betreffen den Spinalkanal.

Chiari I: Herniation der Kleinhirntonsillen nach kaudal in den Subarachnoidalraum dorsal des oberen Zervikalmarkes. Es werden Kombinationen mit einer basilären Impression, knöchernen Anomalien sowie einer Erweiterung des zervikalen Spinalkanales gefunden.

Chiari II: Der Vermis ist ebenfalls nach kaudal in Höhe des Zervikal- oder selten auch des Thorakalmarkes verlagert. Zusätzlich ist der IV. Ventrikel tubulär elongiert und es liegt fast immer eine Myelomeningozele vor. Weitere assoziierte Anomalien sind fehlender Bogenschluss von HWK 1, Hydromyelie und Syringomyelie.

Diagnostisches Vorgehen: Die MRT ist Methode der Wahl.

Radiologische Diagnostik: In sagittaler Schichtführung lassen sich in der MRT das Ausmaß des Tonsillentiefstandes und die Ausdehnung der begleitenden Syringomyelie exakt beurteilen. Assoziierte Anomalien werden durch weitere Aufnahmeebenen und Zusatzsequenzen in gleicher Sitzung abgeklärt (Abb. **B-10.35**).

Myelonkontusion

Klinik: Die akute posttraumatische Myelonkontusion imponiert klinisch durch eine Querschnittsymptomatik.

Diagnostisches Vorgehen: Tritt nach einem Unfall bei einem Patienten eine Querschnittsymptomatik auf, ohne dass auf den konventionellen Röntgenaufnahmen eine ursächliche Wirbelkörperfraktur erkennbar ist, so sollte differenzialdiagnostisch auch an eine Myelonkontusion gedacht werden. Der Kontusionsherd kann nur durch die MRT dargestellt werden

Radiologische Diagnostik: Bei erhaltener Kontinuität des Myelons ist der Kontusionsherd in der MRT in T2-gewichteten Sequenzen als signalreiches Areal erkennbar. Kleine intramedulläre Blutungsherde und ein epidurales Hämatom

Arnold-Chiari-Malformation

◀ **Definition**

Radiologische Diagnostik: Die MRT ist Methode der Wahl (Ausmaß des Tonsillentiefstandes und Ausdehnung der Syringomyelie, Abb. **B-10.35**).

Myelonkontusion

Klinik: Querschnittsymptomatik.

Diagnostisches Vorgehen: Querschnittsymptomatik ohne ursächliche Wirbelkörperfraktur auf den konventionellen Röntgenaufnahmen.

Radiologische Diagnostik: Der Kontusionsherd kann durch die MRT dargestellt werden (signalreiches Areal in T2-gewichteten Sequenzen).

⊙ B-10.35   Arnold-Chiari-Malformation

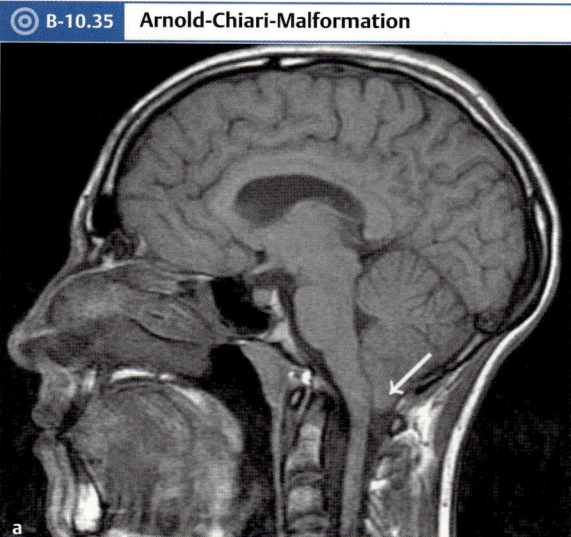

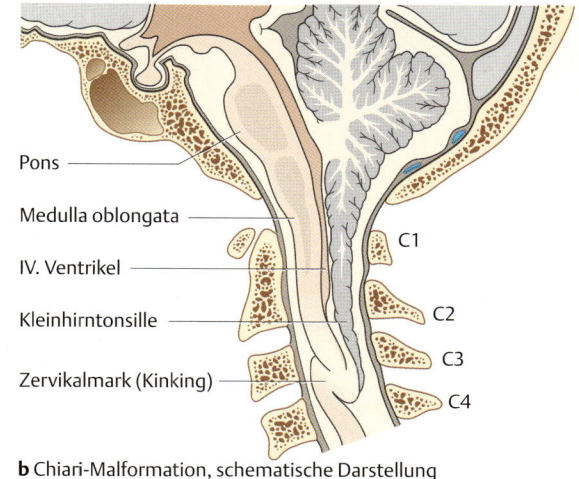

Pons
Medulla oblongata
IV. Ventrikel
Kleinhirntonsille
Zervikalmark (Kinking)

C1
C2
C3
C4

b Chiari-Malformation, schematische Darstellung

a Chiari-Malformation Typ 1, T1-gewichtetes sagittales MRT-Bild:
Die Herniation der Kleinhirntonsillen nach kaudal in das Foramen magnum und den Zervikalkanal ist gut zu erkennen (Pfeil). Der Hirnstamm wird nach ventral verlagert und komprimiert.

lassen sich in Abhängigkeit von der Länge des zeitlichen Intervalls seit dem Trauma mit wechselnder Signalintensität abgrenzen.

Die Myelonkontusion ist von einer Myelitis transversa (s. u.) oder einer fokalen Myelitis im Rahmen einer Multiplen Sklerose nur anamnestisch zu unterscheiden.

Myelitis transversa

Myelitis transversa

Klinik: Die akute Myelitis transversa als klinisches Syndrom kann eine Reihe von Ursachen haben (z. B. SLE, postinfektiös, Tumorleiden).

Radiologische Diagnostik: Auf T2-gewichteten Sequenzen zeigt sich eine flächige, unscharf begrenzte Signalanhebung des Myelons (Abb. **B-10.36**).

Klinik: Die transverse Myelitis ist gekennzeichnet durch eine akut auftretende und rasch progrediente neurologische Störung, die das gesamte Myelon betrifft. Sie stellt ein klinisches Syndrom dar, das viele Ursachen haben kann, wie z. B. akut- oder postinfektiös, durch Autoimmunkrankheiten (systemischer Lupus erythematodes) oder durch ein generalisiertes Tumorleiden. Die transverse Myelitis kann in allen Höhen auftreten.

Radiologische Diagnostik: Die MRT dient in erster Linie zum Ausschluss anderer, operativ angehbarer Erkrankungen, die eine ähnliche Symptomatik verursachen können, wie z. B. ein Bandscheibenvorfall, ein epiduraler Abszess oder eine kompressionsbedingte Myelopathie. Auf T2-gewichteten Sequenzen zeigt sich eine flächige, unscharf begrenzte Signalanhebung des Myelons, das geringgradig aufgetrieben ist (Abb. **B-10.36a**). In einigen Fällen lässt sich eine KM-Aufnahme nachweisen (Abb. **B-10.36b**).

◉ **B-10.36**   **Myelitis transversa**

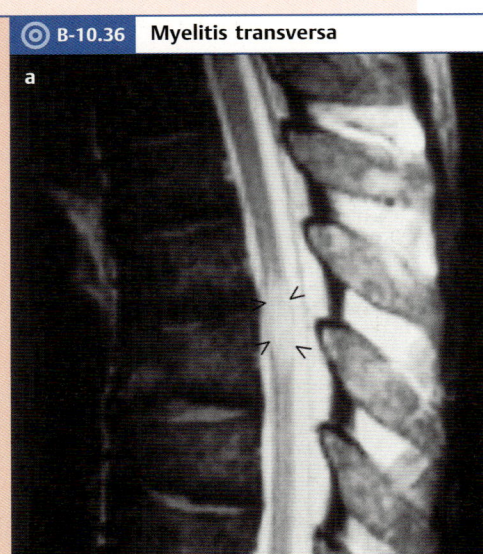
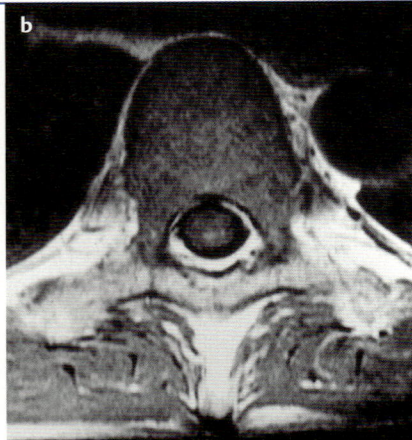

a Spindelförmige Signalanhebung (Pfeilspitzen) des gering aufgetriebenen Myelons im T2-gewichteten Sagittalschnitt, die nicht von einem spinalen Astrozytom zu unterscheiden ist.

b Die relativ geringe KM-Aufnahme (transversal) spricht gegen das Astrozytom.

11 Schädelbasis, Gesichtsschädel und Orbita

→ **ZNS s.S. 558**

11.1 Radiologische Methoden

11.1.1 Konventionelle Röntgendiagnostik

Konventionelle Übersichtsaufnahmen in 2 Ebenen sind zur Abklärung ossärer Veränderungen des Schädels auch heute noch die Basismethode in der Bildgebung:

- **Schädel p.-a.:** Abgebildet werden die knöchernen Strukturen der Schädelkalotte mit ihren Suturen, ferner die knöchernen Konturen beider Orbitae sowie der Stirnhöhle und der Nasenhaupthöhle. Weiter kaudal sind Pyramidenoberkante, Pyramidenspitze und Mastoid dargestellt (Abb. **B-11.1**).
- **Schädel seitlich:** Auf der seitlichen Schädelaufnahme werden die knöchernen Strukturen der Schädelkalotte mit ihren Suturen in der **zweiten Ebene** beurteilt. Die Strukturen der Schädelbasis (Fossa hypophysealis, Dorsum sellae, Os frontale) kommen in seitlicher Projektion zur Darstellung. Von den Strukturen des Gesichtsschädels können im Wesentlichen das Os nasale sowie der Sinus frontalis in der zweiten Ebene beurteilt werden. Kraniozervikaler Übergang und obere Halswirbelkörper werden regelmäßig mit dargestellt (s.S. 615).

Die Übersichtsaufnahmen des Schädels können durch weitere Aufnahmen ergänzt werden:

- **Axiale Aufnahme der Schädelbasis:** Vordere, mittlere und hintere Schädelgrube werden dargestellt. In der **mittleren** Schädelgrube können von medial nach lateral die Foramina lacerum, ovale sowie spinosum abgegrenzt werden. Die **hintere** Schädelgrube umschließt das Foramen magnum. Zwischen mittlerer und hinterer Schädelgrube sind die knöchernen Strukturen der Felsenbeine mit den pneumatisierten Mastoidzellen abgrenzbar (Abb. **B-11.2**).

11   Schädelbasis, Gesichtsschädel und Orbita

11   Radiologische Methoden

11.1.1 Konventionelle Röntgendiagnostik

Konventionelle Übersichtsaufnahmen in 2 Ebenen sind die Basismethode:

- **Schädel p.-a.:** Abgebildet werden die Konturen von Schädelkalotte, Orbitae, Stirnhöhle und Nasenhaupthöhle (Abb. **B-11.1**).
- **Schädel seitlich:** Dargestellt werden die Schädelkalotte in der **zweiten Ebene** sowie die Strukturen der Schädelbasis. Os nasale, Sinus frontalis, kranio-zervikaler Übergang und obere Halswirbelkörper werden ebenfalls abgebildet (s.S. 615).

- **Axiale Aufnahme der Schädelbasis:** In der **mittleren** Schädelgrube können die Foramina lacerum, ovale und spinosum abgegrenzt werden, in der **hinteren** das Foramen magnum, dazwischen die Felsenbeine (Abb. **B-11.2**).

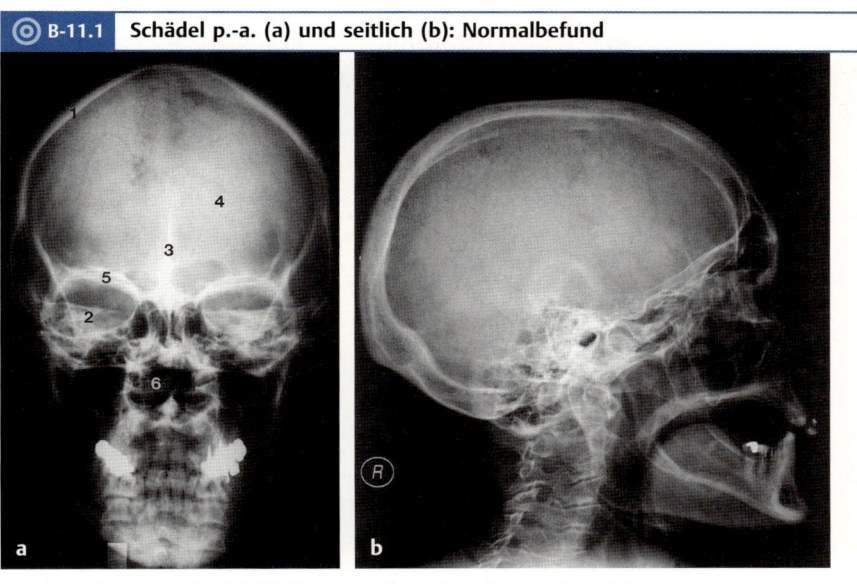

B-11.1   Schädel p.-a. (a) und seitlich (b): Normalbefund

B-11.1

Die normale Dicke der Schädelkalotte schwankt zwischen 3 und 8 mm.
1 Schädelkalotte **2** Felsenbeinpyramide **3** Sutura sagittalis **4** Sutura lambdoidea
5 Orbitarahmen **6** Nasenhaupthöhle

Auch Spezialaufnahmen können zur Anwendung kommen:

In der **Diagnostik von Nasennebenhöhlen-Erkrankungen** werden verwendet:

- **Okzipitomentale Nasennebenhöhlenaufnahme (NNH o. m.):** Sie dient der Beurteilung der Kieferhöhlen sowie des Foramen infraorbitale und des Orbitabodens. Die **Linea innominata** stellt eine

Neben den Standardaufnahmen gibt es noch eine Reihe anderer **Spezialaufnahmen**, die zur Anwendung kommen können (Tab. **B-11.1**):

In der **Diagnostik von Nasennebenhöhlen-Erkrankungen** (z. B. Verdacht auf Sinusitis, Frakturen, Tumoren) kommen folgende Aufnahmetechniken häufig zum Einsatz:

- **Okzipitomentale Nasennebenhöhlenaufnahme (NNH o. m.):** Diese Aufnahme dient vor allem der Beurteilung der Kieferhöhlen, eingeschränkt auch der Keilbein- und der Stirnhöhlen. Auch eine Beurteilung des Foramen infraorbitale und des Orbitabodens ist gut möglich.

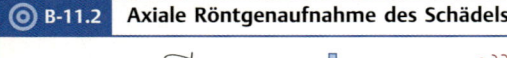

☰ B-11.1	Spezialaufnahmen des Schädels	
Aufnahme nach	**Beurteilung**	**Indikationen**
Schüller	Proc. mastoideus, pneumatisierte Zellen des Mastoids, äußerer Gehörgang, Paukenhöhle, Unterkieferköpfchen (Abb. **B-11.3**, **B-11.4**); Beurteilung am besten im Seitenvergleich	V. a. Otitis media, Mastoiditis, Felsenbeinlängsfraktur
Stenvers	Pyramidenoberkante, Pyramidenspitze, innerer Gehörgang mit den Innenohrstrukturen (Bogengänge; Schnecke). Hinweisend auf einen raumfordernden Prozess im inneren Gehörgang ist eine Seitendifferenz von mehr als 2 mm bzw. eine Aufweitung über 8 mm (Abb. **B-11.5**)	V. a. Osteolysen der Pyramidenoberkante und der Pyramidenspitze, Labyrinthitis (Entkalkung der das Labyrinth umgebenden Knochenstrukturen sowie Unschärfe und Auslöschung der Knochenkonturen), Cholesteatom, Akustikusneurinom (Erweiterung des inneren Gehörgangs)
Mayer	Mastoid, Caput mandibulae	vergleichbar den Indikationen der Aufnahmen nach Schüller

---

◎ **B-11.2**   **Axiale Röntgenaufnahme des Schädels**

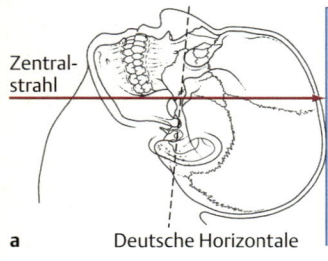

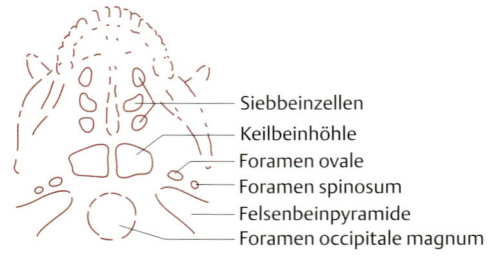

Zentral-
strahl

Deutsche Horizontale

a

Siebbeinzellen
Keilbeinhöhle
Foramen ovale
Foramen spinosum
Felsenbeinpyramide
Foramen occipitale magnum

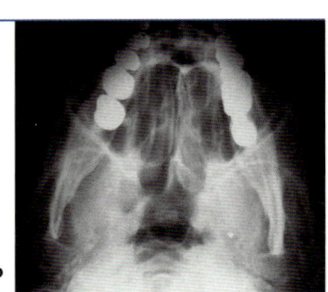

b

a Schematische Darstellung der Einstellung und der wichtigsten Konturen.
b Normaler Röntgenbefund.

◎ **B-11.3**

◎ **B-11.3**   **Schematische Darstellung der Projektionen in den Aufnahmen nach Mayer, Schüller und Stenvers**

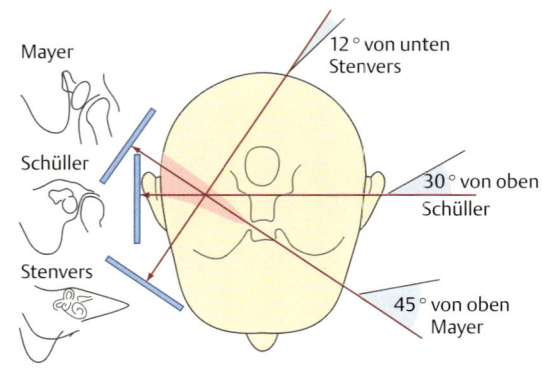

Mayer

Schüller

Stenvers

12° von unten
Stenvers

30° von oben
Schüller

45° von oben
Mayer

B-11.4   Aufnahme nach Schüller

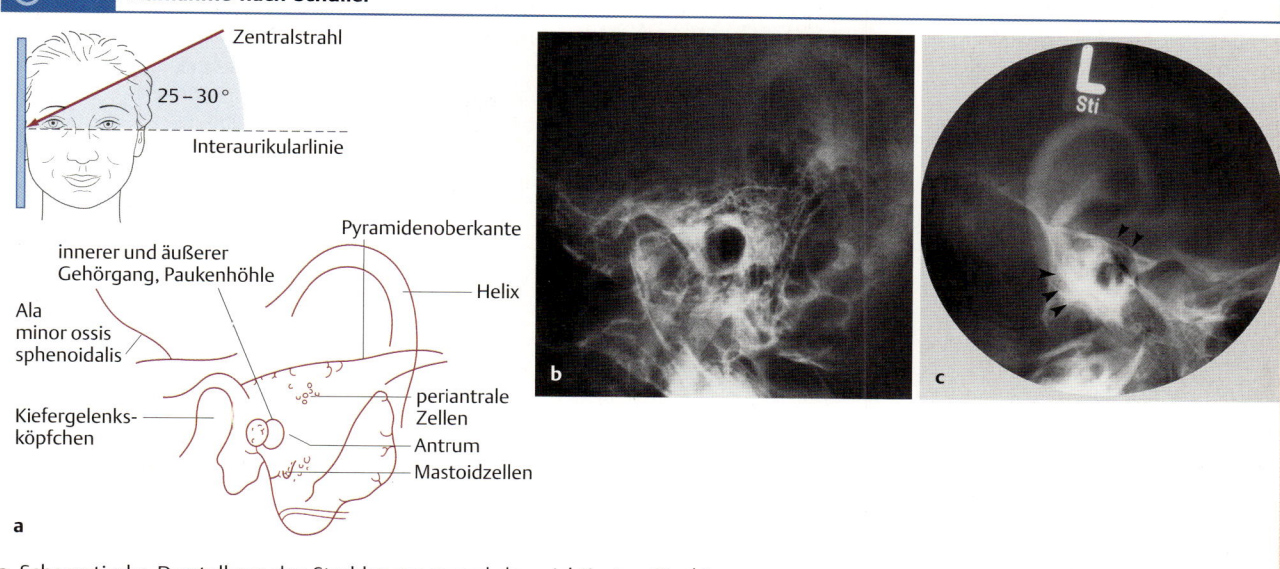

a Schematische Darstellung des Strahlengangs und der wichtigsten Strukturen.
b Normaler Röntgenbefund.
c Otitis media chronica mit Cholesteatom: Periantrale Sklerosierung (Pfeilspitzen) und Verschattung des Mastoids. Die chronische Entzündung führt zu einer hohen Knochendichte.

B-11.5   Aufnahme nach Stenvers

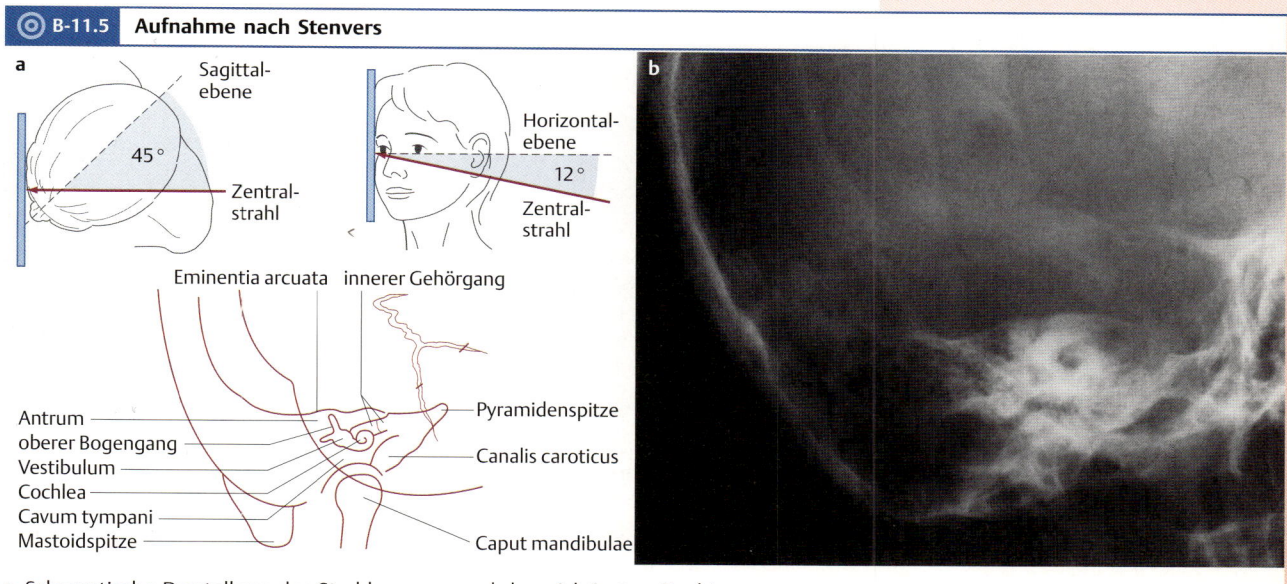

a Schematische Darstellung des Strahlengangs und der wichtigsten Strukturen.
b Normaler Röntgenbefund.

Als Besonderheit bei beiden Aufnahmen ist die **Linea innominata** erwähnenswert, die eine Kontur ohne morphologisches Korrelat darstellt (Abb. **B-11.6**). Die **Sutura frontozygomatica** auf diesen Aufnahmen darf keinesfalls mit einer Fraktur des Gesichtsschädels verwechselt werden.

■ **Okzipitofrontale Nasennebenhöhlenaufnahme (NNH o. f.):** Die Aufnahmen zeigen Stirnhöhlen, Siebbeinzellen, Orbita, Jochbogen und Unterkiefer. Verschattungen, Spiegelbildungen und Polster der NNH weisen auf pathologische Veränderungen hin (z. B. bei Sinusitis oder Frakturen, Abb. **B-11.7**).

Kontur ohne morphologisches Korrelat dar (Abb. **B-11.6**). Die **Sutura frontozygomatica** darf nicht mit einer Fraktur verwechselt werden.

■ **Okzipitofrontale Nasennebenhöhlenaufnahme (NNH o. f.):** Sie zeigt Stirnhöhlen, Siebbeinzellen, Orbita, Jochbogen und Unterkiefer (Abb. **B-11.7**).

⊚ **B-11.6**   **NNH im okzipitomentalen Strahlengang (NNH om)**

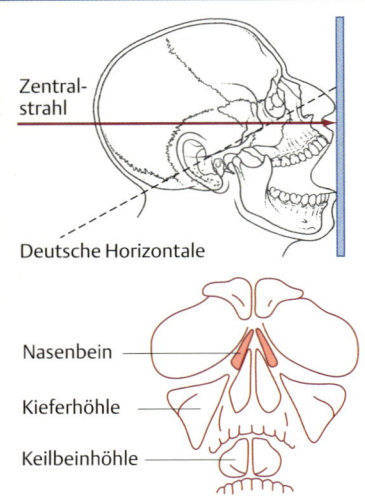

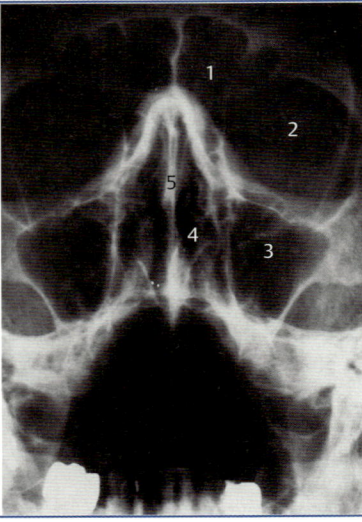

a Schematische Darstellung des okzipitomentalen Strahlengangs und der wichtigsten Strukturen.
b Normaler Röntgenbefund.
1 Sinus frontalis 2 Orbitahöhle 3 Sinus maxillaris 4 Nasenhaupthöhle 5 knöchernes Nasenseptum

---

⊚ **B-11.7**   **NNH im okzipitofrontalen Strahlengang (NNH of)**

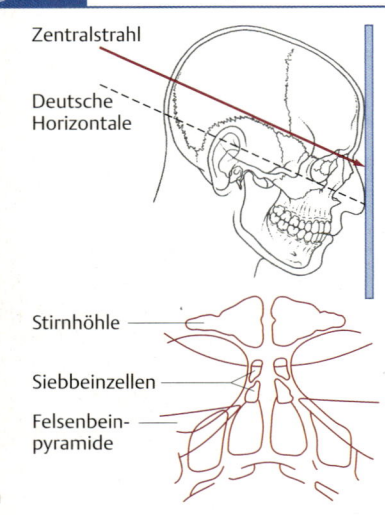

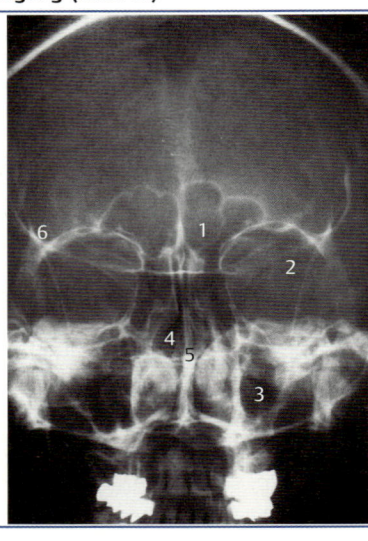

a Schematische Darstellung des okzipitofrontalen Strahlengangs und der wichtigsten Strukturen.
b Normaler Röntgenbefund.
1 Sinus frontalis 2 Orbitahöhle 3 Sinus maxillaris 4 Nasenhaupthöhle 5 knöchernes Nasenseptum 6 Linea innominata

---

- **Seitliche Aufnahme der Stirnhöhle:** Sie wird zur Differenzierung zwischen Stirnhöhlenhypoplasie und pathologischen Verschattungen herangezogen.

- **Seitliche Aufnahme des Nasenbeins** zur genauen Beurteilung von Nasenbeinfrakturen (Abb. **B-11.8**).

- **Henkeltopfaufnahme:** Sie dient zur Abklärung bei Verdacht auf Jochbeinbogenfraktur (s.S. 662, s. Abb. **B-11.27**).

- **Schrägaufnahme nach Rhese:** Sie dient der Beurteilung des dorsalen Orbitaanteils und des Canalis nervi optici (Abb. **B-11.9**).

- **Seitliche Aufnahme der Stirnhöhle:** Diese Aufnahme wird zur Beurteilung herangezogen, wenn die NNH-om/of-Aufnahmen keine eindeutige Differenzierung zwischen Stirnhöhlenhypoplasie und pathologischen Verschattungen zulassen. Eine weitere Indikation besteht bei Verdacht auf eine Stirnhöhlenfraktur.

- **Seitliche Aufnahme des Nasenbeins:** Die seitliche Aufnahme des Nasenbeins dient zur genauen Beurteilung von Nasenbeinfrakturen (Abb. **B-11.8**).
Nachfolgend sind weitere Spezialaufnahmen aufgeführt:

- **Henkeltopfaufnahme:** Diese Aufnahme stellt die axiale Projektion beider Jochbögen dar und dient zur Abklärung bei Verdacht auf Jochbeinbogenfraktur (s.S. 662, s. Abb. **B-11.27**).

- **Schrägaufnahme nach Rhese:** Diese Aufnahme wird zur Beurteilung des dorsalen Orbitaanteils und des Canalis nervi optici durchgeführt (Abb. **B-11.9**). So können z.B. Frakturen oder Orbitatumoren dargestellt werden.

◎ B-11.8 | **Konventionelle Röntgendiagnostik im Bereich des Schädels** | **◎ B-11.8**

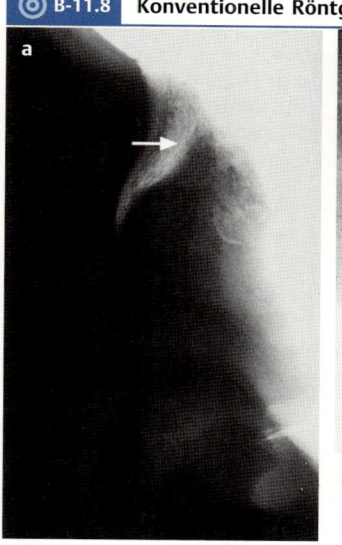

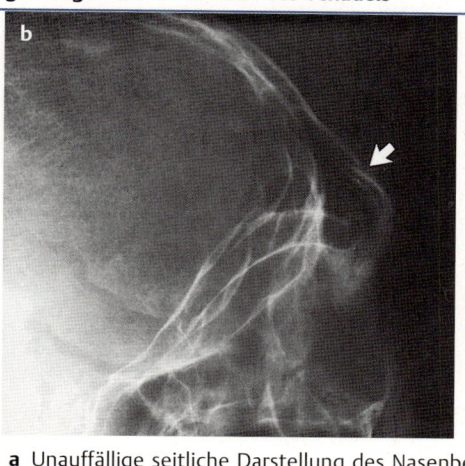

a Unauffällige seitliche Darstellung des Nasenbeins (Pfeil).
b Seitliche Darstellung der Stirnhöhle: Stirnhöhlenfraktur (Pfeil).

◎ B-11.9 | **Aufnahme der Orbita nach Rhese**

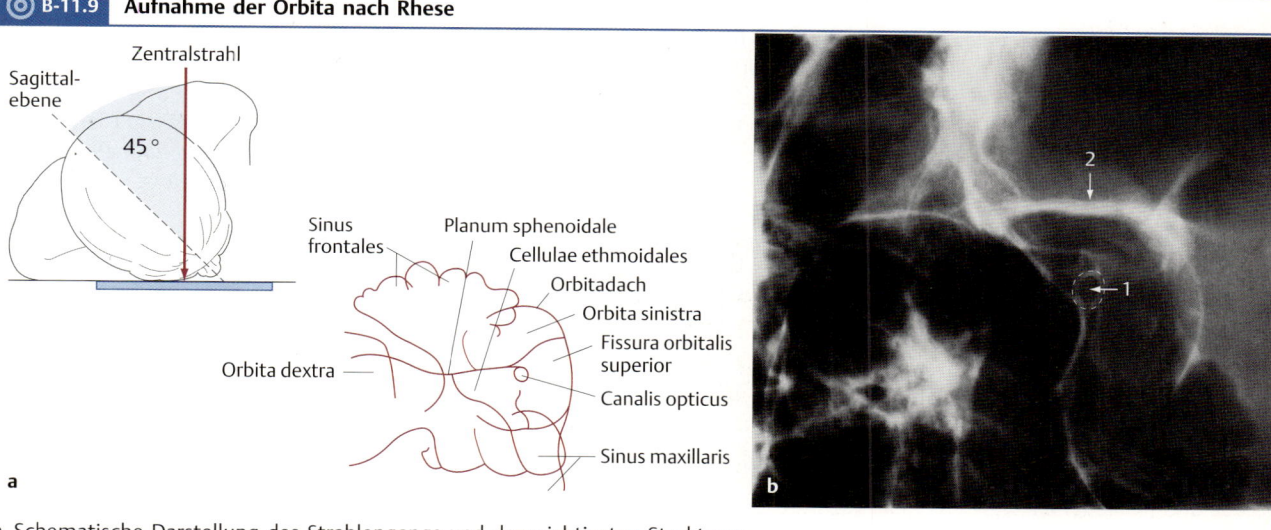

a Schematische Darstellung des Strahlengangs und der wichtigsten Strukturen.
b Normaler Röntgenbefund. **1** Canalis opticus **2** Orbitadach

11.1.2 Sonographie

Methode: s. S. 88

- **Schädelbasis und Gesichtsschädel:** Für die Region des Gesichtsschädels kommt die Sonographie nur zur Differenzierung von Schleimhautschwellung und Flüssigkeit zum Einsatz.
- **Orbita:** Zur Darstellung intrabulbärer, vor allem tumoröser Läsionen dient die standardisierte Ultraschall-Echographie.
- **Speicheldrüsen:** Für die gleichen Indikationen wie die Sialographie (s. S. 653) wird heute wegen der geringeren Belastung des Patienten und der schnellen Durchführbarkeit die Sonographie angewendet. Sie erlaubt zusätzlich die Beurteilung der Parenchymstruktur des Drüsengewebes und ist der Sialographie im Nachweis von Konkrementen nahezu gleichwertig.

11.1.2 Sonographie

Methode: s. S. 88

- **Schädelbasis und Gesichtsschädel:** Differenzierung von Schleimhautschwellung und Flüssigkeit.
- **Orbita:** Darstellung intrabulbärer Läsionen.
- **Speicheldrüsen:** Indikationen wie Sialographie (s. S. 653). Zusätzlich erlaubt die Sonographie die Beurteilung der Parenchymstruktur.

◉ **B-11.10** **HR-CT: Frontaler Schnitt durch die rechte Pyramide (1 mm Schichtdicke)**

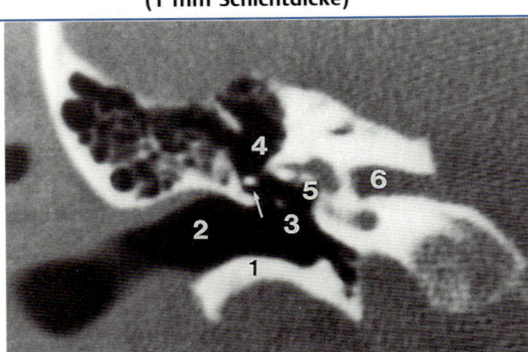

1 basale Wand des äußeren Gehörganges
2 äußerer Gehörgang
3 Cavum tympani
4 Epitympanon
5 Fenestra vestibuli
6 innerer Gehörgang
Pfeil: Gehörknöchelchen (Hammer, Amboss).

11.1.3 Computertomographie

Methode und Indikationen (s. a. S. 79): Zur Darstellung des **Innenohrs** wird die HR-CT eingesetzt (Abb. **B-11.10**).

- **Schädelbasis und Gesichtsschädel:** Die CT kommt bei traumatischen Läsionen, Tumoren sowie zur Beurteilung des Lymphknotenbefalls bei malignen Tumoren zum Einsatz. Knöcherne Destruktionen sind besser als mit der MRT beurteilbar.

- **Orbita:** Die **knöchernen Orbitastrukturen** sind ebenso wie Augenmuskeln, Bulbus und retroorbitales Fettgewebe klar beurteilbar. Auch zur Lokalisation intraorbitaler Fremdkörper ist die CT geeignet.

11.1.4 Magnetresonanztomographie

Methode und Indikationen (s. S. 83): s. Abb. **B-11.11**.

- **Schädelbasis:** Erfassung von tumorösen und entzündlichen Prozessen.
- **Gesichtsschädel:** Staging von Tumoren.
- **Orbita:** Beurteilung in drei Ebenen.

11.1.5 Angiographie

Methode: s. S. 391.

Indikationen: Der akute Verschluss der A. ophthalmica kann dargestellt und durch superselektive Thrombolyse behandelt werden. Mit einer Fluoreszenzangiographie kann die Flussdynamik der Fundusgefäße beurteilt werden.

11.1.3 Computertomographie

Methode und Indikationen (s. a. S. 79): Beim Nachweis von tumorösen Destruktionen und Frakturen, Tumoren in den Weichteilen sowie von Lymphknotenmetastasen bzw. malignen Lymphomen ist die CT besonders aussagefähig. Bei speziellen Fragestellungen, die das **Innenohr** betreffen, wird die HR-CT eingesetzt (Abb. **B-11.10**). Die Interpretation der CT-Ergebnisse setzt genaue Kenntnisse der Topographie und Pathologie der Kopf-Hals-Region voraus.

- **Schädelbasis und Gesichtsschädel:** Die CT kommt vor allem bei traumatischen Läsionen sowie bei Tumoren des Nasopharynx, der NNH und der Glandula parotis zum Einsatz. Sie ist unverzichtbar zur Beurteilung des Lymphknotenbefalls bei malignen Tumoren. Im Vergleich zur MRT sind knöcherne Destruktionen besser beurteilbar. Die Verwendung eines jodhaltigen KM erleichtert die Abgrenzbarkeit von Gefäßen und Tumoren vom umgebenden Weichteilgewebe.

- **Orbita:** Mit der CT sind die **knöchernen Orbitastrukturen** ebenso wie die Augenmuskeln, der Bulbus und das retroorbitale Fettgewebe klar zu beurteilen. Auch zum Nachweis und zur Lokalisation intraorbitaler Fremdkörper ist die CT hervorragend geeignet. Neben der axialen Schichtebene (Beurteilung der Lamina papyracea) ist oft eine Schichtung in der koronaren Ebene angezeigt (Beurteilung des Orbitabodens).

11.1.4 Magnetresonanztomographie

Methode und Indikationen (s. S. 83): Die MRT dient dem Nachweis intra- und extrabulbärer Entzündungen und Tumoren, der Beurteilung des N. opticus und der Augenmuskulatur sowie des intrakraniell liegenden Chiasmas (Abb. **B-11.11**).
- **Schädelbasis:** Die MRT stellt das diagnostische Verfahren der Wahl zum Erfassen von tumorösen und entzündlichen Prozessen der Schädelbasis dar.
- **Gesichtsschädel:** Die MRT dient insbesondere dem „Staging" von Tumoren.
- **Orbita:** Die MRT ermöglicht die Beurteilung der Orbita in drei Ebenen und mit hohem Weichteilkontrast.

11.1.5 Angiographie

Methode: s. S. 391

Indikationen: Relativ selten wird eine arteriographische oder phlebographische Darstellung der Orbitagefäße durchgeführt. Der akute Verschluss der A. ophthalmica kann angiographisch dargestellt und durch eine superselektive Thrombolyse behandelt werden. Bei speziellen Fragestellungen kann mit einer Fluoreszenzangiographie die Flussdynamik der Fundusgefäße und die Perfusion der von diesen Gefäßen versorgten Strukturen beurteilt werden.

⊙ **B-11.11** **MRT des Schädels und der Orbita**

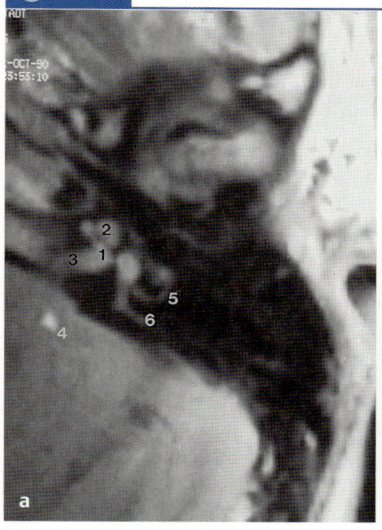 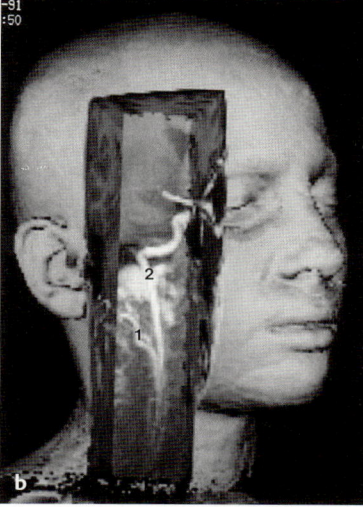

a Schädelbasis und Felsenbein (axiale Schnittführung): **1** Vestibulum **2** Cochlea **3** innerer
Gehörgang **4** V. petrosa Dandy **5** lateraler
Bogengang **6** posteriorer Bogengang.
b MRT mit dreidimensionaler Oberflächen-
Rekonstruktion und MR-Angiographie:
1 A. carotis externa **2** A. carotis interna.
c Orbita (**c1** axiale Schicht, **c2** sagittale Schicht):
1 vordere Augenkammer **2** Glaskörper **3** Zili-
arkörper **4** Linse **5** Sklera **6** M. rectus medialis
7 M. rectus lateralis **8** M. rectus superior
9 M. rectus inferior **10** Glandula lacrimalis
11 N. opticus **12** V. ophthalmica,
13 A. ophthalmica.

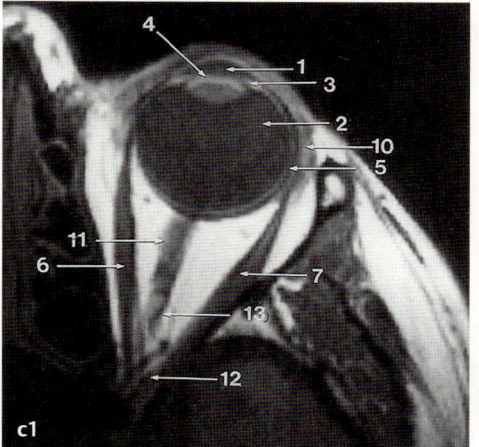 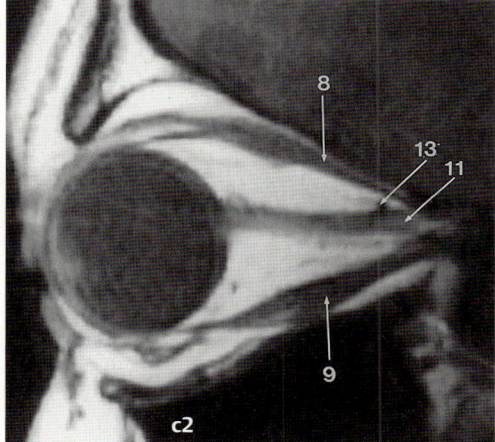

11.1.6 Sialographie

Methode: Es handelt sich um eine KM-Untersuchung zur Darstellung der Spei-
cheldrüsen (Glandula parotis, Glandula submandibularis). Zunächst werden
Nativaufnahmen angefertigt (Nachweis von Verkalkungen, Konkrementen). Im
Anschluss wird wasserlösliches KM in den Ausführungsgang der jeweiligen
Speicheldrüse injiziert, danach werden Röntgenaufnahmen in den gewünschten
Ebenen angefertigt. Schattengebende (verkalkte) Konkremente können anhand
des Steinschattens und nichtschattengebende Konkremente in Form von KM-
Aussparungen entdeckt werden (Abb. **B-11.12**).

Indikationen: Die Sialographie wird heute nur noch selten durchgeführt und
dient zum Nachweis von Ektasien, Stenosen und Gangabbrüchen des Ductus
parotideus bzw. submandibularis bei entzündlichen und tumorösen Erkrankungen.

11.1.7 Nuklearmedizinische Verfahren

Methode: s. S. 140

Indikationen: Nuklearmedizinische Verfahren kommen im Bereich des Schädels
nur bei wenigen speziellen Fragestellungen zum Einsatz, wie z. B. zur Diagnostik der Liquorrhö bei posttraumatischen Liquorfisteln mit ^{111}In-DTPA. Dieses
wird intrathekal injiziert und so eine Liquorrhö im Nasensekret nachgewiesen.

11.1.6 Sialographie

Methode: KM-Untersuchung zur Darstellung der Speicheldrüsen. Schattengebende
Konkremente können anhand des Steinschattens, nichtschattengebende Konkremente in Form von KM-Aussparungen
entdeckt werden (Abb. **B-11.12**).

Indikationen: Sie wird heute nur noch
selten durchgeführt.

11.1.7 Nuklearmedizinische Verfahren

Methode: s. S. 140

Indikationen: Nur bei speziellen Fragestellungen wie z. B. zur Diagnostik der
Liquorrhö bei posttraumatischen Liquorfisteln mit ^{111}In-DTPA.

⊙ **B-11.12**   **Sialographie der Glandula parotis**

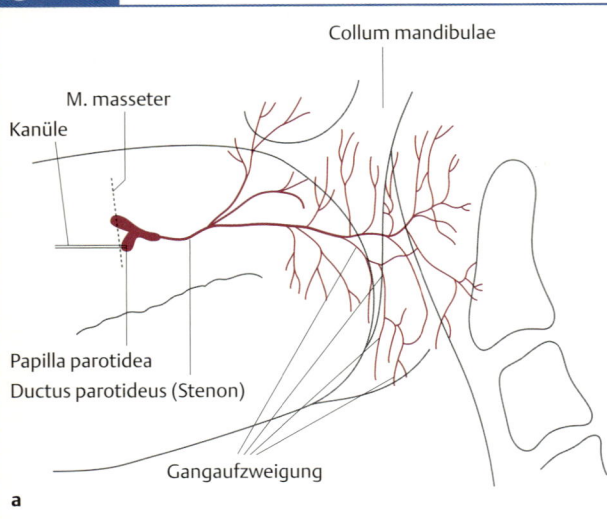

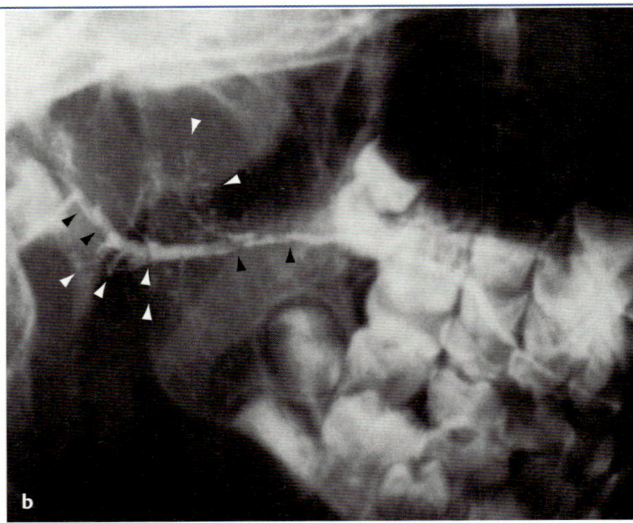

a Schematische Darstellung.
b Nachweis von Stenosen und Ektasien im Gangbereich des Ductus parotideus (Pfeilspitzen) bei einem Patienten mit klinisch nachgewiesenem Sjögren-Syndrom.

11.2   Leitbefunde – vom radiologischen
        Befund zur Diagnose

Intrazerebrale Verkalkungen s.S. 562

**Destruktive Läsionen in Felsenbein-
pyramide und Antrum**

Hierunter fallen gutartige Tumoren wie das
Cholesteatom (Abb. **B-11.13**), Glomustu-
moren (Abb. **B-11.14**) aber auch ossäre
Metastasen maligner Tumoren.

**Weichteilschwellung oder Tumor in der
Nasennebenhöhle**

Es handet sich meist um eine entzündliche
Affektion, aber auch Polypen, Papillome
oder Malignome kommen vor.

11.2 Leitbefunde – vom radiologischen Befund zur Diagnose

Intrazerebrale Verkalkungen s.S. 562

Destruktive Läsionen in Felsenbeinpyramide und Antrum

Hierunter fallen in der Regel gutartige Tumoren wie das Cholesteatom (Abb. **B-11.13**), Glomustumoren (Abb. **B-11.14**) und mesenchymale Tumoren, aber auch maligne Läsionen, allen voran ossäre Metastasen epithelialer Tumoren.

Weichteilschwellung oder Tumor in der Nasennebenhöhle

Die Visualisierung eines tumorösen Prozesses in den NNH (Abb. **B-11.15**) weist in der Regel auf das Vorliegen einer entzündlichen Affektion hin. Die Differenzialdiagnose reicht vom Polypen über ein Papillom bis zum Malignom.

⊙ **B-11.13**   **Destruktion der Felsenbeinpyramide – hier: Cholesteatom (a) bzw. Otosklerose (b)**

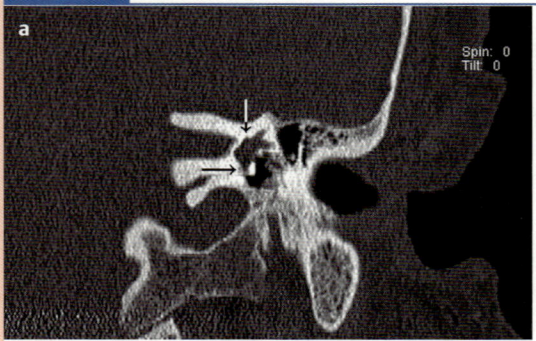

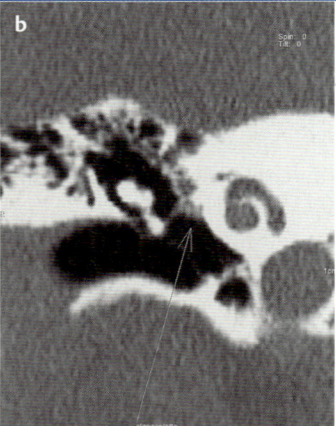

a CT: **Cholesteatom** links – Weichteilinfiltration in apikalen Mittelohrraum (Pfeile).
b CT: **Otosklerose** – Weichteilgewebsvermehrung der Fußplatte des Stapes im Foramen (Pfeil). Die Otosklerose ist differenzialdiagnostisch schwer vom Cholesteatom zu unterscheiden.

⊚ **B-11.14** | **Tumor im Mittelohr – hier: Glomustumor (Pfeile)**

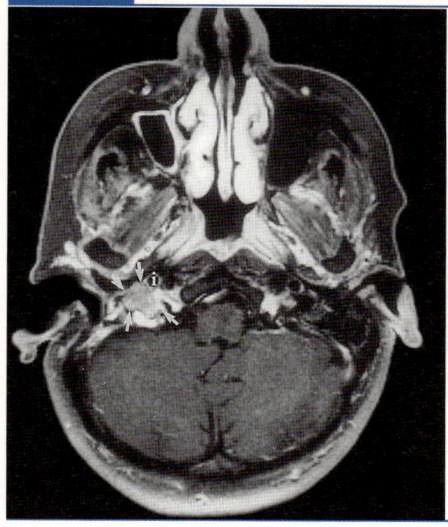

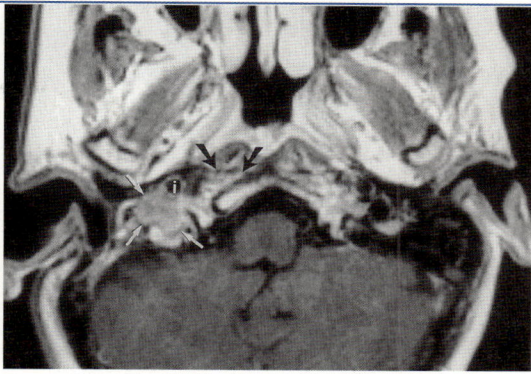

MRT (**i** A. carotis interna).

⊚ **B-11.15** | **Weichteilschwellung der NNH – hier: Mukozele**

⊚ **B-11.15**

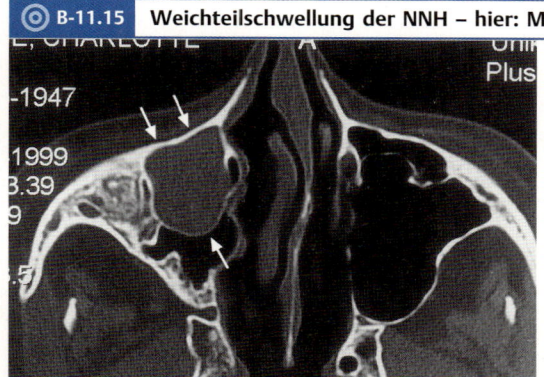

Mukozele im CT (Pfeile) mit Ausdünnung der Knochenlamelle (s. auch Abb. **B-11.18**, S. 657).

11.3 Wichtige Krankheitsbilder – von der Diagnose zum Befund

11.3.1 Sinusitis

▶ **Definition:** Akute oder chronische Entzündung der NNH meist durch sekundäre bakterielle Infektion bei viralen Infekten der oberen Luftwege.

Klinik: Klinisch stehen Gesichts- und Kopfschmerzen, Behinderung der Nasenatmung, seröse oder eitrige Sekretion sowie Klopf- und Druckschmerz über den betroffenen Arealen im Vordergrund.

Diagnostisches Vorgehen: Bei der akuten Sinusitis kann die Diagnose in der Regel allein durch die klinische Untersuchung gestellt werden. Bei der chronischen Sinusitis muss eine bildgebende Diagnostik erfolgen.

Radiologische Diagnostik: Röntgenaufnahmen der NNH (om, of) stehen im Vordergrund (s.S. 647).
Kennzeichnend für die **akute Sinusitis** sind wandständige Schleimhautverdickungen sowie partielle oder komplette Verschattungen der NNH oder eine Spiegelbildung durch Erguss oder Empyem (Abb. **B-11.16**).

11.3   Wichtige Krankheitsbilder – von der Diagnose zum Befund

11.3.1 Sinusitis

◀ Definition

Klinik: Gesichts-/Kopfschmerzen, Behinderung der Nasenatmung, Klopf-/Druckschmerz.

Diagnostisches Vorgehen: Bei akuter Sinusitis klinische Untersuchung, bei chronischer Sinusitis zusätzliche Bildgebung.

Radiologische Diagnostik: Röntgenaufnahmen der NNH zeigen bei der **akuten Sinusitis** wandständige Schleimhautverdickungen sowie Verschattung oder Spiegelbildung durch Erguss oder Empyem (Abb. **B-11.16**).

◎ **B-11.16**

◎ **B-11.16**　　**Akute Exazerbation einer chronischen Sinusitis**

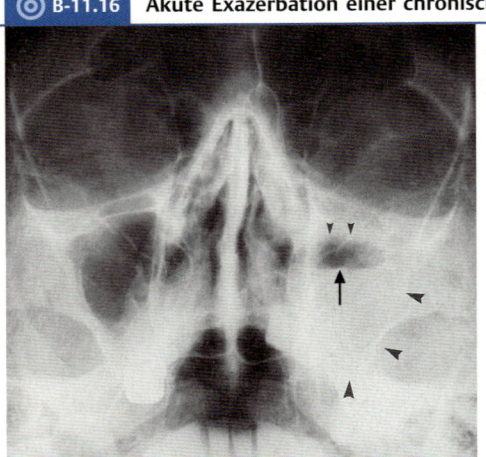

Die NNH-Aufnahme (om) zeigt eine Spiegelbildung (Pfeil) im Bereich des linken Sinus maxillaris (Pfeilspitzen).

Eine **chronische Sinusitis** zeigt sich ähnlich oder als polypöse Form mit in die Nasenhaupthöhle vorwachsenden Schleimhautpolypen. Hinweise auf Chronifizierung sind unscharfe Begrenzung, Verdünnung, Sklerosierung oder Unterbrechung der knöchernen Strukturen.

Hypo- und Aplasie der NNH müssen differenzialdiagnostisch berücksichtigt werden. Bei der **Hyperplasie** werden deutlich erweiterte NNH gefunden. Hypo- und Hyperplasie besitzen keinen Krankheitswert.

Eine **chronische Sinusitis** kann sich röntgenologisch ähnlich wie die akute Sinusitis darstellen oder als polypöse Form mit in die Nasenhaupthöhle vorwachsenden Schleimhautpolypen (Polyposis nasi). Als indirekte Hinweise auf eine Chronifizierung können unscharfe Begrenzung, Verdünnung, Sklerosierung oder Unterbrechung der knöchernen Strukturen gewertet werden. Bei diagnostischer Unklarheit können Sonographie oder CT zur Klärung herangezogen werden.

Hypo- und Aplasie der NNH müssen differenzialdiagnostisch beim Nachweis von Verschattungen berücksichtigt werden. Dabei gilt es zu bedenken, dass die regelhafte Pneumatisation der NNH erst mit dem 10. Lebensjahr abgeschlossen ist. Im Gegensatz zur Hypo- und Aplasie werden bei einer **Hyperplasie** deutlich erweiterte NNH mit vermehrter Strahlentransparenz im Sinne eines Pneumosinus dilatans gefunden. Die Hypo- und Hyperplasie der NNH besitzen keinen Krankheitswert.

▶ **Merke**

▶ **Merke:** Die Pneumatisation der NNH ist erst mit dem 10. Lebensjahr abgeschlossen.

▶ **Klinischer Fall**

▶ **Klinischer Fall.** Ein 58-jähriger Patient stellt sich mit chronischen NNH-Beschwerden (chronischer Schnupfen, laufende Nase, Kopfschmerzen) vor. Die computertomographische Diagnostik erfolgt zum Ausschluss eines tumorösen Prozesses und zur Frage einer möglichen Intervention. In der axialen CT zeigen sich Wandauftreibungen der Sinuswände (Abb. **B-11.17a**), die koronare Schichtführung zeigt eine ausgeprägte Polyposis nasi mit Destruktion der inneren Strukturen der NNH, chronisch atrophische Schleimhautveränderungen und massive ossäre Destruktionen (Abb. **B-11.17b**). Diese pathologischen Veränderungen sind Folge einer seit vielen Jahren bestehenden chronischen Sinusitis.

◎ **B-11.17**　　**CT-Befunde bei chronischer Sinusitis**

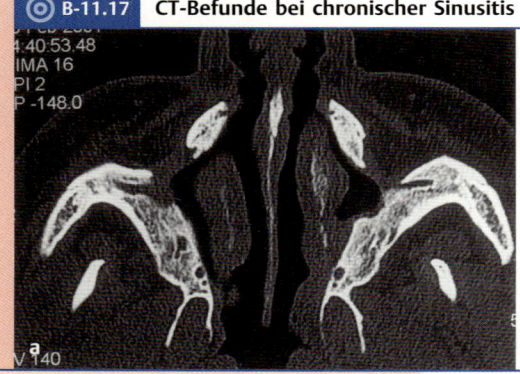
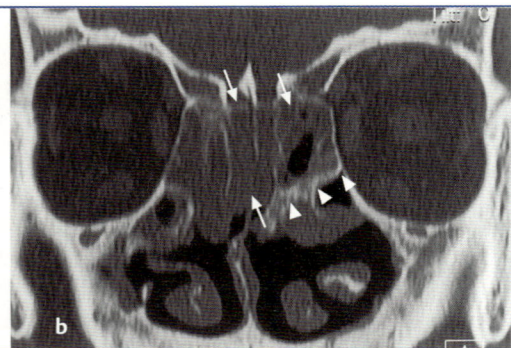

a Axiale CT: Wandauftreibungen der Sinuswände.
b Koronare CT: Ausgeprägte Polyposis nasi (Pfeile), chronisch atrophische Schleimhautveränderungen und massive ossäre Destruktionen (Pfeilspitzen).

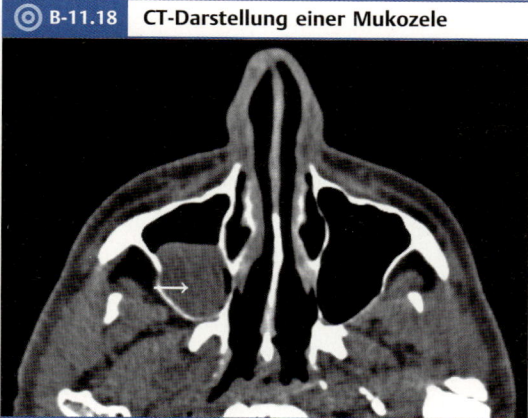

◎ B-11.18

◎ B-11.18 **CT-Darstellung einer Mukozele**

Der Ursprung der Mukozele (Pfeil) geht vom dorsalen Anteil der Kieferhöhle aus.

11.3.2 Mukozele

11.3.2 Mukozele

▶ **Definition:** Zystenbildung mit Sekretstau in einer NNH ohne Drainagemöglichkeit infolge hochgradiger Einengung des Ostiums. Wenn sich das Sekret infiziert, liegt eine Pyozele vor. Am häufigsten entwickeln sich Muko- und Pyozelen in den Stirnhöhlen.

◀ **Definition**

Klinik: Abhängig von der Lokalisation führt die Auftreibung der jeweiligen NNH zu Druckwirkungen auf die benachbarten Strukturen mit Vorwölbung der Stirnhöhle und des Orbitadaches, Protrusio bulbi und Sehstörungen.

Klinik: Vorwölbung der Stirnhöhle und des Orbitadaches, Protrusio bulbi und Sehstörungen.

Diagnostisches Vorgehen: Bei V. a. eine Mukozele folgt heute auf die klinische Untersuchung der primäre Einsatz der CT (Abb. **B-11.18**).

Diagnostisches Vorgehen: CT (Abb. **B-11.18**).

Radiologische Diagnostik: Im **Röntgenbild** ist die betroffene NNH aufgetrieben und verschattet, evtl. balloniert. Die Wände sind oft erheblich verdünnt; im Gegensatz zu tumorösen Verschattungen jedoch nicht destruiert. Die **MRT** zeigt die Schleim- oder Eiteransammlung. Ein KM-Enhancement ist nicht nachzuweisen. Die **CT** zeigt die Verdrängung und Ausdünnung der knöchernen Höhlenwand (Abb. **B-11.18**).

Radiologische Diagnostik: Im **Röntgenbild** ist die NNH aufgetrieben und verschattet. Die **MRT** zeigt Schleim- oder Eiteransammlung, die **CT** eine Ausdünnung der knöchernen Höhlenwand (Abb. **B-11.18**).

11.3.3 Nasopharynxtumoren

11.3.3 Nasopharynxtumoren

Man unterscheidet **benigne** (z. B. juveniles Nasenrachenfibrom, Choanalpolypen) und **maligne** Tumoren (z. B. Nasopharynxkarzinom, maligne Lymphome, adenoidzystisches Karzinom). Außerdem können Tumoren des Endokraniums wie Keilbeinmeningeome und Hypophysentumoren den Nasopharynx infiltrieren (Abb. **B-11.19 – B-11.21**).

Man unterscheidet **benigne** und **maligne** Tumoren. Außerdem können Tumoren des Endokraniums den Nasopharynx infiltrieren (Abb. **B-11.19 – B-11.21**).

Klinik: Abhängig von der Lokalisation und Ausdehnung der Tumoren können unterschiedliche Symptome auftreten: Epistaxis, Behinderung der Nasenatmung, Otitis media durch Verlegung der Ohrtrompete und Hirnnervenlähmungen bei intrakranieller Infiltration.

Klinik: Epistaxis, Behinderung der Nasenatmung, Otitis media und Hirnnervenlähmungen bei intrakranieller Infiltration.

Diagnostisches Vorgehen: Zum sicheren Nachweis von Nasopharynxtumoren und zur Bestimmung ihrer Weichteilinfiltration sind CT oder MRT erforderlich (Abb. **B-11.19a**). Zur Klärung der Dignität ist eine Biopsie und histologische Untersuchung erforderlich.

Diagnostisches Vorgehen: CT oder MRT (Abb. **B-11.19a**), außerdem Biopsie und histologische Untersuchung.

Radiologische Diagnostik: Auf axialen und seitlichen **Röntgenaufnahmen** des Schädels können Verschattungen im Nasopharynx und/oder knöcherne Destruktionen der Schädelbasis nachweisbar sein. In der kontrastverstärkten **MRT** zeigt das gefäßreiche, juvenile Nasenrachenfibrom eine charakteristische, sehr ausgeprägte KM-Aufnahme (Abb. **B-11.19b**).

Radiologische Diagnostik: Auf **Röntgenaufnahmen** zeigen sich Verschattungen im Nasopharynx und/oder knöcherne Destruktionen der Schädelbasis. In der MRT zeigt das juvenile Nasenrachenfibrom eine ausgeprägte KM-Aufnahme (Abb. **B-11.19b**).

⊚ **B-11.19**   **Radiologische Befunde bei Nasopharynxtumoren**

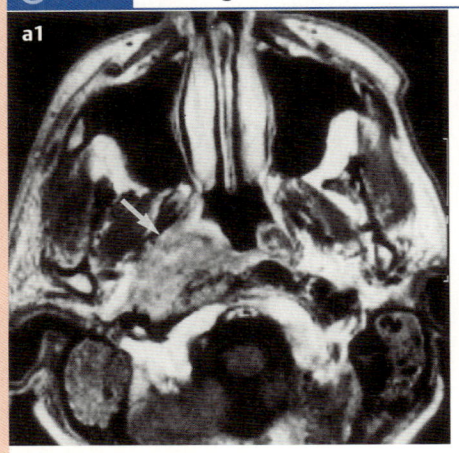
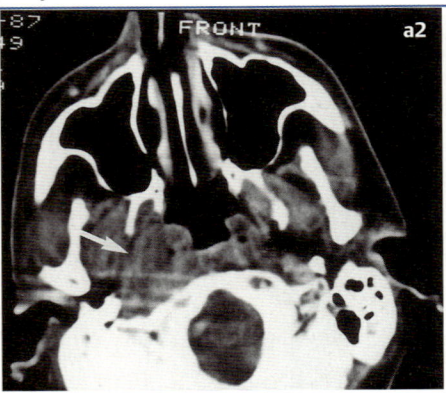
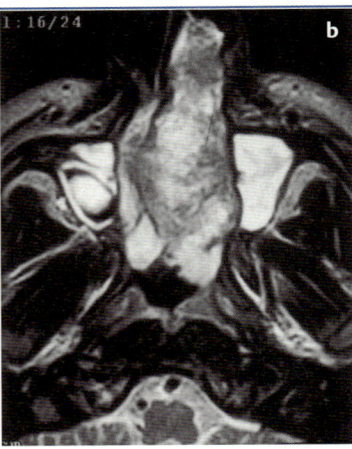

a Maligner Nasopharynxtumor (Pfeile) in MRT (1) und CT (2).
b MRT-Befund bei juvenilem Nasenrachenfibrom.

⊚ **B-11.20**   **Non-Hodgkin-Lymphom der NNH**

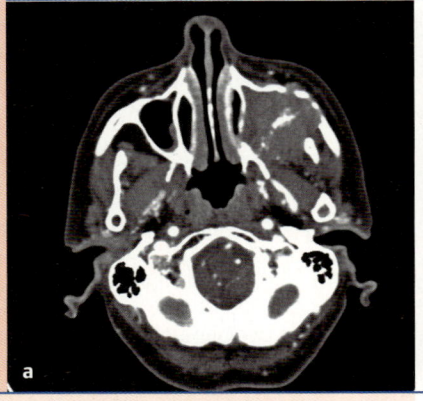
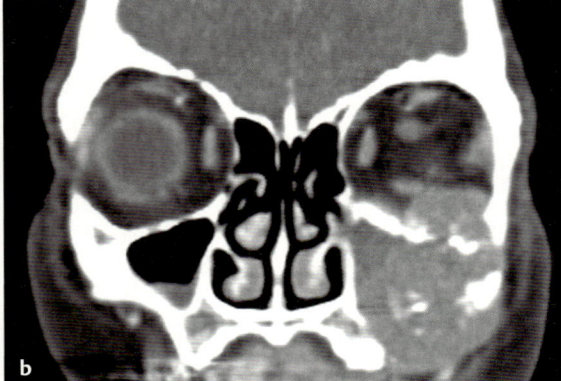

45-jährige Patientin mit Gesichtsschmerzen.
a Axiale CT: Abgrenzung der Weichteilraumforderung links mit ossärer Destruktion.
b Koronare MPR (Multiplanare Rekonstruktion): Deutlich sichtbarer Einbruch in die Orbita.

⊚ **B-11.21**   **Ästhesioneuroblastom (maligner Tumor ausgehend vom Riechepithel der Area olfactoria)**

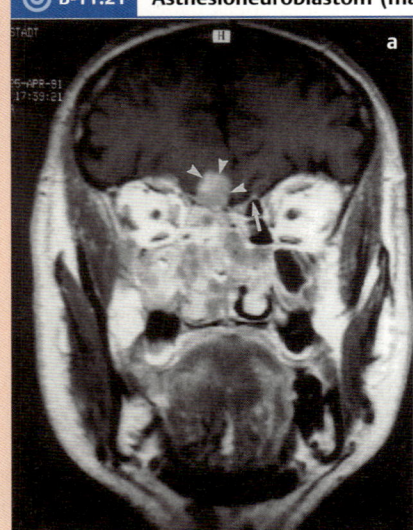
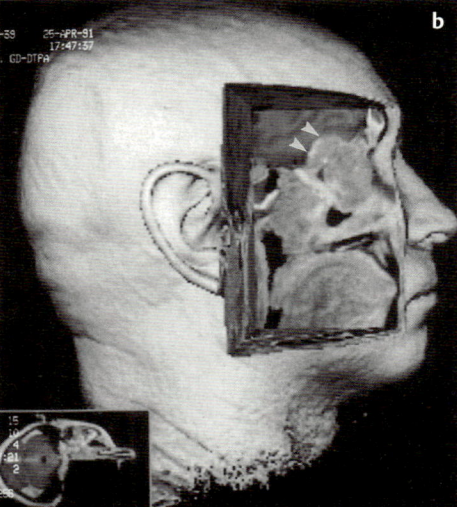

Tumor (Pfeilspitzen) im Bereich der Lamina cribrosa mit Infiltration des Endokraniums. Tumorausläufer (Pfeil).
a Koronare MRT.
b 3-D-Rekonstruktion des Schädels anhand kernspintomographischer Schnittbilder.

▶ **Klinischer Fall.** Ein 58-jähriger Patient mit Raucheranamnese und Alkoholkonsum stellt sich mit kloßiger Sprache und Schluckstörungen vor. Die Inspektion zeigt einen exulzerierenden Tumor im Bereich der Pharynxwand mit degenerativer Ausdehnung. Die weitere Diagnostik erfolgt mittels MRT. Im Rahmen der kernspintomographischen Diagnostik zeigt sich ein großer exulzerierender Tumor im Bereich des Oropharynx , der die Tonsillenlogen mit einbezieht. Die komplette Pharynxregion ist infiltriert (Abb. **B-11.22**). Die weitere Therapie (palliativ) erfolgt in diesem Fall in Form einer Radio- und Chemotherapie.

◄ **Klinischer Fall**

▶ **Klinischer Fall.** Eine 48-jährige Patientin stellt sich mit seit längerer Zeit bestehenden Schmerzen im Kieferhöhlenbereich vor. Die Anamnese ergab keine weiteren Risikofaktoren. Vorausgegangen waren mehrere zahnärztliche Eingriffe. Bei Verdacht auf eine Raumforderung wurde eine MRT durchgeführt. Diese zeigt hinter der Kieferhöhle einen 2 × 2 cm messenden Weichteilprozess, der stark KM aufnimmt (Abb. **B-11.23a**). In der sagittalen Schichtführung zeigt die MR-Angiographie (Abb. **B-11.23b**) die Verlagerung der angrenzenden Gefäße ohne sicheren Nachweis eines Aneurysmas. Abb. **B-11.23c** zeigt die exakte Vermessung in der Querebene mit 17 mm Breite und einer kraniokaudalen Ausdehnung von 31 mm. Histologisch handelt es sich um ein pleomorphes Adenom ohne Malignomanteile.

◄ **Klinischer Fall**

◎ **B-11.22** │ **MRT-Befund bei exulzeriertem Oropharynxtumor (Pfeil)**
◎ **B-11.22**

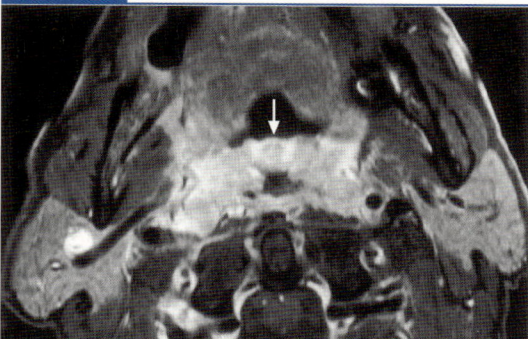

◎ **B-11.23** │ **MRT-Befunde bei pleomorphem Adenom**

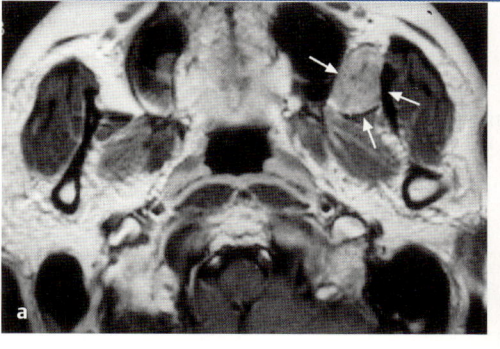
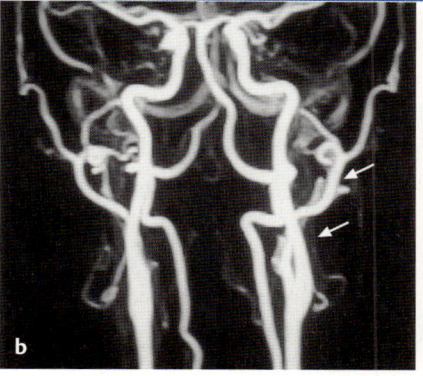
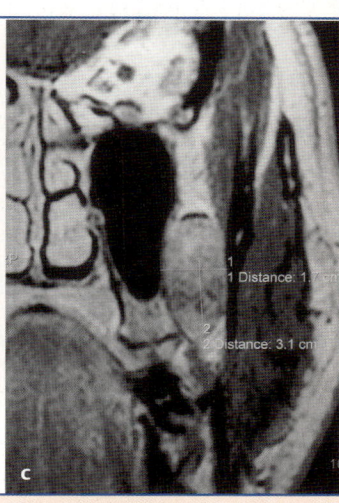

a Stark KM anreichender Weichteilprozess hinter der Kieferhöhle (Pfeile).
b MR-Angiographie: Verlagerung angrenzender Gefäße (Pfeile).
c Tumorvermessung in der Querebene.

⊙ **B-11.24**   **Optikusscheidenmeningeom links**

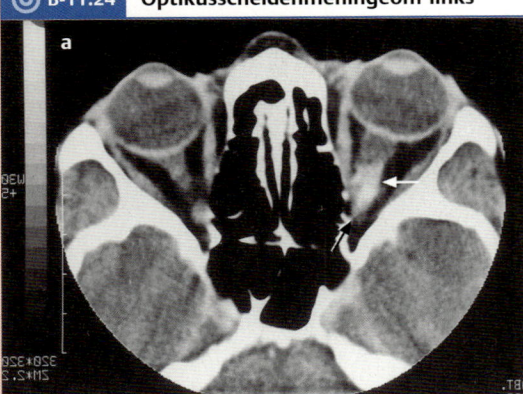

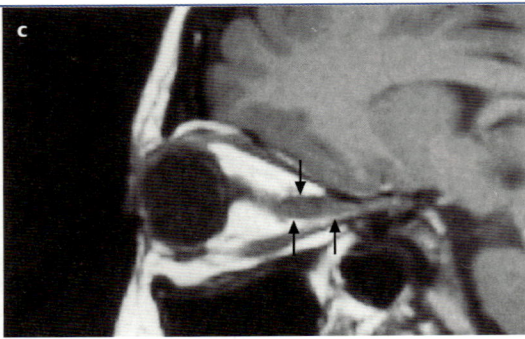

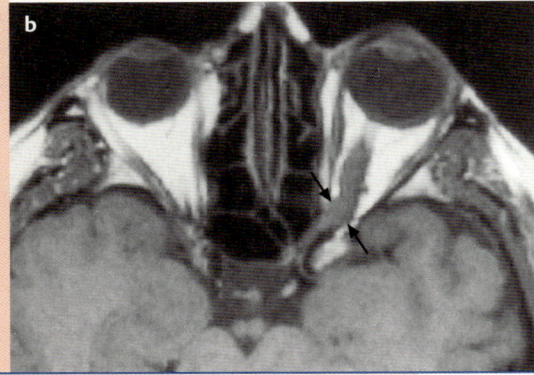

a CT: Verdickung der linken Optikusscheide mit plaqueartigen Verkalkungen (Pfeil).
b Transversale MRT: Verdickung des N. opticus und seiner Nervenscheide (Pfeile).
c Die schräg-sagittale MRT im Verlauf des N. opticus bestätigt die Verdickung des N. opticus im dorsalen Anteil (Pfeile).
Im Gegensatz zur CT sind die diagnostisch wichtigen Verkalkungsplaques in der MRT nicht zu erkennen.

11.3.4 Orbitatumoren

In der Orbita kommen **gutartige** und **bösartige** Tumoren sowie **Metastasen** vor.

Klinik: Exophthalmus, oft mit Augenmotilitätsstörungen.

Diagnostisches Vorgehen: Als erster Schritt erfolgt eine Ultraschall-Echographie, zur weiteren Abklärung CT und MRT.

Radiologische Diagnostik: Verkalkungen in einem Retinoblastom können mit der CT nachgewiesen werden.
Bei einem Optikusgliom zeigt die Aufnahme nach Rhese eine Erweiterung des Canalis opticus (s.S. 650). Verkalkungsplaques um den N. opticus in der CT weisen auf ein Optikusscheidenmeningeom hin (Abb. **B-11.24**).

11.3.5 Frakturen

Schädelbasisfrakturen

Frontobasale Frakturen

▶ **Definition**

11.3.4 Orbitatumoren

In der Orbita kommen **primär gutartige** (z. B. Optikusscheidenmeningeom) und **bösartige Tumoren** (z. B. Retinoblastom) ebenso wie **Metastasen** vor.

Klinik: Orbitatumoren verursachen aufgrund der Raumforderung einen Exophthalmus, oft verbunden mit Augenmotilitätsstörungen.

Diagnostisches Vorgehen: Erster diagnostischer Schritt ist die Ultraschall-Echographie. Zur weiteren Abklärung dienen CT und MRT, durch die vor allem auch der retrobulbäre Raum, die Orbitaspitze und die angrenzenden Anteile der Schädelbasis und des Gehirns genau dargestellt werden.

Radiologische Diagnostik: Mit Hilfe der CT können die in einem Retinoblastom häufig nachweisbaren Verkalkungen sehr empfindlich erfasst werden.

Bei Vorliegen eines Optikusglioms kann die Aufnahme nach Rhese eine Erweiterung des Canalis opticus zeigen (s.S. 650). Die genaue Ausdehnung des Tumors wird am besten mittels MRT dargestellt.
Verkalkungsplaques um den N. opticus in der CT sind pathognomonisch für ein Optikusscheidenmeningeom (Abb. **B-11.24**).

11.3.5 Frakturen

Schädelbasisfrakturen

Frontobasale Frakturen

▶ **Definition:** Die Frakturen der Frontobasis können unterteilt werden in Frakturen der Stirnhöhlenhinterwand, des Siebbeindaches und der Keilbeinhöhle sowie laterale Frontobasisfrakturen. Frontobasale Frakturen entstehen meist durch stumpfen Aufschlag auf Stirn und Nasenwurzel.

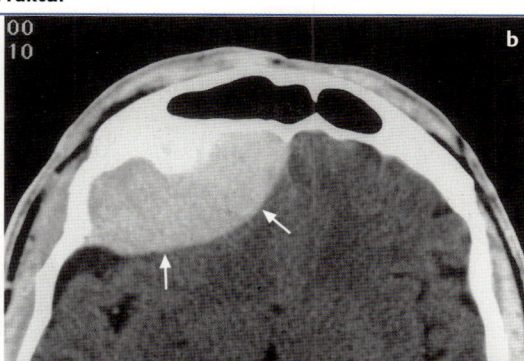

B-11.25   Radiologische Befunde bei frontobasaler Fraktur

Frontobasal-
fraktur mit
epiduralem
Hämatom in
der CT (Pfeile,
a Knochenfenster,
b Weichteil-
fenster).

Klinik: Nasale und pharyngeale Liquorrhö und/oder Blutung, Monokelhämatom und verschiedene Hirnnervenausfälle können auftreten.

Diagnostisches Vorgehen: Zur Basisdiagnostik dienen Schädelaufnahmen in drei Ebenen, NNH-Aufnahmen sowie Spezialaufnahmen nach Rhese (s.S. 650). Zur weiterführenden Diagnostik und v. a. beim Polytrauma kommt die CT in der axialen und frontalen Ebene (zeigt die verletzten ossären Strukturen, Luft- einschlüsse, Blutungen und Liquoraustritt) wie auch die MRT (Verfahren der Wahl bei neurovaskulären Verletzungen) zum Einsatz.

Radiologische Diagnostik: In der CT können Frakturlinien an der Schädelbasis nachgewiesen werden. Zu achten ist insbesondere auf eine Verbindung zwi- schen Endokranium und den angrenzenden NNH (offene Hirnverletzung) sowie auf Frakturen des Orbitadaches (gedeckte Hirnverletzung). Als indirekter Hinweis auf eine Fraktur kann ein Lufteintritt in das Endokranium (Pneumenze- phalon) sowie in die Orbita gewertet werden. Weiterhin können Weichteil- veränderungen in den NNH und in der Nasenhaupthöhle infolge von Hämatom, Ödem oder Liquorrhö nachgewiesen werden.
Epidurale, subdurale und retrobulbäre Hämatome sind Komplikationen, die sich durch CT und MRT gut darstellen lassen (Abb. **B-11.25**).

Felsenbeinfraktur

▶ **Definition:** Längs- und Querfrakturen des Os temporale ggf. mit Eröffnung der Mittelohrräume.

Pyramidenlängsfrakturen führen in der Regel zu einer Verletzung von Mittel- ohr, Trommelfell und äußerem Gehörgang. Bei einer **Pyramidenquerfraktur** kommt es regelhaft zur traumatischen Schädigung des Innenohres und des inneren Gehörganges.

Klinik: Klinisch kann sich eine Pyramidenlängsfraktur durch Liquorrhö und/oder Blutung aus dem Ohr und in ca. 20 % durch eine Schädigung des N. facialis äußern. Bei der Querfraktur mit Trauma des Innenohrs stehen Schallempfin- dungsschwerhörigkeit, Schwindel und Fazialisparese im Vordergrund.

Diagnostisches Vorgehen: Felsenbeinlängsfrakturen werden mit der Aufnahme nach Schüller dargestellt (Tab. **B-11.1**, S. 648). Zum genauen Nachweis des Ver- laufs und der Ausdehnung der Fraktur sowie zur Erfassung von Begleitverlet- zungen ist die CT erforderlich (Abb. **B-11.26a, b**). **Felsenbeinquerfrakturen** ver- laufen senkrecht zur Längsachse des Felsenbeins und werden mit der Aufnahme nach Stenvers (Tab. **B-11.1**) sowie durch die HR-CT dargestellt. Häufig ist das Labyrinth oder der innere Gehörgang von der Fraktur betroffen (Abb. **B-11.26c**).

Klinik: Nasale und pharyngeale Liquorrhö und/oder Blutung.

Diagnostisches Vorgehen: Schädelaufnah- men in drei Ebenen, NNH-Aufnahmen, Spezialaufnahmen nach Rhese (s.S. 650) sowie die CT und MRT.

Radiologische Diagnostik: In der CT kön- nen Frakturlinien an der Schädelbasis nachgewiesen werden, z. B. eine Verbin- dung zwischen Endokranium und NNH (offene Hirnverletzung) oder Frakturen des Orbitadaches (gedeckte Hirnverletzung). Lufteintritt in das Endokranium (Pneu- menzephalon) oder in die Orbita gibt einen indirekten Frakturhinweis.

Epidurale, subdurale und retrobulbäre Hämatome lassen sich mit CT und MRT gut darstellen (Abb. **B-11.25**).
Felsenbeinfraktur

◀ **Definition**

Klinik: Bei der Längsfraktur Liquorrhö und/oder Blutung aus dem Ohr, bei der Querfraktur Schallempfindungsschwer- hörigkeit, Schwindel und Fazialisparese.

Diagnostisches Vorgehen: Felsenbein- längsfrakturen werden mit der Aufnahme nach Schüller dargestellt (Tab. **B-11.1**), auch die CT ist erforderlich (Abb. **B-11.26a, b**). **Felsenbeinquerfrakturen** werden mit der Aufnahme nach Stenvers (Tab. **B-11.1**) sowie der HR-CT dargestellt. Häufig ist das Labyrinth oder der innere Gehörgang betroffen (Abb. **B-11.26c**).

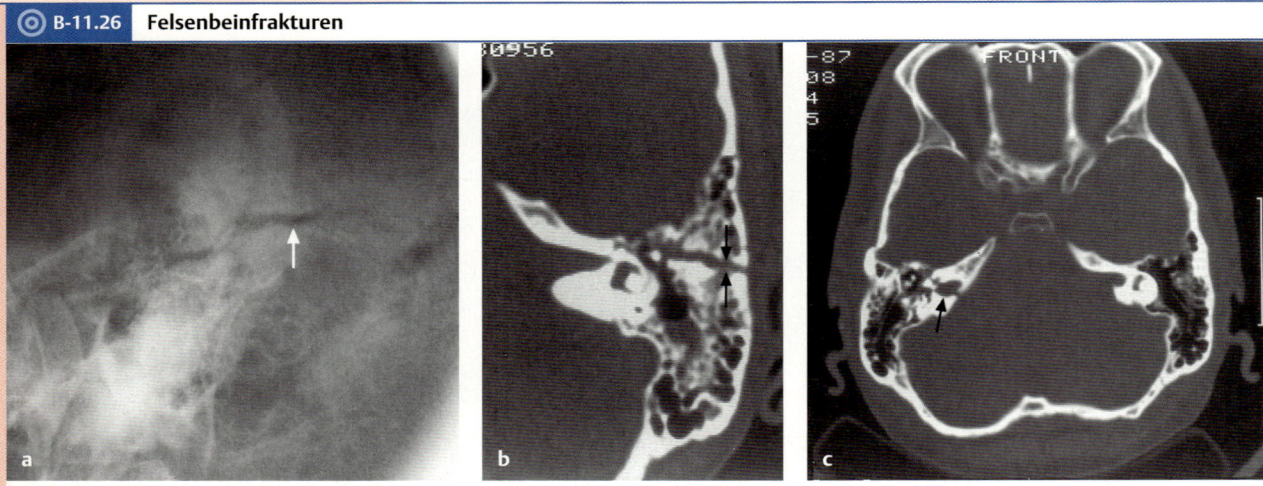

⊚ **B-11.26**   Felsenbeinfrakturen

a Pyramidenlängsfraktur: Die Aufnahme nach Schüller zeigt einen horizontalen Frakturverlauf durch das Mastoid (Pfeil).
b Pyramidenlängsfraktur: In der transversalen CT erkennt man die Frakturlinie ausgehend von der Squama temporalis bis zum Cavum tympani (Pfeile).
c CT einer Pyramidenquerfraktur rechts mit Beteiligung des Innenohrs (Pfeil).

Jochbeinfraktur

Klinik: Leitsymptome sind eine Hypästhesie im Bereich des N. infraorbitalis, die Bulbusmotilitätsstörung und eine Hemmung der Mundöffnungsbewegung.

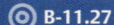 Merke

Diagnostisches Vorgehen: Röntgenaufnahmen der NNH (o. m.) sowie die „Henkeltopfaufnahme" (Abb. **B-11.27**).

Mittelgesichtsfrakturen

Einteilung nach LeFort (Abb. **B-11.28**).

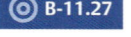 ⊚ **B-11.27**

Jochbeinfraktur

Klinik: Leitysymptome von Frakturen des Os zygomaticum sind eine Hypästhesie im Bereich des N. infraorbitalis, die Bulbusmotilitätsstörung und eine Hemmung der Mundöffnungsbewegung. Eventuell kommt es zur Ausbildung eines Monokelhämatoms.

▶ **Merke:** Da in allen Fällen die Orbitawände mit betroffen sind, ist eine Mitbetreuung durch einen Augenarzt unerlässlich.

Diagnostisches Vorgehen: Zur Diagnostik eignen sich Röntgenaufnahmen der NNH (o. m.) sowie die „Henkeltopfaufnahme" (Abb. **B-11.27**). Diese erlaubt die Darstellung von Frakturen des Jochbogens und einer möglichen Mitbeteiligung der Sutura frontozygomatica.

Mittelgesichtsfrakturen

Die Mittelgesichtsfrakturen werden nach der Klassifikation von LeFort eingeteilt (Abb. **B-11.28**).

⊚ **B-11.27**   **Henkeltopfaufnahme mit Darstellung einer Jochbeinbogenfraktur links (Pfeil)**

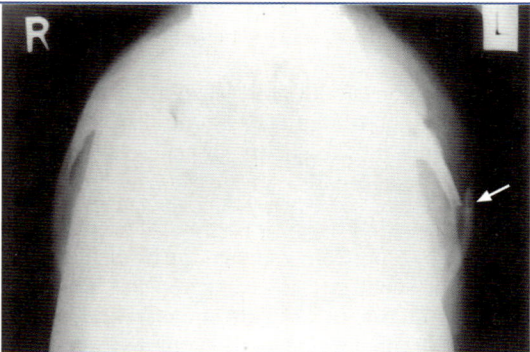

B-11.28

| B-11.28 | Einteilung der Mittelgesichtsfrakturen nach LeFort |

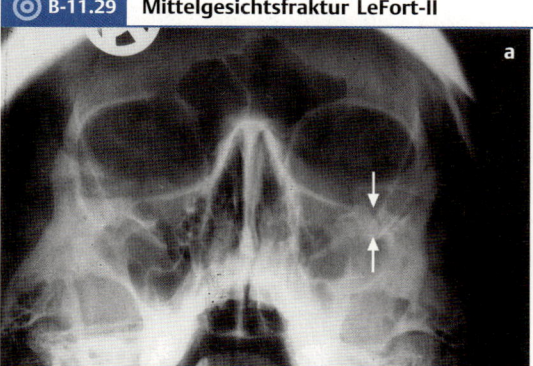

LeFort I = basale Absprengung der Maxilla
LeFort II = pyramidale Absprengung der Maxilla einschließlich der knöchernen Nase
LeFort III = hohe Absprengung des gesamten Mittelgesichtsskeletts einschließlich der knöchernen Nase

| B-11.29 | Mittelgesichtsfraktur LeFort-II |

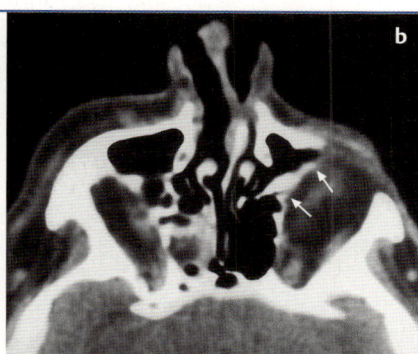

a NNH-Aufnahme (om): Transparenzminderung des linken Sinus maxillaris bei Orbitabodenfraktur (Pfeile). Der genaue Frakturverlauf kann in dieser Aufnahme nicht exakt abgegrenzt werden.
b CT: Nachweis einer Fraktur des Os maxillare (Pfeile).

Klinik: Leitsymptom aller Mittelgesichtsfrakturen ist der gestörte Zusammenbiss der Zähne (Okklusionsstörung). Bei LeFort-II- und -III-Frakturen kommt es zudem durch die Beteiligung der Orbita zu einer Beeinträchtigung der Bulbusbeweglichkeit und zu Einblutungen mit Monokel- und Brillenhämatom und Einblutungen in die Kieferhöhlen.

Diagnostisches Vorgehen: Die Klinik ist wegweisend. Darüber hinaus werden zur Diagnostik Aufnahmen der NNH (om/of), seitliche Schädelaufnahmen sowie die CT eingesetzt.

Radiologische Diagnostik: Die Aufnahmen der NNH dienen der Beurteilung des Alveolarfortsatzes, des Nasenskeletts, der Orbitawände, sowie von Verschattungen und Spiegelbildungen (Hämatosinus) der NNH. Die seitliche Aufnahme zeigt eine Rückverlagerung der Maxilla, die für eine LeFort-I-Fraktur beweisend ist und ermöglicht die Beurteilung von Siebbeinzellen und Keilbeinhöhle. Insbesondere bei der LeFort-III-Fraktur ist zur Beurteilung begleitender intrakranieller und orbitaler Verletzungen sowie zum Ausschluss oder Nachweis einer begleitenden Frontobasisfraktur die CT indiziert (Abb. **B-11.29**).

Orbitabodenfraktur

▶ **Definition:** Bei direkter Gewalteinwirkung auf die Orbita (z. B. Aufprall eines Tennisballs) kommt es durch den erhöhten intraorbitalen Druck oft zu einer Fraktur des Orbitabodens mit Austritt von Orbitainhalt durch den Frakturspalt in die Kieferhöhle (**Blow-out-Fraktur**).

Klinik: Die **Blickhebung** ist durch die Einklemmung der Augenmuskeln **behindert** und der Bulbus sinkt in die Orbita ein (**Enophthalmus**). Durch Eindringen von Luft aus der Nase oder den NNH in die Orbita kann ein **Lidemphysem** entstehen (leichter Fingerdruck auf die Lidhaut verursacht ein Knistern).

Klinik: Leitsymptom ist der gestörte Zusammenbiss der Zähne (Okklusionsstörung). Bei LeFort-II und -III kommt es zur Beeinträchtigung der Bulbusbeweglichkeit.

Diagnostisches Vorgehen: NNH-Aufnahmen (om/of), seitliche Schädelaufnahmen sowie CT.

Radiologische Diagnostik: Mit den NNH-Aufnahmen werden Alveolarfortsatz, Nasenskelett, Orbitawände sowie Verschattungen und Spiegelbildungen beurteilt. Die seitliche Aufnahme zeigt eine Rückverlagerung der Maxilla (beweisend für LeFort-I-Fraktur). Besonders bei LeFort-III ist eine CT indiziert (Abb. **B-11.29**).

Orbitabodenfraktur

◀ Definition

Klinik: Die **Blickhebung** ist **behindert**, der Bulbus sinkt in die Orbita ein (**Enophthalmus**). Durch Eindringen von Luft in die Orbita entsteht ein **Lidemphysem**.

⊙ **B-11.30** | **Orbitabodenfraktur (a) und intrakranieller sowie intraorbitaler Fremdkörper (Glassplitter) bei Zustand nach Trauma (b und c)**

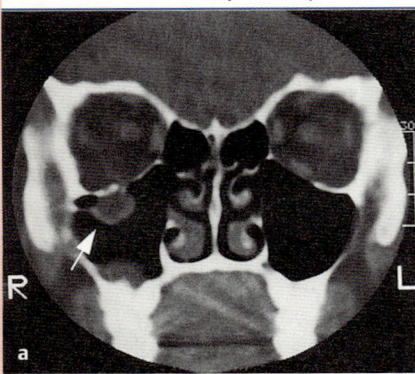
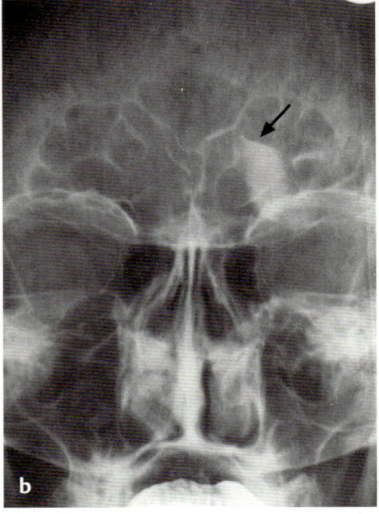
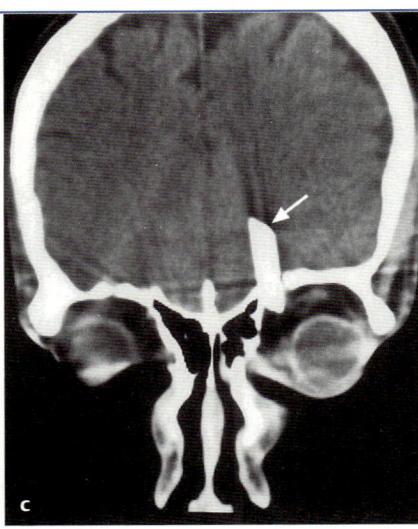

a Hängender Tropfen in der koronaren CT-Schicht als Zeichen einer isolierten Orbitabodenfraktur (Pfeil).
b Anderer Patient: In der Aufnahme der NNH of zeigt sich der Fremdkörper in Projektion auf den Oberrand des Orbitarahmens und auf die Stirnhöhle bzw. das Endokranium (Pfeil).
c Computertomographisch lässt sich der röntgendichte Fremdkörper im Endokranium sowie intraorbital exakt nachweisen (Pfeil). Zusätzlich erkennt man die Verlagerung des Bulbus oculi nach kaudal im Rahmen einer Blow-out-Fraktur.

▶ **Merke**

▶ **Merke:** Nicht selten ist eine Orbitabodenfraktur mit einem Bruch des Jochbeins (s.o.), der Maxilla oder der medialen Orbitawand (v.a. der Lamina papyracea) kombiniert.

Diagnostisches Vorgehen: Spiral-CT mit 2-mm-Schichten.

Diagnostisches Vorgehen: Diagnostisches Primärverfahren ist die Spiral-CT (4 oder 16 Zeilen) mit Akquisition von 2-mm-Schichten und sekundären frontalen und sagittalen Rekonstruktionen.

Radiologische Diagnostik: Das eingeklemmte Gewebe wird als **„hängender Tropfen"** am Kieferhöhlendach sichtbar (Abb. **B-11.30a**). Mit der **koronaren CT** kann die Herniation von Orbitainhalt in die Kieferhöhle und ggf. die Verlagerung der äußeren Augenmuskeln erfasst werden.

Radiologische Diagnostik: Im Röntgenbild, CT oder MRT wird das eingeklemmte Gewebe als **„hängender Tropfen"** am Kieferhöhlendach sichtbar (Abb. **B-11.30a**). Aufgrund von Einblutung in den Sinus maxillaris kann als indirekter Hinweis auf die Fraktur eine Spiegelbildung (Hämatosinus) beobachtet werden. Mit der **koronaren CT** ist die Fraktur genau darzustellen. Darüber hinaus kann die Herniation von Orbitainhalt in die Kieferhöhle und ggf. die Verlagerung der äußeren Augenmuskeln erfasst werden.

Bei Blow-out-Frakturen ist häufig ein orbitales Emphysem zu beobachten (Abb. **B-11.30**).

Bei Blow-out-Frakturen der medialen Orbitawand ist häufig ein orbitales Emphysem sowie eine Verschattung der ipsilateralen Siebbeinzellen zu beobachten (Abb. **B-11.30**).

11.3.6 Speicheldrüsentumoren

Klinik: Häufigster Tumor ist das pleomorphe Adenom. Es zählt zu den semimalignen Tumoren. Klinisch imponiert es als derbe, indolente Raumforderung.

11.3.6 Speicheldrüsentumoren

Klinik: Mit 70 bis 80 % häufigster Tumor der Speicheldrüsen ist das pleomorphe Adenom, das zu den semimalignen Tumoren zählt, da es lokal rezidivieren und selten maligne entarten kann. Klinisch bleiben die Tumoren lange symptomlos oder imponieren als derbe, indolente Raumforderung. Rasches Wachstum, Schmerzen, Fazialisparese und das Auftreten vergrößerter zervikaler Lymphknoten sind Hinweise auf Malignität.

Diagnostisches Vorgehen: Zuerst Sonographie, dann CT oder MRT (Abb. **B-11.31**).

Diagnostisches Vorgehen: Zunächst wird die Sonographie eingesetzt. Zur genauen Bestimmung der Ausdehnung und Lokalisation sowie Beurteilung eines evtl. Lymphknotenbefalls ist die CT oder kontrastverstärkte MRT indiziert (Abb. **B-11.31**).

⊙ B-11.31

⊙ B-11.31   Gutartiger Tumor der Glandula parotis (Adenom)

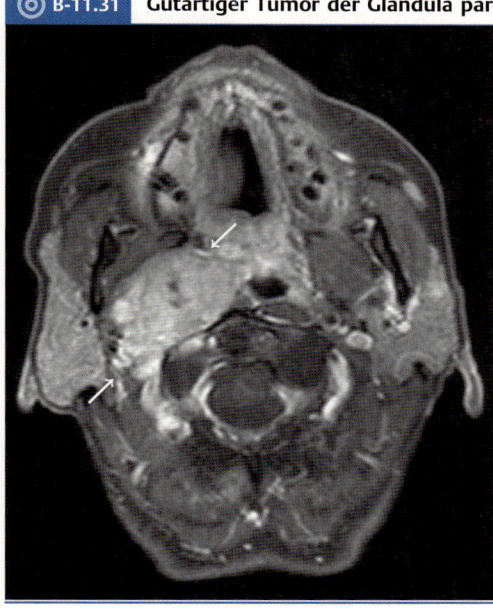

Transversale MRT: Der Tumor (Pfeile) mit erhöhtem Signal, verdrängt das Lumen des Pharynx und die Gefäße.

Radiologische Diagnostik: Mithilfe der **Sonographie** gelingt die Darstellung der vergrößerten Drüse mit inhomogener Parenchymstruktur oder eines reflexarmen Tumors in der Drüse.

In der **Sialographie** (bei dieser Indikation heute nur noch selten durchgeführt) ist bei gutartigen, kapsulär begrenzten Tumoren eine Verlagerung und Ausspannung der Gänge festzustellen. Maligne Tumoren zeigen irreguläre Füllungsdefekte und ein KM-„Pooling" (Abb. **B-11.32**).

Radiologische Diagnostik: In der **Sonographie** zeigt sich eine vergrößerte Drüse mit inhomogener Parenchymstruktur. In der **Sialographie** ist bei gutartigen Tumoren eine Verlagerung der Gänge festzustellen. Maligne Tumoren zeigen irreguläre Füllungsdefekte (Abb. **B-11.32**).

⊙ B-11.32

⊙ B-11.32   Maligner Tumor der Glandula parotis

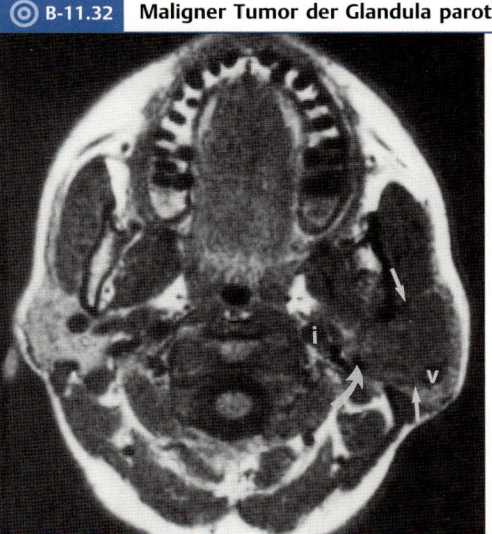

Axiale MRT: Der Tumor (Pfeile) führt zu einer veminderten Signalintensität der Glandula parotis und verdrängt die A. carotis interna (i) und die V. retromandibularis (v).

Das Larynxgerüst besteht aus dem Schildknorpel, dem Ringknorpel und den Aryknorpeln sowie aus der elastischen Epiglottis. Er wird in 3 Etagen eingeteilt:
- supraglottischer
- glottischer und
- subglottischer Raum.

12 Hals

12.1 Larynx, Trachea und Hypopharynx

12.1.1 Radiologische Methoden

Larynx

Das Larynxgerüst besteht aus dem Schildknorpel, dem Ringknorpel und den Aryknorpeln sowie aus der elastischen Epiglottis. Zur klinischen Orientierung hat sich die Einteilung des Larynx in 3 Etagen bewährt:
- **supraglottisch:** von der kaudalen Epiglottisfläche einschließlich der aryepiglottischen Falte nach kaudal bis direkt oberhalb der Stimmlippenebene
- **glottisch:** Stimmlippenebene bis 1 cm kaudal
- **subglottisch:** kaudal bis zum Tracheaeingang bzw. der Unterkante des Ringknorpels.

◎ B-12.1 | Larynx: Darstellung der normalen anatomischen Strukturen

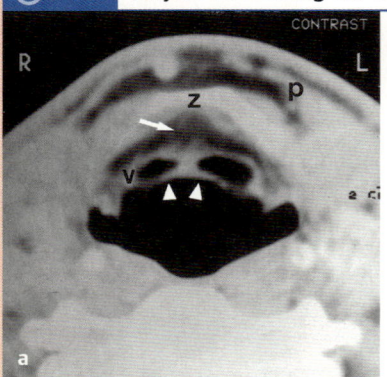
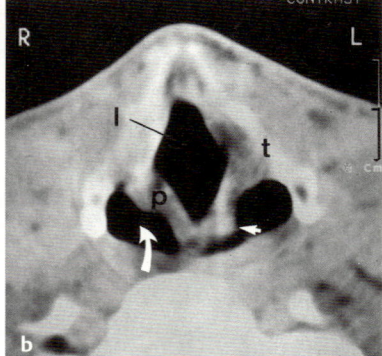
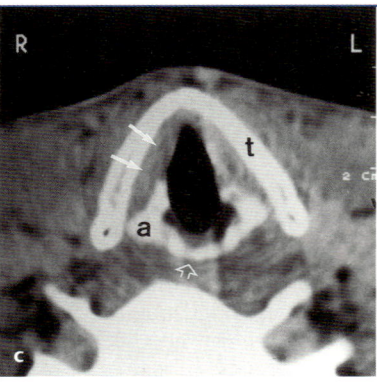
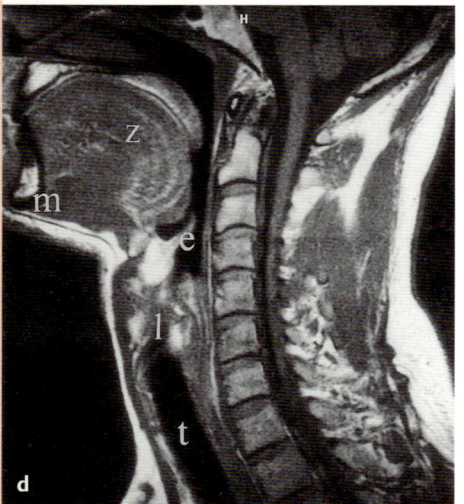

a CT in Höhe des Zungenbeins: Das transversale Querschnittbild zeigt das Platysma (p) und das Zungenbein (Z). Hinter dem Zungenbein stellt sich das präepiglottische Fettgewebe (weißer Pfeil) dar. Beidseits symmetrisch kommen die Valleculae (V) zur Darstellung, deren hintere Begrenzung von der Epiglottis (weiße Pfeilspitzen) gebildet wird.

b CT auf der Höhe des Larynxeinganges: Ca. 1 cm kaudal ist als formgebendes Element der im Querschnitt dreiecksförmige Schildknorpel (t) zu erkennen. Im Inneren kann eine V-förmige Struktur abgegrenzt werden, die nicht immer symmetrischen Plicae aryepiglotticae (P). Sie entspringen an der lateralen Epiglottisbasis und setzen an dem apikalen Anteil des Aryknorpels (kleiner weißer Pfeil) an. Nach dorsolateral grenzt sich der Recessus piriformis (gebogener weißer Pfeil) ab. Als Rhombus ist vorne der eigentliche Larynxeingang (l) zu erkennen. Der Wirbelkörper grenzt direkt dorsal an. Er ist abgetrennt durch die tiefe Halsfaszie.

c CT in Stimmbandebene: Das Stimmband ist in relaxierter Stellung als eine Struktur mittlerer Dichte erkennbar. Es besteht aus dem M. vocalis, einem medialen Teil des M. thyreoarytenoideus (gerade weiße Pfeile). Die Aryknorpel (a) sind als zum Teil verkalkte Strukturen, die dem Krikoid (offener Pfeil) anliegen, leicht abzugrenzen. Nach ventral gerichtet bilden die Proc. vocales der Aryknorpel die Aufhängung des Stimmbandes. (Wenn die CT-Untersuchung in U-Phonation durchgeführt wird, rotieren die Processus vocales nach medial und die Stimmbänder nähern sich der Mittellinie.)

d MRT, sagittale Schicht, T1-gewichtet: Im vorderen Anteil der Zunge ist als signalintensive Struktur (= hell) das Knochenmark und mit dunkler Umrandung die Kompakta der Mandibula zu erkennen (m). In sagittaler Schicht ist die Zunge (z) übersichtlich dargestellt. Durch den hohen Fettgewebsanteil sehr signalintensiv kommt die Epiglottis und der präepiglottische Fettkörper (e) zur Darstellung. Von mittlerer bis hoher Signalintensität werden auch die Knorpel des Larynxskeletts dargestellt (l). Das lufthaltige Tracheallumen ist signallos (t).

Die inneren Konturen des Larynx sind auf der **a. p. und seitlichen Nativauf-nahme** zu erkennen. Die konventionelle Tomographie ermöglicht eine über-lagerungsreduzierte Darstellung in beiden Ebenen. Allerdings werden auch durch die Filmtomographie nur Veränderungen der inneren Wandkontur dar-gestellt. Die Tiefenausdehnung eines krankhaften Prozesses kann nicht beurteilt werden.

Unter **Durchleuchtung** kann durch den **Saug- und Pressversuch** (nach Valsalva) die Beweglichkeit der Aryknorpel und der Stimmbänder beurteilt werden. Das Verfahren ist jedoch der Endoskopie deutlich unterlegen.

Seit der Einführung schnittbildgebender Verfahren wie der **CT** und **MRT** können die oberflächlichen wie die tiefen Strukturen des Larynx im Querschnittsbild dargestellt werden. Die Dichteauflösung der CT gewährleistet eine kontrastrei-che und genaue Abbildung von Larynxskelett, Muskulatur und Fettgewebe sowie der Gefäße. Die MRT ist durch einen gegenüber der CT noch verbesserten Weichteilkontrast und die multiplanare Abbildungsmöglichkeit (in allen Raum-ebenen) gekennzeichnet (Abb. **B-12.1**).

Indikationen für die CT des Larynx bestehen bei V. a. eine Larynxfraktur, zum präoperativen Staging von Larynxtumoren (auch MRT) sowie zu postoperativen Kontrollen (auch MRT).

Trachea

Die Trachea ist am Ringknorpel des Kehlkopfes aufgehängt und über diesen in die Bewegungen der Mundboden- und Halsmuskeln mit einbezogen. Die Länge der Trachea beträgt beim Erwachsenen ca. 12 cm. Sie enthält ca. 16–20 huf-eisenförmige Knorpelspangen.

Die **Lage und die Weite des Lumens der Trachea** kann bereits auf der **Röntgen-thoraxaufnahme p. a. und seitlich** orientierend festgestellt werden. Eine Tra-cheomalazie wird angenommen, wenn das Lumen im Saug-Pressversuch um mehr als 50 % schwankt (seitlich oder a.-p.). Zur genauen Beurteilung der Tra-chea können bei V. a. Trachealstenosen **Zielaufnahmen der Trachea** sowie kon-ventionelle Tomographie und CT herangezogen werden; bei V. a. Wandinstabi-lität eine Untersuchung mit Saug- und Pressmanöver.

Die **konventionelle Tomographie** ist ein bewährtes Verfahren zur Abklärung von Stenosen, durch die Verwischung der überlappenden Strukturen wird der jeweilige Tiefenabschnitt allein scharf abgebildet (Abb. **B-12.2**). Für eine genauere Darstellung wird eine CT durchgeführt.

Die inneren Konturen des Larynx sind auf der **a. p. und seitlichen Nativaufnahme** zu erkennen. Bei der **Durchleuchtung** können Bewegungsabläufe (z. B. durch den **Saug- und Pressversuch**) registriert werden. Die Beweglichkeit der Aryknorpel und der Stimmbänder sind endoskopisch jedoch wesentlich genauer zu analysieren.

CT und **MRT** zeigen die oberflächlichen und tiefen Strukturen des Larynx im Quer-schnittsbild überlagerungsfrei und mit hoher Dichte- und Detailauflösung (Abb. **B-12.1**).

Trachea

Die Trachea ist am Ringknorpel des Kehl-kopfes aufgehängt. Ihre Länge beträgt beim Erwachsenen ca. 12 cm.

Die Abschätzung der **Lage und Weite der Trachea** gelingt auf der **Thoraxüber-sichtsaufnahme**, bei Bedarf kann eine weitere Abklärung mittels konventioneller Tomographie erfolgen (Abb. **B-12.2**).

Die exakteste Darstellung gelingt mit der **CT**.

⊙ B-12.2   Trachea   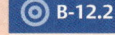 **B-12.2**

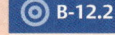

a. p. Tomographie, normale Trachea: Die Trachea stellt sich kranial ab der Stimmbandebene abwärts als zeltförmige Struktur dar (Conus elasticus = Pfeil), die auch ohne Verdrängung nicht immer in der Mittellinie liegt.

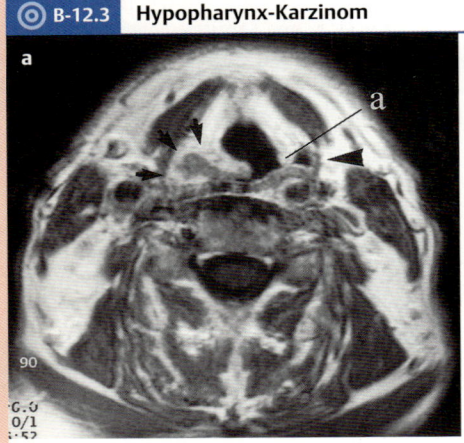
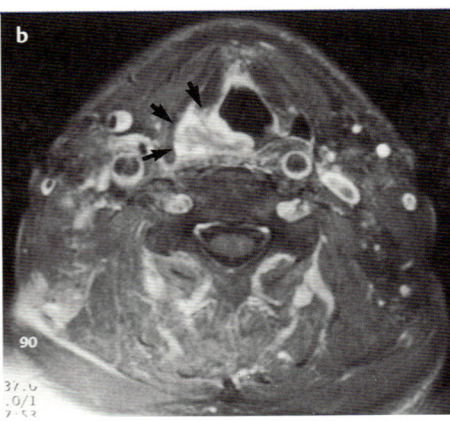

⊙ **B-12.3**   **Hypopharynx-Karzinom**

a Axiales T1-gewichtetes MRT-Bild (nach Kontrastmittelgabe).
b Axiales T1-gewichtetes MRT-Bild (nach Kontrastmittelgabe mit selektiver Unterdrückung des Fettsignals).
Rechtsseitig im Sinus piriformis (schwarze Pfeile) zeigt sich eine Raumforderung, die nur am Rande anreichert. Links ist der Sinus piriformis (Pfeilspitze) und die Plica aryepiglottica (a) regelrecht. Um den Kontrast zwischen Tumor und dem präepiglottischen Fettgewebe zu verbessern, bedient man sich einer selektiven Unterdrückung des Fettsignals (**b**). Hierbei wird das (subkutane) Fett dunkel dargestellt (vgl Abb. **a**), das Karzinom (Pfeile) kommt somit wesentlich kontrastreicher zur Darstellung.

Hypopharynx

Hypopharynx

▶ **Merke**

▶ **Merke:** Bei V. a. Perforation darf bariumhaltiges Kontrastmittel **nicht** verwendet werden. Es kommt immer ein jodhaltiges, wasserlösliches Kontrastmittel zur Anwendung.

Mögliche **Indikationen** sind u. a. Passagebehinderungen des Hypopharynx (Abb. **B-12.3**).

Mögliche **Indikationen** für eine radiologische Untersuchung des Hypopharynx sind Passagebehinderungen und Refluxerkrankungen, Schluckbeschwerden (Dysphagie), V. a. Fisteln und Raumforderungen des Hypopharynx (Abb. **B-12.3**).

**12.1.2 Wichtige Krankheitsbilder –
von der Diagnose zum Befund**

12.1.2 Wichtige Krankheitsbilder – von der Diagnose zum Befund

Laryngozele

Laryngozele

▶ **Definition**

▶ **Definition:** Laryngozelen sind angeborene Aussackungen des Sacculus laryngis, die luft- oder schleimgefüllt sind. Je nach Ausdehnung über die laryngealen Strukturen hinaus unterscheidet man die **äußere** (Ausstülpung in die Halsweichteile) und die **innere** (Ausstülpung ins Kehlkopfinnere) oder gemischte **Laryngozele**.

Klinik: Evtl. Dyspnoe.
Diagnostisches Vorgehen, radiologische Diagnostik: Beide Formen der Laryngozele sind in der **CT** bzw. **MRT** gut diagnostizierbar (Laryngozele **hypodens** mit deutlichem Kontrast zu den Halsweichteilen, Abb. **B-12.4**).

Klinik: Evtl. besteht eine Dyspnoe oder eine Dysphonie.
Diagnostisches Vorgehen, radiologische Diagnostik: Radiologisch ist die äußere Laryngozele mit Abbildung der Aussackung durch die thyreohyoidale Membran hindurch und einer meist bereits von außen klinisch tastbaren Resistenz am einfachsten darstellbar.
Beide Formen der Laryngozele sind in der **CT** bzw. **MRT** gut diagnostizierbar, wo die Laryngozele **hypodens** mit deutlichem Kontrast zu den Halsweichteilen abgebildet wird (Abb. **B-12.4**).

Larynxkarzinom

Larynxkarzinom

Unter den bösartigen Neubildungen im HNO-Bereich ist das Larynxkarzinom der häufigste Tumor.

Unter den bösartigen Neubildungen im HNO-Bereich ist das Larynxkarzinom der häufigste Tumor. 65 % der Larynxkarzinome manifestieren sich im Bereich der Glottis (Stimmlippenebene), 30 % in der supraglottischen und 5 % in der subglottischen Region.

⊙ B-12.4   B-12.4

⊙ B-12.4   **CT-Befund bei innerer Laryngozele**

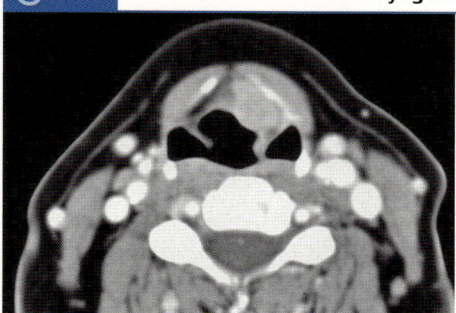

Axiales CT-Schnittbild: Links zeigt sich eine glatt berandete Raumforderung, die durch proteinreiche Flüssigkeit hyperdens (= hell) zur Darstellung kommt.

Klinik: Die Symptomatik ist abhängig von der Lokalisation des Tumors, u. a. können Fremdkörpergefühl, Heiserkeit (v. a. bei glottischen Karzinomen) und Reizhusten als Erstsymptome auftreten.

Klinik: Die Symptomatik ist abhängig von der Lokalisation des Tumors (z. B. Heiserkeit).

▶ **Merke:** Eine länger als 3 Wochen bestehende Heiserkeit sollte prinzipiell laryngoskopisch abgeklärt werden.

◀ Merke

Diagnostisches Vorgehen, radiologische Diagnostik: Primär erfolgt die indirekte Laryngoskopie. Weiterhin ist die **Sonographie** der Halsweichteile hilfreich, um eine mögliche lokoregionäre Metastasierung festzustellen. Die **CT** ist für die genaue Bestimmung der lokalen Tiefeninfiltration des Tumors und für den Nachweis von Lymphknotenmetastasen geeignet und gehört zu den routinemäßig durchgeführten prä- und postoperativen Staging-Untersuchungen (Abb. **B-12.5**). Das Tumorgewebe ist als Dichteänderung, infolge des raumfordernden Effekts und durch Verstreichen (Obliteration) der normalen, anatomischen Fettgewebsschichten zu identifizieren. Die **MRT** zeigt den Tumor und vergrößerte, metastasenverdächtige Lymphknoten mit gutem Kontrast in mehreren Bildebenen (Abb. **B-12.6**). CT und MRT helfen bei der Bestimmung der Tumorausdehnung.

Diagnostisches Vorgehen, radiologische Diagnostik: Mit **CT und MRT** kann die lokale Infiltration (besonders die Tiefeninfiltration) des Tumors bestimmt werden (Abb. **B-12.5**), und gleichzeitg Lymphknotenmetastasen im Halsbereich nachgewiesen werden (Abb. **B-12.6**).

⊙ B-12.5   **CT linksseitiges transglottisches Larynxkarzinom**

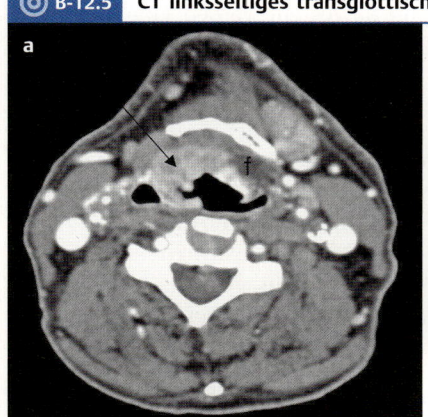

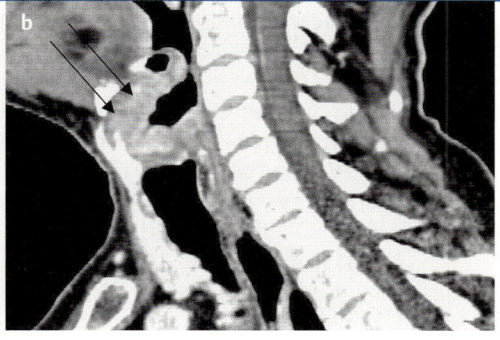

a CT: Axiale Schicht durch die Kehlkopfeingangsebene: Es findet sich eine deutliche Gewebsvermehrung rechts. Der Tumor (Pfeil) ist klar von dem präepiglottischen Fett zu trennen (f).

b CT: Sagittale Rekonstruktion: Die gesamte Ausdehnung des Tumors (Pfeile) ist hier in kraniokaudaler Richtung übersichtlicher zu erfassen.

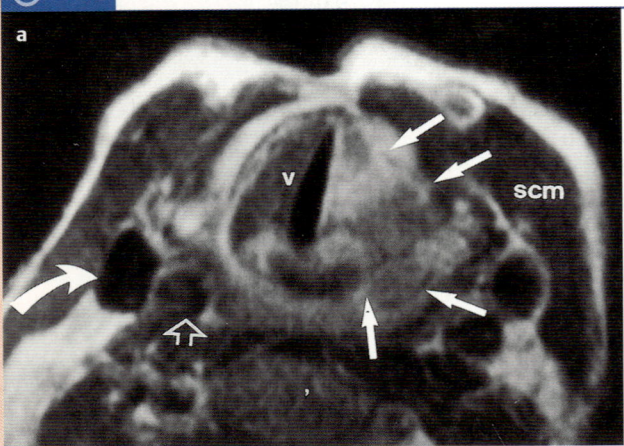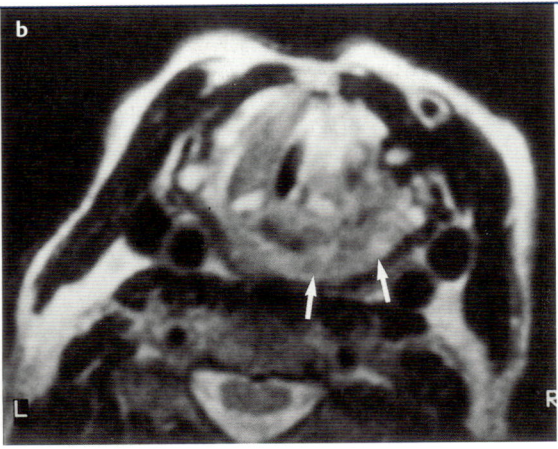

a Axiales T1-gewichtetes MRT-Bild nach Kontrastmittelinjektion (Schicht in Höhe des Stimmbandes [M. vocalis = V]): Die Gefäße stellen sich durch ihren Fluss in dieser Sequenz signallos (= dunkel) dar (gebogener Pfeil = V. jugularis, offener Pfeil: A. carotis). Muskeln wie der M. sternocleidomastoideus (SCM) weisen eine mittlere Signalintensität auf, Fett eine hohe Signalintensität. Der Tumor (weiße Pfeile) zeigt ein randständiges Kontrastmittelanreicherungsverhalten, das die Grenzen der Infiltration erkennen lässt.

b T2-gewichtetes Bild, gleiche Schicht wie oben: In der T2-Wichtung lassen sich Tumoren (weiße Pfeile) oft schon nativ gut abgrenzen. Der Kontrast von Tumor zu umgebendem Gewebe ist nicht so stark wie bei der T1-gewichteten Sequenz nach Kontrastmittelgabe. Der M. constrictor pharyngis ist dagegen gut abgrenzbar.

Trachealstenose

▶ **Definition**

Klinik: Symptome sind u. a. **Atemnot** und **Stridor**.

Diagnostisches Vorgehen, radiologische Diagnostik: Bei **Trachealstenosen** werden Zielaufnahmen oder eine Trachealtomographie zur Einteilung des Stenosegrades angefertigt. In Zweifelsfällen kann eine **CT** durchgeführt werden.
Bei der **Tracheomalazie** zeigt das Saug-Press-Manöver als Methode der Wahl Lumenschwankungen von mindestens 50 % in mindestens einer Ebene.

Halszysten

▶ **Definition**

Trachealstenose

▶ **Definition:** Unter einer Trachealstenose versteht man jede funktionell bedeutsame Einengung des Tracheallumens.

Klinik: Klinisch fallen je nach Stenosegrad eine rasch oder allmählich einsetzende **Atemnot** sowie ein in- und exspiratorischer **Stridor** auf.
Diagnostisches Vorgehen, radiologische Diagnostik: Verengungen des Querschnitts der Trachea können mit der durchleuchtungsgezielten Aufnahme in zwei Ebenen oder der Trachealtomographie dargestellt werden. Eine Instabilität der Trachealwand verursacht im Saug- und Pressmanöver eine vermehrte Schwankung des Lumens (s.S. 666 ff.). Beträgt diese zumindest in einer Ebene mehr als 50 %, so ist eine **Tracheomalazie** (angeborener oder erworbener Stabilitätsverlust der Luftröhre) anzunehmen.
Besonders genau können **Stenosen der Trachea** mit der **CT** erfasst werden. Auch einseitige und asymmetrische Einengungen sowie mögliche von außen komprimierende Ursachen wie ein vergrößerter Schilddrüsenknoten (Strumen) können mit der CT dokumentiert werden. Mit sekundären Rekonstruktionen kann die Längsausdehnung der Trachealstenose dargestellt werden.

Halszysten

▶ **Definition:** Halszysten sind die häufigste kongenitale Missbildung im Bereich des Rachens.

■ **Laterale Halszyste:** Prallelastische Vorwölbung oder Fistelöffnung am Vorderrand des M. sternocleidomastoideus im Trigonum caroticum superius. Die laterale Halszyste entsteht aus Resten des 2.–4. Kiemenbogens und liegt lateral der V. jugularis und dorsal der Glandula submandibularis.
■ **Mediane Halszyste:** Es handelt sich um infrahyoidal gelegene Anteile des nicht obliterierten Ductus thyreoglossus. Diese Form der Halszyste findet sich vor allem im Bereich des Zungengrundes.

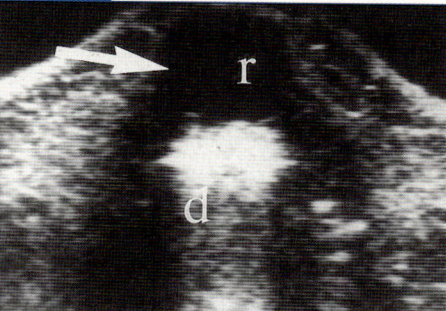

B-12.7 **Sonographischer Befund bei medianer Halszyste**

B-12.7

In der Mittellinie findet sich submental unter dem Platysma eine runde, glatt begrenzte und reflexfreie Raumforderung (r) mit dorsaler Schallverstärkung (d), die alle drei Kriterien einer blanden Zyste erfüllt (transversale Schichtführung, Blick von unten).

Klinik: Obwohl Halszysten als Anlage konnatal vorhanden sind, werden sie meist erst im Kindesalter klinisch manifest und entdeckt. Sie sind an sich symptomlos, können bei Entzündungen jedoch zu einer deutlichen Induration, Rötung und Schmerzen führen.

Diagnostisches Vorgehen: Die radiologische Untersuchung der Wahl ist die Sonographie. In einzelnen Fällen (z.B. atypische Darstellung in der Sonographie) wird ergänzend eine CT durchgeführt.

Radiologische Diagnostik: Der sonographische Befund ist charakteristisch: mit einem **echofreien Lumen, glatter Wandkontur und einer starken distalen Schallverstärkung** (Abb. **B-12.7**). Differenzialdiagnostische Schwierigkeiten kann es bei infizierten Zysten geben, die einem nekrotischen Tumor ähneln können.
In der **CT** sind Halszysten als hypodense, glatt berandete Strukturen abgrenzbar, die kein Kontrastmittel aufnehmen.

Klinik: Sie sind an sich symptomlos, können bei Entzündungen jedoch zu Schmerzen führen.

Diagnostisches Vorgehen: Die radiologische Untersuchung der Wahl ist die Sonographie.

Radiologische Diagnostik: Der Befund in der Sonographie ist mit einem **echofreien Lumen, glatter Wandkontur und einer starken distalen Schallverstärkung** (Abb. **B-12.7**) charakteristisch.

12.2 Halslymphknoten

12.2.1 Radiologische Methoden und Beurteilung

Die Lymphknoten des Halses sind oft bei Infektionen vergrößert. Zervikale Lymphknotenvergrößerungen können aber auch erste Manifestationen eines malignen Lymphoms oder auch Metastasen eines bisher unbekannten Primärtumors sein.

12.2   Halslymphknoten

12.2.1 Radiologische Methoden und Beurteilung

Eine Vergrößerung der Halslymphknoten kann die verschiedensten Ursachen haben.

▶ **Merke:** Ein Lymphknoten mit einem Querdurchmesser von < 1 cm gilt als normal; ein Durchmesser zwischen 1 und 1,5 cm gilt als suspekt, und ein Lymphknoten von mehr als 1,5 cm oder mit zentraler Nekrose gilt als metastatisch befallen.

◀ **Merke**

Es muss allerdings betont werden, dass diese Aussagen im Einzelfall nicht immer zutreffen und nur eine statistische Wahrscheinlichkeit angeben. So können in normal großen Lymphknoten durchaus Mikrometastasen enthalten sein, andererseits kann eine deutliche Lymphknotenvergrößerung durch entzündliche Veränderungen bedingt sein.
Die **CT** kann oberflächliche wie auch tiefe Lymphknoten gleich gut erfassen. Die Lymphknoten sind nach Kontrastmittelgabe hyperdens, bei zentraler Einschmelzung zentral hypodens.
Insbesondere für die Diagnostik von **oberflächlich gelegenen Halslymphknoten** ist die **Sonographie** von hohem Stellenwert als Ergänzung zur Palpation. Hierbei ist es wichtig, dass ein hochfrequenter Schallkopf mit mindestens 7,5 MHz verwendet wird, da nur dieser eine ausreichende Detailtreue gewährleistet. Ein nicht vergrößerter, normaler Lymphknoten ist sonographisch in der Regel als homogene, echogleiche Struktur erfassbar (allerdings nicht die retropharyngealen Lymphknotenstationen).

Die **CT** kann oberflächliche wie auch tiefe Lymphknoten gleich gut erfassen.

Die Sonographie ist besonders für **oberflächlich gelegene Halslymphknoten geeignet**. Lymphknoten sind in der Regel echoarm und zeigen fakultativ dorsale Schallschatten. Bei einer zentralen Nekrose sind Lymphknoten echoleer, mit dorsaler Schallverstärkung.

B-12.8   Lymphknotenmetastasen

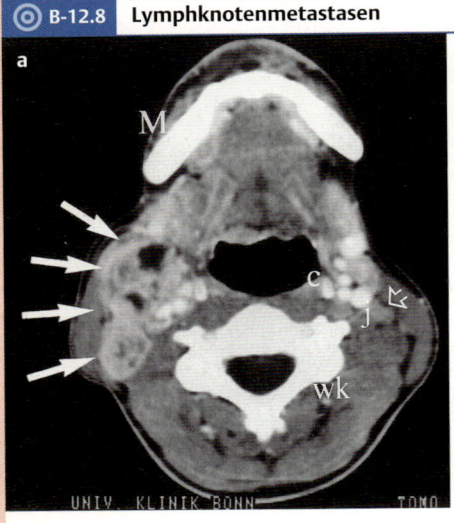

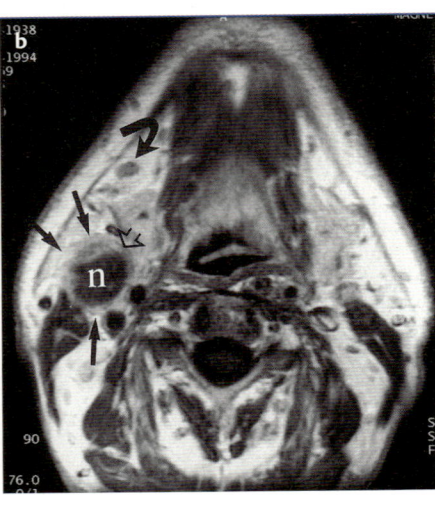

a Kontrastverstärkte CT: Beidseitiger Lymphknotenbefall bei Zustand nach Oropharynxkarzinom. Operative Sanierung links mit suprahyoidaler Ausräumung. V. a. Rezidivmetastasierung in die Lymphknoten beidseits. Rechts ist ein großes Konglomerat erkennbar, das breit in die Umgebung infiltriert (Pfeile). Kleiner Lymphknoten links (offener Pfeil). Die hypodensen Veränderungen sprechen für zentrale Nekrosen und somit für Lymphknotenmetastasen. Bei unbehandelten malignen Lymphomen sind derartige Nekrosen nicht zu beobachten (M = Mandibula, WK = Wirbelkörper, J = V. jugularis, C = A. carotis).

b MRT (axiale Schicht, T1-Wichtung nach Kontrastmittelgabe). Im Kieferwinkel rechts zeigt sich eine ca. 2,5 cm messende Raumforderung (geschlossene Pfeile). Der Lymphknoten, der sich nach Kontrastmittelgabe zentral hypointens, entsprechend einer zentralen Nekrose (n), am Rand aber deutlich hyperintens darstellt (offener Pfeil), zeigt somit am Rande deutliche Vitalitätszeichen. Ein weiterer kleiner Lymphknoten submandibulär (gebogener Pfeil) erfüllt diese Kriterien nicht. Bei einer Größe von unter 5 mm ist dieser Knoten **nicht** suspekt.

B-12.9   Lymphom in der Sonographie im Quer- (a) und Längsschnitt (b)

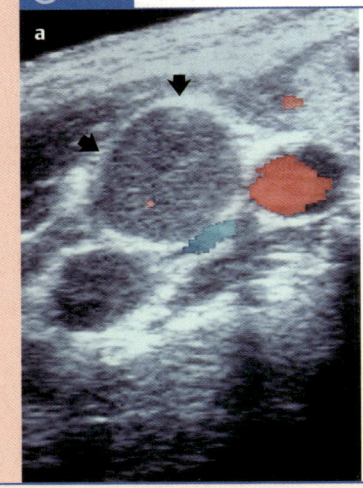

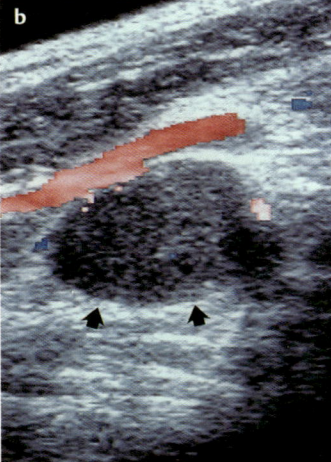

In der A. carotis (rotes Flusssignal) und der V. jugularis (blaues Flusssignal) ist regelrechter Fluss nachweisbar. Ein grenzwertig vergrößerter Lymphknoten um 1 cm (Pfeile) zeigt homogene reflexarme Echogenität; somit als suspekt einzuordnen.

Bei Lymphknotenmetastasen zeigen sich in der **CT** typischerweise eine **homogene LK-Vergrößerung** und oft eine deutliche **Anreicherung von Kontrastmittel** (Abb. **B-12.8**).

Die **Sonographie** zeigt typischerweise **homogen echoarme Lymphknoten**, die

Metastatisch befallene Lymphknoten sind in der Regel echoarm, sie können einen dorsalen Schallschatten aufweisen. Als Kriterien gelten in der **Sonographie**: Größe über 1,5 cm, unscharfe Abgrenzbarkeit, zentrale Einschmelzung. Ein weiteres wichtiges Kriterium ist die Änderung der Lymphknotenarchitektur mit Aufhebung des längsovalen Durchmessers. Einschränkend muss bemerkt werden, dass auch mit der Sonographie Mikrometastasen nicht nachweisbar sind. Reaktiv vergrößerte Lymphknoten führen wie bei der CT zu falsch positiven Ergebnissen.

Beim Vorliegen von Lymphknotenmetastasen zeigt sich in der **CT** typischerweise eine **homogene LK-Vergrößerung** und oft eine **deutliche Anreicherung von Kontrastmittel**. Die Unterscheidung der verschiedenen histologischen Klassifikationen ist mit bildgebenden Verfahren nicht möglich (Abb. **B-12.8**).

Die **Sonographie** zeigt typischerweise **homogen echoarme Lymphknoten**, die zur **Umgebung unscharf begrenzt** sein können (Abb. **B-12.9**). Spricht ein malig-

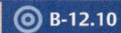

B-12.10   Halslymphknoten: Entzündung mit beginnender Abszessbildung

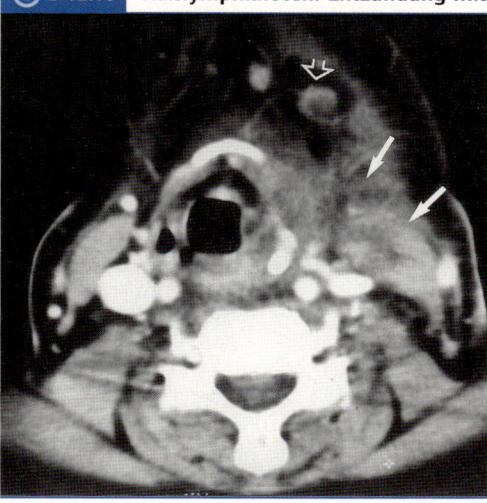

Die kontrastgestützte CT zeigt linksseitig eine deutliche Verdichtung des Fettgewebes, die unscharf begrenzt ist (Pfeile). Die submentalen Lymphknoten sind deutlich vergrößert (offener Pfeil), zeigen jedoch keine Nekrosen.

B-12.10

nes Lymphom auf Chemo- oder Strahlentherapie an, so ist eine Abnahme der Größe der Lymphome nachweisbar. Aufgrund von regressiven Veränderungen können zentrale Nekrosen und Inhomogenitäten auftreten.

Entzündlich veränderte Lymphknoten sind vergrößert und zeigen Umgebungsreaktionen, die sich in der **CT** als Verdichtung des umgebenden Fettgewebes und einer Unschärfe des umgebenden Fetts manifestiert (vgl. Abb. **B-12.8** und Abb. **B-12.10**). Eine definitive Aussage zur Dignität einer Lymphknotenvergrößerung ist jedoch oft nicht möglich.

In der **Sonographie** sind entzündlich veränderte Lymphknoten reflexarm, unscharf begrenzt sowie vergrößert. Abszesse bzw. Einschmelzungen sind zentral reflexarm oder reflexfrei und von einem echoreichen Randsaum umgeben.

zur **Umgebung unscharf begrenzt** sein können (Abb. **B-12.9**).

Entzündlich veränderte Lymphknoten sind vergrößert und zeigen Umgebungsreaktionen (vgl. Abb. **B-12.8** und Abb. **B-12.10**). Eine definitive Aussage zur Dignität einer Lymphknotenvergrößerung ist oft nicht möglich.

In der **Sonographie** sind entzündlich veränderte Lk. reflexarm, unscharf begrenzt und vergrößert.

▶ **Klinischer Fall.** 67-jähriger Patient. Reise durch Indien vor 7 Jahren. Sonst klinisch unauffällig und beschwerdefrei. Dem Patienten fielen tastbare Knoten zervikal auf. Keine akute Infektion erinnerlich. Kalkdichte Rundherde in beiden Lungenmittelfeldern sowie im linken Oberfeld. Auf der Übersichtsaufnahme (Abb. **B-12.11**) sind Verkalkungen im Bereich der oberen und mittleren jugulären Lymphknotengruppen erkennbar (schwarze Pfeile). Der Nachweis ist hinweisend auf, jedoch nicht beweisend für eine Tuberkulose; Verkalkungen kommen auch bei unspezifischen Lymphadenitiden, Tumormetastasen, Lymphomen etc. vor. Die Verkalkung ist auch kein eindeutiges Zeichen der Ausheilung, Tuberkelbakterien können jahrelang persistieren. Die Halslymphknotentuberkulose entwickelt sich meist im Rahmen einer postprimären Tuberkulose. Deshalb sollte immer auch ein Röntgenthorax und ein Tine-Test durchgeführt werden.

◀ **Klinischer Fall**

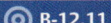

B-12.11   Lymphknotentuberkulose

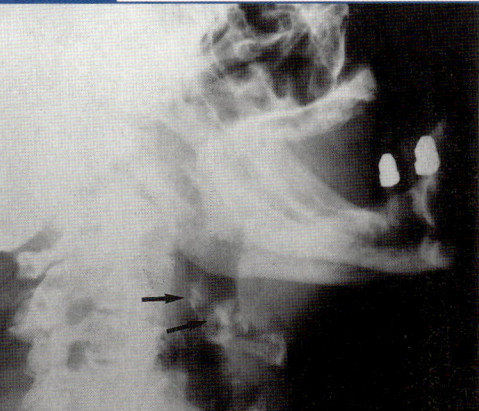

Seitliche Röntgenaufnahme der Halsweichteile.

B-12.11

12.3   Schilddrüse

12.3.1 Allgemeines

Die normale Schilddrüse wiegt im Erwachsenenalter zwischen 15 g (Frauen) und 25 g (Männer). Die Variationen in Form und Lage sind vielfältig.

Die funktionellen Einheiten der Schilddrüse sind die **Follikel.**

12.3.2 Diagnostik

Anamnese und klinischer Befund

Anamnestische Angaben können wichtige Hinweise auf typische Schilddrüsenfunktionsstörungen liefern. **Körperliche Untersuchung** und **Schilddrüsenpalpation** ergänzen die Anamnese.

Radiologische Methoden

Schilddrüsensonographie

Methode: Bei der Untersuchung liegt der Patient in Rückenlage, der Kopf ist leicht rekliniert. Sonographisch erfolgt die Darstellung beider Lappen **im Querschnitt** mit der Trachea in Bildmitte und **im Längsschnitt.**
Mit der **Farbdopplersonographie** ist eine Beurteilung der Durchblutung möglich.

▶ Merke

Beurteilung: Beurteilt werden Echostruktur, Schallmuster und Echogenität (Abb. **B-12.12**).

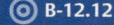

B-12.12

12.3 Schilddrüse

12.3.1 Allgemeines

Die Variationen der Schilddrüse in Form und Lage sind vielfältig. Ein Pyramidallappen, meist ausgehend vom Isthmus oder dem linken Schilddrüsenlappen anliegend kommt ebenso vor wie kongenitales Fehlen eines Lappens. Im Erwachsenenalter wiegt eine normale Schilddrüse zwischen 15 g (Frauen) und 25 g (Männer).
Die funktionellen Einheiten der Schilddrüse sind die **Follikel**, bestehend aus Thyreozyten (sie produzieren die Hormone L-Tetrajodthyronin [Thyroxin, T_4] und L-Trijodthyronin [T_3]), thyreoglobulinhaltigem Kolloid und Calcitonin bildenden C-Zellen.

12.3.2 Diagnostik

Anamnese und klinischer Befund

Anamnestische Angaben können wichtige Hinweise auf typische Schilddrüsenfunktionsstörungen liefern. So sprechen z. B. Tachykardie, Gewichtsverlust trotz Heißhunger, feuchte, warme Haut, Nervosität und Tremor für eine **Schilddrüsenüberfunktion**, Leistungsminderung, Haarausfall, Obstipation, Gewichtszunahme und Kälteempfindlichkeit für eine **Unterfunktion**. **Körperliche Untersuchung** und **Schilddrüsenpalpation** ergänzen die Anamnese.

Radiologische Methoden

Schilddrüsensonographie

Methode: Bei der Untersuchung liegt der Patient in Rückenlage, der Kopf ist leicht rekliniert.
Die Sonographie mit 5–7,5 MHz-Schallköpfen erlaubt eine scharfe Abgrenzung der Schilddrüsenlappen sowie eine morphologische Beurteilung durch die Echostruktur. Sonographisch erfolgt die Darstellung beider Lappen **im Querschnitt** mit der Trachea in Bildmitte und **im Längsschnitt**. Benachbarte Gefäße und Weichteile dienen der Kontrolle von Lage und Echostruktur der Schilddrüse. Umgebende Lymphknoten sollten dargestellt und beurteilt werden. Mithilfe der **Farbdopplersonographie** ist eine Beurteilung der Durchblutung möglich.

▶ **Merke:** Die Sonographie erlaubt eine beschreibende Beurteilung der Morphologie der Schilddrüse.

Indikationen: Für die Differenzierung von fokalen Läsionen der Schilddrüse kann ergänzend auch die Farbdupplexsonographie eingesetzt werden. Mit ihr kann nicht invasiv der Grad der Gefäßversorgung abgeschätzt werden.
Beurteilung: Beim Schallmuster werden die Begriffe **homogen** und **inhomogen**, bei der Echogenität die Begriffe **echofrei, echoarm, echogleich** und **echoreich** verwendet (Abb. **B-12.12**). Die normale Schilddrüse zeigt in Ultraschall ein

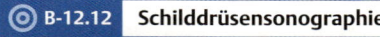

B-12.12   Schilddrüsensonographie

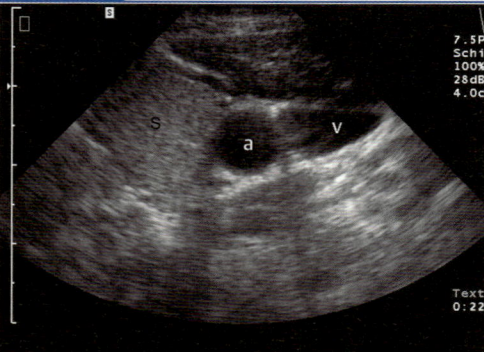

Normale Schilddrüse im Transversalschnitt (7,5 MHz)
S = Schilddrüse, a = A. carotis, v = V. jugularis

homogenes Reflexmuster ohne echoarme oder -reiche Zonen. Die Schilddrüse sollte immer beidseitig im Längs- und Querschnitt untersucht und außerdem ihre Beweglichkeit während des Schluckens mit angelegtem Schallkopf geprüft werden.

> ▶ **Merke:** Das Volumen der Schilddrüse kann mit folgender Formel berechnet werden:
>
> $V_{(Schilddrüsen-Lappen)}$ (ml) = max. Tiefe (cm) × max. Breite (cm) × max. Länge (cm) × 0,5 (Korrekturfaktor).

◀ **Merke**

Schilddrüsenszintigraphie

Methode: Die Schilddrüsenszintigraphie macht sich die Jodaufnahme von funktionell aktivem Schilddrüsengewebe zu Nutze. 50 MBq (2 mCi) ^{99m}**Tc-Pertechnetat**, welches auf Grund seines ähnlichen Ionenradius wie Jod von der Schilddrüse aufgenommen wird, wird 20 min nach i. v. Injektion mit einer Gamma-Kamera in der Schilddrüse nachgewiesen und quantifiziert (TcTU = Technetium Thyreoidaler Uptake).

Es ist möglich, durch Gabe entsprechender Hormondosen die normale Schilddrüsenfunktion zu unterdrücken. Die Durchführung eines **Schilddrüsenszintigramms unter Suppression**, d. h. bei supprimiertem TSH, erlaubt die **Abgrenzung autonomer Bezirke.**

Indikationen: Indikationen für die Schilddrüsenszintigraphie sind vor allem sonographische Herdbefunde, insbesondere echoarme Knoten.

Der Suppressionstest wird zum Nachweis eine Schilddrüsenautonomie durchgeführt.

Die Schilddrüsenszintigraphie mit ^{131}J dient der Dosisberechnung vor einer Radiojodtherapie.

Beurteilung: Es werden Informationen über die **globale** und **regionale Tracerverteilung, Form, Lage** und **Größe** der Schilddrüse sowie über evtl. vorhandenes extrathyreoidales Schilddrüsen-Gewebe gewonnen (Abb. **B-12.13**).

Ein **warmer Knoten** speichert den Tracer stärker als das übrige Schilddrüsengewebe; es kann sich um ein autonomes Adenom handeln. Lässt sich nur der Knoten darstellen und die restliche Schilddrüse speichert nur sehr begrenzt oder gar nicht, handelt es sich um ein dekompensiertes autonomes Adenom. Ein **kalter Knoten** speichert nicht oder kaum. Er ist prinzipiell karzinomverdächtig und bedarf daher einer definitiven Klärung, entweder mit Punktion durch Feinnadelaspiration und Zytologie oder Histologie.

Schilddrüsenszintigraphie

Methode: ^{99m}**Tc-Pertechnetat**, welches auf Grund seines ähnlichen Ionenradius wie Jod von der Schilddrüse aufgenommen wird, wird 20 min nach i. v. Injektion mit einer Gamma-Kamera in der Schilddrüse nachgewiesen und quantifiziert.

Suppressions-Szintigraphie: Identifizierung von **autonomen Bezirken.**

Indikationen: V. a. sonographische Herdbefunde, besonders echoarme Knoten.

Beurteilung: globale und regionale Tracerverteilung, Form, Lage und Größe der Schilddrüse (Abb. **B-12.13**).

Ein **warmer Knoten** speichert stärker als das übrige Schilddrüsengewebe (z. B. bei autonomem Adenom). Ist nur der Knoten darstellbar (restliche Schilddrüse speichert kaum bis gar nicht), handelt es sich um ein dekompensiertes autonomes Adenom. Ein **kalter Knoten** speichert nicht oder kaum und ist prinzipiell karzinomverdächtig.

◎ **B-12.13**   Schilddrüsenszintigraphie

◎ **B-12.13**

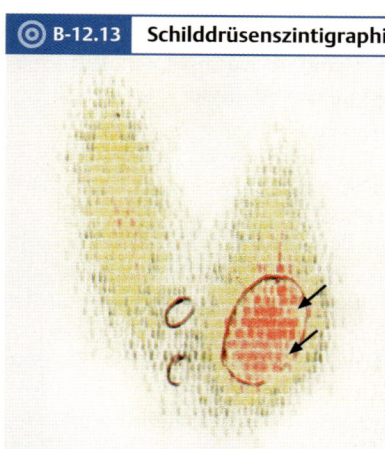

Autonomes Adenom (Pfeile) mit supprimierter Darstellung des restlichen Drüsengewebes in der Szintigraphie.

Zusätzliche radiologische Untersuchungen

Zusätzliche radiologische Untersuchungen

> ▶ **Merke:** CT und MRT zählen nicht zur Routinediagnostik der Schilddrüse. Insbesondere sollten jodhaltige Kontrastmittel nicht injiziert werden bevor die Schilddrüse nicht endgültig abgeklärt ist.

◀ **Merke**

In einzelnen Fällen können jedoch CT und MRT bei ausgedehnten Raumforderungen die Abgrenzung zum benachbarten Gewebe definieren helfen.

Serum-Diagnostik (in vitro) der Schilddrüsenfunktion

Folgende Werte sind diagnostisch von Bedeutung:
- TSH
- Schilddrüsenhormone (fT$_3$, fT$_4$)
- Schilddrüsenautoantikörper
- Tumormarker.

Serum-Diagnostik (in vitro) der Schilddrüsenfunktion

Folgende Werte sind in der Diagnostik von Schilddrüsenerkrankungen von Bedeutung:
- **TSH:** Die TSH-Bestimmung dient als empfindlichster Parameter der Beurteilung der peripheren Hormonkonzentration. In Verbindung mit dem TRH-Test erlaubt sie weiterhin eine Statuskontrolle und Beurteilung des zentralen Regulationsmechanismus der Schilddrüse.
- **Schilddrüsenhormone** (fT$_3$, fT$_4$)
- **Schilddrüsenautoantikörper:** Thyreoglobulinantikörper (TAK), Antikörper gegen thyreoidale Peroxidase (anti-TPO-Ak, frühere Bezeichnung MAK), TSH-Rezeptorautoantikörper (TRAK).
- **Tumormarker:** Erhöhte **Calcitoninspiegel** weisen auf das **medulläre Schilddrüsenkarzinom** oder dessen **Metastasen** hin. Das **CEA** kann beim medullären Schilddrüsenkarzinom ebenfalls erhöht sein. **Thyreoglobulin (Tg)** wird nach totaler Thyreoidektomie und nachfolgender Radiojodtherapie als **sensitiver Marker für weiterhin aktives Schilddrüsengewebe** in Tumor oder Metastase benutzt. Nach erfolgreicher Therapie darf Tg im Serum nicht mehr nachweisbar sein. Tg ist jedoch nicht als primärer Tumormarker geeignet.

12.3.3 Leitbefunde – vom radiologischen Befund zur Diagnose

Siehe Tab. **B-12.1**.

12.3.3 Leitbefunde – vom radiologischen Befund zur Diagnose

In Tab. **B-12.1** sind einige typische sonographische Befunde und ihre Differenzialdiagnosen bei Schilddrüsenerkrankungen aufgeführt.

12.3.4 Wichtige Krankheitsbilder – von der Diagnose zum Befund

12.3.4 Wichtige Krankheitsbilder – von der Diagnose zum Befund

Blande Struma

Klinik: Es werden verschiedene Stadien unterschieden:
- I: tastbare Struma
- II: sichtbare Vergrößerung
- III: massive Vergrößerung mit Kompressions- und Stauungszeichen.

Diagnostisches Vorgehen: Die Schilddrüsenwerte sind im Normbereich.

Radiologische Diagnostik: s. **Tab. B-12.1.**

Blande Struma

Klinik: Folgende Strumastadien werden unterschieden:
- **I** Tastbare Struma
  - **Ia** Tastbare Struma, die auch bei rekliniertem Hals nicht sichtbar ist.
  - **Ib** Struma nur bei rekliniertem Hals sichtbar.
- **II** sichtbare Vergrößerung bei normaler Kopfhaltung.
- **III** massive Vergrößerung mit Kompressions- und Stauungszeichen.

Diagnostisches Vorgehen: Bei der Palpation ist die Schilddrüse normalerweise weich und schmerzlos, die Schilddrüsenwerte sind im Normbereich. Die Sonographie ergänzt klinische Untersuchung und Laborergebnisse.

Radiologische Diagnostik: s. **Tab. B-12.1**.

Funktionelle Autonomie

Dem Regelkreis entkoppeltes Schilddrüsengewebe führt zur disseminierten Autonomie.

Klinik: Evtl. Hyperthyreose.

Diagnostisches Vorgehen: Klinik, Laborwerte und Tc-Szintigraphie sichern die Diagnose.

Funktionelle Autonomie

Bei der funktionellen Autonomie besteht eine dem zentralen Regelkreis entkoppelte Produktion von Schilddrüsenhormonen, entweder in disseminierter oder adenomatöser Form. Sie stellt die zweithäufigste Erkrankung der Schilddrüse in Deutschland dar.

Klinik: Je nach Größe der autonomen Bezirke resultiert eine hyperthyreote Stoffwechsellage.

Diagnostisches Vorgehen: Wichtige diagnostische Hinweise liefern neben der klinischen Untersuchung die **Laborwerte** (TSH ↓, fT$_3$ und fT$_4$ ↑). TRAK sind im Gegensatz zum Morbus Basedow nicht vorhanden (s.S. 677). In der **Tc-Szintigraphie** sind warme Areale nachweisbar, der Uptake ist erhöht.

▶ **Merke**

▶ **Merke:** Exogene Jodzufuhr verstärkt die hyperthyreote Stoffwechsellage. Jod ist daher kontraindiziert (**Cave:** Röntgenkontrastmittel!).

B-12.1	Sonographische Leitbefunde und mögliche Ursachen	
Befund	**mögliche Ursachen**	**Bemerkungen**
diffuse Veränderungen		
■ echoarm	– subakute Thyreoiditis de Quervain	große, echoarme, unscharf begrenzte Areale zwischen normal strukturierten Bezirken
	– chronische lymphozytäre Thyreoiditis Hashimoto	feinfleckig bis diffus echoarm, im Endstadium kleine echoarme Schilddrüsenreste
	– Morbus Basedow	feinfleckiges, diffuses, eher echoarmes Bild; Hypervaskularisation in der Farbdopplersonographie
■ echoreich	– Struma diffusa colloides (Kolloidstruma)	Schilddrüsenvergößerung, echoreiche Struktur
	– regressiv feinknotig veränderte Struma	echoreiche, oft asymmetrische Struma, inhomogen wirkende Struktur
umschriebene Veränderungen		
■ echofrei	– Zyste	echofrei, rund, glatt begrenzt, distale Schallverstärkung
■ echoarm/ echogleich*	– adenomatöse Hyperplasie	oft stark inhomogenes Bild, meist echogleiche (oder echoreiche) Struktur, Struma mit multiplen Knoten, echoarmer Randsaum, häufig regressive Veränderungen (Pseudozysten, Verkalkungen)
	– Adenom	meist solitär in normaler Schilddrüse, echoarmer Randsaum
	– Abszess	echoarme inhomogene Raumforderung, unregelmäßig begrenzt
	– maligner Tumor	echoarmer Knoten ohne Randsaum, evtl. Mikrokalk, infiltratives Wachstum ist beweisend
■ echoreich	– Adenom	echoreicher Knoten in normaler Schilddrüse
	– regressiv veränderte Knotenstruma	grobe, irreguläre, echoreiche Struktur
	– Verkalkungen	intensive Reflexe mit Schallschatten, kleinherdig, grobfleckig

* echoarme Raumforderungen der Schilddrüse gehören abgeklärt

Radiologische Diagnostik: Sonographisch lassen sich autonome Adenome oft gut als Knoten unterschiedlicher Echogenität abgrenzen (s. Tab. **B-12.1**). **Szintigraphisch** kann eine **kompensierte Form** mit Darstellung des gesunden Schilddrüsengewebes von einer **dekompensierten Form** (nur autonome Bezirke mit erhöhtem Uptake) unterschieden werden.

Morbus Basedow

▶ **Definition:** Autoimmunthyreoiditis mit klinischen Zeichen der Hyperthyreose bei unterschiedlich stark ausgeprägter Struma diffusa, häufig in Kombination mit endokriner Ophthalmopathie.

Klinik: Neben den typischen klinischen Zeichen der Hyperthyreose (s.S. 674) besteht meist eine Struma und eine endokrine Orbitopathie.
Diagnostisches Vorgehen: Wegweisend sind neben der klinischen Untersuchung die Laborwerte: Das TSH ist erniedrigt, fT_3 und fT_4 sind erhöht. TSH-Rezeptorantikörper (TRAK) sind in 90 % der Fälle nachweisbar, mikrosomale Antikörper (anti-TPO-Ak) können ebenfalls nachweisbar sein.
Radiologische Diagnostik: Die **Szintigraphie** zeigt einen meist deutlich **erhöhten, homogenen Uptake**. **Sonographisch** sieht man eine typische, **verminderte Echogenität** der gesamten Schilddrüse (s. Abb. **B-12.13** und vgl. Tab. **B-12.1**).

Malignome der Schilddrüse

Man unterscheidet **differenzierte** (follikuläre und papilläre) von **undifferenzierten** (anaplastischen) und **C-Zell**-Karzinomen (medulläres Schilddrüsenkarzinom).

Radiologische Diagnostik: Sonographisch sind autonome Adenome oft gut abgrenzbar (s. Tab. **B-12.1**). In der **Tc-Szintigraphie** Nachweis warmer Areale, Uptake ist erhöht.

Morbus Basedow

◀ Definition

Klinik: Zeichen der Hyperthyreose, Struma, Augensymptome.

Diagnostisches Vorgehen: Wegweisend sind neben der klinischen Untersuchung die Laborwerte (TSH ↓, fT_3 und fT_4 ↑, TRAK ++).

Radiologische Diagnostik: Meist deutlich erhöhter, homogener Uptake in der **Szintigraphie**, sonographisch verminderte Echogenität (s. Abb. **B-12.13**).

Malignome der Schilddrüse

● B-12.14

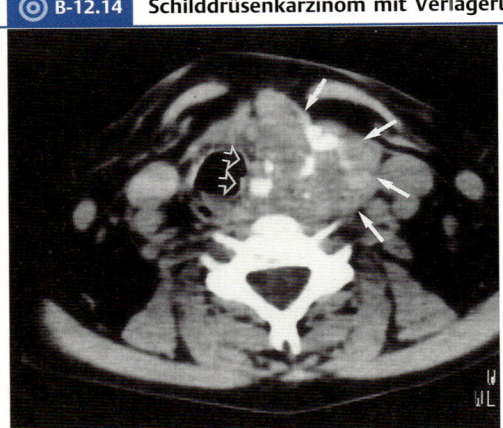

● B-12.14 Schilddrüsenkarzinom mit Verlagerung und Infiltration der Trachea

CT: Unauffällige Vorgeschichte der 66-jährigen Patientin, bis Monate vor der Untersuchung Schluckbeschwerden auftraten. Der deutlich vergrößerte linke Schilddrüsenlappen (Pfeile) zeigt Inhomogenitäten und Verkalkungen. Die Trachea ist weit nach rechts verlagert und wird von dem Tumor infiltriert (offene Pfeile).

Klinik: Rasch wachsende, nicht schluck-verschiebliche Struma.

Klinik: Verdächtig ist eine rasch wachsende Struma, die nicht schluckverschieblich ist, sowie eine Vergrößerung der regionalen Lymphknoten. Evtl. bestehen Heiserkeit, Schluckbeschwerden und Stridor.

Diagnostisches Vorgehen: Neben Schilddrüsensonographie und Szintigraphie („kalter Knoten") ist eine Feinnadelpunktion unter sonographischer Kontrolle zum Nachweis maligner Zellen angezeigt. Zum Staging dienen CT (Abb. **B-12.14**), MRT und Skelettszintigraphie.

Diagnostisches Vorgehen: Neben Schilddrüsensonographie und Szintigraphie („kalter Knoten") ist eine Feinnadelpunktion unter sonographischer Kontrolle zum Nachweis maligner Zellen angezeigt. Nach Diagnosestellung werden im Rahmen von Staginguntersuchung und Verlaufskontrolle CT (Abb. **B-12.14**), MRT und Skelettszintigraphie durchgeführt. Außerdem dienen verschiedene Tumormarker der Verlaufskontrolle (s. S. 676).

Radiologische Diagnostik: „Kalter Knoten" in der Szintigraphie.

Radiologische Diagnostik: Malignome stellen sich szintigraphisch meist als nicht speichernde, kalte Areale dar, sonographisch sind sie oft echoarm.

12.4 Nebenschilddrüse

12.4.1 Radiologische Methoden

In der Regel besitzt der Mensch 4 Nebenschilddrüsen, die paarig hinter den Schilddrüsenlappen liegen. Eine Nebenschilddrüse wiegt durchschnittlich 35–50 mg.

Normalerweise besitzt der Mensch vier ca. linsengroße Nebenschilddrüsen oder Epithelkörperchen, zwei kranial je hinter einem oberen Schilddrüsenpol, zwei je am unteren Pol der Schilddrüsenlappen. Es gibt zahlreiche Lagevarianten. Eine Nebenschilddrüse wiegt durchschnittlich 30–50 mg.

Die Lokalisationsdiagnostik erfolgt mit **Ultraschall** bzw. **Subtraktionsszintigraphie** mit ^{99m}Tc und ^{201}Tl. Die szintigraphische Diagnostik ist erst ab deutlicher Vergrößerung erfolgreich.

Die direkte Lokalisationsdiagnostik der Nebenschilddrüsen ist aufgrund der Lage- und Größenvariationen schwierig. Neben der **Sonographie** spielen hier die **CT** und die **MRT** die Hauptrollen. Trotz großer Fortschritte in der Sonographie bleiben die Nebenschilddrüsen ein diagnostisches Problem. Sie sind als echogleiche Strukturen am hinteren Rand der Schilddrüse abgrenzbar, jedoch nicht regelmäßig. Auch die bildgebende Diagnostik mit CT und MRT können die Nebenschilddrüsen nicht immer sicher erfassen.

Als nuklearmedizinische Untersuchung wird die **Subtraktionsszintigraphie** durchgeführt, wobei ein ^{99m}Tc-Scan von einem ^{201}Tl-Scan der Schilddrüsenregion subtrahiert wird. Tl wird sowohl von Schilddrüsen- als auch Nebenschilddrüsengewebe aufgenommen, Tc dagegen wird nur von der Schilddrüse gespeichert. Durch Subtraktion der beiden Scans wird oft die vergrößerte, mehrspeichernde Nebenschilddrüse erkannt. Adenome speichern besser als reine Hyperplasien.

Hyperparathyreoidismus s. S. 325.

Zum **Hyperparathyreoidismus** s. S. 325 ff.

13   Bildgebende Diagnostik im Kindesalter

13   Bildgebende Diagnostik
im Kindesalter

13.1 Allgemeines

13.1   Allgemeines

Die Besonderheit der bildgebenden Diagnostik im Kindesalter besteht in dem notwendigen Wissen um die physiologischen Veränderungen der Organe sowie Organsysteme vom Neugeborenen – bis zum Erwachsenenalter. Erst dann kann die Pathologie sicher erkannt werden.

Im folgenden Text sollen 3 Hauptgebiete der pädiatrischen bildgebenden Diagnostik angesprochen werden: Thorax, Urogenitaltrakt und Gastrointestinaltrakt. Dabei werden schwerpunktmäßig die Krankheitsbilder abgehandelt, die für Patienten im Kindesalter typisch sind und beim Erwachsenen entweder nicht vorkommen oder aber eine untergeordnete Rolle spielen. Das Kapitel über die Thoraxdiagnostik beinhaltet die neonatologischen Krankheitsbilder. Die gastroenterologische sowie urologische Diagnostik befasst sich vorrangig mit kongenitalen obstruktiven Erkrankungen.

Jedem Kapitel wird ein Abschnitt über die üblichen Untersuchungstechniken vorangestellt. Spezielle Untersuchungsmodalitäten werden bei der betreffenden Fragestellung angesprochen. Die sinnvolle Ergänzung durch Schnittbildverfahren (Sonographie, CT, MRT) wird für alle 3 Themenkomplexe abgehandelt. Heute stellen Schnittbildmethoden für einige Fachgebiete sogar das primäre diagnostische Verfahren dar, zum Beispiel die Sonographie für die meisten urologischen Fragestellungen.

Beim Einsatz der CT im Kindesalter sollte wegen der kürzeren Untersuchungsdauer möglichst die Spiral-CT genutzt werden.

Die Strahlenschutzmaßnahmen müssen bei Kindern besonders streng eingehalten werden. Jeder kinderradiologisch tätige Arzt sollte sich eingehend mit der Strahlenhygiene befassen.

Drei Hauptgebiete der pädiatrischen Radiologie sind Thorax, Urogenitaltrakt und Gastrointestinaltrakt.

Bei Kindern sollte möglichst die Spiral-CT genutzt werden.

Die Strahlenschutzmaßnahmen müssen besonders streng eingehalten werden.

13.2 Thoraxdiagnostik in der Neonatologie

13.2   Thoraxdiagnostik in der Neonatologie

13.2.1 Radiologische Methoden

13.2.1   Radiologische Methoden

Die **konventionelle Röntgenaufnahme des Thorax** stellt auch nach der Einführung der modernen Schnittbildverfahren die häufigste radiologische Untersuchungsmethode dar (vgl. S. 150). Initial wird die Thoraxaufnahme im sagittalen Strahlengang angefertigt. Dabei befindet sich das Kind entweder in Rückenlage oder in aufrechter Position. Bei neonatologischen Intensivpatienten erfolgt die Untersuchung als bed-side-Diagnostik. In den meisten Fällen ist diese Aufnahmeposition zur Diagnosestellung ausreichend. Die weitere Abklärung dann noch unklarer Befunde erfordert ergänzend die Anfertigung von Röntgenaufnahmen im lateralen Strahlengang.

Normalbefund: Die radiologisch nachweisbaren Strukturen sind beim Neugeborenen schon angelegt. So lassen sich die Herzgröße und die Herzkonfiguration, die Trachea mit den Hauptbronchien, die Lungengefäße, die Aorta thoracalis sowie die V. cava superior, die Pleura und das Zwerchfell beurteilen. Der Ösophagus kann wegen der Luftanreicherung oder mit Hilfe einer liegenden Magensonde im Verlauf identifiziert werden.

Der knöcherne Thorax ist hinsichtlich der einzelnen ossären Strukturen zu beurteilen. Das betrifft insbesondere die Brustwirbelkörper und die Rippen sowie die auf der Thoraxaufnahme abgebildeten Anteile des Schultergürtels.

Die Beurteilung der normalen Röntgenanatomie ist jedoch nur unter Kenntnis der physiologischen Veränderungen in den verschiedenen Altersstufen möglich (Abb. **B-13.1**).

Die **konventionelle Thoraxaufnahme** stellt die häufigste radiologische Untersuchungsmethode dar. Die Aufnahme im sagittalen Strahlengang dient als Initialuntersuchung.
Thoraxaufnahmen im lateralen Strahlengang oder Thoraxdurchleuchtung werden nur ergänzend bei unklaren Befunden durchgeführt.

Normalbefund: Schon beim Neugeborenen lassen sich Herzgröße und -konfiguration, Trachea mit Hauptbronchien, Lungengefäße, Aorta, V. cava superior, Pleura und Zwerchfell beurteilen.

Der knöcherne Thorax wird hinsichtlich der einzelnen ossären Strukturen beurteilt.

Die normale Röntgenanatomie kann nur unter Kenntnis der Veränderungen in den verschiedenen Altersstufen beurteilt werden (Abb. **B-13.1**).

⊙ **B-13.1** | **Normaler Thoraxbefund im sagittalen Strahlengang**

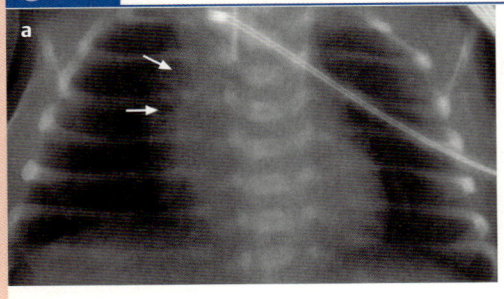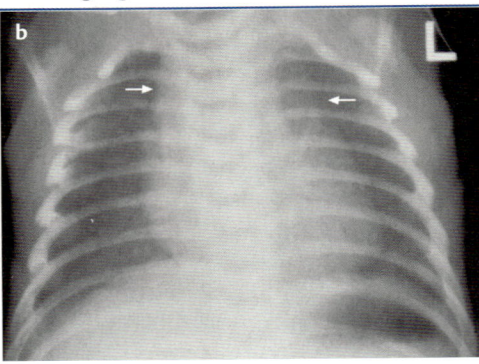

a Frühgeborenes, 26. Schwangerschaftswoche, 800 g schwer, Beatmung: Rechtes oberes Mediastinum durch Thymus verbreitert (Pfeile).

b Reifgeborenes: Oberes Mediastinum durch Thymus beidseits mäßiggradig verbreitert (Pfeile). Normale Transparenz der Lunge beidseits, regelrechte Lungengefäßzeichnung.

Das Verhältnis von Herzgröße zum Thoraxinnendurchmesser beträgt beim Neugeborenen 1,5, beim Erwachsenen 1,0.

Der Herz-Thorax-Quotient soll bei Neugeborenen bei 0,5 liegen. Nach wenigen Stunden muss die Lunge gut belüftet zur Darstellung kommen.

Fehlbeurteilungen können beim neonatologischen Thorax z. B. durch unzureichende Inspiration während der Aufnahme entstehen.

- Die **Thoraxdurchleuchtung** ist nur selten indiziert.
- Die **Sonographie** wird zur weiteren Differenzierung von Gewebestrukturen durchgeführt. Sie ist eine Routinemethode in der neonatologischen Thoraxdiagnostik.

- **CT, MRT, nuklearmedizinische Diagnostik** und **Angiographie** werden bei ausgewählten Indikationen eingesetzt (z. B. Ausschluss pulmonaler Fehlbildungen).

13.2.2 Wichtige Krankheitsbilder

Surfactantmangelsyndrom

▶ **Definition**

Durch den Surfactantmangel kollabieren die Alveolen, der Gasaustausch ist behindert.

▶ **Merke**

Klinik: Zunehmende **Dyspnoe** und **Tachypnoe**.

Am auffälligsten im Vergleich zum älteren Kind ist die Thoraxform sowie das Verhältnis von Herzgröße im transversalen Durchmesser zum größten Thoraxinnendurchmesser. Das Breiten-Höhen-Verhältnis beträgt beim Neugeborenen durchschnittlich 1,5 (bei Erwachsenen ca. 1,0).

Der Herz-Thorax-Quotient soll bei Neugeborenen durchschnittlich bei 0,5 liegen. Beim Neugeborenen muss normalerweise die Lunge nach wenigen Stunden gut belüftet zur Darstellung kommen. Dann sind alle Alveolen entfaltet und die fetale Lungenflüssigkeit weitestgehend resorbiert.

Patientenbedingte Faktoren, z. B. eine unzureichende Inspirationsphase während der Röntgenaufnahme, können beim neonatologischen Thorax Fehlbeurteilungen insbesondere der Herzgröße, der Einschätzung der Gefäßquerschnitte sowie der Lungenbelüftung zur Folge haben.

- Die **Thoraxdurchleuchtung** ist nur ausnahmsweise bei wenigen Fragestellungen indiziert.
- In den letzten Jahren wird die **Sonographie** zur weiteren Differenzierung von Gewebestrukturen durchgeführt. Sie ist beispielsweise bestens zur Abgrenzung von Flüssigkeit gegenüber solidem Gewebe geeignet. Das Verfahren hat sich bereits zur routinemäßigen bed-side-Methode in der neonatologischen Thoraxdiagnostik entwickelt.
- Weitere Schnittbildverfahren wie **CT** und **MRT** sowie **nuklearmedizinische Diagnostik** und **Angiographie** werden seltener eingesetzt. CT und/oder MRT sind z. B. hilfreich bei der Diagnostik von pulmonalen Fehlbildungen. Die CT liefert darüber hinaus einen wichtigen Beitrag zur Beurteilung des Ausmaßes der bronchopulmonalen Dysplasie.

13.2.2 Wichtige Krankheitsbilder

Surfactantmangelsyndrom

▶ **Definition:** Atemnotsyndrom, das durch die funktionelle Unreife der Frühgeborenenlunge und den Mangel an Surfactantfaktor hervorgerufen wird.

Durch den Surfactantmangel kommt es zur Instabilität des Alveolarsystems mit Ausbildung eines Kollaps der Alveolen und Behinderung des Gasaustauschs. In der Folge entstehen Atelektasen.

▶ **Merke:** Das idiopathische Atemnotsyndrom ist eine typische Erkrankung der Frühgeborenen.

Klinik: Nach einem Intervall von einer bis mehreren Stunden werden die Kinder durch zunehmende **Dyspnoe** und **Tachypnoe** auffällig. Weiterhin kann man sternale und interkostale Einziehungen, Nasenflügeln und eine Zyanose beobachten.

Diagnostisches Vorgehen: Die Diagnose wird durch das klinische Bild, die Blutgasanalyse und die typischen röntgenologischen Kriterien gesichert.

Radiologische Diagnostik: Die Röntgensymptome werden **4 Schweregraden** zugeordnet (s. Abb. **B-13.2**).

▶ **Merke:** Das Krankheitsbild kann durch einen persistierenden Ductus arteriosus Botalli (s.S. 250) zusätzlich kompliziert werden.

Radiologisch ist bei Frühgeborenen mit Atemnotsyndrom und persistierendem Ductus arteriosus Botalli ein gleich bleibender oder im Krankheitsverlauf zunehmender pulmonaler Röntgenbefund trotz adäquater Therapie (Surfactantapplikation) erkennbar. Auf den offenen Ductus zurückzuführende Befunde sind die Progredienz von Herzgröße sowie Lungengefäßfüllung infolge der Rezirkulation mit Links-Rechts-Shunt.

Transitorische Neugeborenentachypnoe

▶ **Synonym:** Wet lung disease.

▶ **Definition:** Durch intraalveoläre Flüssigkeitsretention verursachtes Atemnotsyndrom des Neugeborenen.

Die verzögerte Resorption der fetalen Lungenflüssigkeit über das venöse System sowie die Lymphgefäße sollen für die transitorische Neugeborenentachypnoe verantwortlich sein. Zusätzlich werden die Hypoproteinämie sowie eine passagere linksventrikuläre Insuffizienz als Ursache der Erkrankung angesehen.

Diagnostisches Vorgehen: Die Diagnosestellung erfolgt aufgrund von Klinik, BGA und typischem Röntgenbefund.

Radiologische Diagnostik: s. Abb. **B-13.2**.

◀ **Merke**

Bei Frühgeborenen mit Atemnotsyndrom und persistierendem Ductus ist trotz Surfactantapplikation ein gleich bleibender oder im Krankheitsverlauf zunehmender Röntgenbefund erkennbar.

Transitorische Neugeborenentachypnoe

◀ **Synonym**

◀ **Definition**

Die transitorische Neugeborenentachypnoe entsteht durch die verzögerte Resorption der fetalen Lungenflüssigkeit, Hypoproteinämie und passagere linksventrikuläre Insuffizienz.

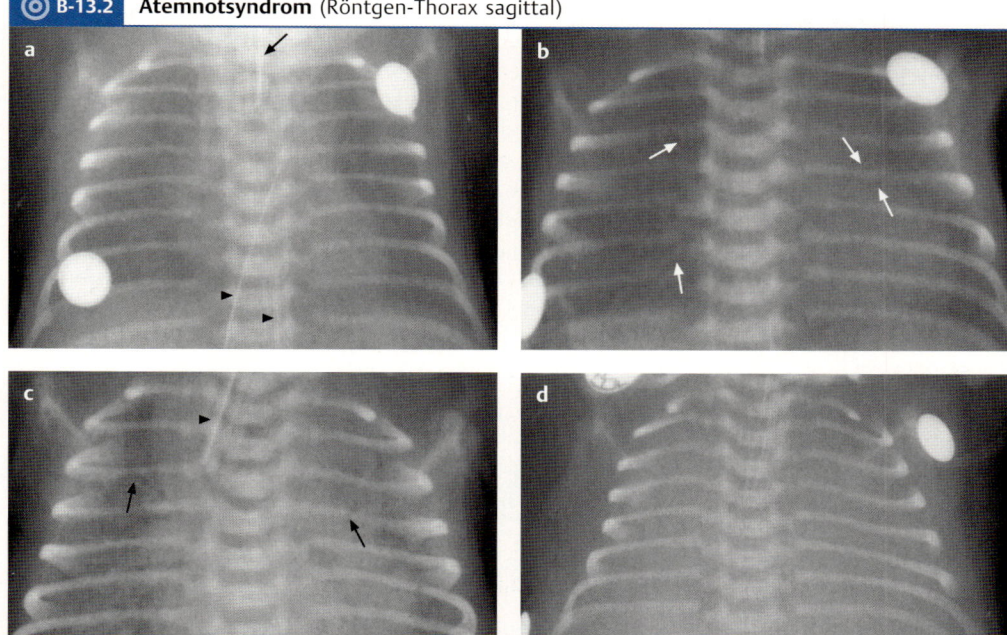

⊙ **B-13.2**   **Atemnotsyndrom** (Röntgen-Thorax sagittal)

a Stadium I: Retikulogranuläre Lungenverschattung beidseits, in der Regel mit gleichmäßigem diffusen Verteilungsmuster und schleierartige Lungeneintrübung. Nebenbefund: Korrekte Tubuslage (Pfeil), zu hohe Lage von Arterien- und Venenkatheter (Pfeilspitzen).

b Stadium II: Gleichmäßige retikulogranuläre Lungenverschattung, schleierartige Lungeneintrübung, Aerobronchogramm über den Mediastinalschatten hinaus (Pfeile) wegen ausgeprägteren Alveolaratelektasen als in Stadium I.

c Stadium III: Retikulogranuläre Lungenverschattung beidseits, schleierartige Eintrübung, Aerobronchogramm (Pfeile) außerhalb des Mediastinums. Mediastinal- und Zwerchfellkontur nur noch unscharf abgrenzbar. (Pfeilspitze = Tubus).

d Stadium IV: Homogene bilaterale Verschattung der Lunge („weiße Lunge"). Die Lunge ist vollständig luftfrei.

▶ Merke

▶ **Merke:** Die transitorische Neugeborenentachypnoe („wet lung disease") wird häufiger bei Frühgeborenen beobachtet, kann aber auch bei Reifgeborenen auftreten.

Radiologische Diagnostik: Eine symmetrische perihiläre Zeichnungsvermehrung, intraseptale Ergussbildungen und **Pleuraergüsse** sind erkennbar. Diese Röntgensymptome bilden sich in den ersten 3 Lebenstagen zurück.

Radiologische Diagnostik: Auf dem **Röntgenbild** werden eine **symmetrische perihiläre Zeichnungsvermehrung** sowie eine Lungenüberblähung nachgewiesen. Wie beim Atemnotsyndrom durch Surfactantmangel kann eine schleierartige Lungeneintrübung vorliegen. Außerdem treten **intraseptale Ergussbildungen** oder **Pleuraergüsse** auf. Die Herzgröße liegt in der Regel im Bereich der Norm. Die radiologischen Zeichen bilden sich innerhalb der ersten 3 Lebenstage zurück.

Perinatale Aspiration

Perinatale Aspiration

▶ Definition

▶ **Definition:** Verlegung der Atemwege durch Aspiration von Mekonium und anderen Fruchtwasserbestandteilen.

Voraussetzung für die Aspiration ist die fetale Hypoxie.

Voraussetzung für eine Aspiration ist die fetale Hypoxie. Diese bewirkt über die Stimulation des N. vagus eine zunehmende Peristaltik im Magen-Darm-Trakt, wodurch es zum vorzeitigen Absetzen von Mekonium kommt. Das Fruchtwasser wird infolge beschleunigter intrauteriner Atemexkursionen in die Bronchioli terminales sowie Ductus alveolares aufgenommen.

Klinik: Atemnotsyndrom.

Klinik: Meist besteht eine mittelgradige oder schwere Asphyxie mit dem Bild eines Atemnotsyndroms.

Radiologische Diagnostik: Zwei Faktoren sind entscheidend für die Röntgensymptome: die Menge des Aspirates und der Mekoniumgehalt. Es zeigen sich **streifige sowie grobfleckige Verschattungen** der Lunge als Zeichen der Minderbelüftung (Abb. **B-13.3**). Das Auftreten einer **Atelektase** ist möglich (Abb. **B-13.4**, s. a. S. 177). Bei geringer Aspiration kann das Röntgenbild unauffällig sein.

Radiologische Diagnostik: Die röntgenologischen Zeichen sind von der Menge des Aspirates und vom Mekoniumanteil des Fruchtwassers abhängig. Es zeigen sich **streifige sowie grobfleckige Verschattungen** der Lunge als Zeichen der Minderbelüftung. Benachbarte Lungenabschnitte weisen infolge der **kompensatorischen Überblähung** zystoide Aufhellungen auf. Je nach dem Ausmaß der Lungenüberblähung resultiert ein **Zwerchfelltiefstand.** Entsprechend den anatomischen Verhältnissen werden Aspirationen zuerst in die rechte Lunge und hierbei bevorzugt in den rechten Lungenoberlappen nachgewiesen (Abb. **B-13.3**). In schweren Fällen ist die gesamte Lunge betroffen. Auch **Atelektasen** sind möglich (s. S. 177) mit der typischen homogenen Verschattung des betroffenen Lungenabschnitts. Bei der **Aspiration geringen Ausmaßes** kann das Röntgenbild „stumm" bleiben. Atelektasen können z. B. auch nach Extubation bei längerfristig beatmungspflichtigen Kindern entstehen (Abb. **B-13.4**).

Mögliche Komplikation ist eine Pneumonie.

Eine weitere Komplikation nach Aspiration ist die durch Sekundärinfektion entstehende Pneumonie.

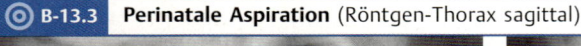

◉ **B-13.3**   **Perinatale Aspiration** (Röntgen-Thorax sagittal)

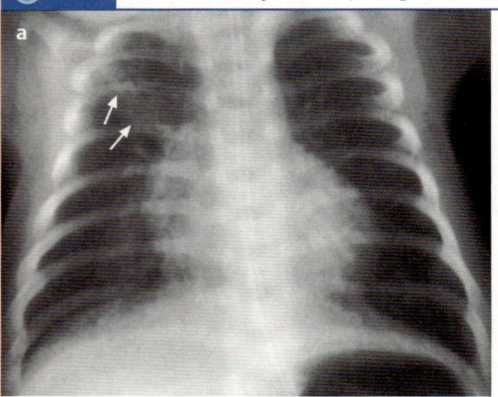

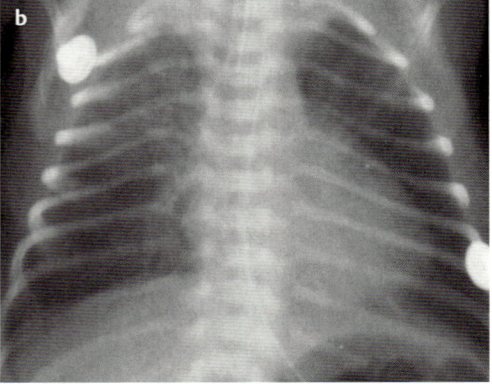

a Aspiration im rechten Lungenoberlappen. Streifig-fleckige Verschattungen im rechten Lungenoberlappen in geringer Ausprägung (Pfeile).

b Aspiration in der rechten Lunge sowie im linken Oberlappen. Streifig-fleckige Verschattungen in beiden Oberlappen sowie im rechten Mittel- und Unterlappen zentral. Periphere Lungenüberblähung.

⊚ **B-13.4** **Atelektase** (Röntgen-Thorax sagittal)

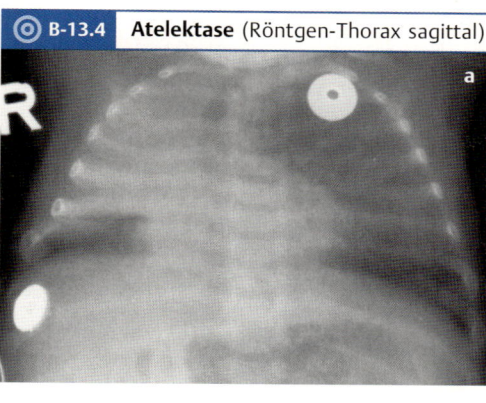 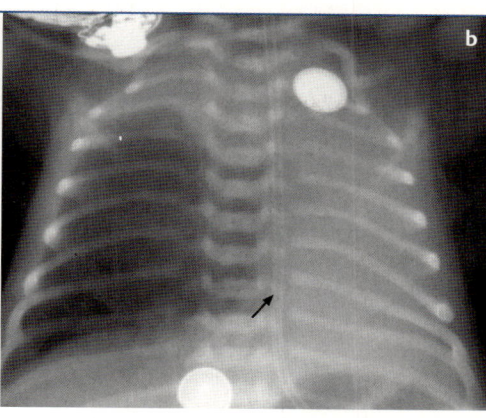

a Atelektase des rechten Ober- und Mittellappens nach der Extubation eines initial wegen eines Atemnotsyndroms beatmeten Frühgeborenen. Homogene Verschattung des rechten Ober- und Mittellappens. Verlagerung des oberen Mediastinum zur betroffenen Seite.

b Totalatelektase der linken Lunge und Segmentatelektase im rechten Lungenoberlappen. Homogene Verschattung der betroffenen Lunge, Überblähung der rechten belüfteten Restlunge und Verlagerung des mittleren und unteren Mediastinums zur linken Seite; Pfeil auf Magensonde.

Perinatale Pneumonie

▶ **Definition:** Intrauterine bzw. perinatale Infektion der Lunge. Unreife Frühgeborene sind in höherem Maße gefährdet als Reifgeborene.

Wegen der besseren Übersicht hat sich die Gliederung nach dem verursachenden Erreger (bakterielle und Pilzpneumonien, Viruspneumonien und sonstige, s. u.) allgemein bewährt.

Radiologische Diagnostik:

▶ **Merke:** „Den" Röntgenbefund der perinatalen Pneumonie gibt es nicht. Nach dem radiologischen Befund allein ist die weitere Differenzierung nur im typischen Fall möglich.

- **Bakterielle und Pilzpneumonien:** Die Lungenverschattungen reichen vom nodulären kleinfleckigen Verteilungsmuster bis zu grobfleckig konfluierenden Herden. Diffuse Lungeneintrübungen werden ebenso nachgewiesen wie die Überblähung von Lungenabschnitten (Abb. **B-13.5a**). Mitunter findet sich bei der **B-Streptokokkenpneumonie** eine intraseptale Ergussbildung oder ein Pleuraerguss als Zeichen der entzündlichen pleuralen Begleitreaktion.
Bei der **Staphylokokkenpneumonie** kommt es über die Einschmelzung der pneumonischen Infiltrate zur Ausbildung von Pneumatozelen, die sich radiologisch als zystoide Aufhellungsbezirke darstellen (Abb. **B-13.5b**). Als Komplikation ist bei Ruptur der Pneumatozele die Entstehung eines Pneumothorax möglich. Die Ausbildung eines Pleuraempyems zählt zu den schwerwiegenden Komplikationen der Staphylokokkenpneumonie.
Das typische radiologische Bild der **Candidiasis** zeigt grobe noduläre Verschattungen, die flächenhaft miteinander konfluieren können.
- **Viruspneumonien:** Bei Viruspneumonien finden sich oft interstitielle Veränderungen mit perihilärer Betonung. Das kombinierte Auftreten von interstitiellem und alveolärem Befund erschwert jedoch die Diagnosestellung erheblich (Abb. **B-13.5c**).
- **Sonstige Pneumonien:** Sonderformen der perinatalen Pneumonie wie Chlamydien-Pneumonie, Listeriose-Pneumonie oder Pneumocystis-carinii-Pneumonie werden in die Gruppe eingeordnet. Röntgenologisch treten bei diesen Formen sowohl interstitielle Pneumopathien mit streifigen Verdichtungen als

Perinatale Pneumonie

◀ **Definition**

Radiologische Diagnostik:

◀ **Merke**

- **Bakterielle und Pilzpneumonien:** Es finden sich Verschattungen, Lungeneintrübungen und Überblähungen von Lungenabschnitten (Abb. **B-13.5a**). Außerdem können Ergussbildungen (**B-Streptokokkenpneumonie**) nachweisbar sein. Bei der **Staphylokokkenpneumonie** bilden sich Pneumatozelen, die als zystoide Aufhellungsbezirke erscheinen (Abb. **B-13.5b**). Mögliche Komplikationen sind ein Pneumothorax oder ein Pleuraempyem. Bei der **Candidiasis** zeigen sich grobe noduläre Verschattungen.

- **Viruspneumonien:** Es finden sich interstitielle Veränderungen mit perihilärer Betonung (Abb. **B-13.5c**).

- **Sonstige Pneumonien:** Es treten sowohl interstitielle Pneumopathien mit streifigen Verdichtungen als auch noduläre Lungeninfiltrate auf.

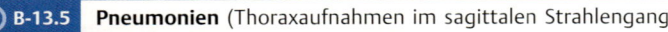

⊚ **B-13.5** | **Pneumonien** (Thoraxaufnahmen im sagittalen Strahlengang)

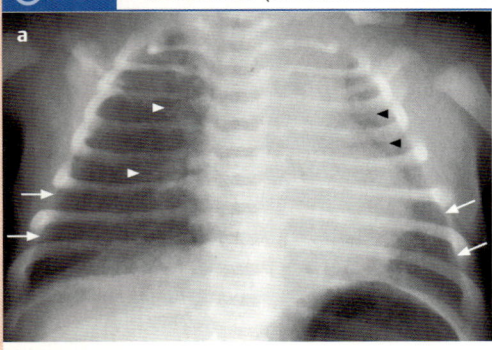

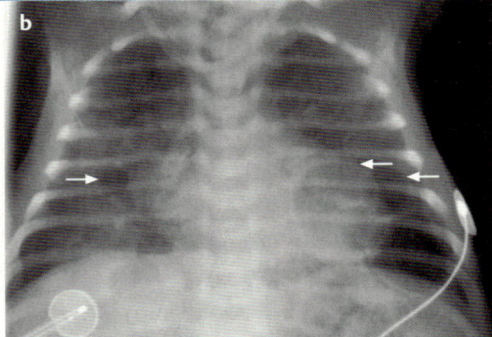

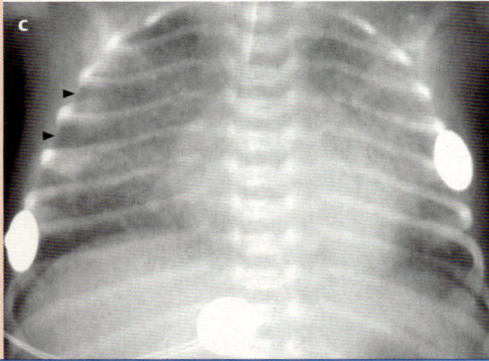

a Konnatale Pneumonie: Noduläre Verschattungen zentral (Pfeilspitzen). Periphere Lungenüberblähung (Pfeile).
b Staphylokokkenpneumonie: Aufhellungsbezirke in beiden Lungen mit scharfer Begrenzung entsprechend Pneumatozelen (Pfeile).
c Viruspneumonie: Interstitielle und alveoläre Verschattungen beider Lungen mit perihilärer Betonung. Rechte Lunge mit peripherer Überblähung (Pfeilspitzen).

auch noduläre Lungeninfiltrate auf. Das radiologische Erscheinungsbild ist dementsprechend vielfältig, die exakte Artdiagnostik nach der Bildgebung allein unmöglich.

Pulmonale Hämorrhagie

Pulmonale Hämorrhagie

▶ **Definition**

▶ **Definition:** Lungenblutung aufgrund einer Blutgerinnungsstörung sowie einer Linksherzinsuffizienz. Frühgeborene unreife Kinder haben ein höheres Erkrankungsrisiko als Reifgeborene. Die pulmonale Hämorrhagie kann als Komplikation des Atemnotsyndroms auftreten.

Radiologische Diagnostik: Das radiologische Bild kann dem der Pneumonie und des Atemnotsyndroms gleichen.
Das blutige Trachealsekret ist beweisend für die Diagnose (Abb. **B-13.6**).

Radiologische Diagnostik: Die radiologischen Befunde sind abhängig von der Lokalisation der Lungenblutung. Sie kann alveolär oder interstitiell vorkommen und somit dem Bild der Pneumonie sowie des Atemnotsyndroms gleichen. Das Ausmaß der Hämorrhagie beeinflusst nicht nur den Röntgenbefund, sondern auch die Prognose der Erkankung maßgeblich.
Das blutige Trachealsekret ist letztendlich beweisend für die Diagnose der pulmonalen Hämorrhagie (Abb. **B-13.6**).

⊚ **B-13.6**

⊚ **B-13.6** | **Pulmonale Hämorrhagie**

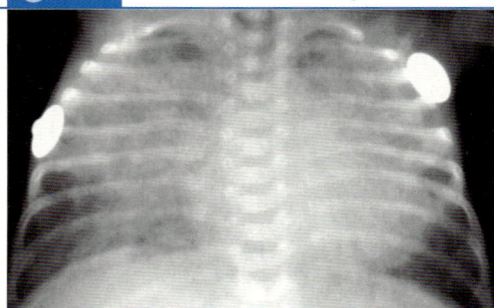

Thoraxaufnahme im sagittalen Strahlengang: 960 g schweres Frühgeborenes mit Zustandsverschlechterung am 46. Lebenstag. Fleckig-konfluierende Lungenverschattungen beidseits mit Bevorzugung der Oberlappen.

Bronchopulmonale Dysplasie (BPD)

Bronchopulmonale Dysplasie (BPD)

▶ **Definition:** Die bronchopulmonale Dysplasie ist kein eigenständiges Krankheitsbild, sondern Folge der wegen anderer Grunderkrankungen notwendigen Beatmungstherapie mit hohem Sauerstoffpartialdruck.

◀ Definition

Die Beatmungsdauer ist nicht ausschlaggebend für die Ausbildung der bronchopulmonalen Dysplasie. Die toxische Wirkung beruht vor allem auf der Höhe der angewandten Sauerstoffkonzentration. Schädigungen der Alveolen, der Bronchialschleimhaut und der Lungengefäße sind die Folge. Sekundär kommt es zur Ausbildung von irreversiblen Parenchymfibrosen.

Die Höhe der Sauerstoffkonzentration bei der Beatmung ist für die Lungenschädigung entscheidend.

Klinik: In frühen Stadien bestehen Symptome eines Atemnotsyndroms, als Spätfolge kann sich basierend auf den Lungengefäßveränderungen sekundär eine pulmonale Hypertonie entwickeln.

Klinik: Im Frühstadium besteht ein Atemnotsyndrom, später kann sich eine pulmonale Hypertonie entwickeln.

Diagnostisches Vorgehen: Das **konventionelle Röntgenbild** erfasst in den meisten Fällen den Schweregrad der Erkrankung nicht im vollen Umfang, da auf der Summationsaufnahme des Thorax durch die zystoiden Aufhellungen (s. u.) ein besserer Befund vorgetäuscht wird. Der Einsatz der **Spiral-CT** erweist sich als hilfreich, insbesondere bei der Darstellung von irreversiblen Lungenveränderungen.

Diagnostisches Vorgehen: Das **konventionelle Röntgenbild** kann den Schweregrad nicht vollständig erfassen, deshalb wird die **Spiral-CT** eingesetzt.

Radiologische Diagnostik: Obwohl die ursprünglich von Northway beschriebenen 4 Stadien der bronchopulmonalen Dysplasie unter modernen therapeutischen Gesichtspunkten in den meisten Fällen nicht mehr in gleicher Weise zur Darstellung kommen, sollen sie kurz skizziert werden:

Radiologische Diagnostik: 4 Stadien werden unterschieden (s. Abb. **B-13.7**):

- **Stadium I:** Atemnotsyndromphase, Dauer bis 3. Lebenstag, diffuse retikulogranuläre Lungenverschattungen, Eintrübung der Lunge, Aerobronchogramm (Abb. **B-13.7a**).

- **Stadium I:** Atemnotsyndromphase, Dauer bis 3. Lebenstag (Abb. **B-13.7a**).

◉ **B-13.7** | **Bronchopulmonale Dysplasie** (Röntgen-Thorax sagittal, Stadien nach Northway)

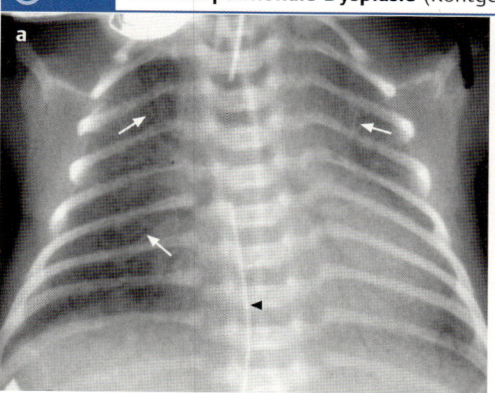

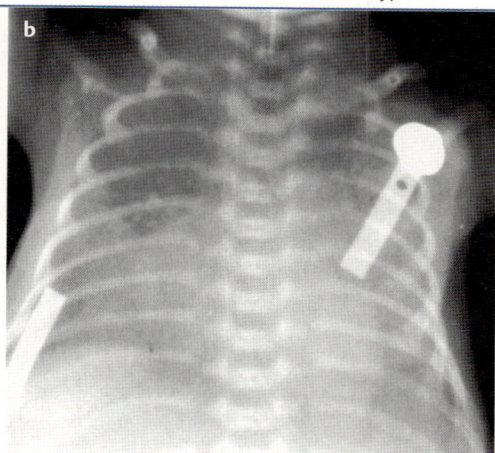

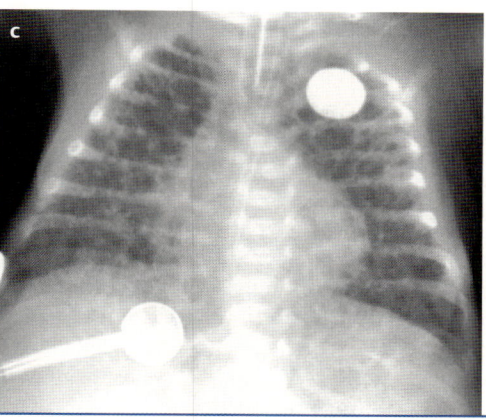

a **Stadium I:** Frühgeborenes mit Atemnotsyndrom am 3. Lebenstag unter Beatmung. Diffuse retikulogranuläre Lungenverschattungen beidseits, Aerobronchogramm (Pfeile). Nebenbefund: Venenkatheter im rechten Vorhof (Pfeilspitze).
b **Stadium II:** Frühgeborenes mit Atemnotsyndrom am 8. Lebenstag unter Beatmung. Lungeneintrübung. Mediastinal- und Zwerchfellkontur unscharf.
c **Stadium III:** Frühgeborenes mit Atemnotsyndrom unter Langzeitbeatmung. 22. Lebenstag. Streifig-netzförmige Verschattungen und zystoide Aufhellungen der Lunge.

⊙ **B-13.8** **Bronchopulmonale Dysplasie Stadium IV** (nach Northway)

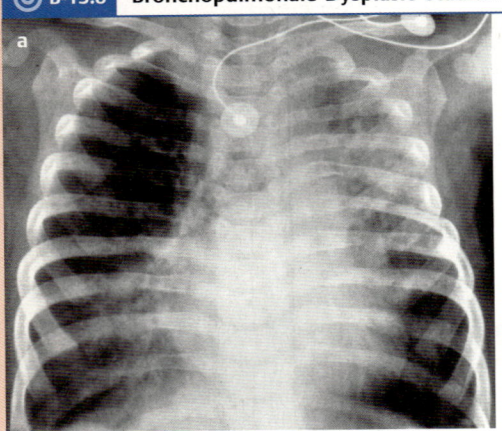
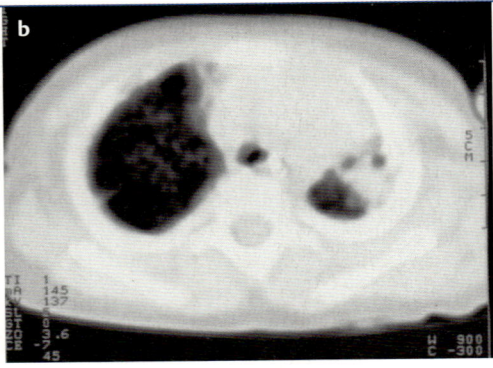
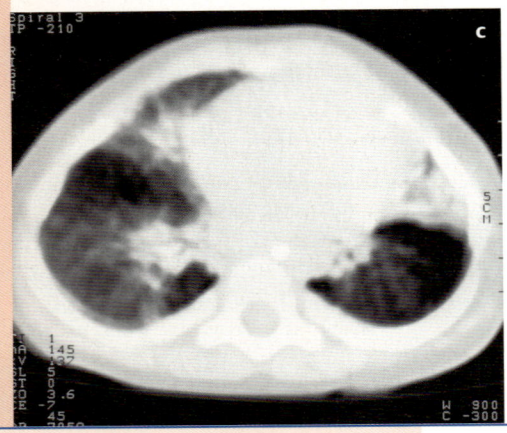

a Röntgen-Thorax sagittal: Grobzystoide Aufhellungen der Lunge bevorzugt im rechten Ober- und linken Unterlappen sowie grobstreifige Verschattungen im linken Ober- und rechten Unterlappen bei einem Zwillingsfrühgeborenen mit ANS nach Langzeitbeatmung.

b, c Spiral-CT des gleichen Kindes in Höhe der Ober- und der Unterlappen. Das tatsächliche Ausmaß der Erkrankung ist sichtbar: Fibrosen mit Schrumpfung des linken Oberlappens. Grobzystoide Umwandlung der Lunge im rechten Oberlappen, im rechten Unterlappen peripher sowie im linken Unterlappen.

- **Stadium II:** Regenerationsphase, Dauer bis 10. Lebenstag (Abb. **B-13.7b**).
- **Stadium III:** Übergangsphase, Dauer bis 20. Lebenstag (Abb. **B-13.7c**).
- **Stadium IV:** Chronische Phase, nach dem 30. Lebenstag (Abb. **B-13.8**).

Besonders in den Oberlappen zeigen sich **fein- bis grobstreifige fächerförmig angeordnete bis in die Peripherie ziehende sowie perihiläre Verdichtungen**. Die Unterlappen sind häufig überbläht.

Pulmonale Fehlbildungen

Kongenitales lobäres Lungenemphysem

▶ **Definition**

Klinik: Zunehmende Dyspnoe und Tachypnoe.

Radiologische Diagnostik: Röntgenologisch erscheinen die betroffenen Lungenlappen **überbläht** (meist **Oberlappen**). Da die Erkrankung **in der Regel einseitig** vorkommt, besteht oft eine **Mediastinalverdrängung** zur Gegenseite (Abb. **B-13.9**).

- **Stadium II:** Regenerationsphase, Dauer bis 10. Lebenstag, zunehmende Lungeneintrübung, Unschärfe von Mediastinal- und Zwerchfellkontur (Abb. **B-13.7b**).
- **Stadium III:** Übergangsphase, Dauer bis 20. Lebenstag, zystoide Aufhellungen der Lunge neben streifig-netzförmigen Verschattungen (Abb. **B-13.7c**).
- **Stadium IV:** Chronische Phase, Zeitraum nach dem 30. Lebenstag, grobzystoide Aufhellungen der Lunge und grob-streifige Verschattungen (Abb. **B-13.8**).

Aufgrund frühzeitiger und moderner Therapien werden heute die Stadien III und IV nur noch selten beobachtet. Anstelle dessen zeigen sich **fein- bis grobstreifige fächerförmig angeordnete bis in die Peripherie ziehende sowie perihiläre Verdichtungen**, die bevorzugt im Bereich der **Oberlappen** zur Darstellung kommen. Die **Unterlappen** sind häufig **überbläht**. Seitendifferente (= beatmungsabhängige) Befundausprägungen sind nachweisbar.

Pulmonale Fehlbildungen

Kongenitales lobäres Lungenemphysem

▶ **Definition:** Überblähung eines oder mehrerer Lungenlappen.

Klinik: Die klinische Symptomatik mit zunehmender Dyspnoe und Tachypnoe entwickelt sich häufig innerhalb der ersten Lebenswochen.

Radiologische Diagnostik: Röntgenologisch erscheinen die betroffenen Lungenlappen **überbläht**. Am häufigsten sind die **Oberlappen** von der Fehlbildung betroffen. Da die Erkrankung **in der Regel einseitig** vorkommt, wird oft eine **Mediastinalverdrängung** zur Gegenseite nachgewiesen. In Abhängigkeit von der Befundausprägung resultiert durch den Kompressionseffekt der emphysematösen Lunge eine Minderbelüftung der angrenzenden, primär nicht pathologisch veränderten Areale (Abb. **B-13.9**).

◎ B-13.9   Kongenitales lobäres Lungenemphysem (operativ bestätigt)   ◎ B-13.9

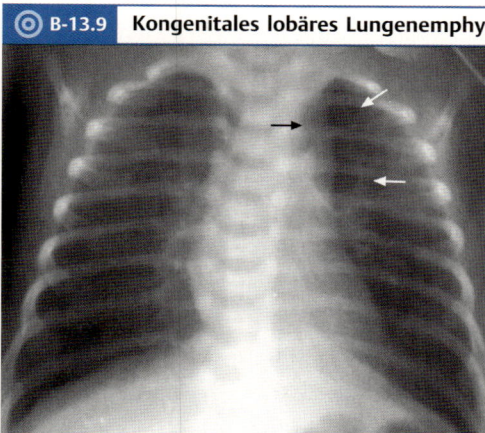

Röntgen-Thorax sagittal: Lokalisation im linken Oberlappen (Pfeile), noch keine Mediastinalverlagerung, Minderbelüftung der peripher angrenzenden Lunge.

Kongenitale Lungenzyste

Kongenitale Lungenzyste

▶ **Definition:** Angeborene zystische Missbildung der Lunge.

◀ Definition

Klinik: Die klinische Symptomatik der Dyspnoe ist von der Befundausdehnung abhängig.

Radiologische Diagnostik: Lungenzysten treten einzeln oder multipel auf. Das **Röntgenbild** weist einen **scharf berandeten, runden Aufhellungsbezirk** auf. Bei größerer Ausdehnung kommt es ebenso wie beim kongenitalen lobären Lungenemphysem zur **Mediastinalverlagerung** und zur Kompression der benachbarten Lungenabschnitte.

Klinik: Schwere der Dyspnoe vom Befund abhängig.

Radiologische Diagnostik: Das Röntgenbild weist einen **scharf berandeten, runden Aufhellungsbezirk** auf; es kann zur **Mediastinalverlagerung** kommen.

▶ **Merke:** Kongenitale Lungenzysten sind bevorzugt in den Unterlappen lokalisiert (Abb. **B-13.10**).

◀ Merke

◎ B-13.10   Kongenitale Lungenzyste

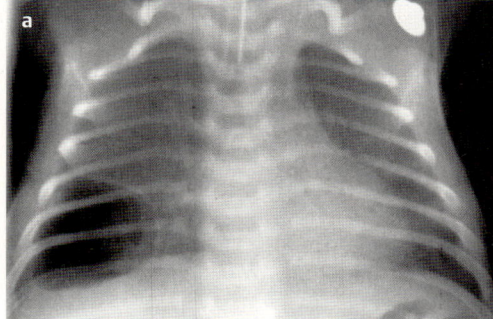

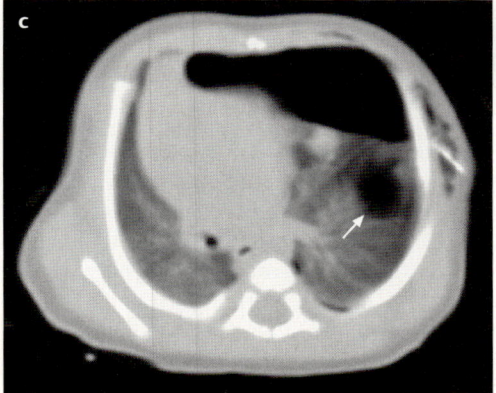

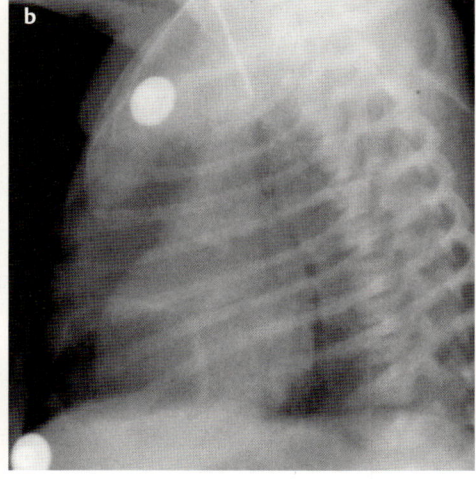

a Röntgen-Thoraxaufnahme eines beatmungspflichtigen Frühgeborenen im sagittalen Strahlengang: Solitäre kongenitale Lungenzyste im rechten Unterlappen.
b Lateraler Strahlengang zu **a**: Die Zyste ist ventral gelegen, scharfe Randbegrenzung, Minderbelüftung der betroffenen Lunge.
c Spiral-CT eines initial klinisch unauffälligen Neugeborenen, das dem Hausarzt wegen des fehlenden Atemgeräusches links auffiel: Kongenitale Lungenzyste im linken Lungenunterlappen (Pfeil), ventraler Pneumothorax, Mediastinalverlagerung zur rechten Seite.

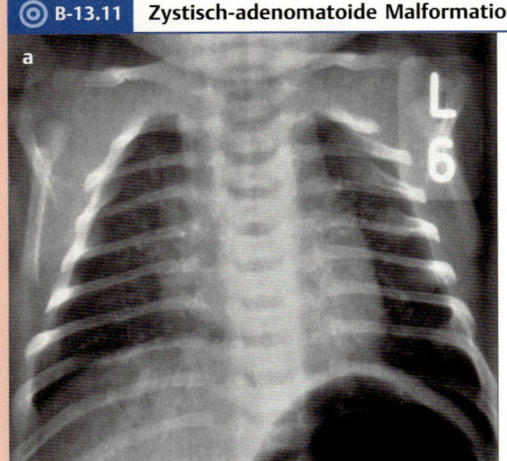

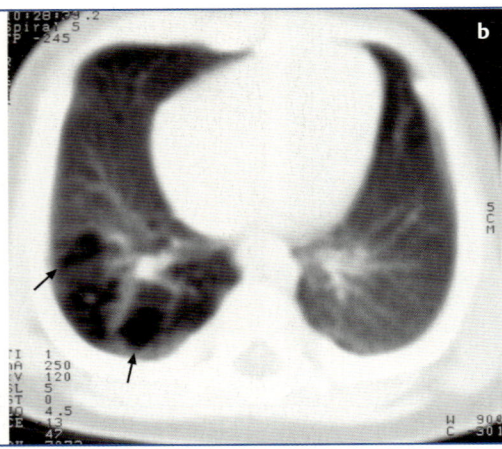

B-13.11 Zystisch-adenomatoide Malformation

a Thoraxaufnahme im sagittalen Strahlengang: Normaler Neugeborenenthorax.
b Spiral-CT des gleichen Kindes: Zystisch-adenomatoide Malformation des rechten Lungenunterlappens (Pfeile). Die Untersuchung erfolgte wegen eines pränatal diagnostizierten sonographisch verdächtigen Lungenunterlappens.

Lungenzysten können **Flüssigkeit** enthalten. Die **Sonographie** ermöglicht die Abgrenzung zu soliden Prozessen.

Differenzialdiagnostisch muss berücksichtigt werden, dass Lungenzysten wegen der möglichen Kommunikation mit dem Bronchialsystem **Flüssigkeit** enthalten können. In solchen Fällen ermöglicht die **Sonographie** die Abgrenzung zu soliden Prozessen.

Zystisch-adenomatoide Malformation

▶ **Definition**

Zystisch-adenomatoide Malformation

▶ **Definition:** Angeborene zystische Missbildung des Respirationstraktes mit zystischer Umwandlung der terminalen Bronchien sowie adenomatoider Vermehrung von terminalem, respiratorischem Gewebe mit polypösem Mukosawachstum.

Diagnostisches Vorgehen: Der histologische Befund sichert die Diagnose.

Diagnostisches Vorgehen: Die sichere Diagnose kann letztlich nur durch den histologischen Befund mit Nachweis der pulmonalen Entwicklungsstörung gestellt werden.

Radiologische Diagnostik: Typisch sind **Aufhellungsbezirke unterschiedlicher Größe** (Abb. **B-13.11a**). Eine **Mediastinalverlagerung** zur Gegenseite und ein **Zwerchfelltiefstand** auf der kranken Seite können durch die CT abgeklärt werden (Abb. **B-13.11**)

Radiologische Diagnostik: Röntgenologisch werden **Aufhellungsbezirke unterschiedlicher Größe** nachgewiesen (Abb. **B-13.11a**). Zusätzliche Verschattungen lassen wie bei den Lungenzysten auf vorhandene Flüssigkeit schließen. In Abhängigkeit von der Befundausdehnung führt auch diese Fehlbildung zur **Mediastinalverlagerung** zur Gegenseite sowie zum **Zwerchfelltiefstand** der pathologisch veränderten Seite. Im Zweifelsfall bringt häufig eine CT die Klärung (Abb. **B-13.11**).

Pulmonale Sequestration

▶ **Definition**

Pulmonale Sequestration

▶ **Definition:** Ein Lungensequester ist ein Lungenanteil, der nicht mit dem Bronchialsystem in Verbindung steht.

Die arterielle Versorgung eines Sequesters erfolgt aus der Aorta, nicht aus den Pulmonalarterien.

Die arterielle Versorgung eines Lungensequesters erfolgt aus der Aorta (supra- oder infradiaphragmal) und nicht aus den Pulmonalarterien. Der venöse Abfluss ist variabel in die Lungenvenen, in die Pfortader oder andere.

Radiologische Diagnostik: Lungensequester sind meist einseitig links basal gelegen und stellen sich in der Röntgenaufnahme als **homogene** meist **dreiecksförmige** oder **ovaläre Verschattungen** dar (DD: solide Raumforderung). Bei der **grobzystischen Form** ist eine Verwechslung mit anderen zystischen Fehlbildungen möglich (Abb. **B-13.12**, **B-13.13**).

Radiologische Diagnostik: Lungensequester sind in der Regel einseitig links basal gelegen, können aber auch doppelseitig vorkommen. Da sie in der Röntgenaufnahme als **homogene** meist **dreiecksförmige** oder **ovaläre Verschattungen** zur Darstellung kommen, ist die differenzialdiagnostische Abgrenzung gegenüber sonstigen soliden thorakalen Raumforderungen notwendig. Hierzu wird als nächster Schritt eine Sonographie durchgeführt.
Andererseits ist bei der **grobzystischen Form,** die radiologisch als Aufhellungsbezirk erscheint, die Verwechslung mit anderen zystischen Fehlbildungen möglich (Abb. **B-13.12**, **B-13.13**).

B-13.12   Pulmonale Sequestration (Röntgen-Thorax)

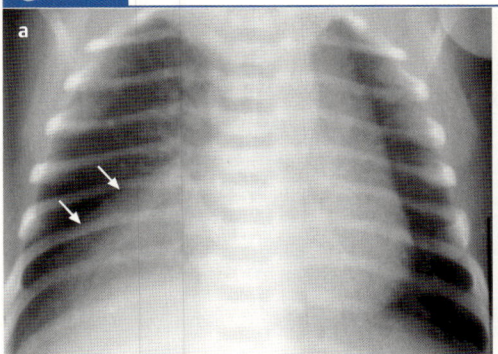
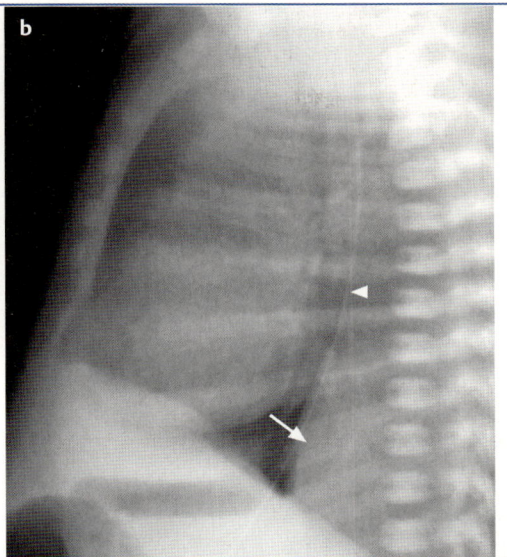

a Sagittaler Strahlengang: Glatt begrenzte, homogene Verschattung im rechten Herz-Zwerchfell-Winkel (Pfeile).
b Lateraler Strahlengang: Die Verschattung ist dorso-basal gelegen (Pfeil); Pfeilspitze auf Magensonde.

B-13.13   Pulmonale Sequestration (Sonographie)

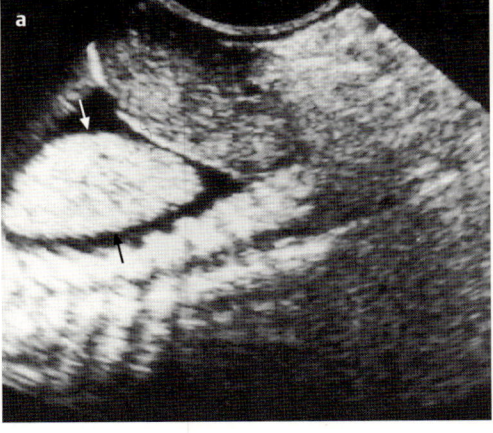
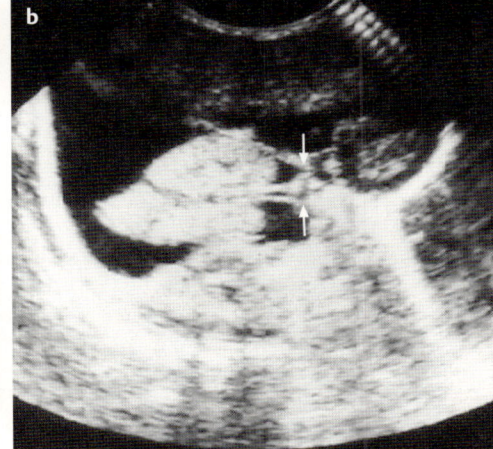

a Longitudinalschnitt: Der Sequester bildet sich als echoreiche, „nierenförmige" Raumforderung supradiaphragmal ab (Pfeile). Der umgebende echofreie Saum entspricht einem zusätzlich vorhandenen Pleuraerguss.
b Transversalschnitt: Die Gefäße des Sequesters können supradiaphragmal dargestellt werden (Pfeile).

Lungenhypoplasie, Lungenaplasie, Lungenagenesie

Lungenhypoplasie, Lungenaplasie, Lungenagenesie

▶ **Definition:**
- **Lungenhypoplasie:** komplette Anlage einer zu kleinen aber funktionstüchtigen Lunge.
- **Lungenaplasie:** rudimentäres funktionsloses Lungengewebe ist vorhanden.
- **Lungenagenesie:** vollständiges Fehlen von Lungengewebe.

◀ **Definition**

Klinik: Als Leitsymptome sind Dyspnoe (objektivierbar durch z. B. Nasenflügeln, sternale und interkostale Einziehungen), Tachypnoe und Zyanose zu beobachten.

Klinik: Leitsymptome sind Dyspnoe und Zyanose.

Radiologische Diagnostik: Das radiologische Bild variiert entsprechend der Befundausprägung erheblich. Bei der **Lungenhypoplasie**, die uni- oder bilateral vorkommen kann, zeigt sich die **zu kleine Lunge mit normaler Transparenz** sowie unauffälliger Lungengefäßzeichnung (Abb. **B-13.14**).
Die **Lungenaplasie und -agenesie** sind auf dem radiologischen Thoraxübersichtsbild nicht voneinander zu differenzieren. Bei einseitigem Auftreten ist

Radiologische Diagnostik: Bei der Lungenhypoplasie zeigt sich die **zu kleine Lunge mit normaler Transparenz** und unauffälliger Gefäßzeichnung (Abb. **B-13.14**). Bei der **Lungenaplasie und -agenesie** findet sich eine **homogene Verschattung** der betroffenen Thoraxseite

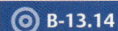

B-13.14   Lungenhypoplasie

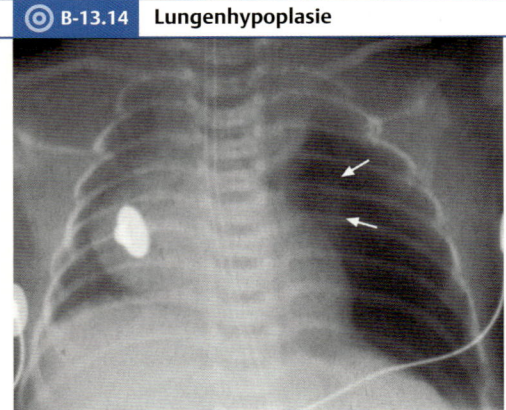

Röntgen-Thorax sagittal: Zu kleine linke Lunge (Pfeile) nach Operation einer kongenitalen Zwerchfellhernie links, welche intrauterin einen Kompressionseffekt auf die Lunge ausgeübt und so das Wachstum des Organs behindert hatte. Das Mediastinum ist postoperativ noch zur Gegenseite verlagert.

B-13.15   Lungenagenesie

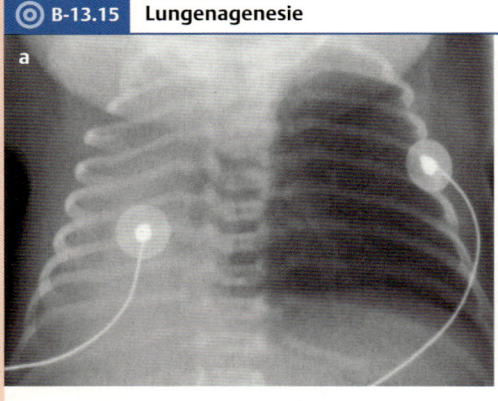 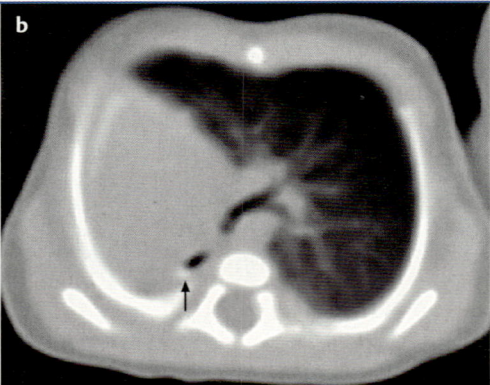

a Röntgen-Thorax sagittal: Homogene Verschattung des rechten Thorax, Mediastinalverlagerung nach rechts. Linke Lunge überbläht.
b Spiral-CT: Trachea und durch Sonde markierter Ösophagus (Pfeil) sowie der linke Hauptbronchus werden abgebildet. Rechts kein Lungengewebe.

sowie eine **Überblähung der kontralateralen Seite** (Abb. **B-13.15**).
CT oder MRT liefern wichtige Zusatzinformationen.

die entsprechende **Thoraxseite homogen verschattet**. Der Raum wird durch das zur betroffenen Seite verlagerte Mediastinum eingenommen. Die Lunge der **kontralateralen Seite** ist **überbläht**. Während in früheren Jahren die Lungenszintigraphie, die endoskopische Untersuchung bzw. die Angiographie bei der differenzialdiagnostischen Abklärung hilfreich waren, können heute Schnittbildverfahren wie CT oder MRT wichtige Zusatzinformationen liefern (Abb. **B-13.15**).

Kongenitale Zwerchfellhernien

Kongenitale Zwerchfellhernien

▶ **Definition**

▶ **Definition:** Lücke im Zwerchfell, die zur Verlagerung von Bauchorganen in die Thoraxhöhle führen kann (Enterothorax). Folgen sind Lungenkompression und Hypoplasie des betroffenen Lungenflügels.

Man unterscheidet posterolaterale und anteromediale Hernie.

Von der häufigeren posterolateralen Hernie (Bochdalek-Hernie) wird die anteromediale Hernie (Larrey- oder Morgagni-Hernie) unterschieden.

Klinik: Zunehmende Dyspnoe, fehlendes Atemgeräusch, evtl. thorakale Darmgeräusche.

Klinik: In Abhängigkeit von Lokalisation und Ausdehnung der Hernie besteht eine zunehmende Dyspnoe. Auf der betroffenen Seite fehlt das Atemgeräusch, evtl. sind Darmgeräusche thorakal auskultierbar.

Diagnostisches Vorgehen: Die Verdachtsdiagnose wird durch die pränatale Sonographie gestellt.

Diagnostisches Vorgehen: Die Diagnose oder Verdachtsdiagnose wird heute in den meisten Fällen bereits durch die **pränatale Sonographie** gestellt. Das **Röntgenbild** des Kindes zeigt die Verlagerung von Bauchorganen in die Thoraxhöhle.

Radiologische Diagnostik: Das Röntgenbild zeigt die Verlagerung von Bauchorganen in die Thoraxhöhle. Die betroffene

Radiologische Diagnostik: Bei der posterolateralen Form ist die betroffene Thoraxseite **röntgenologisch** unmittelbar postnatal **verschattet**. Je nach Ausmaß der in den Thoraxraum verlagerten Darmschlingen stellen sich diese nach eini-

⊙ **B-13.16**

⊙ **B-13.16**   **Kongenitale Zwerchfellhernie (Bochdalek-Hernie)**

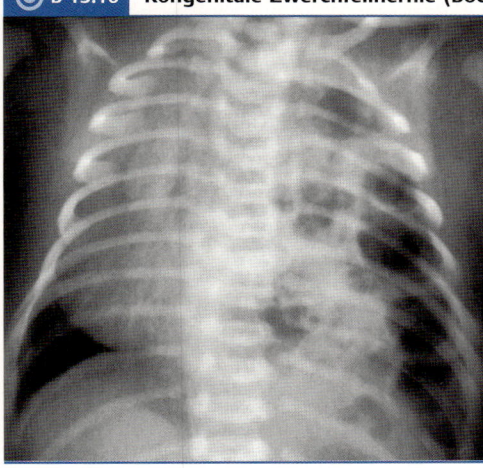

Röntgen-Thorax sagittal: Linker Hemithorax mit lufthaltigen Magen-Darm-Anteilen gefüllt, Mediastinum nach rechts verlagert.

gen Stunden als glatt begrenzte, sich teilweise überlagernde rundliche Aufhellungsbezirke dar. Das Zwerchfell der entsprechenden Seite ist nicht nachweisbar. Das **Mediastinum ist zur Gegenseite** verdrängt. Bei der rechtsseitigen Form kann die Leber, bei der linksseitigen der Magen mit im Thoraxraum gelegen sein (Abb. **B-13.16**).

Die **anteromediale Hernie** ist als Weichteilverschattung besser auf der **lateralen Röntgenaufnahme** des Thorax erkennbar. Abhängig vom Ausmaß der Herniation in den Thoraxraum und vor allem beim bilateralen Befund, kommt es zur **Kranialverlagerung von Mediastinalorganen** (Herz, Thymus).

Thoraxseite ist unmittelbar postnatal **verschattet**. Das **Mediastinum ist zur Gegenseite** verdrängt (Abb. **B-13.16**).

Die **anteromediale Hernie** ist als Weichteilverschattung besser auf der **lateralen Röntgenaufnahme** des Thorax erkennbar.

Zwerchfelllähmung und Relaxatio diaphragmatica

Zwerchfelllähmung und Relaxatio diaphragmatica

▶ **Definition:**

◀ **Definition**

- **Zwerchfelllähmung:** Schädigung des N. phrenicus (häufig geburtstraumatisch) (Abb. **B-13.17a**).
- **Zwerchfellrelaxation** (Relaxatio diaphragmatica): Angeborene Fehlentwicklung der Zwerchfellmuskulatur mit Vorwölbung in den Thoraxraum (Abb. **B-13.17b**).

⊙ **B-13.17**   **Radiologische Befunde bei Zwerchfelllähmung und Relaxatio diaphragmatica**

a

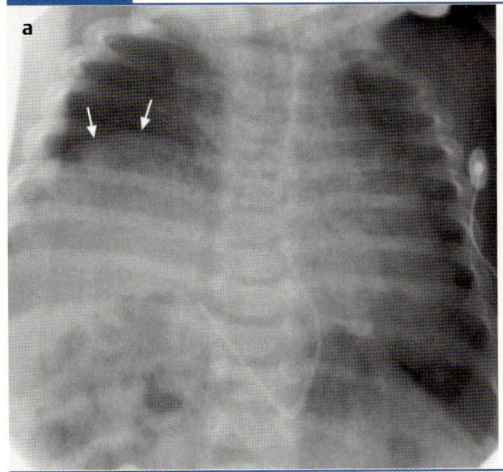

b

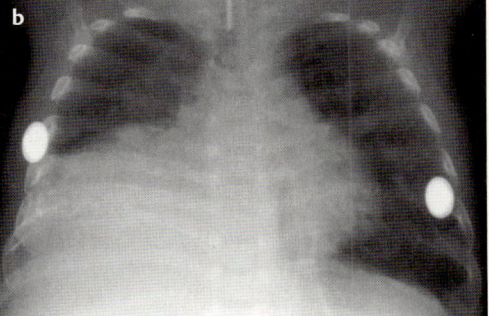

a Zwerchfelllähmung (durchleuchtungsgezielte Aufnahme im sagittalen Strahlengang): Zwerchfellhochstand der kranken Seite (Pfeile), Mediastinum zur linken Seite verlagert, unter Durchleuchtungskontrolle paradoxe Beweglichkeit des rechten Zwerchfells.

b Relaxatio diaphragmatica (Röntgen-Thorax sagittal): Vorwölbung des rechten Zwerchfells in den Thoraxraum. Unter Durchleuchtung ist hier eine geringe aber gleichsinnige Beweglichkeit im Vergleich zur Gegenseite sichtbar.

Klinik: Dyspnoe.

Diagnostisches Vorgehen: Röntgentho-rax, ggf. **Sonographie** zur Differenzierung.

Radiologische Diagnostik: Die Symptome auf dem **Röntgen-Thorax** sind bei beiden Erkrankungen identisch: Auf der betroffe-nen Seite ist ein **Zwerchfellhochstand** sichtbar. Differenziert werden die Krank-heiten mittels **Durchleuchtung oder Sonographie:** Bei der **Zwerchfelllähmung** lässt sich die **paradoxe Organbeweglich-keit** der betroffenen Seite nachweisen (Abb. **B-13.17a**). Dieses Zeichen ist **bei der Zwerchfellrelaxation nicht vorhanden.**

13.2.3 Differenzialdiagnostische Übersicht

Oft weisen die verschiedenen Krankheits-bilder ähnliche oder gar identische **Rönt-genbefunde** auf (Tab. **B-13.1**).

Klinik: Störungen der Lungenfunktion können je nach Ausprägung der Zwerch-felllähmung zur Dyspnoe führen.

Diagnostisches Vorgehen: Zunächst **Röntgenthorax**, die Differenzierung zwi-schen beiden Krankheitsbildern ist mit Hilfe der Thoraxdurchleuchtung oder heute besser der **Sonographie** möglich.

Radiologische Diagnostik: Beide Krankheitsbilder zeichnen sich auf der sagitta-len **Röntgen-Thoraxaufnahme** durch einen **Zwerchfellhochstand der kranken Seite** aus. Die Folgeerscheinungen – Mediastinalverlagerung zur Gegenseite und mitunter Minderbelüftung der gleichseitigen Lunge – sind ebenfalls bei beiden Erkrankungen nachweisbar.

Differenzierung mittels Durchleuchtung oder Sonographie: Bei der **Zwerchfell-lähmung** lässt sich die **paradoxe Organbeweglichkeit** der betroffenen Seite nachweisen, d. h. das Zwerchfell bewegt sich in der Inspirationsphase nach kra-nial entsprechend der Rippenbewegung (Abb. **B-13.17a**). Dieses Zeichen ist **bei der Zwerchfellrelaxation nicht vorhanden.** Das Zwerchfell weist geringere aber gleichsinnige Atemexkursionen im Vergleich zur gesunden Seite auf.

13.2.3 Differenzialdiagnostische Übersicht

Die verschiedenen Krankheitsbilder weisen oft ähnliche oder sogar identische **Röntgenbefunde** auf. Trotz aller diagnostischen Möglichkeiten ist der Radiologe ohne Kenntnis der anamnestischen Daten oft „hilflos" und Fehldiagnosen sind vorprogrammiert. Die neonatologische Diagnostik erfordert die enge Koope-ration zwischen Neonatologen und Radiologen (Tab. **B-13.1**).

☰ B-13.1	Differenzialdiagnostik thorakaler neonatologischer Erkrankungen
Art der Erkrankung	*radiologische Differenzialdiagnosen*
Atemnotsyndrom: Stadium I, II	▪ transitorische Neugeborenentachypnoe ▪ perinatale Pneumonie
Atemnotsyndrom: Stadium III	▪ pulmonale Hämorrhagie ▪ venöse Obstruktion
Atemnotsyndrom: Stadium IV	▪ Lungenatelektase ▪ bronchopulmonale Dysplasie Stadium II ▪ massive pulmonale Hämorrhagie
transitorische Neugeborenentachypnoe	▪ Atemnotsyndrom Stadium I ▪ perinatale Pneumonie ▪ Vitium cordis
perinatale Aspiration	▪ pulmonale Hämorrhagie ▪ perinatale Pneumonie ▪ venöse Obstruktion
bakterielle und Pilzpneumonien	▪ Atemnotsyndrom ▪ transitorische Neugeborenentachypnoe ▪ pulmonale Hämorrhagie ▪ bronchopulmonale Dysplasie Stadium III
pulmonale Hämorrhagie	▪ perinatale Pneumonie ▪ Atemnotsyndrom Stadium III, IV ▪ perisistierender Ductus arteriosus Botalli ▪ Stauungslunge ▪ Pleuraerguss
bronchopulmonale Dysplasie Stadium I	▪ Atemnotsyndrom
bronchopulmonale Dysplasie Stadium II	▪ Stauungslunge
bronchopulmonale Dysplasie Stadium III, IV	▪ pulmonales interstitielles Emphysem ▪ Aspiration ▪ Pneumonie ▪ venöse Obstruktion

Fortsetzung ▶

☰ B-13.1	Differenzialdiagnostik thorakaler neonatologischer Erkrankungen (Fortsetzung)

Art der Erkrankung	*radiologische Differenzialdiagnosen*
pulmonales interstitielles Emphysem	▪ Pneumatozele ▪ Lungenzyste ▪ Lungenabszess
Pneumomediastinum	▪ lokalisierter Pneumothorax ▪ Lungenzyste ▪ Pneumatozele
kongenitales lobäres Lungenemphysem	▪ Pneumothorax ▪ Lungenzyste ▪ Pneumatozele ▪ zystisch-adenomatoide Malformation ▪ Zwerchfellhernie
kongenitale Lungenzyste	▪ Pneumatozele ▪ zystisch-adenomatoide Malformation ▪ kongenitales lobäres Emphysem ▪ Lungenabszess
zystisch-adenomatoide Malformation	▪ Pneumatozele ▪ Lungenabszess ▪ Lungensequester ▪ Zwerchfellhernie mit luftgefüllter Darmschlinge im Thorax
pulmonale Sequestration	▪ lobäres Emphysem ▪ zystisch-adenomatoide Malformation ▪ Zwerchfellhernie ▪ Mediastinaltumor
Lungenagenesie einseitig	▪ Atelektase ▪ Pleuraerguss ▪ massive pulmonale Hämorrhagie
Lungenagenesie beidseitig	▪ Atelektase ▪ Atemnotsyndrom Stadium IV ▪ Pleuraerguss ▪ Chylothorax ▪ massive pulmonale Hämorrhagie
kongenitale Zwerchfellhernie (posterolateral)	▪ Pleuraerguss (serös, chylös, hämorrhagisch) ▪ Pleuraempyem ▪ zystisch-adenomatoide Malformation ▪ sonstige intrathorakale Raumforderung
Zwerchfelllähmung	▪ Zwerchfellhernie ▪ Relaxatio diaphragmatica ▪ intrathorakale oder subphrenische Raumforderung
Relaxatio diaphragmatica	▪ Zwerchfelllähmung ▪ Zwerchfellhernie ▪ Raumforderung intrathorakal oder abdominal
pleurale Flüssigkeitsansammlungen (serös, chylös, hämorrhagisch)	▪ in Abhängigkeit von der Lokalisation (uni- oder bilateral) und der Flüssigkeitsmenge: ▪ Atelektase, Atemnotsyndrom Stadium IV ▪ Lungenaplasie, -agenesie ▪ zystisch-adenomatoide Malformation ▪ kongenitale Zwerchfellhernie, Tumor, Pleuraempyem

13.3   Urogenitaltrakt

13.3.1   Radiologische Methoden
        (vgl. S. 255)

Die Verfahren kommen in der Reihenfolge **Sonographie, Miktionszystourethrographie** und **Ausscheidungsurographie** zum Einsatz. CT und MRT kommen in der Tumordiagnostik, die MRT bei Harntransportstörungen zum Einsatz.

Sonographie

Die Sonographie ist die **Screening-Methode** für Niere und Harnwege. **Hochfrequente Ultraschallsonden** und ein **schneller Bildaufbau** sind notwendig.

▶ Merke

Die Harnblase wird in Rückenlage des Patienten im **Longitudinal- und im Transversalschnitt** dargestellt.

Eine **Füllung der Blase mit Flüssigkeit über einen Katheter** ermöglicht eine bessere Untersuchung und evtl den Nachweis eines vesiko-ureteralen Reflux (s.S. 702).

Die **Nieren** werden hinsichtlich ihrer **Lage, Form, Größe und Struktur** beurteilt. Die **Feinbeurteilung** erfolgt **von dorsal in Bauchlage des Patienten**.

Eine **Flüssigkeitsbelastung** ist bei Verdacht auf eine Harntransportstörung indiziert. Nach der initialen Sonographie wird eine **Furosemidbelastung** angeschlossen. Bei guter Nierenfunktion wird die maximale Weite des Nierenbeckenkelchsystems nach 10 Minuten erreicht. Die Ausgangswerte vor Injektion sind bei gutem Abfluss bereits nach 30 Minuten erreicht.

5, 10 und 30 Minuten nach der Furosemidinjektion wird **sonographisch kontrolliert.**

13.3   Urogenitaltrakt

13.3.1   Radiologische Methoden (vgl. S. 255)

In der klinischen Routinediagnostik sollten die Verfahren in der Reihenfolge **Sonographie**, **Miktionszystourethrographie** und **Ausscheidungsurographie** zum Einsatz kommen. Die Nativaufnahme des Abdomens spielt nur bei der Frage nach Konkrementen eine Rolle. Ergänzend wird die nuklearmedizinische Diagnostik durchgeführt. In Einzelfällen sind radiologische Spezialuntersuchungen notwendig. CT und MRT kommen in der Tumordiagnostik zur Anwendung sowie neuerdings die MRT bei gezielten Fragestellungen zur Harntransportstörung.

Sonographie

Die Sonographie ist heute die **Screening-Methode** für Niere und ableitende Harnwege. Wegen der raschen Lageänderung, die bei Kindern bereits durch die höhere Atemfrequenz hervorgerufen wird, sind **hochfrequente Ultraschallsonden** und ein **schneller Bildaufbau** notwendig.

▶ **Merke:** Die Untersuchung sollte beim Säugling und Kleinkind generell mit der Inspektion der Harnblase beginnen, da es während der Diagnostik fast immer zur Miktion kommt.

Die Harnblase wird in Rückenlage des Patienten im **Longitudinal- und im Transversalschnitt** dargestellt. Es empfiehlt sich, auch schon initial bei voller Blase eine orientierende Begutachtung der Nieren und ggf. Ureteren vorzunehmen, weil die Erweiterung von Nierenbeckenkelchsystem und Ureter möglicherweise nur bei guter Blasenfüllung erkennbar ist.

Wie bei der radiologischen Darstellung, ist auch unter Ultraschallkontrolle eine **Füllung der Blase mit Flüssigkeit** (physiologische NaCl-Lösung oder Ultraschall-KM) **über einen Katheter** möglich, um die Harnblase besser untersuchen und eventuell einen vesiko-ureteralen Reflux (s.S. 702) nachweisen zu können.

Die **Nieren** werden sonographisch hinsichtlich ihrer **Lage, Form, Größe und Struktur** beurteilt. Beim Kind sollte der Parenchymvergleich zwischen Niere und Leber sowie Niere und Milz durch Anfertigung eines Longitudinalschnittes in Rückenlage des Patienten in sagittaler oder lateraler Schallrichtung vorgenommen werden. Wegen des beim Kleinkind fast generell vorhandenen Meteorismus des Darmes und der noch gering ausgeprägten Rückenmuskulatur sowie der etwas eingeschränkten Bewegungsmöglichkeit des Kindes, kann die **Feinbeurteilung der Nieren von dorsal in Bauchlage des Patienten** erfolgen. Die sonographische Nierenuntersuchung in Rechts- sowie Linksseitenlage, wie in der Erwachsenendiagnostik, ist erst beim älteren Kind sinnvoll (s.S. 258).

Ergänzend zur routinemäßigen sonographischen Untersuchung kann eine **Flüssigkeitsbelastung** notwendig werden. Dieses Verfahren ist zur weiteren Abklärung bei Verdacht auf eine Harntransportstörung indiziert. Hierzu wird nach der initialen Sonographie eine **Furosemidbelastung** angeschlossen (1,0 – max. 2,0 mg/kg KG i. v.). Auch die orale Gabe ist möglich, aber weniger exakt steuerbar und somit verlassen.

Bei guter Nierenfunktion wird die maximale Weite des Nierenbeckenkelchsystems (NBKS), oder bei tieferem Abflusshindernis, auch der Ureterweite nach 10 Minuten erreicht.

Bei gutem Abfluss sind nach intravenöser Furosemidinjektion die Ausgangswerte der NBKS- sowie Ureterweite bereits nach 30 Minuten erreicht oder liegen wegen des Ausschwemmeffektes sogar darunter.

Aus diesem Grunde werden **sonographische Kontrollen 5, 10 sowie 30 Minuten** nach der Furosemidinjektion empfohlen. Bei urodynamisch relevanter Harntransportstörung verlängert sich die Untersuchungszeit entsprechend dem Schweregrad der Obstruktion.

▶ **Merke:** Auch ohne Harnabflussstörung kommt es nach Furosemidgabe zu einer kurzzeitigen, geringgradigen Nierenbeckenkelchsystemdilatation.

◀ **Merke**

Bei der Indikationsstellung zu dieser Untersuchung ist, insbesondere bei Säuglingen und Kleinkindern, auf den Flüssigkeitsverlust durch die forcierte Diurese und ggf. ausreichende Flüssigkeitssubstitution zu achten.

Auf Flüssigkeitsverlust und ausreichende Substitution ist zu achten.

Normalbefund: Die normal gefüllte Harnblase kommt sonographisch als echofreies ovalär konfiguriertes Organ zur Darstellung. Das Blasenvolumen nimmt normalerweise mit zunehmendem Lebensalter zu. Eine für die Routine ausreichende Volumenbestimmung ergibt sich aus der Multiplikation der 3 senkrecht zueinander stehenden Achsen (Länge, Breite, Tiefe) multipliziert mit dem Korrekturfaktor 0,5. Häufiger als die Erfassung des Blasenvolumens wird die Frage nach der Restharnmenge gestellt. Dabei führt die Formel zu ungenaueren Resultaten als bei der Prallfüllung des Organs, da die fast leere Blase nicht mehr der Form eines Rotationsellipsoids entspricht. Für geringe Restharnmengen (< 100 ml) wird der Korrekturfaktor 0,79 empfohlen. Bei modernen Ultraschallgeräten ist eine exaktere Volumenbestimmung über die Flächenmessung möglich. In der klinischen Routinediagnostik ist die Schätzung der Harnmenge häufig ausreichend.

Normalbefund: Die normal gefüllte Harnblase kommt sonographisch als echofreies ovalär konfiguriertes Organ zur Darstellung. Eine für die Routine ausreichende Volumenbestimmung ergibt sich aus der Multiplikation der 3 senkrecht zueinander stehenden Achsen (Länge, Breite, Tiefe) multipliziert mit dem Korrekturfaktor 0,5.

Die **Blasenwand** erscheint als echoreiches glatt begrenztes Band mit einer Dicke von **etwa 3 mm**. Der intramurale Ureterabschnitt ist mit guten Sonogeräten einsehbar. Bei gefüllter Blase kann der retrovesikale Bereich dargestellt werden.
Die **sonographische Nierenbeurteilung** schließt neben der Organlokalisation die Organgröße ein. Dabei sollte eine Volumenbestimmung vorgenommen werden, da verschiedene Erkrankungen nicht unbedingt mit einer Längen- aber Breiten- und Dickenzunahme einhergehen. Um Fehler zu vermeiden, empfiehlt sich die Ermittlung des maximalen Längsdurchmessers aus dem longitudinalen Schnittbild der Niere und die Breiten- und Dickenmessung am transversalen Schnittbild. Die Berechnung erfolgt näherungsweise nach der Ellipsoidformel: **Länge × Breite × Dicke × 0,523.**

Die **Blasenwand** erscheint als echoreiches glatt begrenztes **etwa 3 mm** dickes Band.

Die **sonographische Nierenbeurteilung** dient der Beurteilung der Organgröße. Der maximale Längsdurchmesser ergibt sich aus dem longitudinalen Schnittbild; die Breiten- und Dickenmessung erfolgen am transversalen Schnittbild. Die Berechnung erfolgt nach der Formel: **Länge × Breite × Dicke × 0,523.**

Bezug nehmend auf verschiedene Größen wie Lebensalter, Körpergröße oder -oberfläche gibt es verschiedene Normwerttabellen. Zur Vergleichbarkeit der Ergebnisse sollte immer dieselbe Tabelle verwendet werden.

Die Größe der Niere wird nach Normwerttabellen beurteilt.

Die äußere Nierenkontur ist glatt. Sie kann beim Säugling und Kleinkind regelmäßig gebogt entsprechend der fetalen Lappung verlaufen. Die Nierenrinde ist regelmäßig homogen und fein strukturiert, in der Regel echoärmer als das Lebergewebe. Eine altersabhängige Echogenitätsänderung ist bekannt. Die Neugeborenenniere beispielsweise ist echoreicher als bei älteren Kindern.

Die äußere Nierenkontur ist glatt, die Nierenrinde ist regelmäßig homogen und fein strukturiert. Die Neugeborenenniere ist echoreicher als bei älteren Kindern.

Die **Markpyramiden** erscheinen sonographisch **echofrei**. Sie sind regelmäßig angeordnet und haben eine dreiecksförmige Konfiguration mit zum Sinus renalis gerichteter Spitze. Zwischen den Markpyramiden werden die Bertini-Säulen abgebildet, die sich in den Sinus renalis pelottieren. Sie werden mitunter vom ungeübten Untersucher als solide renale Raumforderung angesehen. Der Sinus renalis erscheint im Longitudinalschnitt oval und im Transversalschnitt rund. Er beinhaltet das Nierenbecken, die Hilusgefäße und Fettgewebe. Entsprechend der Echogenität wird er auch als **Mittelechokomplex** oder als **Pyelorreflexband** bezeichnet. Die Nierengefäße lassen sich von ventral im Transversalschnitt darstellen. Unmittelbar kaudal der V. renalis ist die A. renalis gelegen, die in der Regel nur durch die echoreiche Wand erkennbar ist. Darmmeteorismus behindert die Untersuchung der Gefäße erheblich.

Die **Markpyramiden** erscheinen sonographisch **echofrei**. Der Sinus renalis erscheint im Longitudinalschnitt oval und im Transversalschnitt rund. Entsprechend der Echogenität wird er auch als **Mittelechokomplex** oder als **Pyelorreflexband** bezeichnet.

Miktionszystourethrographie (MCU)

Methode: s.S. 258.

Miktionszystourethrographie (MCU)

Methode: s.S. 258.

Indikationen: Die Indikationen zur Miktionszystourethrographie (MCU) ergeben sich aus der primären Enuresis beim größeren Kind (spätestens ab etwa 6 Jahren) sowie der sekundären Enuresis ab etwa dem 5. Lebensjahr.

Indikationen: Die MCU ist indiziert bei primärer Enuresis ab spätestens etwa 6 Jahren und sekundärer Enuresis ab 5 Jahren. Außerdem erfolgt sie bei einem gesicherten Harnwegsinfekt, selbst wenn die Sonographie unauffällig ist.

Die KM-gefüllte Harnblase wird als glatt begrenzte ovaläre Verschattung abgebildet. In Miktionsstellung erscheint die Blasenwand infolge der Muskelkontraktion unregelmäßig. Während der Miktion gelingt die Abbildung der Urethra. Normalerweise wird die Harnblase restharnfrei entleert.

Die Diagnostik sollte außerdem beim Auftreten eines gesicherten Harnwegsinfektes durchgeführt werden, auch wenn der sonographische Befund unauffällig ist. Dagegen können Therapiekontrollen bei bekanntem vesiko-ureteralen Reflux sonographisch erfolgen. Die Durchführung der Miktionssonourethrographie mit physiologischer NaCl-Lösung oder Ultraschall-KM ist ebenfalls möglich (s.S. 694) und erspart dem Kind die Röntgenuntersuchung.

Die über den Katheter mit KM aufgefüllte Harnblase wird radiologisch als glatt begrenzte ovaläre Verschattung abgebildet. Bei unvollständiger Füllung können seitliche Vorwölbungen auftreten. In Miktionsstellung erscheint die Blasenwand infolge der Muskelkontraktion unregelmäßig. Normalerweise sind die Ureteren nicht sichtbar. Während der Miktion gelingt die Abbildung der Urethra. Die Form der weiblichen Urethra ist variabel. Sie ist von den Lumenschwankungen während der Miktion abhängig. Da die Untersuchung in Rückenlage des Patienten durchgeführt wird, ist bei Mädchen ein während der Miktion auftretender vaginaler Influx nicht als pathologisch zu interpretieren. Die männliche Urethra weist physiologische Engen auf im Bereich des Sphincter internus, der Incisura muscularis, des Spincter externus sowie des Ansatzes des Lig. suspensorium. Normalerweise wird die Harnblase restharnfrei entleert (s.S. 258).

Ausscheidungsurographie (AUG)

Methode (s.S. 255): Bis zum zweiten Lebensjahr werden 1,5–2 ml/kg KG KM benötigt, danach reicht 1 ml/kg KG aus.

Es müssen generell nichtionische KM eingesetzt werden, die den Elektrolyt-Wasser-Haushalt nur gering beeinflussen.

Bei einem Normalbefund ist **eine** Aufnahme nach KM-Injektion als Befunddokumentation völlig ausreichend. Diese kann beim größeren Kind 10 Minuten und beim Neugeborenen wegen der noch verzögerten glomerulären Filtration 20 Minuten nach Injektionsbeginn angefertigt werden.

Wegen der Vorselektion durch die Sonographie liegt eine hohe Ausbeute an pathologischen Befunden vor.

Mitunter sind Spätaufnahmen bis 24 Stunden nach KM-Injektion nötig.

Wurde bereits ein vesiko-ureteraler Reflux nachgewiesen, empfiehlt sich die Diag-

Ausscheidungsurographie (AUG)

Methode (s.S. 255): Im Kindesalter ist zu beachten, dass für die „modernen" nichtionischen KM eine Dosierung von 1,5 bis 2 ml/kg KG i.v. bis zum 2. Lebensjahr empfohlen wird. Danach ist bei guter Nierenfunktion eine Menge von 1 ml/kg KG i.v. ausreichend.

Nach Injektionsende sollen die Kinder Tee trinken. Neben dem Diureseausgleich dient das Volumen im Magen der Verdrängung der Darmschlingen nach kaudal und damit der überlagerungsfreien Nierenabbildung. Es müssen generell nichtionische KM eingesetzt werden, die wegen ihrer niedrigen Osmolalität den Elektrolyt-Wasser-Haushalt nur gering beeinflussen. Das ist eine besonders wichtige Anforderung an KM in der pädiatrischen Diagnostik. Der KM-Anteil, der glomerulär filtriert, d.h. direkt renal eliminiert wird, ist entscheidend für die radiologische Diagnostik bei der Ausscheidungsurographie.

Die Bildkontrastierung wird verbessert durch eine hohe glomeruläre Filtration, eine höhere KM-Konzentration im Urin sowie durch verzögerten Abfluss. Seit dem Einsatz der niederosmolalen nichtionischen KM ist ein Umdenken bei der Anfertigung des radiologischen „Standardprogramms" angezeigt. Da die Kinder in der Regel nicht mit Abführmaßnahmen auf die Untersuchung vorbereitet werden und generell nach sonographischer Vordiagnostik zur Ausscheidungsurographie kommen, erübrigt sich aus strahlenhygienischen Gründen in der Mehrzahl der Fälle das Anfertigen der Abdomen-Nativaufnahme. Auch die Erfassung der parenchymatösen Phase, früher mit einer Röntgenaufnahme 5 Minuten nach Injektionsbeginn dokumentiert, ist nicht mehr erforderlich. Unter Anwendung der verbesserten KM ist heute bei einem Normalbefund **eine** Aufnahme nach KM-Injektion als Befunddokumentation völlig ausreichend. Diese kann beim größeren Kind 10 Minuten und beim Neugeborenen wegen der noch verzögerten glomerulären Filtration 20 Minuten nach Injektionsbeginn angefertigt werden.

Da wegen der Vorselektion durch die Sonographie eine hohe Ausbeute an pathologischen Befunden vorliegt (mit Ausnahme von Therapiekontrollen sollten es nur pathologische Ausscheidungsurographien sein), wird die Untersuchung in Abhängigkeit vom Befund und abweichend von einem Standardprogramm durch den untersuchenden Arzt nach sofortiger Betrachtung der erstellten Aufnahme geleitet.

Bei Funktionseinschränkung der Nieren oder Harntransportstörung sind mitunter Spätaufnahmen sogar bis 24 Stunden nach der KM-Injektion notwendig. Bei unklaren Befunden oder starker Darmgasüberlagerung müssen manchmal Schichtaufnahmen angefertigt werden.

Wurde bereits ein vesiko-ureteraler Reflux nachgewiesen, empfiehlt sich die Diagnostik bei leerer Blase. Die Blasenentleerung wird beim noch nicht kooperativen Kind über Blasenkatheterisierung vorgenommen. Liegt eine Harntransportstörung vor, so ist bei einem hinsichtlich der Therapie noch unklaren Befund eine Flüssigkeitsbelastung zur Beurteilung der Schwere der Harntransportstörung indiziert.

Normalbefund: Die Nierenlage, -größe und -form, die Weite von Nierenbeckenkelchsystem und Ureter sowie die Organstruktur werden sonographisch abgeklärt. Bei der AUG steht deshalb die Beurteilung der Morphologie des Nierenbeckenkelchsystems und der harnableitenden Wege im Vordergrund. Normalerweise werden in einer Niere drei **Kelchgruppen** nachgewiesen, die in einem gemeinsamen Nierenbecken münden. Es gibt vielfältige Formvarianten, die nicht als pathologisch zu werten sind. Beispielsweise erscheint die obere Kelchgruppe manchmal plumper als die mittlere bzw. untere. Das Nierenbecken, in der Regel intrarenal gelegen, kann aber auch extrarenal vorkommen und weist in diesen Fällen eine ampulläre Form auf.

Die **Ureteren** werden als bandförmige Verschattungen abgebildet, die je nach Kontraktionszustand während der Situationsaufnahme abschnittsweise kontrastiert nachweisbar sind. Es gibt folgende physiologische Engen: proximal am pyelo-ureteralen Übergang, in der Pars abdominalis in Höhe des M. psoas sowie in der Pars pelvina an den Überkreuzungsstellen von A. ovarica und A. und V. iliaca communis.

Die **Harnblase** wird als **glatt begrenzte runde bis ovale Verschattung** dargestellt, abhängig vom jeweiligen Füllungszustand. In den ersten Lebensmonaten können sich bei Mädchen Vorwölbungen der laterobasalen Blasenkontur zeigen – so genannte Blasenohren –, die durch Verlagerung der Blasenwand in den Canalis vaginalis entstehen.

Die Ausscheidungsurographie liefert darüber hinaus eine Information zur **Nierenfunktion**. In Abhängigkeit vom zeitlichen Intervall zwischen der KM-Injektion und der Kontrastierung von Nierenbeckenkelchsystem sowie harnableitenden Wegen sowie der Kontrastintensität, ist die Abschätzung der Nierenleistung möglich. Der dritte Gesichtspunkt ist der Harnabfluss. Zur Klärung von unklaren Befunden insbesondere zur Differenzierung zwischen einer Weitstellung von Nierenbeckenkelchsystem sowie Ureter oder aber einer urodynamisch wirksamen Harntransportstörung kann ergänzend eine Flüssigkeitsbelastung, wie bei der sonographischen Methode, durchgeführt werden (s.S. 694).

13.3.2 Wichtige Krankheitsbilder (vgl. S. 264)

Harnabflussstörung durch kongenitale Obstruktionen der ableitenden Harnwege

Die Diagnose einer kongenitalen **obstruktiven Uropathie** wird heute meist bereits pränatal durch die **sonographische Untersuchung** gestellt.

▶ **Merke:** Jedes Harnabflusshindernis kann zur Ektasie und zur Schädigung des proximal gelegenen harnableitenden Abschnittes führen.

Nach sonographischen Kriterien werden 4 Stadien unterschieden (nach Hofmann):
- **Stadium I:** Normal weites Pyelon und normaler Parenchym-Pyelon-Index von 2:1.
- **Stadium II:** Pyelon erweitert, die Kelche sind aber noch normal konfiguriert (Parenchym-Pyelon-Index 1:1).
- **Stadien III und IV:** Pyelon und Kelche sind erweitert, es resultiert eine Parenchymreduktion unterschiedlichen Ausmaßes (Parenchym-Pyelon-Index 1:2 bzw. 1:3).

In Abhängigkeit von der Lokalisation wird zudem eine proximale und eine distale Obstruktion unterschieden (Abb. **B-13.18**).

nostik bei leerer Blase. Bei einer Harntransportstörung ist eine Flüssigkeitsbelastung indiziert, um den Schweregrad beurteilen zu können.

Normalbefund: Bei der AUG steht die Beurteilung der Morphologie des Nierenbeckenkelchsystems und der harnableitenden Wege im Vordergrund. Normalerweise werden in einer Niere drei **Kelchgruppen** nachgewiesen, die in einem gemeinsamen Nierenbecken münden.

Die **Ureteren** werden als bandförmige Verschattungen abgebildet, die während der Situationsaufnahme abschnittsweise kontrastiert nachweisbar sind.

Die **Harnblase** wird als **glatt begrenzte runde bis ovale Verschattung** dargestellt, abhängig vom jeweiligen Füllungszustand.

Die Ausscheidungsurographie liefert Informationen zur **Nierenfunktion** und zum Harnabfluss.

13.3.2 Wichtige Krankheitsbilder (vgl. S. 264)

Harnabflussstörung durch kongenitale Obstruktionen der ableitenden Harnwege

Eine kongenitale **obstruktive Uropathie** wird meist durch die pränatale **Sonographie** entdeckt.

◀ Merke

Man unterscheidet 4 Stadien:
- **Stadium I:** Normal weites Pyelon und normaler Parenchym-Pyelon-Index von 2:1.
- **Stadium II:** Pyelon erweitert, normal konfigurierte Kelche (Index 1:1).
- **Stadien III und IV:** erweitertes Pyelon und Kelche, Parenchymreduktion (Index 1:2 bzw. 1:3).

Man unterscheidet proximale und distale Obstruktion (Abb. **B-13.18**).

B-13.18 Schematische Darstellung der Harntransportstörung (nach Hofmann)

Stadium / sonografischer Befund	Normalbefund	I	II	III	IV
Parenchym	breit	breit	breit	komprimiert	schmal
Pyleon	geschlossen	aufgespreizt	erweitert	stark erweitert	massiv erweitert
Kelche	Ø	Ø	Ø	aufgeweitet	ausgewalzt
Index	2:1	2:1	1:1	1:2	1:3
Niere Längsschnitt					
Niere Querschnitt					

a

Stadium / sonografischer Befund	Normalbefund	I	II	III	IV
Parenchym	breit	breit	breit	komprimiert	schmal
Pyleon	geschlossen	aufgespreizt	erweitert	stark erweitert	massiv erweitert
Kelche	Ø	Ø	Ø	aufgeweitet	ausgewalzt
Index	2:1	2:1	1:1	1:2	1:3
Ureter	Ø	Ø	gering erweitert	erweitert	stark erweitert
Niere Längsschnitt					
Niere Querschnitt					
Blase Längsschnitt					
Blase Querschnitt					

b

a Proximale Obstruktion.
b Distale Obstruktion.

Ureterabgangsstenose

▶ **Synonym**

Es liegen echte Stenosen des pyelo-ureteralen Übergangs oder Veränderungen von außen vor.

Diagnostisches Vorgehen: Sonographisch wie röntgenologisch sind die **Dilatation des Nierenbeckenkelchsystems** und die **Reduktion des Nierenparenchyms** nachweisbar. Die betroffene Niere fällt durch **verzögerte oder fehlende KM-Ausscheidung** auf.

Im Gegensatz zur **Nierenagenesie** handelt es sich bei der vorhandenen aber durch Druckatrophie funktionslos gewordenen Niere um eine sog. **stumme Niere** (Abb. **B-13.19**).

Die Abgrenzung der **Nierenbeckenanomalie** gegen die Ureterabgangsstenose wird durch die Furosemidbelastung erleichtert.

Ureterabgangsstenose

▶ **Synonym:** Subpelvine Stenose.

Ursächlich liegen entweder echte Stenosen des pyelo-ureteralen Überganges vor oder Veränderungen von außen (aberrierendes Gefäß, Strang- und Faltenbildung).

Diagnostisches Vorgehen: Sonographisch wie röntgenologisch ist die **Dilatation des Nierenbeckenkelchsystems** nachweisbar. Das erweiterte Nierenbecken liegt größtenteils extrarenal. In Abhängigkeit vom Schweregrad und der Dauer der Obstruktion wird die **Reduktion des Nierenparenchyms** nachgewiesen.
Bei der **Ausscheidungsurographie** ist die betroffene Niere durch die **verzögerte oder sogar fehlende KM-Ausscheidung** auffällig. Das Organ selbst stellt sich in diesen Fällen vergrößert dar.
Im Gegensatz zur **Nierenagenesie** handelt es sich bei der vorhandenen aber durch Druckatrophie funktionslos gewordenen Niere um eine sog. **stumme Niere**. Die Differenzierung gelingt sonographisch. Beim Befund der Ureterabgangsstenose ist die sonographische Ureterdarstellung der betroffenen Seite nicht möglich. Bei der Ausscheidungsurographie zeigt sich selten abschnittsweise ein fadenförmig enger Ureter, sofern die Niere noch funktionstüchtig ist (Abb. **B-13.19**).
Die Abgrenzung der **Nierenbeckenanomalie** in Form des ampullären, partiell extrarenal gelegenen Nierenbeckens gegen die Ureterabgangsstenose leichten Grades kann in Einzelfällen schwierig sein. Eine Belastungsuntersuchung (z. B. Belastungssonographie unter Furosemidgabe) hilft hier weiter.

⊙ B-13.19 | **Radiologische Befunde bei Ureterabgangsstenose**

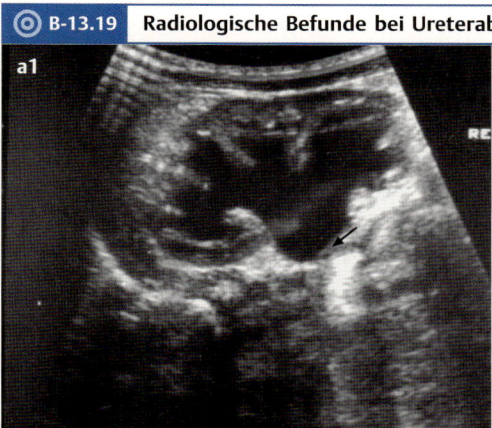
a1

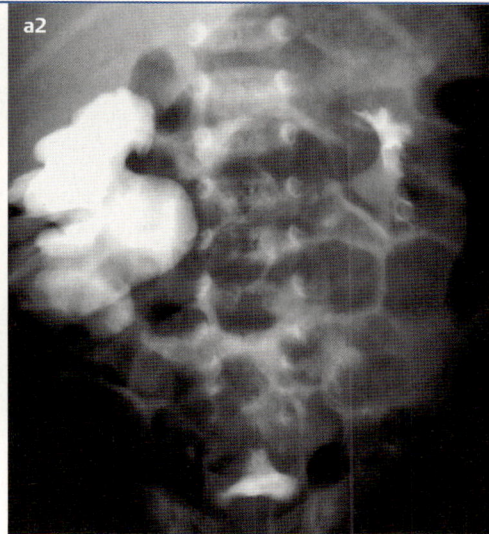
a2

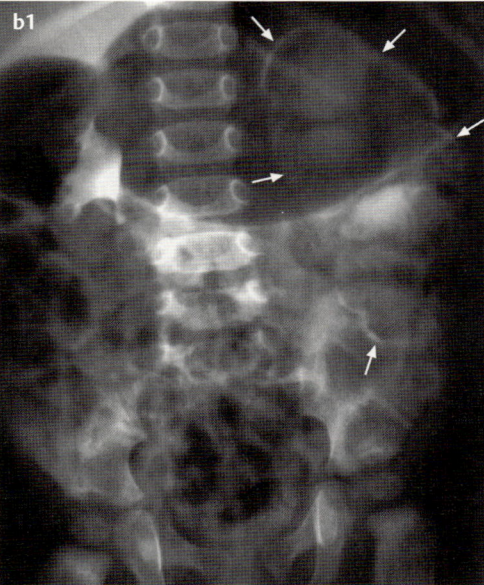
b1

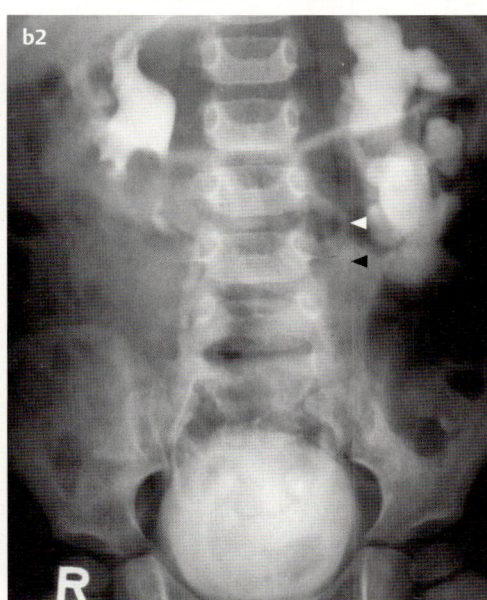
b2

a Neugeborenes mit Ureterabgangsstenose re.: Harntransportstörung durch proximale Obstruktion, Stadium III nach Hofmann. (**1**) Sonographie, Longitudinalschnitt, Pfeil auf Stenose; (**2**) Ausscheidungsurogramm, Aufnahme nach 150 min.

b 1-jähriges Mädchen mit Ureterabgangsstenose li., Ausscheidungsurogramm: (**1**) präoperativ Harnstauungsniere, Funktionseinschränkung der linken Niere, KM-Anfärbung bis unter die Nierenkapsel (Pfeile). (**2**) postoperative Kontrolle mit sehr guter Rückbildung des Befundes, Pfeilspitzen auf Ureter.

Megaureter

▶ **Definition:** Kongenital oder erworbener erweiterter Harnleiter mit kompensatorischer muskulärer Hypertrophie. Man unterscheidet zwei Formen der primären Megaureterbildung (primär obstruktive und primär refluxive Form, Abb. **B-13.20**, **B-13.21**).

Radiologische Diagnostik: In der **Sonographie** und **Ausscheidungsurographie** wird die Dilatation des Nierenbeckenkelchsystems sowie die Erweiterung des Ureters bei gewundenem Ureterverlauf mit Bridenbildung nachgewiesen.
Das **Miktionszystourethrogramm** bildet den zusätzlich vorhandenen vesikoureteralen Reflux (VUR) bzw. bei der sekundären Megaureterenbildung die Obstruktion im Bereich der Urethra ab.

Megaureter

◀ Definition

Radiologische Diagnostik: Sonographie, Ausscheidungsurographie und **Miktionszystourethrogramm**.

⊚ **B-13.20**   **Megaureter beidseits** (bereits pränatal diagnostiziert)

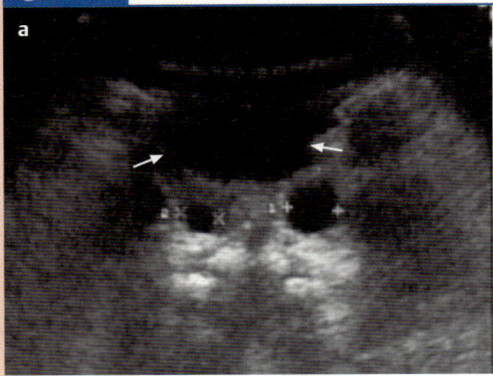

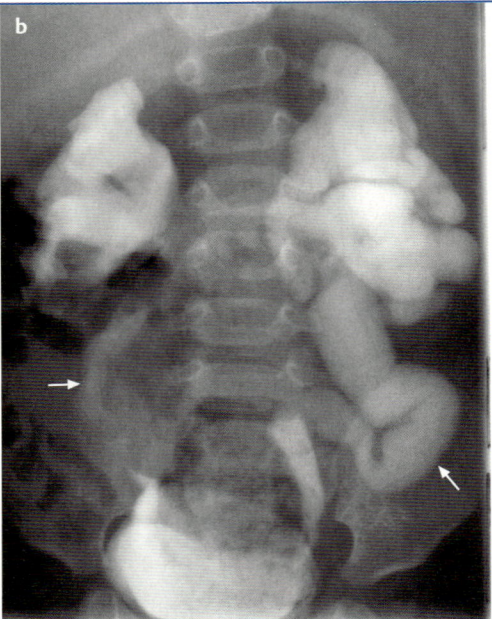

a Sonographie (Unterbauch transversal):
   Linker und rechter Ureter prävesikal dilatiert
   (Kreuze) bei fast leerer Blase (Pfeile).
b Ausscheidungsurogramm, Aufnahme 80 min
   nach KM-Gabe: Hydronephrose und
   Megaureter (Pfeile) beidseits.

⊚ **B-13.21**

⊚ **B-13.21**   **Megaureter beidseits** (primär refluxive Form)

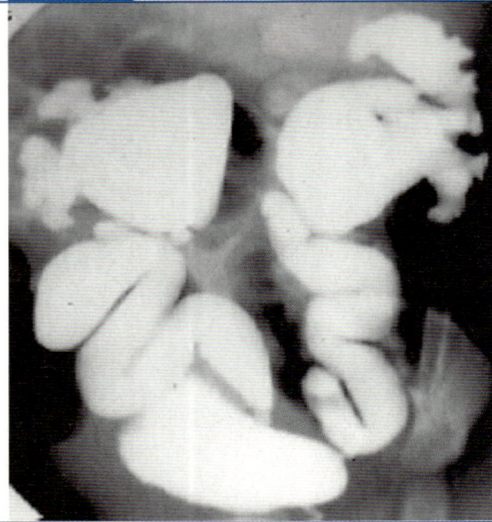

Miktionszystourethrographie am
3. Lebenstag: Harntransportstörung beidseits bei VUR in
Megaureteren und massiv dilatiertes Nierenbeckenkelchsystem
beidseits.

Kongenitale terminale Ureterstenose

Radiologische Diagnostik: Sonographisch
und durch die **Ausscheidungsurographie**
(Abb. **B-13.22**) kommt die Dilatation des
Nierenbeckenkelchsystems und die Ure-
tererweiterung zur Darstellung.

Zur besseren Lokalisation der Obstruktion
empfiehlt sich eine Spätaufnahme.

Kongenitale terminale Ureterstenose

Radiologische Diagnostik: Sonographisch und durch die **Ausscheidungsurographie** (Abb. **B-13.22**) kommt die Dilatation des Nierenbeckenkelchsystems und
die Ureterweiterung zur Darstellung. Sonographisch kann man unter Umständen eine retrograde Ureterkontraktion beobachten. Während die sonographische Ureterdarstellung insbesondere im mittleren Abschnitt schwierig sein
kann, gelingt die Abbildung des dilatierten Harnleiters retrovesikal im Longitudinalschnitt sowie im Transversalschnitt sicher.
Zur besseren (überlagerungsfreien) Lokalisation der Obstruktion empfiehlt sich
bei der Ausscheidungsurographie die Anfertigung einer Spätaufnahme nach
entleerter Harnblase.

⊚ B-13.22

⊚ B-13.22 **Distale Ureterstenose einer transplantierten Niere**

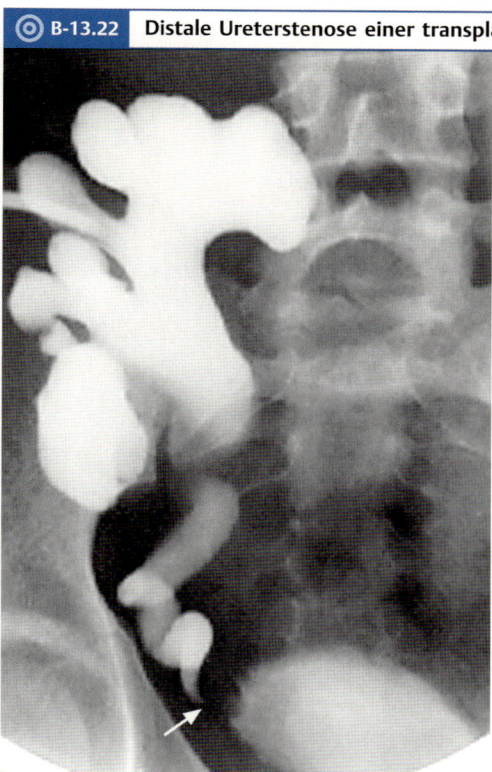

Kontrastierung des dilatierten NBKS und Ureters über Nephrostomiekatheter. Fadenförmige Ureterenge prävesikal (Pfeil). 10-jähriges Mädchen.

Die sonographische und radiologische Diagnostik der Ureterozele in orthotoper Lage zeigt sich als intravesikale Ringfigur. Die Diagnose der ektopen Ureterozele, deren Mündung in der Urethra liegen kann, gestaltet sich schwieriger. In solchen Fällen trägt das Miktionszystourethrogramm zur Diagnosefindung bei. Ureterozelen nehmen mitunter eine solche Größe an, dass sie zur Obstruktion eines an Sollstelle mündenden Doppelureters der gleichen Seite oder aber sogar zur Obstruktion der Uretermündung der Gegenseite führen. Beim Auftreten von Ureterozelen, die zur Harntransportstörung führen, ist der Parenchymsaum der dazugehörigen Niere immer reduziert (Abb. **B-13.23**).

Die Ureterozele in orthotoper Lage zeigt sich als intravesikale Ringfigur. Die ektope Ureterozele kann mit dem Miktionszystourethrogramm dargestellt werden. Wenn Ureterozelen zur Harntransportstörung führen, ist der Parenchymsaum der dazugehörigen Niere immer reduziert (Abb. **B-13.23**).

⊚ B-13.23 **Ureterozele als Ursache der Harntransportstörung**

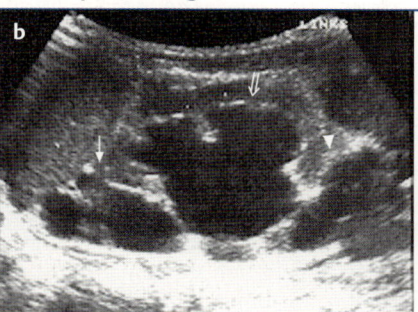
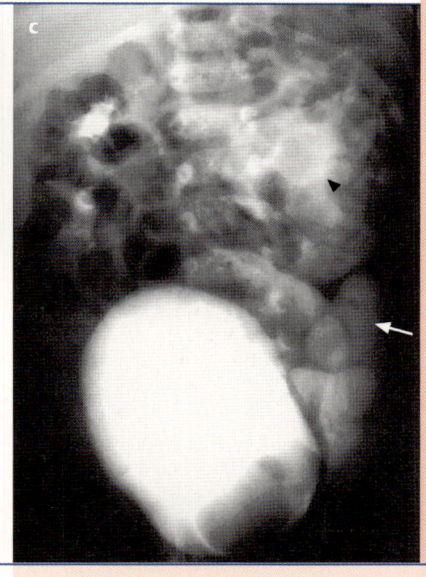

a Sonographie Harnblase, Unterbauch transversal. Ringförmige Figur in der Harnblase dorsal links entspricht einer großen Ureterozele.
b Die dazugehörige linke Niere ist eine Doppelanlage (Pfeil auf obere Nierenanlage, Doppelpfeil auf untere Nierenanlage). Beide bieten die Zeichen der Harntransportstörung. Dilatierter Ureter ebenfalls erfasst (Pfeilspitze).
c Ausscheidungsurogramm nach 4 Stunden. Massiv dilatiertes NBKS (Pfeilspitze) und Ureter links (Pfeil). KM-Aussparung in Projektion auf die untere Harnblase entspricht der Ureterozele.

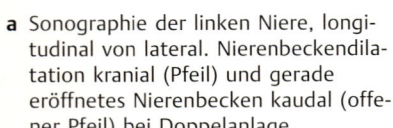

B-13.24   Subvesikale Uretermündung links (1½-jähriger Junge)

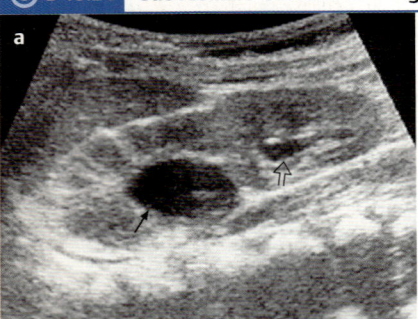
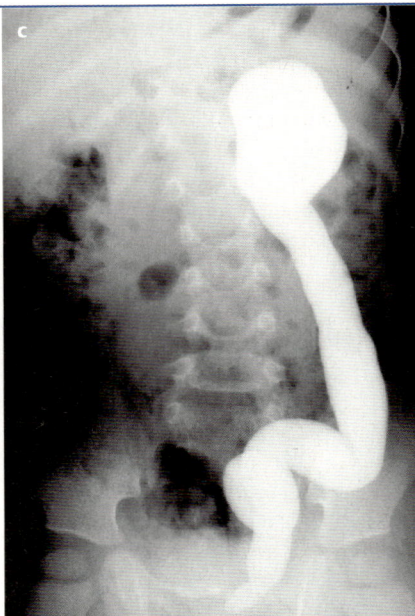
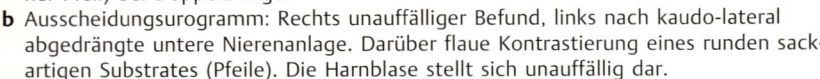

a Sonographie der linken Niere, longitudinal von lateral. Nierenbeckendila-
tation kranial (Pfeil) und gerade
eröffnetes Nierenbecken kaudal (offener Pfeil) bei Doppelanlage.

b Ausscheidungsurogramm: Rechts unauffälliger Befund, links nach kaudo-lateral
abgedrängte untere Nierenanlage. Darüber flaue Kontrastierung eines runden sack-
artigen Substrates (Pfeile). Die Harnblase stellt sich unauffällig dar.

c Retrograde Kontrastierung im OP: Subvesikale Uretermündung des Megaureters
links, der zum dilatierten oberen Nierenanteil links gehört.

Ektope Uretermündung

▶ **Definition**

Klinik: Kennzeichnend ist **Harnträufeln**.

Radiologische Diagnostik: Die Symptome
der Harntransportstörung lassen sich
sonographisch und röntgenologisch nachweisen (Abb. **B-13.24**).

Vesiko-ureteraler Reflux (VUR)

▶ **Definition**

Beim primären VUR liegt eine Insuffizienz
der Harnleiter-Harnblasen-Verbindung vor.
Der sekundäre VUR entsteht als Folge
anderer Erkrankungen (z. B. neurogene
Blasenstörung).

Klinik: Typisch sind rezidivierende
Harnwegsinfektionen.

Ektope Uretermündung

▶ **Definition:** Der Ureter mündet mit seinem Ostium nicht auf der Ureteren-
leiste, sondern endet in Blasenhals, Urethra oder Vagina, selten im Rektum.

Klinik: Klinisch führen alle ektopen Uretermündungen distal des äußeren
Blasenschließmuskels zum **Harnträufeln**.

Radiologische Diagnostik: Der normal weite ektope Harnleiter ist sonographisch nicht darstellbar. Bei einer obstruktiv oder refluxiv bedingten Ureterdi-
latation oder einer zusätzlichen Ureterozele ist die Ultraschalluntersuchung
erfolgreich. Eine Harntransportstörung ist sonographisch und röntgenologisch
nachweisbar. Mittels Ausscheidungsurographie wird die Uretermündung lokalisiert. Manchmal hilft die Miktionszystourethrographie weiter (Abb. **B-13.24**).
Hierbei kann manchmal während der Miktion mit Urethradarstellung eine Kontrastierung des fehlmündenden Ureters beobachtet werden.

Vesiko-ureteraler Reflux (VUR)

▶ **Definition:** Zurückfließen von Harn aus der Blase in den Ureter und evtl. in
das Nierenbeckenkelchsystem (vesiko-uretero-renaler Reflux).

Die Ursachen sind vielfältig: Beim primären VUR liegt eine Insuffizienz der
Harnleiter-Harnblasen-Verbindung vor. Die Störungen können das Trigonum
vesicae betreffen, es kann ein ektopes Ureterostium vorliegen oder ein Doppel-
ureter mit Doppelostium bzw. ein zu kurzer intramuraler Harnleiterabschnitt.
Die sekundäre Form entsteht als Folge von Erkrankungen, wie Rückenmark-
erkrankungen, neurogener Blasenstörung oder anderen Schädigungen des
Ureterostiums bzw. der Trigonalmuskulatur.

Klinik: Symptome entstehen meist nicht durch den VUR sondern durch die
begleitenden **Harnwegsinfektionen**. Die sog. Refluxnephropathie ist eine
gefürchtete Komplikation. Sie entsteht bei ausgeprägtem Reflux sowie langer
Refluxdauer und führt zur Nierenschrumpfung.

Radiologische Diagnostik: Die initiale Refluxprüfung sollte durch die **Miktions-zystourethrographie** erfolgen. Zur radiologischen Einteilung der Refluxgrade s. Abb. **B-13.25**.

Verlaufsuntersuchungen können mittels Miktions-Zysto-Sonographie vorgenommen werden. Dabei laufen Untersuchungsvorbereitung und -durchführung wie beim Miktionszystourethrogramm ab. Nieren und Harnleiter werden bei leerer Blase und bei Blasenfüllung mit physiologischer NaCl-Lösung (in jüngster Zeit auch Ultraschall-KM) sowie während der Miktion sonographisch kontrolliert. Die höheren Refluxgrade mit der zunehmenden Erweiterung von Harnleiter und Nierenbeckenkelchsystem sind damit nachweisbar (Abb. **B-13.25** bis **B-13.27**).

Radiologische Diagnostik: Initial erfolgt die **Miktionszystourethrographie.**

Der VUR wird nach radiologischen Kriterien in Schweregrade eingeteilt (Abb. **B-13.25** bis **B-13.27**).

⊚ **B-13.25** | **Radiologische Kriterien zur Einteilung der Refluxgrade** ⊚ **B-13.25**

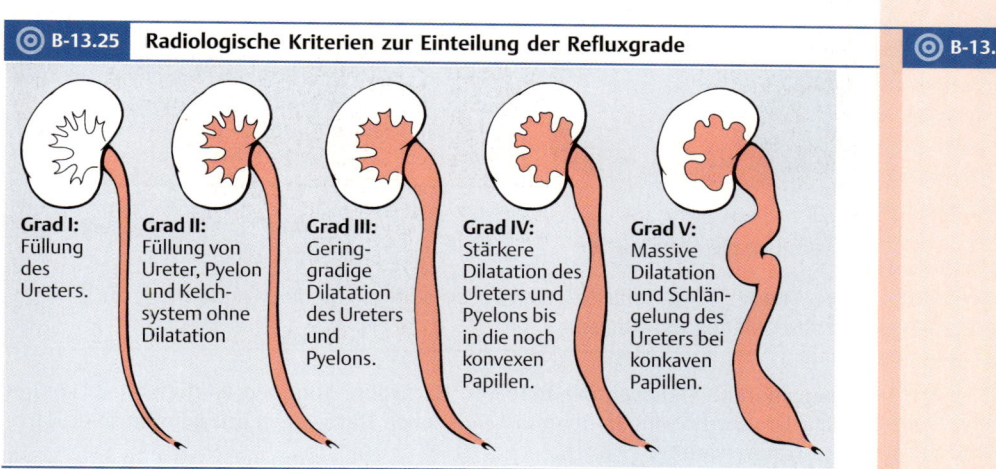

Grad I:
Füllung des Ureters.

Grad II:
Füllung von Ureter, Pyelon und Kelchsystem ohne Dilatation

Grad III:
Geringgradige Dilatation des Ureters und Pyelons.

Grad IV:
Stärkere Dilatation des Ureters und Pyelons bis in die noch konvexen Papillen.

Grad V:
Massive Dilatation und Schlängelung des Ureters bei konkaven Papillen.

⊚ **B-13.26** | **Vesikoureteraler Reflux (VUR)** ⊚ **B-13.26**

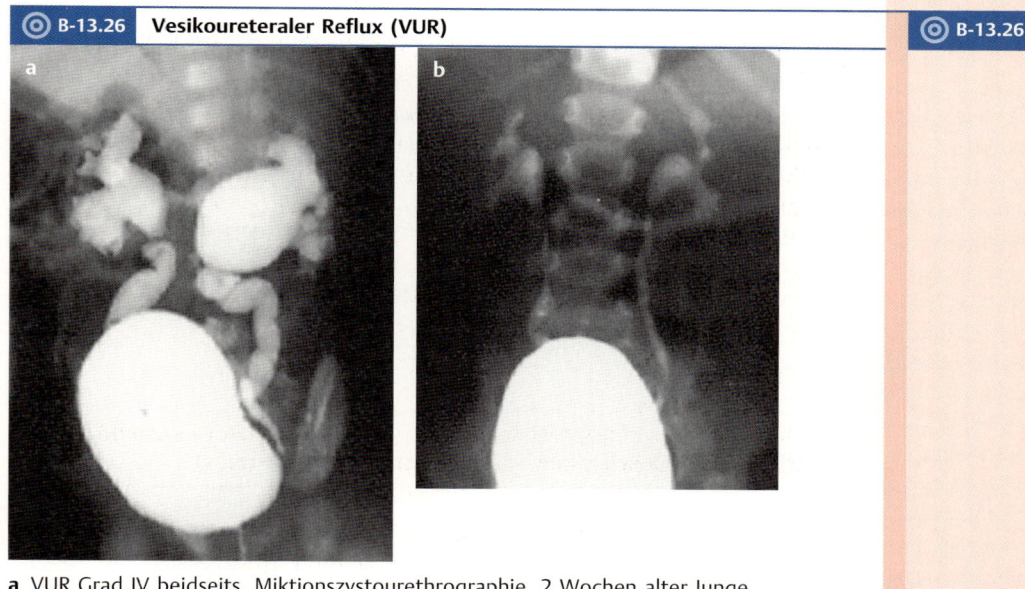

a VUR Grad IV beidseits, Miktionszystourethrographie, 2 Wochen alter Junge.
b VUR Grad II rechts, Grad III links 1 Jahr nach konservativer Therapie.

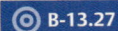

⊚ B-13.27

⊚ B-13.27　　**VUR Grad V rechts (4 Tage alter Junge)**

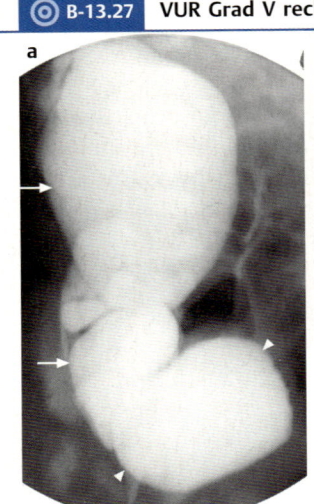

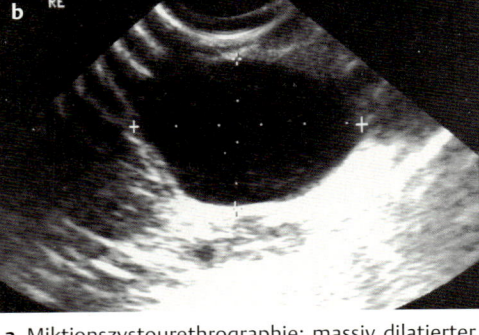

a Miktionszystourethrographie: massiv dilatierter und geschlängelter Ureter (Pfeile), Pfeilspitzen auf Blase.
b Sonographie Niere rechts (longitudinal): hydronephrotische Sackniere (praktisch kein Parenchym mehr vorhanden, szintigraphisch funktionslos).

Subvesikale Obstruktion

▶ **Merke**

Angeborene Harnröhrenstenosen sind häufig. Es kommt zur Harntransportstörung.

Radiologische Diagnostik: Mit **Sonographie** und **Ausscheidungsurographie** wird Restharn nachgewiesen (s.S. 259). Das **Miktionszystourethrogramm** stellt den Harnröhrenbefund dar (Abb. **B-13.28**).

Subvesikale Obstruktion

▶ **Merke:** Die häufigste angeborene subvesikale Obstruktion ist die Harnröhrenklappe bei Jungen.

Angeborene Stenosen der bulbären Harnröhre kommen häufig vor. Es kommt zur Druckerhöhung in den prästenotischen Harnwegen mit konsekutiver Harntransportstörung.

Radiologische Diagnostik: In der **Sonographie** und **Ausscheidungsurographie** wird die Blasenwandverdickung sowie die Harntransportstörung der oberen Harnwege dargestellt und es gelingt der **Nachweis von Restharn** (s.S. 259). Das **Miktionszystourethrogramm** stellt einen vorhandenen vesiko-ureteralen Reflux sowie auf den Miktionsaufnahmen den Harnröhrenbefund dar (Abb. **B-13.28**).

⊚ B-13.28　　**Radiologische Befunde bei subvesikaler Obstruktion**

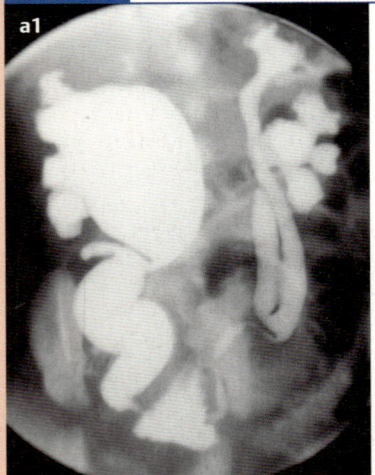

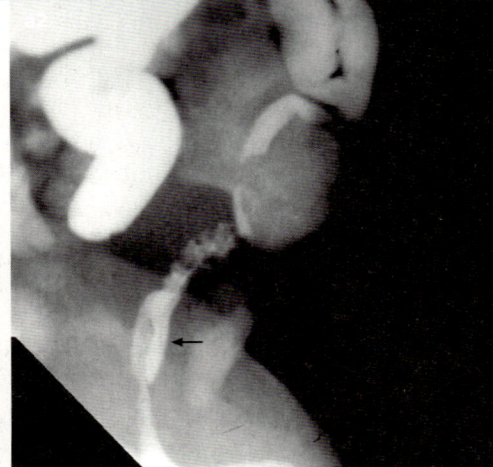

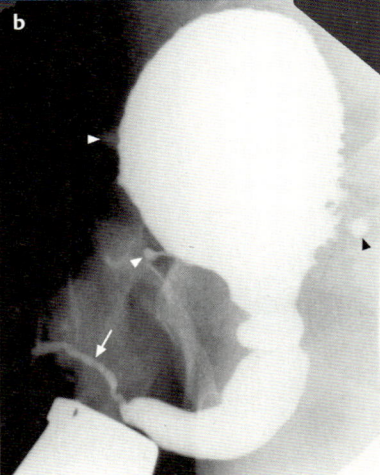

a Urethralklappe bei einem neugeborenen Jungen, subvesikale Obstruktion durch Urethralklappe in der Miktionszystourethrographie: (**1**) VUR Grad IV bis V re. sowie Grad III li., links Doppelniere mit Ureter fissus. (**2**) Die Urethralklappe zeigt sich als KM-Aussparung (Pfeil).
b Langstreckige Urethralstenose (Miktionszystourethrographie): Distale Urethralstenose (Pfeil), proximale Urethra dilatiert, Divertikelbildung der Harnblase bei einem 12-jährigen Jungen (Pfeilspitzen).

B-13.29   Parapelvine Nierenzyste links bei einem 1-jährigen Mädchen

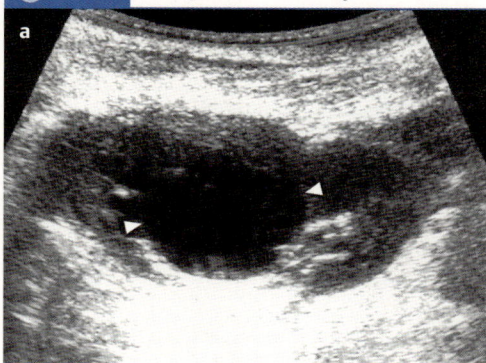
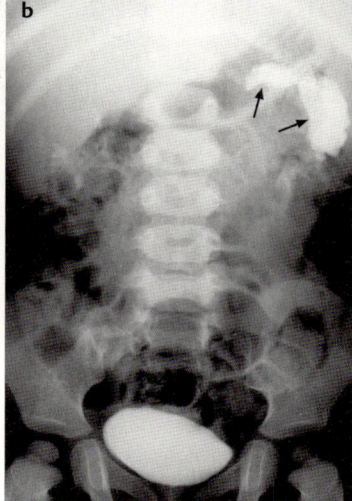

a Sonographie (Längsschnitt linke Niere von dorsal): Zentral gelegene glatt begrenzte liquide Raumforderung (Pfeilspitzen) mit Verdrängung des Nierenbeckenkelchsystems und Abflussbehinderung aus Nierenbecken und oberer Kelchgruppe.
b Ausscheidungsurogramm des gleichen Kindes, Aufnahme 45 min nach KM-Gabe. Verdrängung des erweiterten Nierenbeckenkelchsystems (Pfeile).

B-13.30   Radiologischer Befund bei Wilms-Tumor

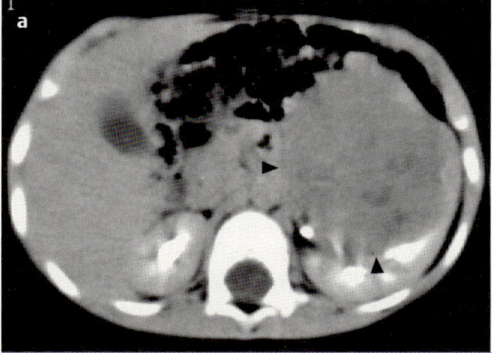
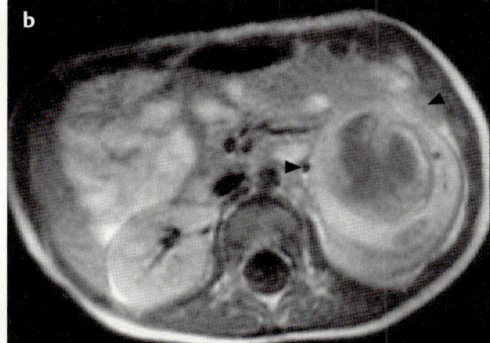

2-jähriger Junge mit großem Wilms-Tumor li. (Pfeilspitzen) mit Pelottierung der li. Restniere, re. Niere unauffällig. (**a**) CT nach KM-Injektion, (**b**) Darstellung in der MRT (T1-Wichtung, axiale Schnittführung).

Harnabflussstörung durch Konkremente s.S. 268

Harnabflussstörung durch Raumforderungen (vgl. S. 266)

Zystische oder solide Raumforderungen können in Abhängigkeit von ihrer Lokalisation zu einer Behinderung des Harnabflusses führen (Abb. **B-13.29**, **B-13.30**). Die **Primärdiagnostik** sollte **sonographisch** erfolgen. Ausscheidungsurographie bzw. CT und MRT werden bei soliden Tumoren zur weiteren differenzialdiagnostischen Abklärung und zur Ausdehnungsbestimmung angeschlossen. Der Wilms-Tumor ist der häufigste maligne Tumor des Urogenitalsystems beim Kleinkind (s.S. 277).

13.4   Gastrointestinaltrakt

13.4.1 Radiologische Methoden (s. a. S. 438)

Sonographie

▶ **Merke:** Die Sonographie ist die Methode der Wahl zur nicht-invasiven Diagnostik von Erkrankungen des Magen-Darm-Traktes.

Wandverdickungen und Lumenschwankungen sind gut darstellbar. Auch eine Beurteilung des **Funktionszustandes** ist möglich. Schleimhautveränderungen des Magen-Darm-Traktes sind bei der transabdominalen Sonographie mit der

Harnabflussstörung durch Konkremente

Harnabflussstörung durch Raumforderungen

Zystische oder solide Raumforderungen können den Harnabfluss behindern (Abb. **B-13.29**, **B-13.30**). Die **Primärdiagnostik** sollte durch **Sonographie** erfolgen.

13.4   Gastrointestinaltrakt

13.4.1 Radiologische Methoden (s. a. S. 438)

Sonographie

◀ **Merke**

Wandverdickungen und Lumenschwankungen sind gut darstellbar. Zudem lässt sich der **Funktionszustand** beurteilen. Die

◉ B-13.31

◉ B-13.31   **Hydrosonographie**

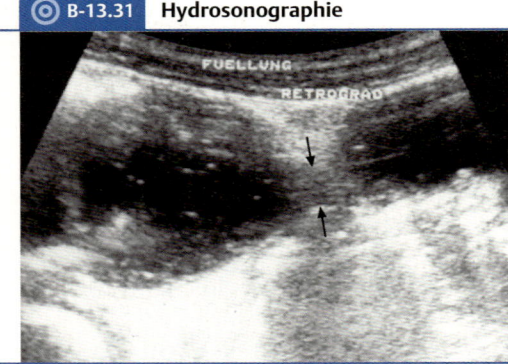

Kolon bei einem 2-jährigen Jungen: Enge Anastomose (Pfeile) bei Zustand nach Resektion und Descendo-Rektostomie wegen Megacolon congenitum (Schrägschnitt im linken Mittelbauch).

Hydrosonographie kann die diagnostische Aussagekraft verbessern (Abb. **B-13.31**).

Die Kolonabschnitte lassen sich in der Regel gut sonographisch differenzieren.

Nativaufnahme des Abdomen (vgl. S. 438)

Die Röntgenaufnahme wird im **anterior-posterioren Strahlengang** durchgeführt. Bei unklaren Befunden wird eine Seitaufnahme notwendig (z. B. Frage nach Ileus oder Perforation, s. Abb. **B-13.32**, **B-13.33**).

derzeitigen Gerätetechnik jedoch nicht sicher zu diagnostizieren. Die **Hydrosonographie** wird hier teilweise zur Verbesserung der diagnostischen Aussage hilfreich eingesetzt. Dabei wird das Organlumen während der Ultraschalluntersuchung mit Flüssigkeit aufgefüllt (Abb. **B-13.31**).

Während sich die Kolonabschnitte in der Regel gut sonographisch differenzieren lassen, ist die exakte Befundlokalisation im Dünndarm kaum möglich. Extraluminäre Veränderungen, z. B. freie intraabdominale Flüssigkeit, sind problemlos darstellbar.

Bei Meteorismus kann die Umlagerung des Kindes nützlich sein, unter Umständen muss die Untersuchung wiederholt werden.

Nativaufnahme des Abdomen (vgl. S. 438)

Die Röntgenaufnahme wird im **anterior-posterioren Strahlengang** durchgeführt. Die Aufnahmepositionen (Rückenlage des Kindes oder aufrechte Position) sind von der klinischen Fragestellung abhängig. Die Zwerchfellregion soll auf dem Bild erfasst sein. Bei unklaren Befunden (z. B. bei der Frage nach einem Ileus oder nach einer Perforation im Bereich des Magen-Darm-Traktes, Abb. **B-13.32**, **B-13.33**) wird manchmal eine zusätzliche Seitaufnahme notwendig, insbesondere wenn die Untersuchung in aufrechter Position nicht möglich ist.

◉ B-13.32

◉ B-13.33

◉ B-13.32   **Thorax und Abdomen in Rückenlage des Patienten**

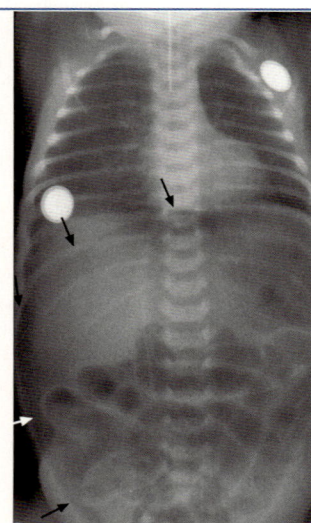

Freie Luft (Pfeile) um die luftgefüllten Darmschlingen bei einem 2 Tage alten Kind nach Magenperforation.

◉ B-13.33   **Abdomen-Seitaufnahme in Rückenlage**

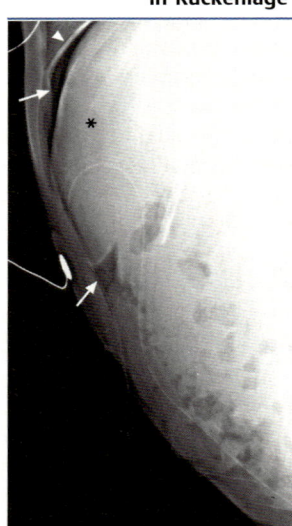

Aufnahme am Bett mit seitlich angestellter Filmkassette: freie Luft (Pfeile) im Oberbauch bei einem 2-jährigen Kind mit Kolonperforation bei schwerem hämolytisch-urämischen Syndrom (Pfeilspitze auf re. Zwerchfell, Stern auf Leber).

Eine atypische Darmgasverteilung ist auf der Nativaufnahme leicht zu diagnostizieren. Darüber hinaus liefert sie Informationen über Lageanomalien und dient dem Nachweis von Verkalkungen sowie Fremdkörpern. Organverlagerungen beispielsweise durch Aszites oder Tumoren sind erkennbar, die weitere Abklärung sollte durch Schnittbildverfahren erfolgen. Eine Perforation im Magen-Darm-Trakt ist durch freie extraluminäre Luftansammlung gekennzeichnet. Bei obstruktiven Erkrankungen werden prästenotische Lufthauben entsprechend der Lokalisation des Hindernisses abgebildet.

Indikationen: Die Röntgenaufnahme des Abdomens ist bei Verdacht auf eine Obstruktion im Bereich des Gastrointestinaltraktes sowie zum Ausschluss einer Perforation indiziert.

Kontrastmitteluntersuchung des Magen-Darm-Traktes s. a. S. 440

Als Indikation für KM-Untersuchungen des Magen-Darm-Traktes stehen in der neonatologischen Diagnostik die obstruktiven Erkrankungen im Vordergrund. Fast immer ist die Lokalisierung der Passagebehinderung ausreichend. Zu diesem Zweck wird die physiologischerweise im Magen-Darm-Trakt vorhandene Luft als Negativ-KM genutzt. Zusätzliche KM-Applikationen (positive KM) sind deshalb in den meisten Fällen nicht erforderlich.

Ein guter Kontrast wird durch bariumsulfathaltige KM erreicht. Durch dosiertes, d. h. langsames und gleichmäßiges Nachgeben von Luft, wird die Doppelkontrasttechnik möglich. Sie dient dem Nachweis von entzündlichen und tumorösen Prozessen. Die Untersuchungen sollen durchleuchtungsgezielt, in verschiedenen Projektionen (anterior-posterior, seitlich) und evtl. bei Lageänderung des Patienten (Kopftieflage, Bauchlage, aufrechte Position) erfolgen. Neben der Morphologie muss die Organfunktion (Motilität, Kontraktionsfähigkeit) kontrolliert werden.

Bestehen Kontraindikationen zur Gabe von Bariumpräparaten, wird wasserlösliches jodhaltiges KM verwendet. Es kommt vor allem bei postoperativen Untersuchungen bzw. bei Verdacht auf Fistelbildungen oder Perforationsgefahr bei hochgradigen Stenosen sowie zur Ösophagusdarstellung bei Aspirationsgefahr zur Anwendung. Durch die verbesserte KM-Qualität besteht kaum noch ein Risiko zur Hypovolämie bei Neugeborenen und Säuglingen.

Weitere bildgebende Verfahren

Die **CT** sollte beim Kind generell als **Spiral-CT** durchgeführt werden (geringere Strahlenbelastung, wenig Bewegungsartefakte). Das Verfahren sollte bei entzündlichen sowie tumorösen Magen-Darm-Erkrankungen zum Einsatz kommen. Vorteile sind u. a., dass in Ergänzung zur konventionellen Röntgenuntersuchung die extraluminären Veränderungen dargestellt werden. Außerdem ist die Differenzierung zwischen soliden und liquiden Strukturen gut möglich. Blutungen, Abszesse und Lymphknotenvergrößerungen sind nachweisbar.

Die **MRT**-Darstellung bleibt gezielten Fragestellungen vorbehalten, da bei Untersuchungen des Magen-Darm-Traktes die Eigenbewegung die Bildqualität und damit die diagnostische Aussagekraft oft stark beeinträchtigt.

Die **Angiographie** ist in seltenen Fällen zum Nachweis einer abdominellen Gefäßläsion im Abdomen erforderlich.

Durch den Einsatz der Schnittbildverfahren hat die Angiographie, insbesondere bei Kindern, zur Abklärung von abdominellen Prozessen erheblich an Bedeutung verloren.

Die endoskopische retrograde Cholangio-Pankreatikographie **(ERCP)** kommt nur beim Versagen der konventionellen Röntgenuntersuchung des galleableitenden Systems oder bei einer zusätzlich geplanten therapeutischen Maßnahme z. B. im Bereich der Papilla Vateri zum Einsatz. Die Untersuchung wird unter Durchleuchtungskontrolle durchgeführt (Abb. **B-13.34**).

Die **Szintigraphie** spielt bei der Diagnostik im Bereich der Parenchymorgane (z. B. Leber) eine Rolle. Sie kann hilfreich beim Aufsuchen des blutenden Meckel-Divertikels sein.

Die Nativaufnahme liefert Informationen über atypische Darmgasverteilung, Lageanomalien, Verkalkungen, Fremdkörper und Organverlagerungen. Eine Perforation ist durch freie Luftansammlung gekennzeichnet, bei einer Obstruktion finden sich prästenotische Lufthauben.

Indikationen: V. a. Obstruktion, Perforation.

Kontrastmitteluntersuchung des Magen-Darm-Traktes s. a. S. 440

Die Diagnostik obstruktiver Erkrankungen steht im Vordergrund. Fast immer ist die Lokalisierung der Passagebehinderung ausreichend.

Ein guter Kontrast wird durch bariumsulfathaltige KM erreicht. Durch Nachgeben von Luft wird die Doppelkontrasttechnik möglich. Neben der Morphologie muss die Organfunktion (Motilität, Kontraktionsfähigkeit) kontrolliert werden.

Bestehen Kontraindikationen zur Gabe von Bariumpräparaten, wird wasserlösliches jodhaltiges KM verwendet.

Weitere bildgebende Verfahren

Die **CT** sollte beim Kind generell als **Spiral-CT** durchgeführt werden (geringere Strahlenbelastung, wenig Bewegungsartefakte).
Die **MRT** bleibt gezielten Fragestellungen vorbehalten.

Die **Angiographie** ist in seltenen Fällen zum Nachweis einer abdominellen Gefäßläsion erforderlich.

Die **ERCP** kommt bei zusätzlichen therapeutischen Maßnahmen zum Einsatz (Abb. **B-13.34**).

Die **Szintigraphie** kann hilfreich beim Aufsuchen eines blutenden Meckel-Divertikels sein.

◎ B-13.34

◎ B-13.34   **ERCP mit Endoprotheseneinlage**

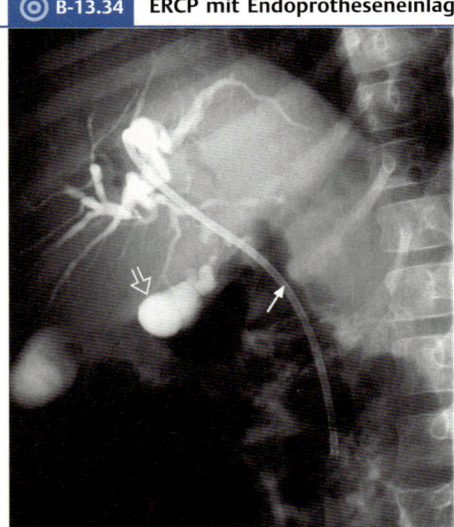

ERCP mit Einlage einer Endoprothese in den Ductus choledochus (Pfeil) wegen langstreckiger Stenose bei 9-jährigem Jungen; offener Pfeil auf Gallenblase.

13.4.2 Wichtige Krankheitsbilder

Ösophagusatresie

▶ **Definition**

Klinik: Rezidivierende zyanotische Anfälle, rasselnde Atemgeräusche, Hustenanfälle und ein Herauswürgen schaumiger Flüssigkeit.

13.4.2 Wichtige Krankheitsbilder

Ösophagusatresie

▶ **Definition:** Fibrotische Obliteration meist im mittleren Drittel des Ösophagus. Häufig besteht eine Fistel zur Trachea. Zur **Einteilung** (nach Vogt) s. Abb. **B-13.35**.

Klinik: Postnatal fallen die Kinder durch rezidivierende zyanotische Anfälle, rasselnde Atemgeräusche, Hustenanfälle und ein Herauswürgen schaumiger Flüssigkeit auf. Bei Fütterungsversuchen kommt es zur Aspiration mit Pneumonie-Gefahr.

◎ B-13.35   **Einteilung der Ösophagusatresien nach Vogt**

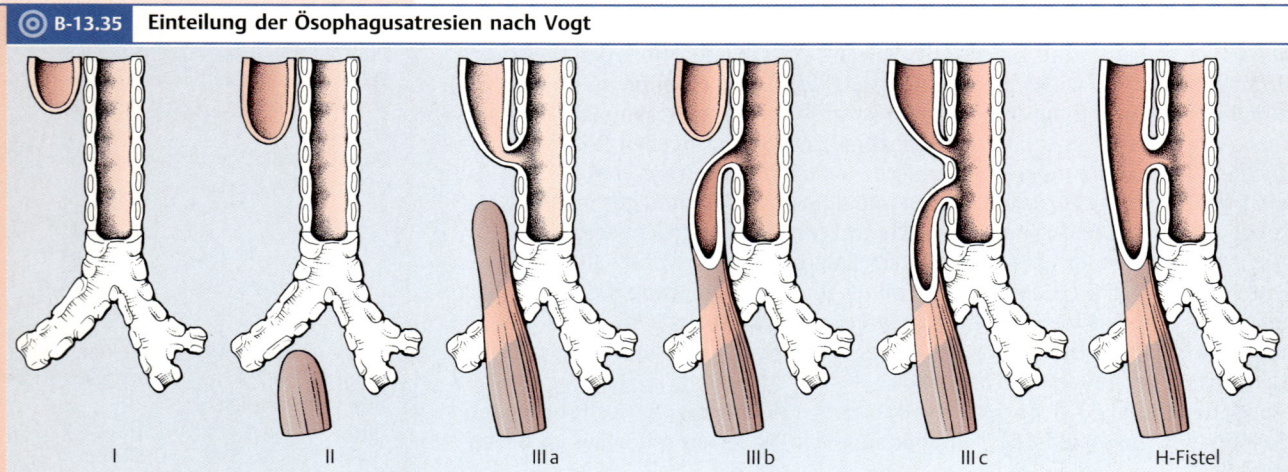

I   II   III a   III b   III c   H-Fistel

Typ I: Ösophagusaplasie (keine Luft im Magen), sehr selten.
Typ II: Ösophagusatresie ohne Fistel (keine Luft im Magen), (ca. 7 %).
Typ IIIa: Ösophagusatresie mit oberer ösophagotrachealer Fistel (keine Luft im Magen) (ca. 1 %).
Typ IIIb: Ösophagusatresie mit oberem Blindsack und Fistelverbindung zwischen Trachea und unterem Ösophagussegment, **häufigster Typ** (ca. 85–90 % der Fälle).
Typ IIIc: Atresie mit ösophagotrachealer Fistel des oberen und unteren Segmentes zur Trachea, ca. 2–3 % der Fälle.
Typ IV: isolierte Ösophagotrachealfistel (sog. H-Fistel) (ca. 3 %).

Diagnostisches Vorgehen: Bereits intrauterin kann bei Vorliegen eines Hydramnion die Verdachtsdiagnose gestellt werden. Postpartal ist die Sondierung der Speiseröhre mit einer weichen Magensonde obligat. In der Regel ist die **Röntgennativaufnahme mit in den Ösophagus gelegter Sonde** zur Diagnostik ausreichend.

Radiologische Diagnostik: Die **Röntgennativaufnahme mit in den Ösophagus gelegter Sonde** sollte in jedem Fall Thorax und Abdomen abbilden. Bei der Ösophagusatresie Typ II wird der weite obere Blindsack des Ösophagus abgebildet. Der Magen-Darm-Trakt dagegen ist **nicht lufthaltig** (Abb. **B-13.36**).

Beim Typ III b der Ösophagusatresie verbleibt die Sonde im erweiterten oberen Ösophagusblindsack. Als Hinweis auf das Vorliegen der Fistelverbindung zwischen kaudalem Ösophagussegment und Trachea wird der Magen-Darm-Trakt auf der Röntgennativaufnahme **lufthaltig** abgebildet (Abb. **B-13.37**).
Teilweise wird zur näheren Differenzierung der Anomalie die Röntgenuntersuchung nach der Gabe einer kleinen Menge eines wässrigen nichtionischen KM in einer Dosierung von 0,5 bis 1,0 ml bevorzugt. Dadurch ist insbesondere der Nachweis von feinen Fistelbildungen häufig besser möglich als intraoperativ.

Diagnostisches Vorgehen: Meist ist die **Röntgennativaufnahme mit in den Ösophagus gelegter Sonde** ausreichend.

Radiologische Diagnostik: Bei der Ösophagusatresie Typ II wird der weite obere Blindsack des Ösophagus abgebildet. Der Magen-Darm-Trakt ist **nicht lufthaltig** (Abb. **B-13.36**).
Beim Typ III b der Ösophagusatresie verbleibt die Sonde im erweiterten oberen Ösophagusblindsack. Der Magen-Darm-Trakt erscheint **lufthaltig** (Abb. **B-13.37**).

⊚ **B-13.36**   **Radiologischer Befund bei Ösophagusatresie Typ II**   ⊚ **B-13.36**

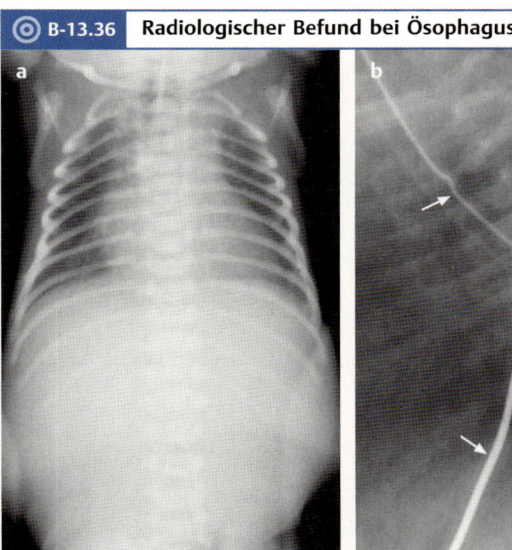

a Thorax und Abdomen in aufrechter Position. Keine Luft im Magen-Darm-Trakt.
b Sagittaler und seitlicher Strahlengang: Bougierung der Blindsackenden vor Operation (End-zu-End-Anastomosierung, Pfeile auf Bougierungssonden).

⊚ **B-13.37**   **Ösophagusatresie Typ IIIb**   ⊚ **B-13.37**

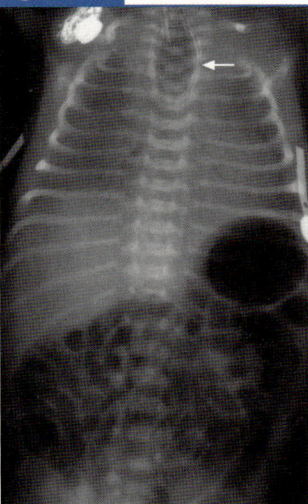

Thorax und Abdomen in aufrechter Position. Die Sonde hat sich im proximalen Ösophagussegment aufgerollt (Pfeil). Magen und Darm-Trakt sind lufthaltig als Hinweis auf die Fistelverbindung des kaudalen Ösophagussegmentes zur Trachea.

Hypertrophe Pylorusstenose

▶ Definition

Klinik: Schwallartiges Erbrechen.

B-13.38

Hypertrophe Pylorusstenose

▶ **Definition:** Muskuläre Hypertrophie des Pylorus und pylorusnahen Antrums im jungen Säuglingsalter (Abb. **B-13.38**).

Klinik: Leitsymptom der Erkrankung ist das typische schwallartige Erbrechen ca. eine halbe Stunde nach jeder Mahlzeit, das im Alter von 3–5 Wochen beginnt.

B-13.38   Hypertrophe Pylorusstenose

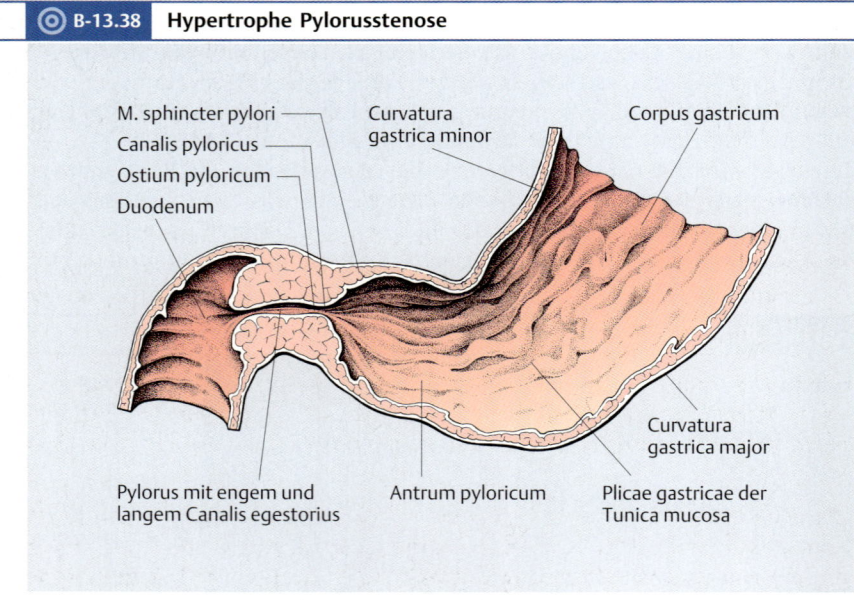

Schematische Darstellung. Der hypertrophe Pylorusmuskel ragt in das Duodenum vor, der Pyloruskanal ist verlängert und stark eingeengt.

Diagnostisches Vorgehen: Typische klinische Symptomatik und Sonographie sichern die Diagnose.

Radiologische Diagnostik: In der **Sonographie** kommt es im rechts paramedianen Längsschnitt zur Abbildung des sog. **Ringzeichens** (echoreiches Lumen und echoarmer Muskelring) (s. Abb. **B-13.39**).

Die **röntgenologische Untersuchung** ist nur noch bei klinisch und sonographisch unklaren Befunden indiziert.

Diagnostisches Vorgehen: Die typische klinische Symptomatik und der sonographische Nachweis des hypertrophischen Pylorus bzw. des ausgezogenen Pyloruskanals sichern die Diagnose.

Radiologische Diagnostik: Im **sonographischen** Normalbefund wird der Pylorus im Oberbauchquerschnitt längs mit einer durchschnittlichen Länge von 14 mm dargestellt. Die durchschnittliche Muskeldicke liegt bei 2 mm, der durchschnittliche Pylorus-Querdurchmesser bei 10 mm. Im rechts paramedianen Längsschnitt kommt es durch Zunahme der Muskeldicke zur Abbildung des pathologischen **Ringzeichens**, bestehend aus dem echoreichen Lumen und dem echoarmen Muskelring (Abb. **B-13.39**). Teilweise ist eine Retroperistaltik zu beobachten.

Die **röntgenologische Untersuchung** ist nur noch bei klinisch und sonographisch unklaren Befunden indiziert. Auf der **Nativaufnahme** kommt der mit Luft gefüllte dilatierte Magen zur Darstellung. Unter Umständen ist die verdickte Darmwand erkennbar. Der Darm ist luftarm. **Nach KM-Gabe** zeigt sich in der Rechtsseitenlage der erheblich verlängerte und eingeengte Canalis egestorius, der bogenförmig nach kranial verläuft. Durch die Muskelhypertrophie kommt es zu einer **Impression an der Basis des Bulbus duodeni**. Vor dem hypertrophierten Magenantrum entsteht ein Kalibersprung mit sog. **Schulterbildung**. Es besteht eine Hyperperistaltik.

Atresien und Stenosen des Dünndarmes

Atresien kommen bevorzugt im Ileum, danach im Duodenum und Jejunum vor, Stenosen betreffen in der Hälfte der Fälle das Duodenum.

Klinik: Die klinische Symptomatik ist von der Lokalisation abhängig.

Diagnostisches Vorgehen: In den meisten Fällen ist die Nativaufnahme des Abdomens in aufrechter Position im sagittalen Strahlengang ausreichend (Abb. **B-13.40**).

Radiologische Diagnostik: Die charakteristische Luftverteilung ist radiologisch ersichtlich (Abb. **B-13.40**).

B-13.39 | Sonographischer Befund bei hypertropher Pylorusstenose

a Der Pylorus (Kreuze) ist längs im Oberbauchquerschnitt länger als 14 mm, Muskeldicke > 3 mm.
b Pylorus (Kreuze) transversal im rechts paramedianen Längsschnitt, Muskeldicke > 5 mm.

Atresien und Stenosen des Dünndarmes

Atresien kommen bevorzugt im Ileum, danach im Duodenum und Jejunum vor, Stenosen betreffen in der Hälfte der Fälle das Duodenum. Hauptursache äußerer Obstruktionen sind Fehlrotationen des Darmes, das Pancreas anulare, Briden, Gefäßkompressionen sowie Darmduplikaturen.

Klinik: Die klinische Symptomatik ist von der Lokalisation der intestinalen Obstruktion abhängig. Bei hohem Sitz ist Erbrechen das Leitsymptom. Bei tieferer Lokalisation ist die Stuhlverhaltung charakteristisch. Es zeigt sich eine Ileussymptomatik.

Diagnostisches Vorgehen: In den meisten Fällen zeigt die Nativaufnahme des Abdomens in aufrechter Position im sagittalen Strahlengang unter Ausnutzung der physiologischen Luftfüllung des Magen-Darm-Traktes die Lokalisation der Obstruktion und ist ausreichend für die Therapieentscheidung. Einzelne Fragestellungen können sonographisch geklärt werden. KM-Passagen werden selten durchgeführt (Abb. **B-13.40**).

Radiologische Diagnostik: Aus den radiologischen Befunden in Abb. **B-13.40** ist entsprechend der Reihenfolge der Obstruktion des Dünndarms von proximal nach distal die charakteristische Luftverteilung ersichtlich.

B-13.40 | Radiologische Befunde bei Atresien und Stenosen des Dünndarmes

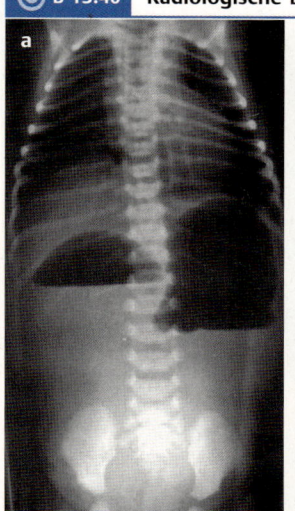
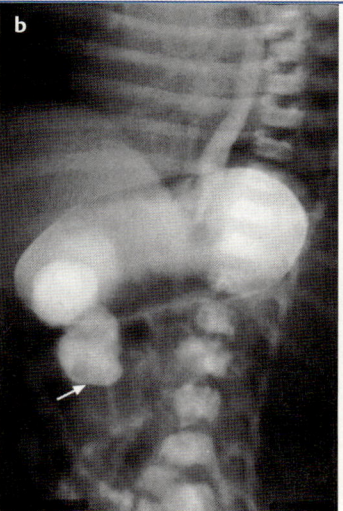
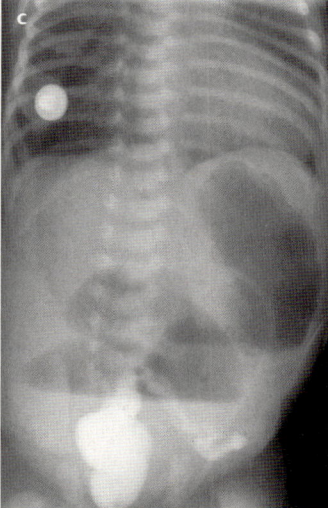

a Duodenalstenose (1 Tag altes Kind): Thorax und Abdomen in aufrechter Position. 2 Luftspiegel entsprechend dem Magen und dem stark dilatierten Duodenum.
b 6 Tage altes Kind mit galligem Erbrechen: Duodenale Obstruktion von außen durch Bridenbildung (fibröse narbige Verwachsungen) bei Malrotation; Aufnahme in Rechtsseitenlage, KM-Passage in Höhe des absteigenden Duodenum (Pfeil) behindert.

c Jejunalatresie (Thorax und Abdomen in aufrechter Position): 3 Luftspiegel, Kolon luftfrei. Nebenbefund: KM-Rest im Rektosigmoid nach Amniofetographie.

Megakolon

Beim Megakolon finden sich eine Erweiterung des Dickdarmes und Obstipation. Eine Form ist das Megacolon congenitum (Morbus Hirschsprung) mit Aganglionose der intramuralen parasympathischen Nervengeflechte.

Klinik: Obstipation.

Radiologische Diagnostik: In der **KM-Untersuchung des Kolon** ist fast immer die **Darmentleerung verzögert** (Abb. **B-13.41a**). Zum Nachweis eines engen Segmentes im Analbereich wird nach radiologischer Kolondarstellung das **Defäkogramm in seitlicher Projektion** angeschlossen (Abb. **B-13.41b,c**).

Megakolon

Unter dieser Bezeichnung werden einige Krankheitsbilder unterschiedlicher Ätiologie zusammengefasst, denen die Symptome Erweiterung des Dickdarmes und Obstipation gemeinsam sind. Eine Form ist das Megacolon congenitum (Morbus Hirschsprung), bei der es durch Aganglionose im Bereich der intramuralen parasympathischen Nervengeflechte und fehlender Peristaltik zum Auftreten eines Megakolons kommt.

Klinik: Leitsymptom ist die Obstipation.

Radiologische Diagnostik: Der **Kolon-Kontrasteinlauf** ohne vorherige Darmreinigung dient dem **Nachweis des engen Darmsegmentes** beim Megacolon congenitum (Morbus Hirschsprung) zur Abgrenzung gegen die übrigen Formen. Hauptlokalisation ist der rektosigmoidale Übergang (ca. 90 % der Fälle). Oft gelingt nur eine partielle Kolonkontrastierung. Außerdem ist fast immer die **Darmentleerung verzögert** (Abb. **B-13.41a**). Der Ausschluss eines engen Segmentes kann auch **sonographisch** gelingen. Dazu muss der gesamte Dickdarm sorgfältig untersucht werden. Zum Nachweis eines engen Segmentes im Analbereich wird nach radiologischer Kolondarstellung das **Defäkogramm** (Aufnahmen während der Defäkation) **in seitlicher Projektion** angeschlossen (Abb. **B-13.41b,c**).

B-13.41 Radiologische Befunde bei Megacolon congenitum

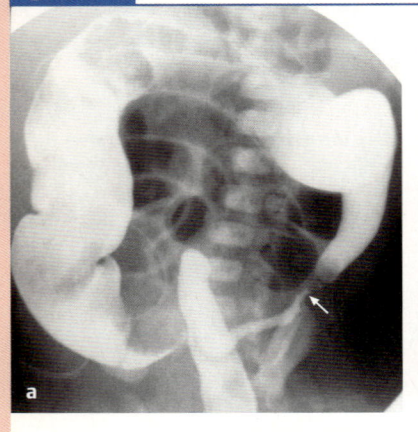 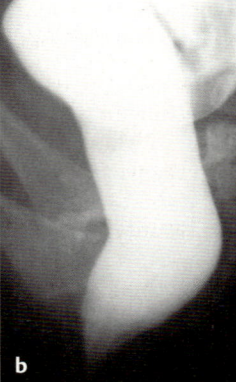
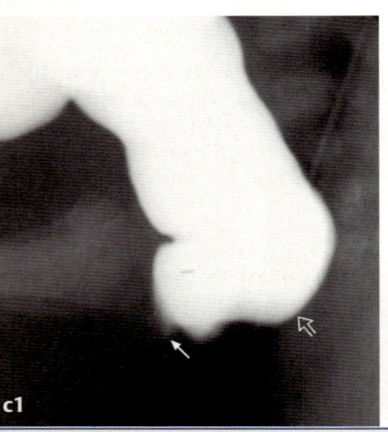 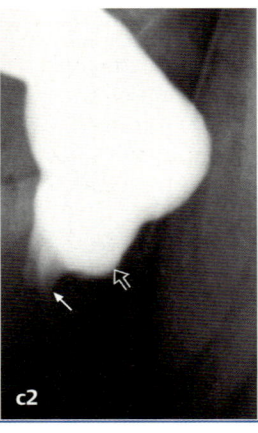 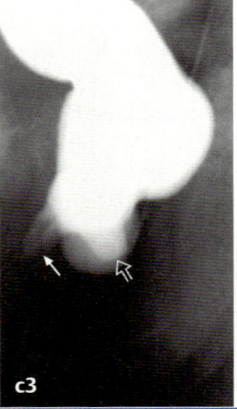 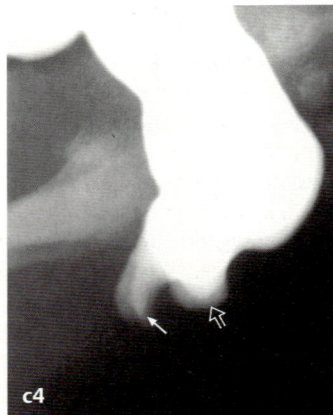

a Kolondarstellung in Rechtsseitenlage (1 Tag altes Mädchen): Enges Segment am Übergang Rektum/Sigma bis zum Fußpunkt Colon descendens (Pfeil). Das proximale Kolon enthält Darminhalt.
b Normales Defäkogramm: Aufrichten des rektoanalen Überganges und Aufweiten des Analkanals.
c Ultrakurzes enges Segment im Analbereich bei Megacolon congenitum (3 Wochen altes Mädchen mit Ileuszeichen): Zu sehen ist eine divertikelartige Ausstülpung des hinteren unteren Rektumpoles (offener Pfeil) bei der Defäkation. Der dorsale Rektumpol pelottiert sich weit nach dorsal. Der Analkanal (Pfeil) öffnet sich nur andeutungsweise proximal.

Invagination

▶ **Definition**

Invagination

▶ **Definition:** Unter Invagination versteht man die Einstülpung eines Darmabschnittes in den benachbarten Darmanteil.

◎ B-13.42 **Sonographische Devagination bei Invagination**

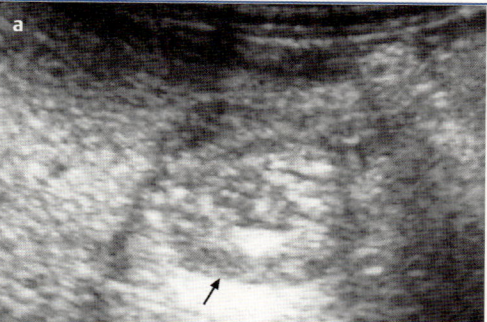
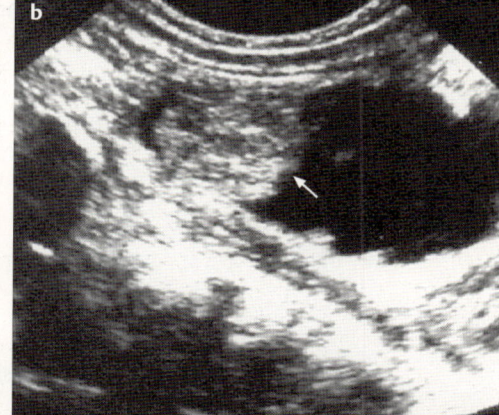
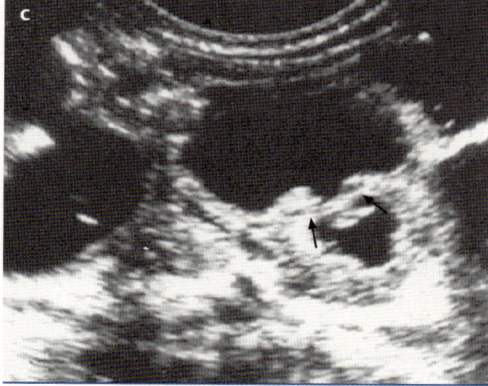

a Der Transversalschnitt im linken Oberbauch zeigt das Invaginat mit Zielscheibenphänomen (Pfeil).
b Das Invaginat (Pfeil) wird weiter transportiert (Region: rechte Kolonflexur). Die Flüssigkeit umspült das Invaginat.
c Erfolgreiche Devagination, freie Bauhin-Klappe (Pfeile).

Die Invagination wird nach der Lokalisation beschrieben (z. B. Invaginatio ileo-ilealis, Invaginatio ileocolica). Mehrheitlich erfolgt die Einstülpung in Richtung der Peristaltik. Sie tritt bevorzugt zwischen dem 3. bis 18. Lebensmonat auf.

Klinik: Die klinischen Hauptsymptome sind kolikartige Bauchschmerzen, Erbrechen und blutige Stühle.

Diagnostisches Vorgehen: Röntgenologische Diagnostik und Repositionsversuche durch Kontrasteinlauf wurden weitestgehend durch die Sonographie ersetzt (Abb. **B-13.42**).

Radiologische Diagnostik: Bei guter Gerätetechnik ist die **sonographische Treffsicherheit** sehr hoch. Die Untersuchung erfolgt immer im Längs- und im Querschnitt. Im **Querschnitt** bildet sich eine **doppelte Ringstruktur** ab („Zielscheibenphänomen"). Im **Längsschnitt** zeigen sich **parallel laufende Doppelstreifen** („Pseudo-Kidney-Zeichen"). Dabei entspricht die echoarme Region der ödematösen Darmwand. Der invaginierte Anteil erscheint echoreich.
Zielsetzung der Sonographie ist die **Devagination**. Diese kann hydrostatisch vorgenommen werden. Die Erfolgsraten liegen bei bis zu 90 %. Der Einlauf erfolgt mit physiologischer NaCl-Lösung. Neuerdings wird von einigen Untersuchern auch Luft verwendet. Die Reposition erfolgt unter Sichtkontrolle. Wegen der Komplikationsgefahr (Darmperforation) sollte die vorherige Abstimmung mit dem Kinderchirurgen erfolgen. Nach erfolgreicher Devagination sollte am nächsten Tag eine sonographische Kontrolle erfolgen.

Appendizitis

▶ **Definition:** Entzündung des Wurmfortsatzes.

Klinik: Häufig besteht zunächst Übelkeit und Erbrechen in Verbindung mit diffusen Bauchschmerzen, die sich zunehmend in den rechten Unterbauch verlagern.

Die Invagination erfolgt meist in Richtung der Peristaltik. Sie tritt häufig zwischen 3. und 18. Monat auf.

Klinik: Bauchschmerzen, Erbrechen und blutige Stühle.

Diagnostisches Vorgehen: Sonographie (Abb. **B-13.42**).

Radiologische Diagnostik: Im Querschnitt bildet sich eine **doppelte Ringstruktur** ab („Zielscheibenphänomen"). Im **Längsschnitt** zeigen sich **parallel laufende Doppelstreifen** („Pseudo-Kidney-Zeichen").

Zielsetzung der Sonographie ist die **Devagination**. Sie erfolgt hydrostatisch mit physiologischer NaCl-Lösung. Nach erfolgreicher Durchführung sollte eine sonographische Kontrolle erfolgen.

Appendizitis

◀ Definition

Klinik: Übelkeit, Erbrechen und diffuse Bauchschmerzen vor allem im rechten Unterbauch.

Diagnostisches Vorgehen: Mc-Burney und Blumberg-Zeichen; Körpertemperatur, Leukozyten und CRP sind erhöht.

Radiologische Diagnostik: Ggf. Versuch der sonographischen Darstellung

Diagnostisches Vorgehen: Bei der Untersuchung besteht meist ein Druckschmerz im rechten Unterbauch (McBurney) und ein Loslassschmerz (Blumberg-Zeichen). Evtl. haben die Kinder Fieber, Leukozyten und CRP können erhöht sein.

Radiologische Diagnostik: In der Regel werden keine Röntgen-Aufnahmen durchgeführt. Gegebenenfalls Versuch der sonographischen Darstellung (untersucherabhängig). Allerdings ist zu bemerken, dass die Appendizitis eine klinische Diagnose ist und die Bildgebung nur Ergänzung sein kann.

13.5   Erkrankungen von Herz und Gefäßen s.S. 248

13.6   Erkrankungen des Skelettsystems s.S. 318

Quellennachweis

Abbildungen

A-Teil

A-1.1 nach Informationskreis KernEnergie, Radioaktivität und Strahlenschutz, Berlin 2005.

A-1.5 nach C. Gerthsen, H. O. Kneser, H. Vogel: Physik. 22. Aufl., Springer 2004.

A-1.8 nach D. J. Dowsett, P. A. Kenny, R. E. Johnston: The physics of diagnostic imaging. Chapman & Hall Medical, London 1998.

A-1.9 nach R. Sauer: Strahlentherapie und Onkologie. Urban & Schwarzenberg, München 1998.

A-1.10 nach W. Petzold, H. Krieger: Strahlenphysik, Dosimetrie und Strahlenschutz. Band 1: Grundlagen, B. G. Teubner, Stuttgart 1988.

A-1.12 nach Informationskreis KernEnergie, Radioaktivität und Strahlenschutz, Berlin 2005.

A-1.13 nach Informationskreis KernEnergie, Radioaktivität und Strahlenschutz, Berlin 2005.

A-1.15 nach H. Reich: Dosimetrie ionisierender Strahlung, B. G. Teubner 1990.

A-1.16 nach E. Krestel: Bildgebende Systeme für die medizinische Diagnostik. 2. Aufl., Siemens, Berlin 1988.

A-1.17 nach Informationskreis KernEnergie, Radioaktivität und Strahlenschutz, Berlin 2005.

A-1.18 nach D. J. Dowsett, P. A. Kenny, R. E. Johnston: The physics of diagnostic imaging. Chapman & Hall Medical, London 1998.

A-1.19 Firma Philips Medizin Systeme.

A-1.20 nach R. Sauer: Strahlentherapie und Onkologie. Urban & Schwarzenberg, München 1998.

A-2.1 G. W. Kauffmann, E. Moser, R. Sauer: Radiologie, 2. Aufl., Urban & Fischer, München 2001.

A-2.2 nach G. Gordon Steel (Hrsg.): Basic clinical radiobiology. 2. Aufl., Arnold Publishers 1997.

A-2.4 G. Gordon Steel (Hrsg.): Basic clinical radiobiology. 2. Aufl., Arnold Publishers 1997.

A-2.5 nach L. L. Gunderson, J. E. Tepper: Clinical Radiation Oncology. Harlekijn 2000.

A-2.6 T. Herrmann, M. Baumann: Klinische Strahlenbiologie. 3., überarbeitete Aufl., Urban & Fischer, München 1997.

A-2.7 E. Scherer, H. Sack: Strahlentherapie. Radiologische Onkologie. 4. Aufl., Springer 1996.

A-2.8 nach G. W. Kauffmann, E. Moser, R. Sauer: Radiologie, 2. Aufl., Urban & Fischer, München 2001.

A-2.9 T. Herrmann, M. Baumann: Klinische Strahlenbiologie. 3., überarbeitete Aufl., Urban & Fischer 1997.

A-2.10 nach L. L. Gunderson, J. E. Tepper: Clinical Radiation Oncology. Harlekijn 2000.

A-2.11 G. W. Kauffmann, E. Moser, R. Sauer: Radiologie, 2. Aufl., Urban & Fischer, München 2001.

A-2.12 T. Herrmann, M. Baumann: Klinische Strahlenbiologie. 3., überarbeitete Aufl., Urban & Fischer 1997.

A-2.18 H. J. Schmoll, K. Höffken, K. Possinger: Kompendium Internistische Onkologie. Bd. 1, 3. Aufl., Springer 1999.

A-2.19 T. Herrmann, M. Baumann: Klinische Strahlenbiologie. 3., überarbeitete Aufl., Urban & Fischer 1997.

A-3.1 G. W. Kauffmann, E. Moser, R. Sauer: Radiologie, 2. Aufl., Urban & Fischer, München 2001.

A-4.3 W. Schlungbaum, U. Flesch, U. Stabell: Medizinische Strahlenkunde. 7. Aufl., de Gruyter, Berlin 1994.

A-4.4 T. Laubenberger: Technik der medizinischen Radiologie. Dt. Ärzte-Verlag, Köln 1994.

A-4.7 nach T. Laubenberger: Technik der medizinischen Radiologie. Dt. Ärzte-Verlag, Köln 1994.

A-4.12 K. Ewen: Moderne Bildgebung. Georg Thieme, Stuttgart 1998.

A-4.13 M. Galanski, M. Prokop: RRR Ganzkörper-Computertomographie, Georg Thieme, Stuttgart 1998.

A-4.14 M. Galanski, M. Prokop: RRR Ganzkörper-Computertomographie, Georg Thieme, Stuttgart 1998.

A-4.15 M. Galanski, M. Prokop: RRR Ganzkörper-Computertomographie, Georg Thieme, Stuttgart 1998.

A-4.16 M. Galanski, M. Prokop: RRR Ganzkörper-Computertomographie, Georg Thieme, Stuttgart 1998.

A-4.17 nach K. Ewen: Moderne Bildgebung. Georg Thieme, Stuttgart 1998.

A-4.19 S. Delorme, J. Debus: Duale Reihe Sonographie. 2. Aufl., Georg Thieme, Stuttgart 2005.

A-4.21 J. W. Oestmann: Radiologie. 2. Aufl., Georg Thieme, Stuttgart 2005.

A-4.22 S. Delorme, J. Debus: Duale Reihe Sonographie. 2. Aufl., Georg Thieme, Stuttgart 2005.

A-4.23 S. Delorme, J. Debus: Duale Reihe Sonographie. 2. Aufl., Georg Thieme, Stuttgart 2005.

A-5.1 J. Lissner, U. Fink: Radiologie I. Enke, Stuttgart 1986.

A-6.1 nach D. J. Dowsett, P. A. Kenny, R. E. Johnston: The physics of diagnostic imaging. Chapman & Hall Medical, London 1998.

A-6.2 H. Schicha, O. Schober: Nuklearmedizin. 3. Aufl., Schattauer, Stuttgart 1997.

A-6.5 A. Bokisch, Essen.

B-Teil

B-1.1 nach: S. Lange: Radiologische Diagnostik der Thoraxerkrankungen. 2. Aufl., Georg Thieme, Stuttgart 1996.

B-1.2a nach: S. Lange: Radiologische Diagnostik der Thoraxerkrankungen. 2. Aufl., Georg Thieme, Stuttgart 1996.

B-1.2b J. W. Oestmann: Radiologie, 2. Aufl., Georg Thieme, Stuttgart 2005.

B-1.3 S. Delorme, J. Debus: Duale Reihe Sonographie. 2. Aufl., Georg Thieme, Stuttgart 2005.

B-1.4c O. H. Wegener: Ganzkörpercomputertomographie. 2. Aufl., Blackwell Wissenschaft, Berlin 1992.

B-1.6 T. Krahe: RRR Bildgebende Diagnostik von Lunge und Pleura. Georg Thieme, Stuttgart 1998.

B-1.11 J. W. Oestmann: Radiologie. Georg Thieme, Stuttgart 2002.

B-1.15b J. W. Oestmann: Radiologie. Georg Thieme, Stuttgart 2002.

B-1.16 nach: S. Lange: Radiologische Diagnostik der Thoraxerkrankungen. 2. Aufl., Georg Thieme, Stuttgart 1996.

B-1.17 nach: S. Lange: Radiologische Diagnostik der Thoraxerkrankungen. 2. Aufl., Georg Thieme, Stuttgart 1996.

B-1.19 nach: S. Lange: Radiologische Diagnostik der Thoraxerkrankungen. 2. Aufl., Georg Thieme, Stuttgart 1996.

B-1.20 nach W. Platzer: Atlas der topographischen Anatomie. Georg Thieme, Stuttgart 1982.

B-1.22b nach: S. Lange: Radiologische Diagnostik der Thoraxerkrankungen. 2. Aufl., Georg Thieme, Stuttgart 1996.

B-1.28 nach: S. Lange: Radiologische Diagnostik der Thoraxerkrankungen. 2. Aufl., Georg Thieme, Stuttgart 1996.

B-1.29b nach: S. Lange: Radiologische Diagnostik der Thoraxerkrankungen. 2. Aufl., Georg Thieme, Stuttgart 1996.

B-1.30 nach: S. Lange: Radiologische Diagnostik der Thoraxerkrankungen. 2. Aufl., Georg Thieme, Stuttgart 1996.

B-1.36b nach: S. Lange: Radiologische Diagnostik der Thoraxerkrankungen. 2. Aufl., Georg Thieme, Stuttgart 1996.

B-1.38 nach: S. Lange: Radiologische Diagnostik der Thoraxerkrankungen. 2. Aufl., Georg Thieme, Stuttgart 1996.

B-1.40 nach: S. Lange: Radiologische Diagnostik der Thoraxerkrankungen. 2. Aufl., Georg Thieme, Stuttgart 1996.

B-1.41 nach: S. Lange: Radiologische Diagnostik der Thoraxerkrankungen. 2. Aufl., Georg Thieme, Stuttgart 1996.

B-1.50 nach: S. Lange: Radiologische Diagnostik der Thoraxerkrankungen. 2. Aufl., Georg Thieme, Stuttgart 1996.

B-1.54 A. Bob, K. Bob (Hrsg.): Duale Reihe Innere Medizin. Georg Thieme, Stuttgart 2001.

B-1.59 F. A. Burgener, M. Kormano: Röntgenologische Differentialdiagnostik. 2. Aufl., Georg Thieme, Stuttgart 1993.

B-1.60 F. A. Burgener, M. Kormano: Röntgenologische Differentialdiagnostik. 2. Aufl., Georg Thieme, Stuttgart 1993.

B-1.65c T. B. Möller, E. Reif: Diagnostische Radiologie des Thorax. Georg Thieme, Stuttgart 1997.

B-1.67 nach: S. Lange: Radiologische Diagnostik der Thoraxerkrankungen. 2. Aufl., Georg Thieme, Stuttgart 1996.

B-1.69 nach: S. Lange: Radiologische Diagnostik der Thoraxerkrankungen. 2. Aufl., Georg Thieme, Stuttgart 1996.

B-1.71 nach: S. Lange: Radiologische Diagnostik der Thoraxerkrankungen. 2. Aufl., Georg Thieme, Stuttgart 1996.

B-1.72 nach: S. Lange: Radiologische Diagnostik der Thoraxerkrankungen. 2. Aufl., Georg Thieme, Stuttgart 1996.

B-1.76a,b D. Henne-Bruns, M. Dürig, B. Kremer: Duale Reihe Chirurgie. 2. Aufl., Georg Thieme, Stuttgart 2003.

B-1.76c,d nach: S. Lange: Radiologische Diagnostik der Thoraxerkrankungen. 2. Aufl., Georg Thieme, Stuttgart 1996.

B-2.1a,c J. Lissner, U. Fink: Radiologie I. Enke, Stuttgart 1986.

B-2.1b,d P. Thurn, E. Bücheler: Einführung in die radiologische Diagnostik. 10. Aufl., Georg Thieme, Stuttgart 1998.

B-2.3a,d nach: N. Schad, G. Viviani.

B-2.3b,e P. Thurn, E. Bücheler, K.-J. Lackner, M. Thelen: Einführung in die radiologische Diagnostik. 10. Aufl., Georg Thieme, Stuttgart 1998.

B-2.5a nach: G.-A. Harnack.

B-2.5b P. Klose, M. Thelen, R. Erbel: Bildgebende Verfahren in der Diagnostik von Herzerkrankungen. Georg Thieme, Stuttgart 1991.

B-2.8a-c,f P. Thurn, E. Bücheler, K.-J. Lackner, M. Thelen: Einführung in die radiologische Diagnostik. 10. Aufl., Georg Thieme, Stuttgart 1998.

B-2.8d,e E. J. Rummeny, P. Reimer, W. Heindel: RRR Ganzkörper-MR-Tomographie. Georg Thieme, Stuttgart 2002.

B-2.12 T. B. Möller, E. Reif: Diagnostische Radiologie des Thorax. Georg Thieme, Stuttgart 1997.

B-2.15 P. Thurn, E. Bücheler, K.-J. Lackner, M. Thelen: Einführung in die radiologische Diagnostik. 10. Aufl., Georg Thieme, Stuttgart 1998.

B-2.19a nach: D. Henne-Bruns, M. Dürig, B. Kremer: Duale Reihe Chirurgie. 2. Aufl., Georg Thieme, Stuttgart 2003.

B-2.19b,c F. C. Sitzmann: Duale Reihe Pädiatrie. 2. Aufl., Georg Thieme, Stuttgart 2002.

B-2.20a D. Henne-Bruns, M. Dürig, B. Kremer: Duale Reihe Chirurgie. 2. Aufl., Georg Thieme, Stuttgart 2003.

B-2.20b,c F. C. Sitzmann: Duale Reihe Pädiatrie. 2. Aufl., Georg Thieme, Stuttgart 2002.

B-2.21 F. C. Sitzmann: Duale Reihe Pädiatrie. 2. Aufl., Georg Thieme, Stuttgart 2002.

B-2.22 F. C. Sitzmann: Duale Reihe Pädiatrie. 2. Aufl., Georg Thieme, Stuttgart 2002.

B-2.23 F. C. Sitzmann: Duale Reihe Pädiatrie. 2. Aufl., Georg Thieme, Stuttgart 2002.

Tab. B-2.3 V M. Galanski, M. Prokop: RRR Ganzkörper-Computertomographie. Georg Thieme, Stuttgart 1998.

B-3.1 J. W. Oestmann: Radiologie, 2. Aufl., Georg Thieme, Stuttgart 2005.

B-3.3 S. Lange: Lehratlanten der radiologischen Diagnostik, Bd. Niere und ableitende Harnwege. Georg Thieme, Stuttgart 1993.

B-3.4 H. Glöbl in: S. Lange: Lehratlanten der radiologischen Diagnostik, Bd. Niere und ableitende Harnwege, Georg Thieme, Stuttgart 1993.

B-3.8 S. Lange: Lehratlanten der radiologischen Diagnostik, Bd. Niere und ableitende Harnwege. Georg Thieme, Stuttgart 1993.

B-3.11 P. Thurn, E. Bücheler, K.-J. Lackner, M. Thelen: Einführung in die radiologische Diagnostik. 10. Aufl., Georg Thieme, Stuttgart 1998.

B-3.16 P. Thurn, E. Bücheler, K.-J. Lackner, M. Thelen: Einführung in die radiologische Diagnostik. 10. Aufl., Georg Thieme, Stuttgart 1998.

B-3.17 K.-D. Ebel, E. Willich, E. Richter: Differentialdiagnostik in der Pädiatrischen Radiologie, Bd. II. Georg Thieme, Stuttgart 1995.

B-3.18 G. Benz-Bohm: RRR Kinderradiologie. Georg Thieme, Stuttgart 1997.

B-3.27 S. Lange: Lehratlanten der radiologischen Diagnostik, Bd. Niere und ableitende Harnwege. Georg Thieme, Stuttgart 1993.

B-3.29 F. A. Burgener, M. Kormano: Röntgenologische Differentialdiagnostik. 2. Aufl., Georg Thieme, Stuttgart 1993.

B-3.35 G. Schmidt: Sonographische Differenzialdiagnose. Georg Thieme, Stuttgart 2002.

B-3.36 K.-D. Ebel, E. Willich, E. Richter: Differentialdiagnostik in der Pädiatrischen Radiologie, Bd. II. Georg Thieme, Stuttgart 1995.

B-3.38 G. Schmidt: Sonographische Differenzialdiagnose. Georg Thieme, Stuttgart 2002.

B-3.41 G. Schmidt: Sonographische Differenzialdiagnose. Georg Thieme, Stuttgart 2002.

B-3.42 V. Hofmann, K. H. Deeg, P. F. Hoyer: Ultraschalldiagnostik in Pädiatrie und Kinderchirurgie. 2. Aufl., Georg Thieme, Stuttgart 1996.

B-3.43 G. Schmidt: Sonographische Differenzialdiagnose. Georg Thieme, Stuttgart 2002.

B-3.45 P. Thurn, E. Bücheler, K.-J. Lackner, M. Thelen: Einführung in die radiologische Diagnostik. 10. Aufl., Georg Thieme, Stuttgart 1998.

B-3.48 G. Schmidt: Sonographische Differenzialdiagnose. Georg Thieme, Stuttgart 2002.

B-3.54b E. K. Fishman, R. Brooke Jeffrey Jr.: Spiral-CT. Georg Thieme, Stuttgart 2000.

B-4.2 F. C. Sitzmann: Duale Reihe Pädiatrie. 2. Aufl., Georg Thieme, Stuttgart 2002.

B-4.25 F. U. Niethard, J. Pfeil: Duale Reihe Orthopädie. 5. Aufl., Georg Thieme, Stuttgart 2005.

B-4.30a,b F. U. Niethard, J. Pfeil: Duale Reihe Orthopädie. 5. Aufl., Georg Thieme, Stuttgart 2005.

B-4.30c F. A. Burgener, M. Kormano: Röntgenologische Differentialdiagnostik. 2. Aufl., Georg Thieme, Stuttgart 1993.

B-4.32 F. U. Niethard: Kinderorthopädie. Georg Thieme, Stuttgart 1997.

B-4.39a P. Thurn, E. Bücheler, K.- J. Lackner, M. Thelen: Einführung in die radiologische Diagnostik. 10. Aufl., Georg Thieme, Stuttgart 1998.

B-4.56 F. A. Burgener, M. Kormano: Röntgenologische Differentialdiagnostik. 2. Aufl., Georg Thieme, Stuttgart 1993.

B-4.74 K. Bohndorf, H. Imhof: Radiologische Diagnostik der Knochen und Gelenke. Georg Thieme, Stuttgart 1998.

B-4.76a D. Henne-Bruns, M. Dürig, B. Kremer: Duale Reihe Chirurgie. 2. Aufl., Georg Thieme, Stuttgart 2003.

B-4.83c F. U. Niethard, J. Pfeil: Duale Reihe Orthopädie. 5. Aufl., Georg Thieme, Stuttgart 2005.

Tab. B-4.6 III F. U. Niethard, J. Pfeil: Duale Reihe Orthopädie. 5. Aufl., Georg Thieme, Stuttgart 2005.

Tab. B-4.6 IV,V K. Bohndorf, H. Imhof: Radiologische Diagnostik der Knochen und Gelenke. Georg Thieme, Stuttgart 1998.

B-5.65 Boston Scientific Medizintechnik GmbH

B-5.70 Firma Cordis, a Johnson & Johnson Company

B-6.1 Thiemes Innere Medizin TIM, Georg Thieme, Stuttgart 1999.

B-6.2 P. Thurn, E. Bücheler, K.-J. Lackner, M. Thelen: Einführung in die radiologische Diagnostik. 10. Aufl., Georg Thieme, Stuttgart 1998.

B-6.6a I. Helmreich-Becker, A. W. Lohse: Checkliste Gastroskopie. Georg Thieme, Stuttgart 1999.

B-6.6b P. Thurn, E. Bücheler, K.-J. Lackner, M. Thelen: Einführung in die radiologische Diagnostik. 10. Aufl., Georg Thieme, Stuttgart 1998.

B-6.10b M. Galanski, M. Prokop: RRR Ganzkörper-Computertomographie. Georg Thieme, Stuttgart 1998.

B-6.13 I. Helmreich-Becker, A. W. Lohse: Checkliste Gastroskopie. Georg Thieme, Stuttgart 1999.

B-6.21 P. Thurn, E. Bücheler, K.-J. Lackner, M. Thelen: Einführung in die radiologische Diagnostik. 10. Aufl., Georg Thieme, Stuttgart 1998.

B-6.37 nach: W. Teschendorf, H. Anacker, P. Thurn: Röntgenologische Differentialdiagnostik, Bd II. 5. Aufl., Georg Thieme, Stuttgart 1978.

B-6.38 P. Thurn, E. Bücheler, K.-J. Lackner, M. Thelen: Einführung in die radiologische Diagnostik. 10. Aufl., Georg Thieme, Stuttgart 1998.

B-6.39 P. Thurn, E. Bücheler, K.-J. Lackner, M. Thelen: Einführung in die radiologische Diagnostik. 10. Aufl., Georg Thieme, Stuttgart 1998.

B-6.41 M. Galanski, M. Prokop: RRR Ganzkörper-Computertomographie. Georg Thieme, Stuttgart 1998.

B-6.43 P. Thurn, E. Bücheler, K.-J. Lackner, M. Thelen: Einführung in die radiologische Diagnostik. 10. Aufl., Georg Thieme, Stuttgart 1998.

B-7.8a Dr.med.U.L. Müller-Lisse, Universität München.

B-7.37 Dr.med.U.L. Müller-Lisse, Universität München.

B-7.39d Prof.W. Heldwein, Universität München.

B-8.1 G. Roth-Ganter: Mammographie-Handbuch für die tägliche Praxis. Georg Thieme, Stuttgart 2002.

B-8.2d G. Roth-Ganter: Mammographie-Handbuch für die tägliche Praxis. Georg Thieme, Stuttgart 2002.

B-8.6b S.H. Heywang-Köbrunner, I. Schreer: RRR Bildgebende Mammadiagnostik. Georg Thieme, Stuttgart 1996.

B-10.5 F.U. Niethard, J. Pfeil: Duale Reihe Orthopädie. 5. Aufl., Georg Thieme, Stuttgart 2005.

B-10.7 K. Bohndorf, H. Imhof: Radiologische Diagnostik der Knochen und Gelenke. Georg Thieme, Stuttgart 1998.

B-10.8a K. Bohndorf, H. Imhof: Radiologische Diagnostik der Knochen und Gelenke. Georg Thieme, Stuttgart 1998.

B-10.8b F.A. Burgener, M. Kormano: Röntgenologische Differentialdiagnostik. 2. Aufl., Georg Thieme, Stuttgart 1993.

B-10.10a J. Lissner, U. Fink: Radiologie I. Enke, Stuttgart 1986.

B-10.11 A. Heuck: RRR Radiologie der Knochen- und Gelenkerkrankungen. Georg Thieme, Stuttgart 1997.

B-10.17 D. Henne-Bruns, M. Dürig, B. Kremer: Duale Reihe Chirurgie. 2. Aufl., Georg Thieme, Stuttgart 2003.

B-10.25 K.F. Masuhr, M. Neumann: Duale Reihe Neurologie. 4. Aufl., Georg Thieme, Stuttgart 1998.

B-10.35b F.C. Sitzmann: Duale Reihe Pädiatrie. 2. Aufl., Georg Thieme, Stuttgart 2002.

B-11.28 D. Henne-Bruns, M. Dürig, B. Kremer: Duale Reihe Chirurgie. 2. Aufl., Georg Thieme, Stuttgart 2003.

B-11.30a D. Henne-Bruns, M. Dürig, B. Kremer: Duale Reihe Chirurgie. 2. Aufl., Georg Thieme, Stuttgart 2003.

B-12.4 Hugh Curtin, Boston, USA.

B-13.25 D. Henne-Bruns, M. Dürig, B. Kremer: Duale Reihe Chirurgie. 2. Aufl., Georg Thieme, Stuttgart 2003.

B-13.35 nach D. Henne-Bruns, M. Dürig, B. Kremer: Duale Reihe Chirurgie. 2. Aufl., Georg Thieme, Stuttgart 2003.

B-13.38 F.C. Sitzmann: Duale Reihe Pädiatrie. 2. Aufl., Georg Thieme, Stuttgart 2002.

Tabellen

A-2.2 nach H. Fritz-Niggli.

A-2.3 nach H. Fritz-Niggli.

A-2.4 Deutsches Ärzteblatt, Jg. 97, Heft 37, September 2000, Tab. 1, S. 1816.

B-6.6 D. Henne-Bruns, M. Dürig, B. Kremer: Duale Reihe Chirurgie. 2. Aufl., Georg Thieme, Stuttgart 2003.

Sachverzeichnis

Halbfette Seitenzahl…: Auf dieser Seite wird das Stichwort ausführlicher besprochen.

B

C

Gewebe
- früh reagierendes 39
- langsam proliferierendes 49
- rasch proliferierendes 48
- spät reagierendes 39
Gewebe-Plasminogenaktivator 430
Gewebe-Wichtungsfaktor 56
Ghon-Herd 198
Gibbus 620
Gibbusbildung 631
Glandula parotis
- maligner Tumor 665
- Sialographie 654
Glasknochenkrankheit 319
Gleithernie, axiale 448–449
Glioblastoma multiforme 563, **566**
Gliom, niedrig malignes 564
Glockenthorax 182
Glomustumor 654
Glottiskarzinom 670
Glutathion 38
Glykogenspeicherkrankheit 480
Gompertz-Kurve 52
Gonadendosis 55
Gonarthrose 358
Gradientenecho-Sequenz 86
Grading 107
Grenzdosis 109
Grenzzoneninfarkt 579
gross tumor volume (GTV) 107
Grünholzfraktur 365

H

H-Fistel 708
Haarlinie 188
Hach, Stadieneinteilung der Stammvarikose 420
Halbtiefentherapie 103
Halbwertsschichtdicke 12
Halbwertszeit 9
- biologische 18
- effektive 18
- Radionuklid 146
Halbwirbel 617
Halo-Phänomen 553
Hals 666
Halslymphknoten 671
Halslymphknotentuberkulose, Klinischer Fall 673
Halswirbelsäule, Rheumatoide Arthritis 626
Halszyste 670
- laterale 670
- mediane 670
Hämangioblastom 642
Hämangioendotheliom, infantiles (IHE) 484
Hämangiom 399, 478
- Computertomographie (CT) 482
- kapilläres 399
- kavernöses 399, **586**
- kavernöses (Leber) 481
- Knochen 343
- Leber 481
- Magnetresonanztomographie (MRT) 482
- Sonographie 482
- verkalktes 586
Hamartom 211
- mesenchymales (MH) 484
Hämatom
- Kapselreaktion 599
- retroperitoneales 305

- Typ VI-Hämatom 589
- Typ I-Hämatom 589
- Typ II-Hämatom 589
- Typ III-Hämatom 589
Hämatosinus 664
Hämatothorax, Spiral-CT 405
Hämochromatose 478, 480, **531**
- Magnetresonanztomographie (MRT) 480
Hämorrhagie, pulmonale 684
Hämosiderose, Lunge 209
Hampton's hump 221
Hampton-line 453
hängender Tropfen 664
Hangman's fracture 636
Harnabflussstörung 267
- bei Kindern 697
Harnblase 263
Harnblasenkarzinom, Therapierichtlinien 136
Harnleiterstein 269
Harnröhrenklappe 704
Harnröhrenruptur, Klinischer Fall 283
Harnsäurestein 269
Harnstauung 266
Hartstrahltechnik 73
Hartstrahltherapie 101, 104
Haubenmeningitis 600
Hauptbronchus
- linker 167
- rechter 167
Hauptseptum 164
Haut, Strahlenwirkung 46
HCA (hepatozelluläres Adenom) 478, **483**
- Computertomographie (CT) 484
- Magnetresonanztomographie (MRT) 484
HCC (hepatozelluläres Karzinom) 478, **485**
- Chemoembolisation 487
- Magnetresonanztomographie (MRT) 480, 486
HDR (High Dose Rate) 131
HE (Hounsfield-Einheit) 82
Heberden-Arthrose 357
Heliumkern 8
Henkeltopfaufnahme 650, 662
Hepatoblastom 486
Herdpneumonie 195
Hernie, paraösophageale 448–449
Herpes-simplex-Enzephalitis Typ I 602
Herpes-simplex-Enzephalitis Typ II (Neugeborenen-Typ) 603
Herz 227
- Druckbelastung 238
- Durchleuchtung 231
- nuklearmedizinische Verfahren 236
- randbildende Struktur 230
- Röntgendiagnostik 228
- Szintigraphie 236
- Tiefendurchmesser 229
- Transversaldurchmesser 227
Herz-Thorax-Quotient 169
- Kinder 680
Herzerkrankung, typischer Befund 239
Herzfehler, angeborener 248
Herzgrößenbestimmung 169, 227
Herzinsuffizienz 239
Herzkatheteruntersuchung 236
Herzklappenfehler, erworbener 243
Herzvergrößerung 229, 239

Herzwandaneurysma 242
Hiatushernie 225, **448**
high-flow-Angiom 587
High-resolution-Computertomograph 81
Hill-Sachs-Läsion 374
Hilus
- Lunge 167
- tanzender 248-249
Hilusamputation 219
Hilusvergrößerung, Lunge 179
Hirnabbau
- altersphysiologischer 572
- pathologischer 572
Hirnabszess 562, **604**
Hirnarterienaneurysma 593
Hirnatrophie 562, 572
- alkoholtoxische 577
- altersphysiologische 572
- fokale 562
- fronto-temporale 575
- generalisierte 562
- Klinischer Fall 613
- pathologische 572
Hirnblutung
- perinatale 612
- postpartale 612
Hirninfarkt 562, 580
- Abräumphase 583
- Angiographie 582
- Computertomographie (CT) 580
- Klinischer Fall 581
- kompletter 579
- Magnetresonanztomographie (MRT) 581
- Mediaversorgungsgebiet 411
- Narbenphase 583
- Ödemphase 582
- progredienter 578
- vertebro-basiläres Versorgungsgebiet 579
Hirnmetastase 570
- Klinischer Fall 572
Hirnödem, postkontusionelles 596
Hirnparenchymblutung 590
Hirnschädel, Bestrahlung 119
Hirnschädigung, hypoxisch-ischämische 612
Hirntumor 580
- Artdiagnose 564
- Dignität (Grading) 563
- primärer 118
- sekundärer 121
- Therapierichtlinien 118
- WHO–Einteilung 563
Hirnvenenthrombose 584
Hirnverletzung
- gedeckte 661
- offene 661
Hirschsprung, Morbus 712
Hitzenberg-Schnupfversuch 152
Hochfrequenzspulensystem 85
Hochvolttherapie 101, 104
Hoden
- Entzündung 290
- Sonographie 285
- Vergrößerung 286
Hodenretention 292
Hodentorsion 289
- Duplexbefund 290
Hodentumor, maligner 293
Hodgkin-Lymphom
- Mantelfeldbestrahlung 124
- Milz 536
- Therapierichtlinien 123
Höhenstrahlung, kosmische 57

Hofmann-Stadien (obstruktive Uropathie) 697
Holzschuhherz 240, 245, 251
Honigwabenmuster 173
Hormontherapie 98
- adjuvante 127
Horner-Syndrom 212
hot spot 109, 143
Hounsfield-Einheit (HE) 82
HPT (Hyperparathyreoidismus) 325
HR-CT (High Resolution CT) 156
Hufeisenniere 403
Hüftgelenkdysplasie 319
Hüftgelenkluxation 380
Hüftkopfnekrose
- idiopathische 328
- idiopathische kindliche 329
Hüfttyp, Einteilung 321
Hühnerbrust 182
Humerusfraktur
- distale 375
- proximale 374
Humerusschaftfraktur 375
Hundehalsband 625
HWS (Halswirbelsäule) 615
- Fraktur 636
- Frakturdiagnostik 634
- Funktionsaufnahme 615, 635
- Schrägaufnahme 615
Hydrathülle 26
Hydrocephalus
- aresorptivus 609
- communicans 609
- e vacuo 609
- externus 609
- hypersecretorius 609
- internus 609
- nonresorptivus 609
- occlusus 609-610
Hydrokalix 267
Hydromyelie 644
Hydronephrose 267
Hydrosonographie 439, 706
Hydroureter 267
Hydrozele 291
Hydrozephalus 609
Hyperdensität 82
Hyperflexionstrauma 636
Hyperfraktionierung 110
Hyperintensität 85
Hyperkalzämie 325
Hypernephrom 275
- Klinischer Fall 277
Hyperparathyreoidismus (HPT)
- primärer 323, **325**
- sekundärer 326, 618
- tertiärer 326
Hyperplasie, fokal noduläre (FNH) 478, **482**
Hypertension, portale 539, **542**
Hyperthermie 38, **98**
Hypertonie
- arterielle 241
- essenzielle 241
- primäre 241
- pulmonale 191, **218**
- sekundäre 241
- symptomatische 241
Hypertransparenz, Thorax 179
Hypertrophe Pylorusstenose 710
Hypertrophie
- linksatriale 228
- linksventrikuläre 228
Hypervaskularisation 414
Hypodensität 82
Hypofraktionierung 111

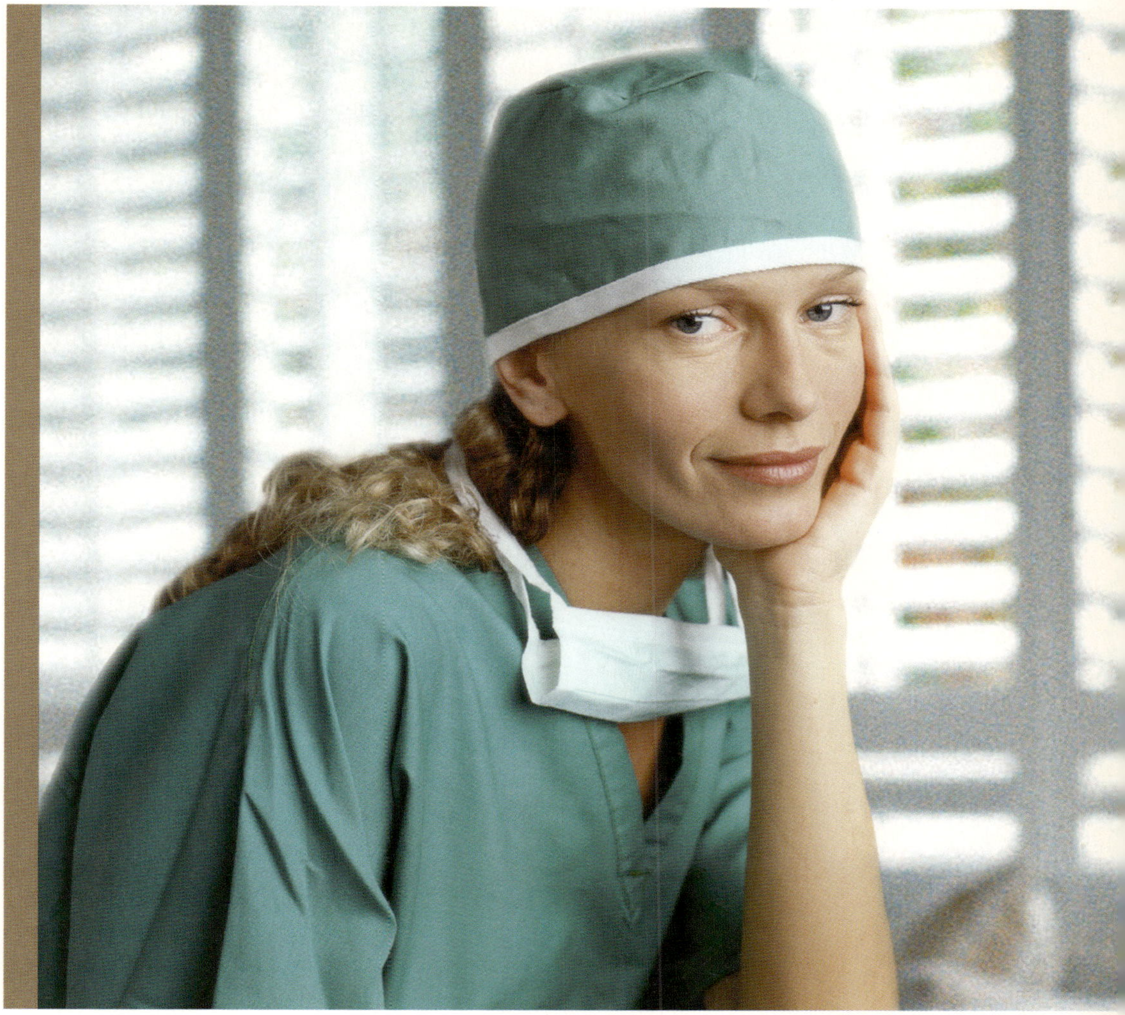

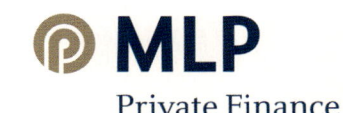

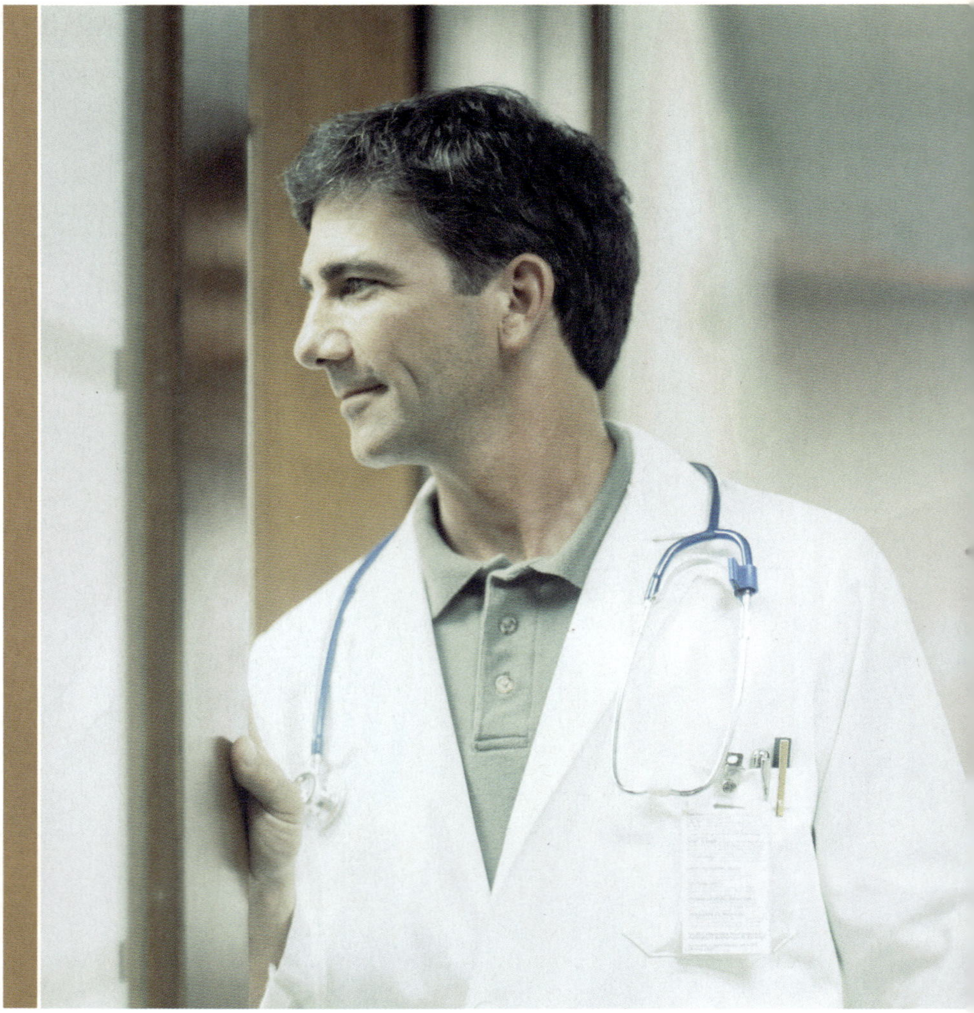

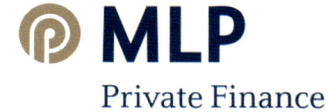

Die besten Rezepte
für Einsteiger.

Wie Mediziner erfolgreich in den Beruf starten.

Wenn Sie als Mediziner Ihre Karriere starten, können Sie von Anfang an auf unsere Kompetenz zählen. So stellen wir mit MLP-Seminaren zum Berufsstart Ihre beruflichen Weichen schon von Beginn an auf Erfolg. Und begleiten Sie danach mit maßgeschneiderten Finanzlösungen durch Ihr Leben. Rufen Sie uns an.

MLP Finanzdienstleistungen AG
Alte Heerstraße 40
69168 Wiesloch
Telefon 01803 · 554400 (9 ct/Min.)
www.mlp.de

Sie verdienen das Beste.